U0242753

肿瘤放射治疗学

（第五版）

下　册

名誉主编　殷蔚伯　余子豪　徐国镇　胡逸民

主　　编　李晔雄

副 主 编　王绿化　高　黎　金　晶　戴建荣　周宗玫

编　　委　（按姓氏笔画为序）

王小震　王　凯　王淑莲　王维虎　王绿化　田　源　冯宁远

冯勤付　毕　楠　曲　媛　任　骅　刘跃平　刘新帆　安菊生

李　宁　李明辉　李晓光　李晔雄　李　斌　杨伟志　肖泽芬

肖建平　吴令英　宋永文　张　可　陈　波　易俊林　罗京伟

金　晶　周宗玫　房　辉　徐英杰　徐　波　高　黎　黄晓东

黄曼妮　符贵山　惠周光　戴建荣

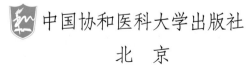

中国协和医科大学出版社

北　京

目 录

上 册

第三篇 临床放射生物学

第四篇 热疗

第五篇 头颈部肿瘤

第六篇　胸部肿瘤

下　册

第七篇　恶性淋巴瘤

第八篇　乳腺癌　　　　　　　　　　　　　　　　　　　　　　　王淑莲

第九篇　消化道肿瘤

第十篇 泌尿生殖系统肿瘤

第十一篇 女性生殖系统肿瘤

第十二篇　骨和软组织肿瘤

第十三篇　中枢神经系统肿瘤

第十八篇　术中放射治疗　　　　　　　　　　　　　　　冯勤付

附　录

索　引

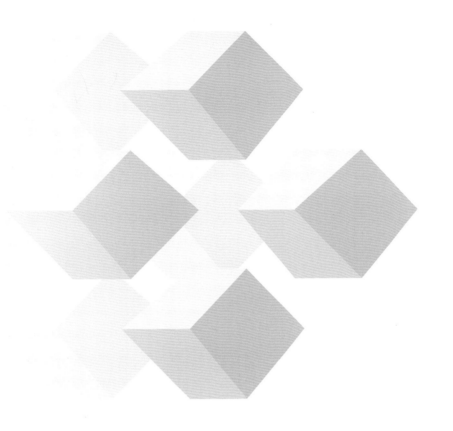

· 第七篇 ·
恶性淋巴瘤

第一章 总 论

李晔雄

恶性淋巴瘤是指原发于淋巴系统的一组疾病，来源于 B 淋巴细胞、T 淋巴细胞或自然杀伤（natural killer，NK）细胞的非正常克隆性增殖，包括霍奇金淋巴瘤（Hodgkin's lymphoma，HL）和非霍奇金淋巴瘤（non-Hodgkin's lymphoma，NHL）两大类。在修订欧美淋巴瘤分类（REAL）和世界卫生组织（WHO）分类中，将恶性淋巴瘤归于淋巴血液系统肿瘤，包括白血病、浆细胞瘤、霍奇金淋巴瘤（HL）和非霍奇金淋巴瘤（NHL）。NHL 是一类异质性很大的疾病，分为 T 细胞和 B 细胞淋巴瘤两大类，包括 20 多种病理类型，每一种病理类型具有独特的病理临床特征和预后，治疗原则也存在很大差别。即使是同一种病理类型，原发部位不同，临床表现和预后也不相同。

在过去几十年中，恶性淋巴瘤的研究取得了重要进展，分子生物学和免疫学的进展产生了新的淋巴瘤组织病理类型，加深了对该类疾病的认识，化疗和放疗的进展，改变了淋巴瘤的治疗原则。

一、流行病学和病因

（一）发病和流行特点

全世界在 2012 年 GLOBOCAN 统计约有 385700 例新发 NHL，死亡 199700 例[2]。NHL 在发达国家多见，澳大利亚、北美、西欧和太平洋岛国的发病率最高，东欧、亚洲和中国的发病率较低。在美国，2015 年预计有 80900 例淋巴瘤新病人，其中 9050 例为 HL，71850 例为 NHL[1]。男女发病率占全部新发生肿瘤病人的第六位，20940 例死于该病，死亡病人在男女分别占第九位和第八位。根据 2012 年发表的《中国肿瘤登记年报》[3]，2009 年中国淋巴瘤发病率为 6.68/10 万，同期死亡率为 3.75/10 万。最近几十年，恶性淋巴瘤特别是 NHL 的发病率有明显的上升趋势。

与欧美淋巴瘤发病特点相比，中国淋巴瘤的流行病学特点主要表现为，发病率低于西方国家，NHL 多于 HL，原发结外淋巴结多见，原发于韦氏环 NHL 常见[4,5]。外周 T 细胞淋巴瘤多见，结外鼻型 NK/T 细胞淋巴瘤是最常见的 T 细胞淋巴瘤，而皮肤淋巴瘤如蕈样肉芽肿少见。

（二）病因

有多种因素和恶性淋巴瘤的发生相关，例如肿瘤家族史、免疫缺陷、自身免疫性疾病、感染和环境因素等。

1. 肿瘤家族史 流行病学研究显示直系亲属中已患过 NHL 的人发生淋巴瘤的概率高于健康人群的两倍，有其他肿瘤家族史的人发生恶性淋巴瘤的概率同样增高。

2. 免疫缺陷和免疫性疾病 原发或继发性免疫缺陷是淋巴系统疾病发生的高危因素，这些高危因素包括遗传性免疫缺陷疾病、器官移植后免疫抑制、自身免疫疾病、感染引起的免疫抑制如人类免疫缺陷病毒（HIV）。通常，免疫缺陷与淋巴瘤危险性的相关强度和免疫缺陷程度相关。

遗传性（原发性）免疫缺陷如遗传性毛细血管扩张-共济失调症（ataxia-telangiectasis）和威-奥综合征（Wiskott-Aldrich Syndrome）的病人容易发生中度恶性或侵袭性淋巴瘤。遗传性毛细血管扩张-共济失调症病人发生肿瘤的危险性高50~150倍，约10%的毛细血管扩张-共济失调症儿童将发生恶性淋巴瘤，且多为B细胞淋巴瘤。

自身免疫性疾病如风湿性关节炎、系统性红斑狼疮、干燥综合征（SjÖgren's syndrome）、桥本甲状腺炎和腹腔感染性疾病等是淋巴瘤的高危因素。干燥综合征和桥本甲状腺炎的病人容易发生腮腺和甲状腺结外黏膜相关组织淋巴瘤。

器官移植病人经过免疫抑制治疗后容易发生结外高度恶性B细胞淋巴瘤。欧洲和北美的一项多中心研究显示，0.2%的肾移植病人和1.2%的心移植病人在5年内将发生淋巴瘤，发生危险性比正常人群高20~120倍。

3. 感染　病毒和其他病原体感染可导致恶性淋巴瘤发生率明显增高，发生机制可能和免疫功能抑制、影响炎症过程等有关。高危因素与淋巴瘤的相关性包括HIV和侵袭性淋巴瘤、人类嗜T淋巴细胞病毒I型（HTLV-1）和成人T细胞淋巴瘤/白血病、EB（Epstein-Barr）病毒和伯基特淋巴瘤/霍奇金淋巴瘤/结外鼻型NK/T细胞淋巴瘤、HPV-8/卡波西肉瘤相关疱疹病毒和原发渗出性淋巴瘤、幽门螺旋菌（Hp）感染和胃肠道黏膜相关淋巴瘤等（表7-1-1）。

表 7-1-1　恶性淋巴瘤发生的相关高危因素

高危因素	相关淋巴瘤
年龄	
免疫缺陷（遗传性或获得性）	HIV相关淋巴瘤
移植后免疫抑制	
人类T细胞淋巴瘤病毒I	成人T细胞白血病/淋巴瘤
Hp	MALT淋巴瘤
EBV	伯基特淋巴瘤/霍奇金淋巴瘤、结外鼻型NK/T细胞淋巴瘤
HPV8	原发渗出性淋巴瘤

二、病理分类

国际淋巴瘤研究组于1994年提出了新的修正欧美淋巴瘤分类（REAL）[6]，2001年和2008年世界卫生组织（WHO）做了进一步修正[7,8]。新的淋巴瘤分类明确指出，NHL是一大类疾病，包含不同病理类型，每一种病理类型有独特的病理形态学、免疫表型、遗传学特征、相应正常组织来源、临床表现和预后等，治疗方法不同。

（一）REAL和WHO淋巴瘤分类

在REAL分类前，存在多种NHL的分类。20世纪70年代以前的分类以HE染色形态学为基础，如Rappaport分类。20世纪70年代后的分类引入了免疫学的概念，Lukes-Collins根据细胞来源进行分类，在欧洲应用最多的则是Kiel分类。1982年提出了工作分类（working formulation，WF），他主要基于病理形态学和临床预后，按各种淋巴瘤的自然病程、治疗反应和生存率而综合分类。然而，这些病理分类方法都存在一些缺陷，例如，仅根据肿瘤细胞来源进行分类，或根据形态学特点进行分类，分类不够细致，许多新病理类型未包括在内。最近十多年来，随着免疫学和分子遗传学的进展，对淋巴瘤的认识不断深入，免疫组化广泛应用于淋巴瘤病理分类。发现了许多新的病理类型，如套细胞淋巴瘤、单核浆样B细胞淋巴瘤、结外黏膜相关淋巴组织淋巴瘤、脾边缘带B细胞淋巴瘤、结外鼻型NK/T细胞淋巴瘤、原发纵隔大B细胞淋巴瘤和间变性大细胞淋巴瘤等。

1. 分类原理　1994年国际淋巴瘤研究组提出了新的"修订欧美淋巴瘤分类方案（REAL）"。REAL分类原理根据形态学、免疫表型、细胞来源、遗传学特征和临床特征来定义不同的疾病。WHO淋巴瘤分类接受REAL分类作为淋巴瘤的分类方案，并在此基础上做了一些修改。首先，改变了某些淋巴瘤的名称，如用滤泡淋巴瘤代替滤泡中心淋巴瘤，结外鼻型NK/T细胞淋巴瘤代替血管中心性淋巴瘤等。其次，删除了伯基特样淋巴瘤和霍奇金样间变性大细胞淋巴瘤等在REAL分类中为建议或暂定的淋巴瘤类型，将这些淋巴瘤归入相应的淋巴瘤病理亚型中。随着对 REAL 分类中某些暂定病理类型的认识，在 WHO 分类被确认为独立的病理类型，如脾边缘带 B 细胞淋巴瘤、皮下脂膜炎样 T 细胞淋巴瘤和原发皮肤间变性大细胞淋巴瘤等。

　　WHO 和 REAL 分类先将恶性淋巴瘤分成 HL 和 NHL 两大类，HL 分为结节性淋巴细胞为主型和经典型 HL 两类。NHL 根据细胞来源分为 B 细胞淋巴瘤和 T/NK 细胞淋巴瘤两大类。T 细胞和 B 细胞淋巴瘤再分为前体细胞（或淋巴母细胞）淋巴瘤和成熟（外周）细胞淋巴瘤（表 7-1-2）。在 WHO 分类中，B 细胞淋巴瘤共有 13 种，T/NK 细胞淋巴瘤共有 14 种。

表 7-1-2　修订欧美淋巴瘤（REAL）分类和 WHO 淋巴瘤分类

REAL 分类（1994 年）	WHO 分类（2008 年）
B 细胞肿瘤	
Ⅰ　前体 B 细胞肿瘤	
◆ B 淋巴母细胞白血病/淋巴瘤	◆ B 淋巴母细胞白血病/淋巴瘤
Ⅱ　外周 B 细胞肿瘤	
◆ B 细胞慢性淋巴细胞性白血病/ 小淋巴细胞淋巴瘤/ 幼淋巴细胞性白血病	◆ B 细胞慢性淋巴细胞性白血病/ 小淋巴细胞淋巴瘤 幼淋巴细胞性白血病
◆ 淋巴浆细胞淋巴瘤（免疫母细胞瘤）	◆ 淋巴浆细胞淋巴瘤
◆ 套细胞淋巴瘤	◆ 套细胞淋巴瘤
◆ 滤泡中心淋巴瘤	◆ 滤泡淋巴瘤
◆ 边缘带 B 细胞淋巴瘤	
结外黏膜相关淋巴组织淋巴瘤	◆ 结外黏膜相关边缘带 B 细胞淋巴瘤
结内边缘带 B 细胞淋巴瘤 *	◆ 结内边缘带 B 细胞淋巴瘤
◆ 脾边缘带 B 细胞淋巴瘤 *	◆ 脾边缘带 B 细胞淋巴瘤
◆ 弥漫性大 B 细胞淋巴瘤	◆ 弥漫性大 B 细胞淋巴瘤
◆ 伯基特淋巴瘤	◆ 伯基特淋巴瘤（包括伯基特样淋巴瘤）
◆ 高恶 B 细胞淋巴瘤，伯基特样 *	
◆ 毛细胞白血病	◆ 毛细胞白血病
◆ 浆细胞瘤/浆细胞骨髓瘤	◆ 浆细胞瘤/浆细胞骨髓瘤
T 细胞和 NK 细胞肿瘤	
Ⅰ　前体 T 细胞肿瘤	
◆ T 淋巴母细胞白血病/淋巴瘤	◆ T 淋巴母细胞白血病/淋巴瘤
Ⅱ　外周 T 细胞和 NK 细胞肿瘤	
◆ T 细胞慢性淋巴细胞性白血病/ 幼淋巴细胞性白血病	◆ T 细胞幼淋巴细胞性白血病
◆ 大颗粒淋巴细胞白血病（LGL） （T 或 NK 细胞）	◆ T 细胞颗粒淋巴细胞白血病 ◆ 侵袭性 NK 细胞白血病
◆ 蕈样肉芽肿/赛塞利（Sézary）综合征	◆ 蕈样肉芽肿/赛塞利（Sézary）综合征
◆ 外周 T 细胞淋巴瘤，非特指 *	◆ 外周 T 细胞淋巴瘤，非特指
◆ 血管免疫母 T 细胞淋巴瘤	◆ 血管免疫母 T 细胞淋巴瘤
◆ 血管中心性淋巴瘤	◆ 结外 NK/T 细胞淋巴瘤，鼻型
◆ 肠 T 细胞淋巴瘤	◆ 肠病型 T 细胞淋巴瘤
◆ 肝脾 γ/δT 细胞淋巴瘤 *	◆ 肝脾 γ/δT 细胞淋巴瘤
◆ 皮下脂膜炎样 T 细胞淋巴瘤 *	◆ 皮下脂膜炎样 T 细胞淋巴瘤
◆ 间变性大细胞淋巴瘤 [T 细胞/裸细胞（null）]	◆ 间变性大细胞淋巴瘤，原发系统型 ◆ 间变性大细胞淋巴瘤，原发皮肤型
◆ 成人 T 细胞淋巴瘤/白血病	◆ 成人 T 细胞淋巴瘤/白血病

续　表

REAL 分类（1994 年）	WHO 分类（2008 年）
霍奇金淋巴瘤（霍奇金病）	霍奇金淋巴瘤（霍奇金病）
Ⅰ　结节性淋巴细胞为主型霍奇金淋巴瘤	Ⅰ 结节性淋巴细胞为主型霍奇金淋巴瘤
Ⅱ　经典型霍奇金淋巴瘤	Ⅱ经典型霍奇金淋巴瘤
◆ 结节硬化型	◆ 结节硬化型
◆ 混合细胞型	◆ 混合细胞型
◆ 淋巴细胞衰减型	◆ 淋巴细胞衰减型
◆ 富于淋巴细胞经典型霍奇金淋巴瘤＊	◆ 富于淋巴细胞经典型霍奇金淋巴瘤

注：＊为暂定分型。

2. 分类评价　REAL 和 WHO 分类已在国际上得到广泛应用。1997 年国际淋巴瘤研究组评价了 REAL 分类的临床应用价值，其诊断精确性和重复率均为 85%，类似于以前应用的淋巴瘤分类方案如工作分类等，说明该方案能被病理学家准确地掌握。免疫组化在 REAL 分类中起非常重要的作用，10%~45% 的病人通过应用免疫组化提高了诊断的精确性。免疫组化的应用能够改善套细胞淋巴瘤、弥漫性大 B 细胞淋巴瘤和 T 细胞淋巴瘤等的诊断，提高了诊断精确性。但是，有明显组织病理特征的滤泡淋巴瘤、结外黏膜相关淋巴组织淋巴瘤和小淋巴细胞性淋巴瘤等，常规 HE 染色即可明确地诊断这些疾病。与此同时，基因突变、过度表达和基因重组等分子生物学检测技术开展，对某些特殊类型的淋巴瘤特别是 T 细胞来源的 NHL 有非常重要的诊断价值，如间变性大细胞淋巴瘤、外周 T 细胞淋巴瘤和 T 淋巴母细胞淋巴瘤。原发纵隔（胸腺）B 细胞淋巴瘤和结内弥漫性大 B 细胞淋巴瘤在组织病理形态上相似，单纯依靠组织学和免疫学诊断的准确性较低，需要结合临床特点才能有较高的诊断率。相反，某些 NHL 如结内边缘带 B 细胞淋巴瘤和淋巴浆细胞样淋巴瘤无论应用组织学、免疫组化或结合临床表现的诊断准确性都低（表 7-1-3）。

表 7-1-3　NHL 各种病理类型的诊断符合率

病理类型	组织学（%）	组织形态+免疫表型（%）	形态+免疫+临床表现（%）
滤泡淋巴瘤	93	94	94
结外黏膜相关淋巴瘤	84	86	86
小淋巴细胞淋巴瘤	84	87	87
弥漫性大 B 细胞淋巴瘤	73	87	87
套细胞淋巴瘤	77	87	87
间变性大细胞淋巴瘤（T 细胞）	46	85	85
前体 T 淋巴母细胞淋巴瘤	73	87	87
外周 T 细胞淋巴瘤	41	86	86
原发纵隔 B 细胞淋巴瘤	51	58	85
结内边缘带 B 细胞淋巴瘤	53	63	63
淋巴浆细胞样淋巴瘤	53	56	56

（二）免疫表型和遗传学异常

NHL 来源于相应的淋巴细胞，大部分 B 细胞或 T 细胞淋巴瘤具有相应正常淋巴细胞不同分化阶段的免疫特征。不同病理类型的淋巴瘤具有相应正常淋巴细胞的抗原表达，免疫组化是鉴别诊断的重要依据。表 7-1-4 总结了 B 细胞和 T 细胞的抗原表达情况，也显示了部分淋巴瘤典型的抗原表达特征。

表 7-1-4　NHL 的抗原特征和免疫表型

淋巴瘤类型	CD 抗原表达特征
B 细胞抗原	CD19，CD20，CD22
T 细胞抗原	CD2，CD3，CD4，CD7，CD8
间变性大细胞淋巴瘤	CD30+（Ki-1 抗原）
结外鼻型 NK/T 细胞淋巴瘤	CD2+，CD56+，表面 CD3-，CD3+，EBER+
小淋巴细胞淋巴瘤 （B 细胞慢性淋巴细胞白血病）	CD5+，CD10-，CD23+，B 细胞抗原+
滤泡淋巴瘤	CD5-，CD10+，CD23±，CD43-，B 细胞抗原+
边缘带细胞淋巴瘤	CD5-，CD10-，CD23-，B 细胞抗原+
套细胞淋巴瘤	CD5+，CD10±，CD23-，CD43+，B 细胞抗原+

成熟 B 细胞淋巴瘤最常见，多来源于生发中心（GC）或生发中心后 B 细胞（激活/活化 B 细胞）。NHL 具有系列基因变异，包括癌基因激活和抑癌基因失活等。和上皮类恶性肿瘤不同的是，淋巴瘤细胞的基因相对稳定。染色体易位是 NHL 癌基因激活的主要机制，导致相关癌基因产物的高表达（表 7-1-5）。此外，NHL 常有特异性染色体缺失、体细胞突变等。

表 7-1-5　NHL 常见的细胞遗传学异常

病理类型	染色体易位	癌基因	基因产物	百分比（%）
滤泡淋巴瘤	T（14；18）（q32；q21）	BCL2	BCL2	90
结外黏膜相关淋巴瘤	T（11；18）（q21；q21）	API2，MLT		50
	T（1；14）（p22；q32）	BCL10		极少
套细胞淋巴瘤	T（11；14）（q13；q32）	BCL1	Cyclin D1	70
淋巴浆细胞淋巴瘤	T（9；14）（p13；q32）	PAX5		50
弥漫性大 B 细胞淋巴瘤	Der（3）（q27）	BCL6	BCL6	35
伯基特淋巴瘤	T（8；14）（q24；q32）	c-myc	c-myc	80
	T（2；8）（p12；q24）			15
	T（8；22）（q24；q11）			5
全身间变性大细胞淋巴瘤	T（2；5）（p23；q35），	NPM-ALK	ALK	60（成人）
	2p23 相关易位	ALK，TPM3	ALK	80（儿童）
前体 T 淋巴母细胞淋巴瘤	T（1；4）（p32~34；q11）	TAL1		

（三）NHL 病理类型的构成与地区分布

淋巴瘤病理类型主要为 NHL，HL 少见，分别为 90% 和 10%，国内外情况相似。NHL 病理分型中，弥漫性大 B 细胞淋巴瘤是国内外最常见的病理类型，占全部 NHL 的 30%~40%。国际淋巴瘤研究组分析 1378 例 NHL，根据 REAL 分类，最常见的病理类型为弥漫性大 B 细胞淋巴瘤（30%），其次为滤泡性 B 细胞淋巴瘤（22%），其他淋巴瘤如套细胞淋巴瘤、边缘带 B 细胞淋巴瘤、外周 T 细胞淋巴瘤相对少见。在欧美成人结内淋巴瘤中，以 B 细胞淋巴瘤为主，占全部 NHL 的 85%，而 T 细胞淋巴瘤只占 15%。相反，儿童结内淋巴瘤以 T 细胞淋巴瘤为主，占 65%，B 细胞淋巴瘤占 35%。在欧美成人结外原发性淋巴瘤中，以原发胃 NHL 最多见。而胃 NHL 又以弥漫性大 B 细胞淋巴瘤最多，占胃 NHL 的 55%，其次为惰性结外黏膜相关淋巴组织淋巴瘤，占 40%。骨和中枢神经系统 NHL 以恶性程度高、侵袭性的弥漫性大 B 细胞淋巴瘤最常见，而皮肤原发 NHL 以 T 细胞淋巴瘤多见，常见为蕈样肉芽肿。

除了 REAL 分类构成比例的不同以外，病理亚型还具有地区性分布差别。在欧美，滤泡性淋巴瘤的比例明显高于其他国家（31%：14%），结外鼻型 NK/T 细胞淋巴瘤极少见（<1%）。在中国，弥漫性大 B 细胞淋巴瘤是最常见的病理类型，占全部 NHL 的 40%，其次为结外鼻型 NK/T 细胞淋巴瘤（10%～17%），其余病理类型均低于 10%，滤泡淋巴瘤相对少见（约 5%）。外周 T 细胞淋巴瘤常见，约占全部 NHL 的 30%，结外鼻型 NK/T 细胞淋巴瘤是最常见外周 T 细胞淋巴瘤，占全部 NHL 的 10%～17%，占外周 T 细胞淋巴瘤的 50%（表 7-1-6）。国内原发结外淋巴瘤常见，约占全部 NHL 的 50%～60%，鼻腔、韦氏环和胃肠道是最最常见的结外原发部位。结外原发淋巴瘤中，弥漫性大 B 细胞淋巴瘤和结外鼻型 NK/T 细胞淋巴瘤最常见[4,5]。

表 7-1-6 中国非霍奇金淋巴瘤病理类型构成比

病理类型	中国南方（%）[4]	中国北方（%）[5]
B 细胞淋巴瘤	69.8	71.1
弥漫性大 B 细胞淋巴瘤	41.2	39.6
滤泡淋巴瘤	5.9	3.2
套细胞淋巴瘤	3.2	2.7
B 小淋巴细胞淋巴瘤	4.6	4.1
结外边缘带 B 细胞淋巴瘤	6.3	8.4
前体 B 细胞淋巴瘤	5.4	4.1
伯基特淋巴瘤	1.9	1.1
原发纵隔弥漫性大 B 细胞淋巴瘤	未报道	1.5
淋巴浆细胞淋巴瘤	未报道	<1
T 细胞淋巴瘤	30.2	28.9
结外鼻型 NK/T 细胞淋巴瘤	17.1	12.0
外周 T 细胞淋巴瘤（未分类）	4.0	3.4
间变性大细胞淋巴瘤	3.5	2.6
T 淋巴母细胞淋巴瘤	除外	3.4
皮下脂膜炎样 T 细胞淋巴瘤	1.0	6.8
肝脾 T 细胞淋巴瘤	0.3	0.4
总例数	5549	4239

三、临床分期和疗效评价

治疗前临床分期定义了疾病的部位和程度，提供了预后信息，为近期疗效和长期疗效比较提供了标准的分期原则。PET-CT 已成为大部分淋巴瘤的标准分期检查，和 CT 比较，PET-CT 改变了 10%～30% 的临床分期，大部分为分期上升。准确的分期保证了病人得到合适的治疗。

（一）分期检查

准确的临床分期检查是确定治疗方案的前提，临床分期步骤包括下列几方面。

1. 必要检查项目

（1）病理检查 临床诊断为淋巴瘤的病人均应完整切除淋巴结，再做病理检查。由于淋巴瘤的病理诊断依赖于肿瘤细胞异质性和结构是否受侵，在初诊时，通常不做淋巴结穿刺，而应完整切除活检。原发结外淋巴瘤，如伴有淋巴结肿大，除原发病灶活检外，应同时做淋巴结切除活检，做病理检查。

（2）病史 重点描述原发肿瘤部位，描述症状、肿块首次出现的时间、大小、质地、增长情况等，有无 B 组症状。

（3）体格检查 一般状况评分、全身浅表淋巴结、肝脾、韦氏环、下咽、喉和皮肤等。在中国，鼻腔和韦氏环淋巴瘤占全部淋巴瘤的 30%，应常规做内窥镜检查，以鉴别肿瘤是否原发于上呼吸消化道。

（4）实验室检查 全血计数，肝肾功能，血沉（ESR），乳酸脱氢酶（LDH），β-微球蛋白，蛋白电泳，免疫球蛋白（IgG，IgA，IgM，IgD）。

（5）病毒指标 血清中相关抗体检测（抗 HIV、抗 EBV）。

（6）磁共振检查 MRI 是头颈部原发肿瘤有常规分期检查，和 CT 相比，可以更加准确地明确肿瘤侵犯范围。

（7）CT 头胸腹盆腔 CT 是常规分期检查手段，以评价原发肿瘤大小，侵犯范围等。只有在病人经济困难时才考虑做腹部 B 超检查。

（8）PET 和 PET/CT 检查 HL 和 FDG 活性 NHL。

（9）骨髓活检或/和骨髓穿刺 治疗开始前进行，骨髓活检准确性优于骨髓穿刺。

（10）心电图 治疗前后评估心脏毒性和耐受性。

2. 选择检查项目

（1）胃肠道造影 胃肠道原发或继发淋巴瘤应做胃肠道造影。

（2）内镜检查（胃镜、肠镜、咽喉镜、气管镜、纵隔镜等）。

（3）同位素骨骼扫描、骨骼 X 线片。

（4）腰椎穿刺与脑脊液检查 颅内原发淋巴瘤应做脑脊液常规和细胞学检查。

（5）剖胸探查术。

（6）渗出液细胞学检查 胸腔积液和心包积液检查等。

PET-CT 已成为大部分淋巴瘤临床分期、疗效评估的标准检查手段。对于 FL 和 FDG 活性淋巴瘤，PET-CT 比 CT 显著提高了诊断的准确性。横膈下 CT 扫描能够明确腹主动脉旁、腹腔、盆腔淋巴结、肝脏和脾脏病变。PET-CT、CT 和 MRI 等对膈下小淋巴结病变诊断的可靠性低。

骨髓活检是常规的分期检查手段，B 细胞淋巴瘤易侵犯骨髓，但临床 I A 和 II A 期 HL 极少侵犯骨髓（<1%），可不必作为常规检查。骨髓活检检出率高于骨髓穿刺，应尽量做骨髓活检。PET-CT 检查不能代替骨髓活检。

实验室检查包括血液生化，如血常规、肝肾功能等。血沉、乳酸脱氢酶（LDH）和 β-微球蛋白对 NHL 或 HL 的预后有指导意义，应常规检查。胸腹腔积液和心包积液时，应做渗出液和漏出液常规和细胞学检查，在细胞学检查未发现肿瘤细胞时，不改变临床分期。原发中枢神经系统淋巴瘤应常规做脑脊液检查。

（二）临床分期标准

Ann Arbor 分期是应用广泛的淋巴瘤分类，适用于所有淋巴瘤。但对于结外原发 NHL，该分期未能有效地反映原发肿瘤侵犯程度对预后的影响，因此，某些结外原发 NHL 如胃肠道、皮肤淋巴瘤等同时应用其他的临床分期原则。

1. Ann Arbor 分期　恶性淋巴瘤的临床分期最早应用于 HL，由 Peters 在多伦多皇家玛丽医院提出。1965 年纽约 Rye 会议上提出了 HL 新的临床分期原则，1970 年在 Ann Arbor 会议上做了进一步的修正（表 7-1-7）。1997 年和 2002 年 AJCC 的 TNM 分期原则中，推荐 Ann Arbor 分期应用于 HL 和 NHL 的临床分期。1989 年英国 Cotswolds 会议和 2014 年瑞士 Lugano 会议对 Ann Arbor 进行了修正[9,11]。

表 7-1-7　Ann Arbor 分期

分　期	描　述
Ⅰ期	一个淋巴结区域或淋巴样结构（如脾、胸腺或韦氏环）受侵（Ⅰ期）；或一个淋巴结外器官或部位受侵（I_E）
Ⅱ期	横膈一侧两个或两个以上淋巴结区域受侵（Ⅱ）；或者一个淋巴结外器官/部位局部延续性受侵合并横膈同侧区域淋巴结受侵（$Ⅱ_E$）
Ⅲ期	横膈两侧的淋巴结区域受侵（Ⅲ），可合并局部结外器官或部位受侵（$Ⅲ_E$）；或合并脾受侵（$Ⅲ_S$）；或结外器官和脾受侵（$Ⅲ_{S+E}$）
Ⅳ期	同时伴有远处一个或多个结外器官广泛受侵
下列定义适用于各期	
A	无全身症状
B	有全身症状，定义如下述，只要具有其中之一即认为 B 症状
E	连续性的结外部位受侵，或淋巴结侵及邻近器官或组织
S	脾受侵
CS	临床分期
PS	病理分期

（1）淋巴受侵区域（部位）的定义　Ann Arbor 分期主要根据淋巴受侵区域的部位和个数、横膈上下以及有无远处结外器官受侵作为临床分期原则。因此，淋巴区域的定义非常重要。Ann Arbor 分期将淋巴区域定义为：①韦氏环；②耳前、枕后、颈部和锁骨上淋巴结；③锁骨下淋巴结；④纵隔淋巴结；⑤肺门淋巴结；⑥腋窝和胸部淋巴结；⑦滑车上淋巴结；⑧脾；⑨腹主动脉旁淋巴结；⑩肠系膜淋巴结；⑪盆腔淋巴结；⑫腹股沟和股三角淋巴结；⑬腘窝淋巴结。分期诊断时，淋巴结区域划分见图 7-1-1。

根据淋巴区域的定义，将对称部位考虑为不同的区域或部位，例如双颈淋巴结受侵应诊断为Ⅱ期，而非Ⅰ期；并将韦氏环和脾归于淋巴组织。韦氏环（鼻咽、口咽、舌根和扁桃体）具有丰富的淋巴样结构，但严格意义上的定义则属于结外器官，在结外鼻型 NK/T 细胞淋巴

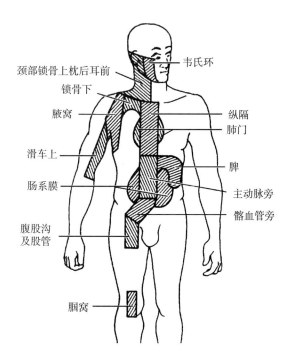

图 7-1-1　淋巴结受侵区域示意图

瘤中，韦氏环受侵定义为结外器官。脾脏属于结内器官，膈上原发 HD 伴脾受侵考虑 III 期，而非 IV 期；膈下原发 HD 伴脾受侵时，诊断为 II 期，而非 III 期。在 Ann Arbor 临床分期中，原发于淋巴结的恶性淋巴瘤局部直接侵犯邻近结构或组织时，不改变临床分期，仅用 E 表示直接侵犯。原发结外淋巴瘤原发肿瘤直接侵犯邻近器官/结构或组织时，不改变临床分期。例如结外鼻型 NK/T 细胞淋巴瘤，当原发肿瘤直接侵犯鼻咽、鼻窦，无淋巴结受侵或远处器官转移，仍为 IE。

（2）B 组症状定义　B 组症状定义为下列任何症状之一：连续 3 天不明原因发热超过 38℃；6 个月内不明原因体重减轻>10%；盗汗。因感染或其他原因引起的发热，或因胃肠道疾病等引起的体重减轻，不能认为是 B 组症状。

2. 修正 Ann Arbor 分期　Ann Arbor 分期是预后和指导治疗仍然起重要作用，由于影像诊断的进步，功能影像如 PET-CT 的广泛应用，分期原则有了进一步更新和修正。2014 年对 Ann Arbor 分期原则进行了修正[11]，称为 Lugano 分期标准（表 7-1-8）。通常情况下，治疗原则主要根据局限期（I 和 II 期，非大肿块）或晚期（III 或 IV 期），而大肿块 II 期在不同的病理类型需要结合其他预后因素考虑为局限期或晚期。E 定义为局限于结外病变、无淋巴结侵犯（IE）或 I～II 期直接侵犯非淋巴结部位，E 在晚期病变中不考虑为预后不良因素。Ann Arbor 分期中根据有无 B 症状分为 A/B 两组，在 Lugano 新分类中，仅 HL 考虑 A/B，以指导治疗，而 NHL 未考虑。在 NHL 中，国际预后指数（IPI）、滤泡淋巴瘤国际预后指数（FLIPI）、套细胞淋巴瘤预后指数（MIPI）和 NK/T 细胞淋巴瘤预后指数中，B 组症状均非影响预后的重要因素。

表 7-1-8　原发结内淋巴瘤 Lugano 修正 Ann Arbor 分期原则（2014 年）

分　期	侵　犯	结外状态（E）
局限期		
I	一个淋巴结或一组邻近淋巴结	单一结外病变，无淋巴结侵犯
II	两组或两组以上淋巴结，位于横膈一侧	结内 I 或 II 期伴局限和连续性结外受侵
II 大肿块	II 期伴大肿块	不适用
晚期		
III	淋巴结位于横膈两侧；膈上淋巴结伴脾受侵	不适用
IV	同时有另外的、非连续性结外受侵	不适用

注：FDG 活性淋巴瘤病理类型的病变程度由 PET-CT 决定，无 FDG 活性淋巴瘤病理类型的病变程度由 CT 决定；II 期大肿块的治疗以早期或晚期治疗原则取决于病理类型和其他预后因素；扁桃体、韦氏环和脾考虑为淋巴组织；Lugano 标准取消了 B 组症状定义。

（1）肝脾受侵　脾受侵可以表现为脾正常大小或脾大。脾大在临床上很常见，多种因素可以导致脾大：血量变化、生长因子使用和其他因素，脾大并非诊断脾受侵的标准。PET-CT 诊断脾受侵的标准为均质性脾大、弥漫浸润伴栗粒状病变、局灶结节性病变或大的孤立病变。目前脾大无统一的测量标准，大部分研究应用 10～12 cm，但修正分期建议为>13 cm。和脾受侵诊断相似，肝受侵诊断为 FDG 弥漫性摄取增高或局灶高摄取，可合并或不合并局灶或弥散结节。

（2）大肿块　HL 大肿块定义为 CT 检查淋巴结>10 cm 或纵隔肿瘤最大横径之比>1/3。胸正位片不再是定义纵隔大肿块的必要检查。NHL 大肿块的定义不明确，有人建议滤泡淋巴瘤>6 cm 为大肿块，弥漫性大 B 细胞淋巴瘤利妥昔单抗（美罗华）年代大肿块定义为 5～10 cm，德国的系列研究中应用 7.5 cm 为大肿块标准。

（三）近期疗效评价

淋巴瘤放疗或化疗后部分病人可以达到完全缓解，但仍有部分病人有持续性的影像学异常。在 2014 年国际工作组中，依据 PET-CT 和 CT 对淋巴瘤的近期疗效进行了标准化评价（表 7-1-9）。

表 7-1-9　淋巴瘤治疗的疗效评价标准（2014 年 Lugano 标准）

疗效和部位	PET-CT 标准	CT 标准
CR（完全缓解）		
淋巴结和结外部位	5-PS[a] 1~3 分，伴或不伴肿瘤残存[b]	病变淋巴结最大横径（LDi）≤1.5 cm；结外病灶消失
非测量病灶	不适用	无
器官增大	不适用	恢复正常大小
新病变	无	无
骨髓	无 FDG 高亲和性病灶	病理形态学恢复正常；如形态学不能确诊，则需免疫组化阴性
PR（部分缓解）		
淋巴结和结外部位	FDG 摄取较治疗前减少，5-PS 4~5 分治疗间期评价时为治疗有效；治疗结束评价视为肿瘤残存	6 个最大结内/结外病灶的 SPD 缩小≥50%[d]。
非测量病灶	不适用	无/正常/缩小
器官增大	不适用	脾脏长度超过正常部分缩小≥50%
新病变	无	无
骨髓	FDG 摄取介于治疗前与正常骨髓之间[c]	不适用
SD（病情稳定）		
淋巴结和结外部位	治疗间期/治疗结束评价时，FDG 摄取较治疗前无明显变化，5-PS 4~5 分	6 个最大结内/结外病灶[e]的 SPD 缩小<50%
非测量病灶	不适用	增大但未达 PD
器官增大	不适用	增大但未达 PD
新病变	无	无
骨髓	FDG 摄取较治疗前无变化	不适用
PD（疾病进展）		
淋巴结和结外部位	治疗间期/治疗结束评价时，FDG 摄取增高，5-PS 4~5 分；或新发 FDG 高亲和性病灶	（1）单个病灶 LDi>1.5cm、PPD 超过 50% 且 LDi/SDi 增加超过界值（病变≤2cm 时，要求 LDi/SDi 增加 0.5cm；病变>2cm 时，要求 LDi/SDi 增加 1cm）； （2）疗前脾大，则脾脏长度超过正常的部分需增大>50%；疗前脾正常，则脾脏长度增加≥2cm； （3）新出现或再次出现脾大
非测量病灶	无	治疗前存在的非测量性病灶[f]明显进展或出现新病灶。
新病变	新 FDG 活性病灶，与非感染和炎症等其他原因无关；新病灶性质未定，考虑活检或复查 PET-CT	（1）治疗后缓解的病灶再次增大； （2）新发淋巴结最大径>1.5cm； （3）新发结外浸润灶>1.0cm（若<1.0cm，需确定为淋巴瘤浸润）； （4）淋巴瘤浸润所致的任何大小可评估病灶
骨髓	新发或复发的 FDG 高亲和性病灶	新发或复发病灶

注：LDi：最大横径；PPD：LDi 与其垂直径的乘积；SDi：LDi 的最短垂直径；SPD：两条最大垂直径线乘积之和。

[a]PET 5-PS：①背景以上无摄取；②摄取≤纵隔；③摄取>纵隔≤肝脏；④任何病灶摄取程度较肝脏适度增加；⑤任何病灶摄取程度较肝脏明显增加和（或）出现新发病灶；X、新的摄取区域不太可能与淋巴瘤相关。

[b]当韦氏环、伴生理性摄取的结外部位或脾脏/骨髓中（如使用化疗或粒细胞集落刺激因子后）存在摄取增高时，如果原发灶部位摄取低于周边正常组织，也可考虑为完全代谢缓解。

[c]化疗后骨髓可出现反应性弥漫摄取增高，骨髓存在持续性局灶性病变，应考虑 MRI、骨髓穿刺或复查 PET-CT。

[d]CT 不能测量的小病灶取默认值 5 mm×5 mm；病灶已消失取 0 mm×0 mm；病变淋巴结大小介于 5 mm×5 mm 与正常淋巴结之间时，取实际测量值。

[e]测量目标病灶：至少 6 个淋巴结/结外病灶，所选择的淋巴结或结外病灶的标准是：①二个垂直径能准确测量；②尽可能在身体的不同部位；③若纵隔、腹膜后受侵，应包括这些部位。

[f]非测量病灶：包括任何未入选测量病灶的淋巴结或结外病灶、不满足测量条件的不正常病灶及其他难以定量测量的病灶如胸腔积液、腹水、骨质破坏、脑膜病灶及腹腔包块等。

四、治疗

恶性淋巴瘤的治疗手段包括化疗、免疫治疗、放疗、放射免疫治疗、抗感染治疗等。放射治疗是早期惰性淋巴瘤的根治性治疗手段，对于某些特殊类型的侵袭性 NHL 如结外鼻型 NK/T 细胞淋巴瘤，由于肿瘤对化疗抗拒，Ⅰ~Ⅱ期以放疗为主可取得好的疗效，放疗是主要治疗手段。化疗和放疗综合治疗是大部分早期侵袭性淋巴瘤的主要治疗手段如弥漫性大 B 细胞淋巴瘤、Ⅲ级滤泡淋巴瘤、原发纵隔 B 细胞淋巴瘤和间变性大细胞淋巴瘤等，通常采用化疗后放疗模式。对于晚期（Ⅲ~Ⅳ期）恶性淋巴瘤和任何期别的高度侵袭性 NHL 如 T/B 淋巴母细胞淋巴瘤、伯基特淋巴瘤和套细胞淋巴瘤，化疗是主要治疗手段。B 细胞淋巴瘤如弥漫性大 B 细胞淋巴瘤、滤泡淋巴瘤和套细胞淋巴瘤可以采用化疗联合抗 CD20 的免疫治疗和放射免疫治疗。

表 7-1-10　常见恶性淋巴瘤的治疗原则和结果

病理类型	临床分期	治疗原则	5 年生存率（%）
霍奇金淋巴瘤	Ⅰ~Ⅱ期	化疗后放疗	>90
	Ⅲ~Ⅳ期	化疗	80
惰性淋巴瘤			
Ⅰ~Ⅱ级滤泡淋巴瘤	Ⅰ~Ⅱ期	放疗±化疗	50~83（10 年）
	Ⅲ~Ⅳ期	观察、化疗、免疫治疗	50
结外黏膜相关淋巴瘤	Ⅰ~Ⅱ期	单纯放疗	>95
	Ⅲ~Ⅳ期	观察或化疗	8~10 年（中位）
胃黏膜相关淋巴瘤	Ⅰ（Hp 阳性）	抗 Hp 治疗	95
	Ⅰ~Ⅱ期	放疗	>95
小淋巴细胞淋巴瘤	Ⅰ~Ⅱ期	放疗±化疗	50
	Ⅲ~Ⅳ期	化疗+免疫治疗	8~10 年（中位）
侵袭性 B 细胞淋巴瘤			
弥漫性大 B 细胞淋巴瘤	Ⅰ~Ⅱ期	化疗后放疗	>80
	Ⅲ~Ⅳ期	化疗为主	60
原发纵隔 B 细胞淋巴瘤	Ⅰ~Ⅱ期	化疗后放疗	>80
	Ⅲ~Ⅳ期	化疗为主	60
套细胞淋巴瘤	Ⅰ~Ⅱ期	化疗±放疗	>50
	Ⅲ~Ⅳ期	化疗+免疫治疗	2~4 年（中位）
侵袭性外周 T 细胞淋巴瘤			
结外鼻型 NK/T 细胞淋巴瘤	Ⅰ~Ⅱ期	放疗为主分层治疗	60~90
	Ⅲ~Ⅳ期	化疗为主	<30
间变性大细胞淋巴瘤	Ⅰ~Ⅱ期	化疗±放疗	65~90
	Ⅲ~Ⅳ期	化疗为主	50

（一）放射治疗

1. 惰性淋巴瘤　放射治疗为根治性治疗手段的惰性淋巴瘤包括：Ⅰ~Ⅱ期结节性淋巴细胞为主型 HL、Ⅰ~Ⅱ期Ⅰ~Ⅱ级滤泡淋巴瘤、Ⅰ~Ⅱ期小淋巴细胞淋巴瘤和Ⅰ~Ⅱ期结外黏膜相关组织（MALT）淋巴瘤。这些疾病通过放疗可以取得很好的治疗效果。大部分原发皮肤淋巴瘤也是惰性淋巴瘤，局限期原发皮肤淋巴瘤如蕈样肉芽肿、皮肤滤泡中心细胞淋巴瘤和皮肤间变性大细胞淋巴瘤，病变常局限于皮肤，病程进展缓慢，放疗是主要治疗手段，放射治疗可取得长期生存率。

2. 侵袭性淋巴瘤　放疗是化疗敏感的侵袭性 B 细胞淋巴瘤如弥漫性大 B 细胞淋巴瘤、原发纵隔大 B 细胞淋巴瘤的辅助治疗手段，化疗后巩固性放疗是早期病人的治疗原则，早期和晚期病人化疗后未达 CR 或者化疗前大肿块或结外受侵则需要接受放疗。放射治疗曾经是 I ～ II 期侵袭性 NHL 的主要治疗手段，放疗剂量为 35～50 Gy，局部控制率达 90% 以上，5 年生存率为 50%～60%，但无病生存率仅为 40%～50%。化疗后受累部位照射已成为早期弥漫性大 B 细胞淋巴瘤的主要治疗原则。

放疗是早期结外鼻型 NK/T 细胞淋巴瘤的主要治疗手段，肿瘤对化疗抗拒，放疗可取得较好的疗效。化疗抗拒或不能耐受化疗的早期 DLBCL 病人，放射治疗仍然是一种有效的挽救性治疗手段，可治愈约 50% 的早期侵袭性 NHL。

3. 放疗基本原则　淋巴瘤放射治疗技术包括常规照射、调强放疗（IMRT）、图像引导放疗（IG-RT）和质子治疗等。现代先进放疗技术可取得更好的靶区剂量分布和适形度，并更好地保护正常组织，减少肺、心脏、乳腺、肾、脊髓、肝和胃肠道等正常组织照射剂量[38~41]。纵隔淋巴瘤可采用 4D-CT 和呼吸门控技术，减少呼吸运动对靶区和肺的影响。

淋巴瘤的临床靶区（CTV）概念包括扩大野（extended-field，EF）、扩大受累野（extended-involved field，EIF）、受累野（involved-field，IF）、受累淋巴结（involved-node，IN）和受累部位（involved-site，IS）。扩大野（斗篷野或次全淋巴结照射）主要用于 HL 根治性放疗，现已极少单独应用。扩大受累野主要用于早期结外鼻型 NK/T 细胞淋巴瘤的根治性放疗，照射野要包括影像学可见的临床病灶和邻近区域亚临床病灶。受累野照射（IFRT）和受累淋巴结照射（INRT）主要适用于 HL 化疗后巩固性放疗[42]。受累部位照射（ISRT）适用于大部分 NHL，特别是 DLBCL，应用 CT 定位，结合治疗前近代影像学检查确定照射部位，ISRT 靶区包括化疗前或手术前原发肿瘤体积和部位，惰性淋巴瘤如结外 MALT 淋巴瘤和 FL 以放疗为根治性治疗，照射靶区要大于 DLBCL 化疗后的靶区。低度恶性结外原发淋巴瘤 ISRT 靶区常包括整个器官，如胃、眼、腮腺和甲状腺。在其他部分原发低度恶性结外原发淋巴瘤，如肺、乳腺和骨，ISRT 的 CTV 可包括部分器官，大部分 NHL 放疗时不需要包括未受侵淋巴结[43~46]。

成人淋巴瘤所需要的照射剂量不同，HL 的根治剂量为 36～40 Gy，化疗后达 CR（亚临床病灶）20～30 Gy。低度恶性 NHL 的根治性照射剂量为 24～30 Gy，DLBCL 化疗 CR 后巩固性放疗 30～36 Gy，结外鼻型 NKTCL 的根治照射剂量为 50～56 Gy。淋巴瘤照射野和照射剂量总结表 7-1-11[47]。

（二）化疗和免疫化疗

化疗是大部分早期和晚期淋巴瘤的主要治疗手段，大部分 B 细胞淋巴瘤对化疗敏感。CHOP±利妥昔单抗（美罗华）方案是侵袭性和惰性 B 细胞淋巴瘤的标准化疗方案。20 世纪 90 年代开始的大量临床随机研究证明[21,22]，CHOP 一线化疗方案和高强度化疗方案如 m-BACOD，ProMACE-CytaBOM，MACOP-B 疗效相同，而后者的毒副作用显著增加。

利妥昔单抗联合化疗提高了侵袭性 B 细胞淋巴瘤的生存率，R-CHOP 成为中高危或晚期 B 细胞淋巴瘤，如预后不良早期和晚期弥漫性大 B 细胞淋巴瘤、晚期滤泡淋巴瘤或套细胞淋巴瘤的标准化疗方案。

（三）抗感染治疗

某些惰性淋巴瘤，单纯抗感染治疗取得了好的疗效。例如，幽门螺杆菌（Hp）阳性 IE 期胃 MALT 淋巴瘤抗 Hp 治疗可取得根治性效果[25~27]。衣原体阳性 MALT 淋巴瘤抗感染治疗和丙肝病毒阳性的脾淋巴瘤应用 INF-α 治疗能取得明显的疗效。

表 7-1-11 淋巴瘤照射野和照射剂量指南

病理类型	照射野	照射剂量（DT）
霍奇金淋巴瘤		
早期 HL	IFRT 或 INRT	预后好早期化疗后 CR：20 Gy
晚期 HL	INRT 或 ISRT	预后不良早期化疗后 CR：30 Gy
		化疗后 PR：36~40 Gy
		根治放疗：40~46 Gy
惰性淋巴瘤		
局限期 CLL/SLL	IFRT	24~30 Gy
滤泡淋巴瘤（FL）	IFRT	24~30 Gy
边缘带 B 细胞淋巴瘤	IFRT	24~30 Gy
原发皮肤大细胞间变性淋巴瘤	ISRT	30~36 Gy
原发皮肤中心细胞淋巴瘤	ISRT	24~30 Gy
姑息性放疗	ISRT	2 Gy×2 次
侵袭性淋巴瘤		
早期套细胞淋巴瘤	ISRT	根治性放疗 30~36 Gy
弥漫性大 B 细胞淋巴瘤或	ISRT	化疗后巩固：30~36 Gy
外周 T 细胞淋巴瘤		化疗后 PR：40~50 Gy
		挽救放疗：40~55 Gy
原发纵隔 B 细胞淋巴瘤	ISRT	化疗后巩固：40 Gy
		化疗后 PR：45~56 Gy
		挽救放疗：50~56 Gy
结外鼻型 NK/T 细胞淋巴瘤	扩大受累野：鼻腔	根治放疗：50~56 Gy
	扩大野：韦氏环	化疗后 CR：45~50 Gy

注：IFRT：受累野照射，INRT：受累淋巴结照射，ISRT：受累部位照射。

（四）化疗和放疗综合治疗

早期侵袭性 NHL 综合治疗改善了病人的生存率。化疗作为一种全身治疗，能有效地控制远处器官亚临床转移，而放疗局部控制率高。综合治疗的另一个重要目的在于降低治疗毒性，不至于因长疗程和高剂量化疗产生更多的长期毒性。因此，3~4 周期 R-CHOP 方案化疗合并受累部位照射是早期弥漫性大 B 细胞淋巴瘤的首要治疗原则。

五、预后

NHL 的预后和疾病本身及病人状态两大类因素有关。肿瘤相关因素包括病理类型、临床分期、LDH、部位、肿瘤大小、原发肿瘤侵犯范围等，病人相关因素包括年龄和一般状态等。

（一）常见预后因素

病理类型是最重要的预后因素，不同病理类型的临床表现、预后和治疗原则都不相同。惰性淋巴瘤如滤泡淋巴瘤、结外黏膜相关淋巴瘤、小淋巴细胞淋巴瘤的预后较好，弥漫性大 B 细胞淋巴瘤、原发纵隔 B 细胞淋巴瘤、结外鼻型 NK/T 细胞淋巴瘤和原发系统间变性大细胞淋巴瘤的预后中等，但套细胞淋巴瘤、外周 T 细胞淋巴瘤和 T 淋巴母细胞淋巴瘤的预后很差。

原发部位是重要的预后因素，同一病理类型但原发部位不同，意味着不同的疾病，预后和治疗均有明显不同。例如，原发中枢神经系统和睾丸弥漫性大 B 细胞淋巴瘤的预后明显差于结内弥漫性大 B 细胞淋巴瘤，原发系统间变性大细胞淋巴瘤是侵袭性淋巴瘤，而原发皮肤间变性大细胞淋巴瘤是惰性淋巴瘤。肿瘤负荷也是影响预后的重要因素，如临床分期晚、LDH 异常、远处结外器官受侵等都是预后不良因素。原发结外淋巴瘤的原发肿瘤大小、侵犯范围也是重要的预后因素。年龄是 NHL 的重要预后因素，老年病人对化疗的耐受性差，预后较差。

（二）预后指数

应用淋巴瘤预后指数/模型进行危险度分层，对预后和治疗有非常重要的指导意义。不同的淋巴瘤预后因素不同，有各自的预后指数或模型。常见 5 个淋巴瘤预后模型包括 DLBCL、外周 T 细胞淋巴瘤非特指型、晚期套细胞淋巴瘤、滤泡淋巴瘤和结外鼻型 NK/T 细胞淋巴瘤（表 7-1-12），可以进一步危险度分层，指导临床治疗和研究。年龄和 LDH 是所有淋巴瘤预后模型中的预后因素，分期和一般状况是大部分淋巴瘤预后模型的预后因素（表 7-1-13）。

表 7-1-12　淋巴瘤常见病理类型的生存率

病理类型	5 年总生存率（%）	5 年无进展生存率（%）
B 细胞淋巴瘤		
结外黏膜相关淋巴瘤	74	60
滤泡淋巴瘤	71	41
结内边缘带 B 细胞淋巴瘤	57	29
B 小淋巴细胞淋巴瘤	57	24
淋巴浆细胞淋巴瘤	59	0
原发纵隔 B 细胞淋巴瘤	50	48
弥漫性大 B 细胞淋巴瘤	46	41
伯基特淋巴瘤	44	44
套细胞淋巴瘤	28	11
T 细胞淋巴瘤		
系统性间变性大细胞淋巴瘤	77	58
原发皮肤间变性大细胞淋巴瘤	>80	95~98
外周 T 细胞淋巴瘤–非特指	24	18
T 淋巴母细胞淋巴瘤	29	26
结外鼻型 NK/T 细胞淋巴瘤	50~70	30~50

国际预后指数（International Prognostic Index，IPI）最初应用于侵袭性淋巴瘤接受常规方案化疗的病人，现广泛地应用于弥漫性大 B 细胞淋巴瘤。此后，建立了外周 T 细胞淋巴瘤非特指型、滤泡淋巴瘤和晚期套细胞淋巴瘤的预后模型[50,53,55]。中国医学科学院肿瘤医院等多中心淋巴瘤协作研究组建立了结外鼻型 NK/T 细胞淋巴瘤的预后模型[36]，预后因素包括年龄、乳酸脱氢酶（LDH）、一般状况、分期和原发肿瘤侵犯。在另一项多中心研究中，仅包括非多柔比星化疗方案的结外鼻型 NK/T 细胞淋巴瘤，预后因素包括年龄、分期、远处淋巴结受侵和非鼻腔型[52]。

表 7-1-13 常见淋巴瘤预后模型

预后模型	病理类型和适用人群	独立预后因素	预后分组	5年总生存率（%）
IPI[48]	弥漫性大B细胞淋巴瘤	年龄（≤60：>60岁） LDH（正常：升高） 分期（Ⅰ~Ⅱ：Ⅲ~Ⅳ） 一般状况（0~1：≥2） 结外受侵（≤1：>1部位）	低危：0~1 低中危：2 中高危：3 高危：4~5	73 51 43 26
年龄调整IPI	年龄<60岁，弥漫性大B细胞淋巴瘤	LDH（正常：升高） 分期（Ⅰ~Ⅱ：Ⅲ~Ⅳ） 一般状况（0~1：≥2） 结外受侵（≤1：>1部位）	低危：0 低中危：1 中高危：2 高危：3	83 69 46 32
R-IPI[49]	利妥昔单抗化疗，弥漫性大B细胞淋巴瘤	LDH（正常：升高） 分期（Ⅰ~Ⅱ：Ⅲ~Ⅳ） 一般状况（0~1：≥2） 结外受侵（≤1：>1部位）	低危：0 中危：1~2 高危：3~5	94* 79 55
PIT[50]	外周T细胞淋巴瘤非特指型	年龄（≤60：>60岁） LDH（正常：升高） 一般状况（0~1：≥2） 骨髓受侵（无：有）	低危：0 低中危：1 中高危：2 高危：3~4	58.9 45.6 39.7 18.3
NKTCL-PI[51]	结外鼻型NK/T细胞淋巴瘤	年龄（≤60：>60岁） LDH（正常：升高） 分期（Ⅰ~Ⅱ：Ⅲ~Ⅳ） 一般状况（0~1：≥2） 原发肿瘤浸润（无：有）	低危：0 低中危：1 中高危：2 高危：3~5	84.1 61.6 43.5 29.2
PINK[52]	结外鼻型NK/T细胞淋巴瘤，非多柔比星方案化疗	年龄（≤60：>60岁） 分期（Ⅰ~Ⅱ：Ⅲ~Ⅳ） 远处淋巴结（无：有） 上呼吸消化道外（无：有）	低危：0 中危：1 高危：≥2	81（3年） 62（3年） 25（3年）
MIPI[55]	晚期套细胞淋巴瘤	年龄 LDH 一般状况 白细胞计数	低危：<5.7 中危：5.7~6.2 高危：≥6.2	60（%） 51月（中位） 29月（中位）
FLIPI[53]	滤泡淋巴瘤	年龄（≤60：>60岁） LDH（正常：升高） 分期（Ⅰ~Ⅱ：Ⅲ~Ⅳ） 血红蛋白（≥120：<120g/L） 淋巴结受侵数（≤4：>4部位）	低危：0~1 中危：2 高危：3~5	70.7 50.9 35.5
FLIPI2[54]	利妥昔单抗化疗，滤泡淋巴瘤	年龄（≤60：>60岁） bβ$_2$微球蛋白（正常：升高） 最大直径（≤6 cm：>6 cm） 血红蛋白（≥120：<120g/L） 骨髓受侵（无：有）	低危：0 中危：1~2 高危：3~5	79.5& 51.2 18.8

注：*4年总生存率，&4年无进展生存率。

IPI 包括年龄、乳酸脱氢酶（LDH）、一般状况、分期和结外受侵[48]。年龄>60 岁、LDH 增高、一般状况 ECOG 评分 2~4 级、Ⅲ/Ⅳ期和>1 个结外器官受侵是预后不良因素。年龄调整后，在≤60 岁的病人中，仅临床分期、LDH 与一般状况和预后有关。每一个预后不良因素计算为一分，根据分数，将其划分为低危（0~1 分）、低中危（2 分）、中高危（3 分）和高危（4~5 分）四组。在利妥昔单抗治疗年代，B 细胞淋巴瘤生存率提高，修正 IPI、MIPI 和 FLIPI 仍有重要预后价值[49,54,56]。

IPI 有时也应用于外周 T 细胞淋巴瘤等其他类型淋巴瘤，由于 T 细胞淋巴瘤具有独特的临床病理特征，IPI 的应用价值明显下降，预后分组不明显，疾病特有的预后模型能更好地进行危险度分层和指导治疗。

参 考 文 献

1. Siegel R，Miller KD，Jemal A. Cancer Statistics，2015. CA Cancer J Clin，2015，65：5-29.

2. Torre LA，Bray F，Siegel RL，et al. Global cancer statistics，2012. CA Cancer J Clin，2015，65：87-108.

3. 赫捷，陈万青. 中国肿瘤登记年报，2012.

4. Sun J，Yang Q，Lu Z，et al. Distribution of lymphoid neoplasms in China：analysis of 4，638 cases according to the World Health Organization classification. Am J Clin Pathol，2012，138：429-434.

5. Yang QP，Zhang WY，Yu JB，et al. Subtype distribution of lymphomas in Southwest China：analysis of 6382 cases using WHO classification in a single institution. Diagnostic Pathol，2011，8：77.

6. Harris NL，Jaffe ES，Stein H，et al. A revised European-American classification of lymphoid neoplasms：A proposal from the International Lymphoma Study Group. Blood，1994，84：1361-1392.

7. Chan JKC，Jaffe ES，Ralfkiaer E. Extranodal NK/T-cell lymphoma，nasal type. In：Jaffe ES，Harris NL，Stein H，Vardiman JW，eds. World Health Organization Classification of Tumours：Pathology and Genetics of Tumours of Haematopoietic and Lymphoid Tissues. Lyon：IARC Press，2001，204-207.

8. Chan JKC，Quintanilla-Martinez L，Ferry JA，Peh SC. Extranodal NK/T-cell lymphoma，nasal type. In Jaffe ES，Harris NL，Stein H，Vardiman JW，eds. World Health Organization Classification of Tumours：Pathology and Genetics of Tumours of Haematopoietic and Lymphoid Tissues. Lyon，France：IARC Press，2008，285-288.

9. Lister TA，Crowther D，Sutcliffe SB，et al. Report of a committee convened to discuss the evaluation and staging of patients with Hodgkin's disease：Cotswolds meeting. J Clin Oncol，19897，1630-1636.

10. Cheson BD，Horning SJ，Coiffier B，et al. Report of an International Workshop to standardize response criteria for non-Hodgkin's lymphomas：NCI sponsored International Working Group，1999，17：1244-1253.

11. Cheson BD，Fisher RI，Barrington SF，et al. Recommendation for initial evaluation，staging，and response assessment of Hodgkin and Non-Hodgkin lymphoma：the Lugano classification. J Clin Oncol，2014，32：3059-3067.

12. Barrington SF，Mikhaeel NG，Kostakoglu L，et al. Role of imaging in the staging and response assessment of lymphoma：consensus of the international conference on Malignant Lymphomas Imaging Working Group. J Clin Oncol，32：3048-3058，2014.

13. Lukes R，Butler J，Hicks E. Natural history of Hodgkin's disease as related to its pathologic picture. Cancer，1966；19：317.

14. Miller TP，Dahlberg S，Cassady JR，et al. Chemotherapy alone compared with chemotherapy plus radiotherapy for localized intermediate-and high-grade non-Hodgkin's lymphoma. N Engl J Med，1998，339：21-26.

15. 李晔雄，高远红，袁志勇，等. 国际预后指数在韦氏环非霍奇金淋巴瘤的预后意义. 中华放射肿瘤学杂志，2002，11：105-110.

16. Anderson JR，Armitage JO，Weisenburger DD，et al. Epidemiology of the non-Hodgkin's lymphomas：distributions of the major subtypes differ by geographic locations. Ann Oncol，1998，9：717-720.

17. The non-Hodgkin's lymphoma classification project. A clinical evaluation of the International Lymphoma Study Group classification of non-Hodgkin's lymphoma. Blood，1997，89：3909-3918.

18. Melnyk A, Rodriguez A, Pugh WC, et al. Evaluation of the revised European-American lymphomas classification confirms the clinical relevance of immunophenotype in 560 cases of aggressive non-Hodgkin's lymphoma. Blood, 1997, 89: 4514-4520.

19. Alizadeh A, Eisen MB, Davis RE, et al. Distinct types of diffuse large B-cell lymphoma identified by gene expression profiling. Nature, 2000, 403: 503-511.

20. Rosenwald A, Wright G, Chan WC, et al. The use of molecular profiling to predict survival after chemotherapy for diffuse large B-cell lymphoma. N Engl J Med, 2002, 346: 1937-1947.

21. Fisher RI, Gaynor ER, Dahlberg S, et al. Comparison of a standard regimen (CHOP) with three intensive chemotherapy regimens for advanced non-Hodgkin's lymphoma. N Engl J Med, 1993, 328: 1002-1006.

22. Gordon LI, Harrington D, Andersen J, et al. Comparison of a second-generation combination chemotherapeutic regimen (m-BACOD) with a standard regimen (CHOP) for advanced diffuse non-Hodgkin's lymphoma. N Engl J Med, 1992, 327: 1342-1349.

23. Coiffier B, Lepage E, Briere J, et al. CHOP chemotherapy plus rituximab compared with CHOP alone in elderly patients with diffuse large B-cell lymphoma. Blood, 2002, 346: 235-242.

24. Smalley RV, Andersen JW, Hawkins MJ, et al. Interferon alfa combined with cytotoxic chemotherapy for patients with non-Hodgkin's lymphoma. N Engl J Med, 1992, 327: 1336-1341.

25. Wotherspoon AC, Doglioni C, Diss TC, et al. Regression of primary low-grade B-cell gastric lymphoma of mucosa-associated lymphoid tissue type after eradication of Helicobacter pylori. Lancet, 1993, 342: 575-577.

26. Morgner A,. Miehlke S, Fischbach W, et al. Complete remission of primary high-grade B cell gastric lymphoma after cure of *Helicobacter pylori* infection. J Clin Oncol, 2001, 19: 2041-2048.

27. Wundisch T, Thiede C, Morgner A, et al. Long-term follow-up of gastric MALT lymphoma after Helicobacter pylori eradication. J Clin Oncol, 2005, 23: 8018-8024.

28. Koch P, del Valle F, Berdel WE, et al. Primary gastrointestinal non-Hodgkin's lymphoma: II. Combined surgical and conservative or conservative management only in localized gastric lymphoma-results of the prospective German multicenter study GIT NHL 01/92. J Clin Oncol, 2001, 19: 3874-3883.

29. Lichtenstein A, Levine A, Taylor C, et al. Primary mediastinal lymphoma in adults. Am J Med, 1980, 68: 509-514.

30. Zinzani PL, Martelli M, Magagnoli M, et al. Treatment and clinical management of primary mediastinal large B-cell lymphoma with sclerosis: MACOP-B regimen and mediastinal radiotherapy monitored by (67) gallium scan in 50 patients. Blood, 1999, 94: 3289-3293.

31. Majlis A, Pugh WC, Rodriguez MA, et al. Mantle cell lymphoma: correlation of clinical outcome and biologic features with three histologic variants. J Clin Oncol, 1997, 15: 1664-1671.

32. Weisenburger DD, Armitage JO. Mantle cell lymphoma-an entity comes of age. Blood, 1996, 87: 4483-4494.

33. Li YX, Coucke PA, Li JY, et al. Primary non-Hodgkin's lymphoma of the nasal cavity: Prognostic significance of paranasal extension and the role of radiotherapy and chemotherapy. Cancer, 1998, 83: 449-456.

34. 李晔雄, 顾大中, 黄一容, 等. I、II期鼻腔非何杰金淋巴瘤的预后和治疗. 中华放射肿瘤学杂志, 1994, 3: 97-100.

35. Li YX, Yao B, Jin J, et al. Radiotherapy as primary treatment for stage IE and IIE nasal natural killer/T-cell lymphoma. J Clin Oncol, 2006, 24: 181-189.

36. Yang Y, Zhu Y, Cao JZ, et al. Risk-adapted therapy for early-stage extranodal nasal-type NK/T-cell lymphoma: analysis from a multicenter study. Blood, 2015, 126: 1424-1432.

37. Falini B, Pileri S, Zinzani PL, et al. ALK + lymphoma: clinico-pathological findings and outcome. Blood, 1999, 93: 2697-2706.

38. Wang H, Li YX, Wang WH, et al. Mild toxicity and favorable prognosis of high-dose and extended involved-field intensity-modulated radiotherapy for patients with early stage nasal NK/T-cell lymphoma. Int J Radiat Oncol Biol Phys, 2012, 82: 1115-1121.

39. Lu NN, Li YX, Wu RY, et al. Dosimetric and clinical outcomes of involved-field intensity-modulated radiotherapy after

chemotherapy for early stage Hodgkin's lymphoma with mediastinal involvement. Int J Radiat Oncol Biol Phys, 2012, 84：210-216.

40. Xu LM, Li YX, Fang H, et al. Dosimetric evaluation and clinical outcomes of intensity-modulated radiation therapy following doxorubicin-based chemotherapy for primary mediastinal large B-cell lymphoma. Int J Radiat Oncol Biol Phys, 2013, 85：1289-1295.

41. Bi XW, Li YX, Fang H, et al. High-dose and extended-field intensity modulated radiotherapy for early stage NK/T-cell lymphoma of Waldeyer's ring：dosimetric analysis and clinical outcome. Int J Radiat Oncol Biol Phys, 2013, 87：1086-1093.

42. Specht L, Yahalom J, Illidge T, et al. Modern radiation therapy for Hodgkin lymphoma：field and dose guidelines from the international lymphoma radiation oncology group (ILROG). Int J Radiat Oncol Biol Phys, 2014, 89 (4)：854-62.

43. Illidge T, Specht L, Yahalom J, et al. Modern radiation therapy for nodal non-Hodgkin lymphoma：target definition and dose guidelines from the International Lymphoma Radiation Oncology Group. Int J Radiat Oncol Biol Phys, 2014, 89：49-58.

44. Hoskin PJ, Diez P, Williams M, et al. Recommendations for the use of radiotherapy in nodal lymphoma. Clin Oncol, 2013, 25：49-58.

45. Yahalom J, Illidge T, Specht L, et al. Modern radiation therapy for extranodal lymphomas：field and dose guidelines from the International Lymphoma Radiation Oncology Group. Int J Radiat Oncol Biol Phys, 2015, 92：11-31.

46. Specht L, Dabaja B, Illidge T, et al. Modern radiation therapy for primary cutaneous lymphomas：field and dose guidelines from the International Lymphoma Radiation Oncology Group. Int J Radiat Oncol Biol Phys, 2015, 92 (1)：32-9.

47. Lowry L, Smith P, Qian W, et al. Reduced dose radiotherapy for local control in non-Hodgkin lymphoma：a randomised phase Ⅲ trial. Radiother Oncol, 2011, 100 (1)：86-92.

48. Shipp MA, Harrington DP, Anderson JR, et al. A predictive model for aggressive non-Hodgkin's lymphoma. N Engl J Med, 1993, 329：987-994.

49. Sehn LH, Berry B, Chhanabhai M, et al. The revised international prognositc index (R-IPI) is a better predictor of outcome than the standard IPI for patients with diffuse large B-cell lymphoma treated with R-CHOP. Blood, 2007, 109：1857-1861.

50. Gallamini A, Stelitano C, Calvi R, et al. Peripheral T-cell lymphoma unspecified (PTCL-U)：a new prognostic model from a retrospective multicentric clinical study. Blood, 2004, 103：2474-2479.

51. Yang Y, Zhang YJ, Zhu Y, et al. Prognostic nomogram for overall survival in previously untreated patients with extranodal NK/T-cell lymphoma, nasal-type：a multicenter study. Leukemia, 2015, 29：1571-1577.

52. Kim SJ, Yoon DH, Jaccard A, et al. A prognostic index for natural killer cell lymphoma after non-anthracycline-based treatment：a multicentre, retrospective analysis. Lancet Oncol, 2016, 17：389-400.

53. Solal-Céligny P, Roy P, Colombat P, et al. Follicular lymphoma international prognostic index. Blood, 2004, 104：1258-1265.

54. Federico M, Bellei M, Marcheselli L, et al. Follicular lymphoma international prognostic index 2：a new prognostic index for follicular lymphoma developed by the international follicular lymphoma prognostic factor project. J Clin Oncol, 2009, 27：4555-4562.

55. Hoster E, Dreyling M, Klapper W, et al. A new prognostic index (MIPI) for patients with advanced-stage mantle cell lymphoma. Blood, 2008, 111：558-565.

56. Zhou Z, Sehn L, Rademaker AW, et al. An enhanced International Prognostic Index (NCCN-IPI) for patients with diffuse large B-cell lymphoma treated in the rituximab era. Blood, 2014, 123：837-842.

第二章 霍奇金淋巴瘤

李晔雄

第一节 流行病学与病因

霍奇金淋巴瘤（Hodgkin's lymphoma，HL）是一种独立的惰性淋巴瘤病理类型[1~2]。1832 年 Thomas Hodgkin 首次描述了和结核等炎症不同，以淋巴结为原发病变的一类疾病。1865 年 Samuel Wilks 将这类疾病命名为霍奇金病（Hodgkin's disease，HD），并在显微镜下初步描述了肿瘤细胞的形态。Sternberg 和 Reed 详细描述了 HD 肿瘤细胞镜下形态，称为 RS 细胞，来源于单一的恶性细胞[3]。HL 的治疗经历了从放疗为主要治疗到化疗为主要治疗的变迁，预后好，绝大部分病人可以治愈。

一、流行病学

在美国，2015 年估计有新发 HL 病人 9050 例，死亡 1150 例[4]。在发达国家，经典 HL 的发病高峰年龄显双峰分布，第一高峰在 30 岁，第二高峰在 50 岁。淋巴细胞为主型 HL 的发病高峰年龄在 20~30 岁。发展中国家 HL 发病率低于发达国家。HL 男性发病率略多于女性，男女之比为 1.4：1。

中国恶性淋巴瘤的发病率居全部肿瘤的第 8 位[5]，死亡率为第 10 位。HL 占全部恶性淋巴瘤的 10% 左右[6~7]。发病年龄高峰在 20~30 岁，双峰模式不明显。

二、病因

HL 病因不明，可能和 EB 病毒感染有关。应用分子生物学技术证明，在 30%~50% 的 HL 诊断性 RS 细胞中发现了 EB 病毒感染证据。免疫组化证明，48% 的 HL 肿瘤细胞胞质和胞膜发现了 EB 病毒编码基因蛋白的表达。在美国和欧洲，约 50% 的经典型 HL EB 病毒阳性。结节硬化型 HL EB 病毒阳性率较低，约 15%~30%，而混合细胞型阳性率较高，约 60%~70%。体外研究证实，EB 病毒表达产物能够导致细胞转染和永生化。流行病学研究表明，急性 EBV 感染与 EBV 阳性 HL 危险性增高有关，而与 EBV 阴性 HL 无关。EB 病毒并非存在于所有的病例中，对于 EB 病毒阴性病例的发病机制，以及 EB 病毒阳性 HL 的真正发病机制，仍需深入研究。

第二节 病理与诊断

一、定义

HL 定义为在非反应细胞背景上具有少量特征性的 RS 肿瘤细胞及其变异型 RS 细胞的恶性淋巴

瘤，根据肿瘤细胞形态和免疫表型以及反应细胞背景进一步病理分类[1,2]。这些病理特征决定了 HL 是惰性淋巴瘤。

HL 病理上完全不同于其他淋巴瘤，炎症背景上有数量极少的肿瘤细胞，仅占全部细胞的 0.5%~1%。RS 细胞是诊断 HL 的重要依据，典型的 RS 细胞为直径约 15~45μm 的巨细胞，胞质丰富、双核、核圆形、染色质稀少，含有大而红染的核仁，核仁边界清晰且其周围有空晕，双核形态基本相同，表现为典型的"镜影"细胞形态。RS 细胞变异型有如下 4 种：爆米花样细胞又叫多倍型，多个核膜极薄，核仁小，染色质稀少，核互相重叠，常见于结节性淋巴细胞为主型；陷窝型，细胞大而圆，胞质丰富，核仁 1~2 个或多个成串，在陷窝样背景上有多个巨大的细胞核，常见于结节硬化型；单核型，细胞表现为典型 RS 细胞的一半，仅有单个核，HL 各型均可见；肉瘤型，背景包括良性细胞，反应性淋巴细胞，组织细胞，浆细胞和嗜酸性细胞。

HL 在特异性免疫反应的背景上有数量极少的肿瘤细胞是 HL 和 NHL 鉴别诊断的重要依据。非霍奇金淋巴瘤（NHL）常有广泛的肿瘤细胞浸润。20 世纪 80 年代发现，结节性淋巴细胞为主型 HL（NLPHD）的变异型 RS 细胞表达 B 细胞相关抗原，而大部分结节硬化型和混合细胞型缺乏这些抗原。最近的免疫表型和分子遗传学研究证实，经典 HL 中的结节硬化型和混合细胞型同样能表达 B 细胞相关抗原，并具有重组免疫球蛋白 Ig 基因。已知大部分淋巴细胞为主型和经典 HL 肿瘤细胞为单克隆源性 B 淋巴细胞来源。分子生物学研究证明 RS 细胞来源于 B 淋巴细胞，发生于生发中心细胞或生发中心后细胞。肿瘤微环境是影响预后的重要因素[8,9]。

二、病理分类

HL 主要根据肿瘤细胞形态、反应细胞背景和免疫表型进行病理分类。1966 年 Rye 会议上提出了 HL4 种病理亚型：淋巴细胞为主型、结节硬化型、混合细胞型和淋巴细胞削减型。1994 年 REAL 和 2008 年 WHO 分类方案根据基因免疫表型和遗传学特点将 HL 分为两大类疾病：结节性淋巴细胞为主型 HL（NLPHL）和经典 HL，后者包括结节硬化型、混合细胞型、淋巴细胞富有经典 HL 和淋巴细胞削减型（表 7-2-1）。

表 7-2-1　霍奇金淋巴瘤的病理亚型

Jackson & Parker	Lukes & Butler	Rye（1966 年）	REAL（1994 年）	WHO（2008 年）
副肉芽肿型	结节性淋巴细胞或组织细胞型	淋巴细胞为主型	结节性淋巴细胞为主型	结节性淋巴细胞为主型
	弥漫性淋巴细胞或组织细胞型	–	淋巴细胞富有经典 HL	淋巴细胞富有经典 HL
肉芽肿型	结节硬化型	结节硬化型	结节硬化型	结节硬化型
	混合细胞型	混合细胞型	混合细胞型	混合细胞型
肉瘤	弥漫性纤维化	淋巴细胞削减型	淋巴细胞削减型	淋巴细胞削减型
	网状细胞	–	–	未分类

经典型 HL 指在结节硬化、混合细胞或淋巴细胞削减的背景上有经典、诊断性的 RS 细胞，免疫表型 CD15 和 CD30 阳性，而 T 细胞或 B 细胞相关抗原 CD45 阴性。结节硬化型是最常见的病理类型，占全部 HL 的 60%~80%，常侵犯膈上淋巴结和纵隔。混合细胞型占 15%~30%，纵隔受侵少见，腹部淋巴结和脾受侵常见。淋巴细胞削减型最少见，仅占 1%，老年人、HIV 阳性和发展中国家多见，常表现为腹腔淋巴结、脾、肝和骨髓受侵，周围淋巴结受侵少见，预后差。

NLPHL 和经典 HL 在肿瘤细胞形态、生长类型和免疫表型等方面存在较大的差别（表 7-2-2）。NLPHL 常为爆米花样（多倍型）肿瘤细胞，常表现为结节性生长，伴有或不伴有弥漫区域，完全弥漫性生长少见，背景主要为淋巴细胞和组织细胞，浆细胞、红细胞和中性粒细胞极少见，表达 B 细胞相关抗原 CD45 阳性，缺乏 HL 相关抗原 CD30 和 CD15 表达。恶性细胞还表达 CD20，CD45 和 CD57。

表 7-2-2　结节性淋巴细胞为主型 HL 和经典 HL 的病理免疫学差别

	结节性淋巴细胞为主型 HL	经典型 HL
生长类型	结节状，至少部分结节状	弥漫、滤泡间或结节状
肿瘤细胞典型形态	爆米花样细胞（多倍型） 淋巴细胞和组织细胞（L&H）	诊断性 RS 细胞；单核细胞或陷窝细胞
诊断性 RS 细胞	罕见或缺乏	总是存在
背景	淋巴细胞、组织细胞	淋巴细胞、组织细胞、红细胞、浆细胞
纤维化	罕见	常见
CD15，CD30	阴性	常阳性
CD20，CD45	阳性	常阴性
CD57 阳性 T 细胞	阳性	阴性
RS 细胞中 EB 病毒	常阴性	常阳性（20%~70%）
淋巴细胞背景	B 细胞>T 细胞	T 细胞>B 细胞

三、病理活检

HL 最常发生于淋巴结，应完整切除淋巴结做病理检查，以明确诊断。淋巴结结构、肿瘤生长类型和 HL 的病理形态学特点对诊断和确定病理亚型非常重要，HL 的肿瘤细胞很少，因此，不适宜做淋巴结穿刺细胞学检查。怀疑为恶性淋巴瘤时，应完整切除淋巴结，而非淋巴结穿刺。在已有明确病理诊断的基础上，为了明确受侵部位和准确分期，怀疑部位可行穿刺细胞学检查。

第三节　临床表现与临床分期

一、转移途径

HL 是惰性淋巴瘤，转移途径有规律性，主要沿邻近区域淋巴结转移，很少出现跳跃性转移和结外器官受侵。淋巴结从一个部位向邻近部位转移是早期 HL 放射治疗扩大野照射的理论基础。结节硬化型和混合细胞型 HL 易侵犯中央区域淋巴结如颈部、纵隔和腹主动脉旁淋巴结，而肠系膜、髂血管旁、骶前、滑车和腘窝淋巴结极少受侵。肝受侵机会少见，常合并脾受侵。骨髓受侵和 B 症状、广泛性病变、病理类型密切相关。骨受侵常表现为破骨性改变，也可为成骨性。骨受侵不同于骨髓受侵，HL 伴有单发骨病灶时，放射治疗可得到长期无病生存。晚期 HL 可见皮肤、皮下组织和乳腺受侵，极少侵犯中枢神经系统。

二、临床表现

（一）经典 HL

HL 的临床表现主要为无疼痛性淋巴结肿大，孤立或多个融合，质地中等、软或韧，抗菌药物治疗有时可缩小，但总体上表现为进行性增大。肿块较小时，可活动，当肿块大且侵及邻近组织时，肿块可固定。巨大肿块可侵及邻近器官或皮肤。约 20% 的病人有全身症状。

HL 主要发生于横膈上淋巴结（90%），常侵犯纵隔淋巴结（50%~60%），原发于膈下淋巴结少见<10%。结节硬化型和混合细胞型中较常见侵犯纵隔淋巴结，可出现肺受压或肺侵犯表现如咳嗽、气短等，上腔静脉压迫综合征少见。最常侵犯的外周淋巴结包括颈部、锁骨上和腋窝，腹股沟淋巴结较少侵犯。HL 极少侵犯韦氏环、耳前、滑车上、后纵隔和肠系膜淋巴结。膈下淋巴结肿大常引起腹膜后、椎旁或腰部不适或疼痛，腹主动脉淋巴结直接侵犯硬膜外可引起神经症状。巨大腹膜后病变压迫邻近器官可导致输尿管或肾静脉阻塞、腹水。脾受侵在 B 症状、MC 或 LP 组织类型、膈下原发病人中常见[10]。

HL 可直接侵犯邻近结外器官（临床分期为 E），通过血行转移播散至远处结外器官（Ⅳ 期），最常受侵的结外部位为肺、肝和骨髓。<5% 的病人有肝受侵，肝受侵时常合并脾受侵。骨髓受侵可局灶性，在大部分病例则表现为广泛性骨髓病变。实验室检查如白细胞减少、血小板减少、碱性磷酸酶增高和骨髓受侵有关。在纵隔大肿块病变时常可以见到心包受侵或胸腔积液，胸腔积液为漏出液或乳糜样渗出液和淋巴管或静脉梗阻有关。如果胸腔穿刺或胸膜活检未找到恶性细胞，胸腔积液并不改变临床分期。中枢神经系统受侵极少见。结外器官侵犯可产生相应的症状，如肺受侵引起咳嗽，肝受侵引起的黄疸，胃肠道病变引起腹部疼痛等。

淋巴细胞削减型 HL 仅占全部 HL 的 1%，比其他类型经典 HL 具有更多的高危因素，如分期更晚（74%）、B 组症状更多（76%）；治疗效果较差，CR 率约 82%（其他 93%），生存率较低，5 年无进展生存率和总生存率分别为 71% 和 83%[11]。

（二）结节性淋巴细胞为主型 HL 的临床特点

结节性淋巴细胞为主型 HL（NLPHL）占全部 HL 的 5%，临床特点主要表现为：中位发病年龄 30 岁。男性多见，男女比为 3:1 或更高。肿瘤常侵犯周围淋巴结，而非中央区淋巴结，纵隔受侵极少见，约 7%。病期较早，Ⅰ~Ⅱ 期占 80%，预后好早期 63%，预后不良早期 16%，晚期 21%[12]。常无 B 组症状，预后好，但有远期复发，10 年生存率超过 90%。主要死亡原因为 NHL、其他癌症、治疗并发症，极少死于 HL，较易转变为 NHL（2%~6.5%）[13,14]。早期 NLPHL 和无纵隔受侵局限期经典 HL 的预后相似[15]。淋巴细胞富有经典型 HL 的预后介于 NLPHL 和经典 HL 之间，分期早、男性多见、常无 B 组症状、非大肿块或大纵隔。NLPHL 和经典 HL 晚期病人的总生存率相同，但 NLPHL 进展时间更短，脾受侵时易转化为继发侵袭淋巴瘤[16]。

三、临床分期和预后分组

准确的临床分期和预后分组是确定治疗方案的前提，治疗决策根据临床分期、预后分组和病人耐受性决定。

（一）分期检查

治疗前分期检查包括体格检查、病理、生化和影像学。

1. 必要检查项目

（1）病理检查　应做手术完整切除淋巴结，然后做病理检查。原发结外 HL，如伴有淋巴结肿大，除原发病灶活检外，应同时做淋巴结切除活检。

（2）病史　肿块出现时间、大小、质地、活动度和增长情况，有无全身症状等。

（3）全面体格检查　一般状况评分、全身浅表淋巴结、肝脾，应常规检查鼻咽、扁桃体、下咽和喉等。

（4）生化检查　全血计数，肝肾功能，血沉（ESR），乳酸脱氢酶（LDH），β-微球蛋白，蛋白电泳、免疫球蛋白（IgG，IgA，IgM，IgD）。

（5）胸正侧位片　测定纵隔肿瘤和胸廓横径的比值，确定是否大纵隔等。胸部 CT 判断大纵隔的预后和胸片相似[17]。

（6）PET-CT 推荐 PET-CT 作为常规检查[18]，经济困难时考虑做胸腹盆腔 CT，不建议 B 超做为常规分期检查手段。

（7）骨髓活检和（或）骨髓穿刺涂片 治疗开始前进行，骨髓活检准确性优于骨髓穿刺。

（8）心电图。

骨髓受侵在临床ⅠA 和ⅡA 期 HL 中极少见，<1%，可以不做骨髓检查。有全身症状，骨受侵或骨病变伴有骨疼痛，血清碱性磷酸酶增高或临床ⅢA～ⅣB 期，应常规做骨髓活检或穿刺，以明确骨髓有无受侵。骨髓活检检出率高于骨髓穿刺，应尽量做骨髓活检。PET-CT 检查的敏感性和准确性均高于骨髓活检，而且无创[19]。

2. 选择性检查项目 根据肿瘤侵犯范围进行选择性检查，例如内镜、腰椎穿刺与脑脊液检查和渗出液细胞学检查等，HL 仅有纵隔受侵时，纵隔镜活检是病理检查手段。中枢神经系统和肝受侵时，MRI 优于常规 CT 检查。

早期 HL 综合治疗前提下，剖腹探查未改善生存率[20]。剖腹探查已不再作为临床分期手段，其目的在于为早期 HL 根治性放疗提供准确的临床分期。膈上临床ⅠA/ⅡA 期和ⅠB/ⅡB 期 HL 病人分别有 20%～30% 和 35% 的脾或上腹部淋巴结亚临床转移。

（二）分期原则和预后分组

HL 根据 Ann Arbor 分期[21]，详见总论，早期 HL 需要进行预后分组，晚期进行预后评分。在 Ann Arbor 分期中对淋巴区域进行了明确定义，是准确分期的基础（图 7-2-1）。在 Cotswolds 分期标准中[22]，对 B 组症状和大肿块或大纵隔进行了定义。Lugano 分期以 PET-CT 和 CT 为标准进行定义和疗效评价，去掉了 B 组症状[23]。

影响早期 HL 最重要的预后因素包括年龄、大纵隔或大肿块、受侵部位个数、血沉、B 组症状和邻近结外器官受侵。根据这些因素将早期 HL 分为预后好和预后不良两组，指导预后和治疗。在 EORTC 和 GHSG 标准中预后不良因素的定义略有差别（表 7-2-3）。

表 7-2-3 早期 HL 预后分组定义

治疗组		GHSG 危险因素		EORTC/GELA 危险因素
	A	大纵隔	A'	大纵隔
	B	结外受侵	B'	年龄≥50 岁
	C	无 B 症状但 ESR>50 或 ESR>30 伴 B 症状	C'	无 B 症状但 ESR>50 或 ESR>30 伴 B 症状
	D	≥3 个部位受侵	D'	≥4 个部位受侵
预后好的早期 HL	CS	Ⅰ～Ⅱ期，无危险因素		膈上 CS Ⅰ～Ⅱ期，无危险因素
预后不良早期 HL	CS	Ⅰ～ⅡA 期伴一个或多个危险因素		膈上 CS Ⅰ～Ⅱ期伴一个或多个危险因素
	或 CS	ⅡB 期伴 C/D，但无 A/B		
晚期 HL	CS	ⅡB 期伴 A/B，或 CS Ⅲ～Ⅳ期	CS	Ⅲ～Ⅳ期

注：CS：临床分期；ESR：血沉；GHSG：德国霍奇金淋巴瘤研究组；EORTC：欧洲癌症研究与治疗协作组；GELA：法国成人淋巴瘤协作组（Groupe d'Etude des Lymphomes de l'Adulte）。

第四节 治 疗

霍奇金淋巴瘤的治疗原则从根治性放疗逐步演变为综合治疗。20 世纪 20 年代初，认识到 HL 沿邻近淋巴引流途径转移的规律，开始淋巴结预防照射，扩大野照射治愈了大部分早期 HL。从 70 年代开始广泛应用高能 X 线和 γ 线，扩大野照射成为早期 HL 有效的治疗方法，死亡率明显下降。最近 20

年，化疗进一步提高了 HL 特别是晚期 HL 的生存率，早期 HL 开始综合治疗。

HL 是可以治愈的惰性淋巴瘤，重点在于保持高生存率的前提下，降低治疗引起的长期并发症和死亡率。早期 HL 综合治疗使用有效和毒性少的化疗方案，减少化疗周期，降低照射剂量和缩小照射靶区。晚期（Ⅲ/Ⅳ期）HL 以化疗为主，放疗主要应用于化疗前大肿块或化疗后残存肿瘤。

一、治疗原则

预后好和预后不良的早期 HL 均建议做短疗程化疗加受累野（IF）、受累部位（IS）或受累淋巴结（IN）低剂量照射（表 7-2-4）。预后好早期 HL 建议 2 周期 ABVD 化疗加 20 Gy 受累野、受累部位（IS）或受累淋巴结照射，预后不良早期 HL 建议 4 周期 ABVD 化疗加 30 Gy 受累野或受累淋巴结照射，不建议做单纯化疗或单纯放疗。虽然预后好早期 HL 长疗程单纯化疗可治愈大部分病人，但仍有较高的复发风险。要强调的是，没有随机对照研究证明，预后不良早期 HL，特别是大纵隔或大肿块早期 HL 可以行单纯化疗。如果早期 HL 对化疗抗拒、不能耐受化疗时，应转变治疗原则为根治性放疗，采用扩大野和根治剂量照射。

晚期 HL 建议 6~8 周期 ABVD 或 6 周期 BEACOPP 加强方案化疗，化疗结束后，对化疗前大肿块或 CT 残存病灶照射；如果化疗后进行了 PET-CT 检查，则仅需要对 PET-CT 残存病灶行受累淋巴结或受累野 30~36 Gy 照射。BEACOPP 方案毒副作用大，有 1%~3% 化疗相关死亡，随机研究中主要针对年轻病人，老年病人慎用。

表 7-2-4　HL 首程治疗规范性指导原则

预后分组	分期和定义	治疗建议
结节性淋巴细胞为主型	ⅠA 上颈部	单纯放疗（扩大野或受累野）
预后好早期 HL	临床Ⅰ~Ⅱ期，无预后不良因素	2 周期 ABVD 化疗+受累部位或受累淋巴结照射（20 Gy）
预后不良早期 HL	临床Ⅰ~Ⅱ期，有预后不良因素	4 周期 ABVD 或 4 周期 ABVD/BEACOPP 交替+受累野或受累淋巴结照射（30 Gy）
晚期 HL	临床Ⅳ~Ⅳ期	6~8 周期 ABVD 或 BEACOPP 化疗 ± 放疗（20~40 Gy），化疗后 PET-CT 有肿瘤残存做放疗

二、早期 HL 的治疗

短疗程化疗加低剂量受累部位或受累淋巴结照射是早期 HL 的标准治疗原则，综合治疗和单纯放疗或单纯化疗比较，显著改善了无病生存率，但未改善总生存率。

（一）综合治疗

早期 HL 系列随机对照研究比较了综合治疗和单纯放疗或单纯化疗的疗效，确立了综合治疗标准治疗原则，并明确了最佳化疗方案和化疗周期数、照射野大小和照射剂量。短疗程化疗加低剂量受累野或受累淋巴结照射已成为预后好和预后不良早期 HL 的标准治疗原则。

1. 综合治疗和单纯放疗比较　Ⅰ~Ⅱ期 HL 综合治疗和单纯放疗的随机对照研究证明，综合治疗提高 10%~15% 的无病生存率，但未提高总生存率，高剂量扩大野照射不再作为根治性治疗手段，仅作为化疗失败后挽救性治疗手段。

早年的一项荟萃分析收集了 13 项早期 HL 随机研究[24]，比较综合治疗和单纯放疗的疗效，综合治疗显著改善了无病生存率，但未提高总生存率，10 年复发率分别为 15.8% 和 32.7%（$P<0.0001$），10 年生存率分别为 79.4% 和 76.5%（$P>0.1$）。此后，EORTC H5U、EORTC H7F、SWOG 9133 和德国 GHSG HD7 等多项随机对照研究显示[25~28]，预后好和预后不良早期 HL 综合治疗比单纯放疗显著提高了无病生存率或无失败生存率，但总生存率均无显著差别，说明放疗后失败可以得到成功的挽救治疗。例如，德国 GHSG HD7 临床研究中包括了 627 例预后好ⅠA～ⅡB 期 HL，2 周期 ABVD+次全淋巴结照射和次全淋巴结照射（EF 30 Gy+IF 10Gy）的 7 年无治疗失败生存率分别为 88% 和 67%（$P<0.0001$），总生存率分别为 94% 和 92%，无显著差别（$P=0.43$）[28]。

2. 综合治疗和单纯化疗比较　综合治疗和单纯化疗比较，显著提高了无病生存率或无进展生存率，在预后不良早期 HL，综合治疗进一步提高了总生存率。对于预后好早期 HL，更长周期单纯化疗可能取得较好疗效，但毒副作用增加，缺乏和短疗程化疗加低剂量受累野照射的随机对照研究。单纯化疗并非Ⅰ～Ⅱ期 HL 的标准治疗方案，综合治疗仍然是早期 HL 特别是预后不良Ⅰ～Ⅱ期的标准治疗原则。

（1）随机对照研究　多项随机对照研究比较综合治疗和单纯化疗的疗效（表 7-2-5），大部分研究包括了预后好或预后不良Ⅰ～Ⅱ期 HL，仅有两项研究也包括了Ⅲ～Ⅳ期，两项研究对象主要为儿童。

表 7-2-5　预后好和预后不良早期 HL 综合治疗和单纯化疗随机对照研究

研究者	预后分组	例数	治疗分组	5 年 DFS%	5 年 OS%
GATLA[29]	预后好或不良Ⅰ～Ⅱ期	277	3 CVPP+IF+3 CVPP	71（7 年）	89（7 年）
			6 CVPP	62	81
				$P=0.01$	$P=0.3$
	亚组分析：预后不良Ⅰ～Ⅱ期		3 CVPP+IF+3 CVPP	75（7 年）	84（7 年）
			6 CVPP	34	66
				$P<0.001$	$P<0.001$
EORTC-GELA H9F（ASCO，2005）	预后好Ⅰ～Ⅱ期，化疗后达 CR	619	6 EBVP+IF 36 Gy	87（4 年 EFS）	98（4 年）
			6 EBVP+IF 20 Gy	84	98
			6 EBVP	70	98
				$P<0.001$	
Mexico[35]	大肿块Ⅰ～Ⅱ期	102	3 ABVD+IF+3 ABVD	76（12 年）	88（12 年）
		99	6 ABVD	48	59
		106	EFRT	42	53
				$P<0.01$	$P<0.01$
MSKCC[31]	Ⅰ、Ⅱ和ⅢA 期，非大肿块	76	6 ABVD+EF/IF	86（PFS）	97
		76	6 ABVD	81	90
				$P=0.61$	$P=0.08$
India[32]	Ⅰ～Ⅳ期化疗后 CR，47%<15 岁	95	6 ABVD+EF/IF	88（8 年 EFS）	100（8 年）
		84	6 ABVD	76	89
				$P=0.01$	$P=0.002$
CCG 5942[33]	年龄<21 岁，Ⅰ～Ⅳ期，化疗后 CR	251	4～6 COPP/ABV 等+IF	93（3 年 EFS）	98（3 年）
		250	4～6 COPP/ABV 等	85	99
				$P=0.0024$	$P>0.05$
POG 8625[34]	年龄<21 岁，Ⅰ/ⅡA，ⅢA$_1$，化疗后 CR/PR	81	4 MOPP/ABVD+IF	91（8 年 EFS）	96.8（8 年）
		78	6 MOPP/ABVD	82.6	93.6
				$P=0.151$	0.785
NCIC/ECOG[36~37]	>16 岁，Ⅰ～ⅡA 非大纵隔或非大肿块*	203	2 ABVD+STNI 或 STNI	93（FFP）	94
		196	4～6 ABVD	87	96
				$P=0.006$	$P=0.4$
			2 ABVD+STNI 或 STNI	92（12 年）	87（12 年）
			4～6 ABVD	87	94
				$P=0.05$	$P=0.04$

注：* 低危病人除外，定义为淋巴细胞为主或结节硬化型、肿瘤小于 3cm、血沉<50mm/h 和肿瘤仅侵犯耳前或上颈部。

阿根廷 GATLA/GLATHEM 和 EORTC H7F 的两项研究显示，不含多柔比星（阿霉素）方案（CVPP 和 EBVP）单纯化疗的无病生存率显著低于综合治疗[29]，分层研究显示，综合治疗显著进一步提高了预后不良 I ~ II 期 HL 的总生存率。其余 6 项均包括了含阿霉素方案单纯化疗，印度、MSKCC 和儿童 POG 研究均因病列数少，不能说明问题[31~33]。例如，MSKCC 因入组速度非常慢，未达到统计学差别所需病例数之前即终止了该项研究[31]。两项研究对象为青少年儿童[33,34]。儿童 CCG5942 随机研究化疗完全缓解后放疗改善了无事件生存率，未改善总生存率，但随诊时间相对较短。

Aviles 等报道 307 例大肿块早期 HL 随机分成三组[35]：单纯放疗（扩大野照射，常为斗篷野），单纯化疗（6 周期 ABVD）和综合治疗（3 周期 ABVD+放疗+3 周期 ABVD）。综合治疗组的无病生存率和总生存率明显优于单纯放疗或单纯化疗。

加拿大 NCI/ECOG 随机对照研究比较单纯化疗和扩大野照射（±化疗）的疗效[36,37]，入组条件包括年龄大于 16 岁早期 HL，但未包括大纵隔或大肿块和低危病人（肿瘤位于上颈部、< 3 cm、ESR<50 mm/h、淋巴细胞为主型/结节硬化型 I A 期）。199 例接受 4~6 周期单纯 ABVD 化疗；206 例接受放疗为基础的治疗，64 例预后好早期 HL 接受次全淋巴结照射，139 例预后不良早期病人接受 2 周期 ABVD 和次全淋巴结照射。5 年和 12 年结果均显示放疗组改善了无进展生存率，总生存率无显著差别。12 年长期随诊时，放疗组的总生存率低于单纯化疗组，放疗组和单纯化疗组分别有 12 例和 24 例死亡，两组死于 HL 的例数（4：6）和心血管疾病（2：2）基本相同，但放疗组有更多病人死于第二原发肿瘤（10：4）、感染（3：0）和其他原因（5：0）。其他死因包括自杀、呼吸衰竭、溺水、老年痴呆和不明。需要强调的是这项研究并非比较单纯化疗和现代短疗程化疗+受累野低剂量照射综合治疗的疗效，第二原发肿瘤发生率增加和综合治疗时仍应用次全淋巴结照射、而非受累部位或受累淋巴结照射相关，而其他 5 例死因跟放疗无明显相关性。

虽然预后好早期 HL 接受长期 6 周期 ABVD 方案单纯化疗可以治愈大部分病人，但仍有较高的局部区域复发风险。没有研究显示单纯化疗可以用于预后不良早期、特别是大肿块或大纵隔 HL 的治疗。

（2）PET-CT 指导下放疗　早期预后好或预后不良 HL 在短疗程化疗达到 CR 的病人，如果不做放疗仍有较高的复发风险，放疗组无进展生存率显著高于单纯化疗组。

英国 RAPID 研究入组病人为 I A ~ II A 期非大肿块 HL[38]，接受 3 周期 ABVD 方案化疗后用 PET-CT 评估疗效，如果 PET-CT 阴性，随机分为 30 Gy 受累野照射（209 例）和观察（211 例）两组，实际治疗病人综合治疗组的 3 年无进展生存率显著优于单纯化疗组，分别为 97.1% 和 90.8%（$P=0.02$）。PET-CT 阳性组（145 例，25.4%）均接受 1 周期 ABVD 方案和受累野照射，3 年无进展生存率为 85.9%。欧洲 EORTC H10 包括膈上 I ~ II 期 HL[39]，2 周期 ABVD 化疗后 PET-CT 检查，1137 例 PET-CT 阴性的病人随机分为巩固化疗组和放疗组。预后好早期 HL 在 PET 阴性后随机分为继续化疗 2 周期 ABVD（共 4 周期）和 1 周期 ABVD 加受累淋巴结照射（30 Gy+6 Gy），1 年无进展生存率分别为 100% 和 94.9%（$P=0.017$）；预后不良早期 HL 在 PET 阴性后随机分为 4 周期 ABVD 巩固化疗和 2 周期加受累淋巴结照射（30 Gy+6 Gy），1 年无进展生存率分别为 97.3% 和 94.7%（$P=0.026$）。单纯化疗组病人在失败后接受更强挽救治疗后，两组总生存率无差别。这两项随机研究显示未放疗病人局部区域复发风险明显增高，但需要长期随访。意大利的随机对照研究包括大肿块（≥5 cm）I ~ IV 期接受 6 周期 VEBEP 方案化疗[40]，160 例 PET-CT 阴性病人随机分为放疗和未放疗组，中位随诊 40 个月，无事件生存率放疗组显著优于单纯化疗组，分别为 96% 和 86%（$P=0.03$）。

（3）大样本数据　早期 HL 是惰性疾病，任何单一治疗失败后都可以被成功地挽救治疗，大部分随机研究的样本量较少，治疗获益主要体现在无病生存率的改善，而非总生存率。大样本人群数据资料可以更好地体现放疗的作用。

早期 HL 接受放疗病人的比例在美国逐年下降，大数据结果证明，单纯化疗和综合治疗比较，疗效显著降低。美国 SEER 数据库分析 1988~2006 年≥20 岁的 12467 例早期 HL[41]，51.5%接受放疗和化疗，接受放疗病人有更多的预后不良因素，5 年癌症相关生存率分别为 94%和 88%，5 年总生存率分别为 87%和 76%（P<0.001）。两组第二原发肿瘤发生率相似，15 年第二原发肿瘤发生率分别为 14.6%和 15.0%（P=0.089）。美国国家数据库资料（NCDB）显示[42]，2003~2011 年收治 20600 例早期 HL，49.5%的病人接受了综合治疗，50.5%接受单纯化疗，综合治疗长期疗效显著优于单纯化疗。在 2003~2006 年长期随诊病人中，4797 例接受综合治疗，3821 例接受单纯化疗，未配对调整前 5 年总生存率分别为 94.7%和 83.7%（P<0.001），倾向配比评分法配对后分别为 94.6%和 90.9%（P<0.001）。另一项 NCDB 数据分析 1998~2011 年 17170 例早期经典型 HL 患者综合治疗（n=7063）和单纯化疗（n=10107）的疗效，5 年总生存率分别为 94.5%和 88.9%（P<0.01）[43]。

3. 综合治疗化疗方案和周期数　ABVD 是目前早期 HL 的标准化疗方案。含有阿霉素的 ABVD 疗效显著优于不含阿霉素的 MOPP、EBVP 或 EBVM 方案[27,44]，和 MOPP 方案比较，ABVD 方案毒副作用更少。预后好和预后不良早期 HL 均可选用 2~4 周期 ABVD+放疗方案，对于年龄小于 60 岁的预后不良早期 HL，可以选用 2 周期 BEACOPP 加强和 2 周期 ABVD 方案+放疗方案（表 7-2-6）。

表 7-2-6　早期 HD 最佳化疗方案和周期数随机对照研究

研究者	预后分组	例数	治疗分组	5 年 DFS（%）	5 年 OS（%）
GHSG HD10[45]	预后好早期	299	2 ABVD+20 Gy IF	91.6	96.6
		295	2 ABVD+30 Gy IF	90.8	96.6
		298	4 ABVD+20 Gy IF	93.2	97.3
		298	4 ABVD+30 Gy IF	93.9	96.9
EORTC H8U[46]	预后不良早期	336	6 MOPP/ABV+IF	84（EFS）	88（10 年）
		333	4 MOPP/ABV+IF	88	85
		327	4 MOPP/ABV+STNI	87	84
EORTC H9U[46]	预后不良早期	276	6 ABVD+IF（36 Gy）	91（4 年 EFS）	95（4 年）
		277	4 ABVD+IF	87	94
		255	4 BEACOPP+IF	90	93
GHSG HD11[48]	预后不良早期	356	4 ABVD+30 Gy IF	85.3	94.3
		347	4 ABVD+20 Gy IF	81.1*	93.8
		341	4 BEACOPP+30 Gy IF	87.0	94.6
		351	4 BEACOPP+20 Gy IF	86.8	95.1
GHSG HD14[49]	预后不良早期	727	4 ABVD+IF	89.1（PFS）	96.8
		704	2 BEACOPP 加强/2 ABVD+IF	96.8	97.2
				P<0.001	P=0.731

注：IFRT：受累野照射；STNI：次全淋巴结照射。FFTF：无治疗失败生存率（freedom-from-treatment failure）；OS：总生存率。EORTC：欧洲癌症研究与治疗协作组；GHSG：德国霍奇金淋巴瘤研究组。

* 和其他三组相比有显著差别，P<0.05，其余三组之间无差别。

德国 GHSG HD10 研究结果显示，预后好早期 HL 2 周期 ABVD 和 4 周期 ABVD 加受累野照射的疗效相同[45]，5 年无进展生存率分别为 96.6%和 97.1%，5 年总生存率分别为 91.2%和 93.5%。EORTC H8U 和 H9U 预后不良早期 HL 随机研究结果显示，4 周期 MOPP/ABV 或 ABVD+IF 和 6 周期相同方案+IF 的总生存率和无事件生存率无差别[46]。这些研究结果说明预后好和预后不良早期 HL 分别接受 2 周期 ABVD 和 4 周期化疗+受累野照射可取得很好疗效，无需更长周期化疗。

为优化早期 HL 的化疗方案，以 2 或 4 周期 ABVD+放疗为标准方案比较不同化疗方案的疗效。在预后好早期 HL，GHSG HD13 研究比较 2 周期 ABVD 组和 2 周期 ABV、ABD 和 AV 方案[47]，2 周期 ABVD 组的 5 年 FFTF 显著优于去除阿霉素外任一药物的联合方案。在预后不良早期 HL，德国 GHSG HD11 和 HD14 分别比较 4 周期 ABVD 和 2 周期 BEACOPP 加强与 2 周期 ABVD 交替化疗的疗效，4 周期 ABVD 和 4 周期 BEACOPP 方案疗效相同[48]，但 2 周期 BEACOPP 加强和 2 周期 ABVD 交替化疗的无进展生存率优于 4 周期 ABVD 方案，而总生存率无差别[49]。此外，EORTC H7U 证明，MOPP/ABV 方案疗效明显优于 EBVP 方案，10 年无事件生存率分别为 88% 和 68%（$P<0.001$），10 年总生存率分别为 87% 和 79%（$P=0.0175$）[27]。

4. 综合治疗照射野和剂量　早期 HL 化疗后做受累野或受累淋巴结照射，而非扩大野照射，照射剂量为 20~30 Gy，未达 CR 的病灶局部加量至 36~40 Gy。预后好早期 HL 2 周期 ABVD 化疗后，受累野或受累部位照射 DT 20 Gy。预后不良早期 HL 4 周期 ABVD 化疗后，受累野或受累部位照射 DT 30 Gy；4 周期 BEACOPP/ABVD 化疗后，受累野或受累部位照射 DT 20 Gy。

（1）受累野、受累淋巴结和受累部位照射　MOPP 或 ABVD 化疗后应用受累野照射和扩大野照射的疗效完全相同，但急性和远期毒性受累野更少见[50~53]（表 7-2-7）。中国医学科学院肿瘤医院的回顾性研究显示早期 HL 化疗后受累野和扩大野照射疗效相同[54]。

表 7-2-7　早期 HL 综合治疗照射野大小随机对照研究

研究者	预后分组	例数	治疗分组	5 年 DFS（%）[A]	5 年 OS（%）[A]
French[50]	预后不良，Ⅰ~Ⅱ期	82	3 MOPP+IF+3 MOPP	87（6 年）	92（6 年）
		91	3 MOPP+EF+3 MOPP	93	91
Italy Milan[52]	预后好和不良，Ⅰ~ⅡA 期	70	4 ABVD+IF（36~40Gy）	94（12 年 FFP）	94（12 年）
		66	4 ABVD+STNI（30Gy）	93	96
GHSG HD8[51]	预后不良，ⅠA~ⅡA、ⅢA	532	4 COPP/ABVD+IF	84.2（FFTF）	92.4
		532	4 COPP/ABVD+EF	85.8	90.8
EORTC H8U[46,53]	预后不良，Ⅰ~Ⅱ期	336	6 MOPP/ABV+IF	84（EFS）	88（10 年）
		333	4 MOPP/ABV+IF	88	85
		327	4 MOPP/ABV+STNI	87	84

注：EF：扩大野照射；IF：受累野照射；STNI：次全淋巴结照射；DFS：无病生存率；FFP：无进展生存率；FFTF：无治疗失败生存率；EORTC：欧洲癌症研究与治疗协作组；GHSG：德国霍奇金淋巴瘤研究组；[A]：所有生存率比较均无显著性意义。

早期 HL 化疗后可以进一步缩小照射野，采用受累淋巴结或受累部位照射[55~57]。和受累野比较，受累淋巴结照射进一步缩小了照射体积，危及器官照射剂量降低了 20%~50%[58]。加拿大的研究显示[55]，早期 HL 化疗后接受扩大野（127 例）、受累野（97 例）和受累淋巴结照射（102 例）的局部区域复发率仅为 3%~5%，组间无显著差别。

（2）照射剂量　对于预后好早期 HL（无大肿块和预后不良因素），在化疗达 CR 后的照射剂量为 20 Gy。预后不良早期 HL 化疗 CR 后为 30 Gy。如果化疗前为大肿块或有肿瘤残存，放疗剂量为 36~40 Gy。

德国 GHSG-HD10 和 GHSG-HD11 研究预后好和预后不良早期 HL 化疗后的放疗剂量（表 7-2-6）。预后好早期 HL 应用 2 或 4 周期 ABVD 方案化疗后接受 30 Gy 和 20 Gy 照射的疗效无差别，5 年无进展生存率分别为 93.7% 和 93.2%，5 年总生存率分别为 97.7% 和 97.5%。8 年无进展生存率分别为 88.1% 和 88.9%，8 年总生存率分别为 94.9% 和 95.6%[45]。预后不良早期 HL 接受 4 周期 ABVD+IF 20 Gy 的无病生存率显著低于 4 周期 ABVD+IF 30 Gy、4 周期 BEACOPP/ABVD+IF 20 或 30 Gy 组[48]。

（二）放射治疗

放射治疗是早期 HL 的根治性治疗手段之一，随着化疗的进展，放疗逐步演变为早期病人的辅助治疗，但放疗仍然是早期 HL 化疗不能耐受或失败病人的挽救性治疗手段。

1. 根治性放疗 放射治疗曾经是早期 HL 的根治性治疗手段，扩大野照射可以取得非常好的疗效，10~15 年总生存率为 73%~91%，无病生存率为 75%~93%。

单纯根治性放疗时，扩大野照射疗效优于受累野照射[24,59]。中国医学科学院肿瘤医院报道，预后好或预后不良临床 Ⅰ~Ⅱ 期 HL 接受单纯放疗，次全淋巴结照射或全淋巴结照射的 5 年总生存率和无病生存率分别为 94% 和 80%[60]，和国外的大宗早期 HL 治疗结果相似[61~63]。

扩大野高剂量根治性放疗后长期生存病人的心血管和第二原发肿瘤死亡率明显增高，治疗后 15~20 年，非 HL 死亡原因超过了 HL 本身，主要死因为第二原发肿瘤。第二原发肿瘤的发生和 HL 的照射范围和照射剂量有关，减少照射范围和剂量降低了第二原发肿瘤发生的可能性。

2. 根治放疗剂量 HL 的根治性照射剂量为 DT 36~40 Gy，预防照射剂量为 20~30 Gy。化疗后残存病灶可能考虑根治剂量至 36~40 Gy。

德国 GHSG-HD4 进行了早期 HL 单纯放疗时照射剂量的随机对照研究[64,65]，30 Gy 即可很好地控制亚临床灶。该组研究包括 376 例剖腹探查分期阴性、预后好的 ⅠA~ⅡB 期 HL 接受单纯放疗病人，但未包括大纵隔、脾受侵、结外受侵、B 症状和 ESR≥30、无 B 症状但 ESR≥50、或 ≥3 个受侵区域病人。随机为扩大野照射 40 Gy 和 30 Gy 两组，后组缩野至受累淋巴结区域补量 10 Gy。亚临床病灶仅接受 30 Gy 照射。30 Gy 组和 40 Gy 组的 7 年总生存率分别为 96% 和 91%（P=0.16），7 年无病生存率为 83% 和 78%（P=0.093）。

二、晚期 HL 的治疗

6~8 周期 ABVD 已成为晚期 HL 的标准化疗方案，年龄<65 岁病人可以选择 6 周期 BEACOPP 加强方案，化疗后行 PET-CT 检查，如果 PET-CT 阳性，对有活性残存肿瘤行受累淋巴结照射。如果仅用 CT 评价疗效，建议对影像学残存病灶行受累部位照射。晚期 HL 应用 ABVD 和 BEACOPP 方案化疗的 5 年生存率达到 70%~80%。

（一）化疗方案和周期

HL 联合化疗始于 20 世纪 60 年代，最早应用 MOPP 治疗晚期 HL[66]，完全缓解率达 80%，约 50% 的病人可以治愈。但 MOPP 方案的毒副作用大，长期毒副作用主要为生殖功能损害和第二原发肿瘤发生率增高，50% 的女性不育和停经，大部分男性因精子减少而不育，髓细胞性白血病和骨髓异常增生综合征达 3%~5%。ABVD 方案提高了化疗疗效，晚期 HL 的 5 年无病生存率达 60%~70%，20% 经 MOPP 方案治疗失败的病人仍能用 ABVD 治愈。

晚期 HL 含阿霉素联合方案 ABVD 或 MOPP/ABV（D）疗效明显优于烷化剂（MOPP）联合方案，而且 ABVD 的急性和远期毒副作用显著更低，特别是治疗相关死亡率和第二原发肿瘤发生率[67~71]，ABVD 主要为肺和心脏毒性。

多项研究比较 ABVD 和更强方案如 Stanford V、VAPEC-B、BEACOPP 和 ChlVPP/PAB1OE 的疗效。ISRCTN64141244 和 ECOG2496 两项研究结果显示，ABVD 和 Stanford V 方案疗效相同[73,74]。另一项研究则显示，3 周期 Stanford V 的无进展生存率、无复发生存率和 CR 率都显著低于 6 周期 ABVD 和 MOPPEBVCAD 方案[75]。

年轻可耐受高强度化疗的晚期病人，BEACOPP 方案优于 COPP/ABVD 或 ABVD 方案[77~79]，但有另外三项研究认为，高危晚期 HL 在 8 周期 ABVD 和 BECAOPP 加强和基础方案化疗的疗效相同[90]。6 周期 BEACOPP 加强方案的无病生存率优于 8 周期 BEACOPP 基础方案或 8 周期 BEACOPP 加强方案，说明无需更长化疗周期[80]。荟萃分析结果显示，6 周期 BEACOPP 加强方案优于 ABVD 或其他方案，生存获益在 7%~10%，在适当的支持治疗下，推荐为晚期病人的标准化疗方案[81]（表 7-2-8）。但 BEACOPP 方案的毒副作用显著增加，化疗相关死亡率达 1.9%，60~70 岁病人的死亡率为 14.3%[82]，老年或一般情况差的病人慎用该方案。

表 7-2-8 晚期 HL 最佳化疗方案的随机对照研究

研究者	预后分组	例数	治疗分组	5 年 FFS%	5 年 OS%
Milan[67]	ⅡB/Ⅲ期	116	3 ABVD+EF	80.8（7 年）	77.4（7 年）
		116	3 MOPP+EF	62.8	67.9
				P=0.002	P=0.03
CALGB[68]	Ⅲ~Ⅳ期，放疗后复发	123	6~8 MOPP	38C（10 年）	66d（5 年）
		123	12 MOPP/ABVD	50C	75d
		115	6~8 ABVD	55G	73h
EORTC[69]	ⅢB 和Ⅳ期，非大肿块	96	8 MOPP	43（6 年）	
		96	8 MOPP/ABVD	60	
				P<0.01	
ECOG[70]	Ⅲ2A~Ⅳ期，放疗后复发	347	MOPP/ABV 杂交	64（8 年）	79
		344	MOPP-ABVD 序贯	54	71
				P=0.02	P=0.01
New York[71]	Ⅲ~Ⅳ期	433	ABVD	63	82
		419	MOPP/ABV 杂交	66	81
				P>0.05	P>0.05
GHSG HD6[74]	ⅢB~Ⅳ期	291	COPP/ABVD	54（7 年）	73（7 年）
		293	COPP/ABV/IMEP	56	73
GHSG HD9[77~78]	15~65 岁，预后不良ⅡB 期，Ⅲ~Ⅳ期	260	8 COPP/ABVD	64（10 年 FFTF）	75（10 年）
		469	8 BEACOPP 基础	70	80
		469	8 BEACOPP 加强	82	86
				P<0.001	P=0.005
GHSG HD9[121]	ⅢB~Ⅳ期，66~75 岁	26	8 COPP-ABVD	55（FFTF）	50
		42	8 BECOPP	74	46
				P=0.13	P>0.05
Italy[75]	16~65 岁，ⅡB 或 Ⅲ~Ⅳ期	122	6 ABVD	78	90
		107	3 Stanford V	54	82
			6 MOPPEBVCAD	81	89
ISRCTN 97144519[89]	大肿块Ⅰ~Ⅱ期或Ⅲ~Ⅳ期	391	ABVD	75（3 年 EFS）	90（3 年）
		389	ChlVPP/PABlOE 或 ChlVPP/EVA	75	88
				P=0.39	P=0.63
ISRCTN 64141244[73]	18~60 岁，Ⅰ~ⅡA 大肿块或ⅡB~Ⅳ期	261	ABVD	76（5 年 PFS）	90
		259	Stanford V	74	92
				P=0.57	P=0.37
ECOG 2496[74]	Ⅰ~ⅡA 大肿块或ⅡB~Ⅳ期	395	ABVD	74（5 年 FFS）	88
		399	Stanford V	71	88
				P=0.32	P=0.86
HD2000[91]	ⅡB~Ⅳ期	99	6 ABVD	68（5 年 PFS）	84
		98	4 BEACOP 加强	81	92
		98	6 COPPEBVCAD	78	91

研究者	预后分组	例数	治疗分组	5 年 FFS%	5 年 OS%
GITIL（Italy）[92]	17~60 岁，ⅡB~Ⅳ，或 IPS≥3	168	6~8 ABVD	71（7 年 EFS）	84（7 年）
		163	4 BEACOPP 加强+4 BEACOPP 基础	78	89
				P=0.15	P=0.39
GHSG HD12[97]	16~65 岁，ⅢB~Ⅳ期	291	8 BEACOPP 加强	86.4（FFTF）	92
		293	4 BEACOPP 加强 +4 BEACOPP 基础	84.8	90.3
				P>0.05	P>0.05
GHSG HD15[80]	18~60 岁，Ⅲ~Ⅳ期	705	8 BEACOPP 加强	85.6	91.9
		711	6 BEACOPP 加强*	90.3	95.3
		710	8 BEACOPP 基础	85.8	94.5
LYSA H34[79]	16~60 岁，Ⅲ~Ⅳ期	80	8 ABVD	75（PFS）	92
		70	4 BEACOPP 加强+4 BEACOPP 基础	93	99
				P=0.007	P=0.06
EORTC 20012 Carde，2016	16~60 岁，Ⅲ~Ⅳ期，IPS≥3	275	8 ABVD	63.7（4 年 FFS）	86.7（4 年）
		274	BEACOPP 4+4	69.3	90.3
				P=0.312	P=0.208

注：*优于其他；EF：扩大野照射；FFP：无进展生存率 freedom-from-progression；FFS：无失败生存率（failure-free survival）；OS：总生存率；EFS：无事件生存率（event-free survival）；PFS（progression-free survival），无进展生存率；EORTC：欧洲癌症研究与治疗协作组；ECOG：美国东部肿瘤协作组；CALGB：癌症与白血病 B 组。

疗中 PET-CT 指导化疗方案可能改善无 PFS 生存率。最近，SWOG S0816 研究显示，Ⅲ~Ⅳ期 HL 接受两周期 ABVD 化疗行 FDG-PET 检查，阴性（Deauville1~3 分）继续接受 4 周期 ABVD，PET 阳性（4~5 分）接受 BEACOPP 加强方案，后者的 2 年 PFS 为 64%（预计为 15%~30%）[83]。

（二）高剂量化疗和骨髓移植

高剂量化疗和自体干细胞移植或骨髓移植不是晚期 HL 的首程治疗方案，通常作为晚期 HL 常规化疗后早期复发或进展、但肿瘤仍对化疗敏感的挽救治疗手段。

（三）放疗

晚期 HL 化疗后达 CR 的病人不需要行辅助放疗，化疗后 PR 或肿瘤残存，如果 PET-CT 检查阴性，建议观察；PET-CT 阳性则建议做受累淋巴结、受累部位或受累野照射。以 CT 评估化疗后未达 CR 的病人，建议常规行受累淋巴结、受累部位或受累野照射。多数作者认为晚期 HL 化疗为主时，结内病变照射剂量在 20~35 Gy，不超过 35~40 Gy。

四项前瞻性研究证明，晚期 HL 化疗达到 CR 后巩固性放疗未进一步提高生存率[32,93,96,97]。例如，EORTC 的随机对照研究包括 739 例 15~70 岁Ⅲ~Ⅳ期 HL，6~8 周期 MOPP-ABV 杂交方案化疗后 421 例达到 CR（57%），随机为观察（161 例）和受累野照射（172 例），两组的 5 年无事件生存率分别为 84% 和 79%（P=0.35），5 年总生存率分别为 91% 和 85%（P=0.07）[93]。但是，前瞻性和回顾性分析证明了晚期 HL 化疗后部分缓解（肿瘤残存）或疗前有大肿块的病人需做辅助性放疗[98]。

晚期 HL 高强度化疗（BEACOPP）后应用 PET-CT 评价疗效，可以显著降低放疗的比例，从 70%~81% 下降至 9%。德国 GHSG HD12 研究包括 1670 例年龄 16~65 岁Ⅲ~Ⅳ期 HL，以 CT 评价疗效，81% 的病人疗前为大肿块或疗后肿瘤残存>1.5cm，并接受了放疗[90]。此外，德国 GHSG HD15 包括 2126 例 18 至 60 岁Ⅱ期大纵隔和Ⅲ~Ⅳ期 HL，比较 6~8 周期 BEACOPP 不同方案的疗效，739 例（35%）病人在化疗后残存肿物≥2.5cm，接受 PET-CT 检查，191 例阳性，PET-CT 阳性的病人才接受放疗，仅占全组病人的 9%[80]。

（五）晚期 HL 的预后因素

晚期 HL 的 7 项独立预后因素包括：血红蛋白 105 g/L、白细胞计数 $\geq 15 \times 10^9$/L、淋巴细胞计数<0.6×10^9/L 或<白细胞的 8%、男性、年龄 ≥ 45 岁、Ⅳ期和白蛋白<40 g/L。每一预后不良因素平均减少生存率 7%~8%[99]。

三、进展或复发 HL 的挽救治疗

HL 首程治疗后常在 1~5 年内复发，极少 10 年以上复发。HL 复发时，需要和第二原发肿瘤如 NHL 或实体瘤鉴别，部分 NHL 可能被误诊为 HL。因此，HL 病变进展或复发时建议重新取病理活检证实。HL 复发或进展时，可重新进行临床分期，再分期对预后有一定的指导意义。单一淋巴结复发的预后优于广泛受侵。早期 HL 治疗后复发可分成两组：放疗后复发和化疗后复发。挽救性治疗方法主要取决于首程治疗方法及失败间隔时间。

（一）放疗后复发

HL 放疗后复发以化疗为挽救性治疗手段，可取得和晚期 HL 首程化疗同样好的疗效，10 年无复发生存率和总生存率分别为 48%~70% 和 62%~89%[100~103]。

早期 HL 单纯放疗后约有 20%~35% 的复发率，75%~85% 的复发发生在 3 年以内，晚期复发少见，4~5 年复发率约 3%~5%。最常见复发部位为腹盆腔淋巴结，结外受侵少见，结外器官主要为肺、骨和骨髓。

复发时再分期是重要的预后因素，再分期为临床ⅠA 和ⅡA（无 B 组症状），再治后 10 年无病生存率达 90%。复发时年龄>40 岁、结外受侵、Ⅳ期预后差。再分期为Ⅲ~Ⅳ期或有 B 症状病人的 10 年无病生存率仅为 58% 和 34%。

（二）化疗后进展或复发

化疗复发或抗拒 HD 挽救性放疗的 10 年总生存率 40%~90%，10 年无病生存率在 23%~44%[104~109]。

晚期 HL 化疗失败的挽救治疗效果和化疗缓解期明显相关，可分为 3 组：①进展：首程治疗病变未达完全缓解，占所有病人的 10%；②早期复发：指完全缓解后 12 个月内复发，占 15%；③晚期复发：完全缓解 12 个月后复发，占 15%。早期复发和晚期复发再治的 20 年生存率分别为 11% 和 22%。早期复发的挽救治疗极少能达到完全缓解，长期生存率明显低于晚期复发。

晚期 HL 应用 MOPP 方案化疗，约 33% 的病人不能达到完全缓解。完全缓解病人中，仍有 20%~30% 的病人出现复发。约 50% 的病人在 1 年内复发，晚期复发少见，4 年后复发率仅占 4%。化疗后复发部位以受侵区域最常见，占 92%，受侵淋巴结区域是最主要的复发部位，占 75%。淋巴结复发部位以中央区淋巴结和锁骨上最常见。如复发部位在病变外区域，则常发生在邻近部位或淋巴结。早期 HL 化疗后复发类型和晚期 HL 化疗后相似，主要为既往受侵淋巴区域。

化疗后复发的挽救性治疗方法包括放疗、化疗和高剂量化疗+自体骨髓移植。化疗后复发比放疗后复发更难挽救治疗，意大利随机研究中已经证明，85% 的放疗后复发病人可达到完全缓解和生存，而 MOPP 化疗后复发病人仅有 15% 达到完全缓解（$P = 0.02$）。当复发病变较局限且无 B 组症状时可做放疗，挽救性放疗的 5 年生存率达 48%~63%。德国 GHSG HD4-HD9 研究中，100 例化疗后复发或进展抗拒的 HL 接受挽救性放疗，5 年生存率和无治疗失败生存率分别为 51% 和 28%[104]。MOPP 或 ABVD 方案化疗后病变进展或早期复发说明肿瘤对常规化疗方案抗拒，应用二线或三线常规化疗方案的疗效极差，中位生存期在 2.5~4 年。晚期复发应用 MOPP 类似方案化疗，约 85% 的病人可取得再次缓解。首程化疗中进展和在化疗后 90 天内复发的病人预后较差，挽救性常规化疗 8 年生存率 0~8%，高剂量化疗和自体骨髓移植可取得较好的疗效，生存率在 30%~48%。第二线化疗方案包括

CEP、CEVP、Deca-BEAM，Mini-BEAM，MIME，DHAP，MINE 等。

（三）高剂量化疗和骨髓移植

晚期 HL 化疗中进展或早期复发，应考虑挽救性高剂量化疗和骨髓移植，挽救性放疗效果较差[111]。复发和进展 HL 挽救性高剂量化疗和骨髓移植的长期生存率达 30%~70%。

英国 BNLI 和德国 GHSG 两组随机研究中证明[112~113]，复发后高剂量化疗优于常规挽救性化疗（表 7-2-9）。Schmitz 等报道，化疗相对敏感的复发 HL 在接受 2 周期 DEXA-BEAM 化疗后达 CR 或 PR 的病人，随机分为 2 周期 DEXA-BEAM 或高剂量 BEAM 加自体干细胞移植，后者改善了无治疗失败生存率，但未改善总生存率[113]。法国里昂的随机研究则表明高剂量化疗加骨髓干细胞移植同时改善了复发 HL 的总生存率和 EFS[112]。

对挽救性化疗抗拒的 HL，高剂量化疗疗效明显低于化疗敏感肿瘤，极少数病人对化疗有效。法国 GELA H89 临床研究中[114]，157 例ⅢB~Ⅳ期 HL 首程化疗失败、部分缓解或复发的病人应用高剂量化疗加自体干细胞移植挽救治疗，中位随诊 50 个月，3 组病人的 5 年生存率分别为 30%、72% 和 76%，对化疗抗拒和失败的晚期 HL，高剂量化疗仍取得较好效果，但疗效明显低于化疗敏感肿瘤。

表 7-2-9　HL 复发或进展治疗的随机研究：常规挽救性化疗和高剂量化疗比较

临床试验	例数	治疗方案	结　　果	P 值
1. BNLI[112]	40	A. 2~3 Mini-BEAM	EFS（3 年）10%	0.025
		B. BEAM	EFS 53%	
2. GHSG/EBMT[113]	161	A. 4 Dexa-BEAM（常规）	FFTF（3 年）34%	0.019
		B. 2 Dex a-BEAM+ASCT	FFTF 55%	

注：EFS：无事件生存率（event-free survival）；FFTF：无治疗失败生存率（Freedow-from treatment failure）；OS：总生存率；ASCT：自体干细胞移植；BNLI：英国淋巴瘤研究组；GHSG：德国霍奇金淋巴瘤研究组。

（四）治疗建议

早期 HL 放疗后复发用常规化疗可取得极好的治疗结果，这些病人不必考虑高剂量化疗和骨髓移植，对于化疗后复发或抗拒的 HL 应考虑高剂量化疗加自体骨髓移植。HL 进展或复发的治疗建议总结如表 7-2-10。

表 7-2-10　复发或进展 HL 的治疗建议

复发或进展情况	治疗建议
首程放疗后复发	常规化疗
化疗抗拒/复发或不能耐受化疗，再分期为临床 Ⅰ~Ⅱ期	放射治疗
晚期 HL 首程治疗中进展	HDCT+ASCT
常规化疗后早期复发	HDCT+ASCT
常规化疗后晚期复发	二线化疗或 HDCT+ASCT

注：HDCT，高剂量化疗；ASCT，自体干细胞移植。

四、儿童 HL

（一）临床特征

儿童 HL 占全部 HL 的 15%，预后优于成人。儿童 HL 混合细胞型和淋巴细胞为主型比成人 HL 更多见，淋巴细胞削减型在儿童罕见。纵隔受侵在青春前期儿童 HL 较少见，青春期和成人 HL 纵隔受侵多见。≤10 岁儿童Ⅰ期病例较多，Ⅳ期少。

（二）治疗原则

儿童Ⅰ~Ⅳ期 HL 预后好，临床治疗常作为一个整体，但采用不同的化疗方案和周期数。避免儿童治疗毒性，避免使用烷化剂、博莱霉素、VP-16 和高剂量扩大野照射。临床各期 5 年总生存率达到 95% 左右（表 7-2-11）。

化疗方案常采用 OPPA/OEPA、COPP、ABVD 和 VAMP 等[33,34,115~120]。最近几年，为减少放疗相关毒性，短程化疗后达 CR 的病人可以考虑观察，不做放疗未显著降低无事件复发生存率[118~120]。

表 7-2-11　儿童 HD 前瞻性研究结果

研究者	预后分组	例数	治　疗	EFS%	OS%
CCG 5942[33]	年龄<21 岁，Ⅰ~Ⅳ期，化疗后 CR	251	4~6 COPP/ABV 等+IF	93（3 年）	98（3 年）
		250	4~6 COPP/ABV 等	85	99
			提前中止	P=0.0024	P>0.05
POG 8625[34]	<21 岁，Ⅰ/ⅡA，ⅢA1，化疗后 CR/PR	81	4 MOPP/ABVD+IF	91（8 年）	96.8（8 年）
		78	6 MOPP/ABVD	82.6	93.6
				P=0.151	0.785
DAL-HD-90[115]	<18 岁，Ⅰ~Ⅳ期	578	OPPA/OEPA 和 COPP+IF	91（5 年）	98（5 年）
Canada[116]	<19 岁，Ⅰ~Ⅳ	124	MOPP/ABV+EFRT	88（10 年）	94（10 年）
Stanford Univ[117~118]	<21 岁，Ⅰ~Ⅳ，无大纵隔，<6cm	110	4 VAMP+IF	89.4（10 年）	96.1（10 年）
Metzger	Ⅰ~Ⅱ期，<3 淋巴结，无大肿块结外侵犯或 B 症状	88	2 VAMP 达 CR，无 IF	89.4（5 年）	100
			2 VAMP 未达 CR+IF（25.5 Gy）	87.5（5 年）	100
GPOH-HD95	≤18 岁，Ⅰ~Ⅳ期	925	TG1：2OPPA/OEPA	93.2（10 年）	98.8（10 年）
			TG2：2OPPA/OEPA+2COPP	86.7（10 年）	97.3（10 年）
			TG3：2OPPA/OEPA+2COPP	86.7（10 年）	93.2（10 年）
AHOD0031[120]	≤21 岁，Ⅰ~Ⅳ	1712	2ABVE-PC 疗效分层治疗	全组：85.0	全组：97.8
			RER/CR+2 周期+RT：380	87.9（4 年）	98.8（4 年）
			RER/CR+2 周期−RT：382	84.3（4 年）	98.8（4 年）
			RER/non-CR+2 周期+RT：571	NA	NA
			SER+2 周期+RT：151	79.3（4 年）	96.5（4 年）
			SER+2 周期+DECA+RT：153	75.2（4 年）	94.3（4 年）

注：RER：快反应病人；SER：慢反应病人；VAMP：vinblastine，阿霉素，MTX 和强的松；TG1，Ⅰ，ⅡA；TG2，Ⅰ/ⅡAE 或ⅡB 或ⅢA；TG3，ⅡBE，ⅢE，Ⅳ。

（三）治疗毒性

化疗可引起儿童生殖功能损害，应用 MOPP 方案时，还可导致白血病和实体瘤的发生率明显增高。儿童 HL 的放射剂量应减少至 15~25 Gy，青春期后，发育良好的儿童则可考虑使用成人照射剂量，但合并化疗时仍应减少照射剂量，降低毒副作用。儿童 HL 高剂量放疗（DT 35~45 Gy）和高剂量化疗均可产生较严重的毒副作用。放疗可产生肌肉和骨骼生长抑制，成人照射剂量可导致锁骨变窄、身高降低等。青春期前儿童使用成人剂量照射将产生不可逆的严重副作用。

五、老年 HL

HL 极少发生于 60 岁以上老年人。老年 HL 主要有两方面的临床问题：治疗毒性高和易早期复发。和年轻人不同的是，老年人病期较晚，混合细胞型多见。老年病人的治疗毒性高，影响化疗强度，从而影响治疗疗效，老年 HL 的 5 年生存率仅为 65%，FFTF 为 60%。考虑到治疗产生较大毒性，预后好的 Ⅰ~Ⅱ 期老年 HL 建议做 2 周期 ABVD 加受累野照射，而预后不良 Ⅰ~Ⅱ 期 HL 做 2~4 周期 ABVD 和受累野照射，晚期 HL 仍考虑做 6~8 周期 ABVD 化疗。

六、临床研究证据和研究方向

HL 临床研究证据类型　按照循证医学证据将 HL 归纳总结如下，制订临床治疗常规和随机研究的重要依据。进一步研究的重点在于，是否所有早期 HL 都可以从综合治疗中获益，应用 PET 评估疗效的情况下，化疗后部分 CR 病人是否可以不接受放疗？

1. 预后好 Ⅰ~Ⅱ 期 HL　短疗程化疗和低剂量受累部位或淋巴结照射是标准治疗原则，综合治疗和单纯放疗或单纯化疗比较，提高了无病生存率，总生存率相同（Ⅰ 类证据，A 级建议）。

2. 预后不良早期 HL　短疗程化疗和低剂量受累部位或淋巴结照射是标准治疗原则，综合治疗和单纯放疗或单纯化疗，提高了无病生存率和总生存率（Ⅰ 类证据，A 级建议）。

3. 早期 HL 综合治疗时，受累野照射或扩大野照射疗效一样，建议化疗后做受累部位或受累淋巴结照射（Ⅰ 类证据，A 级建议）。

4. ABVD 是临床各期标准化疗方案，ABVD 和 MOPP/ABV（D）方案疗效优于 MOPP 及其类似方案，但 ABVD 方案毒副作用更少（Ⅰ 类证据，A 级建议）。

5. 晚期 HL 化疗前大肿块或大纵隔或化疗后肿瘤残存建议 PET-CT 检查，如果 PET 阳性，建议做受累部位或受累淋巴结照射照射（Ⅱ 类证据，A 级建议）。

第五节　放射治疗技术

霍奇金病的治疗原则经历了从根治性放疗到巩固性放疗的转变，照射野也从根治性放疗的扩大野照射转变为巩固性放疗的受累野、受累部位或受累淋巴结照射，照射野缩小，照射剂量降低。

受累淋巴结照射和受累部位照射的区别在于前者在化疗前在放疗体位下做 PET-CT，根据疗前 PET-CT 勾画靶区；而受累部位则根据疗前 CT 确定靶区，相对较大[122,123]。

一、放疗基本原则

淋巴瘤现代放疗原则根据 ICRU83 号报告，纳入 GTV、CTV、ITV 和 PTV 概念，准确定义靶区和照射剂量。放疗在 HL 的作用包括根治性放疗和巩固性放疗，根据放疗目的，采用不同的照射野和照射剂量。INRT 和 ISRT 或 INRT 应用于 HL 化疗后 CR/PR 病人，如果化疗未达 CR/PR，或病人不能耐受化疗或化疗抗拒的早期 HL，放疗作为根治性治疗手段，放疗需要较大的照射野和剂量，以达到局部控制和长期生存。HL 化疗后肿瘤残存病人的放疗可以取得非常好的局部区域控制率。

二、靶区和剂量定义

（一）GTV 和 CTV

根据化疗前 GTV 或手术前 GTV 确定放疗的照射范围，对 Ⅰ~Ⅱ 期 HL 化疗后达到 CR 或未达 CR 的病灶区域都应该进行照射。未化疗病人的 GTV 或化疗后有肿瘤残存的区域都必须包括在照射野内。

CTV 包括原始 GTV 范围，但不包括周围正常组织结构，如肺、肾、肌肉等，纵隔或腹腔肿物明显缩小时，CTV 不包括邻近肺和胃肠道，以减少肺和肠道照射体积。

（二）ITV 和 PTV

内靶区（ITV）定义为在 CTV 基础上包括由器官运动引起的不确定边界，如呼吸运动引起的胸部和上腹部运动边界。ITV 可以由 4D-CT 确定，也可由透视确定。在胸部和上腹部，上下方向通常需要 1.5~2 cm。在头颈部，呼吸运动对靶区影响少，通常不确定勾画 ITV。

PTV 在 CTV 基础上根据摆位误差和分次照射误差确定外放范围，通常不同放疗中心有不同的外放范围。外放范围和照射部位有关，体位固定后，头颈部活动范围小，通常 CTV 外放 0.3~0.5 cm 形成 PTV。胸腹部照射时，通常 CTV 外放 1 cm 构成 PTV，头脚方向受呼吸运动和摆位误差影响较大，通常要外放 1~2 cm。

（三）受累淋巴结和受累部位照射

受累淋巴结照射（involved-node radiotherapy，INRT）和受累部位照射（involved-site radiotherapy，ISRT）应用于化疗后达到 CR 或 PR 的病人，INRT 在化疗前在放疗体位下做 PET-CT 检查，和化疗后 CT 图像融合，确定病变照射范围。ISRT 指化疗前未做 PET-CT 定位或非照射体位下 PET-CT，根据治疗前 CT 确定病变范围[122~124]。

（四）受累野照射

受累野照射包括整个受侵淋巴结区域，但不包括相邻的未受侵淋巴区域。2002 年 CALGB 提出了受累野照射的建议[125]，下列概念应用于受累野照射的定义和设计中。多项随机研究证明在化疗后应用受累野照射（involved-field radiotherapy，IFRT）和扩大野照射（EFRT）的疗效相同，但远期毒副作用减少。因此，受累野成为化疗后的标准照射野。

1. 受累野照射的基本概念（图 7-2-1、图 7-2-2）

（1）治疗一个区域，而非治疗具体的淋巴结。因此，受累野照射不是局部照射，照射野应该包括受侵部位的整个淋巴区域。

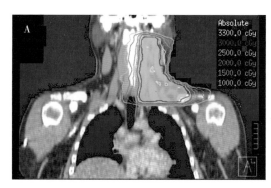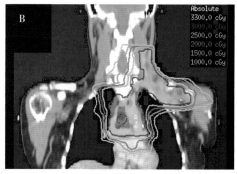

图 7-2-1　受累部位照射（ISRT）定义

注：（A）预后不良早期 HL 侵犯左颈淋巴结，ⅠA 期，ISRT 照射剂量分布；（B）预后不良早期 HL 侵犯纵隔和左锁骨上淋巴结，ⅡB 期，ISRT 照射剂量分布。

（2）受累野区域的定义主要包括以下几个淋巴区域　A. 颈部（单侧）；B. 纵隔（包括双侧肺门）；C. 腋窝（包括锁骨上和锁骨下淋巴结）；D. 脾；E. 腹主动脉旁淋巴结；F. 腹股沟淋巴结（包括股三角和髂血管旁淋巴结）。

（3）锁骨上淋巴结是颈淋巴区域的一部分，如果锁骨上淋巴结受侵或锁骨上合并其他颈部淋巴结受侵，须做单侧全颈照射。假如纵隔受侵延伸至锁骨上淋巴结区，而其他颈部淋巴结未受侵，需保护喉以上的颈部，并保护腮腺。

（4）根据淋巴区域概念，一侧颈部和锁骨上淋巴结考虑为一个淋巴结区，而腹股沟和股三角考虑为一个淋巴结区，受累野照射应包括整个腹股沟和股三角区域。

综上所述，受累野照射目前主要应用于早期 HL 综合治疗和晚期 HL 化疗前大肿块或化疗后肿瘤

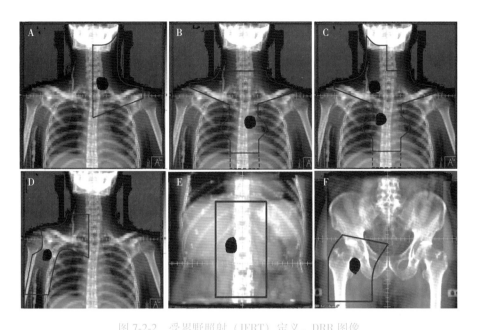

图 7-2-2　受累野照射（IFRT）定义，DRR 图像

注：HL 侵犯右颈淋巴结（A）、纵隔淋巴结（B）、纵隔和右颈淋巴结（C）、右腋窝淋巴结（D）、腹主动脉淋巴结（E）和右腹股沟淋巴结（F）。

残存的病人，明确受累野的定义和照射范围，为临床规范化治疗提供了依据。但是，某些受累野定义的合理性需进一步临床研究。需要特别考虑的是，儿童时期对骨骼、肌肉和软组织的照射会影响儿童的生长发育，产生不良的影响。一侧颈部照射可导致单侧软组织和骨骼发育不良，导致儿童颈部不对称性生长、畸形。因此，儿童 HL 颈淋巴结受侵时，受累野应同时照射双侧颈部，而不是行单颈照射。

（五）扩大野照射

扩大野照射应用于化疗抗拒或不能耐受化疗的早期 HL 或早期结节性淋巴细胞为主型 HL 的治疗，靶区包括受侵的淋巴区域和相邻未受侵的淋巴区域，包括斗篷野、次全淋巴结照射（subtotal node ir-radiation，STNI）和全淋巴结照射（total node irradiation，TNI）。全淋巴结照射包括斗篷野和倒 Y 野，后者分为锄形野（腹主动脉旁和脾脏）和盆腔野，次全淋巴结照射指斗篷野和锄形野照射。小斗篷野（Mini-Mantle）指在斗篷野的基础上不做腋窝照射。

全淋巴结照射的靶区包括 HL 容易侵犯的区域和部位，如膈上所有的淋巴结区域如颈部、锁骨上、腋窝、纵隔。膈下区域如腹主动脉旁、脾、盆腔、腹股沟和股三角。HL 极少侵犯的区域如肠系膜、骶前、髂内、腘窝、耳前和滑车上淋巴结未包括在标准照射野内。大部分 Ⅰ～Ⅱ 期 HL 发生于膈上，盆腔淋巴结受侵极少见，因此，隔上原发 HL 常做次全淋巴结照射，射野未包括盆腔。

锄形野靶区包括脾脏和腹主动脉旁淋巴结，脾切除术后则仅包括脾蒂。射野上界从第 10 胸椎椎体下缘至第 4 腰椎椎体下缘，两侧包括腹主动脉旁淋巴结，一般为 9～10 cm 宽。脾切除时，术中应置银夹于脾蒂，射野包括脾蒂即可。未做脾切除时，照射野应包括整个脾脏。建议根据 CT 确定脾的位置，并尽量保护左侧肾脏。模拟定位时，脾脏上界位于左侧膈顶，下界在 12 肋下缘，如果脾肿大，射野则相扩大至脾下缘下 1 cm，脾外界至侧腹壁。

腹主动脉旁没有大肿块时，单纯放疗照射剂量不超过 35 Gy。由于斗篷野和腹主动脉旁照射野存在连接问题，必须在腹主动脉旁照射野中的后野上界挡铅 2×2 cm，以防止斗篷野和锄形野脊髓剂量重叠。或者根据斗篷野和锄形野大小、源皮距计算两野间距。

盆腔野靶区包括髂血管旁淋巴结、腹股沟和股三角淋巴结。盆腔野照射时，用铅保护双侧睾丸，防止射线对睾丸的散射剂量。

三、放射治疗计划

（一）模拟定位和固定

应用合适的固定技术，头颈部照射时可采用头颈肩面罩固定，胸腹部照射可用胸腹部体模固定，可用热塑体模或真空垫固定。通常采用仰卧位，CT 扫描层厚为 3~5 mm。

（二）照射技术

3D-CRT 和 IMRT 作为纵隔受累 HL 的治疗选择，可以更好地包括靶区，改善剂量分布，降低正常组织照射剂量，安全有效[56~58,126]。对于颈部原发病灶，也可以采用常规照射技术—前后野对穿照射。

四、照射剂量

早期 HL 根治照射剂量为 36~40 Gy，化疗后未完全缓解病人可采用此剂量范围。化疗后达到 CR 的病人，照射剂量为 20~30 Gy。预后好早期 HL 化疗达 CR 后的照射剂量为 20 Gy，预后不良早期 HL 化疗达 CR 后的照射剂量为 30 Gy。如果化疗后未达 CR，建议 36~40 Gy。

五、正常组织耐受剂量

膈上 HL 照射时，主要危及器官为腮腺和肺。受累部位或受累淋巴结照射可以显著降低腮腺和肺照射剂量，如果需要行上颈照射，腮腺平均剂量尽量降低至 20 Gy 以下，腮腺平均剂量和≥2 度口干线性相关[127,128]，在 ISRT 或 INRT 前提下，应使腮腺平均剂量降至最低，以降低严重口干的发生率。

如果需要做纵隔照射，但受累部位广泛，肺 V_{20} 可适当放宽至 26%，肺平均剂量低于 15 Gy[126]。HL 或原发纵隔弥漫性大 B 细胞淋巴瘤病人年轻，肺功能较好，肺本身无病变，和肺癌病人比较，肺耐受剂量相对较高。但博来霉素和阿霉素等化疗药物可以严重的心肺毒性，如果有化疗间质性肺炎发生，肺照射剂量和体积要限制得更严。

第六节　治疗毒副作用

HL 是可以治愈的疾病，大部分病人可以长期存活，长期毒副作用成为长期生存病人影响预后的重要因素。放疗和化疗最主要的远期毒副作用为心血管疾病和第二原发肿瘤。放射治疗还可致甲状腺功能低下，化疗可导致生殖功能损害等。

一、心血管疾病

放疗引起的长期心脏毒性和照射野大小与剂量明确相关，这些毒副作用主要发生于 HL 根治性放疗年代，采用扩大野高剂量照射[130]。长期生存的病人，心脏大血管照射可以引起心律失常、心肌梗死、冠心病、心包炎和心肌炎等。放射治疗能够轻微增加心肌梗死的风险性，其发生和不合适的照射技术使前纵隔和心脏照射剂量增高有关，这些不适当技术包括使用低能射线、前野权重大、单次剂量大于 2 Gy、每天仅照射一野、大野或高剂量。

应用现代放射技术如 IMRT 或呼吸门控技术，缩小照射野如 INRT 和 ISRT，严格限制全心照射剂量，可以显著减少心血管照射剂量和照射体积，并降低心脏长期毒副作用[129]。

化疗同样可增加心血管疾病发生率和死亡率，阿霉素累积剂量和心脏病发生率显线性相关[130,131]。HL 阿霉素方案化疗后心血管疾病死亡风险和单纯扩大野照射相似，分别增加 3.2 和 2.7 倍[132]。

二、第二原发肿瘤

放疗和化疗都可以导致第二原发肿瘤发生率增高，是影响 HL 治疗后长期生存率的重要因素。实体肿瘤或白血病的常常发生在 HL 治疗 10 年后，最常见为肺癌、乳腺癌和急性非淋巴细胞白血病。

斗篷野或次全淋巴结照射后 15~20 年，第二原发肿瘤包括乳腺癌发生的危险性明显增高，特别是 30 岁以前年轻病人的风险更高。但放疗导致第二原发肿瘤和大野高剂量照射有关。早期 HL 延长化疗周期、增加化疗强度周期导致第二原发肿瘤发生率明显增加。1988~2006 年 SEER 数据库中[41]，12247 例年龄≥20 岁的早期 HL，51.5%接受化疗后放疗，其余单纯化疗。单纯化疗和综合治疗 15 年第二原发肿瘤发生率无显著差别，分别为 15.0% 和 14.6%（$P=0.89$）。有越来越多的证据显示，短疗程化疗后小野低剂量照射显著降低了第二原发肿瘤发生率[53]。

烷化剂化疗方案和急性非淋巴细胞性白血病发病率密切相关，显著增加白血病发生率[133]，ABVD 的应用降低了白血病发生率。化疗后白血病发生率 10 年为 2%~6%。HL 治疗后发生 NHL 在 15 年时为 0.9%~2.5%，几乎均为中高度恶性 NHL。单纯放疗未增加急性非淋巴细胞性白血病的危险性。

三、生殖功能损害

3~6 周期 MOPP 或 MOPP 类似方案化疗使 50%~100%男性病人精子缺乏，生殖细胞增生和滤泡刺激素增高，但黄体激素和睾酮分泌正常，仅 10%~20%的病人在治疗后的长期观察中精子能够恢复正常。MOPP/ABVD 杂交方案化疗后，永久性无精为 50%。MOPP 方案足量化疗后有 50%的妇女出现闭经，这一毒副作用和卵巢的成熟程度有关。年龄>30 岁的女性，化疗后闭经发生率为 75%~85%；而年龄≤30 岁，闭经发生率约 20%。

ABVD 方案对生殖系统的毒性较少，男性可产生一过性生殖细胞毒性，女性闭经少见。化疗强度和滤泡刺激素水平降低有显著相关，早期病人短疗程化疗后 90%的病人月经正常，多在 1 年内恢复。6~8 周期化疗后月经正常状况和年龄相关，<30% 为 82%，≥30 岁仅为 45%，34%的≥30 岁病人患有严重的更年期综合征[134]。为了避免化疗引起的生殖功能损害，化疗方案不应含有烷化剂甲基苄肼及其衍生物。男性病人在 MOPP 或 MOPP/ABVD 方案化疗前应贮存精子备用。

四、肺毒性

扩大野高剂量照射如斗篷野照射可导致放射性肺炎，常发生在后 1~6 个月，症状包括干咳、低热、呼吸困难。受累部位和低剂量照射有症状放射性肺炎的发生率低于 5%[126]，当大纵隔或半篷野照射合并 MOPP 化疗时，肺炎的发生率增高 2~3 倍，达 10%~15%。通常，急性肺炎不会产生长期的肺功能障碍。Ⅲ级以上严重放射性肺炎极少发生。

博莱霉素可导致 18%的肺毒性，严重肺毒性包括间质性肺炎[135]，占全部死因的 4.2%，肺毒性和生存率负相关。

五、其他毒性

斗篷野照射后约 30%的病人出现甲状腺功能低下，早期表现为 TSH 增高，但血清甲状腺素正常，应常规做激素替代治疗。斗篷野或扩大野常规放疗后 6 周~3 个月，10%~15%的病人发生急性一过性脊髓炎或莱尔米特（Lhermitte）综合征。现代放疗条件下，脊髓得到很好保护，极少出现莱尔米特（Lhermitte）综合征。

老年病人高剂量化疗可导致死亡，年龄 60~70 岁晚期 HL 应用 BEACOPP 加强方案化疗死亡率可达 14.3%，而<60 岁病人低于 5%[136]。

<h2 align="center">参 考 文 献</h2>

1. Harris NL, Jaffe ES, Stein H, et al. A revised European-American classification of lymphoid neoplasms：A proposal from the International Lymphoma Study Group. Blood, 1994, 84：1361-1392.

2. Stein H. Hodgkin lymphoma. In：WHO Classification of Tumours of Haematopoietic and Lymphoid Tissues. 4th ed. Lyon, France；International Agency Research on Cancer, 2008.

3. Marafioti T, Hummel M, Foss HD, et al. Hodgkin and Reed-Sternberg cells represent an expansion of a single clone originating from a germinal center B-cell with functional immunoglobulin gene rearrangements but defective immunoglobulin transcription. Blood, 2000, 95：1443-1450.

4. Siegel R, Miller KD, Jemal A. Cancer Statistics, 2015. CA Cancer J Clin, 2015, 65：5-29.

5. 赫捷，陈万青主编，中国肿瘤年报，2012.

6. Yang QP, Zhang WY, Yu JB, et al. Subtype distribution of lymphomas in Southwest China：analysis of 6, 382 cases using WHO classification in a single institution. Diagn Pathol, 2011, 6：77.

7. Sun J, Yang Q, Lu Z, et al. Distribution of lymphoid neoplasms in China：analysis of 4, 638 cases according to the World Health Organization classification. Am J Clin Pathol, 2012, 138：429-434.

8. Steidl C, Lee T, Shah S, et al. Tumor-associated macrophages and survival in classic Hodgkin's lymphoma. N Engl J Med, 2010, 362：875-885.

9. Greaves P, Clear A, Coutinho R, et al. Expression of FOXP3, CD68, and CD20 at diagnosis in the microenvironment of classical Hodgkin lymphoma is predictive of outcome. J Clin Oncol, 2013, 31：256-262.

10. Diehl V, Sextro M, Franklin J, et al. Clinical presentation, course, and prognostic factors in lymphocyte-predominant Hodgkin's Disease and lymphocyte-rich classical Hodgkin's Disease：report from the European Task Force on Lymphoma Project on lymphocyte-predominant Hodgkin's Disease. J Clin Oncol, 1999, 17：776-783.

11. Klimm B, Franklin J, Stein H, et al. Lymphocyte-depleted classical Hodgkin's lymphoma：a comprehensive analysis from the German Hodgkin Study Group. J Clin Oncol, 2011, 29：3914-3920.

12. Nogova L, Reineke T, Brillant C, et al. Lymphocyte-predominant and classical Hodgkin's lymhoma：a comprehensive analysis from the German Hodgkin Study Group. J Clin Oncol, 2008, 26：434-439.

13. Al-Mansour M, Connors JM, Gascoyne RD, et al. Transformation to aggressive lymphoma in nodular lymphocyte-predominant Hodgkin lymphoma. J Clin Oncol, 2010, 28：793-799.

14. Chen RC, Chin MS, Ng AK, et al. Early-stage, lymphocyte-predominant Hodgkin's lymphoma：patient outcomes from a large, single-institution series with long follow-up. J Clin Oncol, 2010, 28：136-141.

15. Feugier P, Labouyrie E, Djeridane M, et al. Comarison of initial characteristics and long-term outcome of patients with lymphocyte-predominant Hodgkin lymphoma and classical Hodgkin lymphoma at clinical stages ⅠA and ⅡA prospectively treated by brief anthracycline-based chemotherapies plus extended high-dose irradiation. Blood, 2004, 104：2675-2681.

16. Xing KH, Connors JM, Lai A, et al. Advanced-stage nodular lymphocyte predominant Hodgkin lymphoma compared with classical Hodgkin lymphoma：a matched pair outcome analysis. Blood, 2014, 123：3567-3573.

17. Bradley AJ, Carrington BM, Lawrance JA, et al. Assessment and significance of mediastinal bulk in Hodgkin's disease：comparison between computed tomography and chest radiography. J Clin Oncol, 1999, 17：2493-2498.

18. Evens AM, Kostakoglu. The role of FDG-PET in defining prognosis of Hodgkin lymphoma for early-stage disease. Blood, 2014, 124：3356-3364.

19. Chen-Liang TH, Martin-Santos T, Jerez A, et al. The role of bone marrow biopsy and FDG-PET/CT in identifying bone marrow infiltration in the initial diagnosis of high grade non-Hodgkin B-cell lymphoma and Hodgkin Lymphoma. Accuracy in a multicentre series of 372 patients. Am J Hematol, 2015, 90：686-690.

20. Carde P, Hagenbeek A, Hayat M, et al. Clinical staging versus laparotomy and combined modality with MOPP versus AB-VD in early-stage Hodgkin's disease：the H6 twin randomized trials from the European Organization for Research and Treat-

ment of Cancer Lymphoma Cooperative Group. J Clin Oncol, 1993, 11：2258-2272.

21. Carbone PP, Kaplan HS, Musshoff K, et al. Report of the committee on Hodgkin's disease：staging classification. Cancer Res, 1971, 31：1860-1861.

22. Lister T, Crowther D, Sutchliffe S, et al. Report of a committee convened to discuss the evaluation and staging of patients with Hodgkin's disease：Cotswolds Meeting. J Clin Oncol, 1989, 7：1630-1636.

23. Cheson BD, Fisher RI, Barrington SF, et al. Recommendation for initial evaluation, staging, and response assessment of Hodgkin and Non-Hodgkin lymphoma：the Lugano classification. J Clin Oncol, 2014, 32：3059-3067.

24. Specht L, Gray RG, Clarke MJ, et al. Influence of more extensive radiotherapy and adjuvant chemotherapy on long-term outcome of early-stage Hodgkin's disease：a meta-analysis of 23 randomized trials involving 3,888 patients. International Hodgkin's Disease Collaborative Group. J Clin Oncol, 1998, 16：830-843.

25. Press OW, LeBlanc M, Lichter AS, et al. Phase Ⅲ randomized intergroup trial of subtotal lymphoid irradiation versus doxorubicin, vinblastine, and subtotal lymphoid irradiation for stage ⅠA to ⅡA Hodgkin's disease. J Clin Oncol, 2001, 19：4238-4244.

26. Ganz PA, Moinpour CM, Pauler DK, et al. Health status and quality of life in patients with early-stage Hodgkin's disease treated on Southwest Oncology Group Study 9133. J Clin Oncol, 2003, 21：3512-3519.

27. Noordijk EM, Carde P, Dupouy N, et al. Combined-modality therapy for clinical stage Ⅰ or Ⅱ Hodgkin's lymphoma：long-term results of the European Organisation for Research and Treatment of Cancer H7 randomized controlled trials. J Clin Oncol, 2006, 24：3128-3135.

28. Engert A, Franklin J, Eich HT, et al. Two cycles of doxorubicin, bleomycin, vinblastine, and dacarbazine plus extended-field radiotherapy is superior to radiotherapy alone in early favorable Hodgkin's Lymphoma：Final results of the GHSG HD7 trial. J Clin Oncol, 2007, 25：3495-3502.

29. Pavlovsky S, Maschio M, Santarelli MT, et al. Randomized trial of chemotherapy versus chemotherapy plus radiotherapy for stage Ⅰ~Ⅱ Hodgkin's disease. J Natl Cancer Inst, 1988, 80：1466-73.

30. Pavlovsky S, Schvartzman E, Lastiri F, et al. Randomized trial of CVPP for three versus six cycles in favorable-prognosis and CVPP versus AOPE plus radiotherapy in intermediate-prognosis untreated Hodgkin's disease. J Clin Oncol, 1997, 15：2652-8.

31. Straus DJ, Portlock CS, Qin J, et al. Results of a prospective randomized clinical trial of doxorubicin, bleomycin, vinblastine, and dacarbazine (ABVD) followed by radiation therapy (RT) versus ABVD alone for stages Ⅰ, Ⅱ, and ⅢA nonbulky Hodgkin disease. Blood, 2004, 104：3483-3489.

32. Laskar S, Gupta T, Vimal S, et al. Consolidation radiation after complete remission in Hodgkin's disease following six cycles of doxorubicin, bleomycin, vinblastine, and dacarbazine chemotherapy：is there a need? J Clin Oncol, 2004, 22：62-68.

33. Nachman JB, Sposto R, Herzog P, et al. Randomized comparison of low-dose involved-field radiotherapy and no radiotherapy for children with Hodgkin's disease who achieve a complete response to chemotherapy. J Clin Oncol, 2002, 20：3765-3771.

34. Kung FH, Schwartz CL, Ferree CR, et al.: a randomized trial comparing chemotherapy with chemoradiotherapy for children and adolescents with Stages Ⅰ, ⅡA, ⅢA1 Hodgkin Disease：a report from the Children's Oncology Group. J Pediatr Hematol Oncol, 2006, 28 (6)：362-8.

35. Aviles A, Delgado S. A prospective clinical trial comparing chemotherapy, radiotherapy and combined therapy in the treatment of early stage Hodgkin's disease with bulky disease. Clin Lab Haemotol, 1998, 20：95-99.

36. Meyer RM, Gospodarowicz MK, Connors JM, et al. Randomized comparison of ABVD chemotherapy with a strategy that includes radiation therapy in patients with limited-stage Hodgkin's Lymphoma：National Cancer Institute of Canada Clinical Trials Group and the Eastern Cooperative Oncology Group. J Clin Oncol, 2005, 23：4634-4642.

37. Meyer RM, Gospodarowicz MK, Connors JM, et al. ABVD alone versus radiation-based therapy in limited-stage Hodgkin's lymphoma. N Engl J Med, 2012, 366：399-408.

38. Radford J, Illidge T, Counsell N, et al. Results of a trial of PET-directed therapy for early-stage Hodgkin's lymphoma. N

Engl J Med, 2015, 372 (17)：1598-1607.

39. Raemaekers JM, André MP, Federico M, et al. Omitting radiotherapy in early positron emission tomography-negative stage Ⅰ/Ⅱ Hodgkin lymphoma is associated with an increased risk of early relapse：Clinical results of the preplanned interim analysis of the randomized EORTC/LYSA/FIL H10 trial. J Clin Oncol, 2014, 32 (12)：1188-1194.

40. Picardi M, De Renzo A, Pane F, et al. Randomized comparison of consolidation radiation versus observation in bulky Hodgkin's lymphoma with post-chemotherapy negative positron emission tomography scans. Leuk Lymphoma, 2007, 48：1721-1727.

41. Koshy M, Rich SE, Mahmood U, et al. Declining use of radiotherapy in stage Ⅰ and Ⅱ Hodgkin's disease and its effect on survival and secondary malignancies. Int J Radiat Oncol Biol Phys, 2012, 82：619-625.

42. Olszewski AJ, Shrestha R, Castillo JJ. Treatment Selection and Outcomes in Early-Stage Classical Hodgkin Lymphoma：Analysis of the National Cancer Data Base. J Clin Oncol, 2015, 33：625-633.

43. Parikh RR, Grossbard ML, Harrison LB, et al. Early-stage classic Hodgkin lymphoma：the utilization of radiation therapy and its impact on overall survival. Int J Radiat Oncol Biol Phys, 2015, 93：684-693.

44. Le Maignan C, Desablens B, Delwail V, et al. Three cycles of adriamycin, bleomycin, velban, and dacarbazine (ABVD) or epirubicin, bleomycin, velban, and methotrexate (EBVM) plus extended field radiation therapy in early and intermediate Hodgkin's disease：10-year results of a randomized trial. Blood, 2004, 103：58-66.

45. Engert A, Plütschow A, Eich HT, et al. Reduced treatment intensity in patients with early-stage Hodgkin's lymphoma. N Engl J Med., 2010, 363 (7)：640-652.

46. Ferme C, Eghbali H, Meerwaldt JH, et al. Chemotherapy plus involved-field radiation in early-stage Hodgkin's disease. N Engl J Med, 2007, 357：1916-1927.

47. Behringer K, Goergen H, Hitz F, et al. Omission of dacarbazine or bleomycin, or both, from the ABVD regimen in treatment of early-stage favourable Hodgkin's lymphoma (GHSG HD13)：an open-label, randomised, non-inferiority trial. Lancet, 2015, 385 (9976)：1418-1427.

48. Eich HT, Diehl V, Görgen H, et al. Intensified chemotherapy and dose-reduced involved-field radiotherapy in patients with early unfavorable Hodgkin's lymphoma：final analysis of the German Hodgkin Study Group HD11 trial. J Clin Oncol, 2010, 28：4199-4206.

49. von Tresckow B, Plütschow A, Fuchs M, et al. Dose-intensification in early unfavorable Hodgkin's lymphoma：final analysis of the German Hodgkin Study Group HD14 trial. J Clin Oncol, 2012, 30 (9)：907-913.

50. Zittoun R, Audebert A, Hoerni B, et al. Extended versus involved fields irradiation combined with MOPP chemotherapy in early clinical stages of Hodgkin's disease. J Clin Oncol, 1985, 3 (2)：207-214.

51. Engert A, Schiller P, Josting A, et al. Involved-field radiotherapy is equally effective and less toxic compared with extended-field radiotherapy after four cycles of chemotherapy in patients with early-stage unfavorable Hodgkin's lymphoma：results of the HD8 trial of the German Hodgkin's Lymphoma Study Group. J Clin Oncol, 2003, 21：3601-3608.

52. Bonadonna G, Bonfante V, Simonetta Viviani S, et al. ABVD plus subtotal nodal versus involved-field radiotherapy in early-stage Hodgkin's Disease：long-term results. J Clin Oncol, 2004, 22：2835-2841.

53. Sasse S, Klimm B, Görgen H, et al. Comparing long-term toxicity and efficacy of combined modality treatment including extended-or involved-field radiotherapy in early-stage Hodgkin's lymphoma. Ann Oncol, 2012, 23 (11)：2953-2959.

54. 王维虎，李晔雄，宋永文，等. 早期霍奇金病综合治疗中受累野照射的临床疗效. 中华肿瘤杂志, 2006, 28：218-221.

55. Campbell BA, Voss N, Pickles T, et al. Involved-nodal radiation therapy as a component of combination therapy for limited-stage Hodgkin's lymphoma：a question of field size. J Clin Oncol, 2008, 26 (32)：5170-5174.

56. Paumier A, Ghalibafian M, Beaudre A, et al. Involved-node radiotherapy and modern radiation treatment techniques in patients with Hodgkin lymphoma. Int J Radiat Oncol Biol Phys, 2011, 80：199-205.

57. Maraldo MV, Aznar MC, Vogelius IR, et al. Involved node radiation therapy：an effective alternative in early-stage hodgkin lymphoma. Int J Radiat Oncol Biol Phys, 2013, 85 (4)：1057-1065.

58. Koeck J, Abo-Madyan Y, Lohr F, et al. Radiotherapy for early mediastinal Hodgkin lymphoma according to the German

Hodgkin Study Group（GHSG）：the roles of intensity-modulated radiotherapy and involved-node radiotherapy Int J Radiat Oncol Biol Phys，2012，83（1）：268-276.

59. Hoskin PJ，Smith P，Maughan TS，et al. Long-term results of a randomised trial of involved field radiotherapy vs extended field radiotherapy in stage Ⅰ and Ⅱ Hodgkin lymphoma. Clin Oncol（R Coll Radiol），2005，17（1）：47-53.

60. 于大海，顾大中. 260 例成人早期霍奇金病的放射治疗. 中华放射肿瘤学杂志，2001，10：115.

61. Wirth A，Chao M，Corry J，et al. Mantle irradiation alone for clinical stage Ⅰ~Ⅱ Hodgkin's disease：long-term follow-up and analysis of prognostic factors in 261 patients. J Clin Oncol，1999，17：230-240.

62. Backstrand KH，Ng AK，Takvorian RW，et al. Results of a prospective trial of mantle irradiation alone for selected patients with early-stage Hodgkin's disease. J Clin Oncol，2001，19：736-741.

63. Ganesan TS，Wrigley PFM，Murray PA，et al. Radiotherapy for stage I Hodgkin's disease：20 years experience at St Bartholomew's Hospital. Br J Cancer，1990，62：314-318.

64. Duhmke E，Diehl V，Loeffler M，et al. Randomized trial with early-stage Hodgkin's disease testing 30 Gy vs. 40 Gy extended field radiotherapy alone. Int J Radiat Oncol Biol Phys，1996，36：305-310.

65. Duhmke E，Franklin J，Pfreundschuh M，et al. Low-dose radiation is sufficient for the noninvolved extended-field treatment in favorable early-stage Hodgkin's disease：long-term results of a randomized trial of radiotherapy alone. J Clin Oncol，2001，19：2905-2914.

66. Bonadonna G，Zucali R，Monfardini S，et al. Combination chemotherapy of Hodgkin's disease with adriamycin，bleomycin，vinblastine，and imidazole carboxamide versus MOPP. Cancer，1975，36：252-259.

67. Santoro A，Bonadonna G，Valagussa P，et al. Long-term results of combined chemotherapy-radiotherapy approach in Hodgkin's disease：superiority of ABVD plus radiotherapy versus MOPP plus radiotherapy. J Clin Oncol，1987，5：27-37.

68. Canellos GP，Anderson JR，Propert KJ，et al. Chemotherapy of advanced Hodgkin's disease with MOPP，ABVD，or MOPP alternating with ABVD. N Engl J Med，1992，327：1478-1484.

69. Somers R，Carde P，Henry-Amar M，et al. A randomized study in stage ⅢB and Ⅳ Hodgkin's disease comparing eight courses of MOPP versus an alteration of MOPP with ABVD：a European Organization for Research and Treatment of Cancer Lymphoma Cooperative Group and Groupe Pierre-et-Marie-Curie controlled clinical trial. J Clin Oncol，1994，12：279-287.

70. Glick JH，Young ML，Harrington D，et al. MOPP/ABV hybrid chemotherapy for advanced Hodgkin's disease significantly improves failure-free and overall survival：the 8-year results of the intergroup trial. J Clin Oncol，1998，16：19-26.

71. Duggan DB，Petroni GR，Johnson JL，et al. Randomized comparison of ABVD and MOPP/ABV hybrid for the treatment of advanced Hodgkin's disease：report of an intergroup trial. J Clin Oncol，2003，21：607-614.

72. Sieber M，Tesch H，Pfistner B，et al. Treatment of advanced Hodgkin's disease with COPP/ABV/IMEP versus COPP/ABVD and consolidating radiotherapy：final results of the German Hodgkin's Lymphoma Study Group HD6 trial. Ann Oncol，2004，15：276-282.

73. Hoskin PJ，Lowry L，Horwich A，et al. Randomized comparison of the Stanford V regimen and ABVD in the treatment of advanced Hodgkin's lymphoma：United Kingdom National Cancer Research Institute Lymphoma Group Study ISRCTN 64141244. J Clin Oncol，2009，27：5390-5396.

74. Gordon LI，Hong F，Fisher RI，et al. Randomized phase Ⅲ trial of ABVD versus Stanford V with or without radiation therapy in locally extensive and advanced-stage Hodgkin lymphoma：An Intergroup Study Coordinated by the Eastern Cooperative Oncology Group（E2496）. J Clin Oncol，2013，31：684-691.

75. Gobbi PG，Levis A，Chisesi T，et al. ABVD versus modified Stanford V versus MOPPEBVCAD with optional and limited radiotherapy in intermediate-and advanced-stage Hodgkin's lymphoma：final results of a multicenter randomized trial by the Intergruppo Italiano Linfomi. J Clin Oncol，2005，23：9198-9207.

76. Diehl V，Franklin J，Hasenclever D，et al. BEACOPP，a new dose-escalated and accelerated regimen，is at least as effective as COPP/ABVD in patients with advanced-stage Hodgkin's lymphoma：Interim report from a trial of the German Hodgkin's Lymphoma Study Group. J Clin Oncol，1998，16：3810-3821.

77. Diehl V, Franklin J, Pfreundschuh M, et al. Standard and increased-dose BEACOPP chemotherapy compared with COPP-ABVD for advanced Hodgkin's disease. N Engl J Med, 2003, 348：2386-2395.

78. Engert A, Diehl V, Franklin J, et al. Escalated-dose BEACOPP in the treatment of patients with advanced-stage Hodgkin's lymphoma：10 years of follow-up of the GHSG HD9 study. J Clin Oncol, 2009, 27：4548-4554.

79. Mounier N, Brice P, Bologna S, et al. ABVD (8 cycles) versus BEACOPP (4 escalated cycles≥4 baseline)：final results in stage Ⅲ-Ⅳ low-risk Hodgkin lymphoma (IPS 0-2) of the LYSA H34 randomized trial. Ann Oncol, 2014, 25：1622-1628.

80. Engert A, Haverkamp H, Kobe C, et al. Reduced-intensity chemotherapy and PET-guided radiotherapy in patients with advanced stage Hodgkin's lymphoma (HD15 trial)：a randomised, open-label, phase 3 non-inferiority trial. Lancet, 2012, 379：1791-1799.

81. Skoetz N, Trelle S, Rancea M et al. Effect of initial treatment strategy on survival of patients with advanced-stage Hodgkin's lymphoma：a systematic review and network meta-analysis. Lancet Oncol, 2013, 14：943-952.

82. Wongso D, Fuchs M, Plütschow A, et al. Treatment-related mortality in patients with advanced-stage Hodgkin lymphoma：an analysis of the German Hodgkin Study Group. J Clin Oncol, 2013, 31：2819-2824.

83. Press OW, Li H, Schoder H, et al. US intergroup trial of response-adapted therapy for stage Ⅲ to Ⅳ Hodgkin lymphoma using early interim fluorodeoxyglucose-positron emission tomography imaging：Southwest Oncology Group S0816. J Clin Oncol, 2016, 34：2020-2027.

84. Connors JM, Klimo P, Adams G, et al. Treatment of advanced Hodgkin's disease with chemotherapy-comparison of MOPP/ABV hybrid regimen with alternating courses of MOPP and ABVD：a report from the National Cancer Institute of Canada Clinical Trials Group. J Clin Oncol, 1997, 15：1638-1645.

85. Viviani S, Bonadonna G, Santoro A, et al. Alternating versus hybrid MOPP and ABVD combinations in advanced Hodgkin's disease：ten-year results. J Clin Oncol, 1996, 14：1421-1430.

86. Jones S, Haut A, Weick J, et al. Comparison of adriamycin-containing chemotherapy (MOP-BAP) with MOPP-bleomycin in the management of advanced Hodgkin's disease. A Southwest Oncology Group Study. Cancer, 1983, 51：1339-1347.

87. Sieber M, Tesch H, Pfistner B, et al. Rapidly alternating COPP/ABV/IMEP is not superioe to conventional alternating COPP/ABVD in combination with extended field radiotherapy in intermediate-stage Hodgkin's lymphoma：final results of the German Hodgkin's Lymphoma Study Group trial HD5. J Clin Oncol, 2002, 20：476-484.

88. Ferme C, Mounier N, Casasnovas O, et al. Long-term results and competing risk analysis of the H89 trial in patients with advanced-stage Hodgkin Lymphoma：a study by the Groupe d'Etude des Lymphomes de L'Adulte (GELA). Blood, 2006, 107：4636-4642.

89. Johnson PW, Radford JA, Cullen MH, et al. Comparison of ABVD and alternating or hybrid multidrug regimens for the treatment of advanced Hodgkin's lymphoma：results of the United Kingdom Lymphoma Group LY09 Trial (ISRCTN97144519). J Clin Oncol, 2005, 23：9208-9218.

90. Borchmann P, Haverkamp H, Diehl V, et al. Eight cycles of escalated-dose BEACOPP compared with four cycles of escalated-dose BEACOPP followed by four cycles of baseline-dose BEACOPP with or without radiotherapy in patients with advanced-stage Hodgkin's lymphoma：final analysis of the HD12 trial of the German Hodgkin Study Group. J Clin Oncol, 2011, 29：4234-4242.

91. Federico M, Luminari S, Iannitto E, et al. ABVD compared with BEACOPP compared with CEC for the initial treatment of patients with advanced Hodgkin's lymphoma：results from the HD2000 Gruppo Italiano per lo Studio dei Linfomi Trial. J Clin Oncol, 2009, 27：805-811.

92. Viviani S, Zinzani PL, Rambaldi A, et al. ABVD versus BEACOPP for Hodgkin's lymphoma when high-dose salvage is planned. N Engl J Med, 2011, 365：203-212.

93. Aleman BMP, Raemaekers JM, Tirelli U, et al. Involved-field radiotherapy for advanced Hodgkin's lymphoma. N Engl J Med, 2003, 348：2396-2406.

94. Carde P, Karrasch M, Fortpied C, at al. Eight cycles of ABVD versus four cycle of BEACOPPescalated plus four cycles of

BEACOPPbaseline in stage Ⅲ to Ⅳ, international prognositc score ≥3, high-risk Hodgkin lymphoma: first results of the phase Ⅲ EORTC 20012 intergroup trial. J Clin Oncol, 2016, 34: 2028-2036.

95. Ferme C, Sebban C, Hennequin C, et al. Comparison of chemotherapy to radiotherapy as consolidation of complete or good partial response after six cycles of chemotherapy for patients with advanced Hodgkin's disease: results of the groupe d'etudes des lymphomes de l'Adulte H89 trial. Blood, 2000, 95: 2246-2252.

96. Weiner MA, Leventhal B, Brecher ML, et al. Randomized study of intensive MOPP-ABVD with or without low-dose to-tal-nodal radiation therapy in the treatment of stages Ⅱ B, ⅢA2, ⅢB, and Ⅳ Hodgkin's disease in pediatric patients: a Pediatric Oncology Group study. J Clin Oncol, 1997, 15: 2769-2779.

97. Diehl V, Loeffler M, Pfreundschuh M, et al. Further chemotherapy versus low-dose involved-field radiotherapy as consolidation of complete remission after six cycles of alternating chemotherapy in patients with advanced Hodgkin's disease. German Hodgkin's Study Group (GHSG). Ann Oncol, 1995, 6: 901-910.

98. Johnson PWM, Matthew R, Sydes MR, et al. Consolidation radiotherapy in patients with advanced Hodgkin's lymphoma: survival data from the UKLG LY09 randomized controlled trial (ISRCTN97144519). J Clin Oncol, 2010, 28: 3352-3359.

99. Hasenclever D, Diehl V. A prognostic score for advanced Hodgkin's disease. International Prognostic Factors Project on Advanced Hodgkin's Disease. N Engl J Med, 1998, 339: 1506-1514.

100. Healey EA, Tarbell NJ, Kalish LA, et al. Prognostic factors for patients with Hodgkin disease in first relapse. Cancer, 1993, 71 (8): 2613-2620.

101. Roach M, Brophy N, Cox R, et al. Prognostic factors for patients relapsing after radiotherapy for early-stage Hodgkin's disease. J Clin Oncol, 1990, 8 (4): 623-629.

102. Vinciguerra V, Propert KJ, Coleman M, et al. Alternating cycles of combination chemotherapy for patients with recurrent Hodgkin's disease following radiotherapy. A prospectively randomized study by the Cancer and Leukemia Group B. J Clin Oncol, 1986, 4 (6): 838-846.

103. Mendenhall NP, Taylor BW, Marcus RB, et al. The impact of pelvic recurrence and elective pelvic irradiation on survival and treatment morbidity in early-stage Hodgkin's disease. Int J Radiat Oncol Biol Phys, 1991, 21 (5): 1157-1165.

104. Josting A, Nogova L, Jeremy Franklin J, et al. Salvage Radiotherapy in Patients With Relapsed and Refractory Hodgkin's Lymphoma: A Retrospective Analysis From the German Hodgkin Lymphoma Study Group. J Clin Oncol, 2005, 23: 1522-1529.

105. Campbell B, Wirth A, Milner A, et al. Long-term follow-up of salvage radiotherapy in Hodgkin's lymphoma after chemotherapy failure. Int J Radiat Oncol Biol Phys, 2005, 63 (5): 1538-1545.

106. Leigh BR, Fox KA, Mack CF, et al. Radiation therapy salvage of Hodgkin's disease following chemotherapy failure. Int J Radiat Oncol Biol Phys, 1993, 27 (4): 855-862.

107. Pezner RD, Lipsett JA, Vora N, et al. Radical radiotherapy as salvage treatment for relapse of Hodgkin's disease initially treated by chemotherapy alone: prognostic significance of the disease-free interval. Int J Radiat Oncol Biol Phys, 1994, 30 (4): 965-970.

108. MacMillan CH, Bessell EM. The effectiveness of radiotherapy for localized relapse in patients with Hodgkin's disease (Ⅱ B-ⅣB) who obtained a complete response with chemotherapy alone as initial treatment. Clin Oncol (R Coll Radiol), 1994, 6 (3): 147-150.

109. Brada M, Eeles R, Ashley S, et al. Salvage radiotherapy in recurrent Hodgkin's disease. Ann Oncol, 1992, 3 (2): 131-135.

110. Uematsu M, Tarbell NJ, Silver B, et al. Wide-field radiation therapy with or without chemotherapy for patients with Hodgkin disease in relapse after initial combination chemotherapy. Cancer, 1993, 72 (1): 207-212.

111. Wirth A, Corry J, Laidlaw C, et al. Salvage radiotherapy for Hodgkin's disease following chemotherapy failure. Int J Radiat Oncol Biol Phys, 1997, 39: 599-607.

112. Linch D, Winfield D, Goldstone A, et al. Dose intensification with autologous bone marrow transplantation in relapsed and resistant Hodgkin's disease: results of a BNLI randomised trial. Lancet, 1993, 341: 1051-1054.

113. Schmitz N, Pfistner B, Sextro M, et al. Aggressive conventional chemotherapy compared with high-dose therapy with autologous haematopoietic stem cell transplantation for relapsed chemosensitive Hodgkin's disease: a randomized trial. Lancet, 2002, 359: 2065-2071.

114. Ferme C, Mounier N, Divine M, et al. Intensive salvage therapy with high-dose chemotherapy for patients with advanced Hodgkin's disease in relapse or failure after initial chemotherapy: results of the Groupe d'Etudes des Lymphomes de l'Adulte H89 trial. J Clin Oncol, 2002, 20: 467-475.

115. Schellong G, Potter R, Bramswig J, et al. High cure rates and reduced long-term toxicity in pediatric Hodgkin's disease: The German-Austrian multicenter trial DAL-HD-90. J Clin Oncol, 1999, 17: 3736-3744.

116. Chow LML, Nathan PC, Hodgson DC, et al. Survival and late effects in Children with Hodgkin's lymphoma treated with MOPP/ABV and low-dose, extended-field irradiation. J Clin Oncol, 2006, 24: 5735-5741.

117. Donaldson SS, Link MP, Weinstein HJ, et al. Final results of a prospective clinical trial with VAMP and low-dose involved-field radiation for children with low-risk Hodgkin's Disease. J Clin Oncol, 2007, 25: 332-337.

118. Metzger ML, Weinstein HJ, Hudson MM, et al. Association between radiotherapy vs no radiotherapy based on early response to VAMP chemotherapy and survival among children with favorable-risk Hodgkin lymphoma. JAMA, 2012, 307: 2609-2616.

119. Dörffel W, Rühl U, Lüders H, et al. Treatment of children and adolescents with Hodgkin lymphoma without radiotherapy for patients in complete remission after chemotherapy: final results of the multinational trial GPOH-HD95. J Clin Oncol, 2013, 31 (12): 1562-1568.

120. Friedman DL, Chen L, Wolden S, et al. Dose-intensive response-based chemotherapy and radiation therapy for children and adolescents with newly diagnosed intermediate-risk hodgkin lymphoma: a report from the Children's Oncology Group Study AHOD0031. J Clin Oncol, 2014, 32 (32): 3651-3658.

121. Ballova V, Ruffer JU, Haverkamp H, et al. A prospectively randomized trial carried out by the German Hodgkin Study Group (GHSG) for elderly patients with advanced Hodgkin's disease comparing BEACOPP baseline and COPP-ABVD (study HD9$_{elderly}$). Ann Oncol, 2005, 16: 124-131.

122. Specht L, Yahalom J, Illidge T, et al. Modern radiation therapy for Hodgkin lymphoma: field and dose guidelines from the International Lymphoma Radiation Oncology Group (ILROG). Int J Radiat Oncol Biol Phys, 2014, 89: 854-862.

123. Hoppe BS, Hoppe RT. Expert radiation oncologist interpretations of involved-site radiation therapy guidelines in the management of Hodgkin Lymphoma. Int J Radiat Oncol Biol Phy, 2015, 92: 40-45.

124. Hodgson DC, Kieckmann K, Terezakis S, et al. Implementation of contemporary radiation therapy planning concents for pediatric Hodgkin lymphoma: Guidelines from the International Lymphoma Radiation Oncology Group. Pract Radiat Oncol, 2015, 5: 85-92.

125. Yahalom J, Mauch P. The involved field is back: issues in delineating the radiation field in Hodgkin's disease. Ann Oncol, 2002, 13 (supplement 1): 79-83.

126. Lu NN, Li YX, Wu RY, et al. Dosimetric and clinical outcomes of involved-field intensity-modulated radiotherapy after chemotherapy for early stage Hodgkin's lymphoma with mediastinal involvement. Int J Radiat Oncol Biol Phys, 2012, 84: 210-216.

127. Rodrigures NA, Killion L, Hickey G, et al. A prospective study of salivary gland function in lymphoma patients receiving head and neck irradiation. Int J Radiat Oncol Biol Phys, 2009, 75: 1079-1083.

128. Xu YG, Qi SN, Wang SL, et al. Dosimetric and clinical outcomes with intensity-modulated radiation therapy after chemotherapy for patients with early-stage diffuse large B-cell lymphoma of Waldeyer's ring. Int J Radiat Oncol Biol Phys. *Available online 8 June*, 2016, doi: 10.1016/j. ijrobp. 2016. 05. 023.

129. van Nimwegen FA, Schaapveld M, Cutter DJ, et al. Radiation dose-response relationship for risk of coronary heart disease in survivors of Hodgkin Lymphoma. J Clin Oncol, 2016, 34 (3): 235-243.

130. van Nimwegen FA, Schaapveld M, Janus CPM, et al. Cardiovascular disease after Hodgkin lymphoma treatment: 40-year disease risk. JAMA Intern Med, 2015, 175 (6): 1007-1017.

131. Maraldo MV, Giusti F, Vogelius IR, et al. Cardiovascular disease after treatment for Hodgkin's lymphoma: an analysis of

nine collaborative EORTC-LYSA trials. Lancet Haematol, 2015, 2 (11): e492-502.

132. Swerdlow AJ, Higgins CD, Smith P, et al. Myocardial infarction mortality risk after treatment for Hodgkin disease: a collaborative British cohort study. J Natl Cancer Inst, 2007, 99 (3): 206-214.

133. Koontz MZ, Horning SJ, Balise R, et al. Risk of therapy-related secondary leukemia in Hodgkin lymphoma: the Stanford University experience over three generations of clinical trials. J Clin Oncol, 2013, 31 (5): 592-598.

134. Behringer K, Mueller H, Goergen H, et al. Gonadal function and fertility in survivors after Hodgkin lymphoma treated within the German Hodgkin Study Group HD13 to HD 15 trials. J Clin Oncol, 2012, 31: 231-239.

135. Martin WG, Ristow KM, Habermann TM, et al. Bleomycin pulmonary toxicity has a negative impact on the outcome of patients with Hodgkin's lymphoma. J Clin Oncol, 2005, 23 (30): 7614-7620.

136. Wongso D, Fuchs M, Plütschow A, et al. Treatment-related mortality in patients with advanced-stage hodgkin lymphoma: an analysis of the german hodgkin study group. J Clin Oncol, 2013, 31 (22): 2819-2824.

第三章 B 细胞淋巴瘤

李晔雄

外周 B 细胞非霍奇金淋巴瘤包括侵袭性和惰性两大类淋巴瘤，在中国，最常见的侵袭性外周 B 细胞淋巴瘤为弥漫性大 B 细胞淋巴瘤和套细胞淋巴瘤，常见的惰性淋巴瘤包括结外黏膜相关淋巴组织淋巴瘤、滤泡性淋巴瘤和小淋巴细胞淋巴瘤，本章节主要讨论放疗相关的常见淋巴瘤。

第一节 弥漫性大 B 细胞淋巴瘤

弥漫性大 B 细胞淋巴瘤（diffuse large B cell lymphoma，DLBCL）为异质性疾病，在 REAL 和 WHO 分类中分为多种病理亚型[1~2]，病理形态和免疫表型基本相似，但临床表现和预后明显不同。病理形态学上存在多种变异型。弥漫性大 B 细胞淋巴瘤呈侵袭性，对化疗敏感，部分可治愈，预后较好。

一、流行病学

DLBCL 是全世界最常见的非霍奇金淋巴瘤（NHL）病理类型，占全部病人的 30%~40%。DLBCL 可原发于淋巴结或原发于结外器官或组织，分别占 60% 和 40%；也可从惰性淋巴瘤转化而来。在中国，结外 DLBCL 的比例高于国外，达到 50%~60%，韦氏环原发常见[3~6]，占全部 DLBCL 的 25%，鼻腔原发 DLBCL 较少见，预后差[7]。

二、病理和遗传特征

（一）病理

DLBCL 既可以原发或继发，后者由惰性 B 细胞淋巴瘤进展或转化而来。分类原则主要依据 1994 年 REAL 分类，包括临床表现、形态、基因和免疫表型、分子特征和正常组织来源。在 WHO 新病理分类中，DLBCL 分为十余种类型（表 7-3-1），包括 DLBCL-非特指（DLBCL-NOS）、原发纵隔弥漫性大 B 细胞淋巴瘤、原发中枢神经系统淋巴瘤、血管内大 B 细胞淋巴瘤和皮肤弥漫性大 B 细胞淋巴瘤等。DLBCL-NOS 是最常见的病理亚型，主要表现为中心母细胞和免疫母细胞弥漫性生长，部分或完全侵犯邻近正常器官或组织。

（二）免疫表型、基因异常和分子分型

DLBCL 表达 B 细胞相关抗原：CD19、CD20、CD22 和 CD79a 阳性，SIg 和 CIg+/−。CD20 表达不仅用于诊断，而且是利妥昔单抗靶向治疗靶点。DLBCL 常 CD45+ 和 PAX5+，CD10、BCL6、IRF4、LMO2、GCET1 和 FOXP1 表达或不表达，50% 的激活 B 细胞样（ABC）或 t（14；18）DLBCL 病人有 Bcl-2 表达。

表 7-3-1　DLBCL 病理类型

◆ 弥漫性大 B 细胞淋巴瘤，非特指：生发中心型和活化 B 细胞型
◆ T 细胞/组织细胞富有大 B 细胞淋巴瘤（T/HRBCL）
◆ HHV8+弥漫性大 B 细胞淋巴瘤，非特指
◆ EBV+弥漫性大 B 细胞淋巴瘤
◆ 原发纵隔（胸腺）大 B 细胞淋巴瘤（PMBL）
◆ 血管内大 B 细胞淋巴瘤（IVLBCL）
◆ 原发皮肤弥漫性大 B 细胞淋巴瘤，腿型
◆ 原发中枢神经系统弥漫性大 B 细胞淋巴瘤
◆ ALK 阳性大 B 细胞淋巴瘤
◆ 浆母细胞淋巴瘤（PBL）
◆ 原发渗出性淋巴瘤（PEL）
◆ 慢性炎症相关弥漫性大 B 细胞淋巴瘤
◆ 弥漫性大 B 细胞淋巴瘤，未分型：弥漫性大 B 细胞淋巴瘤与霍奇金淋巴瘤交界型
◆ 高度恶性 B 细胞淋巴瘤，MYC 和 BCL2 和（或）BCL6 重组
◆ 高度恶性 B 细胞淋巴瘤，非特指

30%~40%的病人有 3q27 基因易位，导致 BCL-6 重组和表达，是生发中心标志物。20%原发 DLBCL和大部分滤泡性淋巴瘤转化的 DLBCL 有 t（14；18）和 BCL2 表达。p53 突变在 DLBCL 占 6%~33%，p53 蛋白表达占 13%~70%。6%~14% 的 DLBCL 存在 MYC 基因重排，还可发生 BCL-2、BCL-6、CCND1 等基因的易位，称为双击（double-hit）淋巴瘤[8]。

DLBCL-NOS 包括两种分子亚型：生发中心型（GCB）和活化 B 细胞型（ABC）[9~11]。生发中心型预后明显优于非生发中心型。免疫组化诊断分子亚型的敏感性为 75%~90%，特异性为 74%~95%。根据 2004 年 Hans 诊断标准[12]，应用免疫组化检测 CD10、Bcl-6 和 MUM-1 表达，可以较好地诊断 DLBCL 分子亚型（图 7-3-1）。Bcl-6 和 CD10 是生发中心 B 细胞的标记物，而 MUM-1 主要表达于浆细胞和 B 细胞发育的晚期阶段，为活化 B 细胞的标志物。GCB 诊断标准为 CD10 阳性（Bcl-6±或 MUM-1±）或 CD10 和 Bcl-6 共同阳性；如果 CD10 和 Bcl-6 均阴性，诊断为 ABC 型。如果 Bcl-6 阳性而 CD10 阴性，根据 MUM-1 表达决定亚型：MUM1 阳性为 ABC，阴性为 GCB。Choi 结合 5 个标记物（GCTE1，CD10，BCL-6，IRF4 和 FOXP1），和基因分型符合率提高至 90%[13]。

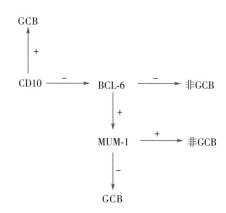

图 7-3-1　DLBCL 分子分型免疫组化 Hans 诊断标准

成人 DLBCL 的 GCB 型和 ABC 型比例为 50%，中国 DLBCL 的 ABC 亚型更高，约 60%。儿童 DLBCL 大部分（83%）为 GCB 型[14]，中枢神经系统 DLBCL 绝大部分为 ABC 型（96%）[15]。因此，儿童 DLBCL 预后好，原发中枢神经系统 DLBCL 预后差。

DNA 阵列分析和免疫组化都证明了 Bcl-6 和 CD10（生发中心型）是预后好的因素，而 Bcl-2 表达是预后不良因素。LMO2，BCL6，FN1，CCND2，SCYA3 和 BCL2 等 6 个基因是重要的预后因素[16]。p53 和 MYC 基因突变也是影响预后的重要因素。CD5 阳性的 DLBCL 容易侵犯结外器官受侵、一般状态差、LDH 增高多见、预后差，其生存率明显低于 CD5 阴性 DLBCL。

三、诊断和分期

病理诊断依赖于淋巴结切除或活检。颈淋巴结受侵时，应常规做头颈部间接或直接内镜检查，排除上呼吸消化道原发病灶。分期检查包括体检、血常规、肝肾功能、血生化和 LDH、病毒指标、头胸腹盆腔 CT。头颈部原发病灶或受侵时，应常规做 MRI。条件许可，PET-CT 可作为常规分期检查手段。治疗后 PET-CT 可以很好地预测无进展生存率和总生存率[17]，但 R-CHOP 化疗中 PET-CT 却未能很好地预测生存率[18]。

根据 Ann Arbor 分期原则进行分期，同时应做国际预后指数（IPI）评估，IPI 是 DLBCL 重要预后指标，包括年龄、临床分期、LDH、结外受侵和一般状态评分，IPI 可用于指导临床分层研究和治疗。早期侵袭性 NHL 的预后存在明显的不同，其治疗原则也应有所区别。

四、临床表现

DLBCL 的临床表现为老年多见，中位发病年龄 50~60 岁，男性略多于女性，男女比为 1.5∶1。约 40%~60% 的病人为临床 Ⅰ~Ⅱ 期，40%~65% 表现为 LDH 增高。结内 DLBCL 常表现为淋巴结进行性肿大。DLBCL 的临床病程为侵袭性，但可治愈。德国和美国大样本人群数据显示，DLBCL 的 5 年总生存率约为 57%~63%[19]。

结外原发 DLBCL 常常表现为不同的生物学行为和临床特征，原发睾丸或中枢神经系统 DLBCL 的预后明显低于结内 DLBCL，而皮肤 DLBCL 预后较好。原发纵隔 B 细胞淋巴瘤是一种独立的疾病，有独特的免疫表型和临床表现，预后和 DLBCL 相似[20]。DLBCL 各种不同形态学变异型的预后无显著差别。

五、治疗

DLBCL 的治疗原则主要根据临床分期和国际预后指数（表 7-3-2）。肿瘤对化疗和放疗敏感，化疗是主要治疗手段，放疗为辅助治疗。免疫化疗显著改善了早期高危和中晚期 DLBCL 的生存率。化疗后 CR 率达 80% 左右，早期病人 5 年无进展生存率为 80%~85%，晚期病人约为 50%~60%。放疗主要适用于大肿块、结外器官受侵和化疗后未完全缓解病人。

表 7-3-2　DLBCL 首程治疗原则

分　　期	治疗原则	预后分组	5 年生存率
Ⅰ~Ⅱ期非大肿块	3~4 周期 R-CHOP+受累部位放疗或 6 周期 R-CHOP±受累部位放疗或 4~6 周期 CHOP+受累部位放疗 *	早期低危	80%~90%
Ⅰ~Ⅱ期大肿块	6 周期 R-CHOP+受累部位放疗 6~8 周期 CHOP+受累部位放疗	早期中危	60%~80%
Ⅲ~Ⅳ期	6~8 周期 R-CHOP 化疗±受累部位放疗 * 或临床研究	晚期	40%~60%

注：* 如果有大肿块、结外器官受侵或肿瘤残存，建议放疗。

（一）Ⅰ~Ⅱ期（早期）

早期 DLBCL 的治疗原则为化疗后巩固性放疗，肿瘤对化疗敏感，化疗显著提高了生存率，单纯放疗的 5 年无病生存率约为 30%~50%。早期 DLBCL 综合治疗的原理和优势在于全身化疗能有效地控制远处器官亚临床转移，而放疗能有效地控制局部复发。利妥昔单抗应用前，有 5 项随机研究比较早期侵袭性淋巴瘤综合治疗和单纯化疗的疗效。利妥昔单抗化疗年代，尚无随机研究比较综合治疗和免疫化疗的随机研究，但多项回顾性和大数据分析结果支持巩固性放疗的应用。

1. 化疗　R-CHOP-21 是预后不良早期和晚期 DLBCL 的标准治疗方案。利妥昔单抗联合 CHOP 方案化疗提高了预后不良 DLBCL 总生存率约 10%～15%，毒副作用少，安全性好，在临床上得到广泛应用。对于预后好的早期 DLBCL，CHOP 方案仍然是一种治疗选择。

（1）常规化疗　CHOP-21 方案是利妥昔单抗应用之前 DLBCL 的标准化疗方案，更强化疗方案包括高剂量化疗+自体干细胞移植未进一步改善总生存率[21,22]。德国的一项Ⅲ期研究认为，年龄>60 岁 DLBCL 接受 6 周期 CHOP-14 方案优于 CHOP-21 方案[23]，但在日本（15～69 岁）的随机研究中未得到证实[24]。CHOEP 改善了年轻病人的无事件生存率，但未提高全部年龄组病人的总生存率[25,26]。和标准 CHOP-21 方案比较，ACVBP 提高了局限期和预后不良侵袭性淋巴瘤的生存率[27,28]，但毒副作用显著增加。

（2）免疫化疗　1997 年利妥昔单抗投入临床使用，2000 年在国内开始应用。老年和年轻病人免疫化疗和常规化疗的系列随机对照研究中（表 7-3-3），大部分研究包括预后不良的晚期、大肿块或老年 DLBCL，仅 MInT 研究包括 18～60 岁、大肿块（>5～10 cm）Ⅰ期或 aaIPI=0～1 的Ⅱ～Ⅳ期，其中 50%大肿块，28%晚期。对于预后极好早期 DLBCL（年龄<60 岁、非大肿块、无 LDH 增高、ECOG 0～1 分和Ⅰ期），常规化疗 5 年生存率>90%，是否需要接受免疫化疗仍无肯定证据。老年或年轻病人 R-CHOP-21 和 R-CHOP-14 的疗效相同，但后者毒副作用增高；在年轻病人 R-ACVBP 方案优于 R-CHOP-21，但毒副作用显著增加。

表 7-3-3　R-CHOP 方案在老年和成人 DLBCL 的随机对照研究

研究组	入组条件	例数	治疗原则	放疗比例（%）	5 年 EFS（%）	5 年 OS（%）
GELA LNH98-5 （Coiffier 2002，2010）	60～80 岁，Ⅱ～Ⅳ期，ECOG 0～2；80%晚期	202 197	8 R-CHOP 8 CHOP	无	66 45 *P*=0.0003	58 45 *P*=0.0073
ECOG/CALGB （Habermann 2006）	>60 岁，Ⅰ～Ⅳ期，ECOG 0～3；74%晚期	267 279	6～8 R-CHOP 6～8 CHOP	无	53（3 年） 46（3 年） *P*=0.04	NA NA *P*=0.18
RICOVER-60 （Pfreundschuh 2008）	61～80 岁，B 细胞淋巴瘤；50%晚期	307 305 306 304	6 CHOP-14 8 CHOP-14 6 R-CHOP-14 8 R-CHOP-14	53.7 大肿块或结外	47.2（3 年） 53.0（3 年） 66.5（3 年） 63.1（3 年）	67.7（3 年） 66.0（3 年） 78.1（3 年） 72.5（3 年）
GELA LNH03-6B （Delarue 2013）	60～80 岁，aaIPI≥1，DLBCL，88%晚期	304 298	8 R-CHOP-14 8 R-CHOP-21	无	56（3 年） 60（3 年） *P*=0.761	69（3 年） 72（3 年） *P*=0.749
MInT （Pfreundschuh 2006，2011）	18～60 岁，Ⅰ期大肿块或Ⅱ～Ⅳ期 aaIPI=0～1；28%晚期，50%大肿块	413 411	R-CHOP 类似 CHOP 类似	40.9 38.7 大肿块或结外	74.3（6 年） 55.8（6 年） *P*<0.0001	90.1（6 年） 80.0（6 年） *P*=0.0004
UK （Cunningham 2013）	≥18 岁，大肿块Ⅰ和Ⅱ～Ⅳ期；62%晚期，49%大肿块	540 540	6 R-CHOP-21 6 R-CHOP-14	10 9 医生定	74.8（2 年） 75.4（2 年） *P*=0.591	80.8（2 年） 82.7（2 年） *P*=0.376
GELA LNH03-2B （Recher 2011）	18～60 岁，aaIPI=1；57%晚期	196 183	R-ACVBP R-CHOP-21	无	81（3 年） 67（3 年） *P*=0.001	92（3 年） 84（3 年） *P*=0.007
GELA LNH03-1B （Ketterer 2013）	18～65 岁，aaIPI 0Ⅰ～Ⅱ期无预后不良因素	110 112	R-ACVBP ACVBP	无	93（3 年） 82（3 年） *P*=0.049	98（3 年） 97（3 年） *P*=0.686

注：aaIPI 预后不良因素：Ⅲ～Ⅳ期，LDH 增高和一般状况 ECOG 2～4 分。

　　R-CHOP-21 方案是老年 DLBCL 的标准方案。老年病人的三项随机研究 GELA LNH98-5[39~41]、ECOG/CALGB[42] 和 RICOVER-60[43] 证明，6~8 周期 R-CHOP 方案优于常规 CHOP 方案，但 GELA LNH03-6B 研究证明 R-CHOP-14 和 R-CHOP-21 方案疗效相同，但毒副作用显著增高[44]。

　　在年龄<60 岁预后较好的 DLBCL（大肿块 I 期或 aaIPI=0~1 的 II~IV 期），MInT 研究证明 R-CHOP 类似方案优于 CHOP 类似方案[45,46]，但早期 DLBCL 接受 R-ACVBP 和 ACVBP 方案疗效相同[47]。进一步研究显示，6 周期高强度 R-CHOP-14 和常规 R-CHOP-21 疗效相同[48]。年轻病人接受更高强度利妥昔单抗化疗 R-ACVBP 优于 R-CHOP-21 方案，但毒副作用增加[49]，而 R-CHOP 方案化疗后利妥昔单抗维持治疗未进一步改善生存率[42]。

　　利妥昔单抗联合化疗同样提高了非生发中心型、生发中心型 DLBCL 和伯基特淋巴瘤的总生存率[50,51]，但未改善 AIDS 合并 DLBCL 的生存率[52]。利妥昔单抗降低了大肿块病人的死亡风险，但大肿块仍是 DLBCL 利妥昔单抗化疗后的预后不良因素[53]。

　　2. 放疗

　　（1）常规化疗后放疗　常规 CHOP 方案化疗后放疗是早期 DLBCL 的标准治疗原则，对于有选择的病人，例如无预后不良因素（aaIPI=0）的老年病人，足量化疗或高剂量化疗后达到 CR 后可考虑观察。

　　常规化疗年代，有 5 项随机对照研究比较早期侵袭性淋巴瘤综合治疗和单纯化疗的疗效（表 7-3-4）。这些研究的入组条件各不相同，SWOG8736 研究证明[54]，3 周期 CHOP+放疗优于更长周期的单纯化疗，但长期随诊十年以上时，两组总生存率未达到统计学差别，可能和较多病人死于其他疾病有关[55]。目前认为，早期 DLBCL 接受 3 周期 CHOP 是不够的，至少应接受 4 周期化疗。ECOG1484 入组条件为 8 周期 CHOP 化疗达 CR 病人，接受或不接受巩固性放疗，在足量化疗前提下，巩固性放疗显著提高了无失败生存率[56]。在老年侵袭性淋巴瘤，早期无预后不良因素（LDH 增高，ECOG≥2 分）的病人，4 周期 CHOP+放疗和 4 周期 CHOP 疗效相同[57]，更强化疗方案 ABCVP 疗效优于 3 周期 CHOP 加受累野照射，但毒副作用明显增加[27]。

表 7-3-4　常规化疗年代 I／II 期侵袭性淋巴瘤综合治疗和单纯化疗比较

	时间	入组条件	例数	随机分组	CR（%）	5 年无失败生存率（%）	5 年总生存率（%）
SWOG8736	1998	I／II	200	3 CHOP+40~55 Gy	73	77	82
(Miller)			201	8 CHOP	73	64	72
						$P=0.03$	$P=0.02$
ECOG1484	2004	I／II	103	8 CHOP+30~40 Gy		70	87
(Horning)		CR	112	8 CHOP		53	73
						$P=0.05$	$P=0.24$
墨西哥	1996	I 期	109	6 CHOP+45 Gy	97	83	90
(Aviles)		韦氏环	106	6 CHOP	87	45	58
			101	单纯放疗	93	48	56
						$P<0.001$	$P<0.001$
GELA	2007	>60，I~II	299	4 CHOP+40 Gy	91	64	68
(Bonnet)		aaIPI=0	277	4 CHOP	89	61	72
						$P=0.56$	$P=0.54$
GELA	2005	≤61，I／II	329	3 CHOP+40 Gy	92	74	81
LNH03-1		aaIPI=0	318	3 ABCVP+巩固化疗	93	82	90
(Reyes)						$P<0.001$	$P=0.001$

　　注：CHOP，环磷酰胺，阿霉素，长春新碱，泼尼松；ABCVP，阿霉素，环磷酰胺，长春地辛，博来霉素，泼尼松。

　　aaIPI（年龄调整 IPI）预后不良因素：III~IV 期，LDH 增高和 ECOG 2~4 分。

Ⅰ～Ⅱ期侵袭性淋巴瘤常规化疗+放疗的 5～10 年总生存率和无病生存率为 63%～85%（表7-3-5）。在常规化疗年代，根据临床分期、国际预后指数和大肿块，将早期 DLBCL 分为 3 个预后组[38]：Ⅰ或 IE 期 IPI＝0 病人，接受 3 周期 CHOP 方案化疗+受累野照射，5 年生存率超过 90%；Ⅰ/ⅠE 期和非大肿块Ⅱ/ⅡE 期合并 IPI≥1 病人，接受 3 周期 CHOP 方案化疗+受累野照射，5 年生存率为 70%；大肿块Ⅱ/ⅡE 期病人接受 8 周期 CHOP 化疗后 5 年生存率只有 50%，预后和Ⅲ～Ⅳ期相似。

表 7-3-5　早期侵袭性淋巴瘤综合治疗结果（除外结外鼻型 NK/T 细胞淋巴瘤）

作　者	时间	例数	分　期	治疗方案	CR（%）	5 年 PFS（%）	5 年 OS（%）
李晔雄等	2002	43	Ⅰ	CHOP+RT	NA	NA	93（CSS）
		208	Ⅱ	CHOP+RT		62（DFS）	69
Shenkier 等	2002	308	Ⅰ～Ⅱ	3 CHOP+RT	97	74（10 年）	63（10 年）A
Krol 等	2001	140	Ⅰ～Ⅱ	4 CHOP+RT	67～91	～70	～80
Kamath 等	1999	121	Ⅰ～Ⅱ	不同方案+RT		63（10 年）	70（10 年）
Van der Maazen 等	1998	94	Ⅰ～IE	不同方案+RT		83（10 年）	70（10 年）
Munck 等	1996	96	Ⅰ～Ⅱ	CHVmP+RT	91	70	77
Tondini 等	1993	183	Ⅰ～Ⅱ	4～6 CHOP+RT	98	83	83
Velasquez 等	1991	57	Ⅰ	8 BACOP+RT	95	75（10 年）	72（10 年）
			Ⅱ	8 BACOP+RT	87	57	43
Jones 等	1989	142	Ⅰ～Ⅱ	CHOP+RT		82	80
Connors 等	1987	78	Ⅰ～Ⅱ	4～6 CHOP+RT	99	85	85

注：CR，完全缓解；OS，总生存率；CSS，癌症相关生存率；DFS，无病生存率；A，癌症相关生存率为 82%。

（2）免疫化疗后放疗　在利妥昔单抗化疗年代，缺乏随机对照研究比较综合治疗和单纯免疫化疗的疗效，但越来越多的证据显示（表 7-3-6），放疗可以显著提高大肿块、结外受侵、未达 CR 病人的无病生存率和总生存率，这些病人是放疗适应证。预后好的 DLBCL 化疗后达到 CR，延长化疗周期数后是否需要巩固性放疗仍待进一步研究，但倾向于放疗，可提高无病生存率或无进展生存率。

在早期 DLBCL，SWOG S0014 研究包括 60 例Ⅰ期和非大肿块Ⅱ期，分期调整 IPI 至少一项预后不良因素（年龄>60 岁、WHO 2 分、非大肿块Ⅱ期或 LDH 增高）[59]，接受 3 周期 R-CHOP 方案化疗加受累野照射，4 年无进展生存率为 88%，总生存率为 92%。相比这下，SWOG S8736 中 68 例 3 周期CHOP+放疗分别为 78% 和 88%[54]。在 RICOVER 和 UNFOLDER 研究中，均支持大肿块或结外受侵DLBCL 在利妥昔单抗化疗后需要放疗[60]，MDACC 的回顾性分析显示，放疗显著提高了Ⅰ～Ⅳ期病人的疗效[61]。

美国有三个大的人群数据资料支持巩固性放疗。国家癌症数据库（National Cancer Data Base，NCDB）资料[62]，包括了 1998～2012 年早期 DLBCL，24771 例和 19810 例分别接受单纯化疗和综合治疗。全组 5 年和 10 年总生存率分别为 79% 和 59%。综合治疗组的生存率显著高于单纯化疗组，5 年总生存率分别为 82% 和 75%，10 年总生存率分别为 64% 和 55%（P<0.001）。多因素分析中，治疗方法、性别、合并症、医疗保险、收入和治疗设备是影响预后的重要因素。DLBCL 接受放疗的比例仅为 39%，放疗比例从 2000 年的 47% 下降至 2012 年的 32%。病人接受 IMRT 的比例逐年增加，至 2012年为 24%。NCI-SEER（National Cancer Institute Surveillance, Epidemiology, and End Results database）数据库资料 13420 例病人中[63]，5547 例（41%）接受放疗，7873 例（59%）未接受放疗。早期 DL-BCLR-CHOP/CHOP 方案化疗后放疗，15 年癌症相关死亡率下降 4.3%，年龄>60 岁（7299 例）放疗和未放疗组的 5 年生存率分别为 58.2% 和 52.8%，年龄>70 岁（4524 例）分别为 45.0% 和 40.4%。1992～2011 年 SEER 数据库 34680 例早期 DLBCL 放疗显著提高了生存率和疾病相关生存率[64]。早期 DLBCL 未接受放疗病人通常接受了更多和更强方案的化疗，显著增加了心脏死亡率。1988～2004 年 SEER 数据库 15454 例早期 DLBCL，6021 例接受放疗，其余未接受放疗，中位年龄 64 岁。5、10 和 15 年心脏死亡率从放疗组的 4.3%、9.0% 和 13.8% 增加至未放疗组的 5.9%、10.8% 和 16.1%（$P<0.0001$）[66]。NCCN 数据库显示，Ⅰ～Ⅳ期 DLBCL 免疫化疗后巩固性放疗显著改善了无事件生存率和总生存率[67]。

这些研究证明，4 周期 R-CHOP 方案化疗加受累部位照射是 Ⅰ／Ⅱ期弥漫性大 B 细胞淋巴瘤的标准治疗方案。如果因经济问题，不能使用利妥昔单抗，建议 5~6 周期 CHOP 加受累部位照射。

表 7-3-6　利妥昔单抗化疗年代放疗的作用

研究组	入组条件	例数	治疗原则	5 年 EFS（%）	5 年 OS（%）
RICOVER (Held, 2014)	61～80，侵袭性 B 细胞淋巴瘤，≥7.5 cm 或结外	78 35	6 R-CHOP-14+2R 6 R-CHOP-14+2R+放疗	54（3 年） 80（3 年） $P=0.001$	65（3 年） 90（3 年） $P=0.001$
MDACC (Phan 2010)	Ⅰ～Ⅳ期，40.5%早期	327 142	6～8 R-CHOP 6～8 R-CHOP+放疗	59 82 $P=0.001$	68 91 $P=0.001$
UNFOLDER 未发表随机研究	18～60，aaIPI=0 伴大肿块或 aaIPI=1	146 139	R-CHOP-21/14 R-CHOP-21/14+放疗	65（3 年） 81（3 年） $P=0.001$	中止未放疗组随机研究
NCDB (Vargo 2015)	Ⅰ～Ⅱ期，1998～2012	24771 19810	R-CHOP 或 CHOP 化疗+放疗	无	75 82 $P<0.001$
SEER 数据库 (Ballonoff, 2008)	Ⅰ～Ⅱ期，1988～2004	7873 5547	R-CHOP 或 CHOP 化疗+放疗		放疗提高 4.3%，老年人更显著
SEER 数据库 (Haque, 2016)	Ⅰ～Ⅱ期 1992～2001 Ⅰ～Ⅱ期 2002～2011	5849 3852 5849 3852	CHOP CHOP+放疗 R-CHOP R-CHOP+放疗	HR0.74 （CSS） HR0.76 （CSS）	HR 0.8 HR 0.74
NCCN 数据库 (Dabaja 2015)	Ⅰ～Ⅳ期，52% 晚期，2001～2008	548 293	6～8 R-CHOP 6～8 R-CHOP+放疗	76（PFS） 83（PFS） $P=0.05$	83 91 $P=0.01$

注：MDACC, M. D. Anderson Cancer Center; NCDB, national cancer data base; SEER, Epidemiology, and End Results database; NCCN, national comprehensive cancer network.

（3）挽救性放疗　早期 DLBCL 化疗后未达 CR、对化疗抗拒或者不能耐受化疗，放射治疗是挽救性治疗手段之一。单纯放疗可以治愈约 50% 的早期病人。放疗剂量为 35～50 Gy，局部控制率达 90% 以上。

Ⅰ～Ⅱ期中侵袭性淋巴瘤单纯放疗的 5～10 年生存率为 40%～60%，但无病生存率为 30%～50%（表 7-3-7）。对于某些特殊部位早期侵袭性淋巴瘤，放疗仍可取得比较好的治疗效果，治愈部分病人。中国医学科学院单纯放疗 84 例 Ⅰ 期结内和结外 NHL，5 年总生存率达到 84%[68]。1983～1997 年收治 507 例韦氏环淋巴瘤[3]，大部分为 B 细胞淋巴瘤，Ⅰ 期单纯放疗和综合治疗组的 5 年癌症相关生存率分别为 90% 和 93%，Ⅱ 期分别为 61% 和 69%，但综合治疗显著改善了 Ⅱ 期的 5 年无病生存率，分别为 62% 和 50%（$P = 0.037$）。

这些数据说明单纯放疗仍然可以治愈部分病人，放疗是化疗抗拒或不能耐受早期病人的治疗选择之一。

表 7-3-7　Ⅰ/Ⅱ期侵袭性淋巴瘤单纯放疗结果

作　者	时间	例数	分　期	照射剂量（Gy）	CR（%）	5 年 PFS（%）	5 年 OS（%）
李晔雄等	2002	34	Ⅰ	50（中位）			90（CSS）
		100	Ⅱ	50（中位）			61（CSS）
王绿化等	2000	84	Ⅰ~ⅠE	45~55			84
Chen 等	1979	53	Ⅰ~Ⅱ	35~45		37	59
Kaminski 等 *	1986	148	Ⅰ~Ⅱ	35~50		37	40（10）
Vaughan Hudson 等	1994	243	Ⅰ	40	84	45	61（10）
Van der Maazen 等	1998	202	Ⅰ~ⅠE	36~40		47	43
Wylie 等	1998	81	Ⅰ~Ⅱ，>70	36~40	72	31	33
Kamath 等	1999	92	Ⅰ~Ⅱ	30~50		50	~60
Spicer 等	2004	377	Ⅰ~Ⅱ	35~40	78		51（10） 63（10 年 CSS）

注：*18% 的病人同时接受化疗；CSS，癌症相关生存率。

（二）Ⅲ~Ⅳ期

R-CHOP 方案是晚期或预后不良 DLBCL 的标准化疗方案，显著改善了 DLBCL 的生存率。首程高剂量化疗方案/骨髓或干细胞移植联合利妥昔单抗和标准 R-CHOP 方案比较未显著改善高危 DLBCL 的总生存率（表 7-3-8）。化疗前有大肿块、结外受侵或肿瘤残存的病人建议巩固性放疗，可提高生存率并降低局部区域复发率[60,61]。

1. 化疗方案和周期　晚期 DLBCL 的治疗以化疗为主，利妥昔单抗年代以前，CHOP 是侵袭性 NHL 的标准化疗方案。高强度或密集化疗方案如 m-BACOD、ProMACE-CytaBOM 和 MACOP-B 等未进一步提高总生存率和无病生存率，但毒副作用显著增加[21,22]。

2. 高剂量化疗加干细胞移植　高剂量化疗加干细胞移植的巩固性治疗不是早期 DLBCL 的标准方案，大部分研究未显著提高中高危/晚期 DLBCL 的首程治疗方案，仅作为挽救性治疗手段。侵袭性 B 细胞淋巴瘤化疗后进展或复发，对化疗敏感的病人，高剂量化疗加骨髓移植或自体干细胞移植挽救治疗能提高其生存率。

（1）首程治疗　R-CHOP 或 R-ACVBP 是晚期侵袭性 NHL 的标准化疗方案，但高危病人疗效仍然很差。除一项随机对照研究外，大部分研究认为中高危侵袭性 NHL 高剂量化疗加干细胞或骨髓移植首程治疗和常规化疗比较，未能提高总生存率。

目前全世界共有 7 项大的随机对照研究比较常规化疗和高剂量化疗加干细胞移植首程治疗侵袭性 NHL 的疗效（表 7-3-8），年龄在 60 或 65 岁以下，伴有一项或多项预后不良因素的临床Ⅲ~Ⅳ期，应用不同的高剂量化疗方案。大部分研究表明高剂量化疗和常规化疗效果相同，一项研究认为 ABCVP 化疗在无事件生存率和总生存率均优于高剂量化疗[79]，仅法国的一项研究结果显示高剂量化疗和常规 CHOP 方案化疗比较[81]，显著提高了无事件生存率，但总生存率相同，仅在亚组分析时发现，中高危病人高剂量化疗改善了无事件生存率和总生存率，低危或低中危组无差别。2008 年 Cochrane 荟萃分析包括 13 项随机研究、2018 例病人，高剂量化疗提高了 CR 率，但对总生存率无影响[82]。

表 7-3-8 首程治疗高剂量化疗+干细胞或骨髓移植和常规化疗的随机对照研究

研究组	入组条件	例数	治疗原则	5 年 EFS（%）	5 年 OS（%）
利妥昔单抗前年代					
GELA	<55 岁，1~3 个危险因素	202	常规化疗	53（3 年 DFS）	52（3）
（Haioun 1994）		197	CBV+HDT	59（3 年 DFS）	59（3）
				$P=0.46$	$P=0.60$
Italy	15~60 岁，大肿块 II 期和	61	VACOP-B+DHAP	48（PFS）	65（6）
（Santini 1998）	III~IV 期	63	VACOP-B+HDT ABMT	60（PFS）	65（6）
				$P=0.10$	$P>0.05$
EORTC	15~65 岁，70% IPI=0~	96	3+5 CHVmP/BV	56	77
（Kluin-Nelemans 2001）	2，CR/PR	98	3 CHVmP/BV+BEAC+ABMT	61	68
				$P=0.712$	$P=0.336$
GHSG	<60 岁，LDH 增高	154	2+3 CHOEP+IFRT	49（3）	63（3）
（Kaiser 2002）		158	CHOEP+ASCT+IFRT	59（3）	62（3）
				$P=0.22$	$P=0.68$
GELA LNH93-3	<60 岁，aaIPI 2~3 个危险	181	ACVBP	52	60
（Gisselbrecht 2002）	因素	189	ACVBP+HDT+ASCT	39	46
				$P=0.01$	$P=0.01$
意大利	aaIPI 中高危淋巴瘤	75	MACOP-B	49（PFS）	65
Martelli 2003		75	MACOP-B+HDT+ASCT	61（PFS）	64
				$P=0.21$	$P=0.98$
GOELAMS 072	15~60 岁，aaIPI=0~2	99	8 CHOP	37	56
（Milpied 2004）		98	2 CEEP+MC/BEAM+ASCT	55	71
				$P=0.037$	$P=0.076$
利妥昔单抗年代					
SWOG 9704	15~65 岁，II 期大肿块和	125	5+3 R-CHOP/CHOP	55（2）	71（2）
（Stiff 2013）	III~IV 期	128	5 R-CHOP/CHOP+HDT+ASCT	69（2）	74（2）
				$P=0.005$	$P=0.30$
DSHNHL 2002-1（Schmitz 2012）	16~60 岁，aaIPI=2~3；96% 晚期	130	R-CHOEP-14	69.5（3）	84.6（3）
		132	R-MegaCHOEP+ASCT	61.4（3）	77.0（3）
				$P=0.14$	$P=0.08$

注：HDT，高剂量化疗；ASCT，自体干细胞移植；ABMT，自体骨髓移植。

利妥昔单抗化疗年代高剂量化疗和干细胞移植巩固治疗和常规免疫化疗的疗效相同，总生存率无显著差别。SWOG 9704 入组 370 例 II 期大肿块和 III~IV 期年轻（15~65 岁）中高危或高危侵袭性淋巴瘤[83]，接受 5 周期 R-CHOP 或 CHOP 方案化疗，除外进展或拒绝入组病人，250 例随机为继续 3 周期原方案化疗（n=125）和诱导化疗加自体干细胞移植（n=128），高剂量化疗+自体干细胞移植提高了 2 年无进展生存率（69%：55%，$P=0.005$），但未改善总生存率（74%：71%，$P=0.30$）。德国 DSHNHL 2002-1 研究显示[84]，利妥昔单抗高剂量化疗和自体干细胞移植（R-MegaCHOEP+ASCT）和 8 周期常规 R-CHOEP-14 方案比较，3 年无事件生存率（61.4%：69.5%，$P=0.14$）、无进展生存率（69.8%：73.7%，$P=0.48$）和总生存率（77.0%：84.6%，$P=0.08$）均无显著差别，在完成全部高剂量化疗的病人中同样无显著差别。

这些临床证据显示，高剂量化疗加干细胞移植仍不是中高危侵袭性 NHL 首程治疗的标准治疗方案，更非早期 DLBCL 的常规治疗手段。高剂量化疗的治疗相关死亡率为 6%。

（2）挽救治疗　侵袭性 NHL 复发后对化疗敏感的病人采用高剂量化疗能改善生存率。1995 年法国的一项前瞻性随机研究证明[85]，109 例中高度恶性淋巴瘤首程治疗后复发、对化疗敏感的年轻病人，高剂量化疗+自体骨髓移植和挽救性化疗比较，显著提高了无病生存率和总生存率，5 年 EFS 分别为 46% 和 12%（$P=0.001$），5 年总生存率为 52% 和 32%（$P=0.038$）。

六、照射技术

（一）照射野和 CTV

NHL 化疗后应用受累部位照射（ISRT）或受累淋巴结照射（INRT），对于化疗敏感的 DLBCL，巩固性放疗的 CTV 不需要包括亚临床病灶，不使用扩大野照射，对于化疗抗拒或耐受的早期 DLBCL，可考虑根治性放疗，CTV 可适当扩大[87~89]。图 7-3-2~4 显示典型韦氏环和胃原发 DLBCL 的 IMRT 剂量分布[90,91]。

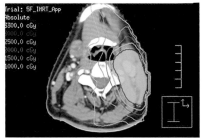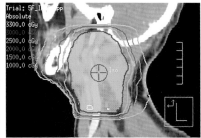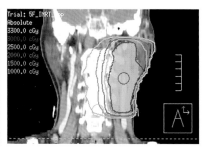

图 7-3-2　DLBCL 的照射剂量分布（ISRT），DLBCL 侵犯左上颈淋巴结

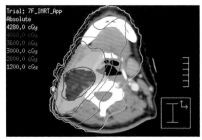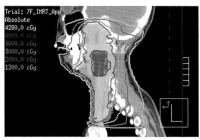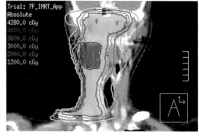

图 7-3-3　DLBCL 的照射剂量分布（ISRT），原发鼻咽 DLBCL 侵犯右颈淋巴结

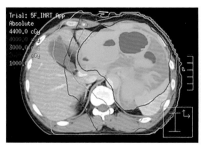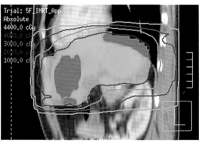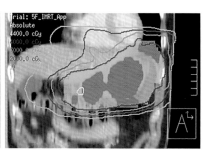

图 7-3-4　DLBCL 的照射剂量分布（ISRT），胃原发 DLBCL 受累部位照射

受累淋巴结照射（INRT）和受累部位照射（ISRT）的主要区别在于是否在化疗前应用 PET 确定靶区。INRT 要求在化疗前治疗体位下做 PET-CT，化疗后根据疗前 PET-CT 确定 CTV；而受累部位照射（ISRT）适用于化疗前未做 PET-CT 定位，化疗后靶区只能根据常规影像学检查确定，因而，前者的照射靶区更小，后者较大。ISRT 的 CTV 可包括部分器官，大部分 NHL 放疗时不需要包括未受侵淋巴结[87~89]。

（二）照射剂量

化疗后达 CR 的病人，DT 30~36 Gy，如果肿瘤残存或根治性放疗，DT 40~50 Gy。大肿块是影响预后和局部控制率的重要因素，多定义为 5~10 cm 以上，化疗后达到 CR 的病人，照射剂量可适当提高到 40 Gy。根治照射剂量多采用 40~50 Gy。

英国的随机对照研究显示，侵袭性淋巴瘤化疗后 30 Gy 和 40 Gy 巩固放疗的疗效相同[92]。640 例 Ⅰ~Ⅳ期病人大部分为 DLBCL（82%），少部分为 Ⅲ 级 FL 或 FL 转化的高度恶性淋巴瘤（5%）和 T 细胞淋巴瘤（5%），早期占 75%。大部分接受巩固性放疗（88%），少部分接受根治性放疗（12%）。30 Gy 和 40~45 Gy 组的 CR 率均为 91%，5 年无局部进展生存率分别为 82.2% 和 83.5%（$P=0.69$），5 年总生存率分别为 64% 和 68%（$P=0.29$）。

七、预后

美国和德国大数据资料显示，DLBCL 的 5 年总生存率分别为 62.9% 和 57.3%[69]。影响 DLBCL 预后的主要因素包括年龄、临床分期、LDH、结外受侵、一般状态和分子分型等，和预后相关的生物因素包括：CD5 表达、Bcl-2、P53、MYC 等基因表达。

参 考 文 献

1. Stein H, Warnke RA, Chan WC, et al. Diffuse large B-cell lymphoma, not otherwise specified. In：Jaffe ES, Harris NL, Stein H, Vardiman JW, eds. World Health Organization Classification of Tumours：Pathology and Genetics of Tumours of Haematopoietic and Lymphoid Tissues. Lyon, France：IARC Press, 2008, 233-237.

2. Swerdlow SH, Campo E, Pileri SA, et al. The 2016 revision of the World Health Organization classification of lymphoid neoplasms. Blood, 2016, 127：2375-2390.

3. 李晔雄，高远红，袁志勇，等. 国际预后指数在韦氏环非霍奇金淋巴瘤的预后意义. 中华放射肿瘤学杂志, 2002, 11：105-110.

4. 亓姝楠，李晔雄，刘清峰，等. 99 例结外弥漫性大 B 细胞淋巴瘤的治疗结果. 中华放射肿瘤学杂志, 2009, 18：101-104.

5. Qi SN, Li YX, Wang H, et al. Diffuse large B-cell lymphoma：clinical characterization and prognosis of Waldeyer ring versus lymph node presentation. Cancer, 2009, 115：4980-4989.

6. Wu RY, Li YX, Wang WH, et al. Clinical disparity and favorable prognoses for patients with Waldeyer ring extranodal nasal-type NK/T-cell lymphoma and diffuse large B-cell lymphoma. Am J Clin Oncol, 2014, 37：41-46.

7. Lu NN, Li YX, Wang WH, et al. Clinical behavior and treatment outcome of primary nasal diffuse large B-cell lymphoma. Cancer, 2012, 118：1593-1598.

8. Friedberg JW. Double hit diffuse large B-cell lymphomas：diagnostic and therapeutic challenges. Chin Clin Oncol, 2015, 4（1）：9.

9. Alizadeh A, Eisen MB, Davis RE, et al. Distinct types of diffuse large B-cell lymphoma identified by gene expression profiling. Nature, 2000, 03：503-511.

10. Rosenwald A, Wright G, Chan WC, et al. The use of molecular profiling to predict survival after chemotherapy for diffuse large B-cell lymphoma. N Engl J Med, 2002, 346：1937-1947.

11. Shipp MA, Ross KN, Tamayo P, et al. Diffuse large B-cell lymphoma outcome prediction by gene-expression profiling and

supervised machine learning. Nature Med, 2002, 8：68-74.

12. Hans CP, Weisenburger DD, Greiner TC, et al. Confirmation of the molecular classification of diffuse large B-cell lymphoma by immunohistochemistry using a tissue microarray. Blood, 2004, 103：275-282.

13. Choi WW, Weisenburger DD, Greiner TC, et al. A new immunostain algorithm classifies diffuse large B-cell lymphoma into molecular subtypes with high accuracy. Clin Cancer Res, 2009, 15：5494-5502.

14. Oschlies I, Klapper W, Zimmermann M, et al. Diffuse large B-cell lymphoma in pediatric patients belongs predominantly to the germinal-center type B-cell lymphomas：a clinicopathologic analysis of cases included in the German BFM (Berlin-Frankfurt-Munster) Multicenter Trial. Blood, 2006, 107 (10)：4047-4052.

15. Camilleri-Broët S, Crinière E, Broët P, et al. A uniform activated B-cell-like immunophenotype might explain the poor prognosis of primary central nervous system lymphomas：analysis of 83 cases. Blood, 2006, 107：190-196.

16. Lossos IS, Debra K. Czerwinski DK, et al. Prediction of survival in diffuse large-B-cell lymphoma based on the expression of six genes. N Engl J Med, 2004, 350：1828-1837.

17. Spaepen K, Stroobants S, Dupont P, et al. Prognostic value of positron emission tomography (PET) with fluorine-18 fluorodeoxyglucose ([18F] FDG) after first-line chemotherapy in non-Hodgkin's lymphoma：is [18F] FDG-PET a valide alternative to conventional diagnostic methods? J Clin Oncol, 2001, 19：414-419.

18. Manot C, Klingbiel D, Hitz F, et al. Final results of a prospective evaluation of the predictive value of interim positron emission tomography in patients with diffuse large B-cell lymphoma treated with R-CHOP-14 (SAKK 38/07). J Clin Oncol, 2015, 33：2523-2529.

19. Pulte D, Jansen L, Gondos A, et al. Survival of patients with non-Hodgkin lymphoma in Germany in the early 21st century. Leuk Lymphoma, 2013, 54 (5)：979-985.

20. Nogai H, Dörken B, Lenz G. Pathogenesis of non-Hodgkin's lymphoma. J Clin Oncol., 2011, 29 (14)：1803-1811.

21. Gordon LI, Harrington D, Andersen J, et al. Comparison of a second-generation combination chemotherapeutic regimen (m-BACOD) with a standard regimen (CHOP) for advanced diffuse non-Hodgkin's lymphoma. N Engl J Med, 1992, 327：1342-1349.

22. Fisher RI, Gaynor ER, Dahlberg S, et al. Comparison of a standard regimen (CHOP) with three intensive chemotherapy regimens for advanced non-Hodgkin's lymphoma. N Engl J Med, 1993, 328：1002-1006.

23. Pfreundschuh M, Trumper L, Kloess M, et al. Two-weekly or 3-weekly CHOP chemotherapy with or without etoposide for the treatment of elderly patients with aggressive lymphomas：results of the NHL-B2 trial of the DSHNHL. Blood, 2004, 104：634-641.

24. Ohmachi K, Tobinai K, Kobayashi Y, et al. Phase III trial of CHOP-21 versus CHOP-14 for aggressive non-Hodgkin's lymphoma：final results of the Japan Clinical Oncology Group Study, JCOG 9809. Ann Oncol, 2011, 22 (6)：1382-1391.

25. Pfreundschuh M, Trümper L, Kloess M, et al. Two-weekly or 3-weekly CHOP chemotherapy with or without etoposide for the treatment of elderly patients with aggressive lymphomas：results of the NHL-B2 trial of the DSHNHL. Blood, 2004, 104 (3)：634-641.

26. Pfreundschuh M, Trümper L, Kloess M, et al. Two-weekly or 3-weekly CHOP chemotherapy with or without etoposide for the treatment of young patients with good-prognosis (normal LDH) aggressive lymphomas：results of the NHL-B1 trial of the DSHNHL. Blood, 2004, 104 (3)：626-633.

27. Reyes F, Lepage E, Ganem G, et al. ACVBP versus CHOP plus radiotherapy for localized aggressive lymphoma. N Engl J Med, 2005, 352：1197-1205.

28. Tilly H, Lepage E, Coiffier B, et al. Intensive conventional chemotherapy (ACVBP regimen) compared with standard CHOP for poor-prognosis aggressive non-Hodgkin's lymphoma. Blood, 2003, 102：4284-4289.

29. Kamath SS, Marcus RB Jr, Lynch JW, et al. The impact of radiotherapy dose and other treatment-related and clinical factors on in-filed control in stage I and II non-Hodgkin's lymphoma. Int J Radiat Oncol Biol Phys, 1999, 44：563-568.

30. van der Maazen RW, Noordijk EM, Thomas J, et al. Combined modality treatment is the treatment of choice for stage I/IE intermediate and high grade non-Hodgkin's lymphoma. Radiother Oncol, 1998, 49：1-7.

31. Tondini C, Zanini M, Lombardi F, et al. Combined modality treatment with primary CHOP chemotherapy followed by lo-

coregional irradiation in stage I or II histologically aggressive non-Hodgkin's lymphoma. J Clin Oncol, 1993, 11：720-725.

32. Shenkier TN, Voss N, Fairey R, et al. Brief chemotherapy and involved-region irradiation for limited-stage diffuse large-cell lymphoma：an 18-year experience from the British Columbia Cancer Agency. J Clin Oncol, 2002, 20：197-204.

33. Krol AD, Berenschot HW, Doekharan D, et al. Cyclophosphamide, doxorubicin, vincristine and prednisone chemotherapy and radiotherapy for stage I intermediate or high grade non-Hodgkin's lymphomas：results of a strategy that adapts radiotherapy dose to the response after chemotherapy. Radiother Oncol, 2001; 58（3）：251-255.

34. Munck JN, Dhermain F, Koscielny S, et al. Alternating chemotherapy and radiotherapy for limited-stage intermediate and high-grade non-Hodgkin's lymphomas：long-term results for 96 patients with tumors > 5 cm. Ann Oncol, 1996, 7（9）：925-931.

35. Velasquez WS, Fuller LM, Jagannath S, et al. Stages I and II diffuse large cell lymphomas：prognostic factors and long-term results with CHOP-bleo and radiotherapy. Blood, 1991, 77（5）：942-947.

36. Jones SE, Miller TP, Connors JM. et al. Long-term follow-up and analysis for prognostic factors for patients with limited-stage diffuse large-cell lymphoma treated with initial chemotherapy with or without adjuvant radiotherapy. J Clin Oncol, 1989, 7（9）：1186-1191.

37. Connors JM, Klimo P, Fairey RN, Voss N. Brief chemotherapy and involved field radiation therapy for limited-stage, histologically aggressive lymphoma. Ann Intern Med, 1987, 107（1）：25-30.

38. Miller TP. The limits of limited stage lymphoma. J Clin Oncol, 2004, 22：2982-2984.

39. Coiffier B, Lepage E, Briere J, et al. CHOP chemotherapy plus rituximab compared with CHOP alone in elderly patients with diffuse large B-cell lymphoma. New Engl J Med, 2002, 346：235-242.

40. Feugier P, Van Hoof A, Sebban C, et al. Long-term results of the R-CHOP study in the treatment of elderly patients with diffuse large B-cell lymphoma：a study by the Groupe d'Etude des Lymphomes de l'Adulte. J Clin Oncol, 2005, 23：4117-4126.

41. Coiffier B, Thieblemont C, Van Den Neste E, et al. Long-term outcome of patients in the LNH-98. 5 trial, the first randomized study comparing rituximab-CHOP to standard CHOP chemotherapy in DLBCL patients：a study by the Groupe d'Etudes des Lymphomes de l'Adulte. Blood, 2010, 116：2040-2045.

42. Habermann TM, Weller EA, Morrison VA, et al. Rituximab-CHOP versus CHOP alone or with maintenance rituximab in older patients with diffuse large B-cell lymphoma. J Clin Oncol, 2006, 24：3121-3127.

43. Pfreundschuh M, Schubert J, Ziepert M, et al：Six versus eight cycles of bi-weekly CHOP-14 with or without rituximab in elderly patients with aggressive CD20+B-cell lymphomas：A randomised controlled trial（RICOVER-60）. Lancet Oncol, 2008, 9：105-116.

44. Delarue R, Tilly H, Mounier N, et al. Dose-dense rituximab-CHOP compared with standard rituximab-CHOP in elderly patients with diffuse large B-cell lymphoma（the LNH03-6B study）：a randomised phase 3 trial. Lancet Oncol, 2013, 14：525-533.

45. Pfreundschuh M, Lorenz Trümper L, Osterborg A, et al. CHOP-like chemotherapy plus rituximab versus CHOP-like chemotherapy alone in young patients with good-prognosis diffuse large-B-cell lymphoma：a randomised controlled trial by the MabThera International Trial（MInT）Group. Lancet Oncol, 2006, 7：379-391.

46. Pfreundschuh M, Kuhnt E, Trümper L, et al. CHOP-like chemotherapy with or without rituximab in young patients with good-prognosis diffuse large-B-cell lymphoma：6-year results of an open-label randomised study of the MabThera International Trial（MInT）Group. Lancet Oncol, 2011, 12：1013-1022.

47. Ketterer N, Coiffier B, Thieblemont C, et al. Phase III study of ACVBP versus ACVBP plus rituximab for patients with localized low-risk diffuse large B-cell lymphoma（LNH03-1B）. Ann Oncol, 2013, 24：1032-1037.

48. Cunningham D, Hawkes EA, Jack A, et al. Rituximab plus cyclophosphamide, doxorubicin, vincristine, and prednisolone in patients with newly diagnosed diffuse large B-cell non-Hodgkin lymphoma：a phase 3 comparison of dose intensification with 14-day versus 21-day cycles. Lancet, 2013, 381：1817-1826.

49. Recher C, Coiffier B, Haioun C, et al. Intensified chemotherapy with ACVBP plus rituximab versus standard CHOP plus

rituximab for the treatment of diffuse large B-cell lymphoma（LNH03-2B）: An open-label randomised phase 3 trial. Lancet, 2011, 378: 1858-1867.

50. Fu K, Weisenburger DD, Choi WWL, et al. Addition of rituximab to standard chemotherapy improves the survival of both the germinal center B-cell-like and non-germinal center B-cell-like subtypes of diffuse large B-cell lymphoma. J Clin Oncol, 2008, 26: 4587-4594.

51. Hoelzer D, Walewski J, Dohner H, et al. Improved outcome of adult Burkitt lymphoma/leukemia with rituximab and chemotherapy: report of a large prospective multicenter trial. Blood, 2014, 124: 3870-3879.

52. Kaplan LD, Lee JY, Ambinder RF, et al. Rituximab does not improve clinical outcome in a randomized phase 3 trial of CHOP with or without rituximab in patients with HIV-associated non-Hodgkin lymphoma: AIDS-Malignancies Consortium Trial 010. Blood, 2005, 106: 1538-1543.

53. Pfreundschuh M, Ho AD, Cavallin-Stahl E, et al. Prognostic significance of maximum tumour（bulk）diameter in young patients with good prognosis diffuse large-B-cell lymphoma treated with CHOP-like chemotherapy with or without rituximab: An exploratory analysis of the MabThera International Trial Group（MInT）study. Lancet Oncol, 2008, 9: 435-444.

54. Miller TP, Dahlberg S, Cassady JR, et al. Chemotherapy alone compared with chemotherapy plus radiotherapy for localized intermediate-and high-grade non-Hodgkin's lymphoma. N Engl J Med, 1998, 339: 21-26.

55. Stephens DM, Li H, Leblanc ML, et al. Continued risk of relapse independent of treatment modality in limited-stage diffuse large B-cell lymphoma: final and long-term analysis of Southwest Oncology Group Study S8736. J Clin Oncol, 2016, 34: 2997-3004.

56. Horning SJ, Weller E, Kim K, et al. Chemotherapy with or without radiotherapy in limited-stage diffuse aggressive non-Hodgkin's lymphoma: Eastern Cooperative Oncology Group study 1484. J Clin Oncol, 2004, 22: 3032-3038.

57. Bonnet C, Fillet G, Mounier N, et al. CHOP alone compared with CHOP plus radiotherapy for localized aggressive lymphoma in elderly patients: A study by the Groupe d'Etude des Lymphomes del'Adulte. J Clin Oncol, 2007, 25: 787-792.

58. Avilés A, Delgado S, Ruiz H, et al. Treatment of non-Hodgkin's lymphoma of Waldeyer's ring: radiotherapy versus chemotherapy versus combined therapy. Eur J Cancer B Oral Oncol, 1996, 32B（1）: 19-23.

59. Persky DO, Unger JM, Spier CM, et al. Phase II study of rituximab plus three cycles of CHOP and involved-field radiotherapy for patients with limited-stage aggressive B-cell lymphoma: Southwest Oncology Group study 0014. J Clin Oncol, 2008, 26（14）: 2258-2263.

60. Held G, Murawski N, Ziepert M, et al. Role of radiotherapy to bulky disease in elderly patients with aggressive B-cell lymphoma. J Clin Oncol, 2014, 32: 1112-1118.

61. Phan J, Mazloom A, Medeiros LJ, et al. Benefit of consolidative radiation therapy in patients with diffuse large B-cell lymphoma treated with R-CHOP chemotherapy. J Clin Oncol, 2010, 28: 4170-4176.

62. Vargo JA, Gill BS, Balasubramani GK, Beriwal S. Treatment selection and survival outcomes in early-stage diffuse large B-cell lymphoma: Do we still need consolidative radiotherapy? J Clin Oncol, 2015, 33: 3710-3717.

63. Ballonoff A, Rusthoven KE, Schwer A, et al. Outcomes and effect of radiotherapy in patients with stage I or II diffuse large B-cell lymphoma: a Surveillance, Epidemiology, and End Results analysis. Int J Radiat Oncol Biol Phys, 2008, 72: 1465-1471.

64. Haque W, Dabaja B, Tann A, et al. Changes in treatment patterns and impact of radiotherapy for early stage diffuse large B-cell lymphoma after rituximab: a population-based analysis. Radiother Oncol, 2016, 120: 150-155.

65. Ng AK, Dabaja BS, Hoppe RT, et al. Re-examining the role of radiation therapy for diffuse large B-cell lymphoma in the modern era, 2016, 34: 1443-1447.

66. Pugh TJ, Ballonoff A, Rusthoven KE, et al. Cardiac mortality in patients with stage I and II diffuse large B-cell lymphoma treated with and without radiation: a Surveillance, Epidemiology, and End Results analysis. Int J Radiat Oncol Biol Phys, 2010, 76: 845-849.

67. Dabaja BS, Vanderplas AM, Crosby-Thompson AL, et al. Radiation for diffuse large B-cell lymphoma in the rituximab era: analysis of the National Comprehensive Cancer Network lymphoma outcomes project. Cancer, 2015, 121: 1032-1039.

68. 王绿化，王维虎，黄一容，等. Ⅰ期非霍奇金淋巴瘤的治疗及预后分析. 中华放射肿瘤学杂志，2000，9：14-16.

69. Chen MG, Prosnitz LR, Gonzalez-Serva A, et al. Results of radiotherapy in control of stage Ⅰ and Ⅱ non-Hodgkin's lymphoma. Cancer, 1979, 43 (4)：1245-1254.

70. Kaminski MS, Coleman CN, Colby TV, et al. Factors predicting survival in adults with stage Ⅰ and Ⅱ large-cell lymphoma treated with primary radiation therapy. Ann Intern Med, 1986, 104 (6)：747-756.

71. Vaughan Hudson B, Vaughan Hudson G, MacLennan KA, et al. The clinical stage I non-Hodgkin's lymphoma：long-term follow-up of patients treated by the British National Lymphoma Investigation with radiotherapy alone as initial therapy. Br J Cancer, 1994, 69：1088-1093.

72. Wylie JP, Cowan RA, Deakin DP. The role of radiotherapy in the treatment of localized intermediate and high grade non-Hodgkin's lymphoma in elderly patients. Radiother Oncol, 1998, 49：9-14.

73. Spicer J, Smith P, Maclennan K, et al. Long-term follow-up of patients treated with radiotherapy alone for early-stage histologically aggressive non-Hodgkin's lymphoma. Br J Cancer, 2004, 90 (6)：1151-1155.

74. Shi Z, Das S, Okwan-Duodu D, et al. Patterns of failure in advanced stage diffuse large B-cell lymphoma patients after complete response to R-CHOP immunochemotherapy and the emerging role of consolidative radiation therapy. Int J Radiat Oncol Biol Phys, 2013; 86 (3)：569-577.

75. Haioun C, Lepage E, Gisselbrecht C, et al. Comparison of autologous bone marrow transplantation with sequential chemotherapy for intermediate-grade and high-grade non-Hodgkin's lymphoma in first complete remission：a study of 464 patients. Groupe d'Etude des Lymphomes de l'Adulte. J Clin Oncol, 1994, 12 (12)：2543-2551.

76. Santini G, Salvagno L, Leoni P, et al. VACOP-B versus VACOP-B plus autologous bone marrow transplantation for advanced diffuse non-Hodgkin's lymphoma：results of a prospective randomized trial by the non-Hodgkin's Lymphoma Cooperative Study Group. J Clin Oncol, 1998, 16 (8)：2796-2802.

77. Kluin-Nelemans HC, Zagonel V, Anastasopoulou A, et al. Standard chemotherapy with or without high-dose chemotherapy for aggressive non-Hodgkin's lymphoma：randomized phase Ⅲ EORTC study. J Natl Cancer Inst, 2001, 93 (1)：22-30.

78. Kaiser U, Uebelacker I, Abel U, et al. Randomized study to evaluate the use of high-dose therapy as part of primary treatment for "aggressive" lymphoma. J Clin Oncol, 2002, 20 (22)：4413-4419.

79. Gisselbrecht C, Lepage E, Molina T, et al. Shortened first-line high-dose chemotherapy for patients with poor-prognosis aggressive lymphoma. J Clin Oncol, 2002, 20 (10)：2472-2479.

80. Martelli M, Gherlinzoni F, De Renzo A, et al. Early autologous stem-cell transplantation versus conventional chemotherapy as front-line therapy in high-risk, aggressive non-Hodgkin's lymphoma：an Italian multicenter randomized trial. J Clin Oncol, 2003, 21 (7)：1255-1262.

81. Milpied N, Deconinck E, Gaillard F, et al. Initial treatment of aggressive lymphoma with high-dose chemotherapy and autologous stem-cell support. N Engl J Med, 2004, 350 (13)：1287-1295.

82. Greb A, Bohlius J, Schiefer D, et al. High-dose chemotherapy with autologous stem cell transplantation in the first line treatment of aggressive non-Hodgkin lymphoma (NHL) in adults. Cochrane Database Syst Rev, 2008, 23；(1)：CD004024.

83. Stiff PJ, Unger JM, Cook JR, et al. Autologous transplantation as consolidation for aggressive non-Hodgkin's lymphoma. N Engl J Med, 2013, 369 (18)：1681-1690.

84. Schmitz N, Nickelsen M, Ziepert M, et al. Conventional chemotherapy (CHOEP-14) with rituximab or high-dose chemotherapy (MegaCHOEP) with rituximab for young, high-risk patients with aggressive B-cell lymphoma：an open-label, randomised, phase 3 trial (DSHNHL 2002-1). Lancet Oncol, 2012, 13 (12)：1250-1259.

85. Philip T, Guglielmi C, Hagenbeek, A, et al. Autologous bone marrow transplantation as compared with salvage chemotherapy in relapses of chemotherapy-sensitive non-Hodgkin's lymphoma. N Engl J Med, 1995, 333：1540-1545.

86. Andre M, Mounier N, Leleu X, et al. Second cancers and late toxicities after treatment of aggressive non-Hodgkin lymphoma with the ACVBP regimen：a GELA cohort study on 2837 patients. Blood, 2004, 103：1222-1228.

87. Illidge T, Specht L, Yahalom J, et al. Modern radiation therapy for nodal non-Hodgkin lymphoma：target definition and dose guidelines from the International Lymphoma Radiation Oncology Group. Int J Radiat Oncol Biol Phys, 2014, 89：

49-58.

88. Yahalom J, Illidge T, Specht L, et al. Modern radiation therapy for extranodal lymphomas: field and dose guidelines from the International Lymphoma Radiation Oncology Group. Int J Radiat Oncol Biol Phys, 2015, 92: 11-31.

89. Hoskin PJ, Diez P, Williams M, et al. Recommendations for the use of radiotherapy in nodal lymphoma. Clin Oncol, 2013, 25: 49-58.

90. Xu YG, Wang SL, Liu YP, et al. Dosimetric and clinical outcomes with intensity modulated radiation therapy following chemotherapy for patients with early-stage diffuse large B-cell lymphoma of Waldeyer's Ring. Int J Radiat Oncol Biol Phys, 2016, 96 (2): 379-386.

91. Liu X, Fang H, Tian Y, et al. Intensity modulated radiotherapy for early-stage primary gastric diffuse large B-cell lymphoma: Dosimetric analysis, clinical outcome and quality of life. Int J Radiat Oncol Biol Phys, 2016, 95: 712-720.

92. Lowry L, Smith P, Qian W, et al. Reduced dose radiotherapy for local control in non-Hodgkin lymphoma: a randomised phase III trial. Radiother Oncol, 2011; 100 (1): 86-92.

93. Shipp MA, Harrington DP, Anderson JR, et al. A predictive model for aggressive non-Hodgkin's lymphoma. N Engl J Med, 1993, 329: 987-994.

94. Sehn LH, Berry B, Chhanabhai M, et al. The revised International Prognostic Index (R-IPI) is a better predictor of outcome than the standard IPI for patients with diffuse large B-cell lymphoma treated with R-CHOP. Blood, 2007, 109: 1857-1861.

95. Ziepert M, Hasenclever D, Kuhnt E, et al. Standard international prognostic index remains a valid predictor of outcome for patients with aggressive CD20+B-cell lymphoma in the rituximab era. J Clin Oncol, 2010, 28: 2373-2380.

96. Zhou Z, Sehn LH, Rademaker AW, et al. An enhanced International Prognostic Index (NCCN-IPI) for patients with diffuse large B-cell lymphoma treated in the rituximab era. Blood, 2014, 123: 837-842.

97. Yamaguchi M, Seto M, Okamoto M, et al. De novo CD5+diffuse large B-cell lymphoma: a clinicopathologic study of 109 patients. Blood, 2002, 99: 815-821.

第二节　原发纵隔弥漫性大 B 细胞淋巴瘤

原发纵隔（胸腺）B 细胞淋巴瘤（primary mediastinal B-cell lymphoma, PMBL）是来源于胸腺的弥漫性大 B 细胞淋巴瘤，1980 年 Lichtenstein 首次描述[1]。PBML 具有弥漫性大 B 细胞淋巴瘤的病理形态学特点，临床特征为肿瘤常局限于纵隔，Ⅰ～Ⅱ期常见，年轻女性多见，易侵犯邻近器官和组织，预后较好。2008 年 WHO 分类中，将 PMBL 作为一种独立的病理类型[2]，免疫表型、基因异常和临床表现和结内 DLBCL 有明显不同[3]。

一、流行病学

全世界广泛分布，较少见，占全部 NHL 的 2%～4%，DLBCL 的 5%～12%。在中国，PMBL 仅占全部 NHL 的 1.5%[4]。PMBL 病因不明。

二、病理和基因表型

（一）病理形态和免疫组化

PMBL 具有弥漫性大 B 细胞淋巴瘤的病理形态特征，肿瘤细胞显弥漫性生长，细胞大小不一，但多为有裂或无裂大细胞。细胞形态学显不均质性，包括弥漫性混合细胞、弥漫性大细胞和免疫母细胞。背景为纤维化或硬化（50%），包绕或缠绕肿瘤细胞。偶可见上皮囊肿、胸腺小叶和 Hassall 小体。

PMBL 表达 B 细胞抗原，如 CD19、CD20、CD22 和 CD79a 阳性，但 CD15、CD21、CD68 和 CD138 阴性，CD30 弱表达。IRF4/MUM1 和 CD23 常阳性，BCL2 和 BCL6 表达或不表达，典型表现为

缺乏表面免疫球蛋白（sIgs）和胞质 Igs 表达。PMBL 来源 CD19+/CD21-的胸腺 B 淋巴细胞亚群，免疫特征为 CD19+CD20+CD22+和 IgM 表达，而 CD21 阴性[5]。

（二）细胞遗传和基因异常

PMBL 特征性的染色体异常表现为染色体片断增加，常为二倍体。50%的病人有 9 号染色体片断增加，而此种现象在其他淋巴瘤极少见。30%的病例有 12q31 染色体片断增加，1/3 的病例有 X 染色体片断增加。

单纯从病理形态上难以鉴别 PMBL 和外周弥漫性大 B 细胞淋巴瘤，但两者在癌基因表达和突变上有明显差别。PMBL 缺乏 bcl-6 突变和 bcl-2 基因重组，但常有 mal 基因过度表达。Bcl-6 基因参与生发中心 B 细胞的成熟并产生点突变，因此，在正常生发中心后 B 细胞存在 bcl-6 的突变。50%的弥漫性大 B 细胞淋巴瘤–非特指型存在 Bcl-6 突变，而 PMBL 无 Bcl-6 突变，说明 PMBL 来源于生发中心前 B 淋巴细胞。

Bcl-2 是一种抗癌基因，80%滤泡性淋巴瘤和 20%结内弥漫性大 B 细胞淋巴瘤有 Bcl-2 重组，但纵隔淋巴瘤常无 Bcl-2 重组。MAL 基因过表达是 PMBL 最具特征性的基因异常[6]。MAL 基因是鉴别原发于纵隔弥漫性大 B 细胞淋巴瘤的分子标志物。

基因表达谱证明，与典型的 DLBCL 比较，PMBL 更接近于 HL[7,8]，和经典 HD 结节硬化型相似，PMBL 的 IL-13 和它的下游基因 JAK2 和 STAT1、TNF 家族和 TRAF1 基因高表达[9]。IL-4/IL-13 上游调节基因 STAT6 高表达，可鉴别 PMBL 和 DLBCL。基因表达差异说明了 PMBL 和外周弥漫性大 B 细胞淋巴瘤是两种疾病。

三、鉴别诊断

PMBL 是成人原发纵隔 NHL 最常见的病理类型，但需和淋巴母细胞淋巴瘤、HL、ALK 阳性间变性大细胞淋巴瘤、原发纵隔生殖细胞瘤（表 7-3-9）和胸腺瘤等鉴别诊断。T 淋巴母细胞淋巴瘤好发于儿童，除容易侵犯纵隔外，常侵犯骨髓，免疫组化、骨髓和外周血检查可作为鉴别诊断。纵隔生殖细胞瘤通过 AFP 和 HCG 检查有助于鉴别诊断。HD 在淋巴细胞、浆细胞、红细胞和白细胞的背景上有 RS 肿瘤细胞存在，肿瘤细胞表达 CD15，但无 CD45 表达，而大部分 PMBL 表达 CD45 和 B 细胞抗原。"灰区淋巴瘤"定义为介于 HD 和纵隔弥漫性大 B 细胞淋巴瘤，具有同样的免疫学特征，极难鉴别。ALK 阳性间变性大细胞淋巴瘤病理形态为大的间变细胞，CD30（Ki-1）强阳性，常有 t（2；5）染色体异常，并出现 ALK 和 NPM 癌基因融合。

四、诊断和分期

PMBL 是一种临床病理诊断，需要结合临床表现和病理形态、免疫表型与基因表型。病理诊断的符合率仅为 50%~60%，结合临床表现可以提高到 85%[10]。主要和 HL、纵隔灰区淋巴瘤和 T 淋巴母细胞淋巴瘤鉴别诊断。

临床分期检查应常规包括生化指标、HIV 和肝炎病毒指标、胸部和腹盆腔 CT，骨髓活检，LDH 和 β 微球蛋白，胸腔积液或心包积液检查。PET-CT 可作为重要的临床分期手段，并评价治疗反应，PET-CT 扫描对残存肿瘤的鉴别诊断和预后有重要的指导意义。PMBL 早期病变多见，极少侵犯骨髓，因此，骨髓检查不是常规检查手段。

五、临床表现

PMBL 好发于年轻女性，大部分病人年龄在 10~45 岁，中位年龄 30 岁。男女之比约为 1：2。肿瘤位于前上纵隔，常为大肿块，50%~78%的病人肿块超过 10 cm，肿瘤常侵犯邻近器官或组织如肺、上腔静脉、胸膜、心包和胸壁等，引起压迫症状和体征。大肿块压迫邻近器官产生咳嗽、胸痛、气短、声音嘶哑、膈神经麻痹和呼吸困难等症状，1/3 的病人有上腔静脉压迫综合征和心包或胸腔积液。2/3 病人有 LDH 增高。骨髓受侵少见（1%~5%），中枢神经系统受侵少见。

大部分病人为早期，占 60%~80%，以 Ⅱ 期最常见，Ⅲ~Ⅳ 期少见，肿瘤较少侵犯外周淋巴结。骨髓或胸腔外结外器官受侵较少见。肿瘤复发时，易侵及实质性脏器如肝、肾、脑和肾上腺。

表 7-3-9 弥漫性大 B 细胞淋巴瘤和原发纵隔大 B 细胞淋巴瘤的差别

特　征	PMBL	DLBCL
临床特点		
发病年龄	年轻多见，中位年龄 30 岁	老年多见，中位年龄 60 岁
性别	女性多见，男：女 = 1：2	男：女 = 1：1
原发部位	纵隔	淋巴结原发多见
纵隔肿物	常为大纵隔，易侵及邻近器官	结内原发则极少侵犯纵隔
临床分期	Ⅰ~Ⅱ 期多见，占 60%~80%	50% 为临床 Ⅰ~Ⅱ 期
免疫组化		
Ig 基因重组	+	+
Ig 表达	无	有
Bcl-2 重组	无	有
Bcl-6 突变	无	有
MAL	常见异常表达	极少见异常
常见复发部位	实体器官：脑、肝、肾	淋巴结和结外部位

六、治疗

PMBL 治疗原则和弥漫性大 B 细胞淋巴瘤基本相同，R-CHOP 方案化疗加受累部位照射是早期 PMBL 的标准治疗方法。由于大部分 PMBL 病人为纵隔大肿块，常规方案化疗或更强方案化疗的效果欠佳。放疗显著提高了近期疗效和无病生存率或无进展生存率，对总生存率的影响有待随机对照研究结果。

（一）化疗

利妥昔单抗为基础的化疗方案逐步成为 PMBL 的标准治疗原则，和常规化疗方案比较，显著提高了无病生存率和总生存率。

1. 免疫化疗　虽然缺乏 PMBL 的随机对照研究，多项回顾性研究显示，利妥昔单抗方案化疗提高了无病生存率和总生存率[22]，5 年无事件复发率或无进展生存率为 68%~93%，总生存率为 85%~95%（表 7-3-10），优于常规 CHOP 方案化疗 5 年总生存率的 50%~60%。大部分病人（>50%）接受了巩固性或挽救性放疗。

2. 常规方案和高剂量化疗　利妥昔单抗以前年代，多柔比星（阿霉素）基础的化疗方案如 CHOP 或高剂量方案化疗联合受累野照射，5 年生存率为 60%~80%，无进展生存率有较大差别，为 38%~89%[11,25~30]。

高剂量化疗加自体骨髓干细胞移植和 CHOP 比较，在侵袭 NHL 的首程治疗中未改善生存率和无病生存率，通常作为挽救性治疗手段。第三代化疗方案 MACOP-B 可能优于 CHOP 方案，应用 MACOP-B 加放疗能产生好的治疗效果[26]。

表 7-3-10　原发纵隔弥漫性大 B 细胞淋巴瘤利妥昔单抗化疗后放疗的疗效

作　者	例数	分期	化　疗	放疗（%）	CR 率（%） 化疗	CR 率（%） 放疗	5 年 OS（%）	5 年 PFS（%）
Savage，2006	18	Ⅰ～Ⅳ	R-CHOP	39			82	NA
Zinzani，2009	45	Ⅰ～Ⅳ	R-MACOPB R-VACOPB	71.1	62	80	80	84
Ahn，2010	21	Ⅰ～Ⅳ	R-CHOP	57	90	95	82.7（2 年）	79（2 年）
Tai，2011	27	Ⅰ～Ⅳ	R-CHOP	88	70.3	74	87（3 年）	88（3 年）
Rieger，2011	44	Ⅰ～Ⅳ	R-CHOP	70.5	52.3	80	88.5（3 年）	78（3 年）
Zhu，2011	19	Ⅰ～Ⅳ	R-CHOP 类似	62	56 (CR)		84（3 年）	73（3 年）
Vassilakopoulos，2012	76	Ⅰ～Ⅳ	R-CHOP	76			89	81
Xu，2013	39	Ⅰ～Ⅳ	R-CHOP	82			83.7	76.7
Filippi，2013	37	Ⅰ～Ⅳ	R-CHOP 类似	100		85	89.8（3 年）	88.7（3 年）
Dunleavy，2013	51	Ⅰ～Ⅳ	DA-EPOCH-R *	2 例		96	97	93
Soumerai，2014	63	Ⅰ～Ⅳ	R-CHOP	58.7	71		79	68
Aoki，2014	187	Ⅰ～Ⅳ	R-CHOP	34			90（4 年）	75（4 年）
Pinnix，2015	97	Ⅰ～Ⅳ	R-CHOP：50 R-HCVAD：22 R-EPOCH：25	99 82 36			99	91
Ceriani，2015	103	Ⅰ～Ⅳ	R-CHOP：16 R-MACOPB/ R-VACOPB：87	90			94（3 年）	87（3 年）

注：＊2 例接受挽救性放疗后长期生存。

（二）放疗

由于大部分 PMBL 有纵隔大肿块，常规化疗后放疗是综合治疗的一部分。利妥昔单抗方案化疗后，以 CT 评估疗效的病人，如果疗前有大肿块、肿瘤残存或病变局部进展，建议巩固性或挽救性放疗；如果以 PET-CT 评估疗效，肿瘤残存 Deauville 评分 4~5，建议巩固性或挽救性放疗。

1. 放疗作用　在绝大多数肿瘤中心，PMBL 首程化疗后应用受累野巩固性或挽救性放疗，并取得了好的疗效。原发纵隔大 B 细胞淋巴瘤常为大肿块或大纵隔，化疗后放疗提高了 CR 率，达 80% 以上。

多项回顾性研究显示，PMBL 化疗后受累野照射能显著改善无病生存率和总生存率[11,16,16,29,37,22]，但另外的几项研究则未证实放疗的作用[31,21]。美国 SEER 数据库 2001~2011 年收治 250 例新诊断Ⅰ～Ⅱ期 PMBL，约 50% 的病人接受了放疗，放疗在单因素和多因素分析中显著改善了总生存率，5 年总生存率放疗和未放疗组分别为 90% 和 79%（$P=0.029$）[33]。中国医学科学院肿瘤医院报道，67 例早期 PMBL 接受 R-CHOP 或 CHOP 方案化疗，放疗显著改善了 5 年总生存率、无进展生存率和局部控制率，放疗和未放疗组分别为 73.6% 比 50.8%（$P=0.076$），69.9% 比 36.9%（$P=0.008$）和 92.6% 比 56.4%（$P<0.001$）[37]。即使是 39 例接受 R-CHOP 化疗，放疗仍然提高了生存率（90% 比 57%，$P=0.004$）和无进展生存率（81% 比 57%，$P=0.077$）。最近日本报道，即使接受 R-CHOP 方案化疗达到 CR，仍有较高的纵隔复发率。89 例 R-CHOP 化疗达到 CR 病人，14 例复发，9 例位于纵隔。化疗后达到 CR 接受放疗病人的 4 年 OS 和 PFS 为 96% 和 90%，未达 CR 接受放疗病人为 100% 和 85%；化疗后达到 CR 未接受放疗病人的 4 年 OS 和 PFS 为 95% 和 77%，残存肿瘤未接受放疗 4 年 OS

和 PFS 仅为 64% 和 35%[22]。

2. PET 指导下放疗 在非大肿块 PMBL 接受利妥昔单抗化疗的病人，足量化疗后 PET 阴性，可以不考虑放疗。化疗后应用 PET-CT 评估疗效，Deauville 评分 4~5 病人容易出现肿瘤复发或进展[23]。挽救性放疗可以治愈部分化疗后未达 CR 高摄取的病人[34]，基线或化疗后 PET 评估可以较好地预测预后[19,24,35]，PMBL 化疗后 PET-CT 阴性是否需要放疗正在进行随机对照研究。

3. 放疗靶区和照射剂量 PMBL 采用受累部位照射（ISRT），CTV 包括受累淋巴结，化疗前影像学基础上确定 CTV 范围，适度外放 2~3cm，不做淋巴结预防照射。如果肿瘤明显退缩，则不包括正常肺组织。化疗后达到 CR 病人，照射剂量为 40Gy，化疗后残存或未达 CR，放疗剂量提高至 46~50 Gy。

正常肺组织限制剂量，Dmean≤16 Gy，V20≤30 Gy，后者最高可达 36Gy。RTOG1~3 级放射性肺炎发生率仅为 14%，2~3 级放射性肺炎发生率低于 10%[37,39]。复发或抗拒的纵隔淋巴瘤接受挽救性化疗和自体干细胞移植是放射性肺炎发生的高危因素[39]。年轻女性病人应尽量减少乳腺照射剂量，最好低于 6Gy，并降低心脏照射剂量[40]。

IMRT 可以更好地提高靶区适形度，降低正常组织照射剂量[36~38]。中国医学科学院肿瘤医院报道 51 例早期 PMBL 化疗后接受 IMRT，PTV 平均剂量 39 Gy，靶区适形度好，V_{20} 和中位平均肺剂量分别为 30.6% 和 16.3Gy，无≥2 级放射性肺炎发生。5 年总生存率和局部控制率为 95.1% 和 89.8%，巩固性放疗优于挽救性放疗，3 年 OS 分别为 100% 和 75%，3 年局部控制率分别为 96.6% 和 62.5%[37]。呼吸门控技术的应用可以减少正常组织如肺和心脏照射体积和剂量[41]（图 7-3-5）。

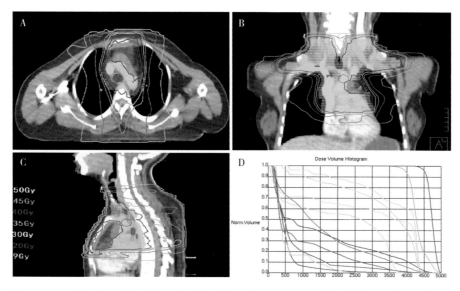

图 7-3-5 早期 PMBL 接受 ISRT 的照射靶区和剂量分布，肿瘤侵犯纵隔和双锁骨上淋巴结

（三）治疗指南

PMBL 的治疗原则为 6~8 个周期 R-CHOP 化疗巩固性照射，高剂量 DA-EPOCH 或 R-CHOP+ICE 方案化疗后肿瘤残存或进展接受放疗。免疫化疗后应用 PET 评估疗效，化疗后达 CR，治疗前非大肿块可能不需要放疗，但放疗在 CR 病人中的作用仍在随机对照研究。

七、预后

PMBL 的预后较好，主要预后不良因素包括一般状态差、临床分期、大纵隔、化疗未达完全缓解和治疗后残存肿瘤。也有报道认为年龄是预后不良因素[42]。

参 考 文 献

1. Lichtenstein A, Levine A, Taylor C, et al. Primary mediastinal lymphoma in adults. Am J Med, 1980, 68：509-514.

2. Gaulard P, Harris NL, Pileri SA, et al. Primary mediastinal (thymic) large B-cell lymphoma. In：Jaffe ES, Harris NL, Stein H, Vardiman JW, eds. World Health Organization Classification of Tumours：Pathology and Genetics of Tumours of Haematopoietic and Lymphoid Tissues. Lyon, France：IARC Press, 2008, 250-251.

3. Nogai H, Dörken B, Lenz G. Pathogenesis of non-Hodgkin's lymphoma. J Clin Oncol, 2011, 29 (14)：1803-11.

4. Sun J, Yang Q, Lu Z, et al. Distribution of lymphoid neoplasms in China：analysis of 4, 638 cases according to the World Health Organization classification. Am J Clin Pathol, 2012, 138：429-434.

5. Steidl C, Gascoyne RD. The molecular pathogenesis of primary mediastinal large B-cell lymhoma. Blood, 2011, 118：2659-2669.

6. Copie-Bergman C, Plonquet A, Alonso MA, et al. MAL expression in lymphoid cells：further evidence for MAL as a distinct molecular marker of primary mediastinal large B-cell lymphomas. Modern Pathol, 2002, 15：1172.

7. Savage KJ, Monti S, Kutok JL, et al. The molecular signature of mediastinal large B-cell lymphoma differs from that of other diffuse large B-cell lymphomas and shares features with classical Hodgkin's lymphoma. Blood, 2003, 102：3871-9.

8. Rosenwald A, Wright G, Leroy K, et al. Molecular diagnosis of primary mediastinal B cell lymphoma identifies a clinically favorable subgroup of diffuse large B cell lymphoma reltaed to Hodgkin lymphoma. J Exp Med, 2003, 198：851-862.

9. Ritz O, Guiter C, Castellano F, et al. Recurrent mutations of the STAT6 DNA binding domain in primary mediastinal large B-cell lymphoma. Blood, 2009, 114：1236-1242.

10. The Non-Hodgkin's Lymphoma Classification Project. A clinical evaluation of the International Lymphoma Study Group classification of non-Hodgkin's lymphoma. Blood, 1997, 89 (11)：3909-18.

11. Savage KJ, Al-Rajhi N, Voss N, et al. Favorable outcome of primary mediastinal large B-cell lymphoma in a single institution：the British Columbia experience. Ann Oncol, 2006, 17 (1)：123-30.

12. Zinzani PL, Stefoni V, Finolezzi E, et al. Rituximab combined with MACOP-B or VACOP-B and radiation therapy in primary mediastinal large B-cell lymphoma：a retrospective study. Clin Lymphoma Myeloma, 2009, 9：381-385.

13. Ahn HK, Kim SJ, Yun J, et al. Improved treatment outcome of primary mediastinal large B-cell lymphoma after introduction of rituximab in Korean patients. Int J Hematol, 2010, 91：456-463.

14. Tai WM1, Quah D, Yap SP, et al. Primary mediastinal large B-cell lymphoma：optimal therapy and prognostic factors in 41 consecutive Asian patients. Leuk Lymphoma, 2011, 52 (4)：604-12.

15. Rieger M, Osterborg A, Pettengell R, et al. Primary mediastinal B-cell lymphoma treated with CHOP-like chemotherapy with or without rituximab：results of the Mabthera International Trial Group study. Ann Oncol, 2011, 22 (3)：664-70.

16. Zhu YJ, Huang JJ, Xia Y, et al. Primary mediastinal large B-cell lymphoma (PMLBCL) in Chinese patients：clinical characteristics and prognostic factors. Int J Hematol, 2011, 94：178-184.

17. Vassilakopoulos TP, Pangalis GA, Katsigiannis A, et al. Rituximab, cyclophosphamide, doxorubicin, vincristine, and prednisone with or without radiotherapy in primary mediastinal large B-cell lymphoma：the emerging standard of care. Oncologist, 2012, 17：239-249.

18. Xu LM, Fang H, Wang WH, et al. Prognostic significance of rituximab and radiotherapy for patients with primary mediastinal large B-cell lymphoma receiving doxorubicin-containing chemotherapy. Leuk Lymphoma, 2013, 54：1684-1690.

19. Filippi AR, Piva C, Giunta F, et al. Radiation therapy in primary mediastinal B-cell lymphoma with positron emission tomography positiveity after rituximab chemotherapy. Int J Radiat Oncol Biol Phys, 2013, 87：311-316.

20. Dunleavy K, Pittaluga S, Maeda LS, et al. Dose-adjusted EPOCH-rituximab therapy in primary mediastinal B-cell lymphoma. N Engl J Med, 2013, 368：1408-1416.

21. Soumerai JD, Hellmann MD, Feng Y, et al. Treatment of primary mediastinal B-cell lymphoma with rituximab, cyclophosphamide, doxorubicin, vincristine and prednisone is associated with a high rate of primary refractory disease. Leuk Lymphoma, 2014, 55 (3)：538-43.

22. Aoki T，Izutsu K，Suzuki R，et al. Prognostic significance of pleural or pericardial effusion and the implication of optimal treatment in primary mediastinal large B-cell lymphoma：a multicenter retrospective study in Japan. Haematologica，2014，99：1817-1825.

23. Pinnix CC，Dabaja B，Ahmed MA，et al. Single-institution experience in the treatment of primary mediastinal B cell lymphoma treated with immunochemotherapy in the setting of response assessment by 18fluorodeoxyglucose positron emission tomography. Int J Radiat Oncol Biol Phys，2015，92：113-121.

24. Ceriani L，Martelli M，Zinzani PL，et al. Utility of baseline 18FDG-PET/CT functional parameters in defining prognosis of primary mediastinal（thymic）large B-cell lymphoma. Blood，2015，126：950-956.

25. Lazzarino M，Orlandi E，Paulli M，et al. Treatment outcome and prognostic factors for primary mediastinal（thymic）B-cell lymphoma：A multicenter study of 106 patients. J Clin Oncol，1997，15：1646-1653.

26. Zinzani PL，Martelli M，Bertini M，et al. Induction chemotherapy strategies for primary mediastinal large B-cell lymphoma with sclerosis：a retrospective multinational study on 426 previously untreated patients. Haematologica，2002，87：1258-1264.

27. Hamlin PA，Portlock CS，Straus DJ，et al. Primary mediastinal large B-cell lymphoma：optimal therapy and prognostic factor analysis in 141 consecutive patients treated at Memorial Sloan Kettering from 1980 to 1999. Br J Haematol，2005，130：691-699.

28. De Sanctis V，Finolezzi E，Osti MF，et al. MACOP-B and involved-field radiotherapy is an effective and safe therapy for primary mediastinal large B cell lymphoma. Int J Radiat Oncol Biol Phys，2008，72：1154-1160.

29. Todeschini G，Secchi S，Morra E，et al. Primary mediastinal large B-cell lymphoma（PMLBCL）：long-term results from a retrospective multicentre Italian experience in 138 patients treated with CHOP or MACOP-B/VACOP-B. Br J Cancer，2004，90：372-376.

30. 房辉，李晔雄，亓姝楠，等. 原发纵隔 B 细胞淋巴瘤疗效分析. 中华放射肿瘤学杂志，2008，17：354-357.

31. Cazals-Hatem D，Lepage E，Brice P，et al. Primary mediastinal large B-cell lymphoma. A clinicopathologic study of 141 cases compared with 916 nonmediastinal large B-cell lymphomas, a GELA（Groupe d'Etude des Lymphomes de L'Adulte）study，1996，20：877-888.

32. Giri S，Bhatt VR，Pathak R，et al. Role of radiation therapy in primary mediastinal large B-cell lymphoma in rituximab era：a US population-based analysis. Am J Hematol，2015，90：1052-1054.

33. Jackson MW，Rusthoven CG，Jones BL，et al. Improved survival with radiation therapy in stage Ⅰ~Ⅱ primary mediastinal B cell lymphoma：A Surveillance, Epidemiology, and End Results Database Analysis. Int J Radiat Oncol Biol Phys，2016，94：126-132.

34. Vassilakopoulos TP，Pangalis GA，Chatziioannou S，et al. PET/CT in primary mediastinal large B-cell lymphoma responding to rituximab-CHOP：An analysis of 106 patients regarding prognostic significance and implications for subsequent radiotherapy. Leukemia，2016，30：238-242.

35. Martelli M，Ceriani L，Zucca E，et al.［18F］fluorodeoxyglucose positron emission tomography predicts survival after chemoimmunotherapy for primary mediastinal large B-cell lymphoma：results of the International Extranodal Lymphoma Study Group IELSG-26 Study. J Clin Oncol，2014，32：1769-75.

36. Goodman KA，Toner SMS，Hunt MMS，et al. Intensity-modulated radiotherapy for lymphoma involving the mediastinum. Int J Radiat Oncol Biol Phys，2005，62：198-206.

37. Xu LM，Li YX，Fang H，et al. Dosimetric evaluation and clinical outcomes of intensity-modulated radiation therapy following doxorubicin-based chemotherapy for primary mediastinal large B-cell lymphoma. Int J Radiat Oncol Biol Phys，85，1289-1295，2013.

38. 徐利明，康明磊，江波，等. 早期原发纵隔 B 细胞淋巴瘤静态 IMRT 和 VMAT 计划比较. 中华放射肿瘤学杂志，2015，24：638-643.

39. Pinnix CC，Smith GL，Milgrom S，et al. Predictors of radiation pneumonitis in patients receiving intensity modulated radiation therapy for Hodgkin and non-Hodgkin lymphoma. Int J Radiat Oncol Biol Phys，2015，92（1）：175-182.

40. Nieder C，Schill S，Kneschaurek P，et al. Comparison of three different mediastinal radiotherapy techniques in female pa-

tients：Impact on heart sparing and dose to the breasts. Radiother Oncol，2007，82：301-307.

41. Paumier A，Ghalibafian M，Gilmore J et al. Dosimetric benefits of intensity-modulated radiotherapy combined with the deep-inspiration breath-hold technique in patients with mediastinal Hodgkin's lymphoma. Int J Radiat Oncol Biol Phys，2012，82：1522-1527.

42. Gerrard M，Waxman IM，Sposto R，et al. Outcome and pathologic classification of children and adolescents with mediastinal large B-cell lymphoma treated with FAB/LMB96 mature B-NHL therapy. Blood，2013，121：278-285.

第三节　边缘带 B 细胞淋巴瘤

1983 年首先描述了结外黏膜相关淋巴组织淋巴瘤[1]。在 WHO 分类中，边缘带 B 细胞淋巴瘤包括三种独立病理类型：结外黏膜相关淋巴组织淋巴瘤（MALT 淋巴瘤），结内边缘带 B 细胞淋巴瘤和脾边缘带 B 细胞淋巴瘤[2,3]。3 种病理类型具体独特的临床特征和预后，治疗原则各异。

一、流行病学与病因

结外 MALT 淋巴瘤的病因和抗原刺激有关，例如胃 MALT 淋巴瘤和幽门螺杆菌（Hp）感染有关[5]，腮腺 MALT 淋巴瘤和干燥综合征有关，甲状腺 MALT 淋巴瘤和桥本氏甲状腺炎有关[6]，眼 MALT 淋巴瘤和沙眼衣原体有关，肝淋巴瘤和丙肝有关。MALT 淋巴瘤在国外较常见，中国 MALT 淋巴瘤占全部 NHL 的 5%~10%，在 B 细胞淋巴瘤中仅次于 DLBCL，比 FL 常见。

二、组织来源和病理

（一）边缘带和边缘带细胞

淋巴结、脾和结外淋巴组织的次级淋巴滤泡组成了形态学和功能相同的区域：滤泡中心和套细胞（mantle），后者组成淋巴冠（lymphatic corona）和边缘带（marginal zone）。边缘带在脾脏白髓、派尔集合淋巴结（Peyer patches）等次级淋巴组织和肠系膜淋巴结中得到了很好发育，但淋巴结内极少见明显的边缘带形成。边缘带 B 细胞胞浆丰富，核苍白而不规则，核位于细胞中央。边缘带位于或接近于被膜下淋巴窦，增殖区域的部分细胞和单核细胞样特征的 B 细胞相似。

（二）黏膜相关淋巴组织概念

黏膜相关淋巴组织（mucosal-associated lymphoid tissue，MALT）的概念最早由免疫学家提出，主要指呼吸道、胃肠道及泌尿生殖道黏膜固有膜和上皮细胞下散在的无被膜淋巴组织以及某些带有生发中心的器官化淋巴组织，如扁桃体、派尔集合淋巴结、阑尾等。MALT 包括 3 部分：①鼻相关淋巴组织（nasal-associated lymphoid tissue，NALT），包括咽扁桃体、腭扁桃体、舌扁桃体及鼻后部其他淋巴组织；②肠相关淋巴组织（gut-associated lymphoid tissue，GALT），包括派尔集合淋巴结、淋巴滤泡、上皮间淋巴细胞和固有层淋巴组织等；③支气管相关淋巴组织（bronchial-associated lymphoid tissue，BALT），主要分布于肺叶支气管上皮下，结构与派尔集合淋巴结相似，滤泡中淋巴细胞受抗原刺激常增生成生发中心。除胃肠道和支气管外，其他部位如腮腺、甲状腺和肺等有相似结构。结外 MALT 淋巴瘤有共同的病理特点和临床表现。

（三）病理和免疫表型

边缘带 B 细胞淋巴瘤分为 3 种独立病理类型：结外边缘带 B 细胞淋巴瘤或称之为结外黏膜相关淋巴组织淋巴瘤（MALT 淋巴瘤），结内边缘带 B 细胞淋巴瘤和脾边缘带 B 细胞淋巴瘤，具有不同的病理形态和基因表型[7,8]。

边缘带 B 细胞的免疫表型和单核细胞样 B 细胞相似，表达 B 细胞抗原：CD20 和 CD79a 阳性，但缺乏 CD5、CD10、CD23 和 CD43 表达。边缘带 B 细胞通常表达 IgM 和 bcl-2，而单核细胞样 B 细胞缺乏 IgM 和 bcl-2 表达。边缘带 B 细胞 IgD 低表达或阴性，有别于套区淋巴细胞 IgD 强表达。其他抗原表达为 ALP，CD21/CD35 和 CD3 阳性。MALT 淋巴瘤缺乏 CD5 和 CD10 的表达可鉴别结内慢性 B 细胞白血病/小淋巴细胞淋巴瘤、滤泡性淋巴瘤和中心细胞淋巴瘤。

脾边缘带 B 细胞淋巴瘤是一种少见的惰性淋巴瘤，仅占所有 NHL 的 1%。脾边缘带淋巴瘤的外周血具有绒毛状突出的淋巴细胞，被称之为绒毛状淋巴细胞性脾淋巴瘤（splenic lymphoma with villous lymphocytes，SLVL），SLVL 是脾边缘带 B 细胞淋巴瘤侵犯骨髓的一种表现形式。将近 2/3 的 SLVL 通过细胞学、流式细胞仪分析外周血循环的淋巴细胞和骨髓活检做出诊断，常无脾脏的组织学证实。细胞学特征上，SLVL 细胞略大于慢性淋巴细胞性白血病细胞，核圆，染色体浓缩，大部分为单核。绒毛淋巴细胞胞质少，不规则，绒毛状突出，偏于一侧。细胞总是表达 B 细胞抗原，CD19 和 CD20 阳性，大部分病例 CD22、CD24 和 FMC7 阳性，而仅 1/3 表达 CD23 和 CD38，50%表达 CD11C，25%表达 CD25。

三、诊断和分期

边缘带 B 细胞淋巴瘤分期前检查和其他 NHL 基本相同，但需要根据原发部位做相关检查。例如，胃 MALT 淋巴瘤应常规做胃镜检查，多点和多次活检，除常规病理检查外，应做幽门螺杆菌（Hp）检查，为治疗提供依据。脾边缘带 B 细胞淋巴瘤应常规检查血液中肿瘤细胞和骨髓。脾边缘带 B 细胞淋巴瘤骨髓受侵比例显著高于结外 MALT 淋巴瘤和结内边缘带 B 细胞淋巴瘤[9]。

临床分期仍然根据 Ann Arbor 分期原则，结外 MALT 淋巴瘤诊断时，常为多灶或多个病变，但多原发和单个原发 MALT 淋巴瘤的预后相同，不改变临床分期[10]。

四、临床表现

MZBL 均为惰性淋巴瘤，病程进展缓慢，可以长期生存。结内边缘带 B 细胞淋巴瘤的预后较差，脾边缘带 B 细胞淋巴瘤预后最好。边缘带 B 细胞淋巴瘤转化为侵袭性淋巴瘤发生率约为 5%~10%，低于滤泡性淋巴瘤[11]。

（一）结外 MALT 淋巴瘤

结外 MALT 淋巴瘤老年女性多见，中位年龄 60~70 岁，男女之比约为 1.5∶1。最常见的原发部位为胃肠道，占全部结外 MALT 淋巴瘤的 50%左右，其他较常见部位包括眼和结膜、腮腺、甲状腺、皮肤和乳腺、肺等。80%~90%的病人初诊为 Ⅰ~Ⅱ期，骨髓受侵少见，低于 10%。多部位或对称器官同时发生 MALT 淋巴瘤约 10%~30%，预后相同。结外 MALT 淋巴瘤较少转移至远处淋巴结和其他血液系统如骨髓、肝或脾。

1. 胃肠道 MALT 淋巴瘤　胃肠道是最常见的原发部位，占结外 MALT 淋巴瘤的 50%。胃 MALT 淋巴瘤常局限于胃，中位年龄约 60~70 岁。最常见的症状为上消化道不适、出血、上腹疼痛和消化不良，B 组症状极少见。最常受侵部位为胃体部（64%），其次为胃窦（43%），20%~30%的病人表现为胃内多灶性病变。肿瘤位于黏膜下，常为弥漫性病变。应在内镜检查时做多点随机活检，提高病理诊断准确性。活检后应常规做病理、免疫组化和幽门螺杆菌检查。

2. 眼　眼和附件是胃肠道外 MALT 淋巴瘤最常见的部位，包括眼眶内软组织和结膜。大部分病变局限于一侧，双侧受侵占 10%~30%。最常受侵的部位为眼眶内软组织（70%），结膜（40%），泪腺（20%）和眼睑。Ⅰ期为>90%，晚期极少见[12]。眼 MALT 淋巴瘤常在手术切除病变后确诊，建议术前做 CT 和 MRI 扫描明确病变范围。

3. 腮腺和涎腺　涎腺 MALT 淋巴瘤常以良性淋巴上皮样病变肌上皮涎腺炎（myoepithelial sialadenitis，MESA）为背景，和干燥综合征（sjogren's syndrome）有关，临床特征为干性角膜结膜炎、黏膜干燥、面部毛细血管扩张和双侧腮腺增大。任何大涎腺或小涎腺都可发生 MALT 淋巴瘤，最常侵犯的部位为腮腺。病人常有长期腮腺肿大。双侧腮腺受侵少见，大部位病人伴有干燥综合征。

4. 其他部位　结外 MALT 淋巴瘤可发生全身任何结外部位，如甲状腺、乳腺、皮肤、胆囊、肝、前列腺、肾和颅内硬脑膜等，上呼吸道（鼻咽、喉、气管）和肺原发极少见[13,14]。肺 MALT 淋巴瘤大部分病人无症状，常在胸部体检时发现，常见症状包括咳嗽、气短、胸痛和咯血。X 光片上表现为结节或肿块，大部分病例为单发，5%～10%的病人为多发肿块，常在手术后才能确诊。

（二）脾边缘带 B 细胞淋巴瘤

老年女性多见，中位年龄 60～70 岁，男性略多。大部分病人表现为无症状性脾大，贫血和 B 组症状少见。自身免疫现象常和 SMZL 有关。预后好，5 年总生存率65%～80%，中位生存期 10 年。SMZL 预后指数包括 Hb<12 g/dl、LDH 增高和白蛋白<3.5 g/dl，5 年生存率低危组（无危险因素）为 83%，中危组（1 个危险因素）72%，高危组（2 个危险因素）为 56%[15]。

（三）结内边缘带 B 细胞淋巴瘤

结内 MZCL 少见，约占 10%，和滤泡性淋巴瘤相似，病变广泛，Ⅲ～Ⅳ期多见，常侵及外周和中央区淋巴结、骨髓、肝和脾，生存率低于结外 MALT 淋巴瘤[16]。

结外 MZCL 和结内 MZCL 的临床表现和预后，结内 MZCL 晚期较多，但在 LDH 异常、发病年龄、B 症状基本相同，容易侵犯颈部和腹主动脉旁淋巴结，而结外 MZCL 大肿块更常见。MALT 淋巴瘤预后优于结内边缘带 B 细胞淋巴瘤，5 年总生存率分别为 81%和 56%，5 年无病生存率为 68%和 31%[17]。近期研究则显示，结内和结外边缘带 B 细胞淋巴瘤的预后相似，5 年生存率分别为 87%和 89%[18]。

五、治疗

边缘带 B 细胞淋巴瘤的治疗原则主要根据病理类型和临床分期决定，放射治疗是早期 MALT 淋巴瘤的根治性治疗手段，Hp 阳性Ⅰ期胃 MALT 淋巴瘤首选抗 Hp 治疗，脾边缘带 B 细胞淋巴瘤考虑脾切除手术和化疗，早期结内边缘带 B 细胞淋巴瘤化疗联合放疗。晚期边缘带 B 细胞淋巴瘤可以观察或化疗（表 7-3-11）。

表 7-3-11　边缘带 B 细胞淋巴瘤的治疗原则

病理类型	分　期	治疗原则	5 年生存率
胃外 MALT 淋巴瘤	Ⅰ～Ⅱ	ISRT	95%
	Ⅲ～Ⅳ	观察或化疗	60%～80%
胃 MALT 淋巴瘤	Ⅰ期 Hp 阳性	抗 HP 治疗	95%
	Ⅰ期 Hp 阴性或抗 Hp 治疗失败	ISRT	>95%
	大肿块Ⅰ期或Ⅱ期	ISRT	>95%
结内边缘带 B 细胞淋巴瘤	Ⅰ～Ⅱ期	化疗+ISRT	50%～80%
	Ⅲ～Ⅳ期	化疗	<50%
脾边缘带 B 细胞淋巴瘤	Ⅰ～Ⅱ期	手术或 ISRT	>80%
	Ⅲ～Ⅳ期	观察或化疗	55%～75%

注：抗 Hp 三联治疗：铋、四环素和甲硝唑；雷尼替丁、甲硝唑和阿莫西林；奥美拉唑、阿莫西林和克拉霉素；ISRT：受累部位照射。

（一）结外 MALT 淋巴瘤

边缘带 B 细胞淋巴瘤对放疗高度敏感，放疗是早期结外 MALT 淋巴瘤的根治性治疗手段，既取得很好疗效，又可保留器官功能。抗 Hp 治疗适用于 Hp 阳性Ⅰ期胃 MALT 淋巴瘤。常规化疗或利妥昔单抗主要应用于晚期 MALT 淋巴瘤，不是早期 MALT 淋巴瘤的标准治疗。

1. 抗 Hp 治疗　抗 HP 治疗是 Hp 阳性Ⅰ期胃 MALT 淋巴瘤的首选治疗手段，具体治疗原则：非大肿块临床Ⅰ期、Hp 阳性病人应用抗 Hp 治疗 3 周，联合应用 H₂受体阻滞剂或抗酸制剂。3 个月后通过内镜做病理和 Hp 检查，如果淋巴瘤和 Hp 均阴性，则可随访观察；如果 Hp 阳性，但淋巴瘤阴性或淋巴瘤阳性而病情稳定，可考虑选用二线抗菌药物治疗 3 周。如果抗 Hp 治疗后，淋巴瘤未控或者病情进展时，必须考虑放疗。对于大肿块ⅠE 期或ⅡE 期，Hp 阴性病人，首先考虑放射治疗。

Hp 阳性Ⅰ期胃 MALT 淋巴瘤抗 Hp 感染治疗的完全缓解率为 60%~100%，平均约 80%[19~23]。大部分病例在治疗后 12 个月内达完全缓解，最迟为 45 个月。完全缓解后，复发率低于 10%，5 年生存率达 95%，并能保存胃功能，抗 Hp 治疗失败后的病人仍能被挽救性放疗治愈。由 Hp 再感染后引起的复发，再程抗 Hp 治疗仍能治愈部分病人。

Hp 阴性Ⅰ期、Ⅱ期或ⅡE 期以上、t（11；18）或伴大细胞转化的胃 MALT 淋巴瘤抗 Hp 感染治疗 CR 率低，仅为 0~60%[22,24,25]，抗 Hp 感染非标准治疗，应考虑放疗和化疗。

2. 放疗 放疗是早期 MALT 淋巴瘤最有效的根治性治疗手段，5 年生存率和局部控制率>95%，无病生存率为 80%~95%，病人极少死于肿瘤，肿瘤相关死亡率低于 5%，大部分文献报道的癌症相关生存率达到 100%（表 7-3-12）。

表 7-3-12 早期结外 MALT 淋巴瘤较大样本的放疗结果

作　　者	时间	例数	分期和入组	5 年 OS（%）	5 年 PFS 或 DFS（%）
结外 MALT 淋巴瘤					
Tsang	2003	85	Ⅰ~Ⅱ	98	77
Hitchcock	2002	45	Ⅰ~Ⅱ	93	75
Tsai	2007	69	Ⅰ~Ⅱ	94	79
Isobe	2007	37	Ⅰ	100（3）	92
Yamashita	2008	41	Ⅰ~Ⅱ	96.7	90.6
Tomita	2009	50	Ⅰ~Ⅱ	96.6	82.2
Olszewski	2014	7774	Ⅰ~Ⅱ	0~9.3%死亡	NA
Teckie	2015	244	Ⅰ~Ⅱ	92	74
胃 MALT 淋巴瘤					
Schechter	1998	17	Ⅰ~Ⅱ，Hp 阴性	100	100
Koch	2005	143	Ⅰ~Ⅱ	93.1	87.9
Vrieling	2008	56	Ⅰ~Ⅱ	94（CSS）	84
Wirth	2013	102	Ⅰ~Ⅱ，34 例抗 Hp 失败	70	88
Abe	2013	34	Ⅰ~Ⅱ，抗 Hp 失败	97	97
Nam	2014	48	Ⅰ~Ⅱ，33 例抗 Hp 失败	100（CSS）	85.2
Ruskoné-Fourmestraux	2015	53	Ⅰ~Ⅱ，抗 Hp 失败	100（CSS）94（OS）	100
眼 MALT 淋巴瘤					
Fung	2003	48	Ⅰ~Ⅱ	100（CSS）81（10）	100
Uno	2003	50	Ⅰ	91	NA
Suh	2006	48	Ⅰ~Ⅱ	98（CSS）	93
Tanimoto	2007	58	Ⅰ~Ⅱ	92（10）	72
Son	2009	43	Ⅰ	100	93
Hata	2011	30	Ⅰ~Ⅱ	100	96
Goda	2011	89	Ⅰ	91（96）	97
Hashimoto	2012	78	Ⅰ	100（CSS）	98
Harada	2014	86	Ⅰ	100（CSS）	93

注：OS，总生存率；PFS，无进展生存率；CSS，癌症相关生存率；Hp，幽门螺杆菌；NA，未报道。

早期结外 MALT 淋巴瘤放疗取得了极好疗效[26~31]。在大部分临床治疗指南中，放疗是标准治疗，但仍然有部分病人接受了观察、利妥昔单抗或化疗。早期 MALT 淋巴瘤接受首程化疗或手术，局部区域复发率高达 50% 左右，但 MALT 淋巴瘤为惰性，小样本研究中，挽救治疗仍可取得较好的总生存率。大样本资料显示，首程未接受放疗患者有较高的淋巴瘤相关死亡率。美国 SEER 数据库包括 1998 年至 2010 年 7774 例 Ⅰ~Ⅱ期 MALT 淋巴瘤，中位年龄 66 岁，36% 首程接受放疗，5 年淋巴瘤相关死亡率低于 5%，首程未放疗患者的淋巴瘤相关死亡率为 5%~13%，显著高于放疗病人[32]。SEER 数据库 1997~2007 年 347 例 Ⅰ期胃 MALT 淋巴瘤，中位年龄 77 岁，185 例接受首程放疗，162 例接受首程化疗，5 年淋巴瘤相关死亡率分别为 5.3% 和 19.1%（$P=0.001$），但两组其他疾病死亡率均为 25%[34]。

胃肠道 MALT 淋巴瘤放疗能保留胃功能，提高生存质量，放疗已成为 Ⅰ~Ⅱ期胃淋巴瘤保留胃功能治疗的主要治疗手段之一。胃 MALT 淋巴瘤放疗适应证主要包括：抗感染治疗无效或 Hp 阴性 Ⅰ期、Ⅱ期或有 t（11；18）（q21；q21）易位的早期胃 MALT 淋巴瘤，放疗的 5 年生存率和无病生存率分别超过 90% 和 80%[35~43]。早期胃 MALT 淋巴瘤伴大细胞转化或胃弥漫性大 B 细胞淋巴瘤先化疗，再行辅助放疗或挽救性放疗。

Ⅰ~Ⅱ期眼 MALT 淋巴瘤首选放疗[45~52]，安全有效，放疗后极少复发或死亡，5 年无病生存率超过 90%，眼、皮肤和腮腺早期 MALT 淋巴瘤放疗预后优于其他部位 MALT 淋巴瘤[32]。

放疗是晚期 MALT 淋巴瘤的重要姑息性治疗手段，化疗未控、肿瘤压迫、器官功能受损等情况下，应考虑姑息性受累部位放疗，DT 30~40 Gy，常规分割，也可采用低姑息 2×2Gy 照射，但后者局部控制率较低。

3. 化疗　早期结外 MALT 淋巴瘤接受首程化疗有较高的局部区域复发率，无病生存率和局部控制率仅约 50%[53]，淋巴瘤相关死亡率增高，但总生存率相对较好，非标准治疗手段[032]。利妥昔单抗治疗早期结外 MALT 淋巴瘤样本量少、费用高，因为疾病为惰性，小样本单纯化疗或利妥昔单抗治疗不会影响总生存率，虽然在 NCCN 指南中将利妥昔单抗或观察列入早期 MALT 淋巴瘤的治疗手段之一，但仍非最佳选择。

结外 MALT 淋巴瘤晚期少见，部分无症状病人可以临床观察，化疗是主要治疗手段，化疗采用单一药物或联合化疗方案，苯丁酸氮芥或环磷酰胺单药治疗的 5 年无病生存率和总生存率分别为 50% 和 70%[54]，或采用利妥昔单抗联合化疗[55,56]。

4. 手术　结外 MALT 淋巴瘤常需要手术切除病变才能确诊，但手术并非根治性治疗手段，单纯手术后局部复发率高达 50%，但可得到较好的挽救性治疗效果，ⅠE 期的 5 年总生存率为 90%~100%，ⅡE 期为 82%。

手术不再是胃肠道 MALT 淋巴瘤的主要治疗手段，胃 MALT 淋巴瘤常有黏膜下广泛浸润，常需做全胃切除以去除全部肿瘤病灶，胃全切严重影响病人的生存质量。胃淋巴瘤手术仅限于肿瘤合并胃穿孔或急性出血等急症情况。

（二）脾边缘带 B 细胞淋巴瘤

SMZL 无标准治疗方案，诊断时，2/3 的病人无症状，1/3 的病人无需任何治疗。主要治疗方法包括观察、脾切除、脾照射和化疗，预后好，5 年总生存率约 80%[57~64]。

预后好 SMZL 病人可不做任何治疗，仅观察。预后好指轻度淋巴细胞增多、无白细胞减少，观察病人的 5 年总生存率为 88%。

脾切除术是最佳治疗选择，脾切除的主要适应证为巨脾伴有症状或严重白细胞减少。脾切除术后白细胞减少和腹部不适可得到长期缓解。脾切除不能减少脾外淋巴受侵，但可改善骨髓受侵情况。

脾放射治疗的报道相对较少，当 SMZL/SLVL 不能做脾切除术或因全血细胞减少不能耐受化疗时，可以考虑放疗。

化疗是晚期 SMZL 的首选治疗，但目前仍无标准化疗方案，单药苯丁酸氮芥和环磷酰胺的作用有限。脾切除术后疾病进展，烷化剂治疗有效，但极少完全缓解。烷化剂或烷化剂合并其他药物的中位缓解期仅为 6 个月，5 年总生存率为 64%。

其他治疗方法包括抗 CD20 单克隆抗体利妥昔单抗（美罗华，rituximab）、碘或铱放射性同位素标记的单克隆抗体治疗、干扰素等。丙型肝炎阳性的脾边缘带 B 细胞淋巴瘤，应用干扰素 α-2b 和抗病毒治疗可取得完全缓解。

（三）结内边缘带 B 细胞淋巴瘤

结内边缘带 B 细胞淋巴瘤极少见，早期可考虑化疗和放疗，晚期考虑化疗或联合利妥昔单抗治疗，预后较差。

六、放疗技术

（一）放疗基本原则

放疗照射野采用 ISRT，不做预防照射，根据受侵器官，CTV 通常需要包括整个器官，如眼、腮腺和全胃照射，放疗可以保存器官功能。

（二）靶区和照射剂量

早期胃 MALT 淋巴瘤 CTV 包括全胃及胃周围淋巴结，通常包括全胃和胃周围外放 1~2 cm，不做淋巴结预防照射[62]。建议采用三维适形或调强放疗技术，可以更好地保护周围肾脏和肝脏（图7-3-6）。

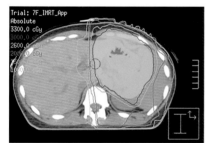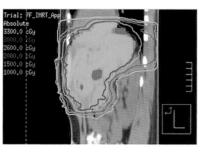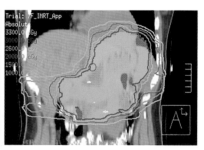

图 7-3-6　胃 MALT 淋巴瘤调强放疗照射靶区和剂量分布

早期眼 MALT 淋巴瘤 CTV 通常需要包括整个眼和球后，部分眼照射有较高的局部复发率，约 1/3 的病人将局部复发[63]，因此，不考虑做部分眼照射。病变局限于结膜时，可用单前野 8~12 Mev 电子束照射，包括整个结膜，但角膜和晶体需要用铅点遮挡，请病人注视铅点（图7-3-7），或者用特制的含有 12 mm 铅的塑料接触晶体遮挡保护。有效保护角膜和晶体后，白内障的发生率低于 10%。病变较深或位于球后可用前野和前斜野加楔形板照射，三维适形放疗或常规照射技术（图7-3-8）。高能 X 线照射时睁开眼睛，建成效应可更好地保护角膜。眼 MALT 淋巴瘤不考虑行 IMRT 或部分眼 IMRT，IMRT 照射可能增加角膜和晶体的散射剂量。

低度恶性结外 MALT 淋巴瘤对放疗高度敏感，根治性照射剂量 DT 24~30 Gy，DT 1.5~2.0 Gy/次，更高剂量未进一步改善生存率和局控率。姑息性照射剂量为 2×2 Gy 或其他剂量分割模式。

两项随机对照研究比较惰性淋巴瘤照射剂量[64,65]。惰性淋巴瘤根治性放疗 24 Gy 和 40 Gy 疗效相同[64]，5 年无局部复发进展率分别为 75.6% 和 78.9%（$P=0.59$），5 年总生存率分别为 74% 和 73%（$P=0.84$）。入组的 361 例 I~Ⅳ期惰性淋巴瘤中，大部分为早期滤泡性淋巴瘤，其次为结外 MALT 淋巴瘤。24 Gy 在近期疗效和无进展生存率均优于 4 Gy 比较，但总生存率无差别[65]。

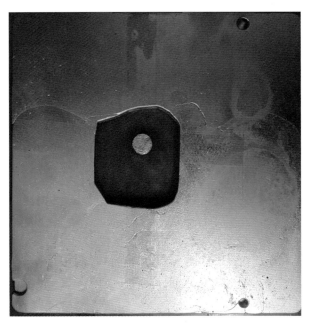

图 7-3-7　眼 MALT 淋巴瘤的常规前野电子线照射靶区和剂量分布，肿瘤局限于结膜

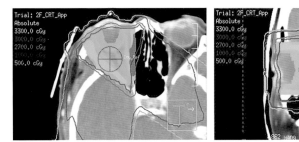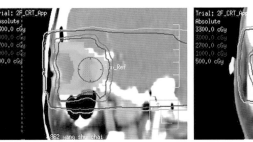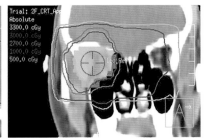

图 7-3-8　眼 MALT 淋巴瘤的两野斜线照射靶区和剂量分布

（三）放疗毒副作用

早期结外 MALT 淋巴瘤照射剂量低，放疗的严重毒副作用罕见。低剂量胃照射无严重毒副作用，极少引起胃穿孔或出血、肾毒性或第二原发肿瘤。放疗直接引起的胃出血、严重肾功能衰竭和肾性高血压的危险性极少见，低于 1%。

眼 MALT 淋巴瘤放疗后白内障发生率约 10%～30%[49,50,52]，高能 X 线或电子线照射时用铅遮挡角膜和晶体，可以显著降低白内障的发生率。部分病人有轻微眼干、角膜炎和水肿等。白内障手术后可以恢复视力，绝大部分病人晚期毒副作用在治疗后得到明显改善。正确的放疗技术照射眼睛不会致盲。

参 考 文 献

1. Isaacson P，Wright DH. Malignant lymphoma of mucosa-associated lymphoid tissue. A distinctive type of B cell lymphoma. Cancer，1983，52：1410-1416.

2. Issacson PG, Chott A, Nakamura S, et al. Extranodal marginal zone lymphoma of mucosa-associated lymphoid tissue（MALT lymphoma）. In: Jaffe ES, Harris NL, Stein H, Vardiman JW, eds. World Health Organization Classification of Tumours: Pathology and Genetics of Tumours of Haematopoietic and Lymphoid Tissues. Lyon, France: IARC Press, 2008, 214-217.

3. Campo E, Pileri SA, Jaffe ES, et al. Nodal marginal zone lymphoma. In: Jaffe ES, Harris NL, Stein H, Vardiman JW, eds. World Health Organization Classification of Tumours: Pathology and Genetics of Tumours of Haematopoietic and Lymphoid Tissues. Lyon, France: IARC Press, 2008, 218-219.

4. Issacson PG, Piris MA, Berger F, et al. Splenic marginal zone lymphoma. In: Jaffe ES, Harris NL, Stein H, Vardiman JW, eds. World Health Organization Classification of Tumours: Pathology and Genetics of Tumours of Haematopoietic and Lymphoid Tissues. Lyon, France: IARC Press, 2008, 185-187.

5. Du MQ, Isaccson PG. Gastric MALT lymphoma: from aetiology to treatment. Lancet Oncol, 2002, 3: 97-104.

6. Troch M, Woehrer S, Streubel B, et al. Chronic autoimmune thyroiditis（Hashimoto's thyroiditis）in patients with MALT lymphoma. Ann Oncol, 2008, 19: 1336-1339.

7. Thieblemont C, Nasser V, Felman P, et al. Small lymphocytic lymphoma, marginal zone B-cell lymphoma, and mantle cell lymphoma exhibit distinct gene-expression profiles allowing molecular diagnosis. Blood, 2004, 103（7）: 2727-37.

8. Rinaldi A, Mian M, Chigrinova E, et al. Genome-wide DNA profiling of marginal zone lymphomas identifies subtype-specific lesions with an impact on the clinical outcome. Blood, 2011, 117: 1595-1604.

9. Bovveri E, Arcaini L, Merli M, et al. Bone marrow histology in marginal zone B-cell lymphomas: correlation with clinical parameters and flow cytometry in 12 patients. Ann Oncol, 2009, 20: 129-136.

10. Raderer M, Wohrer S, Streubel B, et al. Assessment of disease dissemination in gastric compared wtih extragastric mucosa-associated lymphoid tissue lymphoma using extensive staging: a single-center experience. J Clin Oncol, 2006, 24: 3136-3141.

11. Conconi A, Franceschetti S, von Hohenstaufen KA, et al. Histologic transformation in marginal zone lymphomas. Ann Oncol, 2015, 26: 2329-2335.

12. Stefanovic A, Lossos I. Extranodal marginal zone lymphoma of the ocular adnexa. Blood, 2009, 114: 501-510.

13. 吴润叶，李晔雄，亓姝楠，等. 原发韦氏环黏膜相关淋巴组织淋巴瘤的临床特点和长期治疗结果. 中华放射肿瘤学杂志，2012, 21: 149-151.

14. 房辉，李晔雄，宋永文，等. 14例肺原发性黏膜相关淋巴组织淋巴瘤疗效分析. 中华放射肿瘤学杂志，2014, 23: 14-16.

15. Iannitto E, Tripodo C. How I diagnose and treat splenc lymphomas. Blood, 2011, 117: 2585-2595.

16. Angelopoulou MK, Kalpadakis C, Pangalis GA, et al. Nodal marginal zone lymphoma. Leuk Lymphoma, 2014, 55: 1240-1250.

17. Nathwani BN, Anderson JR, Armitage JO, et al. Marginal zone B-cell lymphoma: a clinical comparison of nodal and mucosa-associated lymphoid tissue types. J Clin Oncol, 1999, 17: 2486-2492.

18. Mazloom A, Medeiros LJ, McLaughlin PW, et al. Marginal zone lymphomas: factors that affect the final outcome. Cancer, 2010, 116: 4291-4298.

19. Wotherspoon AC, Doglioni C, Diss TC, et al. Regression of primary low-grade B-cell gastric lymphoma of mucosa-associated lymphoid tissue type after eradication of Helicobacter pylori. Lancet, 1993, 342: 575-577.

20. Bayerdorffer E, Neubauer A, Rudolph B, et al. Regression of primary gastric lymphoma of mucosa-associated lymphoid tissue type after cure of Helicobacter pylori infection. Lancet, 1995, 345: 1591-1594.

21. Morgner A,. Miehlke S, Fischbach W, et al. Complete remission of primary high-grade B cell gastric lymphoma after cure of Helicobacter pylori infection. J Clin Oncol, 2001, 19: 2041-2048.

22. Wundisch T, Thiede C, Morgner A, et al. Long-term follow-up of gastric MALT lymphoma after Helicobacter pylori eradication. J Clin Oncol, 2005, 23: 8018-8024.

23. Nakamura S, Sugiyama T, Matsumoto T, et al. Long-term clinical outcome of gastric MALT lymphoma after eradication of Helicobacter pylori: a multicentre cohort follow-up study of 420 patients in Japan. Gut, 2012, 61: 507-513.

24. Ruskoné-Fourmestraux A, Lavergne A, Aegerter PH, et al. Predictive factors for regression of gastric MALT lymphoma after anti-Helicobacter pylori treatment. Gut, 2001, 48（3）：297-303.

25. Chen LT, Lin JT, Tai JJ, et al. Long-term results of anti-Helicobacter pylori therapy in early-stage gastric high-grade transformed MALT lymphoma. J Natl Cancer Inst, 2005, 97（18）：1345-53.

26. Tsang RW, Gospodarowicz MK, Pintilie M, et al. Localized mucosa-associated lymphoid tissue lymphoma treated with radiation therapy has excellent clinical outcome. J Clin Oncol, 2003, 21：4157-4164.

27. Hitchcock S, Ng AK, Fisher DC, et al. Treatment outcome of mucosa-associated lymphoid tissue/marginal zone non-Hodgkin's lymphoma. Int J Radiat Oncol Biol Phys, 2002, 52（4）：1058-66.

28. Tsai HK, Li S, Ng AK, et al. Role of radiation therapy in the treatment of stage Ⅰ/Ⅱ mucosa-associated lymphoid tissue lymphoma. Ann Oncol, 2007, 18（4）：672-8.

29. Isobe K, Kagami Y, Higuchi K, et al. A multicenter phase Ⅱ study of local radiation therapy for stage IEA mucosa-associated lymphoid tissue lymphomas：a preliminary report from the Japan Radiation Oncology Group（JAROG）. Int J Radiat Oncol Biol Phys, 2007, 69（4）：1181-6.

30. Yamashita H, Nakagawa K, Asari T, et al. Radiotherapy for 41 patients with stages Ⅰ and Ⅱ MALT lymphoma：a retrospective study. Radiother Oncol, 2008, 87（3）：412-7.

31. Tomita N, Kodaira T, Tachibana H, et al. Favorable outcomes of radiotherapy for early-stage mucosa-associated lymphoid tissue lymphoma. Radiother Oncol, 2009, 90（2）：231-5.

32. Olszewski AJ, Desai A. Radiation therapy administration and survival in stage Ⅰ/Ⅱ extranodal marginal zone B-cell lymphoma of mucosa-associated lymphoid tissue. Int J Radiat Oncol Biol Phys, 2014, 88：642-649.

33. Teckie S, Qi S, Lovie S, et al. Long-term outcomes and patterns of relapse of early-stage extranodal marginal zone lymphoma treated with radiation therapy with curative intent. Int J Radiat Oncol Biol Phys, 2015, 92（1）：130-7.

34. Olszewski AJ, Castillo JJ. Comparative outcomes of oncologic therapy in gastric extranodal marginal zone（MALT）lymphoma：analysis of the SEER-Medicare database. Ann Oncol, 2013, 24（5）：1352-9.

35. Schechter NR, Portlock CS, Yahalom J. Treatment of mucosa-associated lymphoid tissue lymphoma of the stomach with radiation alone. J Clin Oncol, 1998, 16：1916-21.

36. Koch P, Probst A, Berdel WE, et al. Treatment results in localized primary gastric lymphoma：data of patients registered within the German multicenter study（GIT NHL 02/96）. J Clin Oncol, 2005, 23（28）：7050-9.

37. Vrieling C, de Jong D, Boot H. Long-term results of stomach-conserving therapy in gastric MALT lymphoma. Radiother Oncol, 2008, 87（3）：405-11.

38. Wirth A, Gospodarowicz M, Aleman BM, et al. Long-term outcome for gastric marginal zone lymphoma treated with radiotherapy：a retrospective, multi-centre, International Extranodal Lymphoma Study Group study. Ann Oncol, 2013, 24（5）：1344-51.

39. Abe S, Oda I, Inaba K, et al. A retrospective study of 5-year outcomes of radiotherapy for gastric mucosa-associated lymphoid tissue lymphoma refractory to Helicobacter pylori eradication therapy. Jpn J Clin Oncol, 2013, 43（9）：917-22.

40. Nam TK, Ahn JS, Choi YD, et al. The role of radiotherapy in the treatment of gastric mucosa-associated lymphoid tissue lymphoma. Cancer Res Treat, 2014, 46（1）：33-40.

41. Ruskoné-Fourmestraux A, Matysiak-Budnik T, et al. Exclusive moderate-dose radiotherapy in gastric marginal zone B-cell MALT lymphoma：Results of a prospective study with a long term follow-up. Radiother Oncol, 2015, 117（1）：178-82.

42. 王淑莲, 薛丽燕, 宋永文, 等. 77 例胃黏膜相关淋巴组织淋巴瘤的临床分析. 中华放射肿瘤学杂志, 2009, 18：105-109.

43. 汪华, 李晔雄, 刘清峰, 等. 40 例早期胃外黏膜相关淋巴组织淋巴瘤的治疗结果, 中华放射肿瘤学杂志, 2010, 19：227-230.

44. Fung CY, Tarbell NJ, Lucarelli MJ, et al. Ocular adnexal lymphoma：clinical behavior of distinct World Health Organization classification subtypes. Int J Radiat Oncol Biol Phys, 2003, 57（5）：1382-91.

45. Uno T, Isobe K, Shikama N, et al. Radiotherapy for extranodal, marginal zone, B-cell lymphoma of mucosa-associated lymphoid tissue originating in the ocular adnexa：a multiinstitutional, retrospective review of 50 patients. Cancer, 2003,

98（4）：865-71.

46. Suh CO, Shim SJ, Lee SW, et al. Orbital marginal zone B-cell lymphoma of MALT：radiotherapy results and clinical behavior. Int J Radiat Oncol Biol Phys, 2006, 65（1）：228-33.

47. Tanimoto K[1], Kaneko A, Suzuki S, et al. Primary ocular adnexal MALT lymphoma：a long-term follow-up study of 114 patients. Jpn J Clin Oncol, 2007, 37（5）：337-44.

48. Son SH, Choi BO, Kim GW, et al. Primary radiation therapy in patients with localized orbital marginal zone B-cell lymphoma of mucosa-associated lymphoid tissue（MALT Lymphoma）. Int J Radiat Oncol Biol Phys, 2010, 77（1）：86-91.

49. Hata M, Omura M, Koike I, et al. Treatment effects and sequelae of radiation therapy for orbital mucosa-associated lymphoid tissue lymphoma. Int J Radiat Oncol Biol Phys, 2011, 81：1387-1393.

50. Goda JS, Le LW, Lapperriere NJ, et al. Localized orbital mucosa-associated lymphoma tissue lymphoma managed with primary radiation therapy：efficacy and toxicity. Int J Radiat Oncol Biol Phys, 2011, 81（4）：e659-66.

51. Hashimoto N, Sasaki R, Nishimura H, et al. Long-term outcome and patterns of failure in primary ocular adnexal mucosa-associated lymphoid tissue lymphoma treated with radiotherapy. Int J Radiat Oncol Biol Phys, 2012, 82（4）：1509-14.

52. Harada K, Murakami N, Kitaguchi M, et al. Localized ocular adnexal mucosa-associated lymphoid tissue lymphoma treated with radiation therapy：A long-term outcome in 86 patients with 104 treated eyes. Int J Radiat Oncol Biol Phys, 2014, 88：650-654.

53. Song EK, Kim SY, Kim TM, et al. Efficacy of chemotherapy as a first-line treatment in ocular adnexal extranodal marginal zone B-cell lymphoma. Ann Oncol, 2008, 19：242-246.

54. Kiesewetter B, Ferreri AJ, Raderer M. Chemoinnunotherapy for mucosa-associated lymphoid tissue-type lymphoma：a review of the literature. Oncologist, 2015, 20：915-925.

55. Martinelli G, Laszlo D, Ferreri AJ, et al. Clinical activity of rituximab in gastric marginal zone non-Hodgkin's lymphoma resistant to or not eligible for anti-Helicobacter pylori therapy. J Clin Oncol, 2005, 23（9）：1979-83.

56. Watanabe T, Tobinai K, Shibata T, et al. Phase Ⅱ/Ⅲ study of R-CHOP-21 versus R-CHOP-14 for untreated indolent B-cell non-Hodgkin's lymphoma：JCOG 0203 trial. J Clin Oncol, 2011, 29：3990-3998.

57. Liu L, Wang H, Chen Y, et al. Splenic marginal zone lymphoma：a population-based study on the 2001~2008 incidence and survival in the United States. Leuk Lymphoma, 2013, 54：1380-1386.

58. Salido M, Baro C, Oscier D, et al. Cytogenetic aberrations and their prognostic value in a series of 330 splenic marginal zone B-cell lymphomas：a multicenter study of the Splenic B-cell Lymphoma Group. Blood, 2010, 116：1479-1488.

59. Mulligan SP, Matutes E, Dearden C, et al. Splenic lymphoma with villous lymphocytes：natural history and response to therapy in 50 cases. Br J Haematol, 1991, 78：206-209.

60. Thieblemont C, Felman P, Berger F, et al. Treatment of splenic marginal zone B-cell lymphoma：an analysis of 81 patients. Clin Lymphoma, 2002, 3：41-47.

61. Chacon JI, Mollejo M, Munoz E, et al. Splenic marginal zone lymphoma：clinical characteristics and prognostic factors in a series of 60 patients. Blood, 2002, 100：1648-1654.

62. Yahalom J, Illidge T, Specht L, et al. Modern radiation therapy for extranodal lymphomas：field and dose guidelines from the International Lymphoma Radiation Oncology Group. Int J Radiat Oncol Biol Phys, 2015, 92：11-31.

63. Pfeffer MR, Rabin T, Tsvang L, et al. Orbital lymphoma：is it necessary to treat the entire orbit? Int J Radiat Oncol Biol Phys, 2004, 60（2）：527-30.

64. Lowry L, Smith P, Qian W, et al. Reduced dose radiotherapy for local control in non-Hodgkin lymphoma：a randomised phase Ⅲ trial. Radiother Oncol, 2011, 100：86-92.

65. Hoskin PJ, Kirkwood AA, Popova B, et al. 4 Gy versus 24 Gy radiotherapy for patients with indolent lymphoma（FORT）：a randomised phase 3 non-inferiority trial. Lancet Oncol, 2014, 15（4）：457-463.

第四节　滤泡性淋巴瘤

根据 WHO 淋巴瘤最新病理分类原则[1,2]，滤泡性淋巴瘤（follicular lymphoma，FL）有 3 个独立的病理类型：滤泡性淋巴瘤、儿童型滤泡性淋巴瘤和原发皮肤滤泡中心淋巴瘤。滤泡性淋巴瘤 FL 包括两个病理亚型：原位滤泡肿瘤和十二指肠型滤泡性淋巴瘤[2,3]。FL 分成 Ⅰ~Ⅱ级，Ⅰ~Ⅱ级滤泡性淋巴瘤恶性程度低，大部分为临床 Ⅲ~Ⅳ 期（80%~90%），伴有脾和骨髓受侵，Ⅰ~Ⅱ 期少见（10%~20%），但病程进展缓慢，预后好，易复发。放疗是早期 Ⅰ~Ⅱ 级滤泡性淋巴瘤唯一潜在可根治的治疗手段。滤泡性淋巴瘤Ⅲ级含有较多的大细胞成分，预后和治疗原则与弥漫性大 B 细胞淋巴瘤相似。本节特指 Ⅰ~Ⅱ 级滤泡性淋巴瘤的病理、治疗原则和预后。

一、流行病学

滤泡性淋巴瘤是欧美常见的非霍奇金淋巴瘤（NHL）之一，占成人结内原发 NHL 的 22%~35%，比例仅低于弥漫性大 B 细胞淋巴瘤。FL 在中国较少见，仅见全部 NHL 的 3%~6%[4,5]。在欧美，FL 发病率有增高的趋势。

二、病理和免疫表型

最近几十年，淋巴瘤病理分类变化很大，但滤泡性淋巴瘤病理诊断的一致性和重复性很高。滤泡性淋巴瘤来源于生发中心 B 淋巴细胞，定义为滤泡中心细胞淋巴瘤，常为中心细胞和中心母细胞混合。肿瘤细胞以中心细胞为主，中心母细胞较少。生长类型至少部分为滤泡性，可见弥漫性区域生长。由于淋巴滤泡来源于生发中心，滤泡生长类型的淋巴瘤极少见大量的中心母细胞成分。

滤泡性淋巴瘤分为低分级（Ⅰ、Ⅱ级）和高分级（Ⅲa级）。任何Ⅲ级 FL 伴有弥漫区域应定义为弥漫性大 B 细胞淋巴瘤，并据此进行治疗。病理 Ⅰ~Ⅱ 级可互相移行，常难以区分，但 Ⅰ~Ⅱ 级和Ⅲ级有较明显差别（表 7-3-13）。根据淋巴瘤分类原则，将弥漫区域面积定量如下：滤泡为主（滤泡>75%），滤泡及弥漫性（滤泡 25%~75%），弥漫性为主（滤泡<25%）。

表 7-3-13　滤泡性淋巴瘤的病理分级和变异型

病理分级
Ⅰ级：0~5 个中心母细胞/高倍视野
Ⅱ级：6~15 个中心母细胞/高倍视野
Ⅲ级：>15 个中心母细胞/高倍视野
Ⅲa级：>15 个中心母细胞/高倍视野，但仍有中心细胞
Ⅲb级：中心母细胞形成瘤片，无残留中心细胞
类型
◆ 滤泡性淋巴瘤
◆ 皮肤滤泡中心淋巴瘤
◆ 儿童型滤泡性淋巴瘤

FL 来源于生发中心 B 细胞，B 细胞相关抗原如 CD19、CD20 阳性和 SIg+，而 CD5 和 CD45 阴性，CD10+/-，CD23-/+。CD5 和 CD45 阴性可鉴别套细胞淋巴瘤，而 CD10 阳性可鉴别边缘带 B 细胞淋巴瘤。

滤泡性淋巴瘤最主要的突变为 t（14；18）染色体易位和 MLL2 基因。85%的滤泡性淋巴瘤有 t（14；18）染色体易位，导致 Bcl-2 基因表达和重组。Bcl-2 蛋白抑制凋亡的发生，在正常生发中心细胞，Bcl 在转录水平处于关闭状态。t（14；18）染色体易位发生于早期发育的 B 细胞（Ig 基因重组阶段）。>80%滤泡性淋巴瘤有 MLL2 突变失去活性，两者驱动生发中心 B 细胞恶性转化。其他 CREBBP、EZH2、MEF2B 和 EP300 突变分别占 33%、27%、15%和 9%。基因谱和反应细胞背景是影响 FL 预后的重要因素[6,7]。

三、诊断和分期

病理诊断主要依赖淋巴结完整或部分切除标本，考虑到 FL 分级的困难和异质性，穿刺活检标本常造成病理诊断困难，因此，通常不做穿刺活检。穿刺活检仅限于难于取得切除标本的情况下，如腹膜后大肿块。复发或疾病进展时，应考虑向大细胞转化的可能，建议再程活检或切除病理检查。

临床分期检查包括血常规、肝肾功能、LDH、血沉、β_2 微球蛋白、病毒指标（HIV 和肝炎）、头胸腹盆 CT、骨髓穿刺和活检。PET-CT 不是必须检查项目，但有助于部分病人的准确分期和疗效评估，判断是否有疾病转化和指导预后[11,12]。

根据 Ann Arbor 分期原则进行临床分期，早期少见，晚期常见。滤泡性淋巴瘤国际预后指数来源于利妥昔单抗治疗前[13,14]，主要包括年龄、LDH、分期、血红蛋白和淋巴结受侵数。利妥昔单抗（美罗华）年代建立的滤泡性淋巴瘤预后指数包括年龄、β_2 微球蛋白、肿瘤最大直径、血红蛋白和骨髓受侵[15]。最近，将一系列生物标志物（EZH2，ARID1A，MEF2B，EP300，FOX01，CREBBP 和 CARD11）结合进 FLIPI，称之为 m7-FLIPI，高危组的 5 年无失败生存率仅为 25%[16]。这些预后模型可以较好地指导临床预后和治疗（表 7-3-14）。

表 7-3-14　滤泡性淋巴瘤国际预后指数

预后模型	病理类型和适用人群	独立预后因素	预后分组	10 年总生存率（%）
FLIPI[14]	滤泡性淋巴瘤	年龄（≤60：>60 岁）	低危：0~1	71
		LDH（正常：升高）	中危：2	51
		分期（Ⅰ~Ⅱ：Ⅲ-Ⅳ）	高危：3~5	36
		血红蛋白（≥120：<120g/L）		
		淋巴结受侵数（≤4：>4 部位）		
FLIPI-2[15]	利妥昔单抗化疗，滤泡性淋巴瘤	年龄（≤60：>60 岁）	低危：0	80&
		β_2-微球蛋白（正常：升高）	中危：1~2	51
		最大直径（≤6 cm：>6 cm）	高危：3~5	19
		血红蛋白（≥120：<120g/L）		
		骨髓受侵（无：有）		

注：&5 年无进展生存率。

四、临床表现

滤泡性淋巴瘤主要发生于老年人，中位年龄 60 岁，男女比例基本相同，大部分病人表现为广泛性病变，Ⅰ~Ⅱ 期少见，仅为 10%~20%，80% 为 Ⅲ~Ⅳ 期。FL 主要侵犯淋巴结，常侵及脾和骨髓，结外器官受侵较少见。肿瘤恶性程度低，病情进展缓慢，早期可治愈，晚期 FL 认为不可治愈，但预后好。

高达 45% 滤泡性淋巴瘤可转化为弥漫性大 B 细胞淋巴瘤[17]。在利妥昔单抗化疗年代，每年仍有 2%~3% 的 FL 病人转化为大细胞淋巴瘤[18]。FL 转化为 DLBCL 则预后较差，中位生存期约为 5 年。

五、治疗

FL 的治疗主要根据病理分级和临床分期，Ⅰ~Ⅱ 级 FL 的治疗同 Ⅲ 级 FL 不同，后者的治疗原则和弥漫性大 B 细胞淋巴瘤相同。早期 Ⅰ~Ⅱ 级 FL 以放射治疗为标准治疗，可合并化疗，大部分病人可治愈。在过去 30 年中，晚期滤泡性淋巴瘤的生存率得到了提高，但大部分病人仍不能治愈。晚期滤泡性淋巴瘤的治疗方法包括临床观察、口服烷化剂、嘌呤核苷酸类似物、联合化疗、干扰素和单克隆抗体治疗等。化疗基础上联合放射标记的单克隆抗体、干扰素和高剂量化疗加骨髓移植提高了无病生存率，但未改善总生存率。晚期 FL 预后好，中位生存期为 8~10 年。

（一）Ⅰ~Ⅱ期 FL

Ⅰ~Ⅱ期Ⅰ~Ⅱ级滤泡性淋巴瘤少见，仅占 10%~20%。由于缺乏随机对照研究，临床治疗包括观察、放疗、化疗、利妥昔单抗或放疗和化疗综合治疗。

滤泡性淋巴瘤对放射治疗高度敏感。放射治疗是早期低度恶性淋巴瘤的标准治疗方案，单纯放疗的 10~15 年无病生存率约为 50%，10~15 年总生存率约为 65%（表 7-3-15）。根治照射剂量 24~30 Gy，扩大野或受累野照射，局部控制率超过 90%。美国有两项大数据资料显示，放疗和未放疗比较，放疗显著提高了早期 FL 的总生存率和疾病相关生存率，10 年总生存率提高了约 14%（表 7-3-15）。在美国，首程治疗为放疗仅占早期 FL 的 1/3，各 1/3 为观察或药物治疗。部分早期 FL 接受了放疗和化疗综合治疗，化疗加入放疗进一步提高早期低度恶性淋巴瘤的无进展生存率，但未提高总生存率。

没有充分证据证明，早期 FL 可以观察。早期 FL 观察的数据主要来源于两项回顾性研究，分别有 43 例和 35 例接受或未按受 PET-CT 严格分析的Ⅰ~Ⅱ期病人观察，例数太少，而且中位随诊时间短[28,29]。对于惰性淋巴瘤来讲，如此少的例数很难作出肯定结论，观察不能作为常规治疗手段指导临床应用。

应用 PET-CT 分期以后，早期 FL 病人的分期更准确，排除分期偏移的晚期病人后，放疗的生存获益可能更高。早期 FL 放疗另一个潜在优势在于，可能减少 FL 向侵袭性淋巴瘤转化。在斯坦福 43 例早期 FL 观察病例中，有 4 例转化为高度恶性淋巴瘤。另一个误解同样阻止了放疗在早期 FL 的应用：放疗可以引起严重心血管疾病和第二原发肿瘤。这些证据都来源于早期 HL 根治性放疗年代，目前并没有证据显示早期 FL 或 NHL 低剂量受累野或受累部位照射导致这些严重并发症。

表 7-3-15　Ⅰ~Ⅱ期滤泡性淋巴瘤单纯放疗和大数据放疗与未放疗比较结果

作　者	单　位	例数	放疗剂量（Gy）	10 年 FFR（%）	10 年 OS（%）
Vaughan，1994	BNLI	208	35	47	64
MacManus，1996	Stanford	177	35~50	44	64
Wilder，2001	MDACC	80	40	41（15 年）	43（15 年）
Peterson，2004	PMH	460	35	51	62
Guadagnolo，2006	Harvard	106	35	46	75
Campbell，2010	BCCA	237	35	49	66
Barzenje，2015	Norway	208	30~40	46（15 年）	57（15 年）
Pugh，2010	SEER	2222	放疗	62*	79（DSS）*
		4346	未放疗	48	66（DSS）
Vargo，2015	NCDB	9924	放疗	68*	86（5 年 OS）*
		23238	未放疗	54	74（5 年 OS）

注：*P<0.001

BNLI：British National Lymphoma Investigation；MSKCC：Memorial Sloan-Kettering Cancer Center；PMH：Princess Margaret Hospital；MDACC：M. D. Anderson Cancer Center；NCI：National Cancer Institute.

（二）Ⅲ~Ⅳ期

晚期滤泡性淋巴瘤的治疗原则包括临床观察、化疗、免疫化疗和高剂量化疗加骨髓移植等多种治疗手段，放疗是有效的姑息减症治疗手段。FL为惰性淋巴瘤，病情进展缓慢，晚期FL预后好，中位生存期为10~12年。

1. 无症状低负荷晚期FL　无症状低负荷晚期FL可不做任何治疗，病变进展或出现症状后再治。利妥昔单抗年代前，有三项随机对照研究证明，无症状晚期FL即时化疗和临床观察比较，未改善总生存率[30~32]。根据法国标准，有任何一项即定义为肿瘤高负荷：3个结内病变，均≥3 cm；单一结内病变≥7 cm；有症状性脾大；胸腔积液；B症状或任何其他症状；LDH或β_2微球蛋白增高。

利妥昔单抗（美罗华）年代，有一项随机研究比较利妥昔单抗单药和观察的疗效[33]，利妥昔单抗四周方案治疗±维持治疗和观察比较，改善了无进展生存率和挽救治疗时间，但未提高总生存率。利妥昔单抗单药治疗后维持治疗也未进一步改善无症状低负荷晚期FL的疗效[34]。因此，对于无症状低负荷晚期FL不主张利妥昔单抗维持治疗。

2. 有症状高负荷晚期FL　利妥昔单抗化疗是高负荷晚期FL的标准治疗手段，最常见的免疫化疗方案为R-CHOP、R-CVP或利妥昔单抗加氟达拉滨。五项随机研究证明，利妥昔单抗联合化疗和化疗比较，显著提高了近期疗效、无进展生存率和总生存率[35~39]（表7-3-16）。

表7-3-16　低度恶性晚期淋巴瘤化疗联合利妥昔单抗（维持或同时）的随机对照研究

作　者	时间	入组条件	例数	化　　疗	OR（%）	5年PFS（%）	5年OS（%）
Marcus	2008	晚期FL	162	R-CVP	81	34月（TTP）	83（4年）
			159	CVP	57	15月	77（4年）
					P<0.001	P<0.001	P=0.029
Hiddemann	2005	Ⅲ~Ⅳ期Ⅰ~Ⅱ	223	R-CHOP	96（OR）	28例	95（2年）
		级FL，≥18岁	205	CHOP	90	61例	90（2年）
					0.011	P<0.001	P=0.016
Forstpointner	2004	复发或抗拒的	66	R-FCM	33	16	
（GLSG）	2006	FL或MCL	62	FCM	13	10	
					P=0.005	P=0.0381	
Van Oers MHJ	2006	复发或抗拒	234	R-CHOP	29.5	33.1月（中位）	
（EORTC20981）		的FL	231	CHOP	15.6	20.2月	
					P<0.001	P<0.001	
Bachy	2013	Ⅱ~Ⅳ期Ⅰ~Ⅱ	183	R-CHVP+I	96（OR）	51（EFS）	85
		Ia FL，18~	175	CHVP+I	90	37（EFS）	78
		75岁			0.011	P<0.001	P=0.076
Hochster	2009	未治晚期FL	153	CVP+R	有反应或稳定	68（3年）	92（3年）
（E1496）		或CLL	158	CVP		33（3年）	3年
						P<0.05	

化疗后或免疫化疗利妥昔单抗维持治疗（2~5年）改善了无进展生存率，但未提高总生存率[40~42]。晚期惰性B细胞淋巴瘤R-CHOP-21和R-CHOP-14方案疗效相同[43]，R-CHOP和R-FM方案在3年PFS优于R-CVP方案[44]。苯达莫司汀联合利妥昔单抗和免疫化疗（R-CHOP）比较，提高了CR率和PFS，但未改善总生存率[45,46]。

应用放射性同位素[131]I标记抗CD20抗体的治疗对化疗抗拒、化疗后复发或利妥昔单抗治疗后复发FL的总有效率为47%~68%，完全缓解率为20%~38%。最近，应用[131]I-Tositumomab作为首程治疗76例晚期FL，95%的病人治疗有效，75%达完全缓解。PCR检测BCL2表示，80%的临床完全缓解病人达到分子缓解，中位随访5.1年，5年无进展生存率为59%，中位无进展生存时间为6.1年。57例达完全缓解的病人中，40 例在 4.3~7.7 年仍然无病生存。但 SWOG S0016 随机对照研究显示，R-CHOP 化疗和碘-131 标记放射免疫化疗的疗效相同[47]。

六、照射靶区和剂量

（一）根治性放疗

早期 FL 根治性放疗采用受累野照射（IFRT），根治剂量 24~30 Gy。有一项随机研究比较惰性淋巴瘤根治性放疗 24 Gy 和 40 Gy 疗效[48]，两组无显著差别。5 年无局部复发进展率分别为 75.6% 和 78.9%（$P=0.59$），5 年总生存率分别为 74% 和 73%（$P=0.84$）。

（二）姑息性放疗

晚期滤泡性淋巴瘤对全身治疗抗拒时，放疗可得到好的姑息治疗效果，缓解疼痛和压迫症状。照射野通常采用受累部位照射（ISRT），不需要扩大野照射。姑息放疗照射剂量可以常规分割 DT 20~30 Gy 或 2×2 Gy 照射。随机对照研究显示，24 Gy 组的近期疗效和无进展生存率显著优于 4 Gy 组，但总生存率无差别[49]。因此，2×2 Gy 仅适用于姑息放疗，不适用于早期低度恶性淋巴瘤的根治性放疗。

七、预后

滤泡性淋巴瘤的预后和年龄、性别、结外部位受侵数目、B 组症状、血清 LDH 和血沉有关。2004 年根据 4167 例滤泡性淋巴瘤的结果，提出了滤泡性淋巴瘤国际预后指数（FLIPI），共有 5 个预后不良因素：年龄>60 岁比≤60 岁；Ann Arbor 分期Ⅲ~Ⅳ期比Ⅰ~Ⅱ期；血红蛋白<120g/L 比≥120g/L；淋巴结受侵数目>4 个比≤4 个；血清 LDH 异常比正常。将上述不良预后因素计分后分成三组，低危组（0~1 分，占 36% 的病人），中危组（2 个因素，占 37%），高危组（≥3 个因素，占 27%）。三组的 5 年生存率分别为 90.6%、77.6% 和 52.5%，10 年生存率分别为 70.7%、50.9% 和 35.5%。

基因表达是 FL 的重要预后因素，FL 的预后和浸润性免疫细胞的分子特征直接相关。在另一项研究中，FL 的预后和 81 个基因相关。

八、结论和治疗原则

根据目前的临床研究证据，滤泡性淋巴瘤的治疗策略如下：

Ⅰ~Ⅱ期

◆ 可被治愈，不应延迟治疗或观察。

◆ 放疗是潜在可治愈手段，建议行受累野，DT 24~30 Gy。

◆ 可以考虑放疗和化疗联合治疗，目前仍无肯定证据表明，化疗加入放疗提高总生存率。

Ⅲ~Ⅳ期

◆ 晚期低危病人可考虑观察。

◆ 晚期高危病人建议利妥昔单抗联合化疗。

◆ 放疗对有选择的部分病人可能有益，为姑息治疗手段。

参 考 文 献

1. Harris NL, Swerdlow SH, Jaffe ES, et al. Follicular lymphoma. In：Jaffe ES, Harris NL, Stein H, Vardiman JW, eds. World Health Organization Classification of Tumours：Pathology and Genetics of Tumours of Haematopoietic and Lymphoid Tissues. Lyon, France：IARC Press, 2008, 220-226.

2. Swerdlow SH, Campo E, Pileri SA, et al. The 2016 revision of the World Health Organization classification of lymphoid neoplasms. Blood, 2016, 127：2375-2390.

3. Jegalian AG, Eberle FC, Pack SD, et al. Follicular lymphoma in situ：clinical implications and comparisons with partial involvement by follicular lymphoma. Blood, 2011, 118：2976-2984.

4. Yang QP, Zhang WY, Yu JB, et al. Subtype distribution of lymphomas in Southwest China：analysis of 6, 382 cases using WHO classification in a single institution. Diagn Pathol, 2011, 6：77.

5. Sun J, Yang Q, Lu Z, et al. Distribution of lymphoid neoplasms in China：analysis of 4, 638 cases according to the World Health Organization classification. Am J Clin Pathol, 2012, 138：429-434.

6. Glas AM, Kersten MJ, Delahaye LJ, et al. Gene expression profiling in follicular lymphoma to assess clinical aggressiveness and to guide the choice of treatment. Blood, 2005, 105：301-307.

7. Dave SS, Wright G, Tan B, et al. Prediction of survival in follicular lymphoma based on molecular features of tumor-infiltrating immune cells. N Engl J Med, 2004, 351：2159-69.

8. Wagner-Johnston ND, Link BK, Byrtek M, et al. Outcomes of transformed follicular lymphoma in the modern era：a report from the National LymphoCare Study (NLCS). Blood, 2015, 126：851-857.

9. Montoto S, Fitzgibbon J. Transformation of indolent B-cell lymphomas. J Clin Oncol, 2011, 29：1827-1834.

10. Correia C, Schneider PA, Dai H, et al. BCL2 mutations are associated with increased risk of transformation and shortened survival in follicular lymphoma. Blood, 2015, 125：658-667.

11. Trotman J, Fournier M, Lamy T, et al. Positron emission tomography-computed tomography (PET-CT) after induction therapy is highly predictive of patient outcome in follicular lymphoma：analysis of PET-CT in a subset of PRIMA trial participants. J Clin Oncol, 2011, 29：3194-3200.

12. Wirth A, Foo M, Seymour J, et al. Impact of $[^{18}F]$ fluorodeoxyglucose positron emission tomography on staging and management of early-stage follicular non-Hodgkin lymphoma. Int J Radiat Oncol Biol Phys, 2008, 71：213-219.

13. Federico M, Vitolo U, Zinzani PL, et al. Prognosis of follicular lymphoma：a predictive model based on a retrospective analysis of 987 cases. Blood, 2000, 95：783-789.

14. Solal-Celigny P, Roy P, Colombat P, et al. Follicular Lymphoma International Prognostic Index. Blood, 2004, 104：1258-1265.

15. Federico M, Bellei M, Marcheselli L, et al. Follicular Lymphoma International Prognostic Index 2：A new prognostic index for follicular lymphoma developed by the International follicluar lymphoma prognostic factor project. J Clin Oncol, 2009, 27：4555-4562.

16. Pastore A, Jurinovic V, Kridel R, et al. Integration of gene mutations in risk prognostication for patients receiving first-line immunochemotherapy for follicular lymphoma：a retrospective analysis of a prospective clinical trial and validation in a populations-based registry. Lancet Oncol, 2015, 16：1111-1122.

17. Montoto S, Davies AJ, Matthews J, et al. Risk and clinical implications of transformation of follicular lymphoma to diffuse large B-cell lymphoma. J Clin Onco, 2007, 25：2426-2433.

18. Wagner-Johnston ND, Link BK, Byrtek M, et al. Outcomes of tranformed follicular lymphoma in the modern era：a report from the National LymphoCare Study (NLCS). Blood, 2015, 126：851-857.

19. Vaughan Hudson B, Vaughan Hudson G, MacLennan KA, et al. Clinical stage I non-Hodgkin's lymphoma：long-term follow-up of patients treated by the British National Lymphoma Investigation with radiotherapy alone as initial therapy. Br J Cancer, 1994, 69：1088-1093.

20. MacManus MP, Hoppe RT. Is radiotherapy curative for stage Ⅰ and Ⅱ low-grade follicular lymphoma? Results of a long-term follow-up study of patients treated at Stanford University. J Clin Oncol, 1996, 14：1282-1290.

21. Wilder RB, Jones D, Tucker SL, et al. Long-term results with radiotherapy alone for stage Ⅰ~Ⅱ follicular lymphomas. Int J Radiat Oncol Biol Phys, 2001, 51：1219-1227.

22. Petersen PMGM, Tsang R, et al. Long-term outcome in stage Ⅰ and Ⅱ follicular lymphoma following treatment with involved field radiation therapy alone. J Clin Oncol, 2004, 22 (14S)：652.

23. Guadagnolo BA, Li S, Neuberg D, et al. Long-term outcome and mortality trends in early-stage, grade 1~2 follicular lym-

phoma treated with radiation therapy. Int J Radiat Oncol Biol Phys, 2006, 64：928-934.

24. Campbell BA, Voss N, Woods R, et al. Long-term outcomes for patients with limited stage follicular lymphoma: involved regional radiotherapy versus involved node radiotherapy. Cancer, 2010, 116：3797-3806.

25. Barzenje DA, Smastuen MC, Liestol K, et al. Radiotherapy compared to other strategies in the treatment of stage Ⅰ／Ⅱ follicular lymphoma: a study of 404 patients with median follow-up of 15 year. PLOS one. 10 (7): e0131158.

26. Pugh TJ, Ballonoff A, Newman F, et al. Improved survival in patients with early stage low-grade follicular lymphoma treated with radiation: a Surveillance, Epidemiology, and End Results database analysis. Cancer, 2010, 116：3843-51.

27. Vargo JA, Gill BS, Balasubramani GK, et al. What is the optimal management of early-stage low-grade follicular lymphoma in the modern era? Cancer, 2015, 121：3325-3334.

28. Advani R, Rosenberg SA, Horning SJ. Stage Ⅰ and Ⅱ follicular non-Hogdkin's lymphoma: long-term follow-up of no initial therapy. J Clin Oncol, 2004, 22：1454-1459.

29. Friedberg JW, Byrtek M, Link BK, et al. Effectiveness of first-line management strategies for stage I follicular lymphoma: analysis of the National LymphoCare Study. J Clin Oncol, 2012, 30：3368-75.

30. Young RC, Longo DL, Glatstein E, et al. The treatment of indolent lymphomas: watchful waiting v aggressive combine modality treatment. Semin Hematol, 1988, 25 (2 supppl 2)：11-16.

31. Brice P, Bastion Y, Lepage E, et al. Comparision in low-tumor-burden follicular lymphomas between an initial no-treatment policy, prednimustine, or interferon alfa: a randomized study from the Groupe d'Etude des Lymphomes Folliculaires. Groupe d'Etude des Lymphomes de L'Adulte. J Clin Oncol, 1997, 15：1110-1117.

32. Ardeshna KM, Smith P, Norton A, et al. British National lymphoma Investigation. Long-term effect of a watch and wait policy versus immediate systemic treatment for asymptomatic advanced-stage non-Hodgkin lymphoma: a randomised controlled trial. Lancet, 2003, 362：516-522.

33. Ardeshna KM, Qiang W, Smith P, et al. Rituximab versus a watch-and-wait approach in patients with advanced-stage, a-symptomatic, non-bulky follicular lymphoma: an open-label randomised phase 3 trial. Lancet Oncol, 2014, 15：424-435.

34. Kahl BS, Hong F, Williams ME, et al. Rituximab extended schedule or re-treatment trial for low-tumor burden follicular lymphoma: eastern cooperative oncology group protocol E4402. J Clin Oncol, 2014, 32：3096-3102.

35. Marcus R, Imrie K, Solal-Celigny P, et al. Phase Ⅲ study of R-CVP compared with cyclophosphamide, vincristine, and prednisone alone in patients with previously untreated advanced follicular lymphoma. J Clin Oncol, 2008, 26 (28)：4579-4586.

36. Hiddemann W, Kneba M, Dreyling M, et al. Frontline therapy with rituximab added to the combination of cyclophosphamide, doxorubicin, vincristine, and prednisone (CHOP) significantly improves the outcome for patients with advanced-stage follicular lymphoma compared with therapy with CHOP alone: results of a prospective randomized study of the German Low-Grade Lymphoma Study Group. Blood, 2005, 106 (12)：3725-3732.

37. Forstpointner R, Dreyling M, Repp R, et al. The addition of rituximab to a combination of fludarabine, cyclophosphamide, mitoxantrone (FCM) significantly increases the response rate and prolongs survival as compared with FCM alone in patients with relapsed and refractory follicular and mantle cell lymphomas: results of a prospective randomized study of the German Low-Grade Lymphoma Study Group. Blood, 2004, 104：3064-3071.

38. vanOers MH, Klasa R, Marcus RE, et al. Rituximab maintenance improves clinical outcomes of relapsed/resistant follicular non-Hodgkin lymphoma in patients both with and without rituximab during induction: results of a prospective randomized phase 3 intergroup trial. Blood, 2006, 108：3295-3301.

39. Bachy E, Houot R, Morschhauser F, et al. Groupe d'Etude des Lymphomes de l'Adulte (GELA). Long-term follow up of the FL2000 study comparing CHVP-interferon to CHVP-interferon plus rituximab in follicular lymphoma. Haematologica, 2013, 98 (7)：1107-1114.

40. Hochster H, Weller E, Gascoyne RD, et al. Maintenance rituximab after cyclophosphamide, vincristine, and prednisone prolongs progression-free survival in advanced indolent lymphoma: results of the randomized phase Ⅲ ECOG1496 study. J Clin Oncol, 2009, 27：1607-1614.

41. Salles G, Seymour JF, Offner F, et al. Rituximab maintenance for 2 years in patients with high tumour burden follicular lymphoma responding to rituximab plus chemotherapy (PRIMA): a phase 3, randomised controlled trial. Lancet, 2011, 377 (9759): 42-51.

42. Taverna C, Martinelli G, Hitz F, et al. Rituximab maintenance for a maximum of 5 years after single-agent rituximab induction in follicular lymhoma: results of the randomized contrlled phase III trial SAKK35/03. J Clin Oncol, 2016, 34: 495-500.

43. Watanabe T, Tobinai K, Shibata T, et al. Phase II/III study of R-CHOP-21 versus R-CHOP-14 for untreated indolent B-cell non-Hodgkin's lymphoma: JCOG 0203 trial. J Clin Oncol, 2011, 29: 3990-3998.

44. Federico M, Luminari S, Dondi A, et al. R-CVP versus R-CHOP versus R-FM for the initial treatment of patients with advanced-stage follicular lymphoma: results of the FOLL05 trial conducted by the Fondazione Italiana Linfomi. J Clin Oncol, 2013, 31: 1506-1513.

45. Rummel MJ, Niederle N, Maschmeyer G, et al. Study group indolent Lymphomas (StiL). Bendamustine plus rituximab versus CHOP plus rituximab as first-line treatment for patients with indolent and mantle-cell lymphomas: an openlabel, multicentre, randomised, phase 3 noninferiority trial. Lancet, 2013, 381 (9873): 1203-1210.

46. Flinn IW, van der Jagt R, Kahl BS, et al. Randomized trial of bendamustine-rituximab or R-CHOP/R-CVP in first-line treatment of indolent NHL or MCL: the BRIGHT study. Blood, 2014, 123 (19): 2944-2952.

47. Press OW, Unger JM, Rimsza LM, et al. Phase III randomized intergroup trial of CHOP plus rituximab compared with CHOP chemotherapy plus[131]Iodine-tositumomab for previously untreated follicular non-Hodgkin lymphoma: SWOG S0016. J Clin Oncol., 2012, 31: 314-320.

48. Lowry L, Smith P, Qian W, et al. Reduced dose radiotherapy for local control in non-Hodgkin lymphoma: a randomised phase III trial. Radiother Oncol, 2011, 100 (1): 86-92.

49. Hoskin PJ, Kirkwood AA, Popova B, et al. 4 Gy versus 24 Gy radiotherapy for patients with indolent lymphoma (FORT): a randomised phase 3 non-inferiority trial. Lancet Oncol, 2014, 15 (4): 457-463.

第四章 T 细胞淋巴瘤

李晔雄

T 细胞淋巴瘤在我国较常见，约占全部 NHL 的 20%～30%，国外仅占 10%～15%[1]。根据欧美淋巴瘤分类和 WHO 分类方案[2~4]，至少有 22 种 T 细胞或 NK 细胞淋巴瘤/白血病类型，可分为两种方式：①胸腺前或胸腺后疾病；②根据原发解剖部位可分为淋巴结、结外、皮肤淋巴瘤或白血病。中国最常见的 T 细胞淋巴瘤病理类型为结外鼻型 NK/T 细胞淋巴瘤，约占全部外周 T 细胞淋巴瘤的40%～50%[5,6]，其次为外周 T 细胞淋巴瘤-非特指型和间变性大细胞淋巴瘤。后两种病理类型在国外最常见，皮肤原发 T 细胞淋巴瘤在我国少见。每种外周 T 细胞淋巴瘤具有独特的临床表现、预后和治疗原则。本章节仅讨论和放疗相关的常见淋巴瘤。

第一节 T 淋巴细胞分类和病理

REAL 和 WHO 分类中的 T 淋巴细胞包括前体（胸腺或淋巴母细胞）或外周（成熟或胸腺后）淋巴细胞，新淋巴瘤分类方法依靠分子生物学和临床病理特征[4,7]。REAL 和 WHO 分类强调结外淋巴瘤有别于结内淋巴瘤，特别是特殊结外部位的淋巴瘤具有明显的临床特征。同一种病理类型原发部位不同，其生物学特征、临床表现、预后和治疗也有很大差异。

一、细胞毒细胞亚群

细胞毒细胞分为 3 种亚群：T 淋巴细胞、自然杀伤（NK）细胞和 NK 样 T 淋巴细胞。大部分结外淋巴瘤发生于细胞毒细胞，包含有细胞毒颗粒蛋白如 TIA-1，颗粒酶 B（granzyme B）和穿孔素（perforin）。T 细胞和 NK 细胞在抗原表达、功能和疾病类型有重叠之处，但通过免疫表型和分子遗传学研究可作区别。大部分 T 细胞表达 αβTCR（T 细胞受体）蛋白，并有辅助（CD4+）或抑制细胞毒（CD8+）表型。小部分 T 细胞亚群表达 γδTCR，CD4 和 CD8 常常阴性，但也可能表达 CD8 或极少见CD4 表达。正常的 γδT 细胞常位于结外部位如脾红髓、胃肠道和皮肤，这些部分易发生 T 细胞淋巴瘤。

NK 细胞来源于多能干细胞，和 T 细胞的生长发育有关，在某些点上生长发育分化为不同的系列。细胞缺乏 TCR 基因重组和 TCR 蛋白，缺乏表面 CD3 和 CD5 表达。NK 和 T 细胞都能表达 CD2、CD7、胞质 CD3、CD45RO 和 CD43。NK 细胞常表达一个或多个 NK 相关抗原（CD16，CD56，CD57），但某些 NK 细胞亚群不表达这些抗原，需要功能研究才能鉴别。某些细胞毒 T 细胞亚群同样表达 NK 相关抗原，称之为 "NK 样" T 细胞（表 7-4-1）。

表 7-4-1 细胞毒细胞的免疫和分子表型

参 数	T 细胞	NK 样 T 细胞	NK 细胞
NK 细胞抗原 （CD16，CD56，CD57）	−	+	+
表面 CD3	+	+	−
胞质 CD3（epsilon chain）	+	+	+/−
CD4，CD8	$CD8^+>>>CD4^+$	$CD8^+>CD4^-CD8^->>CD4^+$	$CD4^-CD8^{+/-}$
TCRαβ，γδ	+	+	−
细胞毒性颗粒	+	+	+
杀伤机制	MHC 限制性	非 MHC 限制性	非 MHC 限制性

注：TCR：T 细胞受体；MHC：主要组织相容性复合物。

二、病理类型

几乎所有的 NK 细胞淋巴瘤和约 1/3 T 细胞淋巴瘤原发于结外部位，难于诊断，易与反应性病理过程相混淆。NK/T 细胞淋巴瘤具有共同特征，在临床上，结内原发病变少见，易发生结外部位复发或转移，病变部位是定义疾病的重要依据；在病理上，细胞形态非均质性，从多形性大、中、小混合细胞到大细胞为主，多数情况下没有特异性免疫表型，但大部分有细胞毒 T 细胞或 NK 细胞基因表型，并常伴凋亡和坏死。

在 WHO/REAL 分类中，根据外周 NK/T 细胞淋巴瘤的临床表现，可分类为白血病为主、淋巴瘤为主和结外病变为主的恶性肿瘤，后者又可根据疾病的进程分为惰性和侵袭性两种（表 7-4-2）。

表 7-4-2 外周 T 细胞和 NK 细胞肿瘤：WHO/REAL 分类

白血病为主恶性肿瘤
- 前体 T 淋巴细胞白血病
- T 细胞颗粒性淋巴细胞白血病
- 侵袭性 NK 细胞白血病
- 成人 T 细胞淋巴瘤/白血病（HTLV-1+）

淋巴瘤为主恶性肿瘤
- 外周 T 细胞淋巴瘤，未分型
- 血管免疫母 T 细胞淋巴瘤（AILD 样）
- 成人 T 细胞白血病/淋巴瘤（HTLV-1+）
- 原发系统间变性大细胞淋巴瘤

结外病变为主恶性肿瘤
惰性
- 蕈样肉芽肿/赛塞利综合征
- 原发皮肤间变性大细胞淋巴瘤

侵袭性
- 结外鼻型 NK/T 细胞淋巴瘤
- NK 母细胞淋巴瘤
- 肠病型 T 细胞淋巴瘤
- 皮下脂膜炎样 T 细胞淋巴瘤
- 肝脾 γ/δT 细胞淋巴瘤

外周 T 细胞淋巴瘤在我国常见，占全部 NHL 的 20%～30%。外周 T 细胞淋巴瘤中，又以结外鼻型 NK/T 细胞淋巴瘤最常见，皮肤蕈样肉芽肿在我国少见。欧美外周 T 细胞淋巴瘤以大细胞间变性淋巴瘤、外周 T 细胞淋巴瘤-非特指型常见[1,7]。

参 考 文 献

1. Vose J, Armitage J, Weisenburger D, et al. International peripheral T-Cell and natural killer/T-cell lymphoma study：Pathology findings and clinical outcomes. J Clin Oncol, 2008, 26：4124-4130.

2. Harris NL, Jaffe ES, Stein H, et al. A revised European-American classification of lymphoid neoplasms：a proposal from the International Lymphoma Study Group. Blood, 1994, 84：1361-1392.

3. Chan JKC, Jaffe ES, Ralfkiaer E. Extranodal NK/T-cell lymphoma, nasal type. In：Jaffe ES, Harris NL, Stein H, Vardiman JW, eds. World Health Organization Classification of Tumours：Pathology and Genetics of Tumours of Haematopoietic and Lymphoid Tissues. Lyon：IARC Press, 2001, 204-207.

4. Chan JKC, Quintanilla-Martinez L, Ferry JA, et al. Extranodal NK/T-cell lymphoma, nasal type. In Jaffe ES, Harris NL, Stein H, Vardiman JW, eds. World Health Organization Classification of Tumours：Pathology and Genetics of Tumours of Haematopoietic and Lymphoid Tissues. Lyon, France：IARC Press, 2008, 285-288.

5. Yang QP, Zhang WY, Yu JB, et al. Subtype distribution of lymphomas in Southwest China：analysis of 6, 382 cases using WHO classification in a single institution. Diagn Pathol, 2011, 6：77.

6. Sun J, Yang Q, Lu Z, et al. Distribution of lymphoid neoplasms in China：analysis of 4, 638 cases according to the World Health Organization classification. Am J Clin Pathol, 2012, 138：429-434.

7. Wang XM, Bassig BA, Wen JJ, et al. Clinical analysis of 1629 newly diagnosed malignant lymphomas in current residents of Sichuan province, China. Hematol Oncol. 2015 Mar 30. doi：10. 1002/hon. 2202.

第二节　结外鼻型 NK/T 细胞淋巴瘤

结外鼻型 NK/T 细胞淋巴瘤是我国最常见的外周 T 细胞淋巴瘤，欧美极少见[1~6]。他以鼻腔为原型，可发生于全身任何结外器官，上呼吸消化道最常见[7~9]。病理特征为血管中心性病变，和 EB 病毒感染有关[10]。临床表现为中年男性多见，一般状态好，常为局限性Ⅰ～Ⅱ期，Ⅲ～Ⅳ期少见。肿瘤对放疗敏感，对化疗抗拒。放射治疗早期的主要治疗手段，可以取得好的效果。晚期化疗效果差。

一、病因和流行病学

结外鼻型 NK/T 细胞淋巴瘤是 EBV 相关淋巴瘤，其发生与 EB 病毒感染有关，约 90% 病人的肿瘤组织中 EB 病毒阳性。流行病学方面表现出明显的地域性，东亚和拉丁美洲常见，可能与这些地区的 EBV 感染率高有关。

该病在亚洲和南美洲较常见，欧美极少见。在中国占全部 NHL 的 20%～30%，也是最常见的外周 T 细胞淋巴瘤类型，占后者的 40%～50%[13,14]，仅次于弥漫性大 B 细胞淋巴瘤。最常见的原发部位为鼻腔、韦氏环和胃肠道。

二、病理和免疫表型

1994 年 REAL 分类中，命名为血管中心性淋巴瘤[11]，2008 年 WHO 分类中，命名为结外鼻型 NK/T 细胞淋巴瘤[12]。在 Lukes-Collins、Kiel 和工作分类中没有该型淋巴瘤的诊断和命名。1994 年前，未认识到该病为淋巴瘤，临床诊断为坏死性肉芽肿和中线恶网等。

（一）定义和细胞来源

结外鼻型 NK/T 细胞淋巴瘤原发于结外，病理形态学以血管中心性病变、血管破坏和坏死为特征。80%～90% 来源于 NK 细胞，10%～30% 来源于细胞毒性 T 淋巴细胞，故命名为 NK/T 细胞淋巴瘤[12]。鼻腔是最常见原发部位，是该型淋巴瘤的原型，其次为鼻咽、扁桃体和口咽等上呼吸消化道器官，也可发生于、皮肤、胃肠道、睾丸等结外器官。原发部位不同，临床病理特征相似，但临床特征和预后不同。

（二）病理诊断

病理特征表现为血管中心性病变，黏膜下广泛溃疡和弥漫性淋巴细胞浸润。肿瘤细胞侵犯小血管壁或血管周围组织，导致组织缺血和广泛坏死，血管坏死性病变约 60%～80%。肿瘤坏死导致炎性反应，镜下可见较多的急性或慢性反应性炎症细胞，而肿瘤细胞少见。病理形态上表现为异质性，大部分肿瘤细胞为中等大小细胞或小细胞和大细胞混合，极少见大细胞、免疫母细胞或间变性大细胞形态。结外鼻型 NK/T 细胞淋巴瘤的活检样本小、常伴坏死等原因，病理诊断较困难，常需多次活检才能确诊。

（三）免疫表型和基因表型

1. 免疫表型　结外鼻型 NK/T 细胞淋巴瘤典型的免疫组化表型为 CD2+CD56+，CD3s−但 CD3+，至少有一项细胞毒性相关蛋白（颗粒酶 B、TIA-1 和穿孔素）阳性，肿瘤组织中 EBER 阳性，无 B 细胞抗原表达如 CD19、CD20、CD22 和 CD79a 阴性。其他 T 细胞和 NK 细胞相关抗原常为阴性，如 CD4、CD5、CD8、CD16 和 CD57。NK 细胞来源不表达 T 细胞受体（TCR），但细胞毒性 T 细胞来源表达 TCRβ 或 TCRg。NK 或 T 细胞来源肿瘤可能和预后有关[15~17]。

如果免疫组化表现为 CD56 阴性，但 CD3ε+细胞毒分子+和 EBV+，仍可诊断为结外鼻型 NK/T 细胞淋巴瘤。如果 CD56 阴性，无细胞毒分子和 EBV 表达，不能诊断为结外鼻型 NK/T 细胞淋巴瘤，应诊断为外周 T 细胞淋巴瘤-非特指型，鼻腔原发外周 T 细胞淋巴瘤-未特指型罕见。鼻腔原发更多为 CD56 阳性淋巴瘤（80%～90%），而鼻腔外上呼吸消化道原发较多为 CD56 阴性淋巴瘤（40%～55%）[10]。CD56 阳性和阴性结外鼻型 NK/T 细胞淋巴瘤具有相似的临床特征和预后[19]。Ki-67 常高表达，可能和预后相关[10,20]。

2. 遗传学特征　结外鼻型 NK/T 细胞淋巴瘤无特征性细胞遗传学改变，可见 del（6）（q21q25）或 i（6）（p10），可表现为 P53 功能缺失，P53 功能缺失和肿瘤对化疗抗拒有关[18,21~24]。在墨西哥、中国和日本，P53 突变在鼻腔 NK/T 细胞淋巴瘤的发生率约为 24%～48%，显著高于其他部位发生的 NHL。FOXO3、PRDM1 和 DDX3X 突变常见，后者和预后有关[25~27]。

（四）EBV 相关性

免疫组织化学和 EB 病毒检查有助于该病的诊断，90%～100% 肿瘤组织 EBV 阳性。NK/T 细胞淋巴瘤的多药耐药性、嗜血综合征可能与 EBV 感染有关。血浆游离 EBV-DNA 是重要的预后因素，在早期结外鼻型 NK/T 细胞淋巴瘤，放疗前 EBV-DNA 高、放疗后 EBV-DNA 阳性的患者预后明显较差[28]，化疗前后 EBV-DNA 水平和预后也密切相关[29,30]。

三、临床表现

（一）临床特征

结外鼻型 NK/T 细胞淋巴瘤有独特的临床特征：年轻男性多见，B 组症状常见，一般状态较好，早期占大多数，Ⅲ～Ⅳ期少见，国际预后指数多为 0～1 分[34]。上呼吸消化道是最常见的原发部位，占 80%～90%，主要为鼻腔，次为鼻咽和扁桃体等部位（图 7-4-1）；上呼吸消化道外原发仅占全部病人的 10%～25%，后者以皮肤软组织和胃肠道最常见[36,31~33]。

男性多见，男女比为 2～4：1，中位年龄 43 岁。约 1/3 的病人有 B 组症状、区域淋巴结受侵或

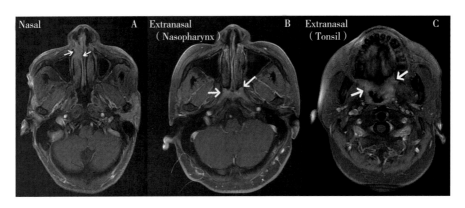

图 7-4-1　MRI 显示原发鼻腔（A）、鼻咽（B）和扁桃体（C）结外鼻型 NK/T 细胞淋巴瘤[10]

LDH 增高。40%～50%原发肿瘤侵犯邻近器官或多部位受侵。症状和原发部位有关，原发鼻腔病变最常见的症状为鼻塞，侵犯邻近器官时，出现眼球突出、面部肿胀、硬腭穿孔、恶臭和发热等症状。邻近器官或结构受侵以同侧上颌窦和筛窦最常见，其他为鼻咽、局部皮肤和软硬腭等。

大部分病人（70%～90%）在诊断时为早期，肿瘤常局限于鼻腔或直接侵犯邻近结构或组织，而较少有远处淋巴结受侵或结外器官转移，Ⅲ～Ⅳ期少见，约 10%～30%。全国多中心协作组报道 1383 例结外鼻型 NK/T 细胞淋巴瘤[34]，大部分为 Ⅰ～Ⅱ 期，少部分为Ⅲ～Ⅳ期。Ⅰ 期占 68.5%，Ⅱ 期占 23.5%，Ⅲ～Ⅳ期仅占 8%。远处转移部位以皮肤最常见[38]，和 T 淋巴细胞归巢现象有关。

（二）部位分类和异质性

结外鼻型 NK/T 细胞淋巴瘤具有异质性，不同原发部位具有不同的临床特征。2001 和 2008 年 WHO 分类对原发部位有不同的定义，2001 年将原发鼻腔定义为鼻腔 NK/T 细胞淋巴瘤，其余部位定义为结外鼻型 NK/T 细胞淋巴瘤。2008 年将原发上呼吸消化道定义为鼻腔 NK/T 细胞淋巴瘤，原发上呼吸消化道以外部位定义为鼻腔外 NK/T 细胞淋巴瘤。原发部位定义的不一致造成临床研究的混乱，在临床文献中也存在不同的定义方式，未很好地区分鼻腔和鼻咽、鼻腔和鼻腔外上呼吸消化道原发肿瘤[39,40]。

中国医学科学院肿瘤医院将结外鼻型 NK/T 细胞淋巴瘤分为三个亚组：鼻腔（nasal）、鼻腔外上呼吸道消化道（extra-nasal upper aerodigestive tract，Extra-nasal UADT）和上呼吸消化道外（extra-upper aerodigestive tract，Extra-UADT），临床表现和预后具有明显的异质性（表 7-4-3）[7~10]。

四、诊断和分期

（一）诊断和检查

临床分期检查包括详细病史和体格检查，上呼吸消化道是中国人最常见的结外淋巴瘤原发部位，任何淋巴瘤都应常规做头颈部间接和直接鼻腔和鼻咽镜检查、内镜检查，以上呼吸消化道外为首发症状和体的结外鼻型 NK/T 细胞淋巴瘤，必须行上呼吸消化道检查以排除原发此部位。影像学检查包括头胸腹盆腔 CT，常规头颈部 MRI 检查，以明确原发肿瘤侵犯范围和广泛程度。

建议常规做 PET-CT 检查，以排除常规影像学检查难以检出的远处结外病变（图 7-4-2），准确性和敏感性高于常规影像学检查，使分期更准确，指导治疗[41]。和常规检查相比，PET-CT 从早期转变为Ⅲ～Ⅳ期的比例仅占 3.8%的病人，对改变治疗原则的影响较小[41]。PET-CT 检查骨髓病变的准确性较差，阳性率仅为 0～57%[43~45]。此外，原发病灶小或以坏死性为主时 PET-CT 检查时，SUV 值可以无浓聚。

表 7-4-3　结外鼻型 NK/T 细胞淋巴瘤不同原发部位分组的异质性和预后
（中国医学科学院肿瘤医院）

	鼻腔 NK/T 细胞淋巴瘤	鼻腔外上呼吸消化道 NK/T 细胞淋巴瘤	上呼吸消化道道外 NK/T 细胞淋巴瘤
原发部位	原发鼻腔或鼻窦，鼻腔病变常直接侵犯邻近鼻窦和鼻咽邻近结构或部位	原发韦氏环或鼻腔外上呼吸消化道，常伴邻近多器官受侵，鼻咽和扁桃体是最常见受侵的部位	原发上呼吸消化道外结外器官，以胃肠道、皮肤和软组织常见
免疫表型	CD56 阳性多见，细胞毒分子和 Ki-67 高表达，EBER>90%	CD56 阴性多见，细胞毒分子和 Ki-67 低表达，EBER>90%	EBER 40%~90%
年龄	常为年轻人，中位年龄 40~50 岁	常为年轻人，中位年龄 38 岁	常为成年人，中位年龄 50 岁
性别	男性为主，男女比为 2~4∶1	男性为主，男女比为 2.6∶1	男性为主，男女比为 1.5~2.3∶1
临床分期	Ⅰ期多见（60%~80%），Ⅱ期和Ⅲ~Ⅳ期少见	常侵犯淋巴结和结外器官，Ⅰ期少见（18%），Ⅱ期多见（46%~60%）	常表现为广泛结外病变，Ⅲ~Ⅳ期多见（50%~68%）
一般状态	好，ECOG 0~1 88%	好，ECOG 0~1 95%	差，ECOG≥2
LDH 增高	常见（30%~50%）	较低（19%~34%）	很常见（50%~70%）
淋巴结受侵	少见，主要为上颈部淋巴结	常见，主要为颈淋巴结	区域淋巴结常见
IPI	常为低危，IPI 0~1：>80%	常为低危，IPI 0~1：>80%	高危多见，IPI 0~1：25%~58%
失败类型	主要为结外器官受侵，常见部位为皮肤	主要为全身淋巴结和结外器官受侵，结外受侵以皮肤常见	主要为结外器官受侵
临床病程	侵袭性	侵袭性	高度侵袭性
预后	预后中等，Ⅰ期放疗为主预后好；Ⅱ期预后差，Ⅲ~Ⅳ极少长期存活	预后好，Ⅰ~Ⅱ期预后好，优于其他部位淋巴瘤	预后差，中位生存期为 3.5~19 个月

（二）临床分期

Ann Arbor 分期可以较好地反映结外鼻型 NK/T 细胞淋巴瘤的预后，Ⅰ期指原发肿瘤有或无邻近器官受侵，但无淋巴结或远处转移；Ⅱ期指合并有区域（膈上）淋巴结受侵；Ⅲ期指合并有膈下淋巴结受侵；Ⅳ期指合并远处结外器官受侵。需要特别强调的是，在 Ann Arbor 分期中，原发病变侵犯邻近器官不改变临床分期，但原发病灶广泛程度是影响预后的重要因素。因此，中国医学科学院肿瘤医院建议将Ⅰ期分为局限Ⅰ期和广泛Ⅰ期，Ⅱ~Ⅳ期仍采用 Ann Arbor 分期原则。局限Ⅰ期定义为肿瘤局限于原发病灶，如鼻腔、鼻咽、扁桃体或口咽等，未侵及周围邻近器官或组织；广泛Ⅰ期定义为肿瘤超出原发结外部位直接侵犯周围器官或多个邻近器官受侵。原发肿瘤侵犯（primary tumor invasion）定义为任何分期和原发部位情况下，原发肿瘤侵犯邻近器官或结构，是影响预后的重要因素[47]。

（二）预后指数和危险度分层

目前缺乏广泛接受的结外鼻型 NK/T 细胞淋巴瘤预后模型。中国医学科学院肿瘤医院提出的结外鼻型 NK/T 细胞淋巴瘤 Nomogram 预后模型包括 5 个独立预后因素：年龄（年龄>60 岁，24 分）、LDH（增高，22 分）、临床分期（Ⅱ期，48 分；Ⅲ~Ⅳ期，100 分）、一般状况（ECOG≥2，48 分）和广

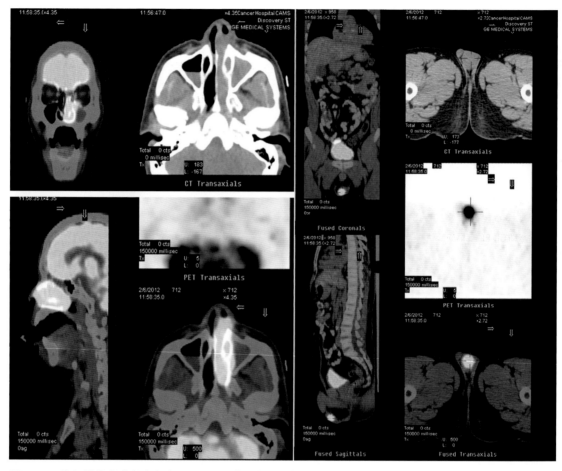

图 7-4-2 常规影像学诊断为鼻腔 NK/T 细胞淋巴瘤 I 期侵犯左鼻腔，PET-CT 显示右睾丸受侵，睾丸切除经病理证实为Ⅳ期

泛原发肿瘤浸润（45 分）。根据这些因素建立全组病人的预后模型，分为低危、低中危、中高危和高危组（表 7-4-4），5 年总生存率为 29%~85%，5 年无进展生存率为 20%~70%[47]。对于年龄≤60 岁的病人，年龄调整 NKTCL-PI 预后因素包括 LDH、临床分期、一般状况和原发肿瘤浸润，低危、低中危、中高危和高危组的 5 年总生存率为 22%~84%，5 年无进展生存率为 8%~70%。早期接受放疗的病人生存率明显提高，分期调整 NKTCL-PI 预后不良因素包括年龄>60 岁、LDH 增高、Ⅱ期、一般状况≥2 和有原发肿瘤浸润，分为低危、中危和高危组，5 年总生存率为 54%~87%，5 年无进展生存率为 47%~76%。

另一项国际多中心研究中仅包括接受非阿霉素化疗方案的病人[35]，提出 PINK 预后模型，包括年龄、分期、远处淋巴结受侵和原发部位，分为 3 个预后组：低危、中危和高危组，3 年总生存率分别为 81%、62% 和 25%，而Ⅲ~Ⅳ期的 3 年生存率为 29%，和高危病人相似。而且这项研究中的预后因素中远处淋巴结受侵和Ⅲ~Ⅳ期重叠，而且上呼吸消化道外原发病人Ⅲ~Ⅳ多见。在韩国的一项研究中[36]，预后因素包括分期、LDH、B 症状和区域淋巴结受侵，但区域淋巴结受侵和Ⅱ期有重叠。

表 7-4-4　结外鼻型 NK/T 细胞淋巴瘤预后模型

预后模型	适用人群	独立预后因素	预后分组	5 年总生存率（%）	5 年无进展生存率（%）
NKTCL-PI（医肿）	全部病人	年龄（≤60：>60 岁） LDH（正常：升高） 分期 Ⅰ~Ⅱ：Ⅲ~Ⅳ 一般状况（0~1：≥2） 原发肿瘤浸润（无：有）	低危：0 低中危：1 中高危：2 高危：3~5	84 62 44 29	70 54 36 21
年龄调整 NKTCL-PI（医肿）	年龄≤60 岁	LDH（正常：升高） 分期（Ⅰ~Ⅱ：Ⅲ~Ⅳ） 一般状况（0~1：≥2） 原发肿瘤浸润（无：有）	低危：0 低中危：1 中高危：2 高危：3~4	84 60 45 22	70 53 37 9
分期调整 NKTCL-PI（医肿）	早期接受放疗	年龄（≤60：>60 岁） LDH（正常：升高） 分期（Ⅰ：Ⅱ） 一般状况（0~1：≥2） 原发肿瘤浸润（无：有）	低危：0 中危：1 高危：2~5	87 67 54	76 60 48
PINK［Kim 2016］	全部病人（n=855）	年龄（≤60：>60 岁） 分期（Ⅰ~Ⅱ：Ⅲ~Ⅳ） 远处淋巴结（无：有） 部位（UADT：非 UADT）	低危：0 中危：1 高危：2~4	81（3 年） 62（3 年） 25（3 年）	
KPI[36]	全部病人（n=262）	B 症状（无：有） 分期（Ⅰ~Ⅱ：Ⅲ~Ⅳ） LDH（正常：升高） 区域淋巴结（无：有）	低危：0 低中危：1 中高危：2 高危：3~4	80.9 64.2 34.4 6.6	

五、治疗

　　结外鼻型 NK/T 细胞淋巴瘤主要根据 Ann Arbor 分期和预后指数进行分层治疗（表 7-4-5）。早期以放射治疗为主要治疗手段，化疗为辅助治疗，预后较好，5 年生存率 50%~90%。晚期以化疗为主，应用含门冬酰胺方案，预后差，中位生存期仅 6~36 个月，5 年生存率低于 30%，但仍缺乏有效化疗方案。

表 7-4-5　结外鼻型 NK/T 细胞淋巴瘤的治疗原则

分　　期	预后分层*	治疗原则	5 年总生存率
Ⅰ 期低危组	无分期调整危险因素	单纯放疗	85%~90%
Ⅰ 期高危组	有分期调整危险因素	放疗后化疗	60%~80%
Ⅱ 期	任何危险因素	放疗后化疗 或临床研究	50%~70%
Ⅲ~Ⅳ 期	任何危险因素	临床研究或化疗	<30%，中位 6~36 月

注：*分期调整 NKTCL-PI 危险因素：年龄>60 岁，LDH 增高，ECOG 评分≥2 分，Ⅱ期，原发肿瘤侵犯。

（一）早期

放射治疗是早期结外鼻型 NK/T 细胞淋巴瘤的主要治疗手段，也是根治性治疗手段。肿瘤对放疗敏感，但对常规化疗抗拒，化疗是早期病人的辅助治疗手段。

1. 根治性放疗　放疗是Ⅰ~Ⅱ期结外鼻型 NK/T 细胞淋巴瘤根治性治疗手段，单纯放疗或放疗联合化疗近期和长期疗效都优于单纯化疗。既往采用常规化疗为主的治疗手段，疗效非常差，5 年生存率低于 50%，单纯化疗生存率仅为 10%~30%。

中国医学科学院肿瘤医院在 2006 年报道 105 例Ⅰ~Ⅱ期鼻腔 NK/T 细胞淋巴瘤[2]，病人接受放疗为主要治疗（单纯放疗、放疗后化疗或短疗程化疗后放疗），5 总生存率和无进展生存率分别为 71% 和 59%，Ⅰ期分别为 78% 和 63%，Ⅱ期为 46% 和 40%（图 7-4-3A）。该项研究首次以较大样本数据肯定了放疗在早期结外 NK/T 细胞淋巴瘤的根治性作用和主导地位。

早期结外鼻型 NK/T 细胞淋巴瘤放疗的 CR 率 55%~100%[2,34,48~54,56]，大部分高于 65%，中位 CR 率 71%，仅<10% 的病人放疗中病变进展（PD）。常规化疗 CR 率 5%~50%，中位 CR 率仅 33%，40%~55% 的病人在化疗中稳定或进展（图 7-4-3B）[2,48,28,57~64]，部分病人即使达到 CR 或 PR，但缓解期短，表现为继发抗拒，30%~50% 出现原发部位复发。

多项研究显示，单纯放疗疗效显著优于单纯化疗，除韩国的两项研究因使用小野低剂量照射的 5 年生存率低于 50% 外，其余单纯放疗的 5 年生存率为 50%~85%，中位 5 年生存率 70%[52,67,50,62,2,19,116,65,56,51,66,34]。单纯化疗 5 年生存率仅 10%~47.7%，绝大部分低于 30%，中位 5 年生存率仅为 18%（图 7-4-3C）[17,34,52,64,69,37,63,67]，253 例Ⅰ~Ⅱ期结外鼻型 NK/T 细胞淋巴瘤接受单纯放疗，5 年生存率 69.6%，170 例接受 CHOP 或左旋门冬酰胺酶、吉西他滨（健择）方案单纯化疗的 5 年生存率仅为 33.9%，差别有显著意义（P<0.001）。

无前瞻性随机对照研究比较放疗和化疗的疗效，但已有 12 项回顾性研究比较放疗±化疗和单纯化疗的疗效[17,34,52,67,63,64,69,40,37,70,71]，放疗±化疗显著优于单纯化疗（图 7-4-3D），放疗和单纯化疗的中位 5 年生存率分别为 59% 和 19%，放疗和化疗生存率的差别超过 30%，确立了放疗的根治性地位，勿须再行随机对照研究。

2. 辅助化疗　化疗在早期结外鼻型 NK/T 细胞淋巴瘤的治疗中起辅助治疗作用，早期低危单纯放疗即可取得很好的治疗效果，早期高危病人放疗联合化疗可改善生存率。

大部分研究显示，以放疗为基础治疗的前提下，化疗加入放疗和单纯放疗比较，未显著改善早期病人的生存率（图 7-4-4A）[26,48,51,66,50,62,56,68]，但可能改善早期高危或Ⅱ期病人的生存率[8,72]。全国多中心协作组 1273 例早期结外鼻型 NK/T 细胞淋巴瘤研究结果显示[34]，早期无危险因素（年龄<60 岁，ECOG 0~1 分，LDH 正常，Ⅰ期无原发肿瘤侵犯）病人，单纯放疗即可取得非常好的效果，和综合治疗相似（图 7-4-4B）。单纯放疗、放疗后化疗和化疗后放疗的 5 年生存率分别为 88.8%（n=132）、86.9%（n=54）和 86.3%（n=132，P=0.972）。对于有危险因素（Ⅰ期合并高龄、ECOG≥2 分、LDH 增高或原发肿瘤侵犯，Ⅱ期）的早期病人，放疗后化疗显著优于单纯放疗或化疗后放疗（图 7-4-4C），5 年生存率分别 72.2%（n=155）、59.6%（n=163）和 58.3%（n=509，P=0.013）。中国医学科学院肿瘤医院报道 124 例Ⅱ期上呼吸消化道 NK/T 细胞淋巴瘤[72]，综合治疗生存率显著优于单纯化疗或放疗，5 年生存率分别为 71.2% 和 35.1%（P<0.001），5 年无进展生存率分别为 56.7% 和 26.7%（P<0.001）。因此，Ⅰ期无危险因素建议单纯放疗，Ⅰ期伴有危险因素或Ⅱ期建议给与先放疗后化疗的综合治疗模式。

早期结外鼻型 NK/T 细胞淋巴瘤新方案化疗同步或序贯放疗的 3~5 年总生存率为 50%~89%（表 7-4-6），无进展生存率为 50%~85%[33,73,74,76~80,82,83,86]，和常规方案化疗联合放疗的疗效相似。病例数较少，随诊时间较短，多为 2 年或 3 年生存率。

目前没有证据显示，新化疗方案如左旋门冬酰胺方案化疗可以单独应用于早期病人的治疗，即使

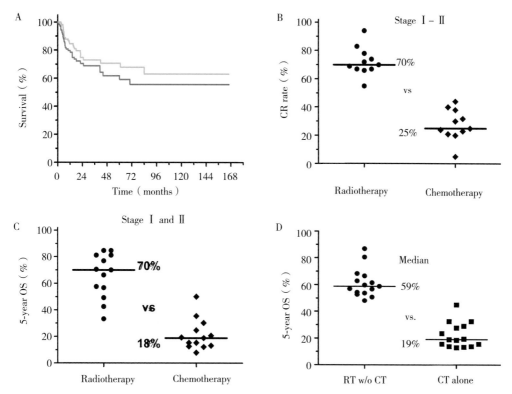

图 7-4-3　中国医学科学院肿瘤医院早期以放疗为主要治疗的 5 年总生存率和无进展生存率（A）[2]；
早期病人不同研究组间放疗和化疗 CR 率的比较（B）；早期病人不同研究组间单纯放疗和单纯化疗 5 年
总生存率的比较（C）；早期病人放疗±化疗与单纯化疗 5 年总生存率的回顾性对照研究（D）

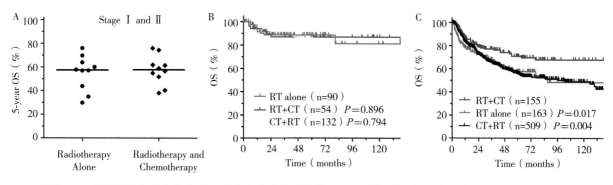

图 7-4-4　早期病人放疗和综合治疗总生存率比较无差别（A）；早期低危病人单纯放疗和综合治疗总生存率比
较无差别（B）；早期高危病人放疗后化疗总生存率优于单纯放疗或化疗后放疗（C）[34]

化疗后达到完全缓解，未做放疗的病人，5 年无进展生存率低于 50%，大部分病人出现复发。目前，
也无充分证据证明新方案化疗显著提高了早期接受放疗病人的疗效。早期病人放疗联合化疗仍无有
效、标准的全身治疗方案，需要探索更有效、毒副作用低的化疗方案。

表 7-4-6　早期结外鼻型 NK/T 细胞淋巴瘤新方案化疗联合放疗的治疗结果

作　者	例数	入组条件	化疗方案	放疗（Gy）（中位）	CR（%）	5 年 OS（%，年）	5 年 PFS（%，年）
同步放化疗							
Yamaguchi, 2009	33	鼻腔	RT/DeVIC	EF 50 Gy	81	73（5）	67（5）
Kim, 2009	30	鼻腔	VIDP	中位 40	80	86（3）	85（3）
Lee, 2013	27	UADT	VIDP，SMILE	44~54	70	59（3）	41（3）
Ke, 2014	32	UADT	GDP	IMRT, 56	84.4	87.5（3）	84.4（3）
Kim, 2014	30	UADT	VIDL	40~44	87	60（5）	73（5）
Tsai, 2015	33	UADT	DEP-CRT，VIDP	50.4	63	66（5）	60（5）
Michot, 2015	13	UADT	ESHAP	44~54	92.3	72（2）	90（2）
Oh, 2015	62	UADT	VIDP/VIDL/MIDLE	40	96.5	83.1	77.1
Hattori, 2016	15	ENKTL	DeVIC	50	80	80	67
序贯放化疗							
Kim, 2014	44	I~II	IMEP		73	66（3）	65（3）
Jiang, 2012	26	I~II	LVP	56	80.8	88.5（2）	80.6（2）
Wang, 2013	27	I~II	GELOX	56	66.7	86（2）	86（2）
Wang, 2014	38	I~II	GELOX	56	92.6	86（3）	72（3）
	54		EPOCH		89.2	54（3）	50（3）
	135		CHOP		80.6	54（3）	43（3）
Wang, 2015	40	I~II期	GELOX	56	80	78.9（5）	79.0（5）
	53		EPOCH	（40~60）	66	50.4（5）	46.5（5）
Zang, 2015	64	I~II期	CHOP-L/SMILE	早放疗 56	80	84.2（3）	74.3（3）
				晚放疗 56	50	57.6（3）	55.9（3）

注：LVP：左旋门冬酰胺酶，长春新碱，泼尼松；GELOX：吉西他滨，左旋门冬酰胺酶，奥沙利铂；CMED：环磷酰胺，甲氨蝶呤，依托泊苷，地塞米松；DeVIC：地塞米松，依托泊苷，异环磷酰胺，卡铂；VIDP：依托泊苷，异环磷酰胺，顺铂，地塞米松；IMEP：异环磷酰胺，甲氨蝶呤，依托泊苷，泼尼松龙；VIDL：依托泊苷，异环磷酰胺，顺铂，左旋门冬酰胺酶。

　　化疗局部失败或抗拒的病人可被放疗挽救治疗。早期病人接受长疗程常规化疗，约 50% 的病人在化疗中进展，半数为局部区域复发或进展，另一半为远处结外器官失败。局部区域复发病人的放疗或再程放疗的疗效仍然优于挽救性化疗[88]，放疗是局部区域复发病人的挽救性治疗手段之一。

　　（二）晚期

　　晚期结外鼻型 NK/T 细胞淋巴瘤仍无标准化疗方案，倾向于使用含有左旋门冬酰胺酶、培门冬酰胺酶、顺铂或吉西他滨等非耐药基因依赖的化疗方案。

　　左旋门冬酰胺酶方案提高了近期疗效，中位 CR 率为 50.9%（27.8%~71.1%），而含阿霉素方案的中位 CR 率为 33.7%（5.0%~73.0%），但新方案化疗近期疗效并未转化为晚期病人长期生存率的提高（表 7-4-7）。III~IV 期病人应用含左旋门冬酰胺酶方案化疗的预后仍然很差，中位生存期仅为 5~37 个月，中位无进展生存率仅为 3~11 个月，3 年总生存率低于 30%[35,89,90~94]。Kim 报道 27 例 IV 期接受 SMILE 方案的中位生存期和无进展生存率仅为 10.6 月和 5.1 月[91]。回顾性研究表明，左旋门冬酰胺方案化疗优于不含左旋门冬酰胺方案化疗[91,94]，但无随机研究证实。

　　部分研究报道了新化疗方案的疗效，包括了治疗复发抗拒或新诊断的早期和晚期病人，则疗效较好[95,97~103]，疗效好和部分局限期病人接受了放疗有关（表 7-4-7）。

表 7-4-7　早期和晚期结外鼻型 NK/T 细胞淋巴瘤左旋门冬酰胺或培门冬酰胺方案化疗结果

作　者	例数	入组条件	化疗方案	其他治疗	CR（%）	5年OS（%）	5年PFS（%）
新诊断或复发抗拒早期和晚期							
Yong 2003	18	抗拒（Ⅰ~Ⅱ 33 例，Ⅲ~Ⅳ 11 例）	左旋门冬方案	放疗18例		55.6（5年）	NA
Yong，2009	45	复发或抗拒，Ⅰ~Ⅱ 33 例，Ⅲ~Ⅳ 12 例	LVD	放疗39例	55.6	66.9（5年）	NA
Jaccard，2011	19	复发抗拒晚期，Ⅰ~Ⅱ 12 例，Ⅲ~Ⅳ 7 例	左旋门冬方案	放疗1例 ASCT 5 例	61	中位12月	12.2月
Yamaguchi，2011	38	复发抗拒晚期，Ⅰ~Ⅱ 11 例，Ⅲ~Ⅳ 27 例	SMILE	ASCT 19例	45	55（1年）	53（1年）
Kwong，2012	87	复发抗拒晚期，Ⅰ~Ⅱ 38 例，Ⅲ~Ⅳ 49 例	SMILE* （中位3）	放疗19例， ASCT 14例	56	50（5年）	64（5年）
Lin，2013	38	新诊断，Ⅰ~Ⅱ 31 例 Ⅲ~Ⅳ 7 例	L-CHOP	早期放疗	56	80.1（2年）	80（2年）
Zhou，2014	17	复发抗拒晚期，Ⅰ~Ⅱ 8 例，Ⅲ~Ⅳ 9 例	DDGP	放疗4例， ASCT 14例	52.9	82.4（1年）	64.7（1年）
Guo，2014	55	新诊断，Ⅰ~Ⅱ 45 例，Ⅲ~Ⅳ 10 例	GOLD	早期放疗	62	74（3年）	57（3年）
Wang，2015	98	新诊断，Ⅰ~Ⅱ 77 例，Ⅲ~Ⅳ 21 例	GELOX，P-Gemox	RT：77	64	65.2（3年）	57（3年）
新诊断晚期							
Ji，2014	21	Ⅱ 1 例，Ⅲ~Ⅳ 20 例	GLIDE	ASCT 1 例	57	56（3年）	35.8（3年）
Kim，2015	70	Ⅲ4 例，Ⅳ 66 例	L-IMEP：22 IMEP：48	不明	65 21.7	36.6月 5.4月	10.1月 3.2月
Kim，2015	27	Ⅳ期	SMILE*	ASCT 11例	33	10.6月	5.1
Wang，2015	18	Ⅲ 3 例，Ⅳ期 15 例	LVDP	放疗18	27.8	33.3（2年） 中位23月	22.2（2年） 10.5月
Ding，2015	13	Ⅲ期 8 例，Ⅳ期 15 例	MEDA		46.2	69.2（1年）	61.5（1年）
Bi，2015	73	Ⅲ 11 例，Ⅳ 62 例	左旋方案23 非左旋46	放疗17例 ASCT 1 例	31.9 （两组）	38.3（2年） 22.7（2年）	25.4（2年） 14.9（2年）
Kim 2016	183	Ⅲ期 16 例，Ⅳ期 167 例	非阿霉素类新方案	ASCT 18例	32 44.8	29（3年） NA	20（3年） NA

注：*各有5例病人死于化疗并发症。

LVD：左旋门冬酰胺酶，长春新碱，地塞米松；SMILE：地塞米松，甲氨蝶呤，异环磷酰胺，左旋门冬酰胺酶，依托泊苷；L-CHOP：左旋门冬酰胺酶，环磷酰胺，阿霉素，长春新碱，泼尼松；DDGP：吉西他滨，培门冬酶，顺铂，地塞米松；GOLD：吉西他滨，奥沙利铂，左旋门冬酰胺酶，地塞米松；EPOCH：依托泊苷，泼尼松，长春新碱，环磷酰胺，阿霉素；GLIDE：吉西他滨，左旋门冬酰胺酶，异环磷酰胺，地塞米松，依托泊苷；L-IMEP：左旋门冬酰胺酶，异环磷酰胺，甲氨蝶呤，依托泊苷，泼尼松龙；IMEP：异环磷酰胺，甲氨蝶呤，依托泊苷，泼尼松龙；LVDP：左旋门冬酰胺酶，依托泊苷，顺铂，地塞米松。MEDA：甲氨蝶呤，依托泊苷，左旋门冬酰胺酶，地塞米松。

SMILE 方案毒副作用大，80%~90%病人有严重的Ⅲ~Ⅳ级毒性，耐受性差。Kwong 和 Kim 等分别报道 87 例和 27 例结外鼻型 NK/T 细胞淋巴瘤接受 SMILE 方案化疗，各有 5 例病人死于化疗毒性[99,90]。晚期化疗达 CR 和 PR 的病人接受放疗可能改善生存率[94]。

高剂量化疗联合自体干细胞移植应用于结外鼻型 NK/T 细胞淋巴瘤的例数少，疗效尚不确定[104~108]，在化疗敏感 T 细胞淋巴瘤（如大细胞间变性淋巴瘤）的疗效相对较好[108]。

结外鼻型 NK/T 细胞淋巴瘤颅内失败少见（约 1%），不需要常规行鞘内注射或大剂量 MTX 化疗[19,109]，也不需行中枢神经系统预防照射。

3. 失败原因 结外鼻型 NK/T 细胞淋巴瘤主要失败部位为结外器官，占失败病人的 60%~78%，局部和区域淋巴结失败相对少见。80%的病人在治疗中进展或 2 年内复发。早期结外鼻型 NK/T 细胞淋巴瘤放疗后的远处结外失败率约为 20%~30%，局部区域失败低于 10%。

全身远处结外器官受侵以皮肤最常见[38]，占 22%~49%，其次为肺 20%~27%和肝 12%~40%，可见其他结外器官受侵，如脾、骨髓、脑、喉、睾丸和胃肠道等。单纯化疗病人局部复发常见，放疗病人局部复发少见，多为照射野内，射野边缘失败少见；区域淋巴结或远处淋巴结失败少见。无论是局部失败还是全身失败，挽救治疗效果均差，生存期迅速下降，2 年总生存率仅 2%~20%。晚期病人多死于全身广泛播散，部分死于噬血细胞综合征和败血症。

六、照射技术和毒副作用

中国医学科学院肿瘤医院和国际淋巴瘤放疗协作组（ILROG）发表了结外 NK/T 细胞淋巴瘤放疗靶区和剂量指南[28,112,113]。临床靶区（CTV）和原发部位有关，鼻腔和韦氏环 NK/T 细胞淋巴瘤分别采用扩大受累部位照射，根治剂量 50Gy。

临床靶区（CTV）和照射剂量是放疗成败的关键，肿瘤局部区域控制率和预后密切相关。总结国内外研究结果发现，早期病人放疗的局部区域控制率和 5 年无进展生存或总生存率呈线性相关[90,51,50,53,66,2,19,68,116,120,115,75,111,117,112,73,74,80,81]。早期病人应用大野照射和 50 Gy 根治剂量的局部区域控制率达到 90%以上，5 年生存率 70%~80%；如果使用小野低剂量（<50 Gy）照射，局部复发率高达 50%，5 年生存率仅 40%~50%。

（一）靶区和照射技术

1. CTV 和 PTV

（1）鼻腔原发 鼻腔 NK/T 细胞淋巴瘤局限于一侧鼻腔，未侵犯邻近器官或组织结构（局限Ⅰ期），CTV 包括双侧鼻腔、双侧前组筛窦、硬腭和同侧上颌窦（图 7-4-5），双鼻腔受侵则包括双侧上颌窦（图 7-4-6）。如果前组筛窦受侵，应包括同侧后组筛窦。如果肿瘤邻近后鼻孔或侵犯鼻咽，CTV 应扩展至鼻咽（图 7-4-6）。肿瘤超出鼻腔时（广泛Ⅰ期），靶区应扩大至受累的邻近器官和结构[28]。

Ⅰ期不需要做颈淋巴结预防照射，Ⅱ期需同时做双颈照射，如果淋巴结局限于咽后淋巴结或上颈部，可不做下颈预防性照射[114]。Ⅰ期不需要做颈预防照射，未做照射区域淋巴结失败率低于 6%[19,53,85]。

（2）韦氏环原发 韦氏环包括鼻咽、口咽、扁桃体和舌根，任何单个韦氏环部位 NK/T 细胞淋巴瘤 CTV 应包括整个韦氏环和后鼻孔（图 7-4-7）[112]。韦氏环 NK/T 细胞淋巴瘤在初诊约 60%伴有颈淋巴结受侵，区域淋巴结复发较常见，因此，Ⅰ期应做颈淋巴结预防照射，Ⅱ期通常做全颈照射。

2. 照射技术 结外鼻型 NK/T 细胞淋巴瘤主要原发于头颈部上呼吸消化道，肿瘤邻近周围正常组织，建议应用调强放疗或三维适形放疗。常规照射不能很好地包括靶区，靶区剂量分布不均匀。病变广泛时，难以更好地保护正常组织。三维适形放疗或调强放疗能更好地包括肿瘤，使靶区剂量分布

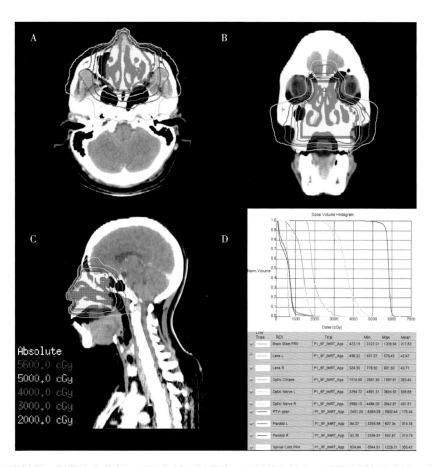

图 7-4-5　淋巴瘤侵犯一侧鼻腔中前部，CTV 包括双侧鼻腔、双侧前组筛窦、硬腭和同侧上颌窦，但未包括鼻咽

均匀，有效地保护正常组织，如腮腺、脑干、晶体等重要器官，降低正常组织毒副作用。

（1）常规照射　鼻腔 NK/T 细胞淋巴瘤常规照射技术已较少应用。多采用单前野（图 7-4-8A）或耳前野+筛窦前野（图 7-4-8B-D）。单前 L 形野适用于肿瘤侵犯一侧鼻腔，位于鼻腔中前部，但未侵犯后鼻孔及鼻咽。凸字型野适用于肿瘤侵犯双侧鼻腔或鼻中隔，位于鼻腔中前部。L 形和凸字型单前野采用 6MV X 线照射。耳前野加筛窦前野适用于肿瘤侵达鼻腔后 1/3 或鼻腔肿瘤侵犯鼻咽和口咽，6 MV X 线双侧野对穿照射（挡眼球），为包括整个鼻腔，前界应开放；筛窦前野用于补充前组筛窦剂量，应使用 6~9 MeV 电子线。应特别强调的是，筛窦前野补量应避免使用高能 X 线或高能电子线照射，否则会造成视神经和视交叉侧野和前野照射剂量重叠，造成视神经损伤。

韦氏环 NK/T 细胞淋巴瘤常规照射采用面颈联合野，下颈切线照射。

（2）调强放疗或三维适形放疗　调强放疗或三维适形放疗时，根据原发部位定义不同靶区，设定正常组织限制剂量。靶区适形度更好，可以更好地保护正常组织，减少正常组织照射剂量。在肿瘤局部复发再程放疗时，建议使用 IMRT。

（二）照射剂量和正常组织限制剂量

1. 靶区剂量　结外鼻型 NK/T 细胞淋巴瘤的根治剂量为 50 Gy，50 Gy 时检查鼻腔和鼻咽，并做 MRI 评价肿瘤是否残留。如果肿瘤残存，补量 5~10 Gy。韦氏环 NK/T 细胞淋巴瘤颈部预防区域照射剂量为 40 Gy。靶区照射剂量提高至 50~52 Gy 显著改善了局部区域控制率和生存率[110]。

2. 正常组织限制剂量　原发鼻腔和韦氏环 NK/T 细胞淋巴瘤调强放疗时，腮腺平均剂量分别限

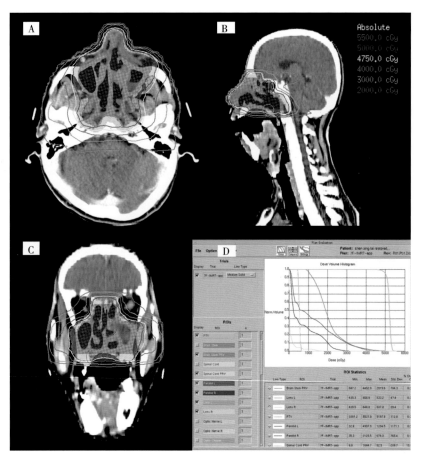

图 7-4-6　淋巴瘤侵犯双侧鼻腔并邻近后鼻孔，CTV 包括双侧鼻腔、双侧前组筛窦和上颌窦、硬腭和鼻咽[111]

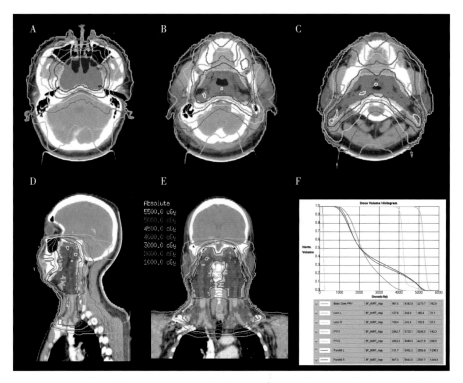

图 7-4-7　淋巴瘤侵犯鼻咽，CTV 包括韦氏环、鼻腔后部和双颈淋巴引流区[112]

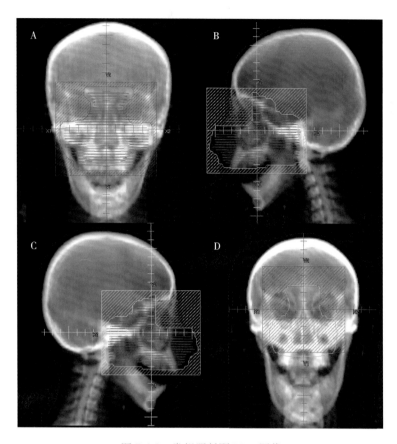

图 7-4-8 常规照射野 DRR 图像

注：单前野应用于病变局限于双侧鼻腔前部（凸字型野，A）；双侧耳前野加筛窦前野适用于病人邻近后鼻孔或侵犯鼻咽（B/C/D）。

制在 16 和 26 Gy 以下。其他重要器官如脊髓、脑干、晶体、喉等参照头颈部肿瘤的正常组织限制剂量，适当降低。

（三）毒副作用

放射治疗安全有效，毒副作用少见[111,112]。急性毒副作用主要表现为黏膜和皮肤急性反应，鼻腔和口腔干燥等症状。晚期毒副作用主要为口干，原发鼻腔 ≥ Ⅱ级口干仅 7%，原发韦氏环 ≥ Ⅱ级口干为 28%，无Ⅲ~Ⅳ级口干或其他晚期毒副作用。

七、预后

结外鼻型 NK/T 细胞淋巴瘤最重要的 5 个独立预后因素包括年龄（<60 岁：≥60 岁）、一般状态（ECOG 评分 0~1：≥2）、LDH（正常：增高）、分期（Ⅰ：Ⅱ：Ⅲ/Ⅳ）和原发肿瘤浸润（无：有）。中国医学科学院肿瘤医院根据这些预后因素提出了结外鼻型 NK/T 细胞淋巴瘤预后指数（NKTCL-PI）、年龄调整 NKTCL-PI 和分期调整 NKTCL-PI，能很好地进行预后分层，并指导治疗（表 7-4-4）。此外，列线图可以更好地个体化预测病人的总生存率[34]。

国际预后指数（IPI）包括年龄、一般状态、LDH、分期和结外器官受侵，韩国预后指数（KPI）包括 B 症状、LDH、区域淋巴结和分期[36,39]。PINK 包括年龄、远处淋巴结受侵、分期和原发部位[35]。由于结外鼻型 NK/T 细胞淋巴瘤主要为年轻、早期和一般状态好，区域淋巴结受侵或远处淋巴结受侵在 Ann Arbor 分期中已有体现，这些预后模型均未能很好地对早期病人进行预后分组。

　　年轻病人预后好，老年预后差。年龄≤21 岁病人的 5 年生存率达到 77%[120]，年龄大于 60 岁病人的 5 年生存率仅 42%[121]。原发肿瘤浸润反映了早期病人的肿瘤负荷[122]，约 50% 的病人原发肿瘤侵犯周围邻近器官或组织，广泛Ⅰ期的预后明显差于局限Ⅰ期，生存率分别为 60% 和 80%[2]。

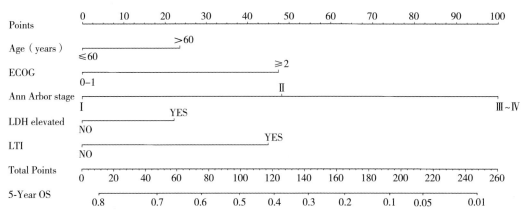

图 7-4-9　列线图（nomogram）个体化预测结外鼻型 NK/T 细胞淋巴瘤的预后。每一预后因素向上为对应的单项分数（年龄>60 岁=24 分、LDH 增高=22 分、Ⅱ期=48 分；Ⅲ~Ⅳ期=100 分、ECOG≥2=48 分、原发肿瘤浸润=45 分），相加得总分，总分往下为对应的预测 5 年总生存率[34]

　　生物预后因素包括循环血 EBV-DNA、Cox-2 和 Ki-67 高表达等[28,126]。血浆 EBV-DNA 和肿瘤负荷有关，LDH 增高、分期晚、B 症状和 IPI 评分高的病人 EBV-DNA 浓度高[30]。中国医学科学院肿瘤医院报道，Ⅰ~Ⅱ期结外鼻型 NK/T 细胞淋巴瘤接受放疗的病人，放疗前后 EBV-DNA 是重要的预后因素[28]。治疗前 EBV-DNA 浓度≤500 copies/ml 和>500 copies/ml 的 3 年总生存率分别为 97.1% 和 66.3%（$P=0.002$），放疗后未检测到和能检测到 EBV-DNA 的 3 年生存率分别为 92.0% 和 69.8%（$P=0.031$）。因此，EBV-DNA 是预后判断和疗效评价的重要指标。有文献报道 NK 细胞来源预后比细胞毒性 T 细胞来源更好，但有待大样本量证实[15]。

　　除临床和生物因素外，治疗是影响预后的重要因素。早期结外鼻型 NK/T 细胞淋巴瘤接受大野高剂量照射，5 年生存率到 70%~80%，如果采用低剂量小野照射，5 年生存率仅为 40%~50%[49]。早期接受单纯化疗，预后极差，5 年生存率低于 30%。

八、结论和治疗建议

　　根据现有研究证据，结外鼻型 NK/T 细胞淋巴瘤的治疗策略：早期低危组（无任何危险因素：LDH 增高、年龄>60 岁、ECOG 评分≥2、Ⅱ期和 PTI）建议单纯放疗，早期中高危组（有至少一个危险因素）建议放疗后化疗。Ⅲ/Ⅳ期应以化疗为主，辅以原发部位放疗。由于Ⅱ期和Ⅲ/Ⅳ期预后差，需要探索新的更为有效的全身治疗方案或靶向治疗。结外鼻型 NK/T 细胞淋巴瘤根据原发部位具有明显的异质性，需进一步研究。

参 考 文 献

1. Li YX, Coucke PA, Li JY, et al. Primary non-Hodgkin's lymphoma of the nasal cavity：Prognostic significance of paranasal extension and the role of radiotherapy and chemotherapy. Cancer, 1998, 83：449-456.
2. Li YX, Yao B, Jin J, et al. Radiotherapy as primary treatment for stage ⅠE and ⅡE nasal natural killer/T-cell lymphoma.

J Clin Oncol, 2006, 24：181-189.

3. Vose J, Armitage J, Weisenburger D, et al. International peripheral T-cell and natural killer/T-cell lymphoma study：Pathology findings and clinical outcomes. J Clin Oncol, 2008, 26：4124-4130.

4. 李晔雄，顾大中，黄一容，等．Ⅰ、Ⅱ期鼻腔非何杰金淋巴瘤的预后和治疗．中华放射肿瘤学杂志，1994，3：97-100.

5. 李晔雄，黄一容，顾大中，等．鼻腔非何杰金淋巴瘤治疗失败原因分析．中华放射肿瘤学杂志，1994，3：224-226.

6. 姚波，李晔雄，宋永文，等．原发鼻腔非霍奇金淋巴瘤的治疗选择和疗效．中华肿瘤杂志，2006，28：58-61.

7. Li YX, Fang H, Liu QF, et al. Clinical features and treatment outcome of nasal-type NK/T cell lymphoma of Waldeyer ring. Blood, 2008, 112：3057-3064.

8. Li YX, Liu QF, Fang H, et al. Variable clinical presentations of nasal and Waldeyer ring natural killer/T-cell lymphoma. Clin Cancer Res, 2009, 15：2905-2912.

9. Wu RY, Li YX, Wang WH, et al. Clinical disparity and favorable prognoses for Waldeyer's ringextranodal nasal-type NK/T-cell lymphoma and diffuse large B-cell lymphoma. Am J Clin Oncol, 2014, 37：41-46.

10. Liu QF, Wang WH, Wang SL, et al. Immunophenotypic and clinical differences between the nasal and extranasal subtypes of upper aerodigestive tract natural killer/T-cell lymphoma. Int J Radiat Oncol Biol Phys, 2014, 88：806-813.

11. Harris NL, Jaffe ES, Stein H, et al. A revised European-American classification of lymphoid neoplasms：a proposal from the International Lymphoma Study Group. Blood, 1994, 84：1361-1392.

12. Chan JKC, Quintanilla-Martinez L, Ferry JA, et al. Extranodal NK/T-cell lymphoma, nasal type. In Jaffe ES, Harris NL, Stein H, Vardiman JW, eds. World Health Organization Classification of Tumours：Pathology and Genetics of Tumours of Haematopoietic and Lymphoid Tissues. Lyon, France：IARC Press, 2008, 285-288.

13. Yang QP, Zhang WY, Yu JB, et al. Subtype distribution of lymphomas in Southwest China：analysis of 6,382 cases using WHO classification in a single institution. Diagn Pathol, 2011, 6：77.

14. Sun J, Yang Q, Lu Z, et al. Distribution of lymphoid neoplasms in China：analysis of 4,638 cases according to the World Health Organization classification. Am J Clin Pathol, 2012, 138：429-434.

15. Jhuang JY, Chang ST, Weng SF, et al. Extranodal natural killer/T-cell lymphoma, nasal type in Taiwan：a relatively higher frequency of T-cell lineage and poor survival for extranasal tumors. Hum Pathol, 2015, 46：313-321.

16. Ko YH, Cho EY, Kim JE, et al. NK and NK-like T-cell lymphoma in extranasal sites：a comparative clinicopathological study according to site and EBV status. Histopathology, 2004, 44：480-489.

17. Pongpruttipan T, Sukpanichnant S, Assanasen T, et al. Extranodal NK/T-cell lymphoma, nasal type, includes case of natural killer cell andαβ, γδ, and αβ/γδT-cell origin：a comprehensive clinicopathologic and phenotypic study. Am J Surg Pathol, 2012, 36：481-499.

18. 王维虎，李晔雄，林晨，等．人鼻腔NK/T细胞淋巴瘤基因表达谱的建立与分析．中华肿瘤杂志，2006，28：518-522.

19. Li YX, Wang H, Feng XL, et al. Immunophenotypic characteristics and clinical relevance of CD56+and CD56-extranodal nasal-type NK/T-cell lymphoma. Leuk Lymphoma, 2011, 52：417-424.

20. Kim SJ, Kim BS, Choi CW, et al. Ki-67 expression is predictive of prognosis in patients with stage Ⅰ/Ⅱ extranodal NK/T-cell lymphoma, nasal type. Ann Oncol, 2007, 18：1382-1387.

21. Quintanilla-Martinez L, Kremer M, Keller G, et al. p53 mutations in nasal natural killer/T-cell lymphoma from Mexico：Association with large cell morphology and advanced disease. Am J Pathol, 2001, 159：2095-2105.

22. Yamaguchi M, Kita K, Miwa H, et al. Frequent expression of P-glycoprotein/MDR1 by nasal T-cell lymphoma cells. Cancer, 1995, 76：2351-2356.

23. Takahara M, Kishibe K, Bandoh N, et al. P53, N-and K-Ras, and-Catenin gene mutations and prognostic factors in nasal NK/T-cell lymphoma from Hokkaido, Japan Hum Pathol, 2004, 35：86-95.

24. Huang Y, de Rynies A, de Leval, et al. Gene expression profiling identifies emerging oncolgenic pathways operating in extranodal NK/T-cell lymphoma, nasal type. Blood, 2010, 115：1226-1237.

25. Karube K, Nakagawa M, Tsuzuki S, et al. Identification of FOXO3 and PRDM1 as tumor-suppressor gene candidates in

NK-cell neoplasms by genomic and functional analyses. Blood, 2011, 118：3195-3204.

26. Koo GC, Tan SY, Tang T, et al. Janus Kinase 3-activating mutations identified in natural killer/T-cell lymphoma. Cancer Dis, 2012, 2：591-597.

27. Jiang L, Gu ZH, Yan ZX, et al. Exome sequencing identifies somatic mutations of *DDX3X* in natural killer/T-cell lymphoma. Nature Genet, published online 20 July, 2015, doi：10.1038/ng.3358.

28. Wang ZY, Liu QF, Wang H, et al. Clinical implications of plasma Epstein-Barr virus DNA in early-stage extranodal nasal-type NK/T-cell lymphoma patients receiving primary radiotherapy. Blood, 2012, 120：2003-2010.

29. Ito Y, Kimura H, Maeda Y, et al. Pretreatment EBV-DNA copy number is predictive of response and toxicities to SMILE chemotherapy for extranodal NK/T-cell lymphoma, nasal type. Clin Cancer Res, 2012, 18：4183-4190.

30. Kwong YL, Pang AWK, Leung AYH, et al. Quantification of circulating Epstein-Barr virus DNA in NK/T-cell lymphoma treated with the SMILE protocol：diagnostic and prognostic significance. Leukemia, 2014, 28：265-870.

31. Mraz-Gernhard S, Natkunam Y, Hoppe RT, et al. Natural killer/natural killer-like T-cell lymphoma, CD56+, presenting in the skin：an increasingly recognized entity with an aggressive course. J Clin Oncol, 2001, 19：2179-2188.

32. Bekkenk MW, Jansen PM, Meijer CJLM, et al. CD56+hematological neoplasms presenting in the skin：a retrospective analysis of 23 new cases and 130 cases from the literature. Ann Oncol, 2004, 15：1097-1108.

33. Lee WJ, Jung JM, Won CH, et al. Cutaneous extranodal natural killer/T-cell lymphoma：a comparative clinicohistopathologic and survival outcome of 45 cases according to the primary tumor site. J Am Acad Dermatol, 2014, 70：1002-1009.

34. Yang Y, Zhang YJ, Zhu Y, et al. Prognostic nomogram for overall survival in previously untreated patients with extranodal NK/T-cell lymphoma, nasal-type：a multicenter study. Leukemia, 2015, 29：1571-1577.

35. Kim SJ, Yoon DH, Jaccard A, et al. A prognostic index for natural killer cell lymphoma after non-anthracycline-based treatment：a multicentre, retrospective analysis. Lancet Oncol, 2016, 17：389-400.

36. Lee J, Suh C, Park YH, et al. Extranodal natural killer/T-cell lymphoma, nasal-type：a prognostic model from a retrospective multicenter study. J Clin Oncol, 2006, 24：612-618.

37. Au WY, Weisenburger DD, Intragumtornchai T, et al. Clinical differences between nasal and extranasal natural killer/T-cell lymphoma：a study of 136 cases from the International Peripheral T-Cell Lymphoma Project. Blood, 2009, 113：3931-3937.

38. Qi SN, Li YX, Wang WH, et al. The extent of cutaneous lesions predicts outcome in extranodal nasal-type natural killer/T-cell lymphoma with cutaneous secondary involvement. Leuk Lymphoma, 2012, 53：855-861.

39. Lee J, Kim WS, Park YH, et al. Nasal-type NK/T cell lymphoma：clinical features and treatment outcome. Brit J Cancer, 2005, 92：1226-1230.

40. Kim TM, Lee SY, Jeon YK, et al. Clinical heterogeneity of extranodal NK/T cell lymphoma, nasal type：a national survey of the Korea Cancer Study Group. Ann Oncol, 2008, 19：1477-1484.

41. Moon SH, Cho SK, Kim WS, et al. The role of 18F-FDG PET/CT for initial staging of nasal type natural killer/T-cell lymphoma：a comparison with conventional staging methods. J Nucl Med, 2013, 54：1039-1044.

42. Li YJ, Li ZM, Xia XY, et al. Prognostic value of interim and posttherapy 18F-FDG PET/CT in patients with mature T-cell and natural killer cell lymphomas. J Nucl Med, 2013, 54：1-9.

43. Khong PL, Pang CB, Liang R, et al. Fluorine-18 fluorodeoxyglucose positron emission tomography in mature T-cell and natural killer cell malignancies. *Ann Hematol*, 2008, 87：613-621.

44. Kako S, Izutsu K, Ota Y, et al. FDG-PET in T-cell and NK-cell neoplasms. Ann Oncol, 2007, 18：1685-1690.

45. Fujiwara H, Maeda Y, Nawa Y, et al. The utility of positron emission tomography/computed tomography in the staging of extranodal natural killer/T-cell lymphoma. Eur J Haematol, 2011, 87：123-129.

46. Tsukamoto N, Kojima M, Hasegawa M, et al. The usefulness of 18F-fluorodeoxyglucose positron emission tomography (18F-FDG-PET) and a comparison of 18F-FDG-pet with 67gallium scintigraphy in the evaluation of lymphoma. Cancer, 2007, 110：652-659.

47. Yang Y, Zhu Y, Cao JZ, et al. Risk-adapted therapy for early-stage extranodal nasal-type NK/T-cell lymphoma：analysis from a multicenter study. Blood, 2015, 126：1424-1432.

48. Cheung MMC, Chan JK, Lau WH, et al. Early stage nasal T/NK-cell lymphoma：clinical outcome，prognostic factors，and the effect of treatment modality. Int J Radiat Oncol Biol Phys，2002，54：182-190.

49. Kim GE, Cho JH, Yang WI, et al. Angiocentric lymphoma of the head and neck：patterns of systemic failure after radiation treatment. J Clin Oncol，2000，18：54-63.

50. Kim TM, Park YH, Lee SY, et al. Local tumor invasiveness is more predictive of survival than International Prognostic Index in stage ⅠE/ⅡE extranodal NK/T cell lymphoma，nasal type. Blood，2005，106：3785-3790.

51. Kim GE, Lee SW, Chang SK, et al. Combined chemotherapy and radiation versus radiation alone in the management of localized angiocentric lymphoma of the head and neck. Radiother Oncol，2001，61：261-269.

52. Li CC, Tien HF, Tang JL, et al. Treatment outcome and pattern of failure in 77 patients with sinonasal natural killer/T-cell or T-cell lymphoma. Cancer，2004，100：366-375.

53. Koom WS, Chung EJ, Yang WI, et al. Angiocentric T-cell and NK/T-cell lymphomas：radiotherapeutic viewpoints. Int J Radiat Oncol Biol Phys，2004，59：1127-1137.

54. 潘战和，黄慧强，林旭滨，等. 鼻型 NK/T 细胞非霍奇金淋巴瘤预后因素探讨—附 93 例长期随访结果分析. 癌症，2005，24：1493-1497.

55. Luo YK, Yang T, Fu BY, et al. Prognostic factors and curative efficacy of nasal NK/T-cell lymphoma. China Modern Doctor，2010，48：7-9.

56. 吾甫尔. 艾克木，王若峥，李品东. 57 例鼻腔 NK/T 细胞淋巴瘤临床分析，新疆医科大学学报，2008，31：1507-1509.

57. Kim K, Chie EK, Kim CW, et al. Treatment outcome of angiocentric T-cell and NK/T-cell lymphoma，nasal type：radiotherapy versus chemoradiotherapy. Jpn J Clin Oncol，2005，35：1-5.

58. Ribrag V, Ell Hajj M, Janot F, et al. Early locoregional high-dose radiotherapy is associated with long-term disease control in localized primary angiocentric lymphoma of the nose and nasopharynx. Leukemia，2001，15：1123-1126.

59. Kim BS, Kim TY, Kim CW, et al. Therapeutic outcome of extranodal T/NK-cell lymphoma initially treated with chemotherapy. Result of chemotherapy in T/NK-cell lymphoma. Acta Oncol，2003，42：779-783.

60. 何义富，张玉晶，李宇红，等. 原发鼻腔早期非霍奇金淋巴瘤的长期疗效和预后分析. 癌症，2006，25：1538-1542.

61. Bossard C, Belhadj K, Reyes F, et al. Expression of the granzyme B inhibitor PI9 predicts outcome in nasal NK/T-cell lymphoma：results of a Western series of 48 patients treated with first-line polychemotherapy within the Groupe d'Etude des Lymphomes de l'Adulte（GELA）trials. Blood，2007，109：2183-2189.

62. Ma HH, Qian LT, Pan HF, et al. Treatment outcome of radiotherapy alone versus radiochemotherapy in early stage nasal natural killer/T-cell lymphoma. Med Oncol，2010，27：798-806.

63. 聂大红，谢方云，李济时，等. 早期鼻腔 NK/T 细胞淋巴瘤治疗方法和预后分析. 中华放射肿瘤学杂志，2010，19：315-319.

64. 杨勇，张玉晶，林旭滨，等. 放疗在早期鼻型 NK/T 细胞淋巴瘤综合治疗中作用及预后分析. 中华放射肿瘤学杂志，2009，18：285-289.

65. Aviles A, Diaz NR, Neri N, et al. Angiocentric nasal T/natural killer cell lymphoma：a single center study of prognostic factors in 108 patients. Clin Lab Haematol，2000，22：215-220.

66. Isobe K, Uno T, Tamaru JI, et al. Extranodal natural killer/T-cell lymphoma，nasal type：the significance of radiotherapeutic parameters. Cancer，2006，106：609-615.

67. You JY, Chi KH, Yang MH, et al. Radiation therapy versus chemotherapy as initial treatment for localized nasal natural killer（NK）/T-cell lymphoma：a single institute survey in Taiwan. Ann Oncol，2004，15：618-625.

68. Li YX, Liu QF, Wang WH, et al. Failure patterns and clinical implications in patients with early stage nasal NK/T-cell lymphoma treated with primary radiotherapy. Cancer，2011，117：5203-5211.

69. Huang MJ, Jiang Y, Liu WP, et al. Early or up-front radiotherapy improved survival of localized extranodal NK/T-cell lymphoma，nasal-type in the upper aerodigestive tract. Int J Radiat Oncol Biol Phys，2008，70：166-174.

70. Vazquez A, Khan MN, Blake DM, et al. Extranodal natural killer/T-Cell lymphoma：A population-based comparison of

sinonasal and extranasal disease. Laryngoscope, 2014, 124：888-895.

71. Ahn HK, Suh C, Chuang SS, et al. Extranodal natural killer/T-cell lymphoma from skin or soft tissue：suggestion of treatment from multinational retrospective analysis. Ann Oncol, 2012, 23：2703-2707.

72. Fang H, Jin J, Wang WH, et al. Prognostic factors and treatment outcomes for patients with stage Ⅱ extranodal nasal-type natural killer/T-cell lymphoma of the upper aerodigestive tract. Leuk Lymphoma, 2014, 55：1832-1837.

73. Yamaguchi M, Tobinai K, Oguchi M, et al. Phase Ⅰ/Ⅱ study of concurrent chemoradiotherapy for localized nasal natural killer/T-cell lymphoma：Japan Clinical Oncology Group Study JCOG0211. J Clin Oncol, 2009, 27：5594-5600.

74. Kim SJ, Kim K, Kim BS, et al. Phase Ⅱ trial of concurrent radiation and weekly cisplatin followed by VIPD chemotherapy in newly diagnosed, stage Ⅰ E to Ⅱ E, nasal, extranodal NK/T-cell lymphoma：consortium for improving survival of lymphoma study. J Clin Oncol, 2009, 27：6027-6032.

75. Lee J, Kim CY, Park YJ, et al. Sequential chemotherapy followed by radiotherapy versus concurrent chemoradiotherapy in patients with stage Ⅰ/Ⅱ extranodal natural killer/T-cell lymphoma, nasal type. Blood Res, 2013, 48：274-281.

76. Ke QH, Zhou SQ, Du W, et al. Concurrent IMRT and weekly cisplatin followed by GDP chemotherapy in newly diagnosed, stage Ⅰ E to Ⅱ E, nasal, extranodal NK/T-Cell lymphoma. Blood Cancer J, 2014, 4：e267.

77. Kim SJ, Yang DH, Kim JS, et al. Concurrent chemoradiotherapy followed by L-asparaginase-containing chemotherapy, VIDL, for localized nasal extranodal NK/T cell lymphoma：CISL08-01 phase Ⅱ study. Ann Hematol, 2014, 93：1895-1901.

78. Tsai HJ, Lin SF, Chen CC, et al. Long-term results of a phase Ⅱ trial with frontline concurrent chemoradiotherapy followed by consolidation chemotherapy for localized nasal natural killer/T-cell lymphoma. Eur J Haematol, 2015, 94：130-137.

79. Michot JM, Mazeron R, Danu A, et al. Concurrent etoposide, steroid, high-dose Ara-C and platinum chemotherapy with radiation therapy in localised extranodal natural killer (NK)/T-cell lymphoma, nasal type. Eur J Cancer, 2015, 51 (16)：2386-95.

80. Oh D, Ahn YC, Kim SJ, et al. Concurrent chemoradiation therapy followed by consolidation chemotherapy for localized extranodal natural killer/T-cell lymphoma, nasal type. Int J Radiat Oncol Biol Phys, 2015, 93：677-683.

81. Hattori Y, Murai T, Iwata H, et al. Chemoradiotherapy for localized extranodal natural killer/T-cell lymphoma, nasal type, using a shrinking-field radiation strategy：multi-institutional experience. Jpn J Radiol, 2016, 34：292-292.

82. Jiang M, Zhang H, Jiang Y, et al. Phase 2 trial of "sandwich" L-asparaginase, vincristine, and prednisone chemotherapy with radiotherapy in newly diagnosed, stage Ⅰ E to Ⅱ E, nasal type, extranodal natural killer/T-cell lymphoma. Cancer, 2012, 118：3294-3301.

83. Wang L, Wang ZH, Chen XQ, et al. First-line combination of gemcitabine, oxaliplatin, and L-asparaginase (GELOX) followed by involved-field radiation therapy for patients with stage Ⅰ E/ Ⅱ E extranodal natural killer/T-cell lymphoma. Cancer, 2013, 119：348-355.

84. Wang J, Wang WD, Xia ZJ, et al. Combination of gemcitabine, L-asparaginase, and oxaliplatin (GELOX) is superior to EPOCH or CHOP in the treatment of patients with stage Ⅰ E/ Ⅱ E extranodal natural killer/T cell lymphoma：a retrospective study in a cohort of 227 patients with long-term follow-up. Med Oncol, 2014, 31：860.

85. Wang H, Wuxiao ZJ, Zhu J, et al. Comparison of gemcitabine, oxaliplatin and L-asparaginase and etoposide, vincristine, doxorubicin, cyclophosphamide and prednisone as first-line chemotherapy in patients with stage Ⅰ E to Ⅱ E extranodal natural killer/T-cell lymphoma：a multicenter retrospective study. Leuk Lymphoma, 2015, 56：971-977.

86. Zang J, Li C, Luo SQ, et al. Early radiotherapy has an essential role for improving survival in patients with stage Ⅰ～Ⅱ nasal-type of NK/T cell lymphoma treated with l-asparaginase-containing chemotherapy—a single institution experience. Ann Hematol, 2015, 94：583-591.

87. Chim CS, Ma SY, Au WY, et al. Primary nasal natural killer cell lymphoma：long-term treatment outcome and relationship with the international prognostic index. Blood, 2004, 103：216-221.

88. Zhao T, Li YX, Wang SL, et al. Survival benefit with salvage radiotherapy for patients with locoregionally recurrent extranodal nasal-type NK/T-cell lymphoma. Ann Hematol, 2013, 92：325-332.

89. Ji J, Xiang B, Liu WP, et al. A study of gemcitabine, L-asparaginase, ifosfamide, dexamethasone and etoposide chemotherapy for newly diagnosed stage Ⅳ, relapsed or refractory extranodal NK/T-cell lymphoma, nasal type. Leuk Lymphoma, 2014, 55：2955-2957.

90. Kim SJ, Park S, Kang ES, et al. Induction treatment with SMILE and consolidation with autologous stem cell transplantation for newly diagnosed stage Ⅳ extranodal natural killer/T cell lymphoma patients. Ann Hematol, 2015, 94：71-78.

91. Kim M, Kim TM, Kim KH, et al. Ifosfamide, methotrexate, etoposide, and prednisolone (IMEP) plus L-asparaginase as a first-line therapy improves outcomes in stage Ⅲ/Ⅳ NK/T cell-lymphoma, nasal type (NTCL). Ann Hematol, 2015, 94：437-444.

92. Wang YQ, Yang Y, Zhuo HY, et al. Trial of LVDP regimen L-asparaginase, etoposide, dexamethasone, and cisplatin, followed by radiotherapy as first-line treatment for newly diagnosed, stage Ⅲ/Ⅳ extranodal natural killer/T cell lymphoma. Med Oncol, 2015, 32：435.

93. Ding H, Chang J, Liu LG, et al. High-dose methotrexate, etoposide, dexamethasone and pegaspargase (MEDA) combination chemotherapy is effective for advanced and relapsed/refractory extronodal natural killer/T cell lymphoma：a retrospective study. Int J Hematol, 2015, 102：181-187.

94. Bi XW, Jiang WQ, Zhang WW, et al. Treatment outcome of patients with advanced stage natural killer/T-cell lymphoma：elucidating the effects of asparaginase and postchemotherapeutic radiotherapy. Ann Hematol, 2015, 94 (7)：1175-84.

95. Yong W, Zheng W, Zhu J, et al. L-asparaginase in the treatment of refractory and relapsed extranodal NK/T-cell lymphoma, nasal type. Ann Hematol, 2009, 88：647-652.

96. Jaccard A, Petit B, Girault S, et al. L-Asparaginased-based treatment of 15 western patients with extranodal NK/T-cell lymphoma and leukemia and a review of the literature. Ann Oncol, 2009, 20：110-116.

97. Jaccard A, Nathalie Gachard N, Marin B, et al. Efficacy of L-asparaginase with methotrexate and dexamethasone (AspaMetDex regimen) in patients with refractory or relapsing extranodal NK/T-cell lymphoma, a phase 2 study. Blood, 2011, 117：1834-1839.

98. Yamaguchi M, Kwong YL, Kim WS, et al. Phase Ⅱ study of SMILE chemotherapy for newly diagnosed stage Ⅳ, relapsed, or refractory extranodal natural killer (NK)/T-cell lymphoma, nasal type：the NK-cell Tumor Study Group study. J Clin Oncol, 2011, 29：4410-4416.

99. Kwong YL, Kim WS, Lim ST, et al. SMILE for natural killer/T-cell lymphoma：analysis of safety and efficacy from the Asia Lymphoma Study Group. Blood, 2012, 120：2973-2980.

100. Lin NJ, Song YQ, Tu MF, et al. A prospective phase Ⅱ study of L-asparaginase-CHOP plus radiation in newly diagnosed extranodal NK/T-cell lymphoma, nasal type. J Hematol Oncol, 2013, 6：44.

101. Zhou Z, Li X, Chen C, et al. Effectiveness of gemcitabine, pegaspargase, cisplatin, and dexamethasone (DDGP) combination chemotherapy in the treatment of relapsed/refractory extranodal NK/T cell lymphoma：a retrospective study of 17 patients. Ann Hematol, 2014, 93：1889-1894.

102. Guo HQ, Liu L, Wang XF, et al. Efficacy of gemcitabine combined with oxliplatin, L-asparaginase and dexamethasone in patients with newly-diagnosed extranodal NK/T-cell lymphoma. Mol Clin Oncol, 2014, 2：1172-1176.

103. Wang H, Wuxiao ZJ, Zhu J, et al. Comparison of gemcitabine, oxaliplatin and L-asparaginase and etoposide, vincristine, doxorubicin, cyclophosphamide and prednisone as first-line chemotherapy in patients with stage ⅠE to ⅡE extranodal natural killer/T-cell lymphoma：a multicenter retrospective study. Leuk Lymphoma, 2015, 56：971-977.

104. Murashige N, Kami M, Kishi Y, et al. Allogeneic haematopoietic stem cell transplantation as a promising treatment for natural killer-cell neoplasms. Br J Haematol, 2005, 130：561-567.

105. Yokoyama H, Yamamoto J, Tohmiya Y, et al. Allogeneic hematopoietic stem cell transplant following chemotherapy containing l-asparaginase as a promising treatment for patients with relapsed or refractory extranodal natural killer/T cell lymphoma, nasal type. Leuk Lymphoma, 2010, 51：1509-1512.

106. Ennishi D, Maeda Y, Fujii N, et al. Allogeneic hematopoietic stem cell transplantation for advanced extranodal natural killer/T-cell lymphoma, nasal type. Leuk Lymphoma, 2011, 52：1255-1261.

107. Tse E, Chan T, Koh L, et al. Allogeneic haematopoietic SCT for natural killer/T-cell lymphoma：a multicentre analysis

from the Asia Lymphoma Study Group. Bone Marrow Transplant, 2014, 49：902-906.

108. Smith SM, Burns LJ, van Besien K, et al. Hematopoietic cell transplantation for systemic mature T-cell non-Hodgkin lymphoma. J Clin Oncol, 2013, 31：3100-3109.

109. Kim SJ, Oh SY, Hong JY, et al. When do we need central nervous system prophylaxis in patients with extranodal NK/T-cell lymphoma, nasal type? Ann Oncol, 2010, 21：1058-1063.

110. Yang Y, Cao JZ, Lan SM, et al. Association of improved locoregional control with prolonged survival in early-stage extranodal nasal-type NK/T-cell lymphoma：multicentre study and systematic review. Submitted, 2016.

111. Wang H, Li YX, Wang WH, et al. Mild toxicity and favorable prognosis of high-dose and extended involved-field intensity-modulated radiotherapy for patients with early-stage nasal NK/T-cell lymphoma. Int J Radiat Oncol Biol Phys, 2012, 82：1115-1121.

112. Bi XW, Li YX, Fang H, et al. High-dose and extended-field intensity modulated radiotherapy for early stage NK/T-cell lymphoma of Waldeyer's ring：dosimetric analysis and clinical outcome. Int J Radiat Oncol Biol Phys, 2013, 87：1086-1093.

113. Yahalom J, Illidge T, Specht L, et al. Modern radiation therapy for extranodal lymphomas：field and dose guidelines from the International lymphoma Radiation Oncology Group. Int J Radiat Oncol Biol Phys, 2015, 92：11-13.

114. Wu RY, Liu K, Wang WH, et al. Patterns of primary tumor invasion and regional lymph node sSpread based on MRI in early-stage nasal NK/T-cell lymphoma：implications for clinical target volume definition and prognostic significance. Int J Radiat Oncol Biol Phys. Accepted, 2016.

115. Lee HJ, Lee SW, Suh C, et al. Treatment outcome of nasal natural killer/T-cell lymphoma. Radiat Oncol J, 2011, 29（3）：174-180.

116. Li YX, Wang H, Jin J, et al. Radiotherapy alone with curative intent in patients with stage I extranodal nasal-type NK/T-cell lymphoma. Int J Radiat Oncol Biol Phys, 2012, 82：1809-1815.

117. Shen Q, Ma X, Hu W, et al. Intensity-modulated radiotherapy versus three-dimensional conformal radiotherapy for stage Ⅰ～Ⅱ natural killer/T-cell lymphoma nasal type：dosimetric and clinical results. Radiat Oncol, 2013, 8：152.

118. Wang L, Xia ZJ, Lu Y, et al. Prophylactic cervical lymph node irradiation provides no befit for patients with stage IE extranodal natural killer/T cell lymphoma, nasal type. Med Oncol, 2015, 32：320.

119. Tomita N, Kodaira T, Tachibana H, et al. A comparison of radiation treatment plans using IMRT with helical tomotherapy and 3D conformal radiotherapy for nasal natural killer/T-cell lymphoma. Brit J Radiol, 2009, 82：756-763.

120. Wang ZY, Li YX, Wang WH, et al. Primary radiotherapy showed favorable outcome in treating extranodal nasal-type NK/T-cell lymphoma in children and adolescents. Blood, 2009, 114：4771-4776.

121. Wang ZY, Li YX, Wang H, et al. Unfavorable prognosis of elderly patients with early-stage extranodal nasal-type NK/T-cell lymphoma. Ann Oncol, 2011, 22：390-396.

122. Yan Z, Huang HQ, Xiao-xiao Wang XX. A TNM Staging System for Nasal NK/T-Cell Lymphoma. PLoS ONE, 2015, 10（6）：e0130984.

123. Lee J, Park YH, Kim WS, et al. Extranodal nasal type NK/T-cell Lymphoma：Elucidating clinical prognostic factors for risk-based stratification of therapy. Eur J Cancer, 2005, 41：1402-1408.

124. Suzuki R, Suzumiya J, Yamaguchi M, et al. Prognostic factors for mature natural killer（NK）cell neoplasms：aggressive NK cell leukemia and extranodal NK cell lymphoma, nasal type. Ann Oncol, 2010, 21：1032-1040.

125. Jo JC, Yoon DH, Kim S, et al. Clinical features and prognostic model for extranasal NK/T-cell lymphoma. Eur J Haematol, 2012, 89：103-110.

126. Shim SJ, Yang WI, Shin E, et al. Clinical significance of cyclooxygenase-2 expression in extranodal natural killer（NK）/T-cell lymphoma, nasal type. Int J Radiat Oncol Biol Phys, 2007, 67：31-38.

127. Kim SJ, Kim BS, Choi CW, et al. Ki-67 expression is predictive of prognosis in patients with stage Ⅰ/Ⅱ extranodal NK/T-cell lymphoma, nasal type. Ann Oncol, 2007, 18：1382-1387.

128. Kim GE, Cho JH, Yang WI, et al. Angiocentric lymphoma of the head and neck：patterns of systemic failure after radiation treatment. J Clin Oncol, 2000, 18：54-63.

第三节　间变性大细胞性淋巴瘤

1985 年 Stein 等首次描述 CD30 阳性的间变性大细胞淋巴瘤（anaplastic large cell lymphoma, ALCL），是一种新的淋巴瘤类型[1]。ALCL 具有下列特征：肿瘤细胞呈间变性，生长粘合成团倾向，侵犯淋巴结窦，肿瘤细胞 CD30（Ki-1）强阳性。虽然大部分来源 T 细胞或裸细胞，15% 来源于 B 细胞。1994 年 REAL 分类中，ALCL 特指来源 T 细胞或裸细胞来源。2008 年 WHO 分类中[2]，ALCL 包括三种独立病理类型：ALK 阳性原发系统型 ALCL、ALK 阴性原发系统型 ALCL 和原发皮肤型 ALCL[3,4]。三种病理类型具有不同基因表型、临床表现、预后和治疗。现有研究认为，ALK 阴性原发系统型 ALCL 和外周 T 细胞淋巴瘤-非特指是两种不同病理类型[5]。

一、病理

ALCL 病理特点为淋巴结结构部分消失，肿瘤细胞易侵犯淋巴窦，类似于转移性肿瘤。常被误诊为转移癌、黑色素瘤或恶性组织细胞增生症。肿瘤生长类型常聚合成团，肿瘤细胞常和炎性成分如组织细胞和浆细胞混合，较少见红细胞和多形性粒细胞。有时炎性细胞丰富，掩盖了肿瘤细胞成分，使诊断更加困难。肿瘤细胞显间变性，细胞大小从小到大。

ALCL 包括五种形态学变异型：普通型、小细胞型、淋巴组织细胞型、巨细胞富有型和霍奇金样。以普通型最常见，占 ALCL 的 70%，肿瘤细胞大、多形性，胞质丰富，胞核显马蹄型或肾型。淋巴组织细胞型有反应组织细胞，小细胞型由中小细胞组成，需要和外周 T 细胞淋巴瘤侵非特指型（PTCL-NOS）鉴别诊断，小细胞型和淋巴组织细胞型各占 5%~10%，常见于儿童，易误诊为良性浸润。霍奇金样亚型类似于结节硬化型淋巴细胞 HL。

二、免疫表型和分子异常

ALCL 特征性免疫表型为 CD30（Ki-1）阳性。CD30 属于肿瘤坏死因子（TNF）受体家族，分子量为 120 kD，是一种跨膜细胞因子受体。ALCL 仅依靠病理形态学诊断的准确性和可靠性仅为 46%，形态学结合 CD30 阳性，诊断准确性提高到 85%。

原发系统型 ALCL 可来源于 T 细胞或裸细胞，常表达一种或多种 T 细胞抗原，特别是 CD3 阳性。裸细胞 ALCL 常表达细胞毒分子如颗粒酶 B 和 TIA-1，并有重组 TCRγ/β，可能属于 T 细胞型。原发皮肤型 ALCL 总是来源于 T 细胞，但它和系统型 ALCL 不同的是 ALK 阴性，而且常不表达 EMA 和细胞毒分子。

ALCL 主要遗传学变化为 t（2；5）（p23；q35）染色体易位，产生 NPM-ALK 融合蛋白。30%~60% 的 ALCL 表达 NPM-ALK 蛋白，75%~85% 的 ALK 阳性 ALCL 有 t（2；5）染色体易位。应用 RT-PCR、原位杂交、FISH 和免疫组化等技术可检测到基因融合产物。ALK 融合蛋白还存在其他的形式，如 TPM3-ALK，TFG-ALK，CLTCL-ALK，ATIC-ALK 等。

ALK 免疫组化检查应用广泛，敏感、特异性高、快速和价廉，是诊断 ALCL 的重要标志物[6]。正常组织除极少量脑组织外，不表达 ALK。ALK 并非 ALCL 特有，在 ALK+DLBCL 和某些实体瘤中有表达，如 ALK+非小细胞肺癌等。

三、临床表现

原发系统型 ALCL 占成人 NHL 的 3%，占儿童大细胞淋巴瘤的 10%~20%。临床上，ALCL 可区分为原发性和继发性，后者从其他 T 细胞淋巴瘤转化而来。ALK 阳性和阴性系统型间变性大细胞淋巴瘤的比例分别占 60% 和 40%，ALK 阳性和阴性系统型 ALCL 的临床特点和预后不同。系统型 ALCL 病理和临床特点异质性总结如表 7-4-8。

表 7-4-8 原发系统 ALCL 和原发皮肤 ALCL 的比较

| | 原发系统型 ALCL | | 原发皮肤 ALCL |
	ALK 阳性	ALK 阴性	
病理形态	所有变异型	普通型多	普通型或淋巴细胞型多
ALK	阳性	阴性	阴性
CD3	大部分阳性	大部分阴性	
年龄（中位）	30 岁	老年，55~60 岁	老年多见
性别比（男：女）	男性多见，3：1	男女相似，1：1.2	
分期	Ⅲ~Ⅳ期多见	Ⅰ~Ⅱ期多见	局限期，单发或多发皮肤
结外受侵	多见，约 60%	少见	少见
预后	好	差	最好，惰性
5 年总生存率	70%~90%	40%~60%	85%~95%

（一）ALK 阳性系统型 ALCL

ALK 阳性系统型 ALCL 大部分发生于 30 岁以内，男性多见，男女比为 2~3：1。侵犯淋巴结，常表现为外周或腹部淋巴结肿大，大肿块多见，占 30%~54%。40% 的病人为弥漫性广泛浸润，常伴腹股沟淋巴结受侵。纵隔受侵比 HD 少见，25% 的病人有脾肿大。43%~63% 的病人为 Ⅲ/Ⅳ 期并伴 B 组症状，高热和体重下降常见。60% 的病人有结外受侵，而多个结外部位受侵占 40%，皮肤、骨和软组织是最常见的结外受侵部位，胃肠道和中枢神经系统受侵极少见。和 HD 不同的是，ALCL 较少侵犯纵隔。表达 NPM-ALK 和其他 ALK 融合蛋白 ALCL 的临床表现和预后无差别。在儿童 ALCL，ALK 阳性率更高。

（二）ALK 阴性系统型 ALCL

ALK 阴性系统型 ALCL 的病理形态、免疫表型、临床表现和 ALK 阳性系统型 ALCL 基本相似，主要区别为 ALK 阴性，发病年龄较大，预后差。

霍奇金样 ALCL 常发生于年轻人，85% 的病人为 ALK 阴性，常为 ⅡA 期，约 60% 的病人表现为大纵隔，但无皮肤和骨受侵。这些临床表现和 ALK 阳性系统型 ALCL 有较明显差别。

四、治疗

原发系统型 ALCL 是极少数对多柔比星（阿霉素）方案化疗敏感的外周 T 细胞淋巴瘤，化疗是主要治疗手段，预后好。

早期系统型 ALCL 少见，早期 ALCL 行化疗后做受累野照射，可以取得较好的疗效。中国医学科学科肿瘤医院报道了 46 例早期 ALK 阳性和阴性系统型 ALCL 接受多柔比星方案化疗加受累野照射的疗效，5 年总生存率、无进展生存率和局部区域控制率分别为 84.4%、63.5% 和 90.8%[34]，Ⅰ 期疗效明显优于 Ⅱ 期。Zinzani 等应用 ABVD 和 MACOP-B 方案随机分组治疗 40 例霍奇金样 ALCL，所有大纵隔接受放疗，随诊 3 年的无复发生存率两组相同，无显著差别，说明了放疗在大纵隔 ALCL 中的作用。但是，在另外一项包括 75 例早期系统型 ALCL 的多中心回顾性研究中，如果除外化疗抗拒的病例，化疗达 CR 后的巩固性放疗未显著改善生存率[35]。但这些研究病例数都相对较少，对于化疗敏感的淋巴瘤，放疗主要起辅助治疗作用。

晚期以化疗为主，化疗方案主要为含多柔比星方案如 CHOP、CHOEP、ABVD 和 MACOP-B 等，也有人应用强化的化疗方案加骨髓移植治疗晚期系统型 ALCL。有研究认为，依托泊苷

（VP-16）加入 CHOP 方案中（CHOEP）可能改善外周 T 细胞淋巴瘤包括 ALCL 的生存率[26]。在德国 289 例 PTCL 研究中，包含了 78 例 ALK+和 113 例 ALK-ALCL。VP-16 加入提高了年轻低危病人（年龄<60 岁，LDH 正常）的 3 年无事件生存率（51%：70.5%，$P = 0.003$）。ALK-ALCL 因预后差，在诱导化疗后常接受巩固性干细胞移植。根据基因表型和组织学诊断，如果不考虑 ALK 表达状况 ALCL 的治疗结果总结如表 7-4-9，部分研究中包括少部分 B 细胞 ALCL，5 年总生存率约为 52%~95%。

表 7-4-9　原发系统型 ALCL 治疗结果

作　者	时间	例数	T/裸细胞（%）	B 组症状（%）	治　疗	OS（%）	中位随诊时间（月）
Nakamura	1991	30	100		CHOP±RT	52	60
Shulman	1993	31	70	30	CHOP 为主	78	24
Zinzani	1996	90	75	22	F-MACHOP/MACOP-B±RT	60~65	63
Zinzani	1998	40	100		ABVD/MACOP-B±RT	90~95	37
Longo	1999	36	72	28	MOPP/EBV/CAD＊±RT	69	74
Tilly	1997	146	56	38	强化化疗/CAD±RT	66	60
Fanin	1999	40	58	42	F-MACHOP±RT+骨髓移植	85	48
Deconinck	2000	15	73	27	强化化疗+骨髓移植	87	60
Williams	2002	72	100		COPADM	65	4.3 年

注：＊MOPP/EBV/CAD 为三方案的混合化疗方案；CHOP：环磷酰胺，阿霉素，长春新碱，泼尼松；F-MACHOP：长春新碱，环磷酰胺，氟尿嘧啶，阿糖胞苷，阿霉素，甲氨蝶呤，亚叶酸钙，泼尼松；MACOP-B：甲氨蝶呤，亚叶酸钙，阿霉素，环磷酰胺，长春新碱，泼尼松，博来霉素；ABVD：阿霉素，博来霉素，长春花碱，达卡巴嗪；MOPP：氮芥，长春地辛，马法兰；EBV：表达霉素，长春新碱，甲基苄肼；CAD：长春花碱，博来霉素；COPADM：环磷酰胺，长春新碱，泼尼松，阿霉素，甲氨蝶呤。

五、预后

ALK 阳性 ALCL 的预后明显优于 ALK 阴性 ALCL，5 年生存率分别为 71%~95%和 15%~46%。ALK 阳性和阴性系统型 ALCL 的临床表现和治疗结果存在很大差别（表 7-4-10）。在儿童和年轻病人的侵袭性 NHL 中，ALK 阳性系统型 ALCL 治愈可能性最大，预后优于任何其他形式的外周 T 细胞淋巴瘤。

ALK 阳性 ALCL 预后好可能和肿瘤增殖率高、化放疗敏感有关。ALK 阴性 ALCL 预后差和凋亡信号传递途径抑制有关，抗凋亡蛋白 Bcl-2 和 PI9 表达增高；而 ALK 阳性 ALCL 的 caspase 3 活性明显增高。ALK 阴性 ALCL 的发病年龄高、LDH 异常多、一般状态差、结外器官受侵多和 IPI 评分高。

国际预后指数和 CD56 是 ALCL 独立的预后因素，IPI 评分高和 CD56 阳性病人预后差。CD56 是一种神经细胞黏附分子，在自然杀伤（NK）细胞、某些 T 细胞亚群和单核细胞中表达。在 Suzuki 等的研究中，18%的 ALCL 病人 CD56 阳性，82%CD56 阴性，两组临床表现相同，但 CD56 阴性组总生存率优于 CD56 阳性组[21]。

表 7-4-10　ALK 阴性和阳性系统型 ALCL 的临床表现和预后比较

作　者	ALK	例数	T/null (%)	中位年龄 (岁)	LDH 正常 (%)	Ⅲ~Ⅳ期 (%)	IPI0-1 (%)	5 年总生存率 (%)
Shiota	阳性	30	100	16				80
1995	阴性	75	85	51				33
Nakamura	阳性	43	100	17		46		72
1997	阴性	24	83	60		62		30
Falini	阳性	53	100	22	51	70	47	71
1999	阴性	25	100	43	2	40	68	15
Gascoyne	阳性	36	86	30	69	53		79
1999	阴性	34	76	61	50	65		46
Suzuki	阳性	83	100	21	58	67	50	73
2000	阴性	60	100	57	27	68	28	39
ten Berge	阳性	25	100	26		31	88	95
2002	阴性	39	100	39		46	56	45
Savage	阳性	87		34	63	65	49	70
2008	阴性	72		58	54	58	41	49
Schmitz	阳性	78		37	73	53	58	89
2010	阴性	113		50	64	43	57	62
Sibon	阳性	64		31	54	56	55	86
2013	阴性	74		56	47	67	39	58
Parrilla	阳性	32		27		52	69	85
2014	阴性	73		58		75	40	52

六、乳房假体植入相关 ALCL

乳房假体植入相关 ALCL（breast implant-associated ALCL，BIA-ALCL）是一种罕见的惰性淋巴瘤，约占乳腺淋巴瘤的 6%。Keech 和 Creech 于 1997 年首次报道[36]。BIA-ALCL 发病与乳房假体植入密切相关，荷兰国家病理数据库结果显示，乳房假体植入者发生乳腺 ALCL 的风险增加了 18 倍[37]，但发病率极低，为乳房假体植入人群的 1~10/100 万。

BIA-ALCL 具体的发病机制尚不明确，可能与慢性炎症、亚临床感染和免疫反应有关。中位年龄约 50 岁，确诊时距假体植入术的中位时间约为 10 年。诊断时 60%~80% 患者为 IE 期，10% 为ⅡE 期，远处转移少见。肿瘤细胞常以渗出形式局限于植入体周围的纤维包膜或血清肿内，仅 1/3 的患者形成肿块。最常见的症状为局部肿胀，其次为疼痛、乳房挛缩等。

BIA-ALCL 多为 ALK 阴性，目前认为 BIA-ALCL 是不同于系统型 ALCL 的独特类型，生物学行为接近惰性淋巴瘤，预后好，小部分伴肿块形成或肿瘤超出包膜患者预后不良[38~40]。Miranda 总结了 1997~2012 年报道的 60 例 BIA-ALCL 患者，中位生存时间为 12 年，5 年生存率为 92%，伴肿块形成患者的 5 年生存率为 75%。

BIA-ALCL 的治疗按惰性淋巴瘤原则处理，尚无规范化治疗策略。局限于纤维包膜内的患者，建议行单纯手术完全移除假体和纤维包膜[41]；伴肿块形成或肿瘤超出包膜等高危转移风险的患者，可考虑术后化疗或放疗，但作用不明；不能手术、术后残存或复发的患者，可选择局部放疗[42]。

参 考 文 献

1. Stein H, Mason DY, Gerdes J, et al. The expression of the Hodgkin's disease associated antigen Ki-1 in reactive and neo-plastic lymphoid tissue: evidence that Reed-Sternberg cells and histiocytic malignancies are derived from activated lymphoid cells. Blood, 1985, 66: 848-858.

2. Delsol G, Falini B, Muller-Hermelink HK, et al. Anaplatic large cell lymphoma (ALCL), ALK-positive. In: Jaffe ES, Harris NL, Stein H, Vardiman JW, eds. World Health Organization Classification of Tumours: Pathology and Genetics of Tumours of Haematopoietic and Lymphoid Tissues. Lyon: IARC Press, 2008, 312-316.

3. Mason DY, Harris NL, Delsol G, et al. Anaplatic large cell lymphoma (ALCL), ALK-negative. In: Jaffe ES, Harris NL, Stein H, Vardiman JW, eds. World Health Organization Classification of Tumours: Pathology and Genetics of Tumours of Haematopoietic and Lymphoid Tissues. Lyon: IARC Press, 2008, 317-319.

4. Ralfkiaer E, Willemze R, Paulli M, et al. Primary cutaneous CD30-positive T-cell lymphoproliferative disorders. In: Jaffe ES, Harris NL, Stein H, Vardiman JW, eds. World Health Organization Classification of Tumours: Pathology and Genetics of Tumours of Haematopoietic and Lymphoid Tissues. Lyon: IARC Press, 2008, 300-301.

5. Iqbal J, Wright G, Wang C, Rosenwald A, et al. Gene expression signatures delineate biological and prognostic subgroups in peripheral T-cell lymphoma. Blood, 2014, 123 (19): 2915-23.

6. Hsi ED, Said J, Macon WR, et al. Diagnostic accuracy of a defined immunophenotyic and molecular genetic approach for peripheral T/Nk-cell lymphomas: A North American PTCL Study Group Project. Am J Surg Pathol, 2014, 38: 768-775.

7. Hapgood G, Savage KJ. The biology and management of systemic anaplastic large cell lymphoma. Blood, 2015.

8. Kutok JL, Aster JC. Molecular biology of anaplastic lymphoma kinase-positive anaplastic large cell-lymphoma. J Clin Oncol, 2002, 20: 3691-3702.

9. Pileri S, Bocchia M, Baroni CD, et al. Anaplastic large cell lymphoma (CD30+/Ki-+): results of a prospective clini-co-pathological study of 69 cases. Br J Haematol, 1994, 86: 513-523.

10. Herbst H, Anagnostopoulos J, Heinze B, et al. ALK gene products in anaplastic large cell lymphomas and Hodgkin's disease. Blood, 1995, 86: 1694-1700.

11. Zinzani PL, Martelli M, Magagnoli M, et al. Anaplastic large cell lymphoma Hodgkin's like: a randomized trial of ABVD versus MACOP-B with and without radiation therapy, Blood, 1998, 92: 790-794.

12. Zinzani Pl, Bendandi M, Martelli M, et al. Anaplastic large-cell lymphoma: clinical and prognostic evaluation of 90 adults patients. J Clin Oncol, 1996, 14: 955-962.

13. Longo G, Fiorani C, Sacchi S, et al. Clinical characteristics, treatment outcome and survival of 36 adult patients with pri-mary anaplastic large cell lymphoma. Gruppo Italiano per lo Studion dei Linfomi (GISL). Haematologica, 1999, 84: 425-430.

14. Tilly H, Graulard P, Lepage E, et al. Primary anaplastic large-cell lymphoma in adults: clinical presentation, immuno-phenotype, and outcome. Blood, 1997, 90: 3727-3734.

15. Fanin Rr, Sperotto A, Silvestri F, et al. The therapy of primary adult systemic CD30 positive anaplastic large cell lympho-ma: results of 40 cases treated in a single center. Leuk Lymphoma, 1999, 35: 159-169.

16. Deconinck E, Lamy T, Foussard C, et al. Autologous stem cell transplantation for anaplastic large-cell lymphomas: results of a prospective trial. Br J Haematol, 2000, 109: 736-742.

17. Williams DM, Hobson R, Imeson J, et al. Anaplastic large cell lymphoma in childhood: analysis of 72 patients treated on The United Kingdom Children's Cancer Study Group chemotherapy regimens. Br J Haematol, 2002, 117: 812-820.

18. Shiota M, Nakamura S, Ichinohasama, R, et al. Anaplastic large cell lymphomas expressing the novel chimeric protein p80NPM/ALK: a distinct clinicopathologic entity. Blood, 1995, 86: 1567-1574.

19. ten Berge RL, Meijer CJ, Dukers DF, et al. Expression levels of apoptosis-related proteins predict clinical outcome in ana-plastic large cell lymphoma. Blood, 2002, 99: 4540-4546.

20. Rassidakis GZ, Sarris AH, Herling M, et al. Differential expression of bcl-2 family proteins in ALK-positive and ALK-neg-

ative anaplastic large cell lymphoma of T/null-cell lineage. Am J Pathol, 2001, 159：527-535.

21. Suzuki R, Kagami Y, Takeuchi K, et al. Prognostic significance of CD56 expression for ALK-positive and ALK-negative anaplastic large-cell lymphoma of T/null cell phenotype. Blood, 2000, 96：2993-3000.

22. Nakamura S, Shiota M, Nakagawa A, et al. Anaplastic large cell lymphoma：a distinct molecular pathologic entity：a re-appraisal with special reference to p80 NPM/ALK expression. Am J Surg Pathol, 1997, 21：1420-1432.

23. Falini B, Pileri S, Zinzani PL, et al. ALK + lymphoma：clinico-pathological findings and outcome. Blood, 1999, 93：2697-2706.

24. Gascoyne RD, Aoun P, Wu D, et al. Prognostic significance of anaplastic lymphoma kinase（ALK）protein expression in adults with anaplastic large cell lymphoma. Blood, 1999, 93：3913-3921.

25. Savage KJ, Harris NL, Vose JM, et al. ALK-anaplastic large-cell lymphoma is clinically and immunophenotypically different from both ALK-ALCL and peripheral T-cell lymphoma, not otherwise specified：report from the International Peripheral T-Cell Lymphoma Project. Blood, 2008, 111（12）：5496-5504.

26. Schmitz N, Trumper L, Ziepert M, et al. Treatment and prognosis of mature T cell and NK-cell lymphoma：an analysis of patients with T-cell lymphoma treated in studies of the German High-Grade Non-Hodgkin Lymphoma Study Group. Blood, 2010, 116（18）：3418-3425.

27. Sibon D, Fournier M, Brière J, et al. Long-term outcome of adults with systemic anaplastic large-cell lymphoma treated within the Groupe d'Etude des Lymphomes de l'Adulte Trials. J Clin Oncol, 2012, 30（32）：3939-3946.

28. Parrilla Castellar ER, Jaffe ES, Said JW, et al. ALK-negative anaplastic large cell lymphoma is a genetically heterogeneous disease with widely disparate clinical outcomes. Blood, 2014, 124（9）：1473-80.

29. Beljaards RC, Meijer CJ, Scheffer E, et al. Prognostic significance of CD30（Ki-1/Ber-H2）expression in primary cutaneous large-cell lymphomas of T-cell origin. A clinicopathologic and immunohistochemical study in 20 patients. Am J Pathol, 1989, 135：1169-1178.

30. de Bruin PC, Beljaards RC, van Heerde P, et al. Differences in clinical behaviour and immunophenotype between primary cutaneous and primary nodal anaplastic large cell lymphoma of T-cell or null cell phenotype. Histopathol, 1993, 23：127-135.

31. Willemze R, Kerl H, Sterry W, et al. EORTC classification for primary cutaneous lymphomas：a proposal from the Cutaneous Lymphoma Study Group of the European Organization for Research and Treatment of Cancer, Blood, 1997, 90：354-371.

32. Chou WC, Su IJ, Liang DC, et al. Clinicopathologic, cytogenetic, and molecular studies of 13 Chinese patients with Ki-1 anaplastic large cell lymphoma. special emphasis on the tumor response to 13-cis retinoic acid. Cancer, 1996, 78：1805-1812.

33. ten Berge RL, de Bruin PC, Oudejans JJ, et al. ALK-negative anaplastic large-cell lymphoma demonstrates similar poor prognosis to peripheral T-cell lymphoma, unspecified. Histopathology, 2003, 43（5）：462-9.

34. Zhang XM, Li YX, Wang WH, et al. Favorable outcome with doxorubicin-based chemotherapy and radiotherapy for adult patients with early stage primary systemic anaplastic large-cell lymphoma. Eur J Hematol, 2013, 90（3）：195-201.

35. Briski R, Feldman AL, Bailey NG, et al. Survival in patients with limited-stage peripheral T-cell lymphomas. Leuk Lymphoma, 2014 Oct 30：1-6.

36. Keech Jr, John A. Anaplastic T-cell lymphoma in proximity to a saline-filled breast implant. Plast Reconstr Surg, 1997, 100（2）：554-555.

37. De Jong D, VasmelWL, de Boer JP, et al. Anaplastic large-cell lymphoma in women with breast implants. JAMA, 2008, 300（17）：2030-2035.

38. Gidengil CA, PredmoreZ, Mattke S, et al. Breast implant-associated anaplastic large cell lymphoma：a systematic review. Plast Reconstr Surg, 2015, 135（3）：713-720.

39. Brody GS, Deapen D, Taylor CR, et al. Anaplastic large cell lymphoma occurring in women with breast implants：analysis of 173 cases. Plast Reconstr Surg, 2015, 135（3）：695-705.

40. Miranda RN, Aladily TN, Prince HM, et al. Breast implant-associated anaplastic large-cell lymphoma：long-term

follow-up of 60 patients. J Clin Oncol, 2013, 32 (2)：114-120.

41. Clemens MW, Medeiros LJ, Butler CE, et al. Complete Surgical Excision Is Essential for the Management of Patients With Breast Implant-Associated Anaplastic Large-Cell Lymphoma. *JCO*, 2016, 34：160-168.

42. Kim B, Predmore ZS, Mattke S, et al. Breast implant-associated anaplastic large cell lymphoma. Plast Reconstr Surg, 2015, 3 (1)：e296.

第五章　结外原发淋巴瘤

王维虎　李晔雄

第一节　原发皮肤淋巴瘤

原发皮肤淋巴瘤（primary cutaneous lymphoma，PCL）是一组来源于 T 细胞或 B 细胞的异质性淋巴瘤，其临床表现、组织学、免疫表型、分子特点和预后明显不同[1-4]。PCL 是欧美国家常见的结外恶性淋巴瘤，占结外原发淋巴瘤的第二位。在中国，皮肤淋巴瘤相对少见。

一、定义

原发皮肤淋巴瘤是指淋巴瘤发生于皮肤，且在诊断时和诊断后 6 个月内无皮肤外病变。PCL 存在特异的染色体易位、癌基因表达、病毒序列和黏附受体的表达。由于淋巴细胞亚群的克隆增殖，结外淋巴瘤获得了原发部位相应正常组织来源的许多特征，因此，其在淋巴循环和器官特异性亲和力存在差别。原发皮肤淋巴瘤的病程常表现为惰性，不同病理类型需采用不同的治疗方法。

二、流行病学

在欧美国家 PCL 是结外原发淋巴瘤的第二位，仅次于原发胃肠道非霍奇金淋巴瘤，年发病率约为 0.5~1/10 万。皮肤 T 细胞淋巴瘤（CTCL）占全部原发皮肤淋巴瘤的 65%~80%，其余 20%~25%为皮肤 B 细胞淋巴瘤。皮肤 T 细胞淋巴瘤中以蕈样肉芽肿最常见，CD30+间变性大细胞淋巴瘤次之，占 25%，其次为 CD30 阴性原发皮肤外周 T 细胞淋巴瘤。皮肤 B 细胞淋巴瘤中以滤泡中心细胞淋巴瘤最常见，其次为腿原发大 B 细胞淋巴瘤和皮肤边缘带 B 细胞淋巴瘤[1-2]。国内原发皮肤淋巴瘤少见，以皮肤蕈样肉芽肿较多见。

三、病理分类

大多数情况下，原发皮肤淋巴瘤的形态学和结内原发淋巴瘤有明显不同。REAL/WHO 分类方案应用临床特点来定义淋巴瘤的病理亚型，不同原发部位的 NHL 病理类型常常意味着不同的生物学行为。在工作分类或 KIEL 分类中，病理类型和原发部位的诊断无关，皮肤原发或继发淋巴瘤均以结内 NHL 的组织学分类原则进行分类。因此，应用 REAL/WHO 分类对原发皮肤淋巴瘤分类，存在一定缺陷。结内淋巴瘤的分类原则不适于原发皮肤淋巴瘤，相同病理类型的结内淋巴瘤临床表现为中高度恶性，而皮肤淋巴瘤表现为惰性。原发皮肤淋巴瘤的分类不能仅仅依靠组织病理表现，还需结合临床表现[4]。1997 年 EORTC 提出了原发皮肤淋巴瘤的病理分类，2005 年提出了新的 WHO-EORTC 病理分类原则（表 7-5-1）[1]，分类构成和生存率见表 7-5-2[4]。2008 年此分类并入了最新的 WHO 造血和淋巴组织肿瘤的分类中[2]。

表 7-5-1 2005 年 WHO-EORTC 原发皮肤淋巴瘤的病理类型

皮肤 T 细胞和 NK 细胞淋巴瘤
　蕈样肉芽肿
　亚型和变异型
　　嗜毛囊性 MF
　　佩吉特病样网状细胞增多症（pagetoid reticulosis）
　　肉芽肿性皮肤松弛症（granulomatous slack skin）
　赛塞利综合征（Sézary's syndrome，SS）
　成人 T 细胞淋巴瘤/白血病
　原发皮肤 CD30+淋巴增殖性疾病
　　原发皮肤间变性大细胞淋巴瘤
　　淋巴瘤样丘疹病（lymphomatoid papulosis）
　皮下脂膜炎样 T 细胞淋巴瘤
　结外 NK/T 细胞淋巴瘤，鼻型
　原发皮肤外周 T 细胞淋巴瘤，未分类
　　原发皮肤侵袭性嗜表皮 CD8 T 细胞淋巴瘤（建议）
　　皮肤 γ/δT 细胞淋巴瘤（建议）
　　原发皮肤 CD4+中小细胞多形性 T 细胞淋巴瘤（建议）
皮肤 B 细胞淋巴瘤
　原发皮肤边缘带 B 细胞淋巴瘤
　原发皮肤滤泡中心淋巴瘤
　原发皮肤弥漫性大 B 细胞淋巴瘤−腿型
　原发皮肤弥漫性大 B 细胞淋巴瘤−其他
　血管内大 B 细胞淋巴瘤
前体血液肿瘤
　CD4+/CD56+血液肿瘤（NK 母细胞淋巴瘤）

表 7-5-2 1905 例原发皮肤淋巴瘤根据 WHO-EORTC 分类构成和生存率（荷兰/奥地利皮肤淋巴瘤登记）

WHO-EORTC 分类	例数	比例%	5 年疾病相关生存率%
皮肤 T 细胞淋巴瘤			
惰性淋巴瘤			
蕈样肉芽肿	800	44	88
嗜毛囊性 MF	86	4	80
佩吉特病样网状细胞增多症	14	<1	100
肉芽肿性皮肤松弛症	14	<1	100
原发皮肤间变性大细胞淋巴瘤	146	8	95
淋巴瘤样丘疹病	236	12	100
皮下脂膜炎样 T 细胞淋巴瘤	18	1	82
原发皮肤 CD4+中小细胞多形性 T 细胞淋巴瘤	39	2	75
侵袭性淋巴瘤			
赛塞利综合征	52	3	24
原发皮肤 NK/T 细胞淋巴瘤，鼻型	7	<1	NR
原发皮肤侵袭性 CD8+T 细胞淋巴瘤	14	<1	18
原发皮肤 γ/δT 细胞淋巴瘤	13	<1	NR
皮肤 T 细胞淋巴瘤，未分类	47	2	16

续　表

WHO-EORTC 分类	例数	比例%	5 年疾病相关生存率%
原发皮肤 B 细胞淋巴瘤			
惰性淋巴瘤			
原发皮肤边缘带 B 细胞淋巴瘤	127	7	99
原发皮肤滤泡中心淋巴瘤	207	11	95
中度恶性淋巴瘤			
原发皮肤弥漫性大 B 细胞淋巴瘤-腿型	85	5	55
原发皮肤弥漫性大 B 细胞淋巴瘤-其他	4	<1	50
原发皮肤血管内大 B 细胞淋巴瘤	6	<1	65

四、原发皮肤 B 细胞淋巴瘤

原发皮肤 B 细胞淋巴瘤（primary cutaneous B-cell lymphona，PCBCL）在美国占全部原发皮肤淋巴瘤的 25%～29%，男性多见，随年龄增长发病率呈上升趋势[5]。病理类型以低度恶性淋巴瘤多见，侵袭性淋巴瘤少见[6]。在 WHO-EORTC 分类中，低度恶性皮肤淋巴瘤包括皮肤边缘带 B 细胞淋巴瘤和皮肤滤泡淋巴瘤[7]。原发皮肤大 B 细胞淋巴瘤主要分成两种亚型：原发皮肤大 B 细胞淋巴瘤-腿型（PCLBCL-leg）和原发皮肤大 B 细胞淋巴瘤-其他[8,9]。原发皮肤滤泡中心淋巴瘤（primary cutaneous follicle center cell lymphona，PCFCCL）病变局限于头颈和躯干皮肤，不论其大细胞的多少或组织亚型，预后极好。而原发皮肤大 B 细胞淋巴瘤-腿型主要为大细胞形态，和 PCFCCL 有显著的差别：发病年龄较大、易多灶性皮肤受侵、多为无裂细胞（圆形细胞）、bcl-2 表达，预后差。最近的基因谱分析显示，PCLBCL-leg 的细胞增殖、原癌基因 Pim-1/pim-2/c-Myc、转录因子 Mum1/IRF4/Oct-2 表达明显增高，而 PCFCCL 的 SPINK2 表达显著增高[8]。PCFCCL 和 PCLBCL-leg 具有分别类似于生发中心 B 细胞样和激活 B 细胞样弥漫性大 B 细胞淋巴瘤的基因表达谱，其临床表现、病理和治疗原则等总结如表 7-5-3 和表 7-5-4。原发皮肤弥漫性大 B 细胞淋巴瘤-其他的临床表现和预后则介于两者之间。

表 7-5-3　原发皮肤边缘带 B 细胞淋巴瘤（PCMZL）、原发皮肤滤泡中心细胞淋巴瘤（PCFCL）和
原发皮肤大 B 细胞淋巴瘤-腿型（PCLBCL-leg type）的特点比较

	PCMZL	PCFCL	PCLBCL-leg type
临床特点			
中位年龄	55 岁	60 岁	76 岁
男女之比	2：1	1：1	1：3
好发部位	躯干和上肢	躯干和头（90%）	腿，常位于小腿，
肿瘤形状	单发或多发丘疹，斑块或结节	单发或多发丘疹，斑块或结节	单发或多发斑块或肿瘤
皮肤外转移	少见	5%～10%	50%
病因	可能与疏螺旋体 B 有关（欧洲）	可能与疏螺旋体 B 有关（欧洲）	未知
组织学特点			
浸润方式	小 B 细胞结节或弥漫性浸润	滤泡、结节或弥漫性浸润	弥漫性浸润
细胞形态	淋巴浆细胞样细胞和浆细胞	中心细胞和中心母细胞	中心母细胞和免疫母细胞
免疫表型	单型细胞质 Ig CD5-、CD79a+ Bcl-2+、Bcl-6-、CD10- CD43+ MUM1/IRF4+	单型细胞表面 Ig CD20+、CD79a+ Bcl-2 -、Bcl-6 +、CD10 +/- CD43+/- MUM1/IRF4-、FOXP1+/-	单型细胞表面或细胞质 Ig CD20+、CD79a+ Bcl-2+、Bcl-6+/-、CD10- MUM1/IRF4+、FOXP1+
治疗原则	放疗	放疗	化疗为主
5 年生存率（%）	99	95	50

表 7-5-4　皮肤 B 细胞淋巴瘤单纯放疗结果

作　者	时间	病理	例数	照射剂量	CR（%）	复发率（%）	5 年生存率（%）
Santucci	1991	PCBCL	44	40 Gy	100	14/44	31 月（中位无病生存）
Piccinno	1993	PCBCL	31	10~40 Gy	100	68	68（中位随诊 68 月）
Rijlaarsdam	1996	FCC	40/55	30~40 Gy	100	20	89
Eich	2003	PCBCL	35		34/35	31	75
							50（5 年 DFS）
Smith *	2004	PCBCL	34	420~48Gy		21	96
							55（5 年 RFS）

注：PCBCL：原发皮肤 B 细胞淋巴瘤，FCC：滤泡中心细胞淋巴瘤

＊4 例合并化疗

（一）原发皮肤滤泡中心细胞淋巴瘤

1. 定义　原发皮肤滤泡中心细胞淋巴瘤（primary cutaneous follicle center cell lymphoma，PCFCL）定义为皮肤原发的 B 细胞淋巴瘤，肿瘤由滤泡中心细胞组成，通常为中心细胞（小和大裂滤泡中心细胞）和不同数量的中心母细胞（大无裂滤泡中心细胞伴核仁）混合而成。生长类型为滤泡性、滤泡和弥漫性混合或弥漫性，常侵犯头部和躯干。无论发生在哪个部位，肿瘤细胞均为单克隆的中心母细胞和免疫母细胞[10]。弥漫性生长的淋巴瘤定义为原发皮肤大 B 细胞淋巴瘤。部分 PCFCL 和免疫细胞瘤应被归为皮肤边缘带 B 细胞淋巴瘤，目前尚没有一致标准鉴别这两种类型的惰性皮肤淋巴瘤[11]。皮肤 B 细胞淋巴瘤原发于腿部时，表现为大的滤泡中心细胞，呈弥漫性增殖，临床表现和生物学行为和原发于头颈或躯干相同病理类型淋巴瘤有明显的不同，定义为腿原发大 B 细胞淋巴瘤。

2. 病理、免疫表型和基因特征　PCFCL 表现为结节性或弥漫性浸润，但常不侵犯表皮（上皮）。组织病理形态与年龄、活检处皮肤生长率和部位相关。早期小病变为包含中心细胞、较少中心母细胞和较多反应性 T 细胞的混合体。PCFCL 的常见特征为大而多分裂的中心细胞。大的肿瘤细胞可表现为成纤维细胞样形态。在 Kiel 分类中定义为中心母细胞/中心细胞淋巴瘤，而 REAL 分类中为滤泡中心淋巴瘤，可见残存的滤泡中心。随着病变进展为瘤块，肿瘤细胞数量增加，细胞增大，而 T 细胞数量减少。

肿瘤细胞表达 B 细胞抗原 CD20+ 和 CD79a+，sIgs 表达，但肿瘤区域缺乏 sIg 表达。肿瘤细胞表达 bcl-6，CD5 或 CD43 阴性。滤泡生长类型可见 CD10 表达，但弥漫性生长类型常缺乏 CD10 表达。和结内滤泡淋巴瘤或继发皮肤侵犯不同的是，PCFCL 不表达 bcl-2 或者在少量肿瘤细胞中微弱表达 bcl-2。MUM-1 和 IRF-4 阴性。

PCFCL 基因表型主要表现为大部分病例有克隆性 Ig 重组，并有不同轻链和重链的体细胞高度突变。和原发于淋巴结的滤泡淋巴瘤不同的是，大部分 PCFCL 无 t（14；18）易位，无或极少有 bcl-2 表达。分别有 10% 和 30% PCFCL 有 p15 和 p16 抑癌基因失活，后者由启动子高度甲基化引起。PCFCL 具有生发中心型大 B 细胞淋巴瘤的基因表达谱特征。

3. 临床特点　PCFCL 是皮肤 B 细胞淋巴瘤最常见的病理类型。皮肤病变表现为单个或成片的红斑、斑块或/和肿块、无鳞，周边可有环形红斑。大部分病例病变局限于头皮、额部皮肤和躯干，极少见于腿部皮肤。发生在躯干时，病变周围环绕红斑样丘疹和坚硬斑块，数年或数月后可进展为肿瘤。过去将发生在背部并具有如此典型病变的 PCFCL 称为背网状组织细胞瘤或 Crosti 淋巴瘤。少部分病人表现为皮肤多灶病变，预后较差。未治时，皮肤病变在多年内缓慢增大，但皮肤以外的结外播散极少见。

4. 治疗和预后　局限性病变或相对广泛病变，放射治疗是主要治疗方法。放疗的 CR 率接近100%，经典的放疗剂量为 20~54Gy，但是目前绝大多数患者接受电子线照射，放疗剂量≤30Gy，放疗范围包括皮肤病变边缘外 2cm，以确保病变不被遗漏。其他治疗包括局部切除，病灶内注射干扰素。放疗后有 20% 的病人出现皮肤复发，但不是进展性病变，这些病人仍可接受再程放疗。极少部分病人出现非常广泛的皮肤病变或皮肤外受侵，应考虑以多柔比星为主的联合化疗。部分病人对利妥昔单抗治疗有效，但长期疗效有待随诊。

PCFCL 的预后极好，5 年生存率在 95% 以上，预后与滤泡或弥漫性生长类型、母细胞数量多少、局限或多灶性病变无关。在一组大的报道中，5 年癌症相关生存率和总生存率分别为 94% 和 85%。Grange 等报道，弥漫性大细胞类型的 PCFCL 表达 bcl-2 的预后较差。

（二）腿型原发皮肤弥漫性大 B 细胞淋巴瘤

1. 定义　腿型原发皮肤弥漫性大 B 淋巴瘤（primary cutaneous diffuse large B-cell lymphoma, leg type, PCLBCL-leg type）具有大 B 细胞形态（中心母细胞或免疫母细胞）为主或成片病变，特征性位于或局限于腿部皮肤，极少数病人可以原发于腿以外的皮肤[13]。

在大部分病例，肿瘤细胞具有大滤泡中心细胞的形态学特征，因此在 updated Kiel 分类中作为中心母细胞淋巴瘤的一个亚型。有些病例显示为单纯的 B 免疫母细胞形态。两者的临床表现基本相同，因此，统一命名为腿大 B 细胞淋巴瘤。在 REAL 分类中，这些淋巴瘤被命名为弥漫性大 B 细胞淋巴瘤。

2. 病理、免疫表型和基因特征　病变主要表现为弥漫性非嗜表皮浸润，肿瘤细胞为大 B 细胞，如中心母细胞、大的中心细胞和免疫母细胞，分裂象多见。小核裂 B 细胞和反应性 T 细胞相对少见。

肿瘤细胞表达单型性 sIg 和（或）cIg，同时表达 CD20 和 CD79a 等 B 细胞相关抗原。和滤泡中心细胞淋巴瘤不同的是[14]，腿型 PCLBCL 的 bcl-2 高表达，同样表达 MUM-1 和 IRF-4。大部分病人表达bcl-6，而不表达 CD10。

腿型 PCLBCL 具有 bcl-2 高表达，但无 t（14；18）易位，bcl-2 高表达和 t（14；18）无关。Bcl-2 表达与染色体基因扩增有关。腿型 PCLBCL 分别有 11% 的 p15 和 44% 的 p16 抑癌基因失活。85% 的病人有染色体不均衡，18q 和 7p 获得和 6q 缺失。最新研究显示，腿型 PCLBCL 具有激活 B 细胞基因表达谱。

3. 临床特点　老年多见，80% 的病例发生于 70 岁以上，女性多见，女性和男性之比为 3~4∶1。病变位于一侧或双侧下肢，红色或带蓝色结节或肿块，进展迅速。和 PCFCL 不同的是，本病容易播散至皮肤外结外器官，预后差。原发腿以外腿型皮肤大 B 细胞淋巴瘤报道极少，Grange 等报道 17 例局限于躯干和头部的腿型皮肤大 B 细胞淋巴瘤，7 例出现皮肤外进展[11]。

4. 治疗和预后　本病以多柔比星联合方案化疗为主要治疗手段，单发、小的皮肤病变可以考虑放疗。有些病人对利妥昔单抗治疗有效。

腿型 PCLBCL 的预后比其他部位原发 PCLBCL 差，诊断时多发病变是重要的预后不良因素。5 年生存率为 52%~55%。欧洲的一组研究显示，腿部单发病变的 5 年疾病相关生存率为 100%，而一侧或双侧腿部多发病变的 5 年疾病相关生存率仅为 45% 和 36%。

（三）原发皮肤弥漫性大 B 细胞淋巴瘤-其他

原发皮肤弥漫性大 B 细胞淋巴瘤-其他（primary cutaneous diffuse large B-cell lymphoma, other, PCLBCL-other）指发生于皮肤的大 B 细胞淋巴瘤，极少见，它不属于腿型皮肤弥漫性大 B 细胞淋巴瘤，也不属于原发皮肤滤泡中心细胞淋巴瘤[13]。这些病例包括弥漫性大 B 细胞淋巴瘤的形态学变异型，如间变性、浆母细胞性或 T 细胞/组织细胞富有的 B 细胞淋巴瘤等。常为全身淋巴瘤皮肤侵犯表现。浆母细胞淋巴瘤仅见于 HIV 感染或其他免疫缺陷疾病。偶见报道 T 细胞/组织细胞富有的 B 细胞淋巴瘤。临床上，它们和 PCFCL 和 PCMZL 相似，常表现为头、躯干和四肢皮肤病变。和结内弥漫性大 B 细胞淋巴瘤不同的是，原发皮肤弥漫性大 B 细胞淋巴瘤-其他的预后极好。另外，原发皮肤血管内大 B 细胞淋巴瘤可包括在本病范围内，但极少见。

血管内大 B 细胞淋巴瘤是大 B 细胞淋巴瘤的病理亚型，定义为大的、肿瘤性 B 淋巴细胞聚集于血管壁。易侵犯中枢神经系统、肺和皮肤，预后差。病人常为广泛病变，也可见皮肤局限性病变[15]。血管内大 B 细胞淋巴瘤常表现为下肢或躯干皮肤的紫罗兰色斑点或斑块[16]。组织学上，真皮或皮下组织血管壁扩大，填满了增殖的大 B 细胞（肿瘤细胞），这些细胞导致小静脉、毛细血管和小动脉闭塞[17]。在某些病例，血管壁周围可见少量肿瘤细胞。建议联合化疗。

（四）原发皮肤边缘带 B 细胞淋巴瘤

1. 定义 原发皮肤边缘带 B 细胞淋巴瘤（PCMZL）为惰性淋巴瘤，来源于小 B 淋巴细胞，后者包括边缘带细胞（中心细胞样）、淋巴浆细胞样细胞和浆细胞。PCMZL 包括从前命名的皮肤免疫细胞瘤、某些皮肤滤泡淋巴细胞增生（伴浆细胞）、原发于皮肤的髓外浆细胞瘤（未合并多发性骨髓瘤）。PCMZL 被认为是边缘带 B 细胞淋巴瘤原发于结外黏膜相关组织（MALT 淋巴瘤）的一部分。

2. 病理、免疫表型和基因特征 PCMZL 的病理特征表现为小淋巴细胞、边缘带 B 细胞、淋巴浆细胞样细胞和浆细胞结节状或弥漫性浸润，但不侵及表皮。某些病例混合有不同数量的中心母细胞、免疫母细胞和反应性 T 细胞。淋巴浆细胞或浆细胞常位于浸润病变的周围，病变中心区有不同数量的反应性 T 细胞、小 CD20+B 细胞。在大部分病例可见反应性滤泡结构。核内或细胞内常见 PAS 阳性内含物。PCMZL 极少转化为弥漫性大 B 细胞淋巴瘤，但某些病例中可见增多的转化的大细胞。

PCMZL 的免疫表型主要表现为 CD20、CD79a 和 bcl-2 阳性，CD5、CD10 和 bcl-6 阴性，后者可和 PCFCL 鉴别。反应性生发中心表现为 bcl-6+、CD10+和 bcl-2-。浆细胞表达 CD138 和 CD79a，但通常不表达 CD20，并表达单型性的免疫球蛋白轻链（cIg 阳性）[18]。

可见免疫球蛋白重链（IgH）基因克隆性重组，但无特异性易位。部分 PCMZL 存在 t（14；18）（q32；q21）和 t（3；14）（p14.1；q32），14 号染色体和 IgH 有关，18 号染色体和 MLT 基因有关，3 号染色体和 FOXP1 基因有关。但是，PCMZL 未观察到在胃 MAL 淋巴瘤出现的 t（11；18）（q21；q21）和 t（1；14）（p22；q32）。

3. 临床特点 临床上常表现为单个或多个皮肤/皮下红色或紫红色斑块、结节，易侵犯肢体和躯干，以上肢最常见。而 PCFCL 常有多灶皮肤受侵。溃疡少见，易在皮肤复发，但极少转移到皮肤以外部位。某些病例可出现自发性消退，预后极好[19]。

4. 治疗和预后 单发或少量多发的病变建议单纯放疗或手术治疗。对于皮肤广泛病变，瘤可宁或瘤内/皮肤内注射 α-干扰素可达到 50%缓解。病变内注射或全身应用利妥昔单抗可取得很好的治疗效果。对于皮肤反复复发病变，可采用光动力疗法或病变内激素治疗。此外，也可应用和惰性 B 细胞淋巴瘤类似的治疗原则。预后极好，5 年生存率达到 96%~99%[20]。

五、原发皮肤 T 细胞淋巴瘤

（一）蕈样肉芽肿

1. 定义 蕈样肉芽肿是一种嗜上皮的皮肤 T 细胞淋巴瘤，肿瘤细胞中小形态、筛状核。MF 定义为：①经典的"Alibert-Bazin"型 MF：病变从红斑期、斑块期至瘤块期逐步进展；②组织学、临床表现和经典 MF 临床过程相似的其他临床变异型 MF。MF 是皮肤 T 细胞淋巴瘤（CTCL）最常见的病理亚型，占所有皮肤淋巴瘤的 50%。MF 也是原发皮肤淋巴瘤中最常见的病理类型，病变可进展为 CD30+或 CD30-大 T 细胞淋巴瘤，转化后淋巴瘤和病程进展有关[21,22]。

2. 病理、免疫表型和基因特征 MF 嗜表皮、呈斑块样侵犯，可侵及乳头状真皮，肿瘤细胞小或中等大小，偶有大的单核细胞、核深染、筛状，伴有不同数目的混合性炎症细胞。特征性表现为表皮下层有单个或小组的肿瘤细胞克隆性形成。随着病变进展至瘤块期，真皮受侵更为广泛，肿瘤细胞数目增多，形态增大，同时伴有反应性 T 细胞数目减少，嗜表皮现象不再存在。

肿瘤细胞 CD3＋、CD4＋、CD45RO＋、CD8－和 CD30－[12,21]。极少数病例为 CD3＋、CD4－和 CD8+成熟 T 细胞免疫表型。在瘤块期，可缺乏某些 T 细胞抗原表达。大部分病例有 TCR 基因重组，但无稳定的细胞遗传学异常。

3. 临床特点和分期　中老年发病，中位发病年龄 55~60 岁，男性多见，男女之比为 1.6~2：1。病程进展缓慢，从红斑、斑块至瘤块期需数年或十多年时间，晚期可合并淋巴结和内脏器官受侵。皮肤蕈样肉芽肿有独特的 TNM 临床分期原则（表 7-5-5）。

表 7-5-5　皮肤蕈样肉芽肿 TNM 分期（1979 年 Bunn 和 Lamber）

分　　期	定　　义
T 皮肤	
T_0	临床或组织学怀疑的病变
T_1	斑片状或湿疹样病变<10%皮肤面积
T_2	T_1病变面积超过 10%皮肤面积
T_3	出现肿瘤
T_4	红皮病
N 淋巴结	
N_0	无淋巴结受侵
N_1	临床上异常淋巴结肿大，但病理阴性
N_2	临床无异常淋巴结肿大，但病理阳性
N_3	临床发现异常淋巴结肿大和病理阳性
M 内脏器官	
M_0	无内脏器官受侵
M_1	有内脏器官受侵
B 血液	
B_0：	外周血无非典型单核细胞（赛塞利细胞）（<5%全部淋巴细胞）
B_1：	外周血有非典型单核细胞（赛塞利细胞）（≥5%全部淋巴细胞）
临床分期：	
Ⅰ A 期	$T_1N_0M_0$
Ⅰ B 期	$T_2N_0M_0$
Ⅱ A 期	$T_{1~2}N_1M_0$
Ⅱ B 期	$T_3N_{0~1}M_0$
Ⅲ A 期	$T_4N_0M_0$
Ⅲ B 期	$T_4N_1M_0$
Ⅳ A 期	$T_{1~4}N_{2~3}M_0$
Ⅳ B 期	$T_{1~4}N_{0~3}M_1$

4. 治疗和预后　病变局限于皮肤时，治疗包括皮肤靶向治疗（如光化学治疗 PUVA）、氮芥或 BCNU 和放射治疗。全身电子线照射是广泛期（红斑期和斑块期）病人的主要治疗方法，红斑期和斑

块期不考虑化疗。瘤块期对局部治疗相对不敏感，淋巴结受侵和器官受侵时应考虑多药联合化疗。病变广泛时，可考虑大剂量化疗加自体干细胞移植。皮肤 MF 预后好，DCLWG 报道 278 例的 5 例生存率为 87%。

5. 全身皮肤电子线照射（total-Skin election radiation，TSER）　　TSER 的电子线能量一般采用 3~6MeV，少数情况下使用 9MeV；采用三前三后治疗野进行治疗；每个治疗野有上下两个方向的照射束，它们的角度是沿水平轴上下各 20°。在治疗时患者以 6 种体位站立在射线束前方。在每个治疗周期的第一天，进行正前野、右后斜野、左后斜野的治疗；第二天则进行正后野、右前斜野、左前斜野的治疗。每 2 天为一个周期，全部皮肤接受 1.5~2Gy 的照射。通常给予每周照射 4 次的方案，总剂量取决于治疗目的（根治性还是姑息性）。对于根治性放疗，总剂量给予 30~36Gy/8~10 周；对于姑息性放疗，总剂量给予 10~20Gy。在进行全身皮肤电子线照射时，应该常规使用内置或外置眼屏蔽来保护角膜和晶体。由于治疗野在手指，脚趾及手脚的侧面相互重叠导致局部皮肤反应，因此有必要对这些部位进行屏蔽。

电子线无法直接照射的区域（脚底，会阴，大腿上部内侧，耳后区域，乳房下方，头顶头皮，皮肤皱折下的区域）可使用单独的电子线野治疗。对于有明显瘤块的区域可以使用高能电子线补量至 36~40Gy。

（二）赛塞利综合征

赛塞利综合征（Sézary's syndrome，SS）定义为红皮病、广泛淋巴结病变和外周血存在肿瘤性 T 细胞（Sézary 细胞）三联征[21]。SS 的病理特征和 MF 相似，但细胞浸润常呈单一性，有时无嗜表皮样浸润。典型的淋巴结受侵表现为致密、单一的 S 细胞侵犯，正常淋巴结构消失。肿瘤细胞 CD3+、CD4+、CD45RO+、CD8－ CD30－。大部分病例有 TCR 基因重组。无肯定一致的细胞遗传学异常。外周血克隆性 T 细胞的存在是鉴别良性红皮病的重要标准。

SS 的特征性表现为瘙痒性红皮病，淋巴结病变、脱发、指甲营养不良和表皮角化。骨髓可见肿瘤细胞，但极少见淋巴结构完全被肿瘤细胞取代。MTX 加苯丁酸氮芥和泼尼松、体外光敏疗法治疗有效。预后极差，5 年生存率为 11%。

（三）CD30 阳性皮肤间变性大细胞淋巴瘤

1. 定义　　原发皮肤间变性大细胞淋巴瘤（ALCL）定义为病变局限于皮肤、未见全身受侵，无蕈样肉芽肿、外周 T 细胞淋巴瘤、淋巴瘤样丘疹病或 HL 病史。

2. 病理和免疫表型　　根据 WHO 分类原则，原发系统型 ALCL 和原发皮肤型 ALCL 是两种独立的病理亚型，其临床表现和预后明显不同，两者是不同的病种。原发系统型 ALCL 为侵袭性，需全身化疗，而原发皮肤型 ALCL 表现为惰性，仅需局部治疗（手术或放疗）。原发皮肤型 ALCL 常需和淋巴瘤样丘疹病鉴别，其临床特点和病理特点鉴别如下（表 7-5-6）。

3. 临床特点　　原发皮肤 ALCL 占皮肤淋巴瘤的 10%，中位发病年龄 60 岁。和 ALK 阳性系统型 ALCL 不同的是，皮肤 ALCL 的 ALK 为阴性，缺乏细胞毒基因表达。预后好，临床病程多为惰性。临床表现为单发、无症状的皮肤或皮下紫红色结节，表面常可破溃。多发结节少见。常发生于四肢和躯干。约 25% 的病人可出现部分或完全性自发肿瘤消退。

4. 治疗和预后　　原发皮肤型 ALCL 局限期的治疗以局部治疗为主，手术切除或活检后局部放疗可取得极好的治疗效果，5 年生存率达 90%~100%。广泛期病变应考虑化疗，但化疗后易复发。化疗抗拒的原发皮肤 ALCL 维生素 A 酸治疗有效。

（四）皮下脂膜炎样 T 细胞淋巴瘤

1. 定义　　皮下脂膜炎样 T 细胞淋巴瘤（subcutaneous panniculitis-like T-cell lymphoma，SPTL）是一种细胞毒性 T 细胞淋巴瘤，小、中或大的多形性 T 细胞和巨噬细胞主要侵犯皮下，腿是主要侵犯部位，常伴溶血综合征。SPTL 分为两个亚型：α/βT 细胞和 γ/δT 细胞，前者 CD8 阳性，病变局限于皮下，无真皮和表皮侵犯，病程进展缓慢，惰性。而 γ/δT 细胞 SPTL 占 25%，CD4 和 CD8 阴性，但常表达 CD56，病变不仅侵犯皮下，也侵犯真皮和表皮，预后极好。在 WHO-EORTC 分类中，SPTL 仅指 α/βT 细胞型，γ/δT 细胞表型包括在皮肤 γ/δT 细胞淋巴瘤中。

表 7-5-6　原发皮肤 ALCL 和淋巴瘤样丘疹病的鉴别诊断

	淋巴瘤样丘疹病（LyP）	原发皮肤 ALCL
临床表现		
病变类型	丘疹，结节	结节，肿瘤
数目	多发	单发或成片
大小	常<1 cm	>2 cm*
病变部位	四肢，躯干	四肢，头颈
消退	是，常有瘢痕	25%有消退
组织学和免疫表型		
浸润类型	楔形/血管旁	弥漫性
皮下浸润	无或少见	存在
混合性炎症细胞	多	少至多
CD30 阳性细胞	分散单个或小群	大而成团或片状
EMA	10%~30%阳性	10%~30%阳性
ALK	常阴性	常阴性

注：＊>3 cm 多为淋巴瘤；边缘病变通常为 1~2 cm；EMA：上皮膜抗原；ALK：间变性淋巴瘤激酶。

2. 病理、免疫表型和基因特征　SPTL 病理形态表现为小、中或大的多形性 T 细胞和巨噬细胞，主要侵犯皮下，腿部最常受侵，表皮和真皮无受侵，独立的脂肪细胞有助于诊断。肿瘤细胞为 α/βT 细胞、CD3+CD4−CD8+、细胞毒蛋白阳性，极少表达 CD30 和 CD56。有 TCR 基因重组，EBV 阴性。

3. 临床特点　见于成人和儿童，男女比例相同，病变为单个或多个结节、斑片，多侵犯腿部，但也可见广泛病变。溃疡少见，可见全身症状如发热、体重下降和盗汗。合并溶血综合征的病人预后差，但具有脂膜炎样病变的皮肤 γ/δT 细胞淋巴瘤较少合并溶血综合征。皮肤外受侵少见，病程进展缓解，脂膜炎样病变可持续几年到十多年。

4. 治疗和预后　多柔比星联合方案加放疗是 SPTL 的治疗原则，最近报道，全身激素治疗也可较好地控制病变。CD8+α/βT 细胞 SPTL 的预后好，5 年生存率为 80% 以上。

第二节　原发中枢神经系统淋巴瘤

原发中枢神经系统淋巴瘤（primary central nervous system lymphomas，PCNSL）指发生于脑和脊髓的结外 NHL，是少见的恶性肿瘤，分别占中枢神经系统恶性肿瘤和恶性淋巴瘤的 3% 和 1%~2%[23]。早在 1974 年即被认为是一种独立的疾病。临床上，PCNSL 可发生于免疫功能正常的人群或有先天性或获得性免疫缺陷综合征（AIDS）的病人，后者 HIV 感染是最主要的危险因素，且常发生于 AIDS 晚期。

健康人群和 AIDS 病人中 PCNSL 的发病率均有不同程度的上升，后者发病率增高和 HIV 感染增高、AIDS 生存期延长有关。在美国，1973 年健康人群 PCNSL 的发病率为 0.25/10 万，1992 年增加至 0.43/10 万，2000 年增加至 0.5/10 万。免疫正常和免疫异常 PCNSL 的临床表现和预后明显不同，治疗方法也有所不同。PCNSL 的预后差，生存率明显低于其他部位结外高度恶性 NHL。

一、病理

大部分 PCNSL 病理为高度恶性 B 细胞淋巴瘤。免疫功能正常的病人以弥漫性大 B 细胞淋巴瘤最常见，高度恶性 NHL 较少，低于 25%。AIDS 病人多为高度恶性 NHL，免疫母细胞型或小无裂细胞型占 60%[24,25]。

根据新的 REAL 淋巴瘤分类原则，PCNSL 主要为两种病理类型：弥漫性大 B 细胞和 Burkitt 样淋巴瘤，而 CD30 阳性间变性大细胞淋巴瘤、T 细胞淋巴瘤和原发脑的霍奇金淋巴瘤极罕见。1998 年 Blay[24]等报道 226 例 PCNSL，根据工作分类原则，90% 为弥漫性大细胞和免疫母细胞淋巴瘤，仅 5% 为 Burkitt 淋巴瘤，其余为低度恶性小淋巴细胞淋巴瘤。Camilleri-Broet[26]等报道 83 例 PCNSL，几乎所有的病人均表达激活 B 细胞型弥漫性大 B 细胞淋巴瘤免疫表型，其预后差，和全身性激活 B 细胞型弥漫性大 B 细胞淋巴瘤的预后相同。

二、临床表现

免疫功能正常和异常的 PCNSL 的中位发病年龄分别为 55 岁和 31 岁，后者发病年龄低和 AIDS 发病年龄低有关。男性比女性略多，男女之比约为 1.5 : 1。病程短，症状发生时间至诊断常为 1~3 个月（表 7-5-7）。

表 7-5-7 免疫功能正常和异常 PCNSL 的临床表现

	免疫正常 PCNSL	免疫异常 PCNSL
中位年龄（岁）	55	31
精神症状（%）	少见，约 35	多见，约 50
颅高压症状（%）	少见，约 14	多见，约 32
颅内病变（%）	占位性病变为主	弥漫性病变多见
	多发病灶占 25	多发病灶占 50，伴环状增强
脑脊液受侵（%）	30	23
脑膜受侵（%）	约 40	

PCNSL 除原发肿瘤部位引起的定位症状外，还伴有精神症状和颅高压症状。B 组症状极少见。免疫正常 PCNSL 原发肿瘤多为占位性病变，25% 的病人可表现为多发病灶。AIDS 病人 PCNSL 由于颅内肿瘤常为弥漫性病变，多发病灶占 50%，后者精神症状和颅高压症状多见。PCNSL 可出现脑脊髓和脑膜受侵。

原发肿瘤主要位于脑室旁，常侵犯胼胝体、基底神经节和丘脑，这一特点和肿瘤细胞沿体液播散特征有关。仅 7% 的病人有孤立的软脑膜病灶，单一和局限性脊髓受侵极少见。脑脊液检查阳性率低于 40%。15%~20% 的病人有视神经受侵，造成视野缺损、局盲，但复视极少见。肿瘤常局限于颅内，淋巴结或其他结外器官转移极少见。即使在晚期 PCNSL，颅外受侵的发生率低于 7%。

三、影像学诊断

影像学检查对 PCNSL 的诊断有指导意义，MRI 扫描是所有脑肿瘤，包括脑原发淋巴瘤的标准影像学检查方法。大部分颅内淋巴瘤表现为结节状，边缘欠清晰，肿瘤浸润性生长，伴水肿。MRI 扫描 T1 权重像为等信号，T2 权重为高信号，MRI 和 CT 增强扫描可见 90% 的病灶信号增强或密度增高，50% 表现为非均质性。90% 的病人 CT 平扫时肿瘤为等密度或高密度，而转移性脑肿瘤常为低密度，可资鉴别。10% 的病人增强扫描未见信号增强或密度增高，说明这小部分病人的化疗药物通透性差，为预后不良因素。AIDS 病人 PCNSL 的影像学表现和免疫正常病人略有差别，前者 50% 为多发病灶，

50%伴环状强化，而环状强化在免疫功能正常的 PCNSL 极少见。不建议常规做脊髓 MRI 检查。

放射性核素扫描在鉴别颅内良恶性肿瘤中起重要作用，^{201}Tl-SPECT 可用于鉴别 PCNSL 和感染性疾病，肿瘤病灶摄取放射性核素比炎性病灶更多，并滞留更长时间。应用延迟滞留指数（delayed retention index）特异性增加至 100%。中枢神经系统淋巴瘤的细胞密度高，糖代谢加速，F18 脱氧葡萄糖正电子发射断层显像（^{18}FDG PET）显示肿瘤为高代谢，高于正常脑组织和高分级恶性胶质瘤，诊断敏感性高于 85%[27]。

四、临床诊断和分期

PCNSL 任何情况下都需要做立体定向活检和免疫功能检查，明确病理诊断和免疫状态。对于肿瘤部位邻近重要器官不能手术活检、无明确活检结果和 CSF 细胞检查的病人，如果 MRI 为均匀信号增强，病变位于脑室旁，高度怀疑为 PCNSL 时，可依据影像学诊断标准，并指导常规临床治疗。无病理证实的病人在做 MR 检查后，建议进一步做^{201}Tl-SPECT 和 FDGPET 作为鉴别诊断。无病理确诊的病人不能进入临床研究中，以避免误差。

临床检查应包括中枢神经系统检查，如眼底检查、裂隙灯显微镜检查等。常规脑脊液（CSF）生化和细胞病理检查，有利于临床分期和治疗。CSF 检查通常表现为蛋白含量增高，免疫电泳显示为单克隆免疫球蛋白。LDH 或 β_2 微球蛋白增高，但糖含量正常。淋巴细胞常增多，但免疫组化证实为反应性 T 淋巴细胞增多。分子生物学技术可检测脑脊液中少量的肿瘤细胞。

原发中枢神经系统淋巴瘤通常定义为在诊断时未合并全身性的淋巴结病变和颅外病变，因此，根据 Ann Arbor 分期原则，所有 PCNSL 病人的病变局限于颅内时均为 IE 期。

临床分期检查建议

1. 病理检查 病理复阅，分子表型。

2. 临床检查

（1）全身体格检查和中枢神经系统检查。

（2）眼底检查、裂隙灯显微镜检查。

（3）预后因素记录 年龄、一般状态等。

（4）认知和判断力的系统评估。

3. 实验室检查

（1）血清 HIV。

（2）LDH 和血清生化。

（3）脑脊液细胞学检查、流式细胞计、IgH PCR。

（4）24 小时尿肌酐清除率。

4. 影像学检查

（1）颅内 MRI（平扫和增强）。

（2）胸腹盆腔 CT。

（3）骨髓活检和穿刺。

（4）老年人需做睾丸超声。

五、治疗

采用高剂量、静脉输注甲氨蝶呤（MTX）为基础的单纯化疗或联合其他治疗可以使 PCNSL 得到治愈[24]。全脑放疗的作用存在争议，多主张首先选择高剂量 MTX 为基础的化疗，若病变完全缓解可不再常规使用全脑放疗，以避免长期神经毒性的发生，尤其是年龄大于 60 岁的患者[28]。但是可用于复发患者。

对于化疗后稳定和部分缓解的患者，全脑放疗仍然是标准治疗。目前还没有那个二线方案化疗的疗效优于全脑放疗。

（一）激素治疗

怀疑原发颅内淋巴瘤的病人，在病理确诊前不应使用激素，激素可使肿瘤缩小，导致活检和 CSF 细胞学检查产生假阴性。皮质激素治疗能使部分病人的肿瘤消退，并减轻脑水肿。极少数病人在治疗后肿瘤完全消失，但几乎全部在数月内复发，对拒绝化疗或不能耐受放化疗的病人，激素治疗可控制症状。PCNSL 不做任何治疗，仅做支持疗法的中位生存期为 3.3 个月[29]。

（二）手术治疗

手术治疗是大部分原发脑肿瘤的重要治疗手段，但 PCNSL 病变广泛、部位深，手术切除困难，单纯手术治疗未改善长期生存率，治疗结果接近于未治疗的病人[30]。中位生存期仅为 1 ~ 4.6 个月。目前 PCNSL 手术的主要目的为立体定向活检，明确病理诊断。

（三）单纯放疗

放疗是 PCNSL 的有效治疗手段，单纯放疗和手术相比，改善了生存率。PCNSL 对放疗高度敏感，近期有效率超过 90%，但是中位生存期为 12 ~ 18 个月，5 年总生存率仅为 18% ~ 35%。虽然大部分 PCNSL 病人放疗能取得完全或部分缓解，但主要复发部位仍为颅内。单纯放疗后 80% 的病人在 10 ~ 14 个月内复发，复发后预后极差[31]。

由于 PCNSL 多为弥漫性和多灶性病变，照射靶区应为全脑。对于化疗后残存或复发的患者，放疗剂量 36 ~ 45Gy；对于不适合化疗的患者放疗剂量为 40 ~ 50Gy；若为姑息性放疗，30 ~ 36Gy 即可。多推荐常规分割放疗，每次 1.8 ~ 2Gy[32]。如果 CSF 检查发现肿瘤细胞或 MRI 检查脑脊膜有明确肿瘤受侵，可考虑全脑全脊髓照射，但 CSF 阴性或 MRI 未见脑膜受侵时，不做脊髓预防照射，后者未改善 PCNSL 的生存率。

放疗并发症包括记忆力丧失或认知障碍，通常发生在放疗后 1 ~ 2 年，高龄或合并化疗的病人神经毒副作用明显增加。

（四）化放疗综合治疗

非霍奇金淋巴瘤常用的化疗药物如多柔比星、环磷酰胺和长春新碱都不能通过完整的血脑屏障[33]。研究表明，颅内肿瘤区的血脑屏障已有部分破坏，此外，颅内照射和化疗也可部分开放血脑屏障，但放疗或化疗后血脑屏障可以重建[34]。

1. 甲氨蝶呤（MTX）为基础的化疗方案　甲氨蝶呤是一种抗代谢类化疗药物，大剂量静脉给药能通过血脑屏障。1980 年首次报道应用 MTX 治疗 PCNSL。此后，以 MTX 为基础的化疗方案结合放疗得到广泛应用。最近的主要研究结果表明，大剂量 MTX 化疗（> 1 g/m²）加放疗有效率为 80% ~ 90%，2 年生存率约为 60% ~ 65%，中位生存期 14 ~ 42 个月，疗效明显优于单纯放疗[24]。其他更为复杂的方案如 CHOD/BVAM 疗效并未明显提高生存率，但毒副作用增加。

大剂量 MTX 是目前对 PCNSL 最有效的单药，但尚需研究其最佳剂量，以及是否应和其他药物组成联合方案。鞘内注射化疗药物对于 PCNSL 没有肯定作用。因为治疗失败的病人中仅有 5% 伴有脑膜受侵，脑膜侵犯易同时合并脑部复发，超过 90%。脑部复发是主要影响预后的因素。

MTX 的常用剂量为 3 ~ 8g/m²，4、6 或 24 小时内连续注射，每 7、14 或 21 天为一周期。根据 Glass 等[35] 1994 年的研究结果，10 天和 21 天为一周期的有效率相同。MTX 鞘内注射（蛛网膜下腔）时，药物直接到达脑脊膜表面，但极少到达深部脑组织，并可产生化学性脑膜炎，已不再作用为常规治疗。在 CSF 侵犯或因故静脉用药 MTX 剂量低于 3g/m² 时，可考虑鞘内注射。鞘内注射化疗仅用于脑脊液阳性的病人。大剂量 MTX（≥3g/m²）方案已足够治疗脑膜病灶。

两组前瞻性非随机研究比较单纯放疗和综合治疗的疗效，综合治疗优于单纯放疗。在 RTOG 93-10[36] 多中心协作的临床Ⅱ期研究中，98 例病人接受 5 周期静脉用 MTX（2.5 g/m²）、长春新碱和甲基苄肼化疗，鞘内注射 MTX 12 mg，然后全脑照射 45Gy，再静脉用阿糖胞苷（3g/m²）。近期有效率为 94%（58%CR，36%PR），中位随诊 30 个月，中位生存期 36.9 个月，中位无进展生存期为 24 个月。年龄是影响预后的重要因素，年龄<60 岁和≥60 岁的中位生存期分别为 50.4 个月和 21.8 个月（P<0.001）。53% 的病人诱导化疗后产生Ⅲ～Ⅳ级毒副作用，半数为骨髓抑制。15%（12 例）有严重的晚期神经系统毒性，其中 8 例病人死亡。

Blay[30]等回顾性分析 226 例不同化疗方案加放疗治疗 PCNSL 结果，含有高剂量 MTX 方案的有效率和生存率优于其他方案。多因素分析显示，高剂量 MTX 化疗是独立的预后好的因素。Thiel[37]等针对 PCNSL 是否需要全脑放疗开展了Ⅲ期、非劣效性随机分组研究，符合入组条件的患者首先接受高剂量 MTX 为基础的化疗，然后接受或不接受全脑放疗 45 Gy。结果全脑放疗组 154 例患者的中位生存时间是 32 个月，而未接受全脑放疗组 164 例患者的中位生存时间是 37 个月，两组的总生存率相似（P=0.71）。Morris[38]等近期报道了 52 例 PCNSL 患者首先接受 R-MPV（利妥昔单抗、MTX、甲基苄肼和长春新碱）化疗，然后 CR 患者接受减量放疗 23.4 Gy，其余患者仍放疗 45 Gy，并进一步阿糖胞苷化疗的疗效，结果中位生存时间到达 6.6 年，此方案不仅获得良好的长期肿瘤控制率，而且在随访期（中位随访 5.9 年）内没有明显的晚期认知功能并发症（表 7-5-8）。基于该研究结果，前瞻、随机性 RTOG 1114 研究中，进一步比较 R-MPV 化疗后是否减量放疗的疗效和毒副作用。

表 7-5-8　MTX 化疗方案+放疗的治疗结果

作　者	时间	例数	化疗方案	鞘内化疗	全脑照射	中位生存时间（月）
Gabbai 等[39]	1989	13	MTX3.5g/m²	无	30~44 Gy	9+
Brada 等[40]	1990	10	pre-RT MACOP-B，（MTX 400 mg/m²）	CSF+：MTX+Ara-C	30~40Gy+15Gy 全脊髓 30Gy	14
DeAngelis 等[41]	1992	31	MTX+Ara-C+Dex	MTX	40+14 Gy	42
Glass 等[35]	1994	25	MTX3.5g/m²	无	30 Gy+补量	33
Glass 等[42]	1996	18	MTX3.5g/m²	无	30 Gy+补量	25.5
Brada 等[43]	1998	31	MACOP-B/MACOP，MTX 2g/m²	CSF+：MTX+Ara-C	30~45 Gy +15 Gy	23
Boiardi 等[44]	1999	20	MACOP-B+RT	无	40+14 Gy	32
		38	RT			18
O'Brien 等[45]	2000	46	MTX1g/m²	CSF+：Ara-C	45 Gy+全脊髓	33
Bessell 等[46]	2001	31	CHOD/BVAM		45 Gy	5 年 OS 36%
		26	CHOD/BVAM		30.6 Gy	
DeAngelis 等[36] RTOG93-10	2002	98	MTX，VCR，PCZ	MTX	45 Gy	36.9
Poortmans 等[47] EORTC20962	2003	52*	2 周期 MBVP	MTX	40 Gy	46
Omuro 等[48]	2005	17	MTX 1g/m²+PCZ	MTX12		32
Gavrilovic 等[49]	2006	57	MTX 3.5mg/m² + VCR × 5，PCZ ±RT，2×Cytarabine	MTX	±45 Gy	51
Thiel 等[50] G-PCNSL-SG-1	2010	154	MTX 4g/m²±IFOS+WBRT		45 Gy	32
		164	MTX 4g/m²±IFOS			37
Morris 等[51]	2013	52	MTX 3.5g/m²，Ritux 等		完全缓解患者 23.4 Gy，其余患者 45 Gy	79

注：WBRT：全脑照射，CSF：脑脊液，RT：放射治疗，MTX：氨甲蝶呤，IFOS：异环磷酰胺，Ritux：利妥昔单抗。

*全组病人年龄小于 65 岁。

2. 其他化疗方案　CHOP 是 NHL 的有效化疗方案，但环磷酰胺和多柔比星难以穿透血脑屏障，对 PCNSL 的疗效差[33]。和单纯放疗比较，CHOP 和 CHOP 类似方案并未提高生存率[33,52]。CHOP 方案化疗加放疗综合治疗结果，中位生存期为 9~25 个月。CHOP 等非 MTX 化疗方案对 PCNSL 的疗效有限，不作为标准化疗方案。中国医学科学院肿瘤医院报道 19 例经病理证实的原发脑 NHL 放疗结果，其中 10 例合并 CHOP 方案化疗，单发病灶 11 例，多发病灶 8 例，中位年龄 51 岁，全组中位生存期 20 个月，5 年生存率为 8%。

3. 综合治疗的神经毒性　综合治疗最严重的毒副作用为晚期神经毒性，MTX 为基础的化疗方案联合放疗的晚期神经毒性发生率在 20%~33%。放射引起的脑白质病症状发生的中位时间为 9 个月，MRI 检查见双侧大脑半球脑实质弥漫性信号异常，脑萎缩和脑室扩大。临床症状主要表现为记忆障碍、共济失调和尿便失禁。年龄超过 60 岁、MTX 和放疗同时应用或放疗后用 MTX 化疗更易发生脑白质病。鞘内注射药物、年龄大于 60 岁和既往放疗的病人是晚期神经毒性的重要危险因素[54,55]。

（五）单纯化疗

为减少综合治疗引起的晚期神经毒性，首程治疗应用以 MTX 为基础的单纯化疗，肿瘤复发后再用放疗[56,57,58]。以 MTX 为基础的化疗，联合或不联合利妥昔单抗的中位生存期为 25~66 个月（表 7-5-9）。Thiel 等报道的 G-PCNSL-SG-1 研究（表 7-5-8）提示，PCNSL 首先接受高剂量 MTX 为基础的化疗，然后接受或不接受全脑放疗两者的总生存率相似（$P=0.71$）。

表 7-5-9　MTX 为基础的单纯化疗结果

作　者	时间	例数	化疗方案	中位生存时间（月）
Herrlinger 等[59]	2002	37	MTX 8 g/m²	25
Batchelor 等[57]	2005	25	MTX 8 g/m²	55
Pels 等[60]	2009	65	MTX 5 g/m²，VINC，IFOS 等	54
Wieduwilt 等[61]	2012	31	MTX 8 g/m²，TMZ，Ritux 等	66

注：MTX：氨甲蝶呤，VINC：长春新碱，IFOS：异环磷酰胺，Ritux：利妥昔单抗，TMZ：替莫唑胺。

六、预后

多因素分析证明，年龄≤60 岁和一般状态好是重要的预后好的因素，而脑干受侵或脊髓受侵、多灶性、脑脊液蛋白含量增高是重要的预后不良因素[62,63]。IELSG 提出预后差的因素包括年龄>60 岁；PS 评分>1；LDH 升高；脑脊液蛋白浓度升高和深部脑组织受累[64]。在美国 MSKCC 的预后模型中，仅年龄和一般状态评分为预后因素，根据 RPA 方法将其分成 3 类：Ⅰ类，年龄<50 岁；Ⅱ类，年龄≥50 岁和 KPS 评分≥70；Ⅲ类，≥50 岁和 KPS<70。中位生存期分别为 8.5 年、3.2 年和 1.1 年（$P<0.001$），无失败生存期分别为 2.0 年、1.8 年和 0.6 年（$P<0.001$）。

第三节　胃肠道淋巴瘤

胃肠道原发非霍奇金淋巴瘤（primary gastrointestinal non-Hodgkin's lymphoma，PGI-NHL）是结外淋巴瘤最常见的部位之一，占结外淋巴瘤的 30%~45%，占所有 NHL 的 4%~20%。但胃 NHL 仅占胃恶性肿瘤的 1%~7%。在中国，结外原发 NHL 以鼻腔、韦氏环最常见，而胃肠道原发 NHL 相对少见。原发胃淋巴瘤和原发肠道淋巴瘤在病理、临床特征、治疗和预后存在明显差别。

过去几十年中，胃肠道 NHL 的病理诊断和治疗发生了很大的变化，根据 REAL 和 WHO 分类，大部分病人为弥漫性大 B 细胞淋巴瘤（diffuse large B-cell lymphoma，DLBCL），其次为黏膜相关淋巴组织（mucosa-associated lymphoid tissue，MALT）淋巴瘤。胃 NHL 的治疗从以手术治疗为主逐步转变为保留胃功能的治疗，如抗 Hp 治疗、化疗和放疗。

一、病理

胃肠道原发 NHL 主要为 B 细胞淋巴瘤，常见的病理类型包括弥漫性大 B 细胞淋巴瘤和结外黏膜相关淋巴组织淋巴瘤，前者占 60%，MALT 淋巴瘤约占 38%，其他少见 B 细胞淋巴瘤包括滤泡淋巴瘤和套细胞淋巴瘤，而 T 细胞淋巴瘤极少见，后者主要为肠病型 T 细胞淋巴瘤[65-69]。

二、临床表现

胃肠道 NHL 的原发部位以胃最常见（55%~75%），其次为小肠（包括回盲部）约占 35%，直肠和弥漫性结肠病变约占 4%~6%，胃肠道可同时受累。中位年龄 60~65 岁，男性多见，男：女 = 2~3：1。临床表现与胃肠道其他肿瘤相似，主要为上腹部疼痛，但无特异性，容易误诊。其他常见症状为体重下降、恶心、呕吐、腹部饱满、消化不良等，20%~30% 的病人有胃出血，但胃梗阻或穿孔极少见；肠道 DLBCL 患者梗阻的发生率约 17.8%，出血、穿孔较少见。胃肠道多部位受侵约为 2%~6.9%。Ⅰ~Ⅱ期最常见，占 70%~90%，Ⅲ~Ⅳ期少见，LDH 增高约为 15%[65-69]。

三、诊断和分期

病理类型参照 2008 年 WHO 造血淋巴组织肿瘤诊断分类标准。胃肠道 NHL 的临床分期除 Ann Arbor 分期可以应用外，国内外对原发胃肠道淋巴瘤或其他部位结外淋巴瘤提出了一些新的临床分期方法。1977 年 Musshoff 修正 Ann Arbor 分期用于胃淋巴瘤的临床分期（表 7-5-10），随后，国际淋巴瘤工作组推荐了胃肠道 NHL 分期原则（表 7-5-11）。NCCN 推荐的原发性胃肠道淋巴瘤的临床分期标准为 Lugano 分期系统（表 7-5-12）。

表 7-5-10　胃淋巴瘤的 Musshoff 临床分期标准

分　期	描　述
Ⅰ期	肿瘤局限于胃
ⅡE₁期	胃和邻近连续性淋巴结受侵
ⅡE₂期	胃和非连续性的膈下淋巴结受侵
Ⅲ期	胃和横膈两侧淋巴结受侵
Ⅳ期	胃合并一个或多个远处结外器官/组织受侵

表 7-5-11　胃肠道 NHL 的临床分期（Modified Blackledge 分期标准）

分　期	描　述
Ⅰ期	肿瘤局限于胃肠道，无浆膜受侵，单一原发病变或多个非连续性病变
Ⅱ期	肿瘤侵及区域淋巴结
Ⅱ₁	局部淋巴结（胃旁或肠道旁淋巴结）受侵
Ⅱ₂	远处膈下淋巴结（肠系膜、腹主动脉旁、腔静脉旁、盆腔和腹股沟淋巴结）受侵
ⅡE 期	肿瘤穿透浆膜侵及邻近器官或组织
ⅡE₁	同时有局部淋巴结（胃旁或肠道旁淋巴结）受侵
ⅡE₂	同时有远处膈下淋巴结（肠系膜、腹主动脉旁、腔静脉旁、盆腔和腹股沟淋巴结）受侵
Ⅳ期	远处结外器官受侵或胃肠道病变伴膈上淋巴结受侵

表 7-5-12　胃肠道 NHL 的 Lugano 分期系统

分　　期	描　　述
Ⅰ期	肿瘤局限于胃肠道（单一原发病灶或多个非连续性病灶）
Ⅰ$_1$期	局限于黏膜和黏膜下层
Ⅰ$_2$期	侵犯黏膜下层
Ⅱ期	肿瘤侵及膈下淋巴结或穿透浆膜累及邻近组织或器官
Ⅱ$_1$期	局部区域淋巴结受侵（Ⅱ$_1$）和（或）累及膈下邻近组织或器官（Ⅱ$_{1E}$）（影像学上直径小于 1cm 的胃周淋巴结不包括在内）
Ⅱ$_2$期	超出区域的、膈下淋巴结受侵（Ⅱ$_2$）和（或）累及邻近组织或器官（Ⅱ$_{2E}$）
Ⅲ期	胃肠原发病变伴横膈两侧的淋巴结受累，累及邻近组织或器官（ⅢE）或脾脏受累（ⅢS），或同时累及邻近组织或器官和脾脏（ⅢES）
Ⅳ期	病变在胃肠外弥漫受累，伴或不伴淋巴结受累

四、治疗

目前，胃 NHL 以保留胃功能治疗如抗 Hp 治疗、放疗和化疗为主要治疗手段。Lugano 分期ⅠE、ⅡE 期胃 MALT 淋巴瘤 Hp 阳性患者，应先行抗 Hp 治疗，再根据抗感染治疗的效果和残留淋巴瘤的情况确定后续治疗，如继续观察、放疗或二线抗生素治疗等；如果为 Hp 为阴性，则首选放疗。中高度恶性胃 NHL 局限期以化疗后放疗为综合治疗手段[70-74]。Ⅰ~Ⅱ期胃 DLBCL 化疗后局部区域放疗是标准治疗原则。肠道 NHL 的预后较差，通常在原发肿瘤切除后才能明确病理诊断，建议根据术中所见、手术方式、病理和分期等决定术后化疗和放疗[78-80]。

（一）Ⅰ~Ⅱ期

Ⅰ~Ⅱ期胃 NHL 的治疗原则主要根据病理类型，低度恶性胃 MALT 淋巴瘤和滤泡淋巴瘤以抗 Hp 治疗或放疗为主要治疗手段，胃黏膜相关淋巴瘤的治疗见相关章节。Ⅰ~Ⅱ期胃 DLBCL 化疗后局部区域放疗是标准治疗原则，手术治疗不再是主要治疗手段[75-77]。

墨西哥的一组随机研究证明[81]，原发胃 DLBCL 术后化疗或单纯化疗的疗效显著优于局部治疗如单纯手术或手术加放疗。共有 589 例病人随机分成 4 组：单纯手术 148 例，手术加放疗 138 例，手术加化疗 153 例，单纯化疗 150 例。CHOP 方案化疗后，放疗 40Gy。4 组的 10 年无事件生存率分别为 28%、23%、82% 和 92%（$P<0.001$），10 年总生存率分别为 54%、53%、91% 和 96%（$P<0.001$）。化疗显著提高了生存率。这是胃弥漫性大 B 细胞淋巴瘤唯一的随机对照研究。

越来越多的研究显示，保留胃功能的非手术治疗（化疗和放疗）可以取得和手术（加化疗）同样的疗效。在德国多中心前瞻性研究中（GIT NHL 02/96）[82]，1996 年 12 月~2004 年 1 月共治疗 747 例病人，入组条件为胃肠道 NHL、年龄≥18 岁、Ⅰ~Ⅱ期，Hp 阳性的Ⅰ期胃 MALT 淋巴瘤只有在抗 Hp 治疗失败后才能入组。至 2003 年共有Ⅰ~Ⅱ期 520 例，除外病变进展、抗 Hp 治疗有效、复查无病理证实或治疗前死亡的病人外，对 398 例进行了分析。其中 335 例接受保留胃功能治疗，63 例接受手术加其他治疗。治疗原则：低度恶性淋巴瘤接受手术治疗后，如为Ⅰ期 R0 切除，则观察；如为Ⅱ期都接受术后扩大野（R0）或全腹照射（R1 或 R2）；非手术治疗组均接受扩大野照射（Ⅰ期）或全腹照射（Ⅱ期）。对于高度恶性淋巴瘤，手术治疗后接受 4 周期（R0 切除）或 6 周期（R1~2 切除）CHOP-14 方案化疗加受累野照射（30~40Gy）；非手术治疗组全部接受 6 个周期 CHOP-14 化疗加受累野照射（40Gy）。中位随访 42 个月，全部病人手术组和非手术组的生存率分别为 86% 和 91%。低度恶性淋巴瘤手术组和非手术治疗组的总生存率分别为 82.5% 和 93.1%，高度恶性为 86.6% 和 87%，高度恶性合并小细胞成分淋巴瘤分别为 90.9% 和 96%，该前瞻性研究证实：保留胃功能的非手术治疗疗效与手术治疗相似. 因此，胃淋巴瘤应该采用保留胃功能的治疗。Chihara 等[83] 回顾性分析 75 例胃 DLBCL 患者，化疗后接受放疗的 Ⅰ~Ⅱ 期患者的 OS 较未接受放疗者有增高趋势（$P = 0.08$）。Willich 等[84] 报道 169 例 Ⅰ~Ⅱ 期胃 NHL，保守治疗和手术治疗的两组 5 年生存率分别为 86% 和 88%。

Martinelli 等[77] 开展了原发胃 DLBCL，CHOP 或 CHOP 样方案化疗后 CR 患者单纯化疗和化疗+受累野放疗的小样本随机分组研究，单纯化疗组 23 例，化疗+受累野放疗组 22 例，单纯化疗组 4 例复发，3 例在治疗结束后 7~8 月局部复发，另 1 例在治疗结束后 14 月远处复发，而化疗+受累野放疗组无复发，DFS 在化疗+受累野放疗组明显优于单纯化疗组（$P = 0.0381$），但 OS 两组相似（表 7-5-13）。

表 7-5-13　胃 DLBCL 的治疗结果

作　者	时间	病理	分　期	例数	治疗原则	CR（%）	5 年生存率（%）	5 年 EFS（%）
Raderer 等[85]	2002	DLBCL	Ⅰ E	37	CHOP	89	死亡 3 例	49 月
Binn 等[86]	2003	DLBCL	Ⅰ~Ⅱ	58	化疗±放疗		79	
				48	手术+化疗		90	
							$P = 0.03$	
Oh 等[87]	2005	74% DLBCL	Ⅰ~Ⅳ	58	化疗	71	46	
Wohrer 等[88]	2004	DLBCL	Ⅰ~Ⅱ	15	R-CHOP	87	3 例死亡	
Ishikura 等[75]	2005	DLBCL	Ⅰ~Ⅱ	52	3 CHOP+IF	92	94（2 年）	
Schmidt 等[89]	2004	DLBCL /MALT 等	Ⅰ~Ⅱ	60	化疗+IF		93（10 年）	
				32	S+化疗/放疗		93（CSS）	
							$P = 0.8$	
Aviles 等[81]	2004	胃 DLBCL	Ⅰ~Ⅱ	148	S		54（10y）	28
				138	S+RT		53	23
				153	S+Chemo		91	82
				150	Chemo		96	92
							$P < 0.001$	$P < 0.001$
Koch 等[90]	2001	DLBCL /MALT 等	Ⅰ~Ⅱ	106	放疗±化疗		84.4	
				79	手术±化放疗		82	
							$P > 0.05$	
Koch 等[82]	2005	DLBCL、 /MALT 等	Ⅰ~Ⅱ	335	放疗±化疗		91（42 月）	83.2
				63	手术±化放疗		86	
							$P > 0.0586$	
Nakamura 等[65]	2003	胃肠 NHL	Ⅰ~Ⅳ	102	放疗±化疗		86	71
				343	手术±化放疗		69	67
							$P = 0.0118$	$P = 0.3056$
Fischbach 等[91]	2000	DLBCL	Ⅰ~Ⅱ	266	手术为主		89~96（低度）	
							83~88（高度 R0/R1）	
Park YH[76]	2006	DLBCL	Ⅰ~Ⅱ	504	CHOP+IFRT	92	92（2 年）	92（2 年）
Martinelli 等[77]	2009	胃 DLBCL	Ⅰ~Ⅱ CR 后	23	单纯 CHOP			4 例复发
				22	CHOP+IFRT			无复发

（二）Ⅲ~Ⅳ期

Ⅲ~Ⅳ期低度恶性胃淋巴瘤如胃 MALT 淋巴瘤或滤泡淋巴瘤的治疗，如果无明显症状，可考虑观察，有症状或重要器官受侵的病人考虑全身化疗[74]。Ⅲ~Ⅳ期胃 DLBCL 的治疗以化疗为主，辅以局部放疗。

（三）治疗原则

胃淋巴瘤的治疗原则主要根据病理类型和临床分期，目前胃淋巴瘤的治疗主要为保留胃功能的放疗和化疗，手术治疗已经不再是标准治疗手段（表 7-5-14）。肠道淋巴瘤通常需要手术探查，切除后才能取得病理证实，若病变局限，手术切除彻底，尤其是 DLBCL 化疗后，可以考虑不予放疗，否则需要术后放疗和化疗综合治疗。

表 7-5-14　胃 NHL 的治疗原则

病理类型	临床分期	治疗原则
MALT 淋巴瘤	Lugano 分期 Ⅰ E、Ⅱ E、Hp 阳性	抗 Hp 治疗
	Ⅰ E、Ⅱ E、Hp 阴性或抗 Hp 失败	放疗（30Gy）
	Ⅲ~Ⅳ期	观察或化疗
其他低度恶性淋巴瘤	Ⅰ E~Ⅱ E 期	放疗（30Gy）
（如滤泡淋巴瘤）	Ⅲ~Ⅳ期	观察或化疗
弥漫性大 B 细胞淋巴瘤	Ⅰ E~Ⅱ E 期	化疗（3~6 R-CHOP）+放疗（30~45Gy）
（包括 MALT 淋巴瘤伴大细胞转化）	Ⅲ~Ⅳ期	化疗（6~8×R-CHOP）

五、预后

影响预后的重要因素包括病理类型、临床分期和原发部位等。低度恶性淋巴瘤的生存率高于侵袭性 NHL，原发胃 NHL 的预后优于原发肠道 NHL。B 细胞来源预后明显优于 T 细胞来源，同时，DLBCL 的生发中心型预后明显优于非生发中心型。

Willich 等[84]报道 169 例 Ⅰ~Ⅱ期胃 NHL，包括各种病理类型，无事件生存率在不同病理类型间存在差别，低度恶性、高度恶性和高度恶性含有低度恶性成分的 5 年无事件生存率分别为 90%、80% 和 63%，但总生存率无差别，分别为 92%、81% 和 88%。Koch 等[82]报道，Ⅰ~Ⅱ期弥漫性大 B 细胞淋巴瘤通过以化疗+受累野照射可以取得和 MALT 淋巴瘤同样的疗效。Chen 等[92]分析 43 例胃淋巴瘤中，包括 33 例 DLBCL，4 例 MALT，6 例 DLBCL 伴 MALT 成分，Bcl-6 表达和总生存率有关，将胃淋巴瘤分为生发中心型和非生发中心型，预后也有显著差别。黄月华等[93]回顾性分析 104 例 PGI-NHL 患者，原发胃与原发肠道、B 细胞来源与 T 细胞来源 NHL 的 PFS 及 OS 均有统计学差异。

Kim 等[94]报道原发肠道 NHL581 例，结果显示手术治疗优于非手术治疗，5 年 OS 分别为 77% 和 57%（$P<0.001$），但其差别仅在 B 细胞 NHL 中有统计学意义（$P<0.001$），在 T 细胞 NHL 中无统计学意义（$P=0.460$）；T 细胞淋巴瘤的 5 年 OS 为 28%，显著低于 B 细胞淋巴瘤的 71%（$P<0.001$），就发病部位而言，原发回盲部 5 年 OS 更高，为 72%。

六、照射技术

胃 NHL 的照射范围包括全胃、胃周淋巴结和（或）腹主动脉旁淋巴结。调强放疗在靶区包含度和正常组织保护方面更有优势[95]（图 7-5-1）。

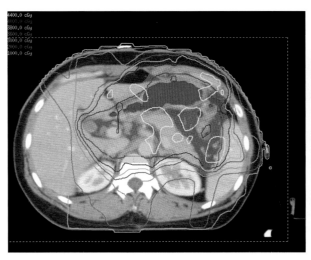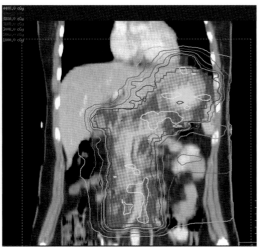

图 7-5-1　Ⅱ期原发胃 DLBCL IMRT 计划图

（来源于中国医学科学院肿瘤医院）

注：上图为横断面，下图为冠状面，绿色阴影为 PTV，最内侧红色实线为 40Gy 处方剂量线，最外侧灰色实线为 10Gy 剂量线。

第四节　韦氏环淋巴瘤

韦氏环 NHL 定义为原发于咽淋巴环的淋巴瘤，包括鼻咽、扁桃体、舌根和口咽[96]。韦氏环 NHL 在我国及亚洲地区多见，约占同期全部 NHL 的 10%~25%，也是最常见的头颈部 NHL[97-100]。其次为原发鼻腔 NHL[101]，占全部淋巴瘤的 15%。韦氏环 NHL 病理类型以弥漫性大 B 细胞淋巴瘤为主，治疗原则主要根据病理类型和临床分期来确定。

一、病理

韦氏环原发 NHL 主要为 B 细胞淋巴瘤，常见的病理类型为弥漫性大 B 细胞淋巴瘤，NK/T 细胞淋巴瘤少见[97]。极少数为滤泡淋巴瘤和结外黏膜相关淋巴组织淋巴瘤。

二、临床表现

男性多见，男：女 = 2~3：1，中位年龄为 43 岁，国外为 60~65 岁。原发部位以扁桃体最常见，约为 60%，其次为鼻咽、舌根和口咽[101-103]。临床表现和原发部位有关，主要表现为鼻咽出血、耳鸣、扁桃体肿大、颈部肿物等。临床Ⅰ~Ⅱ期多见，占 77%，但Ⅰ期少见，约 15%，Ⅱ期 62%，Ⅲ~Ⅳ期占 33%。就诊时，多存在区域淋巴结或/和远处受累，约占 85%。

三、诊断和分期

应用 Ann Arbor 分期作为临床分期标准。临床分期检查包括病史、体格检查、血常规、肝肾功能、LDH、β_2 微球蛋白、上呼吸消化道纤维内镜、头颈部 MRI/CT、胸腹部 CT、盆腔 CT、骨髓活检或穿刺等。

四、治疗

韦氏环 NHL 的治疗原则主要根据病理类型和临床分期来确定。早期低度恶性 NHL 建议单纯放疗，晚期以化疗为主。早期弥漫性大 B 细胞淋巴瘤以 4~6 周期 R-CHOP 化疗加受累野照射为治疗手段；Ⅲ~Ⅳ期以化疗为主，加或不加残存病灶放疗。早期 NK/T 细胞淋巴瘤采用放疗加化疗的综合治疗；Ⅲ~Ⅳ期以化疗为主，加或不加残存病灶放疗。调强放疗可以降低放疗的并发症，并有望提高局部控制率和生存率。

墨西哥 Aviles 等对 316 例临床Ⅰ期韦氏环 NHL 随机研究证明，综合治疗与单纯放疗或单纯化疗比较，5 年无病生存率和总生存率优于后者，5 年总生存率分别为 90%、56% 和 58%，而 5 年 DFS 分别为 83%、48% 和 45%。RTOG 和 ECOG 中高度恶性淋巴瘤综合治疗和单纯化疗的随机对照研究结果也显示，综合治疗提高了生病生存率和总生存率[106,107]。

中国医学科学院肿瘤医院回顾性分析了 390 例 Ann Arbor Ⅰ~Ⅱ期韦氏环 NHL 接受综合治疗或单纯放疗的结果[97,108-112]。Ⅰ期 77 例，单纯放疗 34 例，死亡 4 例，5 年癌症相关生存率（CSS）为 90%。综合治疗 43 例，4 例死于肿瘤，5 年 CSS 为 93%，生存率无显著差别（$P = 0.823$）。Ⅱ期 313 例中，单纯放疗 100 例，综合治疗 208 例，仅 5 例单纯化疗。单纯放疗和综合治疗的 5 年 CSS 分别为 61% 和 69%，综合治疗组生存率高于单纯放疗，生存率倾向于有显著差别（$P = 0.0788$）。单纯放疗和综合治疗组的 5 年 DFS 分别为 50% 和 62%，综合治疗组 DFS 显著高于单纯放疗，统计学上有显著意义（$P = 0.037$）。

Takagi 等[113]报道，Ⅰ期韦氏环 NHL 单纯放疗后复发率高。Kondo 等的回顾性分析证明，Ⅱ期韦氏环 NHL 综合治疗疗效明显优于单纯放疗，其 5 年无病生存率分别为 44% 和 10%。Harabuchi 等报道，Ⅰ/Ⅱ期病人综合治疗及单纯放疗疗效无显著差别。在 MD Anderson 早期的研究中发现，Ⅰ期扁桃体 NHL 单纯放射治疗的生存率达 86%，单纯放疗即可取得较好的疗效，但综合治疗可改善Ⅱ期病人的生存率[104]。

基于 RTOG、ECOG 和墨西哥在早期侵袭性 NHL 的 3 项随机对照研究和回顾性研究结果，早期韦氏环弥漫性大 B 细胞淋巴瘤应考虑综合治疗[105,106,107]。

中国医学科学院肿瘤医院回顾性分析了原发韦氏环 122 例 DLBCL 和 44 例结外鼻型 NK/T 细胞淋巴瘤（ENKTCL），DLBCL 通常 4~6 周期 CHOP 化疗加受累野照射，早期 NKTCL 单纯扩大野放疗或加辅助化疗或放疗前加短周期（1~3 周期）化疗，其 5 年总生存率、无进展生存率分别为 74%、67% 和 68%、59%（$P = 0.468$、0.303），两者预后相似[116]。

中国医学科学院肿瘤医院回顾性分析了 10 例原发韦氏环黏膜相关淋巴组织淋巴瘤，单纯放疗 3 例，7 例在放疗前加 1~4 周期化疗或再加辅助化疗，完全缓解率 100%，5 年总生存率、疾病相关生存率和无进展生存率分别为 90%、100% 和 80%，放疗为主的治疗取得了出色长期疗效[117]。

中国医学科学院肿瘤医院回顾性分析了接受扩大野调强放疗的 30 例早期原发韦氏环 NKTCL，基于原发病灶区域形成的 PTV_{50} 和预防区域形成的 PTV_{40} 的中位平均剂量分别为 53.2Gy 和 43.0Gy。仅 1.4% 的 PTV_{50} 和 0.9% 的 PTV_{40} 接受了低于 95% 的处方剂量。2 年 OS，PFS 和局部区域控制率分别为 71.2%、57.4% 和 87.8%。调强放疗对于原发韦氏环 NKTCL 实现了卓越的靶区包含度，并且转化为临床良好的局部控制率和生存率[118]。

五、预后

韦氏环 NHL 影响预后的主要因素包括临床分期、部位、国际预后指数（IPI）和病理类型等。Ann Arbor 分期是影响预后的重要因素，Ⅰ、Ⅱ、Ⅲ和Ⅳ期的 5 年和 10 年 CSS 分别为 91%、86%、68%、62%，35%、29%、20% 和 15%（$P = 0.0000$）。相应的 5 年和 10 年 DFS 分别为 72%、66%、58%、55%，19%、15%、16%、13%（$P = 0.0000$）[111-112,119-123]。

中国医学科学院肿瘤医院的结果证明，国际预后指数是重要的预后因素[97,109]；原发韦氏环的 DLBCL 与 ENKTCL 的临床特点不同，但不同治疗原则下两者预后相似；原发韦氏环的舌根 NHL 预后优于扁桃体、鼻咽和口咽 NHL，可能与舌根 NHL 早期病例较多有关[109-112]，相反，Harabuchi 等[115] 分析 71 例韦氏环 NHL，认为原发于舌根 NHL 的生存率低于韦氏环其他部位 NHL，而 Liang 等报道鼻咽 NHL 预后较差[124]。

六、照射技术

韦氏环 NHL 因临床分期和病理类型等不同放疗的范围和剂量也有所不同。低度恶性，如滤泡淋巴瘤和结外黏膜相关淋巴组织淋巴瘤以及弥漫性大 B 细胞淋巴瘤采用受累野照射，但韦氏环作为一个整体包括在放疗野内。NK/T 细胞淋巴瘤除了包括整个韦氏环外，不论有无颈部淋巴结受累，靶区均需包括双颈部淋巴引流区。放疗剂量低度恶性 NHL30 Gy，DLBCL 若完全缓解 30~40 Gy，部分缓解 45 Gy，根治性放疗 50 Gy，NK/T 细胞淋巴瘤韦氏环和受累淋巴结 50 Gy，颈部预防 40Gy。建议采用三维适形或调强放疗技术（图 7-5-2）。

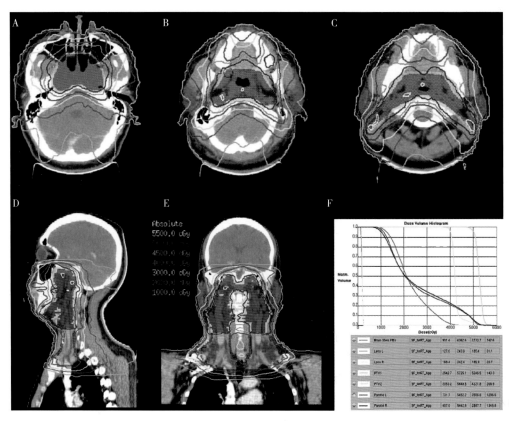

图 7-5-2　韦氏环 NK/T 细胞淋巴瘤调强放疗靶区、剂量分布和 DVH 图
（来源于中国医学科学院肿瘤医院）

第五节　原发睾丸非霍奇金淋巴瘤

原发睾丸非霍奇金淋巴瘤（primary testicular non-Hodgkin lymphoma，PTL）定义为以睾丸肿块为首发症状或主要症状、无明显其他结外器官受侵。它是一种高度侵袭性疾病，易向其他结外部位转移，预后差[126]。法国医师 Malassez 于 1877 年首次对 PTL 进行了描述，1878 年 Curling 提出应将该病看成是一种独立的临床疾病。晚期 NHL 侵犯睾丸时，PTL 与继发睾丸 NHL 难于鉴别。

一、发病率和病因

PTL 极少见，仅占所有 NHL 的 1%~2%，结外 NHL 的 2%~4%，睾丸肿瘤的 5%，但其发病率呈上升趋势[127]。发病年龄多为 60 岁以上老年人，占 25%~70%，与其他高度恶性 NHL 发病年龄相当。PTL 的病因不明，可能与外伤、慢性炎症感染和隐睾有关。有研究表明，PTL 缺乏 HLA-Ⅰ 和 HLA-Ⅱ 分子表达致使机体免疫监视功能缺陷。该病在 AIDS 患者的发病率较高，其发生机制与机体免疫功能受损有关[128]。

二、病理与遗传学异常

PTL 在形态学上可以区别于睾丸生殖细胞肿瘤，必要时用免疫组化加以确认[129]。80%~90% 的 PTL 是弥漫性大 B 细胞淋巴瘤，其中大部分是活化 B 细胞（ABC）亚型（免疫组化 CD10-，BCL-6+/-，MUM1+)，其预后差于生发中心 B 细胞亚型（免疫组化 CD10+/-，BCL-6+，MUM1-)[130]。PTL 也可出现淋巴瘤的其他组织学类型，包括套细胞、浆母细胞和伯基特淋巴瘤，以及罕见的 T 细胞和滤泡淋巴瘤[15]。这些类型往往发生在特定的人群，例如伯基特淋巴瘤多发生在 HIV 阳性的男性，滤泡性淋巴瘤多发生在儿童与青少年[131]。

大体标本上，肿瘤直径从 1.5~16cm 不等，切面呈均质鱼肉状，质软，灰色、褐色或粉红色，可有出血、坏死，界限常不清。光镜下瘤细胞多由未成熟的淋巴细胞构成，细胞多形性，核大小不等，核分裂象常见。瘤细胞沿曲细精管周围弥漫浸润并渗入其中，使曲细精管萎缩，很少见到曲细精管的侵袭与破坏。PTL 常可见血管壁侵袭与破坏。附睾、精索易受侵，亦可累及睾丸被膜和阴囊皮肤。

PTL 缺乏滤泡和套细胞淋巴瘤常见的染色体（14；18）和（11；14）的易位，可见 IgH 的核苷片段 V-D-和 J 的重排。原发睾丸弥漫大 B 细胞淋巴瘤有 bcl-2 高表达，但无染色体（14；18）易位，这是该病区别于其他弥漫大 B 细胞淋巴瘤的一个生物学特征[133,134]。

三、临床表现

PTL 的主要症状为一侧睾丸无痛性肿大，10% 的病人伴有疼痛，右侧睾丸多见。全身症状包括发热、盗汗和体重下降少见，占 5%~25%，多发生在晚期病人。体检可触及与睾丸难以区分的肿块，可活动，从正常大小到 16cm 不等。附睾受侵时，可触及固定、结节样肿物。

PTL 可见双侧睾丸受侵，双侧睾丸受侵同时发生者占 5%~16%，高于睾丸生殖细胞肿瘤的 1%~3%[135]。非同时发生的双侧睾丸受侵更常见，在治疗过程中及治疗后对侧睾丸受侵达 15%~50%。当对侧睾丸的病理类型不同于首发睾丸时，表明是第二原发睾丸 NHL。

PTL 易侵及邻近结构，如附睾、精索和阴囊皮肤。区域淋巴结受侵包括腹膜后淋巴结和盆腔淋巴结。腹膜后淋巴结转移可伴腹痛、腹水。PTL 容易向其他结外器官转移是该病的一大特点。最常见的结外器官受侵为中枢神经系统（CNS），占 14%~30%，其次为韦氏环 4%~15%，皮肤 4%~15%，骨髓 7%~9.7%，偶可见肾、肝、肺和骨受侵。CNS 受侵主要为大脑实质，其次为脑膜，临床表现主要为头痛及颅神经症状，淋巴母细胞型或弥漫未分化型侵袭率更高。

四、诊断与分期

超声是睾丸疾病的常规检查手段。正常睾丸表现为均匀一致的高回声，睾丸 NHL 多为弥漫低回声或点状低回声肿块，独特的超声表现为，沿睾丸纵隔周围可见低回声的条纹状放射带，这种表现与睾丸的解剖结构和睾丸淋巴瘤的特点相一致：睾丸 NHL 瘤细胞沿睾丸精曲小管和淋巴管侵袭，而睾丸精曲小管和淋巴管走行在睾丸小隔内，呈放射状汇集于睾丸纵隔[136,137]。

其他常规检查包括血常规、生化检查、X 线胸片、胸部和腹盆腔 CT、骨髓穿刺与活检。由于 CNS 侵犯多见，建议腰椎穿刺作为常规检查的一部分。淋巴造影可作为选择性检查手段。超声引导下穿刺活检对睾丸不确定病变的评估可能有一些作用。PET 和 PET/CT 已广泛应用于中高度恶性淋巴瘤的分期和疗效评价，但在 PTL 分期中的应用尚无相关报道。原发睾丸 NHL 的 AFP、HCG、LDH 多正常。

根据 Ann Arbor 分期原则，Ⅰ~ⅡE 期最多见，就诊时约 60% 为ⅠE 期，ⅡE 与Ⅳ期病人各占 20%，ⅢE 期少见，不足 4%。严格意义上的 PTL 仅指Ⅰ~Ⅱ期病人，Ⅳ期是原发于睾丸还是由于结内淋巴瘤的广泛播散引起，需慎重鉴别。

五、治疗

原发睾丸非霍奇金淋巴瘤的治疗，从最初的单纯肿块切除到今天的放疗加化疗综合治疗，经历了一个较为漫长的过程。ⅠE 期仅行睾丸切除术，5 年总生存率仅为 12%~20%，且多在 2 年内复发。19 世纪 80 年代后采用手术后加区域淋巴结放疗使ⅠE 期病人的 5 年生存率提高到 50%~70%，但仍低于其他结外淋巴瘤的 80%~95%。此后，睾丸切除术后放疗和化疗综合治疗应用于 PTL 治疗中，提高了缓解率及生存率[140]。

由于该病罕见，至今未有规范的治疗模式。目前已达成共识的是先经腹股沟精索高位结扎睾丸切除术，Ⅲ~ⅣE 期病人可待全身化疗达完全缓解（CR）后再行睾丸切除。由于血睾屏障的存在，化疗药物难以进入睾丸组织，使睾丸成为恶性肿瘤细胞的"庇护所"，所以睾丸切除既可以取得病理诊断，又可以消除这个"庇护所"。早期病人术后多考虑放疗和化疗综合治疗，对侧睾丸需预防照射，从而降低局部复发[141]。

2011 年，Vitolo 等[142]报道了一项关于原发睾丸 DLBCL 治疗的前瞻性Ⅱ期研究（IELSG-10）结果，共 53 例未经治疗的Ⅰ/Ⅱ期 PTL 患者接受 6~8 周期化疗（R-CHOP21）、4 次氨甲蝶呤鞘内注射（IT-MTX）和对侧睾丸放疗（30Gy），并对Ⅱ期患者进行受累野放疗（30~36Gy）。中位随访 65 个月，5 年的 PFS 和 OS 分别为 74% 和 85%。10 例复发或进展的部位是：2 例淋巴结，5 例结外器官，3 例中枢神经系统。中枢神经系统 5 年累计复发率为 6%。无对侧睾丸复发。3~4 级毒性反应为中性粒细胞减少（28%），感染（4%），神经系统症状（如感觉异常、头痛等）（13%）。没有出现毒性反应造成的死亡。此研究显示，R-CHOP21，IT-MTX 和睾丸放疗的综合治疗为 PTL 患者带来良好的预后。RT 可以预防对侧睾丸复发，但中枢神经系统的预防策略需进一步研究。

（一）放疗

许多研究表明，术后区域淋巴结预防照射有好处，不放疗者区域淋巴结复发率达 50%，放疗后几乎无野内复发[143]。中国医学科学院肿瘤医院[144]分析了 19 例 PTL，12 例进行了术后放疗，照射野包括腹主动脉旁加盆腔淋巴引流区，照射剂量 30~50Gy。放疗总的失败率为 66.7%（8/12），其中放疗野外失败率占 58.3%（7/12），仅 1 例病人为放疗野内复发，因此，早期病人行区域淋巴结放疗可降低局部复发。Zucca 等[145]回顾性总结了 373 例 PTL，局部区域放疗 30Gy 以上时还可以显著提高 OS（P=0.02）。但对于利妥昔单抗应用的年代，区域淋巴结预防照射的作用需要进一步研究[146]。

睾丸 NHL 与睾丸生殖细胞肿瘤一样，经相同的淋巴引流路径首先到达腹膜后淋巴结。传统上，放疗部位包括腹主动脉旁、腔静脉旁及盆腔淋巴结，采用倒"Y"野或"狗腿野"，前后对穿。但是在有效化疗方案，尤其是联合应用利妥昔单抗的情况下，建议采用受累野放疗。DLBCL 若完全缓解放疗剂量为 30~40 Gy，部分缓解为 45 Gy。

约 70% 在放疗后复发，复发的主要部位为远处结外器官，但放疗后极少出现放疗野内复发。因此，睾丸 NHL 的治疗均应以化疗为主要治疗手段（表 7-5-15）。

表 7-5-15　原发睾丸 NHL 睾丸切除术后放射治疗结果

作　者	临床分期	例数	CR（%）	总生存率（%）	复发率（%）	复发部位
Martenson	ⅠE	16	–	39 月（中位生存）	75	CNS、韦氏环、睾丸、肺、局部淋巴结、肾上腺、骨髓
Duncan	ⅠE/ⅡE	16	–	65（5 年）	61	骨髓、韦氏环、CNS、局部、全身
Ostronoff	ⅠE/ⅡE	16	100	–	89	CNS、全身
Connors	ⅠE/ⅡE	29	–	50（4 年）	50	CNS、睾丸、全身
Buskirk	ⅠE/ⅡE	11		ⅠE 73 ⅡE 25（2 年）	63	韦氏环、CNS、睾丸、肝、皮肤、腹部淋巴结
Niitsu	ⅠE	19	75	37.5	75	CNS、睾丸

注：CNS：中枢神经系统。

（二）早期病人的化疗

原发睾丸 NHL 是全身性疾病，具有广泛播散的特点，虽然首程治疗后完全缓解率高达 70%～80%，但复发率也较高，ⅠE 期亦不例外。复发后挽救治疗效果差，因此早期病人也应采用积极的全身化疗。

原发睾丸 NHL 单纯手术或术后放疗后，仍容易出现结外器官复发，早期病人放疗后复发率达 50%～89%。合并化疗后，复发率明显降低。因此，应采用积极的综合治疗方法（表 7-5-16）。目前化疗方案以 R-CHOP 的疗效更佳。

表 7-5-16　原发睾丸 NHL 睾丸切除术后综合治疗结果

作　者	临床分期	例数	CR（%）	生存期	复发率（%）	复发部位
Ostronoff 等[149]	ⅠE/ⅡE	7	100	–	43	CNS、肺、皮肤
Connors 等[150]	ⅠE/ⅡE	15	–	4 年 OS 93%	6.7	腹腔淋巴结
Niitsu 等*[152]	ⅠE	7	100	5 年 OS 100%	0	无
Linassier 等[157]	ⅠE/ⅡE	16	100	73.5 月 DFS 70%，OS 65%	31	CNS、睾丸、腹部淋巴结、皮肤、全身
Zouhair 等[158]	ⅠE/ⅡE	30	–	5 年 OS 63%，DFS 64%	–	CNS、睾丸、皮肤、肺、腹膜后淋巴结
Sasai 等[159]	ⅠE～ⅣE	8	7/8	5 年 OS 45%，DFS 33%	57	CNS、睾丸、肺、皮肤、韦氏环、淋巴结
Crellin 等[160]	ⅠE/ⅡE	4	58.3	中位 OS 31 月 中位 TTP 17 月	25	CNS
Touroutoglou 等[161]	ⅠE～ⅣE	22	73	153 个月 FFS 21% OS 50%	50	CNS、睾丸、全身
Tondini 等[162]	ⅠE/ⅡE	16	87	TTF 44 月 OS 41 月	45	CNS、睾丸、其他结外器官
Vitolo 等※[156]	ⅠE/ⅡE	53	98	5 年 PFS74% 5 年 OS 85%	10/53	淋巴结、结外器官、CNS

注：CR：完全缓解率；OS：总生存率；PFS：无进展生存率；DFS：无病生存率；FFS：无失败生存率；TTF：治疗失败时间；TTP：治疗进展时间；CNS：中枢神经系统；*治疗方式为：放疗+化疗+鞘内注药；※治疗方式为：6～8 周期 R-CHOP21+氨甲蝶呤鞘内注射+对侧睾丸放疗 30Gy，Ⅱ期患者受累野放疗 30～36Gy。

（三）晚期病人的治疗

传统上，ⅢE/ⅣE期睾丸NHL预后极差，化疗完全缓解率低于25%，中位生存时间9个月，多在2年内死亡；化疗方案以CHOP为主，但常规的CHOP方案对原发睾丸的弥漫大细胞淋巴瘤比其他部位的弥漫大细胞淋巴瘤效果差。然而，其他更强化疗方案如m-BACOD、CNOP、CEOP、PACE-BOM、VCAP和更多的化疗周期未显著改善生存率。目前推荐的治疗方法是含蒽环类的化疗加利妥昔单抗、对侧预防睾丸放疗和鞘内化疗[155,156]。另外，高剂量的MTX可能会降低CNS复发，尤其是在年轻患者中。自体干细胞移植联合大剂量化疗可能是此类患者具有研究价值的选择。

（四）对侧睾丸预防照射

睾丸NHL对侧睾丸受侵率高达20%~50%，是主要的失败原因之一。复发后挽救治疗效果差，多数人主张做对侧睾丸预防照射。由于血睾屏障的作用，化疗药物难以进入睾丸，全身化疗对对侧睾丸无预防作用，使其成为恶性细胞的"避难所"，只有通过放疗才能达到预防转移的目的。此外，原发睾丸NHL多为60岁以上老年人，保留睾丸意义不大。Zucca等[145]回顾性总结了373例PTL，多因素分析表明，对侧睾丸预防性照射改善了生存率，中位OS从未照射组的2年提高到了5.9年（$P = 0.0008$）。

（五）CNS的预防治疗

血脑屏障的存在使常规化疗药物无法进入颅内，全身化疗对降低CNS复发无效，CNS复发率高达15%~30%。因此，有作者建议对首程治疗达到CR的病人进行CNS的预防治疗。预防治疗多应用鞘内注射甲氨蝶呤，但其能否预防颅内复发仍存在较大争议。有作者报道高剂量MTX可能会降低CNS复发。全脑预防放疗可引起较严重的中枢神经系统毒性，尤其是老年患者，生活质量严重下降，不宜采用。

六、失败原因

原发睾丸非霍奇金淋巴瘤即使达完全缓解后仍有较高的复发率，多数报道在60%~88%。复发部位与首程治疗方式有关。早期病人仅行高位睾丸切除术者，无论局部还是远处复发率均高。给予腹膜后淋巴引流区放疗后，局部复发少见，以全身复发为主。其中50%~70%为结外复发，且与分期无关。CNS和对侧睾丸复发率最高，其次为韦氏环、皮肤、骨、肾、肺。70%的病人在治疗后2年内复发，而CNS复发风险性一直持续10年，睾丸未做预防照射者，对侧睾丸亦有持续复发的高风险。复发后预后极差，任何解救治疗的方法均无效。Crellin等[160]认为PTL因缺乏表面黏附因子，其"归巢"倾向相对于其他结外NHL要弱，因此具有广泛播散的特点。

七、预后因素

PTL的预后比其他结外NHL差，但综合治疗明显改善了PTL的预后。Mazloom等[163]报道综合治疗后PTL 5年OS由1977~1999年的56.3%提高到2000年后的86.6%。预后与国际预后指数、临床分期、病理类型、B组症状和双侧睾丸受侵等有关。LDH、β_2微球蛋白、血沉（ESR）与预后关系不大。

八、结论

原发睾丸非霍奇金淋巴瘤在病理、复发方式及预后等方面与结内NHL或其他结外NHL差别较大，应将其看成是一种独立的临床疾病。在PTL的治疗策略、预后因素的研究方面也要区别对待。

治疗建议：所有病人应做睾丸肿瘤切除术，以明确病理诊断。ⅠE/ⅡE期需术后全身化疗，然后考虑区域淋巴引流区受累野照射。ⅢE/ⅣE期以蒽环类药物化疗为主，至少6周期。由于睾丸NHL对CHOP方案缓解率低，早期或状态好的病人可考虑高剂量化疗；晚期或状态差的病人，不能耐受高强度化疗者，可试用新药及其他研究性化疗方案。晚期病人和脑脊液阳性者可做鞘内化疗[164]。对侧睾丸预防照射是治疗的重要组成部分[165]。联合应用利妥昔单抗是值得研究的治疗方向[146]。

参 考 文 献

原发皮肤淋巴瘤

1. Willemze R, Elaine S. Jaffe ES, et al. WHO-EORTC classification for cutaneous lymphomas. Blood, 2005, 105：3768-3785.

2. Swerdlow SH, Campo E, Harris NL, et al. eds. WHO classification of tumours of haematopoietic and lymphoid tissues. Lyon：IARC, 2008.

3. Grange F, Hedelin G, Joly P, et al. Prognostic factors in primary cutaneous lymphomas other than mycosis fungoides and the sezary syndrome. Blood, 1999, 93：3637-3642.

4. Fink-Puches R, Zenahlik P, Back B, et al. Primary cutaneous lymphomas：Applicability of current classification schemes (European Organization for Research and Treatment of Cancer, World Health Organization) based on clinicopathologic features observed in a large group of patients. Blood, 2002, 99：800-805.

5. Smith BD, Glusac EJ, McNiff JM, et al. Primary cutaneous B cell lymphoma treatedwith radiotherapy：A comparison of the European Organization for Research and Treatment of Cancer and the WHO classification systems. J Clin Oncol, 2004, 22：634-639.

6. Eich HT, Eich D, Micke O, et al. Long-term efficacy, curative potential, and prognostic factors of radiotherapy in primary cutaneous B cell lymphoma. Int J Radiat Oncol Biol Phys, 2003, 55：899-906.

7. Yap LM, Blum R, Foley P, et al. Clinical study of primary cutaneous B cell lymphoma using both the European Organization for Research and Treatment of Cancer and World Health Organization classifications. Australas J Dermatol, 2003, 44：110-115.

8. Storz MN, van de Rijn M, Kim YH, et al. Gene expression profiles of cutaneous B cell lymphoma. J Invest Dermatol, 2003, 120：865-870.

9. Grange F, Bekkenk MW, Wechsler J, et al. Prognostic factors in primary cutaneous large B cell lymphomas：A european multicenter study. J Clin Oncol, 2002, 19：3602-3610.

10. Mirza I, Macpherson N, Paproski S, et al. Primary cutaneous follicular lymphoma：An assessment of clinical, histopathologic, immunophenotypic, and molecular features. J Clin Oncol, 2002, 20：647-655.

11. Grange F, Hedelin G, Joly P, et al. Prognostic factors in primary cutaneous lymphomas other than mycosis fungoides and the Sézary syndrome. Blood, 1999, 93：3637-3642.

12. Bekkenk MW, Vermeer MH, Jansen PM, et al. Peripheral T cell lymphomas unspecified presenting in the skin：Analysis of prognostic factors in a group of 82 patients. Blood, 2003, 102：2213-2219.

13. Hoefnagel JJ, Dijkman R, Basso K, et al. Distinct types of primary cutaneous large B cell lymphoma identified by gene expression profiling. Blood, 2005, 105：3671-3678.

14. Grange F, Petrella T, Beylot-Barry M, et al. Bcl-2 protein expression is the strongest independent prognostic factor of survival in primary cutaneous large B cell lymphomas. Blood, 2004, 103：3662-3668.

15. Ferreri AJM, Campo E, Seymour JF, et al. Intravascular lymphoma：Clinical presentation, natural history, management and prognostic factors in a series of 38 cases with special emphasis on the "cutaneous variant." Br J Haematol, 2004, 127：173-183.

16. Rubin MA, Cossman J, Freter CE, et al. Intravascular large cell lymphoma coexisting within hemangiomas of the skin. Am J Surg Pathol, 1997, 21：860-864.

17. Kobayashi T, Munakata S, Sugiura H, et al. Angiotropic lymphoma：proliferation of B cells in the capillaries of cutaneous angiomas. Br J Dermatol, 2000, 143：162-164.

18. Kodama K, Massone C, Chott A, et al. Primary cutaneous large B cell lymphomas：Clinicopathologic features, classification, and prognostic factors in a large series of patients. Blood, 2005, 106：2491-2497.

19. Smith BD, Smith GL, Cooper DL, et al. The Cutaneous B cell lymphoma prognostic index: A Novel prognostic index derived from a population-based registry J Clin Oncol, 2005, 23：3390-3395.

20. Zinzani PL, Quaglino P, Pimpinelli P, et al. Prognostic factors in primary cutaneous B cell lymphoma: The Italian Study Group for Cutaneous Lymphomas. J Clin Oncol, 2006, 24：1376-1382.

21. Molina A, Zain J, Arber DA, et al. Durable clinical, cytogenetic, and molecular remissions after allogeneic hematopoietic cell transplantation for refractory Sezary syndrome and mycosis fungoides. J Clin Oncol, 2005, 23：6163-6171.

22. Li J, Pulitzer MP, Myskowski PL, et al. A case-control study of clinicopathologic features, prognosis, and therapeutic responses in patients with granulomatous mycosis fungoides. J Am Acad Dermatol, 2013, 69：366-374.

原发中枢神经系统淋巴瘤

23. Ahsan H, Neugut AL, Bruce JN. Trends in incidence of primary malignant brain tumors in USA, 1981~1990. Int J Epidemiol, 1995, 24：1078-1085.

24. Blay JY, Conroy T, Chevreau C, et al. High dose methotrexate for the treatment of primary central nervous system lymphomas: analysis of survival and late neurological toxicity in a retrospective series. J Clin Oncol, 1998, 16：864-871.

25. Bataille B, Delwail V, Menet E, et al. Primary intracerebral malignant lymphoma: report of 248 cases. J Neurosurg, 2000, 92：261-266.

26. Talbot JN, Haioun C, Rain JD, et al. 18F-FDG positron imaging in clinical management of lymphoma patients. Crit Rev Oncol Hematol, 2001, 38：193-221.

27. Weller M. Glucocorticoid treatment of primary CNS lymphoma. J Neurooncol, 1999, 43：237-239.

28. Blay JY, Ongolo-Zogo C, Sebban C, et al. Primary cerebral lymphomas: unsolved issues regarding first line treatment, follow-up, late neurological toxicity and treatment of relapses. Ann Oncol, 2000, 11：39-44.

29. Nelson DF, Martz KL, Bonner H, et al. Non-Hodgkin's lymphoma of the brain: can high dose, large volume radiation therapy improve survival? Report on a prospective trial by the Radiation Therapy Oncology Group (RTOG): RTOG 83~15. Int J Radiat Oncol Biol Phys, 1992, 23：9-17.

30. Qin DX, Zheng R, Tang J, et al. Influence of radiation on the blood-brain barrier and optimum time of chemotherapy. Int J Radiat Oncol Biol Phys, 1991, 19：1507-1510.

31. DeAngelis LM, Seiferheld W, Schold SC, et al. Combination chemotherapy and radiotherapy for primary central nervous system lymphoma: radiation therapy oncology group study 93-10. J Clin Oncol, 2002, 20：4643-4648.

32. Brada M, Hjiyiannakis D, Hines F, et al. Short intensive primary chemotherapy and radiotherapy in sporadic primary CNS lymphoma. Int J Radiat Oncol Biol Phys, 1998, 40：1157-1162.

33. O'Brien P, Roos D, Pratt G, et al. Phase Ⅱ multicenter study of brief single-agent methotrexate followed by irradiation in primary CNS lymphoma. J Clin Oncol, 2000, 18：519-526.

34. Bessell EM, Guillermo AL, Villa S, et al. Importance of radiotherapy in the outcome of patients with primary CNS lymphoma: an analysis of the CHOD/BVAM regimen followed by two different radiotherapy treatments. J Clin Oncol, 2001, 20：231-236.

35. Mead GM, Bleehen NM, Gregor A, et al. A medical research council randomized trialin patients with primary cerebral non-Hodgkin lymphoma: Cerebral radiotherapy with and without cyclophosphamide, doxorubicin, vincristine, and prednisone chemotherapy. Cancer, 2000, 89：1359-1370.

36. Corn BW, Dolinskas C, Scott C, et al. Strong correlation between imaging response and survival among patients with primary central nervous system lymphoma: A secondary analysis of RTOG studies 83-15 and 88-06. Int J Radiat Oncol Biol Phys, 2000, 47：299-303.

37. 张玉晶, 刘新帆, 房辉, 等. 脑原发淋巴瘤19例临床分析. 中华放射肿瘤学杂志, 2002, 11：183-186.

38. Ferreri AJ, Reni M, Pasini F, et al. A multicenter study of treatment of primary CNS lymphoma. Neurology, 2002, 58：1513-1520.

39. Hoang-Xuan K, Taillandier L, Chinot O, et al. Chemotherapy alone as initial treatment for primary CNS lymphoma in pa-

tients older than 60 years: a multicenter phase Ⅱ study（26952）of the European Organization for Research and Treatment of Cancer Brain Tumor Group. J Clin Oncol, 2003, 21：2726-2731.

40. McAllister LD, Doolittle ND, Guastadisegni PE, et al. Cognitive outcomes and long-term follow-up results after enhanced chemotherapy delivery for primary central nervous system lymphoma. Neurosurgery, 2000, 46：51-60.

41. Ng S, Rosenthal MA, Ashley D, et al. High-dose methotrexate for primary CNS lymphomas in the elderly. Neuro-Oncology, 2000, 2：40-44.

42. Batchelor T, Carson K, O'Neill A, et al. Treatment of primary CNS lymphoma with methotrexate and deferred radiotherapy: A report of NABTT 96-07. J Clin Oncol, 2003, 21（6）：1044-1049.

43. Shibamoto Y, Hayabuchi N, Hiratsuka J, et al. Is whole-brain irradiation necessary for primary central nervous system lymphoma? Cancer, 2003, 97：128-133.

44. Ferreri AJ, Blay JY, Reni M. Prognostic scoring system for primary CNS lymphomas: the International Extranodal Lymphoma Study Group experience. J Clin Oncol, 2003, 21：266-272.

45. Poortmans P, Kluin-Nelemans HC, Reiche HH, et al. European Organization fro Research and Treatment of Cancer Lymphoma Group phase Ⅱ trial 20962 evaluating high-dose methotrexate-based chemotherapy followed by consolidating radiotherapy in non-AIDS-related primary CNS lymphoma. J Clin Oncol, 2003, 21：4483-4489.

46. Pels H, Schmidt-Wolf IGH, Glasmacher A, et al. Primary central nervous system lymphoma: Results of a pilot and phase Ⅱ study of systemic and intraventricular chemotherapy with deferred radiotherapy. J Clin Oncol, 2003, 21：4489-4495.

47. Shenkier TN, Voss N, Chhanabhai M, et al. The treatment of primary central nervous system lymphoma in 122 immunocompetent patients. Cancer, 2005, 103：1008-1017.

48. Shenkier TN, Blay JY, O'Neill BP, et al. Primary CNS Lymphoma of T cell origin: A descriptive analysis from the International Primary CNS Lymphoma Collaborative Group. J Clin Oncol, 2005, 23：2233-2239.

49. Omuro AM, DeAngelis LM, Yahalom J, et al. Chemoradiotherapy for primary CNS lymphoma: An intent-to-treat analysis with complete follow-up. Neurology, 2005, 11, 64：69-74.

50. Shibamoto Y, Ogino H, Hasegawa M, et al. Results of radiation monotherapy forprimary central nervous system lymphoma in the 1990s. Int J Radiat Oncol Biol Phys, 2005, 62：809-813.

51. Camilleri-Broet S, Criniere E, Broet P, et al. Auniform activated B cell like immunophenotype might explain the poor prognosis of primary central nervous system lymphomas: Analysis of 83 cases. Blood, 2006, 107：190-196.

52. Thiel E, Korfel A, Martus P, et al. High-dose methotrexate with or without whole brain radiotherapy for primary CNS lymphoma（G-PCNSL-SG-1）: A phase 3, randomised, non-inferiority trial. Lancet Oncol, 2010, 11：1036-1047.

53. Morris PG, Correa DD, Yahalom J, et al. Rituximab, methotrexate, procarbazine, and vincristine followed by consolidation reduced-dose whole-brain radiotherapy and cytarabine in newly diagnosed primary CNS lymphoma: final results and long-term outcome. J Clin Oncol, 2013, 31：3971-3979.

54. Wieduwilt MJ, Valles F, Issa S, et al. Immunochemotherapy with intensive consolidation for primary CNS lymphoma: A pilot study and prognostic assessment by diffusion-weighted MRI. Clin Cancer Res, 2012, 18：1146-1155.

胃肠道淋巴瘤

55. Nakamura S, Matsumoto T, Lida M, et al. Primary gastrointestinal lymphoma in Japan. A clinicopathologic analysis of 455 patients with special reference to its time trends. Cancer, 2003, 97：2462-473.

56. Binn M, Ruskoné-Fourmestraux A, Lepage E, et al. Surgical resection plus chemotherapy versus chemotherapy alone: Comparison of two strategies to treat diffuse large B cell gastric lymphoma. Ann Oncol, 2003, 14：1751-1757.

57. Raderer M, Chott A, Drach J, et al. Chemotherapy for management of localized high-grade gastric B cell lymphoma: How much is necessary? Ann Oncol, 2002, 13：1094-1098.

58. Daum S, Ullrich R, Heise W, et al. Intestinal non-Hodgkins lymphoma: A multienter prospective clinical study from the German Study Group on intestinal non-Hodgkin's lymphoma. J Clin Oncol, 2003, 21：2740-2746.

59. Aviles A, Nambo MJ, Neri N, et al. The role of surgery in primary gastric lymphoma. Results of a controlled clinical trial. Ann Surg, 2004, 40：44-50.

60. Kohno S, Ohshima K, Yoneda S, et al. Clinicopathological analysis of 143 primary malignant lymphomas in the small and large intestines based on the new WHO classification. Histopathology, 2003, 43：135-143.

61. Fischbach W, Dragosics B, Kolve-Gobeler ME, et al. Primary gastric B cell-lymphoma：Results of a prospective multi-center study. Gastroenterology, 2000, 119：1191-1202.

62. Koch P, del Valle F, Berdel WE, et al. Primary gastrointestinal non-Hodgkin's lymphoma Ⅱ：Combined surgical and conservative or conservative management only in localized gastric lymphoma—Results of the prospective German multicenter study（GIT NHL 01/92）. J Clin Oncol, 2001, 19：3874-3883.

63. Koch P, del Valle F, Berdel WE, et al. Primary gastrointestinal non-Hodgkin's lymphoma Ⅰ：Anatomical and histological distribution, clinical features, and survival data of 371 patients registered in the German multicenter study（GIT NHL 01/92）. J Clin Oncol, 2001, 19：3861-3873.

64. Koch P, Probst A, Berdel WE, et al. Treatment results in localized primary gastric lymphoma：Data of patients registered within the German multicenter study（GIT NHL 02/96）. J Clin Oncol, 2005, 21：7050-7059.

65. Wang SL, Liao ZX, Liu XF, et al. Primary early-stage intestinal and colonic non-Hodgkin's lymphoma：Clinical features, management, and outcome of 37 patients. World J Gastroenterol, 2005, 11（37）：5905-5909.

66. 王淑莲, 刘新帆, 李晔雄, 等. 41 例原发肠道淋巴瘤的治疗结果. 中华放射肿瘤学杂志, 2005, 14：189-192.

67. Oh DY, I S Choi IS, Kim JH, et al. Management of gastric lymphoma with chemotherapy alone. Leuk Lymphoma, 2005, 46（9）：1329-1335.

68. Chen YW, Hu XT, Liang AC, et al. High BCL6 expression predicts better prognosis, independent of BCL6 translocation status, translocation partner, or BCL6 deregulating mutations, in gastric lymphoma. Blood, 2006, 108：2373-83.

69. Ishikura S, Tobinai K, Ohtsu A, et al. Japanese multicenter phase Ⅱ study of CHOP followed by radiotherapy in stage Ⅰ~Ⅱ, diffuse large B cell lymphoma of the stomach. Cancer Sci, 2005, 96（6）：349-352.

70. Wohrer S, Puspok A, Drach J, et al. Rituximab, cyclophosphamide, doxorubicin, vincristine and prednisone（R-CHOP）for treatment of early-stage gastric diffuse large Bcell lymphoma. Ann Oncol, 2004, 15：1086-1090.

71. Willich NA, Reinartz G, Horst EJ, et al. Operative and conservative management of primary gastric lymphoma：interim results of a German multicenter study. Int J Radiat Oncol Biol Phys, 2000, 46：895-901.

72. Schmidt W-P, Schmitz N, Sonnen R. Conservative management of gastric lymphoma：The treatment option of choice. Leuk Lymphoma, 2004, 45：1847-1852.

73. Aviles A, Nambo MJ, Neri N, et al. Mucosa associated lymphoid tissue（MALT）lymphoma of the stomach：Results of a controlled clinical trial. Med Oncol, 2005, 22：57-62.

74. Radaszkiewicz T, Dragosics B, Bauer P. Gastrointestinal malignant lymphomas of the mucosa-associated lymphoid tissue：factors relevant to prognosis. Gastroenterology, 1992, 102：1628-1638.

75. d'Amore F, Brincker H, Grømbæk K, et al. Non-Hodgkin's lymphoma of the gastrointestinal tract：A population-based analysis of incidence, geographic distribution, clinicopathologic presentation features, and prognosis. J Clin Oncol, 1994, 12：1673-1684.

76. Liang R, Todd D, Chan TK, et al. Prognostic factors for primary gastrointestinal lymphoma. Hematol Oncol1995, 13：153-163.

77. Park HC, Park W, Hahn JS, et al. Low grade MALT lymphoma of the stomach：Treatment outcome with radiotherapy alone. Yonsei Medical Journal, 2002, 43：601-606.

78. Biancia CD, Hunt M, Furhang E, et al. Radiation treatment planning techniques for lymphoma of the stomach. Int J Radiat Oncol Biol Phys, 2005, 62：745-751.

79. Park YH, Lee SH, Kim WS, et al. CHOP followed by involved field radiotherapy for localized primary gastric diffuse large B cell lymphoma：Results of a multi center phase Ⅱ study and quality of life evaluation. Leuk Lymphoma, 2006, 47：1253-1259.

80. Chen YW, Hu XT, Liang AC, et al. High BCL6 expression predicts better prognosis, independent of BCL6 translocation status, translocation partner, or BCL6-deregulating mutations, in gastric lymphoma. Blood, 2006, 108：2373-2383.

81. Gurney KA, Cartwright RA, Gilman EA. Descriptive epidemiology of gastrointestinal non-Hodgkin's lymphoma in a popula-

tion-based registry. Br J Cancer, 1999, 79（11-12）：1929-1934.

82. Scully RE, Mark EJ, Meneely WF, et al. Case records of the Massachuserrs General Hospital. New Engl J Med, 1999, 336（26）：1895-1930.

83. Santacroce L, Cagiano R, Del Prete R, et al. Helicobacter Pyloriinfection and gastric MALTomas：an up-to-date and therapy highlight. Clin Ter, 2008, 159（6）：457-562.

84. wundisch T, Kim TD, Thiede C, et al. Etiology and therapy of Helicobacter pylori-associated gastric lynphomas. Ann Hematol, 2003, 82（9）：535-554.

85. 黄月华，周道斌，段明辉，等. 104例原发胃肠道非霍奇金淋巴瘤患者临床特征及预后分析. 中华血液学杂志，2014, 35：791-795.

86. Kim SJ, Choi CW, Mun YC, et a1. Multicenter retrospective analysis of 581 patients with primary intestinal non-hodgkin lymphoma from the Consortium for Improving Survival of Lymphoma（CISL）. BMC Cancer, 2011, ll：321.

87. Lee J, Kim WS, Kim K, et al. Prospective clinical study of surgical resection followed by CHOP in localized intestinal diffuse large B cell lymphoma. Leuk Res, 2007, 31：359-364.

88. Chihara D, Oki Y, Ine S et a1. Primary gastric diffuse large B-cell Lymphoma（DLBCL）：analyses of prognostic factors and value of pretreatment FDG-PET scan. Eur J Haematol, 2010, 84（6）：493-498.

89. Martinelli G, Gigli F, Calabrese L, et a1. Early stage gastric diffuse large B-cell lymphomas：results of a randomized trial comparing chemotherapy alone versus chemotherapy+involved field radiotherapy. Leuk Lymphoma, 2009, 50：925-931.

韦氏环淋巴瘤

90. Aviles A, Delgado S, Ruiz H, et al. Treatment of non-Hodgkin's lymphoma of Waldeyer's ring：radiotherapy versus chemotherapy versus combined therapy. Eur J Cancer, 1996, 32B：19-23.

91. 李晔雄，高远红，袁志勇，等. 国际预后指数在韦氏环非霍奇金淋巴瘤的预后意义. 中华放射肿瘤学杂志，2002, 11：105-110.

93. 高远红，李晔雄，袁智勇，等. 原发扁桃体非霍奇金淋巴瘤的预后因素. 中华肿瘤杂志，2002, 24：483-485.

94. 赵路军，李晔雄，袁智勇，等. 原发于舌根非霍奇金淋巴瘤临床特点和预后. 中华放射肿瘤学杂志，2003, 12：21-24.

95. 高远红，李晔雄，袁智勇，等. 早期原发扁桃体非霍奇金淋巴瘤的治疗. 中华血液学杂志，2003, 24（4）：190-192.

96. 袁智勇，李晔雄，赵路军，等. 鼻咽非霍奇金淋巴瘤的临床和预后分析. 中华肿瘤杂志，2004, 26：425-429.

97. Kondo M, Mikata A, Ogawa K, et al. Prognostic factors in stage Ⅰ and Ⅱ non-Hodgkin's lymphoma of Waldeyer's ring. Acta Radiol Oncol, 1985, 24：153-158.

98. Sihmm DS, Dosoretz DE, Harris NL, et al. Radiation therapy of Waldeyer's ring lymphoma. Cancer, 1984, 54：426-431.

99. Saul SH, Kapadia SB. Primary lymphoma of Waldeyer's ring：Cliniccopathologic study of 68 cases. Cancer, 1985, 56：157-166.

100. Liang R, Chiu E, Todd D, et al. Combined chemotherapy and radiotherapy for lymphomas of Waldeyer's ring. Oncol, 1991, 48：362-364.

101. Shipp MA, Harrington DP, Anderson JR, et al. A predictive model for aggressive non-Hodgkin's lymphoma. N Engl J Med, 1993, 329：987-994.

102. The non-Hodgkin's lymphoma classification project. A clinical evaluation of the International Lymphoma Study Group classification of non-Hodgkin's lymphoma. Blood, 1997, 89：3909-3918.

103. Mok TS, Steinberg J, Chan AT, et al. Application of the international prognostic index in a study of Chinese patients with non-Hodgkin's lymphoma and a high incidence of primary extranodal lymphoma. Cancer, 1998, 82：2439-2448.

104. Miller TP, Dahlberg S, Cassady JR, et al. Chemotherapy alone compared with chemotherapy plus radiotherapy for localized intermediate-and high-grade non-Hodgkin's lymphoma. N Engl J Med, 1998, 339：21-26.

105. Glick J, Kim K, Earle J, et al. An ECOG randomized phase Ⅲ trial of CHOP vs. CHOP+radiotherapy（XRT）for in-

termediate grade early stage non-Hodgkin's lymphoma (NHL). In: Perry MC (ed). Proceedings of the Thirty-First Annual Meeting of the American Society of Clinical Oncology, Los Angeles, California, May 20-23, 1995.

106. Banfi A, Bonadonna G, Carnevali G, et al. Lymphoreticular sarcomas with primary involvement of Waldeyer's ring: Clinical evaluation of 225 cases. Cancer, 1970, 26: 341-350.

107. Anderson JR, Armitage JO, Weisenburger DD, et al. Epidemiology of the non-Hodgkin's lymphomas: distributions of the major subtypes differ by geographic locations. Ann Oncol, 1998, 9: 717-720.

108. Harabuchi Y, Tsubota H, Ohguro S, et al. Prognostic factors and treatment outcome in non-Hodgkin's lymphoma of Waldeyer's ring. Acta Oncologica, 1997, 36: 413-420.

109. Barton JH, Osborne BM, Butler JJ, et al. Non-Hodgkin's lymphoma of the tonsil. A clinicopathologic study of 65 cases. Cancer, 1984, 53: 86-95.

110. Yuen A, Jacobs C. Lymphomas of the head and neck. Semin Oncol, 1999, 26: 338-345.

111. Rodriguez J, McLaughlin P, Hagemmeister FB, et al. Follicular large cell lymphoma: An aggressive lymphoma that often presents with favorable prognostic features. Blood, 1999, 93: 2202-2207.

112. Falini B, Pileri S, Zinzani PL, et al. ALK + lymphoma: Clinico-pathological findings and outcome. Blood, 1999, 93: 2697-2706.

113. Kobayashi Y, Ogino T, Hayashi T, et al. Prognostic factors in non-Hodgkin's lymphoma of Waldeyer's ring and the lymph nodes of the neck [Article in Japanese]. Nippon Jibiinkoka Gakkai Kaiho, 2000, 103: 761-9.

114. Takagi T, Sampi K, Iida K. Stage I malignant lymphoma of Waldeyer's ring: Frequent relapse after radiation therapy. Ann Oncol, 1992, 3: 137-139.

115. Shih YH, Liang DC. non-Hodgkin's lymphoma in Asia. Hwmantol Oncol Clin North am, 1991, 5: 983-1001.

116. Ko YH, Kim cw, Park CS, et al. REAL classification of malignant lmphomas in the Republic of Korea: incidence of recently recognized entities and changes in clinicopathologic features. Hematolymphoreticular study group of the Kerean society of pathologisrs. RevisedEuropean-American lymphoma. Cancer, 1998, 83: 806-812.

117. 吴润叶, 李晔雄, 王维虎, 等. 原发韦氏环弥漫大B细胞与结外鼻型NK/T细胞淋巴瘤的临床特征和预后比较. 中华放射肿瘤学杂志, 2012, 21 (3): 231-235.

118. 吴润叶, 李晔雄, 亓姝楠, 等. 原发韦氏环黏膜相关淋巴组织淋巴瘤的临床特点和长期治疗结果. 中华放射肿瘤学杂志, 2012, 21 (2): 149-151.

119. Xi-Wen Bi, MD, Ye-Xiong Li, MD, Hui Fang, MD, et al. High-Dose and Extended-Field Intensity Modulated Radiation Therapy for Early-Stage NK/T-Cell Lymphoma of Waldeyer's Ring: Dosimetric Analysis and Clinical Outcome. Int J Radiation Oncol Biol Phys, 2013, 87: 1086-1093.

原发睾丸非霍奇金淋巴瘤

120. Hurley LJ, Burke CR, Shetty SK, et al. Bilateral primary non-Hodgkin's lymphoma of the testis. Urology, 1996, 47: 596-598.

121. Touroutoglou N, Dimopoulos MA, Younes A, et al. Testicular lymphoma: late relapses and poor outcome despite doxorubicin-based therapy. J Clin Oncol, 1995, 13 (6): 1361-1367.

122. Tweed CS, Peck RJ, Goel S, et al. A sonographic appearance of testicular lymphoma. Clin Radiol, 1991, 43 (5): 341-342.

123. Zouhair A, Weber D, Belkacemi Y, et al. Outcome and patterns of failure in testicular lymphoma. A multicenter rare cancer network study. Int J Radiat Oncol Biol Phys, 2002, 52: 652-656.

124. Crellin AM, Hudson BV, Bennett MH, et al. Non-Hodgkin's lymphoma of the testis. Radiother Oncol, 1993, 27 (2): 99-106.

125. Pectasides D, Economopoulos T, Kouvatseas G, et al. Anthracycline-based chemotherapy of primary non-Hodgkin's lymphoma of the testis. the hellenic cooperative oncology group experience. Oncology, 2000, 58 (4): 286-292.

126. 崔晓利, 李伟, 于振涛, 等. 睾丸非霍奇金淋巴瘤的治疗. 中华放射肿瘤学杂志, 2000, 9 (4): 240.

127. Buzelin F, Karam G, Moreau A, et al. Testicular tumor and the acquired immunodeficiency syndrome. Eur Urol, 1994,

26：71-72.

128. Roche H, Suc E, Pons A, et al. Stage Ⅰ E non-Hodgkin's lymphoma of the testis. A need for a brief aggressive chemotherapy. J Urol, 1989, 141（3）：554-556.

129. Seymour JF, Solomon B, Wolf MM, et al. Primary large cell non-Hodgkin's lymphoma of the testis. A retrospective analysis of patterns of failure and prognostic factors. Clin Lymphoma, 2001, 2（2）：109-115.

130. Zietman AL, Coen JJ, Ferry JA, et al. The management and outcome of stage Ⅰ AE non-Hodgkin's lymphoma of the testis. J Urol, 1996, 155（3）：943-946.

131. Emura A, Kudo S, Mihara M, et al. Testicular malignant lymphoma：imaging and diagnosis. Radiat Med, 1996, 14：121-126.

132. Nonomura N, Aozasa K, Ueda T, et al. Malignant lymphoma of the testis：histologicaland immunohistological study of 28 cases. J Urol, 1989, 141（6）：1368-1371.

133. Martenson JA, Buskirk SJ, Ilstrup DM, et al：Patterns of failure in primary testicular non-Hodgkin's lymphoma. J Clin Oncol, 1988, 6：297-302.

134. Kim YB, Chang SK, Yang WI, et al. Primary NK/T cell lymphoma of the testis：A case report and review of the literature. Acta Haematol, 2003, 109：95-100.

135. Ferry JA, Harris NL, Young RH, et al. Malignant lymphoma of the testis, epididymis, and spermatic cord. A clinicopathologic study of 69 cases with immunophenotypic analysis. Am J Surg Pathol, 1994, 18（4）：376-390.

136. Dalle JH, Mechinaud F, Michon J, et al. Testicular disease in childhood B-cell non-Hodgkin's lymphoma. The French society of pediatric oncology experience. J Clin Oncol, 2001, 19（9）：2397-2403.

137. Hyland J, Lasota J, Jasinski M, et al. Molecular pathological analysis of testicular diffuse large cell lymphomas. Hum Pathol, 1998, 29（11）：1231-1239.

138. Lambrechts AC, Looijenga LH, Veer MB, et al. Lymphomas with testicular localisation show a consistent BCL-2 expression without a translocation（14；18）. A molecular and immunohistochemical study. Br J Cancer, 1995, 71：73-77.

139. Sussman EB, Hajdu SI, Lieberman PH, et al. Malignant lymphoma of the testis：a clinicopathologic study of 37 cases. J Urol, 1977, 118（6）：1004-1007.

140. 易俊林，黄晓东，余子豪. 原发于睾丸非霍奇金淋巴瘤 19 例治疗结果分析. 中华放射肿瘤学杂志，2000，9：17-19.

141. Connors JM, Klimo P, Voss N, et al. Testicular lymphoma：Improved outcome with early brief chemotherapy. J Clin Oncol, 1988, 6（4）：776-781.

142. Linassier C, Desablens B, Lefrancq T, et al. Stage Ⅰ～Ⅱ E primary non-Hodgkin's lymphoma of the testis：Results of a prospective trial by the GOELAMS Study Group. Clin Lymphoma, 2002, 3（3）：167-172.

143. Lagrange JL, Ramaioli A, Theodore CH, et al. Non-Hodgkin's lymphoma of the testis：A retrospective study of 84 patients treated in the French anticancer centers. Ann Oncol, 2001, 12（9）：1313-1319.

145. Tondini C, Ferreri AJ, Siracusano L, et al. Diffuse large-cell lymphoma of the testis. J Clin Oncol, 1999, 17（9）：2854-2858.

146. Zucca A, Conconi A, Mughal TI, et al. Patterns of outcome and prognostic factors in primary large-cell lymphoma of the testis in a survey by the International Extranodal Lymphoma Study Group. J Clin Oncol, 2003, 21（1）：20-27.

147. Sampat MB, Sirsat MV, Kamat MR. Malignant lymphoma of the testis in Indians. Br J Urol, 1974, 46（5）：569-575.

148. Lantz AG, Power N, Hutton B, Gupta R. Malignant lymphoma of the testis：a study of 12 cases. Can Urol Assoc J, 2009, 3（5）：393-398.

149. Soh E, Berman LH, Grant JW, Bullock N, Williams MV. Ultrasound-guided core-needle biopsy of the testis for focal indeterminate intratesticular lesions. Eur Radiol, 2008, 18（12）：2990-2996.

150. Kemmerling R, Stintzing S, Muhlmann J, et al. Primary testicular lymphoma：a strictly homogeneous hematological disease. Oncol Rep, 2010, 23（5）：1261-1267.

151. Licci S, Morelli L, Covello R. Primary mantle cell lymphoma of the testis. AnnHematol, 2011, 90（4）：483-484.

152. Sugimoto K, Koike H, Esa A. Plasmablastic lymphoma of the right testis. Int J Urol, 2011, 18（1）：85-86.

153. Moertel CL, Watterson J, McCormick SR, Simonton SC. Follicular large cell lymphoma of the testis in a child. Cancer, 1995, 75 (5)：1182-1186.

154. Ferry JA, Harris NL, Young RH, et al. Malignant lymphoma of the testis, epididymis, and spermatic cord. A clinico-pathologic study of 69 cases with immunophenotypic analysis. Am J Surg Pathol, 1994, 18 (4)：376-390.

155. Moller MB, d'Amore F, Christensen BE. Testicular lymphoma：a population-based study of incidence, clinicopathological correlations and prognosis. The Danish Lymphoma Study Group, LYFO. Eur J Cancer, 1994, 30A (12)：1760-1764.

156. Al-Abbadi MA, Hattab EM, Tarawneh MS, et al. Primary testicular diffuse large B-cell lymphoma belongs to the nonger-minal center B-cell-like subgroup：a study of 18 cases. Mod Pathol, 2006, 19 (12)：1521-1527.

157. Li D, Xie P, Mi C. Primary testicular diffuse large B-cell lymphoma shows an activated B-cell-like phenotype. Pathol Res Pract, 2010, 206 (9)：611-615.

158. Ahmad SS, Idris SF, Follows GA et al. Primary Testicular Lymphoma. Clinical Oncology, 2012, 24：358-365.

159. Mazloom A, Fowler N, Medeiros LJ, et al. Outcome of patients with diffuse large B-cell lymphoma of the testis by era of treatment：the M. D. Anderson Cancer Center experience. Leuk Lymphoma, 2010, 51 (7)：1217-1224.

160. Seymour JF, Solomon B, Wolf MM, Janusczewicz EH, Wirth A, Prince HM. Primary large-cell non-Hodgkin's lymphoma of the testis：a retrospective analysis of patterns of failure and prognostic factors. Clin Lymphoma, 2001, 2 (2)：109-115.

161. Vitolo U, Ferreri AJ, Zucca E. Primary testicular lymphoma. Crit Rev Oncol Hematol, 2008, 65 (2)：183-189.

162. Gundrum JD, Mathiason MA, Moore DB, Go RS. Primary testicular diffuse large B-cell lymphoma：a population-based study on the incidence, natural history, and survival comparison with primary nodal counterpart before and after the intro-duction of rituximab. J Clin Oncol, 2009, 27 (31)：5227-5232.

163. Vitolo U, Chiappella A, Ferreri AJ, et al. First-line treatment for primary testicular diffuse large B-cell lymphoma with rituximab-CHOP, CNS prophylaxis, and contralateral testis irradiation：final results of an international phase Ⅱ trial. J Clin Oncol, 2011, 29：2766-2772.

第六章 髓外浆细胞瘤

王维虎

髓外浆细胞瘤（extramedullary plasmacytoma，EMP）是一种由单克隆浆细胞异常增生形成的恶性肿瘤，它有着独特的生物学行为和临床特点，如多以局限性肿块为主诉、对放射治疗敏感、合理的局部治疗后可长期生存、即使局部控制良好少数患者仍可转化为多发性骨髓瘤（multiple myeloma，MM）等[1]。

一、病理

浆细胞是一种高度成熟的 B 细胞，具有合成和分泌免疫球蛋白的功能，浆细胞肿瘤是从一级和二级未成熟 B 细胞向浆母细胞转化过程中形成的病理性浆母细胞演变而来的。浆母细胞多存在于骨髓内，极少数情况下在黏附分子的帮助下也可存在于软组织中[2]。EMP 是源于骨髓外的单克隆浆细胞。浆细胞肿瘤包括 EMP、骨的孤立性浆细胞瘤、MM 和浆母细胞肉瘤等[1]，其中 EMP 非常少见，目前其诊治存在经验不足及意见不一的问题。

二、临床特点

EMP 占所有浆细胞肿瘤的 1.9%～2.8%，男性多见[3-5]。Alexiou 等[6]汇总了从 1905～1997 年文献报道的 EMP 869 例，其中原发在头颈部 706 例（81.2%），发生在其他部位 163 例（18.8%）。原发在头颈部的髓外浆细胞瘤按照发生的频率依次为鼻腔加鼻窦 313 例，鼻咽 131 例，口腔 127 例，喉 79 例，腮腺 14 例；原发于头颈部以外的胃 17 例，肾 14 例，结肠 10 例。中国医学科学院肿瘤医院回顾性分析了 28 例 EMP 中仅 2 例发生在头颈部以外的其他部位。EMP 发病的中位年龄为 55～67 岁。病变多局限或以局部侵犯为主，区域淋巴结转移少见。

三、诊断

EMP 的诊断标准一般为：①病理证实为髓外部位的浆细胞肿瘤，有或无区域淋巴结受累；②骨髓检查浆细胞数<5%或<10%；③骨骼系统的临床及影像检查正常。其中有作者认为骨髓检查浆细胞数<10%符合 EMP 的诊断标准，但另外一些作者认为此标准应该为<5%，因为在 MM 的早期，许多患者在其骨髓涂片中浆细胞数<10%。另外在第 3 条标准中不包括肿瘤直接侵犯所致的骨骼破坏，如上颌窦原发 EMP 常常伴随邻近骨骼受侵，但这并不影响其预后。有建议在诊断标准中应加入单克隆免疫球蛋白的免疫组织化学结果，以证明 EMP 的单克隆性，如 Strojan 等[3]报道了 25 例 EMP 免疫组织化学的结果：κ 轻链蛋白阳性 15 例，λ 轻链蛋白阳性 10 例；IgG、IgM、IgA 阳性者分别为 11、2、1 例。另外，蛋白电泳发现单克隆蛋白电泳带、血清免疫球蛋白升高以及尿本周氏蛋白测定为阳性均有

助于 EMP 的诊断，但后三者的阳性率均较免疫组织化学结果要低[3]。

四、治疗

EMP 对放射治疗敏感，故多数作者认为单纯放射治疗即可获得满意疗效，放射治疗后局部控制率达 79.0%~100.0%，10 年总的生存率达 50.0%~100.0%[3-5]。但对于放射治疗的剂量和范围存在较大分歧，在常规分割的条件下剂量范围从 30.00~60.75Gy 不等，但因病例数少，没有就剂量学方面进行随机分组研究；但多数作者认为 40~50 Gy 即可获得良好的局部控制率，而且不会带来严重的放射治疗损伤[3,5,8-10]。Mendenhaill 等[9]复习文献后发现，放射治疗剂量在 40 Gy 以上时局部控制率为 94%，而放射治疗剂量在 40 Gy 以下时局部控制率仅为 69%，故建议放射治疗剂量应该在 40 Gy 以上。中国医学科学院肿瘤医院回顾性分析的 28 例 EMP 中，单纯放射治疗 16 例（57.1%）；综合治疗 11 例（39.3%），其中手术加术后放射治疗 9 例，术前放射治疗加手术 2 例；单纯手术 1 例。全组病例的局部控制率为 92.9%，5、10 年总生存率均为 75.6%，2 例放射治疗后肿瘤未控者放射治疗剂量均在 40 Gy 以下。若肿瘤较大且放射治疗中肿瘤消退不明显时可适当增加放射治疗剂量[8,11]。就区域淋巴结预防放射治疗的问题也存在争议[11]，建议预防放射治疗者认为放射治疗野外区域淋巴结复发率达 18%[4,11]，而且区域淋巴结放射治疗后可获得满意疗效[12]；而反对者却认为区域淋巴结失败仅占 4%，而且预防放射治疗后又带来了相应区域的放射损伤[8,13]。还有作者认为对大块病变或原发于淋巴引流丰富区域的，如鼻咽、口咽则需进行区域淋巴结预防放射治疗[5,14,15]。中国医学科学院肿瘤医院回顾性分析[16]的 28 例 EMP 中，原发于鼻咽和口咽的患者共有 10 例，其中仅有 2 例做区域淋巴结预防照射，所有病例均未发现区域淋巴结失败。另外，考虑到：①原发于口咽等部位的 EMP 放射治疗时已有一部分区域淋巴结包括在放射治疗野内；②即使区域淋巴结复发，挽救治疗的效果也较好[8,11]；③诊断时区域淋巴结受累或复发并不影响生存率或向 MM 的转化[4,17]；所以除原发于韦氏环的髓外浆细胞瘤外，不推荐预防性区域淋巴结照射。

至于手术治疗在 EMP 中的作用，如果病灶位于软组织、比较局限、手术可以完全切除者可单纯手术治疗[18]。但对于大部分的 EMP 手术完整切除往往较困难，尤其是病变位于头颈等部位时，周围重要组织器官密集，根治性手术可能造成对功能和美容的影响。因此多数手术较局限，术后需进一步放射治疗，而且手术和放射治疗的综合治疗也可取得满意疗效[3,6]。

五、与 MM 的关系

尽管 EMP 对放射治疗敏感，通过放射治疗可获得满意的局部控制率和生存率，但仍有少数患者会发生播散。Alexiou 等[6]总结了文献报道的 869 例 EMP 病例后发现，其中 16% 可转化为 MM；而且多数在诊断为 EMP 后 2 年内发生[5,11]。Harwood 等[19]认为原发病变伴有邻近骨骼破坏者易转化为 MM，其报告的 22 例 EMP 中，8 例伴随邻近骨骼破坏，其中 4 例转化为 MM；而另外 14 例无骨骼破坏病例，其中仅 2 例出现 MM。但也有作者报道未发现这种关联[5,6]。Tsang 等[15]对 46 例孤立性浆细胞瘤研究后发现，年龄是影响其向 MM 转化的重要因素，其中年龄 ≤63 岁组的无 MM 转化生存率为 64%，而年龄>63 岁组的无 MM 转化生存率仅为 37%（$P=0.028$），这可能与 MM 的发病年龄多为老年患者有关，总的来看 EMP 的发病年龄要比 MM 小 10 岁左右[7,12,19,20]。另有多位作者认为 EMP 在诊断时就可能是隐匿的 MM，因此必要时对可疑部位有必要行 MRI 检查。Liebross 等[21]通过对 12 例患者行 MRI 检查，从而排除了其中 4 例患者孤立性浆细胞瘤的诊断。

六、预后

Bartl'S 组织学分级系统[22]最初是为 MM 而设计的，其中 1 级指低度恶性，2 级指中度恶性，3 级指高度恶性。Susnerwala 等[8]首先将此系统应用于 EMP 患者，研究认为局部控制率与分级明显相关，低度恶性者的局部控制率（首程放射治疗即可获得 89% 的局部控制率）明显高于中高度恶性者，但组织学分级与总的生存率无关。Strojan 等[3] 对 26 例 EMP 的研究发现，高度恶性患者与诊断时区域淋巴结受累及疾病专项生存率明显相关。周光耀等[23] 研究后发现低中度恶性 EMP 5 年生存率明显优于高度恶性者（P<0.01），当然此系统的预后价值需进一步去证实。另外，Tsang 等[15] 研究证实肿瘤大小是影响肿瘤局部复发的重要因素，肿瘤≥5 cm 时局部控制率仅 38%，而肿瘤<5 cm 时局部控制率达 100%（P<0.01）。D'Aguillo 等[24] 对 1950~2012 年间的 67 篇关于鼻窦 EMP 的文献进行了荟萃分析，共 175 例，其中 89 例接受了单纯放射治疗，其次为手术加放射治疗及单纯手术治疗，16 例（9.1%）转化为 MM，中位随访 39 个月时有 71.8% 的患者存活。

总之，EMP 发病率较低，临床应仔细与 MM 鉴别。EMP 对放射治疗较敏感，经过常规分隔 40~50Gy 局部放射治疗后可获得较好的局部控制率和长期生存率。但少部分 EMP 可向 MM 转化，故需密切随访。由于目前尚无大样本的随机分组研究报道，因此对 EMP 的诊断标准、放射治疗剂量和照射野、Bartl's 组织学分级系统等的预后价值尚存在争议，仍有待于进一步的临床研究去证实。

参 考 文 献

1. Potter M. Perspectives on the origins of multiple myeloma andplasmaeytoma in mice. Hematol Oneol CliIn North Am, 1992, 6：211-223.

2. Hu K, Yahalom J. Radiotherapy in the management of plasma cell tumors. Oncology, 2000, 14：101-111.

3. Strojan P, Soba E, Lamovec J, et a1. Extramedullary plasmacytoma：histopatholosie study. Int J Radiat Oncol Biol Phys, 2002, 53：692-701.

4. Shih LY, Dunn P, Leung WM, el a1. Localised plasmacytomas in Taiwan：Comparison between extramedullary plasmacytoma and solitary plasmacytoma of bone. Br J Cancer, 1995, 71：128-133.

5. Liebross RH, Ha CS, Cox JD. et a1. Clinical course of solitaryextramedullary plasmacytoma. Radiother Oncol, 1999, 52：245-249.

6. Alexiou C, Kau RJ. Dietzfelbinger H, et a1. Extramedullary plasmacytoma：tumor occurrence and therapeutic concepts. Cancer, 1999, 85：2305-2314.

7. Knowling MA, Harwood AR, Bergsagel DE. Comparison of extramedullary plasmacytomas with solitary and multiple plasma cell tumors of bone. J Clin Oncol, 1983, 1：255-262.

8. Susnerwala SS, Shanks JH, Banerjee SS, et a1. Extramedullary plasmacytoma of the head and neck region：clinicopathological correlation in 25cases. Br J Cancer, 1997, 75：921-927.

9. Mendenhaill WM, Thar TL, Million RR. Solitaryplasmacytoma of bone and soft tissue. Int J Radiat Oncol Biol Phys, 1980, 6：1497-1501.

10. Mayr NA, Wen BC, Hussey DH, et a1. The role of radiation therapy in the treatment of solitaryplasmacytomas. Radiother Onc01. 1990, 17：293-303.

11. Bolek TW, Marcus RB, Price-MendenhallNP. Solitary plasmacytoma of bone and soft tissue. Int J Radiat Oncol Biol Phys, 1996, 36：329-333.

12. Jyothirmayi R, Gangadharan VP, Nair MK, et a1. Radiotherapy in the treatment of solitary plasmacytoma. Br J Radiol, 1997, 70：511-516.

13. Bush SE, Goffnet DR, Bagshaw MA. Extramedullary, plasmacytoma of the head and neck. Radiology, 1981, 140：801-805.

14. Tsang RW, Gospodarowicz MK, Pintilie M, et a1. Solitary plasmacytoma treated with radiotherapy：impact of tumor size on outcome. Int J Radiat Oncol Biol Phys. 2001, 50：113-120.

15. Mock PM, Neal GD. Aufdemorte TB. Immunoperoxidase characterization of extramedullary plasmacytoma of the head and neck. Head Neck Surg. 1987, 9：356-361.

16. Schratzenstaller B, Funk A, Kau RJ. Extramedullares P1asmozytom des Kehlkopfs. Otorhinolaryngol Nova, 1995, 5：

206-210.

17. Harwood AR, Knowling MA, Bergsagel DE. Radiotherapy of extramedullary plasmacytoma of the head and neck. Clin. Radiol, 1981, 32：31-36.

18. Holland J, Trenkner DA, Wasserman TH, et al. Plasmacytoma：treatment results and conversion to myeloma. Cancer, 1992, 69：1513-1517.

19. Liebross RH, Ha CS, Cox JD, et al. Solitary boneplasmacytoma：outcome and prognostic facters following radiotherapy. Int J Radiat Oncol Biol Phys, 1998. 41：1063-1067.

20. Bartl R, Frisch B, Fateh-Moghadam A, et al. Histological classification and staging of multiple myeloma：a retrospective and prospective study of 674 cases. Am J Clin Pathol, 1987, 87：342-355.

21. 周光耀, 高炳庆, 刘亚峰, 等. 12 例头颈部髓外浆细胞瘤的病理与免疫组织化学研究. 临床耳鼻咽喉科杂志, 2000, 14：168-170.

22. 王维虎, 李素艳, 高黎, 等. 髓外浆细胞瘤临床分析. 中华放射肿瘤学杂志, 2004, 13（3）：211-214.

23. D'Aguillo C1, Soni RS, Gordhan C, et al. Sinonasal extramedullary plasmacytoma：a systematic review of 175 patients. Int Forum Allergy Rhinol, 2014, 4（2）：156-163.

24. Sasaki R, Yasuda K, Abe E, et al. Multi-institutional analysis of solitary extramedullary plasmacytoma of the head and neck treated with curative radiotherapy. Int J Radiat Oncol Biol Phys, 2012, 82：626-634.

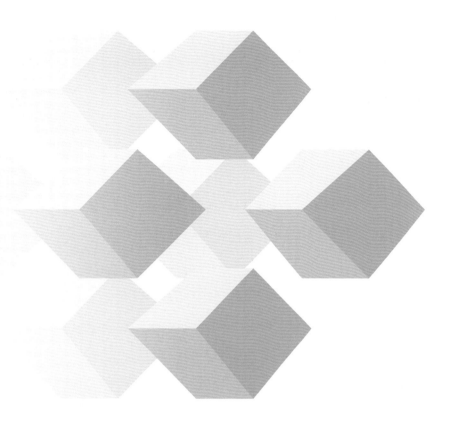

·第八篇·

乳 腺 癌

第一节 乳腺解剖和淋巴引流

王淑莲

乳腺癌的局部区域放疗一般需要照射乳腺/胸壁、腋窝、锁骨上和内乳淋巴引流区，照射野的设计不仅需要参考手术方式、肿瘤分期、肿瘤特点和失败模式，还要基于每个病人的解剖。了解乳腺和淋巴引流区的解剖有助于正确地勾画靶区和进行放疗布野。

乳腺附着于胸大肌筋膜表面，多数在第 2~6 前肋之间，内界为胸骨缘，外界达腋前线或腋中线。其外上极可延伸至腋窝，形成乳腺的腋尾部。乳腺的内侧 2/3 位于胸大肌表面，外侧 1/3 位于前锯肌表面。少部分乳腺组织可以超出上述范围，上达锁骨下缘，下达腹直肌前鞘，内达体中线，外达背阔肌前缘。乳腺下缘和躯干表面交界之处称为乳房下皱襞。乳腺的外上象限腺体组织最多，是最常见的乳腺癌发生部位。

乳腺位于皮下浅筋膜的浅层和深层之间。浅筋膜的浅层位于真皮深面，为富含脂肪的结缔组织；浅筋膜的深层位于乳腺的深面，与胸大肌筋膜浅层之间有疏松结缔组织相连，称乳房后间隙。浅筋膜伸向乳腺组织内形成纤维间隔（称为乳房悬韧带或 Cooper 韧带），一端连于皮肤，一端连于胸肌筋膜，对乳腺起固定支持作用。浅筋膜的浅层和深层以及包裹于其间的乳腺是乳腺癌根治手术的主要切除范围，也是保乳术后全乳腺照射的主要内容。乳腺由管泡状的腺组织（实质）、围绕腺组织的纤维性结缔组织（间质）和脂肪组织组成。乳腺实质由输乳管、乳腺小叶和腺泡组成。成人乳腺有15~20 个腺叶，以乳头为中心呈放射状排列。乳腺淋巴系统包括乳腺内的淋巴管和由乳腺向外的淋巴管及区域淋巴结。乳腺内的淋巴管由皮肤和乳腺实质的毛细淋巴管网组成。乳腺皮肤的淋巴管位于真皮内，有浅、深两层毛细淋巴管网，其中浅层淋巴管网与周围皮肤的浅层淋巴管网有广泛的交通，当肿瘤侵犯阻塞淋巴管时，癌细胞可以通过浅层淋巴管网逆流，侵犯对侧乳腺、对侧腋窝淋巴结或胸腹背部皮肤。乳腺淋巴主要引流到腋窝、内乳和锁骨上淋巴结，也可以引流到胸肌间淋巴结（Rotter's 淋巴结）。

腋窝是一个脂肪、结缔组织腔隙，腋腔内壁是前锯肌，前壁是胸大、小肌，后壁是肩胛下区的肌肉和筋膜。腋窝淋巴结沿腋窝神经血管排列，根据位置、收纳淋巴的范围及临床需要，有两种分组方法：①解剖学分组（前群、后群、外侧群、中央群和尖群），前群接受乳腺的淋巴；后群接受背部、肩胛区和胸后壁的淋巴；外侧群接受上肢的淋巴；中央群接受腋窝的前群、后群、外侧群以及直接接受乳腺的部分淋巴；尖群（又称锁骨下淋巴结，沿腋静脉的近端排列）收纳腋窝的前群、后群、外侧群、中央群及胸肌间淋巴结的输出管，以及乳腺上部的淋巴；②临床分组（Ⅰ水平、Ⅱ水平和Ⅲ水平），Ⅰ水平（低位腋窝）位于胸小肌外侧；Ⅱ水平（中位腋窝）位于胸小肌深面（包括胸肌间淋巴结）；Ⅲ水平（腋顶或锁骨下）位于胸小肌内侧，即尖群淋巴结（图 8-0-1）。乳腺癌的腋窝淋巴结转移多由Ⅰ水平到Ⅱ水平，再到Ⅲ水平，跳跃转移罕见，约 3%~3.8%。

内乳淋巴结位于胸骨旁肋间隙，沿胸膜外脂肪层内胸廓内动静脉排列，主要位于 1~3 肋间隙（图 8-0-2）。通常也将内乳淋巴结和其淋巴管合称为内乳淋巴链。内乳淋巴结的输出淋巴管注入锁骨上淋巴结，或右侧注入右淋巴导管，左侧注入胸导管或直接注入颈静脉角。

锁骨上淋巴结收纳腋尖群和内乳淋巴结的大部分淋巴引流，位于锁骨上方、颈阔肌深面的结缔组织中，深面为斜角肌，内界为颈内静脉，外界为斜方肌，上界为环甲膜水平，下界为锁骨下静脉。锁骨上淋巴结的输出淋巴管与颈深下淋巴结输出管合成颈干，汇入胸导管或右淋巴导管，或直接注入颈静脉角。颈内静脉和锁骨下静脉汇合处附近为淋巴结转移的好发部位（图 8-0-3）。

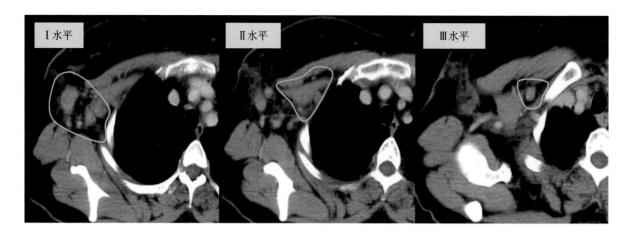

图 8-0-1　CT 图像显示右侧 I ~ Ⅲ水平腋窝淋巴结转移

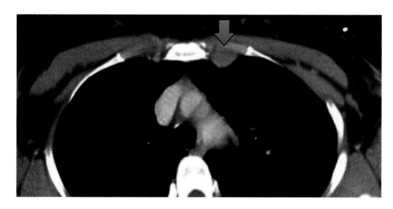

图 8-0-2　CT 图像显示左侧内乳淋巴结转移

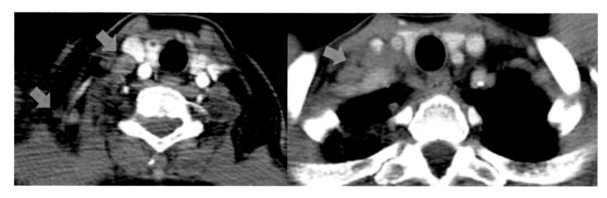

图 8-0-3　CT 图像显示右侧锁骨上淋巴结转移

第二节　乳腺癌的流行病学

王淑莲

乳腺癌是最常见的女性肿瘤，男性发病率极低。乳腺癌的发病率随着年龄的增长而增高，中国乳腺癌年龄别发病率最高在 50~54 岁。西方白人乳腺癌发病率最高，亚洲人相对较低。中国的城市发病率比农村高，可能与西方生活方式有关如结婚晚、生育少、肥胖率高及高脂肪低纤维饮食习惯。中国乳腺癌发病率处于增长阶段，2009 年女性乳腺癌发病率为 $42.55/10^5$，占女性恶性肿瘤的第一位，死亡在全癌死因顺位排第 5 位。

乳腺癌发病与基因、环境和社会经济等多种因素有关。明确的高危因素有高龄、BRCA1/2 基因突变、有阳性乳腺癌个人史或家族史、青春发育时乳腺辐射、月经初潮早（<12 岁）、绝经晚（>55 岁）、第一胎生育晚（>30 岁）或生育次数少、绝经后激素替代治疗、高脂肪饮食、乳腺活检病理为不典型导管增生史等。其中，BRCA1/2 基因突变的女性有 70%~80% 发生乳腺癌风险，并有很高的发生卵巢癌风险。5%~10% 的乳腺癌病人有 BRCA1/2 基因突变。

美国 Gail 模型是第一个乳腺癌发病危险性评估模型。该模型通过流行病学调查各种乳腺癌发病危险因素在白人女性中的分布情况，通过病例对照研究密切显著相关的高危因素及其权重，建立了乳腺癌发病危险评估模型。Gail 模型主要包括的乳腺癌发病危险因素是：自然年龄、初潮年龄、第一活胎生育年龄、乳腺良性疾病活检次数、不典型导管增生史、一级亲属中乳腺癌病人的例数。模型建成后，在使用中不断积累数据资源，后来又对 Gail 模型进行了修改，称为改良的 Gail 模型。目前国内尚缺乏类似针对国内乳腺癌发病危险性评估模型。

乳腺癌的预防包括改善生活方式、选择高危妇女行药物预防和双侧乳腺手术切除等。临床研究显示，他莫昔芬、雷洛昔芬、阿那曲唑和依西美坦均可以有效地降低高危女性的乳腺癌发病风险。在选择使用药物预防时，需要考虑药物的副作用以及乳腺癌预防的经效比。

第三节　乳腺癌的诊断、病理、分期和基本治疗原则

王淑莲

一、临床表现

早期乳腺癌多由筛查诊断，病人无症状。除了筛查，乳腺癌最常见的临床表现是乳房肿块，肿块无痛，质硬，边界不规则。肿瘤侵犯 Cooper's 韧带时，乳房皮肤可出现酒窝征。肿瘤发展后期可以侵犯皮肤，出现皮肤红、水肿、橘皮征或皮肤结节溃疡；侵犯胸壁时，肿瘤固定。发生在大乳管的肿瘤可以首先出现乳头溢液，多为血性。肿瘤出现转移时，腋窝、锁骨上可以扪及肿大淋巴结。

二、乳腺影像检查

乳腺常用的影像检查包括 X 线、超声、MRI。乳腺 X 线检查主要用于乳腺癌的筛查和早期诊断，已广泛用于 40 岁以上女性乳腺癌的筛查，是迄今为止唯一被证实可以降低乳腺癌死亡率的筛查方法。X 线检查有 10%~15% 的假阴性率，其敏感性和特异性受乳腺组织密度和年龄的影响。由于有放射性损害，对孕妇、哺乳期妇女及 <35 岁的年轻病人，X 线检查尚未作为首选检查。乳腺 X 线检查应对双侧乳房进行拍片，每侧乳房拍摄轴位和斜位两张片子，尽量照全乳腺组织，并对病变进行象限定位。

有时需要对病变部位拍摄放大相。根据病变性质进行乳腺影像报告和数据系统（BIRADS）评估，0：需要进一步的检查评估；1：阴性；2：良性发现；3：可能良性发现，建议短期内复查；4：可疑为恶性病变，应该考虑活检；5：高度提示恶性，应该采取适当的措施。如果乳腺癌初始病变表现为微小钙化，在实施保乳术后复查钼靶片，对于除外残留病变非常重要；对于钼靶片复查发现有可疑残留钙化的病人，可再次手术。

超声可以很好地鉴别乳腺的囊实性病变，与钼靶互为补充。超声和钼靶均阴性时，其阴性预测值>99%。超声无放射性，适合年轻女性致密型乳腺的检查，还可以在超声引导下对病变进行穿刺活检。缺点是超声对少量微小钙化的检出率低，诊断准确性取决于检查者的技术。

MRI软组织分辨率极高、无辐射、并可以动态增强扫描了解病变血流灌注情况，在乳腺的检查中有明显的优势。对乳腺癌的敏感性高达94%~100%。临床适应证包括：作为钼靶的补充，用于高危女性的乳腺癌筛查；对体检、X线和超声有疑问的病变进行鉴别诊断；评估乳腺癌新辅助化疗的反应；检查隐匿性乳腺癌的原发灶。对于以腋窝淋巴结转移为首发表现、体检和钼靶均无法发现乳腺原发肿瘤的隐匿性乳腺癌病人，MRI能够检出一半病人的乳腺原发灶。

三、病理组织学评价

乳腺癌病理诊断可以通过细针穿刺、空心针穿刺、手术活检或根治性手术获得。触诊阳性的乳腺癌可以直接进行细胞学穿刺；对于触诊阴性的乳腺癌，可以在乳腺钼靶摄影立体定位系统下或B超、MRI引导下进行针吸活检；对有仅有乳头溢液的病人，可行溢液细胞学检查或乳管镜检查以获得细胞学或组织学诊断。细针穿刺简单、费用低、准确性高，有经验的单位还可以对肿瘤细胞进行免疫细胞化学检测。缺点是缺乏组织结构，不能鉴别浸润性和非浸润性病变。空心针穿刺或手术活检可以获得组织学诊断，对肿瘤进行病理分型、分级和免疫组化检测，如常规检测ER、PR、Her2和增殖指数如Ki-67。细针穿刺多用于乳腺原发病灶的术前诊断、复发转移的诊断。如果需要准确的病理分型和免疫组化检测（如新辅助化疗前的病理诊断或复发转移时需要重新评估分子分型），则主张空心针穿刺。

手术活检或根治性手术可以对病变进行全面准确的病理评估。乳腺癌手术病理应报告原发肿瘤的病理类型、分级，肿瘤大小是否侵犯皮肤或胸壁，手术切缘情况，有无脉管瘤栓等。如果病理为混合型，需要报告每种病理类型占的比例；如浸润性癌含有原位癌成分，需要报告浸润癌的最大直径。对腋窝淋巴结评估时，无论腋窝处理方式为前哨淋巴结活检还是腋窝淋巴结清扫，对腋窝标本中的所有淋巴结进行病理切片检查，报告腋窝淋巴结检出总个数，转移个数，转移性质为微转移还是宏转移，转移淋巴结是否有包膜外侵犯等。对肿瘤进行免疫组化检测时，指标至少包括ER、PR、Her2和增殖指数如Ki-67等。Her2-或1+为阴性，Her2 3+为阳性。Her2 2+时，需要进一步荧光原位杂交（FISH）检测以明确是否有Her2基因扩增。

根据病理结果可以对乳腺癌进行分子分型，以指导治疗和判断预后。2001年，Sorlie等基于基因表达谱分析（检测496个基因）把乳腺癌分为预后不同的4个分子亚型：Luminal A、Luminal B、basal-like和Her2过度表达型[1]。基因谱分析费用昂贵，多数需要新鲜的组织学标本，临床应用不方便。免疫组化方法可以克服上述不足，对乳腺癌进行近似的分子分型。目前临床最常用ER、PR、Her2和Ki-67这4个标记物的免疫组化结果，必要时结合FISH对Her2进行基因扩增检测，进行乳腺癌分子分型。Ki-67指数以14%为界[2]、PR阳性细胞数以20%为界[3]用以区分Luminal A和Luminal B型。Luminal A型为ER阳性、PR阳性>20%、Her2阴性、Ki-67<14%；Luminal B型可分为Luminal B-Her2阴性型和Luminal B-Her2阳性型。Luminal B-Her2阴性型为ER阳性、PR阴性或阳性≤20%、Her2阴性、Ki-67>14%；Luminal B-Her2阳性型为ER和（或）PR阳性、Her2阳性；Her2过表达型为ER和PR均阴性、Her2阳性；三阴型为ER、PR和Her2均阴性。Luminal型预后较好，Her2过表达型和三阴型预后较差。

四、分期检查措施

（一）全面体格检查

首先检查两侧乳房，包括有无肿块，肿块的部位、大小、质地、边界、活动度，乳房皮肤有无红肿、溃疡，有无乳头内陷、溢液、脱屑、糜烂。其次检查双侧腋窝及锁骨上区是否有肿大淋巴结，淋巴结的位置、大小、质地、边界、活动度，是否融合等。

（二）实验室检测

血常规、肝肾功能、血糖、血脂等。

（三）影像学检查

除了乳腺影像学检查外，B 超检查有无腋窝、锁骨上淋巴结转移，胸 CT 检查有无肺、内乳淋巴结转移，肝脏 B 超或增强 CT 扫描（或 MRI）检查有无肝转移。对于体检或 B 超有锁骨上淋巴结转移的病人，应做颈部 CT，明确锁骨上淋巴结转移位置，以便指导后续的放疗定位。对于Ⅲ~Ⅳ期、或病理特征提示转移风险高的早期病人，或有骨痛症状或血碱性磷酸酶增高的病人，建议做骨扫描检查。有脑部症状的病人，建议做增强脑 MRI 检查。PET-CT 作为一项全身性功能影像检查，对于检出隐匿性乳腺癌的乳腺原发灶、检出区域淋巴结特别是内乳淋巴结转移以及远地转移有一定的优势。PET-CT 虽然不推荐为常规检查，临床可有用于隐匿性、局部晚期、转移性或局部区域复发乳腺癌病人。

五、乳腺癌分期

目前临床常用的是 AJCC 第七版 TNM 分期系统。AJCC 第八版分期系统是在 TNM 分期系统的基础上，加入组织学分级、ER、PR 和 Her2 状态。对于 ER 阳性、淋巴结阴性的病人，多基因检测结果如 21 基因检测结果可以作为一个分期指标。建议常规检测 ER、PR 和 Her2 这些分子标志物的单位使用第八版分期。但第八版分期系统还需要有长期随访结果的病人数据来验证。

原发肿瘤（T）

原发肿瘤的分期定义，不管是临床分期还是病理分期都是一样的。如果肿瘤大小来自体检，可用 T_1、T_2 或 T_3 表示。如果肿瘤大小来自其他测量方法，如乳腺 X 线片、B 超或病理测量，可用到 T1 的亚分类，肿瘤大小应精确到 0.1cm。多个病灶时，依据最大的病灶大小。病理学分期时，肿瘤大小应依据浸润癌病灶的测量值。

T_x 　　　　原发肿瘤无法评估

T_0 　　　　无原发肿瘤证据

T_{is} 　　　　原位癌

T_1 　　　　肿瘤最大直径≤2cm

　T_{1mic} 　　微小浸润癌，最大直径≤0.1cm

　T_{1a} 　　　肿瘤最大直径>0.1cm，且≤0.5cm

　T_{1b} 　　　肿瘤最大直径>0.5cm，且≤1cm

　T_{1c} 　　　肿瘤最大直径>1cm，且≤2cm

T_2 　　　　肿瘤最大直径>2cm 且≤5cm

T_3 　　　　肿瘤最大直径>5cm

T_4 　　　　肿瘤大小不限，直接侵犯胸壁或皮肤

　T_{4a} 　　　直接侵犯胸壁，不包括胸肌

　T_{4b} 　　　患侧乳腺皮肤水肿（包括橘皮征）或溃疡或局限在同侧乳腺的皮肤卫星结节

　T_{4c} 　　　同时包括 T_{4a} 和 T_{4b}

　T_{4d} 　　　炎性乳腺癌

区域淋巴结（N）

临床分期

N_x　　区域淋巴结无法评估

N_0　　无区域淋巴结转移

N_1　　转移到同侧一个或多个可活动的腋窝淋巴结

N_2　　同侧腋窝淋巴结转移彼此固定、融合或与其他组织固定融合；或临床上（影像或体检）同侧内乳淋巴结转移但无腋窝淋巴结转移

　N_{2a}　同侧腋窝淋巴结转移彼此固定、融合或与其他组织固定融合

　N_{2b}　临床上同侧内乳淋巴结转移但无腋窝淋巴结转移

N_3　　同侧锁骨下淋巴结转移；或临床上同侧内乳淋巴结转移伴腋窝淋巴结转移；或同侧锁骨上淋巴结转移伴或不伴腋窝淋巴结转移或内乳淋巴结转移

　N_{3a}　同侧锁骨下淋巴结转移

　N_{3b}　临床上同侧内乳淋巴结转移伴腋窝淋巴结转移

　N_{3c}　同侧锁骨上淋巴结转移

病理学分期

pN_X　　区域淋巴结不能评估（如已经切除，或未切除送病理检查）

pN_0　　无区域淋巴结转移，未做孤立肿瘤细胞（ITC）的检查

注：孤立肿瘤细胞（ITC）定义为单个肿瘤细胞或小细胞簇的最大直径不超过 0.2mm。

pN_1　　1~3 个腋窝淋巴结转移，和（或）前哨淋巴结清扫发现内乳淋巴结显微镜下转移而临床上阴性

　pN_{1mi}　微小转移（大于 0.2mm，但不超过 2.0mm）

　pN_{1a}　1~3 个腋窝淋巴结转移

　pN_{1b}　前哨淋巴结清扫发现内乳淋巴结显微镜下转移而临床上阴性

　pN_{1c}　1~3 个腋窝淋巴结转移和前哨淋巴结清扫发现内乳淋巴结显微镜下转移而临床上阴性

pN_2　　4~9 个腋窝淋巴结转移，或临床上同侧内乳淋巴结转移但无腋窝淋巴结转移

　pN_{2a}　4~9 个腋窝淋巴结转移（至少有一处肿瘤大于 2.0mm）

　pN_{2b}　临床上同侧内乳淋巴结转移但无腋窝淋巴结转移

pN_3　　10 个或 10 个以上腋窝淋巴结转移，或锁骨下淋巴结转移；或临床上同侧内乳淋巴结转移伴 1 个或 1 个以上腋窝淋巴结转移；或 3 个以上腋窝淋巴结转移伴临床阴性而显微镜下阳性的内乳淋巴结转移；或同侧锁骨上淋巴结转移

　pN_{3a}　10 个或 10 个以上腋窝淋巴结转移（至少有一处肿瘤大于 2.0mm），或锁骨下淋巴结转移

　pN_{3b}　临床上同侧内乳淋巴结转移伴 1 个或 1 个以上腋窝淋巴结转移；或 3 个以上腋窝淋巴结转移伴临床阴性而显微镜下阳性的内乳淋巴结转移

　pN_{3c}　同侧锁骨上淋巴结转移

远地转移（M）

M_0　　无远地转移

M_1　　远地转移

AJCC 第七版分期分组

0 期：$T_{is}N_0M_0$

Ⅰ期：$T_1N_0M_0$

ⅡA 期：$T_{0~1}N_1M_0$，$T_2N_0M_0$

ⅡB 期：$T_2N_1M_0$，$T_3N_0M_0$

ⅢA 期：$T_{0\sim3}N_2M_0$，$T_3N_1M_0$

ⅢB 期：$T_4N_{0\sim2}M_0$

ⅢC 期：$T_{任何}N_3M_0$

Ⅳ期：$T_{任何}N_{任何}M_1$

六、乳腺癌基本治疗原则

手术、放疗、化疗、内分泌治疗和分子靶向治疗是目前乳腺癌的主要治疗方法。其中手术为主要治疗方式，根据病人的一般情况、肿瘤的分期和生物学特征合理选择使用其他治疗方式。早期乳腺癌病人，根据肿瘤大小和病人意愿，可以行全乳房切除术或保留乳房的肿瘤扩大切除术；对于浸润性乳腺癌，还需要行腋窝前哨淋巴结活检或腋窝清扫术。术后选择性给予放疗、化疗、内分泌治疗和分子靶向治疗。对于肿瘤负荷较大的局部晚期乳腺癌，可以先给予化疗、内分泌治疗和分子靶向治疗等系统性全身治疗，降低肿瘤负荷，然后手术。转移性乳腺癌，以化疗、内分泌治疗和分子靶向治疗为主，根据肿瘤反应情况和患者是否有明显的症状体征，来决定是否需要手术或放疗等局部治疗的介入。

第四节 乳腺原位癌的治疗

王淑莲

乳腺原位癌包括导管内癌和乳头 Paget's 病。

小叶原位癌不是真正的原位癌，它通常提示病人有较高的发生浸润性乳腺癌的风险，发生的浸润癌通常为浸润性导管癌，而非浸润性小叶癌，并且双侧乳腺有一样的风险。小叶原位癌可以单独发生，也可以与浸润性癌或导管内癌同时存在。当小叶原位癌与浸润性癌或导管内癌同时存在时，治疗遵循浸润性癌或导管内癌的治疗原则，手术切缘对小叶原位癌不做要求。当小叶原位癌单独发生时，可以根据病人发生乳腺癌的风险给予双侧乳房预防切除、三苯氧胺预防性化学治疗或密切随诊。放疗在乳腺小叶原位癌的治疗中没有作用。

乳头 Paget's 病多与浸润性癌或导管内癌同时存在。这种情况下，除了完整切除 Paget's 病外，治疗主要遵循浸润性癌或导管内癌的治疗原则。当乳头 Paget's 病单独发生时，可以行全乳腺切除术，或者局部切除术+全乳放疗。

乳腺导管内癌是起源于乳腺导管的原位癌，为真正的癌前病变，如果不治疗，30%～50%发展为浸润性导管癌，故需要局部治疗以彻底清除癌灶，尽量降低发展成浸润癌的风险。手术可行全乳腺切除或肿瘤局部扩大切除。放疗对于降低保乳手术后的局部复发率起很大的作用。本节重点介绍导管内癌的治疗原则。

一、乳腺导管内癌的手术治疗

对于乳腺肿瘤较大或弥漫微小钙化，或保乳无法获得阴性切缘的病人，考虑行全乳腺切除术。全乳腺切除术后切缘阴性无需放疗。对于没有保乳禁忌的病人，保乳手术已经成为导管内癌的标准治疗，保乳手术切缘阴性定义为肿瘤外至少有 2mm 的正常组织。NSABP B6 研究中的 76 例导管原位癌病人，保留乳房治疗和全乳腺切除手术治疗的总生存率均为 96%。导管内癌病人一般无须腋窝处理，腋窝淋巴结转移率仅 0～3%，出现腋窝淋巴结转移可能是导管内癌中有未被检出的浸润癌灶。术前穿刺诊断为导管内癌的病人，10%～29%在肿瘤切除术后病理发现有浸润癌灶，3%～13%病人前哨淋巴结活检阳性。所以，对于原发肿瘤>2.5 cm 或病理为高级别导管内癌病人，建议行前哨淋巴结活检，以避免术后病理为有浸润性癌时，需要二次腋窝手术。

二、乳腺导管内癌的放疗作用和指征

乳腺导管内癌病人单纯保乳术后，有较高的同侧乳腺肿瘤复发率，其中复发的肿瘤50%为导管内癌，50%为浸润性癌。四个随机临床研究均发现导管内癌保乳术后，放疗比未放疗使同侧乳腺肿瘤复发率降低一半，包括降低导管内癌和浸润癌的复发率，但未提高总生存率（表8-0-1）。四个研究中，放疗组均照射全乳腺，总剂量50Gy/5周（SweDCIS研究中部分病人总剂量54Gy，中间休息2周）。NSABP B-17和EORTC-10853研究中，放疗组有9%和5%的病人接受了瘤床补量10Gy，SweDCIS和UKCCCR研究中未予瘤床补量。对上述4个随机研究中的3729例病人进行的荟萃分析显示，放疗显著降低同侧乳腺肿瘤复发率，放疗和未放疗组的10年同侧乳腺肿瘤复发率分别为12.9%和28.1%（$P<0.00001$）。未发现不能从放疗中获益的亚组人群，包括年龄<50岁和≥50岁、初诊肿瘤为钼靶检出或临床症状检出、肿瘤单灶或多灶、肿瘤低、中或高分级、手术行局部切除或区段切除、切缘阴性或阳性、有无使用三苯氧胺，保乳术后放疗均能显著降低同侧乳腺肿瘤复发率。即使对于低分级、肿瘤大小1~20mm、切缘阴性的病人，保乳术后放疗也显著降低10年同侧乳腺肿瘤复发率（30.1%和12.1%，$P=0.002$）。老年病人从放疗中有同样的局控获益，≥50岁病人放疗和未放疗的10年同侧乳腺肿瘤复发率为10.8%和27.8%，<50岁病人放疗和未放疗的10年同侧乳腺肿瘤复发率为18.5%和29.1%。与未放疗相比，放疗未显著降低乳腺癌死亡率或总死亡率，也未显著增加非乳腺癌死亡率或心脏病死亡率[4]。

表 8-0-1 乳腺导管内癌保乳术后放疗和不放疗的随机临床研究结果

研 究	单纯手术	手术+放疗	P 值
NSABP B-17（n=816）[5]			
12年同侧乳腺复发率	31.7	15.7	<0.000005
12年总生存率	86	87	0.8
EORTC-10853（n=1010）[6,7]			
15年同侧乳腺复发率	30	17	<0.001
15年总生存率	90	88	0.931
SweDCIS（n=1046）[8]			
5年同侧乳腺复发率	22	7	<0.0001
UKCCCR（n=1030）[9,10]			
10年同侧乳腺复发率	19.4	7.1	<0.0001

虽然随机研究显示，保乳术后放疗对导管内癌病人有肿瘤局控方面的获益，但临床实践中，术后放疗并没有被推广为临床常规。如何选择复发高危病人进行放疗、鉴别出无需放疗的低危病人一直是人们研究的课题。EORTC-10853研究显示年龄≤40岁、临床检出（vs. 仅钼靶检出）、中、高分级（vs. 低分级）、组织结构为实性/粉刺样或筛状（vs. cling/微乳头）切缘阳性、≤1mm或不详（vs 切缘阴性）是局部复发的高危因素[6]。美国加州的一个回顾性研究发现，应用Van Nuys预后指数（根据肿瘤大小、分级和切缘进行评分）可以筛选出复发风险低的导管内癌病人，保乳术后可以不做放疗；但后续的其他研究无法重复得出一致的结论。RTOG 9804随机临床研究，入组单发、钼靶X片发现的导管内癌病人，要求肿瘤<2.5 cm，切缘≥3 mm，肿瘤低、中分级，随机分为单纯保乳术和保乳术+全乳放疗。研究因入组缓慢而终止，最终仅入组了636例（计划病人总数的1/3）。中位随访7

年，未放疗组病人的局部复发率不到 10%，但放疗仍显著降低 7 年局部复发率（0.9% 和 6.7%，$P<0.001$）[11]。

乳腺导管内癌的致死率极低，NSABP B-17 和 B-24 研究显示 15 年乳腺癌死亡率仅 2.3%~4.7%。同侧乳腺浸润癌复发在术后 15 年持续增加，浸润癌复发增加了病人的乳腺癌死亡风险（HR = 7.06）和总死亡风险（HR = 1.75）。而放疗显著降低了同侧乳腺浸润癌复发风险，单纯保乳术和术后放疗组病人的 15 年同侧浸润癌复发率分别为 19.4% 和 8.9%。导管内癌复发在术后 5 年内持续增加，5 年后复发率达到平台，但导管内癌复发不影响病人的生存。研究发现年龄<65 岁、切缘阳性/不详（vs. 切缘阴性）、临床检出（vs 仅钼靶检出）是浸润性癌复发的高危因素[12]。EORTC-10853 研究的 15 年随访结果也显示同侧乳腺浸润癌复发病人的乳腺癌死亡风险是未复发或导管内癌复发病人的 17 倍[7]。Solin 等报道 E5194 研究中的导管内癌保乳术后未放疗病人，12 基因评分可以鉴别复发低、中、高危病人，10 年局部复发率分别为 10.6%、26.7% 和 25.9%，10 年局部浸润癌复发率为 3.7%、12.3% 和 19.2%（$P \leqslant 0.006$）[13]。结合临床病理因素和分子标记物，选择复发高危病人、特别是浸润癌复发高危病人进行放疗，可以使病人最大程度的从放疗中获益。

三、乳腺导管内癌的放疗部位和剂量

乳腺导管内癌病人保乳术后放疗需要照射全乳腺 50Gy/25f，无需预防照射区域淋巴结。全乳腺照射后，是否需要瘤床补量照射目前无随机研究证据。有的中心不做瘤床补量照射；但也有的中心做瘤床补量照射，照射的依据是由浸润癌病人保留乳房术后瘤床补量照射比不补量照射能进一步降低局部复发率的结果外推而来。回顾性研究显示导管内癌瘤床补量总体上未改善局控或生存，但年轻病人有可能从瘤床补量中获益。目前 TROG07.01 和 EORTC 22085 正在对导管内癌保留乳房术后放疗是否需要瘤床补量进行 III 期随机临床研究，结果将会为治疗决策提供依据。

乳腺导管内癌病人保乳术后部分乳腺照射的研究较少，ASTRO 部分乳腺照射共识中认为导管内癌病人做部分乳腺照射应该慎重（肿瘤≤3cm）或者不适合（肿瘤>3cm）。GEC-ESTRO 和 NSABP B-39/RTOG0413 随机临床研究，入组病人包括了浸润性导管癌和导管内癌，随机行保乳术后全乳腺照射和部分乳腺照射。GEC-ESTRO 研究的 5 年随访结果发现保乳术后全乳腺照射和部分乳腺照射两组疗效无差别，但研究中导管内癌病人仅占 5%[14]。

导管内癌病人保乳术后放疗采用常规分割。已有长期随访结果的大分割放疗随机研究未包括导管内癌病人，目前有些回顾性研究认为导管内癌保乳术后大分割放疗和常规分割放疗疗效无差别，但缺乏 1 类证据。正在进行的 EORTC 22085 随机研究比较导管内癌保乳术后大分割放疗和常规分割放疗、瘤床补量与不补量，研究结果将会对临床有指导作用。

四、乳腺导管内癌的内分泌治疗

乳腺导管内癌术后病理 ER 或 PR 阳性，可给予内分泌治疗。内分泌治疗可以降低同侧乳腺癌的复发率，或预防对侧乳腺癌的发生率。NSABP B-24 随机研究（16% 切缘阳性）显示导管内癌病人保乳术后，三苯氧胺在放疗的基础上可以进一步降低乳腺癌风险，包括同侧和对侧乳腺癌、区域和远地转移，用和不用三苯氧胺的 5 年累积乳腺癌风险分别为 13.4% 和 8.2%。其中，三苯氧胺显著降低了同侧乳腺浸润癌复发风险（4.2% 和 2.1%，$P = 0.03$），降低同侧乳腺肿瘤复发风险（11.1% 和 7.1%），并降低对侧乳腺癌的发生风险（4.9% 和 2.3%）[15]。UKCCCR 研究显示三苯氧胺在单纯保乳术的基础上显著降低了 10 年同侧乳腺导管内癌复发率（10.4% 和 7.4%）和对侧乳腺癌发生率（3.1% 和 0.9%），但对同侧乳腺浸润癌复发率无影响（6.0% 和 5.5%）。三苯氧胺在保乳术+放疗的基础上，未能降低同侧（2.6% 和 2.4%）或对侧乳腺癌风险（1.1% 和 1.1%）[10]。目前推荐对 ER 或 PR 阳性的导管内癌病人给予三苯氧胺治疗，特别是单纯保乳术（未放疗）、切缘阳性或绝经前的病

人可能获益更大。NSABP B-35 随机研究比较三苯氧胺和阿那曲唑对导管内癌病人的疗效，阿那曲唑比三苯氧胺进一步减少乳腺癌相关事件，尤其对于 60 岁以下的病人[16]。

第五节　早期浸润性乳腺癌保乳术和术后放疗

王淑莲

一、保乳手术的指征、原则和疗效

（一）保乳手术指征

Ⅰ~Ⅱ期乳腺癌病人可以选择实施保乳手术或全乳腺切除术。保乳手术由于可以保留乳房、且与全乳腺切除的疗效相同，得到越来越广泛的应用。特别当乳腺肿瘤单发、且肿瘤大小在 4~5cm 之内，肿瘤局部切除不影响乳房美容效果时，应首选保乳手术。考虑保乳手术指征时，主要保证以下 3 点：手术切缘阴性、乳房美容效果好、可以安全的给予术后放疗。乳腺多发肿瘤或弥漫性钙化，往往无法同时保证手术切缘阴性和乳房美容效果，为保乳手术的绝对禁忌证。但如果多发肿瘤位于乳房的同一象限，用一个手术切口可以完整切除肿瘤又不影响乳房美容效果时，可以选择保乳手术。如果病人为孕妇或有同侧胸部放疗病史，保乳术后无法给予放疗，或病人有累及皮肤的活动性结缔组织病如硬皮病、红斑狼疮，放疗会影响乳房的美容效果，这些均为保乳手术的绝对（孕妇）或相对禁忌证。而年龄（如年轻）或特殊的分子亚型（如三阴乳腺癌），不影响保乳手术的使用。

（二）保乳手术原则

保乳手术包括乳腺肿瘤局部切除和腋窝淋巴结处理两方面。

1. 乳腺肿瘤局部切除应注意保证乳房美容效果和手术切缘阴性。乳房美容效果方面，包括手术切口的要求如上象限弧形切口、下象限放射状切口；保证切缘阴性的适当范围的乳腺组织切除等。手术切缘阴性是为了保证治疗疗效。基于近 30 年的研究结果，美国外科肿瘤学会和放射肿瘤学会 2014年保乳手术切缘共识指出，对于Ⅰ~Ⅱ期浸润性乳腺癌行保乳术+全乳放疗（无新辅助化疗）的病人，手术切缘阳性比阴性的复发率风险增加 2 倍以上，放疗、全身治疗或好的生物学亚型如 ER 阳性均无法降低这种风险，故保乳手术要求切缘阴性（定义为切缘上无浸润癌或导管内癌），更宽的切缘距离未显著降低复发风险。对于特殊类型病人如三阴、浸润性小叶癌或年轻病人如 ≤40 岁，无需在切缘阴性的基础上扩大切缘[17]。

2. 腋窝淋巴结处理有腋窝清扫和前哨淋巴结活检（SNB）两种方式。腋窝清扫是腋窝淋巴结处理的金标准，适合所有的浸润性乳腺癌病人。但腋窝清扫手术的上肢淋巴水肿发生率高。前哨淋巴结活检适用于临床检查腋窝淋巴结阴性的病人。2014 年美国临床肿瘤学会的早期乳腺癌前哨淋巴结活检的共识指出[18]，早期无腋窝淋巴结转移的乳腺癌病人不推荐做腋窝清扫，这组病人适合做腋窝前哨淋巴结活检。前哨淋巴结阴性，无需腋窝清扫，假阴性率在 10% 以内。前哨淋巴结转移数为 1~2个，如果接受保乳术并计划行常规分割全乳放疗时，不推荐做腋窝清扫。前哨淋巴结转移数大于2 个，需要进一步腋窝清扫。

（三）保乳治疗的疗效

多个随机临床研究及荟萃分析显示，乳腺癌保乳治疗可以取得和改良根治术相同的总生存率[19]，复发率结果见表 8-0-2：NSABP B6 等三个随机研究发现保乳术+放疗的局部复发率与改良根治术无差别。但 EORTC 1081、NCI 和意大利米兰的研究却发现，保乳治疗的复发率显著高于改良根治术。究其原因，前两个研究中，很多病人保乳手术切缘阳性。米兰研究中，保乳治疗组和根治术组的复发率虽然有差别，但复发率均在 10% 以内。因此，在保乳治疗中，手术切缘状态对肿瘤的局部控制情况非常重要。如果切缘阴性，保乳治疗不比改良根治术增加复发风险。

表 8-0-2　随机研究保乳治疗和改良根治术/根治术的局部复发率比较

研　究	例数	随访（年）	T_{max}（cm）	切缘	N+%	术式	局部复发率%		
							保乳	改良	P 值
EORTC 10801[20]	868	10	5	48%+	43	LE/MRM	20	12	0.01
NCI[21]	237	18	5	+/−	40.5	LE/MRM	22	0	0.001
Milan 1[22]	701	20	2	−	25.8	Q/RM	8.8	2.3	0.001
NSABP B6[23]	1219	20	4	−	37	WE/MRM	14	10	NS
GustaveRousy[24]	179	15	2	−	32.4	WE/MRM	9	14	NS
DBCG-82 Tm[25]	905	6	5	−	35	WE/MRM	4.6	6.5	NS

注：T_{max}：原发肿瘤最大径；LE：局部切除术（local excision）；WE：扩大切除术（wide excision）；Q：象限切除术（quadrantec-tomy）；MRM：改良根治术（modified radical mastectomy）；RM：根治术（radical mastectomy）；NS：无显著差别。

二、保乳术后放疗的作用和指征

（一）保乳术后放疗作用

乳腺癌保乳术后放疗可以显著降低同侧乳腺肿瘤的局部复发率。荟萃分析显示放疗还能降低远地转移率、提高总生存率，放疗和未放疗病人的 10 年失败率（局部区域或远地转移）分别为 19.3% 和 35%（$P<0.00001$），15 年乳腺癌死亡率分别为 21.4% 和 25.2%（$P=0.00005$），15 年总死亡率分别为 34.6% 和 37.6%（$P=0.03$）[26]。

（二）保乳术后放疗指征

保乳手术病人，包括各种类型的浸润性癌，无论腋窝淋巴结阴性或阳性，一般均应予术后放疗。如 NSABP B-06 随机研究中，保乳术后放疗和未放疗病人的 20 年局部复发率分别为 14.3% 和 39.2%。腋窝淋巴结阴性和阳性病人均能从放疗中获益。腋窝淋巴结阴性病人，放疗和未放疗病人的 20 年局部复发率分别为 17% 和 36.2%；腋窝淋巴结阴性病人，放疗和未放疗病人的 20 年局部复发率分别为 8.8% 和 44.2%[23]。

为了明确是否有一些低危病人或者手术切除范围较大的病人不需要放疗，国外开展了一系列的随机临床研究。如 NSABP B-21 随机研究试图探讨肿瘤小的病人能否免除放疗，结果显示 $T_{1a/b}N_0M_0$ 病人保乳术后，单纯三苯氧胺、单纯放疗和放疗+三苯氧胺的 8 年局部复发率分别为 16.5%、9.3% 和 2.8%[27]。故即使肿瘤≤1cm 的病人，也应放疗。Veronesi 等报道的比较乳腺象限切除+放疗和单纯象限切除的随机研究，肿瘤<2.5cm，所有病人都行腋窝淋巴结清扫术，两组病人的 10 年局部复发率分别为 5.8% 和 23.5%，放疗组明显获益[28]。

在目前有效的全身治疗的基础上，结合临床低危因素和分子分型，可以筛选出一组无需放疗的病人。CALGB 9343 研究入组年龄≥70 岁、$T_1N_0M_0$（2/3 为 cN_0）、手术切缘阴性和 ER 阳性的保乳术后病人，随机予单纯三苯氧胺或术后放疗+三苯氧胺，5 年局部复发率单纯三苯氧胺组为 4%，术后放疗+三苯氧胺组为 1%（$P<0.0001$）[29]，10 年局部复发率单纯三苯氧胺组为 10%，术后放疗+三苯氧胺组为 2%（$P<0.0001$），总生存率和乳腺癌特异生存率（高达 98% 和 97%）无差别[30]。PRIME Ⅱ 研究[31] 入组年龄≥65 岁、$T_{1\sim2}$（肿瘤最大径≤3cm）pN_0M_0、手术切缘阴性和 ER 阳性的保乳术后病人，随机予单纯三苯氧胺或术后放疗+三苯氧胺，5 年局部复发率单纯三苯氧胺组为 4.1%，术后放疗+三苯氧胺组为 1.3%（$P=0.0002$）。5 年区域淋巴结复发率、远转率和总生存率无差别。从这两个研究可以看出，未放疗组病人的 5 年局部复发率很低，但随着随访时间的延长，复发率增高。这两个

研究未对肿瘤分级或分子亚型进行进一步分析。美国 SEER 数据库中 7403 例与 CALGB 9343 研究入组条件相同的病人，分析放疗是否可以降低病人失去乳腺（全乳腺切除）的风险，结果显示：对于 70~74 岁、高分级肿瘤，未放疗病人的 10 年全乳腺切除率偏高，>10%[32]。加拿大的一项回顾性研究纳入了 501 例腋窝淋巴结阴性的保乳病人，有完整的分子分型和长期的随访结果，发现 Luminal A 型病人复发风险低，放疗获益有限，放疗和未放疗病人的 10 年乳腺肿瘤复发率分别为 3.3% 和 7.3%（P = 0.11）。结合分子亚型和其他临床低危因素，可以鉴别出一组复发低危病人：Luminal A 型，>60 岁，T_1，肿瘤 1~2 级，这组病人单用内分泌治疗的 10 乳腺肿瘤复发率仅为 3.1%[33]。综上所述，早期低危病人保乳术后究竟是否放疗，应从肿瘤分子亚型和分级、病人的意愿、是否合并有其他疾病、预期寿命、放疗的不良反应及是否能耐受内分泌治疗等方面综合考虑而定。如果肿瘤为 luminal A 型，病人高龄、合并有其他疾病、预期寿命短、能耐受长期内分泌治疗，可以考虑单纯内分泌治疗，不做放疗。

三、保乳术后照射部位和剂量

（一）全乳腺照射和瘤床补量

保乳术后病人常规行全乳腺照射，全乳腺切线野常规照射剂量为 45~50 Gy，5 周，1 次/天，1.8~2 Gy/次。全乳腺照射后，应行瘤床补量照射。临床上，如手术切缘阴性，瘤床补量照射剂量为 10~16 Gy；如手术切缘阳性，瘤床补量照射剂量为 15~20 Gy，常规分割。瘤床补量照射的范围根据术中瘤床周围置放的金属标记、CT 影像所示乳腺术后血清肿和术后改变范围确定；术中未放置金属标记的病人，可参考体检所见、手术瘢痕位置。

EORTC 22801-11802 随机临床研究结果显示乳腺浸润癌瘤床补量能进一步降低局部复发率，瘤床补量组和未补量组病人的 10 年局部复发率为 6.2% 和 10.2%。所有年龄组的病人均能从瘤床补量中获益，使局部复发率降低一半。年轻病人由于复发风险高，瘤床补量的绝对获益最大，年龄<40 岁病人的瘤床补量组和未补量组的 10 年局部复发率为 13.5% 和 23.9%。年龄>60 岁者瘤床补量组和不补量组病人的 10 年局部复发率为 3.8% 和 7.3%[34]。随访 20 年分析显示年龄≤50 岁、有导管原位癌的病人有较高的局部复发率，这组高危病人（≤50 岁且有导管原位癌）补量和不补量组的 20 年局部复发率为 15% 和 31%[35]。所以对于>60 岁，同时原发肿瘤较小、腋窝淋巴结阴性、激素受体阳性的病人，由于局部复发风险低，瘤床补量的绝对获益小，可以考虑不予瘤床补量。EORTC 22801-11802 boost 研究对 251 例手术切缘阳性病人随机瘤床补量 10Gy 和 26Gy。10Gy 和 26Gy 补量组的 10 年局部复发率分别为 17.5% 和 10.8%（P>0.1），10 年乳腺严重纤维化的发生率分别为 3.3% 和 14.4%（P = 0.002）[36]。即增加瘤床补量的剂量，并未显著降低肿瘤的局部复发风险。从另外一个角度强调保乳手术保证切缘阴性的重要性。

（二）区域淋巴结预防照射

乳腺癌保乳术后是否需要预防照射区域淋巴结，以及照射哪些区域淋巴结，主要参考初诊时区域淋巴结的亚临床受累风险、术后的淋巴结复发风险、放疗的有效率、放疗的毒性、复发后挽救治疗的成功率以及全身治疗控制远地亚临床病灶的有效率等。一般来说，腋窝淋巴结病理阴性的病人（腋窝清扫或前哨淋巴结活检）无需区域淋巴结预防照射；腋窝淋巴结转移数≥4 个的病人需要预防照射区域淋巴结；腋窝淋巴结转移数 1~3 个的病人需要选择有高危因素者预防照射区域淋巴结。

1. 腋窝清扫病人的区域淋巴结预防照射　早期乳腺癌保乳手术后，可能需要预防照射的区域淋巴结包括腋窝、内乳和锁骨上下区。腋窝清扫彻底的病人无需腋窝预防照射。腋窝清扫病理示腋窝淋巴结转移数≥4 个的病人，需要预防照射锁骨上下±内乳淋巴引流区；腋窝淋巴结转移数 1~3 个的病人，需要选择高危病人预防照射锁骨上下±内乳淋巴引流区；腋窝淋巴结阴性的病人无需区域淋巴结预防照射。

（1）腋窝　腋窝清扫不彻底的病人，建议腋窝预防放疗。临床上判断腋窝清扫程度有时比较困难，需要参考手术记录、腋窝淋巴结负荷和腋窝淋巴结清除总数。提示腋窝可能清扫不彻底的情况包括：如手术记录提示转移淋巴结与周围组织侵犯粘连，无法彻底清除；腋窝淋巴结转移数很多、同时阳性百分比大，且有淋巴结包膜外侵犯，如阳性淋巴结超过 10 个，阳性百分比>60%；病理腋窝淋巴结阳性，但腋窝淋巴结清除总数较少，如有报道总数<5 个，腋窝复发率可达 17%。但是需要区分腋窝淋巴结总数少是真正的手术清扫不足，还是手术充分但病理科未充分取材，这就需要与外科医生和病理科医生进行必要的沟通。

（2）锁骨上下淋巴结区域　腋窝清扫病理示腋窝淋巴结转移数≥4 个的病人，锁骨上淋巴结复发率达 3%~12%，需要照射锁骨上下淋巴引流区。腋窝淋巴结转移数 1~3 个的病人，在接受有效的全身治疗的前提下，锁骨上淋巴结复发率在 2%~3% 左右，是否需要常规放疗存在一些争议。2015 年发表的两项随机研究（MA20 和 EORTC 22922）随访 10 年结果显示锁骨上和内乳预防放疗未提高总生存率，但放疗可以显著提高无瘤生存率、降低远转率。MA20 研究[37]入组腋窝淋巴结阳性或高危的腋窝淋巴结阴性的保乳病人（85% 腋窝淋巴结转移数 1~3 个，15% 阴性），EORTC 22922-10925 研究[38]入组腋窝淋巴结阳性或肿瘤位于内象限/中央区的保乳（76%）或全乳切除（24%）病人（其中 43% 腋窝淋巴结转移数 1~3 个，12%≥4 个，45% 阴性），均随机分为全乳腺+内乳+内侧锁骨上淋巴引流区放疗和单纯全乳腺放疗两组。MA20 研究结果显示区域淋巴结放疗未改善总生存率，但显著提高了病人的无瘤生存率（82.0% vs 77.0%，$P=0.01$），ER 阴性病人获益最大。区域淋巴结放疗也提高了无局部区域疾病生存率（95.2% vs 92.2%，$P=0.009$）和无远转生存率（86.3% vs 82.2%，$P=0.03$）。EORTC 22922-10925 研究果显示区域淋巴结放疗未改善总生存率，但显著提高了病人的无瘤生存率（82% vs 77%，$P=0.01$）和无远转生存率（78.0% vs 75.0%，$P=0.02$），降低了乳腺癌死亡率（12.5% vs 14.4%，$P=0.02$）。

这两项随机研究结果提示预防性区域淋巴结照射可以通过控制区域病灶，进一步降低区域病灶引起的远地转移（放疗阻止了从区域淋巴结播散的远转），而提高无瘤生存。是否可以根据研究结果对这组病人全部给予锁骨上内乳淋巴结预防照射，还需要根据病人的实际病情予以综合考虑。原因是：①研究结果显示区域淋巴结预防照射无显著的生存获益，可能还需要进一步筛选出生存获益的高危病人；③虽然区域淋巴结预防照射的总体放疗并发症发生率很低，但与单纯全乳腺照射相比，显著增加了放射性肺炎、肺纤维化和淋巴水肿的发生率；③研究组病人同时接受了内乳和内侧锁骨上区的预防照射，无法区分获益来源于具体那个区域的照射。

对于保乳术后腋窝淋巴结转移数 1~3 个的病人，发展趋势是筛选复发高危病人进行预防放疗，许多研究包括中国医学科学院肿瘤医院的结果发现病人年轻（如<50 岁）、ER 阴性、Her2 阳性、脉管瘤栓和腋窝淋巴结 2~3 个阳性等是锁骨上复发的高危因素，锁骨上淋巴结复发率可达 8%~15%，选择这些病人进行锁骨上预防照射可能有更明显的获益。

（3）内乳淋巴结区域　早期乳腺癌保乳术后内乳淋巴结复发率很低，<1%。前述 MA20 和 EORTC 22922 研究结果显示内乳和锁骨上淋巴区预防照射显著降低远转、改善无瘤生存，EORTC 22922 研究还降低了乳腺癌相关死亡率，但两个研究均未改善总生存率。随着先进影像检查的使用，如 CT 和 PET-CT 发现内乳淋巴结复发并不少见，且多合并有远地转移，这可能是内乳预防照射会降低继发远转的原因。但内乳放疗不仅照射技术复杂、而且显著增加肺和心血管的受照剂量。如左侧乳腺癌内乳照射增加心脏和冠状动脉左前降支剂量，右侧乳腺癌内乳照射增加右冠状动脉剂量，从而增加放疗引起的缺血性心脏病的死亡风险，可能会抵消放疗的生存获益。Darby 等报道乳腺癌放疗后缺血性心脏病与心脏的平均剂量呈线性相关，心脏的平均剂量每增加 1Gy，主要冠脉事件（心梗、冠脉再通和缺血性心脏病死亡）的发生相对风险增加 7.4%；且心脏平均剂量无明显阈值，冠脉事件在放疗后 5 年内即开始增加[39]。乳腺癌放疗的放射性肺炎和远期肺癌的发生风险均与肺部照射剂量呈正

相关。荟萃分析显示乳腺癌三维适形放疗时，最好限制患侧肺的 V_{20}<30%，平均剂量<15Gy，以降低放射性肺炎的发生风险[40]。为降低内乳照射引起的心脏病风险，丹麦开展了一项全国性前瞻性队列研究，对早期腋窝淋巴结阳性的 1597 例左侧乳腺癌术后病人不做内乳照射，对 1492 例右侧乳腺癌病人进行内乳照射。随访 8.9 年，内乳照射显著提高了 8 年总生存率（75.9% 和 72.2%，P = 0.005），降低了乳腺癌死亡率（20.9% 和 23.4%，P = 0.03）和远地转移率（27.4% 和 29.7%，P = 0.07）。两组病人的缺血性心脏病死亡率无差别。腋窝淋巴结阳性且肿瘤位于内象限或腋窝淋巴结转移数 ≥4 个的病人，内乳照射的总生存率获益更大，内乳放疗使得 8 年总生存率从 64.8% 提高到 72.2%[41]。所以内乳照射可能通过降低远转而改善生存，临床实践中需要选择高危病人如腋窝淋巴结阳性且肿瘤位于内象限或腋窝淋巴结转移数 ≥4 个的病人，在保证放疗技术安全、不明显增加心肺剂量的前提下进行。

2. 腋窝前哨淋巴结活检病人的区域淋巴结预防照射　腋窝前哨淋巴结活检的保乳病人，前哨淋巴结阴性，腋窝无需进一步处理，也无需预防照射其他区域淋巴引流区。前哨淋巴结阳性数 1~2 个且无淋巴结包膜外侵犯，无需进一步腋窝清扫，低危病人如前哨淋巴结微小转移（转移灶 ≤2mm），可予全乳切线野或高位切线野照射；高危病人如年轻、ER 阴性、原发肿瘤较大、有脉管瘤栓、前哨淋巴结总数少等，予以全乳+腋窝±锁骨上淋巴引流区照射。前哨淋巴结阳性数>2 个或有淋巴结包膜外侵犯，需进一步腋窝清扫。

随机临床研究显示前哨淋巴结转移不超过 2 个、并符合其他一些条件的病人，在接受有效全身治疗的前提下，可以单纯行全乳放疗。IBCSG 23-01 研究入组 $cT_{1~2}N_0M_0$、无新辅助化疗、SLN 微转移的病人，90% 病人 ER 阳性，92% 乳腺肿瘤 ≤3cm，绝大多数都接受了全身治疗和保乳术后全乳放疗。随机分为单纯 SNB 和 SNB+腋窝清扫两组，腋窝清扫组病人的非前哨淋巴结转移率为 13%，两组病人的复发率和生存率无显著差别[42]。ACOSOG Z0011 研究入组 $cT_{1~2}N_0M_0$、无新辅助化疗、SLN 阳性 1~2 个、无淋巴结包膜外侵犯的病人，均接受保乳手术和全乳放疗，绝大多数接受了全身治疗，83% ER/PR 阳性，乳腺肿瘤中位大小 1.6cm。随机分为单纯 SNB 和 SNB+腋窝清扫两组，两组的生存率和复发率无显著差别。虽然腋窝清扫组病人有 27% 的非前哨淋巴结转移率，但两组的 5 年腋窝淋巴结复发率无差别，分别为 0.9% 和 0.5%。延长中位随访 9.25 年结果一致[43,44]。全身治疗、以及全乳腺标准切线野或高位切线野放疗（照射野包括了部分Ⅰ~Ⅱ水平的腋窝淋巴引流区）、以及病人的自身免疫监视作用，对降低单纯 SNB 组的腋窝淋巴结复发可能均起到了一定的作用。2016 年 NCCN 指南和 ASCO 共识指出符合 ACOSOG Z0011 入组条件的病人，可以不做腋窝放疗。但是需要注意的是，Z0011 研究入组病人未达到统计效能所需要的病例数。对这组病人，一些学者建议可以采用高位切线野放疗技术，对腋窝进行预防照射。并且上述两个随机研究入组病人偏低危，腋窝清扫组的非前哨淋巴结转移率只有 13% 和 27%。而常规腋窝前哨淋巴结阳性病人的腋窝清扫时非前哨淋巴结阳性率约 40%~50%。所以对于有高危因素的病人，建议全乳+腋窝±锁骨上淋巴引流区照射。

随机临床研究显示前哨淋巴结阳性的保乳病人，腋窝放疗可以获得与腋窝清扫同样的疗效，且上肢水肿发生概率降低。AMAROS 随机研究中位随访 6 年，发现 SLN 阳性病人腋窝放疗和腋窝清扫组的腋窝淋巴结复发率无显著差别（1.03% 和 0.54%），无瘤生存率和总生存率也无差别，放疗组病人的淋巴水肿率显著低于清扫组（14% 和 28%）[45]。同样，OTOASOR 随机研究也有相似的结果，SLN 阳性病人行腋窝放疗和腋窝清扫的腋窝淋巴结复发率分别为 1.3% 和 0.82%[46]。

（三）腋窝未手术病人的区域淋巴结预防照射

腋窝未手术，但腋窝淋巴结转移的概率较低时，也可以不做腋窝放疗。如乳腺微小浸润癌（浸润癌 ≤1mm），手术资料发现腋窝淋巴结转移率在 10% 左右[47]。这类病人有时是术中冰冻病理报告为导管内癌，未做腋窝手术，而术后石蜡报为微小浸润癌。这组病人的腋窝复发率极低，无需腋窝放疗。

临床腋窝阴性（cN_0）的乳腺癌病人，腋窝未手术，但腋窝淋巴结受累的可能性超过 10%~15% 时，建议做腋窝预防放疗。cN_0 乳腺癌病人，手术病理显示 30%~40% 有腋窝淋巴结转移。但是，如果这些病人不做腋窝手术或放疗等局部治疗，腋窝淋巴结复发率远低于初诊亚临床转移率。NSABP B-04 研究中，cN0 病人腋窝清扫术后有 40% 的病人腋窝淋巴结转移，而腋窝未处理组的腋窝淋巴结复发率为 18.4%。研究中腋窝手术组和放疗组的腋窝淋巴结复发率均为 4%，也说明放疗可以取得与手术一样的腋窝局部控制效果，腋窝放疗与腋窝未处理组病人的总生存率无差别[48]。腋窝放疗未增加上肢水肿的发生率，放疗组上肢水肿率与腋窝未处理组相仿，均低于腋窝手术组（15.5%，14.8% 和 30.7%）[49]。米兰的 INT09/98 研究入组 cT_1N_0 病人，随机行乳腺象限切除+全乳放疗和象限切除+腋窝清扫+全乳放疗，40% 以上的高危病人接受了化疗。腋窝清扫组 28.7% 淋巴结病理阳性，未做腋窝清扫组 9% 出现腋窝淋巴结复发[50]。法国的研究入组 T<3cm、cN_0 保乳病人，7.6% 接受化疗或内分泌治疗，随机分为腋窝手术组和放疗组，手术组 21% 腋窝淋巴结病理阳性。手术组和放疗组的 15 年腋窝淋巴结复发率为 1% 和 3%（$P=0.04$），远转率和总生存率无差别[51]。以上研究表明，cN_0 的乳腺癌病人在腋窝不做手术时，腋窝放疗可以取得和腋窝清扫同样的疗效。

（四）区域淋巴引流区放射剂量

区域淋巴引流区的照射剂量为预防剂量，45~50 Gy，5 周，1.8~2 Gy/（次·天）。

四、保乳术后全乳大分割放疗

2016 年 NCCN 指南建议全乳放疗可以常规分割，总剂量 46~50Gy/（2Gy·23~25f），也可以大分割 40~42.5Gy/15~16f（优选大分割）。高复发风险病人瘤床补量 10~16Gy/4~8f。医科院肿瘤医院根据自己的临床研究结果，全乳大分割 43.5Gy/（2.9Gy·15f），瘤床补量 8.7Gy/（2.9Gy·3f）。

增加单次照射剂量，减少放疗次数的大分割放疗可以缩短放疗周期，使病人尽快完成放疗，减少病人往返医院次数或缩短住院时间，并节省医疗资源。目前认为乳腺癌有较低的 α/β 值，从放射生物学角度，乳腺癌大分割放疗可以在保证疗效的基础上，不会增加病人的晚期放疗并发症。英国的全乳放疗 pilot 随机研究入组 1410 例保留乳房手术的乳腺癌病人，随机分为 3 组：50 Gy/（25 次·5 周）、39 Gy/（13 次·5 周）和 42.9 Gy/（13 次·5 周），结果显示，10 年的同侧乳腺肿瘤局部复发率为 12.1%、14.8% 和 9.6%，由此得出乳腺癌对单次剂量敏感性的 α/β 值为 4.6 Gy。同时根据三组病人的乳腺美容效果（包括乳腺外形改变和乳腺硬化）得出正常乳腺组织的 α/β 值约为 3 Gy[52]。

之后的随机研究均显示，乳腺放疗单次剂量为 2.6~3.2 Gy 的大分割放疗安全，并可取得与常规分割放疗相同的局部控制率、无瘤生存率和总生存率（表8-0-3）。加拿大研究中 50Gy 和 42.5Gy 组的 10 年乳房美容效果优良率无差别，分别为 71.3% 和 69.8%。START-A 研究中的 10 年重度乳房水肿、硬化和毛细血管扩张的发生率，39Gy 组显著低于 50Gy 组，41.6Gy 组与 50Gy 组无差别。START-B 研究中的 10 年重度乳房水肿、回缩和毛细血管扩张的发生率，40Gy 组显著低于 50Gy 组。START-A 和 B 研究中，晚期损伤如缺血性心脏病、有症状的肋骨骨折或肺纤维化、臂丛神经损伤的发生率极低 0~1.9%，不同剂量分割组无差别。上述临床研究仍有不足之处，如 START-A 研究中，大分割组虽然单次放疗剂量增大，但为隔天治疗，放疗的总疗程并未缩短，仍为 5 周。目前认为全乳腺照射后瘤床补量能进一步降低局部复发率，但加拿大研究中所有病人均未予瘤床补量，START-A 和 B 研究分别有 60% 和 42% 的病人接受 10 Gy/5 次的瘤床补量照射。全乳大分割放疗后，瘤床照射的最佳剂量分割方式尚不明确。目前临床上倾向也采用大分割的方式，对瘤床进行序贯电子线补量，如 10Gy/4f。正在进行的随机研究采用大分割放疗瘤床同步补量的方式，研究组全乳放疗 40~42.5Gy/15~16f，瘤床同步补量 3.2~3.3Gy/f。中国医学科学院肿瘤医院采用全乳放疗 43.5Gy/（2.9Gy·15f），瘤床同步补量 49.5Gy/（3.3Gy·15f）。

表 8-0-3　比较大分割放疗和常规分割放疗的随机临床研究结果

研究病例数	放疗剂量分割	瘤床补量%	淋巴结照射%	化疗%	5年局部区域复发率%	10年局部区域复发率%
加拿大	50 Gy/(25f · 5w)	0	0	10.9	3.2*	6.7*
n=1234[53,54]	42.5 Gy/(16f · 22d)				2.8*	6.2*
START-A	50 Gy/(25f · 5w)	60.6	14.2	35	3.6	7.4
n=2236[55,56]	41.6 Gy/(13f · 5w)				3.5	6.3
	39 Gy/(13f · 5w)				5.2	8.8
START-B	50 Gy/(25f · 5w)	42.6	7.3	22	3.3	5.5
n=2215[56,57]	40Gy/(15f · 3w)				2.2	4.3

注：* 同侧乳腺肿瘤局部复发率。

2010 年乳腺癌保乳术后大分割放疗 ASTRO 共识认为，对于符合下列条件的病人，可以用大分割放疗：①确诊时，病人年龄≥50 岁；②病理分期 $T_{1-2}N_0M_0$，接受了保乳手术；③病人未行全身化疗；④乳腺内，在放射线的中心轴上，剂量梯度在处方剂量的±7%以内（二维治疗计划，未做不均匀性校正）。推荐使用的剂量分割方式为全乳腺 42.5 Gy/16 次。未对瘤床补量达成共识。总体认为，大分割和常规分割的补量指征一样。绝大多数支持有指征时应该给予瘤床补量，但就如何补量，缺乏资料。

总之，乳腺癌保乳术后全乳腺大分割放疗疗效有随机研究结果支持，大分割放疗未增加晚期反应组织损伤。加拿大 5534 例病人随访 15 年的回顾性分析结果显示大分割放疗（44~46Gy/16f）未增加心脏病死亡风险，左侧乳腺癌病人大分割放疗和常规放疗的心脏病死亡率为 4.8%和 4.2%，右侧乳腺癌为 4.9%和 3.5%[58]。值得注意的是，随机研究中接受化疗和淋巴引流区预防照射的病人比例不高，使用大分割放疗进行淋巴引流区照射的晚期损伤如臂丛神经损伤以及是否在化疗的基础上增加晚期损伤，均有待于进一步研究。从目前的回顾性临床结果来看，合并化疗应该是安全的，淋巴引流区预防照射单次剂量低于 3Gy，且放疗不超过 15 次时，不会增加臂丛神经损伤风险。同时，大分割放疗时强调乳腺靶区内剂量分布的均匀性，降低剂量热点，这对保证乳房美容效果、特别是大乳房病人尤其重要。

五、保乳术后加速部分乳腺照射（PBI）

保乳术后病人的同侧乳腺复发肿瘤绝大多数（80%左右）位于手术切口周围，其他象限的肿瘤复发率在 15%左右，与对侧乳腺癌的发生率相似，可能不是复发而是第二原发癌。基于此，国外开展了保乳术后部分乳腺照射的临床研究，放疗范围只包括乳腺瘤床区域。部分乳腺照射靶区缩小，可以采用加速大分割的照射方式，放疗多在 1 周内完成，而不会导致很严重的急性或晚期放疗反应。加速部分乳腺照射（PBI）除减少心、肺、胸壁和对侧乳腺受照射剂量外，还可以减少瘤床外同侧乳腺的照射剂量，可能会改善乳房美容效果，还使得保乳术后复发的病人有可能再次接受保乳手术和放疗。

PBI 的研究多入组低危病人，根据一些 Ⅱ 期临床研究的长期随访结果，2009 年 ASTROPBI 共识提出下列适合条件：年龄≥60 岁、无 BRCA1/2 基因突变、原发肿瘤最大直径≤2 cm、切缘阴性至少 2 mm、病变单中心、无脉管瘤栓、ER 阴性、病理为浸润性导管癌或其他良好类型、病理不是浸润性小叶癌、EIC 阴性、腋窝淋巴结阴性、未接受新辅助治疗。对于上述病人，PBI 可能会取得与全乳腺照射相同的疗效。

PBI 与全乳腺照射（WBI）的随机临床研究结果见表 8-0-4。Budapest 研究开展的较早，但病例数少。5 年和 10 年随访结果均显示 PBI 和 WBI 的局部复发率和总生存率无差别，两组 10 年局部复发率为 5.9%和 5.1%（P=0.77），10 年真正局部复发率（原肿瘤象限复发）为 2.4%和 3.4%，10 年其他象限复发率为 3.5% 和 1.6%。PBI 组的美容效果显著优于 WBI 组，5 年美容效果优良率为 77.6% 和 62.9%（$P = 0.009$），10 年美容效果优良率为 81% 和 63%（$P < 0.01$）。

ELIOT 研究（非劣性，可以接受两组复发率差别 4.5%），PBI 组的 5 年局部复发率显著高于 WBI 组，但差别 4% 在研究设计的可接受范围内。其中，PBI 和 WBI 的 5 年真正局部复发率（原肿瘤象限复发）为 2.5% 和 0.4%，5 年其他象限复发率（新发肿瘤）为 1.9% 和 0。PBI 组的高危复发因素为肿瘤 ≥ 2cm，腋窝淋巴结转移数 > 4 个，肿瘤 3 级，三阴型，有至少一个高危因素和无高危因素病人的 5 年局部复发率为 11.3% 和 1.5%（$P < 0.0001$），提示有高危因素的病人可能不适合做 PBI。

TARGIT-A 研究（非劣性，可以接受两组复发率差别 2.5%），PBI 组中有 239 例病人术后病理为浸润性小叶癌、EIC+、手术切缘+（需扩切至切缘阴性），按研究要求在术中放疗后补充全乳放疗。随访 4 年，PBI 和 WBI 组的局部复发率无差别，分别为 1.2% 和 0.95%。扩大病例数并随访 5 年，PBI 组的局部复发率显著高于 WBI 组，但差别 2% 在研究设计的可接受范围内。进一步分析，2298 例病人术前随机，PBI 组的术中放疗与手术同时进行，PBI 和 WBI 组的 5 年局部复发率为 2.1% 和 1.1%（$P = 0.31$）；1153 例病人术后随机，术中放疗在术后重新打开瘤床进行，与手术的中位间隔时间为 37 天，PBI 和 WBI 组的 5 年局部复发率为 5.4% 和 1.7%（$P = 0.069$）。故术中放疗如果与肿瘤切除时间间隔过长，会丧失术中放疗的优势，增加复发风险，建议术中放疗与肿瘤切除手术同时进行。

表 8-0-4　乳腺癌保乳术后加速部分乳腺照射和全乳腺照射的随机研究结果

研究病例数	入组条件	放疗方式	5 年 局部复发率%	P	5 年 总生存率%	P
Budapest N = 258[59,60]	T_1N_0-miM_0，1~2 级，非小叶癌癌，EIC-，切缘阴性	全乳 50 Gy	3.4		91.8	
		部分乳腺插植 5.2 Gy×7，或电子线 50 Gy	4.7	0.50	94.6	NS
ELIOT N = 1305[61]	≥48 岁，肿瘤≤2.5cm	全乳 50Gy+瘤床 10Gy	0.4		96.9	
		术中电子线 21Gy	4.4	0.0001	96.8	0.59
TARGIT-A N = 3451[62,63]	≥45 岁，浸润性导管癌，单灶，切缘≥1mm	全乳 40~56Gy ±瘤床 10~16Gy	1.3		94.7	
		术中 50kV-X 20Gy（瘤床表面）	3.3	0.042	96.1	0.099
GEC-ESTRO N = 1184[14]	≥40 岁，肿瘤≤3cm 或 DCIS，pN_0/pN_{mi}，切缘≥2mm（DCIS 或浸润性小叶癌 ≥ 5mm）	全乳 50~50.4Gy+瘤床 10Gy	0.92		95.6	
		病人乳腺插植 HDR 4 Gy×8 或 4.3 Gy×7 或 PDR 50Gy	1.44	0.42	97.3	0.11
意大利 IMRT N = 520[64]	>40 岁，肿瘤<2.5cm，切缘≥5mm	全乳 50Gy+瘤床 10Gy	1.4		96.6	
		病人乳腺 IMRT 30Gy/（5f·2w）	1.5	0.86	99.4	0.057

			5 年美容效果 一般/差	P		
RAPID N = 2135[65]	>40 岁，浸润性导管癌或 DCIS，肿瘤≤3cm，切缘阴性，pN_0	全乳 42.5Gy/16f 或 50Gy/25 ±瘤床 10Gy	13.4			
		部分乳腺 3D-CRT 38.5Gy/（10f·5d）	32.8	<0.001		

GEC-ESTRO 研究（非劣性，可以接受两组复发率差别 3%），PBI 采用了组织间插植技术。中位随访 6.6 年，PBI 和 WBI 组的局部复发率和总生存率无差别。

意大利的 IMRT 研究（非劣性，可以接受两组复发率差别 2%），PBI 采用了 IMRT 技术。中位随访 5 年，PBI 和 WBI 组的局部复发率和总生存率无差别。PBI 组的美容效果优良率高于全乳照射组（均>90%，$P = 0.045$）。

RAPID 研究（非劣性，可以接受两组复发率差别 1.5%），PBI 采用了三维适形放疗（3D-CRT）技术，尚无疗效结果，仅报道 PBI 组的不良美容效果发生率显著高于 WBI 组。研究者认为可能与 PBI 处方剂量偏高，每天两次照射的间隔时间可能不足以修复亚致死性损伤，或三维适形计划的适形度不够，正常乳腺受照体积偏大等。但入组病人只有 335 例（16%）有 5 年的美容效果数据，影响了结果的可靠性。RTOG 0413 也是比较 PBI 和 WBI 的随机临床研究，PBI 采用 3D-CRT、组织间插植或 MammoSite，研究结果值得期待。

目前加速部分乳腺照射研究的随访时间短，数据少，尚无法就 PBI 的有效性、安全性和合适的剂量模式下结论，应该鼓励病人参加临床试验，PBI 尚不能成为标准治疗。PBI 的病例选择应慎重，并且在治疗之前告知病人 PBI 的利弊。严格选择病人是非常重要的，保乳术前的 MRI 筛查可以检出 16%不适合保留乳房的病人，这样可以避免瘤床外有多发癌灶的病人接受不恰当的 PBI。与西方女性相比，中国妇女的乳房通常偏小，许多病人在行乳腺肿瘤扩大切除术后，PBI 靶区会占全乳腺的很大比例，与 WBI 相比到底有多大优势，目前尚不明确。值得一提的是，TARGIT-A 研究显示 PBI 组的心血管疾病和其他癌症死亡较少，其 5 年非乳腺癌死亡率显著低于 WBI 组（1.4%和 3.9%，$P = 0.0086$），5 年乳腺癌死亡率无差别（2.6%和 1.9%，$P = 0.56$），5 年总死亡率有降低的趋势（3.9% 和 5.3%，$P = 0.099$）[63]。这一潜在的降低心脏损伤的优势有可能会成为我们选择 PBI 的主要目的。

六、保乳术后放疗时机

（一）未做化疗的病人，保乳术后放疗时机

理论上，乳腺癌术后肿瘤负荷越小，放疗越有效。如果手术放疗间隔过长，残存肿瘤细胞再生长，可能会降低放疗的疗效。纳入保乳术后未化疗的乳腺癌病人的回顾性分析显示，在一定时间范围内（如术后 8 周内或 12 周内）延迟放疗未增加局部复发率。但荟萃 8 个回顾性研究 6303 例病人的结果显示，延迟放疗显著增加病人的局部复发风险，术后 8 周内放疗和 9～16 周放疗病人的 5 年局部复发率分别为 5.8%和 9.1%[66]。同时有研究发现术后 8 周以后放疗者无瘤生存率（DFS）降低[67]，术后 3 个月以后放疗者乳腺癌疾病特异生存率（DSS）和总生存率（OS）降低[68]。

综上所述，保乳术后无需化疗的病人，建议放疗在术后 8 周内进行。

（二）保乳术后放疗和化疗的顺序

保乳术后不同放化疗顺序的研究结果，有的显示放疗延迟 4～6 个月会增加局部复发风险，有的研究显示放疗延迟至术后 6～7 个月未增加复发风险。唯一的 Ⅲ 期随机临床研究，把保乳术后病人（主要为淋巴结阳性）随机分为两组，一组接受 4 个周期蒽环为基础的化疗+放疗，另一组接受放疗+同样的化疗。5 年的随访结果示先化疗组局部复发率高，先放疗组远转率高；随访 10 年，两组病人的局部复发率、远转率和总生存率均无显著差异[69]。11 个研究 1927 例病人的荟萃分析显示延迟放疗增加局部复发风险，先放疗和先化疗组病人的 5 年局部复发率为 6%和 16%[66]。Chen 等对 1975～2005 年临床研究的荟萃分析显示延迟放疗增加局部复发风险，放疗每延迟 1 个月，绝对复发风险增加 1%，但对远地转移率和总生存率无影响[70]。但研究也显示延迟化疗会降低总生存率，特别是对 ER 阴性的病人[71]。综上所述，乳腺癌保乳术后，放疗和化疗均不应过度延迟。临床上可以根据病人局部和远地复发的风险来选择放化疗顺序：腋窝淋巴结阳性、ER 阴性、有脉管瘤栓等，可以先做化疗；手术切缘阳性、切缘近或手术切缘不详的病人，可能需要先做放疗。

保乳术后同步化放疗也有随机分组研究[72~74]，仅在腋窝淋巴结阳性病人，同步化放疗比序贯放化疗降低局部复发率，但两组复发率均在10%以内，同步放化疗未提高生存率。有研究发现同步化放疗组病人的乳房萎缩、皮下纤维化、毛细血管扩张及放射性肺炎的发生率有增高。而且，研究中所用同步化疗方案较弱，为CMF（环磷酰胺+甲氨蝶呤+氟尿嘧啶）或FNC（氟尿嘧啶+米托蒽醌+环磷酰胺），不是目前所常用的蒽环类或紫杉类。采用目前有效的综合治疗手段，乳腺癌整体治疗效果满意，同步放化疗的价值不大。但对于复发率仍然偏高的高危病人，可能会从同步化放疗中获益，是将来进一步个体化治疗的研究方向。

（三）保乳术后放疗和内分泌治疗的顺序

内分泌治疗适用于雌激素或孕激素受体阳性的乳腺癌病人，可以改善这组病人的生存率[75]。内分泌治疗药物包括选择性雌激素受体调节剂（SERM）和芳香化酶抑制剂（AIs）。前者代表药物为三苯氧胺，可以用于绝经前/后病人。三个大样本的回顾性临床研究显示，三苯氧胺与放疗同步或序贯使用的疗效无差别，也就是说三苯氧胺对肿瘤无保护作用[76~78]。其中Harris等的研究比较了两组病人的治疗毒性，发现上肢水肿、放射性肺炎和乳房美容效果无差别[77]。Azria等报道放疗联合三苯氧胺（三苯氧胺在放疗前1个月或放疗开始时开始使用）比单纯放疗显著增加病人皮下纤维化发生率，2年≥2级的皮下组织纤维化发生率分别为48.3%和17.9%[79]。总之，目前没有证据表明放疗同步三苯氧胺会降低或提高病人的疗效，但对于放疗敏感病人，应该警惕放疗同步三苯氧胺可能会增加病人的毒副反应。正在进行的CONSET研究是比较三苯氧胺与放疗同步或序贯的Ⅲ期随机临床研究，研究终点是放射性肺纤维化[80]。但乳腺癌术后放疗的毒副反应发生率很低，如START研究报道有症状的放射性肺纤维化的发生率不到1%（START-A 0.1%，START-B 0.5%）[81]，预期三苯氧胺与放疗同步使用导致明显临床不良后果的概率不会很高。

放疗与芳香化酶抑制剂（AIs）治疗顺序的研究多集中在来曲唑或阿那曲唑。Azria等报道了乳腺癌保乳术后放疗同步或序贯来曲唑的Ⅱ期随机研究结果，150例病人随机分为同步组（在放疗前3周开始口服来曲唑）和序贯组（在放疗后3周开始口服来曲唑），中位随访26个月，两组病人的急性放射性皮炎和晚期纤维化的发生率无显著差别[82]。Ishitobi等回顾性分析264例乳腺癌病人保乳术后放疗同步或序贯AIs（97%阿那曲唑，3%来曲唑）的结果，中位随访2.9年，两组病人的疗效和毒副反应无差别[83]。Valakh等回顾性分析249例保乳术后病人，与放疗序贯内分泌治疗相比，放疗同步阿那曲唑未增加急性和晚期毒性[84]。TROG正在进行一项随机研究，比较放疗同步阿那曲唑治疗能否比序贯治疗组降低局部复发率。

总之，目前的研究结果显示放疗与内分泌治疗同步或序贯使用，无论疗效还是毒副反应均无显著差别，在有明确的临床研究证据指导如何选择两种治疗顺序之前，临床医生可以根据自己的临床经验进行决策。

第六节　早期浸润性乳腺癌全乳腺切除术后放疗

王淑莲

早期乳腺癌可以行全乳房切除术，腋窝处理有腋窝清扫和前哨淋巴结活检两种方式。前哨淋巴结活检适用于临床腋窝淋巴结阴性的病人。如果前哨淋巴结阴性，无需进一步腋窝清扫；如果前哨淋巴结阳性，需要进一步行腋窝清扫。但如果淋巴结转移病变负荷较小，是否有必要清扫还存在争议。2016年美国放射肿瘤学会指南建议：如果医生和病人选择不做腋窝清扫，在不管进一步腋窝清扫的结果如何，均有足够的信息支持病人需要术后放疗的情况下，可以选择放疗；如无足够信息支持病人需要术后放疗，建议腋窝清扫。举例来说，病例1为35岁女性，乳腺肿瘤最大直径4cm，浸润性导管癌 3 级，有脉管瘤栓，ER 阴性，腋窝前哨淋巴结转移 1/1。该病人无论腋窝清扫的结果如何，结合现有的临床病理信息，考虑有术后放疗指征，因此可以选择不做腋窝清扫，给予包括腋窝的术后放疗。放疗需要照射胸壁、锁骨上下区和腋窝。病例 2 为 55 岁女性，乳腺肿瘤最大直径 1.5cm，浸润性导管癌 1 级，ER 阳性，Her2 阴性，腋窝前哨淋巴结转移 1/3。该病人目前无充分证据需要术后放疗，需要腋窝清扫的结果。如果腋窝清扫结果有较多的淋巴结转移，可能需要术后放疗；如果腋窝清扫结果无淋巴结转移，可能不需要术后放疗。因此该病人建议腋窝清扫。

一、全乳腺切除术后放疗的作用和指征

（一）全乳腺切除术后放疗作用

乳腺癌全乳房切除术后，选择复发风险高的病人进行放疗，可以降低局部区域复发率、肿瘤失败率（局部区域复发+远地转移）和乳腺癌死亡率，并能降低总死亡率。早期乳腺癌治疗协作组 2014 年纳入早期临床研究的荟萃分析显示：全乳腺切除术后腋窝淋巴结阳性病人放疗和未放疗的 10 年局部区域复发率分别为 8.1% 和 26.0%，20 年总死亡率分别为 65.4% 和 70.4%（$P=0.01$）。术后放疗可以降低 2/3 的局部区域复发。对于腋窝淋巴结转移数 ≥4 个的病人，放疗和未放疗的 10 年局部区域复发率分别为 13.0% 和 32.1%，20 年总死亡率分别为 75.1% 和 82.7%（$P=0.05$）。对于腋窝淋巴结转移数 1~3 个的病人，放疗和未放疗的 10 年局部区域复发率分别为 3.8% 和 20.3%，20 年总死亡率分别为 53.5% 和 56.5%（$P>0.1$）[85]。

（二）全乳腺切除术后放疗指征

根据肿瘤复发转移的风险大小，全乳腺切除术后病人可以分为 3 组：①高危组：复发风险 20%~40%，如腋窝淋巴结转移数 ≥4 个，或肿瘤 >5cm；②中危组：复发风险 10%~15%，如肿瘤 ≤5cm 且腋窝淋巴结 1~3 个阳性；③低危组：复发风险 <10%，如肿瘤 ≤5cm 且腋窝淋巴结阴性。一般来说，高危组需要术后放疗；中危组术后放疗有争议；低危组无需术后放疗。但是，肿瘤的生物学行为是如此的复杂，单凭肿瘤大小和腋窝淋巴结状态很难准确地判断病人的复发风险。肿瘤的分子分型对治疗选择起着越来越大的作用。全身治疗手段的进步也进一步降低了局部复发风险，放疗指征的确定不仅需要参考病人特征和肿瘤特征，还需要放在不同全身治疗的背景下来考虑。

中危组病人是否应行术后放疗，一直存在争议。这组病人术后放疗可以降低局部区域复发率和乳腺癌死亡率。但有些病人复发风险低，放疗弊大于利，如：①病人因素：年龄 >40~45 岁，预期寿命有限（有合并疾病）；②肿瘤负荷小：T_1，无脉管瘤栓，1 个腋窝淋巴结阳性，腋窝淋巴结小灶转移；③生物学行为好：低分级，ER 阳性。早期临床研究亚组分析结果显示放疗对 1~3 个淋巴结阳性病人有生存获益，但受当时的治疗水平限制，腋窝淋巴结清扫不充分（如 Danish 82b 随机研究检出中位数仅为 7 个），辅助性化疗采用作用较弱的 CMF 方案，辅助内分泌治疗仅为 1 年的三苯氧胺。研究中未放疗组的局部区域复发率较高，高达 30%[86]。在现代治疗条件下，腋窝淋巴结彻底清扫术后，采用更为有效的蒽环或紫杉类为基础的方案化疗，更有效的内分泌治疗和靶向治疗，1~3 个淋巴结阳性病人的局部区域复发率在 10% 左右。在这种情况下，许多回顾性分析显示放疗可以显著降低局部区域复发率，但无生存获益。2014 年早期乳腺癌治疗协作组荟萃分析显示，1~3 淋巴结阳性病人接受放疗的 20 年总生存获益低于淋巴结转移数 ≥4 个病人（绝对获益为 3% 和 7.6%）。1~3 淋巴结阳性病人，在接受全身治疗并充分腋窝清扫的情况下，放疗显著降低 10 年局部区域复发率（4.3% 和 21.0%），降低 20 年乳腺癌死亡率（41.5% 和 49.4%），但 20 年总死亡率无显著差别（52.6% 和 55.5%，$P=0.08$）[85]。所以在现代使用较强的化疗、内分泌治疗和靶向治疗的情况下，应该进一步选择有高危因素的病人放疗，以便增加放疗的生存获益。如年龄 <45 岁、ER 阴性或三阴型，Her-2 阳性（特别是未做针对 Her2 的靶向治疗时）、有脉管瘤栓、腋窝淋巴结清扫不彻底（腋窝淋巴结检出数 <10 个）、腋窝淋巴结阳性数多（3 个）等，为局部区域复发的高危因素。英国开展的 SUPREMO 随机研究探讨

这组中危病人是否需要术后放疗，结果令人期待。

另一组放疗有争议的是初诊病理 T_3N_0 的病人。一般来说，肿瘤>5cm 的患者多有淋巴结转移，T_3N_0 的患者较少；而临床 T_3N_0 病人绝大多数接受新辅助化疗，故有关初诊病理 T_3N_0 病人改良根治术后化疗后局部区域复发风险的资料很少。以往均推荐对这组患者行术后放疗。但最近有报道认为这组患者的局部区域复发率很低，可能无需放疗，或者从中选择高危病人放疗。Floyd 分析了 70 例病理 T_3N_0 患者，改良根治术后化疗后未做放疗，5 年局部区域复发率仅为 8%。有脉管瘤栓和无脉管瘤栓患者的 5 年局部区域复发率分别为 21% 和 4%。复发的患者中，89%病变局限在胸壁[87]。Tigahian 分析了 NSABP 临床研究中 313 例病理 T_3N_0 患者，改良根治术后化疗后未做放疗，10 年局部区域复发率仅为 7%。28 复发的患者中，24 例病变局限在胸壁[88]。所以对病理 T_3N_0 患者，可能需要从中选择高危患者放疗，胸壁为主要的照射部位。

二、全乳腺切除术后放疗的照射部位和剂量分割

胸壁、锁骨上下淋巴引流区是全乳腺切除术后病人最常见的复发部位，放疗一般常规照射这两个部位。但如前所述初诊病理 T_3N_0 病人单纯照射胸壁即可，可能无需照射锁骨上区。内乳区是否需要预防照射，一直存在争议。虽然早期的乳腺癌扩大根治术资料显示，肿瘤位于内象限/中央区或腋窝淋巴结转移的病人，其内乳淋巴结转移率约20%~50%；但未做内乳放疗或手术的病人，其内乳淋巴结复发率非常低，多数报道<1%。法国的随机研究显示内乳预防照射未提高总生存率。该研究入组 1334 例腋窝淋巴结阳性或肿瘤位于内象限/中央区的乳腺癌病人，在改良根治术后随机做和不做内乳放疗，胸壁和锁骨上区放疗与否由各入组中心自己决定。内乳放疗和不放疗组病人的 10 年总生存率无显著差别，分别为 62.5% 和 59.3%[89]。虽然亚组分析也显示内乳放疗未改善总生存率，但从数值上，腋窝淋巴结阳性病人内乳放疗组的总生存率高于未放疗组，而腋窝淋巴结阴性病人内乳放疗组的总生存率反而低于未放疗组，提示腋窝淋巴结阴性病人内乳放疗获益可能性较小。丹麦的一项前瞻性研究纳入 2003~2007 年收治的 3071 腋窝淋巴结阳性乳腺癌病人，在保乳或全乳腺切除术后，左侧乳腺癌不予内乳放疗，右侧乳腺癌予以内乳放疗。结果显示内乳放疗组在随访 8.9 年时，总生存绝对获益 3.7%，提示在不增加心脏放疗损伤基础上，内乳放疗有益[41]。内乳照射会增加放疗的技术难度，增加心脏的照射剂量，可能会增加远期缺血性心脏病的发生率。临床医生可以在权衡复发风险和放疗安全性后，给予内乳预防放疗。

胸壁和区域淋巴结的预防照射剂量为 45~50Gy，1.8~2Gy/f，每日一次，5 周完成。目前尚无乳腺癌改良根治术后大分割放疗的随机临床研究结果。改良根治术后放疗多需要照射淋巴引流区，绝大多数病人需要化疗。但前述保乳术后大分割放疗的随机临床研究中，仅有 0~20.6% 的病人接受区域淋巴结照射，11%~35% 的病人接受化疗。需要专门的随机临床研究来明确乳腺癌改良根治术后大分割放疗的疗效，以及大分割放疗是否会增加晚期组织损伤。

第七节　局部晚期乳腺癌的放疗

王淑莲

局部晚期乳腺癌是指乳腺和区域淋巴引流区肿瘤负荷较大，但尚无远地器官转移，多为临床 III 期，即 T_3（乳腺肿瘤>5cm）伴有淋巴结转移，T_4 病变，或 N_2、N_3 病变。临床表现为乳腺皮肤溃疡、水肿、卫星结节，肿瘤侵犯胸壁，腋窝淋巴结融合固定，内乳淋巴结转移，锁骨上、下淋巴结转移等。乳腺癌的发病率在增高，但局部晚期乳腺癌的病例数并未增加，主要得益于乳腺癌的筛查和早诊。

局部晚期乳腺癌应该采用包括全身治疗、手术和放疗在内的综合治疗。治疗手段的进展，特别是化疗的常规应用，显著改善了局部晚期乳腺癌病人的生存。单纯手术和（或）放疗的局部晚期乳腺癌病人的 5 年总生存率仅为 25%~45%。目前，手术、放疗和化疗综合治疗，ⅢA 期病人的 5 年总生存率为 80%，ⅢB 期为 45%。局部晚期乳腺癌就诊时多不能手术切除，应先予新辅助化疗。新辅助化疗的有效率达 80%~90%。对于 Her2 阳性病人，除了新辅助化疗，还常规给予新辅助靶向治疗。这组病人即使新辅助治疗后肿瘤达到病理完全缓解，也需要手术（多为改良根治术）和术后放疗。

改良根治术后预防放疗范围以胸壁和锁骨上下淋巴引流区为主，剂量分割方式与早期乳腺癌根治术后放疗相同。对于初诊时有锁骨上或内乳淋巴结转移的病人，全锁骨上区或内乳区（1~3 肋间）预防照射 45~50Gy 后，应对原锁骨上或内乳淋巴结转移部位加量照射。如果化疗后锁骨上或内乳淋巴结消失，加量 10Gy/5f；如果化疗后锁骨上或内乳淋巴结仍有残存，加量 16~20Gy/8~10f。为减少放疗损伤，尽量避免全淋巴结区域加量照射，这要求病人初诊时就进行相应部位的 CT 检查，明确最初的淋巴结转移部位，为放疗确定补量照射范围提供参考，防止化疗后淋巴结完全消失而无法准确定位补量范围。同时强调初诊时对淋巴引流区进行仔细评估，对肿大的可疑转移淋巴结进行穿刺做组织性检查，以免漏诊以至于放疗剂量不足。

局部晚期乳腺癌新辅助化疗后无法手术者，可予以术前放疗或根治性放疗。术前放疗剂量 50Gy，增加剂量手术并发症概率增大。根治性放疗时，全乳腺剂量 50Gy，然后缩野对残留病灶作追加剂量照射，依据残留病灶的大小，追加剂量 10~20Gy。淋巴引流区剂量为 45~50Gy/4.5~5 周，然后对有肿大淋巴结部位加照 10~20Gy。局部晚期乳腺癌皮肤及皮下区被肿瘤侵犯的概率很大，放疗时应提高皮肤及皮下区的照射量，可采用每日或隔日加用填充物的办法来解决。由于皮肤照射剂量高，放疗中一般会出现湿性皮肤反应，可以暂时中断放疗，休息 1~2 周后再对残留病灶作追加剂量照射。

炎性乳腺癌是局部晚期乳腺癌的一种，主要特点是病情发展迅猛。临床表现为乳腺皮肤广泛的发红、水肿（橘皮样）、皮温增高、乳腺不对称性增大，范围超过全乳腺的 1/3。病理多表现为乳腺皮下广泛的脉管瘤栓，但这不是炎性乳癌诊断的必须条件，炎性乳癌是临床诊断。单纯手术和（或）放疗的炎性乳癌病人 5 年总生存率不到 5%，中位生存期为 15 个月，局部区域复发率高达 50%。目前，手术、放疗和化疗综合治疗，炎性乳癌病人的局部区域控制率达 70%~80%，5 年总生存率为 30%~40%。炎性乳腺癌的治疗原则与局部晚期乳癌基本相同，因为炎性乳腺癌肿瘤发展快，M. D. Anderson 癌症中心的临床研究显示放疗采用加速超分割的方式可取得更好的局部区域控制率和生存率，如胸壁和区域淋巴结 1.5Gy/次，每日两次，总量 51Gy。胸壁追加剂量 15Gy。

第八节　新辅助化疗后术后放疗

王淑莲

一、新辅助化疗指征和作用

乳腺癌新辅助化疗的指征包括：①不可手术的局部晚期乳腺癌；②可手术的乳腺癌：除了肿瘤大小外，其他条件均符合保乳标准，病人有强烈的保乳意愿；③根据临床分期判断有化疗指征的病人且化疗有效率高，如三阴，Her2+。新辅助化疗的目的是提高手术切除率，提高保乳率，在体评价给定化疗药物对肿瘤的疗效。对于可手术的乳腺癌，随机研究的荟萃分析显示新辅助化疗和术后辅助化疗病人的远地转移率、无瘤生存率和总生存率无显著差别，但新辅助化疗组病人有较高的局部区域复发率。进一步分析发现原因是新辅助化疗组有较多的临床完全缓解（cCR）病人未行手术治疗，仅行放疗[90]。

新辅助化疗可使80%的病人获得肿瘤完全缓解或部分缓解，20%~40%的腋窝淋巴结阳性病人腋窝转阴，病理完全缓解（pCR）病人（定义为术后病理检测乳腺原发肿瘤无残存或仅有导管内癌残存，腋窝淋巴结阴性，即 $ypT_0/TispN_0$）的无瘤生存率和总生存率显著高于未 pCR 病人。综合分析（pooled analysis）显示肿瘤的分子特征与新辅助化疗的 pCR 率、以及 pCR 的预后作用显著相关。ER 或 PR 阳性/Her2 阴性、肿瘤分级 1~2 级病人，新辅助化疗 pCR 率只有7%，pCR 和未 pCR 病人的无瘤生存率无显著差别（HR=0.63，$P=0.07$），全组病人预后均较好。ER 或 PR 阳性/Her2 阴性、肿瘤分级 3 级病人，新辅助化疗 pCR 率为16%，pCR 比未 pCR 病人有较高的无瘤生存率（HR=0.27，$P<0.001$）。ER 或 PR 阳性/Her2 阳性病人，新辅助化疗+Her2 靶向治疗的 pCR 率为30%，pCR 比未 pCR 病人有较高的无瘤生存率（HR=0.58，$P=0.001$）。ER 和 PR 阴性/Her2 阴性病人，新辅助化疗 pCR 率为34%，pCR 比未 pCR 病人有较高的无瘤生存率（HR=0.24，$P<0.001$）。ER 和 PR 阴性/Her2 阳性病人，新辅助化疗+Her2 靶向治疗的 pCR 率为50%，pCR 比未 pCR 病人有较高的无瘤生存率（HR=0.25，$P<0.001$）[91]。

二、新辅助化疗后手术原则

新辅助化疗后最常选择的手术方式为改良根治术（全乳腺切除+腋窝淋巴结清扫），其次是保乳术。新辅助化疗后乳腺原发肿瘤的退缩有三种病理表现形式：①无肿瘤细胞残存；②肿瘤缩小到很小的区域；③原肿瘤区域散在的肿瘤细胞（肿瘤范围不变，肿瘤细胞密度减低）[92]。目前关注的热点是根据新辅助化疗的反应来调整后续的局部治疗是否安全，如保乳术是否安全，特别是保证散在多灶肿瘤的完整切除；临床 CR 病人是否可以不做手术直接做放疗。另外，如何选择性应用腋窝前哨淋巴结活检。

（一）新辅助化疗后改良根治术

新辅助化疗后最常选择的手术方式为改良根治术（全乳腺切除+腋窝淋巴结清扫）。

（二）新辅助化疗后保乳术

新辅助化疗后肿瘤缩小，合理选择病人实施保乳手术在疗效上是安全的，需要良好的多学科合作。保乳手术的病例选择标准为彻底切除残余肿瘤同时美容效果可以接受。保乳手术的禁忌证包括乳腺内弥漫微小钙化、多中心病变、不能获得阴性切缘、肿瘤临床 CR 但不能定位原发肿瘤、术后乳腺钼靶片异常、不能或不愿意接受放疗、有放疗禁忌证。由于新辅助化疗有20%左右的病人获得临床CR，如果这些病人计划保乳，就应该在新辅助化疗1~2周期后发现肿瘤化疗疗效较好时，在超声或钼靶引导下在乳腺原发肿瘤周围放置金属标记，或在可触及的乳腺原发肿瘤周围皮肤做体表纹身，以便在做保乳手术时能对乳腺原发肿瘤进行定位。新辅助化疗后保乳转化率为20%~30%，乳腺肿瘤局部切除的目的是切除所有临床可见的残留病灶或影像可见的病变，获得阴性组织切缘。要求手术切除的范围是新辅助化疗后的不正常区域，不要去尝试切除化疗前的病变范围。

（三）新辅助化疗后不手术

目前没有证据支持新辅助化疗后临床 CR 病人可以不做手术而单纯接受放疗。临床 CR 的病人，不做手术而直接行放疗的局部复发率很高，原因是临床 CR 和病理 CR 的符合度低。体检判断 CR 的病人，手术后只有30%~50%的病人显示为病理 CR。以病理 CR 为金标准，B超、钼靶、MRI 等影像判断肿瘤反应方面，阴性预测值也只有50%左右。结合 MRI 影像上的肿瘤分型（肿块型和非肿块型）、病理分子分型，可以提高对 pCR 预测的准确性。如 MRI 影像上肿瘤为肿块型、肿瘤分子分型为三阴型或 Her2 阳性型，MRI 对肿瘤 pCR 的预测准确性在60%以上。在此基础上结合活检，如病理阴性则对 pCR 预测的准确性会进一步提高。但目前缺少随机研究证据的情况下，新辅助化疗后临床 CR 病人仍建议手术治疗，不手术而单纯放疗只能作为临床研究。

（四）新辅助化疗后腋窝前哨淋巴结活检

为了准确临床分期，新辅助化疗的病人在初诊化疗前对淋巴引流区进行 B 超评估，发现可疑转移的淋巴结进行针吸穿刺，明确是否有淋巴结转移。腋窝 cN_0 的病人，可以在新辅助化疗前行腋窝前哨淋巴结活检（SNB），如果前哨淋巴结（SLN）阴性，无需对腋窝再做任何局部治疗如手术或放疗。如果 SLN 阳性，建议新辅助化疗后手术时做腋窝清扫。因为这组病人再做腋窝 SNB 的检出率低 60%，假阴性率高 51%（SANTINA 研究）。腋窝 cN^+ 的病人，经过新辅助化疗后，在手术前重新评估，如果仍为 cN^+，建议腋窝清扫；如果转化为 cN_0，腋窝手术时可以做前哨淋巴结活检。研究发现 cN^+ 经新辅助化疗转化为 cN_0 这组病人，腋窝前哨淋巴结检出率 80%～90%，假阴性率 12%～15%[93,94]。手术腋窝淋巴结状态的准确性对术后放疗决策有很大的影响，因此需要采取措施提高 SLN 检出率、降低假阴性率：如选择 ypN_0 可能性高的病人做 SNB（Her2 阳性、三阴型、新辅助化疗后腋窝 B 超正常）；化疗前阳性腋窝淋巴结置入标记，手术时予以切除；使用双示踪剂标记前哨淋巴结；尽可能切除 >2 个 SLN；合适的病理评估如微小转移、单个肿瘤细胞应该归为 SLN 阳性。

目前正在进行的临床研究 Alliance A011202 入组新辅助化疗前细针或粗针穿刺证实有腋窝淋巴结转移的病人，经过至少 4 个周期的新辅助化疗±Her2 靶向治疗后，行腋窝 SNB。对 SLN+ 的病人随机分组做腋窝清扫或腋窝放疗，以评估腋窝放疗是否能替代腋窝清扫。

三、新辅助化疗后术后放疗

（一）新辅助化疗后改良根治术后放疗

对于不做新辅助化疗而直接行改良根治术的病人，主要根据术后的病理分期来决定是否需要放疗。新辅助化疗后改良根治术后，放疗指征不能仅基于病理分期，也要参考新辅助化疗前的临床分期，原因是病理分期仅代表化疗后残存病变的程度，新辅助化疗虽然可以对肿瘤降期，但并不能把局部区域复发风险降低到与相同病理分期但未行新辅助化疗的病人的相同水平。MD 安德森癌症中心对 150 例接受新辅助化疗和 1031 例未接受新辅助化疗的改良根治术后乳腺癌病人进行了回顾性临床分析，所有病人均未接受放疗。结果显示在病理分期相同的情况下，接受新辅助化疗的病人比未接受新辅助化疗的病人有较高的肿瘤局部区域复发率[95]。

新辅助化疗前的临床分期和手术后的病理分期均与肿瘤的局部区域复发风险有关。MD 安德森癌症中心回顾性研究显示：就诊时临床分期为Ⅲ期，即使化疗反应非常好，5 年局部区域复发风险仍高达 20% 以上[96~98]。McGuire 报道 226 例病人新辅助化疗后病理完全缓解，如果临床Ⅲ期未予放疗，5 年局部区域复发率高达 33.3%，术后放疗降至 7.3%。而临床Ⅰ～Ⅱ期病人，未放疗和放疗的 5 年局部区域复发率均为 0%[99]。临床Ⅱ期病人中，临床 T_3 病变、新辅助化疗后病理淋巴结阳性数 ≥4 个的病人有较高的局部区域复发率。临床Ⅱ期病人如果新辅助化疗后病理腋窝淋巴结阴性，5 年局部区域复发率不到 10%[98]。NSABP B18 和 B27 是比较新辅助化疗和术后辅助化疗的随机研究（多为临床Ⅱ期病人），所有病人均未做术后放疗。这组病人新辅助化疗后的病理腋窝淋巴结状态比原发肿瘤残存大小对局部区域复发率有更大的影响。ypN^+ 病人的 8 年局部区域复发率为 15%；而 ypN_0 病人的复发率 <10%[100]。

对新辅助化疗后改良根治术后高危病人进行术后放疗可以显著改善疗效。MD 安德森癌症中心回顾性分析 713 新辅助化疗后改良根治术后病人，尽管放疗组比未放疗组病人多有不良预后因素，但术后放疗仍显著降低 10 年局部区域复发率：放疗组 8% 和未放疗组 22%。对临床ⅢB 及以上、T_4 期病人和病理腋窝淋巴结转移 ≥4 个病人，放疗还能提高病人的癌症相关生存率[97]。美国 Nantional Cancer Database（2003~2011）数据显示临床Ⅱ～Ⅲ期乳腺癌病人新辅助化疗后改良根治术后，放疗对 ypN+ 和 ypN0 病人均显著改善总生存率[101]。

乳腺癌新辅助放疗后改良根治术后，应该结合临床分期、病理分期、肿瘤的病理特征和病人的年龄综合考虑病人的复发风险，选择高危病人进行放疗。尽管临床证据不多，2008 年美国 NCI 多学科治疗专家小组建议对临床Ⅲ期、或病理淋巴结阳性的病人应给予术后放疗。但临床Ⅱ期病人经过新辅助化疗后病理淋巴结阴性的病人，目前尚无足够证据建议做或不做放疗，建议病人参加临床研究。NRG9353 研究正在入组临床腋窝淋巴结阳性的 II 期病人，新辅助化疗后改良根治术后病理腋窝淋巴结阴性，随机进行术后放疗和不放疗。目前对于这组病人，可选择有高危因素病人放疗，如年龄<35~40 岁，病理原发肿瘤残存较大（>2cm）或不良分子亚型等。

（二）新辅助化疗后保乳术后放疗

保乳术后均需要全乳放疗，多数需要瘤床补量。在保证手术切缘阴性的情况下，瘤床补量范围参考手术范围，不强调包全化疗前肿瘤范围。即使病理 CR 病人，无证据表明保乳术后无需放疗。临床 $N_{2~3}$、病理腋窝淋巴结阳性的病人需要区域淋巴结预防照射。临床 N_1 病人新辅助化疗后 ypN_0，是否需要区域淋巴结预防照射尚无定论，建议参加临床研究或选择高危病人照射区域淋巴结。NRG9353 研究正在入组临床腋窝淋巴结阳性的 II 期病人，新辅助化疗后保乳术后病理腋窝淋巴结阴性，随机进行全乳放疗和全乳+区域淋巴结放疗。

第九节　改良根治术后局部区域复发病人的放疗

王淑莲

乳腺癌病人改良根治术后，胸壁是常见的复发部位，其次为锁骨上淋巴结。腋窝和内乳淋巴结复发少见。局部区域复发病人应全面检查除外远地转移，胸部 CT、肝脏 B 超或增强 CT、全身骨扫描等，同时尽量对复发肿瘤进行活检取得病理诊断和重新检测 ER、PR 和 HER-2 状态，以便指导后续的全身治疗。全乳腺切除术后局部区域复发再治疗病人的 5 年生存率为 20%~50%，应给予根治为目的的综合治疗。

胸壁复发时，肿瘤可切除者尽量手术切除，手术后放疗和全身治疗。肿瘤不能手术切除者，可予放疗+全身治疗。对以往未接受术后辅助性放疗的复发病人，照射范围要大，包括全胸壁和锁骨上下淋巴引流区。全胸壁和锁骨上下淋巴结区域预防照射剂量为 50Gy/25f，然后缩野到原胸壁肿瘤区追加剂量。追加剂量与放疗前肿瘤大小有关，手术完整切除者，10Gy/5f；肿瘤有残存者，剂量应为 16~20Gy/8~10f。

区域淋巴结复发病人的预后比胸壁复发差。腋窝清扫术后腋窝复发，如病灶孤立可以手术切除者，应先行手术切除，然后行放疗和全身治疗。对以往未接受术后辅助性放疗的复发病人，照射范围包括腋窝、锁骨上下区和全胸壁，预防剂量 50Gy/25f，然后腋窝病灶局部补量至 60~66Gy/5~10f。腋窝前哨淋巴结活检术后腋窝复发，应予腋窝清扫。如腋窝清扫彻底，放疗行锁骨上下区和全胸壁预防照射，无需照射腋窝。

多数的锁骨上下和内乳淋巴结复发病变，很难手术切除，建议先穿刺获得组织学诊断，以及 ER、PR 和 Her2 检测结果。根据病理结果，先予化疗、内分泌治疗或靶向治疗等全身治疗，在全身治疗反应达到最佳时给予放疗。对以往未接受术后辅助性放疗的复发病人，锁骨上下淋巴结复发时，需照射锁骨上下淋巴结区和全胸壁。内乳淋巴结复发时，需照射内乳、锁骨上下淋巴结区和全胸壁。预防剂量 50Gy/25f，然后复发病灶局部补量至 60~66Gy/5~10f。

局部区域复发病人多需要化疗、内分泌治疗或靶向治疗等系统性全身治疗，治疗复发肿瘤和预防远地转移。目前随着全身治疗药物的进展，全身治疗对于局部区域的亚临床病变也有很好的杀灭作用。因此，目前放疗除了照射复发区域，是否需要对未复发的局部区域做预防照射尚需要进一步研究，如胸壁复发的病人是否可以单纯照射胸壁，不做锁骨上区预防照射。

对以往接受过术后辅助放疗的复发病人，应该根据病人第一程放疗的部位、剂量、周围正常组织的耐受剂量，复发间隔时间，以及病人对第一程放疗的副反应情况，来考虑是否适合再程放疗。对于适合再程放疗的病人，为了减少放疗副反应，照射时应采用局部小野，肿瘤外放一定边界即可。必要时采用超分割的剂量模式，根据治疗目的和正常组织耐受性来决定放疗总剂量。

改良根治术后局部区域复发的乳腺癌病人，积极综合治疗后的总体预后较好。预后较好的因素包括：初诊时肿瘤较小、初诊时腋窝淋巴结阴性、单纯胸壁复发、无瘤间隔<2年。

第十节 转移性乳腺癌的放疗

王淑莲

转移性乳腺癌是指初诊或治疗后，病人出现乳腺/胸壁和区域淋巴结以外的远地转移，如肺、肝、骨、脑或非区域淋巴结转移，属于晚期病变。由于拥有较多的有效的治疗手段，转移性乳腺癌病人的中位生存时间可达18~30个月，5年总生存率12%~25%，但5年无瘤生存率<5%。转移性乳腺癌首选全身治疗，选择病人在适当的时机给予局部治疗。

一、传统的姑息减症放疗

对于转移性乳腺癌，姑息放疗可以减轻症状如缓解疼痛或肿瘤溃烂渗出，控制肿瘤、预防肿瘤生长压迫引起的并发症，如脊髓压迫引起的瘫痪或称重骨骨皮质破坏引起的骨折等。选择姑息性放疗时，应考虑到病人在姑息性治疗后的生存期，如治疗后生存期很短，就不一定要采用放疗，可用其他更为简便的方法，不能因治疗产生的副作用加重病人的痛苦；放疗疗程应尽可能缩短，减少因往返医院给病人带来的不便。照射剂量和剂量分割方式应根据放疗部位、照射范围、周围正常组织的耐受性和病人的病情而定。一般来讲，如果病人有相对长期生存的可能时，可通过常规的分次剂量给予较高的总剂量；对于病变进展较快、预期生存较短的病人，多采用较大的分次剂量，争取在较短时间内完成放疗，总剂量达到姑息减症目的即可，尽量避免高剂量照射引起的副反应。

累及乳腺、胸壁的软组织病变，放疗可以止痛、缩小肿瘤、促进肿瘤创面愈合。对于全身治疗无效而又无法手术的病人，放疗可取得很好的姑息效果。

骨转移对放疗反应好，放疗可以缓解疼痛，有效率约70%~80%，并预防骨转移引起的骨相关事件。单纯骨转移的乳腺癌病人有长期生存的可能，在选择放疗剂量分割方式和照射野设计时，要考虑到尽量减少放疗的晚期副反应和将来再次放疗的可能。肿瘤转移引起脊髓压迫时，如为脊椎骨折引起的机械性压迫，应首选手术而不是放疗。如果为肿瘤压迫脊髓，应尽早予大剂量激素处理，同时尽早开始手术或放疗，以避免出现不可逆的神经损伤。常规姑息放疗剂量为30Gy，每次3Gy，每日1次。

脑转移时，肿瘤发展快，手术切除转移灶是缓解症状的最快最有效的方式。转移灶单发或少发病人，可以选用三维立体定向放疗、γ刀或X刀。全脑照射对控制小的多发转移灶和亚临床病灶有效。但全脑照射要顾忌放疗可能对正常脑组织引起的晚期损伤，单次照射剂量不宜过大，以2~3Gy为宜，总量30~40Gy后，可以视情况缩野或用立体定向放疗技术对个别残存病灶补量照射。

二、寡转移性乳腺癌的立体定向根治性放疗

1995年，Hellman等提出寡转移（oligometastasis）概念，认为寡转移是肿瘤转移的早期阶段，即转移部位局限、转移病灶数目比较少（1~5个），转移肿瘤较小（<5cm）。寡转移癌在获得广泛播散能力之前，有潜在的可治愈性，在全身治疗的基础上，加强局部治疗手段有可能会根除肿瘤，提高病人的无瘤生存率。作为局部治疗手段，手术、放疗或射频治疗均可降低肿瘤负荷，从而逆转肿瘤引起的免疫抑制；局部治疗可以清除对化疗耐药的肿瘤细胞，阻止疾病进展，提高生存。

放疗因其无创性、可以同时治疗多个病灶，比手术和射频治疗有很大的优势，在临床上多用于治疗脑、骨、肺、肝、淋巴结等寡转移灶。寡转移癌局部治疗的目的是延长生存、减轻症状、不增加副反应。

立体定向放射手术（SRS）或立体定向放疗（SBRT）技术适用于较小的肿瘤，以较少的放疗次数、较大的单次放疗剂量达到对肿瘤消融的治疗结果。放疗单次剂量6~20Gy，1~10次完成。SBRT技术周围正常组织处剂量跌落快、毒性小，适合寡转移灶的治疗。与常规分割放疗不同，SBRT可能作用于肿瘤的血管内皮细胞，直接切断肿瘤的血供，疗效受肿瘤组织放疗敏感性影响不大。同时，与常规分割放疗会降低病人的免疫状态不同，SBRT可能激活全身免疫反应。

单发或少发的脑转移癌最早使用SRS治疗，确立了根治性放疗在转移癌中的地位。美国加州报道乳腺癌脑转移病人的15年放疗结果，单纯SRS和SRS+全脑放疗的无进展生存无差别，且结果不受脑转移个数的影响。提示乳腺癌可能对SRS治疗有很好的反应率，无需毒性较大的全脑放疗。

乳腺癌脊柱转移，采用SRS治疗，单次剂量12.5~25Gy。有报道2年的疼痛控制率为96%，影像学肿瘤控制率为100%。SRS治疗时间短，病人方便；肿瘤控制和疼痛缓解的有效率高，减少了有创性脊柱手术的使用；照射野小，骨髓毒性低；并因照射野高度适形，脊髓受照剂量低，从而为病人提供了再程放疗的可能性。

Kagara等报道40例寡转移乳腺癌行根治性SBRT，转移部位依次为肝、肺、骨和淋巴结，4年病变局控、无进展生存和总生存率分别为89%、38%和59%[102]。Kobayashi等报道了75例寡转移乳腺癌多学科治疗的长期随访结果，其中35例全身治疗联合局部治疗（手术或放疗）病人的20年无复发生存率和总生存率分别为38%和53%[103]。

目前的局部治疗在乳腺癌寡转治疗中的地位尚未完全确定，临床实践遵循个体化原则。首先强调鉴别出真正的寡转移病人，即病人经局部治疗后有较高的生存率。除了最初寡转移癌定义的病灶数目少和病灶小以外，可能还有其他一些临床病理生物学特征，如ER阳性、单纯骨转移。其次，不应因局部治疗而明显增加副反应或降低病人的免疫状态。在这方面，SBRT有很好的优势。第三，局部治疗最好能治疗所有的肿瘤病灶。研究显示乳腺癌寡转移病人，如果对所有的转移病变行全病变放疗时，病人有较高的总生存率。

三、初诊转移性乳腺癌的原发肿瘤的局部区域治疗

初诊转移性乳腺癌占初诊病人的5%，首选全身治疗如化疗、内分泌治疗或靶向治疗。传统上转移性乳腺癌认为不可治愈，只有当原发肿瘤破溃、出血需要减症治疗时，才给予手术或放疗等局部治疗。随着个体化医学的发展，需要根据病人的临床、生物学特征进行个体化、多学科的精准医疗，积极的局部治疗可能会对一些病人有生存获益。纳入一些回顾性研究的荟萃分析显示原发肿瘤手术治疗降低病人的总死亡率（HR=0.63，$P<0.0001$）[104]。

而印度和土耳其的两个随机研究发现，在全身化疗有效的基础上，与不做局部区域治疗相比，原发肿瘤和区域淋巴结的手术+放疗并未提高病人的总生存率。印度研究发现手术+放疗显著降低了2年局部区域复发率（11%和52%），但2年远地转移率显著增加（72%和52%）[105]。土耳其研究发现激素受体阳性、年龄<50岁、单发骨转移的病人，手术+放疗显著提高总生存率。对于三阴型乳腺癌病人，局部区域治疗组的总生存率反而更差。

基于现有资料，对初诊转移性乳腺癌病人尚无法给出局部区域治疗的建议。在临床研究以外选择哪些病人给予局部区域治疗，应该通过多学科查房来定。对于化疗反应好、转移病变局限、肿瘤生物学行为偏惰性的病人，局部区域治疗可能获益更大。手术和放疗如何结合亦无定论，原则上手术应该保证切缘阴性，放疗尽量不增加病人的不良反应。

第十一节 乳腺癌术后放疗技术

王淑莲

一、保乳术后放疗技术

乳腺癌保乳术后放疗时，应注意靶区内剂量分布均匀、尽可能减少对正常组织如心、肺和对侧乳腺的照射、避免在照射野邻接处发生重叠或遗漏。推荐使用三维照射技术。

（一）全乳腺照射

早期乳腺癌保乳术后需照射全乳腺。病人通常仰卧，患侧上肢外展，多用乳腺托架固定。全乳腺照射最常用两个对穿的切线野，以 6MV X 射线为宜，用更高能量的 X 射线照射时，在接近皮肤的乳腺浅层区域内形成低剂量区，可影响疗效。早期乳腺癌皮肤侵犯的可能性不大，用 6MVX 射线照射时不必加填充物，否则皮肤量过高可引起皮肤的放射反应，影响美容效果。

传统上，全乳腺采用二维切线野照射。模拟机透视下乳腺切线野定位时，上界在锁骨头下缘，下界在乳房皱襞下 2cm，内切野的后界在体中线，外切野的后界在腋中线。照射野的前界超出乳腺皮肤轮廓外 1~2cm，射野内肺组织厚度（CLD：射野中心轴处肺组织厚度）一般在 2~3cm（图 8-0-4）。利用体表轮廓图，根据定位时的照射野方向、大小和等中心位置，通过优化内外切线野的剂量比重、楔形板度数等制定放疗计划。二维计划的缺点是体表轮廓图只相当于单层面的缺乏组织密度信息的横断位 CT 图像。由于计划是单层面的，剂量分布无法反映全乳腺的情况；由于缺乏组织密度信息，无法做肺校正，选用的楔形板度数会与实际情况有差别。

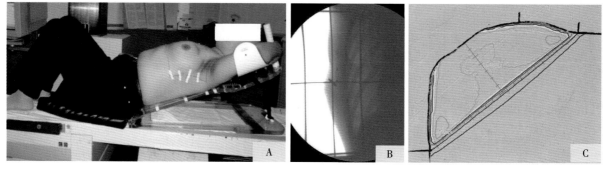

图 8-0-4 二维放疗技术时，病人乳腺切线野定位的体位 A（内切野和外切野后界贴铅丝）和切线野定位图 B 和二维计划剂量分布图 C（明黄线为 95%等剂量线）

目前全乳腺照射已经很少做二维计划，一般采用 CT 定位，制定三维放疗计划（图 8-0-5）。CT 模拟机定位时，病人仰卧于乳腺架上，上肢外展，不用体模固定，直接在病人皮肤上画标记线。体模固定一方面会增加乳腺皮肤的剂量，另一方面容易引起乳腺的移位，反而影响治疗摆位的准确性。为了减少照射野中心校位引起的二次误差，在定位时就找出全乳腺照射的中心，一般放在乳头层，在病人皮肤上画标记线（头脚方向的标记线尽量画长，超出乳腺范围）。因为在 CT 图像上很难准确区分乳腺组织范围，建议在 CT 扫描前先用铅丝把查体所示的乳房解剖边界标记出来，同时用铅丝标记乳腺瘤床处的手术瘢痕，然后以 5mm 的层厚进行 CT 扫描（图 8-0-7）。

全乳腺放疗的靶区勾画：CTV：患侧乳腺、胸大肌筋膜。不包括皮肤（收到皮下 0.5cm）、胸大

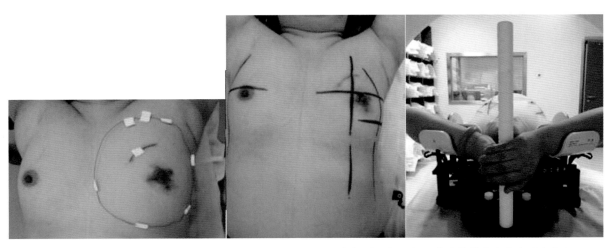

图 8-0-5　全乳腺放疗时病人的体位和体表标记线，定位 CT 扫描前用铅丝标记乳腺外轮廓和瘤床手术瘢痕

小肌、肋骨和肋间肌（除非这些部位受侵）。PTV：CTV 外放 0.5～1.0cm，皮肤方向不外放（限皮下 0.5cm）（图 8-0-6）。正常器官需勾画双肺，健侧乳腺，心脏和冠状动脉左前降支（左乳癌病人）。冠状动脉左前降支（LAD）从冠状动脉的左主干发出，走行在室间沟内，CT 平扫时，有的能显示，有的不能显示。不能显示时，根据室间沟的位置勾画（图 8-0-7）。

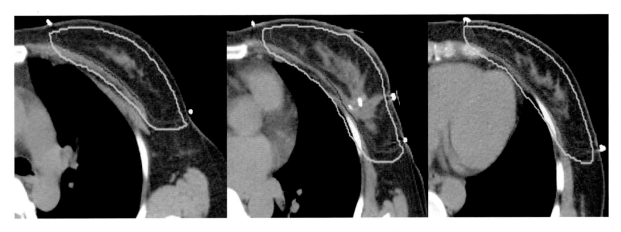

图 8-0-6　全乳腺靶区，蓝色：CTV，绿色：PTV

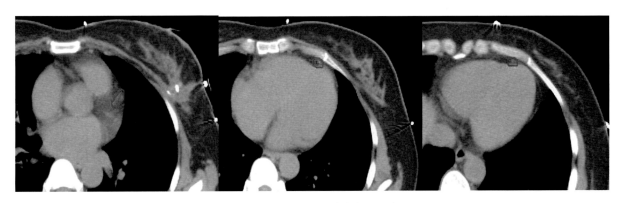

图 8-0-7　冠状动脉左前降支（红色）

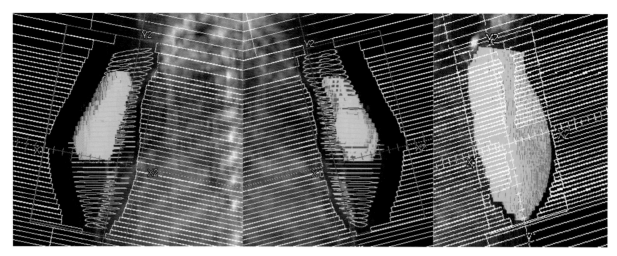

图 8-0-8　全乳腺调强放疗时内切和外切野和野中野（其中 1 个子野）的 DRR 图（绿色为全乳腺 PTV，湖蓝色为瘤床 PTV）

靶区勾画完成后，提交处方剂量和正常组织限量要求，物理师制定放疗计划。为了保护心脏和肺，切线野为主的三维适形计划（3D-CRT）或野中野调强计划（IMRT）最为常用。3D-CRT 技术使用两个有楔形板的切线野照射。与二维技术不同的是，3D-CRT 有全乳腺的三维剂量分布、根据实际组织密度（肺校正）选用楔形板、并对肺进行适形保护。多子野 IMRT 技术即野中野照射技术，也称为简化调强放疗：在适形切线野的基础上，再在内切和外切野方向上增加 6~8 个子野，来调节减少乳腺靶区内的高剂量区。照射总剂量的 80% 仍由两个最基本的适形切线野给予，与二维放疗技术一样，这两个基本切线野在乳腺皮肤方向上向外开放 1~2cm，以保证在照射过程中全乳腺始终在照射野内。其余 20% 的剂量由子野给予，目的是减少高剂量区体积，使靶区内剂量分布均匀（图 8-0-8 和图 8-0-9）。这种野中野技术可以通过正向调强或逆向调强方式实现。目前，有两个随机临床研究显示

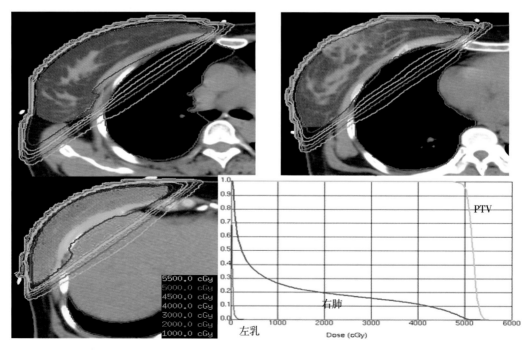

图 8-0-9　全乳腺放疗的剂量分布图和 DVH

调强放疗能降低乳腺的急性或晚期反应。加拿大的随机研究显示 IMRT 和常规楔形板切线野放疗病人的乳腺湿性皮肤反应分别为 37.2% 和 47.8%（$P=0.002$）[106]。Royal Marsdon 的随机研究显示 IMRT 比二维放疗降低乳腺的晚期反应，包括 5 年时照片上显示的乳房外形改变和乳房体检时可触及的硬化[107]。乳腺癌 IMRT 所用照射子野数少，总的机器跳数不大，制定治疗计划简单，治疗时间也与常规楔形板切线野放疗相仿。故理论上，与常规放疗相比，IMRT 不会增加第二原发肿瘤发生的风险。

二、乳腺瘤床补量照射

乳腺瘤床补量方式可以选择电子线外照射、X 线外照射、术中放疗和组织间插植。其中电子线外照射最常用；X 线外照射多用于瘤床同步补量；术中放疗需要专门的术中放疗设备；组织间插植为有创性，需要有经验的医生操作，目前在临床上使用较少。

传统二维放疗应用电子线外照射时，根据手术瘢痕、透视/CT 或 B 超所示瘤床手术改变和周围置放的金属标记来确定照射范围和照射深度，能量多选择 9~12MeV。手术瘤床放置金属标记的病人，可在模拟机透视下，包全手术瘢痕和金属标记外放 1~1.5cm；未放置金属标记的病人，直接在病人体表上勾画，手术瘢痕外放 2~3cm（图 8-0-10）。

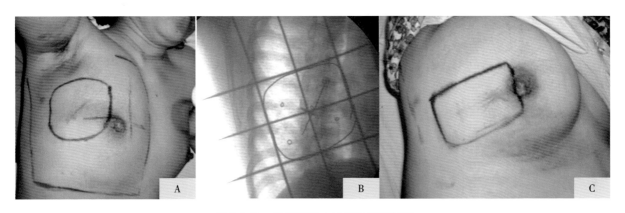

图 8-0-10　乳腺瘤床电子线补量照射野

注：A 和 B：模拟机透视下根据瘤床金属标记和手术瘢痕外放形成的照射野；C：根据手术瘢痕直接外放在乳腺皮肤上画出的照射野。

三维放疗时，在定位 CT 图像上根据瘤床血清肿、手术改变和金属标记、并参考手术瘢痕的位置勾画出瘤床，外放 1.0cm 形成 CTV。由于电子线照射野标记在病人皮肤上，摆位误差很小，可以不做 PTV 外放或外放 3~5mm 即可。由于电子线照射在射线入射的方向上不存在摆位误差，所以瘤床 PTV 在皮肤和胸壁方向上外放不超过全乳 CTV 的范围。根据瘤床 PTV 设计照射野，选择合适的入射角度和电子线能量，做三维计划。治疗前根据治疗计划把电子线照射野标记在病人皮肤上（图 8-0-11）。

电子线照射的优势在于照射技术简便，正常组织如心肺受照射剂量低。但是由于乳腺外形是有弧度的，如果肿瘤位于弧度变化较陡的位置，瘤床的深度在不同位置会有较大的差异，这时就很难选择合适能量的电子线达到既能包全瘤床，又使心肺不接受较高剂量。另外，乳房较大，肿瘤位置深在的病人，电子线也会失去优势。

高能 X 线穿透力强，瘤床补量使用 X 线会增加正常组织如心肺的照射剂量，随着电子线的广泛应用，序贯补量 X 线使用渐少，仅用于肿瘤位置深在而不适合电子线治疗者，X 线瘤床补量可以使用单一垂直野或切线野。IMRT 的广泛应用使瘤床同步补量成为可能，即把补量所需的 10~16 Gy 分成 25 次在全乳腺放疗的同时针对瘤床给予，瘤床的单次剂量高于瘤床以外的其他乳腺的单次剂量。同

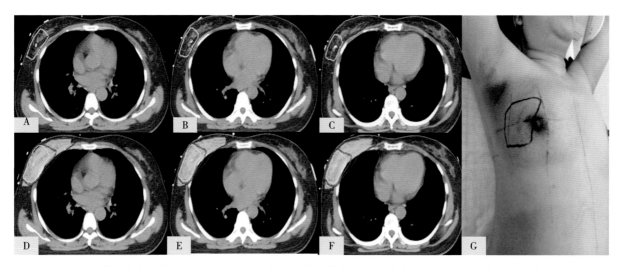

图 8-0-11　乳腺癌瘤床靶区勾画（A-C）：红色：瘤床；紫色：瘤床外放 1.0cm 形成瘤床 CTV；湖蓝色：瘤床 CTV 外放形成瘤床 PTV（在皮肤和胸壁方向外放在全乳 CTV 内，蓝色）。和全乳腺切线+瘤床电子线照射的剂量分布（D-F）：等剂量线：红色：50Gy；紫色：55Gy，黄色：60Gy。G：瘤床补量的体表照射野

步补量时，瘤床 PTV 应在 CTV 基础上根据等中心治疗的摆位误差外放而来（图 8-0-12）。术后瘤床血清肿较大的病人，瘤床在放疗过程中会发生动态变化，通常是随着时间的延长而缩小。这种变化会增加周围正常乳腺的照射剂量，故这组病人不适合瘤床同步补量。计划评估时，除了全乳腺和瘤床达到所需的处方剂量和保护正常组织外，还需要尽量降低瘤床靶区内的剂量热点，以及瘤床以外的乳腺内的高剂量区。

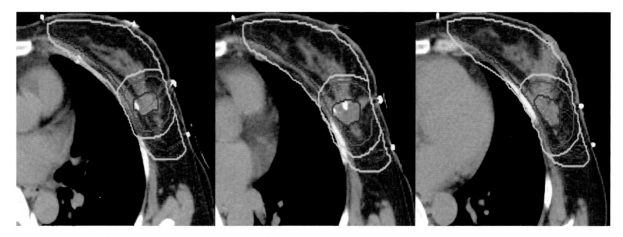

图 8-0-12　乳腺瘤床同步补量靶区。红色：瘤床；紫色：瘤床外放 1.0cm 形成 CTV（在全乳 CTV 内，蓝色）；湖蓝色：瘤床 CTV 外放 0.5cm 形成 PTV（在全乳 PTV 内，绿色）

　　术中放疗是手术后立即给予瘤床的一次性高剂量照射。使用可移动的直线加速器或低能 X 线源（intrabeam），在手术室实施放疗。术中放疗可以直视瘤床，准确地确定照射范围，避开周围正常组织。由于照射剂量跌落快，肺、心和对侧乳腺副反应小。还可以减少瘤床以外的同侧乳腺的照射范围和剂量，从而改善乳房美容效果。照射野不穿过皮肤，降低皮肤损伤，利于日后满意的乳房重建和改善美容效果。在手术和残存肿瘤细胞的放疗之间没有延迟，肿瘤细胞播散的概率小。放疗总时间缩短，方便病

人，利于尽早开始后续的化疗。比较而言，使用外照射方式对瘤床补量时，依靠血清肿和瘤床周围放置的金属标记来确定瘤床时，随着术后时间的延迟，血清肿吸收、金属标记移位，瘤床仍有很大的不确定性。在手术中进行术中瘤床放疗，可以保证瘤床照射的准确性。术中瘤床补量一般予10Gy。

三、全乳腺+区域淋巴结照射

与全乳腺照射不同，全乳腺+区域淋巴结照射时，除了再需要勾画相应的淋巴结区域靶区外，还需要勾画邻近的重要正常组织。同时可能需要使用复杂的放疗技术。

（一）全乳腺+锁骨上下淋巴引流区

照射全乳腺+锁骨上淋巴引流区时，注意定位时患侧上肢外展90～100°即可，以便患侧锁骨上区展平，皮肤无皱褶，减轻皮肤放疗反应；同时患侧上肢远离锁骨上区，避免受到不必要的照射。使用乳腺托架时，如果病人的头颈部无面罩固定，皮肤上的体中线标记一定要延长至颈部，在每次治疗前，首先摆正病人的体中线位置，以保证锁骨上区摆位准确。如果有条件，也可以用小面罩固定病人的头部（图8-0-13）。锁骨上下淋巴引流区的CTV上界在环甲膜水平，下界包全锁骨下静脉和胸小肌内缘以内的腋窝Ⅲ组，内界包全颈内静脉，外界包全颈后三角（图8-0-14）。正常组织需要勾画脊髓、甲状腺、食管、臂丛神经和肱骨头，并做剂量限制。臂丛神经由颈椎5～7和胸椎1的椎间孔发出，在斜角肌间隙走行。臂丛神经结构在CT上无法显示，勾画时只能根据前斜角肌的解剖位置，在前斜角肌后缘勾画（图8-0-15）。

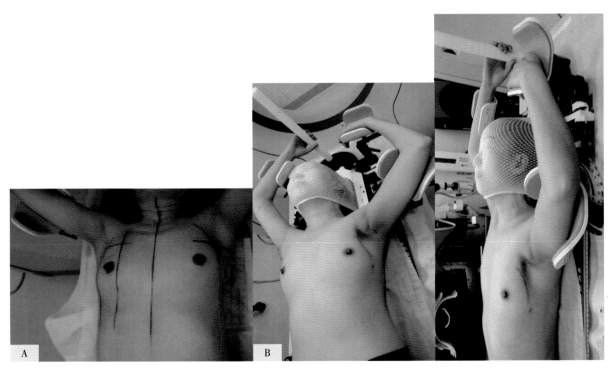

图 8-0-13　全乳腺和锁骨上淋巴引流区照射的定位图和体表标记线
注：A：右乳癌，无面罩固定，B左乳癌，有面罩固定。

如果采用二维或3D-CRT照射技术，全乳腺切线野和锁骨上野可以采用上下半野的照射技术，即把照射野的中心放在两部分照射野的上下交界处（图8-0-16）。锁骨上淋巴引流区可单用一个前野照射，机架角向健侧偏15°，以保护气管、食管及脊髓。照射野的上界达环状软骨水平，下界在锁骨头下缘水平，内界应充分包括位于胸锁乳突肌锁骨头附着处深部的淋巴结，外界在肱骨头内侧。

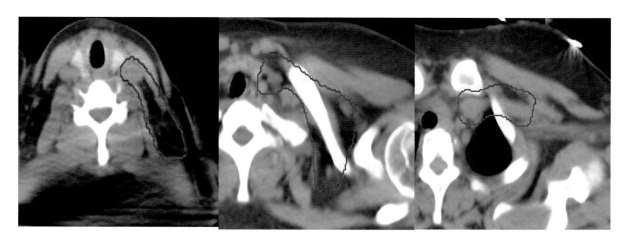

图 8-0-14　左侧锁骨上下淋巴引流区 CTV 靶区

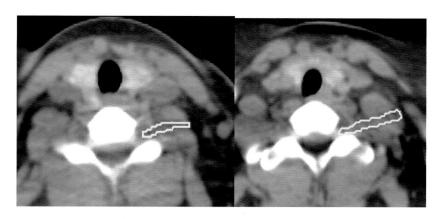

图 8-0-15　定位 CT 上勾画的臂丛神经（黄色），在前斜角肌的后方

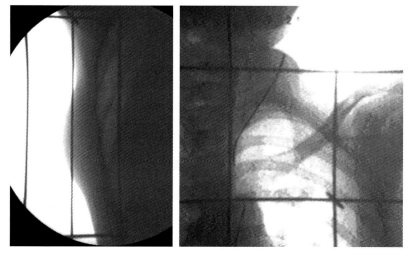

图 8-0-16　半野技术照射的乳腺切线野和锁骨上下野定位图

　　IMRT 技术可以把全乳腺和锁骨上区作为一个靶区优化治疗计划，得出比较均匀的剂量分布。物理师做计划时，对全乳腺靶区和锁骨上靶区分别布野。全乳腺布野和剂量分配方式用上述全乳腺放疗使用的简化 IMRT 技术，即总剂量的 80% 适形，20% 调强；锁骨上区采用 3～4 个不同方向的照射野，

使用全调强技术，做整体的剂量优化（图 8-0-17）。如果头颈部无面罩固定，为了保证脊髓的安全，除了脊髓 PRV 在脊髓前后左右外放 0.5cm，限制脊髓 PRV 最大剂量<40Gy 外，还要注意各个 CT 层面上，40Gy 的等剂量线不要距离脊髓过近。

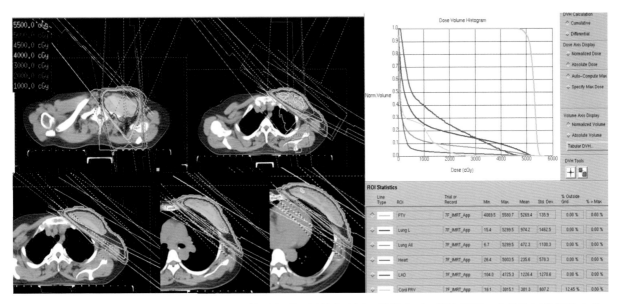

图 8-0-17　全乳腺和锁骨上区 IMRT 的照射野布野和剂量分布图。锁骨上区 4 野全调强、全乳腺切线野为主的简化调强。

（二）全乳腺+腋窝淋巴引流区

全乳+腋窝照射时，根据病情需要勾画Ⅰ、Ⅱ或Ⅲ水平腋窝（图 8-0-18），可采用高位切线野，把照射野的上界向头的方向提高，把全乳腺和腋窝尽量包全在 2 个切线野内。当选择 IMRT 技术放疗时，腋窝区域可以增加不同方向的照射野，可以保证靶区剂量充分，减少靶区内高剂量范围，并减少肺的照射剂量（图 8-0-19）。采用容积调强弧形治疗（VMAT）技术可以比 IMRT 进一步降低心、肺的高剂量体积如 V_{40}、V_{30}，但对侧乳腺、周围软组织的低剂量体积增加（图 8-0-20）。选择技术手段时需要权衡利弊。

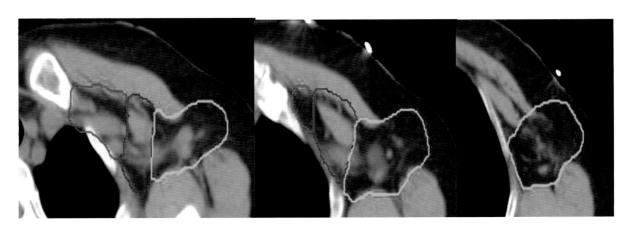

图 8-0-18　Ⅰ、Ⅱ或Ⅲ水平腋窝靶区

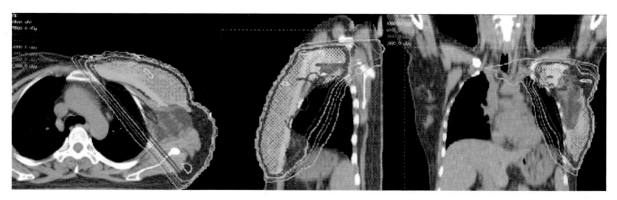

图 8-0-19 全乳腺和腋窝 IMRT 放疗的剂量分布

注：绿色：全乳腺 PTV，蓝色：Ⅰ 水平腋窝 PTV，黄色：Ⅱ 水平腋窝 PTV。

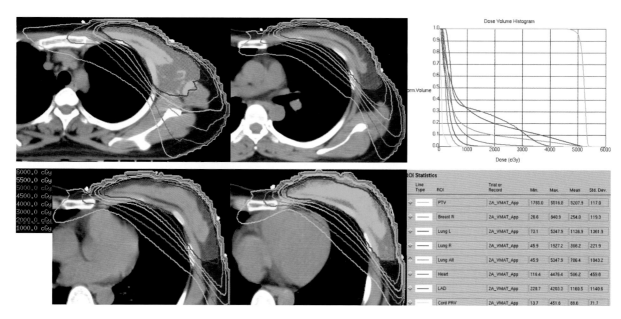

图 8-0-20 全乳腺和腋窝 VMAT 技术放疗的剂量分布

（三）全乳腺+锁骨上+腋窝淋巴引流区

需要同时照射全乳腺和锁骨上腋窝淋巴引流区时，传统上用 4 个照射野：2 个乳腺切线野包全乳腺和低位腋窝，1 个前野包全余下的高位腋窝和锁骨上区，1 个后野对高位腋窝中心平面剂量不足部分进行补充照射。这种 4 野照射方式的缺点是照射野衔接处剂量不均匀，如果重叠区有高量，会增加纤维化、上肢水肿或臂丛神经损伤的风险；同时肺受照射体积大。为了避免照射野衔接，可采用 IMRT 技术，全乳腺和腋窝用切线野，配合使用锁骨上全调强野。

（四）全乳腺+锁骨上+内乳淋巴引流区

全乳腺和锁骨上内乳淋巴引流区同时照射时，内乳靶区勾画同侧 1~3 前肋间的内乳淋巴结区，CTV 为内乳动静脉外放 0.5cm，在胸膜处收回（图 8-0-21），内乳通常和全乳腺靶区一起，采用整体的切线野技术照射。或全靶区采用 TOMO 技术，可以获得很好的剂量分布（图 8-0-22）。评估放疗计划时，除了靶区的覆盖度和均匀性，需要特别注意限制心脏、冠状动脉和肺的受照剂量。照射右侧内乳区时需要勾画右侧冠状动脉（走行在右侧房室间隔内），进行剂量限制。

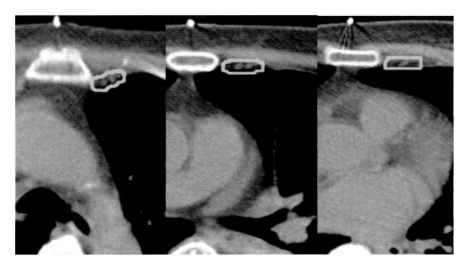

图 8-0-21　定位 CT 图像上勾画内乳淋巴结区域；绿色为内乳 CTV

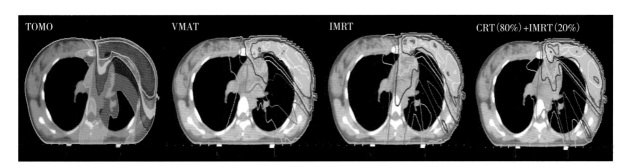

图 8-0-22　全乳腺+锁骨上+内乳淋巴引流区放疗，不同放疗技术的剂量分布

四、部分乳腺照射技术

对保乳病人区段切除术后再切除手术标本的病理分析发现，仅有 9% 的病人在区段切除残腔外 1.5 cm 之外有肿瘤残存。故 PBI 需要照射瘤床和瘤床外放 1~2 cm 的区域。PBI 可以通过下列几种方式来实现：多管组织间插植近距离放疗、单管球囊近距离放疗（MammoSite）、三维适形体外放疗和术中放疗。

（一）组织间插植

组织间插植是一种多管的近距离放疗。在瘤床和外放 1~2cm 的区域进行一到数排的置管，操作可以在术中或术后进行。然后根据治疗计划进行近距离放疗。放疗可以采用低剂量率（LDR）或高剂量率（HDR）照射。低剂量率照射的处方剂量多为 45 ~ 50Gy/4 ~ 5 天；高剂量率照射多予 32Gy/（8 次·4 天）或 34Gy/（10 次·5 天），每天两次。采用组织间插植近距离放疗进行 PBI 有比较长的随访结果：适当选择病人，放疗副反应小，局部复发率 1%~4.4%。但是组织间插植操作和治疗计划复杂，需要正规的培训和很长的学习过程，很难广泛应用。

（二）MammoSite

MammoSite 是美国食品药品管理局批准的单管球囊近距离放疗装置，也称为腔内放疗。乳腺肿瘤区段切除术时在切口闭合前、或手术后在 B 超引导下、通过小的手术瘢痕切口或侧切口，把球囊置于手术残腔内。手术后置入球囊的优点是有明确的病理诊断，降低因病理原因不适合做 MammoSite 而导致的球囊再移除率。做治疗计划时，向球囊内注入生理盐水，使球囊的外形与手术残腔相适合。处方剂量给在球囊表面外 1cm 处，多为 34Gy/（10 次·5 天），高剂量率照射。治疗时可采用放射源单点驻留或多点驻留。美国外科学会报道的 1403 例 MammoSite 治疗的乳腺癌病人结果显示 92% 的病人在放疗后 12 个月评价时乳腺美容效果很好[108]。早期美容效果与球囊表面与乳腺皮肤之间的最小距离值有关，距离≥7mm 比<7mm 病人的美容效果好。8.1% 的病人发生乳腺感染，随着经验的积累，感染发生率越来越低。3.4% 的病人在放疗后 3~7 周出现皮肤放射性回忆反应。5 年随访结果显示同侧乳腺内肿瘤复发率为 2.9%。

（三）三维适形体外放疗

三维适形体外放疗（3D-CRT）是一种无创、可以广泛推广使用的放疗技术。通过在定位 CT 图像上勾画靶区、多个方向给照射野，完成针对靶区、避开正常组织的放疗计划，然后实施治疗。优点是在取得病理诊断后进行放疗，可以确保手术切缘阴性。缺点是瘤床在手术后随时间的延长可能在 CT 图像上显示不清，影响靶区的确定；治疗有每次摆位重复性的问题。处方剂量一般为 95% 的 PTV 38.5Gy/（10 次·5 天）。

（四）术中放疗

术中放疗可以把放疗时间进一步降为 1 天，放疗剂量为 20~21Gy。

五、呼吸适应的保护心脏的放疗技术

虽然采用现代放疗技术，乳腺癌保乳术后放疗是否会增加乳腺癌心血管病死亡风险尚无一致结论。Marks 等研究发现放疗后 2 年心肌灌注缺损发生率为 42%，其发生率与心脏受照射体积有关[109]。所以，治疗中应尽量减少心脏照射体积，以减轻心脏毒性。IMRT 可以减少心脏的受照体积。但对于一些在解剖上心脏紧贴胸壁（心脏解剖具有挑战性）的病人，即使 IMRT 技术也无法避免一部分心脏（特别是心室和冠状动脉左前降支）受到高剂量照射。深吸气后屏气（DIBH）可以使肺膨胀，心脏移向后下方，离开胸壁（图 8-0-23）。近年来，物理剂量学方面研究显示对于左侧乳腺癌病人，与自由呼吸相比，深吸气后屏气（DIBH）可以减少照射野内心脏的体积；DIBH 可以显著放射性心脏病死亡的可能性（0.1% 和 4.8%）[110]。与自由呼吸相比，自由呼吸门控放疗（吸气末门控）和 DIBH 均能降低心脏受照射体积，DIBH 技术对心脏的保护要优于吸气末门控。

Remouchamps 等报道了用 ABC 装置中度吸气末屏气（mDIBH）及常规楔形板切线野治疗 5 个左侧乳腺癌病人的临床经验，所有病人均能很好地耐受治疗，每次治疗需要 4~6 次屏气，中位屏气时间为 22 秒，中位治疗时间为 18 分钟。各方向的摆位误差在 2.1~3.2mm[111]。对心脏解剖有挑战性的左侧乳腺癌病人，DIBH 是一种很有前景的呼吸适应保护心脏的放疗技术。

六、全乳腺切除术后放疗技术

（一）常规二维技术放疗

乳腺癌全乳腺切除术后放疗采用常规放疗技术可以取得很好的效果。中国医学科学院肿瘤医院 2000~2004 年采用二维放疗技术（锁骨上区用单前野，胸壁用单一电子线野）治疗 328 例病人，5 年局部区域复发率仅为 5.8%[112]。

常规二维技术放疗时，病人的治疗体位为仰卧，肩背部垫 15 度的斜板，患侧上肢外展，使照射区域充分显露展平。胸壁野的上界为锁骨头下缘水平，下界相当于对侧乳腺皱襞下 2cm 水平，内界为体中线，外界为腋中线或腋后线。照射野需要包全手术瘢痕，不要求包全引流口。胸壁可用电子线野，或 6MV X 线切线野。不论用哪种技术照射，胸壁均需要加填充物照射 20~30Gy，以提高皮肤表面剂量。如果有乳腺皮肤受侵，应提高加填充物照射剂量至 40Gy。乳腺癌病人术后胸壁的厚度一般在 1.5~2cm 之间，电子线的能量以 6MeV 为宜，填充物厚度 0.5cm。电子线照射适用于胸壁平坦而薄的病人（<3cm），对于胸壁厚的病人，应选用 X 线切线野照射，X 线能量以 6MV 为宜，填充物厚度

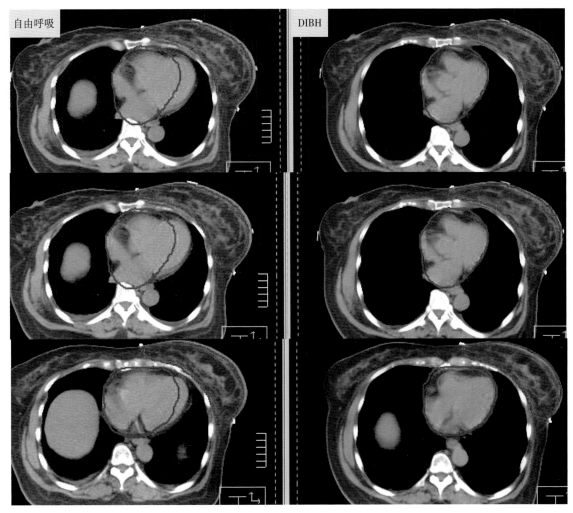

图 8-0-23　DIBH 与自由呼吸状态下 CT 扫描心脏位置变化（蓝色为自由呼吸状态下 CT 上勾画的左全乳腺 CTV，红色为 DIBH 状态下勾画的全心脏）

0.3~0.5cm。

锁骨上区照射野的上界在环甲膜水平，下界在锁骨头下缘水平，内界在体中线和胸锁乳突肌健侧 1cm 处，外界在肱骨头内缘。锁骨上淋巴引流区可用 X 线、或 X 线和电子线混合照射。多采用单前野，机架角向健侧偏 10~15°。处方剂量给在照射野中心点皮下 3cm 处。同时照射胸壁和同侧锁骨上淋巴引流区时，当胸壁用电子线照射时，照射野衔接处共线（图 8-0-24）；胸壁用切线野照射时，胸壁切线野和锁骨上野应采用半野照射技术衔接。

在胸壁和锁骨上野的基础上，需要照射腋窝淋巴引流区时，传统上二维放疗常规采用腋锁联合野，单前野包全腋窝和锁骨上淋巴引流区，处方剂量给在中心点皮下 3cm 处。腋锁联合野与胸壁电子线野在皮肤上共线衔接。锁骨上区剂量达到 50Gy 后，根据腋窝中心平面深度计算腋窝剂量，不足的剂量再通过腋后野补足。

在胸壁和锁骨上野的基础上，需要照射内乳淋巴引流区时，内乳常规用 9~12 MeV 电子线照射，包全第 1~3 肋间。内界为体中线，外界为体中线患侧 5cm，上界与锁骨上野的下界共线衔接，下界为第 4 前肋下缘。内乳野的外界和下界与胸壁电子线野共线衔接。

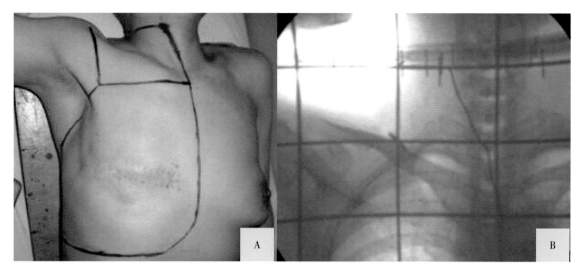

图 8-0-24　常规二维放疗的锁骨上野和胸壁野的体表标记（A）和锁骨上野定位图（B）

（二）三维适形放疗

乳腺癌病人的解剖有很大的个体差异，如病人胖瘦不一，锁骨上区处方剂量深度统一用 3cm 并不适合所有的病人；对于胸壁特别薄的病人，电子线在肺组织内穿透深，在电子线能量已经用到最小的情况下（医科院肿瘤医院为 6MeV），可能需要调整胸壁填充物的厚度和剂量比例以更好地保护肺。三维适形放疗技术可以使放疗计划个体化，采用常规放疗的布野方式对病人进行三维剂量评估，要求 90% 以上的靶区接受 90% 的处方剂量。

锁骨上下区勾画靶区，包全锁骨上内侧组（颈鞘周围）、外侧组（颈后三角区）和颈静脉锁骨下静脉汇合处（颈静脉角区）。采用单前野 GA 健侧 10～15°，保护脊髓和尽量避免高剂量区落在臂丛神经走行区域。通过调整 X 线野的处方深度，使剂量分布达到靶区覆盖要求，并尽量减少靶区内的剂量不均匀性。一般锁骨上区不推荐单纯使用电子线野，因为锁骨对电子线的穿透性有影响，单一电子线野的锁骨后方剂量低，容易导致颈静脉锁骨下静脉汇合处的高危区域剂量不足。如果病人较胖，锁骨上单前野剂量分布较差时，可以采用前后对穿野，调整前后两野的剂量比值（一般为 4∶1），使计划满足要求。

胸壁剂量评估时，需要在定位 CT 扫描前，根据体检所示，用铅丝标记出胸壁照射野的范围，然后根据铅丝标记的范围、选择垂直于胸壁平面的方向布野，选择合适的电子线能量，调整胸壁填充物的厚度和剂量比例，使 90% 的处方剂量线尽量覆盖胸壁高危区域，同时减少患侧肺的照射剂量，$V_{20}<30\%$，MLD<15Gy。胸壁和锁骨上区照射的三维剂量分布见图 8-0-25。

在胸壁和锁骨上野的基础上，需要照射腋窝淋巴引流区时，三维适形调强放疗技术可以靶区得到充分的照射剂量。如果使用 X 线照射胸壁，胸壁应仍以切线野为主，注意保护心脏和肺。如果使用电子线照射胸壁，做计划时，可以把腋窝和锁骨上区以及相同层面的胸壁作为一个靶区制定 X 线适形调强放疗计划，而以下的胸壁用电子线单野放疗。胸壁电子线野的上界与 X 线适形调强野的下界在皮肤上共线衔接。

在胸壁和锁骨上野的基础上，需要照射内乳淋巴引流区时，CT 定位有助于更好地确定靶区和设计治疗计划。第 1～3 肋间的内乳血管周围是乳腺癌内乳淋巴结转移的常见部位，在定位 CT 影像上能很好地辨认和勾画，可以根据深度选择合适能量的电子线。图 8-0-26A 是根据 CT 定位制定三维适形放疗计划，然后把照射范围标记在病人皮肤上。其中胸壁野的边界在定位 CT 扫描前根据体检所示确

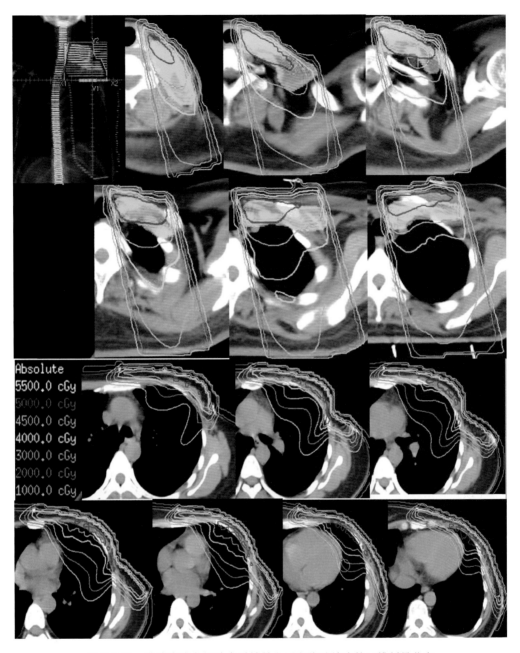

图 8-0-25　乳腺癌改良根治术后锁骨上区和胸壁放疗的三维剂量分布

定，用铅丝标记；锁骨上野和内乳野根据 CT 影像上靶区范围设计。为利于不同部位的照射野衔接处摆位有良好的重复性，衔接处的照射野边界使用规则的直线。这种技术的优点是靶区剂量充分的同时心肺剂量低，缺点是照射野共线衔接处有高量热点（图 8-0-26B）。为避免照射野衔接，可以采用一体化调强放疗技术，图 8-0-27 是使用切线野为主的调强技术进行右侧内乳照射。

　　如果内乳区上下深度差别较大，无法选择统一的电子线能量时，或者恰好有肿瘤位于照射野的衔接处时，可以考虑勾画靶区，制定整体的调强计划，可以尝试 VMAT 或 TOMO 技术。这种情况的计划的难度很大，在保证靶区的覆盖和剂量均匀性的同时，注意减少心肺的照射剂量，同时注意保证摆位的重复性。

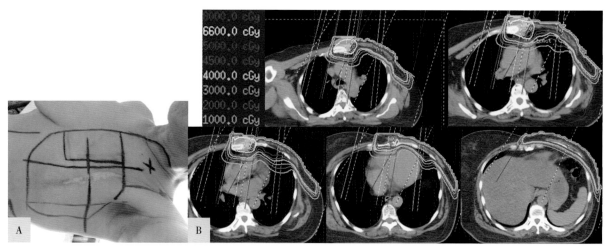

图 8-0-26　A. 乳腺癌改良根治术后胸壁、锁骨上和内乳同时照射的体表照射野标记. B. 内乳和胸壁区域的剂量分布，处方剂量胸壁+锁骨上下+内乳 50Gy，内乳残存肿瘤区 66Gy

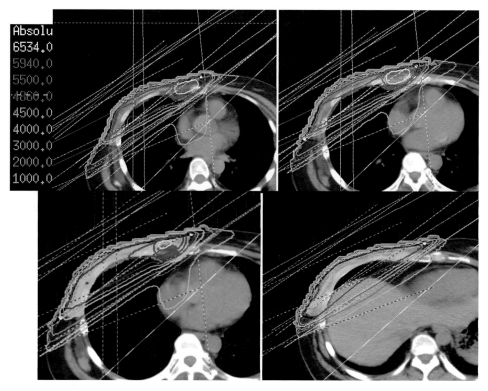

图 8-0-27　内乳和胸壁区域的剂量分布，处方剂量胸壁+锁骨上下+内乳 48.6Gy，内乳原肿瘤区 59.4Gy

第十二节　乳腺癌放疗的不良反应

王淑莲

一、急性放疗反应

（一）放射性皮炎

放疗 3~4 周时，皮肤可出现色素沉着、毛囊扩张、汗毛脱落、红斑、水肿等放射性干性皮肤反应。放疗第 5 周或放疗结束后 1~2 周可出现水疱、溃破等湿性皮肤反应。皮肤皱褶处反应会较重，如胸壁近腋窝处、乳腺下皱襞处、锁骨上皮肤皱褶处，定位时尽量使皮肤皱褶展平。治疗中贴身衣服柔软透气，保持照射野皮肤干燥洁净。照射野内皮肤忌用胶布、酒精、膏药等。出现湿性皮肤反应时，局部可予抗炎消肿药物湿敷，避免感染，一般 2~3 周即可愈合。

（二）乳房水肿疼痛

保乳术后全乳腺放疗病人在放疗后期和放疗结束后几个月内可能会有乳房水肿疼痛，大乳房者尤为明显。病人洗澡时用力搓洗乳房皮肤可加重水肿，故应嘱病人避免用力搓洗。轻者无需处理，重者可予止痛治疗，或短时间激素消肿治疗。

（三）放射性肺炎

多出现在放疗结束后 1~6 个月内，极少数出现在放疗中。胸片或胸 CT 上显示与放疗野一致的肺部渗出斑片影。多数病人无症状，或表现为干咳、气短或发热。有症状的放射性肺炎发生率较低，约 0~10%，多为 2 级，4~5 级罕见。放射性肺炎的发生率与肺部受照射体积、是否合并化疗有关。单纯全乳腺照射和区域淋巴结加全乳腺照射的放射性肺炎发生率分别为 1% 和 4%[113]。全乳腺加锁骨上区照射同步化疗病人的放射性肺炎发生率为 8.8%，全乳腺照射序贯化疗病人为 1.3%，全乳腺照射未化疗病人为 0.5%[114]。荟萃分析显示患侧肺的 V_{20}、平均剂量和锁骨上区照射与放射性肺炎发生有关，当计划显示患侧肺的 $V_{20}>30\%$、肺的平均剂量$>15Gy$ 时，应该选用其他放疗技术[115]。治疗方面，症状和影像表现轻者可予止咳等对症处理，重者予大剂量激素、抗炎、吸氧等。

（四）全身反应

乳腺癌病人术后放疗对血象影响很小。化疗后的病人可能会在放疗中出现轻度白细胞下降，多予饮食调理或中药生血处理即可。放疗中疲劳多见，可予扶正支持治疗。

二、晚期放疗损伤

（一）患侧上肢淋巴水肿

淋巴水肿与腋窝手术方式和放疗有关。单纯腋窝淋巴结清扫术后，约 10% 的病人会出现同侧上肢水肿。单纯全腋窝放疗，6% 的病人会出现同侧上肢水肿。手术加腋窝放疗会使上肢水肿的发生率增加到 31%。锁骨上区放疗也会增加淋巴水肿的发生率，如 Warren 等报道 1501 例乳腺癌病人的前瞻性研究结果，12% 腋窝未手术，62% 腋窝前哨淋巴结活检，26% 腋窝清扫，2 年和 5 年淋巴水肿发生率为 6.8% 和 13.7%。无放疗、单纯乳腺/胸壁放疗、锁骨上区放疗、和锁骨上区+腋后野放疗病人的 2 年淋巴水肿发生率分别为 3.0%、3.1%、21.9% 和 21.1%[116]。淋巴水肿早期表现为上肢发紧、发胀、发沉，患侧上肢周径增粗；后期可出现明显的胀痛、活动受限，容易并发软组织蜂窝炎。以预防为主，无特效药物。如用腋窝前哨淋巴结活检术取代清扫术，无明确放疗指征时，尽量避免腋窝或锁骨上区放疗等。出现水肿后，早期应积极处理，如保护患侧上肢皮肤，避免外伤、过热及静脉穿刺等操作，避免上肢过度锻炼，抬高上肢，专业人工按摩，使用弹力袖带等。

（二）臂丛神经损伤

多出现在进行高剂量锁骨上或腋窝淋巴引流区照射后。臂丛神经损伤发生率与照射总剂量和分割方式有关。常规锁骨上区预防照射 50Gy，2Gy/次时，臂丛神经损伤的发生率不到 1%。故临床上病人在预防照射剂量后出现臂丛神经损伤表现时，应首先除外其他原因引起，如肿瘤复发等。臂丛神经的 TD5/5 为 60Gy，即照射剂量为 60Gy 时，放疗后 5 年内会有 5% 的病人出现臂丛神经损伤。随着总剂量的增高和分次照射剂量的增大，臂丛神经损伤的发生率逐渐增高。合并化疗的病人比未化疗者臂丛神经损伤的发生率高。臂丛神经损伤中位发生时间为放疗后 1~4 年。随着随访时间的延长，臂丛神经损伤发生率仍在逐渐增加，对病人来讲，存在终生风险。临床表现为轻者患侧上肢感觉缺失、疼痛、轻度无力；重者持续感觉异常、剧烈疼痛、上肢瘫痪、肌肉萎缩。此症一旦出现便不可逆，应以预防为主。如避免相邻野在深部有剂量重叠；锁骨上区放疗时，电子线照射应尽量选取合适的能量，X线照射时选取合理的剂量计算深度，尽量减少深部臂丛的受照剂量。锁骨上下淋巴结需要追加剂量时，尽可能进行缩野补量。

（三）缺血性心脏病

早期的研究发现，左侧乳腺癌病人放疗时会使部分心脏和冠状动脉受到照射，放疗后会引起心脏损伤，在放疗10~15年以后，左侧比右侧乳腺癌病人的缺血性心脏病死亡率增高，从而抵消了放疗带来的生存获益。随着放疗技术的改进，心脏病的死亡率随治疗年代的推移而下降，表明采用现代放疗技术，放疗引起的心脏病死亡风险在逐渐下降。如左侧和右侧乳腺癌病人放疗后10年缺血性心脏病的死亡率在20世纪70年代的病人分别为13.1%和10.2%（$P=0.02$），80年代早期为9.4%和8.7%（$P=0.64$），后期为5.8%和5.2%（$P=0.98$）[117]。合并蒽环类药物化疗、曲妥珠单抗（赫赛汀）靶向治疗均对心脏有一定的影响。放疗时尽量减少心脏特别是冠状动脉左前降支和右侧冠脉的照射，限制心脏的平均剂量。报道心脏平均剂量每增加1Gy，主要冠脉事件（心梗、冠脉再通、缺血性心脏病死亡）的发生风险相对增加7.4%，这种剂量-效应关系为线性，无明显阈值。冠脉事件在放疗后5年内即开始增加，一直持续到放疗后30年[118]。对于心脏离胸壁较近、乳腺切线野内心脏体积较多的病人，可采用乳腺挡块、俯卧位照射或深吸气后屏气照射等方式以尽量减少心脏受照射体积。

（四）乳房美容效果

保乳手术病人放疗后要定期评估乳房美容效果，常用哈佛的4级定性评估标准。①优：无肉眼可见的治疗后遗症。两侧乳房外形相同；②良好：病侧乳房有轻度色素沉着、局限性毛细血管扩张，手术瘢痕可见；③一般：有明显治疗后遗症，乳房外形有明显变形，乳头移位，有明显的放射性皮肤改变，但还可接受；④差：乳房有严重回缩或严重的纤维化或毛细血管扩张。保乳术后80%~90%病人的乳房美容效果可达到优和良好。乳房美容效果与病人、手术、放疗、化疗因素有关。病人因素包括乳房大小形状、年龄（60岁以上者差）、种族（黑人差）、是否合并其他疾病（胶原血管疾病、高血压、糖尿病）和内在的放射敏感性。手术因素包括手术程度、是否二次切除、手术瘢痕的方向和长度、腋窝与瘤床的瘢痕是分开的还是连续的、瘤床是否闭合、肿瘤上乳腺皮肤切除范围。放疗因素包括全乳腺放疗总剂量、剂量的均匀性、瘤床补量的总剂量和范围。化疗因素包括是否化疗、化疗与放疗的顺序（同步放化疗者差）。

（五）其他

照射野内皮肤皮下组织纤维化、毛细血管扩张，放射性肺纤维化，肋骨骨折，第二原发肿瘤如肺癌、对侧乳腺癌、肉瘤等。

参 考 文 献

1. Sorlie T，Perou CM，Tibshirani R，et al. Gene expression patterns of breast carcinomas distinguish tumor subclasses with clinical implications. Proc Natl Acad Sci U S A，2001，98（19）：10869-10874.

2. Cheang MC，Chia SK，Voduc D，et al. Ki67 index，HER2 status，and prognosis of patients with luminal B breast cancer. Journal of the National Cancer Institute，2009，101（10）：736-750.

3. Prat A，Cheang MC，Martin M，et al. Prognostic significance of progesterone receptor-positive tumor cells within immuno-histochemically defined luminal A breast cancer. Journal of clinical oncology：official journal of the American Society of Clinical Oncology，2013，31（2）：203-209.

4. Correa C，McGale P，Taylor C，et al. Overview of the randomized trials of radiotherapy in ductal carcinoma in situ of the breast. J Natl Cancer Inst Monogr，2010，（41）：162-177.

5. Fisher B，Land S，Mamounas E，et al. Prevention of invasive breast cancer in women with ductal carcinoma in situ：an up-date of the National Surgical Adjuvant Breast and Bowel Project experience. Semin Oncol，2001，28（4）：400-418.

6. Bijker N, Meijnen P, Peterse JL, et al. Breast-conserving treatment with or without radiotherapy in ductal carcinoma-in-situ: ten-year results of European Organisation for Research and Treatment of Cancer randomized phase Ⅲ trial 10853—a study by the EORTC Breast Cancer Cooperative Group and EORTC Radiotherapy Group. Journal of clinical oncology: official journal of the American Society of Clinical Oncology, 2006, 24 (21): 3381-3387.

7. Donker M, Litiere S, Werutsky G, et al. Breast-conserving treatment with or without radiotherapy in ductal carcinoma In Situ: 15-year recurrence rates and outcome after a recurrence, from the EORTC 10853 randomized phase Ⅲ trial. Journal of clinical oncology: official journal of the American Society of Clinical Oncology, 2013, 31 (32): 4054-4059.

8. Emdin SO, Granstrand B, Ringberg A, et al. SweDCIS: Radiotherapy after sector resection for ductal carcinoma in situ of the breast. Results of a randomised trial in a population offered mammography screening. Acta Oncol, 2006, 45 (5): 536-543.

9. Houghton J, George WD, Cuzick J, et al. Radiotherapy and tamoxifen in women with completely excised ductal carcinoma in situ of the breast in the UK, Australia, and New Zealand: randomised controlled trial. Lancet, 2003, 362 (9378): 95-102.

10. Cuzick J, Sestak I, Pinder SE, et al. Effect of tamoxifen and radiotherapy in women with locally excised ductal carcinoma in situ: long-term results from the UK/ANZ DCIS trial. The Lancet Oncology, 2011, 12 (1): 21-29.

11. McCormick B, Winter K, Hudis C, et al. RTOG 9804: a prospective randomized trial for good-risk ductal carcinoma in situ comparing radiotherapy with observation. Journal of clinical oncology: official journal of the American Society of Clinical Oncology, 2015, 33 (7): 709-715.

12. Wapnir IL, Dignam JJ, Fisher B, et al. Long-term outcomes of invasive ipsilateral breast tumor recurrences after lumpectomy in NSABP B-17 and B-24 randomized clinical trials for DCIS. J Natl Cancer Inst, 2011, 103 (6): 478-488.

13. Solin LJ, Gray R, Baehner FL, et al. A multigene expression assay to predict local recurrence risk for ductal carcinoma in situ of the breast. Journal of the National Cancer Institute, 2013, 105 (10): 701-710.

14. Strnad V, Ott OJ, Hildebrandt G, et al. 5-year results of accelerated partial breast irradiation using sole interstitial multicatheter brachytherapy versus whole-breast irradiation with boost after breast-conserving surgery for low-risk invasive and in-situ carcinoma of the female breast: a randomised, phase 3, non-inferiority trial. Lancet, 2016, 387 (10015): 229-238.

15. Fisher B, Dignam J, Wolmark N, et al. Tamoxifen in treatment of intraductal breast cancer: National Surgical Adjuvant Breast and Bowel Project B-24 randomised controlled trial. Lancet, 1999, 353 (9169): 1993-2000.

16. Margolese RG, Cecchini RS, Julian TB, et al. Anastrozole versus tamoxifen in postmenopausal women with ductal carcinoma in situ undergoing lumpectomy plus radiotherapy (NSABP B-35): a randomised, double-blind, phase 3 clinical trial. Lancet, 387 (10021): 849-856.

17. Moran MS, Schnitt SJ, Giuliano AE, et al. Society of Surgical Oncology-American Society for Radiation Oncology consensus guideline on margins for breast-conserving surgery with whole-breast irradiation in stages Ⅰ and Ⅱ invasive breast cancer. Journal of clinical oncology: official journal of the American Society of Clinical Oncology, 2014, 32 (14): 1507-1515.

18. Lyman GH, Temin S, Edge SB, et al. Sentinel lymph node biopsy for patients with early-stage breast cancer: American Society of Clinical Oncology clinical practice guideline update. Journal of clinical oncology: official journal of the American Society of Clinical Oncology, 2014, 32 (13): 1365-1383.

19. Effects of radiotherapy and surgery in early breast cancer. An overview of the randomized trials. Early Breast Cancer Trialists' Collaborative Group. The New England journal of medicine, 1995, 333 (22): 1444-1455.

20. Litiere S, Werutsky G, Fentiman IS, et al. Breast conserving therapy versus mastectomy for stage Ⅰ ~ Ⅱ breast cancer: 20 year follow-up of the EORTC 10801 phase 3 randomised trial. The Lancet Oncology, 2012, 13 (4): 412-419.

21. Poggi MM, Danforth DN, Sciuto LC, et al. Eighteen-year results in the treatment of early breast carcinoma with mastectomy versus breast conservation therapy: the National Cancer Institute Randomized Trial. Cancer, 2003, 98 (4): 697-702.

22. Veronesi U, Cascinelli N, Mariani L, et al. Twenty-year follow-up of a randomized study comparing breast-conserving sur-

gery with radical mastectomy for early breast cancer. The New England journal of medicine, 2002, 347 (16):
1227-1232.

23. Fisher B, Anderson S, Bryant J, et al. Twenty-year follow-up of a randomized trial comparing total mastectomy, lumpectomy, and lumpectomy plus irradiation for the treatment of invasive breast cancer. The New England journal of medicine, 2002, 347 (16): 1233-1241.

24. Sarrazin D, Le MG, Arriagada R, et al. Ten-year results of a randomized trial comparing a conservative treatment to mastectomy in early breast cancer. Radiotherapy and oncology: journal of the European Society for Therapeutic Radiology and Oncology, 1989, 14 (3): 177-184.

25. Blichert-Toft M, Rose C, Andersen JA, et al. Danish randomized trial comparing breast conservation therapy with mastectomy: six years of life-table analysis. Danish Breast Cancer Cooperative Group. J Natl Cancer Inst Monogr, 1992, (11): 19-25.

26. Darby S, McGale P, Correa C. Effect of radiotherapy after breast-conserving surgery on 10-year recurrence and 15-year breast cancer death: meta-analysis of individual patient data for 10, 801 women in 17 randomised trials. Lancet, 2011, 378 (9804): 1707-1716.

27. Fisher B, Bryant J, Dignam JJ, et al. Tamoxifen, radiation therapy, or both for prevention of ipsilateral breast tumor recurrence after lumpectomy in women with invasive breast cancers of one centimeter or less. Journal of clinical oncology: official journal of the American Society of Clinical Oncology, 2002, 20 (20): 4141-4149.

28. Veronesi U, Salvadori B, Luini A, et al. Conservative treatment of early breast cancer. Long-term results of 1232 cases treated with quadrantectomy, axillary dissection, and radiotherapy. Ann Surg, 1990, 211 (3): 250-259.

29. Hughes KS, Schnaper LA, Berry D, et al. Lumpectomy plus tamoxifen with or without irradiation in women 70 years of age or older with early breast cancer. The New England journal of medicine, 2004, 351 (10): 971-977.

30. Hughes KS, Schnaper LA, Bellon JR, et al. Lumpectomy plus tamoxifen with or without irradiation in women age 70 years or older with early breast cancer: long-term follow-up of CALGB 9343. Journal of clinical oncology: official journal of the American Society of Clinical Oncology, 2013, 31 (19): 2382-2387.

31. Kunkler IH, Williams LJ, Jack WJ, et al. Breast-conserving surgery with or without irradiation in women aged 65 years or older with early breast cancer (PRIME Ⅱ): a randomised controlled trial. The Lancet Oncology, 2015, 16 (3): 266-273.

32. Albert JM, Pan IW, Shih YC, et al. Effectiveness of radiation for prevention of mastectomy in older breast cancer patients treated with conservative surgery. Cancer, 2012, 118 (19): 4642-4651.

33. Liu FF, Shi W, Done SJ, et al. Identification of a Low-Risk Luminal A Breast Cancer Cohort That May Not Benefit From Breast Radiotherapy. Journal of clinical oncology: official journal of the American Society of Clinical Oncology, 2015, 33 (18): 2035-2040.

34. Bartelink H, Horiot JC, Poortmans PM, et al. Impact of a higher radiation dose on local control and survival in breast-conserving therapy of early breast cancer: 10-year results of the randomized boost versus no boost EORTC 22881-10882 trial. Journal of clinical oncology: official journal of the American Society of Clinical Oncology, 2007, 25 (22): 3259-3265.

35. Vrieling C, van Werkhoven E, Maingon P, et al. Prognostic Factors for Local Control in Breast Cancer After Long-term Follow-up in the EORTC Boost vs No Boost Trial: A Randomized Clinical Trial. JAMA oncology, 2017, 3 (1): 42-48.

36. Poortmans PM, Collette L, Horiot JC, et al. Impact of the boost dose of 10 Gy versus 26 Gy in patients with early stage breast cancer after a microscopically incomplete lumpectomy: 10-year results of the randomised EORTC boost trial. Radiotherapy and oncology: journal of the European Society for Therapeutic Radiology and Oncology, 2009, 90 (1): 80-85.

37. Whelan TJ, Olivotto Ⅰ A, Parulekar WR, et al. Regional Nodal Irradiation in Early-Stage Breast Cancer. The New England journal of medicine, 2015, 373 (4): 307-316.

38. Poortmans PM, Collette S, Kirkove C, et al. Internal Mammary and Medial Supraclavicular Irradiation in Breast Cancer. The New England journal of medicine, 2015, 373 (4): 317-327.

39. Darby SC, Ewertz M, McGale P, et al. Risk of ischemic heart disease in women after radiotherapy for breast cancer. The

New England journal of medicine, 2013, 368 (11): 987-998.

40. Gokula K, Earnest A, Wong LC. Meta-analysis of incidence of early lung toxicity in 3-dimensional conformal irradiation of breast carcinomas. Radiat Oncol, 2013, 8: 268.

41. Thorsen LB, Offersen BV, Dano H, et al. DBCG-IMN: A Population-Based Cohort Study on the Effect of Internal Mammary Node Irradiation in Early Node-Positive Breast Cancer. Journal of clinical oncology: official journal of the American Society of Clinical Oncology, 2016, 34 (4): 314-320.

42. Galimberti V, Cole BF, Zurrida S, et al. Axillary dissection versus no axillary dissection in patients with sentinel-node micrometastases (IBCSG 23-01): a phase 3 randomised controlled trial. The Lancet Oncology, 2013, 14 (4): 297-305.

43. Giuliano AE, Hunt KK, Ballman KV, et al. Axillary dissection vs no axillary dissection in women with invasive breast cancer and sentinel node metastasis: a randomized clinical trial. JAMA, 2011, 305 (6): 569-575.

44. Giuliano AE, Ballman K, McCall L, et al. Locoregional Recurrence After Sentinel Lymph Node Dissection With or Without Axillary Dissection in Patients With Sentinel Lymph Node Metastases: Long-term Follow-up From the American College of Surgeons Oncology Group (Alliance) ACOSOG Z0011 Randomized Trial. Ann Surg, 264 (3): 413-420.

45. Donker M, van Tienhoven G, Straver ME, et al. Radiotherapy or surgery of the axilla after a positive sentinel node in breast cancer (EORTC 10981-22023 AMAROS): a randomised, multicentre, open-label, phase 3 non-inferiority trial. The Lancet Oncology, 2014, 15 (12): 1303-1310.

46. Savolt A, Musonda P, Matrai Z, et al. [Optimal treatment of the axilla after positive sentinel lymph node biopsy in early invasive breast cancer. Early results of the OTOASOR trial]. Orv Hetil, 2013, 154 (49): 1934-1942.

47. Lyons JM, Stempel M, Van Zee KJ, et al. Axillary node staging for microinvasive breast cancer: is it justified? Ann Surg Oncol, 2012, 19 (11): 3416-3421.

48. Fisher B, Jeong JH, Anderson S, et al. Twenty-five-year follow-up of a randomized trial comparing radical mastectomy, total mastectomy, and total mastectomy followed by irradiation. N Engl J Med, 2002, 347 (8): 567-575.

49. Deutsch M, Land S, Begovic M, et al. The incidence of arm edema in women with breast cancer randomized on the National Surgical Adjuvant Breast and Bowel Project study B-04 to radical mastectomy versus total mastectomy and radiotherapy versus total mastectomy alone. International journal of radiation oncology, biology, physics, 2008, 70 (4): 1020-1024.

50. Agresti R, Martelli G, Sandri M, et al. Axillary lymph node dissection versus no dissection in patients with T1N0 breast cancer: a randomized clinical trial (INT09/98). Cancer, 2014, 120 (6): 885-893.

51. Louis-Sylvestre C, Clough K, Asselain B, et al. Axillary treatment in conservative management of operable breast cancer: dissection or radiotherapy? Results of a randomized study with 15 years of follow-up. Journal of clinical oncology: official journal of the American Society of Clinical Oncology, 2004, 22 (1): 97-101.

52. Owen JR, Ashton A, Bliss JM, et al. Effect of radiotherapy fraction size on tumour control in patients with early-stage breast cancer after local tumour excision: long-term results of a randomised trial. The Lancet Oncology, 2006, 7 (6): 467-471.

53. Whelan T, MacKenzie R, Julian J, et al. Randomized trial of breast irradiation schedules after lumpectomy for women with lymph node-negative breast cancer. J Natl Cancer Inst, 2002, 94 (15): 1143-1150.

54. Whelan TJ, Pignol JP, Levine MN, et al: Long-term results of hypofractionated radiation therapy for breast cancer. The New England journal of medicine, 2010, 362 (6): 513-520.

55. Bentzen SM, Agrawal RK, Aird EG, et al. The UK Standardisation of Breast Radiotherapy (START) Trial A of radiotherapy hypofractionation for treatment of early breast cancer: a randomised trial. The Lancet Oncology, 2008, 9 (4): 331-341.

56. Haviland JS, Owen JR, Dewar JA, et al. The UK Standardisation of Breast Radiotherapy (START) trials of radiotherapy hypofractionation for treatment of early breast cancer: 10-year follow-up results of two randomised controlled trials. The Lancet Oncology, 2013, 14 (11): 1086-1094.

57. Bentzen SM, Agrawal RK, Aird EG, et al. The UK Standardisation of Breast Radiotherapy (START) Trial B of radiotherapy hypofractionation for treatment of early breast cancer: a randomised trial. Lancet, 2008, 371 (9618): 1098-1107.

58. Chan EK, Woods R, Virani S, et al. Long-term mortality from cardiac causes after adjuvant hypofractionated vs. conven-

tional radiotherapy for localized left-sided breast cancer. Radiotherapy and oncology: journal of the European Society for Therapeutic Radiology and Oncology, 2015, 114 (1): 73-78.

59. Polgar C, Fodor J, Major T, et al. Breast-conserving therapy with partial or whole breast irradiation: ten-year results of the Budapest randomized trial. Radiotherapy and oncology: journal of the European Society for Therapeutic Radiology and Oncology, 2013, 108 (2): 197-202.

60. Polgar C, Fodor J, Major T, et al. Breast-conserving treatment with partial or whole breast irradiation for low-risk invasive breast carcinoma—5-year results of a randomized trial. International journal of radiation oncology, biology, physics, 2007, 69 (3): 694-702.

61. Veronesi U, Orecchia R, Maisonneuve P, et al. Intraoperative radiotherapy versus external radiotherapy for early breast cancer (ELIOT): a randomised controlled equivalence trial. The Lancet Oncology, 2013, 14 (13): 1269-1277.

62. Vaidya JS, Joseph DJ, Tobias JS, et al. Targeted intraoperative radiotherapy versus whole breast radiotherapy for breast cancer (TARGIT-A trial): an international, prospective, randomised, non-inferiority phase 3 trial. Lancet, 2010, 376 (9735): 91-102.

63. Vaidya JS, Wenz F, Bulsara M, et al. Risk-adapted targeted intraoperative radiotherapy versus whole-breast radiotherapy for breast cancer: 5-year results for local control and overall survival from the TARGIT-A randomised trial. Lancet, 2014, 383 (9917): 603-613.

64. Livi L, Meattini I, Marrazzo L, et al. Accelerated partial breast irradiation using intensity-modulated radiotherapy versus whole breast irradiation: 5-year survival analysis of a phase 3 randomised controlled trial. Eur J Cancer, 2015, 51 (4): 451-463.

65. Olivotto I A, Whelan TJ, Parpia S, et al. Interim cosmetic and toxicity results from RAPID: a randomized trial of accelerated partial breast irradiation using three-dimensional conformal external beam radiation therapy. Journal of clinical oncology: official journal of the American Society of Clinical Oncology, 2013, 31 (32): 4038-4045.

66. Huang J, Barbera L, Brouwers M, et al. Does delay in starting treatment affect the outcomes of radiotherapy? A systematic review. Journal of clinical oncology: official journal of the American Society of Clinical Oncology, 2003, 21 (3): 555-563.

67. Bahena J, Labastida Almendaro S, Ayala Hernandez JR, et al. [Impact of the interval between surgery and radiotherapy in the initial phases of breast cancer in patients who did not receive systemic adjuvant therapy]. Ginecol Obstet Mex, 1998, 66: 87-91.

68. Hershman DL, Wang X, McBride R, et al. Delay in initiating adjuvant radiotherapy following breast conservation surgery and its impact on survival. International journal of radiation oncology, biology, physics, 2006, 65 (5): 1353-1360.

69. Bellon JR, Come SE, Gelman RS, et al. Sequencing of chemotherapy and radiation therapy in early-stage breast cancer: updated results of a prospective randomized trial. Journal of clinical oncology: official journal of the American Society of Clinical Oncology, 2005, 23 (9): 1934-1940.

70. Chen Z, King W, Pearcey R, et al. The relationship between waiting time for radiotherapy and clinical outcomes: a systematic review of the literature. Radiotherapy and oncology: journal of the European Society for Therapeutic Radiology and Oncology, 2008, 87 (1): 3-16.

71. Balduzzi A, Leonardi MC, Cardillo A, et al. Timing of adjuvant systemic therapy and radiotherapy after breast-conserving surgery and mastectomy. Cancer Treat Rev, 2010, 36 (6): 443-450.

72. Toledano A, Garaud P, Serin D, et al: [Concurrent administration of adjuvant chemotherapy and radiotherapy after breast-conservative surgery enhances late toxicities]. Cancer Radiother, 2006, 10 (4): 158-167.

73. Rouesse J, de la Lande B, Bertheault-Cvitkovic F, et al. A phase III randomized trial comparing adjuvant concomitant chemoradiotherapy versus standard adjuvant chemotherapy followed by radiotherapy in operable node-positive breast cancer: final results. Int J Radiat Oncol Biol Phys, 2006, 64 (4): 1072-1080.

74. Arcangeli G, Pinnaro P, Rambone R, et al. A phase III randomized study on the sequencing of radiotherapy and chemotherapy in the conservative management of early-stage breast cancer. Int J Radiat Oncol Biol Phys, 2006, 64 (1): 161-167.

75. Tamoxifen for early breast cancer: an overview of the randomised trials. Early Breast Cancer Trialists' Collaborative Group. Lancet, 1998, 351 (9114): 1451-1467.

76. Ahn PH, Vu HT, Lannin D, et al. Sequence of radiotherapy with tamoxifen in conservatively managed breast cancer does not affect local relapse rates. J Clin Oncol, 2005, 23 (1): 17-23.

77. Harris EE, Christensen VJ, Hwang WT, et al. Impact of concurrent versus sequential tamoxifen with radiation therapy in early-stage breast cancer patients undergoing breast conservation treatment. J Clin Oncol, 2005, 23 (1): 11-16.

78. Pierce LJ, Hutchins LF, Green SR, et al. Sequencing of tamoxifen and radiotherapy after breast-conserving surgery in early-stage breast cancer. J Clin Oncol, 2005, 23 (1): 24-29.

79. Azria D, Gourgou S, Sozzi WJ, et al. Concomitant use of tamoxifen with radiotherapy enhances subcutaneous breast fibrosis in hypersensitive patients. Br J Cancer, 2004, 91 (7): 1251-1260.

80. Munshi A, Gupta D. Concurrent versus sequential radiotherapy and tamoxifen in breast cancer-The CONSET trial is launched. Acta Oncol, 50 (1): 154-155.

81. Haviland JS, Owen JR, Dewar JA, et al. The UK Standardisation of Breast Radiotherapy (START) trials of radiotherapy hypofractionation for treatment of early breast cancer: 10-year follow-up results of two randomised controlled trials. Lancet Oncol, 2013, 14 (11): 1086-1094.

82. Azria D, Belkacemi Y, Romieu G, et al. Concurrent or sequential adjuvant letrozole and radiotherapy after conservative surgery for early-stage breast cancer (CO-HO-RT): a phase 2 randomised trial. Lancet Oncol, 11 (3): 258-265.

83. Ishitobi M, Komoike Y, Motomura K, et al. Retrospective analysis of concurrent vs. sequential administration of radiotherapy and hormone therapy using aromatase inhibitor for hormone receptor-positive postmenopausal breast cancer. Anticancer Res, 2009, 29 (11): 4791-4794.

84. Valakh V, Trombetta MG, Werts ED, et al. Influence of concurrent anastrozole on acute and late side effects of whole breast radiotherapy. Am J Clin Oncol, 34 (3): 245-248.

85. McGale P, Taylor C, Correa C, et al. Effect of radiotherapy after mastectomy and axillary surgery on 10-year recurrence and 20-year breast cancer mortality: meta-analysis of individual patient data for 8135 women in 22 randomised trials. Lancet, 2014, 383 (9935): 2127-2135.

86. Overgaard M, Jensen MB, Overgaard J, et al. Postoperative radiotherapy in high-risk postmenopausal breast-cancer patients given adjuvant tamoxifen: Danish Breast Cancer Cooperative Group DBCG 82c randomised trial. Lancet, 1999, 353 (9165): 1641-1648.

87. Floyd SR, Buchholz TA, Haffty BG, et al. Low local recurrence rate without postmastectomy radiation in node-negative breast cancer patients with tumors 5 cm and larger. Int J Radiat Oncol Biol Phys, 2006, 66 (2): 358-364.

88. Taghian AG, Jeong JH, Mamounas EP, et al. Low locoregional recurrence rate among node-negative breast cancer patients with tumors 5 cm or larger treated by mastectomy, with or without adjuvant systemic therapy and without radiotherapy: results from five national surgical adjuvant breast and bowel project randomized clinical trials. Journal of clinical oncology: official journal of the American Society of Clinical Oncology, 2006, 24 (24): 3927-3932.

89. Hennequin C, Bossard N, Servagi-Vernat S, et al. Ten-year survival results of a randomized trial of irradiation of internal mammary nodes after mastectomy. International journal of radiation oncology, biology, physics, 2013, 86 (5): 860-866.

90. Mauri D, Pavlidis N, Ioannidis JP. Neoadjuvant versus adjuvant systemic treatment in breast cancer: a meta-analysis. Journal of the National Cancer Institute, 2005, 97 (3): 188-194.

91. Cortazar P, Zhang L, Untch M, et al. Pathological complete response and long-term clinical benefit in breast cancer: the CTNeoBC pooled analysis. Lancet, 2014, 384 (9938): 164-172.

92. Buchholz TA, Hunt KK, Whitman GJ, et al. Neoadjuvant chemotherapy for breast carcinoma: multidisciplinary considerations of benefits and risks. Cancer, 2003, 98 (6): 1150-1160.

93. Boughey JC, Suman VJ, Mittendorf EA, et al. Sentinel lymph node surgery after neoadjuvant chemotherapy in patients with node-positive breast cancer: the ACOSOG Z1071 (Alliance) clinical trial. JAMA, 2013, 310 (14): 1455-1461.

94. Kuehn T, Bauerfeind I, Fehm T, et al. Sentinel-lymph-node biopsy in patients with breast cancer before and after neoadju-

vant chemotherapy (SENTINA): a prospective, multicentre cohort study. Lancet Oncol, 2013, 14 (7): 609-618.

95. Buchholz TA, Katz A, Strom EA, et al. Pathologic tumor size and lymph node status predict for different rates of locoregional recurrence after mastectomy for breast cancer patients treated with neoadjuvant versus adjuvant chemotherapy. Int J Radiat Oncol Biol Phys, 2002, 53 (4): 880-888.

96. Buchholz TA, Tucker SL, Masullo L, et al. Predictors of local-regional recurrence after neoadjuvant chemotherapy and mastectomy without radiation. J Clin Oncol, 2002, 20 (1): 17-23.

97. Huang EH, Tucker SL, Strom EA, et al. Postmastectomy radiation improves local-regional control and survival for selected patients with locally advanced breast cancer treated with neoadjuvant chemotherapy and mastectomy. J Clin Oncol, 2004, 22 (23): 4691-4699.

98. Garg AK, Strom EA, McNeese MD, et al. T3 disease at presentation or pathologic involvement of four or more lymph nodes predict for locoregional recurrence in stage II breast cancer treated with neoadjuvant chemotherapy and mastectomy without radiotherapy. Int J Radiat Oncol Biol Phys, 2004, 59 (1): 138-145.

99. McGuire SE, Gonzalez-Angulo AM, Huang EH, et al. Postmastectomy radiation improves the outcome of patients with locally advanced breast cancer who achieve a pathologic complete response to neoadjuvant chemotherapy. Int J Radiat Oncol Biol Phys, 2007, 68 (4): 1004-1009.

100. Mamounas EP, Anderson SJ, Dignam JJ, et al. Predictors of locoregional recurrence after neoadjuvant chemotherapy: results from combined analysis of National Surgical Adjuvant Breast and Bowel Project B-18 and B-27. Journal of clinical oncology: official journal of the American Society of Clinical Oncology, 30 (32): 3960-3966.

101. Rusthoven CG, Rabinovitch RA, Jones BL, et al. The impact of postmastectomy and regional nodal radiation after neoadjuvant chemotherapy for clinically lymph node-positive breast cancer: a National Cancer Database (NCDB) analysis. Ann Oncol, 2016, 27 (5): 818-827.

102. Milano MT, Zhang H, Metcalfe SK, et al. Oligometastatic breast cancer treated with curative-intent stereotactic body radiation therapy. Breast cancer research and treatment, 2009, 115 (3): 601-608.

103. Kobayashi T, Ichiba T, Sakuyama T, et al. Possible clinical cure of metastatic breast cancer: lessons from our 30-year experience with oligometastatic breast cancer patients and literature review. Breast Cancer, 2012, 19 (3): 218-237.

104. Headon H, Wazir U, Kasem A, et al. Surgical treatment of the primary tumour improves the overall survival in patients with metastatic breast cancer: A systematic review and meta-analysis. Mol Clin Oncol, 2016, 4 (5): 863-867.

105. Badwe R, Hawaldar R, Nair N, et al. Locoregional treatment versus no treatment of the primary tumour in metastatic breast cancer: an open-label randomised controlled trial. Lancet Oncol, 2015, 16 (13): 1380-1388.

106. Pignol JP, Olivotto I, Rakovitch E, et al. A multicenter randomized trial of breast intensity-modulated radiation therapy to reduce acute radiation dermatitis. Journal of clinical oncology: official journal of the American Society of Clinical Oncology, 2008, 26 (13): 2085-2092.

107. Donovan E, Bleakley N, Denholm E, et al. Randomised trial of standard 2D radiotherapy (RT) versus intensity modulated radiotherapy (IMRT) in patients prescribed breast radiotherapy. Radiother Oncol, 2007, 82 (3): 254-264.

108. Zannis V, Beitsch P, Vicini F, et al. Descriptions and outcomes of insertion techniques of a breast brachytherapy balloon catheter in 1403 patients enrolled in the American Society of Breast Surgeons MammoSite breast brachytherapy registry trial. Am J Surg, 2005, 190 (4): 530-538.

109. Marks LB, Yu X, Prosnitz RG, et al. The incidence and functional consequences of RT-associated cardiac perfusion defects. Int J Radiat Oncol Biol Phys, 2005, 63 (1): 214-223.

110. Korreman SS, Pedersen AN, Aarup LR, et al. Reduction of cardiac and pulmonary complication probabilities after breathing adapted radiotherapy for breast cancer. Int J Radiat Oncol Biol Phys, 2006, 65 (5): 1375-1380.

111. Remouchamps VM, Letts N, Vicini FA, et al. Initial clinical experience with moderate deep-inspiration breath hold using an active breathing control device in the treatment of patients with left-sided breast cancer using external beam radiation therapy. Int J Radiat Oncol Biol Phys, 2003, 56 (3): 704-715.

112. Wang SL LY, Song YW, Wang WH, et al. Postmastectomy chest wall radiotherapy with single low-energy electron beam: an assessment of outcome and prognostic factors. Practical Radiation Oncology, 2012, 2 (2): 106-113.

113. Rothwell RI, Kelly SA, Joslin CA. Radiation pneumonitis in patients treated for breast cancer. Radiother Oncol, 1985, 4 (1): 9-14.

114. Lingos TI, Recht A, Vicini F, et al. Radiation pneumonitis in breast cancer patients treated with conservative surgery and radiation therapy. Int J Radiat Oncol Biol Phys, 1991, 21 (2): 355-360.

115. Gokula, Earnest A, Wong LC. Meta-analysis of incidence of early lung toxicity in 3-dimensional conformal irradiation of breast carcinomas. Radiat Oncol, 8: 268.

116. Warren LE, Miller CL, Horick N, et al. The impact of radiation therapy on the risk of lymphedema after treatment for breast cancer: a prospective cohort study. International journal of radiation oncology, biology, physics, 88 (3): 565-571.

117. Giordano SH, Kuo YF, Freeman JL, et al. Risk of cardiac death after adjuvant radiotherapy for breast cancer. J Natl Cancer Inst, 2005, 97 (6): 419-424.

118. Darby SC, Ewertz M, McGale P, et al. Risk of ischemic heart disease in women after radiotherapy for breast cancer. The New England journal of medicine, 368 (11): 987-998.

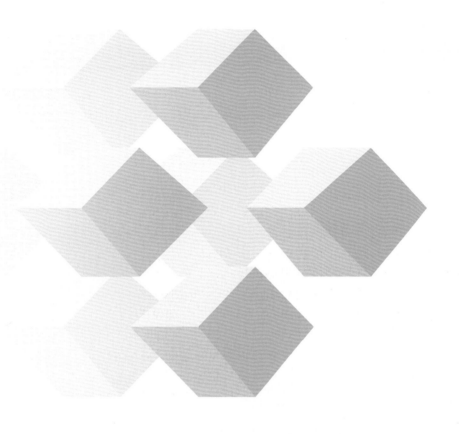

· 第九篇 ·
消化道肿瘤

第一章 直 肠 癌

金 晶 任 骅

第一节 概 述

一、流行病学

直肠癌是常见的恶性肿瘤，欧美国家结直肠癌的发病率很高，美国 2013 年结直肠癌发病率位于恶性肿瘤的第 4 位，死亡 5.08 万人占恶性肿瘤死亡率的第 2 位。由于早期诊断或治疗模式的优化原因，2007 年与 1990 年相比，美国结直肠癌的死亡率已经下降了 35%。中国结直肠癌发病率为男性的第四位、女性的第三位，死亡率为男性的第五位、女性的第四位。近年来，由于生活水平的提高，直肠癌在我国的发病率可能有上升趋势。

直肠癌的发病率男性略高于女性，约为 1.3∶1。发病的危险性在 40 岁以后开始增长，到 50～55 岁达到发病高峰。据中国 2012 年肿瘤登记年报显示直肠癌的发病占比为 4.9%，而据美国国立癌症中心对 1973～1995 年癌症发病统计分析，大约 6% 的美国人在其一生中可能患直肠癌。

二、发病因素

大约 20% 的结直肠癌的病因与遗传相关，虽然在世界各国做了大量的研究，但至今尚未完全阐明。现代生物学、遗传学和流行病学的研究表明，结直肠癌的发病原因主要与遗传因素、环境因素和生活方式有密切关系，是多因素相互作用的结果。

遗传因素方面，约 6%～10% 的结直肠癌的发生与遗传有关，如多发性家族性息肉病（FAP）和遗传性非家族性息肉病性结直肠癌（HNPCC）。遗传性结直肠癌的特点为：发病年龄早，多中心发病，常伴有合并症。随着分子生物学技术的发展，人们认识到结直肠癌的两大家族病 FAP 和 HNPCC 的发生机制不同、好发部位不同。其中 FAP 好发于远端结肠，与 5q，17p，18q 等位基因的缺失相关，有作者报告 18q 基因缺失是结直肠癌患者 5 年总生存率的独立预后指标。18q 基因缺失的结直肠癌患者的 5 年生存率为 54%，而无缺失者为 93%；Ⅱ期患者但伴有 18q 等位基因缺失者的预后与Ⅲ期患者相似。HNPCC 又被称为 Lynch 综合征，该综合征定义为由错配修复（MMR）基因突变引起的对结直肠癌及某些其他癌症（如子宫内膜癌、胃癌）的遗传易感性。这些 MMR 基因突变以常染色体显性方式遗传，主要包括 MLH1、MSH2、MSH6 及 PMS2 基因突变，前二者较多见。HNPCC 则多发于近端结肠，与微卫星不稳定性（MSI）相关，MSI 在近端结肠癌的发生频率是远端结肠癌的 10 倍。其临床诊断依据针对微卫星不稳定性（MSI）分子筛查和（或）错配修复（MMR）蛋白的免疫组化检测，并需要对患者依 Amsterdam/Bethesda 标准进行遗传学评估。

非遗传因素方面，环境因素的研究发现，低发病地区的居民如中国、日本、非洲等一些国家移居到高发病率的西方国家后，结直肠发生率随之增高，在第一代即可迅速增高，至第二代即与当地发病率趋于一致，说明发病情况随环境的改变有非常明显的上升趋势。饮食因素同样重要，其中高纤维饮食对结直肠癌的发生具有保护作用存在争议，但高脂肪饮食的促癌影响明显。高脂肪饮食促使结直肠癌发生的机制可能包括：某些胆汁酸改变肠黏膜细胞的通透性，促进肠道对致癌物的吸收；初级胆汁酸与次级胆汁酸增加多胺合成酶的活性；胆汁酸能促进肠上皮增生，但是由于切除胆囊会是否导致结直肠癌发生率的提高尚无证实，胆汁与结直肠癌的相关机制方面仍有待研究。其他发病因素还包括，伴有溃疡性结肠炎或 Crohn 病的患者，发生大肠癌的危险性显著高于同年龄人群、大肠腺瘤与结直肠癌的发生关系密切、血吸虫病流行区也是结直肠癌的高发区、有盆腔的放射治疗史的患者也可能诱发盆腔结直肠癌。

第二节 临床表现和诊断

一、直肠的解剖

直肠为大肠的终末端，下界由齿状线与肛管分界，上端在相当于第三骶椎水平与乙状结肠相连，长度约为 12~15cm。直肠的具体长度因人而异，与不同体型、不同身高和不同的骨盆宽度有关。通常直肠被人为分为 3 段：齿状线上 5cm 为直肠下段，5~10cm 为中段，10~15cm 为上段，肿瘤位于不同区段可进行不同手术术式。

直肠的血供主要来自直肠上动脉和直肠下动脉。直肠上动脉是由肠系膜下动脉延伸向下，在直肠上端后方分为二支，沿直肠两侧向下形成的，主要供应齿状线以上的直肠血运。直肠下动脉起自髂内动脉或阴部内动脉，沿直肠两侧韧带进入直肠，主要供应直肠下段血运。

直肠的淋巴引流通常沿同名血管走行。以齿状线为界，直肠的淋巴引流认为上下两组：齿状线以上的直肠淋巴为上组，以下为下组。上组的淋巴引流分为 3 个方向：①向上沿直肠上动脉引流至肠系膜下动脉和腹主动脉旁淋巴结；②向两侧经直肠下动脉延伸至骶前淋巴结；③向下可至肛提肌上淋巴结或穿过肛提肌至坐骨直肠窝淋巴结，然后沿肛内血管至髂内淋巴结。齿状线以下的下组淋巴经会阴引流至双腹股沟淋巴结（图 9-1-1）。由于上下两组淋巴引流网存在广泛吻合，所以少数直肠癌也可以通过淋巴道转移到腹股沟淋巴结。

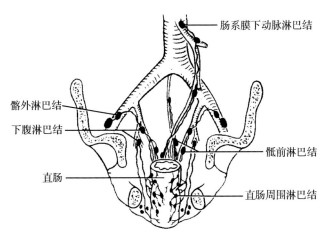

图 9-1-1 直肠癌的解剖和淋巴引流

二、临床表现

与结肠癌不同，直肠癌的局部症状比较明显，而全身症状不明显。直肠癌的症状主要是：大便习惯改变，如排便次数增多、便秘，以及大便性状的改变，如大便不成形、稀便、大便困难或大便带血、肛门疼痛或肛门下坠等。局部晚期直肠癌伴有直肠全周性受侵时，通常表现为大便困难，排不尽感或里急后重感；如果伴有排尿困难或会阴区疼痛，通常提示肿瘤已有明显外侵。

三、直肠癌的分期

（一）AJCC 分期（第 7 版）

直肠癌根据肿瘤浸润的深度、局部/区域淋巴结的转移情况和有无远地转移进行分期。Dukes 于 1932 年提出将结直肠癌分为 3 期：A 期为肿瘤局限于肠壁，B 期肿瘤已侵及肠壁外但无淋巴结转移，无论肿瘤是否局限于肠壁，只要出现淋巴结转移即为 C 期。目前，最常用的分期方法 TNM 分期已经更新至第 7 版（2009）（表 9-1-1）[4]。

表 9-1-1 直肠癌 TNM 分期（2009 年，AJCC）

原发肿瘤（T）	
T_x	原发肿瘤不能确定
T_0	未见原发肿瘤
T_{is}	原位癌
T_1	肿瘤侵犯黏膜黏膜下层
T_2	肿瘤侵犯肌层
T_3	肿瘤侵透肌层，侵到浆膜层或纤维层或直肠周围组织
T_{4a}	肿瘤穿透脏层浆膜
T_{4b}	肿瘤直接侵犯周围器官
区域淋巴结（N）	
N_x	区域淋巴结不能确定
N_0	未见区域淋巴结转移
N_{1a}	1 个结肠或直肠周围淋巴结转移
N_{1b}	2~3 个结肠或直肠周围淋巴结转移
N_{1c}	区域淋巴结无转移，但是浆膜下或肠周脂肪出现癌结节（tumor deposit）
N_{2a}	4~6 个结肠或直肠周围淋巴结转移
N_{2b}	≥7 个结肠或直肠周围淋巴结转移
临床分期（TNM）	
远地转移（M）	
M_x	远地转移不能确定
M_0	无远地转移
M_{1a}	远地转移局限于单个器官或部位（如肝，肺，卵巢，区域外淋巴结）
M_{1b}	远处转移分布于一个以上的器官/部位或腹膜转移

分　　期	T	N	M
0	T_{is}	N_0	M_0
I	$T_{1\sim2}$	N_0	M_0
II A	T_3	N_0	M_0
II B	T_{4a}	N_0	M_0
II C	T_{4b}	N_0	M_0
III A	$T_{1\sim2}$	N_1/N_{1c}	M_0
	T_1	N_{2a}	M_0
III B	$T_{3\sim4a}$	N_1/N_{1c}	M_0
	$T_{2\sim3}$	N_{2a}	M_0
	$T_{1\sim2}$	N_{2b}	M_0
III C	T_{4a}	N_{2a}	M_0
	$T_{3\sim4a}$	N_{2b}	M_0
	T_{4b}	$N_{1\sim2}$	M_0
IV A	$T_{1\sim4}$	$N_{0\sim2}$	M_{1a}
IV B	$T_{1\sim4}$	$N_{0\sim2}$	M_{1b}

注：肉眼显示肿瘤与周围脏器和（或）组织粘连，T 分期应为 T_4；若显微镜下显示粘连，则分为 pT_3。

直肠癌 TME 术后局部/区域复发率与直肠癌的分期密切相关，第 7 版 AJCC 分期也做分析[4]（表9-1-2）。T_3N_0 直肠癌根治术后局部/区域复发率 4% ~ 8%，T_3N^+ 为 10% ~ 15%，T_4N_0 为 7% ~ 15%，T_4N^+ 高达 13% ~ 24%。对于 $T_3/T_4N_0M_0$，或无论 T 分期，有淋巴结转移的患者，目前治疗指南推荐进行盆腔的放射治疗，以降低局部/区域复发率。

表 9-1-2　直肠癌局部/区域复发率与分期的关系

局部/区域复发率	T_3N_0 (%)	T_4N_0 (%)	$T_{1-2}N_1$ (%)	T_3N_1 (%)	T_4N_1 (%)	$T_{1-2}N_2$ (%)	T_3N_2 (%)	T_4N_2 (%)
Gunderson LL	8	15	6	11	22	8	15	19
Smally SR	4	7	5	10	13	5	11	24

本表引自文献 4

（二）相关概念

1. 肿瘤消退分级（TRG）　术前放化疗后的肿瘤疗效反应多样，肿瘤完全消退与肿瘤细胞完全不消退的情况都可发生。许多研究表明术前放化疗后的治疗反应是重要的预后因素，因此准确评估肿瘤治疗反应有助于预测肿瘤预后及决定后续治疗。肿瘤消退分级（TRG）的概念是由 Mandard 于 1994[5] 首先提出，通过研究 93 例术前放化疗后的食管癌患者手术病理标本，发现 TRG 是无病生存率（DFS）的显著预测因素。该研究中 Mandard 还定义了从 TRG1（肿瘤完全消退）到 TRG5（无肿瘤消退）的 5 个分级，通过评估残留癌细胞和组织间质的变化和比例综合计分形成肿瘤消退的评价。1997年，Dworak 采用了非常相似的肿瘤消退分级分析 17 例接受过术前放化疗的直肠癌手术标本[6]，治疗反应参考 Mandard 分级分为 5 个分级，但命名不同。Dworak 的 TRG 分级从 0 级（无治疗变化）到 4级（无肿瘤细胞），见表 9-1-3。在此之后，不同的研究组织相继提出各自的 TRG 分级方式。

表 9-1-3　Mandard、Dworak 等 TRG 系统之间的对应关系

	无肿瘤残存	很少量肿瘤残存	纤维化成分超过残存肿瘤	残存肿瘤超过纤维化成分	无治疗改变
Madard[5]	TRG1	TRG2	TRG3	TRG4	TRG5
Dworak[6]	TRG4	TRG3	TRG2	TRG1	TRG0
皇家病理学院[7]	无肿瘤残存，仅有黏液湖	镜下很少量肿瘤局灶残存	无显著消退		
	PCPath A	RCPath B	RCPath C		
RCRG[8]	无肿瘤或灶状肿瘤残存，大量纤维化	大量纤维化，有残存肿瘤	无或少量纤维化成分，广泛肿瘤成分		
	RCRG1	RCRG2	RCRG3		

TRG 被认为与预后显著相关。Vecchio[9] 探讨了 144 例直肠癌术前同步放化疗后的 TRG 与预后关系，结果显示 TRG 是局部区域复发、远处转移、DFS、OS 的预后因素，多因素分析同样显示 TRG 是独立预后因素。Rodel 等[10] 比较了 385 例直肠癌术前同步放化疗后的 TRG 与 5 年生存的预后关系，发现 TRG 不同分组与预后相关。原发肿瘤的完整消退与更好的局部区域控制（淋巴结+10%）和更少的远处转移（DFS 86%）相关联；中度肿瘤消退与中等风险局部区域控制（淋巴结阳性32%）和中等预后（DFS，75%）相关；不良的肿瘤消退与高风险局部区域控制（淋巴结阳性42%）和不良预后

（DFS，63%）相关。该研究未发现疗前任何因素与 TRG 相关。

2. 环周切缘 环周切缘（circumferential resection margin，CRM），为镜下肿瘤浸润最深处与直肠系膜切除边界间的最短距离，需要将整个直肠肿瘤和直肠系膜沿冠状面连续切片，观察其整个周边切缘是否有肿瘤侵犯，是评价 TME 手术效果的重要指标。目前 CRM 距离小于 1mm 时被认为存在环周切缘阳性。有研究显示距离 CRM 小于 1mm 的病人复发率为 53%，1~5mm 之间则降到 8% 以下[11]；但包膜完整的淋巴结邻近直肠系膜筋膜并不增加局部复发[12]。CRM 状态时与直接手术或新辅助化疗后手术的总生存和局部区域复发相关的预后因素[13~16]，也被认为是接受术后放疗的重要指征[17]。

在目前术前治疗受到指南广泛推荐的情况下，影像学判断 CRM 具有重要的临床价值。目前发表的一项系统性回顾肯定了 MRI 的优势，结果显示对于预测直肠系膜筋膜受累的敏感性为 60%~88%，特异性 73%~100%[18]。欧洲开展的 Mercury 研究分析了术前 MRI 环周切缘、术前 AJCC TNM 分期，以及术后患者总体生存期、无病生存期和局部复发时间之间的关系。所有患者术前均接受高分辨率的盆腔 MRI 扫描，直肠肿瘤距盆筋膜脏层的距离小于或等于 1mm 认为是 MRI 环周切缘阳性。研究纳入了 374 位直肠癌患者，初步结果显示术前 MRI 对 CRM 的预测准确性 91%，阴性预测值 93%[19]，近期发表的中位随访 62 个月的结果[20]显示 MRI 环周切缘阴性患者的 5 年生存率为 62.2%，而 MRI 环周切缘阳性患者 5 年生存率为 42.2%，危险比为 1.97（$P<0.01$）；5 年无病生存期前者为 67.2%，后者为 47.3%，危险比为 1.65（$P<0.01$）；MRI 环周切缘阳性患者的局部复发危险比为 3.50（$P<0.05$）。术前使用高分辨率 MRI 评估环周切缘比使用 AJCC 分期更能评估患者的局部复发风险，无病生存期和总体生存期。MRI 提示的环周切缘阳性与术后远处转移高度相关。

四、直肠癌的分期检查

（一）影像检查的临床意义

直肠癌术前的影像检查是临床分期判断的基础，T 分期诊断的准确性方面，直肠内超声为 50%~90%，CT 或 MRI 为 50%~70%，术前盆腔 MRI 或直肠腔内 B 超或 CT 扫描对判断分期及手术完全切除可能性的判断有帮助[21]。腔内超声检查和 MRI 对于鉴别 $T_{1/2}$ 和 T_3 具有相似的精确度，对于 T_1 的肿瘤首选腔内超声检查。直肠癌超声内镜在识别肠壁结构细节方面更加精准，在制定切除方案是黏膜切除还是经肛门切除时尤为有用。对 T_1 病变敏感性和准确性分别是 87.8% 和 98.3%[22]。腔内超声在 $T_{3~4}$ 的肿瘤判断方面腔内超声有一定局限性，对于狭窄性病变的诊断很难完成，也不能很好分辨用于判断环周切缘的直肠系膜筋膜，可能造成分期过度[23]。高分辨率 MRI 能准确应用于直肠癌术前分期，通过高分辨率 MRI 肿瘤 T 分期与病理组织学分期符合率达 94%，在 CRM 状态预测上符合率 92%[24]。与腔内超声相比，MRI 能够准确分辨直肠系膜筋膜，以判断环周切缘状态（CRM）。淋巴结分期主要依据淋巴结大小来判断是否转移，大于 8mm 通常被认为是恶性的。依据该标准评估可发现，直肠癌区域淋巴结大于 9mm 时多数是恶性的，但也有 60% 直肠癌转移淋巴结小于 6mm[25]。一项基于 35 个研究荟萃分析显示 EUS 判断淋巴结转移的敏感性和特异性大约 75%[26]。另一项荟萃分析比较了 CT、EUS 和 MRI，三种方法的 ROC 曲线均只有中度相关，EUS、CT 和 MRI 判断淋巴结转移的敏感性为 55%~70%，特异性 75%~80%[18]。

对于接受过放化疗的患者，术前影像检查还涉及疗效判断问题。MRI 方面，弥散加权成像技术（DWI）在预测直肠癌术前同期放化疗疗效已有一定研究，多数探讨 ADC 值在预测近期疗效如 pCR 和降期中的意义。中国医学科学院肿瘤医院研究生肖琴的研究[27]探讨了 ADC 值与生存率之间的关系，显示疗前 ADC 值 $<1.06\times10mm^2/s$ 组 3 年 DFS 和 DMFS 均高于 $\geqslant1.06\times10mm^2/s$ 组，分别为 86% 比 58%（$P=0.01$）和 90% 比 60%（$P=0.01$），提示疗前 ADC 值对预测直肠癌术前放化疗长期疗效也有一定意义。2010 年 Yeo 等报道了 MRI 显示的直肠原发肿瘤体积变化率（Tumor Volume Reduction Rate，TVRR）与术后病理反应相关，并且在随后长期结果的报道中提示 TVRR 与总生存率和无病生存率相关（$P<0.01$）。Nougaret 等 2012 年发表了类似研究[29]，结果提示 MRI 显示肿瘤体积减小 $\geqslant70\%$ 与 TRG3、4 和无病生存率相关

（$P<0.0001$）。Oberholzer 等 2012 年报道的前瞻性研究中[30]，95 例接受新辅助治疗的直肠癌患者，分别于治疗前、后接受动态增强 MRI 检查。结果发现强化速率与治疗反应相关（$P<0.001$）。Lim 等研究结果[31]同样提示疗前强化体积变化系数 Ktrans 与降期、TRG 相关（$P=0.0215$、$P=0.0001$），但是疗前疗后 Ktrans 变化值仅与降期相关（$P=0.0103$），与 TRG 未显示相关性（$P=0.5685$）。腔内超声方面研究目前局限于近期疗效的结果，研究[32]显示 ERUS 对于 pCR 诊断的准确率也仅 0~50%。Fleshman等[33]认为直肠前壁周围脂肪和前列腺包膜之间的纤维化，可能是影响疗后 ERUS 对 T 分期准确性的主要原因。通过腔内超声连续观察可能有助于判断疗效，中国医学科学院肿瘤医院的初步结果显示[34]，EUS 判断疗后肿瘤体积/疗前肿瘤体积的比值与 TRG（$P=0.046$）和 pCR（$P=0.000$）均显著相关。

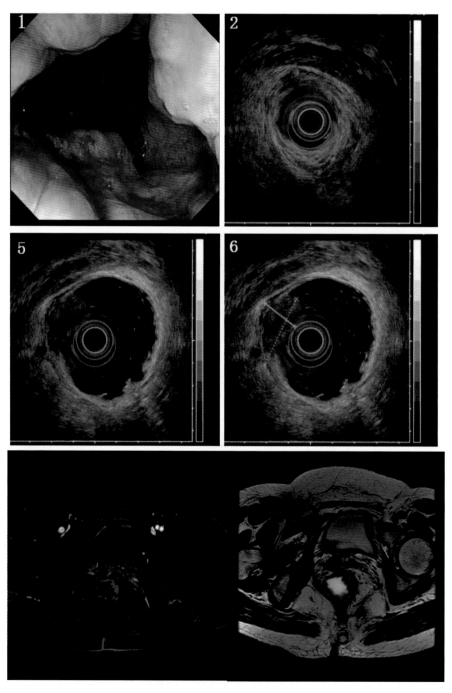

图 9-1-2 直肠癌 MRI/腔内超声检查

（二）直肠癌的分期检查的具体内容

直肠癌的分期检查包括详尽的病史检查、仔细的体格检查、一系列的影像学检查以及病理检查，具体如下：

1. 详细病史询问，包括家族史。

2. 全身体格检查，重点为直肠指诊。直肠指诊简单易行，是早期发现直肠癌的关键检查手段之一。一般可以发现距肛门 7~8cm 之内的直肠肿物，但是直肠指诊容易被忽略，凡遇病人主诉便血、直肠刺激症状、大便变形等均应行直肠指诊。检查时应注意：肿瘤下界距肛门口的距离、肿瘤的质地、大小、活动度、黏膜是否光滑、有无压痛以及与周围组织的关系。如果肿瘤位于直肠前壁，男性应明确肿瘤与前列腺的关系，女性应进行阴道双合诊，查明肿瘤是否侵犯阴道的后壁，指诊结束时应注意指套有无染血。

3. 乙状结肠镜检查及活检　乙状结肠镜可检查距肛缘 25cm 以内的全部直肠和部分乙状结肠，可发现 60%~70% 以上的大肠癌，发现肿物后进行活检，其病理结果是诊断结直肠癌最可靠的诊断。

4. 结肠气钡双重造影　结肠气钡双重造影时诊断结直肠癌最常用而有效的方法，它能提供病变的部位、大小、形态和类型，并可以观察结直肠癌多发病变以及腺瘤，是诊断结直肠癌的首选方法。

5. 盆腔 MRI 或直肠腔内 B 超或 CT　直肠 MRI 具有更高的分辨率，可以清楚地显示盆内软组织和脏器的毗邻关系，对肿瘤环周切缘情况、是否有外侵和盆腔淋巴结转移有更明确的判断，因而对直肠癌的术前分期有更肯定的提示。直肠内超声检查可以帮助判断原发肿瘤的浸润深度、直肠周围淋巴结有无转移。直肠癌的 CT 主要用于患者无法接受 MRI 检查的情况。

6. 腹部 B 超或 CT　主要观察肝脏和腹膜后淋巴结有无远地转移。

7. 胸部正侧位相　直肠癌远地转移的常见部位为肝脏和肺。胸部正侧位相是治疗前最主要的分期检查之一，目的是排除肺转移。

8. 实验室检查　包括大便潜血检查、全血细胞计数、肝肾功能检查和血清癌胚抗原（CEA）。

第三节　直肠癌的放射治疗

直肠癌的治疗主要依据临床分期，是多学科的综合治疗。手术是直肠癌根治性的治疗手段。对于 I 期直肠癌，单纯根治性手术即可获得较满意的长期生存率，术后无需其他治疗；如果 I 期直肠肿瘤距离肛门缘较近，可行肿瘤局部切除手术±术后放射治疗，在保留肛门的同时，可以获得与根治性手术相同的疗效。对于 II ~ III 期可进行手术切除的直肠癌（T_{3-4}/N^+），多项随机分组研究表明，术前放疗、术前同步放化疗、术后同步放化疗与手术相比，降低了 II/III 期直肠癌的局部区域复发率，并显著提高了长期生存率，成为 I/III 期直肠癌的标准治疗手段。术前同步放化疗与术后同步放化疗相比，取得了与术后同步放化疗相似的长期生存，并在此基础上进一步降低了局部区域复发率，同时不良反应发生率更低并且可能提高保肛率。因此，越来越多的研究单位选择术前同步放化疗作为 II ~ III 期可进行手术切除的直肠癌的标准方法。

对于局部晚期不可手术切除的直肠癌，术前同步放化疗是推荐的首选治疗手段。通过同步放化疗，可以使部分患者得到手术的机会；而对放疗后无法切除的患者，同步放化疗也可以缓解症状，达到姑息治疗的目的。

近年来，随着结直肠癌辅助化疗取得长足的进展，同步化疗药物选择方面也开展了大量前瞻性随机研究，卡培他滨的疗效已经被证实可以替代传统 5-FU 方案，5-FU 方案基础上增加奥沙利铂的无明确疗效增益，而 5-FU 方案基础上增加 CPT-11 的尝试止步于 II 期研究。

以下围绕放射治疗在直肠癌治疗中的作用就以下方面进行分别阐述，内容包括：II/III 期可手术切除直肠癌的术前放射治疗、术前同步放化疗、术后放射治疗和术后同步放化疗；局部晚期直肠癌的同步放化疗；早期低位直肠癌局部切除手术以及与术后放射治疗的联合治疗；复发直肠癌的姑息治疗。

一、Ⅱ/Ⅲ期可手术切除直肠癌的综合治疗

临床分期为Ⅱ、Ⅲ期的直肠癌，即 $T_{3\sim4}N_{1\sim2}M_0$，治疗首选根治性手术，既往术后的局部复发率为15%～65%，近年采用 TME 手术后的复发率为 4%～24%。为降低局部复发率，提高长期生存率，手术前后的辅助性治疗是必需的。Ⅱ、Ⅲ期直肠癌的综合治疗包括：术前放射治疗/术前同步放化疗、术后放射治疗/术后同步放化疗。

（一）术前放射治疗

术前放射治疗的优点是：①减少手术中肿瘤的种植，使肿瘤缩小、使淋巴结转移数目减少以降低分期；②对于低位Ⅱ、Ⅲ期直肠癌，术前放射治疗可以增加保留肛门括约肌手术的可能性，从而提高患者的生活质量；③由于未手术前小肠在腹膜返折线上，且未粘连固定，所以术前放射治疗导致小肠不良反应比较低；④由于腹盆未行手术，无瘢痕形成，肿瘤细胞氧合好，对放射治疗更敏感。但是，由于术前不能准确分期，术前放射治疗可能使一部分早期不必进行放射治疗的患者（ $T_{1\sim2}N_0M_0$ ）进行了过度治疗。随着影像诊断技术的不断发展（如直肠内 B 超、盆腔 MRI），术前分期诊断越来越准确，也许能够弥补这个不足。

1. 单纯术前放射治疗的疗效　20 世纪八九十年代，欧美国家，尤其是欧洲各国对可手术切除直肠癌（ $T_{2\sim3}N_xM_0$，或 Duke's B&C 期）的单纯术前放射治疗，有一系列的临床报道，但是这些研究中，术前放射范围、剂量分割以及总剂量均各不相同。例如，术前放射治疗剂量和分割方式分布在 DT5 Gy/1 次～DT 40 Gy/20 次范围内。有的研究中，术前放射治疗范围不仅包括了真骨盆，还包括了腹主动脉旁的区域。表 9-1-4 总结了临床Ⅱ、Ⅲ期直肠癌单纯术前放射治疗的 11 个随机分组的研究结果。

从表 9-1-4 中可以看到，11 个大宗随机对照试验中，其中 8 组结果认为单纯术前放射治疗能够显著降低局部复发率，但是只有美国 VASOG I[35] 和瑞典研究组[42] 表明术前放射治疗不仅能显著增加局部控制率，还能显著提高长期生存率。美国在 20 世纪 70 年代首先开展了Ⅱ、Ⅲ期直肠癌术前放射治疗的尝试，其 VASOG I 的实验组[35] 采用常规低剂量术前放射治疗（DT20Gy/10 次），结果表明术前低剂量放射治疗后，患者的局部控制率和总生存率均显著高于单纯手术组（5 年总生存率，术前放射治疗组：单纯手术组=43.4%：31.6%，$P=0.042$）。为了进一步提高疗效，他们将术前放射剂量提高至 31.5Gy/18 次（VASOG Ⅱ），这个实验再次证明术前放射治疗可以显著降低局部复发率（术前放射治疗组：单纯手术组=10%：21%，$P<0.05$），但未得显著提高生存率[36]。对于这两个随机研究，人们批评在 VASOG I 组中，手术组的 5 年总生存率太低（仅为 36%），因而对其结果的真实性产生质疑。英国 MRC 也进行两个不同阶段的随机系列研究，前一个为低剂量照射 [DT5Gy/（1 次·1 天）和 DT20Gy/（10 次·2 周）与单纯手术对比]，后一个研究为常规分割的中等剂量照射（DT40 Gy/20 次）[41]。接受常规分割中等剂量照射的 MRC Ⅱ研究结果表明，术前放射治疗可以显著降低局部复发率（52% vs 40%，$P=0.04$），但未提高长期生存率。斯德哥尔摩研究对不同分期进行了分层分析，结果表明术前放射治疗对提高 Duke's B&C 期的局部控制率尤为有效，但不能进一步提高 Duke's A 期的局部控制率。

在瑞典研究组研究中（ $n=1168$ ），可切除的、分期为 $T_{1\sim3}N_xM_0$ 的直肠癌患者被随机分为术前放射治疗组 [Dt25Gy/（5 次·7 天）] 和单纯手术组[42]。结果表明，术前放射治疗组的局部复发率显著低于单纯手术组（12% 比 27%），术前放射治疗组的 5 年总生存率比单纯手术组高 10%（58% 比 48%），差别具有非常显著的统计学意义（ $P=0.004$ ）。

表 9-1-4 可切除直肠癌术前放射治疗的随机分组治疗结果

研究组（年代）	治疗组及病例数	总量/单次剂量（Gy）	治疗间隔（天）	5-LF[&]（%）	P	5-OS[$]（%）	P
美国 VASOG I，(1975)[35]	R+S S	20/2	14	29 40	—	43.4[#] 31.6	0.042
英国 MRC I，(1984)	SF+S=277 MF+S=272 S=275	5/5 20/2	7 7	55.4[*] 52.9[*] 56.8[*]	0.7	41.7 40.0 38.0	>0.9
美国 VASOG Ⅱ，(1986)[36]	R+S=180 S=181	31.5/1.75	立即	37.8 36.3	—	50.3[#] 49.6	0.997
欧洲 EORTC，(1988)[37]	R+S=224 S=226	34.5/2.3	11	15 30	0.003	51.6 49	0.69
斯德哥尔摩 I，(1990)[38]	R+S=424 S=425	25/5	7	不详	<0.01	36 36	NS
Goldberg，(1994)[39]	R+S=228 S=239	15/5	2	17 24	<0.05	39 40	NS
Marsh，(1994)[40]	R+S=143 S=141	20/5	7	12.8 36.5	0.0001	30.1 30.5	0.21
斯德哥尔摩 Ⅱ，(1996)	R+S=272 S=285	25/5	7	10 21	<0.05	不详	不详
英国 MRC Ⅱ，(1996)[41]	R+S=139 S=140	40/2	45	40 52	0.04	31 28	0.10
瑞典研究组，1997[42]	R+S=573 S=574	25/5	7	11 27	<0.001	58 48	0.004
荷兰研究组，(2001)[43]	R+TME=924 TME=937	25/5	<10 占87%	2.4 8.2 (2y)	<0.001	82.0 81.8 (2y)	0.84

注：[#]：进行根治性手术患者的结果分析；[*]：局部控制率；[&]：5年局部控制率；[$]：5年总生存率。

在以上的随机对照组中，手术均为常规直肠癌根治术，即直肠癌前切除术（Dixon 手术）或者直肠、腹会阴联合根治术（Mile's 手术）。荷兰直肠癌研究组进行了术前放射治疗+全直肠系膜切除术（TME）与单纯 TME 手术的对比研究（n=1861）[43]。全直肠系膜切除术（TME）与常规术式相比，可以显著降低局部复发率，其局部治疗疗效与常规手术+术后同步放化疗相同，因此在欧洲许多国家 TME 手术是中下段直肠癌的标准术式。在荷兰研究组中，TME 手术后的 2 年局部复发率仅为 8.2%，而术前放射治疗则可以更进一步降低 2 年局部复发率（2.4% vs 8.2%，P<0.001），但两组的 2 年生存率无显著差别。

可切除直肠癌术前放射治疗究竟有何价值？有两个荟萃分析对这个问题进行了探讨。Calogero Camma[44] 对 14 个可切除直肠癌术前放射治疗随机研究组进行了荟萃分析（n=6426），结果显示与单纯手术相比，术前放射治疗不但可以显著降低可切除直肠癌的局部复发率（OR=0.49；95% CI，0.38~0.62；P<0.001），还可以显著降低总死亡率（OR=0.84；95% CI，0.72~0.98；P=0.03），并可以显著降低癌症相关死亡率（OR=0.71；95% CI，0.61~0.82；P<0.001），尤其是对于 Duke's

B&C 的患者，受益更大。结直肠癌协作组（Colorectal Cancer Collaborative Group）2001 年发表了另一个荟萃分析结果。文中分析了术前放射治疗和术后放疗对直肠癌治疗的影响。结果表明，将术前不同的放射剂量和分割方式换算成等效放射生物学剂量（BED），当该剂量 $\geqslant 30$Gy 时，术前放射治疗不仅可以显著降低局部复发率（45.9% vs 52.9%，$P < 0.00001$）和癌症相关死亡率，还可能提高直肠癌的总生存率，其差别具有显著性的统计学意义。

术前放射治疗最常见的并发症为脓肿（18.3%）、吻合口瘘（5.2%）和小肠梗阻（5.2%）。术前放射治疗组出现吻合口瘘的比率显著高于单纯手术组（21% vs 15.2%，$P < 0.001$），其他并发症发病率亦显著高于单纯手术组（21% vs 17.8%，$P = 0.03$），尤其当 BED 剂量 $\geqslant 30$Gy 时，不良反应发生率会更高（$P = 0.002$）。但是，术前放射治疗并未显著增加手术后的死亡率。术前放射治疗组副作用出现的比例高，可能跟各个不同研究组所的照射野大小和照射技术有关。12 个研究组中，美国 VASOG II、EORTC 和斯德哥尔摩 I 均照射了腹主动脉旁（上界达 L_2 水平），有 6 个研究组采用前后对穿野的照射技术。瑞士研究组发现，用两野技术与用 3 或 4 野技术相比，患者的住院期间死亡率前者显著高于后者（15% 比 3%，$P < 0.001$）。荷兰研究组采用 3 或 4 野照射技术进行真骨盆区域照射，除了放疗组失血量比手术组多 100ml，并伴有略多的会阴区域的并发症外，术前放射治疗未增加围手术期的死亡率（4.3% 比 3.3%）。

总之，对于可切除的 II / III 期直肠癌，术前放射治疗可以降低局部复发率。BED < 30Gy 未提高生存率，而术前较高剂量照射（BED $\geqslant 30$Gy）可能延长总生存率。但同时应注意照射技术和照射范围，应采用多野治疗，仅照射包括瘤床和区域淋巴结的真骨盆，这样有助于降低治疗相关的并发症和死亡率。另外，没有证据表明，术前放射治疗对 $T_{1 \sim 2}N_0$ 直肠癌有益，因此，应使用有效的术前分期来避免对 $T_{1 \sim 2}N_0$ 早期直肠癌的放化疗。

2. 术前放疗与术前同步放化疗的随机对照研究　在 20 世纪 90 年代，$T_{3 \sim 4}$ 期直肠癌的术前放射治疗是欧洲国家的标准治疗方法，而随着同步放化疗在恶性肿瘤治疗中的成功应用，法国于 1993~2003 年完成一项比较术前放疗与术前同步放化疗的随机分组研究（FFCD 9203）[46]。该研究收入临床分期为 $T_{3 \sim 4}N_xM_0$ 的可手术切除直肠癌，分别进行了单纯放疗（DT45Gy/25F）和同步放化疗（化疗为 5FU 325mg/m^2 + 四氢叶酸钙 20mg/m^2，$d_{1 \sim 5}$，放疗第 1、5 周进行），手术在放疗或同步放化疗结束 3~10 周后进行。在 724 例可供分析的患者中，接受同步放化疗者取得了更高的病理无瘤率（11.4%：3.6%，$P < 0.0001$）以及更低的局部失败率（8.1%：16.5%，$P = 0.004$），但是两组在保留肛门括约肌、5 年无瘤生存率和总生存率上无显著差别，而术前同步放化疗有更多的 III ~ IV 度不良反应（14.9%：2.9%，$P < 0.0001$）（表 9-1-5）[46]。

表 9-1-5　术前放疗和术前同步放化疗在 2 个随机分组研究的疗效对比[47~49]

	FFCD 9203			EORTC 22921		
	术前放疗 (n=367)	术前同步放化疗 (n=375)	P 值	术前放疗 (n=505)	术前同步放化疗 (n=506)	P 值
病理无瘤率（%）	3.6	11.4	<0.0001	/	/	/
5 年局部失败率（%）	16.5	8.1	0.004	17.1	8.7	0.002
5 年无瘤生存率（%）	55.5	59.4	/	54.4	56.1	0.52
5 年总生存率（%）	67.9	67.4	0.684	64.8	65.8	0.84
括约肌保留率（%）	58.3	57.7	0.837	50.5	52.8	0.47

EORTC 22921 进行了另外一项术前放疗或同步放化疗的随机分组研究[47~49]。与 FFCD 9203 不同

的是，EORTC 22921 设计成 2×2 析因分析的模式，将可手术切除的临床诊断为 $T_{3~4}$、距肛缘<15 厘米的患者分为术前放疗组、术前同步放化疗组、术前放疗+术后化疗组和术前同步放化疗+术后化疗组，分别比较术前放疗与术前同步放化疗、术后化疗与无术后化疗的疗效。EORTC 22921 的研究结果与 FFCD 9203 相似，术前同步放化疗可以更进一步降低局部复发率，降低了临床分期，但并未能提高长期总生存率和无瘤生存率，术前同步放化疗也并没有提高肛门括约肌保留率（表 9-1-5）[47~49]。但是，FFCD 9203 和 EORTC 22921 研究均采用静脉冲入 5FU，而非静脉持续滴注，FFCD 9203 在研究后期建议使用全直肠系膜切除术（TME），EORTC 22921 则推荐 TME 手术。

3. 术前放射治疗的相关因素研究

（1）术前放射治疗至手术之间的间隔长短对疗效的影响[50] Lyon R 90-01 研究的主要目的是术前放射治疗至手术之间的间隔长短对疗效的影响。入组要求包括可手术切除（$T_{2~3}N_{0~3}M_0$）、病理证实的直肠腺癌，肿瘤下缘距肛门的中位距离为 5.7cm（1~11cm）。入组患者在接受了 DT 39 Gy/（13 次·17 天）的术前放射治疗后被随机分为两周内手术组（短间隔组，n=99 例）和 6~8 周内手术（长间隔组，n=102 例）。结果是无论是总反应率还是病理分期下降率，放疗长间隔组均显著高于短间隔组，临床总反应率分别为 71.7% 和 53.1%（$P=0.007$），病理分期下降分别为 26% 和 10.3%（$P=0.005$），括约肌保存率分别为 76% 和 68%（$P=0.27$），但两组局部控制率和总生存率无显著差别（表 9-1-6）。该研究认为，对于肿瘤距离肛门>6cm，行保留肛门括约肌手术的可能性比较大，如果肿瘤距离肛门很近，即使进行了术前放疗也很可能不能保留肛门，在这两种情况下，术前放射治疗与手术的间隔不必考虑很长，一般 4 周左右即可。术前放疗后，盆腔处于充血、水肿状态，立即实施手术可能会增加手术的并发症；但是如果拖延过久，也可能造成放射区域的纤维化，增加手术的难度。如果外科医生术前对能否实施保留肛门括约肌的手术把握性不大，期望通过术前放疗可以使肿瘤缩小，并增加保留肛门括约肌手术的可能性，建议延长放射治疗后的休息时间。

表 9-1-6 术前放射治疗与手术的时间间隔对肛门括约肌保存的关系（Lyon R 90-01）[50]

	短间隔组（n=99）	长间隔组（n=102）	P 值
总反应率（%）	53.1	71.7	0.007
病理分期下降率（%）	10.3	26.0	0.005
肛门括约肌保存率（%）	68.0	76.0	0.27
肿瘤距肛缘≤5cm（%）	23.0	41.0	NS
3 年总生存率（%）	78.0	73.0	NS
局部控制率（%）	78.8	80.4	NS

2008 年韩国国家癌症中心发表了比较同步放化疗后 4~8 周后接受手术治疗的前瞻性研究结果[51]。局部进展期直肠癌患者（397 例）根据同步放化疗与手术的间隔时间非随机分为 4~6 周组（217 例）和 6~8 周组（180 例）。中位随访期 31 个月的研究结果显示，放化疗后 6~8 周手术与放化疗后 4~6 周手术相比，两组患者的局部无复发生存率（$P=0.1165$），保肛率 83.9% 和 82.2%（$P=0.688$），吻合口相关并发症发生率 5.5% 和 3.9%（$P=0.453$）均相似。同步放化疗后 4~8 周后接受手术治疗都是目前广泛接受的时间间隔，是否将 8 周的间歇期再延长的问题还在研究当中。韩国另一项前瞻性非随机研究[52]（153 例）比较<8 周组（105 例）和>8 周组（48 例）。放化疗后<8 周手术组和放化疗后>8 周手术组的 PCR 分别为 16.2% 和 18%（$P=0.817$）；术后并发症发生率分别为 28.8% 和 14.3%（$P=0.068$）；N 降期率分别为 46.7% 和 66.7%（$P=0.024$）。两组总降期率、保肛率、局部复发、远转、无病生存率和总生存率无差异。该作者提出同步放化疗后>8 周接受手术治疗

是安全的并与更好的 N 降期率相关。与之观点相似，Sloothaak 回顾性分析[53]了荷兰结直肠外科数据库中 1593 例患者，按照同步放化疗开始到手术时间分为<13 周组（312 例），13~14 周组（511 例），15~16 周组（406 例），>16 周组（364 例）。结果显示同步放化疗开始 15~16 周接受手术治疗不但主要研究终点 PCR 率最好（18.0%；$P = 0.013$），而且次要终点降期 55.2%（$P = 0.165$）、N 降期率 58.6%（$P = 0.036$）均好于或趋向好于其他组。作者提出同步放化疗结束后 10~11 周（同步放化疗开始 15~16 周）接受手术治疗可获得更好的 PCR 率。

（2）术前放射治疗剂量对疗效的影响　Lyon R96-02 试图阐述术前放射治疗剂量对保留肛门率的影响。研究对象为腔内超声诊断为 $uT_{2~3}N_xM_0$ 患者，肿瘤距离肛门≤6cm，肿瘤侵犯周径<2/3。治疗随机分为低剂量组［单纯外照射 DT39Gy/（13 次·17 天），$n = 43$］和高剂量组［单纯外照射 DT39Gy/（13 次·17 天）+腔内低剂量照射 DT46Gy，$n = 43$］。高剂量组的病理完全缓解率显著高于低剂量组（24% vs 2%，$P = 0.004$），保留肛门括约肌的比率显著高于低剂量组（76% vs 40%，$P = 0.004$），但两组的 2 年无局部复发生存率无显著差别（92% vs 88%）。保留肛门术后，两组患者对肛门括约肌的功能进行了自我评价，分为极好、好、一般和差。两组的自评在 4 个评价组的比例相似，也就是说，接受高剂量放射治疗并没有损伤肛门括约肌的功能。RTOG 0012 随机 Ⅱ 期研究则尝试评估同步放化疗下的局部加量。该研究结果显示 5FU 单药化疗同步全盆腔 45Gy 并局部加量至 55.2~60Gy 组的 3、4 度不良反应 38% 和 4%，略低于 5FU+CPT-11 双药化疗同步全盆腔 50~54Gy 组的 3、4 度不良反应 47% 和 4%，疗效方面两组的肿瘤降期率均为 78%，两组完成手术患者的 pCR 率也均为 28%，局部加量技术 FU 单药同步放化疗可获得和 FOLFIRI 双药同步放化疗一样的疗效和相似不良反应。

同步加量方案也是提高放疗剂量的研究方向，已有应用 SIB-IMRT 技术在直肠癌术前同步放化疗的 Ⅱ 期研究报告[55~58]。美国科罗拉多大学 2008 年报告了 8 例患者接受卡培他滨同步放化疗，全盆腔 45Gy/同步加量 55Gy/25f。pCR38%，50% 降期，1 例为 4 度腹泻，其余为 1~2 度反应[55]。北京肿瘤医院 2012 年报告了 58 例患者结果，接受卡培他滨同步放化疗，全盆腔 41.8Gy/同步加量 50.6Gy/22f，pCR 31%，3 度反应包括腹泻（9.5%），放射皮炎（3.2%），和中性粒细胞减少（1.6%），无 4 度及以上不良反应[56]。而 2013 年发表意大利直肠癌术前同步放化疗放疗剂量递增研究中共入组 46 例患者，分别应用了 SIB-IMRT 技术联合雷替曲赛（TS 酶抑制剂），SIB-IMRT 技术联合雷替曲赛+奥沙利铂同步化疗方案以及序贯加量技术联合雷替曲赛和序贯加量技术联合雷替曲赛+奥沙利铂同步化疗方案。SIB-IMRT 技术为全盆腔 45Gy/同步加量 55Gy/25f，序贯加量技术为全盆腔 45Gy/局部序贯加量至 50.4Gy/28f。结果显示除序贯加量+雷替曲赛组 pCR 为 0 外，其余各组 pCR 均为 25%。该研究为 Ⅰ 期研究，设定≥3 度不良反应为 DLT，最终各组均达到预定临床应用剂量，未出现最大耐受剂量[57]。复旦肿瘤医院 2014 年报告了 78 例患者结果，接受卡培他滨+奥沙利铂同步放化疗，全盆腔 50Gy/同步加量 55Gy/25f，pCR 23.7%，3 度反应包括腹泻（10.3%），放射皮炎（17.9%），和血液学（3.8%）。以上研究虽然剂量定义稍有差异，但是初步结果显示应用 SIB-IMRT 技术于直肠癌术前同步放化疗的不良反应完全可耐受[26~28]，近期疗效值得关注（pCR 23%~38%），其效果仍有待前瞻性随机研究的检验。

（3）病理完全缓解（pCR）价值和对预后影响　pCR 指经术前肿瘤治疗后，手术完整切除的组织标本经病理学检查无肿瘤细胞残留。局部晚期直肠癌经术前放化疗后，根治性手术后病理证实 pCR 率在 12%~20% 之间。局部晚期直肠癌经术前同期放化疗、根治性手术后病理检查证实为 pCR 的患者预后良好，5 年 LR1.6%~2.8%，DFS83%~91%，5 年 OS 87%~90%，与未达到 pCR 患者相比总生存率、无病生存率提高，局部复发明显降低[59]。

因此临床 CR（Ccr）的判断准确性非常重要，临床主要依靠影像学检查能否判断术前同期放化疗后是否达 pCR。目前用于预测局部晚期直肠癌术前同期放化疗后是否达 pCR 的影像学手段主要有 MRI 和 PET-CT。MRI 判断术前放化疗后术后 pCR 不理想，有报道常规 MRI 影像判定 pCR 的敏感性仅 35%[60]，应用弥散加权成像技术（DWI-MRI）可将判断放化疗后 T_0 的准确性提高到 80%[61]、并提高评估 pCR 准确性[62]。PET-CT 的研究显示了良好应用前景，有报告新辅助放化疗后[63]PET-CT 阴性的患者术后 5 年总生存率和无病生存率分别为 91% 和 81%，与 pCR 患者相当；大样本回顾[64]显示综合放化疗前后的 SUV 值和变化率 PET/CT 预测 pCR 的 AUC 准确性可达 0.86。Maas 在其研究[65]中的 cCR 诊断标准包括：①原发肿块体积缩小、仅有组织纤维化（在高 b 值 DWI 图像中呈低信号）而无肿瘤残存；②MRI 图像中没有可疑的淋巴结；③内镜下无肿瘤残存，或可见小的红斑状溃疡或瘢痕；④残存的溃疡或瘢痕，或原肿瘤部位活检病理证实无癌细胞；⑤直肠指诊无肿瘤残存。

临床诊断为 cCR 的患者预后良好，等待观察策略的研究日益受到关注。Maas 等[65]报道 192 例局部晚期直肠癌患者经术前放化疗，21 例（10.9%）达 cCR，但因各种原因拒绝手术，至中位随访 25 个月，仅 1 例在治疗结束后 22 个月出现复发。但经挽救性手术治愈，2 年无病生存率（disease free-survival，DFS）和总生存率（overfill survival，OS）分别为 89% 和 100%；与接受手术治疗组相比，2 年 DFS 和 OS 差异均无统计学意义；与术后证实为 pCR 者（20 例，2 年 DFS 和 OS 分别为 91% 和 93%）相比，疗效也相似。作者认为疗效达到 cCR 患者可采用等待观察策略，避免手术的并发症及后遗症。2014 年巴西研究者发表长期结果报告[66]，183 例局部晚期直肠癌患者经术前放化疗，90 例达 cCR 未行手术治疗进行严密随诊。随访 60 个月，28 例（31%）在出现局部区域复发，26 例经挽救性手术治疗。5 年无局部区域复发生存率 69%，包括挽救手术后的 5 年无局部区域复发生存率 94%，5 年 DFS 和肿瘤相关总生存率（cancer-specific survival，CSS）分别为 68% 和 91%，78% 的患者可得到器官保留。

（4）术前短疗程放射治疗与术前常规分割同步放化疗的随机对照研究[22] 术前短疗程放射治疗（5Gy×5 次）一直是欧洲各国进行可手术切除直肠癌术前放疗的标准模式，但是在北美各国，术前常规分割的同步放化疗越来越被接受。两种方法都被各自国家所视为常规治疗，孰优孰劣存在争议。短程（5Gy×5 次）盆腔放疗优势在于术前的治疗（5 次放疗）时间短，而劣势是因为 5 次放射治疗完成后仅间隔 2~3 天就要完成手术，此时原发瘤体积还没有缩小，不可能出现降期。根据目前 III 期研究最终结果，现有的指南中仍然提示采用长程同步放化疗与术前短程放疗相比，其优势在于有更大的可能缩小瘤体包括增加病理完全缓解率，改善可切除性，在低位直肠癌保护括约肌功能，5×5 短程术前放疗仅推荐于不需要降期的直肠癌患者。2004 年波兰研究旨在比较术前短程（5×5）放疗与标准的长程同步放化疗的疗效，研究表明（表 9-1-7），术前长程同步放化疗与术前短程放疗相比，显著降低病理分期、病理完全缓解率从 1% 提高到 15%（$P<0.001$），未改善总生存率和无病生存率。2012 年 TROG 0104 研究结果进一步证实该结论，TROG 0104 研究中对于可切除的 T_3 直肠癌术前长程同步放化疗与术前短程放疗相比不但未改善总生存率和无病生存率，而且局部复发率亦无差别。而病理完全缓解率，已有多项 II 期研究提示延长短程放疗和手术之间的间歇期可以提高病理完全缓解率，而目前已得到 III 期临床研究的部分证实。2010 年发表的 Stockholm III 研究[69]表明手术延期至 6~8 周后，短程（5×5）的放射治疗 PCR 可从 0.5% 提高到 12.5%。波兰研究者尝试通过短程（5×5）的放射治疗联合新辅助化疗再次挑战长程同步放化疗的标准治疗地位，2013 年针对不可切除直肠癌的 III 期研究的中期结果[70]显示（5×5）短程放疗后给予 3 周期新辅助化疗后再切除的 pCR 率可达 21%，初步提示了该模式的研究前景。

综上所述，可手术切除的直肠癌术前放疗可以降低局部复发率，但是由于治疗剂量、分割方法、治疗部位在各研究单位不尽相同，较高剂量照射，如 5×5 或 50Gy/25f 可能提高生存率。随着欧洲 3 项大宗的随机分组的研究，术前同步放化疗与术前放疗或术前短疗程的放疗相比，可以更进一步降低局部复发率和降低分期，提高病理的无瘤率，但是对于肛门括约肌的保留以及长期生存率，术前同步放化疗并没有显示优于术前常规分割单纯放疗或短程单纯放疗。

表 9-1-7 直肠癌术前短程放疗 (5×5) 的相关随机研究

研 究	入组标准	随机分组	N	PCR
波兰研究[67] (2004)	Ⅱ/Ⅲ期可手术切除直肠癌	术前同步放化疗	157	15 ($P < 0.001$)
		单纯术前放疗 (5×5大分割)	155	1
Stockholm Ⅲ[69] (2010)	Ⅱ/Ⅲ期可手术切除直肠癌	5×5 休息 4~8 周	120	12.5
		5×5 休息 2~3 天	118	0.8
		长程单纯放疗 2×25，休息 4~8 周	65	5
TROG 0104[68] (2012)	Ⅱ/Ⅲ期可手术切除直肠癌	术前同步放化疗	163	3 年局部复发率 4.4% ($P = 0.24$)
		单纯术前放疗 (5×5大分割)	163	3 年局部复发率 7.5%
Bujko K, et al[70] (2013)	Ⅱ/Ⅲ期不可手术切除直肠癌 (拟入组540例)	短程 5×5+folfox4 3 周期，休息 4~6 周手术	49	21
		长程同步放化 (50.4/28 次，5-FU+oxiplatin)，休息 4~6 周	48	9

（二）术后放射治疗

术后放疗的适应证为Ⅱ~Ⅲ期可切除直肠癌。直肠癌术后放疗的优点在于有准确的病理分期，避免了 $T_{1-2}N_0M_0$ 病人的不必要照射，但不利点在于，第一由于术后腹盆解剖结构的破坏，术后照射了更多的小肠；第二手术后瘢痕的出现使瘤床在术后潜在乏氧；第三腹会阴联合切除术时需包括会阴手术瘢痕，照射野大，毒副作用较多。

1. 直肠癌根治术后的单纯放疗 在 20 世纪 90 年代以前，开展了一系列Ⅱ~Ⅲ期直肠癌术后放疗和单纯手术的随机对照研究，这些研究结果证明了术后 40~50Gy 照射显著降低了局部区域复发率，但未提高总生存率。荟萃分析结果显示[45]，术后单纯放疗和单纯手术的 5 年单纯局部区域复发率分别为 22.9% 和 15.3%（$P = 0.0002$）。中国医学科学院肿瘤医院[71] 在 1994~1997 年共治疗 243 例Ⅱ~Ⅲ期直肠癌，192 例根治术后放疗，51 例单纯根治术，术后放疗显著降低了局部区域复发，5 年局部区域复发率从 26.8% 降低至 15.8%（$P = 0.043$），但未提高无病生存率和总生存率，结果和国内外文献报道相同。

2. 直肠癌根治术后同步放化疗

（1）术后同步化放疗与手术、术后放疗、术后化疗比较 由于根治术后单纯放疗未提高生存率，在此之后开展了一系列术后同步化放疗的研究。全世界共有四项研究将Ⅱ~Ⅲ期直肠癌术后同步化放疗分别与单纯手术、术后放疗、术后化疗进行了随机对照分析[72~75]。这四个研究结果均显示，作为实验组的术后同步化放疗与对照组相比，进一步降低了局部区域复发率和提高了无病生存率和总生存率。由于四个不同侧面的研究得到的结论一致，因此Ⅱ/Ⅲ期直肠癌根治术后同步放化疗可以提高局部控制率和长期生存率为Ⅰ类证据，根治术后的同步放化疗是Ⅱ/Ⅲ期直肠癌治疗的金标准（表 9-1-8）。

早在 1985 年，GTSG-7175 的研究结果证明[72]，Ⅱ/Ⅲ期直肠癌根治术后同步放化疗优于单纯手术，无病生存率分别为 70% 和 46%（$P = 0.009$），总生存率分别为 58% 和 45%（$P = 0.005$）。此后，1991 年 NCCTG-794751 发表了一项随机对照研究结果[73]，204 例直肠癌 T_{3-4} 或 N^+ 的病人在手术后随机分成放疗同步 5-FU 化疗或单纯放疗两组，同步放化疗显著降低了局部区域复发率（13.5% vs 25%，$P = 0.036$），显著提高了无病生存率（59% vs 37%，$P = 0.002$）和总生存率（58% vs 48%，$P = 0.025$）。因此，从 1991 年开始，直肠癌术后同步化放疗已成为标准的辅助治疗原则。1997 年挪威发表了第三项随机对照研究[74]，比较术后同步放化疗和单纯手术的疗效，两组的局部复发率分别为12%和30%（$P=0.01$），5年无病生存率分别为64%和46%（$P=0.05$），5年总生存率分别为64%和50%（$P=0.01$）。2000年NSABP-R02的研究比较Duke B和C期直肠癌根治术后同步化放疗（n=346）和单纯化疗（n=348）的疗效[75]，术后同步化放疗显著降低了局部复发率（8%：13%，$P=0.02$），但未提高无病生存率和总生存率。但是，在这项研究中，放射治疗开始于术后3个月（先做化疗），延迟同步化放疗将显著降低放疗疗效，这是人们对这项研究普遍的批评意见。

表 9-1-8　Ⅱ/Ⅲ期直肠癌根治术后同步放化疗的随机分组研究

随机分组研究	局部复发率（%）	P 值	5 年总生存率（%）	P 值
Mayo/NCCTG 794751[73]		0.036		0.025
术后同步放化疗（N=104）	13.5		58	
术后放疗（N=100）	25		48	
Norway[74]		0.01		0.01
术后同步放化疗（N=66）	12		64	
单纯手术（N=70）	30		50	
NSABP R02[75]		0.02		0.89
术后同步放化疗（N=346）	8		66	
术后化疗（N=348）	13		66	

综上所述，Ⅱ~Ⅲ期直肠癌根治术后以5FU为基础的同步化放疗与单纯手术、单纯术后放射治疗或术后化疗相比，不仅可以显著提高局部控制率，还能显著提高长期生存率，是Ⅰ类的治疗根据，已成为标准治疗原则。据此，美国国立癌症研究所（NCI）已明确规定，针对Ⅱ~Ⅲ期直肠癌根治术后的临床研究，必须以5FU同步放化疗为对照组，以避免损伤患者的利益。

（2）术后同步化放疗的放疗时间　直肠癌根治术后同步化放疗时，放疗应尽早进行，延迟放疗将降低治疗疗效。韩国进行了一项随机对照研究[76]，308例Ⅱ~Ⅲ期直肠癌根治术后随机分成两组，一组的同步放化疗在手术后立即开始，然后给予6周期辅助性化疗（早放疗组）；另一组术后先化疗2周期，然后接受同步放化疗，再继续4周期化疗（晚放疗组），两组的同步放化疗用药、放疗剂量以及辅助化疗均一样。该研究的结果表明，早放疗组显著提高了无病生存率和降低了局部复发率，但总生存率无差别。早放疗组和晚放疗组的4年无病生存率分别为81%和70%（$P=0.043$），4年总生存率分别为84%和82%（$P=0.387$），复发率分别为17%和27%（$P=0.047$）。该研究中位121个月的长期随诊结果进一步提示[77]，早放疗组和晚放疗组的10年DFS相似（71.2% vs 62.7%，$P=0.162$），10年OS也没有显著差别（66.4% vs 64.0%，$P=0.652$）。多因素分析结果显示TNM分期以及手术方式是影响患者DFS及OS的独立预后因素。对进行APR的患者进行亚组分析发现：术后早期放疗显著降低患者的复发风险，早放疗组的10年DFS显著高于晚放疗组（63% vs 43%，$P=0.043$），但10年总生存率无差别（67% vs 47%，$P=0.474$）。由此可以明确，对于Ⅱ、Ⅲ期直肠癌术后辅助治疗的毒性方面，术后早期放疗和化疗2周期后放疗的毒性反应发生率和放、化疗的完成率无差别；而疗效方面，建议腹会阴联合切除的患者术后早期接受同步放化疗。

（三）术前同步化放疗和术后同步化放疗比较

2004年以来CAO/ARO-094、NSABP-R03等多项Ⅲ期随机研究[78~80]结果显示术前同步放化疗比术后同步放化疗相比并未提高总生存率和无病生存率，但在局部复发率和（或）保肛率和不良反应的优势。术前同步放化疗成为指南优先推荐的局部进展期直肠癌的标准治疗模式。

表 9-1-9　直肠癌术前同步放化疗与术后同步放化疗比较的随机分组研究

研究组（时间）	随机分组（例数）	5 年局部复发率（%）	5 年生存率（%）	5 年无瘤生存率（%）
CAO/ARO-094[78]（2004）	术前同步化疗（n=399）	6（P=0.006）	76（P>0.05）	68（P>0.05）
	术后同步放化疗（n=237）	13	74	65
NSABP-R03[79]（2009）	术前同步化疗（n=123）	23.9（P=0.0115）	74.5（P=0.011）	64.7（P=0.065）
	术后同步放化疗（n=131）	27.5	65.6	53.4
Park JH, et al[80]（2011）	术前同步化疗（n=107）	5（P=0.392）	83（P=0.62）	73（P=0.86）
	术后同步放化疗（n=133）	6	85	74

其中德国 CAO/ARO-094 的随机对照研究是比较可手术切除直肠癌术前同步化放疗和术后同步化放疗的疗效的里程碑式研究证据[78]。全部病人经过盆腔 CT 和直肠腔内超声检查诊断为 $T_{3\sim4}$ 或 N^+（临床分期），无远处转移，年龄≤75 岁，肿瘤距肛门 16cm 以内，既往未做过化疗或放疗。同步化放疗时 5-FU 剂量为 $1000mg/(m^2 \cdot d)$，d1~5，连续静脉滴注，放疗开始第一周和第五周，巩固化疗方案为 5-FU $500mg/(m^2 \cdot d)$，d1~5，静脉滴注，每 4 周为一周期，共 4 周期。放疗为全盆腔照射，DT50.4Gy/28 次，1.8Gy/次，术后放疗组局部补量 5.4Gy。入组的 799 例随机分成两组：术前化放疗（n=405）和术后化放疗（n=394）组。前者显著降低了局部复发率（6% vs 13%，P=0.006），但总生存率无病生存率在两组间无显著差别（76% vs 74%，68% vs 65%）。全组患者在手术前经均外科医生检查，共有 194 例病人被认为需要做腹会阴联合切除术（不能保肛），其中术前同步化放疗组 116 例，术后同步化放疗组 78 例。结果表明，术前同步放化疗组的实际保肛率为 39%，术后同步放化疗组为 19%（P=0.004），术前同步化放疗显著提高了保肛率。另外，需引起人们注意的是，术前同步化放疗组的急性和长期毒副作用显著低于术后同步化放疗组（表 9-1-10），而且，术前同步化放疗未增加吻合口瘘、术后出血和肠梗阻的发生率，虽然伤口延迟愈合高于术后同步化放疗组，但未达到统计学差别。

表 9-1-10　术前同步化放疗和术后同步化放疗疗效和毒副作用比较（German-CAO/ARO-94）[78]

	术前同步化放疗（n=405）	术后同步化放疗（n=394）	P
5 年局部复发率（%）	13	6	0.006
5 年总生存率（%）	76	74	0.80
5 年无病生存率（%）	68	65	0.32
Ⅲ~Ⅳ急性毒性反应（%）			
腹泻	12	18	0.04
血液毒性	6	8	0.27
皮肤	11	15	0.09
其他	27	40	0.001
长期毒性反应（%）			
胃肠道	9	15	0.07
狭窄	4	12	0.003
膀胱	2	4	0.21
其他	14	24	0.01
围手术期并发症（%）	36	34	0.68
吻合口瘘	11	12	0.77
伤口延迟愈合	10	4	0.10
肠梗阻绞痛	2	1	0.26
术后出血	3	2	0.50
住院死亡率（%）	0.7	1.3	0.41

　　根据该项研究，术前同步放化疗尽管未能提高总生存率，但是至少可以保持与术后同步放化疗相同的长期生存率，并且在术后同步放化疗的基础上可以进一步降低局部复发率，且毒副作用显著低于术后同步放化疗，应有可能使更多的病人能保留肛门括约肌。因此，在欧洲和美国，越来越多的医院倾向于术前同步化放疗，而不是术后同步化放疗。2012 年 CAO/ARO 094 研究的 12 年随诊的结果发表[81]，长期结果仍然提示术前化放疗显著降低了 10 年局部复发率（7.1% vs 10.1%，$P = 0.048$），而未改善 10 年总生存率（59.6% vs 59.9%）。与术后同步放化疗相比，术前同步放化疗进一步降低了局部区域复发率，减少了毒副作用。因此，长期结果仍然确认术前同步放化疗是直肠癌的标准治疗模式。对于可手术切除的 Ⅱ/Ⅲ 期直肠癌，优先推荐的标准治疗方案术前同步同步化放疗。

　　（四）直肠癌同步放化疗的药物选择

　　过去几十年来，大肠癌的化疗一直以 5-FU 为基础的标准化疗方案。近年来，奥沙利铂、开普拓（CPT-11）和卡培他滨（希罗达）等药物的加入，使大肠癌的化疗取得了长足的进步。目前术前同步化放疗中药物选择的尝试方面，口服卡培他滨可替代 5-FU 已获近期的 Ⅲ 期临床研究证实；针对 5-FU 或卡培他滨基础上增加奥沙利铂已开展多项 Ⅲ 期研究显示疗效增益不肯定，5-FU 或卡培他滨基础上增加伊立替康尚未进入 Ⅲ 期研究。

　　1. 卡培他滨（希罗达）　是最新一代的氟脲类药物类似物，与其他化疗药物相比，卡培他滨最突出的特点是口服用药并且安全可靠。卡培他滨口服后迅速通过胃肠道黏膜吸收入血，运送到肝脏。在肝脏中，大部分卡培他滨被羧酸酯酶水化为 5'-脱氧 5-氟胞苷（5'-DFCR），在胞苷脱氨酶（CyD）作用下转变为 5'-脱氧-5-氟尿苷（5'-DFUR），后者再在胸苷磷酸化酶（TP）作用下转化为最终的活性产物 5 氟尿嘧啶（5-FU）。最关键的转化酶胸苷磷酸化酶（TP）仅存在于肝脏和肿瘤细胞中，在后者的浓度更高，所以关键的转化是在卡培他滨代谢物进入肿瘤细胞内完成的，因而认为靶向型好，对正常组织、细胞危害较小。用于结肠癌根治术后的辅助治疗，卡培他滨均显示与传统结肠癌化疗相似的结果，而不良反应显著下降，代表了其特有的安全性，有取代静脉 5-FU/LV 标准化疗的趋势。一项旨在研究结肠癌根治术后卡培他滨单药与 5-FU/LV 传统化疗比较的 X-ACT 方案中（n = 1987），患者随机分入卡培他滨组 [2500mg/（m² · d），d1 ~ 14，休息 7 天为一个周期，共 8 个周期，n = 1004] 和 5-FU+LV（Mayo 方案：5-FU 425 mg/m²，d1 ~ 5，每 28 天重复；LV 20 mg/m²，d1 ~ 5，每 28 天重复，每 28 天为一周期，共 6 个周期。n = 983），入组的患者为根治术后的 Ⅱ ~ Ⅲ 期结肠癌患者。结果显示无论是无病生存率（64.2% vs 60.6%，$P = 0.05$）、3 年无复发生存率（65.5% vs 61.9%，$P = 0.04$）还是 3 年总生存率（81.3% vs 77.6%，$P = 0.05$），卡培他滨组均显著高于 Mayo 方案，而卡培他滨组的不良反应显著低于标准 5-FU 方案。

　　在同步放化疗中，卡培他滨能否代替 5-FU 静脉滴注？美国 MD Anderson 癌症中心[83]和韩国[84]分别回顾性分析术前 5-FU/LV 和希罗达同步放化疗的对照研究，前者运用回顾性配对试验，在术前同步放化疗后进行了 TME 手术，5-FU 采用静脉持续滴注的方式；后者将不同的随机分组研究接受 5-FU/LV 术前同步放化疗与希罗达同步放化疗的患者抽取出来进行对比分析，未要求进行 TME 手术，且 5-FU 为静脉冲入的注射方式。两个研究均显示 5-FU/LV 同步放化疗组在病理无瘤率、降低分期率与卡培他滨同步放化疗相似，MD Anderson 癌症中心的研究还表明卡培他滨同步放化疗组在 3 年局部控制率、远地转移率和长期生存率均与 5-FU/LV 组无显著差别。直肠癌同步放化疗中，卡培他滨可以取代静脉 5-FU 已有 Ⅲ 期研究证实[85,86]。NSABP R-04 研究初步结果[86]提示直肠癌术前同步放化疗卡培他滨组与 5-FU 持续静脉滴注组近期疗效（病理 CR 率）无显著差异。2012 年发表的德国研究[85]入组了 392 例 Ⅱ/Ⅲ 期直肠癌患者，将其随机分为 5-FU 组（195 例）或卡培他滨组（197 例），并由于 2005 年研究计划的修正，患者进一步分层为术前化放疗和术后化放疗。两组的 5 年总生存率分别为 76% 和 67%（$P = 0.0004$），达到该研究非劣性比较的主要研究终点。结果证实卡培他滨组的疗效不劣于 5-FU 组；卡培他滨组还显示出远处转移率低（19% vs 28%，$P = 0.04$）的优势。因此在同步放化疗的模式中，卡培他滨可以取代静脉 5-FU。

2. 奥沙利铂　奥沙利铂是第三代铂类衍生物，其细胞毒作用与顺铂一样，通过铂化后链间和链内嵌合物的形成而抑制 DNA 合成。与其他铂类衍生物的毒性反应不同的是，奥沙利铂主要毒性反应为血液系统毒性、胃肠道毒性和神经毒性反应，目前尚无肾毒性反应报道。对于晚期结直肠癌，两项 Ⅲ 期临床研究表明奥沙利铂联合 5-FU 和四氢叶酸与 5-FU+四氢叶酸相比，可以显著延长无进展生存期和提高肿瘤反应率[87,88]。随后，著名的法国 MOSAIC Ⅲ 期临床研究首次证明，以奥沙利铂为主的 FOLFOX4 方案在 Ⅱ~Ⅲ 期结肠癌根治术后的辅助化疗中，3 年无瘤生存率显著高于 5-FU 为主的化疗（78.2% vs 72.9% $P=0.002$），两组的 3 年总生存率无统计学显著性差别[89]。

奥沙利铂加入直肠癌术前同步放化疗 Ⅲ 期临床研究的初步结果显示在病理 CR（pCR）率获益方面存在争议（表 9-1-11）。STAR-01 研究[90]通过奥沙利铂+5-FU 组与 5-FU 单药组相比，两组 pCR 率均为 16%，奥沙利铂+5-FU 组毒性反应显著增加。NSABP R-04 研究[86]显示氟尿嘧啶类药物加或不加奥沙利铂，在 pCR 率（20.9% vs 19.1%，$P=0.28$）无差别，奥沙利铂组有更多的 3~4 度腹泻。PETACC6 研究[91]同样提示而卡培他滨加或不加奥沙利铂，在 pCR 率（11.3% vs 13.3%，$P=0.31$）无差别。与前述研究结果不同，ACCORD 研究[92]和 CAO/ARO/AIO-04 研究[93]近期会议报告的初步结果提示增加奥沙利铂可能获得更好疗效。ACCORD 研究[92]对比了盆腔放疗（45Gy）联合卡培他滨与盆腔放疗（50Gy）联合卡培他滨+奥沙利铂对 598 例直肠癌患者术前化放疗的疗效。卡培他滨+奥沙利铂组 pCR 率随未达统计学差异，已经体现了优势的趋势（13.9% vs 19.2%，$P=0.09$），3 度以上毒性反应增加。而 CAO/ARO/AIO-04 研究[93]结果提示奥沙利铂组的 pCR 率显著占优（16.5% vs 12.8%，$P=0.045$），3~4 度毒性反应并未增加。根据以上临床研究结果，术前同步化放疗仍然是以 5-FU 类药物作为首选，卡培他滨可达到相同或更优的疗效。联合奥沙利铂方案的近期疗效比较无法得出一致性结论，考虑到 pCR 获益并非术前治疗的最终目的，长期随访后生存率比较的结果应更有说服力，依据目前的研究证据，奥沙利铂不能进入临床指南推荐的直肠癌术前同步化疗标准方案。

表 9-1-11　直肠癌术前同步放化疗联合奥沙利铂方案的随机分组研究

时间	研究组	同步化疗方案分组	同步放疗剂量	例数	病理完全缓解率%
2011	STAR-01[80]	5-FU	50.4Gy/28f	379	16（$P=0.904$）
		5-FU+奥沙利铂		368	16
2011	NSABP R04[86]	5-FU/卡培他滨	50.4Gy/25f	共1608	19.1（$P=0.46$）
		5-FU/卡培他滨+奥沙利铂			20.9
2010	ACCORD[92]	卡培他滨	45Gy/25f	299	13.9（$P=0.09$）
		卡培他滨+奥沙利铂	50Gy/25f	299	19.2
2012	CAO/ARO-04[93]	5-FU	50.4Gy/28f	624	12.3（$P=0.045$）
		5-FU+奥沙利铂		613	16.5
2013	PETCC 6[91]	卡培他滨	50.4/28f	547	11.3（$P=0.37$）
		卡培他滨+奥沙利铂	50.4/28f	547	13.3

直肠癌术后同步放化疗方面尚无前瞻性随机研究，中国医学科学院肿瘤医院放疗科冯燕茹回顾分析[94]2002~2010 年分别接受卡培他滨术后同期放化疗（单药组，427 例）和奥沙利铂+卡培他滨术后同期放化疗（双药组，248 例）的临床资料。治疗模式均为全直肠系膜切除术+同期放化疗±辅助化疗。放疗方法为真骨盆 45.0~50.4 Gy 分 25 次。采用倾向评分配比法按 1：1 平衡基线特征后产生单

双药组各 248 例，单、双药组的 5 年 OS（78.1%：74.9%）、DFS（74.4%：67.9%）、LRC（94.5%：92.8%）和 DMFS（77.1%：70.9%）均相近（$P=0.547$、0.292、0.484、0.364），但双药组 3、4 级不良反应发生率显著高于单药组（38.3%：24.6%，$P=0.001$）。目前直肠癌术后同步放化疗同样推荐单药 5fu/卡培他滨为标准方案。

3. 伊立替康 伊立替康为拓扑异构酶-I 抑制剂，广泛应用于转移性结直肠癌的治疗，体内外试验显示其放射增敏作用。前直肠癌术前同步放化疗研究中常用的伊立替康的周剂量强度为 50mg/m²，多数研究认为伊立替康与盆腔放疗共同的毒性反应腹泻限制了剂量强度提升，有 2 项随机 II 期研究初步探讨了伊利替康同步放化疗的疗效。

RTOG 0012 试验入组 106 例局部晚期直肠癌患者，随机分为超分割加量放疗组（55.2~60 Gy，每次 1.2 Gy，每天 2 次，5-FU 225 mg/m²）与同步放化疗组（50.4~54 Gy，每次 1.8 Gy，5-FU 225 mg/m²，伊立替康 50 mg/m² 每周，4 疗程），放化疗后 4~10 周手术。结果发现：3~4 级急性血液性不良反应（13% 比 12%）及非血液性不良反应（38% 比 45%）相似，两组 pCR 率（28%）、总肿瘤降期率（78%）一致，初步显示了伊利替康同步放化疗的疗效。继而 RTOG0247 研究[97]比较了伊立替康与奥沙利铂究联合卡培他滨同步放化疗的疗效。104 例局部晚期直肠癌患者随机分为伊立替康组（盆腔放疗 50.4Gy，伊立替康 50mg/m²，卡培他滨 600mg/m²）或奥沙利铂组（盆腔放疗 50.4Gy，奥沙利铂 50mg/m²，卡培他滨 825mg/m²），4~8 周后行根治性手术。该研究的近期疗效结果提示，伊立替康组和奥沙利铂组的毒性反应类似，但伊立替康组的 pCR 率仅为 10%，明显弱于奥沙利铂组的 21%。正是由于该研究结果的明确提示，含伊立替康方案的同步放化疗止步于 II 期临床研究。但令人惊讶的是，2011 年 ASCO 会议该研究的长期随访结果提示伊立替康组的 4 年 DFS 率、4 年 OS 率分别为 66% 和 85%，反而较奥沙利铂组高出 10%（56% 和 75%），伊立替康方案的同步放化疗研究似乎又有了重启的希望。

根据以上临床研究证据，表 9-1-12 提供了 II ~ III 期可手术切除直肠癌术前/术后辅助性治疗的建议。

表 9-1-12 II ~ III 期可手术切除直肠癌术前和术后辅助治疗建议

1. 适应证：临床或病理分期为 II ~ III 期直肠癌（$T_{3~4}N_0M_0$，或任何 T 分期，N^+M_0）
2. 无论术前还是术后的同步放化疗均是 II ~ III 期可手术切除直肠癌的标准辅助治疗方案
3. 术前 T 和 N 分期，建议采用盆腔 MRI 或直肠腔内 B 超
4. 肿瘤位于直肠中低位，推荐进行术前同步放化疗；未接受术前同步放化疗患者，需接受术后同步放化疗
5. 同步化疗采用 5-FU 为基础的化疗药物，放射治疗剂量 DT50Gy/（25 次·5 周）
6. 建议给予口服卡培他滨或 5-FU 持续静脉滴注的给药方式，从放射治疗第一天至最后一天，或者放疗日给药
7. 接受术后同步放化疗者，建议先进行同步放化疗，然后进行辅助化疗
8. 建议进行全直肠系膜切除术（TME）

（四）可手术切除直肠癌的研究方向

1. 靶向药物的研究前景

（1）贝伐单抗 血管内皮细胞生长因子（VEGF）在肿瘤血管生成方面发挥重要作用，阻断 VEGF 和放疗联合有望改善肿瘤氧供、提高氧和作用，直接增加肿瘤细胞的放疗敏感性；并可抑制肿瘤血管内皮细胞，间接导致肿瘤细胞死亡。贝伐单抗为直接针对 VEGF 的人源化单克隆抗体，目前已开展了一系列临床试验研究结果显示直肠癌术前放化疗联合贝伐单抗的研究近期疗效 pCR 率为 16%~32%[100]。

表 9-1-13　贝伐单抗联合术前同步放化疗的Ⅱ期研究

作　　者	研　　究	No	靶向联合同步放化疗方案	pCR
Wilett，2010	Ⅰ～Ⅱ	32	Bev，5-FU，50.4Gy	16%
Crane，2010	Ⅱ	25	Bev，Cape，50.4Gy	32%
Velinik 2011	Ⅱ	61	Bev，Cape，50.4Gy	13%
Nogue 2011	Ⅱ	47	Bev，Cape，OX，50.4Gy	34%
Liang 2011	Ⅱ	28	Bev，5-FU，Ox，50.4Gy	25%
Resch 2012	Ⅱ	8	Bev，Cape，50.4Gy	25%
Kenecke 2012	Ⅱ	42	Bev，Cape，Ox，50.4Gy	17%
Landry 2013	Ⅱ	54	Bev，Cape，Ox，50.4Gy	17%
Dellas 2013	Ⅱ	70	Bev，Cape，Ox，50.4Gy	17%

注：贝伐单抗 Cape：卡培他滨 Ox：奥沙利铂。

（2）西妥昔单抗　西妥昔单抗是针对 EGFR 的单克隆抗体，与 EGFR 特异性结合后抑制后续磷酸化形成，阻断下游信号通路 RAS/RAF/MAPK 的活化，阻滞肿瘤生长。西妥昔单抗联合化疗已成为转移性直肠癌的推荐方案。国际上也开展了多项临床研究探讨直肠癌术前西妥昔单抗联合放化疗中作用（表 9-1-14），但目联合西妥昔单抗的研究近期疗效 pCR 率为 0~23.1%未能提示疗效的提高，而 EX-PET-C 随机Ⅱ期研究提示卡培他滨联合奥沙利铂基础上增加西妥昔单抗不能提高 pCR 率（15%：18%，$P=0.453$）。

表 9-1-14　西妥昔单抗联合术前同步放化疗的Ⅱ期研究[100]

作　　者	研　　究	No	靶向联合同步放化疗方案	pCR
Machiels，2007	Ⅰ/Ⅱ	41	C225，Cape，Ox，45 Gy	5%
Rodel，2008	Ⅰ/Ⅱ	58	C225，Cape，Ox，50.4 Gy	9%
Eisterer，2009	Ⅱ	31	C225，Cape，45 Gy	0
Velenik，2009	Ⅱ	37	C225，Cape，45 Gy	8%
Horisberger，2009	Ⅱ	50	C225，Cape，Iri，50.4Gy	8%
Bertolini，2009	Ⅱ	35	C225，5-FU，50~50.4 Gy	8%
Mc Collum，2010	Ⅱ	67	C225，5-FU，T50.4~54 Gy	31%
Dewdney，2012	Ⅱ	163	C225，Cape，50.4 Gy	18%
Kim，2013	Ⅱ	39	C225，Cape，Iri，50.4 Gy	23.1%

注：C225：西妥昔单抗 Bev：卡培他滨 Ox：奥沙利铂 Iri：依立替康。

综上，直肠癌术前同步放化疗联合靶向治疗的治疗模式在疗效上并为显示更好的疗效获益，而在不良反应方面，西妥昔单抗相关研究在多数研究中并未显示毒性明显增加，而贝伐单抗相关研究提示部分患者手术相关并发症如出血、穿孔、伤口愈合以及需要再次手术机会增加，其中 1 项Ⅱ期研究因严重不良反应（3 级以上）达到 50%，仅入组 8 例即研究终止。目前的研究结果尚不支持直肠癌术前同步放化疗联合靶向治疗的治疗模式进入Ⅲ期临床研究。

2. 新辅助化疗/靶向+术前放疗/同步放化疗的研究前景　局部晚期直肠癌的术前同步放化疗和化疗的结合主要包括新辅助化疗先于术前同步放化疗的模式和术前化疗置于术前同步放化疗和手术间的模式。目前的前瞻性随机研究证据集中于术前化疗先于术前同步放化的模式，随机Ⅱ期结果

pCR7%~25%，而Ⅲ期研究中的采用的相应队列 pCR 仅为 14%，疗效似乎未达预期（表 9-1-15）。而采用术前化疗置于术前同步放化疗和手术间的模式目前仅少量单臂Ⅱ期研究 pCR 仅为 15%~23%，是否可行还有待前瞻性随机研究明确。

表 9-1-15　局部晚期直肠癌诱导化疗+术前同步放化疗的随机研究

	研　究	No	诱导化疗	术前同步放化疗	PCR
Roh，2009	Ⅲ	123	5FU+Lv×6 周	5Fu+Lv，50.4Gy	13.8%
		131	无	术后化疗+同步放化疗	N/A
Fernandez-Martos，2010[103]	随机Ⅱ	54	Capox4 周期	Capox，50.4Gy	14%
		46	无	Capox，50.4Gy	13%
Marechal，2012[104]	随机Ⅱ	28	FOLFOX6 2 周期	5Fu，45Gy	25%
		29	无	5Fu，45Gy	28%
Dewdney，2012	随机Ⅱ	44	Capox4 周期	Cape，50.4Gy	15%
		46	Capox+C2254 周期	Cape+C225，50.4Gy	18%

最新的研究将靶向治疗加入上述术前联合模式试图提高疗效，目前主要是联合贝伐单抗的研究。2013 年发表了一项在欧洲进行的针对局部晚期的Ⅳ期直肠癌的Ⅱ期研究[105]，49 例转移性直肠癌患者给予 5×5 短程放疗后序贯 6 周期贝伐单抗联合 CAPOX 方案，结果有 43 例患者接受了直肠根治性手术 pCR 率为 26%，并根据以上结果启动了针对局部晚期直肠癌的 RAPIDO 随机研究（新辅助化疗方案改为 6 周期的 CAPOX 方案）。2014 年发表的美国 MSKCC 的研究[106]针对 T_3，距离肛缘≥5cm 可手术切除的局部晚期直肠癌，给予贝伐单抗联合 FOLFOX 方案 4 周期后序贯 FOLFOX 方案 2 周期，评价疗效进展患者接受同步放化疗+手术、未进展患者直接 TME 手术。结果显示 32 例入组患者中 2 名需要术前同步放化疗，整体的 pCR 率为 25%，4 年的局部区域复发为 0，4 年总生存率 91%，并根据以上结果开始前瞻性随机研究。2014 年发表的一项针对 MRI 确诊 T_3、可手术切除直肠癌的随机Ⅱ期研究[107]肯定了上述研究方向。研究中一组患者应用贝伐单抗+5-FU+亚叶酸和奥沙利铂治疗 12 周，然后应用贝伐单抗+5-FU-RT，最后行全直肠系膜切除（46 例）；另一组患者应用贝伐单抗+5-FU-RT，然后行全直肠系膜切除（45 例）。结果术前贝伐单抗诱导化疗联合同步放化组病理完全缓解率为 23.8%，单纯术前同步放化组病理完全缓解率仅为 11.4%；研究期间未出现死亡的病例，16 位患者术后发生了肠瘘（其中诱导化疗联合同步放化组 7 人，单纯同步放化组 9 人）。贝伐单抗+Folfox4 方案诱导化疗先于贝伐单抗联合 5-FU 同步放化疗的模式获得初步肯定。由此不难看出，局部晚期直肠癌的术前同步放化疗和化疗（靶向）多学科治疗方面的积极尝试是目前主要的研究方向。

二、局部晚期直肠癌的放射治疗

局部晚期直肠癌是指局部肿瘤巨大、浸润盆壁、肿瘤固定、失去了手术切除机会的直肠癌（不可手术的 T_4，$N_{0~2}M_0$）。对这部分患者，术前的同步放化疗是标准的治疗方法。一部分患者通过术前同步放化疗，可以使局部病变分期降低，变为可以手术，使治愈的可能性提高。而对放射治疗/同步放化疗无反应的患者，则治疗仅为姑息性，治疗的目的仅为缓解症状，提高患者生活质量。局部晚期直肠癌患者一般都伴有肠梗阻、出血或疼痛等局部症状。对于已有肠梗阻或出现不全梗阻的患者，在治疗前应请多学科会诊，可以施行金属内支架解除梗阻，也可请外科医生进行乙状结肠造瘘或横结肠造瘘，以缓解症状或预防放射治疗造成肿瘤水肿。在一项研究中，29 例局部晚期患者同步放化疗后，23 例进行了手术，其中 18 例为根治性手术。术后病理完全缓解率为 13%，而手术后分期降低的比率高达 90%。在中位随访了 28 个月后，15 例手术患者无瘤生存。瑞士的一项研究表明对于局部晚期的直肠癌，术前同步放化疗与单纯术前放射治疗相比，可以显著提高切除率。局部晚期不能立即手术的患者随机分为单纯放射组（n=36）和同步放化疗组（n=34）。经术前治疗后，术前同步放化疗组的手术切除率比单纯术前放射治疗组高 10%（74% vs 64%），5 年无局部复发生存率显著高于单纯术前放疗组（66% vs 38%，$P=0.003$），但是 5 年总生存率两组无显著差别。2008 年瑞典的一项对于不可手术切除的直肠癌的随机研究[109]同样显示术前同步化放疗优于术前放疗，提高了手术切除率和癌症相关生存率，经过术前同步放化疗后，约有 80% 的患者可行手术切除。

对于肿瘤非常巨大，侵犯多个周围器官/组织，手术根本不可能进行的患者，应先予全身化疗。放射治疗仅仅为减轻症状，放射治疗可以缓解 70% 患者的疼痛或出血症状。放射治疗可以进行大分割的放射治疗，以尽快缓解症状。Princess Margaret 医院对于此类患者予 DT50Gy/（20 次·4 周），4 野放疗技术。根据肿瘤局部侵犯的范围和程度，姑息放射治疗的疗效不同。如果肿瘤活动，姑息放射治疗后 5 年总生存率为 48%，半活动者为 27%，肿瘤固定者仅为 5%。此外，肿瘤固定与否预示对放射治疗反应率：肿瘤活动者对放疗的反应率为 50%，半固定者为 30%，固定肿瘤仅为 9%。

对于局部晚期不可手术切除直肠癌经过术前同步放化疗转化为根治性手术，而不能转化的患者经过同步放化疗也获得了症状缓解，因此同步放化疗也是局部晚期直肠癌的标准治疗手段。

三、早期低位直肠癌的治疗

早期直肠癌局部切除术指征为：中高分化，肿瘤距肛门 ≤7cm，T_1，原发肿瘤小于等于 4cm，肠周受累 <40%，无淋巴血管受侵。局部切除术沿肿瘤病变边缘 1cm 全层或部分切除肠壁，不行区域淋巴结清扫。文献[110]报道：没有高危因素的早期直肠癌淋巴结转移率低，仅 1%，而高危患者可能高达 30%。局部肿瘤切除术手术切缘有限且未清扫淋巴结，因此只适于没有局部复发高危因素的患者。总体说来：低分化、淋巴管受侵、神经侵犯和 T_2 是影响低位直肠癌局部切除术患者的预后的高危因素[23]。从国外数据看，近年来局部肿瘤切除术比例明显增加，直肠癌 T_1 病变局部切除术与根治术的 5 年总生存率相当，分别是 77.4% 和 81.7%；但是，T_2 病变局部的控制率及总生存率均不及根治术，局部切除组 5 年局部复发率及总生存率分别是 22.1% 和 67.5%，在根治术治疗组则是 15.1% 和 76.5%，该差异有统计学意义[111]。

低位直肠癌局部切除术后辅助放疗能否提高局部控制率及长期生存率目前尚无 I 类证据，多数为回顾性分析。术后放疗可针对高危因素患者112，如淋巴/血管侵犯和低分化，具有这些因素患者局部控制率差，局部切除术后的放疗治疗可以改善这些高危患者的局部控制率（37% vs 85%，$P=0.03$）。辅助放疗不但可以提高局部控制率，并延长局部复发中位时间[112]。局部切除联合术后放疗 5 年无复发生存率达 76%~100%，较单纯局部切除术高（33%~83.8%）[112~114]。美国监测、流行病学和最终结果（Surveillance, Epidemiology, and End Results, SEER）数据库 4320 例病人分析证实，局部切除术联合放疗可以获得与根治性切除相同的 5 年总生存率[115]。我院资料显示，早期低位直肠癌低危患者，局部切除术 +/- 术后放疗均可以获得较好的 5 年总生存率和相似的局部控制率，低危患者单纯局部切除术即可达到较好的疗效，术后辅助放疗未见局部/区域控制率的进一步改善。高危组患者联合术后辅助放疗在可获得较好的局部/区域控制率，但是生存率未能获益。ESMO2012 结直肠癌治疗指南提示：具有高危复发风险的早期直肠癌患者，根治性 TME 手术的疗效优于局部切除术联合辅助放疗。

早期低位直肠癌治疗失败后部分患者可以行挽救性手术，即时手术疗效佳。Borschitz 等人[116]将 192 例低位直肠癌患者分成 3 组：低危 T_1 单纯局部切除组（A 组）、高危 T_1 或 T_2 病变局部切除后立即行根治术治疗组（B 组）、高危 T_1 或 T_2 病变但行挽救性手术者（C 组）。分析结果显示：A、B 组无病生存率及肿瘤专项生存率相似，明显优于 C 组；B、C 组复发再分期时多为 Ⅲ、Ⅳ 期病变，A 组则分期范围较广；该研究提示高危患者复发后病变分期将更晚，即时行根治性手术可以改善预后。与上述研究不同，该资料中，患者在复发后接受挽救性根治术，其5年总生存率与未复发者相当（68.6% vs 96.9%，$P=0.253$），并有优于复发后未行根治术者的趋势（68.6% vs 40.9%，$P=0.07$），挽救性根治性术后再分期时大部分为Ⅱ期病变，但总体上5年总生存率不足70%。复发后若不能或拒绝根治术，其预后极差，5年生存率在40%左右，复发后中位生存期仅9.3月。提示局部切除术后复发若积极根治性挽救手术仍有可能改善总生存。

早期低位直肠癌行局部切除术后如果具有高危因素，应建议及早行根治性手术，以避免复发。目前的临床共识认为：因保肛愿意强烈，拒绝进一步行根治手术的患者可建议在局部切除术后行同步放化疗，但需告知患者术后放化疗可能改善部分高危患者的局部控制率，但未能改善生存无法取得和根治术同等疗效，应密切随诊。对于局部切除后复发患者应积极挽救性根治性手术治疗[23]。

四、直肠癌局部复发后的治疗

直肠癌术后局部复发可行姑息性放射治疗。除少数病人因为吻合口复发、发现早，可以有再次手术的机会，多数复发病例已无手术机会。复发病人往往有骶丛神经刺激症状，如会阴区下坠感，会阴部疼痛，臀部疼痛，下肢痛，便血和分泌物增多等。因此，对这部分患者进行放射治疗可以缓解症状，改善生活质量，延长生命。中国医学科学院放疗科于1993~1998年对87例直肠癌术后复发患者进行放射治疗，症状缓解率为100%，82%患者的缓解时间为1~1.5年，姑息疗效较好；而术后放疗后复发的患者，再程放射治疗的疗效则较差，症状缓解期仅1~6月。

直肠癌术后放疗后复发，照射野应仅限于复发肿瘤区域，运用三维适形技术或调强放射治疗的技术，尽量减少正常组织受到照射。意大利进行了一项前瞻性Ⅱ期临床研究[117]，59例入组患者为既往接受DT≤55Gy放疗的患者。对复发病灶进行再程超分割放疗（DT1.2Gy，bid，两次照射间隔6小时）。PTV1为GTV外放4cm，总剂量达到DT30Gy后，予PTV2加量放疗（为GTV外放2cm）至总量为40.8Gy。在再程放疗的同时给予5-FU 225mg/m^{2}持续静脉滴注，在同步放化疗结束后6~8周实施手术。经过再程同步放化疗后，8.5%患者评价为完全缓解，35.6%为部分缓解（CR+PR%为44.1%）。最终50.8%患者接受了手术，其中R0和R1切除者分别为35.6%和5.1%。再程同步放化疗中，仅5.1%患者出现小于等于3度的不良反应。该试验结果初步提示对于已经接受放射治疗的直肠癌复发患者，再程超分割同步放化疗是安全的，并可以使一半患者获得再次手术的机会，因此是个可以尝试的治疗方法。

第四节　放射治疗技术

直肠癌最主要的局部区域失败部位依次为骶前区、吻合口附近或会阴部、髂血管淋巴结以及真骨盆内其他部位[118~119]，发生髂总血管旁或腹主动脉旁（即真骨盆外）复发的比例小于10%[120]。中国医学科学院肿瘤医院回顾性分析了1994年1月至1997年10月收治的327例直肠癌根治术后的病例，发现直肠癌根治术后最常见的复发部位是骶前区，占全部复发病例的31.5%，其次是髂内血管旁，占15.8%，会阴部居第三位，为12.3%[121]。本节重点阐述直肠癌放射治疗靶区的设定、盆腔照射时正常组织的保护以及三维适形/调强技术在直肠癌放疗中的运用。

一、直肠癌放疗靶区的定义

（一）临床靶区的定义

Roels对17篇直肠癌术后复发部位的文章进行综合分析[122]，认为直肠癌术后最常见的局部复发部位为骶前区（22%），其余为盆侧壁、坐骨直肠窝/会阴区和盆前前部，而上述部位复发的比率在全部复发病人中分别为 49%、21%、12%和 17%，吻合口复发者在全部复发病人中占 10%~21%。最常见的区域淋巴结复发部位为：直肠系膜区（46%）、直肠上动脉/肠系膜下动脉（28%）、髂内/闭孔区（27%）、髂外区（4%），而腹股沟区淋巴结转移最少见（<1%）。因此，无论是术前放射治疗还是术后放射治疗，治疗部位应包括直肠系膜区、骶前区、髂内血管区（盆侧壁区）。当肿瘤位于距肛门<6cm 时或进行了 Mile's 手术后，必须包括坐骨直肠窝/肛门括约肌区；当肿瘤位于距肛门大于10cm 处，下界可适当上提，不必包括全部的坐骨直肠窝[122]。

Valentini 提出了根据病变的 T、N 和原发肿瘤位置的具体靶区勾画建议[123]，任何分期和原发位置的直肠癌放疗部位应均包括直肠系膜区、骶前区、髂内血管区（盆侧壁区），而闭孔区、髂外区、肛门复合区和坐骨直肠窝是否照射可依据建议（表 9-1-16），除非大范围的肛门括约肌受侵，否则腹股沟区不予预防照射。

表 9-1-16　根据病变的 TN 和位置的靶区勾画建议[123]

	骶前区	直肠系膜区	髂内区	闭孔区	髂外区	肛门复合区	坐骨直肠窝
CT3，高位（腹膜返折以上）	+	+	+				
CT3，中低位（腹膜返折以下）	+	+	+	+		+（肛管受侵）	+（肿瘤直接侵犯）
任何 T，髂内淋巴结转移	+	+	+	+		+（肛管受侵）	+（肿瘤直接侵犯）
任何 T，阳性、闭孔淋巴结转移	+	+	+	+	+	+（肛管受侵）	+（肿瘤直接侵犯）
CT4，前盆腔器官受侵	+	+	+	+	+	+（肛管受侵）	+（肿瘤直接侵犯）

美国的 RTOG 的共识[124]由 9 位 RTOG 胃肠委员会的专家讨论决定，与欧洲的定义略有差别但基本相近，对于照射范围的定义相对简单。共识基本一致的是将 CTV 分必须照射的 CTVA（髂内、骶前和直肠周围区域）；病变（T₄）侵犯妇科、泌尿器官或皮肤考虑包括的 CTVB（髂外淋巴结区）和 CTVC（腹股沟淋巴结区）；而在侵犯肛管的情况是否包括髂外淋巴结区，以及侵犯肛缘、肛周皮肤、下 1/3 阴道的情况是否包括腹股沟区存在分歧。

对于根治术后病理显示肠系膜淋巴结转移时，是否需要照射腹主动脉旁的区域的问题，EORTC 进行了一项随机分组研究[125]。$T_{3\sim4}N^+$、年龄小于 70 岁的患者随机分为盆腔照射组（DT 50Gy/25 次）和盆腔+腹主动脉旁照射组，结果无论是 5、10 年无病生存率、5、10 年总生存率还是 10 年盆腔复发率，两组的差别均无统计学意义。盆腔照射组的 5、10 年总生存率为 45%、40%，盆腔+腹主动脉旁照射组为 48%和 37%；5、10 年无病生存率盆腔组为 42%、31%，盆腔+腹主动脉旁照射组为 47%、31%；10 年盆腔复发率两组均为 30%，说明加照腹主动脉旁并没有提高长期生存率和局部控制率。

（二）计划靶区的定义（PTV 的定义）

PTV 的概念是为了确保实际照射时对于 CTV 的涵盖，直肠癌放疗的 CTV 外扩至 PTV 的具体数值与各单位采用的治疗设备、固定、摆位、是否图像引导等多个因素相关。中国医学科学院肿瘤医院刘跃平对直肠癌患者放射治疗的摆位误差进行了分析表明，直肠癌摆位误差在腹背方向最大，为 0.98±0.68cm，有 9 次摆位误差≥1cm，占测算次数的 45%，其中 2 次误差≥2cm；头尾方向摆位误差为 0.5~0.7±0.45cm，正位测定头尾方向误差小于侧位，分别为 0.51±0.46cm 和 0.70±0.45cm，正位和侧位分别有 4 次和 7 次摆位误差≥1cm；左右方向误差最小，为 0.37±0.28cm，仅 1 次误差≥1cm。直肠癌摆位在腹背方向误差最大，头尾次之，左右方向最小。根据这些测量数据，直肠癌进行三维适形放射治疗时，应在 CTV 的基础上，至少在患者的左右方向放 0.5cm 作为 PTV，在患者腹背方向和头脚方向至少放 1cm 作为 PTV。目前很多单位开展了图像引导下的放射治疗（IGRT），可以在 IGRT 下进行摆位误差的研究，并在治疗前进行摆位误差的矫正，使三维适形治疗更为精准。

二、正常组织的保护

（一）多野照射技术

随机分组研究表明，盆腔前后两野照射可导致较高的治疗并发症。瑞士研究组在对可手术切除直肠癌术前放射治疗与单纯手术随机对照研究中发现，如果患者接受两野照射，其住院期间死亡率显著高于接受 3~4 野照射的病人（15% vs 3%）[50]。因此，无论是直肠癌术前还是术后放射治疗，放射治疗野均应以 3 野或 4 野治疗为宜。3 野/4 野照射可以更好地保护膀胱、小肠以及盆腔周围的软组织，降低盆腔正常组织的照射剂量。

（二）正常组织的保护措施

小肠是盆腔照射的剂量限制性器官，一般小肠的限制剂量为≤45～50Gy。当小肠受到过多体积或过高剂量照射时，容易出现消化道症状，严重者出现肠粘连、肠梗阻，甚至肠穿孔。在进行盆腔照射时，应该充分保护小肠，尤其是直肠癌术后，由于腹膜的破坏，使更多的小肠落入盆腔。目前有多种方法限制小肠受照射的体积和剂量，主要分为各种手术方法和非手术方法。用手术的方法来防止小肠进入盆腔即可避免小肠受到照射，其方法包括：盆腔底壁重建、术中置放金属标记以便于术后精确定位、用大网膜或可吸收的人工网兜织补盆底等，上述方法主要是重建盆底，阻止小肠落入盆腔。非手术法防止过多小肠进入盆腔的方法包括：不同体位的研究（仰卧位、俯卧位或斜位）、充盈膀胱法和有孔腹部定位装置（belly-board）的运用。有孔腹部定位装置是在一个平板上在相当于腹部的地方留置一个 300 cm×30 cm 或 400 cm×40cm 的正方形孔（图 9-1-3），定位时让患者俯卧位于平板上，腹部置于孔的位置，这样由于重力的作用，更多的小肠可以落于孔中（图 9-1-4）。

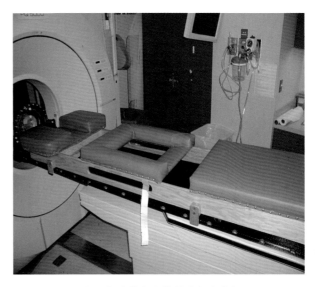

图 9-1-3　用于腹、盆腔肿瘤定位的腹部定位板（belly-board）

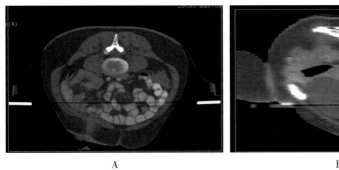

A

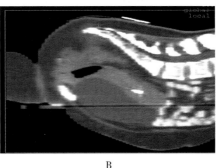

B

图 9-1-4　CT 模拟定位显示小肠落入有孔腹部定位装置（A：横断面；B：矢状位）

有孔腹部定位装置早在 20 世纪 90 年代广泛用于直肠癌的放射治疗，已经成为直肠癌的标准定位装置。但是，以往的研究是基于将小肠显影在普通 X 片上，计算显影小肠在直肠癌照射野内的体积。近几年，由于 CT 模拟定位的广泛应用，可以在每一层 CT 扫描图像上勾画小肠来精确计算放射治疗范围内的体积。

DAS 进行了一项使用有孔腹部定位装置对小肠照射体积影响的研究[126]。患者进行 CT 扫描前 1~1.5 小时口服 500ml 水+20%泛影葡胺 10ml 用来显影小肠，扫描前 15 分钟再口服 450ml 上述混合液，同一个患者用或不用有孔腹部定位装置分别进行 2 次 CT 扫描，根据 ICRU 的定义在两个融合的 CT 图像上逐层勾画 CTV、膀胱和显影的小肠并得出相应的体积（图 9-1-5）。通过 t 检验计算显示，应用有孔腹部定位装置在各个剂量水平均可显著降低膀胱和小肠受照射的体积，尤其以低剂量区段更为明显。

来自韩国的一项研究亦证明使用有孔腹部定位装置对于小肠的保护，另外这个研究还表明照射时充盈膀胱对小肠的保护作用[127]。定位前的准备、CT 扫描和靶区勾画同 DAS 研究。患者分为 4 组：Ⅰ组为排空膀胱、不使用有孔腹部定位装置；Ⅱ组为排空膀胱、使用有孔腹部定位装置；Ⅲ组为充盈膀胱、不使用有孔腹部定位装置；Ⅳ组为充盈膀胱、使用有孔腹部定位装置。实验表明，小肠受照射体积在 4 组中呈显著下降趋势（$P < 0.05$）；以Ⅰ组作为基数，小肠平均受照射体积在Ⅱ组中下降 14.5%~65.4%，Ⅲ组为 48.4%~82.2%，Ⅳ组为 51.4%~96.4%，以Ⅳ下降幅度最大。该实验说明直肠癌治疗中，用有孔腹部定位装置和充盈膀胱两种方法可以有效地降低小肠受照射体积，如果两种方法同时使用，小肠受照射体积将最小。

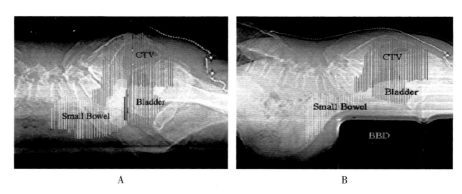

图 9-1-5　用或不用有孔腹部定位装置小肠与 CTV 的关系（A：未用有孔腹部定位装置；B：使用有孔腹部定位装置）

注：Small Bowel：小肠；Bladder：膀胱；CTV：临床靶区。

中国医学科学院肿瘤医院李宁比较了Ⅱ+Ⅲ期直肠癌术后放疗应用有孔泡沫板对小肠剂量的影响[128]，对 9 例Ⅱ+Ⅲ期直肠癌术后患者俯卧位采用垫和不垫有孔泡沫板两种体位下，分别进行两次 CT 模拟定位，分别勾画治疗靶区和正常器官。结果显示，使用有孔泡沫板的小肠受照平均剂量显著降低（1749.4 和 2124.8，$P = 0.023$），并可显著降低膀胱受照平均剂量（3557.0 和 4036.1cGy，$P = 0.001$）。

综上所述，为减少正常组织的反应，降低小肠照射剂量或受照射的体积，将直肠癌放射治疗的建议归纳于表 9-1-17。

表 9-1-17 直肠癌放射治疗过程中，保护正常组织的措施

◆ 用高能 X 线，能量≥6MV
◆ 常规分割放射治疗，每日照射所有的治疗野
◆ 俯卧位，运用多野照射技术
◆ 仅照射真骨盆：上界位于 L_5/S_1 交界
◆ 使用有孔腹部定位装置，充盈膀胱
◆ 靶区剂量均匀，避免高剂量区域位于小肠
◆ 尽量保证小肠最高剂量≤45Gy

三、放射治疗具体实施步骤

（一）常规放射治疗（普通三野等中心照射）

1. 定位方法 定位前经肛门注入约 20~50ml 钡剂（术前放射治疗和 Dixon 手术后患者），在肛门处或会阴瘢痕处放置金属标记（Mile 手术患者）。俯卧位，垫有孔腹部定位装置；一后两侧野照射，剂量比为 2：1：1，侧野用 30°楔形板（或者根据治疗计划决定剂量比和楔形板的度数）。

2. 照射范围 包括瘤床（吻合口）、直肠系膜区、骶前软组织、髂内血管周围淋巴引流区和（或）坐骨直肠窝以及会阴手术瘢痕（mile's 术后）。上界 L_5/S_1 椎体之间，下界为肿瘤下缘下 3cm（术前放射治疗）或闭孔下缘（Dixon 手术）或会阴瘢痕放置金属标记处下 1~1.5cm（Mile 手术），外界真骨盆外 1cm。两侧野后界包括骶骨外侧皮质，前界在造影剂显示直肠前壁前 2~3cm（术前放射治疗和 Dixon 手术后），或根据术后盆腔 CT 片，包括膀胱后 1/3 处（Mile's 手术，图 9-1-6）。

3. 摄定位片，根据上述治疗范围勾画治疗靶区，制作射野挡块（图 9-1-6）。

4. 第一次治疗时以及定期（每周一次）摄校位片。

5. 照射剂量 术前放射治疗/术后放射治疗：DT50Gy/（25 次·5 周）；局部晚期直肠癌或复发直肠癌：真骨盆照射 DT50Gy/（25 次·5 周）后，缩野至肿瘤处补量 DT16~20Gy。

（二）三维适形放射治疗/三维调强适形放射治疗

直肠癌三维适形或调强适形照射的疗效价值尚不明确，但剂量学分析显示三维适形或调强适形照射在剂量分布和危及器官保护的优势。中国医学科学院肿瘤医院博士毕业生钱立庭的分析同一个定位图像上分别设计 3 种治疗计划：3 野照射的剂量分布（常规计划）、三维适形计划和 IMRT 治疗计划。结果表明，在常规定位片上设计的治疗计划明显不能很好地涵盖需照射的靶区，靶区剂量分布不均匀。三维计划和 IMRT 计划可以准确包括需要照射的范围，治疗准确，但是 3 野三维计划靶区剂量分布也不均匀，只有 IMRT 计划的靶区适形度最好[129]。中国医学科学院肿瘤医院邓磊进一步对于 10 例直肠癌患者的三维计划、IMRT 计划和简化调强（sIMRT）计划比较显示靶区适形指数 IMRT>sIMRT>3DCRT，靶区剂量不均匀指数 3DCRT>sIMRT>IMRT。对危及器官保护方面，以 5 野三维计划、IMRT 计划和简化调强（sIMRT）为例，膀胱 V_{50} 分别为 40.66%、24.38% 和 32.57%，小肠 V_{50} 分别为 11.25%、5.14% 和 5.54%，sIMRT 和 IMRT 优于 3DCRT 计划[130]。

因此，建议将 CT 模拟定位用于直肠癌放射治疗计划的设计，用来进行个体化治疗，精确定位治疗范围，尽量减少正常器官的照射，评价治疗靶区的适形度，均匀照射剂量，并在患者复发时可以进行复发部位与照射范围的复位，规范今后的靶区勾画。

直肠癌三维适形靶区的勾画如前所述，需要定义 CTV 和 PTV，如果是术前放疗，还需定义 GTV（图 9-1-7）。直肠癌三维适形放疗具体实施步骤为：

1. CT 模拟定位 定位前 1~1.5 小时至定位时，排空膀胱后间隔半小时左右分次口服泛影葡胺

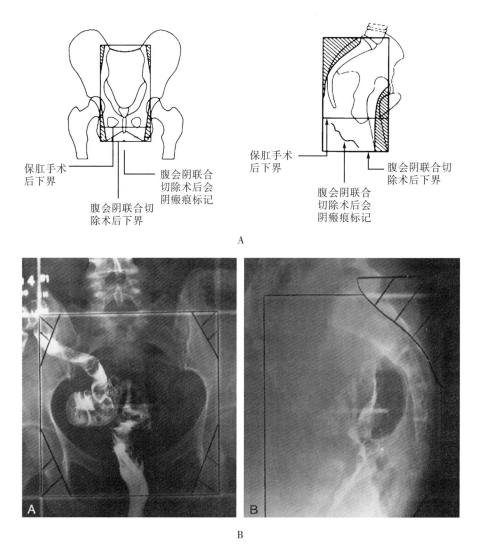

图 9-1-6 直肠癌常规 3 野放射治疗盆腔野正侧位治疗野（A）和定位图（B）

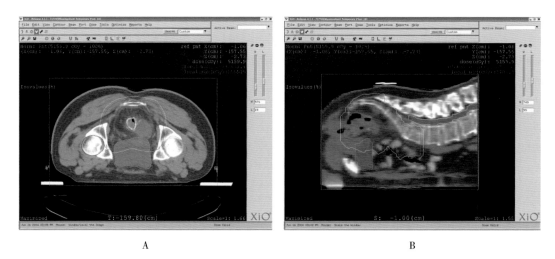

图 9-1-7 直肠癌术后三维适形/调强适形放射治疗靶区的勾画（A）、（B）（黄线为 PTV，蓝线为 CTV）

20ml+1000~1500ml 水，每次 400~600ml；或者定位前 1 小时排空膀胱后，一次口服 20%泛影葡胺 10ml+500~800ml 水，目的是显影小肠；并嘱患者服造影剂后至 CT 扫描前憋尿，目的是充分充盈膀胱，避免小肠落入盆腔。定位时垫有孔腹部定位装置，俯卧位，在体表大致确定摆位中心，以层厚 0.5 cm 进行扫描，采集约 50~80 张 CT 图像。要求进行 CT 增强扫描，但如果患者对造影剂过敏或高龄、有合并症时，也可以进行平扫。

2. 靶区的定义及勾画（见前文所述）。

3. 正常组织和器官的勾画：包括双侧股骨头、膀胱、照射范围内的小肠和睾丸（男性）。

4. 靶区剂量以及正常组织限量

（1）术前放射治疗/术后放射治疗 95%PTV 接受的最小剂量为 DT45~50Gy/（25 次·5 周）。晚期/复发直肠癌：真骨盆 95%PTV 接受的最小剂量为 DT45~50Gy/（25 次·5 周），肿瘤区补量至 DT66~70Gy。

（2）正常组织限量 50%膀胱照射剂量小于 50Gy，照射 50Gy 的股骨头体积小于 5%，50%小肠照射剂量小于 15~20Gy。由于小肠是直肠癌照射剂量的限制因素，如果小肠在盆腔内的体积过大，可以全骨盆照射 DT45Gy 后，缩野至瘤床（主要将上界缩到骶 3 水平）补量至 DT50Gy，以保证小肠受照射的最高剂量小于 DT50Gy。

参 考 文 献

1. Siegel R，Naishadham D，Jemal A. Cancer statistics. CA Cancer J Clin，2013，63：11-30.

2. Siegel R，Ward E，Brawley O，et al. Cancer statistics，2011：the impact of eliminating socioeconomic and racial disparities on premature cancer deaths. CA Cancer J Clin，2011，61：212-36.

3. 中国肿瘤登记地区合计发病和死亡结果. 见：赫杰，陈万青主编. 2012 中国肿瘤登记年报. 北京：军事医学科学出版社，2012.

4. Colon and Rectum. In：Edge SB，Byrd DR，Compton CC，et al. editor. AJCC cancer Staging handbook. 7th edn. New York：Springer Inc，2009，173-206.

5. Mandard AM，Dalibard F，Mandard JC，et al. Pathologic assessment of tumor regression after preoperative chemoradiotherapy of esophageal carcinoma. Cancer，1994，73：2680-2686.

6. Dworak O，Keilholz L，Hoffmann A. Pathologic features of rectal cancer after preoperative radiochemotherapy. Int J Colorectal Dis，1997，12：19-23.

7. Williams GT，Quirke P，Shepherd NA. The Royal College of Pathologists dataset for colorectal cancer, 2nd edn. （2007）The Royal College of Pathologists，London，http://www.rcpath.org=ersol；resources/pdf/colorectalcancer.pdf.

8. Wheeler JM，Warren BF，Mortensen NJ，et al. Quantification of histologic regression of rectal cancer after irradiation. Dis Colon Rectum，2002，45：1051-1056.

9. Vecchio FM，Valentini V，Minsky BD，et al. The relationship of pathologic tumor regression grade（TRG）and outcomes after preoperative therapy in rectal cancer. Int J Radiat Oncol Biol Phys，2005，62：752-760.

10. Rodel C，Martus P，Papadoupolos T，et al. Prognostic signi fi cance of tumor regression grade after preoperative chemoradiotherapy for rectal cancer. J Clin Oncol，2005，23：8688-8696.

11. Taylor FG，Quirke P，Heald RJ，et al. One millimetre is the safe cut-off for magnetic resonance imaging prediction of surgical margin status in rectal cancer. Br J Surg，2011，98：872-879.

12. Chand M，Brown G. What are the relevant imaging factors to optimize treatment dicision? In Valentini V，Schmoll H，van de Velde CJ. editor. Multidisciplinary management of rectal cancer. Heidelberg：Springer-Verlag Inc，2012，27-39.

13. Compton CC. Key issues in reporting common cancer specimens：problems in pathologic staging of colon cancer. Arch Pathol Lab Med，2006，130：318-24.

14. Glynne-Jones R1，Mawdsley S，Novell JR. The clinical significance of the circumferential resection margin following preop-

erative pelvic chemo-radiotherapy in rectal cancer: why we need a common language. Colorectal Dis, 2006, 8: 800-807.

15. Adam IJ, Mohamdee MO, Martin IG, et al. Role of circumferential margin involvement in the local recurrence of rectal cancer. Lancet, 1994, 344: 707-711.

16. Mawdsley S1, Glynne-Jones R, Grainger J, et al. Can histopathologic assessment of circumferential margin after preoperative pelvic chemoradiotherapy for T3 ~ T4 rectal cancer predict for 3-year disease-free survival? Int J Radiat Oncol Biol Phys, 2005, 63: 745-752.

17. Nagtegaal ID, Quirke P. What is the role for the circumferential margin in the modern treatment of rectal cancer? J Clin Oncol, 2008, 26: 303-312.

18. Lahaye MJ, Engelen SM, Nelemans PJ, et al. Imaging for predicting the risk factors-the circumferential resection margin and nodal disease-of local recurrence in rectal cancer: a meta-analysis. Semin Ultrasound CT MR, 2005, 26: 259-268.

19. MERCURY Study Group. Diagnostic accuracy of preoperative magnetic resonance imaging in predicting curative resection of rectal cancer, prospective observational study. BMJ, 2006, 333: 77.

20. Taylor FG1, Quirke P, Heald RJ, et al. Preoperative magnetic resonance imaging assessment of circumferential resection margin predicts disease-free survival and local recurrence: 5-year follow-up results of the MERCURY study. J Clin Oncol, 2014, 32: 34-43.

21. 殷蔚伯, 余子豪, 徐国镇, 等. 肿瘤放射治疗学. 第4版, 北京: 中国协和医科大学出版社, 2007: 857-81.

22. Puli SR, Bechtold ML, Reddy JB, et al. How good is endoscopic ultrasound in differentiating various T stages of rectal cancer? Meta-analysis and systematic review. Ann Surg Oncol, 2009, 16: 254-265.

23. Schmoll HJ, Van Cutsem E, Stein A, et al. ESMO Consensus Guidelines for management of patients with colon and rectal cancer. a personalized approach to clinical decision making. Ann Oncol, 2012, 23: 2479-2516.

24. Brown G, Radcliffe AG, Newcombe RG, et al. Preoperative assessment of prognostic factors in rectal cancer using high-resolution magnetic resonance imaging. Br J Surg, 2003, 90: 355-364.

25. Wang C, Zhou Z, Wang Z, et al. Patterns of neoplastic foci and lymph node micrometastasis within the mesorectum. Langenbecks Arch Surg, 2005, 390: 312-318.

26. Puli SR, Reddy JB, Bechtold ML, et al. Accuracy of endoscopic ultrasound to diagnose nodal invasion by rectal cancers: a meta-analysis and systematic review. Ann Surg Oncol, 2009, 16: 1255-1265.

27. 肖琴, 叶枫, 金晶, 等. 表观扩散系数预测直肠癌术前放化疗疗效分析. 中华放射肿瘤学杂志, 2014, 23: 194-198.

28. Yeo SG, Kim DY, Kim TH, et al. Tumor volume reduction rate measured by magnetic resonance volumetry correlated with pathologic tumor response of preoperative chemoradiotherapy for rectal cancer. Int J Radiat Oncol Biol Phys, 2010, 78: 164-171.

29. Nougaret S, Rouanet P, Molinari N, et al. MR volumetric measurement of low rectal cancer helps predict tumor response and outcome after combined chemotherapy and radiation therapy. Radiology, 2012, 263: 409-418.

30. Oberholzer K, Menig M, Kreft A, et al. Rectal cancer: mucinous carcinoma on magnetic resonance imaging indicates poor response to neoadjuvant chemoradiation. Int J Radiat Oncol Biol Phys, 2012, 82: 842-848.

31. Lim JS, Kim D, Baek SE, et al. Perfusion MRI for the prediction of treatment response after preoperative chemoradiotherapy in locally advanced rectal cancer. Eur Radiol, 2012, 22: 1693-1700.

32. Pastor C, Subtil JC, Sola J, et al. Accuracy of endoscopic ultrasound to assess tumor response after neoadjuvant treatment in rectal cancer: can we trust the findings? Dis Colon Rectum, 2011, 54: 1141-1146.

33. Fleshman JW, Myerson RJ, Fry RD, et al. Accuracy of transrectal ultrasound in predicting pathologic stage of rectal cancer before and after preoperative radiation therapy. Dis Colon Rectum, 1992, 35: 823-829.

34. Li N, Jin J, Yueming Z, et al. Repeated endorectal ultrasonographies predict the tumor response of preoperative chemoradiation therapy in rectal cancer. Int J Radiat Oncol Biol Phys, 2014, 90 (1) Supl: s385-s386.

35. Roswit B, Higgins GA, Keehn RJ. Preoperative irradiation for carcinoma of the rectum and rectosigmoid colon: report of a National Veterans Administration randomized study. Cancer, 1975, 35: 1597-1602.

36. Higgins GA, Humphrey EW, Dwight RW, et al. Preoperative radiation and surgery for cancer of the rectum. Veterans Ad-

ministration Surgical Oncology Group Trial Ⅱ. Cancer, 1986, 58：352-359.

37. Gerard A, Buyse M, Nordlinger B, et al. Preoperative radiotherapy as adjuvant treatment in rectal cancer. Final results of a randomized study of the European Organization for Research and Treatment of Cancer (EORTC). Ann Surg, 1988, 208：606-614.

38. Preoperative short-term radiation therapy in operable rectal carcinoma. A prospective randomized trial. Stockholm Rectal Cancer Study Group. Cancer, 1990, 66：49-55.

39. Goldberg PA, Nicholls RJ, Porter NH, et al. Long-term results of a randomised trial of short-course low-dose adjuvant pre-operative radiotherapy for rectal cancer：reduction in local treatment failure. Eur J Cancer, 1994, 30A：1602-1606.

40. Marsh PJ, James RD, Schofield PF. Adjuvant preoperative radiotherapy for locally advanced rectal carcinoma. Results of a prospective, randomized trial. Dis Colon Rectum, 1994, 37：1205-1214.

41. Randomised trial of surgery alone versus radiotherapy followed by surgery for potentially operable locally advanced rectal cancer. Medical Research CouncilRectal Cancer Working Party. Lancet, 1996, 348：1605-1610.

42. Swedish Rectal Cancer Trial. Improved survival with preoperative radiotherapy in resectable rectal cancer. N Engl J Med, 1997, 336：980-987.

43. Kapiteijn E, Marijnen CA, Nagtegaal ID, et al. Preoperative radiotherapy combined with total mesorectal excision for resectable rectal cancer. N Engl J Med, 2001, 345：638-646.

44. Camma C, Giunta M, Fiorica F, et al. Preoperative radiotherapy for resectable rectal cancer：A meta-analysis. Jama, 2000, 284：1008-1015.

45. Colorectal Cancer Collaborative Group. Adjuvant radiotherapy for rectal cancer：a systematic overview of 8, 507 patients from 22 randomised trials. Lancet, 2001, 358：1291-1304.

46. Gerard JP, Conroy T, Bonnetain F, et al. Preoperative radiotherapy with or without concurrent fluorouracil and leucovorin in T3~4 rectal cancers：results of FFCD 9203. J Clin Oncol, 2006, 24：4620-4625.

47. Bosset JF, Calais G, Daban A, et al. Preoperative chemoradiotherapy versus preoperative radiotherapy in rectal cancer patients：assessment of acute toxicity and treatment compliance. Report of the 22921 randomised trial conducted by the EORTC Radiotherapy Group. Eur J Cancer, 2004, 40：219-224.

48. Bosset JF, Collette L, Calais G, et al. Chemotherapy with preoperative radiotherapy in rectal cancer. N Engl J Med, 2006, 355：1114-1123.

49. Bosset JF, Calais G, Mineur L, et al. Enhanced tumorocidal effect of chemotherapy with preoperative radiotherapy for rectal cancer：preliminary results—EORTC 22921. J Clin Oncol, 2005, 23：5620-5627.

50. Francois Y, Nemoz CJ, Baulieux J, et al. Influence of the interval between preoperative radiation therapy and surgery on downstaging and on the rate of sphincter-sparing surgery for rectal cancer：the Lyon R90-01 randomized trial. J Clin Oncol, 1999, 17：2396.

51. Lim SB, Choi HS, Jeong SY, et al. Optimal surgery time after preoperative chemoradiotherapy for locally advanced rectal cancers. Ann Surg, 2008, 248：243-51.

52. Jeong DH, Lee HB, Hur H, et al. Optimal timing of surgery after neoadjuvant chemoradiation therapy in locally advanced rectal cancer. J Korean Surg Soc, 2013, 84：338-345.

53. Sloothaak DA, Geijson DE, van Leersum NJ, et al. Optimal time interval between neoadjuvant chemoradiotherapy and surgery for rectal cancer. Br J Surg, 2013, 100：933-939.

54. Gerard JP, Chapet O, Nemoz C, et al. Improved sphincter preservation in low rectal cancer with high-dose preoperative radiotherapy：the lyon R96-02 randomized trial. J Clin Oncol, 2004, 22：2404-2409.

55. Ballonoff A, Kavanagh B, McCarter M, et al. Preoperative capecitabine and accelerated intensity-modulated radiotherapy in locally advanced rectal cancer：a phase Ⅱ trial. Am J Clin Oncol, 2008, 31：264-270.

56. Li JL, Ji JF, Cai Y, et al. Preoperative concomitant boost intensity-modulated radiotherapy with oral capecitabine in locally advanced mid-low rectal cancer：a phase Ⅱ trial. Radiother Oncol, 2012, 102：4-9.

57. Caravatta L, Picardi V, Tambaro R, et al. Neoadjuvant accelerated concomitant boost radiotherapy and multidrug chemotherapy in locally advanced rectal cancer：a dose-escalation study. Am J Clin Oncol, 2012, 35：424-431.

58. Zhu J, Liu F, Gu W, et al. Concomitant boost IMRT-based neoadjuvant chemoradiotherapy for clinical stage Ⅱ/Ⅲ rectal adenocarcinoma: results of a phase Ⅱ study. Radiat Oncol, 2014, 9: 70.

59. Minsky BD, Rodel C, Valentini V. Rectal cancetr. In: Gunderson LL, Tepper JE. editor. Clinical radiation oncolocy (3rd edn). Philadelphia, PA: Saundrs Elsvier Inc, 2012, 989−1015.

60. Franklin JM, Anderson EM, Gleeson FV. MRI features of the complete histopathological response of locally advanced rectal cancer to neoadjuvant chemoradiotherapy. Clin Radiol, 2012, 67: 546−552.

61. Kim SH, Lee JM, Hong SH, et al. Locally advanced rectal cancer: added value of diffusion-weighted MR imaging in the evaluation of tumor response to neoadjuvant chemo-and radiation therapy. Radiology, 2009, 253: 116−125.

62. Curvo-Semedo L, Lambregts DM, Maas M, et al. Rectal cancer: assessment of complete response to preoperative combined radiation therapy with chemotherapy—conventional MR volumetry versus diffusion-weighted MR imaging. Radiology, 2011, 260: 734−743.

63. Capirci C, Rubello D, Chierichetti F, et al. Long-term prognostic value of 18F-FDG PET in patients with locally advanced rectal cancer previously treated with neoadjuvant radiochemotherapy. AJR Am J Roentgenol, 2006, 187: W202−8.

64. van Stiphout RG, Lammering G, Buijsen J, et al. Development and external validation of a predictive model for pathological complete response of rectal cancer patients including sequential PET-CT imaging. Radiother Oncol, 2011, 98: 126−133.

65. Maas M, Beets-Tan RG, Lambregts DM, et al. Wait-and-see policy for clinical complete responders after chemoradiation for rectal cancer. J Clin Oncol, 2011, 29: 4633−4640.

66. Habr-Gama A, Gama-Rodrigues J, Sao Juliao GP, et al. Local recurrence after complete clinical response and watch and wait in rectal cancer after neoadjuvant chemoradiation: impact of salvage therapy on local disease control. Int J Radiat Oncol Biol Phys, 2014, 88: 822−828.

67. Bujko K, Nowachi MP, Nasierowska-Guttmejer A, et al. Sphincter preservation following preoperative radiotherapy for rectal cancer: report of a randomised trial comparing short-term radiotherapy vs. conventionally fractionated radiochemotherapy. Radiother Oncol, 2004, 72: 15−24.

68. Ngan SY, Burmeister B, Fisher RJ, et al. Randomized trial of short-course radiotherapy versus long-course chemoradiation comparing rates of local recurrence in patients with T3 rectal cancer: Trans-Tasman Radiation Oncology Group trial 01. 04. J Clin Oncol, 2012, 30: 3827−3833.

69. Pettersson D, Cedermark B, Holm T, et al. Interim analysis of the Stockholm Ⅲ trial of preoperative radiotherapy regimens for rectal cancer. Br J Surg, 2010, 97: 580−7.

70. Bujko K, Nasierowska-Guttmejer A, Wyrwicz L, et al. Neoadjuvant treatment for unresectable rectal cancer: an interim a-nalysis of a multicentre randomized study. Radiother Oncol, 2013, 107: 171−177.

71. 宋永文，钱立亭，李晔雄，等. 直肠癌的预后因素分析和失败模式. 中国肿瘤. 2006, 15: 484−487.

72. Prolongation of the disease-free interval in surgically treated rectal carcinoma. Gastrointestinal Tumor Study Group. N Engl JMed, 1985, 312: 1465−1472.

73. Krook JE, Moertel CG, Gunderson LL, et al. Effective surgical adjuvant therapy for high-risk rectal carcinoma. N Engl J Med, 1991, 324: 709−715.

74. Tveit KM, Guldvog I, Hagen S, et al. Randomized controlled trial of postoperative radiotherapy and short-term time-sched-uled 5-fluorouracil against surgery alone in the treatment of Dukes B and C rectal cancer. Norwegian Adjuvant Rectal Cancer Project Group. Br J Surg, 1997, 84: 1130−1135.

75. Wolmark N, Wieand HS, Hyams DM, et al. Randomized trial of postoperative adjuvant chemotherapy with or without ra-diotherapy for carcinoma of the rectum: National Surgical Adjuvant Breast and Bowel Project Protocol R-02. J Natl Cancer Inst, 2000, 92: 388−396.

76. Lee JH, Lee JH, Ahn JH, et al. Randomized trial of postoperative adjuvant therapy in stage Ⅱ and Ⅲ rectal cancer to de-fine the optimal sequence of chemotherapy and radiotherapy: a preliminary report. J Clin Oncol, 2002, 20: 1751−1758.

77. Kim TW LJ, Lee JH, et al. Randomized trial of postoperative adjuvant therapy in Stage Ⅱ and Ⅲ rectal cancer to define the optimal sequence of chemotherapy and radiotherapy: 10-year follow-up. Int J Radiat Oncol Biol Phys, 2011, 81:

1025-1031.

78. Sauer R, Becker H, Hohenberger W, et al. Preoperative versus postoperative chemoradiotherapy for rectal cancer. N Engl J Med, 2004, 351：1731-1740.

79. Roh MS, Colangelo LH, O'Connell MJ et al. Preoperative multimodality therapy improves disease-free survival in patients with carcinoma of the rectum：NSABP R03. J Clin Oncol, 2009, 27：5124-5130.

80. Park JH, Yoon SM, Yu CS, et al. Randomized phase 3 trial comparing preoperative and postoperative chemoradiotherapy with capecitabine for locally advanced rectal cancer. Cancer, 2011, 117：3703-3712.

81. Sauer R, Liersch T, Merkel S, et al. Preoperative Versus Postoperative Chemoradiotherapy for Locally Advanced Rectal Cancer：Results of the German CAO/ARO/AIO-94 Randomized Phase Ⅲ Trial After a Median Follow-Up of 11 Years. J Clin Oncol, 2012, 30：1926-1933.

82. Twelves C, Wong A, Nowacki MP, et al. Capecitabine as adjuvant treatment for stage Ⅲ colon cancer. N Engl J Med, 2005, 352：2696-2704.

83. Das P, Lin EH, Bhatia S, et al. Preoperative chemoradiotherapy with capecitabine versus protracted infusion 5-fluorouracil for rectal cancer：a matched-pair analysis. Int J Radiat Oncol Biol Phys, 2006, 66：1378-1383.

84. Kim DY, Jung KH, Kim TH, et al. Comparison of 5-fluorouracil/leucovorin and capecitabine in preoperative chemoradiotherapy for locally advanced rectal cancer. Int J Radiat Oncol Biol Phys, 2007, 67：378-384.

85. Hofheinz RD, Wenz F, Post S, et al. Chemoradiotherapy with capecitabine versus fluorouracil for locally advanced rectal cancer：a randomised, multicentre, non-inferiority, phase 3 trial. Lancet Oncol, 2012, 13：579-588.

86. Roh MS, Colangelo LH, O'Connell MJ, et al. The impact of capecitabine and oxaliplatin in the preoperative multimodality treatment in patients with carcinoma of the rectum：NSABP R-04. J Clin Oncol, 2011, 29：(suppl；abstr 3503).

87. Giacchetti S, Perpoint B, Zidani R, et al. Phase Ⅲ multicenter randomized trial of oxaliplatin added to chronomodulated fluorouracil-leucovorin as first-line treatment of metastatic colorectal cancer. J Clin Oncol, 2000, 18：136-147.

88. de Gramont A, Figer A, Seymour M, et al. Leucovorin and fluorouracil with or without oxaliplatin as first-line treatment in advanced colorectal cancer. J Clin Oncol, 2000, 18：2938-2947.

89. Andre T, Boni C, Mounedji-Boudiaf L, et al. Oxaliplatin, fluorouracil, and leucovorin as adjuvant treatment for colon cancer. N Engl J Med, 2004, 350：2343-2351.

90. Aschele C, Cionini L, Lonardi S, et al. Primary tumor response to preoperative chemoradiation with or without oxaliplatin in locally advanced rectal cancer：pathologic results of the STAR-01 randomized phase Ⅲ trial. J Clin Oncol, 2011, 29：2773-2780.

91. Schmoll H, Hawstermans K, Price TJ, et al. Preoperative chemoradiotherapy and postoperative chemotherapy with capecitabine and oxaliplatin versus capecitabine alone in locally advanced rectal cancer：First results of the PETACC-6 randomized phase Ⅲ trial. J Clin Oncol, 2013, 31 (15_ suppl abstr 3531).

92. Gerard JP, Azria D, Gourgou-Bourgade S, et al. Comparison of two neoadjuvant chemoradiotherapy regimens for locally advanced rectal cancer：results of the phase Ⅲ trial ACCORD 12/0405-Prodige 2. J Clin Oncol, 2010, 28：1638-1644.

93. Rodel C, Liersch T, Becker H, et al. Preoperative chemoradiotherapy and postoperative chemotherapy with fluorouracil and oxaliplatin versus fluorouracil alone in locally advanced rectal cancer：initial results of the German CAO/ARO/AIO-04 randomised phase 3 trial. Lancet Oncol, 2012, 13：679-687.

94. 冯艳茹，金晶，王鑫，等. Ⅱ+Ⅲ期直肠癌根治术后卡培他滨单药±奥沙利铂同期放化疗疗效对比. 中华放射肿瘤学杂志，2014, 23：199-204.

95. 李宁，金晶，李晔雄，等. 局部不可手术切除或复发直肠癌放疗同步羟基喜树碱Ⅰ期临床研究. 中华放射肿瘤学杂志，2012, 21：348-351.

96. Mohiuddin M, Winter K, Mitchell E, et al. Randomized phase Ⅱ study of neoadjuvant combined-modality chemoradiation for distal rectal cancer：Radiation Therapy Oncology Group Trial 0012. J Clin Oncol, 2006, 24：650-655.

97. Wong SJ, Winter K, Meropol NJ, et al. Radiation Therapy Oncology Group 0247：a randomized Phase Ⅱ study of neoadjuvant capecitabine and irinotecan or capecitabine and oxaliplatin with concurrent radiotherapy for patients with locally advanced rectal cancer. Int J Radiat Oncol Biol Phys, 2012, 82：1367-1375.

98. Wong SJ, Moughan J, Meropol NJ, et al. Efficacy endpoints of RTOG 0247: A randomized phase Ⅱ study of neoadjuvant capecitabine (C) and irinotecan (I) or C and oxaliplatin (O) with concurrent radiation therapy (RT) for locally advanced rectal cancer. J Clin Oncol, 2011, 29 (suppl; abstr 3517).

99. Willett GC, Kozin SV, Duda DG, et al. Combined vascular endothelial growth factor-targeted therapy and radiotherapy for rectal cancer: theory and clinical practice. Semin in Oncol, 2006, 33: s35-s40.

100. Glynne-Jones R1, Hadaki M, Harrison M, et al. The status of targeted agents in the setting of neoadjuvant radiation therapy in locally advanced rectal cancers. J Gastrointest Oncol, 2013, 4: 264-284.

101. Dewdney A, Cunningham D, Tabernero J, et al. Multicenter randomized phase Ⅱ clinical trial comparing neoadjuvant oxaliplatin, capecitabine, and preoperative radiotherapy with or without cetuximab followed by total mesorectal excision in patients with high-risk rectal cancer (EXPERT-C). J Clin Oncol, 2012, 30: 1620-1627.

102. Resch G, De Vries A, Ofner D, et al. Austrian Breast and Colorectal Cancer Study Group. Preoperative treatment with capecitabine, bevacizumab and radiotherapy for primary locally advanced rectal cancer—a two stage phase Ⅱ clinical trial. Radiother Oncol, 2012, 102: 10-13.

103. Fernandez-Martos C, Pericay C, Aparicio J, et al. Phase Ⅱ, randomized study of concomitant chemoradiation followed by surgery and adjuvant capecitabine plus oxaliplatin (CAPOX) compared with induction CAPOX followed by concomitant chemoradiation and surgery in magnetic resonance imaging-defined, locally advanced rectal cancer: Grupo Cancer de Recto 3 Study. J Clin Oncol, 2010, 28: 859-865.

104. Marechal R, Vos B, Polus M, et al. Short course chemotherapy followed by concomitant chemoradiotherapy and surgery in locally advanced rectal cancer: a randomized multicentric phase Ⅱ study. Ann Oncol, 2012, 23: 1525-1530.

105. van Dijk TH, Tamas K, Beukema JC, et al. Evaluation of short-course radiotherapy followed by neoadjuvant bevacizumab, capecitabine, and oxaliplatin and subsequent radical surgical treatment in primary stage Ⅳ rectal cancer. Ann Oncol, 2013, 24: 1762-1769.

106. Schrag D, Weiser MR, Goodman KA, et al. Neoadjuvant chemotherapy without routine use of radiation therapy for patients with locally advanced rectal cancer: a pilot trial. J Clin Oncol, 2014, 32: 513-518.

107. Borg C, Andre T, Mantion G, et al. Pathological response and safety of two neoadjuvant strategies with bevacizumab in MRI-defined locally advanced T3 resectable rectal cancer: a randomized, noncomparative phase Ⅱ study. Ann Oncol, 2014, Aug 13 [Epub ahead of print].

108. Frykholm GJ, Pahlman L, Glimelius B. Combined chemo-and radiotherapy vs. radiotherapy alone in the treatment of primary, nonresectable adenocarcinoma of the rectum. Int J Radiat Oncol Biol Phys, 2001, 50: 427-434.

109. Brandengen M, Tveit K, Berglund A, et al. Randomized phase Ⅲ study comparing preoperative radiotherapy with chemoradiotherapy in nonresectable rectal cancer. J Clin Oncol, 2008, 26: 3687-3694.

110. Kobayashi H, Mochizuki H, Kato T, et al. Is total mesorectal excision always necessary for T1~T2 lower rectal cancer? Ann Surg Oncol, 2010, 17: 973-980.

111. You YN, Baxter NN, Stewart A, et al. Is the Increasing Rate of Local Excision for Stage I Rectal Cancer in the United States Justified? A Nationwide Cohort Study From the National Cancer Database. Ann Surg, 2007, 245: 726-733.

112. Chakravarti A, Copmton CC, Shellito PC, et al. Long-Term Follow-Up of Patients With Rectal Cancer Managed by Local Excision With and Without Adjuvant Irradiation. Ann Surg, 1999, 230: 49-54.

113. Min BS, Kim NK, Ko YT, et al. Long-term oncologic results of patients with distal rectal cancer treated by local excision with or without adjuvant treatment. Int J Colorectal Dis, 2007, 22: 1325-1330.

114. Han SL, Zeng QQ, Shen X, et al. The indication and surgical results of local excision following radiotherapy for low rectal cancer. Colorectal Dis, 2010, 12: 1094-1098.

115. Hazard LJ, Shrieve DC, Sklow B, et al. Local Excision vs. Radical Resection in T1~2 Rectal Carcinoma: Results of a Study From the Surveillance, Epidemiology, and End Results (SEER) Registry Data. Gastrointest Cancer Res, 2009, 3: 105-114.

116. Borschitz T, Gockel I, Kiesslich R, et al. Oncological Outcome After Local Excision of Rectal Carcinomas. Ann Surg Oncol, 2008, 15: 3101-3108.

117. Valentini V, Morganti AG, Gambacorta MA, et al. Preoperative hyperfractionated chemoradiation for locally recurrent rectal cancer in patients previously irradiated to the pelvis: A multicentric phase Ⅱ study. Int J Radiat Oncol Biol Phys, 2006, 64: 1129-1139.

118. Gilbert SG. Symptomatic local tumor failure following abdomino-perineal resection. Int J Radiat Oncol Biol Phys, 1978, 4: 801-807.

119. Gunderson LL, Sosin H. Areas of failure found at reoperation (second or symptomatic look) following "curative surgery" for adenocarcinoma of the rectum. Clinicopathologic correlation and implications for adjuvant therapy. Cancer, 1974, 34: 1278-1292.

120. Fakih MG, Rajput A, Yang GY, et al. A Phase I study of weekly intravenous oxaliplatin in combination with oral daily capecitabine and radiation therapy in the neoadjuvant treatment of rectal adenocarcinoma. Int J Radiat Oncol Biol Phys, 2006, 65: 1462-1470.

121. 钱立庭, 宋永文, 刘新帆. Ⅱ、Ⅲ期直肠癌根治术后放射治疗的疗效观察. 中华放射肿瘤学杂志, 2003, 12: 101-105.

122. Roels S, Duthoy W, Haustermans K, et al. Definition and delineation of the clinical target volume for rectal cancer. Int J Radiat Oncol Biol Phys, 2006, 65: 1129-1142.

123. Gambacorta MA, Valentini V. Should we tailor the delineation of pelvic structures according to tumor presentations? In Valentini V, Schmoll H, van de Velde CJ. editor. Multidisciplinary management of rectal cancer. Heidelberg: Springer-Verlag Inc, 2012: 27-39.

124. Myerson RJ, Garofalo MC, El Naqa I, et al. Elective clinical target volumes for conformal therapy in anorectal cancer: a radiation therapy oncology group consensus panel contouring atlas. Int J Radiat Oncol Biol Phys, 2009, 74 (3): 824-830.

125. Bosset JF, Horiot JC, Hamers HP, et al. Postoperative pelvic radiotherapy with or without elective irradiation of para-aortic nodes and liver in rectal cancer patients. A controlled clinical trial of the EORTC Radiotherapy Group. Radiother Oncol, 2001, 61: 7-13.

126. Das IJ, Lanciano RM, Movsas B, et al. Efficacy of a belly board device with CT-simulation in reducing small bowel volume within pelvic irradiation fields. Int J Radiat Oncol Biol Phys, 1997, 39: 67-76.

127. Kim TH, Chie EK, Kim DY, et al. Comparison of the belly board device method and the distended bladder method for reducing irradiated small bowel volumes in preoperative radiotherapy of rectal cancer patients. Int J Radiat Oncol Biol Phys, 2005, 62: 769-775.

128. 李宁, 金晶, 李涛, 等. Ⅱ+Ⅲ期直肠癌术后放疗应用有孔泡沫板对小肠剂量的影响. 中华放射肿瘤学杂志, 2007; 16: 206-209.

129. 钱立庭, 金大伟, 刘新帆, 等. 直肠癌术后辅助性放疗不同照射技术的剂量学研究. 中华放射肿瘤学杂志 2005, 14: 483-486.

130. 邓垒, 李晔雄, 金晶, 等. 简化调强技术应用于术后放疗的剂量学比较. 中华放射肿瘤学杂志, 2008, 17: 450-453.

第二章 胃 癌

金 晶

第一节 概 述

一、流行病学

胃癌是最常见的恶性肿瘤之一。根据全球肿瘤研究机构（International Agency forresearch on cancer）官方网站（http://www-dep.iarc.fr）公布的全球肿瘤发病率和死亡率结果[1]，在2002年，男性年龄调整的胃癌的发病率为22.0/10万人口，女性为10.4/10万人口；男性胃癌的死亡率为16.3/10万人口，女性为7.9/10万人口。在男性常见肿瘤中，胃癌位于第3位，仅次于肺癌和前列腺癌，死亡率在肺癌之后位于第2位；胃癌是女性常见肿瘤中的第5位，死亡率位于乳腺癌、宫颈癌、肺癌和（或）结直肠癌之后，居第4位。

在地域分布上，胃癌发生率最高的国家分别为日本、韩国、南美洲、东欧以及中东的部分国家，而北美洲、澳大利亚、新西兰、北欧以及印度的各个国家胃癌的发病率较低。

在许多国家，胃癌的发病率在近几十年间呈显著下降的趋势。主要可能因为饮食习惯的改变、食物储存方式的变化和其他环境因素的改变，这种变化在美国尤为显著，目前死于胃癌的比率在美国肿瘤死亡率中列第7。由于积极开展早期发现和治疗，日本的早期胃癌的诊断率达50%，5年生存率高达76.3%。

在中国，胃癌是威胁人们身体健康的主要肿瘤。2000年全国有40万胃癌新发病例，同年有30万人死于胃癌。在2005年，预计胃癌是第3位最常见的恶性肿瘤（男性位于肺癌和肝癌之后，女性位于乳腺癌和肺癌之后）。我国曾于1973~1975年和1990~1992年先后进行了2次全国人口死因调查。从第1次的调查结果来看，死于胃癌的地区主要集中在中国北部地区，包括辽东半岛、山东半岛、长江流域、太行山脉以及河西走廊沿线地区。第2次死因抽样调查资料显示全国死于胃癌的粗死亡率为25.2/10万人口，其中男性32.8/10万人口，女性17.0/10万人口，占1990~1992年全国死亡人数的23.2%，列于癌症死亡的第1位。比较两次死因调查结果，偏远地区无论男女死于胃癌人数均有增加，而在城市地区，无论男女，死于胃癌的人数则为下降趋势（表9-2-1）[4]。1987~1999年根据卫生部统计结果，无论在城市和农村，在各个年龄阶段，胃癌的死亡率均呈缓慢下降趋势[3]。

我国胃癌发病率和死亡率在最近20年间的下降，主要原因是人们生活水平的提高，具体表现为生活环境的改善、知识水平的提高、卫生保健意识增强、食品冷冻储存、减少对腌制食品的摄入以及对新鲜蔬菜水果摄入的增加等因素。

表 9-2-1 1973~1975 年和 1990~1992 年两次全国死因调查结果，
显示死于胃癌的年龄调整死亡率的变化（率/10 万人口）

地区	1973~1975 年			1990~1992 年			变化（%）		
	男性	女性	合计	男性	女性	合计	男性	女性	合计
全国	27.1	13.0	19.8	30.1	13.8	21.8	11.0	6.3	10.0
城市	27.3	13.3	20.1	21.2	9.8	15.3	-22.2	-26.7	-23.8
农村	26.7	12.6	19.4	33.7	15.4	24.4	26.4	22.1	25.8

二、病因

胃癌的发生与多种因素有关，包括饮食习惯、职业特性、家族遗传史以及一些基础病史（表 9-2-2）。

表 9-2-2 胃癌发生的相关因素

宿主因素	
营养	职业特点
盐摄入过多	橡胶工人
高氮饮食	煤矿工人
低 Vit A 和 Vit C	吸烟
腌制食品摄入	幽门螺旋杆菌感染
食品未进行冷冻储存	EB 病毒感染
饮用水不洁	放射线照射
	良性胃溃疡术后
遗传因素	前驱病变
A 型血	胃腺瘤样息肉
恶性贫血	慢性萎缩性胃炎
家族史	肠化生
遗传性非息肉性结肠癌病史	
Li-Fraumeni 综合征	

国外胃癌的总体发病率在近 20 年间呈显著下降趋势，但是近端胃癌（主要指贲门癌）的发生率呈增高趋势，而胃体、幽门区胃癌（远端胃癌）的发生呈显著下降趋势。贲门癌的病因主要与肥胖、食道反流有关，而胃体胃窦癌主要与缺乏胃酸和幽门螺旋杆菌感染有关；贲门癌治疗疗效劣于胃体胃窦癌。

第二节 临床表现和诊断

一、胃的解剖、血液供应以及淋巴引流

（一）胃的解剖

胃由贲门接于食管，下由幽门止于十二指肠。胃的上缘短而凹陷，称为胃小弯；下缘长而外凸，

称为胃大弯。解剖学上通常以贲门口、角切迹和幽门口为标记把胃分为四部分：贲门部、胃底、胃体和幽门部。

胃周围组织脏器众多，上方为横膈，左邻肝左叶；前方为腹壁，胃的后方以及右后方邻近的脏器包括脾、胰腺、左侧肾上腺、左肾和结肠脾曲；下方为横结肠、结肠系膜和大网膜（图 9-2-1）。胃周围有如此众多的脏器和组织，因此如果胃癌晚期肿瘤外侵，依据肿瘤位于胃的不同部位，可以侵犯其周围不同的组织和器官。

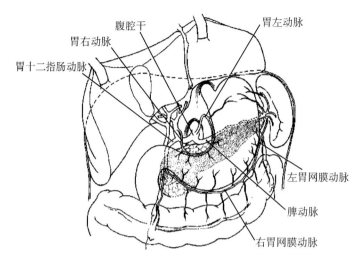

图 9-2-1　胃与邻近脏器的关系以及胃的血液供应

胃壁分四层，由内到外依次为黏膜层、黏膜下层、肌层和浆膜层。胃排空状态下黏膜层可形成许多皱襞，贲门及幽门处的皱襞呈放射状排列，胃小弯处呈纵向走行，约 4~5 条，比较恒定。黏膜下层为疏松的结缔组织，内有较丰富的血管、淋巴管和神经纤维丛。肌层由内向外由斜肌、环肌和纵肌三层共同组成，其中环肌在幽门处增厚，形成幽门括约肌。浆膜层即腹膜脏层，是胃的最外一层，在胃小弯和胃大弯处分别与双层小网膜和大网膜延续，对肿瘤的直接浸润有屏障作用。

（二）胃的血液供应

胃的动脉供应全部来自腹腔动脉，并借胰十二指肠动脉与肠系膜上动脉相交通。腹腔动脉发出胃左动脉、肝总动脉和脾动脉（图 9-2-1）。发自肝固有动脉或肝总动脉的胃右动脉和发自腹腔动脉的胃左动脉相吻合，形成胃小弯侧动脉弓，形成小弯侧的血供；发自脾动脉的胃网膜左动脉和发自胃十二指肠动脉的胃网膜右动脉，沿胃大弯走行，相互吻合形成大弯侧动脉弓，提供大弯侧的血液供应。两个动脉弓分别发出多个分支，支配除胃底以外的大部分胃壁。发自脾动脉的终末分支的胃短动脉支配胃底的血供。此外，左膈下动脉发出一胃底支经膈胃韧带分布于胃底。

胃静脉大多与同名动脉伴行。胃左和胃右静脉收集胃小弯的静脉回流，直接注入门静脉；胃网膜左和胃网膜右静脉收集胃大弯和胃底静脉回流，分别经脾静脉和肠系膜上静脉注入门静脉。因此，肝脏是胃癌血行转移最常见的部位。

（三）胃的淋巴引流及分组

胃的淋巴管来自胃黏膜，在胃壁各层形成淋巴管网并形成广泛的交通，并通过交通支与食管黏膜下淋巴管丛相连。胃的淋巴管收集胃壁淋巴液后传出浆膜流向胃壁周围的区域淋巴结，然后按由近到远的方式引流向胃外更远的淋巴结。日本胃癌研究会（The Japanese Gastric Cancer Association，JGCA）于 2010 年发行了第三版《胃癌治疗指南》，表 9-2-3 及图 9-2-2 为新版 JGCA 胃癌淋巴结分组。新版 JGCA 分期，将第 1~12 和 14v 组淋巴结定义为区域淋巴结，而其他区域淋巴结转移为 M_1。若原发肿瘤侵犯食管下段，则 19，20，110 和 111 组亦定义为区域淋巴结。

表 9-2-3　新版 JGCA 胃癌淋巴结的分组[6]

胃癌各组淋巴结的划分	
1：右贲门旁	12a：肝十二指肠韧带，沿肝固有动脉
2：左贲门旁	12b：肝十二指肠韧带，沿胆总管
3a：胃小弯，沿胃左动脉	12p：肝十二指肠韧带，沿门静脉
3b：胃小弯，沿胃右动脉	13：胰十二指肠后
4sa：胃大弯，沿胃短动脉	14v：肠系膜上静脉
4sb：胃大弯，沿胃网膜左动脉	15：结肠中动脉
4d：胃大弯，沿胃网膜右动脉	16a：腹主动脉旁，膈肌主动脉裂孔至左肾静脉下缘
5：幽门上	16b：腹主动脉旁，左肾静脉下缘至腹主动脉分叉
6：幽门下	17：胰头前
7：胃左动脉	18：胰体下缘
8a：肝总动脉前上方	19：膈下动脉
8p：肝总动脉后方	20：食管裂孔
9：腹腔干	110：下段食管旁
10：脾门淋巴结	111：膈上（远离食管）
11p：脾动脉近端	112：纵隔后部（远离食管及裂孔）
11d：脾动脉远端	

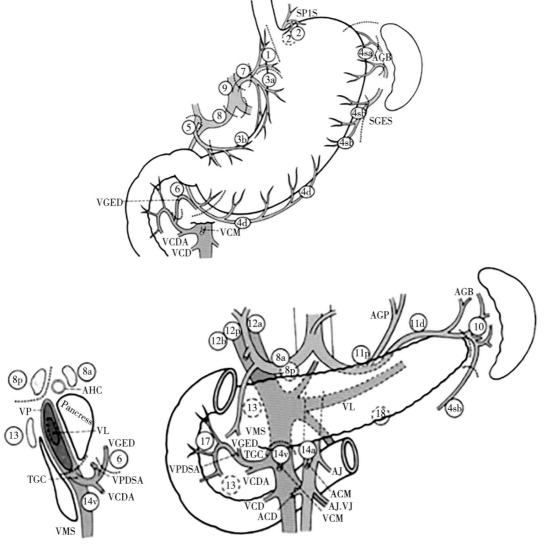

图 9-2-2　胃癌淋巴结的分组[6]

二、胃癌的分型和转移途径

（一）胃癌的分型

1. 病理分类　胃癌有许多种不同的病理分型，95%的胃部恶性肿瘤为胃腺癌，通常所说的胃癌也是指胃腺癌。其他胃部恶性肿瘤包括胃鳞癌、类癌、平滑肌肉瘤、胃间质细胞肉瘤、淋巴瘤等。

2. 大体分型　早期胃癌和进展期胃癌各有不同的大体分型标准。国内外一般采用日本内镜学会提出的早期胃癌分型标准和 Borrmann 提出的进展期胃癌的分型标准。

（1）早期胃癌　早期胃癌是指肿瘤局限于黏膜或黏膜下层，而不论肿瘤大小和（或）有无论淋巴结转移。根据 1962 年日本内镜学会所提出的早期胃癌大体分型标准，分为 I 型（隆起型）、II 型［浅表型（II a 型：浅表隆起型；II b 型：浅表平坦型；II c 型：浅表凹陷型）］、III 型（凹陷型）。混合型包括 II a+II c、II b+II c，II c+III等。

（2）进展期胃癌　癌组织侵入胃壁肌层、浆膜层或浆膜外，无论肿瘤大小和有无转移，均称为进展期胃癌，也称为中、晚期胃癌。目前国内外采用的进展期胃癌大体分型是 Borrmann 分型，共分为 5 型：I 型为隆起型和溃疡型；II 型为局限溃疡型，溃疡深陷，其边缘呈堤状隆起；III 型称为浸润溃疡型，溃疡边缘呈坡状，与周围胃壁分界不清；IV 型为弥漫浸润型，又称"皮革胃"，肿瘤在胃壁内呈弥漫浸润生长，胃壁广泛增厚变硬，肿块与正常胃壁无明显界限，胃表面黏膜消失，胃腔变小，胃蠕动消失；V 型为未分型。

Lauren 根据肿瘤的组织学特点、流行病学特点和病因学，将胃癌分为肠型（intestinal type）弥漫型（diffuse type）和混合型（mixed type）[8]。肠型胃癌的肿瘤细胞在镜下倾向于为腺样排列，而弥漫型则表现为大量聚集的小细胞，在黏膜下的广泛浸润性生长。肠型胃癌更常见，多见于远端胃癌；弥漫型常见于贲门区胃癌，预后比肠型胃癌差。

（二）转移途径

胃癌的生长方式表现为原发肿瘤直接侵犯周围邻近器官、腹腔种植转移、淋巴结转移和远地血行转移。我国的回顾性研究表明，早期胃癌所占比例较低，为 1.5%~4.7%，绝大多数为进展期胃癌。由于积极开展早期发现和治疗，日本的早期胃癌的诊断率达 50% 以上。手术中发现 60%~90% 进展期胃癌可侵透浆膜或侵犯邻近脏器，并且 50% 左右伴随淋巴结转移。詹友庆分析了 1964~2004 年在中山大学肿瘤防治中心收治的 2633 例胃癌患者，其中 2561 例接受了手术治疗（97.3%）。2561 例中，术中发现浆膜受侵者 1619 例（63.2%），邻近器官受侵 1010 例（39.4%），腹腔种植转移 510 例（19.9%），淋巴结转移率达 72.8%。1985~1998 年在美国纽约纪念医院收治 1221 例接受手术的胃癌患者中，肿瘤穿透浆膜层者占 60%。另外，肿瘤位于不同部位，相应的区域淋巴结转移率不同，但是无论原发肿瘤位于何处，胃左动脉区淋巴结转移率均较高（表 9-2-4）。

表 9-2-4　肿瘤原发部位与区域淋巴结转移率

区域淋巴结/原发部位	胃上 1/3（%）	胃中 1/3（%）	胃下 1/3（%）
贲门旁	22	9	4
胃小弯/大弯	25	36	37
胃右动脉/幽门上	2	3	12
幽门下	3	15	49
胃左动脉	19	22	23
肝总动脉	7	11	25
腹腔动脉	13	8	13
脾动脉/脾门	11	3	2
胃十二指肠动脉	1	2	8
其他	0~5	0~5	0~5

（三）临床表现和临床检查分期

1. 临床表现　胃癌的中位发生年龄为 50~60 岁，男性多见于女性，男女比例约为 1.5~3.9：1。早期胃癌可以完全没有症状，或有跟胃炎、胃溃疡相似的非特异性症状。最常见为上腹部不适，疼痛和消化不良。贫血少见，伴随胃肠道出血不到 25%，体重减轻不到 40%。

就诊时多为进展期胃癌，以上早期症状延续并加重，厌食伴轻度恶心，常有黑便史和贫血，偶见呕血。体重减轻者高达 60% 以上。肿瘤侵犯贲门时，可出现吞咽困难、吞咽异物感；侵犯幽门时，可导致幽门梗阻而出现呕吐宿食现象。詹友庆分析的 2633 例胃癌资料显示，腹痛是最常见的主诉，占所有病人的 67.3%，其他症状包括体重减轻（63.7%）、腹胀（45.9%）、食欲减退（38.3%）、吞咽困难（29.4%）、反酸（36.3%）、嗳气（35.5%）、呕吐（32.1%）、乏力（26.2%）、恶心（25.9%）、消化不良（24.1%）、黑便（19.9%）、呕血（6.3%）[9]。

肿瘤位于幽门或胃前壁较大肿瘤或肿瘤侵及周围脏器时，在上腹部可扪及包块。肿瘤侵及结肠可以形成胃结肠瘘，此时患者口腔能闻到臭粪味，大便内可有未消化的食物。肿瘤侵透浆膜在腹腔内种植时，可产生腹水，出现与腹水相应的体征；种植于直肠膀胱（子宫）窝时，直肠指诊可触及盆腔包块；肿瘤种植转移到卵巢时可形成 Krukenberg 瘤，在下腹部可扪及包块。肿瘤累及肝门造成胆管压迫梗阻，可形成梗阻性黄疸。肿瘤经淋巴管转移到腹腔以外的淋巴结，最常见于左锁骨上淋巴结，临床可在查体时发现左锁骨上肿大的淋巴结。另外，经血行转移到肝脏，可使肝脏肿大。大宗病例分析显示，最常见的体征和实验室检查依次为：贫血、腹部肿块、上腹部压痛、浅表淋巴结肿大、恶病质、幽门梗阻、盆底结节、腹水等[9]。

2. 分期检查

胃癌常规分期检查步骤和内容归纳为表 9-2-5。

（1）血生化和肿瘤标志物检查　血常规和肝肾功能是常规的血生化检查，可以有助于了解患者的营养状态、有无肝肾功能的损害、电解质是否平衡以及是否可以承受手术。另外，癌胚抗原（CEA）等肿瘤标志物也是胃癌患者术前常规的检查项目，大约 1/3 患者疗前出现 CEA 升高，但其敏感性和特异性比较低，CEA 升高的水平与肿瘤的分期相关。CEA 与组织多态抗原（TPA）、CA19-9 和 CA50 等其他肿瘤标志物的检查可以提高对肿瘤诊断的敏感性。

（2）X 线钡餐造影　X 线钡餐造影是胃癌的首选检查方法之一，它对观察胃腔内肿瘤的大小、形态和病变的定性等方面具有优越性，但无法观察肿瘤有无外侵及病变与周围脏器的关系或有无转移等。

表 9-2-5　胃癌的分期检查

病史
体格检查
全血细胞计数、肝肾功能、肿瘤标志物
胸正侧位相
腹部 B 超
气钡双重上消化道造影
腹盆 CT 或 MRI
胃镜
内镜下超声（有条件者）
组织学活检

（3）腹部 B 超和腹盆腔 CT　腹部 B 超和腹盆腔 CT 是无创性检查，可以弥补 X 线钡餐造影的不足。腹部 B 超和腹盆 CT 可以显示胃部肿瘤与周围脏器之间的关系、肿瘤有无外侵、腹腔内有无肿大的淋巴结、盆底有无结节、肝脏有无转移以及有无腹水等。但是腹部 B 超和腹盆腔 CT 对早期胃癌的诊断远不如 X 线钡餐造影和胃镜检查，在判断胃部肿瘤是否侵犯邻近脏器方面存在局限性。另外 CT 和 B 超对腹腔小的转移灶（特别是直径小于 1.0 cm）的检出和诊断上仍有困难。不过，随着近些年螺旋 CT 技术的发展，胃癌 CT 分期的敏感性在逐步增高。

（4）胃镜和内镜下超声　胃镜是胃癌最重要的诊断方法。通过胃镜，除了可以直接观察胃黏膜的变化，更重要的是可以获取组织学证据，即利用胃镜的活检钳取得胃部可疑病灶的活检或进行细胞学刷片，来进行病理组织学或细胞学的诊断。内镜下超声越来越多地用于胃癌的诊断和分期。它可以比较清楚地显示胃癌侵犯胃壁各层的深度，并且可以发现胃周淋巴结有无肿大，因此可以进行术前的 T 和 N 分期，对治疗有指导作用。内镜下超声对 T 分期的诊断准确率达 90%，N 分期达 75%，高于腹部 CT 对胃癌分期诊断的准确率。

（5）PET/PET-CT　PET 和 PET-CT 已经广泛用于多种恶性肿瘤的诊断和鉴别诊断、分期检查、治疗指导和疗后的随诊检查。但是目前仅有少数报道 PET/PET-CT 对于胃癌的诊断价值，因此，PET/PET-CT 在胃癌的诊断中的价值还有待于进一步的研究。

三、分期和预后

（一）分期

1. AJCC/UICC TNM 分期　目前国内外通用的胃癌分期为 AJCC/UICC TNM 分期，基于肿瘤原发部位（T）、区域淋巴结转移（N）和远处转移（M）来确定的。分期分为临床分期和病理分期，前者依据治疗前的体格检查、放射影像学检查、内镜、活检和实验室检查确定；后者依据临床资料、手术探查和切除标本的病理检查结果确定分期。邻近胃癌的脂肪组织中的癌结节（无论有无残存淋巴结组织成分）被认为是淋巴结转移，但是种植在腹膜表面的癌结节则定义为远处转移。如果遇到不能判断 T、N、M 时，应选择病期较轻的一档，分期时也遵循这一原则。

2002 年 AJCC/UICC 第 6 版胃癌 TNM 分期系统已广泛应用于临床，在预测胃癌预后、选择最佳临床治疗模式、评估对比疗效和促进科研合作交流等方面起到了极其重要的指导作用。但是 6th 中 N 分期比较笼统，淋巴结转移个数跨度太大，因此，2009 年底，AJCC 又推出了第 7 版（7th）分期。新分期是在对全球的临床医学数据进行回顾、综合分析的基础上推出的更科学的分期系统，可以更精确地预测患者的预后。新旧两版分期的异同点见表 9-2-6。

表 9-2-6　胃癌 AJCC TNM 分期第六版和第七版

T 分期	6th	7th
原发肿瘤无法评估	T_x	T_x
无原发肿瘤证据	T_0	T_0
原位癌	T_{is}	T_{is}
侵及固有膜或黏膜下层	T_1	T_{1a} 侵及固有膜
		T_{1b} 侵及黏膜下层
侵及固有肌层	T_{2a}	T_2
侵及浆膜下层	T_{2b}	T_3
穿透浆膜（脏层腹膜），未侵及邻近结构	T_3	T_{4a}
侵及邻近结构	T_4	T_{4b}
N 分期		
区域淋巴结无法评估	N_x	N_x
无区域淋巴结转移	N_0	N_0
1~6 个淋巴结转移	N_1	N_1（1~2 个）
		N_2（3~6 个）
7~15 个淋巴结转移	N_2	N_{3a}
≥16 个淋巴结转移	N_3	N_{3b}
M 分期		
远处转移无法评估	M_X	取消
无远处转移	M_0	M_0
有远处转移	M_1	M_1（腹水细胞学阳性）

注：1. 肿瘤穿透肌层，进入胃结肠或肝胃韧带，或进入大网膜、小网膜，但未侵及覆盖这些结构的脏层腹膜，就为 T_3。如果穿透了这些结构的脏层腹膜就为 T_4。

2. 邻近结构：脾、横结肠、肝、膈肌、胰腺、腹壁、肾上腺、肾、小肠、腹膜后。

3. 肿瘤由胃壁延伸至十二指肠或食管，由包括胃在内的浸润深度最严重的程度决定 T。

4. 不论切除及检查的淋巴结总数，若所有的淋巴结都没有转移，定义为 pN_0。

5. 腹水细胞学（+），定义为 M_1。

6. 此分期系统不适应于胃的淋巴瘤、肉瘤和类癌。

6th				7th			
0 期	T_{is}	N_0	M_0	0 期	Tis	N_0	M_0
Ⅰ A	T_1	N_0	M_0	Ⅰ A	T_1	N_0	M_0
Ⅰ B	T_1	N_1	M_0	Ⅰ B	T_1	N_1	M_0
	$T_{2a/b}$	N_0	M_0		T_2	N_0	M_0
Ⅱ	T_1	N_2	M_0	Ⅱ A	T_1	N_2	M_0
	$T_{2a/b}$	N_1	M_0		T_2	N_1	M_0
	T_3	N_0	M_0		T_3	N_0	M_0
				Ⅱ B	T_1	N_3	M_0
					T_2	N_2	M_0
					T_3	N_1	M_0
					T_{4a}	N_0	M_0
Ⅲ A	$T_{2a/b}$	N_2	M_0	Ⅲ A	T_2	N_3	M_0
	T_3	N_1	M_0		T_3	N_2	M_0
	T_4	N_0	M_0		T_{4a}	N_1	M_0
Ⅲ B	T_3	N_2	M_0	Ⅲ B	T_3	N_3	M_0
					T_{4a}	N_2	M_0
					T_{4b}	N0	M_0
					T_{4b}	N_1	M_0
				Ⅲ C	T_{4a}	N_3	M_0
					T_{4b}	N_2	M_0
					T_{4b}	N_3	M_0
Ⅳ	T_4	$N_{1\sim3}$	M_0	Ⅳ	任何 T	任何 N	M_1
	$T_{1\sim3}$	N_3	M_0				
	任何 T	任何 N	M_1				

　　从 TNM 分期看，7th 中 Ⅱ 期细分为 Ⅱ a 和 Ⅱ b，Ⅲ 期则较原来的 Ⅲ a、Ⅲ b 增加了 Ⅲ c。其中较重要的是对 Ⅳ 期的修订。6th Ⅳ 期 M_0 现分别归为 7th Ⅱ b、Ⅲ a、Ⅲ b、Ⅲ c 期。7th Ⅳ 期仅包括 M_1 患者。这种变更将局部区域与远地转移患者进一步区分，这应是 AJCC 依据近年临床数据结果分析出了两种患者的预后明显不同而做出的相应修订。因为越来越多的局部晚期胃癌患者受益于新辅助放化疗、术后辅助放化疗与手术联合的综合治疗模式，生存期得到明显改善，而远地转移患者则主要依靠单一的化疗，预后相对较差。中国医学科学院肿瘤医院放疗科也通过对 297 例局部晚期胃癌术后患者的预后分析证实，7th 的 N 分期和 TNM 分期在预测远地转移方面优于 6th。

　　2. JGCA 分期　2010 年 JGCA 发行了的英文第三版胃癌分期，与第七版 AJCC/UICC TNM 分期标准取得了实质性的统一。JGCA 英文第三版胃癌分期见表 9-2-7。

表 9-2-7 JGCA 胃癌分期（2010，英文第三版）

原发灶（T）

T_X	原发肿瘤无法评估
T_1	肿瘤侵犯黏膜层或黏膜下层（SM）
	T_{1a} 肿瘤侵犯黏膜层（M）
	T_{1b} 肿瘤侵犯黏膜下层（SM）
T_2	肿瘤侵犯肌层（MP）
T_3	肿瘤侵犯浆膜下层（SS）
T_4	肿瘤侵犯浆膜全层或穿透浆膜（SE）或侵及邻近结构（SI）
	T_{4a} 肿瘤侵犯浆膜全层或穿透浆膜（SE）
	T_{4b} 肿瘤侵及邻近结构（SI）

区域淋巴结（N）

N_X	淋巴结转移无法评估
N_0	无区域淋巴结转移
N_1	1~2 个淋巴结转移
N_2	3~6 个淋巴结转移
N_3	≥7 个淋巴结转移
	N_{3a} 7~15 个淋巴结转移
	N_{3b} ≥16 个淋巴结转移

其他部位的远处转移（M）

M_X	远处转移无法评估
M_0	无远处转移
M_1	有远处转移

腹腔种植转移分期（P）

P_X	腹腔种植转移无法评估
P_0	无腹腔种植转移
P_1	有腹腔种植转移

腹腔细胞学分期（CY）

CYX	未进行腹腔细胞学检查
CY_0	腹腔细胞学阴性
CY_1	腹腔细胞学阳性

注：肉眼根治性切除并 CY1 为 R1 切除

肝转移分期（H）

H_X	远地转移无法评估
H_0	无肝转移
H_1	有肝转移

	N_0	N_1	N_2	N_3
T_{1a}，T_{1b}	ⅠA	ⅠB	ⅡA	ⅡB
T_2	ⅠB	ⅡA	ⅡB	ⅢA
T_3	ⅡA	ⅡB	ⅢA	ⅢB
T_{4a}	ⅡB	ⅢA	ⅢB	ⅢC
T_{4b}	ⅢB	ⅢB	ⅢC	ⅢC
M_1（any T，any N）		Ⅳ		

2010 版 JGCA 分期的主要更新为：①依据胃切除方式确定 D1/D2（去除 D3）手术的定义，而以前则是依据肿瘤的部位定义；②淋巴结转移采用 AJCC/UICC 的数值标准，而非以前的以淋巴结解剖部位的分站标准，即新版分期取消了第一站、第二站淋巴结的概念。虽然新版 JGCA 分期取消了以淋巴结区域分站的标准（N_1，N_2等），但对 D_1/D_2 淋巴结清扫术的范围仍然基于老版分期的淋巴结分组定义。

3. 胃食管结合部癌的 Siewert 分型　既往胃食管结合部的肿瘤难以分为是胃还是食管起源时，通常认为当肿瘤的 50% 以上位于食管时，就定为食管癌；而当肿瘤的 50% 以上位于食管胃交界以下，就归为胃癌；如果上下各半，就由组织学决定，鳞癌、小细胞癌和未分化癌归为食管，腺癌、印戒细胞癌归为胃癌。在有 Barrett's 食管时（肠上皮化生）时，不论腺癌是在胃贲门还是食管下端，都考虑是食管起源。

胃食管结合部癌的 Siewert 分型是 Siewert 等人早在 1998 年提出的，随着相关临床研究证据的不断补充，2014 年美国国家综合癌症网络（national comprehensive cancer network，NCCN）新版指南将其正式纳入，作为胃食管结合部肿瘤的特有分型，并根据不同分型制定了相应治疗原则[20]。Siewert 分型定义及治疗原则见表 9-2-8。

表 9-2-8　Siewert 分型及治疗原则[20,21]

分型	定　义	分期及治疗原则
I	起源于下段食管的腺癌，多由肠上皮化生发展而来（如 Barrett's 食管）；肿瘤中心位于胃食管交界线以上 1~5cm。	分期及治疗原则同食管癌
II	胃食管交界腺癌，起源于此部位的腺上皮或肠上皮化生，肿瘤中心位于胃食管交界线上 1 至交界线下 2cm	
III	胃食管交界以下腺癌，肿瘤中心位于胃食管交界线下 2~5cm	分期同食管癌，治疗原则同胃癌

4. 区域淋巴结的定义　AJCC/UICC 要求胃癌根治术以及病理检查必须至少检出 15 枚淋巴结，而 JGCA 的要求为 16 枚。关于胃的淋巴结分组见"胃的淋巴引流及分组"。一般而言，胃的淋巴引流按肿瘤的部位，按由近到远的方式从胃周到区域，再引流向胃外更远的腹腔内的淋巴结区。AJCC/UICC 将 1~11 组定义为局部区域淋巴结。而 12 组及以上被认为是远处转移。新版 JGCA 分期，将第 1~12 和 14v 组淋巴结定义为区域淋巴结，而其他区域淋巴结转移为 M_1；若原发肿瘤侵犯食管下段，则 19，20，110 和 111 组为区域淋巴结。

（二）预后

胃癌术后的疗效与分期直接相关，图 9-2-3 显示 1039 例胃癌术后的患者依据 AJCC 计算 5 年无瘤生存率的情况。表 9-2-9 显示各国大宗病例报告的各期胃癌术后 5 年生存率。我国资料显示，I、II、III、IV 期胃癌术后的 5 年总生存率分别为 86.8%、58.7%、28.4% 和 7.6%。

胃癌术后疗效随 T 分期增加而逐渐下降（表 9-2-10）。淋巴结转移的数目也是影响胃癌术后生存率的重要影响因素，N_0 的 5 年生存率达 78.9%，而 N_1、N_2、N_3 分别为 46.2%、39.0% 和 19.3%。同时，转移淋巴结占检出淋巴结的比率（淋巴结转移率）也是影响胃癌预后的重要因素。淋巴结转移率为 0 者，5 年生存率为 90.3%，当淋巴结转移率为 0~10%、10~30% 和 30% 以上时，相应的 5 年生存率分别为 69.9%、45.7% 和 10.6%。除了 T 分期和 N 分期，多因素分析结果表明，术后 TNM 分期高、手术范围小、Borrmann 分型和肿瘤体积大是导致胃癌治疗疗效差的重要预后因素，而综合治疗可以提高疗效。

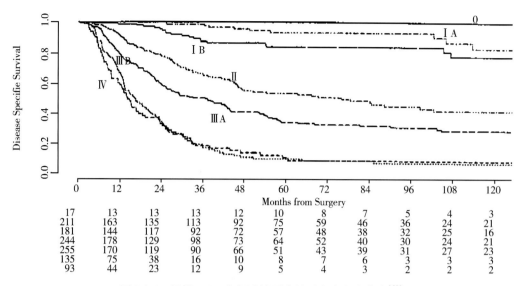

图 9-2-3　根据 AJCC 分期计算胃癌的无瘤生存率曲线[22]

表 9-2-9　各期胃癌术后 5 年生存率

研究组	病例数	分　期					
		I A	I B	II	III A	III B	IV
西方国家							
Hundahl（美国）	50169	71	56	37	18	11	5
Siewert（德国）	1654	86	69	55	38	17	16
Wanebo（美国）	18365	50	29	13	3		
亚洲研究							
Kim（韩国）	10783	93	84	69	46	30	9
Hayashi（日本）	940	95.8	77.7	51.2	30.1	14.8	6.2
Morowaki（日本）	1468	98.4	97.8	65	48.3	35.5	15.9
詹友庆（中国）	2561	86.8		58.7		28.4	7.6

注：因各国手术切除范围和淋巴结清扫范围不用，以及术后辅助治疗的不同，各国各期胃癌的术后 5 年生存率略有不同。

表 9-2-10　胃癌根治术后生存率与 T 分期的关系

作者/国家	年代	例数（个）	5 年生存率（%）					
			T₁		T₂		T₃	T₄*
			黏膜	黏膜下	T₂ₐ	T₂ᵦ		
Hermanek（德国）	1986	977	84	75	73	40	24**	25
Noguchi（日本）	1989	3143	94	87	75	51	23	5
Maruyama（日本）	1989	3176	95	87	82	65	34	14
Boku（日本）	1998	238	—	—	90		42	29
Baba（日本）	1989	142	—	—	55		34**	32
Bozzetti（意大利）	1986	361	82	69	38		—	—
袁兴华（中国）	1999	132	97.4		80.1		—	—
Karpeh（美国）	2000	944	91		56		26**	—
詹友庆（中国）	2005	2561	85.9		56.4		39.2	12.7

注：* 肿瘤侵透浆膜，伴或不伴腹腔内种植；** 腹膜内可找到癌细胞。

　　腹腔内复发是胃癌根治术后最主要的失败原因。对经临床、二次手术、尸检确诊已经转移的病例进行分析，局部区域复发最常见（瘤床和区域淋巴结），占 22%~94%，腹腔种植转移占 17%~50%，而远地转移相对少见，为 17%~54%，腹腔以外的远处转移更少见（表 9-2-11）。中国医学科学院肿瘤医院王鑫等回顾性分析了 2002~2004 年在本院接受胃癌根治性手术（>D1 淋巴结清扫）并未行术后辅助放疗、病理诊断为 $T_{3~4}N_{0~1}M_0$，或任何 $TN_{2~3}M_0$（AJCC/UICC 第 6 版分期）的 297 例患者的临床病理资料，其中 145 例（48.8%）复发，中位复发时间 20.6 个月。局部区域复发占总患者 27.6%，远地转移 26.6%。Ⅱ期、Ⅲa 期、Ⅲb 期和Ⅳ期 5 年生存率分别为 72.8%，59.9%，44.1% 和 42.0%。经多因素分析，病理分期Ⅲ/Ⅳ期、淋巴结清扫不足 18 枚，阳性淋巴结>3 枚、Borrmann 分型Ⅲ/Ⅳ型为预后不良因素，与詹友庆等分析结果相似。

　　早期胃癌和进展期胃癌术后淋巴结的转移率和复发率是不同的。早期胃癌术后复发率为 1.5%~13.7%，进展期胃癌根治术后复发率高达 50%~70%。美国纽约纪念医院收治的 1577 例胃癌患者中，R0 切除后 pT_1 者淋巴结转移率 18%，pT_2 则上升到 60%。中国医学科学院肿瘤医院袁兴华分析 132 例接受根治性手术的 T_1、T_2 患者术后淋巴结转移率，pT_1 为 15.2%，pT_2 则高达 56.2%，两者的差别具有显著性统计学意义（$P<0.05$）。另外，在复发类型上，早期胃癌和进展期胃癌也不同。早期胃癌血源转移（如肝脏、骨髓）多见，而进展期胃癌以腹腔种植转移最常见，其次为残胃、局部区域淋巴结和肝转移。据日本 14000 例临床随访资料，腹腔种植占 50.4%，残胃和区域淋巴结转移占 25.9%，肝脏等远地转移占 14.7%，其他类型占 4.4%。以上数据说明，对于早期胃癌（T_1N_0），根治术后局部区域复发率均较低，单纯手术的疗效很好；而对于进展期胃癌，单纯手术疗效较差，腹腔内的复发率较高，仅行单纯手术治疗是远远不够的，需要多学科的综合治疗。

表 9-2-11　胃癌根治术后的复发部位

作者（年代）	病例（个）	局部区域复发（%）	腹腔种植（%）	远地转移（%）
Gunderson（1982）[29]	107*	69	42	—
Wisbeck（1986）[30]	145（尸检）	94	50	44（肝脏） 13（肺）
Allum（1989）[26]	145	27	—	22
Landry（1990）[27]	130	38	23	30（肝脏） 13（腹腔以外）
Yoo（2000）[45]	508#	—	45.9	—
Maehara（2000）[46]	130	12（淋巴结） 22（局部）	43	54
Roviello（2003）[28]	441	22	17	17
阚永丰[47]	334	22.5	47.6	27.8

注：*：二次手术证实复发；#：临床证实复发或经二次手术证实。

第三节　可手术切除胃癌的治疗

一、手术治疗

手术是胃癌的主要治愈手段，长期以来，原发肿瘤的切除范围、淋巴结清扫范围一直是外科界争论的焦点。手术治疗应首先明确"D分级"和"R分级"的概念。

D分级是指胃癌手术中，胃周淋巴结的清扫范围和程度（Dissection）。D1手术除需要清扫相应的淋巴结区域，还包括部分或全部胃、大网膜和小网膜。D2手术则要求在D1基础上，进一步切除网膜囊和横结肠系膜。2010版JGCA分期依据胃切除方式，重新确定了D1/D2手术的定义，去除了旧版中D3/D4的定义（表9-2-12）。同时建议，对于cT_1N_0的肿瘤，可行D1或D2淋巴结清扫术，临床怀疑淋巴结有转移（N^+）或cT_{2-4}的肿瘤，需要行D2淋巴结清扫术。

表 9-2-12　2010 版 JGCA 根据不同胃癌根治手术定义的淋巴结清扫范围[5]

	全胃切除	远端胃切除	近端胃切除	保留幽门胃切除
D1	1~7	1, 3, 4sb, 4d, 5~7	1, 2, 3a, 4sa, 4sb, 7	1, 3, 4sb, 4d, 6, 7
D1+	D1+8a, 9, 11p 侵犯食管下段： D1+8a, 9, 11p+110	D1+8a, 9	D1+8a, 9, 11p 侵犯食管下段： D1+8a, 9, 11p+110	D1+8a, 9
D2	D1+8a, 9, 10, 11p, 11d, 12a 侵犯食管下段： D1 + 8a, 9, 10, 11p11d, 12a+19, 20, 110, 111	D1+8a, 9, 11p, 12a	NA	NA

R分级是指胃癌术后残存肿瘤的多少。R0是指术后肿瘤无肉眼和镜下残存，R1指肿瘤有镜下残存，R2指肿瘤肉眼残存。与D相反，R分级越低，说明手术的根治程度越大，R分级越高，术后肿瘤残存越多。另外，国内还习惯用A、B、C三级来表示手术的根治程度：A级表示淋巴结的清扫范围超过淋巴结的转移的组站数（D>N），切缘净，且切缘外1cm内无癌浸润。B级表示淋巴结清扫的范围达到淋巴结转移的组站数（D＝N），切缘净，但距切缘1cm内有癌浸润。C级表示淋巴结的清扫范围不及淋巴结转移的组站数（D<N），或切缘不净。

胃癌就诊时95%以上为进展期胃癌，就诊时手术的切除率仅为76.1%，其中根治性切除率仅占46.5%，有23.9%仅行转流、造瘘和单纯探查术[9]。因此，胃癌手术最基本的要求就是尽量达到R0切除。以下将讨论有关胃癌手术范围的临床研究，着重在以下三个方面：原发肿瘤的切除范围、淋巴结清扫范围以及联合脏器切除的利弊，而手术的具体操作步骤等在此不做探讨。

（一）原发肿瘤的切除范围

肿瘤位于贲门区时，可行经腹切除、经胸手术或胸腹联合手术，具体的手术方案跟各医院外科医生的习惯有关，但是无论实施哪种手术，根本的原则是尽量实行R0手术。

肿瘤位于胃体、胃窦等远端胃时，可行全胃切除或部分胃切除（又称胃大部切除）。3项前瞻性随机分组研究比较了远端胃癌全胃切除术和胃大部切除术的疗效，结果表明胃大部切除可以取得与全胃切除术同样的疗效，而大范围的原发肿瘤切除、联合脏器切除和广泛的淋巴结清扫可导致围手术期死亡率和并发症发生率增高，降低长期生存率（表9-2-13）。因此，如果能保证进行R0手术，对于远端胃癌（肿瘤位于胃窦、幽门或中下胃体部），建议进行胃大部切除术。

表 9-2-13 远端胃癌行胃大部切除与全胃切除术的随机分组研究

研究组	胃大部切除术	全胃切除术	P
法国[48]			
例数	76	93	
5 年生存率（%）	48	48	—
手术死亡率（%）	3.2	1.3	—
手术并发症（%）	34	32	—
中国香港[49] *			
例数	25	29	
中位生存期（天）	1511	922	0.04
手术死亡率（%）	0	4.0	—
手术并发症（%）	0	58.6 **	—
意大利[50,51]			
例数	319	303	
5 年生存率（%）	65.3	62.4	NS
手术死亡率（%）	1	2	NS
手术并发症（%）	9	13	NS
住院时间（天）	13.8	15.4	NS

注：* 香港地区研究组的胃大部切除定义为：胃大部切除+网膜切除；全胃切除为：全胃切除+网膜切除、脾切除、胰体尾切除+D3 淋巴结清扫

** 包括 14 例膈下脓肿、3 例吻合口瘘。

（二）淋巴结的清扫范围

1. D1 vs D2 淋巴结清扫范围一直是东西方肿瘤外科学者争论的焦点。既往我国以及日本等东南亚国家把 D2 手术作为胃癌淋巴结清扫的标准术式，而西方国家则未认可。但随着近年多个前瞻性研究结果的更新或发表，D2 根治术的疗效得到了欧美的肯定，将其作为西方有经验、有资质医院进行胃癌手术的标准术式。

一些回顾性研究结果提示对于进展期胃癌，广泛的淋巴结清扫（至少是 D2）可以提高长期生存率[47,52,53]。有数个随机分组研究对西方国家通常采用的胃周淋巴结清扫（D1）与前面已提到的广泛淋巴结清扫（D2）进行了比较（表 9-2-14）。

表 9-2-14 比较胃癌 D1 与 D2 手术的前瞻性随机分组研究

研究组	D1 手术	D2 手术	P
Dent[54]			
例数	22	21	
手术时长（小时）	1.7±0.6	2.33±0.7	<0.005
输血量（单位）	4	0	<0.05
住院天数（天）	9.3±4.7	13.9±9.7	<0.05
5 年生存率（%）	69	67	NS

续　表

研究组	D1 手术	D2 手术	P
中国香港[49]			
例数	25	29	
手术时长（分钟）	140	260	<0.05
中位失血（ml）	300	600	<0.05
住院天数（天）	8	16	<0.05
手术死亡率（%）	0	4.0	—
手术并发症（%）	0	58.6*	—
中位生存期（天）	1511	922	0.04
英国 MRC[55,56]			
例数	200	200	
围手术期死亡率（%）	6.5	13	<0.04
术后并发症（%）	28	46	<0.001
5 年生存率（%）	35	33	0.43
荷兰研究组[57,58]			
例数	380	331	
围手术期死亡率（%）	4	10	0.004
术后并发症（%）	25	43	<0.001
住院天数（天）	18	25	<0.001
5 年生存率（%）	42	47	NS
5 年失败率（%）	43	37	0.22
荷兰研究组 11 年更新结果[59]			
11 年生存率（%）	30	35	0.53
11 年失败率（%）	70	65	0.43
荷兰研究组 15 年更新结果[60]			
15 年生存率（%）	21	29	0.34
15 年胃癌相关死亡率（%）	48	37	0.01
15 年局部复发率（%）	22	12	NS
15 年区域复发率（%）	19	13	NS
意大利胃癌研究组中期分析（IGCSG）[61]			
例数	76	86	
术后并发症（%）	10.5	16.3	<0.29
围手术期死亡率（%）	1.3	0	NS
二次手术（%）	2.6	3.4	NS
意大利胃癌研究组终期结果（IGCSG）[62,63]	133	134	
术后并发症（%）	12.0	17.9	0.183
围手术期死亡率（%）	3.0	2.2	0.725
5 年生存率（%）	66.5	64.2	0.695
5 年生存率（%）（$T_{2\sim4}$ 及 N^+）	38	59	0.055
中国台湾研究组[64]			
例数	110	111（D3 手术）	
5 年生存率（%）	53.6	59.5	0.041
5 年复发率（%）	50.6	40.3	0.197

注：*：其中包括 14 例膈下脓肿，3 例吻合口瘘。

Dent 研究是最早进行的随机分组研究，但是入组病例数太少，结论不足以相信[54]。

英国 MRC 和荷兰的研究入组病例数很多，设计比较严谨。MRC 研究组起初入组 737 例，但剖腹探查术发现仅 54% 符合入组条件（无腹腔种植转移、无远地转移）。接受 D2 手术患者，无论围手术期死亡率还是术后并发症发生率均显著高于接受 D1 手术者（表 9-2-14），而 5 年总生存率两组无显著差别（D1 组 35%，D2 组 33%，$P = 0.43$）[56]。另外，胃癌的癌症相关生存率和无复发生存率，D1 和 D2 组亦无显著差别[55]，说明 D2 手术并不能提高胃癌的长期治疗疗效以及局部治疗疗效。

荷兰研究组是迄今最大的探讨胃癌淋巴结清扫范围的随机分组研究，但得出了与 MRC 相似的结论。根据日本胃癌研究会对 D1、D2 手术的定义，进行 D1 与 D2 淋巴结清扫手术的随机对照研究，其中 711 例（D1 组 380 例，D2 组 331 例）符合入组要求。荷兰研究组进行的这个随机分组研究有两个特点：一是确定了手术根治性手术的定义：所有患者均进行剖腹探查，如果外科医生当场判断原发肿瘤可以完整切除、无腹腔内播散、无肝转移、腹主动脉旁淋巴结冰冻取样无转移者，才认为可行根治手术，符合入组条件。二是实行手术质量控制制度。在研究进行的最初 6 个月，一个对 D2 手术有丰富经验的日本外科专家对每台手术亲自进行现场指导；以后，11 个经过培训的外科医生分别负责所在地区入组患者的所有手术的现场指导、督察；另外，所有参与手术的外科医生事先都会给予录像指导和发放指导手册，并定期与手术督察员共同探讨手术质量问题。经过这样严格的控制质量，结果仍表明 D2 手术并不能提高长期生存率，并且手术的并发症发生率、围手术期死亡率以及住院时间均显著高于 D1 手术，因此不推荐 D2 手术作为胃癌的常规手术方法[57,58]。并且，该研究经过 11 年的随访，其更新结果仍然显示 D2 手术对提高生存率和肿瘤控制率方面无益[59]。但是，随着 2010 年该研究 15 年随访结果的发表，证实了 D2 较 D1 手术的局部区域复发率和胃癌相关死亡率均更低，据此，东西方学者首次在 D2 标准胃癌根治术上达成共识[60]。意大利胃癌研究组经过近 9 年的随访，发现对于 $pT_{2\sim4}$ 和淋巴结有转移的患者，D2 手术对总生存率的提高有益，且 D1 和 D2 两组术后并发症及死亡率无明显差异[61~63]。2006 年台湾地区在 Lancet Oncology 发表了第一个证实 D2/D3 较 D1 淋巴结清扫术更有生存获益的随机分组研究，接受 D3 手术患者（N = 111）的 5 年总生存率显著高于接受 D1 手术者（N = 110）（59.5% vs 53.6%，$P = 0.041$）[64]。

另外，来源于 INT0116 研究的后续分析结果显示，医院规模大小对生存率也有影响，规模较大的医院通常能带给患者更好的生存[65]。为此，2011 年起，欧洲和美国同时推荐 D2 手术作为有经验、有资质的医疗中心针对进展期胃癌的标准术式。

尽管荷兰研究组对手术的质量进行了严格的控制，人们仍对这个研究提出了疑问。一是不论并发症发生率或死亡率，都明显高于东方胃癌手术后相关数据。二是在 D2 组，淋巴结清扫个数不足。病理医生在 51% 已清扫的淋巴结区组未找到一枚淋巴结；而在 D1 组，6% 患者淋巴结清扫范围超出了规定的范围，而 36% 患者低于所要求的清扫范围。因此，模糊了两组的治疗界限，对结果有影响[58]。

无论 MRC 研究还是荷兰研究，两组研究均显示 D2 手术可导致显著增高的围手术期死亡率和术后并发症发生率，可能跟 D2 手术要求联合脏器切除、外科医生手术技术不足以及术后并发症处理经验不足有关[56,57]。意大利胃癌研究组（IGCSG）的系列研究表明，经过严格训练（不仅在手术操作方面，同时包括术后并发症的处置方面）、保留胰腺的 D2 手术并没有显著增加术后并发症以及围手术期死亡率[61,66,67]，而 5 年总生存率和无瘤生存率高于荷兰研究组和英国 MRC 的结果[66]。因此，目前无论是亚洲还是欧美，D2 手术已经成为进展期胃癌的标准术式。

2. D2 vs D2+/D3　新版 JGCA 分期取消了 D3/D4 手术的概念，但既往关于是否应在 D2 基础上进一步扩大淋巴结清扫范围的争议仍然持续了很长时间。顾名思义，D2+/D3/D4 的概念即是在 D2 的基础上做更广泛的淋巴结清扫，根据老版 JGCA 的定义，D2+ 为 D2 加部分腹主动脉旁淋巴结清扫；D3 为 12~14 组淋巴结的清扫，D4 为 D3 再加腹主动脉旁淋巴结清扫[68]。

我国和日本的回顾性研究显示 D2 或 D2+ 手术未导致高手术死亡率和并发症发生率。詹友庆回顾分析了 20 年间 2561 例胃癌手术，大多数进行了 D2 或 D2⁺手术，术后 1 月内死亡的患者为 20 例，占 0.8%，另有 5.1%发生术后较严重的并发症，多为吻合口瘘、吻合口狭窄或各部位感染等[9]。另外，阚永丰等回顾分析了 782 例胃癌手术，接受 D0/D1、D2、D3/D3⁺手术的术后并发症发生率分别为 9.4%、10.8%和 14.5%（$P>0.05$），三组淋巴结清扫术后的死亡率依次为 4.3%、3.0%、4.6%（$P>0.05$）。以上数字远远低于 MRC 和荷兰的研究数据。

日本胃癌手术水平居世界前列，JCOG9501 是日本临床肿瘤协作组（JCOG）关于 D2 对比 D2+手术疗效的具有代表性的随机研究，共收入 523 例（D2 组 263 例，D2⁺组 260 例），结果显示，更大手术范围的 D2⁺手术（包括腹主动脉旁淋巴结清扫）没有显著增加术后并发症发生率（D2：20.9%；D2⁺：28.1%，$P=0.067$）和围手术期死亡率（均为 0.8%，$P=0.99$）[69]。但其更新报道结果显示 D2+手术也未带来生存优势（D2：69.2%；D2⁺：70.3%，$P=0.85$）[70]。另一个小的随机分组研究（D3 vs D4，各 35 例）表明，D4 与 D3 手术相比，两组围手术期死亡率和术后并发症发生率均无统计学差异，但是 D4 手术没有显著提高长期生存率[71]。

根据以上结果，欧美 D2 手术的围手术期死亡率和术后并发症发生率明显增高，可能与其胃癌发病率低，缺乏手术经验及术后护理经验等有关。多个随机分组研究已经证实了 D2 较 D1 手术能提高生存率和局部区域控制率，并且，更大范围的淋巴结清扫可以检出更多的淋巴结，进一步精细了术后分期。另外，大于 D2 手术的淋巴结清扫经证实未能带来生存获益。因此，目前亚洲和欧美已经取得了一致意见，进展期胃癌的标准术式为 D2 手术。但欧美因手术经验较少，因此建议 D2 手术应在规模较大、有资质、有经验的医院进行。而 D2 手术+联合脏器切除与手术并发症和围手术期死亡率升高显著相关，有可能中和 D2 手术带来的局部区域控制率和长期生存率的益处。而保留胰腺/脾脏的 D2 手术可以降低并发症发生率和手术死亡率，具体详见下文。

（三）联合脏器切除的必要性

D2 手术的围手术期死亡率和并发症发生率较高，可能与 D2+联合脏器切除有关（脾切除和（或）部分胰腺切除）。以往位于贲门或近端 1/3 的胃癌，要求 D2 淋巴结清扫范围包括脾动脉淋巴结和脾门淋巴结的清扫，因此，通常将脾脏或胰体尾一并切除。MRC 和荷兰研究组中，如果原发肿瘤位于胃贲门部或近端 1/3 胃，要求 D2 手术进行联合脏器切除；而在 D1 组，除非原发肿瘤直接侵犯胰腺或脾脏，才会要求联合脏器切除。因此，在 MRC 和荷兰研究组，D2 组联合脏器切除的比率显著高于 D1 手术组（荷兰研究组 D1 组：D2 组脾切除＝11%：38%；远端胰腺切除 D1：D2＝3%：30%；MRC 研究组联合脏器切除比例 D1：D2＝4%：57%）[56,57]。研究发现，联合脏器切除［脾切除和（或）胰体尾切除术］是导致围手术期死亡率和术后并发症发生率升高的独立影响因素[56,72]，同时也是影响长期生存的独立影响因素[55]。由于在这两个研究组中，D2 组联合脏器切除比率显著高于 D1 组，因此人们怀疑是否由于联合脏器切除带来的手术并发症发生率和死亡率升高，降低了 D2 组长期生存率，致使与 D1 组生存率相比无统计学差异。

智利进行了一个小样本的随机分组研究[73]。187 例胃癌患者随机分为全胃切除组（97 例）和全胃切除+脾切除组（90 例）。两组的 5 年生存率无显著差别（36% vs 42%，$P>0.05$），但是，脾切除组术后各类感染发生率（体温>38°的发热、肺炎、膈下脓肿）显著高于脾未切除组，而两组手术时间、住院时间、围手术期死亡率无显著差异。日本于 2002 年 6 月开始进行近端胃癌脾切除 vs 脾保留手术的随机分组研究（JCOG 0110-MF 研究）[74]，拟收入 500 例患者，观察指标包括总生存率、手术并发症发生率、手术时间和失血量，目前该项研究正在进行中。

我国的回顾性研究证实了联合脏器切除导致手术并发症发生率升高[47]。目前，我国和日本已经不再将联合脏器切除作为 D2 手术的内容之一，以降低手术并发症和死亡率，延长生存期，提高生存质量。只有肿瘤直接侵犯脾脏或胰腺时才是脾切除或部分胰腺切除的指征。

根据以上国内外资料的回顾和分析，就胃癌原发灶手术范围、淋巴结清扫范围和联合脏器的切除的必要性，提出以下治疗建议（表 9-2-15）。

表 9-2-15　胃癌手术的治疗建议

◆ 争取行 R0 切除术
◆ 远端胃癌（肿瘤位于胃窦、幽门或中下胃体部），建议进行胃大部切除术
◆ 推荐进行>D1 的手术，对于有经验的外科医生，建议进行保留脏器的 D2 手术
◆ 区域淋巴结清扫数目应≥15 枚
◆ 除肿瘤直接侵犯胰腺或脾脏，不建议进行胰体尾和（或）脾脏切除术

二、胃癌术后的辅助治疗

局部进展期胃癌接受根治术后，局部区域仍有很高的复发比例。为了降低局部区域复发率，人们尝试进行术后的放射治疗或同步放化疗。但是，术后放疗或同步放化疗是否可以提高长期生存率，尤其对于接受 D2 淋巴结清扫术的患者，是人们争论的焦点。本部分只涉及临床证据，具体放疗照射野设计和剂量问题见"第四节　胃癌的放射治疗技术"。

（一）胃癌术后单纯放疗/同步放化疗

1. 胃癌术后同步放化疗

（1）<D2 淋巴结清扫术后的同步放化疗　随着同步放化疗在胃肠道其他肿瘤中的成功应用，20 世纪 60 年代人们开始尝试胃癌术后的同步放化疗。最初的尝试是在局部进展期胃癌患者中进行的，随机分组结果表明同步放化疗与单纯放疗相比，可以延长中位生存期[75,76]。

最初有 3 个小样本的研究，探讨胃癌术后同步放化疗的价值（表 9-2-16）。Dent 研究包括 142 例患者，根据肿瘤分期，在 $T_{1\sim3}$、R0 切除的患者（N＝66）和晚期（T_4 或 M_1）、局部手术残存的患者中，分别进行随机分组研究：手术组和术后同步放化疗组 ［20Gy/（8 次·10 天）+5-FU 12.5mg/（kg·d），连续 4 天］，无论在局部早期组还是在晚期组，生存期均无显著差别[77]。Moertel 进行了更小样本的随机分组研究，所有入组患者均进行了 R0 手术但是都伴随不良预后因素（浆膜受侵、区域淋巴结转移、侵犯邻近组织/脏器或肿瘤原发于贲门），术后同步放化疗采用 37.5Gy 放疗+5-FU，其 5 年生存率同步放化组为 23%，而单纯手术组仅为 4%（$P＝0.05$）[78]。第 3 个随机分组研究将胃癌 R0 和 R1 患者随机分为单纯手术、术后放疗、术后序贯放疗+化疗和术后同步放化疗+化疗，但由于样本量太少，虽然各组间中位生存期呈显著差别（$P＝0.041$），但如果将预后因素计算其中，则未呈现各组间在生存期上的差别[79]。

上述 3 个小样本的随机分组研究，因为存在样本量小、入组条件不一致、手术术式不统一和放疗剂量和 5-FU 剂量互不相同等因素，不能从中看出胃癌术后同步放化疗的价值。20 世纪 90 年代，美国进行了一个设计较为完善、样本量较大的胃癌术后随机分组实验（Intergroup 0116）[80]。该试验收入 556 例胃癌术后患者（20% 为贲门癌），全部患者均先接受根治性胃癌手术（但是该试验并没有把淋巴结清扫范围 D2 手术作为入组条件之一），术后病理为 IB-IVM0 患者为本研究的对象，其中 275 例入单纯手术组，281 例为术后同步放化组，同步放化疗的具体治疗方法见图 9-2-4。治疗结果显示术后同步放化组的中位生存期显著高于单纯手术组（36 月 vs 27 月，3 年生存期：50% vs 41%，$P＝0.005$），3 年无复发生存期亦显著高于单纯手术组（48% vs 31%，$P<0.001$）。治疗的 3、4 级不良反应发生率分别为 41% 和 32%，仅 1% 死于治疗相关的并发症。该研究证明胃癌术后同步放化疗可以提高 $T_{3\sim4}N_0M_0$ 或无论 T 分期、N^+M_0 胃癌患者的长期生存率、降低复发率[80]，成为胃癌术后的标准治疗方案。该研究于 2012 年发表了 10 年随访结果，进一步证实了术后同期放化疗对 D0/D1 术后患者提高无复发生存率和总生存率有显著而持久的作用[81]。

表 9-2-16 胃癌术后同步放化疗的临床分组研究

作者（年代）	病例（个）	治疗方案	生存期	P 值
Dent（1979）[77]				
（N=142）	31*	S	15%（80 个月）	NS
	35	S+20Gy/5-FU	14%	
	24**	S	0%（80 个月）	NS
	26	S+20Gy+C	8%	
	26	S+噻替哌	0%	
Moertel（1984）[78]				
（N=62）	23	S	4%（5 年）	0.05
	39	S+37.5Gy/5-FU	23%	
Bleiberg（1989）[79]				
（N=115）	30	S+55.5Gy	12 月（MST）	0.041
	30	S+CRT	10 月	
	26	S+55.5Gy+C	15 月	
	29	S+CRT+C	18 月	
Macdonald（2001）				
INT0116[80]	275	S	41% vs 50%（3 年 OS）	0.005
（N=556）	281	S+C+CRT（45Gy）+C	31% vs 48%（3 年 DFS）	<0.001
Smalley（2012）				
INT0116 十年更新结果[81]	同上	S	26 月（MST）	0.006
		S+C+CRT（45Gy）+C	35 月	
Lee（2012）				
ARTIST[82]	228	S+CT	74.2%（3 年 DFS）	0.0862
（N=458）	230	S+C+CRT（45Gy）+C	78.2%	

注：*：早期组（T_{1~3}）；**：晚期组（T_4 或 M_1）

S：手术；5FU：5-氟尿嘧啶；C：化疗；CRT：同步放化疗

OS：总生存率；DFS：无瘤生存率；MST：中位生存期。

但是，该试验对手术的要求仅限于进行切缘阴性的胃癌根治术，没有规定淋巴结的清扫范围，入组患者中仅 10%接受了 D2 手术，36%为 D1 手术，而一半以上（54%）患者为小于 D1 的手术。不过，这也反映了美国外科医生进行胃癌手术的实际情况。一项对美国外科医生进行胃癌治疗的调查表明，77.1%的美国胃癌患者接受手术治疗，但是其中仅 4.7%接受了 D2 手术[35]。

针对我国国情，绝大多数医院的外科大夫也都无法做到标准的 D2 清扫术，原因可能包括：手术难度大，缺少手术实施技术的标准化培训；多站淋巴结分别送检耗时费力；对病理科手术大标本检出要求高；术后并发症风险高，护理难度大、护理经验不足等[31,32]。因此，胃癌术后如果病理为局部晚期，即肿瘤浸透肌层达浆膜（T_{3~4}）或无论 T 分期，淋巴结有转移（N_{1~3}），且淋巴结清扫范围未达到 D2 手术者，术后同步放化疗可以进一步提高疗效。如果是 R1 甚至是 R2 切除，则应常规进行术后同步放化疗（图 9-2-4）。

同步放化疗方案：

RT：DT45 Gy/（28次·5周），包括瘤床、区域淋巴结区、切缘上下各放2cm。
化疗：放疗头4天和最后3天；5-FU 400 mg/（m^2·d），LV 400 mg/（m^2·d）

R0手术 → 5氟脲嘧啶（5-FU）425 mg/（m^2·d）×5天 四氢叶酸钙（LV）20 mg/（m^2·d）×5天 → 同步放化疗 → 2周期化疗（5-FU+LV）

同步放化疗方案：
RT：DT45 Gy/28次/5周，包括瘤床、区域淋巴结区、切缘上下各放2cm。
化疗：放疗头4天和最后3天；5-FU 400 mg/（m^2·d），LV 400 mg/（m^2·d）

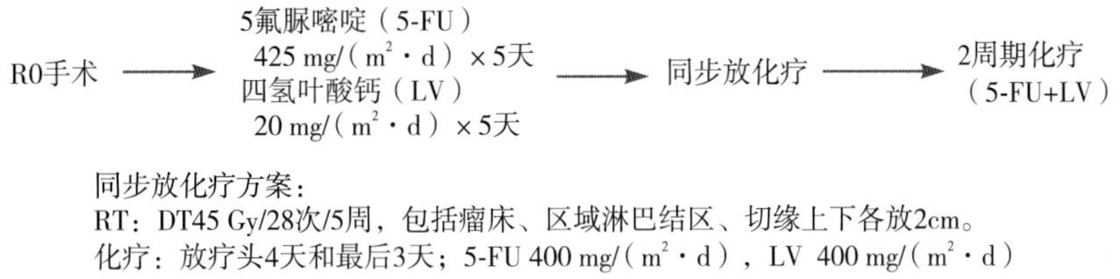

图9-2-4　Intergroup 0116同步放化疗治疗方案[80]

（2）D2淋巴结清扫术后的同步放化疗　如果已进行D2手术，术后的同步放化疗是否可以进一步提高疗效？韩国发表了一个临床Ⅱ期试验，入组条件和同步放化疗方案与intergroup 0116一样，但所有患者接受了D2的胃癌根治术。经过同步放化疗后，5年总生存率高达62%，5年无瘤生存率为58%。局部复发率仅为7%（定义为吻合口、十二指肠吻合口、瘤床和残胃的复发），区域淋巴结复发率为12%（定义为放射野内的淋巴区域复发），而在放射野内的局部+区域淋巴结复发率仅为16%，占全部复发者的35%。野外复发的65%患者中，最常见为腹腔内种植转移[83]。尽管这是一个Ⅱ期临床试验，没有设立对照组，但是野内较低的局部区域复发率有可能是D2手术和术后同步放化疗的双重功效。

除此以外，韩国进行了一项多中心、大宗病例的回顾性研究。在1995~2001年间，韩国各医院共收治3447例进行胃癌根治性手术的患者，990例ⅠB~Ⅳ期患者进入该项回顾性研究，其中544例接受单纯D2手术，446例在D2术后进行了同步放化疗，其治疗方案与Intergroup 0116相同。这两组患者在性别、手术类型、联合脏器的切除比例、肿瘤部位和淋巴结清扫数目等条件均无显著差别，不过同步放化疗组中，年龄小于65岁者显著多于单纯D2手术组（88.6% vs 76.9%，$P<0.0001$）。另外，术后病理提示分化不良者在同步放化组中多于单纯手术组，并且ⅢB和Ⅳ期患者的比例在同步放化组亦显著高于单纯手术组。中位随访期为66个月，术后同步放化疗组无论在5年总生存率还是无复发生存率均显著高于单纯D2手术，并且这种增高见于Ⅱ、ⅢA、ⅢB和Ⅳ期各期中。另外，放疗野内的局部区域复发率同步放化组显著低于单纯手术组（表9-2-17）[84]。尽管同步放化疗组中分化不良者和局部晚期者所占比例比单纯手术者高，但是该组仍取得更高的长期生存率、无复发生存率以及更低的野内复发率。虽然这不是一个随机的对照研究，不过该研究提示在D2基础上，同步放化疗仍有可能进一步提高局部和长期疗效，因此，有必要对胃癌D2术后进行随机对照研究，对术后同步放化疗的必要性提出进一步的证据。

表9-2-17　韩国回顾性研究对比胃癌D2手术与D2+术后同步放化疗的疗效[84]

	单纯D2手术（N=544）	D2+同步放化疗/辅助化疗（N=446）	P值
5年OS（%）	51.0	57.1	0.0198
5年RFS（%）	47.9	54.5	0.0161
放疗野内LRR（%）	21.7	14.9	0.0050

注：OS：总生存率；RFS：无复发生存率；LRR：局部区域复发率。

韩国 ARTIST 是第一个对比胃癌 D2 手术后同步放化疗与辅助化疗疗效的研究，XP 组接受 6 个周期的 XP 化疗（卡培他滨+顺铂）。XP/XRT/XP 组接受 2 个周期 XP 化疗序贯 45Gy 放疗（同步卡培他滨）再加 2 个周期 XP 化疗。在患者队列中对 EGFR，HER2 和 MET 的过度表达进行研究，同时对 DFS 和 OS 进行相关性分析。中期结果显示同期放化疗与仅接受辅助化疗相比，3 年无病生存率无差异（78.2% vs 74.2%，$P=0.0862$），但提高了有淋巴结转移者的 3 年无瘤生存率（77.5% vs 72.3%，$P=0.0365$）[82]。2014ASCO 大会报道的该研究终期结果，对于 Lauren 分型中的肠道亚型，XP/XRT/XP组的 DFS 明显延长（HR 2.883，95% CI，1.36~6.111，$P=0.0057$）[85]。虽然这些只是亚组分析结果，但对我们亦有所提示，淋巴结有转移及肠型胃癌患者，即使已经接受 D2 手术，也可能从同步放化疗中获益。值得注意的是，ARTIST 研究中 57.8% 的患者为 I b~ II 期（AJCC/UICC 6 版分期），较好的预后可能削弱了术后放疗的作用，为此，ARTIST-II 研究正在招募的研究对象为术后病理淋巴结有转移的胃癌患者，让我们拭目以待。

中国医学科学院肿瘤医院放疗科自 2007 年便开展了"局部进展期胃癌术后卡培他滨同步化放疗 I / II 期的临床研究"，I 期研究结果表明 $1600mg/(m^2 \cdot d)$ 为卡培他滨推荐剂量，最常见急性不良反应为 WBC 下降、食欲下降、恶心和疲劳[86]。II 期中期分析结果，2 年 DFS 和 OS 分别为 70.4% 和 86.3%。随访期间全组出现 2 例单纯局部复发（吻合口），2 例单纯区域淋巴结转移，6 例远处转移。无 4、5 级严重急性不良反应发生，3 级急性不良反应率 25.7%（9/35）。3 例（8.6%）因无法耐受治疗而中止放疗。绝大多数患者耐受性和依从性较好[87]。

同样，基于美国 SEER 数据库 1990~2003 年之间的 11630 名患者的大样本分析研究显示，术后放疗将有淋巴结转移患者的 5 年生存率提高了 9 个百分点（30.4% vs 21.4%，$P<.0001$）[88]。此研究的结论是，无论淋巴结清扫程度如何（总数 ≥15 个的 N1 或 N2、≥30 个的 N3 患者），还是进行何种手术方式（部分胃或全胃切除或联合其他脏器切除），放疗均可带来生存获益且为影响总生存的独立预后因素。

综上所述，当病理显示伴有高危不良预后因素（Borrmann）、胃癌术中淋巴结清扫小于 D2 范围、或淋巴结检出总数较少（指南建议至少 15 枚）的情况下，进行术后同步放化疗可以提高局部和长期的疗效；当淋巴结清扫范围达 D2 范围时，淋巴结有转移及肠型胃癌患者可能从术后同步放化疗获益。进一步结果还有待 ARTIST 及 ARTIST-II 研究的最终报道。

2. 胃癌术后单纯放射治疗　胃癌术后单纯放疗的研究比较少。英国胃癌研究组将胃癌术后的患者随机分为术后放疗组、术后化疗组（5-FU、多柔比星和丝裂霉素）和单纯手术组三个组。经过 5 年的随访，单纯手术组、术后放疗组和术后化疗组的 5 年总生存率分别为：20%、12% 和 19%（$P=0.14$），其组间无显著差别。不过，在术后放疗组中，局部复发率显著低于单纯手术组（10% vs 27%，$P<0.01$）[89]。

目前，在胃肠道肿瘤的治疗中，单纯放疗已被同步放化疗替代，通常仅在评估患者可能不能耐受较大的治疗副反应或因其他因素不能使用同步化疗药物时才考虑单纯放疗。

3. 胃癌术后的放疗时机　胃癌术后，先做放疗还是先做化疗，并无定论。一般来说，R0 根治术后，可采取化-放-化的夹心治疗。据中国医学科学院肿瘤医院放疗科经验，放疗前的辅助化疗以 2~3 周期为宜，若超过 3 周期，一方面会降低患者耐受性，影响同步放化疗的完成率；另一方面，手术与放疗时间间隔过长，可能影响肿瘤局部区域控制的疗效。R1 或 R2 术后，因此类患者局部肿瘤残留，建议先行术后同步放化疗，再进行系统化疗。

化疗的总周期数根据患者病情及身体状况决定，包括术前新辅助化疗、术后辅助化疗、同步放化疗期间的化疗，一般情况不超过 8 周期（21 天方案时）。

（二）胃癌术后辅助化疗

近年来，一些大型 III 期研究的发表，证实了胃癌手术联合辅助化疗相比于单纯手术，可取得更理想的治疗效果[90~92]。ACTS-GC 是全球首个关于 Ⅱ/Ⅲ 期胃癌行 D2 根治术后辅助化疗（研究组术后口服 S-1 化疗 1 年，对照组为术后观察）的临床大型 Ⅲ 期研究。中期分析 3 年总生存率和无复发生存率在 S-1 组和观察组分别为 80.1% vs 70.1%，72.2% vs 59.6%[90]。其 5 年更新结果进一步证实了术后 S-1 单药化疗与单纯手术相比，显著提高预后[92]。亚组分析 Ⅱ/Ⅲ A/Ⅲ B 期患者生存均有提高，淋巴结转移个数较多者获益更明显。自 ACTS-GC 研究之后，S-1 在胃癌辅助治疗方面的地位被确立，亚洲 Ⅱ/Ⅲ 期胃癌患者行 D2 根治术后推荐应用 S-1 进行辅助化疗。然而，可能由于西方人对 S-1 的耐受性较低，导致其在欧美国家的临床研究中口服剂量偏低[93]。因此，目前 S-1 在欧美并未被接受，仅在亚洲国家应用普遍。

韩国发起的 CLASSIC 是首个中国参与的大型国际多中心胃癌辅助化疗研究，该研究共纳入 1035 例接受 D2 手术的 Ⅱ~Ⅲ B 期胃癌患者[91]。3 年分析发现 D2 手术后 6 个月 XELOX 方案（卡培他滨+奥沙利铂），与单纯手术相比，可提高 3 年无病生存率（74% vs 59%，$P < 0.0001$）。其 5 年随访数据显示接受辅助化疗的患者 5 年总生存率有显著提高（78% vs 69%，$P = 0.0015$），证实了 XELOX 辅助化疗可显著降低术后复发风险，且无病生存的延长可转化为总生存获益。因此，XELOX 方案成为 NCCN 指南中推荐的术后辅助化疗方案。

亚洲患者如何选择化疗方案？目前建议，分期较早、无高危复发因素、耐受性较差的患者，可考虑单药化疗；而分期较晚、术后复发转移风险高、一般状况好的患者可考虑联合化疗。

三、胃癌的新辅助治疗

（一）新辅助治疗前的临床分期

新辅助治疗可以提高手术切除率，降低局部复发率的作用在很多恶性肿瘤的治疗中得以证实。中国和欧美国家在局部进展期胃癌的新辅助放/化疗中进行了有益的尝试，初步结果表明，无论是术前放疗还是化疗，都可以提高根治性切除率、局部区域控制率和长期生存率。

值得注意的是，准确的胃癌临床分期对合理选择综合治疗方案及评价预后至关重要。但是，目前发表的临床研究，多根据腹部 CT 及胃镜进行术前分期，可能存在分期不准确的情况，影响结果可靠性。因此，通过增加胃镜腔内超声、腹腔镜术前分期、腹水细胞学检查甚至是功能影像（PET、MRI等）来提高临床分期准确性，是非常有必要的。如果疗前通过检查发现腹腔种植转移或腹水细胞学阳性，则可避免不必要的开腹探查术或术前同步放化疗的实施。Muntean 等研究显示，腹腔镜检查可避免 38% 的患者接受不必要的开腹探查术，其对胃癌远地转移的敏感性、特异性和准确率分别达到 89%、100% 和 95%[94]。鉴于腹腔镜检查为直视检查，在发现的网膜及腹膜种植转移灶有其独到的优势，美国、中国 NCCN 胃癌指南，欧洲胃癌指南等均推荐在局部晚期（$T_{3~4}$ 或 N^+）患者接受治疗前进行腹腔镜及腹水细胞学检查以发现远地转移。并且，Hur 等进一步发现，不仅临床分期 $T_{3~4}$，而且 Borrmann Ⅲ/Ⅳ 型、肿瘤直径大于 4 cm 以及肿瘤位于前壁，均为腹腔种植转移的高危因素，如果对具有这些因素的患者进行诊断性腹腔镜检查，则需要接受检查的患者比例约为 42%，且其中近四分之一的患者腹腔镜检查结果为阳性[95]。因此，对于肿瘤局部分期较晚、直径较大、呈弥漫性生长的胃癌患者，治疗前建议腹腔镜和腹水细胞学检查。

目前国际多项胃癌新辅助治疗的临床 Ⅲ 期研究均要求患者入组前进行腹腔镜检查，以更准确地进行临床分期，其结果将为胃癌新辅助治疗的临床应用提供更为真实、确切的依据。

（二）胃癌术前单纯放疗

早在 20 世纪 80 年代，中国医学科学院肿瘤医院放疗科便与外科合作，进行了对贲门癌术前放疗与单纯手术的随机分组研究，这是唯一的一个大宗胃癌术前放疗的随机对照研究。370 例有病理证实的贲门癌患者随机分为单纯手术组（N = 199 例）和术前放疗组（N = 171 例）。放射治疗采用 8MV-X 线，前后对穿野，DT40 Gy/（20 次·4 周），射野包括原发灶、肿瘤上缘上 4~5cm、包括下段食管、胃底、胃小弯、肝胃韧带以及区域淋巴结区（图9-2-5）。结果表明，术前放疗可以显著延长贲门癌患者的长期生存率，同时可以显著提高手术的切除率（提高10.1%）、降低分期（T_4降低11.0%；淋巴结转移率降低20.6%），另外，还显著降低了腹腔内区域

淋巴结复发率（术前放疗64.3%，单纯手术84.9%，$P<0.001$）（表9-2-18，图9-2-6）[96]。

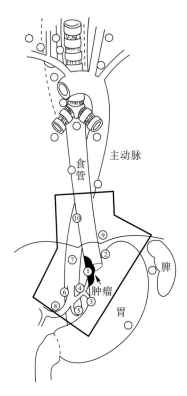

图9-2-5 贲门癌术前放疗野设计

注：1~10为淋巴结区域，1=贲门右；2=贲门左；3=胃小弯；4=胃左动脉；5=脾动脉；
6=腹腔动脉；7=局部腹主动脉旁；8=肝固有动脉；9=横膈下；10=胸腔内下段食管旁[96]。

表9-2-18 中国医学科学院肿瘤医院贲门癌术前放疗的随机对照研究结果[96]

	术前放疗组 （N=171）	单纯手术组 （N=199）	P值
5年OS（%）	30.1	20.26	0.0094
10年OS（%）	19.75	13.30	
切除率（%）	89.5	79.4	<0.01
T_2（%）	12.9	4.5	<0.01
T_3（%）	46.2	44.2	NS
T_4（%）	40.3	51.3	<0.05
淋巴结转移率（%）	64.3	84.9	<0.001
腹腔内淋巴结复发（%）	38.6	51.7	<0.025
远地转移率（%）	24.3	24.7	NS

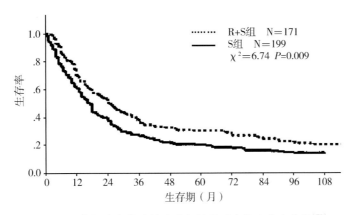

图 9-2-6　贲门癌术前放射治疗与单纯手术的生存率曲线[96]

术前单纯放疗治疗胃癌的研究较少，除上述研究外，2007 年报道的一个 Meta 分析结果表明，相比于单纯手术，术前放疗能降低可手术切除胃癌患者的 3 年（优势比 0.57，95% CI 0.43 ~ 0.76，$P = 0.0001$）和 5 年（优势比 0.62，95% CI 0.46 ~ 0.84，$P = 0.002$）死亡率[97]。因此，这进一步说明，术前放疗 + 手术的治疗模式相较于单一手术切除，对于可手术切除的局部晚期胃癌患者更有益。鉴于同步放化疗的实施，可使胃肠道肿瘤获得更好的疗效，目前单纯放疗已经被同步放化疗取代。通常仅在评估患者可能不能耐受较大的治疗副反应或因其他因素不能使用同步化疗药物时才考虑单纯放疗。

（三）胃癌新辅助化疗

先后有一系列 II 期临床研究对局部进展期胃癌进行了新辅助化疗 + 手术的研究。新辅助化疗后，肿瘤的切除率为 29% ~ 82%，中位生存期在 15 ~ 18 月，2 年生存率为 26% ~ 64%，而新辅助化疗所产生的不良反应可以为病人接受[98~104]。在此基础上，欧洲开展了随机对照的 III 期临床研究。其中来自英国 MRC 的 MAGIC 研究，是一个设计完好、样本量较大的胃癌新辅助化疗临床 III 期研究[105,106]。在该研究中，503 例可切除的局部晚期胃癌患者随机分为 3 周期新辅助化疗 + 手术 + 3 周期术后化疗组（化疗方案为表柔比星、顺铂和 5-FU，ECF 方案）与单纯手术组。结果表明，新辅助化疗组的 5 年总生存率显著高于单纯手术组（36% vs 23%，$P = 0.009$），5 年无复发生存率也显著高于单纯手术组（$P = 0.0001$）；同时降低了复发率（14.4% vs 20.6%，$P = 0.009$）。另外，新辅助化疗将 R0 切除率提高了 10%（79% vs 69%，$P = 0.018$），而且具有降低分期的疗效（T_3/T_4 的比例，新辅助化疗组 49% vs 单纯手术组 64%，$P = 0.011$）[105,107]。由于此项临床研究的结果证实了新辅助化疗的确切疗效，自 2008 年开始作为 I 类证据被 NCCN 指南所推荐。

法国 FFCD9703 研究采用了 5-FU + 顺铂的围手术期化疗方案，无论根治性切除率（84% vs 73%）还是 5 年无病生存率（34% vs 19%）和总生存率（38% vs 24%）均有明显提高[108]。但其入组病例中 25% 为胃癌，64% 为贲门癌，11% 为低位食管癌。由于不同部位肿瘤生物学行为及预后有差异，并且研究缺少统一有效的术前分期手段，这可能影响最终结果。

总之，一些前瞻性随机对照研究已证实了新辅助化疗在胃癌肿瘤降期、提高生存率方面的作用。NCCN 指南目前推荐新辅助化疗方案为表柔比星、顺铂和 5-FU（ECF 方案）或顺铂和 5-FU。

（四）胃癌术前同步放化疗

本部分只涉及临床证据，具体放疗照射野设计和剂量问题见"第四节：胃癌的放射治疗技术"。

1. 各类研究证据　目前胃癌术前同步放化疗的研究也在进行中，大多为临床 I / II 期研究

（表9-2-19）。MDACC也进行了胃癌术前同步放化疗系列研究[109~111]。三个系列研究中的患者均为临床判断可切除的胃癌，Lowy等对24例入组患者进行术前5-FU 300mg/m^{2}静脉持续滴注+局部放疗DT 45 Gy，最终83%患者进行了手术，术后病理显示完全缓解率达11%[109]。随后，他们进行了新辅助化疗+同步放化疗+手术的Ⅱ期临床研究[110,111]。术前经腹腔镜和内镜超声确定可手术切除、无肝转移和腹膜内种植的患者方可入组。2004年报道的方案是用5-FU、四氢叶酸钙（LV）和顺铂（DDP）诱导化疗2周期，随后进行5-FU+局部放疗DT 45 Gy，再进行手术[111]；2005年的新辅助化疗方案改为2周期的5-FU、泰素（taxol）和顺铂，同步化疗改为5-FU+taxol[110]。两个方案均采用新辅助化疗+术前同步放化疗的模式，后者更是采用了新药taxol，因此，病理完全缓解率均高于20%，两个报道均显示，病理完全/部分缓解是影响生存的独立预后因素。经新辅助化疗+术前同步放化疗治疗后，达到完全缓解和（或）部分缓解患者的中位生存期显著高于未达到者（63.9月 vs 12.6月，$P=0.03$）。

对于局部进展期胃癌，无论是术前单纯放疗，还是术前单纯化疗，都可以提高R0切除率，达到降低术后分期、提高局部/区域控制率和长期生存率的疗效。术前同步放化疗对于局部进展期胃癌而言，尚处于初步研究阶段。术前同步放化疗与术前单纯化疗孰优孰劣，尚有待于前瞻性随机分组研究决定。

表9-2-19　胃癌术前同步放化疗临床Ⅱ期研究结果

临床研究	N	分期	新辅助化疗	同步放化疗	手术（%）	R0（%）	MST（月）	pCR（%）
Lowy（2001）[109]	24	可切除	无	5-FU PVI 45 Gy	83	NS	NS	11
Ajani（2004）[111]	34	可切除	5-FU/LV/DDP 2周期	5-FU+45 Gy	85	70	33.7	30
Ajani（2004）[112]	43	可切除	CPT-11/DDP 2周期	5-FU/Taxol+45Gy	91	91	22.1	28
Ajani（2005）[110]	41	可切除	5-FU/Taxol/DDP2周期	5-FU/Taxol+45 Gy	98	78	NR	20
Balaudraud（2004）[113]	42	局部晚期	无	5-FU/DDP+45 Gy	91	81	23	14
Klaulke（2004）[114]	21	局部晚期	无	5-FU/DDP/taxol+50.4 Gy	58	53	18	14
Trip（2014）[115]	25	局部晚期	无	CBP/Taxol+45Gy	96	72	15	16
Hu（2014）[116]	40	局部晚期	无	S-1或S-1/Oxa+39.6~50.4Gy	60	55	21	5

注：5-FU：5-氟尿嘧啶；PVI：持续静脉滴注；NS：不详；LV：四氢叶酸钙；DDP：顺铂；Taxol：泰素；NR：未达到；MST：中位生存期；pCR：病理完全缓解率；S-1，替吉奥；CBP，卡铂；Oxa，奥沙利铂。

以下为两个较大宗病例的回顾性研究。一个分析了美国佛罗里达州1998~2003年之间3378例食管及胃腺癌的研究显示，术前/术后辅助治疗（包括放、化疗）明显提高了局部肿瘤外侵严重（T$_{4b}$）和有淋巴结转移（N$^+$）患者的生存期。其中胃腺癌患者，曾经接受过术前/术后放疗者较未接受者中位生存期提高10.3个月（22.6 vs 12.3月，$P<0.001$），并且为总生存期的独立预后因素[88]。而另一项基于2002~2006年美国SEER数据库的回顾性分析，包括了已排除远地转移的10251例胃腺癌患者，结果显示对于全组患者，虽然是否接受过术前或术后放疗对总生存期并无影响，但却延长了有淋

巴结转移患者的生存期（表 9-2-20），同时也是影响总生存期的独立预后因素[117]。

表 9-2-20　Shridhar 等回顾性分析淋巴结阳性胃癌患者接受不同治疗模式后的生存情况[117]

生存期	术前放疗 （n＝424）	术后放疗 （n＝3060）	未放疗 （n＝6767）	P 值*
中位生存期（月）	22	29	19	0.0261
5 年总生存率（%）	24	34	20	<0.0001

注：＊术前/术后放疗相对于未放疗

上述研究初步证实，针对局部晚期胃癌，术前同步放化疗不仅是可耐受的、安全性较高的，还可以通过降低肿瘤分期从而提高 R0 手术切除率，并降低局部区域复发率。其中 T、N 分期降期明显或术后病理达到缓解（pCR+pPR），特别是 pCR 的患者，其生存期将显著延长。但目前我们还需要更多的临床Ⅲ期前瞻性随机对照研究来支持这个观点，这亦是将来局部晚期胃癌综合治疗模式的研究方向和重点。

近几年国外发表的关于局部晚期食管癌/胃癌术前同步放化疗较重要的临床研究有两个，即荷兰CROSS[118] 和德国 POET[119] 两项研究。2012 年在新英格兰医学杂志刊登了一个大型的前瞻性随机对照研究，366 例术前分期为 T_1N_1 或 $T_{2\sim3}N_{0\sim1}$ 的食管或胃食管交界癌（鳞癌/腺癌）随机分为术前同步放化疗+手术（n＝188）和单纯手术组（n＝178）。全组腺癌比例为 3/4，胃食管交界癌比例为 1/4。中位随访时间 45.4 个月，该研究的主要结果见表 9-2-21。

表 9-2-21　荷兰 CROSS 主要研究结果[118]

结　　果	术前同步放化疗+手术组 （n＝188）	单纯手术组 （n＝178）	P 值
R0 切除率（%）	92	69	<0.001
术后淋巴结阳性率（%）	31	75	<0.001
中位生存期（月）	49.4	24	0.003
中位无病生存期（月）	未达到	24.2	<0.001
预计 5 年生存率（%）	47	34	—

德国 POET 研究针对胃食管交界腺癌患者，设计为术前新辅助化疗+手术对比术前新辅助化疗+同步放化疗+手术，旨在与标准新辅助化疗相比，观察术前化疗基础上联合同步放化疗的疗效。尽管这个研究由于病例入组过慢而提前终止，但初步结果显示：新辅助化疗+术前同步放化疗与单纯新辅助化疗相比，显著提高了 pCR 率（15.6% vs 2.0%，$P=0.03$）、3 年总生存率（47.4% vs 27.7%，$P=0.07$）和局部控制率（76.5% vs 59.0%，$P=0.06$），尤其对于术后病理达到 N_0 的患者，生存获益更大[119]。虽然这个研究没有达到检验效能，不过它是目前世界上唯一一个已正式发表的，在新辅助化疗基础上，利用术前同步放化疗来达到更好疗效的研究。

以上两个研究的结果表明，对于局部晚期胃食管交界癌，术前同步放化疗可比术前新辅助化疗取得更好的 R0 切除率、pCR、5 年生存率，而不显著增加围手术期并发症。所以，术前同步放化疗目前也是局部晚期胃食管交界癌的推荐治疗方法。而主要以近端和远端胃癌患者为研究对象的术前同步放化疗临床Ⅲ期研究正在进行中。

根据 2011 年《NCCN 胃癌临床实践指南（中国版）》建议，对于术前评估无远处转移的局部进展期（$cT_{2\sim4}$）或伴有淋巴结转移（cN^+）的可手术胃癌，推荐手术治疗，或选择术前化疗/同步放化疗后再手术；对于不可手术的局部进展期胃癌，可选择术前同步放化疗，疗后重新分期，如肿瘤完全缓解或明显缓解时，可考虑再行手术。

2. 术前放疗后手术并发症问题　手术是治愈胃癌的主要手段，关于胃癌术式、淋巴结清扫范围的临床研究较多，文献报道初诊即行手术切除患者的术后并发症发生率从 5.1% ~ 46% 不等[9,56,57,61,120]，这与外科医生手术经验，手术操作质量控制，术后护理，病患选择以及对术后并发症的定义标准等有关。经过术前新辅助治疗后，患者手术风险和术后并发症是否会增大？这是很多外科医生最担心的问题，以至于在过去的很多年中，曾经是术前放疗应用发展过程中最大的阻力。

关于胃食管交界癌的主要研究，中国医学科学院肿瘤医院张志贤报道的术前单纯放疗[96]和荷兰 CROSS 研究[118]，均证实无论是术前放疗还是术前同步放化疗，均未增加手术并发症发生率。张志贤报道术后 30 天内死亡率和吻合口瘘的发生率在 R+S 组和 S 组中并无显著差异（表 9-2-22）[96]。

表 9-2-22　术前放疗+手术组（R+S）与手术组（S）术后 30 天内手术并发症[96]

并发症	R+S 组 n（%）	S 组 n（%）	P 值
死亡率	1（0.6）	5（2.5）	>0.05
吻合口瘘	3（1.8）	8（4.0）	0.2

一个关于术前同步放化疗+手术组（ChRT，n=42）与新辅助化疗+手术组（Ch，n=30）术后并发症的对比研究，纳入了共 72 例局部晚期（$T_{4a/b}$ 或 N^+）胃癌患者。新辅助治疗后，90%接受了 D2 切除术[121]。ChRT 组和 Ch 组术后并发症发生率分别为 30.9%和 33.3%，P 值无显著差异。最常见的术后并发症为肺炎和静脉导管置入导致的感染。多因素分析显示与并发症发生的相关预后因素为脾胰联合脏器切除和身体过于肥胖（体重指数 BMI>25）。值得一提的是，该研究术后病理回报 ChRT 组 pCR 率为 16%，而 Ch 组为 5%。两组局部肿瘤（T）降期率分别为 83.3%和 52.7%，P=0.012。Fujitani 等人分析了 71 名可手术胃癌患者进行术前新辅助化疗和同步放化疗后，手术并发症和死亡率的发生率以及相关预后因素。38%的患者术后发生并发症，主要为伤口感染（12.7%）、腹腔脓肿（7%）、肺炎（7%）、肠梗阻（5.6%）、泌尿系感染（5.6%）和心力衰竭（5.6%）。另外 2 人分别死于呼吸衰竭和吸入性肺炎，死亡率为 2.8%。年龄大于 60 岁和体重指数（BMI）大于 $26kg/m^2$，为术后并发症发生的独立高危因素[122]。

以上相关研究提示，胃癌手术并发症的发生主要与手术切除范围、患者高龄或体型过于肥胖等相关，而与是否进行了新辅助放化疗无明确关系。据此，我们认为，如果严格选择入组患者，在具有适当经验和专业知识的外科医生的操作下，进行保留胰腺和脾脏的根治性胃癌手术，术前同步放化疗+手术的治疗模式安全性较高。

四、胃癌的姑息放疗

1. 转移性胃癌的姑息放疗　转移性胃癌包括初诊已存在远地转移或首程治疗后出现远地转移的晚期胃癌，这部分病人目前主要治疗手段是化疗。但是单纯化疗疗效欠佳，中位生存期仅 8 ~ 13 个月[93,123~125]。局部治疗手段在转移性胃癌中的治疗作用主要在于缓解临床症状，少数报道认为姑息性切除可以延长生存期[126,127]，但放疗是否也对总生存有益目前并无明确证据。

从 2012 年美国 SEER 数据库的大型回顾性分析结果来看，相较于未接受过手术或放疗的转移性胃癌患者，无论是单独手术还是单独放疗，均可带来生存获益。特别是当二者有效结合以后，可大幅度提高生存率。部分生存结果见表 9-2-23。多因素分析显示手术（HR 0.565，P<0.0001）和放疗（HR 0.882，P=0.042）与死亡率降低相关[128]。北京肿瘤医院分析了 145 例转移性/术后复发胃癌行

姑息放疗（局部区域放疗占69%，脑、骨转移等放疗31%）的预后情况，MST16.4个月，临床症状缓解率87%。结果显示对化疗后有效者行放疗较化疗后无效再行放疗者生存期明显延长（2y OS，30.4% vs 4.5%，$P=.007$）[129]。

表9-2-23 2012年美国SEER数据库5072例转移性胃癌生存结果[128]

结　　果	无放疗/手术 （n=3069）	放疗 （n=806）	手术 （n=957）	手术加放疗 （n=240）	P
MST（月）	7	8	10	16	<0.00001
2y OS（%）	8.2	8.9	18.2	31.7	<0.00001

注：MST，中位生存期；OS，总生存率

回顾性分析的结果仅能给我们一些提示，还需要前瞻性研究来明确手术和放疗在转移性胃癌患者中的作用以及什么样的转移性胃癌更适合接受局部治疗。因此，对于转移性胃癌的放疗，最重要的是患者适应证的选择。对于一般状况好，化疗效果较好或是稳定，病灶尚局限的患者，可采用放疗进一步控制原发或转移病灶，因为即使是姑息性放疗，仍然可以延长部分患者的生存期。

2. 有临床症状患者的姑息放疗　晚期胃癌患者可能因局部肿瘤侵犯或压迫造成严重的临床症状，比如，消化道梗阻直接导致患者营养摄入困难，出血造成贫血，腹腔疼痛限制了患者的日常活动或影响睡眠等。手术对于缓解症状有立竿见影的效果，但风险相对较大，对患者体力状况的要求较高，并不是所有的患者都能耐受，并且，在预计患者生存期有限的情况下，有创性的手术操作通常并不能带来生存获益。而单纯化疗对于缓解这些症状能力有限，且要求患者血象、肝肾功能基本正常，所以更适用于无明显临床症状或这些症状已经得到良好控制、患者一般情况不再恶化后的系统治疗。

放疗作为一种局部治疗手段，具有无创、有效率较高的特点，可缓解晚期胃癌患者的一些临床症状，起到提高生活质量，甚至延长生存期的作用。其主要适应证为：

（1）减少出血　通过放射线使血管闭塞而减少肿瘤出血；研究报道ORR57%~91%[130~135]。

（2）缓解疼痛　缓解肿瘤局部组织浸润、腹膜后淋巴结侵及后腹壁神经或骨转移等引起相应部位的剧烈疼痛；文献报道疼痛缓解率86%~90%[131,134,136]。

（3）解除压迫　通过缩小原发肿瘤或转移瘤而解除局部压迫症状，如消化道梗阻、梗阻性黄疸、脑转移等。消化道梗阻在临床上最为多见，主要表现为进食困难甚至食后呕吐，可迅速导致患者营养状态恶化。一个局部晚期或转移性食管癌的前瞻性研究显示，放疗后约一半的患者症状消失或得到持续改善[137]。胃癌放疗后吞咽困难的缓解率为67%~81%[131,134,138,139]。

对一些一般状况较好的患者仍然建议使用同步放化疗，则治疗增益比可能增加[133]。值得注意的是，若消化道梗阻较重，需先行小肠营养管置入、胃造瘘术或胃肠道短路手术等，先解决食物能量供应问题，再行放疗，以保证治疗的顺利进行。

第四节　胃癌放射治疗的实施

一、胃癌放疗适应证

（一）R1和R2切除术后，应常规行术后放疗/同步放化疗。

（二）R0切除术后

1. D0或D1切除术后，T_2N_0患者可选择观察或术后放疗。$T_{3~4}$或任何T，N^+的患者应行术后放疗/同步放化疗。

2. D2 切除术后，是否需进行术后放疗目前并无定论，但大型Ⅲ期临床研究的亚组分析，N⁺者受益可能更多；另外，鉴于局部肿瘤外侵严重时局部复发率较高，因此，$T_{3\sim4}$或任何 T，N^+ 的患者仍然建议行术后放疗/同步放化疗。

二、常规野照射

瘤床、吻合口和区域淋巴结为胃癌术后复发的最常见部位。一般而言，胃癌术后的照射区域包括瘤床（根据术前上消化道造影、CT 等影像学资料或根据术中放置的银夹来确定）、部分残余的胃、区域淋巴结区。肿瘤的瘤床是指疗前肿瘤所在范围。对于 $T_{3\sim4}$ 原发肿瘤，瘤床不但应包括原发肿瘤，还应包括外侵的周围组织和器官，一般放射野的外界需包括左侧横膈的 2/3 或 3/4 才能包括原发肿瘤的瘤床。

Smalley 和 Tepper 等于 2002 年分别发表了胃癌术后基于二维图像进行靶区设计的建议，是最早的胃癌靶区勾画指南[140,141]。Smalley 等主要依据"原发肿瘤部位不同，淋巴结转移规律也不同"的原理，对几种手术方式后的靶区分别进行了定义。例如，原发于胃窦部或胃下 1/3 的肿瘤，出现脾门/脾动脉淋巴结转移的概率<10%（第 10 组），而转移到幽门上淋巴结区（第 6 组）则高达 50%；相反，当肿瘤原发于上 1/3 胃或贲门时，第 10 组淋巴结区转移的概率达 12%~42%，但第 6 组则小于10%。因此，Smalley 认为应该根据肿瘤部位来确定相应应照射的淋巴结引流区。例如，如果原发肿瘤发生于贲门区或上 1/3 胃，为了包括食管旁淋巴结，需要包括下段 5 厘米的食管，还要包括脾门区淋巴结（10 组），但可以不必包括幽门上下淋巴结区；如果肿瘤位于下 1/3 胃，如胃窦或小弯侧，可不必包括贲门左右淋巴结区和脾门区域淋巴结[140]。常规模拟定位下胃癌的照射野设计见表 9-2-24、图 9-2-7。而 Tepper 等的靶区建议将不同肿瘤原发部位与肿瘤浸润深度（T 分期）、淋巴结转移程度（N 分期）相结合，确定相应的高危区域，在靶区定义方面更加细致化[141]。

表 9-2-24 Smalley 等放射治疗布野参考[140]

不同位置的原发肿瘤，需要照射的淋巴结区域

中段胃癌（胃体癌）：

　　贲门旁淋巴结（第 1、2 组）、小弯和大弯侧淋巴结（第 3~6 组）、胃左动脉（第 7 组）、脾动脉/脾门区（第 10、11 组）、胰十二指肠后（第 13 组）、肝十二指肠韧带（第 12 组）

贲门癌或上 1/3 胃癌

　　食管旁淋巴结、贲门旁淋巴结（第 1、2 组）、小弯和大弯侧淋巴结（第 3、4 组）、胃左动脉（第 7 组）、脾动脉/脾门区（第 10、11 组）。可不必包括幽门上下组（第 5、6 组），除非胃周伴广泛淋巴结转移时

胃窦部/下 1/3 胃

　　小弯和大弯侧淋巴结（第 3~6 组）、胃左动脉（第 7 组）、肝总动脉（第 8 组）、腹腔动脉（第 9 组）、胰十二指肠后（第 13 组）和肝十二指肠韧带（第 12 组）。不必包括脾动脉/脾门区（第 10、11 组）和贲门左右（第 1、2 组）

具体定位标记

前后位的射野标记（AP/PA）

　　上界：T_8 或 T_9 椎体下缘，包括胃左动脉淋巴结、贲门区、胃底（如果是贲门癌，则上界则需包括食管下 5cm）

　　下界：L_3 椎体下缘，包括胃十二指肠淋巴结和胃窦（贲门癌可在 L_2 椎体下缘）

　　左侧界：2/3 或 3/4 左侧膈肌，包括胃底、胃上淋巴结和脾门淋巴结区

　　右侧界：椎体右侧旁开 3~4 厘米，包括肝固有动脉淋巴结区和胃十二指肠淋巴结

侧野的射野标记

　　上下界：同前后位射野的上下界

　　前界：腹壁内侧壁

　　后界：椎体一半或后 2/3

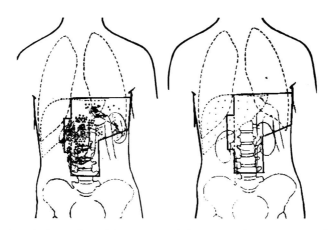

图 9-2-7　根据胃癌术后局部区域复发规律设计前后对穿照射野，照射野具体边界见表 9-2-20

胃比邻肝脏、肾脏、脊髓和小肠，上述器官为胃照射的剂量限制性器官。为了保证肿瘤区域得到足够剂量照射，同时尽量减少对周围重要器官的损伤，应该充分完善定位前的准备和充分考虑放射技术（表 9-2-25）。在做常规放射治疗时（二维照射技术），可以用前后野对穿照射，也可以用前后野、侧野 3~4 野照射。由于射野偏左、偏前，建议使用计划系统，给予各照射野一定的权重以及使用楔形板技术，以便使靶区内的剂量更加均匀。

表 9-2-25　减少正常组织和器官受量的技术

◆ 用高能 X 线（≥6MV）
◆ 多野照射，每日每野均予照射
◆ 每周拍摄校位片
◆ 用计划系统进行计划设计，减少靶区内热点，可适当使用楔形板
◆ CT 模拟定位下进行三维适形照射，勾画正常组织器官，并定义剂量-体积限制条件
◆ 靶区照射剂量 DT 45 Gy，1.8~2.0 Gy/日，5 次/周
◆ 脊髓照射剂量≤40 Gy
◆ 左肾应予遮挡 1/3 或一半，右肾照射体积<1/3
◆ 侧野照射肝脏的剂量必须小于 20Gy

二、胃癌术后三维适形/调强照射

INT0116 的研究结果确立了胃癌术后同步放化疗在<D2 淋巴结清扫术后辅助治疗中的积极作用[80]。但从放疗技术上来看，因该研究始于 20 世纪 90 年代，使用的前后对穿野的二维照射技术，造成了较大的治疗相关毒性。近年来，三维适形和调强放射治疗技术（3D-CRT，IMRT，VMAT，TOMO 等）的优势在多种肿瘤的放疗中得以证实，可以更精确地定义靶区，并产生更佳的靶区剂量分布，保护正常组织器官，进一步降低副反应。

（一）CT 模拟定位

胃癌在 CT 模拟定位前需进行胃肠道准备工作，要求在胃排空的基础上进行，具体步骤见下：

1. 定位前准备

（1）部分胃切除术后及术前放疗（肿瘤位于胃食管交界、胃小弯、胃窦）　先空腹 4 小时，于定位前 30 分钟饮水 400～500ml（其中含造影剂碘化醇 5ml），显影小肠。另将 300ml 半流食（如稠粥），于 CT 模拟定位体模固定前口服，以充盈残胃。

（2）术前放疗肿瘤位于胃大弯，需使胃保持排空状态，除显影小肠外，不再饮用 300ml 半流食。全胃切除术后：因小肠代胃容积有限，可不用或仅少量饮用含造影剂的水。

2. 步骤

（1）仰卧位，身下垫胸腹平板，双手抱肘上抬，置于额头，热塑体模固定（约胸廓一半至下腹）。

（2）待热塑体模冷却成形后，激光灯下于体前正中和两侧分别置铅点（尽可能靠近靶区中心）。

（3）行 CT 增强扫描，以更清楚地显示解剖位置；有造影剂过敏、高龄、严重并发症等不适合增强的患者，仅行平扫，层厚 3～5mm。

（4）扫描范围　肿瘤原发于胃中、下 1/3 时，膈上 10cm 左右至 L_5 下缘水平；胃食管交界或胃上 1/3，扫描上界需包括全肺，以准确评估肺受量。

（二）基于 CT 图像的靶区勾画及放疗剂量

十几年前 Smalley 和 Tepper 等发表的胃癌术后靶区勾画建议，是基于二维图像为定位基础的放疗指南[140,141]。之后便再没有关于胃癌术后放射范围建议的文章发表。随着近几年适形调强技术的不断发展，2009 年欧洲癌症研究与治疗组织（EORTC）在系统回顾的基础上，提出了胃癌术前放疗以 CT 图像为基础的、在三维方向上进行勾画靶区的具体建议[143]。麻省总医院于 2013 年发表了胃癌术后淋巴结区示意图，第一个根据胃癌不同术式（近端胃部分切除、远端胃部分切除和全胃切除）、在不同 CT 层面上勾画出淋巴结 1～16 组的图示，但该篇文章并未给出胃癌术后应如何设计照射范围的建议[144]。

由于胃癌原发肿瘤部位不同，各站淋巴结转移概率并不一致，同时还受到不同手术类型、周围正常组织器官照射剂量限制及不同放疗技术的影响，因此，关于胃癌靶区勾画目前并没有统一标准。以下是医科院肿瘤医院放疗科在胃癌靶区勾画方面的建议（图 9-2-8，图 9-2-9，图 9-2-10）。

1. 胃癌术前和术后 $T_{3～4}$ 或 N^+ 的放疗

（1）靶区定义

1）GTV：术前为可视的肿瘤病灶（原发肿瘤和淋巴结）；术后为可视或定位明确的肿瘤残存病灶（切缘不净、肿瘤或淋巴结残存、周围受侵组织或器官等）。

2）CTV：术前包括 GTV 和高危淋巴结引流区；术后包括 GTV、吻合口、残端、瘤床（若原发肿瘤为 T4b 时需包括）和高危淋巴结引流。高危淋巴结引流区需要根据不同的原发肿瘤位置设定，见表 9-2-26。

3）PTV：为在 CTV 的基础上形成，一般前后左右方向外放 5～7mm，头脚方向外放 10mm。

4）PGTV：若需要同步加量，建议在 GTV 基础上直接外放 5～7mm 为 PGTV。

表 9-2-26　根据肿瘤原发部位定义的区域淋巴结引流区照射范围

肿瘤原发部位	淋巴结引流区照射范围
胃上 1/3 或胃食管交界	110 组，20 组，1～3 组，7～12 组，16a2
胃中 1/3	1～3 组，5～13 组，14 组*，16a 组
胃下 1/3	3，5～9 组，11p，12～13 组，14 组*，16a 组

注：下段食管旁（110 组），食管裂孔旁（20 组），贲门右（1 组），贲门左（2 组），胃小弯（3 组），胃大弯（4 组），幽门上（5 组），幽门下（6 组），胃左动脉（7 组），肝总动脉（8 组），腹腔动脉（9 组），脾门（10 组），脾动脉（11 组，其中脾动脉近端为 11p 组），肝十二指肠韧带（12 组），胰十二指肠后（13 组），肠系膜根部（14 组），结肠中动脉（15 组），腹主动脉旁（16 组，其中 16a 上、下界分别为食管裂孔和左肾静脉下缘水平）。

*12、13 组淋巴结转移或胰腺被膜、实质受侵时包括。

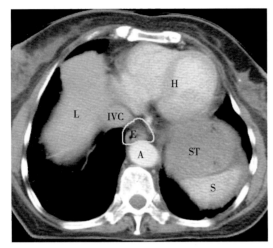

黄色：下段食管旁淋巴结（110组）

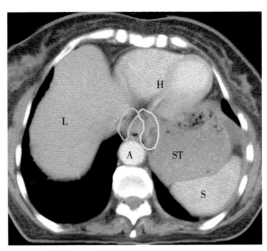

绿色：贲门右侧淋巴结（1组）；黄色：贲门左侧淋巴结（2组）：

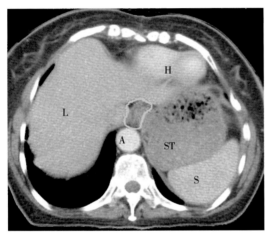

蓝色：胃小弯淋巴结（3组）

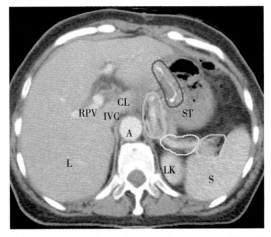

浅蓝色：脾门淋巴结（10组），黄色：脾动脉远端淋巴结（11d组）；绿色：脾动脉近端淋巴结（11p组）；粉红色：闭合器

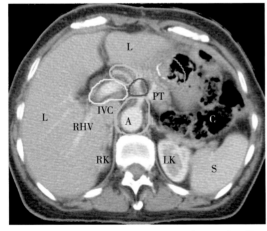

粉红色：肝总动脉淋巴结（8组）；绿色：腹腔干淋巴结（9组）；浅蓝色：肝十二指肠韧带肝固有动脉淋巴结（12a组）；黄色：肝十二指肠韧带门静脉淋巴结（12p组）；橘色：吻合口

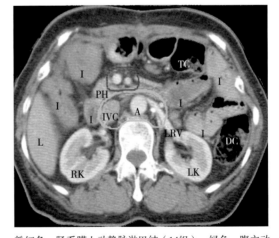

粉红色：肠系膜上动静脉淋巴结（14组）；绿色：腹主动脉旁淋巴结（左肾静脉水平，16a组）

图 9-2-8　部分淋巴结引流区示意图（胃癌根治性远端胃大部切除术，毕1式吻合术）

注：A-主动脉；C-结肠；CL-肝尾叶；DC-降结肠；IVC-下腔静脉；E-食管；H-心脏；I-小肠；L-肝脏；LK-左肾；LRV-左肾静脉；PH-胰头；PT-胰尾；RK-右肾；RPV-门静脉左支；RHV-肝右静脉；S-脾脏；ST：胃；TC-横结肠。

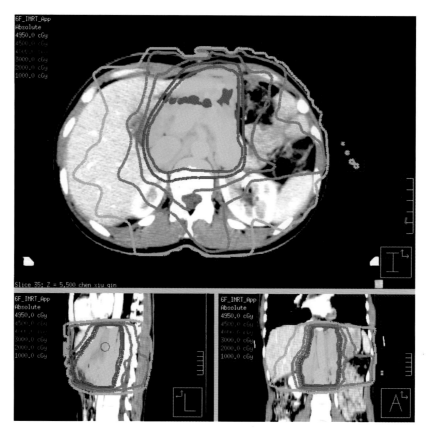

图 9-2-9　胃癌术后 6 野 IMRT 治疗靶区

注：剂量线：红色，45Gy；深蓝色，40Gy；粉色，30Gy；浅蓝色，20Gy；橘色，10Gy。

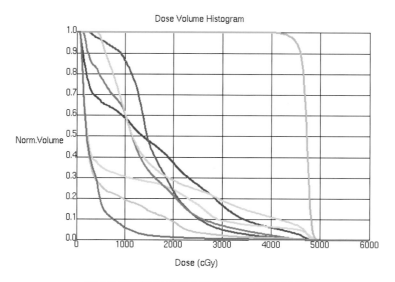

图 9-2-10　胃癌术后 6 野 IMRT 计划 DVH 图

注：绿色为 PTV（最右侧），橘色为肝脏，红色为结肠，草绿色为小肠，紫色为左肾，墨蓝色为右肾（与紫色相近），天蓝色为左肺，深蓝色为右肺（天蓝色下方）。

1）关于 CTV 是否需要包括残胃/全胃：Smalley 和 Tepper 等设计的胃癌术后基于二维图像的靶区勾画，建议除了切缘足够且无淋巴结转移的患者，均需包括全部残胃。由于胃的充盈度、活动度较大，因此在全部残胃的基础上还需扩大边界，从而导致过大的照射范围，造成患者副反应发生率较高，部分患者无法按计划完成治疗，影响疗效[80,140,141]。

首先，关于是否需要进行残胃照射并无前瞻性研究，2008 年韩国一个回顾性研究，得出了初步结论，避免对残胃进行照射可显著降低 3~4 度的呕吐和腹泻发生率，而对总体预后并无影响；照射与不照射残胃的局部区域复发率也无差异（10.8% 和 5.3%）[145]。其次，根治性手术后，局部区域复发率虽然较高，不同文献报道 20%~70% 不等[31,45,46,146]，但单纯残胃的复发率并不高。中国医学科学院肿瘤医院放疗科通过分析 297 例局部晚期胃癌根治术后（R0 术、>D1 淋巴结清扫）患者的预后，发现单纯残胃复发率仅 4.7%[31]。再次，前瞻性随机分组研究结果表明，对于远端胃癌，胃大部切除预后与全胃切除术相似，且并发症明显减少，而近端胃癌也可以采用近端部分胃切除术的手术方式。也就是说，把全部的胃都切除并没有提高疗效，反而增加了并发症。因此，对于放疗来说，将残胃置于靶区之外，似乎有理可循。基于以上，我们建议术后胃癌放疗的靶区不要包括全部残胃，这样可以大幅度降低不良反应的发生，保证治疗计划的顺利进行。

2）放疗剂量

● R1 和 R2 切除术后：95%PTV：40~45Gy，95%PGTV：50~55Gy。单次剂量 1.8~2Gy，每周五次。可同步或序贯加量。

● R0 切除术后：95%PTV：45Gy，1.8Gy/次，每周五次。

● 术前放疗：95%PTV：40Gy，95%PGTV：45Gy。单次剂量 1.8~2Gy，每周五次。可同步或序贯加量。疗末经多学科会诊后决定手术或继续行根治性放疗。若继续放疗，PGTV 需达到 50~55Gy。

3）危及器官及限量：在 CT 横断面上逐层勾画正常器官，包括残胃、肝脏、肾脏、小肠和结肠、脊髓、心脏和双肺等。正常器官限量：残胃 V_{40}<40%，V_{50}<10%；肝脏 V_{30}<40%；双侧肾脏 V_{20}<25% 或平均剂量<20Gy；脊髓计划危及器官体积（PRV）的最大剂量 ≤45Gy；小肠和结肠最大剂量 ≤55Gy，V_{45}<25%。胃食管交界癌患者，还需限制心脏 V_{30}<40%；双肺 V_{20}<20%。

1. 姑息性放疗

1）靶区勾画：胃癌行姑息性放疗的靶区设计是个极其复杂的问题，目前并无定论。对于晚期肿瘤来说，生存期长短由多种复杂因素决定，除了肿瘤的生物学行为、对放射线或化疗药物的敏感性等，其中特别重要的因素是患者是否存在较致命的远地转移灶及其营养状态等。因此，放疗剂量需要根据放疗的目的、患者一般情况、临床症状严重程度、化疗后病灶缓解程度、预计生存期和对正常组织器官可能造成的放射损伤等多方面来考虑。

● 一般情况较差、肿瘤侵犯范围较广泛、预计生存期有限，以减缓症状为主要目的的患者，建议照射野仅包括可视的、引发临床症状的原发/复发肿瘤（GTV）和转移淋巴结（GTVnd），CTV 包括 GTV 和 GTVnd，并适当外放形成 PTV；或直接在 GTV 和 GTVnd 基础上外放成 PGTV 给量。

● 一般情况好、肿瘤尚局限或化疗后远地转移灶和原发灶稳定，经医生评估后认为放疗后肿瘤的局部控制可能会转化成总生存获益的患者，照射野可适当扩大：即 CTV 除包括 GTV 和 GTVnd 以外，可适当包括一部分高危淋巴结引流区。

● 仍有手术可能的患者，按照术前放疗靶区勾画。

2）放疗剂量

● 以减缓症状为主要目的的放疗，可参照骨转移、脑转移的剂量模式，如胃癌出血、疼痛患者可给予短疗程的大分割照射，剂量可为 DT30Gy/10 次，DT35Gy/14 次，DT40Gy/16 次等[147~149]。

● 缓解梗阻症状的患者，若消化道梗阻较重，需先行胃管或小肠营养管置入、胃造瘘术或胃肠道短路手术等，先解决食物能量供应问题，再行放疗；剂量可为 DT45~55Gy，常规分割。

- 单纯腹膜后淋巴结转移根据靶体积大小、周围正常组织受量等，可以给予 DT 56~60Gy，单次剂量 2.0Gy[150]。

- 如果希望达到控制肿瘤生长、延长生存期的目的，则总剂量至少应达到 DT45Gy 以上，单次剂量 1.8~2.0Gy/次；需要根据周围正常组织限量和患者耐受性进行评估，若有可能，提高至总剂量 DT50~55Gy。

- 仍有手术可能的患者，按照术前放疗剂量给予。

3）危及器官及限量：原则同根治性放疗，可适当放宽。

（三）同步化疗方案

目前胃癌的术后放疗均以同步放化为主。若患者年龄小于 75 岁；一般情况较好，KPS[3] 70 分，预期寿命>6 个月；血常规和肝肾功能基本正常；无对同步化疗药物过敏史；并能保证每日能量摄入 >1500kcal，可进行同步放疗。

5-FU 一直是胃肠道肿瘤的基本用药，随着新化疗药物的研发和临床试验结论，卡培他滨及替吉奥（S-1）以其更低的毒副作用和更方便的给药方式正逐步代替 5-FU 成为胃肠道肿瘤化疗的主要药物。当然，口服用药的前提是患者可以进食，若患者存在消化道梗阻，仍然需要静脉应用 5-FU。

1. 5-FU+CF（甲酰四氢叶酸）　5-FU 400 mg/($m^2 \cdot$ d)，CF 25 mg/($m^2 \cdot$ d)，于放疗的前 4 天和后 3 天使用，静脉滴注[80,151]。

2. 卡培他滨（希罗达）：1600~1650mg/($m^2 \cdot$ d)，放疗第 1 天至最后 1 天或放疗日，每日分两次口服[85~87]。

3. 替吉奥（S-1）：80mg/($m^2 \cdot$ d)，放疗日，每日分两次口服[152]。

4. 胃食管交界癌：卡铂 AUC = 2 mg/ml·min，紫杉醇 50 mg/m^2，放疗期间，每周一次[118]。

三、胃癌术后常规野照射与 3D-CRT/IMRT 技术的比较

Leong 就胃癌术后的前后对穿野（AP/PA）计划与 3D-CRT 计划进行了比较[153]。根据 Intergroup0116 对治疗范围的规定，在 CT 模拟定位图像上勾画 CTV、PTV、肝脏、双肾、脊髓。3D-CRT 采用分野照射技术，上半野的 CTV 包括肿瘤瘤床、吻合口和脾门淋巴结区，采用前后和左侧野的 3 野技术；下半野的靶区包括幽门上下淋巴结区、胰十二指肠淋巴结区和局部的腹主动脉旁淋巴结区，采用水平野+前野 3 野照射（图 9-2-11）。结果表明，3D-CRT 分野计划的靶区的剂量分布优于 AP/PA 常规照射，并且，3D-CRT 计划中重要器官（双肾、脊髓）的受量低于常规 AP/PA 照射（表 9-2-27、图 9-2-12）。

Chung 比较了 3D-CRT 放疗计划与二维常规放疗计划（2 野前后对穿或多野照摄），三维计划的射野面积显著小于二维计划，同时，三维计划中，右肾小于 20Gy 受到照摄的体积显著大于二维计划（三维 24.7% vs 二维 10.3%，$P = 0.05$），而肝脏照摄大于 DT 30 Gy 的体积，三维计划显著低于二维计划（三维 21.9% vs 二维 26.9%，$P = 0.04$）[154]。另外，Ringash 比较了 7 或 9 野 IMRT 与 5 野 3D-CRT 的区别，IMRT 可以提高靶区的适形度，并可以进一步降低脊髓的最大受量（IMRT 36.85 Gy vs 3D-CRT 45.65 Gy）、50%肝脏（IMRT 17.29 Gy vs 3D-CRT 27.97 Gy）、心脏（IMRT 12.89 Gy vs 3D-CRT 15.50 Gy）和左肾的受量（IMRT 15.50 Gy vs 3D-CRT 16.06 Gy）[142]。

总而言之，胃癌术后需照射瘤床、吻合口和区域淋巴引流区。最好在 CT 扫描的基础上进行多野适形照射，以均匀靶区内的剂量并降低周围重要器官的受照射剂量。与三维适形照射相比，IMRT 可以更好地保护靶区周围重要器官。

表 9-2-27　3D-CRT 分野技术与常规 AP/PA 照射的靶区剂量分布和重要器官受量[153]

	3D-CRT	AP/PA
99%PTV 接受的剂量百分比	95%	93%
接受 98%剂量的 PTV 百分比	95%	71%
1/3 脊髓接受的剂量	17Gy	45Gy
脊髓接受 45Gy 照射的体积	1%	37%
1/3 右肾受照射剂量	18Gy	35Gy
2/3 右肾受照射剂量	6Gy	4Gy
1/3 左肾受照射剂量	18Gy	40Gy
2/3 左肾受照射剂量	5Gy	5Gy
1/3 肝脏受照射剂量	31Gy	10Gy
2/3 肝脏受照射剂量	10Gy	2Gy

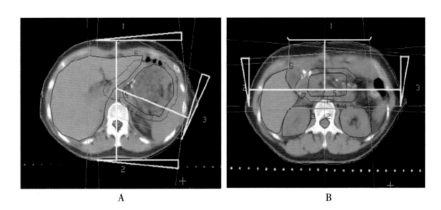

图 9-2-11　胃癌术后 3D-CRT 分野照射示意图（A：上半野 3 野适形；B：下半野 3 野适形）

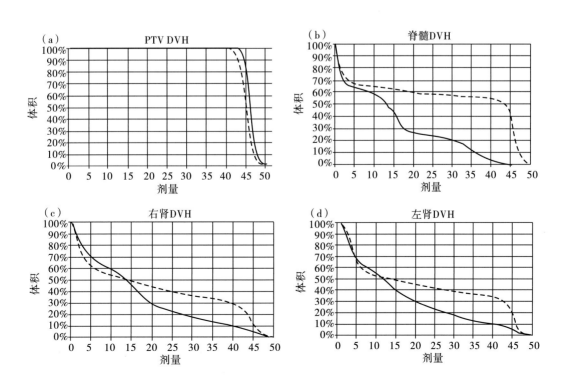

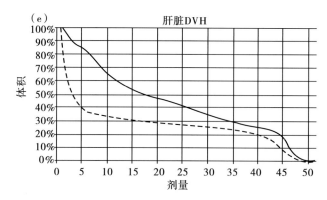

图 9-2-12　3D-CRT 分野照射与常规 AP/PA 照射重要器官的 DVH 比较

注：（a）PTV 的 DVH；（b）脊髓的 DVH；（c）右肾的 DVH；（d）左肾的 DVH；（e）肝脏的 DVH。图中实线代表 3D-CRT；虚线代表 AP/PA 常规照射[153]。

参 考 文 献

1. http://www-dep.iarc.fr 2002.

2. Maehara Y, Kakeji Y, Koga T, et al. Therapeutic value of lymph node dissection and the clinical outcome for patients with gastric cancer. Surgery, 2002, 131：S85-91.

3. Yang L, Parkin DM, Ferlay J, et al. Estimates of cancer incidence in China for 2000 and projections for 2005. Cancer Epidemiol Biomarkers Prev, 2005, 14：243-250.

4. Yang L. Incidence and mortality of gastric cancer in China. World J Gastroenterol, 2006, 12：17-20.

5. Japanese Gastric Cancer Association. Japanese gastric cancer treatment guidelines 2010 (ver. 3). Gastric Cancer, 2011, 14：113-123.

6. Japanese Gastric Cancer Association. Japanese classification of gastric carcinoma：3rd English edition. Gastric Cancer, 2011, 14 (2)：101-112.

7. The general rules for The gastric cancer study in surgery. Jpn J Surg, 1973, 3：61-71.

8. Lauren P. The Two Histological Main Types Of Gastric Carcinoma：Diffuse And So-Called Intestinal-Type Carcinoma. An Attempt At A Histo-Clinical Classification.

9. 詹庆友, 李威, 孙晓卫, 等. 胃癌外科治疗的远期疗效研究. 中华外科杂志, 2005, 43：1109-1113.

10. 詹友庆, 孙晓卫, 李威, 等. 影响根治术后胃癌的多因素分析. 癌症 2005；24：596-599.

11. 詹友庆, 李威, 孙晓卫, 等. 胃癌外科治疗的远期疗效研究. 中华外科杂志, 2005, 43：1109-1113.

12. Papachristou DN, Shiu MH. Management by en bloc multiple organ resection of carcinoma of the stomach invading adjacent organs. Surg Gynecol Obstet, 1981, 152：483-487.

13. Shiu MH, Papacristou DN, Kosloff C, et al. Selection of operative procedure for adenocarcinoma of the midstomach. Twenty years' experience with implications for future treatment strategy. Ann Surg, 1980, 192：730-737.

14. Maruyama K, Gunven P, Okabayashi K, et al. Lymph node metastases of gastric cancer. General pattern in 1931 patients. Ann Surg, 1989, 210：596-602.

15. 袁兴华, 崔修铮, 郑朝旭, 等. T$_1$和T$_2$期胃癌的外科治疗. 中华肿瘤杂志, 1999, 21：379-382.

16. Dittler HJ, Siewert JR. Role of endoscopic ultrasonography in gastric carcinoma. Endoscopy, 1993, 25：162-166.

17. AJCC cancer staging manual, 6th edition, 2002.

18. AJCC cancer staging manual, 7th edition, 2009.

19. 王鑫, 金晶, 李晔雄, 等. 美国癌症研究联合会两版临床分期标准对局部晚期胃癌疗后预测价值比较. 中华放射肿瘤学杂志, 2011, 20 (5)：403-407.

20. National Comprehensive Cancer Network（NCCN）. NCCN Guidelines in Oncology. Gastric cancer. Version 1，2014.

21. Siewert JR，Stein HJ. Classification of adenocarcinoma of the oesophagogastric junction. Br J Surg，1998，85：1457-1459.

22. Kattan MW，Karpeh MS，Mazumdar M，et al. Postoperative nomogram for disease-specific survival after an R0 resection for gastric carcinoma. J Clin Oncol，2003，21：3647-3650.

23. Karpeh MS，Leon L，Klimstra D，et al. Lymph node staging in gastric cancer：is location more important than Number? An analysis of 1，038 patients. Ann Surg，2000，232：362-371.

24. Nitti D，Marchet A，Olivieri M，et al. Ratio between metastatic and examined lymph nodes is an independent prognostic factor after D2 resection for gastric cancer：analysis of a large European monoinstitutional experience. Ann Surg Oncol，2003，10：1077-1085.

25. 李凯，徐惠绵，陈峻青. 淋巴结转移率和数量分级与胃癌预后及病理因素关系的研究. 中华医学杂志，2005，85：2113-2116.

26. Allum WH，Hallissey MT，Kelly KA. Adjuvant chemotherapy in operable gastric cancer. 5 year follow-up of first British Stomach Cancer Group trial. Lancet 1989；1：571-574.

27. Landry J，Tepper JE，Wood WC，et al. Patterns of failure following curative resection of gastric carcinoma. Int J Radiat Oncol Biol Phys，1990，19：1357-1362.

28. Roviello F，Marrelli D，de Manzoni G，et al. Prospective study of peritoneal recurrence after curative surgery for gastric cancer. Br J Surg，2003，90：1113-1119.

29. Gunderson LL，Sosin H. Adenocarcinoma of the stomach：areas of failure in a re-operation series（second or symptomatic look）clinicopathologic correlation and implications for adjuvant therapy. Int J Radiat Oncol Biol Phys，1982，8：1-11.

30. Wisbeck WM，Becher EM，Russell AH. Adenocarcinoma of the stomach：autopsy observations with therapeutic implications for the radiation oncologist. Radiother Oncol，1986，7：13-18.

31. 王鑫，金晶，李晔雄，等. 局部晚期胃癌根治术复发部位分析及对术后放疗意义的探讨. 中华放射肿瘤学杂志，2011，20（2）：133-141.

32. 王鑫，金晶，李晔雄，等. 局部晚期胃癌术后（>D1）的预后因素分析及对术后辅助治疗意义的探讨. 中华放射肿瘤学杂志，2011，20（4）：306-311.

33. Hundahl SA，Menck HR，Mansour EG，et al. The National Cancer Data Base report on gastric carcinoma. Cancer，1997，80：2333-2341.

34. Siewert JR，Bottcher K，Stein HJ，et al. Relevant prognostic factors in gastric cancer：ten-year results of the German Gastric Cancer Study. Ann Surg，1998，228：449-461.

35. Wanebo HJ，Kennedy BJ，Chmiel J，et al. Cancer of the stomach. A patient care study by the American College of Surgeons. Ann Surg，1993，218：583-592.

36. Kim JP，Lee JH，Kim SJ，et al. Clinicopathologic characteristics and prognostic factors in 10 783 patients with gastric cancer. Gastric Cancer，1998，1：125-133.

37. Hayashi H，Ochiai T，Suzuki T，et al. Superiority of a new UICC-TNM staging system for gastric carcinoma. Surgery，2000，127：129-135.

38. Moriwaki Y，Kunisaki C，Kobayashi S，et al. Progressive improvement of prognosis for patients with gastric cancer（dynamic stage grouping）with increasing survival interval from initial staging：how much longer can a given survivor expect to live? Surgery，2003，133：135-140.

39. Hermanek P. Prognostic factors in stomach cancer surgery. Eur J Surg Oncol，1986，12：241-246.

40. Noguchi Y，Imada T，Matsumoto A，et al. Radical surgery for gastric cancer. A review of the Japanese experience. Cancer，1989，64：2053-2062.

41. Boku N，Chin K，Hosokawa K，et al. Biological markers as a predictor for response and prognosis of unresectable gastric cancer patients treated with 5-fluorouracil and cis-platinum. Clin Cancer Res，1998，4：1469-1474.

42. Baba H，Korenaga D，Okamura T，et al. Prognostic factors in gastric cancer with serosal invasion. Univariate and multivariate analyses. Arch Surg，1989，124：1061-1064.

43. Bozzetti F, Bonfanti G, Morabito A, et al. A multifactorial approach for the prognosis of patients with carcinoma of the stomach after curative resection. Surg Gynecol Obstet, 1986, 162：229-234.

44. 朱正纲. 胃癌术后复发的有关问题及综合治疗. 中国实用外科杂志, 2005, 25：181-183.

45. Yoo CH, Noh SH, Shin DW, et al. Recurrence following curative resection for gastric carcinoma. Br J Surg 2000；87：236-242.

46. Maehara Y, Hasuda S, Koga T, et al. Postoperative outcome and sites of recurrence in patients following curative resection of gastric cancer. Br J Surg 2000；87：353-357.

47. 阚永丰, 李世拥, 郑毅, 等. 胃癌的广泛性淋巴结清除术 10 年经验总结. 中华普通外科杂志, 2005, 20：89-91.

48. Gouzi JL, Huguier M, Fagniez PL, et al. Total versus subtotal gastrectomy for adenocarcinoma of the gastric antrum. A French prospective controlled study. Ann Surg, 1989, 209：162-166.

49. Robertson CS, Chung SC, Woods SD, et al. A prospective randomized trial comparing R1 subtotal gastrectomy with R3 total gastrectomy for antral cancer. Ann Surg, 1994, 220：176-182.

50. Bozzetti F, Marubini E, Bonfanti G, et al. Subtotal versus total gastrectomy for gastric cancer：five-year survival rates in a multicenter randomized Italian trial. Italian Gastrointestinal Tumor Study Group. Ann Surg, 1999, 230：170-178.

51. Bozzetti F, Marubini E, Bonfanti G, et al. Total versus subtotal gastrectomy：surgical morbidity and mortality rates in a multicenter Italian randomized trial. The Italian Gastrointestinal Tumor Study Group. Ann Surg, 1997, 226：613-620.

52. Kodama Y, Sugimachi K, Soejima K, et al. Evaluation of extensive lymph node dissection for carcinoma of the stomach. World J Surg, 1981, 5：241-248.

53. Otsuji E, Toma A, Kobayashi S, et al. Long-term benefit of extended lymphadenectomy with gastrectomy in distally located early gastric carcinoma. Am J Surg, 2000, 180：127-132.

54. Dent DM, Madden MV, Price SK. Randomized comparison of R1 and R2 gastrectomy for gastric carcinoma. Br J Surg, 1988, 75：110-112.

55. Cuschieri A, Weeden S, Fielding J, et al. Patient survival after D1 and D2 resections for gastric cancer：long-term results of the MRC randomized surgical trial. Surgical Co-operative Group. Br J Cancer 1999；79：1522-1530.

56. Cuschieri A, Fayers P, Fielding J, et al. Postoperative morbidity and mortality after D1 and D2 resections for gastric cancer：preliminary results of the MRC randomised controlled surgical trial. The Surgical Cooperative Group. Lancet, 1996, 347：995-999.

57. Bonenkamp JJ, Songun I, Hermans J, et al. Randomised comparison of morbidity after D1 and D2 dissection for gastric cancer in 996 Dutch patients. Lancet 1995；345：745-748.

58. Bonenkamp JJ, Hermans J, Sasako M, et al. Extended lymph-node dissection for gastric cancer. N Engl J Med, 1999, 340：908-914.

59. Hartgrink HH, van de Velde CJ, Putter H, et al. Extended lymph node dissection for gastric cancer：who may benefit? Final results of the randomized Dutch gastric cancer group trial. J Clin Oncol, 2004, 22 (11)：2069-2077.

60. Songun I, Putter H, Kranenbarg EM, et al. van de Velde CJ. Surgical treatment of gastric cancer：15-year follow-up results of the randomised nationwide Dutch D1D2 trial. The lancet oncology, 2010, 11：439-449.

61. Degiuli M, Sasako M, Calgaro M, et al. Morbidity and mortality after D1 and D2 gastrectomy for cancer：interim analysis of the Italian Gastric Cancer Study Group (IGCSG) randomised surgical trial. Eur J Surg Oncol, 2004, 30：303-308.

62. Degiuli M, Sasako M, Ponti A. Morbidity and mortality in the Italian Gastric Cancer Study Group randomized clinical trial of D1 versus D2 resection for gastric cancer. Br J Surg 2010；97 (5)：643-649.

63. Degiuli M, Sasako M, Ponti A, et al. Randomized clinical trial comparing survival after D1 or D2 gastrectomy for gastric cancer. Br J Surg 2014；101 (2)：23-31.

64. Wu CW, Hsiung CA, Lo SS, et al. Nodal dissection for patients with gastric cancer：a randomised controlled trial. Lancet Oncol 2006；7：309-315.

65. Enzinger PC, Benedetti JK, Meyerhardt JA, et al. Impact of hospital volume on recurrence and survival after surgery for gastric cancer. Ann Surg 2007；245 (3)：426-434.

66. Degiuli M, Sasako M, Ponti A, et al. Survival results of a multicentre phase Ⅱ study to evaluate D2 gastrectomy for

gastric cancer. Br J Cancer 2004；90：1727-1732.

67. Degiuli M，Sasako M，Ponti A，et al. Morbidity and mortality after D2 gastrectomy for gastric cancer：results of the Italian Gastric Cancer Study Group prospective multicenter surgical study. J Clin Oncol，1998，16：1490-1493.

68. Association JGC. Japanese Classification of Gastric Carcinoma-2nd English Edition-. Gastric Cancer 1998；1（1）：10-24.

69. Sano T，Sasako M，Yamamoto S，et al. Gastric cancer surgery：morbidity and mortality results from a prospective randomized controlled trial comparing D2 and extended para-aortic lymphadenectomy—Japan Clinical Oncology Group study 9501. J Clin Oncol 2004；22：2767-2773.

70. Sasako M，Sano T，Yamamoto S，et al. D2 lymphadenectomy alone or with para-aortic nodal dissection for gastric cancer. N Engl J Med 2008；359（5）：453-462.

71. Maeta M，Yamashiro H，Saito H，et al. A prospective pilot study of extended（D3）and superextended para-aortic lymphadenectomy（D4）in patients with T3 or T4 gastric cancer managed by total gastrectomy. Surgery，1999，125：325-331.

72. Sasako M. Risk factors for surgical treatment in the Dutch Gastric Cancer Trial. Br J Surg，1997，84：1567-1571.

73. Csendes A，Burdiles P，Rojas J，et al. A prospective randomized study comparing D2 total gastrectomy versus D2 total gastrectomy plus splenectomy in 187 patients with gastric carcinoma. Surgery，2002，131：401-407.

74. Sano T，Yamamoto S，Sasako M. Randomized controlled trial to evaluate splenectomy in total gastrectomy for proximal gastric carcinoma：Japan clinical oncology group study JCOG 0110-MF. Jpn J Clin Oncol，2002，32：363-364.

75. Childs DS，Jr.，Moertel CG，Holbrook MA，et al. Treatment of unresectable adenocarcinomas of the stomach with a combination of 5-fluorouracil and radiation. Am J Roentgenol Radium Ther Nucl Med，1968；102：541-544.

76. Moertel CG，Childs DS，Jr.，Reitemeier RJ，et al. Combined 5-fluorouracil and supervoltage radiation therapy of locally unresectable gastrointestinal cancer. Lancet 1969；2：865-867.

77. Dent DM，Werner ID，Novis B，et al. Prospective randomized trial of combined oncological therapy for gastric carcinoma. Cancer 1979；44：385-391.

78. Moertel CG，Childs DS，O'Fallon JR，et al. Combined 5-fluorouracil and radiation therapy as a surgical adjuvant for poor prognosis gastric carcinoma. J Clin Oncol 1984；2：1249-1254.

79. Bleiberg H，Goffin JC，Dalesio O，et al. Adjuvant radiotherapy and chemotherapy in resectable gastric cancer. A randomized trial of the gastro-intestinal tract cancer cooperative group of the EORTC. Eur J Surg Oncol，1989，15：535-543.

80. Macdonald JS，Smalley SR，Benedetti J，et al. Chemoradiotherapy after surgery compared with surgery alone for adenocarcinoma of the stomach or gastroesophageal junction. N Engl J Med，2001，345：725-730.

81. Smalley SR，Benedetti JK，Haller DG，et al. Updated analysis of SWOG-directed intergroup study 0116：a phase III trial of adjuvant radiochemotherapy versus observation after curative gastric cancer resection. J Clin Oncol，2012，30（19）：2327-2333.

82. Lee J，Lim dH，Kim S，et al. Phase III trial comparing capecitabine plus cisplatin versus capecitabine plus cisplatin with concurrent capecitabine radiotherapy in completely resected gastric cancer with D2 lymph node dissection：the ARTIST trial. J Clin Oncol，2012，30（3）：268-273.

83. Lim DH，Kim DY，Kang MK，et al. Patterns of failure in gastric carcinoma after D2 gastrectomy and chemoradiotherapy：a radiation oncologist's view. Br J Cancer，2004，91：11-17.

84. Kim S，Lim do H，Lee J，et al. An observational study suggesting clinical benefit for adjuvant postoperative chemoradiation in a population of over 500 cases after gastric resection with D2 nodal dissection for adenocarcinoma of the stomach. Int J Radiat Oncol Biol Phys，2005，63：1279-1285.

85. Lee J，Lim dH，Kim S，et al. Phase III trial to compare capecitabine/cisplatin（XP）versus XP plus concurrent capecitabine-radiotherapy in gastric cancer（GC）：The final report on the ARTIST trial. J Clin Oncol 32：5s，2014（suppl；abstr 4008）.

86. 王鑫，金晶，李晔雄，等. 局部晚期胃癌术后卡培他滨同期调强放疗的I期临床研究. 中华放射肿瘤学杂志，2013，22（5）：343-346.

87. 任骅，王鑫，房辉，等. II和III期胃癌术后IMRT同期卡培他滨化疗前瞻性II期研究中期评估. 中华放射肿瘤学杂志，2014，23（2）：104-107.

88. Shridhar R, Dombi GW, Weber J, et al. Adjuvant radiation therapy increases overall survival in node-positive gastric cancer patients with aggressive surgical resection and lymph node dissection: a SEER database analysis. Am J Clin Oncol, 2012, 35 (3): 216-221.

89. Hallissey MT, Dunn JA, Ward LC, et al. The second British Stomach Cancer Group trial of adjuvant radiotherapy or chemotherapy in resectable gastric cancer: five-year follow-up. Lancet, 1994, 343: 1309-1312.

90. Sakuramoto S, Sasako M, Yamaguchi T, et al. Adjuvant chemotherapy for gastric cancer with S-1, an oral fluoropyrimidine. N Engl J Med, 2007, 357 (18): 1810-1820.

91. Bang YJ, Kim YW, Yang HK, et al. Adjuvant capecitabine and oxaliplatin for gastric cancer after D2 gastrectomy (CLASSIC): a phase 3 open-label, randomised controlled trial. Lancet, 2012, 379 (9813): 315-321.

92. Sasako M, Sakuramoto S, Katai H, et al. Five-year outcomes of a randomized phase III trial comparing adjuvant chemotherapy with S-1 versus surgery alone in stage II or III gastric cancer. J Clin Oncol, 2011, 29 (33): 4387-4393.

93. Ajani JA, Rodriguez W, Bodoky G, et al. Multicenter phase III comparison of cisplatin/S-1 with cisplatin/infusional fluorouracil in advanced gastric or gastroesophageal adenocarcinoma study: the FLAGS trial. J Clin Oncol, 2010, 28 (9): 1547-1553.

94. Muntean V, Mihailov A, Iancu C, et al. Staging laparoscopy in gastric cancer. Accuracy and impact on therapy. J Gastrointestin Liver Dis, 2009, 18 (2): 189-195.

95. Hur H, Lee HH, Jung H, et al. Predicting factors of unexpected peritoneal seeding in locally advanced gastric cancer: indications for staging laparoscopy. J Surg Oncol, 2010, 102 (7): 753-757.

96. Zhang ZX, Gu XZ, Yin WB, et al. Randomized clinical trial on the combination of preoperative irradiation and surgery in the treatment of adenocarcinoma of gastric cardia (AGC) —report on 370 patients. Int J Radiat Oncol Biol Phys, 1998, 42: 929-934.

97. Fiorica F, Cartei F, Enea M, et al. The impact of radiotherapy on survival in resectable gastric carcinoma: a meta-analysis of literature data. Cancer Treat Rev, 2007, 33 (8): 729-740.

98. Ajani JA, Ota DM, Jessup JM, et al. Resectable gastric carcinoma. An evaluation of preoperative and postoperative chemotherapy. Cancer, 1991, 68: 1501-1506.

99. Ajani JA, Mayer RJ, Ota DM, et al. Preoperative and postoperative combination chemotherapy for potentially resectable gastric carcinoma. J Natl Cancer Inst, 1993, 85: 1839-1844.

100. Wilke H, Preusser P, Fink U, et al. Preoperative chemotherapy in locally advanced and nonresectable gastric cancer: a phase II study with etoposide, doxorubicin, and cisplatin. J Clin Oncol, 1989, 7: 1318-1326.

101. Crookes P, Leichman CG, Leichman L, et al. Systemic chemotherapy for gastric carcinoma followed by postoperative intraperitoneal therapy: a final report. Cancer, 1997, 79: 1767-1775.

102. Siewert JR, Bottcher K, Roder JD, et al. Prognostic relevance of systematic lymph node dissection in gastric carcinoma. German Gastric Carcinoma Study Group. Br J Surg, 1993, 80: 1015-1018.

103. Kelsen D, Karpeh M, Schwartz G, et al. Neoadjuvant therapy of high-risk gastric cancer: a phase II trial of preoperative FAMTX and postoperative intraperitoneal fluorouracil-cisplatin plus intravenous fluorouracil. J Clin Oncol, 1996, 14: 1818-1828.

104. Alexander HR, Grem JL, Pass HI, et al. Neoadjuvant chemotherapy for locally advanced gastric adenocarcinoma. Oncology (Williston Park), 1993, 7: 37-42.

105. Allum WH WS. Perioperative chemotherapy and operable gastric and lower esophageal cancer: a randomized, controlled trial (the MAGIC trial ISRCNT93793971). Proc Am Soc Clin Oncol, 2003: 22.

106. Cunningham D, Allum WH, S. P. Stenning, et al. Perioprative chemotherapy in operable gastric and lower oesophageal cancer: final results of a randomised, controlled trial (the MAGIC trial, ISRCTN 93793971). 2005 ASCO Annual Meeting 2005; Abstract No. 4001.

107. Cunningham D, Allum WH, Stenning SP, et al. Perioperative chemotherapy versus surgery alone for resectable gastroesophageal cancer. N Engl J Med, 2006, 355: 11-20.

108. Ychou M, Boige V, Pignon JP, et al. Perioperative chemotherapy compared with surgery alone for resectable gastroesoph-

ageal adenocarcinoma: an FNCLCC and FFCD multicenter phase Ⅲ trial. J Clin Oncol, 2011, 29 (13): 1715-1721.

109. Lowy AM, Feig BW, Janjan N, et al. A pilot study of preoperative chemoradiotherapy for resectable gastric cancer. Ann Surg Oncol, 2001, 8: 519-524.

110. Ajani JA, Mansfield PF, Crane CH, et al. Paclitaxel-based chemoradiotherapy in localized gastric carcinoma: degree of pathologic response and not clinical parameters dictated patient outcome. J Clin Oncol, 2005, 23: 1237-1244.

111. Ajani JA, Mansfield PF, Janjan N, et al. Multi-institutional trial of preoperative chemoradiotherapy in patients with potentially resectable gastric carcinoma. J Clin Oncol, 2004, 22: 2774-2780.

112. Ajani JA, Walsh G, Komaki R, et al. Preoperative induction of CPT-11 and cisplatin chemotherapy followed by chemoradiotherapy in patients with locoregional carcinoma of the esophagus or gastroesophageal junction. Cancer, 2004, 100: 2347-2354.

113. Balandraud P, Moutardier V, Giovannini M, et al. Locally advanced adenocarcinomas of the gastric cardia: results of pre-operative chemoradiotherapy. Gastroenterol Clin Biol, 2004, 28: 651-657.

114. Klautke G, Foitzik T, Ludwig K, et al. Neoadjuvant radiochemotherapy in locally advanced gastric carcinoma. Strahlenther Onkol, 2004, 180: 695-700.

115. Trip AK, Poppema BJ, van Berge Henegouwen MI, et al. Preoperative chemoradiotherapy in locally advanced gastric cancer, a phase Ⅰ/Ⅱ feasibility and efficacy study. Radiother Oncol, 2014.

116. Hu JB, Sun XN, Gu BX, et al. Effect of intensity modulated radiotherapy combined with s-1-based chemotherapy in locally advanced gastric cancer patients. Oncol Res Treat, 2014, 37 (1-2): 11-16.

117. Shridhar R, Dombi GW, Finkelstein SE, et al. Improved survival in patients with lymph node-positive gastric cancer who received preoperative radiation: an analysis of the Surveillance, Epidemiology, and End Results database. Cancer, 2011, 117 (17): 3908-3916.

118. van Hagen P, Hulshof MC, van Lanschot JJ, et al. Preoperative chemoradiotherapy for esophageal or junctional cancer. N Engl J Med, 2012, 366 (22): 2074-2084.

119. Stahl M, Walz MK, Stuschke M, et al. Phase Ⅲ comparison of preoperative chemotherapy compared with chemoradiotherapy in patients with locally advanced adenocarcinoma of the esophagogastric junction. J Clin Oncol, 2009, 27 (6): 851-856.

120. Yonemura Y, Wu CC, Fukushima N, et al. Operative morbidity and mortality after D2 and D4 extended dissection for advanced gastric cancer: a prospective randomized trial conducted by Asian surgeons. Hepatogastroenterology, 2006, 53 (69): 389-394.

121. Valenti V, Hernandez-Lizoain JL, Beorlegui MC, et al. Morbidity, mortality, and pathological response in patients with gastric cancer preoperatively treated with chemotherapy or chemoradiotherapy. J Surg Oncol, 2011, 104 (2): 124-129.

122. Fujitani K, Ajani JA, Crane CH, et al. Impact of induction chemotherapy and preoperative chemoradiotherapy on operative morbidity and mortality in patients with locoregional adenocarcinoma of the stomach or gastroesophageal junction. Ann Surg Oncol, 2007, 14 (7): 2010-2017.

123. Al-Batran SE, Hartmann JT, Probst S, et al. Phase Ⅲ trial in metastatic gastroesophageal adenocarcinoma with fluorouracil, leucovorin plus either oxaliplatin or cisplatin: a study of the Arbeitsgemeinschaft Internistische Onkologie. J Clin Oncol, 2008, 26 (9): 1435-1442.

124. Van Cutsem E, Moiseyenko VM, Tjulandin S, et al. Phase Ⅲ study of docetaxel and cisplatin plus fluorouracil compared with cisplatin and fluorouracil as first-line therapy for advanced gastric cancer: a report of the V325 Study Group. J Clin Oncol, 2006, 24 (31): 4991-4997.

125. Koizumi W, Narahara H, Hara T, et al. S-1 plus cisplatin versus S-1 alone for first-line treatment of advanced gastric cancer (SPIRITS trial): a phase Ⅲ trial. Lancet Oncol, 2008, 9 (3): 215-221.

126. Meijer S, De Bakker OJ, Hoitsma HF. Palliative resection in gastric cancer. J Surg Oncol, 1983, 23 (2): 77-80.

127. Yoshida K, Yamaguchi K, Okumura N, et al. The roles of surgical oncologists in the new era: minimally invasive surgery for early gastric cancer and adjuvant surgery for metastatic gastric cancer. Pathobiology, 2011, 78 (6): 343-352.

128. Shridhar R, Almhanna K, Hoffe SE, et al. Increased survival associated with surgery and radiation therapy in metastatic

gastric cancer: a Surveillance, Epidemiology, and End Results database analysis. Cancer, 2013, 119 (9): 1636-1642.

129. 贾茹, 张小田, 沈琳. 晚期胃癌姑息放疗的现状及放化疗联合的预后分析. 第二届中国女医师大会优秀论文, 2012, 北京.

130. Tey J, Back MF, Shakespeare TP, et al. The role of palliative radiation therapy in symptomatic locally advanced gastric cancer. Int J Radiat Oncol Biol Phys, 2007, 67: 385-388.

131. Kim MM, Rana V, Janjan NA, et al. Clinical benefit of palliative radiation therapy in advanced gastric cancer. Acta Oncol, 2008, 47 (3): 421-427.

132. Hashimoto K, Mayahara H, Takashima A, et al. Palliative radiation therapy for hemorrhage of unresectable gastric cancer: a single institute experience. J Cancer ResClin Oncol, 2009, 135: 1117-1123.

133. Asakura H, Hashimoto T, Harada H, et al. Palliative radiotherapy for bleeding from advanced gastric cancer: is a schedule of 30 Gy in 10 fractions adequate? J Cancer Res Clin Oncol, 2011, 137 (1): 125-130.

134. Yuan ST, Wang FL, Liu N, et al. Concurrent Involved-field Radiotherapy and XELOX Versus XELOX Chemotherapy Alone in Gastric Cancer Patients With Postoperative Locoregional Recurrence. Am J Clin Oncol. 2013, 19.

135. Lee JA, Lim do H, Park W, et al. Radiation therapy for gastric cancer bleeding. Tumori, 2009, 95 (6): 726-730.

136. Sun J, Sun YH, Zeng ZC, et al. Consideration of the role of radiotherapy for abdominal lymph node metastases in patients with recurrent gastric cancer. Int J Radiat Oncol Biol Phys, 2010, 1, 77 (2): 384-391.

137. Harvey JA, Bessell JR, Beller E, et al. Chemoradiation therapy is effective for the palliative treatment of malignant dysphagia. Dis Esophagus, 2004, 17: 260-265.

138. Mantell BS. Radiotherapy for dysphagia due to gastric carcinoma. Br J Surg, 1982, 69 (2): 69-70.

139. Coia LR, Paul AR, Engstrom PF. Combined radiation and chemotherapy as primary management of adenocarcinoma of the esophagus and gastroesophageal junction. Cancer, 1988, 15, 61 (4): 643-649.

140. Smalley SR, Gunderson L, Tepper J, et al. Gastric surgical adjuvant radiotherapy consensus report: rationale and treatment implementation. Int J Radiat Oncol Biol Phys, 2002, 52 (2): 283-293.

141. Tepper JE, Gunderson LL. Radiation treatment parameters in the adjuvant postoperative therapy of gastric cancer. Semin Radiat Oncol, 2002, 12 (2): 187-195.

142. Ringash J, Perkins G, Brierley J, et al. IMRT for adjuvant radiation in gastric cancer: a preferred plan? Int J Radiat Oncol Biol Phys, 2005, 63: 732-738.

143. Matzinger O, Gerber E, Bernstein Z, et al. EORTC-ROG expert opinion: radiotherapy volume and treatment guidelines for neoadjuvant radiation of adenocarcinomas of the gastroesophageal junction and the stomach. Radiother Oncol, 2009, 92 (2): 164-175.

144. Wo JY, Yoon SS, Guimaraes AR, et al. Gastric lymph node contouring atlas: A tool to aid in clinical target volume definition in 3-dimensional treatment planning for gastric cancer. Pract Radiat Oncol, 2013, 3 (1): e11-19.

145. Nam H, Lim dH, Kim S, et al. A new suggestion for the radiation target volume after a subtotal gastrectomy in patients with stomach cancer. Int J Radiat Oncol Biol Phys, 2008, 71 (2): 448-455.

146. Wu CW, Lo SS, Shen KH, et al. Incidence and factors associated with recurrence patterns after intended curative surgery for gastric cancer. World J Surg, 2003, 27: 153-158.

147. Tey J, Back MF, Shakespeare TP, et al. The role of palliative radiation therapy in symptomatic locally advanced gastric cancer. Int J Radiat Oncol Biol Phys, 2007, 67 (2): 385-388.

148. Hashimoto K, Mayahara H, Takashima A, et al. Palliative radiation therapy for hemorrhage of unresectable gastric cancer: a single institute experience. J Cancer Res Clin Oncol, 2009, 135 (8): 1117-1123.

149. Asakura H, Hashimoto T, Harada H, et al. Palliative radiotherapy for bleeding from advanced gastric cancer: is a schedule of 30 Gy in 10 fractions adequate. J Cancer Res Clin Oncol, 2011, 137 (1): 125-130.

150. Sun J, Sun YH, Zeng ZC, et al. Consideration of the role of radiotherapy for abdominal lymph node metastases in patients with recurrent gastric cancer. Int J Radiat Oncol Biol Phys, 2010, 77 (2): 384-391.

151. Zhu WG, Xua DF, Pu J, et al. A randomized, controlled, multicenter study comparing intensity-modulated radiotherapy

plus concurrent chemotherapy with chemotherapy alone in gastric cancer patients with D2 resection. Radiother Oncol, 2012, 104（3）：361-366.

152. 王鑫 金晶 任骅，等. 局部晚期胃癌术后替吉奥同期 IMRT 的 I 期临床研究. 中华放射肿瘤学杂志，2014, 23（5）：282-285.

153. Leong T，Willis D，Joon DL，et al. 3D conformal radiotherapy for gastric cancer—results of a comparative planning study. Radiother Oncol，2005，74：301-306.

154. Chung HT，Shakespeare TP，Wynne CJ，et al. Evaluation of a radiotherapy protocol based on INT0116 for completely resected gastric adenocarcinoma. Int J Radiat Oncol Biol Phys，2004，59：1446-1453.

第三章 原发性肝癌

王维虎

全球原发性肝癌（primary liver cancer，PLC，以下简称肝癌）发病率占恶性肿瘤发病率的第七位，死亡率占第三位。中国肝癌发病率占恶性肿瘤发病率的第三位，死亡率占第二位，仅次于肺癌[1]。这主要是由于我国的肝癌患者，多发生在慢性肝病或者肝硬化的基础之上，起病隐匿，早期症状不明显，确诊时大多数患者已是局部晚期或发生转移，预后很差。目前随着血清甲胎蛋白（alpha-fetoprotein，AFP）和肝脏超声（US）联合筛查手段在肝炎和肝硬化患者中的应用，手术切除率增长到30%以上[2]。即使可手术患者，5年复发率也高达70%以上[3]。所以，原发性肝癌强调多学科规范化的综合治疗，以提高患者的生存率。

一、应用解剖

肝脏是人体最大的实性器官，由肝动脉和门静脉系统同时供血，血液经肝静脉回流至下腔静脉。肝动脉、门脉及胆管的左、右干支配的肝脏组织被定义为肝左、右功能叶，在肝脏表面以胆囊和下腔静脉虚构的矢状平面作为分界，左、右功能叶分别被进一步分成四个功能段，每个功能段由肝动脉、门脉及胆管的一个分支支配。Ⅰ，Ⅱ，Ⅲ和Ⅳ段组成肝左功能叶，其中Ⅳ段组成肝左功能叶内侧部，Ⅰ段相当于尾状叶，Ⅱ段和Ⅲ段组成肝左功能叶外侧部；Ⅴ，Ⅵ，Ⅶ和Ⅷ段组成肝右功能叶，其中Ⅴ段和Ⅷ段组成肝右功能叶的前部，Ⅵ段和Ⅶ段组成肝右功能叶的后部（图9-3-1）。原发于Ⅳ、Ⅴ及Ⅷ段的肝脏肿瘤多为中央型肝癌，常邻近门静脉和肝静脉主干及下腔静脉，影响手术的完整切除，而原发于Ⅱ、Ⅲ、Ⅵ及Ⅶ段的肝脏肿瘤多为周围型肝癌，一般与肝门部大血管之间有一定距离，易于手术完整切除[4]。

肝脏的淋巴引流分深浅两层。浅淋巴管位于肝被膜的深面，形成淋巴管网，与深淋巴管相通。浅淋巴引流至：①肝左叶淋巴引流经贲门淋巴结注入胃上和胃胰淋巴结或直接注入腹腔淋巴结；②肝右叶、方叶和尾状叶淋巴引流至肝门区后入腹腔淋巴结；③肝左右叶膈面即镰状韧带附近及冠状韧带、三角韧带内的淋巴引流至膈淋巴结后汇入胸骨和纵隔前后淋巴结；④肝左右叶外侧部淋巴引流至腰淋巴结。深淋巴引流：一部分沿肝静脉至膈淋巴结；一部分沿门静脉至肝门部淋巴结。

二、临床表现

（一）症状

肝癌早期大多数患者无典型症状，少数患者可以有上腹闷胀、腹痛、乏力和食欲不振等慢性基础肝病的相关症状。一旦出现以下典型症状，往往已达中、晚期肝癌。

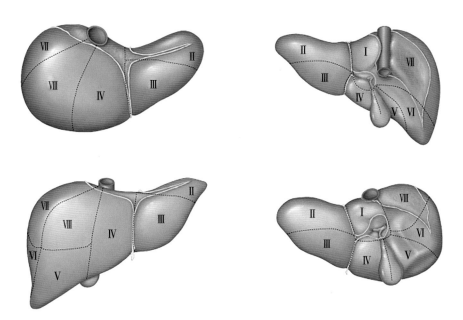

图 9-3-1 肝脏 Couinaud 分段：Ⅰ段又名尾状叶，Ⅱ段为左外上段，Ⅲ段为左外下段，Ⅳ段为左内段，Ⅴ段为右前下段，Ⅵ段为右后下段，Ⅶ段为右后上段，Ⅷ段为右前上段。

1. 肝区疼痛　右上腹疼痛最常见，为本病的重要症状。常为间歇性或持续性隐痛、钝痛或胀痛，随着病情发展加剧。疼痛部位与病变部位密切相关，病变位于肝右叶为右季肋区疼痛，位于肝左叶则为剑突下区疼痛；如肿瘤侵犯膈肌，疼痛可放射至右肩或右背；向右后生长的肿瘤可引起右侧腰部疼痛。疼痛原因主要是肿瘤生长使肝包膜张力增大所致。突然发生的剧烈腹痛和腹膜刺激征，可能是肝包膜下癌结节破裂出血引起腹膜刺激。

2. 食欲减退　饭后上腹饱胀，消化不良，恶心、呕吐和腹泻等症状，因缺乏特异性，容易被忽视。

3. 消瘦，乏力　全身衰弱，少数晚期患者可呈现恶病质状况。

4. 发热比较常见，多为持续性低热，37.5~38℃左右，多为癌性发热，抗生素治疗无效。

5. 肝外转移灶症状　如肺部转移可以引起咳嗽、咯血；胸膜转移可以引起胸痛和血性胸腔积液；骨转移可以引起骨痛或病理性骨折等。

6. 晚期患者常出现黄疸、出血倾向（牙龈、鼻出血及皮下淤斑等）、上消化道出血、肝性脑病以及肝肾功能衰竭等。

7. 癌旁综合征（paraneoplastic syndrome）　即肝癌组织本身代谢异常或癌组织对机体产生的多种影响引起的内分泌或代谢紊乱的症候群。临床表现多样且缺乏特异性，常见的有自发性低血糖症，红细胞增多症；其他有高脂血症、高钙血症、性早熟、促性腺激素分泌综合征、皮肤卟啉症、异常纤维蛋白原血症和类癌综合征等，但比较少见。

（二）体征

在肝癌早期，多数患者没有明显的相关阳性体征，中晚期肝癌的阳性体征表现为：

1. 肝脏肿大　往往呈进行性肿大，质地坚硬、表面凹凸不平，有大小不等的结节甚至巨块，边缘清楚，常有程度不等的触压痛。

2. 血管杂音　由于肝癌血管丰富而迂曲，动脉骤然变细或因癌块压迫肝动脉及腹主动脉，约半数病人可在相应部位听诊到吹风样血管杂音；此体征具有重要的诊断价值，但对早期诊断意义不大。

3. 黄疸 皮肤巩膜黄染，常在晚期出现，多是由于癌肿或肿大的淋巴结压迫胆管引起胆道梗阻所致，亦可因为肝细胞损害而引起。

4. 门静脉高压征象 肝癌患者多有肝硬化背景，故常有门脉高压和脾脏肿大。腹水为晚期表现，一般为漏出液，血性积液多为癌肿向腹腔破溃所致，亦可因腹膜转移而引起；门静脉和肝静脉癌栓，可以加速腹水的产生。

三、转移

（一）肝内转移

最常见，约占肝癌转移患者的70%左右。这是由于肝癌易出现门静脉及分支癌栓，脱落后在肝内引起多发性转移灶。如果门静脉干支癌栓阻塞，往往会引起或加重原有的门静脉高压。

（二）肝外转移

1. 淋巴转移 以肝门淋巴结转移最常见，也可转移至胰、脾和主动脉旁淋巴结，偶尔累及心包横膈和锁骨上淋巴结。

2. 血行转移 以肺转移最为多见，也可转移至肾上腺及骨骼等部位。

3. 种植转移 比较少见，偶可种植在腹膜、横膈及胸腔等处，引起血性的腹腔、胸腔积液；女性可发生卵巢转移，形成较大的肿块。

四、常见并发症

（一）上消化道出血

肝癌常有肝炎、肝硬化背景，并伴有门静脉高压，而门静脉和肝静脉癌栓可以进一步加重门脉高压，故常引起食管中下段或胃底静脉曲张破裂出血。若癌细胞侵犯胆管可致胆道出血，呕血和黑便。有的患者可因胃肠黏膜糜烂，溃疡和凝血功能障碍而广泛出血，大出血可以导致休克和肝昏迷。

（二）肝性肾病和肝性脑病（肝昏迷）

肝癌晚期尤其弥漫性肝癌，可以发生肝功能不全甚至衰竭，引起肝肾综合征（hepatorenal syndrome，HRS），即功能性急性肾功能衰竭（functional acute renal failure，FARF），主要表现为显著少尿，血压降低，伴有低钠血症、低血钾和氮质血症，往往呈进行性发展。肝性脑病（hepatic encephalopathy，HE）即肝昏迷，往往是肝癌终末期的表现，常因消化道出血、大量利尿剂、电解质紊乱以及继发感染等诱发。

1. 肝癌结节破裂出血 为肝癌最紧急而严重的并发症。癌灶晚期坏死液化可以发生自发破裂，也可因外力而破裂，故临床体检触诊时宜手法轻柔，切不可用力触压。癌结节破裂可以局限于肝包膜下，引起急骤疼痛，肝脏迅速增大，局部可触及软包块，若破溃入腹腔则引起急性腹痛和腹膜刺激征。少量出血可表现为血性腹腔积液，大量出血则可导致休克，甚至迅速死亡。

2. 继发感染 肝癌患者因长期消耗及卧床，抵抗力减弱，尤其在抗肿瘤治疗之后白细胞降低时容易并发多种感染、如肺炎、肠道感染、真菌感染和败血症等。

五、辅助检查

（一）血液生化检查

主要包括肝肾功能，血常规，凝血功能，乙肝"二对半"和丙肝抗体等肝炎病毒感染的重要标志，HBV DNA 和 HCV mRNA 扩增状况可以反映肝炎病毒载量。

（二）肿瘤标志物检查

血清 AFP 是诊断肝癌的重要指标和特异性最强的肿瘤标志物，国内常用于肝癌的普查、早期诊断、术后监测和随访。对于 AFP≥400μg/L 超过 1 个月，或≥200μg/L 持续 2 个月，排除妊娠、生殖腺胚胎癌和活动性肝病，应该高度怀疑肝癌，并进行影像学检查（CT 或 MRI），观察是否具有肝癌特征性占位表现。尚有 30%~40% 的肝癌病人 AFP 检测呈阴性，包括肝内胆管细胞癌（ICC）、高分化和低分化肝细胞肝癌（HCC），或 HCC 已坏死液化者，AFP 均可不增高。因此，需要定期检测和动态观察。但最重要的还是在影像学检查或 B 超导引下穿刺活检等来明确病理诊断。

（三）影像学检查

1. 腹部超声（US）　US 检查是最常用的检查方法。该方法可以确定肝内有无占位性病变，提示其性质，鉴别是液性或实质性占位，明确癌灶在肝内的具体位置及其与肝内重要血管的关系，以用于指导治疗方法的选择及手术的进行；有助于了解肝癌在肝内以及邻近组织器官的播散与浸润。对于肝癌与肝囊肿、肝血管瘤等疾病的鉴别诊断具有较大参考价值，但因仪器设备、解剖部位、操作者的手法和经验等因素的限制，使其检出的敏感性和定性的准确性受到一定影响。实时 US 造影可以动态观察病灶的血流动力学情况，有助于提高定性诊断，但是对于 ICC 患者可呈假阳性，应该注意；而术中 US 直接从开腹后的肝脏表面探查，能够避免超声衰减和腹壁、肋骨的干扰，可发现术前影像学检查未发现的肝内小病灶。

2. 电子计算机断层成像（CT）　目前是肝癌诊断和鉴别诊断最重要的影像检查方法之一，用来观察肝癌形态及血供状况、肝癌的检出、定性、分期以及肝癌治疗后复查。通常在平扫下肝癌多为低密度占位，边缘有清晰或模糊的不同表现，部分有晕圈征，大肝癌常有中央坏死液化；可以提示病变性质和了解肝周围组织器官是否有癌灶，有助于放疗的定位；增强扫描除可以清晰显示病灶的数目、大小、形态和强化特征外，还可明确病灶和重要血管之间的关系、肝门及腹腔有无淋巴结肿大以及邻近器官有无侵犯，为临床准确分期提供可靠的依据，且有助于鉴别肝血管瘤。HCC 的影像学典型表现具有"快进快出"的特点，即动脉期呈显著强化，静脉期其强化不及周边肝组织，而在延迟期则造影剂持续消退，因此，具有高度特异性。

3. 磁共振（MRI 或 MR）　组织分辨率高，对肝癌病灶内部的组织结构变化如出血坏死、脂肪变性以及肝癌病灶外周的侵袭特点和假包膜的显示和分辨率均优于 CT 和 US（图 9-3-2），显著提高放疗靶区勾画的准确性；MRI 无需增强即能显示门静脉和肝静脉的分支；对于小肝癌 MRI 优于 CT。特别是高场强 MR 设备的不断普及和发展，使 MR 扫描速度大大加快，可以和 CT 一样完成薄层、多期相动态增强扫描，充分显示病灶的强化特征，提高病灶的检出率和定性准确率。另外，MR 功能成像技术（如弥散加权成像、灌注加权成像和波谱分析）以及肝细胞特异性对比剂（如普美显）的应用，均可为病灶的检出和定性提供有价值的补充信息，有助于进一步提高肝癌的检出敏感率和定性准确率，并全面、准确地评估多种局部治疗的疗效。

上述三种主要影像学检查技术，各有特点，优势互补，应该强调综合检查，全面评估，如果肝脏占位影像学特征不典型，或 CT 和 MRI 两项检查显像不一致，应进行肝穿刺活检，但即使阴性结果并不能完全排除，仍然需要密切随访观察。

4. 选择性肝动脉造影（DSA）　目前多采用数字减影血管造影，可以明确显示肝脏小病灶及其血供情况，DSA 检查意义不仅在于诊断和鉴别诊断，在术前或治疗前可用于估计病变范围，特别是了解肝内播散的子灶情况，对于判断手术切除的可能性和彻底性以及决定合理的治疗方案有重要价值。DSA 是一种侵入性创伤性检查，可用于其他检查后仍未能确诊的患者。同时可进行化疗和碘油栓塞等治疗。

5. 正电子发射计算机断层成像（PET-CT）　PET-CT 扫描可以了解整体状况和评估转移情况，同时可了解肿瘤治疗前后的大小和代谢变化。但是，PET-CT 肝癌临床诊断的敏感性和特异性还需进一步提高，不推荐其作为肝癌诊断的常规检查方法，可以作为其他手段的补充。

6. 发射单光子计算机断层扫描仪（ECT）　ECT 全身骨显像有助于肝癌骨转移的诊断，可较 X 线和 CT 检查提前 3~6 个月发现骨转移。

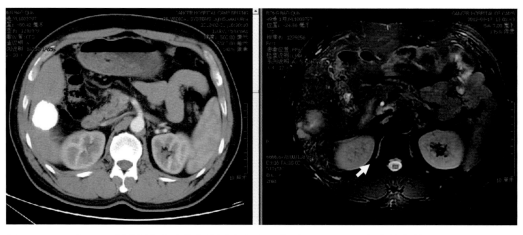

图 9-3-2　CT 和 MRI 在肝癌诊断及肿瘤范围确定方面的对比（MRI 图像中白色箭头所示为介入治疗后，CT 图像未显示的残存病灶）

（四）肝穿刺活检

在超声引导下经皮肝穿刺空芯针活检（Core biopsy）或细针穿刺（Fine needle aspiration，FNA），进行组织学或细胞学检查，可以获得肝癌的病理学诊断依据以及了解分子标志物等情况，对于明确诊断、病理类型、判断病情、指导治疗以及评估预后都非常重要，但也有一定的局限性和危险性。肝穿刺活检时，应注意防止肝脏出血和针道癌细胞种植；禁忌证是有明显出血倾向、患有严重心肺、脑、肾疾患和全身衰竭的患者。

（五）肝脏储备功能评估

通常采用 Child-Pugh 分级（表 9-3-1）和 15 分钟时吲哚菁绿潴留率（ICG-R15）等综合评价肝实质功能。

表 9-3-1　肝功能 Child-Pugh 分级

	评　分		
	1	2	3
总胆红素（μmol/L）	<34	34~51	>51
清蛋白（g/L）	>35	28~35	<28
凝血酶原时间延长	1~3 秒	4~6 秒	>6 秒
腹水	无	轻度	中等量
肝性脑病（级）	无	1~2	3~4

注：按积分法，5~6 分为 A 级，7~9 分 B 级，10~15 分 C 级。

ICG-R15 主要是反映肝细胞摄取能力（有功能的肝细胞量）及肝血流量，重复性较好。一次静脉注射 0.5mg/kg 体重，测定 15 分钟时 ICG 在血中的潴留率，正常值<12%，或通过清除曲线可测定肝血流量。

六、病理学

（一）肝细胞性肝癌（HCC）

占原发性肝癌的 90% 以上，是最常见的病理类型。

1. 大体分型 可分为结节型，巨块型和弥漫型，我国的小肝癌标准是：单个癌结节最大直径≤3cm；多个癌结节数目不超过 2 个，其最大直径总和≤3cm。小肝癌除了体积小，多以单结节性、膨胀性生长为主，与周围肝组织的分界清楚或有包膜形成，具有生长较慢、恶性程度较低、发生转移的可能性小以及预后较好等特点。癌细胞的分化程度，可以采用经典的 Edmondson-Steiner 肝癌四级分级法，或分为高分化、中分化、低分化三级。

2. 代表性免疫组化标志物 肝细胞抗原（Hep Parl）示细胞质阳性，多克隆性癌胚抗原（pCEA）示细胞膜毛细胆管阳性，CD34 示肝窦微血管弥漫性分布，磷脂酰肌醇蛋白-3（GPC-3）通常在 HCC 癌细胞的细胞质内表达。对于小病灶的肝活检组织病理学检查，可以进行 GPC-3，热休克蛋白 70（HSP）和谷氨酰胺合成酶（GS）染色，如 3 项中有 2 项阳性可以诊断为 HCC[6,7]。

（二）肝内胆管细胞癌（ICC）

较少见，起源于胆管二级分支以远肝内胆管上皮细胞，一般仅占原发性肝癌的≤5%。

（1）大体分型 可分为结节型、管周浸润型、结节浸润型和管内生长型。癌细胞分化程度可分为好、中、差三级。

（2）代表性的标志物 免疫组化检查细胞角蛋白 19（CK19）和黏糖蛋白-1（MUC-1），可显示细胞质阳性。

（三）混合型肝癌

即 HCC-ICC 混合型肝癌，比较少见，在一个肝肿瘤结节内，同时存在 HCC 和 ICC 两种成分，二者混杂分布，界限不清，分别表达各自的免疫组化标志物。

（四）其他类型

原发性肝癌中还有些少见类型肝癌，如透明细胞型、巨细胞型、硬化型和肝纤维板层癌（fibrolamellar carcinoma of liver，FLC）等。其中，FLC 为 HCC 的一种特殊和少见的组织学亚型；其特点是多见于 35 岁以下的年轻患者，通常没有乙型肝炎病毒感染及肝硬化背景，恶性程度较 HCC 低，且肿瘤常较局限，因此，有手术切除的机会，预后较好。肿瘤大多位于肝左叶，常为单个，境界清晰，边缘呈扇形质地硬，剖面见纤维间隔横贯瘤体。

七、肝癌的诊断标准

（一）病理学诊断标准

肝脏占位病灶或者肝外转移灶活检或手术切除组织标本，经病理组织学和（或）细胞学检查诊断为 HCC，此为金标准。

（二）临床诊断标准

在所有的实体瘤中，唯有 HCC 可采用临床诊断标准，主要取决于三大因素，即慢性肝病背景，影像学检查结果以及血清 AFP 水平；2011 年卫生部原发性肝癌诊疗规范专家组要求在同时满足以下条件中的 1+2（1）两项或者 1+2（2）+（3）三项时，可以确立 HCC 的临床诊断。

1. 具有肝硬化以及 HBV 和（或）HCV 感染的证据。

2. 典型的 HCC 影像学特征 同期多排 CT 扫描和（或）动态对比增强 MRI 检查显示肝脏占位在动脉期快速不均质血管强化（Arterial hypervascularity），而静脉期或延迟期快速洗脱（Venous or delayed phase washout）。

（1）如果肝脏占位直径≥2cm，CT 和 MRI 两项影像学检查中有一项显示肝脏占位具有上述肝癌的特征，即可诊断 HCC。

（2）如果肝脏占位直径为 1~2cm，则需要 CT 和 MRI 两项影像学检查都显示肝脏占位具有上述肝癌的特征，方可诊断 HCC，以加强诊断的特异性。

（3）血清 AFP≥400μg/L 持续 1 个月或≥200μg/L 持续 2 个月，并能排除其他原因引起的 AFP 升高。

八、分期

（一）TNM 分期（UICC/AJCC，2010）

T：原发病灶

　　T_x：原发肿瘤不能评估

　　T_0：无原发肿瘤的证据

　　T_1：孤立肿瘤没有血管受侵

　　T_2：孤立肿瘤，有血管受侵或多发肿瘤直径≤5cm

　　T_{3a}：多发肿瘤直径>5cm

　　T_{3b}：孤立肿瘤或多发肿瘤侵及门静脉或肝静脉主要分支

　　T_4：肿瘤直接侵及周围组织或器官（胆囊除外），或致脏层腹膜穿孔

N：区域淋巴结

　　N_x：区域内淋巴结不能评估

　　N_0：无淋巴结转移

　　N_1：区域淋巴结转移

M：远处转移

　　M_x：远处转移不能评估

　　M_0：无远处转移

　　M_1：有远处转移

分期：

Ⅰ期：　　　　$T_1 N_0 M_0$

Ⅱ期：　　　　$T_2 N_0 M_0$

ⅢA 期：　　　$T_{3a} N_0 M_0$

ⅢB 期：　　　$T_{3b} N_0 M_0$

ⅢC 期：　　　$T_4 N_0 M_0$

ⅣA 期：　　　任何 T，$N_1 M_0$

ⅣB 期：　　　任何 T，任何 N，M_1

TNM 分期对肝癌的发展情况做了详细的描述，但 TNM 分期存在一些不足，原因在于：

1. 分期没有对肝功能进行描述，而治疗 HCC 时非常强调肝功能代偿，肝功能显著地影响治疗方法的选择和预后的判断。

2. 对于 HCC 的治疗和预后至关重要的血管侵犯，在治疗前（特别是手术前）一般难以准确判断。

（二）2010 巴塞罗那肝癌临床分期（表 9-3-2）。

九、治疗

在我国，由于肝癌多发生在有慢性肝病或者肝硬化的基础上，具有多中心性原发[8]和肝功能储备不足的特点，且肝内转移率高，给治疗带来极大的挑战。目前，外科根治切除和肝移植是主要的根治治疗手段，然而外照射放疗、局部消融治疗和肝动脉介入治疗等治疗手段也可以有效控制病灶，甚至达到根治的目的。因此，特别强调多学科规范化的综合治疗，并且在此基础上，提倡针对不同的患者或者同一患者的不同阶段实施个体化治疗。

（一）手术治疗

包括肝切除术和肝移植术。

表 9-3-2 HCC 的 BCLC 分期

| 期 别 | PS 评分 | 肿瘤状态 | | 肝功能状态 |
		肿瘤数目	肿瘤大小	
0 期：极早期	0	单个	<2cm	没有门脉高压
A 期：早期	0	单个	任何	Child-Pugh A-B
		3 个以内	<3cm	Child-Pugh A-B
B 期：中期	0	多结节肿瘤	任何	Child-Pugh A-B
C 期：进展期	1~2	门脉侵犯或 N_1、M_1	任何	Child-Pugh A-B
D 期：终末期	3~4	任何	任何	Child-Pugh C

注：BCLC 分期比较全面地考虑了肿瘤、肝功能和全身情况，与治疗原则联系起来，并且具有循证医学高级别证据的支持，目前已在全球范围被广泛采用。

肝切除术的基本原则是最大限度地完整切除肿瘤，保证 1~2cm 切缘；且最大限度地保留正常肝组织，降低手术死亡率及手术并发症。肝切除术的适应证：一般情况良好，无明显心、肺、肾等重要脏器器质性病变；肝功能正常，或仅有轻度损害（Child-Pugh A 级），或肝功能分级属 B 级，经短期保肝治疗后恢复到 A 级；肝储备功能（如 ICGR15）基本在正常范围以内；单发肝癌，受肿瘤破坏的肝组织<30%，或受肿瘤破坏的肝组织>30%，但是无瘤侧肝脏明显代偿性增大，达到标准肝体积的50%以上；多发性肿瘤，结节<3 个，且局限在肝脏的一段或一叶内；无不可切除的肝外转移性肿瘤。一般认为 ICG15<14%，可作为安全进行肝切除术而肝功衰竭发生概率低的界限[9]。根治性肝切除术后的 5 年生存率达 50%左右[10]。肝癌根治切除标准分为 3 级，其中，Ⅰ级标准：完整切除肉眼所见肿瘤，切缘无残留。Ⅱ级标准：在Ⅰ级标准基础上增加 4 项条件：肿瘤数目≤2 个；无门脉主干及一级分支、总肝管及一级分支、肝静脉主干及下腔静脉癌栓；无肝门淋巴结转移；无肝外转移。Ⅲ级标准：在Ⅱ级标准基础上，增加术后随访结果的阴性条件，即术前血清 AFP 增高者，术后 2 个月内 AFP 应降至正常和影像学检查未见肿瘤残存。随着采用根治标准级别的升高，其切除后生存率也逐级提高，马曾辰等[11]作者研究显示Ⅰ级、Ⅱ级和Ⅲ级标准根治组 5 年生存率分别为 43.2%、51.2%和64.4%，各组生存率差异有显著性（$P<0.01$）。

对于局限性肝癌，如果患者不伴有肝硬化，则应首选肝切除术；如果合并肝硬化，肝功能失代偿（Child-Pugh C 级），且符合移植条件，应该首选肝移植术。肝移植术的选择标准，国际上主要采用米兰（Milan）标准[12]，即单个肿瘤直径不超过 5cm；多发肿瘤数目≤3 个、最大直径≤3cm；不伴有血管及淋巴结的侵犯。符合米兰标准患者肝移植术后 4 年生存率≥75%，无复发生存率≥80%[12~14]。还有美国加州大学旧金山分校（UCSF）标准：单个肿瘤直径不超过 6.5cm；多发肿瘤数目≤3 个、最大直径≤4.5cm、总的肿瘤直径≤8cm；不伴有血管及淋巴结的侵犯。以及匹兹堡（Pittsburgh）改良TNM 标准：只将有大血管侵犯、淋巴结受累或远处转移这三者中出现任一项作为肝移植禁忌证，而不将肿瘤的大小、个数及分布作为排除的标准。

（二）消融治疗

消融治疗是借助医学影像技术的引导，采用物理或化学的方法直接杀灭肿瘤组织一类治疗手段。主要包括射频消融（RFA）、微波消融（MWA）、冷冻治疗（Cryoablation）、高功率超声聚焦消融（HIFU）以及无水乙醇注射治疗（PEI），具有微创、安全、简便和易于多次实施的特点。通常适用于不能接受肝切除术和肝移植术，且具有下面特点的患者：单发肿瘤，最大径≤5cm；或肿瘤数目≤3 个，且最大直径≤3cm；无血管、胆管和邻近器官侵犯以及远处转移；肝功能分级为 Child-Pugh A或 B 级，或经保肝治疗达到该标准。一项随机对照研究显示，对于单发病灶≤3cm，消融治疗与手术切除者的生存率和局部控制率无明显差别[15]。但另一项大样本回顾分析显示，对于单发病灶>3cm，且≤5cm，或肿瘤数目>1 个，≤3 个，且最大直径≤5cm 的患者，在总生存率和无复发生存率方面，手术具有显著优势[16]。因此，对于不能手术切除的直径>5cm 的单发肿瘤，或最大直径>3cm 的多发肿瘤，局部消融可以作为综合治疗的一部分，需要联合其他治疗手段。局部消融的几点特殊要求：肿瘤距肝门部肝总管、左右肝管的距离应至少为 5mm；消融范围应力求包括 5mm 的癌旁组织，以获得"安全边缘"，彻底杀灭肿瘤。对于边界不清晰、形状不规则的浸润型癌或转移癌灶，在邻近肝组织及结构条件许可的情况下，建议适当扩大消融范围。评估局部疗效的规范方法是在消融后 1 个月左右，复查肝脏 CT/MRI，或者超声造影，以评价消融疗效。

（三）肝动脉介入治疗

通常经股动脉插管，导管置于腹腔干或肝总动脉造影，包括动脉期、实质期及静脉期（同时应做肠系膜上动脉造影、注意寻找侧支供血），然后超选择插管至肿瘤供血动脉内给予灌注化疗，称之为肝动脉灌注化疗（transarterial infusion chemotherapy，TAIC），常用化疗药物有多柔比星（ADM）或表柔比星（EADM）、顺铂（PDD）、5-氟尿嘧啶（5-FU）、羟基喜树碱（HCPT）以及丝裂霉素（MMC）等。如插管至肿瘤供血动脉时未予灌注化疗，而是予以肿瘤供血动脉栓塞，称之为肝动脉栓塞（transarterial embolization，TAE）治疗，栓塞剂一般采用超液化乙碘油，其他栓塞剂包括明胶海绵、永久性颗粒和微球等。如同时进行肝动脉灌注化疗和肝动脉栓塞治疗，称之为肝动脉栓塞化疗（transarterial chemoembolization，TACE），一般采用栓塞剂与化疗药物充分混合成的乳剂。TACE 治疗肝癌主要是基于肝癌和正常肝组织血供的差异，即 95%~99% 的肝癌血供来自肝动脉，而正常肝组织血供的 70%~75% 来自门静脉，肝动脉血供仅占 20%~25%。TACE 能有效阻断肝癌的动脉供血，同时持续释放高浓度的化疗药物打击肿瘤，使其缺血坏死并缩小，而对正常肝组织影响较小。

TACE 的主要适应证为不能手术切除的中晚期肝癌患者，无肝肾功能严重障碍，肝功能分级Child-Pugh A 或 B 级，ECOG 评分 0~2 分，包括：巨块型肝癌，肿瘤占整个肝脏的比例<70%；多发结节型肝癌；门静脉主干未完全阻塞，或虽完全阻塞但肝动脉与门静脉间代偿性侧支血管形成；外科手术失败或术后复发者；肝肿瘤破裂出血及肝动脉-门脉静分流造成门静脉高压出血。同时也适用与可以手术切除，但由于其他原因（如高龄、严重肝硬化等）不能或不愿接受手术、局部射频或微波消融的患者。

TACE 治疗的禁忌证：肝功能严重障碍（Child-Pugh C 级）；凝血功能严重减退，且无法纠正；门静脉主干完全被癌栓栓塞，且侧支血管形成少；合并活动性感染且不能同时治疗者；肿瘤远处广泛转移，估计生存期<3 个月者；恶病质或多器官功能衰竭者；肿瘤占全肝比例≥70%；如果肝功能基本正常，可考虑采用少量碘油乳剂分次栓塞；外周血白细胞和血小板显著减少，白细胞<3.0×10^9/L（非绝对禁忌，如脾功能亢进者，与化疗性白细胞减少有所不同），血小板<60×10^9/L。

表 9-3-3 中的研究表明 TACE 能有效控制肝癌生长，明显延长患者生存期，使肝癌患者获益，已成为不能手术切除的中晚期肝癌有效的治疗方法[17~19]。TACE 治疗本身有一定局限性，主要表现为：由于栓塞不彻底和肿瘤侧支血管建立等原因，TACE 常难以使肿瘤达到病理上完全坏死；TACE 治疗后由于肿瘤组织缺血和缺氧，残存肿瘤的缺氧诱导因子（HIF）水平升高，从而使血管内皮生长因子（VEGF）高表达。这些因素可导致肝内肿瘤复发和远处转移。

表 9-3-3　肝动脉介入治疗与支持治疗在晚期肝癌患者疗效的随机对照研究

作　　者	年　　份	分　　组	病例数	2 年生存率	P 值
Lo CM 等	2002	TACE	40	31%	0.002
		支持治疗	40	11%	
Llovet JM 等	2002	TACE	40	63%	0.009
		TAE	37	50%	
		支持治疗	35	27%	

注：TACE：transarterial chemoembolization；TAE：transarterial embolization.

（四）系统治疗

现有证据表明，对于没有禁忌证的晚期 HCC 患者，系统治疗优于支持对症治疗；可以减轻肿瘤负荷，改善肿瘤相关症状和提高生活质量，还可延长生存时间和有其他获益。主要适用于：已经发生肝外转移的晚期患者；虽为局部病变，但不适合手术切除、射频或微波消融和 TACE 治疗，或者局部治疗失败进展者；弥漫型肝癌；合并门静脉主干癌栓和（或）下腔静脉者。

索拉非尼是一种口服的多靶点、多激酶抑制剂，既可通过抑制血管内皮生长因子受体（VEGFR）和血小板源性生长因子受体（PDGFR）阻断肿瘤血管生成，又可通过阻断 Raf/MEK/ERK 信号传导通路抑制肿瘤细胞增殖，从而发挥双重抑制、多靶点阻断的抗 HCC 作用。国际多中心 III 期临床研究[20]证明，索拉非尼能够延缓 HCC 的进展，明显延长晚期患者生存期，且安全性较好；同时，不同的地域、不同的基线水平和不同的预后因素的 HCC 患者应用索拉非尼治疗都有临床获益，疗效相似[21]。近年来，一系列临床研究[22~24]提示含奥沙利铂（OXA）的方案治疗肝癌有效，客观有效率有所提高，能够控制病情发展，减轻症状，可能延长生存，因而广受重视。2013 年国际多中心 III 期临床研究（EACH 研究[25]）结果显示：对于不适于手术或局部治疗的晚期肝癌患者，FOLFOX 4 方案化疗效优于单药 ADM 化疗，尽管未达到统计学差异，但已证明含 OXA 的联合化疗可以为晚期 HCC 患者带来一定的生存获益。对于没有禁忌证的晚期 HCC 患者，系统化疗明显优于一般性支持治疗，不失为一种可以选择的治疗方法。原则上，对于具有以下情况之一的患者不宜进行系统化疗：ECOG>2 分，Child-Pugh>7 分；白细胞<$3.0×10^9$/L 或中性粒细胞<$1.5×10^9$/L，血小板<$60×10^9$/L，血红蛋白<90g/L；肝、肾功能明显异常，氨基转移酶（AST 或 ALT）>5 倍正常值和（或）胆红素显著升高>2倍正常值，清蛋白<28g/L，肌酐（Cr）≥正常值上限，肌酐清除率（CCr）≥50mi/min；具有感染发热、出血倾向、中大量腹腔积液和肝性脑病。

（五）放射治疗

精确放疗技术在肝癌的实践充分显示出肝癌对放疗敏感[26,27]，三维适形放疗（3-dimensional conformal radiation therapy，3DCRT）、调强放疗（intensity modulated radiation therapy，IMRT）、图像引导放疗（image-guided radiation therapy，IGRT）和立体定向放疗（Stereotactic Radiotherapy，SBRT）等放疗技术的日益成熟和广泛应用使得放疗的作用已从姑息走向根治[28,29]，放疗已成为肝癌治疗的基本手段之一。

放疗的证据

（1）肝癌适形放疗　现代放疗技术的应用可以显著提高肝内肿瘤的照射剂量，同时降低正常肝脏组织的照射剂量，从而提高了肿瘤的控制率及放疗的耐受性。Ben-Josef E 等[30]作者报告了不可手术患者接受适形放疗和同步肝动脉灌注化疗的前瞻性研究结果：放疗中位剂量 60.75Gy，每次 1.5Gy，一天 2 次。1 年局部控制率 81%，1 年和 3 年的总生存率分别为 57% 和 17%，中位生存为 15.8 个月，显著优于历史对照支持治疗的疗效。Han KH 等[31]作者报告关于伴有门脉癌栓肝癌患者接受适形放疗和同步肝动脉灌注化疗的前瞻性研究结果：放疗中位剂量 45Gy，常规分割，放疗第一周和第五周接受肝动脉 5-FU 和顺铂灌注化疗。3 年的总生存率 24.1%，中位生存 13.1 个月，同样优于历史对照支持治疗的疗效。Mornex F 等[27]报告了小肝癌常规剂量单纯适形放疗的前瞻性研究结果：给予放疗处方剂量 66Gy，2Gy/次，一周 5 次。其中，CR 率高达 80%，PR 率 12%，SD 率 8%，1 年局部控制率 76%，显示出肝癌对放疗的敏感性良好，而且仅 2 例 Child-pugh B 级的患者出现了 4 度毒性，总体耐受性好，但表明肝功能储备与放疗的毒性密切相关。表 9-3-4 中 Ben-Josef E[30]、Mu-Tai Liu[32]、Seong J[33]三个作者发表的研究均显示：放疗剂量均是一个重要的预后因素，随着放疗剂量的提高，放疗的疗效显著增加。

综上所述，对于不可手术、局部消融及肝移植的局部晚期患者，以及对于伴有门脉、肝静脉和下腔静脉癌栓而不适合单纯肝动脉介入治疗的患者，适形放疗是一种可选择的有效治疗手段。治疗需评估患者肝功能储备，Child-pugh B 级患者的放疗毒性高于 Child-pugh A 级患者，Child-pugh C 级的患者不建议放疗。

表 9-3-4　肝癌适形放疗结果

作　　者	年份	病　　例	治疗方案	中位剂量（Gy）	总生存率	中位生存（月）
Liu 等	2004	44（晚期）	RT	50.4（39.6~60）	40.0%（2y） 32.0%（3y）	15.2
Ben-Josef E 等	2005	128（晚期）	RT+CTAC	60.75（1.5/fx, bid）	17.0%（3y）	15.8
Mornex 等	2006	27（小肝癌）	RT	66.0（2/fx）	80%CR，12%PR	NA
Han 等	2008	40（伴 PVT）	RT+CTAC	45	24.1%（3y）	13.1
Seong 等	2009	398（晚期）	RT	≥45.0	27.9%（2y）	12.0

注：RT：radiotherapy；PVT：portal vein thrombosis；AFP：alpha-fetoprotein；CTAC：concurrent transarterial chemotherapy；CR：complete response；PR：partial response；NA：not available.

（2）放疗联合肝动脉栓塞化疗　HCC 是肝动脉和门静脉双重血供的肿瘤，TACE 治疗肝癌主要是基于 95% 左右的肝癌血供来自肝动脉，通过阻断肝癌的动脉供血，同时持续释放高浓度的化疗药物杀灭或抑制肿瘤，使其缺血坏死并缩小。但是，单纯 TACE 治疗不能使肿瘤完全坏死，主要是由于门静脉供血部分的肿瘤对 TACE 无效，另外栓塞动脉再通，病灶周围的肿瘤组织部分由旁系动脉供血，以及动静脉漏等因素使部分肿瘤组织保持血供，能够存活下来。而且，TACE 治疗对门静脉、肝静脉和下腔静脉内癌栓缺乏显著效果。这些治疗的弊端是 TACE 治疗后肿瘤进展的根源，而现代精确放疗不仅可以控制 TACE 治疗后残存肿瘤，同时可以控制门静脉、肝静脉和下腔静脉内癌栓，弥补了 TACE 治疗的不足[34]。另外，放疗前 TACE 治疗使肿瘤体积缩小，为高剂量放疗创造了条件，提高了总体治疗疗效；且 Seong J[35] 等作者的研究显示 TACE 治疗的化疗药物可以提高放疗敏感性。基于上述理论基础，Oh D[36] 等作者开展放疗联合 TACE 治疗的前瞻性研究：首先予以 40 个不可手术患者 1 或 2 次 TACE 治疗，然后予以适形放疗，中位放疗剂量 54Gy，客观有效率 62.8%（CR+PR），CR 率 20.9%，2 年的总生存率 45.6%，无 3 级及以上毒副作用。Koo JE[37] 等作者同年报告了针对肝癌伴下腔静脉癌栓患者接受放疗联合 TACE 治疗的前瞻性研究结果：42 个患者接受 TACE 联合放疗，中位放疗剂量 45Gy，客观有效率和中位生存期分别为 42.9% 和 11.7 个月，显著高于历史对照单纯 TACE 治疗组的 13.8%（P<0.01）和 4.7 个月（P<0.01）。表 9-3-5 中的其他回顾性分析也显示出放疗联合 TACE 治疗的疗效，但现有研究的证据级别低，需要多中心、大样本、前瞻性的随机对照研究进一步证实。

目前，对于适于 TACE 治疗，治疗后肝功能储备恢复至 Child-pugh A 级，伴或不伴门静脉、肝静脉及下腔静脉内癌栓的患者，TACE 治疗后均应该进一步放疗，以提高总体反应率及总生存率。

（3）肝癌立体定向放疗（stereotactic body radiation therapy，SBRT）　相对于常规剂量的适形放疗，SBRT 是一种针对放疗靶区进行大分割放疗。通过采用立体定位系统定位，非共面拉弧的多野放疗技术、共面的断层放疗技术或体部伽马刀技术进行放疗，以及图像引导放疗技术进行验证，实现等中心的靶区聚焦照射，照射剂量曲线的梯度落差大，使肿瘤靶区得到高剂量照射，并显著降低周围正常组织的照射剂量。SBRT 通过聚焦、大分割、高生物等效剂量使局部控制率显著提高。同时可以缩短治疗时间，降低治疗成本，减轻患者的经济负担。

基于 SBRT 上述的放射物理和生物优势，国内外多个中心开展肝癌的立体定向放疗。Mendez Romero A 等[45] 作者报告了肝癌立体定向放疗前瞻性研究的结果：8 例肝细胞性肝癌患者接受 SBRT，其中 3 例患者伴有门脉癌栓，共 11 个病灶，对于直径<4 cm 的肿瘤，通过 4 次放疗给予总剂量 37.5Gy

照射；对于肿瘤直径≥4 cm 的肿瘤，通过 5 次放疗给予总剂量 25Gy 照射或 3 次放疗给予总剂量 30Gy 照射。全组 1 年和 2 年总生存率分别为 75% 和 40%，其中 1 例治疗前 Child-pugh B 级的患者放疗后出现了放射诱发的肝病（radiation induced liver disease，RILD）。Tse RV 等[46] 作者报告了 31 例肝癌患者接受 SBRT 治疗的结果：31 例患者的肿瘤体积相对较大，中位体积 173ml，无大血管癌栓，通过 6 次放疗给予总剂量 24~54Gy 照射，中位总剂量 36Gy，1 年的生存率为 48%，未出现一例 RILD 患者。表 9-3-6 中的其他前瞻性和回顾性研究相继报告了 SBRT 在肝癌治疗中的疗效，可见：对于肿瘤体积小，不伴有大血管癌栓的患者，总体疗有效率在 70% 以上，2 年总生存率可达 60% 左右，是一种有效的治疗手段；对于肿瘤体积大，伴或不伴大血管癌栓的患者，总剂量相对低，总体疗效相对差，是一种有效的姑息治疗手段，特别是针对一般状况差且症状明显的患者，在短时间内予以高剂量照射，起到姑息减症的作用。

表 9-3-5 肝癌肝动脉栓塞化疗联合适形放疗的重要研究

作 者	年份	病例	治疗方案	RT 前 TACE（次数）	中位剂量（Gy）	总生存率	P value	OR 率
Seong J 等	2003	50	TACE+RT	NA	50.1±8.3	43.0%（3y）		66.0%
Wu 等	2004	94	TACE+RT	1~3	56	26.0%（3y）		90.5%
Zeng 等	2004	54	TACE+RT	2	NA	24.0%（3y）	NA	76.0%
		149	TACE			11.1%（3y）		31.0%
Shim 等	2005	38	TACE+RT	2	54	36.8%（2y）	0.001	NA
		35	TACE			14.3%（2y）		NA
Zhou 等	2007	50	TACE+RT	2	43.0±6.3	28.0%（3y）		NA
Oh 等	2010	40	TACE+RT	1 或 2	54	45.6%（2y）		62.8%
Koo 等	2010	42	TACE+RT	NA	45	11.7 月（MST）	<0.01	42.9%
		29	TACE			4.7 月（MST）		13.8%
Ren 等	2011	40	TACE+RT	≤4	62（大小<10cm）	62.0%（2y）		
					52（大小≥10cm）			
Chen 等	2014	78	TACE+RT	2~3	≥52.0	25.64%（3y）	<0.05	71.8%
		80	TACE	3~6		16.25%（3y）		53.7%

注：TACE：transarterial chemoembolization；RT：radiotherapy；OR：objective response；IVCTT：inferior vena cava tumor thrombus；MST：median survival time.

目前，对于不能耐受手术、射频及肝移植的小肝癌患者，可考虑根治性 SBRT 治疗；对于不可手术的局部中晚期患者，SBRT 可以短时间控制肿瘤，且改善症状。但由于 SBRT 剂量曲线递减梯度大，且单次照射剂量高，在其实施的过程中，需要高分辨率 MRI 准确定义肝内肿瘤范围，避免靶区遗漏；定位前进行肿瘤标记，嘱患者练习胸式呼吸，平稳的高频低潮气量呼吸，减少呼吸动度，缩小放疗靶区；治疗前均需要 IGRT 进行精确配准，避免肿瘤漏照，避免胃、十二指肠、结肠和脊髓等危及器官受到高剂量照射。总之，肝癌 SBRT 每一个环节的实施均需要在先进技术的基础上进行高质量的验证，以确保治疗的准确实施。

（4）肝癌术后辅助放疗 中央型肝癌多位于肝脏深在部位，且肿瘤邻近或侵犯肝门部血管主干，手术切缘常常不足 1cm[52]，为了保护血管主干，即使接受了手术，但肿瘤往往邻近基底切缘[53]，表 9-3-7 中的研究显示切缘<1cm 或切缘阳性显著增加术后复发率，降低总生存。因此，中央型 HCC 即使行肝中叶切除术，术后有必要采取进一步治疗以弥补手术切缘不足。从理论上讲，术后放疗有望

降低中央型 HCC 复发率，进而提高疗效。为此，中国医学科学院肿瘤医院开展了针对中央型肝细胞癌术后放疗的研究[59]：分析 2007~2011 年间手术切缘<1cm 的中央型 HCC 患者 116 例，其中术后放疗 33 例，单纯手术 83 例。术后放疗和单纯手术组 1 与 3 年 DFS 分别为 82% 与 64% 和 63% 与 52%（$P=0.038$），OS 分别为 97% 与 89% 和 87% 与 68%（$P=0.009$）；切缘复发、切缘外单个复发、弥漫复发分别为 0、11、2 例和 8、11、18 例（$P=0.011$），早期（术后 18 个月内）、晚期（术后 18 月后）复发分别为 6、7 例和 36、7 例（$P=0.016$）。无 1 例出现放射诱发的肝病。可见中央型 HCC 术后放疗可以降低复发率且显著提高总生存率，是一种有效且安全的辅助治疗手段。但本研究中央型 HCC 术后放疗组病例数偏少且是回顾性研究，因此，需要扩大病例数开展Ⅱ、Ⅲ期前瞻性研究，以进一步证实此研究结论的正确性。

表 9-3-6　肝癌立体定向放疗的相关研究

作　　者	年份	病例数	PVT（%）	肿瘤大小	剂量（Gy）/次数	生存率	OR 率	RILD
Mendez Romero 等	2006	8	37.5%	1.6~7.2cm	37.5/4（直径<4 cm）25/5 或 30/3（直径≥4 cm）	40.0%（2y）	NA	1 例
Choi 等	2008	31	29.0%	3.6~57.3ml	30~39/3	81.4%（1y）	71.9%	0 例
Tse 等	2008	31		9~1913ml（med：173ml）	24~54/6（med：36）	48.0%（1y）	NA	0 例
Cardenes 等	2010	17	18%	≤6cm	CP-A：36~48/4 CP-B：26~42/3 或 40/5	60.0%（2y）	NA	1 例
Andolino 等	2011	60	0%	1~6.5cm（med：3.2cm）	CP-A：44/3（med）CP-B：40/5（med）	67.0%（2y）	NA	0 例
Honda 等	2013	30	0%	≤3cm	48/4 或 60/8	100%（1y）	96.7%	0 例
Yamashita 等	2014	79	0%	0.6~7cm（med：2.7cm）	BED：96.3Gy	52.9%±7.1%（2y）	81%	0 例

注：PVT：portal vein thrombosis；NA：not available；CP：Child-Pugh；RILD：radiation induced liver disease.

表 9-3-7　关于肝癌切缘大小对预后影响的研究

作　　者	年份	分　　组	病例数	5 年 OS		5 年 DFS		切缘复发	
Chau 等	1997	RM<1.0cm	80	NA	NA	NA	0.0007	33.8	0.022
		RM≥1.0cm	85	NA		NA		10.6	
Hu 等	2003	RM<1.0cm	38	NA	0.042	NA	NA	NA	NA
		RM≥1.0cm	77	NA		NA			
Ikai 等	2004	RM（+）	4652	46.7	0.0001	NA	NA	NA	NA
		RM（-）	6349	56		NA			
Nanashima 等	2008	RM=0.0cm	5	0	<0.05	0	<0.05	NA	NA
		0.0cm<RM<0.5cm	26	68		38			
		RM≥0.5cm	33	54		42			
Hirokawa 等	2013	RM<1.0cm	10（MVI）	NA	NA	29（3 年）	0.0263	NA	NA
		RM≥1.0cm	10（MVI）	NA		58（3 年）		NA	

注：RM：resection margin；NA：not available；MVI：microvascular invasion；OS：overall survival；DFS：disease-free survival.

（5）姑息放疗　针对肝癌姑息放疗的研究显示：对于肝癌骨转移疼痛的患者，姑息放疗的疼痛缓解率达 73%~83%，是有效的镇痛治疗手段[60,61]。一些有关姑息放疗在肝癌肺转移、脑转移及淋巴结转移中应用的研究[62,63]显示：予以局部病灶姑息放疗，剂量从单次 8Gy 到 20 次 60Gy，姑息减症的疗效显著。

（6）放疗的适应证　根据目前的研究证据，原发性肝癌放疗的适应证包括：肿瘤局限，但肿瘤邻近或侵及周围大血管，或肝功能差，或有严重合并症而无法接受手术切除，或患者拒绝手术治疗的患者；手术切除不彻底的患者；介入治疗后，尤其是介入治疗后仍有病变残留和复发的患者；门静脉、肝静脉或下腔静脉瘤栓，腹腔或腹膜后淋巴结转移的患者；远地转移，如肾上腺、骨转移等。

（7）放疗的剂量　常规年代全肝放疗的研究[64]显示：即使是肝转移患者，肝脏对放疗的耐受性低，全肝照射 33Gy，出现Ⅲ级及以上的放射性诱发的肝病约 10%，肝脏的剂量限制毒性限制了肝脏恶性肿瘤放疗剂量的提高。随着放疗技术的进步，肝脏恶性肿瘤的放疗已从常规年代的全肝放疗发展至目前的局部精确放疗，靶区更加精准，放疗剂量显著提高。表 9-3-8 列举了从常规年代全肝放疗至目前精确放疗的一些研究结果，从表中看出：随着放疗靶区的缩小，放疗剂量的提高，放疗的客观有效率显著提高，显示出放疗剂量-效应关系。Ben-Josef 等作者的前瞻性研究结果同样显示出剂量是肝脏恶性肿瘤的显著预后因素：接受小于 60.7Gy 和大于 60.7Gy 患者的中位生存时间分别为 15.2 个月和 18.4 个月，接受小于 75Gy 和大于等于 75Gy 患者的中位生存时间分别为 14.9 个月和 23.9 个月，存在显著差异（$P<0.01$）。因此，对于提高肝脏内恶性肿瘤放疗的有效率，提高放疗剂量是有效的手段。但是必须考虑肝脏放疗的剂量限制毒性，特别是 RILD（具体表现见放疗毒性），一旦发生，预后极差。

国内外多个研究报告了放疗剂量和靶区体积与 RILD 的关系，从而指导放疗处方剂量的给予和计划的评估。首先，Dawson 等[66]利用 Lyman-Kutcher-Burman（LKB）正常组织并发症概率（normal tissue complication probability，NTCP）模型评估放疗剂量和靶区体积与 RILD 发生率的关系：此研究纳入 203 例不可切除的肝内恶性肿瘤（包括肝细胞肝癌、肝内胆管细胞癌及结直肠癌肝转移），中位放疗剂量 52.5Gy，同步肝动脉持续氟脱氧尿苷或溴脱氧尿苷化疗。放疗后至少 4 个月进行 RILD 评估，其中 19 个患者出现Ⅲ级及以上的 RILD，分析显示正常肝脏（肝脏体积减去肿瘤体积）平均剂量与 RILD 发生率显著相关，正常肝脏平均剂量低于 30Gy，无 RILD 发生。当正常肝脏平均剂量超过 30Gy，每增加 1Gy，RILD 发生率增加 4%，出现 5% 和 50% RILD 发生率的正常肝脏平均剂量分别为 31Gy 和 43Gy；照射体积也与 RILD 发生率显著相关，仅 1/3 的有效肝脏体积受照射，几乎无 RILD 发生，RILD 发生率评估仍根据正常肝脏平均剂量。对于原发性肝癌，2/3 有效肝脏体积接受 46Gy 照射，对于肝转移癌，2/3 有效肝脏体积接受 54Gy 照射，RILD 的发生率达 5%。国内梁世雄等作者报告了原发性肝癌大分割放疗后，剂量和靶区体积与 RILD 发生率的关系：109 例患者纳入分析，中位放疗剂量 54Gy，中位单次剂量为 4.6Gy，最终 17 例出现 RILD，其中 13 例（76%）死于 RILD。对于 Child-Pugh A 级的患者，根据研究结果作者推荐正常肝脏平均剂量 ≤23Gy，$V_5 \leqslant 86\%$，$V_{10} \leqslant 68\%$，$V_{15} \leqslant 59\%$，$V_{20} \leqslant 49\%$，$V_{25} \leqslant 35\%$，$V_{30} \leqslant 28\%$，$V_{35} \leqslant 25\%$，及 $V_{40} \leqslant 20\%$。推荐正常肝脏可耐受平均剂量计算公式：正常肝脏平均剂量 = -1.686 + 0.023 × 正常肝脏体积 ml。对于 Child-Pugh B 级的患者，放疗耐受性差，RILD 发生率高（56%）。XU 等的研究证实 Child-Pugh B 级时，可耐受的正常肝脏平均剂量为 6Gy。

恰当放疗处方剂量的给予以及放疗计划的设计应综合评估病人的肝功能储备，靶区体积和位置，靶区与危及器官的毗邻关系以及是否同步进行肝动脉化疗等。根据放疗剂量和靶区体积与 RILD 关系研究的结果，几个中心报告了肝脏恶性肿瘤放疗处方剂量给予的方法：首先，上海的研究[43]是通过剂量爬坡试验来确定不同大小肝癌适形或调强放疗的最大耐受剂量，在利用自主呼吸控制调节器的基础上，直径 ≥10cm 的肿瘤的最大耐受剂量为 52Gy，而直径 <10cm 肿瘤的最大耐受剂量为 62Gy。其

次，Cheng SH 等[68]结合非肿瘤肝体积占全肝体积比和 15 分钟吲哚菁绿潴留率（indocyanine green retention rate at 15 min，ICG-R15），推荐了肝癌放疗的处方剂量，详见表9-3-9。另外，根据正常肝脏组织接受 50%处方剂量照射的百分比，韩国延世大学[69]和美国密西根大学[70]通过进一步研究，提出了肝癌放疗处方剂量建议，详见表 9-3-10。Lee JI 等[69]通过进一步研究来验证表 9-3-9 和表 9-3-10 中三个处方剂量建议的可信程度，结果显示韩国延世大学推荐的方案更适用于亚洲患者，由于亚洲肝癌患者多有肝炎或肝硬化背景，基础肝功能储备低，放疗耐受性差。

表 9-3-8　肝癌放疗剂量与客观有效率的研究

作　者	年份	病　例	治疗方案	中位剂量（Gy）	总生存率	中位生存	OR 率
Stillwagon 等	1989	135	CCRT	21/7f	NA	NA	22%
Han 等	2008	40	RT+HAIC	45	24.1%（3y）	13.1m	45%
Seong J 等	2003	50	TACE+RT	50.1±8.3	43.0%（3y）	NA	66%
Mornex 等	2006	27（小肝癌）	RT	66.0（2/fx）	NA	NA	92%

注：CCRT：concurrent chemoradiotherapy；HAIC：hepatic arterial infusion chemotherapy；NA：not available.

表 9-3-9　根据非肿瘤肝体积占全肝体积比和 ICG-R15 确定的肝癌放疗处方剂量

非肿瘤肝脏体积占全肝体积比	ICG-R15		
	<10%	10%~20%	20%~30%
<1/3	40 Gy	No RT	No RT
1/3~1/2	50 Gy	40 Gy	No RT
>1/2	60 Gy	50 Gy	40 Gy

注：ICG R-15＝indocyanine green retention rate at 15 min；RT＝radiotherapy.

表 9-3-10　根据正常肝脏组织接受 50%处方剂量照射的百分比推荐的肝癌放疗处方剂量

研究中心	正常肝脏接受 50%处方剂量照射的百分比	处方剂量（Gy）
韩国延世大学	<25	≥59.4
	25~49	45>54
	50~75	30.6>45
	>75	不予放疗
美国密西根大学	<33	66>72.6
	33~66	48>52.8
	>66	36

注：$V_{50\%}$＝fraction of the nontumor liver treated with more than 50% of prescribed dose.

（8）放疗的靶区定义　肝癌放疗的实施首先要进行增强 CT（或 4D-CT）定位，然后充分结合 MRI 图像和 TACE 后的碘油沉积 CT 图像，确定肝癌大体肿瘤的范围（GTV）。关于临床靶体积（CTV）的确定，中国医学科学院肿瘤医院王维虎等[71]通过病理大切片技术，分析了 76 例Ⅰ、Ⅱ期原发性肝癌亚临床病变的大小，其中 61 例（80.3%）存在亚临床病变。AFP 水平升高和分化差是出现亚临床病变的相关因素，且亚临床病变的大小与原发灶组织分化程度密切相关。AFP>25ng/ml 与<25ng/ml 出现亚临床病变的比例分别为 93.9% 与 69.8%（P<0.01）；病理高、中、低分化患者出现亚临床病变的比例和大小分别为 16.7%（1/6）和 0.0±0.1mm，79.1%（34/43）和 0.9±0.9mm，96.3%

（26/27）和 1.9±1.9mm（P<0.01），中位亚临床病变大小为 1mm（0~8mm），94.7%（72/76）的患者亚临床病变外侵的大小≤3.5mm。结合研究对亚临床病变存在一定的低估，中国医学科学院肿瘤医院推荐 CTV 为 GTV 外加5mm，计划靶体积（PTV）为 CTV 基础上外扩 5~15mm 形成，见图9-3-3。

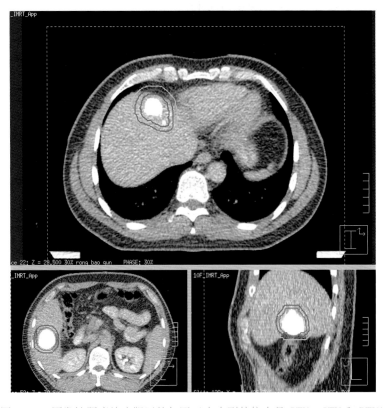

图 9-3-3 原发性肝癌放疗靶区的勾画（由内到外依次是 GTV、CTV 和 PTV）

（9）放疗技术 建议尽可能采用适形放疗或调强放疗。适形放疗或调强放疗的计划设计应掌握如下原则：尽可能保护部分正常肝脏不受到照射，尽量减少正常肝脏受照的剂量，所以照射野要从距离靶区最近的的方向进入，必要时也可以采用转床技术，射野数一般在 3~4 个，见图 9-3-4 和图 9-3-5。可使用呼吸控制技术，如自主呼吸控制调节器（active breath coordinator，ABC），以限制肿瘤在放疗中的运动，从而减少正常肝脏的受照体积。

（10）放疗的毒副作用 放疗的并发症包括急性期（放疗期间）毒副作用及放疗后期（4 个月内）的肝损伤。

1）急性期（放疗期间）毒副反应：①厌食、恶心、呕吐，较严重的有上消化道出血，特别是放射野累及较大体积的十二指肠、空肠和胃的患者；②急性肝功能损害：表现为胆红素上升，血清 ALT 等上升；③骨髓抑制，特别是在大体积的肝脏受照的患者，或伴脾功能亢进的患者；④有研究[72]显示：放疗促进乙型肝炎病毒复活和慢性乙型病毒性肝炎恶化，放疗期间抗病毒治疗可以降低乙型肝炎病毒复活率，减少肝功能恶化的发生率。

2）放疗的后期损伤：主要是放射诱发的肝病，其临床表现和诊断标准：①已接受过肝脏高剂量的放疗；②在放疗结束后发生，一般在放疗后 4 个月时评估；③临床表现有 2 种：典型的 RILD：发病快，患者在短期内迅速出现大量腹水和肝脏肿大，伴 AKP 升高到>正常值的 2 倍，或 ALT 上升至>正常值的 5 倍；非典型 RILD：仅有肝脏功能的损伤：AKP>正常值 2 倍，或 ALT 上升至>正常值

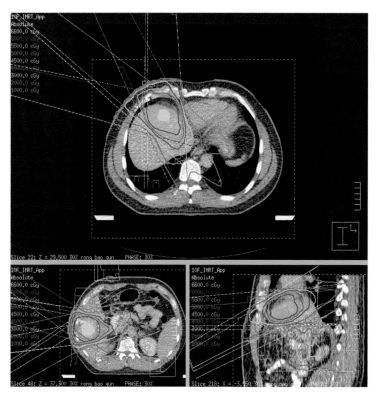

图 9-3-4　双原发性肝癌调强放疗计划（绿色阴影区为 PTV，最内侧红色实线为 60Gy 处方剂量线，最外侧深绿色实线为 10Gy 剂量线）

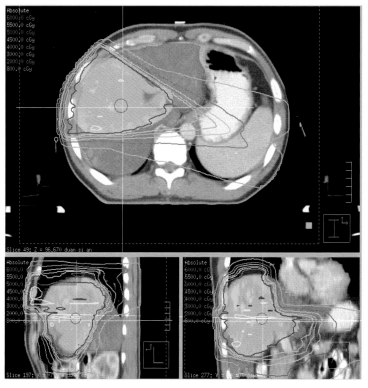

图 9-3-5　大肝癌调强放疗计划（绿色阴影区为 PTV，最内侧红色实线为 50Gy 处方剂量线，最外侧浅紫色实线为 8Gy 剂量线）

的 5 倍，没有肝脏的肿大和腹水；④能排除肝肿瘤发展造成的临床症状和肝功能损害。

RILD 是一种严重的放疗并发症，一旦发生，多数患者可在短期内死于肝衰竭；主要是对症治疗，包括使用肾上腺糖皮质激素和利尿剂，同时给予积极的保护肝脏的药物和支持疗法。避免 RILD 的发生关键在于，设计放疗计划时要把正常肝脏受照剂量和体积限制在能够耐受的范围之内。

总之，急性肝损伤往往可逆、易修复；而后期肝损伤常常不可逆，是严重的放射性损伤，要尽量避免。主要诱因包括肝脏基础病较重（Child B 级或 C 级）、正常肝组织照射体积过大、剂量过高等。后期肝损伤预防是关键。

原发性肝癌的放疗取得了很大的进步，但还需要设计良好的前瞻性Ⅲ期研究进一步明确其疗效；原发性肝癌放疗在分割剂量大小、与其他治疗的联合方式等方面也要继续开展相关研究；肝损伤，尤其在后期损伤方面还要积累更多的经验。随着肝癌放疗研究的深入，一定会有更多的肝癌患者从放疗中获益。

参 考 文 献

1. Ferlay J, Soerjomataram I, Ervik M, et al. GLOBOCAN 2012 v1.0, Cancer Incidence and Mortality Worldwide：IARC CancerBase No. 11 ［Internet］. Lyon，France：International Agency for Research on Cancer. Available from http://globo-can.iarc.fr.

2. Sotiropoulos GC, Lang H, Frilling A, et al. Resectability of hepatocellularcarcinoma：evaluation of 333 consecutive cases at a single hepatobiliary specialty center and systematic review of the literature. Hepatogastroenterology，2006，53：322-329.

3. Zhi-yong Huang, MD, Bin-yong Liang, MD, et al. Long-Term Outcomes of Repeat Hepatic Resection in Patients with Recurrent Hepatocellular Carcinoma and Analysis of Recurrent Types and Their Prognosis：A Single-Center Experience in China. Ann Surg Oncol，2012，19：2515-2525.

4. Susan Standring. Gray's Anatomy：the Anatomical Basis of Clinical Practice 39th edition.

5. 卫生部 2011 年《原发性肝癌诊疗规范》.

6. Tremosini S, Forner A, Boix L, et al. Prospective validation of an immunohistochemical panel（glypican 3, heat shock protein 70 and glutamine synthetase）in liver biopsies for diagnosis of very early hepatocellular carcinoma. Gut，2012，61：1481-7.

7. Lagana SM, Salomao M, Bao F, et al. Utility of an immunohistochemical panel consisting of glypican-3, heat-shock protein-70, and glutamine synthetase in the distinction of low-grade hepatocellular carcinoma from hepatocellular adenoma. Appl Immunohistochem Mol Morphol，2013，21：170-6.

8. Kumar V. Robbins and Cotran pathologic basis of disease. 8th ed. Philadelphia, PA：Saunders Elsevier, 2009.

9. Fan ST. Liver functional reserve estimation：state of the art and relevance for local treatments：the Eastern perspective. J Hepatobiliary Pancreat Sci，2010，17：380-4.

10. Hansen E, Roach M. Handbook of evidence-based radiation oncology. 2nd ed. New York：Springer Science+Business Media, LLC, 2010.

11. 马曾辰，黄力文，汤钊猷，等. 原发性肝癌的三级根治切除标准，中华肿瘤杂志，2004，1：33-35.

12. Mazzaferro V, Reg alia E, Doci R, et al. Liver transplantation f or the treatment of small hepat ocellular carcinomas in patients with cirrhosis. N Engl J Med，1996，334：693-699.

13. Yamamoto J, Iwatsuki S, Kosuge T, et al. Should hepatomas be treated with hepatic resection or transplantation？Cancer，1999，86：1151-1158.

14. Michel J, Suc B, Montpeyroux F, et al. Liver resection or transplantation for hepatocellular carcinoma? Retrospective a-nalysis of 215 patients with cirrhosis. J Hepatol，1997，26：1274-1280.

15. Fang Y, Chen W, Liang X, et al. Comparison of long-term effectiveness and complications of radiofrequency ablation with hepatectomy for small hepatocellular carcinoma. J Gastroenterol Hepatol，2014，29：193-200.

16. Huang J, Hernandez-Alejandro R, Croome KP, et al. adiofrequency ablation versus surgical resection for hepatocellular

carcinoma in Childs A cirrhotics-a retrospective study of 1,061 cases. J Gastrointest Surg, 2011, 15: 311-20.

17. Lo CM, Ngan H, Tso WK, et al. Randomized controlled trial of transarterial lipiodol chemoembolization for unresectable hepatocellular carcinoma. Hepatology, 2002, 35: 1164-1171.

18. Llovet JM, Real MI, Montana X, et al. Arterial embolisation or chemoembolisation versus symptomatic treatment in patients with unresectable hepatocellular carcinoma: a randomised controlled trial. Lancet, 2002, 359: 1734-1739.

19. Llovet JM, Bruix J. Systematic review of randomized trials for unresectable hepatocellular carcinoma: chemoembolization improves survival. Hepatology, 2003, 37: 429-442.

20. Llovet JM, Ricci S, Mazzaferro V, et al. Sorafenib in Advanced Hepatocellular Carcinoma. N Engl J Med, 2008, 359: 378-390.

21. Cheng AL, Kang YK, Chen Z, et al. Efficacy and safety of sorafenib in patients in the Asia-Pacific region with advanced hepatocellular carcinoma: a phase Ⅲ randomised, double-blind, placebo-controlled trial. Lancet Oncol, 2009, 10: 25-34.

22. Yen Y, Lim DW, Chung V, et al. Phase Ⅱ study of oxaliplatin in patients with unresectable, metastatic, or recurrent hepatocellular cancer: A California Cancer Consortium Trial. Am J Clin Oncol, 2008, 31: 317-322.

23. Louafi S, Boige V, Ducreux M, et al. Gemcitabine plus oxaliplatin (GEMOX) in patients with advanced hepatocellular carcinoma (HCC): Results of a phase Ⅱ study. Cancer, 2007, 109: 1384-1390.

24. Qin S, Wang YJ, Wu Q, et al. Phase Ⅱ study of oxaliplatin 5-fluorouracil/leucovorin in patients with unresectable hepatocellular carcinoma. Presented at the ASCO Gastrointestinal Cancers Symposium, Orlando, FL, January, 2007, 19-21.

25. Qin S, Bai Y, Lim HY, et al. Randomized, multicenter, open-label study of oxaliplatin plus fluorouracil/leucovorin versusdoxorubicin aspalliative chemotherapy in patients with advanced hepatocellular carcinoma from Asia. J Clin Oncol, 2013, 31: 3501-3508.

26. Cheng SH, Lin YM, Chuang VP, et al. A pilot study of three-dimensional conformal radiotherapy in unresectable hepatocellular carcinoma. J Gastroenterol Hepatol, 1999, 14: 1025-1033.

27. Mornex F, Girard N, Beziat C, et al. Feasibility and efficacy of highdose three-dimensional-conformal radiotherapy in cirrhotic patients with small-size hepatocellular carcinoma non-eligible for curative therapiesdmature results of the French Phase Ⅱ RTF-1 trial. Int J Radiat Oncol Biol Phys, 2006, 66: 1152-1158.

28. Gunderson LL, Haddock MG, Foo ML, et al. Con formal irradiation for hepatobiliary malignancies. Ann Oncol 10 (Suppl 4): 221-225.

29. Hawkins MA, Dawson L A. Radiation therapy for hepatocellular carcinoma: From palliation to cure. Cancer, 2006, 106: 1653-1663.

30. Ben-Josef E, Normolle D, Ensminger WD, et al. Phase Ⅱ trial of highdose conformal radiation therapy with concurrent hepatic artery floxuridine for unresectable intrahepatic malignancies. J Clin Oncol, 2005, 23: 8739-8747.

31. Han KH, Seong J, Kim JK, et al. Pilot clinical trial of localized concurrent chemoradiation therapy for locally advanced hepatocellular carcinoma with portal vein thrombosis. Cancer, 2008, 113: 995-1003.

32. Liu MT, Li SH, Chu TC, et al. Three-dimensional conformal radiation therapy for unresectable hepatocellular carcinoma patients who had failed with or were unsuited for transcatheter arterial chemoembolization. Jpn J Clin Oncol, 2004, 34: 532-539.

33. Seong J, Lee IJ, Shim SJ, et al. A multicenter retrospective cohort study of practice patterns and clinical outcome on radiotherapy for hepatocellular carcinoma in Korea. Liver Int, 2009, 29: 147-152.

34. Meng MB, Cui YL, Lu Y, et al. Transcatheter arterial chemoembolization in combination with radiotherapy for unresectable hepatocellular carcinoma: a systematic review and meta-analysis. Radiother Oncol, 2009, 92: 184-94.

35. Seong J, Kim SH, Suh CO. Enhancement of tumor radioresponse by combined chemotherapy in murine hepatocarcinoma. J Gastroenterol Hepatol 2001; 16: 883-9.

36. Oh D, Lim do H, Park HC, et al. Early three-dimensional conformal radiotherapy for patients with unresectable hepatocellular carcinoma after incomplete transcatheter arterial chemoembolization: a prospective evaluation of efficacy and toxicity. Am J Clin Oncol, 2010, 33: 370-375.

37. Koo JE, Kim JH, Lim YS, et al. Combination of transarterial chemoembolization and three-dimensional conformal radiotherapy for hepatocellular carcinoma with inferior vena cava tumor thrombus. Int J Radiat Oncol Biol Phys, 2010, 78：180-187.

38. Seong J, Park HC, Han KH, et al. Clinical results of 3-dimensional conformal radiot herapy combined with transarterial chemoembolization for hepatocellular carcinomain thecirrhotic patient s. Hepatol Res, 2003, 27：30-35.

39. Wu DH, Liu L, Chen LH. Therapeutic effects and prognostic factors in three-dimensional conformal radiotherapy combined with transcatheter arterial chemoembolization for hepatocellular carcinoma. World J Gastroenterol, 2004, 10：2184-9.

40. Zeng ZC, Tang ZY, Fan J, et al. A comparison of chemoembolization combination with and without radiotherapy for unresectable hepatocellular carcinoma. Cancer J, 2004, 10：07-316.

41. Shim SJ, Seong J, Han KH, et al. Local radiotherapy as a complement to incomplete transcatheter arterial chemoembolization in locally advanced hepatocellular carcinoma. Liver Int, 2005, 25：1189-1196.

42. Zhou ZH, Liu LM, Chen WW, et al. Combined therapy of transcatheter arterial chemoembolisation and three-dimensional conformal radiotherapy for hepatocellular carcinoma. Br J Radiol, 2007, 80：194-201.

43. Ren ZG, Zhao JD, Gu K, et al. Three-dimensional conformal radiation therapy and intensity-modulated radiation therapy combined with transcatheter arterial chemoembolization for locally advanced hepatocellular carcinoma：An irradiation dose escalation study. Int J Radiat Oncol Biol Phys, 2011, 79：496-502.

44. Chen WJ, Yuan SF, Zhu LJ, et al. Three-dimensional conformal radiotherapy in combination with transcatheter arterial chemoembolization in the treatment of hepatocellular carcinoma. J BUON, 2014, 19：692-697.

45. Mendez Romero A, Wunderink W, Hussain SM, et al. Stereotactic body radiation therapy for primary and metastatic liver tumors：A single institution phase Ⅰ~Ⅱ study. Acta Oncol, 2006, 45：831-837.

46. Tse RV, Hawkins M, Lockwood G, et al. Phase I study of individualized stereotactic body radiotherapy for hepatocellular carcinoma and intrahepatic cholangiocarcinoma. J Clin Oncol, 2008, 26：657-664.

47. Choi BO, Choi ⅠB, Jang HS, et al. Stereotactic body radiation therapy with or without transarterial chemoembolization for patients with primary hepatocellular carcinoma：preliminary analysis. BMC Cancer, 2008, 8：351.

48. Cardenes HR, Price TR, Perkins SM, et al. Phase I feasibility trial of stereotactic body radiation therapy for primary hepatocellular carcinoma. Clin Transl Oncol, 2010, 12：218-225.

49. Andolino DL, Johnson CS, Maluccio M, er al. Stereotactic body radiotherapy for primary hepatocellular carcinoma. Int J Radiat Oncol Biol Phys, 2011, 15, 81：e447-453.

50. Honda Y, Kimura T, Aikata H, et al. Stereotactic body radiation therapy combined with transcatheter arterial chemoembolization for small hepatocellular carcinoma. J Gastroenterol Hepatol, 2013, 28：530-536.

51. Yamashita H, Onishi H, Matsumoto Y, et al. Local effect of stereotactic body radiotherapy for primary and metastatic liver tumors in 130 Japanese patients. Radiat Oncol, 2014, 9：112.

52. Cheng CH, Yu MC, Wu TH, et al. Surgical resection of centrally located large hepatocellular carcinoma［J］. Chang Gung Med J, 2012, 35：178-191.

53. Matsui Y, Terakawa N, Satoi S, et al. Postoperative outcomes in patients with hepatocellular carcinomas resected with exposure of the tumor surface, clinical role of the no-margin resection［J］. Arch Surg, 2007, 142：596-602.

54. Chau GY, Lui WY, Tsay SH, et al. Prognostic significance of surgical margin in hepatocellular carcinoma resection：an analysis of 165 Childs' A patients. Journal of Surgical Oncology, 1997, 66：122-126.

55. Hu RH, Lee PH, Chang YC, et al. Treatment of centrally located hepatocellular carcinoma with central hepatectomy. Surgery, 2003, 133：251-6.

56. Ikai I, Arii S, Kojiro M, et al. Reevaluation of prognostic factors for survival after liver resection in patients with hepatocellular carcinoma in a Japanese Nationwide Survey. Cancer, 2004, 101：796-802.

57. Nanashima A, Sumida Y, Abo T, et al. Comparison of survival between anatomic and non-anatomic liver resection in patients with hepatocellular carcinoma：significance of surgical margin in non-anatomic resection. Acta Chir Belg, 2008, 108, 532-537.

58. HirokawaF, Hayashi M, Miyamoto Y, et al. Outcomes and predictors of microvascular invasion of solitary hepatocellular

carcinoma. Hepatol Res, 2014, 44：846-53.

59. 王智，王维虎，李晔雄等，中央型肝细胞癌术后放疗疗效研究. 中华放射肿瘤学杂志，2013，23：108-113.

60. Seong J, Koom WS, Park HC. Radiotherapy for painful bone metastases from hepatocellular carcinoma. Liver Int, 2005, 25：261-265.

61. Kaizu T, Karasawa K, Tanaka Y, et al. Radiotherapy for osseous metastases from hepatocellular carcinoma: A retrospective study of 57patients. Am J Gastroenterol, 1998, 93：2167-2171.

62. Hawkins MA, Dawson LA. Radiation therapy for hepatocellular carcinoma: From palliation to cure. Cancer, 2006, 106：1653-1663.

63. Jiang W, Zeng ZC, Zhang JY, et al. Palliative radiation therapy for pulmonary metastases from hepatocellular carcinoma. Clin Exp Metastasis 2012; 29：197-205.

64. Russell AH, Clyde C, Wasserman TH, et al. Accelerated hyperfractionated hepatic irradiation in the management of patients with liver metastases: results of the RTOG dose escalating protocol. Int J Radiat Oncol Biol Phys, 1993, 27：117-123.

65. Stillwagon GB1, Order SE, et al. 194 hepatocellular cancers treated by radiation and chemotherapy combinations: toxicity and response: a Radiation Therapy Oncology Group Study. Int J Radiat Oncol Biol Phys, 1989, 17：1223-1229.

66. Dawson LA, Normolle D, Balter JM, et al. Analysis of radiation-induced liver disease using the Lyman NTCP model. Int J Radiat Oncol Biol Phys., 2002, 53：810-21.

67. Seong J, Park HC, Han KH, et al. Clinical results and prognostic factors in radiotherapy for unresectable hepatocellular carcinoma: a retrospectivestudy of 158 patients. Int J Radiat Oncol Biol Phys, 2003, 55：329-336.

68. Cheng SH, Lin YM, Chuang VP, et al. A pilot study of threedimensional conformal radiotherapy in unresectable hepatocellular carcinoma. J Gastroenterol Hepatol, 1999, 14：1025-1033.

69. Lee IJ, Seong J, Shim SJ, Han KH. Radiotherapeutic parameters predictive of liver complications induced by liver tumor radiotherapy. Int J Radiat Oncol Biol Phys, 2009, 73：154-158.

70. Robertson JM, Lawrence TS, Dworzanin LM, et al. Treatmentof primary hepatobiliary cancers with conformal radiation therapy and regional chemotherapy. J Clin Oncol, 1993, 11：1286-1293.

71. Wang W, Feng X, Zhang T, et al. Prospective evaluation of microscopic extension using whole-mount preparation in patients with hepatocellular carcinoma: Definition of clinical target volume for radiotherapy. Radiat Oncol, 2010, 5：73.

72. Kim JH, Park JW, Kim TH, et al. Hepatitis B virus reactivation after three-dimensional conformal radiotherapy in patients with hepatitis B virus-related hepatocellular carcinoma. Int J Radiat Oncol Biol Phys, 2007, 69：813-819.

第四章 胰 腺 癌

金 晶

第一节 概 述

胰腺癌是一种较常见的消化道恶性肿瘤，男女发病率相似，2005年美国男性发病率为16 100人/年，女性16 080人/年，均为十大常见肿瘤中的第10位。胰腺癌多发生在40岁以上，在青少年中少见，其早期症状不典型，容易被忽略或被误认为胃肠道疾患，不易早期发现。待肿瘤侵及或压迫胆道出现黄疸或侵及周围组织出现疼痛症状而诊断明确时，肿瘤往往已为疾病晚期，因此胰腺癌的预后很差。在美国，2005年预测将分别有15 820个男性病人和15 980位女性病人死于胰腺癌，列肿瘤死亡人数的第4和第5位。因此深入进行胰腺癌的防治研究，提高早诊率，加强综合治疗，是提高治疗水平的重要途径。

第二节 应 用 解 剖

一、胰腺的形态

胰腺在胃的后方，横卧于腹膜后，呈棱柱状。外观灰红或淡黄色，质地柔软。表面被覆透明的薄层被膜。一般长约15~18cm，宽3~4cm，厚约1.5~2.5cm，重60~100g。胰腺右端膨大并向下行成钩状突起为胰头及钩突；稍向左略有变细的部分为胰颈；胰腺向左逐渐变狭窄形成胰尾；胰腺颈、尾之间的部分为胰体（图9-4-1）。

二、胰腺的位置

胰腺横卧于第一、二腰椎前方，其长轴自右下向左上倾斜，与水平面约15~20°角。胰腺全程前面被覆后腹膜，显露于小网膜腔中，为网膜腔的后壁。胰腺上缘紧邻腹腔动脉、腹腔神经丛和脾血管。下缘为横结肠系膜的根部。胰头被十二指肠包绕，其后方为下腔静脉；胰头钩突部向下突起并向后包绕肠系膜上动静脉。胰腺颈部狭窄，深面是肠系膜上静脉与门静脉交界处。胰体部后方为腹主动脉、左肾及左肾上腺（图9-4-1）。胰尾部是胰腺左端的狭细部分，与胰体无明确分界。由于胰腺后方即为腰椎，腹部受顿挫伤时极易受到挤压造成损伤；又因胰腺前方有胃、胃结肠韧带和横结肠及其系膜掩盖，位置深在、隐蔽，在腹部手术探查时，极易忽略胰腺病变，造成误诊。

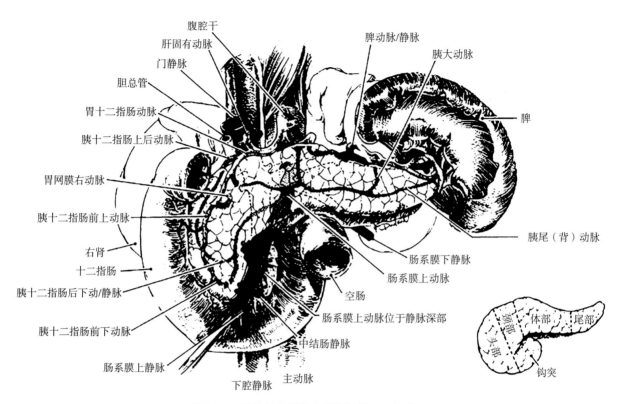

图 9-4-1 胰腺的位置及与周围脏器血管的关系

三、胰腺的血液供应

供应胰腺的血液主要来自胰十二指肠上动脉、胰十二指肠下动脉和脾动脉。静脉回流伴随相应的同名动脉，头部经胰十二指肠静脉，体尾部经脾静脉流入门静脉。胰腺周围重要血管很多，胰腺钩突包绕肠系膜上动静脉，头部深面为下腔静脉和肾静脉，颈部深面有肠系膜上动静脉和门静脉，体尾部深面有腹主动脉，体尾部上缘为脾动静脉（图 9-4-2）。胰腺癌极易侵犯这些血管，致使肿瘤难以切除；此外，胰腺损伤时常伴有血管损伤，引起大出血。

四、胰腺的淋巴引流

胰腺上部的淋巴回流到腹腔动脉周围淋巴结。胰头部前上、后上部淋巴回流至幽门下淋巴结，再回流到肝总动脉淋巴结；胰体右上部淋巴直接回流到肝总动脉干淋巴结；胰体左上部淋巴回流到脾动脉干淋巴结；胰尾淋巴经脾门淋巴结或脾动脉干淋巴结回流，而后均回流到腹腔动脉周围淋巴结。胰腺下部淋巴结回流到腹主动脉淋巴结。胰头前下、后下部淋巴回流到胰下淋巴结、肠系膜根部淋巴结；胰体左下部淋巴经结肠中动脉起始部淋巴结回流至肠系膜根部淋巴结；胰体右下部淋巴直接回流至肠系膜根部淋巴结。最后，肠系膜根部淋巴均注入腹主动脉周围淋巴结。

五、胰腺的神经支配

胰腺神经是腹腔神经丛及肠系膜上神经丛的分支，腹腔神经丛和肠系膜上神经丛均位于胰体后部或后上部。胰腺炎症或肿瘤均可刺激或压迫神经丛，造成顽固性的、剧烈的腰背部疼痛，故腰背部疼痛常常是晚期胰腺癌的主要症状。晚期胰腺癌患者可通过神经丛阻滞达到镇痛的目的。胰腺的外分泌

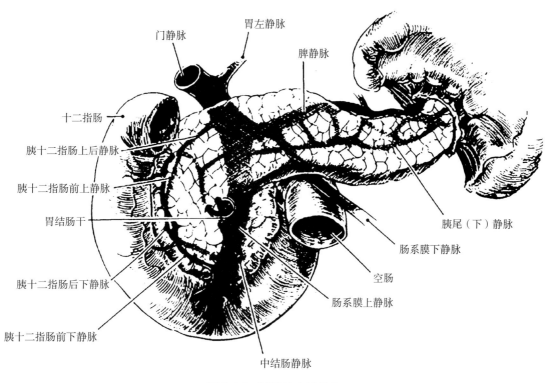

图 9-4-2 胰腺的血液供应

受迷走神经支配，在胰腺炎或其他需要抑制外分泌的情况下，可以应用迷走神经抑制药物加以控制。

六、胰腺的组织结构和功能

胰腺实质被胰腺被膜伸入其间的结缔组织分隔成许多小叶，表面呈细分叶状。每个小叶由无数腺泡构成，腺泡由数个或数十个腺泡细胞和腺泡中心细胞组成。细胞构成腺泡腔与胰毛细管相通，胰毛细管汇集成小叶间胰管，再汇集成胰管，引流胰液。胰管位于胰腺实质内，分成主胰管和副胰管，主胰管在实质内靠近后面，贯通胰腺全长；副胰管引流胰头腹侧胰液。胰腺外分泌的功能是分泌含有消化酶的胰液，其中有水、电解质、蛋白分解酶及碳水化合物分解酶等，参与食物的消化吸收。胰腺的内分泌功能由胰腺腺泡之间的胰岛细胞群组成，主要分泌胰岛素、胰高血糖素和促胃液素等激素。

第三节 病　　理

胰腺癌大体上根据发生的解剖部位可以分为胰头癌、胰体癌、胰尾癌和全胰癌，其中胰头癌占60%~70%，胰体癌占20%~30%，胰尾癌占5%~10%，全胰癌约占5%。

胰腺癌组织学上80%~90%为腺癌结构。肿瘤主要由分化程度不同的导管样结构的腺体构成，伴有丰富的纤维间质。高分化腺癌主要由分化好的导管样结构构成，内衬高柱状上皮细胞，有的为黏液上皮细胞。胰腺癌的腺管常常不规则、分支状、上皮呈假复层、癌细胞核极向消失。中分化腺癌由不同分化程度的导管样结构组成，有的与高分化腺癌相似，有的可出现实性癌巢。低分化导管腺癌则少见不规则腺腔，大部分为实性癌巢，细胞异型性大，可有少量黏液。其余10%~20%的胰腺癌组织学可以表现为特殊类型的导管起源的癌（如多形性癌、腺鳞癌、黏液腺癌、黏液表皮样癌、纤毛细胞腺癌、腺泡细胞癌等）。

胰腺为腹膜后位器官，胰腺组织直接被周围纤维结缔组织包绕，胰腺组织富含血管、淋巴管；加之胰腺癌发展快，在早期即有局部外侵。肿瘤可直接侵犯周围纤维组织、神经组织、淋巴组织、血管，癌细胞还可经血管、淋巴管向远处组织器官转移。胰腺癌最常见浸润部位为肠系膜根部血管或腔静脉，其次为胃窦、十二指肠、胆总管、横结肠及区域淋巴结，远处转移以肝转移最常见。

第四节　临床表现和体征

一、临床症状

胰腺癌初期症状与其他消化道疾病的症状难以鉴别，由于部位深在，往往难以早期发现。胰头部肿瘤由于压迫邻近胆总管末端，可以出现黄疸，症状出现比胰体尾癌早；胰体尾癌往往发展到侵犯周围脏器或腹腔神经丛时方出现疼痛及相应症状。自出现不典型症状到确诊一般病程为1~6月，平均3个月；临床出现典型症状如黄疸、疼痛的病程平均不超过10~20天。胰腺癌的恶性程度很高，一般不治生存期6~12个月；胰头癌更短，往往由于梗阻性黄疸造成肝损坏死亡。

由于胰腺肿瘤造成胰管阻塞，使肿瘤周围及胰管受阻致使远端胰腺组织呈炎症状态，表现为局部胰腺组织水肿，胰液分泌减少及/或胰液排泄受阻，导致消化功能障碍，食物吸收不良而出现消瘦、体重下降。由于上述症状不典型，因而称为非特异性症状，在早期容易误诊；待晚期出现典型的胰腺癌症状和体征时，病变已为晚期，治疗效果差或已无法治疗。下面就胰腺癌的非特异症状和典型症状进行说明：

（一）初期非特异性症状

1. 上腹不适或腹部隐痛　以往一般认为胰头癌的典型症状为无痛性黄疸，实际上无论胰头癌或胰体尾部癌，初期均有上腹部不适或隐痛，往往为首发症状，一般占90%。患者临床表现为上腹部"粗糙感"，往往自认为胃痛或饮食不适，容易误诊为"胃癌"。

2. 腹部胀闷、食欲减退　为胰腺癌常见症状，占80%左右。病人表现为进食后不消化，且食欲改变，厌食油腻及动物蛋白食物。

3. 消瘦乏力　胰腺癌患者多有消瘦乏力，休息后很难完全缓解。

（二）晚期症状

1. 黄疸　胰腺癌患者出现的黄疸应为阻塞性黄疸，为胰管受阻造成，表现为：皮肤、巩膜黄染、皮肤瘙痒和大便颜色变白，是胰头癌的重要症状，约90%胰头癌可出现梗阻性黄疸。

2. 疼痛　无论胰头癌还是胰体尾部癌，疼痛均是重要的症状，常常预示晚期。疼痛的性质和肿瘤的部位有关。胰腺癌肿或腹膜后淋巴结转移及压迫胰腺周围腹腔神经丛时，患者常有顽固性、难以缓解、持续性的腰背部不适、酸胀疼痛，疼痛性质为隐痛或钝痛，以夜间为明显，仰卧时加重，从而使患者呈强迫性弯腰抱膝体位，以减轻疼痛。胰头癌侵及或压迫胰管、胆总管末端形成胆道梗阻时，胆汁排泄不畅，胆道内压力增高，可致绞痛，往往在剧烈腹痛的同时伴有发热、黄疸，形成"三联症"，此时意味着已合并胆道感染。

3. 消瘦、体重减轻　90%的患者在疾病初期就有消瘦、体重减轻，发展到疾病后期可以形成恶病质。形成消瘦的原因为：肿瘤对正常组织的慢性消耗；消化液分泌排泄障碍，致使食物消化不良；疼痛致使患者不能正常休息或伴有高热等增加身体的消耗。

4. 胃肠道症状　进展期胰腺癌患者均有严重的腹胀和食欲不振。对于有消化道梗阻的患者，甚至出现食物消化不良和严重呕吐，部分患者出现腹泻。

5. 发热　胰腺肿块压迫胆道并继发胆道感染时，可出现高热经久不退。另外，胰腺肿物巨大，中央坏死形成组织吸收热，也是发热的原因之一。

二、体征

胰腺癌患者在发病初期常无明确的体征，出现明确体征时往往意味着肿瘤已发展到晚期。主要的体征表现为：患者全身皮肤和巩膜黄染；消瘦，甚至形成恶病质；形成梗阻时，可扪及肿大的肝脾和胆囊，甚至可以扪及肿物。胰腺癌侵犯或转移到腹膜时，可出现腹水。胰腺癌远处淋巴结转移最常见的部位是左锁骨上淋巴结。胰腺癌若出现血行转移，如肝、胸膜、骨等，则出现相应的症状和体征。

第五节　诊断与分期

由于胰腺癌解剖部位深在，早期症状不典型，而且目前没有特异性的肿瘤标志物检测，因此胰腺癌的早期诊断目前仍很困难。根据患者的临床症状和体征进行胰腺癌的诊断，往往胰腺癌已经临近晚期。

一、分期检查

临床分期检查包括详细病史的询问、体格检查。CA19-9 是筛查胰腺癌的重要肿瘤标志物。影像学检查包括腹部 B 超、腹部 CT/MRI、胸部 X 线片以及十二指肠低张造影等。如果患者伴有黄疸，可行逆行性胆管造影（ERCP）。腔内超声内镜可以显示胰头占位情况以及胰头周围淋巴结有无肿大。

二、分期

胰腺癌的 TNM 分期（2002 AJCC）见表 9-4-1。$T_{1\sim2}$、以及部分 T_3 病变一般可以切除，肿瘤侵出胰腺或与腹腔大血管关系密切，被认为是局部晚期，无法手术切除。

表 9-4-1　胰腺癌的 TNM 分期（AJCC 第七版）

T：	原发肿瘤
T_x：	原发肿瘤无法评价
T_0：	无原发肿瘤证据
T_{is}：	原位癌（包括 PanIN-3）
T_1：	肿瘤侵局限于胰腺内，最大径≤2cm
T_2：	肿瘤侵局限于胰腺内，最大径>2cm
T_3：	肿瘤超出胰腺，未累及腹腔干或肠系膜上动脉
T_4：	肿瘤侵及腹腔干或肠系膜上动脉（原发肿瘤不能切除）

注：PanIN-3，3 级导管上皮细胞核的异型增生

N：	区域淋巴结
N_x：	区域淋巴结无法评价
N_0：	无区域淋巴结转移
N_1：	有区域淋巴结转移
M：	远地转移
M_0：	无远地转移
M_1：	远地转移

TNM 临床分期

分期	T	N	M
0：	T_{is}	N_0	M_0
ⅠA：	T_1	N_0	M_0
ⅠB：	T_2	N_0	M_0
ⅡA：	T_3	N_0	M_0
ⅡB：	$T_{1\sim3}$	N_1	M_0
Ⅲ：	T_4	任何 N	M_0
Ⅳ：	任何 T	任何 N	M_1

第六节　放射治疗

一、简介

胰腺癌治疗疗效极差，5 年的总生存率仅为 2%~3%。80%~90% 胰腺癌就诊时已无法手术切除，其中 50%~60% 为局部晚期胰腺癌。不能手术切除的胰腺癌只能通过同步放化疗或化疗进行治疗。胰腺癌手术后，局部复发率高达 50%~86%，5 年生存率小于 20%；而无法手术切除的胰腺癌，中位生存率一般小于 1 年。

80% 以上的胰腺癌为不可手术切除者，因此放射治疗，尤其是同步放化疗是局部晚期胰腺癌的主要治疗手段。以吉西他滨（健择）为基础的同步放化疗可以提高局部晚期胰腺癌的中位生存期、缓解疼痛症状从而提高临床获益率，成为局部晚期胰腺癌的标准治疗手段。另外，对于胰腺癌术后局部残存或切缘不净者，术后同步放化疗可以弥补手术的不足。

近年来放疗技术的提高以及多种放射治疗方法的运用，如术中照射、粒子植入和重粒子的治疗，使一度被认为是放射治疗禁区的胰腺癌的放疗成为可能。同时随着新一代化疗药物以及分子靶向药物的问世，使人们对胰腺癌治疗又萌发了新的兴趣，希望在新一代治疗药物和放射物理学方面进展的帮助下，使胰腺癌的治疗能发生质的飞跃。

二、放射治疗在胰腺癌治疗中的价值

放射治疗是绝大多数胰腺癌患者的主要治疗选择，主要的适应证为：①局部晚期胰腺癌；②晚期胰腺癌的止痛放疗（腹痛或者骨转移造成的疼痛等）；③胰腺癌术后肿瘤切缘不净或肿瘤残存者（R1 或 R2 手术）。

（一）不可手术切除胰腺癌的放射治疗

1. 术前同步放化疗对不能手术切除胰腺癌的作用　手术是胰腺癌唯一的治愈手段，而且 R0 患者预后明显好于 R1 患者[1~2]，R2 患者的预后则与局部晚期不可以手术患者一致[3~5]，因此在首程治疗前需要谨慎肿瘤可否切除，以决定治疗模式。

对于早期或局部晚期的胰腺癌，判断可切除与否较为容易，目前临床难点在于判断潜在可切除（borderline resectable）的肿瘤，这类肿瘤介于可切除和不可切除之间，如能手术完整切除，预后肯定好于不可切除行根治性同步同步放化疗。如何却界定这类肿瘤，不同研究机构有各自的标准（表 9-4-2），主要涉及肿瘤和周围血管的关系。国内多数肿瘤中心目前均认为肿瘤侵犯周围血管，如肠系膜上动脉、肝总动脉或腹腔动脉，则不可切除，做血管置换的意义不大。但是国外在这方面却比较积极。这类临床经验最早来自 20 世纪 90 年代，研究发现行静脉切除的 R0 手术，与标准胰十二指肠切除术的预后相当，因此越来越多的医生开始尝试血管（包括动脉）切除置换。1994 年，Allema et 等[6]首先报道了 20 例胰腺癌患者行肿瘤和肠系膜上静脉/门静脉 R0 切除后，生存预后与局限期胰腺癌行胰十二指肠切除术后患者相当，首次提示这种手术方式的可行性和重要临床意义。不久，Fuhrman 等[7]也报道了自己的临床数据，证实了 Allema et 等提出的包括肠系膜上静脉/门静脉的扩大肿瘤根治术的安全性和可行性。自此，潜在可切除（borderline resectable）开始出现，并且建议对于这类肿瘤行 CT 造影血管重建作为标准诊断方法，从而确定可否手术以及需置换血管情况。同时，由于放化疗的引入，一些研究者尝试用术前放化疗的方法缩小这类肿瘤，取得降低分期效果[8~9]，从而使原来潜在可切除，甚至不能切除的病例成为可切除病例。表 9-4-3 列举了部分潜在可切除或不能手术切除胰腺癌术前同步放化疗的临床 II 期结果，可以看出大约 1/3 的潜在可切除患者经过新辅助同步放化疗可以转化为可切除患者[10~13]，并且其预后与可切除患者类似。但是现在的研究均为小样本，评价标准不一，治疗方案不统一，因此难以形成共识。

表 9-4-2　潜在可切除（borderline resectable）胰腺癌的术前放化疗

CT 显示肿瘤和血管关系	NCCN	MDACC[14]	AHPBA/SSO/SSAT[15]	Alliance[16]
肠系膜上静脉/门静脉	严重狭窄或闭塞，但可能行血管重建	闭塞，但可能行血管重建	狭窄或闭塞，但可能行血管重建	肿瘤侵犯血管的范围大于 180° 或可行血管重建
肠系膜上动脉	血管被肿瘤侵犯≤180° 或≤50%	血管被肿瘤侵犯≤180° 或≤50%	血管被肿瘤侵犯≤180° 或≤50%	血管接触肿瘤的范围小于 180°
腹腔动脉	没有侵犯	血管被肿瘤侵犯≤180° 或≤50%	没有侵犯	被侵犯处可以行血管重建
肝总动脉	血管被肿瘤侵犯≤180° 或≤50% 或极短的一段侵犯>180° 或>50%	血管被肿瘤侵犯≤180° 或≤50% 或极短的一段侵犯>180° 或>50%	血管被肿瘤侵犯≤180° 或≤50% 或极短的一段侵犯>180° 或>50%	肿瘤侵犯血管的范围<180°

鉴于此，SOG，ECOG，RTOG 联合发起 Alliance A021101 多中心临床研究，方案为 mFOLFIRINOX 4 周期诱导化疗，之后行卡培他滨（825 mg/m² /d）同步放化疗（50.4Gy），结束后再分期决定能否行手术，术后行吉西他滨（GEM）辅助化疗[16~17]。该研究将采用统一的新辅助治疗方案，统一的评价手段和标准，将为潜在可切除肿瘤患者的新辅助治疗提供第一个Ⅲ期临床证据，并为今后的临床研究治疗方案提供标准参考。

对于局部晚期胰腺癌，1999 年，White 等[18]对 25 例局部晚期患者行新辅助同步放化疗，6 例患者局部肿瘤缩小，其中 3 例患者肿瘤降期。White 等[19]之后也报道 58 例局部晚期胰腺癌患者经过新辅助放化疗后，11 例患者行开腹手术，6 例患者降期为潜在可手术切除患者。Memorial Sloan-Kettering 肿瘤中心的数据也显示 87 例局部晚期胰腺癌患者可以转化为可切除患者[20]。从以上这些研究可以看出，潜在可切除或局部晚期胰腺癌经过新辅助同步放化疗可以降期，但是比例很小。目前的难点在于无法预测肿瘤敏感性。其他研究也可以看出（表 9-4-3），虽然进行了术前中-高剂量照射（45~50.4Gy），降期率依然不高，尤其是对于局部晚期肿瘤。近年来，人们将新一代化疗药物（紫杉醇、吉西他滨等）与术前放射治疗结合，但并未取得优于 5FU 为主的术前同步放化疗的疗效[21]。

综上，对于目前新辅助放化疗研究结果，Katz 等[16]做了总结：①完整切除原发肿瘤和区域淋巴结是长期生存的必要条件；②肠系膜上动/静脉、门静脉受累程度与阴性切缘率呈反比；③切除肠系膜上静脉、门静脉的手术并发症和预后是可以接受的；④局部晚期胰腺癌经过新辅助化疗或同步放化疗后，降期率很低；⑤对于部分肿瘤患者，新辅助放化疗+根治术可以带来获益。

（二）不能手术切除、局部晚期胰腺癌的放射治疗

绝大多数胰腺癌就诊时不能手术切除，其中局部晚期、无远地转移的患者是放射治疗的主要适应证，这也是放射治疗在胰腺癌治疗中的最大治疗领域。放射治疗可以提高患者的生存率，并改善症状和生存质量。自 20 世纪 60 年代以来，欧美国家对不能手术切除、局部晚期的胰腺癌进行了一系列前瞻性随机分组的研究，包括以下几个方面：同步放化疗与单纯放疗的比较、同步放化疗与单纯化疗的比较、同步放化疗中不同化疗药物的比较等。

表 9-4-3　不能手术切除胰腺癌的术前放化疗

作　者	时间	例数	治　疗	结　果
Jussup et al[22]	1993	16	5-FU+RT	2 例可切除，生存 20、22 个月
Bajetta et al[23]	1999	32	5-FU+RT	7 例 PR 行探查，5 例切除，其中 3 例存活 18、27、65 个月
White et al[18]	1999	25	5-FU+RT	8 例探查，6 例切除；64%SD 或缩小
Safran et al[24]	2001	14	紫杉醇+RT	4 例切除，1 例达病理 CR，9 例肝转移
Mehta et al[25]	2001	15	5-FU+RT	60%切除，均为 R0，两例病理 CR，切除患者 MOS 30 个月
White[19]	2001	111	5-FU+RT	39 例切除，28 例 R0 切，2 例病例 CR
Kim et al[20]	2002	87	5-FU/GEM+RT	3 例降期，1 例切除，全组 MOS 11 个月
Massucco et al[11]	2006	28	GEM+RT	8 例切除，全组 MOS 15.4 个月
Katz et al[26]	2008	125	GEM/5-FU/Cap/紫杉醇+RT	66 例切除，62 例 R0 切除，全组 MOS 27 个月，切除患者 MOS 40 个月，局部区域复发 20%
Small et al[27]	2008	41	GEM+RT	17 例切除，全组 1 年生存率 73%
Turrini et al[28]	2009	64	5-FU+RT	9 例切除，8 例探查，全组 MOS 14 个月，切除患者 MOS 24 个月
Landry et al[17]	2010	21	5-FU/GEM+RT	5 例切除
Chun et al[29]	2010	74	GEM/5-FU+RT	44 例 R0 切除，MOS 23 个月
Stokes et al[10]	2011	34	Cap+RT 或 RT	16 例切除，12 例 R0 切除
Patel et al[30]	2011	17	5-FU+RT	仅入组切除患者，8 例 R0，MOS 15.6 个月
Kang et al[31]	2012	35	GEM+RT	切除率 91%，其中 R0 87%，MOS 26.3 个月
Barugola et al[32]	2012	24	GEM（±5-FU/Cap）+RT	仅入组切除患者，23 例 R0 切除，3 例病理 CR
Katz et al[33]	2012	81	GEM/5-FU+RT	84%切除，其中 95% R0 切除，MOS 33 个月

注：RT：放射治疗；MOS：中位生存期；CR：完全缓解；PR：部分缓解；SD：稳定；Cap：卡培他滨；GEM：吉西他滨；5-FU：5 氟尿嘧啶。

1. 同步放化疗与单纯放射治疗疗效比较　共有 2 个前瞻性随机分组研究着眼于这方面的研究（表 9-4-4）：Mayo Clinic 研究所[34]将 64 例局部晚期胰腺癌分为两组：放射治疗+安慰剂与放射治疗+5 氟尿嘧啶。放射治疗剂量为 Dt35~37.5Gy，4 周内完成。同步放化疗组中位生存期显著高于单纯放射治疗组（10.4 月比 6.3 月，$P<0.05$）。美国胃肠肿瘤研究组（GITSG）又进行了进一步研究[35]：他们将高剂量单纯放射治疗作为对照组（60Gy，10 周内完成，即每照射 Dt20Gy 后，休息 2 周再进行下一轮放射治疗），另两个同步放化疗组为实验组，放射治疗的剂量有所不同（DT40Gy/6 周+5-氟脲嘧啶，DT60Gy/10 周+5-氟尿嘧啶）。放射治疗采用前后对穿野治疗，高剂量放疗组在 DT40Gy 后缩野至肿瘤区继续放射至 60Gy。在每个放射治疗阶段开始的前三天给予静脉注射 5-FU 500mg/m^2，同步放化疗或单纯放射治疗结束后，继续化疗 5-FU 500 mg/（m^2·w），持续 2 年或到肿瘤进展为止。由于在实验开始后不久，初步结果显示综合治疗组的近期疗效显著高于单纯放射治疗组，研究者停止了单纯放射治疗组的研究，而继续随机分组研究高放射剂量同步放化疗组与中放射剂量同步放化疗组。结合 GITSG 之后进行的 5-FU 对比多柔比星同步放化疗[36]和 ECOG 组织的 60Gy 同步放化疗对比单纯放疗研究结果，这 4 项随机对照研究得出了两个重要结论：一是综合治疗（无论是高放射剂量同步放化疗还是中等放射剂量同步放化疗）与单纯放射治疗相比，综合治疗组的中位生存期均显著高于单纯放射治疗组，是单纯放射治疗组结果的将近两倍（12.4 月：9.1 月：5.7 月，$P<0.01$）。二是在同步放化疗的两组中，高放射剂量组与中放射剂量组相比，尽管前者的中位生存期比后者长，但是未达到统

计学意义（12.4 月 vs 9.1 月，$P = 0.19$），即高放射剂量组同步放、化疗的疗效与中放射剂量组的疗效相近。在吉西他滨批准应用胰腺癌之后，台湾学者[37]还对比了 5-FU 同步放化疗和吉西他滨同步放化疗，结果显示吉西他滨同步放化疗可以将局部晚期胰腺癌的中位生存期提高至 14.5 个月，这也是目前为止疗效最好的研究结果。综合以上研究数据的 Meta 分析[38]同样进一步证实同步放化疗疗效显著优于单纯放疗。因此目前局部晚期胰腺癌的标准治疗为基于 5-FU 或吉西他滨的同步放化疗，并且放疗剂量推荐为 50Gy。

表 9-4-4 不能手术切除胰腺癌同步放化疗与单纯放疗的前瞻性临床实验结果

研究方案	病例数	中位生存期（月）	局部失败率（%）	2 年生存率（%）	P 值
Mayo Clinic[34]					
EBRT（35~37.5Gy/4wk）	32	6.3	/	/	$P < 0.05$
EBRT（35~37.5Gy/4wk）+5-FU	32	10.4	/	/	
GITSG[35]					
EBRT（60Gy/10wk）	25	5.7	24	5	$P < 0.01$ *
EBRT（40Gy/6wk）+5-FU	83	9.1	26	10	$P = 0.19$ **
EBRT（60Gy/10wk）+5-FU	86	12.4	27	10	
GITSG[36]					
EBRT（60Gy/10wk）+5-FU	73	8.4	58	12	$P > 0.05$
EBRT（40Gy/4wk）+ADM	73	7.5	51	6	
Taiwan[37]					
EBRT（50.4~61.2Gy）+5-FU	16	6.7	/	0	$P = 0.027$
EBRT（50.4~61.2Gy）+Gem	18	14.5	/	15	
ECOG[39]					
EBRT（59.4Gy/6.5wk）	49	7.1	/	/	$P = 0.016$
EBRT（59.4Gy/6.5wk）+5-FU+MMC	55	8.4	/	/	

注：*：单纯高剂量放疗与放疗+化疗之比，差别有显著统计学意义（$P < 0.01$）。

**：高剂量放疗+化疗与中剂量放疗+化疗相比，差别无显著性统计学意义（$P = 0.19$）。

5-FU：5-氟尿嘧啶；ADM：多柔比星（阿霉素）；MMC：丝裂霉素；GEM：吉西他滨。EBRT：体外照射。

2. 同步放化疗与单纯化疗疗效比较 在 20 世纪 80 年代，就有两项小样本随机对照研究比较了同步放化疗和单纯化疗的疗效（表 9-4-5），但是结果却相反。ECOG[40]1985 年报告同步放化疗（40Gy/4 周+5-氟尿嘧啶）与单纯化疗（5-氟尿嘧啶）的随机分组实验。在这个方案中，与以往分段放射治疗不同，放射治疗是在 4 周内连续完成的，每周 5 次。可供分析的病例数 91 例，结果显示综合治疗疗效并未显著优于单纯化疗（中位生存期 8.2 月 vs 8.3 月，$P > 0.05$）。美国胃肠肿瘤研究组（GITSG）进行的类似研究（放射治疗+5-氟尿嘧啶 vs 链脲霉素+丝裂霉素+5-氟尿嘧啶）[41]得出了相反的结论，结果显示同步放化疗组疗效显著优于单纯化疗组（中位生存期 10.5 月 vs 8.0 月，$P < 0.02$）。尽管如此，我们可以看出两项研究中单纯化疗组的中位生存期均为 8 个月左右，具有可比性。但是 ECOG 研究中同步放化疗组的中位生存期也为 8 个月，作者解释为这可以是由于该组患者中包括了部分切缘阳性或复发的患者，而这些均为预后不良因素，因此导致不能体现同步放化疗的优势。另一项加拿大研究[42]也得出了阴性结果，但该研究同样与 ECOG 研究[40]存在类似问题，而且样

本量更少。因此，从今天看来，我们还不能从这些采用陈旧放疗技术的早年小样本研究得出确切结论。

表 9-4-5　不能手术切除胰腺癌同步放化疗与单纯化疗的前瞻性临床实验结果

研究方案	病例数	中位生存期（月）	局部失败率（%）	1 年生存率（%）	P 值
Canadian randomized[42]					P>0.05
EBRT（30Gy）+5-FU+司莫司汀	15	7.8	/	/	
5-FU+司莫司汀	15	7.3	/	/	
ECOG[40]					
EBRT（40Gy/4wk）+5-FU	47	8.2	32	6（2年）	P>0.05
单纯 5-FU	44	8.3	32	13（2年）	
GITSG[41]					
EBRT（54Gy/6wk）+5-FU	31	10.5	38	41	P<0.02
单纯 SMF	26	8	29	19	
FFCD/SFRO randomized[43]					
EBRT（60Gy/6wk）+5-FU+DDP	59	8.6	/	32	P=0.003
单纯 GEM	60	13	/	53	
Phase Ⅱ，Ioka et al[45]					
EBRT（50Gy/5wk）+GEM	40	12.8	/	/	P<0.02
单纯 GEM	40	12.4	/	/	
ECOG randomized[44]					
EBRT（50.4Gy/5wk）+GEM	37	11	41	50	P=0.017
单纯 GEM	34	9.2	23	32	

注：5-FU：5-氟尿嘧啶；SMF：多柔比星；MMC：丝裂霉素；GEM：吉西他滨。EBRT：体外照射。

进入 21 世纪，FFCD/SFRO 组织（Federation Francophone de la Cancerologie Digestive and the Societe Francophone de Radiotherapie Oncologique）[43]开展了一项 Ⅲ 期研究，采用三维适形放疗技术，比较同步放化疗（60Gy/6 周+5-FU+DDP）和单纯 GEM 化疗疗效。遗憾的是，由于同步放化疗组的化疗方案强度过重，而且放疗范围还包括了淋巴引流区，因此 Ⅲ~Ⅳ 级毒性作用发生率较高，一大部分患者没有完成原定治疗方案，该研究被迫提前终止

最近，ECOG E4201 研究[44]结果正式发布，由于患者入组速度较慢，最终入组 74 例患者，放疗范围仅包括肿瘤区域，化疗药物均选择 GEM。结果显示同步放化疗（50.4 Gy+GEM）组的中位生存期显著优于单纯 GEM 化疗组（11 月 vs 9.2 月，$P=0.017$）。几乎同时，一项来自日本的 Ⅱ 期临床研究[45]也采用类似治疗方案，结果同样证实同步放化疗组的中位生存期（12.8 月 vs 12.2 月，$P<0.02$）和疾病进展时间（7.8 月 vs 4.2 月，$P<0.01$）均显著优于单纯化疗组。

其他一些 Ⅱ 期临床研究结果显示，以 5-FU 为基础的同步放化疗可以使局部晚期胰腺癌患者的中位生存时间提高至 9~14 个月[46~50]，仅从数据上是要优于单纯化疗的中位生存时间（7~8 个月）。最新发表的一项 Meta 分析[51]也表明同步放化疗确实优于单纯化疗，不过治疗毒副作用也有所增加。

根据以上的随机分组研究结果，尤其 GEM 成为胰腺癌标准化疗药物之后的多项临床研究[37,44~45]，认为对于局部晚期胰腺癌，综合治疗（同步放、化疗）疗效显著优于单一治疗（无论单

纯放射治疗还是单纯化疗）。对局部晚期胰腺癌，同步放化疗是标准的治疗方案。

3. 同步放化疗中不同化疗方案的选择 吉西他滨的崛起。早年美国胃肠肿瘤研究组（GITSG）开展的研究均以5-氟尿嘧啶（5-FU）作为标准同步化疗药物，在吉西他滨（GEM）出现之后，来自台湾的一项随机分组研究（表9-4-5），以三维照射技术为基础，比较同步化疗药物5GU与GEM的疗效。结果表明，GEM放化组无论是在治疗反应率（50% vs 12.5%，$P=0.005$）、临床受益率（39% vs 6%，$P=0.043$）、中位进展时间（7.1月 vs 2.7月，$P=0.019$）和中位生存期（14.5月 vs 6.7月，$P=0.027$）均显著高于5-氟尿嘧啶放化组[37]。不过该研究也同样发现同步GEM化疗后治疗毒性作用增加，其他Ⅰ期临床研究[52]也证实GEM确实是的放疗剂量受到限制。为了降低治疗毒性，Crane等[53]回顾分析了30Gy同步GEM［250~500 mg/（m²·w）］或5-FU［200~300 mg/（m²·w）］方案的结果，发现同步GEM组确实疗效有所提高，但是治疗毒性重于5-FU组[54]。还有研究[55]将GEM剂量降低为40 mg/m²，每周2次，放疗剂量依然为50.4Gy虽然毒副作用得以下降，但是疗效却与基于5FU的既往研究相似（中位生存期8.5个月）。

随着放疗技术的进步，GEM同步放疗的临床研究结果有了新的起色。Mattiucci等[56]采用三维适形放疗技术治疗40名局部晚期胰腺癌患者，治疗方案为肿瘤区域50.4Gy照射（淋巴引流区为39.6Gy）同步GEM［100mg/（m²·w）］，之后行5周期辅助GEM化疗（1000mg/m²，d1，d8，每21天重复）。结果显示Ⅲ~Ⅳ级毒性发生率为53%，2年局部控制率为39.6%，2年总生存率为25%，中位生存时间达到15.5个月，优于历史对照。Murphy等[57]同样采用三维适形放疗技术治疗74名患者，但是放疗剂量降低为36Gy/15次，不包括淋巴引流区，而同步GEM给予足量（1000mg/m²，d1，d8，d15 每21天重复），最终只有5%的患者出现区域淋巴结复发，中位生存期为11.2个，但Ⅲ度及以上胃肠道毒性作用降低为22%。该项研究表明，淋巴引流区可以不纳入治疗靶区。另一项多中心Ⅱ期临床研究[58]也证实36Gy照射同步足量GEM可以很好地被患者耐受[27]，中位生存期为11.8个月，与Murphy等[57]研究相似。以上研究结果表明，在新的放疗技术和靶区定义前提下，同步GEM化疗的毒副作用可以得到控制，该治疗放的临床疗效初步证实可能优于同步5-FU及同类药物方案。

临床中还有很多Ⅱ期研究尝试使用了多种放疗增敏剂（表9-4-6），包括化疗药物、生物制剂和抗HIV（人类免疫缺陷病毒）药物，都取得了不错的疗效，中位生存期为11.2~18.7个月，但由于样本量和研究数量较少的缘故，还需更多临床研究验证。

表9-4-6 新型同步放疗增敏剂临床研究结果

作 者	例数	治 疗	中位生存（月）
Paclitaxel/RTOG 98-12（2004）[59]	132	50.4 Gy+紫杉醇	11.2
Paclitaxel/RTOG PA-0020（2006）	195	50.4 Gy+紫杉醇+GEM	11.7
Nelfinavir，Brunner et al.（2008）[60]	12	50.4 Gy+GEM+DDP+Nelfinavir	NA
Erlotinib，Duffy et al.（2008）[61]	17	（50.4 Gy+GEM+Erl）+（GEM+Erl）	18.7
Bevacizumab/RTOG 04-11（2009）[62]	82	（50.4 Gy+Cap+Bev）+（Cap+Bev）	11.9
Cetuximab，Crane et al.（2011）[63]	69	（Cet+GEM+OXA）+（50.4 Gy+Cap+Cet）+（GEM+Cet）	18.8
S-1，Sudo et al.（2011）[64]	34	50.4 Gy+S1（bid）	16.8
Bevacizumab，Small et al.（2011）[58]	32	（GEM+Bev）+（36 Gy+GEM+Bev）+（GEM+Bev）	11.8

注：Bev：贝伐单抗；Cap：卡培他滨；Cet：西妥昔单抗；DDP：顺铂；Erl：厄洛替尼；GEM：吉西他滨；Nelfinavir：奈非那韦。

简而言之，对于局部晚期、不能手术切除的胰腺癌，无论现有何种治疗，治疗效果均不佳，中位生存期在6~15个月。根据欧美国家一系列研究结果显示，同步放、化疗治疗局部晚期胰腺癌，疗效好于单纯放射治疗或单纯化疗。既往欧美国家把以5-FU为主的同步放、化疗作为局部晚期胰腺癌的标准治疗手段[65]，现在新一代化疗药物 GEM 的同步放化疗结果好于 5-FU 同步放化疗方案，同时其他化疗药物也不断涌现，如紫杉醇、卡培他滨、S1 和靶向药物等，均给胰腺癌的治疗带来一线希望。在放射治疗领域，三维适形放射治疗/三维调强适形放射治疗的出现，是放射治疗技术的一个飞跃，这项技术增加对正常组织保护同时增加剂量，给局部晚期胰腺癌的治疗带来了新的尝试，期望通过先进技术和药物的结合，使局部晚期胰腺癌的治疗取得突破。

（二）可手术切除胰腺癌的放射治疗

1. 术前放化疗　术前放、化疗同术后放射治疗相比有以下优势：①不必推迟放射治疗时间，据报道 25%胰腺癌患者因需要术后恢复，术后放射治疗需要推迟到 10 周后进行[66]，甚至因术后恢复差，放弃了术后的放射治疗；②在术前放射治疗期间出现远地转移的患者避免了不必要的剖腹探查；③术前放化疗可以降低局部肿瘤分期，提高切除率；④术前放化疗可以防止手术操作造成的腹腔内种植转移。

总的来看，可切除胰腺癌的术前放化疗目前缺乏Ⅲ期临床研究，仅有一些单中心Ⅱ期研究和回顾性研究。日本和美国几家医院报告了术前放化疗治疗可手术切除胰腺癌的初步结果（表 9-4-7）。早期的研究结果表明术前放射治疗胰腺癌所带来的临床获益与术后辅助放化疗相似，局部复发率为 9%~20%，而治疗导致的并发症和死亡率均在可接受的范围[68~79]。在此基础上，ECOG[72]收入了更多的病例数（n=53），其中 22.6%患者术前放化疗期间因毒性反应、病情进展和死亡未行计划性剖腹探查，在剩余 41 例中，17 例剖腹探 发现局部进展或远地转移未行根治性切除，24 例（45.3%）最终行计划性根治手术，其中位生存期为 15.7 月，而全组的中位生存率为 9.7 月。在该组中，43%患者疗中出现 3~5 级的肝功能损害。为了降低术前放化疗胃肠道的毒性反应，MDACC 肿瘤中心[70]将术前放射治疗剂量降低到 30Gy［30Gy/（10 次·2w）］，术中还进行了 10~15Gy 的术中照射，8.6%（3/35）患者出现 3 度恶心和呕吐，其余未见 3 度以上的放化疗反应，3 年生存率达到 23%。Pisters et al[73]等也采用同样的放疗方案，但将同步化疗药物改为紫杉醇，获得相似的 3 年生存率（28%）。随后，MDACC 回顾性分析了在 1990~1999 年收治的可手术切除术前放化疗的 132 例患者，发现短疗程的术前放化疗与常规分割的术前放化疗相比，生存期无显著差别[80]。

表 9-4-7　术前放射治疗±化疗治疗可手术切除胰腺癌的初步结果

作　　者	病例数	照射剂量（Gy）	同步化疗	中位生存期（月）	生存率（%）	局部复发率（%）
Ishikawa et al[69]	23	50	—	15	22（5 年）	20
Hoffman et al[68]	11	50.4	5-FU/MMC	45	40（5 年）	9
Staley et al[71]	39	30~50.4	5-FU	19	19（4 年）	11
Pisters et al[70]	35	30（10f） 10~15（IORT）	5-FU	25	23（3 年）	10
Hoffman et al[72]	24	50.4	5-FU/MMC	15.7	27（2 年）	NA
Pisters et al[73]	25	30（10f） 10~15（IORT）	紫杉醇	19	28（3 年）	NA
Moutardier et al[75]	23	NA	5-FU	26.6	51（2 年）	0
Talamonti et al[76]	17	36	GEM	26	61%	11.8
Evans et al[77]	64	30	GEM	34	36（5 年）	11
Varadhachary et al[78]	52	30	GEM	31	46（30 个月）	25
Le Scodan et al[79]	26	50	5-FU/DDP	12	32（2 年）	4

注：IORT（intraoperative radiation therapy）：术中放射治疗

5-FU：5-氟尿嘧啶；MMC：丝裂霉素；GEM：吉西他滨；DDP：顺铂

NA，not available.

进入 21 世纪，随着吉西他滨在胰腺癌中的作用获得更多临床证据支持，基于吉西他滨的术前放化疗研究也迅速开展。2007 年，Talamonti 等[76]报道了一项多中心 II 期研究结果，20 名患者接受足量吉西他滨（1000mg/m²）3 周期术前化疗，放疗（36Gy/2.4Gy）在第二周期同步实施，24% 患者在术前治疗中发生 III 级和以上毒性反应，最终 17 例患者行根治性手术。中位随访 18 个月后，生存率为 58.8%。2008 年，MDACC 肿瘤中心发表了两项 II 期临床研究结果。Evans 等[77]首先报道了 86 名影像学评价可切除胰腺癌患者，行吉西他滨（400 mg/m²）同步放疗（30Gy），4~6 周后行评价疗效并手术治疗，最终 64 名患者完成根治性手术，中位生存率达到 34 个月，估计 5 年生存率为 36%，局部复发率仅为 11%，远转成为该批患者的主要死亡原因。为了降低远转率，Varadhachary 等[78]从研究初期即制定了更强的新辅助治疗方案，所有患者先行 4 周期诱导化疗（DDP 30 mg/m²+吉西他滨 750 mg/m²，14 天每周期），之后行同步放化疗（方案同 Evans 等）。52 名患者完成所有治疗计划，中位生存期达到 31 个月，但是远处脏器转移和腹腔转移率仍然高达 42% 和 31%。

同年，一项基于 SEER 数据库本回顾性研究分析了 3885 可手术切除患者[81]，结果显示 70 名（2%）接受术前放疗的患者中位生存期为 23 个月，1478 名（38%）接受术后放疗的患者中位生存期为 17 个月，2337 名（60%）仅接受手术治疗的患者中位生存期为 12 个月，3 者之间均有显著差异。进一步亚组分析显示新辅助放疗较辅助放疗可以进一步提高生存。

尽管目前的研究显示术前放化疗可以带来生存获益，耐受性较好，相比于术后辅助放化疗具有一定优势，但是仍然缺乏 I 类证据，更多的研究还在进行中。其中一项多中心 II 期随机对照研究（NCT00335543）值得关注[82]，该研究将探索基于吉西他滨的术前同步放疗（50.4Gy）是否能改善手术+化疗的治疗模式疗效。此外，由于预测可否行根治性手术的标准不明确，而且治疗中发现病变出现远地转移的概率大、患者的身体状况不允许等，最终可行根治手术的患者比例很低，目前仅有少数研究所在进行术前放化疗的研究，具体结论需要前瞻性随机分组研究来证实。

2. 胰腺癌根治术后放射治疗 手术是可切除胰腺癌的主要根治手段，但是即使根治术后，局部复发率和肝转移率也基本高达 50% 以上，而且绝大部分复发出现在术后 2 年内（表 9-4-8）。因此，对于根治术后患者有必要施行术后辅助放化疗，以期提高肿瘤控制率，从而改善生存。

表 9-4-8 胰腺癌单纯术后复发模式

作　者	病例数	局部复发	腹膜转移	肝脏转移
Tepper et al[83]	26	13（50%）	NA	NA
Griffin et al[84]	35	19（53%）	11（31%）	16（64%）
Whittington et al[85]	29	22（76%）	6（21%）	6（21%）
Ozaki et al[86]	14	12（86%）	5（36%）	11（79%）
Westerdahl et al[87]	74	64（86%）	NA	68（92%）
Sperti et al[88]	78	56（72%）	NA	48（62%）
Hishinuma et al[89]	24	18（75%）	NA	12（50%）
Smeenk et al[90]	108	39（36%）	NA	37（34%）

注：NA，not available.

胰腺癌根治术后辅助治疗一共有 5 个前瞻性随机分组研究（表 9-4-9）。1985 年，美国胃肠肿瘤研究组（GITSG）率先发表了胰腺癌术后辅助治疗里程碑式的文章[91]，在 GITSG 这一研究中，胰腺癌术后分为观察组（22 例）和术后辅助治疗组（21 例）。辅助治疗方案为分段放射治疗（Dt40Gy，20 次，6 周完成；中间休息 2 周）与 5-氟尿嘧啶（5-FU）同步放、化疗，5-FU 500mg/m²，在两段放射治疗的头三天静脉注射，在以后的 2 年间继续每周静脉注射同样剂量的 5-FU。结果表明接受术后辅助治疗的患者中位生存时间显著高于术后观察组（20 月：11 月），2 年生存率治疗组 43%，对照组 18%（$P<0.03$），5 年生存率治疗组 19%，对照组 5%。这是人们首次认识到术后辅助治疗可以显著延长胰腺癌的生存率，但因为收治进度太慢（7 年内收治不到 50 例）和术后辅助治疗的显著优越性而提前终止了该研究。后来，GITSG 又补充分析了 30 例进行术后同步放化疗的病例，得出相似的结论[92]。

与上述结果不同的是，1999 年欧洲 EORTC40891 报告了一个 "有意义的阴性结果"[93]。该研究收入胰头癌和壶腹癌病例 208 例，随机分为单纯手术组和术后同步放化疗组（化疗仅在放疗期间进行且为 24 小时静脉持续滴注，$25mg/m^2$，在每段放射治疗的 1~5 天进行），结果显示中位生存期两组无显著差别（治疗组 24.5 月，观察组 19 月，$P=0.208$），2 年生存率治疗组和对照组亦无区别（51% vs 41%，$P=0.208$）。但是在胰头癌患者中，治疗组的 5 年生存率高于对照组（20% vs 10%），但是差别仍无显著意义（$P=0.099$）。虽然这个结果是阴性结果，但是因为在治疗组有 20% 左右的患者因术后并发症等原因未按要求进行术后辅助治疗，本着意向性分析（intent-to-treat）的原则，仍将这 23 例列入治疗组分析，因而人们认为本研究的结论是一个值得探讨的阴性结论，同时认为 5-FU 和放射治疗同步进行是安全的，能为绝大部分患者所耐受，仅 7 例（7/81）患者出现恶心和呕吐为主的 III 度反应（WHO 评级）。值得注意的是另一个关于胰腺癌术后辅助治疗的研究，这是迄今为止有关胰腺癌术后辅助治疗最大的临床报告（ESPAC-1，$n=541$）[94]，随后在 2004 年的新英格兰杂志上，作者对该研究又做了追踪报告[95]。这两个研究结果显示胰腺癌根治术后的辅助化疗结果比非化疗组好（$P=0.009$），术后同步放化疗疗效比非术后同步放化疗差（$P=0.05$）。由于研究本身的设计问题和统计分析的偏倚，以及治疗的依从性差，人们对该研究得出的结论持怀疑态度[96~97]。

之后美国 RTOG 专门开展了根治术后辅助放化疗的 III 期随机对照研究（RTOG 97-04）[98]，该研究并不是为了回答术后放化疗是否优于单纯手术，而是比较不同化疗药物能否进一步改善预后。所有患者术后行 3 周 5-FU 或吉西他滨化疗，之后行同步放化疗（5-FU+50.4Gy），之后再按照原方案行辅助化疗 3 个月。结果显示吉西他滨组较 5-FU 组中位生存期延长（20.5 个月 vs 16.9 个月，$P=0.009$），多因素分析发现吉西他滨较 5-FU 确实提高了疗效（$P=0.05$）。该研究也是第一个进行放疗质控的试验，并且发现较高的放疗剂量可以进一步改善生存。

最后一项随机对照研究于 2010 年发表，也是目前报道疗效最好的研究。该研究为多中心 II 期研究，共入组 90 例患者，分别行手术+吉西他滨化疗和手术+吉西他滨+同步放化疗（50.4Gy），结果显示两组的中位生存期分别达到 24.4 个月和 24.3 个月，2 年生存率均高达 50%，两组间无差异，但是同步放化疗组的局部复发率低于单纯辅助化疗组（11% vs 24%）。但由于病例数少，因此该研究结果还需要大样本研究证实。

在上述随机对照研究开展期间，多项非随机分组研究也广泛开展（表 9-4-9）[1,91~95,99~101]，值得关注的是 Mayo Clinic 和 Johns Hopkins 医院的系列研究结果。20 世纪 90 年代，Mayo Clinic 肿瘤中心[101]首先报道了 29 例行手术和术后同步放化疗的患者，与该院同期 89 例单纯手术患者比较，中位生存期和 2 年生存率均提高了 1 倍，局部复发率仅为 10.3%。之后 Johns Hopkins 肿瘤中心[1]也报道了 120 名行术后同步放化疗的患者，与同期行单纯手术的 53 例患者相比，中位生存期明显延长（19.5 个月 vs 13.5 个月，$P=0.003$），但是 5-FU+四氢叶酸的双药同步放化疗相比于 5-FU 单药同步放化疗并没有增加疗效（17.5 个月 vs 21 个月）。2008 年，上述两个肿瘤中心不约而同地再次总结各自治疗经验。此时 Mayo Clinic 肿瘤中心[102]的患者数量增加至 454 名，结果显示术后放化疗较单纯手术可以显著增加中位生存期（25.2 个月 vs 19.2 个月，$P=0.001$）和 2 年生存率（50% vs 39%），Johns Hopkins 肿瘤中心[103]也得出类似结果。2010 年，这两个肿瘤中心将数据库[104]合并，患者总量达到 1092 名，这也是迄今为止样本量最大的研究。结果显示 583 名行术后同步放化疗的患者较 509 年行单纯手术的患者中位生存期（21.1 个月 vs 15.5 个月，$P<0.001$）和 2 年生存率（44.7% vs 31.6%，$P<0.001$）显著增加。该研究还依据患者年龄、切缘状态、淋巴结转移情况和肿瘤大小对两组患者进行了配对选择分析，每组各 248 名患者，结果再次证实术后放化疗可以显著延长中位生存期（21.9 个月 vs 14.3 个月，$P<0.001$）和 2 年生存率（45.5% vs 31.4%，$P<0.001$）。

表 9-4-9　胰腺癌术后放射治疗结果

作　者	病例数	照射剂量（Gy）	同步化疗	中位生存期（月）	2 年生存率（%）	局部复发率（%）
随机分组结果						
GITSG[91~92]						
单纯手术	22	/	/	10.9	18*	33
术后放化疗	21	40	5-FU	21	43	47
术后放化疗	30	40	5-FU	18	46	55
EORTC40891[93]						
单纯手术	103	/	/	19	41	35.9
术后放化疗	104	40	5-FU	24.5	51	32.7
ESPAC-1（n=541）[94]						
无放化疗+	178	/	/	16.1	20	/
术后放化疗+	175	40	5-FU	15.5	10	/
ESPAC-1（n=289）[95]						
无放化疗+	144	/	/	17.9	41	20
术后放化疗	145	40	5-FU	15.9#	29	10
RTOG 97-04（n=451）[98]						
术后放化疗+GEM	221	50.4	5-FU	20.5	39.4	23
术后放化疗+5-FU	230	50.4	5-FU	16.9	34.8	28
EORTC/FFCD/GERCOR[107]						
手术+GEM	45	/	/	24.4	50.2	24
手术+GEM+CRT	45	50.4	GEM	24.3	50.6	11
非随机分组结果						
Whittington et al.[99]						
单纯手术	29	/	/	15	35	85
术后放化疗	19	>45	5-FU	15	30	55
Bosset et al.[100]	14	54	/	23	50	50
Mayo Clinic[101]						
单纯手术	89	/	/	12	25	NA
术后放化疗	29	45~54	5-FU	22.7	48	7
Mayo Clinic[102]						
单纯手术	180	/	/	19.2#	39#	NA
术后放化疗	274	50.4	5-FU	25.2	50	NA
Johns Hopkins[1]						
单纯手术	53	/	/	13.5	30	NA
术后放化疗（常规组）	99	40~45	5-FU	21#	44	NA
术后放化疗（加强组）	21	50~57	5-FU+LV	17.5	22	NA

续 表

作 者	病例数	照射剂量 （Gy）	同步化疗	中位生存期 （月）	2年生存率 （%）	局部复发率 （%）
Johns Hopkins[103]						
单纯手术	345	/	/	14.4#	31.9#	NA
术后放化疗	271	50	5-FU	21.2	43.9	NA
Mayo Clinic+Mayo Clinic[104]						
单纯手术	509	/	/	15.5#/14.3	31.6#/31.4	NA
术后放化疗	583	50.4	5-FU	21.1/21.9	44.7/45.5	NA
Virginia Mason[108]	43	45~54	5-FU+DDP	未达到	65%	NA
SEER[105]						
手术+化疗	1124	/	NA	20	25*（3年）	NA
手术+化疗+放疗	1842	NA	NA	21	28（3年）	NA
SEER[106]						
单纯手术	1266	/	NA	16#	36.0（20个月）	NA
术后放化疗	1266	NA	NA	20	45.4（个月）	NA

注：*：$P \leqslant 0.05$；#：$P < 0.01$；+：无放化疗：包括单纯手术后和术后化疗者；术后放化疗者：包括术后放化疗者和术后放化疗+化疗者；5-FU：5-氟尿嘧啶；DDP：顺铂；LV：四氢叶酸；GEM：吉西他滨；NA，not available.

最近发表的一项基于 SEER 数据库研究囊括了 2766 名胰腺癌术后患者，结果显示术后放疗可以延长患者的 3 年生存率[105]。对于 N_1 的患者，术后放疗作用更加明显。另一项基于 SEER 数据库的研究采用倾向性评分（propensity score matching）方法[106]挑选 1266 对患者，结果亦显示术后放化疗可以显著延长中位生存期和生存率

总之，由于胰腺癌能行手术切除的比例少，术前对能否行根治切除的预测标准不统一，导致术前放化疗的研究不能广泛开展，但是术前放射治疗期间，由于发现远地转移，会使部分患者避免不必要的剖腹探查。完成胰十二指肠切除术（Whipper's 手术）后的患者，术后放化疗可以提高一部分患者的局部控制率和长期生存率，但是没有一类证据。

（三）胰腺癌的术中放射治疗

术中放射治疗第一次由日本的 Abe 医生采用[109]，用来治疗局部晚期恶性肿瘤，随后广泛运用于临床。术中放射治疗是将高能加速器产生的高能电子线通过限光筒引导到需照射的部位进行照射，避开周围敏感组织和器官，因而术中照射的优点是靶向性好，对肿瘤部位集中剂量照射，同时保护周围正常组织和器官。术中放射治疗在胰腺癌治疗中的作用分为两方面：胰十二指肠切除术+术中放射治疗和不可手术切除胰腺癌探查术后的照射。

1. 胰十二指肠切除术+术中放射治疗 胰十二指肠切除术后（Whipper's 手术）的术中放射治疗：术中放射治疗是在肿瘤大部切除后或部分切除后进行，肿瘤区域可能存在切缘不净、瘤床肿瘤局部残存或淋巴结残存等因素，但大体肿瘤已被切除。术中放射治疗的目的是进一步提高局部控制率，因而治疗是以根治为目的。

在早年的 2 个小样本研究中，IORT 即显示出对局部控制率的作用，但是并没有对生存期有改善。Sindelar[110]报道了 20 例患者，行 IORT 的 11 例患者比未行 IORT 的 9 例患者中位生存期多 2 个月（12个月 vs 10 个月），无统计学差异。Zerbi 等[111]回顾性比较 Whipper's 手术+术中放射治疗（n=43）和单纯 Whipper's 手术（n=47）两组病例的治疗疗效，术中放射治疗可以显著降低局部复发率（27% vs 56%，$P < 0.01$），但并没有显著提高总生存率。但同期也有其他研究显示 IORT 可以提高生存率。如

Hiraoka 等[112]对 37 例胰腺癌行广泛根治切除并行 IORT（30Gy）。术后 5 年生存率为 15.3%；30 例肉眼观察切除完全者，5 年生存率为 20.2%，作者认为对于大体可切除的局部晚期的患者，术中广泛切除，同时放疗，可以改善胰腺癌治疗效果。

1995 年之后，多数研究显示 IORT 可以显著延长患者的生存期。2001 年，Reni 等[113]详细分析了术中放射治疗对不同分期胰腺癌的疗效。对于 I / II 期胰腺癌，胰十二指肠术后行术中放射治疗同单纯手术比较，术中放射治疗组可以显著降低局部复发率（27% vs 60%，$P=0.04$）、延长术后至局部复发时间（17.5 月 vs 12 月，$P=0.003$）、提高 5 年总生存率（22±10% vs 6±6%，$P=0.01$）。对于 III / IV 期胰腺癌，如果术中放射治疗的射线能量大于 9MeV，则可显著降低局部复发率，但对总生存时间无明显疗效。同年，Alfieri 等也报告了 46 例胰头癌手术切除患者，其中 26 例患者接受 IORT 和术后外照射，20 例患者仅接受手术治疗。结果显示 IORT 和术后外照射患者的 5 年局部控制率明显好于仅接受手术的患者（58% vs 30%，$P<0.01$），而且前者的中位生存期也明显长于后者（14.4 个月 vs 10.8 个月，$P=0.06$），并且术后并发症并没有增加。多因素分析亦显示 IORT 是局部控制和生存期的独立预后因素。近期，来自日本[114]和欧洲[115]的两个大样本回顾性研究结果显示，接受 IORT 的患者中位生存期可以达到 19.1~30 个月，明显高于同期未接受 IORT 患者的生存期。

其他研究报告认为术中放射治疗可以降低局部复发率（33%~36%），中位生存期可以延长至 18 个月以上（表 9-4-10）。

表 9-4-10　胰十二指肠切除术后行术中放射治疗的疗效

研究组	病例数（例）		肿瘤大体切除（%）	LN+（%）	中位生存期（月）	
	IORT	无 IORT			IORT	无 IORT
Sindelar[110]	11	9	不详	75	12	10
Zarbi[111]	43	47	37	61	19	12
Kasperk[116]	19	25	32	不详	10.5	12
Staley[71]	33	0	18	38	19	—
Nishimura[117]	55	102	45	68	6.5~15.5	5.5~13
Dobelbower[118]	16	28	不详	不详	9~17.5	6.5~14.5
Pisters[70]	20	0	10	65	25	
Sindelar[119~120]	12	12			18+	12+
Alfieri[121]	26	20	89.1	47.8	14.3+	10.8+
Reni[113]						
临床 I / II 期	30		14	不详	18.5+	13+
临床 III / IV 期	97	57	48	90	14.5	12
Valentini[115]	270	0	91.5		19	
Ogawa[114]	210	0	100%	72.6%	19.1	
Bachireddy[122]	23	0	74	–	2y	

注：IORT：术中放射治疗；+：统计学显著意义。

术前同步放、化疗+手术探查+术中放射治疗是术中放射治疗的另一种形式，目的通过术前同步放、化疗使肿瘤缩小，达到降低分期的目的，使术前不能手术的患者可以进行手术，并在术中进行照射，尽量控制肿瘤的局部播散。Breslin 等[80]报告了 132 例进行术前同步放、化疗+手术探查+术中放射治疗的病例。132 例患者根据术前临床检查均可实施手术切除，44 例术前同步放化疗剂量为 45~50.4Gy/25~28 次，88 例为 30Gy/（10 次·2w），5-FU 为主要的同步化疗方案。其中 70.5% 患者接受了术中放射治疗。可供分析的 129 例中仅 8% 出现局部瘤床复发，与术前放射剂量无关（30Gy，

9%；45~50.4Gy，11%）。多因素回归分析结果认为无论是术前放射剂量高低（30Gy vs 45~50.4Gy）、同步化疗的应用，还是术中放射治疗对该组患者的生存期均无显著影响，但是短疗程同步放、化疗［30Gy/（10次·2w）］+胰十二指肠切除术+术中放射治疗对局部复发的控制有一定作用。

Mayo Clinic 报道了一个临床Ⅰ/Ⅱ期结果[123]，入组病例为疗前诊断为局部晚期不能手术切除的患者。这27例患者进行术前同步放疗±化疗+手术探查+术中放射治疗。全组局部控制率为78%（21/27），1，2，5年局部控制率为86%、68%和45%，70%患者最终出现腹膜腔内播散和（或）肝转移。中位生存期为14.9月。2和5年生存率为27%和7%。27例入组患者与该医院同期进行手术探查+术中放射治疗+术后放疗±化疗的56例患者相比，2年和5年生存率高于后者（6% vs 0，P=0.001）。作者认为术前放射治疗±化疗对分期具有更好地确定，因为部分患者在术前治疗期间出现远地转移，因而避免了不必要的局部治疗（手术探查或/和术后放射治疗），这个高选性导致术前治疗组患者的生存率高于术后治疗组。

Dobelbower 文中[124]总结了31家报道不足1000例不可手术切除胰腺癌患者进行术前/术后放射治疗+术中照射的治疗结果，中位生存期为5.8~13.5月，50%~92%患者的疼痛症状得到缓解，30%患者疗后出现包括胃肠道出血、梗阻和穿孔在内的严重并发症。

2. 不可手术切除胰腺癌探查术+术中放射治疗　许多家研究机构报告了例数有限的局部晚期胰腺癌术中放射治疗的结果，部分研究者认为与单纯放射治疗±同步化疗相比，术中放射治疗可以提高局部晚期胰腺癌患者的局部控制率和中位生存期（11~18月 vs 5.8~12月）[118,125~128]（表9-4-11），并且对疼痛的缓解率可达到75%~95%。同时患者可以耐受治疗的副作用。

表 9-4-11　不可切除胰腺癌行探查术中放射治疗的疗效

研究组		病例数（个）	剂量（Gy）	局部复发率（%）	中位生存期（月）
Roldan[126]	EBRT	122	20	52	12.6
	EBRT+IORT	37		18	13.4
Tepper[129]	EBRT+IORT	51	20	未达到	9
Kawamura[130]	EBRT+IORT	12			11.2
	IORT	9			5.8
Mohiuddin[127]	EBRT+IORT	49	10~20	29%	16
Shibamoto[131]	EBRT	44	30~33	–	无差异
	EBRT+IORT	55			
	IORT	16			
Schuricht[132]	EBRT+IORT	33	15~20	30%	18
	EBRT+IORT（I-125）	43			15
	EBRT	29			–
Willett[133]	EBRT+IORT	194	15~25	59（2年）	12
Cai[134]					

注：IORT：术中放射治疗；EBRT：体外放射治疗；*：统计学显著意义。

Shipley[135]最早在1984年报道了29例不可切除胰腺癌患者术中放疗（15~20Gy）的结果，中位生存期达到16.5个月。之后 Mayo Clinic[126]报道了大样本研究结果，115名患者接受开腹探查术和术后放疗，其中37名患者接受了 IORT 和术后放疗。IORT 和术后放疗组的1年局部控制率显著高于单纯术后放疗组（82% vs 48%，P<0.01），但是生存率没有差异。

在上述研究结果的鼓舞下，RTOG 开展了多中心Ⅱ期临床研究[129]，术中放射治疗组进行术中照射20Gy后，接受同步放、化疗（50.4Gy+5-FU），对照组仅接受同步放化疗（50Gy+5-FU），该研究结果示两组的平均生存期均为 9 个月，术中照射 20Gy 与常规同步放、化疗方案相比，并没有提高局部晚期胰腺癌患者的生存期，主要术后并发症仅为 12%。尽管生存期结果不甚理想，但是该研究正式确立了 IORT 在不可切除胰腺癌的可行性，之后，关于 IORT 的研究逐渐广泛开展。

日本学者 Kawamura 等[130]回顾性分析 12 例 IORT+术后外照射患者和 9 例仅接受 IORT 患者，结果显示前者的中位生存期明显长于后者（11.2 月 vs 5.8 月，$P=0.065$）。腹膜腔内播散和肝转移是最主要的治疗失败原因。之后，来自日本的第二项研究[131]150 例接受高剂量放疗的患者，IORT 剂量为 30~33Gy，术后放疗的剂量为 40~60Gy，结果显示接受 IORT 和术后放疗的患者中位生存期为 8.5 个月。并且 IORT 在无远转、疗前 CA19-9<1000 U/ml 的患者中可以带来生存获益（$P=0.047$）。

之后 Thomas Jefferson 大学医院进行了系列研究。Mohiuddin[127]等在 1995 年报道了 49 例接受 IORT 和术后同步放化疗（40~55Gy）的患者，中位生存期达到了 16 个月，无围术期死亡发生，术后 Ⅲ/Ⅳ度并发症的发生率为 14%，与之前 RTOG-8505 结果的相似。1998 年，Schuricht 等[132]报道了该中心的第二项研究结果，样本量扩大到 76，中位生存期达到 18 个月，2 年局部控制率高达 70%。近期，Willett 等[133]分析了 150 例行 IORT 的不可切除胰腺癌患者，术后行 5-FU 为基础的同步放化疗，结果显示 1 年、2 年和 3 年的生存率分别为 54%、15%、和 7%，与既往同类研究相比显著提高了生存率。

但也有相反的意见，认为术中放射治疗+外照射与单纯外照射相比，并不能明显延长中位生存期，且治疗副作用显著[117]。Furuse 等[136]对 30 例术中探查不能切除胰腺癌，IORT 为 25Gy，2~4 周后开始体外放疗。总剂量为 25 Gy。同期应用 5-氟尿嘧啶治疗，平均中位生存期为 7.8 个月，其中 11 例有远处转移者平均中位生存期为 5.8 个月，19 例无远处转移者平均中位生存期为 12.9 个月，作者认为 IORT 合并术后放疗化疗并不能大幅提高总生存率。在 Nishimura 研究中[117]，局部晚期胰腺癌患者在术中照射 20~25Gy 后，进行外照射 45~50Gy，胃和十二指肠的术中照射剂量限定在 12Gy 以下。尽管中位生存期在术中照射+外照射组并未比单纯外照射组延长，但术中照射组长期存活的病例数多于单纯外照射组。根据治疗后 CT 显示，术中照射+外照射后肿瘤完全消退率为 7%（3/42），部分缓解率为 45%（19/42）；在术中照射野内复发者 33%（12/42），明显低于单纯外照射组（60%）[54]。但是 Nishimura 的这个研究同样报告了术中放射治疗+外照射导致较高的治疗并发症，如消化道溃疡、穿孔、十二指肠纤维化和胰腺局部坏死。这些副作用提示无论是术中放射治疗还是单纯外照射，大分割单次放射治疗的剂量应有所限制，例如同样是术中放射治疗+外照射，术中放射治疗剂量在 10~20Gy 就很少引起非常严重的放射反应[80,127]。

目前达成共识的是，无论是已切除还是未被切除的胰腺癌，术中放射治疗剂量均不能一次给予 20Gy 以上的剂量，如果照射野内包括的胃、十二指肠或小肠的体积过多，术中放射治疗的剂量应限定在 12.5Gy 以下。表 9-4-12 为美国 MD 安德森肿瘤中心放射治疗科对于胰腺癌术中放射治疗剂量的限定[137]。

表 9-4-12 美国 MD 安德森肿瘤中心放射治疗科对胰腺癌术中放射治疗的推荐剂量

肿瘤情况	剂量（Gy）
根治切除，切缘阴性	10.0
无论何种术式，十二指肠全部在照射野内	12.5
切缘阳性；或肿瘤未切除但十二指肠部分在照射野内	15
肿瘤大体切除；或肿瘤未切除，十二指肠全部在照射野外	20

总之，由于胰腺癌发现时分期较晚，术前诊断往往与术中肿瘤情况不符，所以很难确定随机分组的入组条件，多数研究结果来自单中心、回顾性报道，缺乏大型随机对照研究。但仅从现有的临床研究来看，IORT 可以提高局部控制率。在生存方面，对于可切除的胰腺癌，IORT 很有可能使患者受益；对于不可切除的胰腺癌，由于要联合术后同步放化疗，IORT 的加入能否带来进一步生存获益，目前还不确定。

（四）胰腺癌的组织间近距离放射治疗

1. 组织间近距离放射治疗的特点　对于不可切除胰腺癌，由于其位置深，周围毗邻重要脏器，外照射剂量提升受到限制，即使用现代照射技术如三维适形放射治疗及调强放射治疗，肿瘤所受照射剂量也难以达到满意的剂量要求。而组织间近距离放射治疗（interstitial brachytherapy）将放射性核素制成微型放射源放置于肿瘤附近、表面或插入到瘤体内进行持续性照射，达到杀灭肿瘤，减少周围正常组织损伤的目的。放射性核素为铯-137、铱-192、碘-125、钯-103、金-198，放射源可短期放置，也可永久性植入。目前主要有 3 种近距离治疗方式：①术中置管术后近距离放疗；②腔内或管内照射技术；③放射性粒子植入。

（1）术中置管术后近距离放疗　剖腹探查时对不能手术切除的病变，可在肿瘤实质内置放中空施源管若干根，并引出至腹壁外，术后行组织间照射。可起到控制胰腺癌生长、减轻胰腺癌侵犯神经所致疼痛、提高患者生活质量和生存率的作用。

（2）腔内或管内照射技术　利用人体的自然腔道或管道放置放射源对病灶进行治疗。腔内照射已成功用于气管、食管和胆管恶性肿瘤的治疗。国外学者通过肝外胆管放置线性放射源对胰腺癌患者进行腔内近距离照射，可使肿瘤在短时间内接受高剂量放疗，并减少对周围正常组织的损害[138~139]。

（3）放射性粒子植入　将放射性粒子按肿瘤大小、形态植入肿瘤内或受肿瘤浸润侵犯的组织中，通过微放射源发出持续、短距离的放射线，使肿瘤组织遭受最大程度的杀伤，而正常组织无损伤或仅有微小损伤，最终达到治疗目的。具体植入方法有：模板种植；B 超、CT 或超声内镜引导下种植；术中种植。前者需要根据 B 超、CT 或超声内镜扫描获得的靶区图像，然后利用三维计划系统以及验证系统模拟出粒子种植的空间分布，同时决定粒子种植个数和了解靶区及周围危险器官的剂量分布，指导粒子种植。

20 世纪 80 年代研制成功碘 125（Iodine-125，^{125}I）粒子源，它体积小、容量低，每小时持续释放辐射剂量为 0.1Gy/S，主要释放 γ 射线。γ 射线具有破坏肿瘤细胞核 DNA 的作用，在肿瘤细胞 DNA 合成后期及有丝分裂期阶段，只须少量的 γ 射线（3cGy）即能破坏肿瘤细胞的 DNA 双链，使肿瘤细胞失去繁殖能力而凋亡。目前以碘 125（Iodine-125，^{125}I）为代表的放射性例子植入是临床中最常用的近距离放疗方法，具有以下优势：①有效提高射线局部与正常组织剂量分配比：^{125}I 粒子有效半径为 1.7 cm，半衰期 60.2 天，95%剂量在 1 年内贡献完毕。植入多枚粒子后，释放的 γ 射线能有效覆盖肿瘤以及亚肿瘤区域，能持续对肿瘤起放疗作用。这些特点致使肿瘤细胞因辐射效应遭到最大程度的毁灭性杀伤，从而达到治愈的目的；并能持续对肿瘤起放疗作用；同时由于放射源周围剂量分布是按照与放射源距离的平方反比的方式下降，邻近的周围组织，如肠道、肠系膜动、静脉等受到的影响较小，减少了并发症的发生率[140]；②放射性粒子永久植入，可以使肿瘤受到连续低剂量率照射，从而持续抑制肿瘤细胞增殖；③射线持续照射使肿瘤的损伤后再增殖、再群体化明显减少；④持续低剂量率照射下乏氧细胞再氧合，降低了氧增强比，防止乏氧细胞对放射抗拒性的出现；⑤防护简单。

其适应证主要为：①经病理证实手术不能切除的局限性胰腺癌；②影像学证实肿瘤无远处转移或即使有远处转移.但转移灶尚不危及生命者；③白细胞 ≥3×10^9，血小板 ≥10×10^9，血红蛋白 ≥90 g/L；④在行探查术或为解除黄疸而行吻合术的同时种植粒子；⑤Karnofsky 评分>70 分；⑥无全身衰竭症状。

2. 组织间近距离放射治疗的临床疗效　在 20 世纪 80~90 年代就已经开始运用粒子植入治疗不可切除胰腺癌的技术，但早年的报道结果不一。Syed 等[141]最早应用[125]I 粒子治疗 18 例无法手术切除的胰头癌患者，术后补充 30~50Gy 外放疗，结果 88.8%（16/18）患者疼痛缓解，平均中位生存时间高达 14 个月，这在缺乏有效化疗药物和局部放疗的当时，疗效已经非常可观。但之后两项小样本研究却又暂缓了粒子植入治疗的广泛开展。1990 年，Joyce 等[142]报道了 19 例胰腺癌患者行超声引导下经皮穿刺[125]I 粒子植入治疗，其中 12 例患者联合外放射治疗，结果临床症状无明显改善或有轻微改善，术后生存期很短，平均不到 5 个月（140 天）；并且，单纯粒子植入治疗和辅以外照射放疗两组间生存率和症状缓解无明显差异。之后 Montemaggi 等[143]报道了一组 7 例接受术中[125]I 植入患者，1 例术后发生肺栓塞死亡，1 例胰瘘，1 例出现了恶化的糖尿病，中位生存期 7 个月。另一项较大样本（98 例）的研究也显示对无法手术切除的胰腺癌患者行[125]I 粒子治疗，虽可以有效缓解疼痛，但中位生存期仅为 7 个月。以上说明尽管[125]I 粒子 近距离治疗胰腺癌在临床上取得了一定的疗效，但治疗效果不明显，还需要不断探索。

但之后的几项较大样本研究又重新发现，粒子植入治疗可以延长不可手术切除胰腺癌患者的生存期。Mohiuddin 等[144]对 81 例胰腺癌患者进行[125]I 粒子植入治疗。所有病人均在术中行粒子植入，肿瘤所受照射的最小周边匹配剂量为 120Gy，术后补充外放疗 50~55Gy 和辅助全身化疗。结果中位生存期为 12 个月，2 年和 5 年生存率分别为 21% 和 7%，局部控制率为 71%。Schuricht[132]报告了一组 43 例接受术中植入，并发症为 39.5%，中位生存期 15 个月，1、2 年生存率分别是 56%、19%。因此，他们认为对于局部不可切除的胰腺癌患者采用放射性[125]I 粒子植入，辅助外放疗和全身化疗，可以达到满意的局部控制率，对一些有选择的胰腺癌病人进行治疗可望获得较长的生存期。

同时，国内的研究也广泛开展，结果大多支持粒子植入的临床价值。Sun 等[145]对 15 例不可切除的老年胰腺癌患者行[125]I 粒子植入，有 30% 患者临床获益。Wang 等[146]进行了 14 例超声引导下[125]I 粒子植入治疗不可切除胰腺癌，术后 87.5% 的患者获得完全缓解，患者的中位生存期提高到 10 个月，同时可以有效缓解患者疼痛，Jin 等[147]得出同样的研究结果。Zhongmin 等[148]对 31 例手术无法切除的胰腺癌患者，行 CT 引导下[125]I 植入治疗，明显缓解了患者疼痛，提高了患者的卡氏评分，中位生存期达 10.3 月。Zhang 等[149]对 26 例老年胰腺癌患者进行了 CT 引导下[125]I 植入治疗。其中 15 例患者具有明显的临床症状，经治疗后 9 例临床症状完全缓解，2 例部分缓解，4 例没有明显的变化，证实了放射性粒子植入对有明显临床症状的胰腺癌患者具有确定的疗效。

国内学者还在粒子植入联合其他局部外科治疗方面取得了开创性进展，使得国内患者的生存期与国外研究达到同一水平。Zou 等[150]对 32 名患者采用术中射频消融联合放射性粒子植入，7 名患者完全缓解，18 名患者部分缓解，中位生存期达 17.5 个月，术后接受化疗的患者中位生存期明显长于未接收化疗的患者（20 个月 vs 16 个月，$P=0.0176$）。Xu 等[151]49 名患者行冷冻消融术，其中 35 患者联合[125]I 粒子植入，总有效率（CR+PR）为 59.4%，中位生存期 16.2 个月，1 年、2 年、3 年的生存期分别为 63.1%、22.8%、9.5%。此外，在不断完善粒子种植治疗计划后，Liu 等[152]还发现局部粒子植入治疗疗效可以媲美胰十二指肠切除术。作者回顾性比较了 30 例[125]I 植入不可切除胰腺癌患者和 30 例接受胰十二指肠切术的患者，结果显示前者的手术时间、术中出血量和术后肠蠕动恢复时间均短于后者，并且两者的中位生存时间无明显差异（16 个月 vs 18 个月）。遗憾的是目前仅此一项报道，还有待于更多研究验证。

3. 粒子植入治疗的并发症　放射性粒子植入是一种有创性治疗，金属异物的植入以及手术操作会对人体造成一定损伤。放射性粒子体内植入不可避免地会产生放射性反应，周围组织会发生放射性坏死，并形成放射性溃疡和窦道，由于肿瘤坏死或（和）植入过程中放射性粒子在体内移位或迁移会对所到达器官或组织产生放射性损伤。国内外对其并发症的报道不一[132,142~143,147,149,153]，常见的有出血、感染、胃肠道反应、胰腺炎、胰瘘、腹腔脓肿、乳糜瘘等，大多数的并发症经保守治疗缓解、治愈。

尽管胰腺癌的组织间近距离放射治疗有悠久的历史，是不可切除胰腺癌姑息性治疗的手段之一，但由于胰腺癌具有多灶性和易远处转移的特点，仅凭粒子植入治疗明显延长生存期的可能性不大，与单纯放化疗或术中照射相比，治疗效果无明显优势[154~157]。因此在放射性粒子植入后，还应补充体外放射治疗，覆盖整个胰腺及周围高危转移区域，剂量一般为30~55Gy，最好用调强放射治疗，以降低放疗反应。有临床证据提示放疗后加全身化疗可以进一步延长生存期。

随着放疗技术、手术技术以及国内医疗条件的进步，粒子植入已经可以在国内多数医院开展，操作简便、微创，并发症发生率低，在临床上也取得了一定的疗效。然而，仍有许多问题尚未解决。首先组织间近距离照射的临床研究多无统一标准，选择病例条件不同导致治疗结果差异较大，仍然缺乏循证医学 I 类证据。其次，该治疗方法本身对于最佳周边匹配剂量尚不清楚，如何与外放疗配合也没有明确结论。在实际操作中缺乏术中实时计划系统及术中模板引导，术后验证系统困难等等。这些问题都需要进一步进行临床深入细致研究和探讨。

（五）胰腺癌的立体定向放射治疗

1. 局部晚期胰腺癌的放射治疗立体定向放疗（sereotactic body radiation therapy，SBRT）技术：SBRT 以治疗并行器官肿瘤为主，以分次剂量高和治疗次数少（hypofraction）为特点，剂量高度集中，周边剂量分布不均匀且梯度变化大，可用相对低的等剂量线作为处方剂量线，通过靶区内剂量层层递增方式，实现靶区外低剂量，靶区内高剂量，对肿瘤实施在正常组织耐受剂量下的高剂量照射，因降低了肿瘤周围正常组织的剂量而增宽了肿瘤和正常组织之间的剂量窗位，从而可提高肿瘤剂量，同时不会对正常组织造成严重放射损伤。另一方面，放疗后肿瘤细胞发生再增殖起始时间多在 3~5 周后，而 SBRT 由于治疗次数少，多在数天至两周内完成，因此避免了肿瘤细胞出现加速再增殖，从而有利于局控率的提高。目前用于治疗胰腺癌的 SBRT 技术有：真正意义的立体定向放疗（在加速器上加三级准直器共面或非共面固定野或旋转野照射），三维适形放疗（在加速器上加整体铅块或 MLC 共面或非共面固定野照射）和体部伽马刀（即使用 γ 线实施的 SBRT）治疗。在技术的选用上不同医院不同设备配制略有不同，但总的原则是对较早期局限的胰体尾癌采用真正意义的立体定向放疗或体部伽马刀可获得更高的局部剂量，周围正常组织的损伤更小；对局部肿瘤较大或胰头癌采用三维适形放疗局部剂量相对均匀，在照射范围较大的情况下更为安全可行。

2. 不可切除胰腺癌 SBRT 临床研究结果 20 世纪 90 年代初国外有单位采用 X 线实施 SBRT 治疗胰腺癌，因病例不多，没有更多的临床资料的报道。随着放疗技术和影像的进步，21 世纪开始，SBRT 在不可切除胰腺癌的中应用逐渐展开（表 9-4-13）。

（1）以根治为目的的 SBRT 临床研究 2004 年，Stanford 大学的 Koong 等[158]首次报道了胰腺癌 SBRT 治疗结果，他们采用射波刀（CyberKnife）技术对 15 例患者进行大分割放疗，剂量为单次 15Gy、20Gy 或 25Gy，1 年局控率达到 100%，但是所有患者最终均出现远处转移，中位生存期为 11 个月。之后 Koong 等[159]又将 SBRT 联合外照射进行了 II 期临床研究，16 名患者接受 45Gy（同步 5-Fu）外照射后，原发肿瘤给予 25Gy 单次放疗，1 年局控率仍然高达 94%，但是中位生存期仅为 8.3 个月。同样，由于治疗强度的增加，3 度胃肠道并发症发生率达到 12.5%。近来，还有学者将 SBRT 与诱导化疗联合，以其通过早期治疗远处微转移灶来提高疗效[160~161]。治疗方案采用一周期诱导吉西他滨（1000mg/m²）化疗，之后 25Gy 单次放疗，1 年局部控制率同样达到 94%~100%，但是中位生存期未见明显改善，仍为 11 个月。而且在 SBRT 后 4~10 个月，两项研究中各有 1 名患者出现十二指肠穿孔，进一步分析发现十二指肠接受放疗的体积是引发远期副反应的独立相关因素[160]。

鉴于 SBRT 的良好疗效以及单次放射的远期毒性作用，其他研究者开展了分次 SBRT 研究。以色列学者 Mahadevan 等[162]采用 24~36Gy/3 次的分割放射治疗 36 例不可切除胰腺癌患者，之后给予 6

个月吉西他滨辅助化疗，局部控制率虽为78%，但是3度副反应发生率降为14%，中位生存期达到14.3个月。之后Mahadevan等[163]又将辅助化疗改为2周期新辅助化疗，局部控制率提示到85%，中午生存期升至20个月，而且治疗期间无3度急性副反应发生，47例患者中仅有3例患者出现晚期3度副反应。Goyal等[164]也回顾性分析了19例患者的疗效，实际放疗剂量为70%等剂量线20~25Gy或24~30Gy/3次，1年局控为65%，中位生存期为14.4个月，16%的患者出现了3度副反应，该研究还在放疗期间行CT检测疗效，发现32%的患者在放疗后肿瘤体积缩小超过50%。Didolkar等[165]报告了85例不同期别患者的回顾性研究，处方剂量15~30Gy/3次，1年局控率为91.7%，中位生存期达到18.6个月。

以上研究均显示SBRT治疗不可切除胰腺癌可获得不错的局部控制率，生存期也可达1年左右。但也有少数研究显示SBRT的局控率较差。2005年，Hoyer等[166]报道了22例胰腺癌患者的SBRT结果，处方剂量为45Gy/3次，1年的局控仅为54%，中位生存期为5.4个月，而且3度胃肠道副反应发生率高达79%。这引起了其他学者的广泛关注。究其原因，是因为Hoyer等得靶区范围外扩过大，包括了肿瘤周边的水肿带，致使中位PTV体积达到136ml，远高于Koong等[159]的41ml，而且实际达到的是处方剂量是67%等剂量线。这样的放疗靶区和计划解释了该研究的高毒副反应和低疗效，但同时也引起学者们对各项研究的放疗技术和质控的重视，否则各研究结果之间没有较好的可比性。Polistina等[167]采用吉西他滨诱导化疗联合24~36Gy/3次的类似治疗方式，1年局控率仅为50%，中位生存为10.6个月，但无2度及以上副反应出现。另一项小样本研究[168]采用同步放化疗的方式，吉西他滨（1000mg/m^2，d1 d15 d21，28天/周期）诱导化疗3周，在第4周行SBRT（75%~83%等剂量线5Gy×5次），之后继续吉西他滨辅助化疗5周期，1年局控率仅为40%，中位生存期为12.2个月。

（2）SBRT对于潜在可切除胰腺癌的临床研究　现代放疗技术使得SBRT具有良好的适形性，并且在局部可以达到高剂量照射，局部有效率高，部分患者的肿瘤缩小后，可能与周围重要血管、肠道等脏器分离，使之成为接受R0根治术的患者，因而进一步提高疗效。Chuong等[169]在2013年报道了73例不可切除胰腺癌患者SBRT的临床结果，其中56例患者为潜在可切除患者。所有患者先行3周期吉西他滨、紫杉醇和卡培他滨的联合化疗，之后行SBRT，处方剂量为25~30Gy/5次，但是在肿瘤与周边血管粘连或侵犯处给予更高剂量（30~50Gy/3次），治疗完成后4周评价疗效，77%的患者肿瘤缩小，56%的患者行手术切除，其中R0切除率高达97%，病理完全缓解率为9%。随诊发现，手术切除患者的中位生存期明显高于未行手术切除的患者（19.3个月 vs 12.3个月，$P=0.03$）。治疗毒性作用也完全可以接受，仅5%的患者出现3度副反应。该研究结果显示SBRT+手术可能成为潜在可切除患者的治疗方式。

（3）SBRT对于胰腺癌再程放疗的临床研究　尽管胰腺癌的治疗失败模式以远处转移为主，但是随着化疗新药的出现，化疗强度的增加，有部分患者仅出现局部复发，SBRT在胰腺癌局部复发患者的二程放疗中可以带来获益。由于放疗副反应与周边正常组织接受的剂量和体积明确相关，因此在二程放疗中需要尽量避免和减少正常组织的照射，并且需要高精度的放疗，SBRT在这些方面具有独一无二的优势，而且已经在肺癌领域有所展示[170]。Lominska等[171]在2012年报道了28例行SBRT再程放疗的患者，其中11例是在体外照射后行计划性SBRT局部补量，与Stanford大学的[158]的研究方案类似；其余17例患者是行SBRT挽救治疗。所有患者初程放疗的中位剂量为50.4Gy，再次SBRT的剂量为20~30Gy。虽然中位生存期仅有5.9个月，但是局控率达到86%，而且仅有2名患者发生3度及以上副反应（2名患者肠梗阻，1名患者十二指肠穿孔）。该研究与Stanford大学的研究结果均提示，使用SBRT作为局部复发二程放疗的选择，是完全可行、有效的，但是对于再程放疗的毒性作用需要慎重考虑。

表 9-4-13　胰腺癌 SBRT 临床研究结果

作　者	患者	剂　量	局控 (1 年)	中位生存期 (月)	毒性	其他治疗
Koong et al[158]	15 LA 或 LR	15~25Gy×1 次	100%	11	33% 1~2 度 0≥3 度	无
Koong et al[159]	16 LA	25Gy×1 次（局部补量）	94%	8.3	69% 1~2 度 12.5%≥3 度	5-Fu+体外照射
Hoyer et al[166]	22 LA	15Gy×3 次	57%	5.4	79% 1~2 度 4.5% 4 度	无
Schellenberg et al[160]	16 LA	25Gy×1 次	100%	11.4	19%（近期） 47%（远期）	1 周期 GEM 诱导化疗+辅助 GEM 化疗
Didolkar et al[165]	85 LA 或 LR	5~10Gy×3 次	92%	18.6	22.3%≥3 度	SBRT 后行辅助 GEM 化疗
Mahadevan et al[162]	36 LA	8~12Gy×3 次	78%	14.3	33% 1~2 度 8% 3 度	SBRT 后行辅助 GEM 化疗
Polistina，et al[167]	23 LA	10Gy×3 次	50%	10.6	20% 1 度 0≥2 度	6 周 GEM 诱导化疗
Mahadevan et al[163]	39 LA	8~12Gy×3 次	85%	20	41% 1~2 度 0≥3 度	2 周期 GEM 诱导护理
Schellenberg et al[161]	20 LA	25Gy×1 次	94%	11.8	15% 1~2 度 5%≥3 度	1 周期 GEM 诱导化疗+辅助 GEM 化疗
Goyal et al[164]	19LA 或 LR	20~25Gy×1 次或 8~10Gy×3 次	81%	14.4	11% 1~2 度 16% 3 度	68%接受 5-Fu 或 GEM 辅助化疗
Lominska et al[171]	28LA 或 LR	4~8Gy×3~5 次	86%	5.9	7% 3 度（远期）	5-Fu 或 GEM 诱导化疗
Gurka et al[168]	10 LA	5Gy×5 次	40%	12.2	0≥3 度	1 周期 GEM 诱导化疗，共 6 周期 GEM 化疗
Chuong et al[169]	73 LA 或 BR	5~10Gy×5 次	81%	16.4 BR 15 LA	5% 3 度（远期）	3 周期 GEM + Tax + Cap 化疗

注：BR，潜在可切除；5-FU，5-氟尿嘧啶；GEM，吉西他滨；Tax，多西他赛；Cap，卡培他滨；LA，局部晚期；LR，局部复发；MD，远处转移；SBRT，立体定向放疗。

（4）SBRT 治疗相关毒性作用　胃和小肠（尤其是十二指肠）由于邻近胰腺，因此也是 SBRT 治疗中最易出现副反应的器官。常见的近、远期副反应包括恶性、狭窄、梗阻、溃疡、出血和穿孔。Schellenberg 等[160]发现十二指肠副反应与受照射体积明显相关。该研究中 73 名患者接受单次 25Gy 照射，1 年的十二指肠副反应发生率为 29%，进一步分析发现十二指肠 V_{15}，V_{20}以及 Dmax 与副反应明显相关。如前所述，单次 SBRT 毒性作用确实高于分次 SBRT，因此分次 SBRT 的副反应相关因素还有待进一步探索。

韩国学者也发现部分十二指肠剂量参数与副反应有明确相关关系[172~173]。对于行分次（3 次）SBRT 的腹部肿瘤患者，十二指肠所受最高剂量 35Gy 和 38Gy，3 度胃十二指肠毒性的发生率分别为 5%和 10%。小肠 V_{25}>20 毫升的患者发生严重副反应的风险明显高于小肠 V_{25}≤20 毫升的患者（50% vs 4%，$P=0.004$），并且增加分次放疗之间的时间间隔（4~8 天/3 次），可以降低副作用发生率。

另一方面，呼吸动度也是影响胃肠道毒副作用的重要因素。Taniguchi 等[174]通过呼吸门控技术测量 PTV 与十二指肠的重叠区域随呼吸时相的变化情况，发现在呼气末 PTV 与十二指肠的重叠范围最小，明显小于吸气末时相的范围。因此以吸气末时相图像为基础制定 SBRT 计划，并且使用呼吸门控技术在呼气末进行 SBRT，有可能降低十二指肠副反应。

总的来看，局部不可切除胰腺癌 SBRT 治疗后 1~3 个月的肿瘤局部有效率为 70%~90%，中位生存期各单位报道不一，可能与病例的选择和病期早晚有关，多数为 10~18 个月，1、2 生存率分别为 60%~90% 和 25%~0。尽管这些研究的 SBRT 处方剂量、患者选择不同，也没有大样本Ⅲ期随机对照研究，但是从有限的研究可以看出，SBRT 对于不可切除胰腺癌的局部控制率并不差于常规分割体外照射，采用分次 SBRT 后近期和远期毒副反应也可以控制在可接受范围内。治疗失败模式以远处转移为主，因此为了提高生存还需要化疗药物的进步。此外，有学者认为局部乏氧细胞是肿瘤对 SBRT 抵抗的重要因素[175]，因此放疗增敏药物在 SBRT 中的作用也值得探索。不过从目前良好的局控率来看，可能乏氧并不是影响 SBRT 疗效的主要问题。今后的研究应该集中在胰腺癌的生物有效剂量方面，以便确定最佳合适总剂量和分割方式，这方面应该早期肺癌 SBRT 应用就是一个成功的范例[176~177]。

三、放射治疗技术［三维适形照射/适形调强照射技术（3D-CRT/IMRT）］

表 9-4-14 列举了胰腺癌常规分割放射治疗的原则，无论是常规技术，还是三维适形/适形调强放射治疗（3D-CRT/IMRT），其靶区定义、射野安排等均须遵从以下原则。

表 9-4-14　胰腺癌放射治疗原则

◆ 用高能 X 线（≥6MV）
◆ 多野照射，每日每野均予照射
◆ 每周拍摄校位片
◆ 用计划系统进行计划设计，减少靶区内热点，可适当使用楔形板
◆ CT 模拟定位下进行三维适形照射，勾画正常组织器官，并定义剂量-体积限制条件
◆ 靶区照射剂量 DT 50~54Gy，1.8~2.0 Gy/d，5 次/周
◆ 仅进行肿瘤局部照射，不必照射全胰腺
◆ 可以进行区域淋巴结的预防照射，也可根据病期、患者的一般状况不必进行淋巴结预防照射

3D-CRT/IMRT 通过在每一个照射野与肿瘤的形状相一致，使高剂量曲线集中在肿瘤区，从而使肿瘤得到高剂量的照射，而同时可以避免其周围正常组织和器官的不必要照射，IMRT 比 3D-CRT 的适形度更好，对正常组织和器官保护得更好。

（一）治疗前的准备和 CT 模拟定位

为了显示胃和小肠的位置，在定位前 1.5~2 小时口服 800ml，定位前 40~60 小时口服 500~800ml，做 CT 模拟定位前口服剩余的 200~400ml。患者仰卧位，双手抱肘置于头上，真空垫或体模固定。扫描范围一般在呼气位的膈顶至第 4 腰椎椎体下缘，确保肿瘤范围、淋巴引流区和感兴趣的正常组织器官（一般指全部肝脏、双侧肾脏、胃和部分小肠）包括在扫描的范围内，行增强 CT 扫描，层厚建议为 3~5mm。如果对 CT 造影剂过敏，可改用 MR 定位，以便勾画胰腺肿瘤和周围正常组织和器官。如采用 SBRT 技术，需使用 4D-CT 或呼吸门控技术进行定位，层厚为 1~3mm。

（二）靶区勾画和处方剂量的定义

1. 根治性放疗或术前放疗[178]　　靶区勾画包括：肿瘤区（GTV）、临床靶区（CTV）、计划靶区（PTV）和危及器官（图 9-4-3）。根据 CT 图像或根据术中置放的金属标记勾画 GTV（包括原发肿瘤

和转移的淋巴结）。CTV 则为 GTV 外放的区域，并且包括临床潜在侵犯区域，无需包括整个胰腺。PTV 外扩距离需要考虑摆位误差、器官运动等因素。已有研究探索过胰腺的运动幅度（表 9-4-15），可见至少需要 10mm 的外扩距离，尤其是在头脚方向，15mm 的外扩距离也可以考虑。对于转移淋巴结的外扩范围 5mm 即可。如果采用 4D-CT 或呼吸门控技术，外扩距离可以适当缩小。此外，对于淋巴引流区的预防性照射现在还有争论，各放疗中心的靶区涉及也不尽相同，在此不做明确规定，可根据各自单位实际情况和患者生存预期决定。对于预防区域的选择，有研究总结了不同部位淋巴结的转移规律（表 9-4-16，表 9-4-17），以此可作为预防区域的靶区设计。

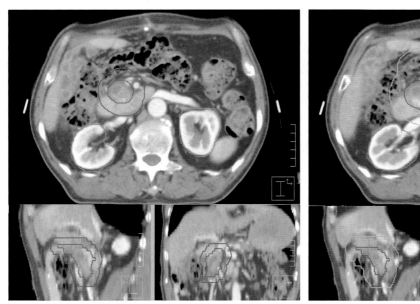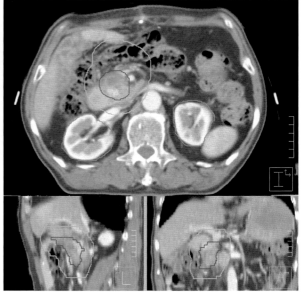

图 9-4-3　3D-CRT/IMRT 计划中勾画的靶区

注：（a）GTV（红）和 CTV（蓝）　（b）GTV（红）和 PTV（浅绿）。

表 9-4-15　胰腺的活动度

作　者	年份	病例数	测量技术	平均动度+SD（mm）		
				头脚（上下）	腹背（前后）	侧方（左右）
Bussels et al.[179]	2003	12	动态磁共振	23.7±15.9	12.1±9	6±3.4
Gierga et al.[180]	2004	7	透视	7.4	3.8	–
Ahn et al.[181]	2004	3	金属球标记下 CT 扫描	5.2	3.5	3
Bhasin et al.[182]	2006	22	透视	14.4±0.9	–	–
Henry et al.[183]	2008	3	基于标记物的兆伏级 X 线扫描	6.6±1.8	4.75±1	
Feng et al.[184]	2009	17	电影磁共振成像	20±10	8±3	–
Gwynne et al.[185]	2009	10	CT	15.3±4.3	9.7±6.1	5.2±3.5
Minn et al.[186]	2009	20	基于标记物的 4DCT	9.2	3.8	3.2
Mori et al.[187]	2009	6	电影 CT 成像	8.9	2.5	0.7

表 9-4-16 胰头癌腹腔淋巴结转移风险[188]

淋巴结位置	JPS 分站[189]	风险（%）	靶区范围*
幽门下淋巴结	第 6 站	7.2	幽门下界周围 10mm
肝总动脉淋巴结	第 8 站	9.8	肝总动脉周围 10mm。从起始处（胰腺上缘），延门静脉前缘至肝门
腹腔动脉周围淋巴结	第 9 站	3.7	腹腔动脉周围 10mm
肝十二指肠韧带淋巴结	第 12 站	7.9	门静脉周围 10mm，由肝门至十二指肠上部
胰十二指肠后后淋巴结	第 13 站	32.3	胰十二指肠后下动脉周围 10mm
肠系膜上动脉淋巴结	第 14 站	15.8	肠系膜上动脉起始部周围 10mm
腹主动脉旁淋巴结	第 16 站	10.9	腹主动脉周围 10mm，上界为腹腔动脉，下界为肠系膜下动脉
胰十二指肠前淋巴结	第 17 站	19.8	胰十二指肠前上动脉周围 10mm

注：*：包括所有阳性淋巴结（短径大于 1cm，或 PET 现实代谢阳性淋巴结）

JPS，日本胰腺癌学会。

表 9-4-17 胰体、尾癌腹腔淋巴结转移风险[188]

淋巴结位置	JPS 分站[189]	风险（%）	靶区范围*
幽门下淋巴结	第 6 站	3.3	幽门下界周围 10mm
肝总动脉淋巴结	第 8 站	15.1	肝总动脉周围 10mm。从起始处（胰腺上缘），延门静脉前缘至肝门
腹腔动脉周围淋巴结	第 9 站	9.6	腹腔动脉周围 10mm
脾门淋巴结	第 10 站	4.1	脾血管周围 10mm
脾动脉淋巴结	第 11 站	35.6	脾动脉周围 10mm
肝十二指肠韧带淋巴结	第 12 站	8.2	门静脉周围 10mm，由肝门至十二指肠上部
肠系膜上动脉淋巴结	第 14 站	9.6	肠系膜上动脉起始部周围 10mm
腹主动脉旁淋巴结	第 16 站	16.4	腹主动脉周围 10mm，上界为腹腔动脉，下界为肠系膜下动脉
胰腺下缘淋巴结	第 18 站	24.7	胰下动脉周围 10mm

注：*：包括所有阳性淋巴结（短径大于 1cm，或 PET 显示代谢阳性淋巴结）

JPS，日本胰腺癌学会。

放疗处方剂量为 95% PTV 50~54Gy，1.8~2.0Gy/d，每周 5 次，总放疗时间可以超过 49 天，但最好不要大于 56 天[178]。

正常组织限量：肾脏 D_{30}<18Gy，D_{50}<13Gy；脊髓 D_{max}<40Gy；肝脏：D_{mean}≤30Gy；十二指肠、小肠、结肠：D_{max}≤54Gy，V_{50}<10%，V_{45}<15%。

2. 术后放疗[190] 以胰头癌为例，根据术前影像学资料、手术所见等，CTV 需要包括瘤床区域、术中置入的金标、术后残留肿瘤、潜在侵犯或残留区域等，以及胰腺空肠吻合部，并三维外扩 0.5~1cm（部分手术吻合方式为胰腺-胃吻合，此时不必包括胰腺-胃吻合部）；此外还需要包括以下区域淋巴结：

（1）腹腔干动脉自腹主动脉发出的 1.5cm 部分，并三维外扩 1cm。

（2）肠系膜上动脉自腹主动脉发出的 2.5~3cm 部分，并三维外扩 1cm。

（3）门静脉（自肠系膜下静脉汇入处至肝门部分叉为左右门静脉处，包括胆肠吻合和肝管空肠吻合部以及肝门淋巴结），并三维外扩 1cm，需要指出的是腹腔静脉的走行和汇合有时会发生解剖变异。

（4）部分腹主动脉：自上述腹腔动脉、门静脉或胰腺空肠吻合部区域的最上层，至腰 2 椎体下缘，如术前肿瘤下缘超过腰 2 椎体下缘，则下界需要延伸至腰 3 椎体下缘。左侧外扩 2.5~3cm，右侧外扩 1cm，并避开两侧次肾脏，前方外扩 2.5~3cm，后方至椎体前缘或前缘后 0.5cm。

在外扩或包括周围肿大淋巴结时，需要在胃、肝脏等脏器处适当修回。PTV 外放同 "根治性放疗或术前放疗"。

放疗处方剂量可参照 RTOG 0848 研究，为 95% PTV 50.4Gy，1.8Gy/d，每周 5 次，同步 5-Fu 类药物化疗；或者 95% PTV 36Gy，2.4Gy/d，每周 5 次，同步吉西他滨化疗。

正常组织限量 ［以 95% PTV 50.4Gy/(1.8Gy·28f 为例)］：双肾脏 $D_{mean} < 18Gy$，如患者为单肾，则 $D_{15} < 18Gy$，$D_{30} < 14Gy$；脊髓 $V_{50} < 0.03\ cm^3$；肝脏：$D_{mean} \leqslant 30Gy$；胃、小肠、结肠：$D_{max} \leqslant 58Gy$，$D_{10} < 56Gy$，$D_{15} < 52Gy$。

无需对其他淋巴引流区进行预防照射。

3. 大分次（SBRT）放疗 SBRT 一般用于不可切除胰腺癌或临床试验，根据 4D-CT CT 图像或根据术中置放的金属标记勾画 GTV（原发肿瘤），CTV 为 GTV 外扩 5mm，PTV 在胰头部为 CTV 外扩 5mm，在胰体尾可外扩 5~10mm，如果具有靶区追踪技术，可仅外扩 2mm。对于处方剂量，目前没有标准，可参考本章第六节。

参 考 文 献

1. Yeo, C. J.. Pancreaticoduodenectomy for pancreatic adenocarcinoma: postoperative adjuvant chemoradiation improves survival. A prospective, single-institution experience. Ann Surg, 1997, 225 (5): 621-633.

2. Howard, T. J.. A margin-negative R0 resection accomplished with minimal postoperative complications is the surgeon's contribution to long-term survival in pancreatic cancer. J Gastrointest Surg, 2006, 10 (10): 1338-1345.

3. Bilimoria, K. Y.. Effect of hospital volume on margin status after pancreaticoduodenectomy for cancer. J Am Coll Surg, 008, 207 (4): 510-519.

4. Neoptolemos, J. P. Influence of resection margins on survival for patients with pancreatic cancer treated by adjuvant chemoradiation and/or chemotherapy in the ESPAC-1 randomized controlled trial. Ann Surg, 2001, 234 (6): 758-768.

5. Winter, J. M. .1423 pancreaticoduodenectomies for pancreatic cancer: A single-institution experience. J Gastrointest Surg, 2006, 10 (9): 1199-1210.

6. Allema, J. H.. Portal vein resection in patients undergoing pancreatoduodenectomy for carcinoma of the pancreatic head. Br J Surg, 1994, 81 (11): 1642-1646.

7. Fuhrman, G. M.. Rationale for en bloc vein resection in the treatment of pancreatic adenocarcinoma adherent to the superior mesenteric-portal vein confluence. Pancreatic Tumor Study Group. Ann Surg, 1996, 223 (2): 154-162.

8. Spitz, F. R.. Preoperative and postoperative chemoradiation strategies in patients treated with pancreaticoduodenectomy for adenocarcinoma of the pancreas. J Clin Oncol, 1997, 15 (3): 928-937.

9. Yeung, R. S.. Neoadjuvant chemoradiation in pancreatic and duodenal carcinoma. A Phase II Study. Cancer, 1993, 72 (7): 2124-2133.

10. Stokes, J. B.. Preoperative capecitabine and concurrent radiation for borderline resectable pancreatic cancer. Ann Surg Oncol, 2011, 18 (3): 619-627.

11. Massucco, P.. Pancreatic resections after chemoradiotherapy for locally advanced ductal adenocarcinoma: analysis of perioperative outcome and survival. Ann Surg Oncol, 2006, 13 (9): 1201-1208.

12. McClaine, R. J.. Neoadjuvant therapy may lead to successful surgical resection and improved survival in patients with borderline resectable pancreatic cancer. HPB (Oxford), 2010, 12 (1): 73-79.

13. Gillen, S.,. Preoperative/neoadjuvant therapy in pancreatic cancer: a systematic review and meta-analysis of response and resection percentages. PLoS Med, 2010, 7 (4): e1000267.

14. Varadhachary, G. R.. Borderline resectable pancreatic cancer: definitions, management, and role of preoperative therapy.

Ann Surg Oncol, 2006, 13 (8)：1035-1046.

15. Callery, M. P.. Pretreatment assessment of resectable and borderline resectable pancreatic cancer： expert consensus statement. Ann Surg Oncol, 2009, 16 (7)：1727-1733.

16. Katz, M. H.,. Borderline resectable pancreatic cancer： need for standardization and methods for optimal clinical trial design. Ann Surg Oncol, 2013, 20 (8)：2787-2795.

17. Landry, J.,. Randomized phase Ⅱ study of gemcitabine plus radiotherapy versus gemcitabine, 5-fluorouracil, and cisplatin followed by radiotherapy and 5-fluorouracil for patients with locally advanced, potentially resectable pancreatic adenocarcinoma. J Surg Oncol, 2010, 101 (7)：587-592.

18. White, R.. Preoperative chemoradiation for patients with locally advanced adenocarcinoma of the pancreas. Ann Surg Oncol, 1999, 6 (1)：38-45.

19. White, R. R.. Neoadjuvant chemoradiation for localized adenocarcinoma of the pancreas. Ann Surg Oncol, 2001, 8 (10)：758-765.

20. Kim, H. J.. Does neoadjuvant chemoradiation downstage locally advanced pancreatic cancer? J Gastrointest Surg, 2002, 6 (5)：763-769.

21. Safran, H.. Gemcitabine, paclitaxel, and radiation for locally advanced pancreatic cancer： a Phase I trial. Int J Radiat Oncol Biol Phys, 2002, 54 (1)：137-141.

22. Jessup, J. M.. Neoadjuvant therapy for unresectable pancreatic adenocarcinoma. Arch Surg, 1993, 128 (5)：559-564.

23. Bajetta, E.. Chemoradiotherapy as preoperative treatment in locally advanced unresectable pancreatic cancer patients： results of a feasibility study. Int J Radiat Oncol Biol Phys, 1999, 45 (2)：285-289.

24. Safran, H.. Paclitaxel and concurrent radiation for locally advanced pancreatic cancer. Int J Radiat Oncol Biol Phys, 2001, 49 (5)：1275-1279.

25. Mehta, V. K.. Preoperative chemoradiation for marginally resectable adenocarcinoma of the pancreas. J Gastrointest Surg, 2001, 5 (1)：27-35.

26. Katz, M. H.. Borderline resectable pancreatic cancer： the importance of this emerging stage of disease. J Am Coll Surg, 2008, 206 (5)：833-846.

27. Small, W., Jr.. Full-dose gemcitabine with concurrent radiation therapy in patients with nonmetastatic pancreatic cancer： a multicenter phase Ⅱ trial. J Clin Oncol, 2008, 26 (6)：942-947.

28. Turrini, O.. Neoadjuvant chemoradiation and pancreaticoduodenectomy for initially locally advanced head pancreatic adenocarcinoma. Eur J Surg Oncol, 2009, 35 (12)：1306-1311.

29. Chun, Y. S.. Defining venous involvement in borderline resectable pancreatic cancer. Ann Surg Oncol, 2010, 17 (11)：2832-2838.

30. Patel, M.,. Neoadjuvant GTX chemotherapy and IMRT-based chemoradiation for borderline resectable pancreatic cancer. J Surg Oncol, 2011, 104 (2), 155-161.

31. Kang, C. M.,. Potential contribution of preoperative neoadjuvant concurrent chemoradiation therapy on margin-negative resection in borderline resectable pancreatic cancer. J Gastrointest Surg, 2012, 16 (3)：509-517.

32. Barugola, G.,. Outcomes after resection of locally advanced or borderline resectable pancreatic cancer after neoadjuvant therapy. Am J Surg, 2012, 203 (2)：132-139.

33. Katz, M. H.,. Response of borderline resectable pancreatic cancer to neoadjuvant therapy is not reflected by radiographic indicators. Cancer, 2012, 118 (23)：5749-5756.

34. Moertel, C. G.. Combined 5-fluorouracil and supervoltage radiation therapy of locally unresectable gastrointestinal cancer. Lancet, 1969, 2 (7626)：865-867.

35. Moertel, C. G.. Therapy of locally unresectable pancreatic carcinoma： a randomized comparison of high dose (6000 rads) radiation alone, moderate dose radiation (4000 rads+5-fluorouracil), and high dose radiation+5-fluorouracil： The Gastrointestinal Tumor Study Group. Cancer, 1981, 48 (8)：1705-1710.

36. Group, G. T. S.. Radiation therapy combined with Adriamycin or 5-fluorouracil for the treatment of locally unresectable pancreatic carcinoma. Gastrointestinal Tumor Study Group. Cancer, 1985, 56 (11)：2563-2568.

37. Li, C. P.. Concurrent chemoradiotherapy treatment of locally advanced pancreatic cancer: gemcitabine versus 5-fluorouracil, a randomized controlled study. Int J Radiat Oncol Biol Phys, 2003, 57 (1) : 98-104.

38. Sultana, A.. Systematic review, including meta-analyses, on the management of locally advanced pancreatic cancer using radiation/combined modality therapy. Br J Cancer, 2007, 96 (8) : 1183-1190.

39. Cohen, S. J.. A randomized phase III study of radiotherapy alone or with 5-fluorouracil and mitomycin-C in patients with locally advanced adenocarcinoma of the pancreas: Eastern Cooperative Oncology Group study E8282. Int J Radiat Oncol Biol Phys, 2005, 62 (5) : 1345-1350.

40. Klaassen, D. J.. Treatment of locally unresectable cancer of the stomach and pancreas: a randomized comparison of 5-fluorouracil alone with radiation plus concurrent and maintenance 5-fluorouracil—an Eastern Cooperative Oncology Group study. J Clin Oncol, 1985, 3 (3) : 373-378.

41. Group, G. T. S.. Treatment of locally unresectable carcinoma of the pancreas: comparison of combined-modality therapy (chemotherapy plus radiotherapy) to chemotherapy alone. Gastrointestinal Tumor Study Group. J Natl Cancer Inst, 1988, 80 (10) : 751-755.

42. Hazel, J. J.. Multi-drug chemotherapy with and without radiation for carcinoma of the stomach and pancreas: a prospective randomized trial. J Can Assoc Radiol, 1981, 32 (3) : 164-165.

43. Chauffert, B.. Phase III trial comparing intensive induction chemoradiotherapy (60Gy, infusional 5-FU and intermittent cisplatin) followed by maintenance gemcitabine with gemcitabine alone for locally advanced unresectable pancreatic cancer. Definitive results of the 2000-01 FFCD/SFRO study. Ann Oncol, 2008, 19 (9) : 1592-1599.

44. Loehrer, P. J., Sr.. Gemcitabine alone versus gemcitabine plus radiotherapy in patients with locally advanced pancreatic cancer: an Eastern Cooperative Oncology Group trial. J Clin Oncol, 2011, 29 (31) : 4105-4112.

45. Ioka T, N. S., Nishiyama K. A randomized phase II study of gemcitabine 1000mg/msq and concurrent radiotherapy comparing gemcitabine alone for unresectable locally advanced pancreatic adenocarcinoma. Int J Radiat Oncol Biol Phys, 2010, 78 (3) : S102.

46. Ishii, H.. Protracted 5-fluorouracil infusion with concurrent radiotherapy as a treatment for locally advanced pancreatic carcinoma. Cancer, 1997, 79 (8) : 1516-1520.

47. Andre, T.,. Combined radiotherapy and chemotherapy (cisplatin and 5-fluorouracil) as palliative treatment for localized unresectable or adjuvant treatment for resected pancreatic adenocarcinoma: results of a feasibility study. Int J Radiat Oncol Biol Phys, 2000, 46 (4) : 903-911.

48. Kornek, G. V.,. Treatment of unresectable, locally advanced pancreatic adenocarcinoma with combined radiochemotherapy with 5-fluorouracil, leucovorin and cisplatin. Br J Cancer, 2000, 82 (1) : 98-103.

49. Boz, G.,. Radiotherapy and continuous infusion 5-fluorouracil in patients with nonresectable pancreatic carcinoma. Int J Radiat Oncol Biol Phys, 2001, 51 (3) : 736-740.

50. Shinchi, H.,. Length and quality of survival after external-beam radiotherapy with concurrent continuous 5-fluorouracil infusion for locally unresectable pancreatic cancer. Int J Radiat Oncol Biol Phys, 2002, 53 (1) : 146-150.

51. Chen, Y.. Combined radiochemotherapy in patients with locally advanced pancreatic cancer: a meta-analysis. World J Gastroenterol, 2013, 19 (42) : 7461-7471.

52. McGinn, C. J.,. Phase I trial of radiation dose escalation with concurrent weekly full-dose gemcitabine in patients with advanced pancreatic cancer. J Clin Oncol, 2001, 19 (22) : 4202-4208.

53. Crane, C. H.. Combining gemcitabine with radiation in pancreatic cancer: understanding important variables influencing the therapeutic index. Semin Oncol, 2001, 28 (3 Suppl 10) : 25-33.

54. Crane, C. H.. Is the therapeutic index better with gemcitabine-based chemoradiation than with 5-fluorouracil-based chemoradiation in locally advanced pancreatic cancer? Int J Radiat Oncol Biol Phys, 2002, 52 (5) : 1293-1302.

55. Blackstock, A. W.. Cancer and leukemia group B (CALGB) 89805: phase II chemoradiation trial using gemcitabine in patients with locoregional adenocarcinoma of the pancreas. Int J Gastrointest Cancer, 2003, 34 (2-3) : 107-116.

56. Mattiucci, G. C.., External beam radiotherapy plus 24-hour continuous infusion of gemcitabine in unresectable pancreatic carcinoma: long-term results of a phase II study. Int J Radiat Oncol Biol Phys, 2010, 76 (3) : 831-838.

57. Murphy, J. D.. Full-dose gemcitabine and concurrent radiotherapy for unresectable pancreatic cancer. Int J Radiat Oncol Biol Phys, 2007, 68 (3): 801-808.

58. Small, W., Jr.. Phase Ⅱ trial of full-dose gemcitabine and bevacizumab in combination with attenuated three-dimensional conformal radiotherapy in patients with localized pancreatic cancer. Int J Radiat Oncol Biol Phys, 2011, 80 (2): 476-482.

59. Rich, T.. Phase Ⅱ study of external irradiation and weekly paclitaxel for nonmetastatic, unresectable pancreatic cancer: RTOG-98-12. Am J Clin Oncol, 2004, 27 (1): 51-56.

60. Brunner, T. B.. Phase I trial of the human immunodeficiency virus protease inhibitor nelfinavir and chemoradiation for locally advanced pancreatic cancer. J Clin Oncol, 2008, 26 (16): 2699-2706.

61. Duffy, A.. A phase I study of erlotinib in combination with gemcitabine and radiation in locally advanced, non-operable pancreatic adenocarcinoma. Ann Oncol, 2008, 19 (1): 86-91.

62. Crane, C. H.. Phase Ⅱ study of bevacizumab with concurrent capecitabine and radiation followed by maintenance gemcitabine and bevacizumab for locally advanced pancreatic cancer: Radiation Therapy Oncology Group RTOG 0411. J Clin Oncol, 2009, 27 (25): 4096-4102.

63. Crane, C. H.. Phase Ⅱ trial of cetuximab, gemcitabine, and oxaliplatin followed by chemoradiation with cetuximab for locally advanced (T4) pancreatic adenocarcinoma: correlation of Smad4 (Dpc4) immunostaining with pattern of disease progression. J Clin Oncol, 2011, 29 (22): 3037-3043.

64. Sudo, K.. Phase Ⅱ study of oral S-1 and concurrent radiotherapy in patients with unresectable locally advanced pancreatic cancer. Int J Radiat Oncol Biol Phys, 2011, 80 (1): 119-125.

65. NCCN Clinical Practice Guidelines in Oncology. Version ed, 2004.

66. Aloia, T. A.. Delayed recovery after pancreaticoduodenectomy: a major factor impairing the delivery of adjuvant therapy? J Am Coll Surg, 2007, 204 (3): 347-355.

67. Willett, C. G.. Resection margins in carcinoma of the head of the pancreas. Implications for radiation therapy. Ann Surg, 1993, 217 (2): 144-148.

68. Hoffman, J. P.. A pilot study of preoperative chemoradiation for patients with localized adenocarcinoma of the pancreas. Am J Surg, 1995, 169 (1): 71-77.

69. Ishikawa, O.. Is the long-term survival rate improved by preoperative irradiation prior to Whipple's procedure for adenocarcinoma of the pancreatic head? Arch Surg, 1994, 129 (10): 1075-1080.

70. Pisters, P. W.. Rapid-fractionation preoperative chemoradiation, pancreaticoduodenectomy, and intraoperative radiation therapy for resectable pancreatic adenocarcinoma. J Clin Oncol, 1998, 16 (12): 3843-3850.

71. Staley, C. A.. Preoperative chemoradiation, pancreaticoduodenectomy, and intraoperative radiation therapy for adenocarcinoma of the pancreatic head. Am J Surg, 1996, 171 (1): 118-124.

72. Hoffman, J. P.. Phase Ⅱ trial of preoperative radiation therapy and chemotherapy for patients with localized, resectable adenocarcinoma of the pancreas: an Eastern Cooperative Oncology Group Study. J Clin Oncol, 1998, 16 (1): 317-323.

73. Pisters, P. W.. Preoperative paclitaxel and concurrent rapid-fractionation radiation for resectable pancreatic adenocarcinoma: toxicities, histologic response rates, and event-free outcome. J Clin Oncol, 2002, 20 (10): 2537-2544.

74. White, R. R. and D. S. Tyler, Neoadjuvant therapy for pancreatic cancer: the Duke experience. Surg Oncol Clin N Am, 2004, 13 (4): 675-684.

75. Moutardier, V.. A reappraisal of preoperative chemoradiation for localized pancreatic head ductal adenocarcinoma in a 5-year single-institution experience. J Gastrointest Surg, 2004, 8 (4): 502-510.

76. Talamonti, M. S.. A multi-institutional phase Ⅱ trial of preoperative full-dose gemcitabine and concurrent radiation for patients with potentially resectable pancreatic carcinoma. Ann Surg Oncol, 2006, 13 (2): 150-158.

77. Evans, D. B.. Preoperative gemcitabine-based chemoradiation for patients with resectable adenocarcinoma of the pancreatic head. J Clin Oncol, 2008, 26 (21): 3496-3502.

78. Varadhachary, G. R.. Preoperative gemcitabine and cisplatin followed by gemcitabine-based chemoradiation for resectable

adenocarcinoma of the pancreatic head. J Clin Oncol, 2008, 26 (21): 3487-3495.

79. Le Scodan, R.. Preoperative chemoradiation in potentially resectable pancreatic adenocarcinoma: feasibility, treatment effect evaluation and prognostic factors, analysis of the SFRO-FFCD 9704 trial and literature review. Ann Oncol, 2009, 20 (8): 1387-1396.

80. Breslin, T. M. Neoadjuvant chemoradiotherapy for adenocarcinoma of the pancreas: treatment variables and survival duration. Ann Surg Oncol, 2001, 8 (2): 123-132.

81. Stessin, A. M., J. E. Meyer, D. L. Sherr. Neoadjuvant radiation is associated with improved survival in patients with resectable pancreatic cancer: an analysis of data from the surveillance, epidemiology, and end results (SEER) registry. Int J Radiat Oncol Biol Phys, 2008, 72 (4): 1128-1133.

82. Brunner, T. B.,. Primary resection versus neoadjuvant chemoradiation followed by resection for locally resectable or potentially resectable pancreatic carcinoma without distant metastasis. A multi-centre prospectively randomised phase II-study of the Interdisciplinary Working Group Gastrointestinal Tumours (AIO, ARO, and CAO). BMC Cancer, 2007, 7: 41.

83. Tepper, J., G. Nardi, H. Sutt. Carcinoma of the pancreas: review of MGH experience from 1963 to 1973. Analysis of surgical failure and implications for radiation therapy. Cancer, 1976, 37 (3): 1519-1524.

84. Griffin, J. F.. Patterns of failure after curative resection of pancreatic carcinoma. Cancer, 1990, 66 (1): 56-61.

85. Whittington, R.. Adjuvant therapy of resected adenocarcinoma of the pancreas. Int J Radiat Oncol Biol Phys, 1991, 21 (5): 1137-1143.

86. Ozaki, H.. Improvement of pancreatic cancer treatment from the Japanese experience in the 1980s. Int J Pancreatol, 1992, 12 (1): 5-9.

87. Westerdahl, J., A. Andren-Sandberg, and I. Ihse, Recurrence of exocrine pancreatic cancer—local or hepatic? Hepatogastroenterology, 1993, 40 (4): 384-387.

88. Sperti, C.. Recurrence after resection for ductal adenocarcinoma of the pancreas. World J Surg, 1997, 21 (2): 195-200.

89. Hishinuma, S.. Patterns of recurrence after curative resection of pancreatic cancer, based on autopsy findings. J Gastrointest Surg, 2006, 10 (4): 511-518.

90. Smeenk, H. G.. Long-term survival and metastatic pattern of pancreatic and periampullary cancer after adjuvant chemoradiation or observation: long-term results of EORTC trial 40891. Ann Surg, 2007, 246 (5): 734-740.

91. Kalser, M. H. and S. S. Ellenberg, Pancreatic cancer. Adjuvant combined radiation and chemotherapy following curative resection. Arch Surg, 1985, 120 (8): 899-903.

92. Group, G. T. S.. Further evidence of effective adjuvant combined radiation and chemotherapy following curative resection of pancreatic cancer. Gastrointestinal Tumor Study Group. Cancer, 1987, 59 (12): 2006-2010.

93. Klinkenbijl, J. H.. Adjuvant radiotherapy and 5-fluorouracil after curative resection of cancer of the pancreas and periampullary region: phase III trial of the EORTC gastrointestinal tract cancer cooperative group. Ann Surg, 1999, 230 (6): 776-782.

94. Neoptolemos, J. P.. Adjuvant chemoradiotherapy and chemotherapy in resectable pancreatic cancer: a randomised controlled trial. Lancet, 2001, 358 (9293): 1576-1585.

95. Neoptolemos, J. P.. A randomized trial of chemoradiotherapy and chemotherapy after resection of pancreatic cancer. N Engl J Med, 2004, 350 (12): 1200-1210.

96. Abrams, R. A.,, K. D. Lillemoe, and S. Piantadosi, Continuing controversy over adjuvant therapy of pancreatic cancer. Lancet, 2001, 358 (9293): 1565-1566.

97. Choti, M. A., Adjuvant therapy for pancreatic cancer—the debate continues. N Engl J Med, 2004, 350 (12): 1249-1451.

98. Regine, W. F.. Fluorouracil vs gemcitabine chemotherapy before and after fluorouracil-based chemoradiation following resection of pancreatic adenocarcinoma: a randomized controlled trial. JAMA, 2008, 299 (9): 1019-1026.

99. Whittington, R.. Radiotherapy of unresectable pancreatic carcinoma: a six year experience with 104 patients. Int J Radiat Oncol Biol Phys, 1981, 7 (12): 1639-1644.

100. Bosset, J. F.. Conventional external irradiation alone as adjuvant treatment in resectable pancreatic cancer: results of a prospective study. Radiother Oncol, 1992, 24 (3): 191-194.

101. Foo, M. L.. Patterns of failure in grossly resected pancreatic ductal adenocarcinoma treated with adjuvant irradiation+/-5 fluorouracil. Int J Radiat Oncol Biol Phys, 1993, 26 (3): 483-489.

102. Corsini, M. M.. Adjuvant radiotherapy and chemotherapy for pancreatic carcinoma: the Mayo Clinic experience (1975~2005). J Clin Oncol, 2008, 26 (21): 3511-3516.

103. Herman, J. M.. Analysis of fluorouracil-based adjuvant chemotherapy and radiation after pancreaticoduodenectomy for ductal adenocarcinoma of the pancreas: results of a large, prospectively collected database at the Johns Hopkins Hospital. J Clin Oncol, 2008, 26 (21): 3503-3510.

104. Hsu, C. C.. Adjuvant chemoradiation for pancreatic adenocarcinoma: the Johns Hopkins Hospital-Mayo Clinic collaborative study. Ann Surg Oncol, 2010, 17 (4): 981-990.

105. Mellon, E. A.. Adjuvant radiotherapy and lymph node dissection in pancreatic cancer treated with surgery and chemotherapy. Cancer, 2014, 120 (8): 1171-1177.

106. Sugawara, A. and E. Kunieda, Effect of adjuvant radiotherapy on survival in resected pancreatic cancer: A propensity score surveillance, epidemiology, and end results database analysis. J Surg Oncol, 2014.

107. Van Laethem, J. L.. Adjuvant gemcitabine alone versus gemcitabine-based chemoradiotherapy after curative resection for pancreatic cancer: a randomized EORTC-40013-22012/FFCD-9203/GERCOR phase II study. J Clin Oncol, 2010, 28 (29): 4450-4456.

108. Picozzi, V. J., R. A. Kozarek, and L. W. Traverso, Interferon-based adjuvant chemoradiation therapy after pancreaticoduodenectomy for pancreatic adenocarcinoma. Am J Surg, 2003, 185 (5): 476-480.

109. Abe, M.. Clinical experiences with intraoperative radiotherapy of locally advanced cancers. Cancer, 1980, 45 (1): 40-48.

110. Sindelar, W. F., Clinical experience with regional pancreatectomy for adenocarcinoma of the pancreas. Arch Surg, 1989, 124 (1): 127-132.

111. Zerbi, A.. Intraoperative radiation therapy adjuvant to resection in the treatment of pancreatic cancer. Cancer, 1994, 73 (12): 2930-2935.

112. Hiraoka, T. and K. Kanemitsu, Value of extended resection and intraoperative radiotherapy for resectable pancreatic cancer. World J Surg, 1999, 23 (9): 930-936.

113. Reni, M.. Effect on local control and survival of electron beam intraoperative irradiation for resectable pancreatic adenocarcinoma. Int J Radiat Oncol Biol Phys, 2001, 50 (3): 651-658.

114. Ogawa, K.. Intraoperative radiotherapy for resected pancreatic cancer: a multi-institutional retrospective analysis of 210 patients. Int J Radiat Oncol Biol Phys, 2010, 77 (3): 734-742.

115. Valentini, V.. Intra-operative radiotherapy (IORT) in pancreatic cancer: joint analysis of the ISIORT-Europe experience. Radiother Oncol, 2009, 91 (1): 54-59.

116. Kasperk, R.. Intraoperative radiotherapy for pancreatic carcinoma. Br J Surg, 1995, 82 (9): 1259-1261.

117. Nishimura, Y.,. External and intraoperative radiotherapy for resectable and unresectable pancreatic cancer: analysis of survival rates and complications. Int J Radiat Oncol Biol Phys, 1997, 39 (1): 39-49.

118. Dobelbower, R. R.. Adjuvant radiation therapy for pancreatic cancer: a 15-year experience. Int J Radiat Oncol Biol Phys, 1997, 39 (1): 31-37.

119. Sindelar WF, K. T., Studies of intraoperative radiotherapy in carcinoma of the pancreas. Ann Oncol, 1999, 10 (suppl 4): S226-S230.

120. Sindelar, W. F.. Pathological tissue changes following intraoperative radiotherapy. Am J Clin Oncol, 1986, 9 (6): 504-509.

121. Alfieri, S.. Improved survival and local control after intraoperative radiation therapy and postoperative radiotherapy: a multivariate analysis of 46 patients undergoing surgery for pancreatic head cancer. Arch Surg, 2001, 136 (3): 343-347.

122. Bachireddy, P.. Orthovoltage intraoperative radiation therapy for pancreatic adenocarcinoma. Radiat Oncol, 2010,

5：105.

123. Garton, G. R.. High-dose preoperative external beam and intraoperative irradiation for locally advanced pancreatic cancer. Int J Radiat Oncol Biol Phys, 1993, 27 (5)：1153-1157.

124. Dobelbower, R. R., Jr.. Intraoperative electron beam radiation therapy (IOEBRT) for carcinoma of the exocrine pancreas. Int J Radiat Oncol Biol Phys, 1991, 20 (1)：113-119.

125. group, T. G. t. s., A multi-institutional comparative trial of radiation therapy alone and in combination with 5-fluorouracil for locally unresectable pancreatic carcinoma. The Gastrointestinal Tumor Study Group. Ann Surg, 1979, 189 (2)：205-208.

126. Roldan, G. E.. External beam versus intraoperative and external beam irradiation for locally advanced pancreatic cancer. Cancer, 1988, 61 (6)：1110-1116.

127. Mohiuddin, M.. Combined intraoperative radiation and perioperative chemotherapy for unresectable cancers of the pancreas. J Clin Oncol, 1995, 13 (11)：2764-2768.

128. Yamaguchi, K.. Radiation therapy, bypass operation and celiac plexus block in patients with unresectable locally advanced pancreatic cancer. Hepatogastroenterology, 2005, 52 (65)：1605-1612.

129. Tepper, J. E.. Intraoperative radiation therapy of pancreatic carcinoma：a report of RTOG-8505. Radiation Therapy Oncology Group. Int J Radiat Oncol Biol Phys, 1991, 21 (5)：1145-1149.

130. Kawamura, M.. Electron beam intraoperative radiation therapy (EBIORT) for localized pancreatic carcinoma. Int J Radiat Oncol Biol Phys, 1992, 23 (4)：751-757.

131. Shibamoto, Y.. High-dose intraoperative radiotherapy for unresectable pancreatic cancer. Int J Radiat Oncol Biol Phys, 1996, 34 (1)：57-63.

132. Schuricht, A. L.. Intraoperative radiotherapy in the combined-modality management of pancreatic cancer. Am Surg, 1998, 64 (11)：1043-1049.

133. Willett, C. G.. Long-term results of intraoperative electron beam irradiation (IOERT) for patients with unresectable pancreatic cancer. Ann Surg, 2005, 241 (2)：295-299.

134. Cai, S.. Updated long-term outcomes and prognostic factors for patients with unresectable locally advanced pancreatic cancer treated with intraoperative radiotherapy at the Massachusetts General Hospital, 1978 to 2010. Cancer, 2013, 119 (23)：4196-4204.

135. Shipley, W. U.. Intraoperative electron beam irradiation for patients with unresectable pancreatic carcinoma. Ann Surg, 1984, 200 (3)：289-296.

136. Furuse, J.. Intraoperative and conformal external-beam radiation therapy with protracted 5-fluorouracil infusion in patients with locally advanced pancreatic carcinoma. Cancer, 2003, 97 (5)：1346-1352.

137. Crane, C. H., A. S. Beddar, and D. B. Evans, The role of intraoperative radiotherapy in pancreatic cancer. Surg Oncol Clin N Am, 2003, 12 (4)：965-977.

138. Siegel, J. H.. Treatment of malignant biliary obstruction by endoscopic implantation of iridium 192 using a new double lumen endoprosthesis. Gastrointest Endosc, 1988, 34 (4)：301-306.

139. Montemaggi, P.. Intraluminal brachytherapy in the treatment of pancreas and bile duct carcinoma. Int J Radiat Oncol Biol Phys, 1995, 32 (2)：437-443.

140. Rich, T. A.. Radiation therapy for pancreatic cancer：eleven year experience at the JCRT. Int J Radiat Oncol Biol Phys, 1985, 11 (4)：759-763.

141. Syed, A. M., A. A. Puthawala, and D. L. Neblett, Interstitial iodine-125 implant in the management of unresectable pancreatic carcinoma. Cancer, 1983. 52 (5)：808-813.

142. Joyce, F.. Ultrasonically guided percutaneous implantation of iodine-125 seeds in pancreatic carcinoma. Int J Radiat Oncol Biol Phys, 1990, 19 (4)：1049-1052.

143. Montemaggi, P.. Interstitial brachytherapy for pancreatic cancer：report of seven cases treated with 125I and a review of the literature. Int J Radiat Oncol Biol Phys, 1991, 21 (2)：451-457.

144. Mohiuddin, M.. Long-term results of combined modality treatment with I-125 implantation for carcinoma of the pancreas.

Int J Radiat Oncol Biol Phys, 1992, 23 (2)：305-311.

145. Sun, S.. Endoscopic ultrasound-guided interstitial brachytherapy of unresectable pancreatic cancer：results of a pilot trial. Endoscopy, 2006, 38 (4)：399-403.

146. Wang, J.. Intraoperative ultrasound-guided iodine-125 seed implantation for unresectable pancreatic carcinoma. J Exp Clin Cancer Res, 2009. 28：88.

147. Jin, Z.. Endoscopic ultrasonography-guided interstitial implantation of iodine 125-seeds combined with chemotherapy in the treatment of unresectable pancreatic carcinoma：a prospective pilot study. Endoscopy, 2008, 40 (4)：314-320.

148. Zhongmin, W.. Clinical efficacy of CT-guided iodine-125 seed implantation therapy in patients with advanced pancreatic cancer. Eur Radiol, 2010, 20 (7)：p. 1786-1791.

149. Zhang, F. J.. CT guided radioactive seed 125I implantation in treatment of pancreatic cancer. Zhonghua Yi Xue Za Zhi, 2006, 86 (4)：223-227.

150. Zou, Y. P. Intraoperative radiofrequency ablation combined with 125 iodine seed implantation for unresectable pancreatic cancer. World J Gastroenterol, 2010, 16 (40)：5104-5110.

151. Xu, K.. Cryosurgery in combination with brachytherapy of iodine-125 seeds for pancreatic cancer. Gland Surg, 2013, 2 (2)：91-99.

152. Liu, K.. Comparison of iodine-125 seed implantation and pancreaticoduodenectomy in the treatment of pancreatic cancer. Int J Med Sci, 2014, 11 (9)：893-896.

153. Holm, H. H.. Ultrasonically guided percutaneous interstitial implantation of iodine 125 seeds in cancer therapy. Br J Radiol, 1981, 54 (644)：665-670.

154. Shipley, W. U.. Iodine-125 implant and external beam irradiation in patients with localized pancreatic carcinoma：a comparative study to surgical resection. Cancer, 1980, 45 (4)：709-714.

155. Morrow, M., B. Hilaris, and M. F. Brennan, Comparison of conventional surgical resection, radioactive implantation, and bypass procedures for exocrine carcinoma of the pancreas 1975~1980. Ann Surg, 1984, 199 (1)：1-5.

156. Whittington, R.. Multimodality therapy of localized unresectable pancreatic adenocarcinoma. Cancer, 1984, 54 (9)：1991-1998.

157. Peretz, T.. Treatment of primary unresectable carcinoma of the pancreas with I-125 implantation. Int J Radiat Oncol Biol Phys, 1989, 17 (5)：931-935.

158. Koong, A. C.. Phase I study of stereotactic radiosurgery in patients with locally advanced pancreatic cancer. Int J Radiat Oncol Biol Phys, 2004, 58 (4)：1017-1021.

159. Koong, A. C.. Phase II study to assess the efficacy of conventionally fractionated radiotherapy followed by a stereotactic radiosurgery boost in patients with locally advanced pancreatic cancer. Int J Radiat Oncol Biol Phys, 2005, 63 (2)：320-323.

160. Schellenberg, D.. Gemcitabine chemotherapy and single-fraction stereotactic body radiotherapy for locally advanced pancreatic cancer. Int J Radiat Oncol Biol Phys, 2008, 72 (3)：678-686.

161. Schellenberg, D.. Single-fraction stereotactic body radiation therapy and sequential gemcitabine for the treatment of locally advanced pancreatic cancer. Int J Radiat Oncol Biol Phys, 2011, 81 (1)：181-188.

162. Mahadevan, A.. Stereotactic body radiotherapy and gemcitabine for locally advanced pancreatic cancer. Int J Radiat Oncol Biol Phys, 2010, 78 (3)：735-742.

163. Mahadevan, A. Induction gemcitabine and stereotactic body radiotherapy for locally advanced nonmetastatic pancreas cancer. Int J Radiat Oncol Biol Phys, 2011, 81 (4)：e615-622.

164. Goyal, K.. Stereotactic body radiation therapy for nonresectable tumors of the pancreas. J Surg Res, 2012, 174 (2)：319-325.

165. Didolkar, M. S.. Image-guided stereotactic radiosurgery for locally advanced pancreatic adenocarcinoma results of first 85 patients. J Gastrointest Surg, 2010, 14 (10)：1547-1559.

166. Hoyer, M.. Phase-II study on stereotactic radiotherapy of locally advanced pancreatic carcinoma. Radiother Oncol, 2005. 76 (1)：48-53.

167. Polistina, F., et al., Unresectable locally advanced pancreatic cancer：a multimodal treatment using neoadjuvant chemo-

radiotherapy (gemcitabine plus stereotactic radiosurgery) and subsequent surgical exploration. Ann Surg Oncol, 2010, 17 (8)：2092-2101.

168. Gurka, M. K.. Stereotactic body radiation therapy with concurrent full-dose gemcitabine for locally advanced pancreatic cancer：a pilot trial demonstrating safety. Radiat Oncol, 2013, 8：44.

169. Chuong, M. D.. Stereotactic body radiation therapy for locally advanced and borderline resectable pancreatic cancer is effective and well tolerated. Int J Radiat Oncol Biol Phys, 2013, 86 (3)：516-522.

170. Trakul, N.. Stereotactic ablative radiotherapy for reirradiation of locally recurrent lung tumors. J Thorac Oncol, 2012, 7 (9)：1462-1465.

171. Lominska, C. E.. Stereotactic body radiation therapy for reirradiation of localized adenocarcinoma of the pancreas. Radiat Oncol, 2012, 7：74.

172. Bae, S. H.. Predictor of severe gastroduodenal toxicity after stereotactic body radiotherapy for abdominopelvic malignancies. Int J Radiat Oncol Biol Phys, 2012, 84 (4)：e469-474.

173. Bae, S. H.. Severe intestinal toxicity after stereotactic ablative radiotherapy for abdominopelvic malignancies. Int J Colorectal Dis, 2013, 28 (12)：1707-1713.

174. Taniguchi, C. M.. Dosimetric analysis of organs at risk during expiratory gating in stereotactic body radiation therapy for pancreatic cancer. Int J Radiat Oncol Biol Phys, 2013, 85 (4)：1090-1095.

175. Brown, J. M., M. Diehn, and B. W. Loo, Jr., Stereotactic ablative radiotherapy should be combined with a hypoxic cell radiosensitizer. Int J Radiat Oncol Biol Phys, 2010, 78 (2)：323-327.

176. Lagerwaard, F. J.. Outcomes of risk-adapted fractionated stereotactic radiotherapy for stage I non-small-cell lung cancer. Int J Radiat Oncol Biol Phys, 2008, 70 (3)：685-692.

177. Trakul, N.. Tumor volume-adapted dosing in stereotactic ablative radiotherapy of lung tumors. Int J Radiat Oncol Biol Phys, 2012, 84 (1)：231-237.

178. Huguet, F.. Radiotherapy technical considerations in the management of locally advanced pancreatic cancer：American-French consensus recommendations. Int J Radiat Oncol Biol Phys, 2012, 83 (5)：1355-1364.

179. Bussels, B.. Respiration-induced movement of the upper abdominal organs：a pitfall for the three-dimensional conformal radiation treatment of pancreatic cancer. Radiother Oncol, 2003, 68 (1)：69-74.

180. Gierga, D. P.. Quantification of respiration-induced abdominal tumor motion and its impact on IMRT dose distributions. Int J Radiat Oncol Biol Phys, 2004, 58 (5)：1584-1595.

181. Ahn, Y. C.. Application of real-time tumor-tracking and gated radiotherapy system for unresectable pancreatic cancer. Yonsei Med J, 2004, 45 (4)：584-590.

182. Bhasin, D. K.. Does the pancreas move with respiration? J Gastroenterol Hepatol, 2006, 21 (9)：1424-1427.

183. Henry, A. M.. Chemoradiotherapy for locally advanced pancreatic cancer：a radiotherapy dose escalation and organ motion study. Clin Oncol (R Coll Radiol), 2008, 20 (7)：541-547.

184. Feng, M.. Characterization of pancreatic tumor motion using cine MRI：surrogates for tumor position should be used with caution. Int J Radiat Oncol Biol Phys, 2009, 74 (3)：884-891.

185. Gwynne, S.. Respiratory movement of upper abdominal organs and its effect on radiotherapy planning in pancreatic cancer. Clin Oncol (R Coll Radiol), 2009, 21 (9)：713-719.

186. Minn, A. Y.. Pancreatic tumor motion on a single planning 4D-CT does not correlate with intrafraction tumor motion during treatment. Am J Clin Oncol, 2009, 32 (4)：364-368.

187. Mori, S.. Four-dimensional measurement of intrafractional respiratory motion of pancreatic tumors using a 256 multi-slice CT scanner. Radiother Oncol, 2009, 92 (2)：231-237.

188. Sun, W.. Proposing the lymphatic target volume for elective radiation therapy for pancreatic cancer：a pooled analysis of clinical evidence. Radiat Oncol, 2010, 5：28.

189. Society, J. P., Classification of pancreatic carcinoma 2nd. 2003, Tokyo：Kanehara.

190. Goodman, K. A.. Radiation Therapy Oncology Group consensus panel guidelines for the delineation of the clinical target volume in the postoperative treatment of pancreatic head cancer. Int J Radiat Oncol Biol Phys, 2012, 83 (3)：901-908.

第五章 肛门区癌

金 晶

肛门区癌（anal cancer）根据解剖部位，分为肛管癌（anal canal cancer）和肛周癌（anal margin cancer）。其发病率占直肠肛管恶性肿瘤的4%，占所有胃肠道恶性肿瘤的1.5%。发生于肛门区的恶性肿瘤以鳞癌常见，其次为腺癌。近几十年，随着全球文化和生活行为的多元化，肛管癌的发病率越来越高，范围也越来越广。同时，随着对于肛管癌生物学行为更深入的认识，其筛查、早期诊断得到了长足的进步，治疗模式也发生了根本性的改变。主要的治疗手段已经不再是有创的手术切除，放射治疗同步化疗不仅可以达到根治目的，而且避免了腹会阴联合切除术给患者带来人工肛门的困扰。因此，同步放化疗已成为肛门区癌的标准治疗方案。放疗技术的进步，进一步降低了同步放化疗的毒副反应，从而让患者并不需要牺牲生活质量治愈癌病。

第一节 概 述

一、流行病学

肛门区癌发病率占直肠肛管恶性肿瘤的4%，占所有胃肠道恶性肿瘤的1.5%[1,2]。其中，肛管癌占75%，中位发病年龄60~65岁，女性略多见于男性，并呈地域性分布。研究数据表明，西班牙裔男性的肛管癌发病率低于非西班牙裔男性，但在女性人群中并没有发现上述规律。黑人男性发病率高于白人男性，黑人女性则低于白人女性[3]。

近年来，肛门区癌发病率不断上升，男性发病率增长速度高于女性，黑人男性增长速度最快。1973~1979年间美国男性和女性肛门区癌发病率分别为1.06/10万人口、1.39/10万人口，1994~2000年间分别升高至2.04/10万人口、2.06/10万人口。黑人男性由1.09/10万升高至2.71/10万人口。2003年美国新发病例数4000例，2006年、2008年和2011年分别增加至4660例、5000例和6230例。1997~2009年肛门鳞癌发病率与1973~1996年比较骤然上升（危险度2.2；95% CI，2.1~2.3）。欧洲发病情况类似[3~5]。来自丹麦的数据显示，1943~1997年间，由全部人群仅0.2/10万上升至男性0.5/10万和女性1.0/10万人口[1]。可见，随着社会文化和生活行为的多元化，肛管癌的发病在过去几十年以及将来可能均呈持续升高态势（表9-5-1、表9-5-2、图9-5-1）。

二、病因

肛门区癌目前已知的病因包括：人乳头状病毒（human papilloma viruses，HPV）感染、非HIV病毒感染原因的慢性免疫功能抑制、多名性伴侣、肛门性交、宫颈癌或外阴癌或阴道癌病史、吸烟等。

而结直肠炎症与发病无明显相关性。

表 9-5-1 肛门癌发病率性别、人种、年龄和年代的关系（/10 万人口）

	男性发病率	女性发病率
年龄		
20~49 岁	0.74	0.55
50~64 岁	2.69	2.59
≥65 岁	3.73	5.11
人种		
白人	1.54	1.83
黑人	2.19	1.92
其他人种	0.71	0.90
病理		
鳞癌	0.92	1.05
腺癌	0.37	0.25
泄殖腔源癌	0.22	0.43
人种/年代		
白人		
1973~1979	1.08	1.40
1980~1986	1.27	1.72
1987~1993	1.54	1.90
1994~2000	2.07	2.45
黑人		
1973~1979	1.09	1.49
1980~1986	1.72	2.09
1987~1993	2.62	1.92
1994~2000	2.71	2.06

表 9-5-2 1997~2009 年肛门鳞癌发病率性别、人种和年龄的关系（/10 万人口）

	男性发病率	女性发病率
年龄		
20~34 岁	0.8	0.2
35~49 岁	3.9	1.6
50~64 岁	4.1	4.1
≥65 岁	3.6	5.1
人种		
非西班牙裔白人	3.3	2.8
黑人	4.1	2.2
西班牙裔白人	1.8	1.8
亚/太平洋岛裔	0.6	0.6
印第安/阿拉斯加土著	1.4	1.6

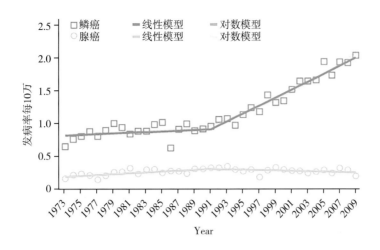

图 9-5-1　1973~2009 年肛门鳞癌和腺癌发病率

（一）人乳头状病毒（human papilloma viruses，HPV）

是一组双链小 DNA 病毒，其具有感染鳞状上皮的能力，该病毒的一些亚型可以引起乳头状瘤。该组病毒共有约 100 种亚型，其中 HPV-16 与肛管癌相关性最强，HPV-18、HPV-31、HPV-33 和 HPV35 其次[6~8]。HPV 通过感染部位皮肤黏膜的接触即可感染。感染后，一些病毒被体内免疫系统清除，一些则进入慢性过程，导致上皮内瘤变进而癌变。Frisch 的病例对照研究发现，388 例肛门癌患者中，341 例（88%）感染 HPV，对照组 20 例中未发现感染[9]。避免感染的最为有效方法为避免接触感染者的肛门、生殖器等高危区域。目前尚无证据表明，HPV 感染与肛门癌预后相关。

（二）HIV 感染

是肛管癌的独立危险因素，同性恋患者中尤为显著。HIV 感染可以使合并 HPV 感染风险增加至 2~6 倍。研究证实 HIV 感染患者 CD4[+]T 细胞计数显著下降，可导致肛门癌的发生[10,11]。虽然一些抗 HIV 药物可以有效控制 AIDS 相关疾病，但并没有降低肛管癌的发生[12]。

（三）混乱的性行为

多个性伴侣或者肛门性交将增加性病的伴随感染风险。早期研究表明，生殖器疣或者单纯疱疹病毒感染女性的肛管癌患病率增加。Frisch 等人的病例对照研究中，将 417 例肛门癌患者与 554 例正常人群进行了比较。多因素分析结果表明，超过 10 个以上的性伴侣、肛门疣、生殖器疣、淋病或宫颈肿瘤是肛门癌发生的高危因素。文献报道，女性更易于患病，个别报道男女比例甚至达到 5∶1。特别是对于性生活混乱的女性，她们更易于感染 HPV，因此增加了罹患肛管癌的风险[13]。因此，混乱的性行为增加了伴随感染的风险，进而影响肛管癌的发生。

（四）吸烟

有研究报道，吸烟增加了 4 倍患病风险，并且风险远大于已戒断人群，是发生肛管癌发生的独立因素[14]。同时，还有一些研究表明，肛门癌患者中患肺癌的概率是普通人群的 2 倍，间接证实了吸烟可能增加肛门癌的风险[15]。

（五）结直肠炎性疾病

目前尚无肯定证据表明结直肠癌炎性疾病与肛管癌相关。丹麦的研究中，对 68549 例病例的分析结果，发现 651 例 Crohn's 病以及 509 例溃疡型结肠炎患者中，未发生肛门癌[16]。但是也有学者认为，Crohn's 病可能长期造成肛周组织慢性炎症，进而导致肛管癌。一些研究显示，Crohn's 病患者肛管癌发病率占所有结直肠癌的 14%，而非 Crohn's 病人群仅 1.4%[17]。

第二节　临床表现和诊断

一、肛门区的解剖和病理

（一）解剖

肛门区分为肛管（anal canal）（图 9-5-2）和肛周（anal margin）。从肿瘤学的角度分析，肛管疾病与肛周疾病存在很大的差别。肛管和肛周的界线划定，有不同的标准。解剖上以肛门内括约肌、肠壁的纵行肌、肛门外括约肌和耻骨直肠肌在肛管直肠移行处形成的肛直肠环为分界。肛管的定义另外还有外科肛管和组织学肛管之分。组织学的肛管是指从肛管上皮移行区开始至肛缘的范围，将直肠黏膜上皮和肛管鳞状上皮分界。外科肛管的上界是以内括约肌为标志，包括远侧的直肠并一直延伸到肛缘；其平均长度 3~5 cm。外科肛管从上部的直肠黏膜、中部肛管移行区黏膜、到下部非角化鳞状上皮。目前治疗指南中，肛管常采用外科定义。同时，外科定义中包括了直肠远端的腺癌，其治疗应该按照直肠癌的规范进行。肛管以齿状线为界可以分为肛管移行区和肛梳，齿状线上方的肛管移行区有肛柱，肛柱近齿状线处有肛乳头和肛窦。肛管移行区包括齿状线区，由范围不同的移行上皮和鳞状上皮覆盖，在此区域内可以见到内分泌细胞和黑色素细胞。肛梳由非角化的鳞状上皮所覆盖。肛周是指肛门周围半径 5~6 cm 以内的区域，其特征是被覆具有毛囊和汗腺的鳞状上皮。

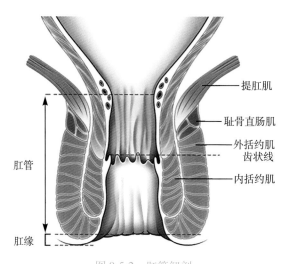

图 9-5-2　肛管解剖

肛管来源于两个胚胎层，齿状线以上的部分来自内胚层泄殖腔，齿状线以下的 1/3 肛管来自于外胚层，因此齿状线对于肛门区域的解剖具有重要的意义。齿状线距离肛缘大约 2cm，由肛柱连线组成。由于胚胎发育不用，齿状线上下肛管黏膜覆盖的表皮细胞、动静脉供应、淋巴回流以及神经支配都不同。齿状线以上，肛管黏膜覆盖的上皮为柱状上皮，发生于齿状线以上的肛管癌，主要病理类型为腺癌；齿状线以下的肛管黏膜覆盖细胞为鳞状上皮细胞，与肛周皮肤鳞状上皮细胞一样，但不包括毛发附属器、汗腺和脂肪腺体，发生于该部位的肛管癌，主要病理类型为鳞癌。但是肛管黏膜覆盖的上皮组织来源不是在齿状线上截然分开的，在齿状线上 6~12cm 区域，为上皮细胞由柱状上皮过渡到鳞状上皮的区域，称为移行区（transitional zone）或泄殖腔源区（cloaco-genic zone）。该区域由多种细胞组成，如柱状细胞、基底细胞、移行细胞和鳞状上皮细胞，因此发生于该区域的肿瘤可以有多种上皮来源，名称可见于移行细胞癌、基底细胞癌或泄殖腔源细胞癌，但是均指同一种病理类型。

表 9-5-3　齿状线的意义

	齿状线上	齿状线下
组织胚胎发育	内胚层	外胚层
黏膜表皮细胞	柱状细胞	鳞状上皮细胞
常见病理类型	腺癌	鳞癌
动脉供应血管	直肠上中动脉	直肠下动脉
静脉供应血管	直肠上中静脉	直肠下静脉
淋巴回流	直肠周、髂内淋巴引流	髂外、腹股沟淋巴引流
神经支配	内脏神经	外周神经

肛管的动脉血供来自于直肠上动脉、阴部动脉的直肠下分支以及骶正中动脉的分支。肛管的静脉回流分为两个部分，齿状线以上的静脉回流通过直肠上静脉至肠系膜静脉和门静脉系统，齿状线以下的部分则通过直肠下静脉回流、阴部静脉至髂内静脉。肿瘤的淋巴回流同样与齿状线相对位置相关，齿状线以上的淋巴引流至直肠周围淋巴结和椎旁淋巴结，齿状线周围的淋巴引流经阴部内血管周围淋巴结至髂内淋巴结，而以下的部分则引流至腹股沟淋巴结。肛周癌主要为鳞状上皮来源，其结构域皮肤鳞状上皮一样，血供来自髂外动静脉，淋巴回流经腹股沟淋巴引流至髂外淋巴结（表 9-5-3）[18]。

（二）病理

世界卫生组织关于肛门癌的病理分类中，将肛管和肛周皮肤癌前病变统称为肛门上皮内病变。浸润性癌包括鳞状细胞癌、腺癌、黑色素瘤、淋巴瘤和肌肉瘤。其中，鳞状细胞癌又分为鳞癌、大细胞角化或非角化癌、基底细胞癌、泄殖腔源细胞癌和移行细胞癌。肛门区鳞癌最常见，占所有肛门区癌85%~90%肛管癌发生于肛管至肛门缘，占所有肛门癌85%，泄殖腔源细胞癌和腺癌其次，其他病理类型则少见[19]。

三、诊断和分期检查

恶性肿瘤的诊断不应仅限于获得病理组织学结果，更需要明确原发肿瘤侵犯范围、区域淋巴结状态以及远地器官脏器转移情况。肛门区癌亦是如此。

（一）体格检查

包括肛门肿物和腹股沟淋巴结的肉眼观察和触诊。如果患者疼痛剧烈无法配合查体，应在局部麻醉下完成检查。须记录肛门区肿物的大小、位置、与齿状线的关系、质地、活动度等。如触诊发现腹股沟肿大淋巴结，应记录肿大淋巴结大小、形态、质地、活动度、有无触痛等情况。女性患者应同时进行妇科检查，当肿瘤位于肛管前壁或已经侵犯会阴时尤为重要。

（二）细胞/病理学

结合查体情况，给予局部麻醉行局部肿物活检后，组织应送检病理组织学检查，明确诊断以及病理类型。如触及可疑腹股沟肿大淋巴结，建议行穿刺细胞学或者病理活检。

（三）腔镜

明确局部病变侵犯肛管以及直肠情况，同时可以检查结直肠是否同时合并慢性炎症性病变。

（四）影像学检查

影像学检查能够提供局部病变形态、位置信息、与周围解剖关系、功能情况以及远地器官状态。但是，目前的影像学手段尚无法达到很高的准确率。文献报道，肛门区癌大约50%区域淋巴结小于0.5cm，这些转移淋巴结很难通过目前现有的常规影像学手段明确诊断[20]。因此，影像学检查提示的可疑病变，临床中须谨慎处理。对于远地器官的检查，应在疗前通过影像学认真评估以制订治疗策略，如有可疑诊断，应尽可能获得细胞学或病理组织学证据。超声内镜是明确局部病变浸润深度和侵犯范围的有效方法，同时可以准确评估治疗疗效。Otto等人应用腔内超声评估肛管癌侵犯深度，并与术后病理标本进行比较，发现其敏感率和准确率分别达到了100%和66%。但是，区域淋巴结情况，腔内超声无法准确评估[21]。CT扫描具有良好的空间分辨率，可以获得根据密度信息生成的图像数据，静脉对比剂可以减少肿瘤与周围软组织密度对比不良造成的问题。MRI是非常有效的诊断手段，可以准确评估局部区域侵犯情况。原发、转移病灶在T_1序列呈低-中等信号，而在T_2序列信号则高于骨骼肌。研究认为MRI对于治疗疗效预后的评价意义有限，疗前或者疗后MRI影像特征并无益于预测疗效。18FDG-PET-CT为功能成像，比较其他影像学方法，更易于发现2cm以下的小病灶，并且可以在治疗后分辨残存病变与坏死或者纤维化。需要注意的是，研究也报道了PET-CT诊断区域淋巴结假阳性率高的问题，可能不能准确评估淋巴结状况。

（五）血液学检查

疗前应完善血常规、肝肾功能等常规检查。如有相关病史，应检查HIV抗体状况。

第三节　肛管鳞癌

肛管鳞癌占所有肛管癌的75%，中位发病年龄60岁。

一、临床表现

肛管鳞癌的症状体征主要表现为肛门区域肿物，可以伴有肛门出血、瘙痒和疼痛。但很容易与肛裂、痔疮、皮肤炎性改变以及肛瘘等良性病变混淆。因此，肛管癌难于早期发现，早期诊治。肛门分泌物增多可见于50%以上的病例，出血约45%，疼痛可见于30%的病例。诊断时可出现腹股沟淋巴结肿大。

二、分期

在美国国家癌症数据库中记录，1985～2000年美国发生的19199例肛管鳞癌患者中，Ⅰ期25.3%、Ⅱ期51.8%、Ⅲ期17.1%、Ⅳ期5.7%（表9-5-4）。直径大于5cm的T_3病变至少20.6%。淋巴结阳性的病变占21.8%[22]。

目前常用的分期为AJCC第七版，临床TNM分期和病理分期相同。病理分期中，AJCC建议直肠周围淋巴结清扫数目应大于12枚，腹股沟淋巴结应大于6枚。肛管癌的区域淋巴结包括直肠周围、髂内和腹股沟淋巴结。肛周癌区域淋巴结为腹股沟淋巴结，依照皮肤癌（见皮肤癌章节）TNM分期，本文不再详述[23]。

三、肛管癌的治疗

随着医学的发展，肛管癌的治疗已经不仅限于治愈，更要保留肛门以提高生活质量。治疗的方式

表 9-5-4　肛管癌 AJCC 第七版临床 TNM 分期

T 分期	原发病灶
T_x	原发病灶无法评估
T_0	无原发病灶证据
T_{is}	原位癌，Bowen 病，高级别鳞状上皮内瘤变，肛门上皮内病变 Ⅱ～Ⅲ
T_1	肿瘤最大径≤2cm
T_2	肿瘤最大径>2cm，≤5cm
T_3	肿瘤最大径>5cm
T_4	任何大小的肿瘤侵犯邻近器官（如阴道、尿道、膀胱等）（直接侵犯直肠肠壁、肛周皮肤、皮下组织或者肛门括约肌不影响 T 分期）
N 分期	区域淋巴结
N_x	区域淋巴结无法评估
N_0	无区域淋巴结转移证据
N_1	直肠周围淋巴转移
N_2	单侧髂内和（或）单侧腹股沟淋巴结转移
N_3	直肠周围和腹股沟淋巴结转移和（或）双侧髂内和（或）双侧腹股沟淋巴结转移
M 分期	远地转移
M_0	无远地转移
M_1	远地转移
G 分期	病理分级
G_x	病理无法评估
G_1	高分化
G_2	中分化
G_3	低分化
G_4	未分化

临床分期

0 期	T_{is}	N_0	M_0
Ⅰ期	T_1	N_0	M_0
Ⅱ期	T_2/T_3	N_0	M_0
ⅢA 期	$T_1/T_2/T_3$	N_1	M_0
	T_4	N_0	M_0
ⅢB 期	T_4	N_1	M_0
	任何 T	N_2/N_3	M_0
Ⅳ期	任何 T	任何 N	M_1

包括：同步放化疗和手术。历史上，肛管癌的治疗以手术为主，但是永久结肠造瘘成为治愈肿瘤的代价。1974 年，Nigro 等人的里程碑式的研究中，3 例肛管癌病例，经过放化疗后均获得病理完全缓解[24]。随后，越来越多的研究结果证实了放化疗的安全性和有效性，肛管癌的治疗模式逐渐改变。新的研究应用了新的技术和药物治疗肛管癌。根据文献结果，放化疗的治疗模式 CR 率 70%

（64%~86%），5 年总生存率 75%（66%~92%）。根据肛管癌生物学行为以及治疗后反应情况，研究建议疗效评估应在治疗 3 月后，除非病变有明显的进展。一旦首程治疗失败，则应行手术治疗挽救。

近年的研究同时关注了放化疗的毒副反应。急性毒副反应包括，皮肤反应、胃肠道反应；晚期毒副反应包括性功能障碍、下肢静脉血栓、里急后重、放射性肠炎、肛门狭窄以及膀胱功能障碍。调强适形放疗技术的发展，可以降低治疗毒副反应。

四、同步放化疗与单纯放疗

20 世纪 70 年代，放疗逐渐成为治疗肛管癌的主要手段后，学者们进一步探索了同步放化疗的疗效和安全性。英国癌症研究协作组（United Kingdom Coordinating Committee for Cancer Research，UKC-CCR）和欧洲癌症研究与治疗组织（European Organization for Research and Treatment of Cancer，EORTC）的研究对同步放化疗和单纯放疗进行了比较，两个研究设计方案类似，结果均证实同步放化疗改善了患者局部区域控制率和无结肠造瘘生存率，但是总生存在早期结果中未体现显著差异。上述两个前瞻性随机对照研究最终确定了同步放化疗在肛管癌治疗的地位（表 9-5-5）。

UKCCCR 研究中，共入组 577 例患者，其中肛管癌占 75%，肛周癌占 23%。全组患者随机分为单纯放疗组（n=292）和同步放化疗组（n=285）。两组患者均给予放疗 45Gy/20~25 次/4~5 周完成。同步化疗组接受 5 氟尿嘧啶［1000mg/（m²·d）×4 天或者 750mg/（m²·d）×5 天］连续滴注，分别于放疗第一周和最后一周给予；同时静脉推注丝裂霉素（12mg/m²），化疗第一天给予。同步放化疗接受 6 周评估，如果原发肿瘤残存>50% 则进行手术挽救，如果残存≤50% 则给予会阴区局部加量（15Gy/6 次或 25Gy/2~3 天铱-192 粒子植入）。结果显示，全组 89% 患者残存≤50%，进而接受了进一步放疗加量。近期疗效无显著差异（$P=0.08$）。单纯放疗组和同步放化疗组 3 年局部区域复发率分别为 61% 和 39%（$P<0.001$），总生存率分别为 58% 和 65%（$P=0.25$），治疗相关死亡率分别为 0.7% 和 2%。急性毒性、晚期毒性反应两组无显著差异。UKCCCR 后来的报告中，中位随访时间延长至 13 年，结果令人鼓舞，无论在局部区域控制率、无结肠造瘘生存率、无病生存率或者总生存率，同步放化疗组患者均显著优于单纯放疗组。同步放化疗降低 5 年、12 年死亡风险分别为 5.1%、5.6%（HR）[25,26]。

EORTC 的研究共入组 103 例，全部病例为局部晚期肛管癌。放疗给予 45Gy/（25 次·5 周）。同步化疗组给予 5 氟尿嘧啶［750mg/（m²·d）×5 天，第 1、5 周］和丝裂霉素（12mg/m²，第 1 天）。治疗完成 6 周后进行疗效评价，如果达到临床完全缓解，则给予 15Gy 加量；如果达到部分缓解，给予 20Gy 加量。该方案的结果表明，同步放化疗组患者在第一阶段治疗后，肿瘤 CR 率显著高于单纯放疗组（80% vs 54%）。单纯放疗组和同步放化疗组 5 年局部区域复发率分别为 48% 和 32%（$P<0.02$），总生存率分别为 53% 和 58%（$P=NS$），1 例患者死于同步放化疗治疗相关毒性反应。急性毒性、晚期毒性反应两组无显著差异[27]。

上述两个研究建立了同步放化疗作为一线治疗的研究基础，其应用越来越广泛。一些患者可能由于其他内科疾病或者其他原因无法接受化疗，临床也可以建议其行单纯放疗。这类患者中，如果原发病灶 3~4cm 以内，仍可获得较好的局部控制率。

五、同步化疗方案的选择

UKCCCR 和 EORTC 的研究奠定了同步放化疗的基础，两个研究中，同步化疗方案一致选择了 5-氟尿嘧啶和丝裂霉素。为了避免丝裂霉素造成的血液学毒性，随后的研究讨论了同步化疗药物的选择问题，学者们试图更换丝裂霉素甚至 5-氟尿嘧啶单药方案，但是，研究结果并没有发现其他方案疗效优于 5-氟尿嘧啶和丝裂霉素（表 9-5-5）。

表 9-5-5 同步放化疗与单纯放疗比较的研究

研究（年份）	入组条件	放疗	同步化疗	分组	病例数	结肠造瘘率	P	局部区域复发率	P	总生存率	P
UKC-CCR (1996)	肛管或肛周癌，可局部切除 T₁ 病变以外的任何分期	45Gy/20~25F 完成 6 周后评价肿瘤缩小≥50% 的患者建议加量 15Gy/6F 或 1192 插植	5-FU [1000mg/(m²·d), d1~4 或者 750mg/(m²·d), d1~5] civ, 分别于放疗第一周和最后一周给予；MMC iv (12mg/m²), d1	RT+5-FU+MMC	292	24%	—	3y 30%	<0.001	3y 65%	0.12
				RT	285	40%		3y 53%		3y 60%	
EORTC (1997)	肛管或肛周癌，T₃₋₄ N₀₋₃ 或 T₁₋₂N₁₋₃, PS 0~1, 年龄<76 岁	45Gy/25F 完成 6 周后加量（完全缓解者 15Gy/6F, 未完全缓解 20Gy）	5-FU 750mg/(m²·d), d1~5, d29~33, civ; MMC iv 15mg/m², d1	RT+5-FU+MMC	51	5y 28%	0.002	5y 32%	0.02	5y 58%	0.17
				RT	52	5y 60%		5y 48%		5y 53%	

表 9-5-6 放疗同步不同化疗方案比较的研究

研究（年份）	入组条件	放疗	分组	化疗方案	病例数	结肠造瘘率	P	局部区域复发率	P	总生存率	P	无病生存率	P
RTOF8704 /ECOG1289 (1996)	肛管癌，任何 T 或 N 分期，KPS ≥60 分	45Gy/25F 完成 4~6 周后未完全缓解者加量 9Gy/5F	RT+5-FU/MMC	5-FU 750mg/(m²·d), d1~5, d29~33, civ; MMC iv 10mg/m², d1, d29	146	4y 9%	0.002	4y 16%	0.0008	4y 76%	0.31	4y 73%	0.0003
			RT+5-FU	5-FU 750mg/(m²·d), d1~5, d29~33, civ	145	4y 22%		4y 34%		4y 67%		4y 51%	
RTOG9811 (1997, 2012)	肛管癌，T2~4 任何 NM0, KPS ≥60, 年龄≥18 岁	45Gy/25F, N⁺ 或 T₃, T₄ 或 T₂ 残存者立即计量 10~14Gy/5~7f 完成 6 周后加量	RT+5-FU/MMC	5-FU 1000mg/(m²·d), d1~4, d29~32, civ; MMC iv 10mg/m², d1, d29	325	5y 10%	0.02	5y 25%	0.07	5y 75%	0.10	5y 60%	0.17
			5-FU/DDP x2 RT+5-FU/DDP	5-FU 1000mg/(m²·d), d1~4, 29~32, 57~60, 85~88; DDP 75mg/m², d1, 29, 57, 85	324	5y 19%		5y 33%		5y 70%		5y 54%	

续　表

研究（年份）	入组条件	放疗	分　组	化疗方案	病例数	结肠造瘘率	P	局部区域复发率	P	总生存率	P	无病生存率	P
ACCORD03（2012）	肛管鳞癌，T₂₋₄任何NM0 或 T₁₋₂ N₁₋₃M₀，PS 0~1，年龄18~80	45Gy/25F 加量 15~20Gy	5-FU/DDP x2 RT+5-FU/DDP	5-FU 800mg/（m²·d），civ，d1~4；DDP 80mg/m²，d1；W1, 5, 9, 12	150	—	—	—	—	5y 74.5%	0.81	—	—
		45Gy/25F 加量 15~20Gy	RT+5-FU/DDP	5-FU 800mg/（m²·d），civ，d1~4；DDP 80mg/m²，d1；W1, 5	157	—		—		5y 71%		—	
ACT II	肛管或肛周癌，任何T任何NM₀	50.4Gy/28F	RT+5-FU/MMC	5-FU 1000mg/（m²·d），civ，d1~4, 29~32；MMC iv 12mg/m²，d1	246	23%	—	—	—	DDP：77% MMC：79% 辅助：76% 未辅助：79%	NS	—	NS
			RT+5-FU/DDP	5-FU 1000mg/（m²·d），civ，d1~4, 29~32；DDP 60mg/m²，d1, 29	246	26%							
			RT+5-FU/MMC－5-FU/DDP	5-FU 1000mg/（m²·d），civ，d1~4, 29~32；MMC iv 12mg/m²，d1 辅助化疗 5-FU 1000mg/（m²·d），civ，d71~74, 92~95；DDP 60mg/m²，d71, 92	226	23%							
			RT+5-FU/DDP－5-FU/DDP	5-FU 1000mg/（m²·d），civ，d1~4, 29~32；DDP 60mg/m²，d1, 29 辅助化疗同上	222	22%							

北美放射治疗研究组（Radiation Therapy Oncology Group，RTOG）和东部肿瘤协作组（Eastern Cooperative Oncology Group，ECOG）的随机对照研究 RTOG8704/ECOG1289 中，比较了 5-FU+MMC 与 5-FU 两种不同的化疗方案同步放疗的疗效和毒性反应[28]。全组 291 例肛管癌患者入组，病变局限盆腔内，接受放疗剂量 50.4Gy（25~28 次·5w），同步 2 周期 5-FU 化疗［1000mg/（m^2·d）×4 天，第 1、5 周］，MMC 组分别于 5-FU 化疗周期第 1 天给予 10mg/m^2 静脉推注 1 次。治疗结束 6 周后进行活检，单药组和双药组活检阳性率分别为 15% 和 8%（P=0.14）。活检阳性组患者再次接受了 9Gy/5 次放疗同步 5-FU［1000mg/（m^2·d）×4 天］+顺铂 100mg/m^2。双药组和单药组 4 年局部复发率、总生存率分别为 16% 和 34%（P=0.0008）、76% 和 67%。两组总生存无明显差异，但是双药组 4 年无病生存率达到 73%，远高于单药组 51%（P=0.0003）。尽管第一阶段同步放化疗后两组的病例活检阴性率无显著差别，但是如果原发肿瘤最大径小于 5cm，双药组活检阴性率显著高于单药组（93% vs 83%，P=0.02）。研究中没有分析不同方案对肿瘤局部控制的结果，但是将腹壁造瘘术发生率进行了分析。双药组腹壁造瘘术发生率显著低于单药组（9% vs 23%，P=0.002）。双药组 13 例患者接受了腹壁造瘘术，其中 11 例由于局部失败，2 例由于同步放化疗引起的不良反应。单药组 32 例患者接受了腹壁造瘘术，其中 23 例为局部失败，2 例为不良反应导致，另外 1 例原因不详。研究还发现，早期病变患者中，腹壁造瘘术发生率无显著差别（P=0.141），而晚期病变组，双药组腹壁造瘘术发生率显著低于单药组（P=0.019）。双药组血液学毒性发生率高于单药组，其他毒性反应两组无显著差异。4 例（2.7%）双药组患者死于治疗相关毒性反应，单药组发生 1 例。

RTOG8704/ECOG1289 随机对照研究，得出以下结论：MMC 在肛管癌的治疗中有明确的作用，可以提高完全缓解率、提高保肛率和无病生存率；无论患者是否有淋巴结转移，5-FU+MMC 均可提高疗效；当患者在同步放化疗结束后仍有肿瘤残存时，可以尝试挽救性同步放化疗或密切随诊，如果随诊肿瘤进展再行手术挽救。

六、顺铂

EORTC 的 Ⅱ 期随机对照研究保留了同步化疗方案中的 MMC，将 5-FU 替换为 CDDP，并报告了近期疗效的结果。研究中，患者接受放疗 36Gy 后，间隔 2 周再进行补量 23.4Gy。共入组 76 例患者，其中 37 例同步接受 5-FU+MMC 方案化疗，39 例接受 CDDP+MMC 方案。治疗完成 8 周后进行疗效评估，5-FU 组总有效率 92%，CDDP 组为 80%。5-FU 组副反应发生率略高[29]。美国 RTOG 9811 研究进一步探讨了同步顺铂的疗效。共 682 例患者入组。顺铂组先进行 2 周期 DDP+5-FU 新辅助化疗：DDP 75mg/m^2，第一天静滴；5-FU 1g/（m^2·24h），持续静脉滴注，共 4 天。2 周期新辅助化疗后，进行放疗同步 DDP+5-FU 化疗，药物用法与新辅助化疗相同。MMC 组采用 MMC+5-FU 同步放化疗方案。结果显示，MMC 组和 DDP 组 5 年无病生存率、总生存率分别为 60% 和 54%（P=0.17）、75% 和 70%（P=0.10）。2012 年发表的更新结果中，MMC 组无病生存率（68% vs 58%，P=0.006）和总生存（78% vs 71%，P=0.026）体现出显著优势，腹壁造瘘术发生率与 DDP 组无显著差异（12% vs 17%，P=0.074）。MMC 组严重血液学毒性显著高于 DDP 组，但其他急性和晚期毒性反应两组无显著差别[30]。英国的 UKCCCR ACT Ⅱ 研究是 2×2 析因分析的设计，研究分为四组，比较了 5-FU+MMC 和 5-FU+DDP 同步放疗方案，以及 5-FU+DDP 辅助化疗的意义。2001~2008 年，研究共入组 940 例患者，随机分为 4 组。MMC 组为放疗同步 5-FU+MMC；DDP 组为放疗同步 5-FU+DDP；MMC+辅助化疗组为放疗同步 5-FU+MMC 后，辅助 5-FU+DDP 化疗；DDP+辅助化疗组为放疗同步 5-FU+DDP 后，辅助 5-FU+DDP 化疗。MMC 同步化疗方案为：MMC 12mg/m^2，第一天静脉推注；5-FU 1g/m^2/d，持续静脉滴注，第 1~4，29~32 天。DDP 同步化疗方案为：DDP 60mg/m^2，第 1，29 天静滴；5-FU 用法同前。5-FU+DDP 辅助化疗方案如下：DDP 60mg/m^2，第 71，92 天静滴；5-FU 1g/m^2/d，持续静脉滴注，第 71~74，92~95 天。放疗剂量 50.4Gy/28 次。研究中位随访 61 个月。MMC 组、DDP 组、

MMC+辅助化疗组和DDP+辅助化疗组的腹壁造瘘发生率分别为23%、26%、23%和22%。MMC±辅助化疗组总生存率与DDP±辅助化疗组无显著差别［79% vs 77%，HR 1.05（95%CI 0.80~1.38）］。辅助化疗组同样未提高总生存率［76% vs 79%，HR 1.07（95%CI 0.81~1.41）］[31]。

学者们没有放弃寻找更为有效、更为简化的同步化疗方案。多个Ⅱ期临床研究试图寻找更为有效、毒副反应更低的药物组合。英国的一个研究，将5-FU、MMC和CDDP三种药物同时与放疗同步治疗肛管癌，由于毒性过大，研究未按计划完成[29]。英国国家癌症研究中心肛门癌组报道的Ⅱ期临床研究中，将卡培他滨替代5-FU，与MMC联合同步放疗［50.4Gy/（28次·5.5周）］。研究共31例患者入组，治疗完成率58%。结果发现全组完全缓解率77.4%，部分缓解率12.9%，并且该方案副反应可接受[32]。目前有研究评估了卡培他滨联合奥沙利铂的有效性和安全性。研究结果尚未正式发表，但是初步结果令人鼓舞。其他一些探索性研究中，做了更多的尝试。瑞典研究中将博来霉素作为同步方案，结果并没有发现获益[33~35]。

七、新辅助化疗和辅助化疗

同步放化疗成为肛管癌的标准治疗后，近期的研究开始尝试增加辅助化疗或者新辅助化疗以期获得更好的长期生存。ACCORD 03研究共入组307例患者，其中150例接受新辅助化疗后再行同步放化疗，157例患者仅行同步放化疗。新辅助组先进行2周期DDP+5-FU新辅助化疗：DDP 80mg/m²，第一天静滴；5-FU 800mg/（m²·d），持续静脉滴注，共4天。2周期新辅助化疗后，进行放疗同步DDP+5-FU化疗，药物用法与新辅助化疗相同。研究中位随访时间60个月。结果显示，新辅助化疗组和同步放化疗组总生存率分别为74.5%和71%（P=0.81）。研究未评价两组毒副反应[36]。美国RTOG 9811研究方案设计中，顺铂组同步放化疗前进行了新辅助化疗。结果显示，未接受新辅助化疗的MMC组无病生存率（68% vs 58%，P=0.006）和总生存（78% vs 71%，P=0.026）体现出显著优势，腹壁造瘘术发生率与DDP组无显著差异（12% vs 17%，P=0.074）。MMC组严重血液学毒性显著高于DDP组，但其他急性和晚期毒性反应两组无显著差别。因此上述结果认为，新辅助化疗并未改善长期预后结果[30]。英国的UKCCCR ACT Ⅱ研究中，中位随访61个月。MMC组、DDP组、MMC+辅助化疗组和DDP+辅助化疗组的腹壁造瘘发生率分别为23%、26%、23%和22%。MMC±辅助化疗组总生存率与DDP±辅助化疗组无显著差别［79% vs 77%，HR 1.05（95%CI 0.80~1.38）］。辅助化疗组同样未提高总生存率［76% vs 79%，HR 1.07（95%CI 0.81~1.41）］[37]。

上述前瞻性研究提示，对于肛管癌，新辅助化疗或者辅助化疗均未能改善预后。ESMO肛门癌指南中，不建议新辅助化疗或者辅助化疗。但是，近期的回顾性分析认为，对于T₄分期的肛门癌，新辅助化疗5-FU+DDP可提高5年无结肠造瘘生存率（100% vs 38±16.4%，P=0.0006）。因此，局部晚期肛门癌是否需要新辅助化疗或者辅助化疗，改善长期预后，需要更多Ⅲ期临床研究证实。

八、靶向药物

西妥昔单抗是EGFR抑制剂，对于KRAS野生型肿瘤作用明显。研究认为，肛门癌EGFR表达率高，KRAS突变率很低。因此，西妥昔单抗理论上可能成为治疗肛门癌非常有前景的药物。Ⅱ期临床研究ECOG3205和AMC045近期发表了结果[38]。研究评价了5-FU+DDP联合西妥昔单抗治疗肛门鳞癌的安全性和有效性。ECOG3205的入组患者为免疫功能正常人群，AMC045研究对象为HIV阳性人群。研究主要目的是3年局部区域复发率。前期报道的结果中，HIV阴性患者和阳性患者的2年无进展生存分别为92%（95%CI，81%~100%）和80%（95%CI，61%~90%）。该研究毒性反应可接受。但是ACCORD 16的研究采用了同样的方案，却因毒副反应无法耐受，被迫提前终止[39]。靶向药物的应用给肛门癌的治疗带来了新的选择，但是有效性和安全性，需要更多大样本前瞻性随机对照研究数据证实。

综上所述，目前肛管癌放疗同步化疗方案仍然以5-氟尿嘧啶和丝裂霉素为首选。NCCN指南中建议同步化疗方案为5-氟尿嘧啶联合丝裂霉素或者卡培他滨联合丝裂霉素。5FU+MMC方案的药物剂量和用法为：5-FU 1g/(m^2·d)，连续静脉滴注，第1~4，29~32天；MMC 10mg/m^2，静脉注射，第1，29天。CAP+MMC方案的药物剂量和用法为：CAP 825mg/m^2，放疗日口服，BID，与放疗全程同步；MMC 10mg/m^2，静脉注射，第1，29天。CAP+MMC方案也可采用周1至周5，口服CAP 825mg/m^2，6周；MMC 12mg/m^2，静脉注射，第1天。

九、手术

单纯手术治疗肛管癌，5年局部复发率为27%~47%，生存率为50%~70%。但是，由于腹壁造瘘对于生活质量的影响，目前手术已经不再是肛管癌首选的治疗手段。初诊的肛门区上皮内瘤样病变可考虑直接接受手术切除，早期浸润性癌也可考虑局部切除。局部切除手术创伤小，并发症发生率低，但是需要严格把握适应证。研究认为，高分化并且肿瘤<2cm的病变淋巴结转移率<5%[22,40,41]。因此，局部手术切除仅适用于病灶较小、高分化、未侵犯括约肌、齿状线以下的病例。但是，如果局部切除术后切缘阳性或者不足，应建议术后行放疗或者同步放化疗。T_2以上的浸润性癌则首选不考虑手术。然而，由于5%左右的患者因原发病变侵犯肛门括约肌导致功能完全丧失，同步放化疗虽然可能达到完全缓解并且保留了器官，但是括约肌已被纤维化或者坏死组织替代，其功能无法恢复。这些患者则建议采取手术+术前/术后同步放化疗的治疗策略。

初诊腹股沟淋巴结转移的患者5年总生存率较差，放疗虽然对转移淋巴结有效，但是高剂量可能导致下肢淋巴回流障碍。是否需要接受腹股沟淋巴结切除术，目前多个研究进行了探索。文献报道，腹股沟淋巴结切除术后+放疗的区域控制率可以达到80%以上[42,43]，并且腹股沟淋巴结区域放疗的剂量通常可以限制在50~54Gy。因此，手术切除+放疗在保证疗效的基础上可能降低了下肢水肿的发生率。

一些学者认为，治疗结束后有必要很短时间内对残存原发病灶进行活检。然而，这样穿刺的结果并不能准确评估最终的疗效，即使获得阴性结果，仍有复发可能。因此，多数学者建议疗后评估需要足够的间隔时间，对于临床可疑残存的病变进行穿刺活检。

同步放化疗或者放疗后的患者，应进行充分的影像学检查再次分期。如考虑残存，建议行挽救手术。文献报道此类患者预后较差，5年总生存率30%~50%，即使接受了R0手术切除，局部复发率仍较高。R1、R2手术切除的患者无法获得长期生存。对于腹股沟淋巴结残存的患者，建议性腹股沟淋巴结清扫术。盆腔侧壁淋巴结残存则难于进行清扫。

十、放疗技术

放疗范围的确定应以肿瘤自然病程的规律和复发转移高危区域为基础。发生于肛管远端的、最大径≤2cm的高分化鳞癌，其淋巴结转移率<5%。根据术后病理的研究资料，直肠周围和髂内淋巴结转移的发生率高达30%，腹股沟淋巴结转移率20%。因此，放疗学者进行了多个研究证实了区域淋巴结照射的意义。法国的回顾性研究中，75例患者接受了选择性淋巴结照射，腹股沟淋巴结复发率2%，106例未行照射的患者复发率16%[42]。澳大利亚的前瞻性研究中，T_1或者T_2、直径≤4cm的病例均不接受选择性淋巴结照射，共入组40例患者，结果显示腹股沟淋巴结复发率23%[44]。近距离治疗往往无法给予淋巴引流区足够的放疗剂量，早年的研究结果提示，近距离治疗后的盆腔淋巴结复发率16%。该结果同样支持选择性淋巴结照射。选择性淋巴结照射同步化疗可以降低区域淋巴结复发率，多个研究的结果证实了上述观点[45~47]。最低有效剂量目前尚不明确，研究报道的放疗剂量为30.6Gy/（17次·3.5周）至50Gy/（25次·5周）[28,30,42]。

十一、靶区

既往文献报道，放疗同步 5-FU+MMC 治疗之后的局部控制率总控制率为 60%，T_1 病变的局部控制率可以达到 90%~100%，T_2 为 65%~75%，T_3、T_4 为 40%~55%。既往文献所报道同步放化疗的研究中，放疗范围和剂量均不一致，并且放疗技术以 2D 或者三维适形放疗为主。RTOG0529 研究确定了精确放疗模式下，肛门癌的放疗范围（表 9-5-6）和处方剂量（表 9-5-7）[48]。

表 9-5-6　靶区范围建议

	建　议
GTV	根据影像学资料、临床信息、指检、内镜检查结果确定
GTVa	原发病灶
GTV50	最大径≤3cm 的转移淋巴结
GTV54	最大径>3cm 的转移淋巴结
CTV	为 GTV 加亚临床病灶区域以及淋巴引流区
CTVa	包括原发病灶、肛管，外放 2.5cm（避开空气和骨）
CTV45/CTV50/CTV54	分别为预防淋巴结照射区域、最大径≤3cm 的转移淋巴结区域和最大径大于 3cm 转移淋巴结区域外放 1cm（避开骨、外生殖器、肌肉和小肠）；淋巴引流区：直肠周围、骶前、双侧腹股沟、双侧髂外、双侧髂内淋巴引流区

表 9-5-7　肛管癌处方剂量建议

分　期	处方剂量
T_2N_0	95%PTVa 54Gy/1.8Gy；95%PTV42 42Gy/1.5Gy
T_3N_0/T_4N_0	95%PTVa 54Gy/1.8Gy；95%PTV45 42Gy/1.5Gy
任何 T、N+	95%PTVa 54Gy/1.8Gy；95%PTV54 54Gy/1.8Gy；95%PTV50 50.4Gy/1.68Gy；95%PTV45 42Gy/1.5Gy

根据上述靶区和剂量处方建议，2011 年澳大利亚胃肠研究组（AGITG）制定了更为详尽的勾画指南（表 9-5-8）（图 9-5-3）[49]。中国医学科学院肿瘤医院目前应用该指南作为靶区勾画标准（图 9-5-4）。指南同时对正常组织的界定和勾画原则给予建议：

肠道：建议勾画 PTV 上 15mm 范围内的所有小肠与大肠；

膀胱：沿膀胱壁外缘勾画；

股骨头：建议勾画股骨头和股骨颈，下界至小转子下缘水平；

外生殖器和会阴：男性应勾画阴茎、阴囊以及耻骨联合前方的皮肤和皮下脂肪；女性应勾画外阴以及耻骨联合前方的皮肤和皮下脂肪；

骨髓：建议勾画髂骨定义为骨髓。

早期二维常规技术甚至三维适形技术都带来了严重的急性反应，特别是会阴皮肤反应。因此在早期的研究中，需要休息 2~3 周再对原发灶进行缩野加量。研究认为，肛门癌的倍增时间仅 4 天[50]。延长总治疗时间可能降低疗效。RTOG 的研究认为，延长总治疗时间与结肠造瘘率相关，并且显著增加了局部失败。虽然目前没有前瞻性的研究明确最优化的治疗时间，但是治疗中断并不是合理地选择。

表 9-5-8　肛管癌靶区勾画建议

区域定义	上　界	下　界	侧　界	前　界	后　界
直肠系膜区	直乙交界；直肠向前与乙状结肠相交处	直肠与肛管交界，此处肛提肌与外括约肌融合，直肠系膜脂肪空隙向下逐渐收窄。常以耻骨联合下端与尾骨末端连线为定义	髂内淋巴引流区和肛提肌内侧缘	男性前界为膀胱、精囊腺、前列腺和阴茎球部；女性前界为膀胱、阴道、宫颈和子宫。勾画靶区前界应外扩 10mm 边界，以减少膀胱体积对结构的影响	骶前区域
骶前：位于直肠系膜后，包含淋巴引流的亚临床病灶	骶岬，位于腰 5 和骶 1 之间	尾骨末端	骶髂关节	骶骨前 10mm 范围，包含淋巴引流和血管	骶骨前界，骶孔应包括在靶区内
髂内淋巴引流区：位于直肠系膜和骶前区域两侧，与髂内血管伴行	髂总动脉分为髂内、髂外动脉处，常见于腰 5 与骶 1 之间	为肛提肌束进入闭孔，可以在闭孔管水平划分，也可以在闭孔内肌和中线器官空隙完全消失的水平划分	外侧：上部为髂腰肌，下部为闭孔内肌内侧缘；内侧：上部为髂内血管外放 7mm，下部为直肠系膜区和骶前区	上部为髂内血管外放 7mm，下部为闭孔内肌或骨	–
坐骨直肠窝	顶端由肛提肌、臀大肌和闭孔内肌形成	没有确定解剖结构，一般定义为肛缘	由坐骨结节、闭孔内肌和臀大肌形成	闭孔内肌、肛提肌和括约肌汇合处，下端至少在括约肌前 10~20mm	臀大肌内侧前缘
闭孔淋巴引流区：该引流区与髂内动脉分支闭孔动脉伴行	闭孔管上 3~5mm，此水平闭孔动脉可见	闭孔管，位于闭孔动脉出盆水平	外侧：闭孔内肌；内侧：膀胱	闭孔内肌前缘	髂内淋巴引流区
髂外淋巴引流区：该引流区与髂外血管伴行	髂总动脉分为髂内、髂外动脉处	髂外血管出真骨盆水平，常位于髋臼和耻骨上支水平	外侧：髂腰肌；内侧：髂外血管外放 7mm 或者为膀胱	髂外血管外放 7mm	髂内淋巴引流区
腹股沟淋巴引流区：目前尚无确定边界。无论股三角浅表或者深部腹股沟淋巴结，或者下述边界以外的可见淋巴结，均应包括在内	髂外血管出盆成为股动脉部位	目前尚未达成共识。一些学者认为是大隐静脉进入股静脉的区域；有学者认为是缝匠肌和内收长肌交汇处。一个折衷是在坐骨结节下缘	外侧：缝匠肌或髂腰肌内缘 内侧：股血管外放 10~20mm。1/3~1/2 的耻骨或者内收长肌为近似边界	腹股沟血管至少外放 20mm，并包括可见淋巴结	股三角由髂腰肌、耻骨和内收长肌围成

　　调强适形放疗（IMRT）可以使靶区适形度更好，剂量更均匀，并且可以降[28,30]低周围正常组织器官的剂量。IMRT 技术的应用，利于提高肛门区癌的剂量，同时保护小肠、膀胱、皮肤、股骨头等周围器官从而降低治疗副反应，减少治疗中断时间。Jose 等人的研究，比较了 46 名患者的 IMRT 和常规放射的治疗结果。研究发现，常规放射组治疗中断发生率显著高于 IMRT 组（88% vs 34.5%，$P=0.001$），中断时间也更长（12 天 vs 1.5 天，$P<0.001$）。疗中常规组>2 度血液学毒性发生率高于

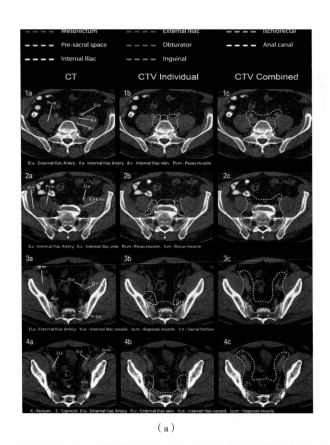

（a）

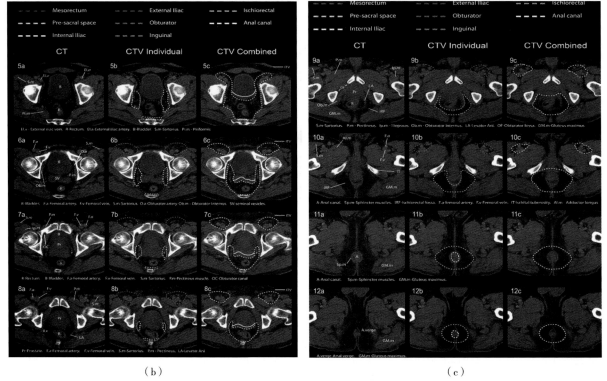

（b）　　　　　　　　　　　　　　　　　　　（c）

图 9-5-3　盆腔淋巴引流区勾画指南

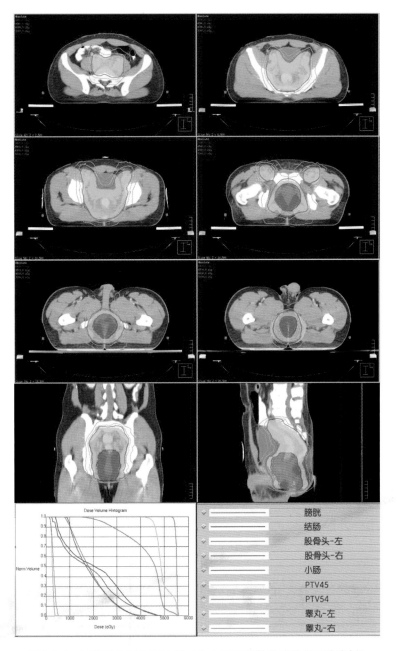

图 9-5-4　肛管癌放射治疗计划（自中国医学科学院肿瘤医院病例）

IMRT 组（65% vs 21%，$P=0.003$）。长期随访结果认为，IMRT 组生存优于常规组。因此研究结论提示 IMRT 可以降低毒副反应，缩短治疗中断，提高生存。但是，既往大样本前瞻性的临床研究均未应用 IMRT 技术，ACCORD 03 研究中放疗甚至采用了二维技术[51]。多个回顾性研究认为 IMRT 可以降低急性毒性反应。RTOG0529 前瞻性 II 期研究将 RTOG9811 毒性反应发生率作为基线比较，结果提示 IMRT 技术显著降低了 2 度及以上的血液学毒性，3 度及以上皮肤和胃肠道反应，并且 IMRT 的应用缩短了治疗中断时间。加拿大的前瞻性研究，共入组 58 例肛门癌患者，全组接受 IMRT 同步 5-FU+MMC 化疗。结论认为 IMRT 保证疗效的基础上，降低了 3 度级以上血液学和胃肠道毒性反应。

　　如果仅行单纯放疗，外照射的应考虑提高处方剂量。建议原发灶剂量 60~65Gy/6~7w，淋巴引流区 36~50.4Gy/4~5.5w。局部加量可考虑近距离放疗。

在 UKCCCR 和 RTOG8704 研究中，入组标准包括了 T_1N_0，并且两个研究均没有对早期病例进行分析。因此目前的数据并不支持对于早期病变的剂量调整。但是在一些非随机的研究中，尝试了低剂量放疗的可能。一个入组 21 例的研究中，入组标准为 T_1N_0；$T_{1~2}$ 局部切除术后切缘阳性或者近切缘（<1mm）；微浸润癌。全组病例接受同步放化疗，放疗剂量为 30Gy/15 次，同步化疗采用经典 5-FU+MMC 方案。中位随访 42 个月后，研究结果显示仅 1 例（4.2%）局部复发，并且复发病例接受了挽救性局部切除，无淋巴区域或远地转移发生率[52]。该研究结果为个体化治疗提供了研究基础，但是仍需要大样本随机对照研究证实上述结论。

十二、预后因素

既往研究结果显示，原发肿瘤大小、区域淋巴结转移情况和盆腔外转移状态都是影响预后的重要因素。在 1985~2000 年间 NCDB 记录的 19199 例病例中，5 年总生存率为 58%。有无远地转移患者的 5 年生存率分别为 18.7% 和 59.4%。有无区域淋巴结转移的 5 年生存率分别为 37.4% 和 62.9%。按照 AJCC 分期，T_1、T_2、T_3 和 T_4 病变的 5 年生存率分别为 68.5%、58.9%、43.1% 和 34.3%。

RTOG9811 研究入组 644 例肛管癌患者，分析发现肿瘤直径>5cm 与结肠造瘘发生率相关（风险比 1.8；$P = 0.008$）。肿瘤直径 >5cm 和临床淋巴结转移均与 5 年无病生存和总生存相关。EORTC22861 研究发现皮肤溃疡和淋巴结受累影响局部控制率和总生存。近期的 ACT I 研究多因素分析结果显示淋巴结阳性与局部失败、癌症相关死亡相关。中国医学科学院肿瘤医院分析的 31 例肛门癌结果发现，临床分期和 T 分期是影响预后的最主要因素。此外，RTOG9811、EORTC22861 和 ACT I 研究结果还发现男性为预后不良因素。其他预后不良因素还包括年龄、一般情况、血红蛋白水平、吸烟以及人种。但是上述结果尚缺乏大样本研究证实。近年，生化和分子标志物的研究越来越多，一些研究也发现了一些标志物与预后的关系，这些因子包括：p53、Ki67、B 细胞核转录因子、5HH、Gli-1 和 MCM7 蛋白[53~55]。在未来的几年，随着相关研究的成熟发展，一些标志物可能会成为预测预后和疗效的金标准，但是目前仍须前瞻性数据支持。

第四节　肛　周　癌

肛周癌常见肛周皮肤鳞癌，基底细胞癌和腺癌少见。早期病例可行局部扩大手术切除术以保留功能，切除范围须保证 1cm 切缘。研究结果证实了单纯放疗或者同步放化疗的疗效。文献报道局部控制率 60%~90%，保肛率 65%~85%，5 年总生存率 55%~80%[56~62]。UKCCCR ACTI 研究中，肛周皮肤来源的病例占 23%。虽然研究并没有按发生部位单独分析预后，但是，同步放化疗组的局部控制率和无病生存率均优于单纯放疗组。

肛周癌同时伴腹股沟淋巴结转移发生率低。T_3、T_4 病变或者病理分化较差时，淋巴结转移率约为 10%。一些学者认为肛周癌均应行腹股沟淋巴结预防照射，一些学者则根据原发病灶情况确定腹股沟淋巴结是否放疗。

如果肛周癌原发灶<4cm，其淋巴结转移风险低，推荐放疗剂量为 60~66Gy/2Gy。治疗时，应尽量使会阴皮肤展开，避免褶皱或者空隙影响组织剂量，造成病灶剂量不足或者正常组织剂量过高。如果肛周原发病灶侵犯肛管，治疗原则与肛管癌相同[25]。淋巴结预防照射须包括腹股沟、部分髂外、髂内以及直肠周围淋巴引流区。靶区上界为骶髂关节下缘水平。原发灶可运用电子线进行加量。近距离治疗补量可能造成局部坏死。

肛周皮肤基底细胞癌和腺癌的治疗与皮肤其他病理类型相同。

第五节 其他病理类型的肛门癌

多数肛门腺癌来源于肛管边界的直肠样黏膜，治疗原则等同于直肠癌。特殊类型腺癌来源于肛腺或者发生于瘘，预后较鳞癌差，常很早发生远地转移[63]。治疗须行腹会阴联合切除术。文献报道，肛门特殊类型腺癌单纯手术 5 年总生存率低于 50%，局部复发率 25%[63~68]。术后辅助放化疗的意义尚无定论。一些研究应用同步放化疗，延迟手术甚至避免手术保留肛门功能，虽然病例数并不多，但是对于早期的病变结果令人鼓舞[63,66~71]。

小细胞癌易于发生远地转移，预后差。原发灶采用手术或者放疗手段治疗。全身化疗策略与其他部位小细胞癌相同，但是有效率不高。

第六节 HIV 相关肛门区癌

基于人群样本的研究结果显示，肛门癌患者中 HIV 阳性率 15%~46%，并且还在增加。HIV 阳性患者的中位发病年龄 42~49 岁，非 HIV 阳性患者为 62~63 岁。90% 以上为男性，非 HIV 患者中，男性占 25%~42%[72~77]。文献报道，自 1995 年高效抗逆转录病毒治疗广泛应用以来，并没有降低 HIV 阳性患者肛管癌发病和死亡风险[78]。

HIV 患者的合并症是否改变治疗的耐受性、预后。目前尚无研究直接回答上述问题。仅有几个小样本的研究证实了治疗对于 HIV 阳性肛门癌的安全性和有效性，但是证据级别不高[44,72,73,75,76,78~84]。这些研究中，治疗模式大部分采用了同步放化疗，放疗剂量 45~68.4Gy，同步化疗方案为 5-FU+MMC 或者 5-FU+CDDP，长期结果与非 HIV 患者相似。有研究认为，HIV 阳性患者急性毒性反应高。有研究认为，CD4 低水平和病毒高负荷可能与毒性反应相关，并且建议对于 CD4 水平低于 200 细胞/升的患者治疗肛管癌前先接受 HAART 治疗。一些研究甚至认为 CD4 计数水平与总生存相关。但是，一些研究结论与上述结果相反，这些作者认为 CD4 水平与毒性或总生存均无关[77,85~89]。

对于 HIV 阳性肛管癌患者，治疗应采取相同的同步放化疗模式。这些患者的治疗反应可能高于 HIV 阴性患者，临床应关注毒性反应情况。

第七节 治疗的副反应

同步放化疗可以获得治愈的基础上保留肛门，替代手术提高生活质量。但是毒副反应是否可接受，患者生活质量是否被严重晚期反应影响？多个研究报道了同步放化疗的毒性反应结果。

急性毒性反应与同步放化疗、化疗方案和放疗剂量密切相关。UKCCCR 研究结果发现，同步放化疗组的急性毒性反应发生率为 47.9%，高于单纯放疗组 38.6%（$P=0.03$）。同步组血液学毒性、皮肤反应、胃肠道反应和泌尿系毒性反应发生率和严重毒性反应发生率均高于单纯放疗组。同步放化疗急性毒性反应相关死亡率 <2%，死因主要是粒细胞下降导致的败血症，预防性抗生素的应用和积极的支持治疗可以降低治疗相关死亡率。5-氟尿嘧啶和 MMC 方案的急性毒副反应主要为中性粒细胞减少、血小板降低、肛门直肠炎、尿道炎、膀胱炎和会阴皮肤反应[26]。RTOG8704/ECOG1289 的两组患者中，一组同步方案为 5-FU+MMC，一组为 5-FU 单药。双药组急性毒性反应发生率显著高于单药组（20% vs 7%，$P<0.001$）。双药组血液学毒性为 18%，显著高于单药组 3%（$P<0.001$），但是两组非血液学毒性无统计学差异（$P=0.63$）。5-FU 与 CDDP 联用方案，骨髓毒性略低，但是其他毒性反应与 MMC 方案类似。RTOG9811 研究中，5-FU+DDP 组严重血液学毒性发生率 42%，低于 5-FU+MMC 组的 62%（$P<0.001$），严重非血液学毒性反应发生率两组类似（$P=0.81$）。ACT II 研究中得到类似

结果。放疗剂量的提高，将导致畸形毒性反应发生率升高。文献报道，25~30Gy放疗后急性反应发生率为30%，50~59.4Gy后增加到55%。但是该结果基于二维或者三维放疗技术，随着放疗结束的进步，放疗靶区剂量与正常组织的受量将可能打破正相关的线性关系。

严重晚期不良反应主要与放疗剂量相关。放疗剂量低于30Gy的研究中，尚无报告严重晚期不良反应发生。但是高剂量的研究中，严重晚期不良反应发生率为5%~10%。来自丹麦的回顾数据分析了1995~2003年肛门癌治疗的结果，发现肿瘤相关结肠造瘘率和治疗相关结肠造瘘率分别为26%（95%CI，21%~32%）和8%（95%CI，5%~12%）。一个大样本的回顾性研究显示，556例年龄≥65岁女性肛门癌患者中，放疗组与未放疗组患者骨盆骨折发生率分别为14%和7.5%（P<0.01）。治疗相关结肠造瘘率3%。研究数据显示，同步放化疗、化疗方案均未增加晚期不良反应发生率[35]。RTOG 9811的研究中，同步组晚期副反应发生率与单放组相似（41.8% vs 37.9%，P=0.39）。RTOG8704/ECOG1289的5FU+MMC组和5FU单药组的晚期不良反应发生率分别为5%和1%（P=0.26）。RTOG9811和ACT Ⅱ研究中，MMC组和DDP组晚期副反应发生率均无差别。

以上数据均来自早期研究的结果，放疗技术多采用常规放疗和三维适形放疗。调强适形放疗的应用，可以降低正常组织的剂量，减少不良反应的发生率。多个回顾性研究认为IMRT可以降低急性毒性反应。目前两个前瞻性研究RTOG0529和加拿大的结果得出一致结论，IMRT在保证疗效的基础上，降低了严重血液学和胃肠道毒性反应[90,91]。RTOG0529评估了IMRT同步化疗的急性毒性反应，并与RTOG9811进行比较。研究共入组52例患者，结果发现IMRT降低了2级及以上血液学毒性和3级及以上胃肠道/泌尿系、皮肤毒性反应（表9-5-9）。加拿大的前瞻性研究共58例患者入组。中位随访时间34个月。全组2年总生存率、无病生存率、无结肠造瘘生存率和局部区域复发率分别为90%、77%、84%和16%。26例（45%）患者因急性毒性（皮肤23/26）反应中断治疗。3级及以上毒性反应包括皮肤46%、血液学38%、胃肠道9%，未发生泌尿系毒性反应。研究结论认为在保证疗效的前提下，IMRT较少了严重的血液学毒性反应和胃肠道反应。需要更多长期随访结果，证实调强放疗提高治疗后，进一步提高生活质量的结果。

表 9-5-9　RTOG 0529 与 RTOG9811 急性毒性反应比较

毒性反应	0529（n=52）（%）	9811（n=325）（%）	P
2级及以上			
胃肠道/泌尿系	77	77	0.50
皮肤	75	83	0.10
胃肠道	73	73	0.50
泌尿系	15	20	0.18
血液学	73	85	0.032
总反应	94	98	0.12
3级及以上			
胃肠道/泌尿系	21	37	0.0052
皮肤	23	49	<0.0001
胃肠道	21	36	0.0082
泌尿系	2	3	0.32
血液学	58	62	0.29
总反应	83	87	0.23

目前，仅有少数研究报道了盆腔同步放化疗后第二原发肿瘤的风险。随访时间达到 10 年的研究结果发现同步放化疗组患者的 5 年心血管病相关死亡率高于手术组 9%，10 年结果两组相似[92]。以上结果需要更多研究结果的证实。

尽管同步放化疗保留了肛门癌患者的器官，但是一些患者在治疗后丧失了功能。虽然有些副反应并不严重，然而却可能影响患者的生活质量。常见的症状包括，里急后重、大便失禁、会阴皮肤反应和性功能障碍。一些研究报道了器官功能影响生活质量的结果。但是目前两个前瞻性研究的结果，一致认为治疗后显著改善了生活质量。加拿大的研究报道中，对 58 例肛门癌分别在疗前、疗末、疗后3 月、疗后 6 月和疗后 12 月进行生活质量评分[90]。结果发现，患者的整体 QOL 评分、皮肤评分和排便评分均显著差于疗前基线水平（$P<0.0001$；$P<0.0001$ 和 $P=0.007$），治疗后 3 月上述评分可以恢复至疗前状态，治疗后 12 月达到稳定。腹盆部疼痛症状在疗末最严重（$P<0.0001$），三月后恢复至疗前状态，随后不断改善，疗后 12 月症状最轻（$P=0.01$）。ACCORD03 的前瞻性研究中，119 例患者完成了问卷，作者分析比较了疗前和疗后 2 月的 QOL 评分，结果发现疗后 2 月整体 QOL、情绪、失眠、便秘、食欲、疼痛评分均显著改善（$P=0.002$、$P=0.0007$、$P<0.0001$、$P<0.0001$、$P<0.0001$ 和 $P=0.0002$），结论认为疗后 QOL 评分较疗前显著改善。

第八节 随 访

首程治疗全部完成后，必须进行密切随访。目前尚没有数据支持的随访模式。RTOG 87-04 研究中，患者于治疗后 4~6 周后接受全层活检，活检阳性率仅 10%。该结果提示过早的评估疗效可能导致高假阳性率。其他研究仅对于可疑残存病灶进行活检。UKCCCR 研究中，疗后第 1 年每 2 月随访一次，第 2 年每 3 个月，第 3~5 年后每 6 月随访，之后每年随访，结果发现多数复发在 18 月内出现。EORTC 研究仅在治疗后 6 周随访一次。RTOG 98-11 研究在疗后 8 周首次评估，而后第 1 年内每 3 个月随访，第 2 年每 6 个月，之后每年随访。ACCORD 03 研究每 4 个月随访评估疗效和毒副反应。ACTII 研究中，随访按照以下频率随访：第 1 年每 2 月，第 2 年每 6 月，第 3~5 年每 6 月，以后每年。

因此，肛门癌患者完成治疗后，建议随访 5 年甚至更久。疗后第 1 年每 2 月随访一次，第 2 年每3 个月一次，第 3~5 年后每 6 月一次，之后每年随访一次。随访应不仅限于明确肿瘤局部区域或者有无转移，还应仔细评估治疗后毒副反应情况。随访中，如遇可疑残存或者复发病变，应立即进行全层活检明确病理，以指导后续治疗。

参 考 文 献

1. Martin, F. T., D. Kavanagh, and R. Waldron, Squamous cell carcinoma of the anal canal. Surgeon, 2009, 7 (4)：232-237.

2. Siegel, R.. Cancer statistics, 2011：the impact of eliminating socioeconomic and racial disparities on premature cancer deaths. CA Cancer J Clin, 2011, 61 (4)：212-236.

3. Metildi, C.. Incidence and survival patterns of rare anal canal neoplasms using the surveillance epidemiology and end results registry. Am Surg, 2013, 79 (10)：1068-1074.

4. Melbye, M.. Changing patterns of anal cancer incidence in the United States, 1940～1989. Am J Epidemiol, 1994, 139 (8)：772-780.

5. Johnson, L. G. Anal cancer incidence and survival：the surveillance, epidemiology, and end results experience, 1973～2000. Cancer, 2004, 101 (2)：281-288.

6. Parkin, D. M., The global health burden of infection-associated cancers in the year 2002. Int J Cancer, 2006, 118 (12)：3030-3044.

7. Abramowitz, L. Human papillomavirus genotype distribution in anal cancer in France: the EDiTH V study. Int J Cancer, 2011, 129 (2): 433-439.

8. Hoots, B. E. Human papillomavirus type distribution in anal cancer and anal intraepithelial lesions. Int J Cancer, 2009, 124 (10): 2375-2383.

9. Frisch, M. Variants of squamous cell carcinoma of the anal canal and perianal skin and their relation to human papillomaviruses. Cancer Res, 1999, 59 (3): 753-757.

10. Diamond, C. Increased incidence of squamous cell anal cancer among men with AIDS in the era of highly active antiretroviral therapy. Sex Transm Dis, 2005, 32 (5): 314-320.

11. Roark, R. The need for anal dysplasia screening and treatment programs for HIV-infected men who have sex with men: a review of the literature. J Assoc Nurses AIDS Care, 2011, 22 (6): 433-443.

12. Mitra, S. and L. Crane, Diagnosis, treatment, and prevention of anal cancer. Curr Infect Dis Rep, 2012, 14 (1): 61-66.

13. Frisch, M. Sexually transmitted infection as a cause of anal cancer. Ugeskr Laeger, 1998, 160 (49): 7109-7117.

14. Daling, J. R. Cigarette smoking and the risk of anogenital cancer. Am J Epidemiol, 1992, 135 (2): 180-189.

15. Phillips, D. H. Smoking-related DNA adducts in anal epithelium. Mutat Res, 2004, 560 (2): 167-172.

16. Frisch, M. Benign anal lesions and the risk of anal cancer. N Engl J Med, 1994. 331 (5): 300-302.

17. Kang, J. Squamous cell carcinoma of the anus in a patient with perianal Crohn's disease. Int J Colorectal Dis, 2010, 25 (3): 411-413.

18. Godlewski, G. and M. Prudhomme, Embryology and anatomy of the anorectum. Basis of surgery. Surg Clin North Am, 2000, 80 (1): 319-343.

19. Fenger, C. F., M.; Marti, MC., Tumours of the anal canal. In: Hamilton SR, Aaltonen LA, eds. Pathology and genetics of tumours of the digestive system. Lyon: I ARC Press, 2000: 145-155.

20. Wade, D. S. Metastases to the lymph nodes in epidermoid carcinoma of the anal canal studied by a clearing technique. Surg Gynecol Obstet, 1989, 169 (3): 238-242.

21. Otto, S. D. Staging anal cancer: prospective comparison of transanal endoscopic ultrasound and magnetic resonance imaging. J Gastrointest Surg, 2009, 13 (7): 1292-1298.

22. Bilimoria, K. Y. Outcomes and prognostic factors for squamous-cell carcinoma of the anal canal: analysis of patients from the National Cancer Data Base. Dis Colon Rectum, 2009, 52 (4): 624-631.

23. C, S. L. G. M. W., International Union Against Cancer (UICC). TNM Classification of malignant tumours. 7th ed. New York: Wiley-Blackwell, 2009.

24. Nigro, N. D., V. K. Vaitkevicius, and B. Considine, Jr., Combined therapy for cancer of the anal canal: a preliminary report. Dis Colon Rectum, 1974, 17 (3): 354-356.

25. Epidermoid anal cancer: results from the UKCCCR randomised trial of radiotherapy alone versus radiotherapy, 5-fluorouracil, and mitomycin. UKCCCR Anal Cancer Trial Working Party. UK Co-ordinating Committee on Cancer Research. Lancet, 1996, 348 (9034): 1049-1054.

26. Northover, J. Chemoradiation for the treatment of epidermoid anal cancer: 13-year follow-up of the first randomised UKCCCR Anal Cancer Trial (ACT I). Br J Cancer, 2010, 102 (7): 1123-1128.

27. Bartelink, H. Concomitant radiotherapy and chemotherapy is superior to radiotherapy alone in the treatment of locally advanced anal cancer: results of a phase III randomized trial of the European Organization for Research and Treatment of Cancer Radiotherapy and Gastrointestinal Cooperative Groups. J Clin Oncol, 1997, 15 (5): 2040-2049.

28. Flam, M. Role of mitomycin in combination with fluorouracil and radiotherapy, and of salvage chemoradiation in the definitive nonsurgical treatment of epidermoid carcinoma of the anal canal: results of a phase III randomized intergroup study. J Clin Oncol, 1996, 14 (9): 2527-2539.

29. Matzinger, O. Mitomycin C with continuous fluorouracil or with cisplatin in combination with radiotherapy for locally advanced anal cancer (European Organisation for Research and Treatment of Cancer phase II study 22011-40014). Eur J Cancer, 2009, 45 (16): 2782-2791.

30. Ajani, J. A. Fluorouracil, mitomycin, and radiotherapy vs fluorouracil, cisplatin, and radiotherapy for carcinoma of the anal canal: a randomized controlled trial. JAMA, 2008, 299 (16): 1914-1921.

31. James R, W. S. Sebag-Montefiore D, A randomized trial of chemoradiation using mitomycin or cisplatin, with or without maintenance cisplatin/5FU in squamous cell carcinoma of the anus (ACT Ⅱ). J Clin Oncol, 2009, 27 (Suppl): LBA4009.

32. Glynne-Jones, R. EXTRA—a multicenter phase Ⅱ study of chemoradiation using a 5 day per week oral regimen of capecitabine and intravenous mitomycin C in anal cancer. Int J Radiat Oncol Biol Phys, 2008. 72 (1): 119-126.

33. Friberg, B. The Swedish National Care Programme for Anal Carcinoma—implementation and overall results. Acta Oncol, 1998, 37 (1): 25-32.

34. Goldman, S. Management of anal epidermoid carcinoma—an evaluation of treatment results in two population-based series. Int J Colorectal Dis, 1989, 4 (4): 234-243.

35. Nilsson, P. J. Epidermoid anal cancer: a review of a population-based series of 308 consecutive patients treated according to prospective protocols. Int J Radiat Oncol Biol Phys, 2005, 61 (1): 92-102.

36. Peiffert, D. Induction chemotherapy and dose intensification of the radiation boost in locally advanced anal canal carcinoma: final analysis of the randomized UNICANCER ACCORD 03 trial. J Clin Oncol, 2012, 30 (16): 1941-1948.

37. James, R. D. Mitomycin or cisplatin chemoradiation with or without maintenance chemotherapy for treatment of squamous-cell carcinoma of the anus (ACT Ⅱ): a randomised, phase 3, open-label, 2×2 factorial trial. Lancet Oncol, 2013, 14 (6): 516-524.

38. NIH Clinical Trials Registry. Available at: http://clinicaltrials.gov/.

39. Levy, A. Low response rate after cetuximab combined with conventional chemoradiotherapy in patients with locally advanced anal cancer: Long-term results of the UNICANCER ACCORD 16 phase Ⅱ trial. Radiother Oncol, 2015, 114 (3): 415-416.

40. Myerson, R. J., L. H. Karnell, and H. R. Menck, The National Cancer Data Base report on carcinoma of the anus. Cancer, 1997, 80 (4): 805-815.

41. Frost, D. B. Epidermoid cancer of the anorectum. Cancer, 1984, 53 (6): 1285-1293.

42. Ortholan, C. Anal canal cancer: management of inguinal nodes and benefit of prophylactic inguinal irradiation (CORS-03 Study). Int J Radiat Oncol Biol Phys, 2012, 82 (5): 1988-1995.

43. Cummings, B. J. Epidermoid anal cancer: treatment by radiation alone or by radiation and 5-fluorouracil with and without mitomycin C. Int J Radiat Oncol Biol Phys, 1991, 21 (5): 1115-1125.

44. Matthews, J. H. T1~2 anal carcinoma requires elective inguinal radiation treatment—the results of Trans Tasman Radiation Oncology Group study TROG 99.02. Radiother Oncol, 2011, 98 (1): 93-98.

45. Wright, J. L. Squamous cell carcinoma of the anal canal: patterns and predictors of failure and implications for intensity-modulated radiation treatment planning. Int J Radiat Oncol Biol Phys, 2010, 78 (4): 1064-1072.

46. Han, K. Prospective Evaluation of IMRT for Anal and Perianal Cancer: Early Patterns of Failure. International Journal of Radiation Oncology Biology Physics, 2011, 81 (2): S125-S126.

47. Das, P. Predictors and patterns of recurrence after definitive chemoradiation for anal cancer. International Journal of Radiation Oncology Biology Physics, 2007, 68 (3): 794-800.

48. Myerson, R. J. Elective clinical target volumes for conformal therapy in anorectal cancer: a radiation therapy oncology group consensus panel contouring atlas. Int J Radiat Oncol Biol Phys, 2009, 74 (3): 824-830.

49. Ng, M. Australasian Gastrointestinal Trials Group (AGITG) contouring atlas and planning guidelines for intensity-modulated radiotherapy in anal cancer. Int J Radiat Oncol Biol Phys, 2012, 83 (5): 1455-1462.

50. Wong, C. S. Proliferation parameters in epidermoid carcinomas of the anal canal. Radiotherapy and Oncology, 2000, 56 (3): 349-353.

51. Tournier-Rangeard, L. Radiochemotherapy of locally advanced anal canal carcinoma: Prospective assessment of early impact on the quality of life (randomized trial ACCORD 03). Radiotherapy and Oncology, 2008, 87 (3): 391-397.

52. Hatfield, P., R. Cooper, and D. Sebag-Montefiore, Involved-field, low-dose chemoradiotherapy for early-stage anal car-

cinoma. International Journal of Radiation Oncology Biology Physics, 2008, 70 (2): 419-424.

53. Fenger, C., Prognostic factors in anal carcinoma. Pathology, 2002, 34 (6): 573-578.

54. Ajani, J. A. Molecular Biomarkers Correlate with Disease-Free Survival in Patients with Anal Canal Carcinoma Treated with Chemoradiation. Digestive Diseases and Sciences, 2010, 55 (4): 1098-1105.

55. Bruland, O. Gene expression reveals two distinct groups of anal carcinomas with clinical implications. British Journal of Cancer, 2008, 98 (7): 1264-1273.

56. Touboul, E. Epidermoid Carcinoma of the Anal-Canal-Results of Curative-Intent Radiation-Therapy in a Series of 270 Patients. Cancer, 1994, 73 (6): 1569-1579.

57. Peiffert. Conservative treatment by irradiation of epidermoid carcinomas of the anal margin. International Journal of Radiation Oncology Biology Physics, 1997, 39 (1): 57-66.

58. Bieri, S., A. S. Allal, and J. M. Kurtz, Sphincter-conserving treatment of carcinomas of the anal margin. Acta Oncologica, 2001, 40 (1): 29-33.

59. Newlin, H. E. Squamous cell carcinoma of the anal margin. Journal of Surgical Oncology, 2004, 86 (2): 55-62.

60. Chapet, O. Prognostic factors of squamous cell carcinoma of the anal margin treated by radiotherapy: the Lyon experience. International Journal of Colorectal Disease, 2007, 22 (2): 191-199.

61. Papillon, J. and J. L. Chassard, Respective Roles of Radiotherapy and Surgery in the Management of Epidermoid Carcinoma of the Anal Margin-Series of 57 Patients. Diseases of the Colon & Rectum, 1992, 35 (5): 422-429.

62. Khanfir, K., et al., Patterns of failure and outcome in patients with carcinoma of the anal margin. Annals of Surgical Oncology, 2008, 15 (4): 1092-1098.

63. Kounalakis, N. Abdominal Perineal Resection Improves Survival for Nonmetastatic Adenocarcinoma of the Anal Canal. Annals of Surgical Oncology, 2009, 16 (5): 1310-1315.

64. Myerson, R. J., L. H. Karnell, and H. R. Menck, The National Cancer Data Base report on carcinoma of the anus. Cancer, 1997, 80 (4): 805-815.

65. Klas, J. V. Malignant tumors of the anal canal-The spectrum of disease, treatment, and outcomes. Cancer, 1999, 85 (8): 1686-1693.

66. Belkacemi, Y. Management of primary anal canal adenocarcinoma: A large retrospective study from the rare cancer network. International Journal of Radiation Oncology Biology Physics, 2003, 56 (5): 1274-1283.

67. Tarazi, R. and R. L. Nelson, Anal Adenocarcinoma-a Comprehensive Review. Seminars in Surgical Oncology, 1994, 10 (3): 235-240.

68. Chang, G. J. A Twenty-Year Experience with Adenocarcinoma of the Anal Canal. Diseases of the Colon & Rectum, 2009, 52 (8): 1375-1380.

69. Joon, D. L. Primary adenocarcinoma of the anus: A retrospective analysis. International Journal of Radiation Oncology Biology Physics, 1999, 45 (5): 1199-1205.

70. Lee, J. and M. Corman, Recurrence of Anal Adenocarcinoma After Local Excision and Adjuvant Chemoradiation Therapy: Report of a Case and Review of the Literature. Journal of Gastrointestinal Surgery, 2009. 13 (1): 150-154.

71. Papagikos, M. Chemoradiation for adenocarcinoma of the anus. International Journal of Radiation Oncology Biology Physics, 2003, 55 (3): 669-678.

72. Chiao, E. Y. Human immunodeficiency virus-associated squamous cell cancer of the anus: Epidemiology and outcomes in the highly active Antiretroviral therapy era. Journal of Clinical Oncology, 2008, 26 (3): 474-479.

73. Olofinlade, O. Anal carcinoma: A 15-year retrospective analysis. Scandinavian Journal of Gastroenterology, 2000, 35 (11): 1194-1199.

74. Chin-Hong, P. V. Age-specific prevalence of anal human papillomavirus infection in HIV-Negative sexually active men who have sex with men: The EXPLORE study. Journal of Infectious Diseases, 2004, 190 (12): 2070-2076.

75. Kim, J. H. HIV-positive patients with anal carcinoma have poorer treatment tolerance and outcome than HIV-negative patients. Diseases of the Colon & Rectum, 2001, 44 (10): 1496-1502.

76. Oehler-Jaenne, C. HIV-specific differences in outcome of squamous cell carcinoma of the anal canal: A multicentric cohort

study of HIV-positive patients receiving highly active antiretroviral therapy. Journal of Clinical Oncology, 2008, 26 (15)：2550-2557.

77. Abramowitz, L. Epidermoid anal cancer prognosis comparison among HIV plus and HIV-patients. Alimentary Pharmacology & Therapeutics, 2009, 30 (4)：414-421.

78. Hessol, N. A. The impact of highly active antiretroviral therapy on non-AIDS-defining cancers among adults with AIDS. American Journal of Epidemiology, 2007, 165 (10)：1143-1153.

79. Bower, M. HIV-associated anal cancer-Has highly active antiretroviral therapy reduced the incidence or improved the outcome? Jaids-Journal of Acquired Immune Deficiency Syndromes, 2004, 37 (5)：1563-1565.

80. Cleator, S. Treatment of HIV-associated invasive anal cancer with combined chemoradiation. European Journal of Cancer, 2000, 36 (6)：754-758.

81. Edelman, S. and P. A. S. Johnstone, Combined modality therapy for HIV-infected patients with squamous cell carcinoma of the anus：Outcomes and toxicities. International Journal of Radiation Oncology Biology Physics, 2006, 66 (1)：206-211.

82. Hwang, J. M. Treatment of HIV positive anal cancer patients with chemoradiation. Journal of Clinical Oncology, 2006, 24 (18)：216s-216s.

83. Parthasarathy, A. Treatment of anal carcinoma in HIV-positive males：A single institution experience. International Journal of Radiation Oncology Biology Physics, 2006, 66 (3)：S288-S288.

84. Wexler, A. Invasive anal squamous-cell carcinoma in the HIV-positive patient：Outcome in the era of highly active antiretroviral therapy. Diseases of the Colon & Rectum, 2008, 51 (1)：73-81.

85. Fraunholz, I. Concurrent chemoradiotherapy with 5-fluorouracil and mitomycin C for anal carcinoma：Are there differences between HIV-positive and HIV-negative patients in the era of highly active antiretroviral therapy? Radiotherapy and Oncology, 2011, 98 (1)：99-104.

86. Hammad, NSquamous Cell Cancer of the Anal Canal in HIV-Infected Patients Receiving Highly Active Antiretroviral Therapy A Single Institution Experience. American Journal of Clinical Oncology-Cancer Clinical Trials, 2011, 34 (2)：135-139.

87. Hoffman, R. The significance of pretreatment CD4 count on the outcome and treatment tolerance of HIV-positive patients with anal cancer. International Journal of Radiation Oncology Biology Physics, 1999, 44 (1)：127-131.

88. Linam, J. M. Evaluation of the impact of HIV serostatus, tobacco smoking and CD4 counts on epidermoid anal cancer survival. International Journal of Std & Aids, 2012, 23 (2)：77-82.

89. Seo, Y. Outcomes of Chemoradiotherapy with 5-Fluorouracil and Mitomycin C for Anal Cancer in Immunocompetent Versus Immunodeficient Patients. International Journal of Radiation Oncology Biology Physics, 2009, 75 (1)：143-149.

90. Han, K. Prospective Evaluation of Acute Toxicity and Quality of Life After IMRT and Concurrent Chemotherapy for Anal Canal and Perianal Cancer. International Journal of Radiation Oncology Biology Physics, 2014, 90 (3)：587-594.

91. Kachnic, L. A. RTOG 0529：A Phase 2 Evaluation of Dose-Painted Intensity Modulated Radiation Therapy in Combination With 5-Fluorouracil and Mitomycin-C for the Reduction of Acute Morbidity in Carcinoma of the Anal Canal. International Journal of Radiation Oncology Biology Physics, 2013, 86 (1)：27-33.

92. De Bari, B. External Beam Radiotherapy +/- Chemotherapy in the Treatment of Anal Canal Cancer：A Single-Institute Long-Term Experience on 100 Patients. Cancer Investigation, 2014, 32 (6)：248-255.

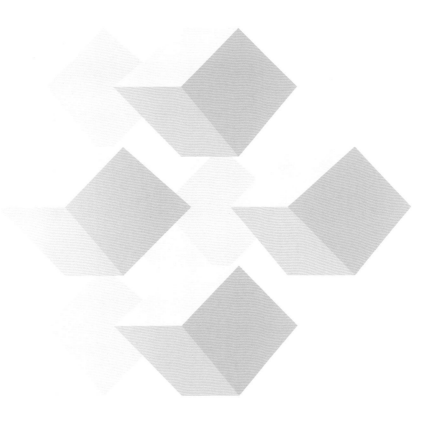

·第十篇·
泌尿生殖系统肿瘤

第一章 前列腺癌

刘跃平　李晔雄

第一节　流行病学与病因

前列腺癌是欧美男性最常见的恶性肿瘤。在美国男性中，前列腺癌发病率已超越肺癌排名第一位，占癌症死亡原因的第二位，美国 2014 年约有 23.3 万新病人确诊，约 3 万死亡。美国从 20 世纪 80 年代开始应用前列腺特异抗原（PSA）普查前列腺癌后，发病率明显增加。PSA 普查前，1/4 病人的病变局限于前列腺，普查后 3/4 的病变局限于前列腺，5 年生存率从 70% 提高至 90%。

前列腺癌的发病率在不同国家和地区分布明显不同，北美如美国高达 95.1/10 万，过去中国和日本发病率最低，仅为 1.08/10 万和 8.51/10 万，西非和中美洲的发病率分别为 23.85/10 万和 24.77/10 万。在中国，随着人均寿命的延长和 PSA 检查的广泛应用，发病率逐年攀升，2012 年我国肿瘤登记年报显示前列腺癌发病率已排名男性肿瘤的第 6 位，达 10/10 万。前列腺癌主要发生于老年，年龄<40 岁极少发病，40 岁后发病率缓慢增长。85% 的临床前列腺癌发生在 65 岁以上，发病年龄高峰在 60~80 岁。尸检证实，随年龄增加前列腺癌组织学阳性率上升，80 岁时前列腺活检 3/4 阳性。

前列腺癌的发生和种族有关，美国黑人发病率高于白人。同时，黑人前列腺癌出现远处转移的概率 1.3~1.8 倍于白人，预后较差。前列腺癌的发生可能和雄激素水平高、寿命延长、经济状况改善、高脂饮食、遗传、和社会环境等因素有关，移民美国的亚裔前列腺癌发病率明显高于本国人。日本的饮食结构趋向于西方化的高脂肪饮食，前列腺癌发病率逐年增高。家族中父兄有前列腺癌病史者，危险性高于正常人 3~4 倍。

第二节　解剖及淋巴引流

一、前列腺的解剖及分区

前列腺形态类似倒置的锥体，位于膀胱和盆底之间，尿道穿越其中。前列腺底部邻接膀胱颈，尖部向下，底部和尖部之间为前列腺体部，体部的后面平坦，中央有一纵行浅沟，为前列腺中央沟。成年前列腺重约 20 克，约 3.5cm×2.5cm×2.5cm 大小，精囊位于前列腺后上方（图 10-1-1）。射精管在前列腺后方邻近膀胱处穿入前列腺，并斜行通过腺体约 2cm，开口于精阜中央和前列腺小囊的两侧。前列腺前壁紧贴耻骨，后壁依托于直肠壶腹部，侧壁和下壁与肛提肌相邻。

前列腺由腺体和纤维肌肉组成，腺上皮成分占重量的70%，余30%为纤维肌肉组织。腺体的导管和腺泡由柱状上皮覆盖，腺体成分主要位于前列腺后外侧，其前方主要为纤维肌肉组织。前列腺内部结构可进行分叶或分区，前列腺分为五叶：前叶、后叶、中叶和两侧叶。临床上最常用的前列腺分区，将前列腺分为四个区：纤维肌肉基质区、外周区、中央区和移行区。前列腺纤维肌肉基质区位于前列腺的腹侧（前方）。外周区组成前列腺的外侧、后侧或背侧部分，状似漏斗，占前列腺腺体成分的70%。中央区状似楔形，楔形底部位于膀胱颈下，中央区腺体占前列腺腺体的25%。移行区由两个独立的小叶组成，位于前列腺腹侧，占前列腺腺体的

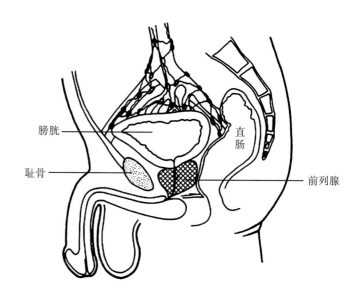

图 10-1-1　前列腺的解剖和淋巴引流

5%~10%。前列腺癌常发生于外周区，而前列腺良性增生常发生于移行区。约75%的前列腺癌发生于外周区，15%发生于中央区，10%~15%发生于移行区。外周区前列腺癌常可通过直肠指检触及肿物，但也可指诊阴性。

二、淋巴引流途径

前列腺淋巴引流主要有3条途径，第一组淋巴结沿髂内动脉至髂外淋巴结组，髂外淋巴结有三个淋巴链：外侧链位于髂外动脉外侧，由3~4个淋巴结组成；中链位于髂外静脉前方，由2~3个淋巴结组成；内侧链位于髂外静脉下方，有3~4个淋巴结，内侧链有一附属淋巴链，位于闭孔神经周围，即闭孔神经淋巴结，此组淋巴结为前列腺癌淋巴结转移的第一站。解剖学家描述的"真正"的闭孔淋巴结位于闭孔水平，只有7%的人有此淋巴结，无临床意义。第二组淋巴管从前列腺背侧离开前列腺引流至骶侧淋巴结，然后至髂总动脉周围的髂总淋巴链。第三组淋巴结通过膀胱旁淋巴结引流至髂内周围淋巴结。髂外或髂内淋巴结未转移时，仅有7%的骶前淋巴结转移。前列腺的动脉供应来自膀胱下动脉，静脉则流入前列腺静脉丛，后者与骶前巴氏静脉丛（batson's plexus）交通。

第三节　病理和转移途径

一、病理类型

正常前列腺含有腺泡状腺体和导管，前列腺恶性肿瘤的病理类型分成上皮和基质细胞来源两大类（表10-1-1），上皮肿瘤除前列腺腺癌外，还包括鳞癌和移行上皮癌等，非上皮来源恶性肿瘤包括横纹肌肉瘤、脂肪肉瘤、血管肉瘤和恶性淋巴瘤等。本章的前列腺癌指来源于前列腺腺泡上皮的腺癌，占95%。

表 10-1-1 前列腺恶性肿瘤的病理类型

上皮肿瘤	非上皮肿瘤
腺癌	横纹肌肉瘤
黏液腺癌	脂肪肉瘤
腺样囊腺癌	骨肉瘤
印戒细胞癌	血管肉瘤
腺鳞癌	癌肉瘤
鳞癌	纤维肉瘤
移行细胞癌	恶性纤维组织细胞瘤
神经上皮癌	恶性淋巴瘤
粉刺样癌	转移性恶性肿瘤
内膜样癌	

二、肿瘤分级

前列腺癌肿瘤分级与预后关系密切，最常用的分级方法为 Gleason 评分和 WHO 分级。病理上，通过观察腺体分化程度，细胞异型性和核异常，判断肿瘤的分化程度。肿瘤分级是指导前列腺癌治疗和预后的重要指标，是常规的病理检查方法。

（一）Gleason 分级

Gleason 分级和预后密切相关，在欧美和国内得到广泛应用。Gleason 分级系统于 1966 年提出，后经 1974 和 1977 年两次修订（Gleason 1977）。此系统是根据前列腺癌腺体的生长方式，即腺体的分化程度来划分的，不包括细胞学的改变。腺体的生长方式是指从腺体分化好至分化差，分为 5 个等级（1~5 级）。根据肿瘤的异质性，即肿瘤不同区域结构的变异，将肿瘤的生长方式分成主要和次要两种方式。主要生长方式指最占优势面积的生长方式，次要生长方式是指不占主要面积、但至少占 5% 以上面积的生长方式，若肿瘤结构单一，则可看作主要生长方式和次要生长方式相同。Gleason 分级总分为两种生长方式评分相加之和，全部组织学计分范围为 2~10 分。2~4 分表示分化好的腺癌，5~6 分为中分化腺癌，7 分为中低分化腺癌，8~10 分为低分化腺癌。Gleason 绘制模式图表示腺体结构类型和分级，见图 10-1-2。

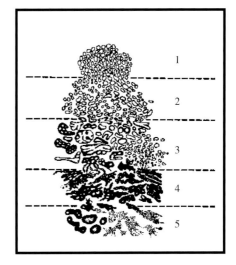

图 10-1-2 前列腺癌 Gleason 腺结构类型分级

与前列腺全切标本相比，穿刺活检 Gleason 分级的可重复性为 50%，最高可达 85%。Gleason 分级和肿瘤的临床分期、淋巴结转移率、总生存率和癌症专项生存率密切相关，是影响前列腺癌的重要预后因素。

（二）WHO 分级

世界卫生组织（WHO）建议采用 1975 年由 Mostofi 提出的肿瘤分级，除腺体分化程度外，增加了核间变的指标，根据这两个方面作为进行分级的基准。核间变指核的大小、形状、染色质分布和核仁的变化，分轻、中和重 3 个等级，分别以Ⅰ、Ⅱ和Ⅲ来表示。腺体分化程度分四级，高分化指单纯的小腺体或单纯大腺体组成；中分化指由复杂的腺体、融合的腺体或筛状腺体组成；低分化指肿瘤主要为散在的或成片的细胞构成。WHO 肿瘤分级方法简单，易于使用，但预后与分级的相关性欠佳。

三、局部侵犯和转移途径

（一）局部侵犯

前列腺癌可局部侵犯邻近器官和组织如精囊、膀胱、和尿道等。前列腺癌易侵犯前列腺包膜和精囊，由于前列腺和直肠间直肠膀胱筋膜的存在，前列腺癌向后侵犯直肠少见。

临床 $T_{1\sim2}$ 期（局限于前列腺癌），经前列腺手术切除后，可见前列腺包膜受侵。前列腺包膜受侵发生率和肿瘤体积、分化程度有关，见表 10-1-2。45%～70% 的临床 $T_{1\sim2}$ 前列腺癌在根治性前列腺切除术后切缘阳性和（或）精囊受侵。

表 10-1-2　早期（$T_{1\sim2}$）前列腺癌术后包膜受侵的发生率

临床分期和分级	包膜受侵
T_{1a}，低分级	15%～30%
T_{2b}，低分级	40%
T_{2b}，高分级	66%

（二）淋巴结转移

前列腺癌沿淋巴引流途径逐步出现淋巴结转移，闭孔神经淋巴结是最常见的淋巴结转移部位，然后依次为髂内淋巴结、髂外淋巴结、髂总淋巴结、骶前淋巴结和腹主动脉旁淋巴结。也可转移至纵隔和锁骨上淋巴结，见图 10-1-3。

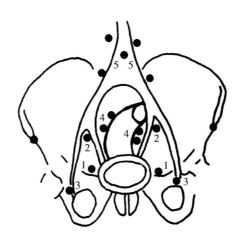

图 10-1-3　前列腺癌的淋巴转移途径

注：1：闭孔神经淋巴结；2：髂内淋巴结；3：髂外淋巴结；4：骶前淋巴结；5：髂总和腹主动脉旁淋巴结。

前列腺癌淋巴结转移的发生率和临床分期、Gleason 评分和前列腺特异抗原（PSA）有关，根据上述 3 项预后指标计算危险因素，可预测淋巴结转移的发生率。Gleason ≥ 8 分，TNM 分期 ≥ T_3，PSA>20ng/ml 分别计算为一分，总分为 1、2 和 3 个危险因素的淋巴结转移发生率分别为 30%，50%

和75%。表 10-1-3 总结了临床分期、Gleason 评分、肿瘤大小、PSA 状况和淋巴结转移率的相关性，T_3、Gleason≥8 分、肿瘤>8ml 或 PSA>10ng/ml 时，淋巴结转移率高达60%以上。

表 10-1-3　淋巴结转移的发生率

因　　素	淋巴结阳性率
分期	
T_2	25%
T_3	60%
Gleason	
2～4	15%
5～7	40%
8～10	60%
肿瘤大小	
<0.25	5%
2.5～7.9	35%
8.0～18	70%
PSA	
<10	极少或阴性
>10	63%

（三）远处转移

骨转移是血行转移最常见的部位，死于前列腺癌的病人有85%伴有骨转移。由于前列腺静脉丛和骶前巴氏静脉丛交通，以体部为轴心的骨转移最多见。骨转移最常见的部位为腰椎，然后依次为盆骨、胸椎、股骨近端、肋骨、胸骨和颅骨。前列腺癌骨转移80%为成骨性改变，破骨性改变占5%，破骨和成骨混合性改变占15%。广泛性血行转移少见，以肺和肝转移常见，分别占25%和20%。

第四节　诊断、分期和治疗原则

一、普查和早期诊断

前列腺癌普查和早期检查方法包括血清 PSA、直肠指检（DRE）和经直肠超声（TRUS）。PSA 和 DRE 是前列腺癌常规、一线普查手段，TRUS 为二线普查手段。普查对象为年龄超过50岁的男性，有前列腺癌家族史或黑人，普查年龄提前到40岁。

PSA 检测比 DRE 敏感，可发现早期病变，直肠指检发现的病人常为局部较晚的前列腺癌。但DRE 是必不可少的普查方法，通过直肠指检可发现 PSA 正常的前列腺癌。TRUS 特异性低，价格较高。血清 PSA 和（或）DRE 异常的病人，可进一步做 TRUS 检查，并作为前列腺活检手段。

（一）前列腺特异抗原（PSA）

PSA 是由前列腺细胞分泌的一种糖蛋白，具有丝氨酸蛋白酶活性，能溶解精液中的胶原蛋白。PSA 存在于血液和精浆中，半衰期2.2～3.2天。男性血清 PSA 标准正常值为0～4ng/ml（Hybritech 分析法）。

PSA 在血清中以两种形式存在：游离 PSA 和结合 PSA。血清中大部分 PSA 和内源性蛋白酶抑制剂如 α_1 抗糜蛋白酶（ACT）及 α_2 巨球蛋白（AMG）等结合而失活。另一小部分 PSA 以同分异构体形式 F-PSA 存在，无活性，且不与蛋白酶抑制物结合。PSA-ACT 和 F-PSA 可用免疫化学法进行定量检测；PSA-AMG 由于分子空间排列的屏蔽作用，没有可用于免疫反应的自由暴露的抗原决定簇，故无法进行免疫学测定。此外，另有一种游离态、有活性的 PSA（faPSA），其暴露的抗原决定簇在细胞外立即被蛋白酶抑制物灭活，变为结合态 PSA，在体外血液中亦不能被检出。

PSA 对前列腺组织有特异性，但不是前列腺癌的特异性抗原。PSA 增高见于良性前列腺增生（前列腺肥大，BPH）、前列腺炎和前列腺癌等。引起 PSA 增高最常见的疾病为良性前列腺增生。PSA 在 4~10ng/ml 的男性，1/4 的病人在活检时证实为前列腺癌，PSA 超过 10ng/ml 时，增加至 44%。前列腺炎、活检、射精和经尿道操作都可导致暂时性血清 PSA 增高。常规直肠指检对血清 PSA 的影响极小，但大部分医生都建议在直肠指检后推迟 PSA 检测。PSA 的半衰期为 2.2~3.2 天，前列腺炎或前列腺活检后，需等待 4~8 周以后才能做血清 PSA 的检查。

治疗前列腺增生的某些药物，如黄体激素释放激素（LHRH）类似物，抗雄激素药物缓退瘤或 5α-还原酶抑制剂保列治（finasteride，非那甾胺）可降低血清 PSA 浓度。保列治可降低血清 PSA 浓度 50%，但 α 肾上腺素拮抗剂高特灵（terazosin，特拉唑嗪）对 PSA 浓度无影响。

（二）总 PSA 和 DRE 在前列腺癌早期检查中的作用

血清总 PSA 和 DRE 在前列腺癌的早期诊断中起重要作用，血清 PSA 4.0~10ng/ml 的阳性预测值为 20%~30%，PSA>10ng/ml 的阳性预测值为 42%~71.4%。PSA 和 DRE 相结合诊断前列腺癌的可能性总结如表 10-1-4。

PSA 理想的普查频率尚未确定，一般来讲，如果 PSA>2.5ng/ml 而且 DRE 正常，需每年检查一次 PSA，随诊过程中约 50% 的病人 PSA 将超过 4.0ng/ml；如果 PSA<2.5ng/ml 和 DRE 正常，可每两年检查一次 PSA。

表 10-1-4　PSA 和 DRE 检查对前列腺癌诊断的阳性预测值

作　者	PSA<4.0 ng/ml（%）		PSA>4.0（%）ng/ml	
	DRE 阴性	DRE 阳性	DRE 阴性	DRE 阳性
Cooner 等（1990）[21]	9	17	25	62
Catalona 等（1994）[5]	–	10	32	49
Hammerer 等（1994）[16]	4	21	12	72
Ellis 等（1994）[10]	6	13	24	42

PSA 为基础的普查方案有效地检出了早期前列腺癌，通过 PSA 普查检出的前列腺癌 98% 为局限期。美国前列腺癌普查项目报道了 5 年 PSA 普查结果，临床局限期和病理局限期前列腺癌分别为 94% 和 64%。中国未行 PSA 普查，大部分病人为中期、局部晚期或转移性前列腺癌。

前列腺癌普查的临床意义：前列腺癌的肿瘤负荷和预后有关，大部分经过 PSA 检测出的早期前列腺癌可经过现代放疗或根治术治愈，而转移性前列腺癌不可治愈。部分研究认为，前列腺癌普查降低了癌症相关死亡率，但在其他研究中未得到进一步证实。两项大的随机对照研究比较了筛查和不筛查对死亡率的影响，结果不一致，见下表 10-1-5，目前美国泌尿协会（AUA）只是推荐 55~69 岁之间的男性进行 PSA 筛查[227]。

表 10-1-5　PSA 筛查的随机对照研究

研究名称	病例数		随诊年限	年　龄	诊断前列腺癌的风险	前列腺癌死亡率
PLCO trial	76685	筛查组：38340	13 年	55~74 岁	筛查组增加 12%	筛查组和对照组死亡率无差别
		对照组：38345				
ERSPC trial	162243	筛查组：72891	13 年	50~74 岁	筛查组增加 57%	筛查组使前列腺癌的死亡风险降低 21%
		对照组：89352				

（三）其他 PSA 指标在普查和早期诊断中的作用

为提高前列腺癌早期诊断的敏感性和特异性，近年来对 PSA 速度、PSA 密度、年龄调整 PSA 参考值和游离 PSA 做了详细的分析研究。应用这些指标对前列腺诊断性灰区的早期诊断有重要的参考价值。前列腺诊断性灰区指在总 PSA 在 4.0~10.0 ng/ml 之间，筛选前列腺癌和良性前列腺增生有最大的交叉区域。

1. PSA 密度（PSA density）　PSA 密度定义为血清总 PSA 除以前列腺体积（ml），数学表达式如下：

$$PSAD = 血清 PSA 浓度/前列腺体积(ml)$$

前列腺体积经直肠超声测定，计算公式为长×宽×厚×0.5。

使用前列腺密度的目的在于校正因前列腺增生产生的 PSA 增高。前列腺增生时，PSA 可增高，但前列腺癌可释放更多的 PSA 进入血浆。当 PSA>4.0 ng/ml 时，PSAD 不能很好地鉴别前列腺癌和前列腺增生，PSA 在 4.0~10.0 ng/ml 而且 DRE 或 TRUS 正常时，PSAD>0.15（正常<0.15）可作为鉴别 BPH 和前列腺癌的参考。在 DRE 正常、PSA 4.0~10.0 ng/ml 时，PSAD 并不优于总 PSA，和前列腺体积计算准确性欠佳有关。

2. PSA 速度（PSA velocity）　PSA 速度指血清 PSA 改变的速度。前列腺癌特别是转移性前列腺癌病人每年 PSA 浓度增长最多，而前列腺增生病人增长较少。PSA 速度的数学表达式如下：

$$PSA 速度 = 1/2(PSA2-PSA1/时间1)+(PSA3-PSA2/时间2)$$

PSA1、PSA2 和 PSA3 指 PSA 第一、第二和第三次检查时总 PSA 浓度。时间 1 和时间 2 指 PSA 检测之间的间隔（以年计算）。3 次 PSA 检测时间至少要超过 2 年，或每次检测至少间隔 12~18 个月。

PSA 速度在前列腺增生和前列腺癌有显著差别，PSA 速度>0.75 ng/ml，前列腺癌危险性明显增高，敏感性和特异性分别为 72% 和 95%。PSA 速度需要很长的检测时间，因采血及检测间隔时间长，病人的生理差别较大，前列腺炎和尿路梗阻等均会影响 PSA 水平。PSA 速度只能作为临床参考指标。正常<0.75ng/（ml·年）。在早期前列腺癌根治术后，术前 PSA 速度是影响预后的重要因素，PSA 速度>2.0 ng/ml 的死亡危险性明显增高。

3. 年龄调整 PSA 参考值　PSA 标准正常参考值为 0~4.0 ng/ml（Hybritech 分析法），但这一数值并不能反映与年龄相关的前列腺增生引起的前列腺体积变化。PSA 标准值并不适宜于所有年龄，应用年龄调整 PSA 参考值能提高年轻前列腺癌病人的诊断敏感性，并改善老年病人的特异性。年轻病人前列腺增生少，PSA 较低，老年人则 PSA 参考值较高。PSA 的年龄参考值和不同种族人群有关，见表 10-1-6。

应用年龄调整 PSA 参考值，年龄低于 60 岁时，前列腺癌的检出率增加 8%~18%。年龄>60 岁时，检出率减少了 4%~22%，活检率降低了 21%。但某些研究认为，和 PSA 标准值 4.0 ng/ml 比较，年龄调整 PSA 参考值并无临床意义。

表 10-1-6　年龄调整 PSA 参考值

年龄（岁）	白　人		黑　人		亚洲人	
	范围（ng/ml）	特异性（%）	范围（ng/ml）	特异性（%）	范围（ng/ml）	特异性（%）
40~49	0.0~2.5	95	0.0~2.0	93	0.0~2.0	95
50~59	0.0~3.5	95	0.0~4.0	88	0.0~3.0	95
60~69	0.0~4.5	95	0.0~4.5	81	0.0~4.0	95
70~79	0.0~6.5	95	0.0~5.5	78	0.0~5.0	95

5. 游离 PSA（free PSA）　前列腺癌和良性前列腺增生比较，总 PSA 高，游离 PSA 较低，而良性前列腺增生总 PSA 较低，而游离 PSA 较高。通过计算游离 PSA 和总 PSA 的比率（F-PSA/T-PSA），可以提高前列腺诊断性灰区时前列腺癌的检出率，正常 fPSA/tPSA>0.16，当 fPSA/tPSA<0.1 时，诊断前列腺癌的风险>50%，当 fPSA/tPSA>0.25 时，诊断前列腺癌的风险仅为 8%。

（四）前列腺特异膜抗原（PSMA）

前列腺特异膜抗原是位于细胞膜内的前列腺组织特异性抗原，是含有 750 个氨基酸的一种糖蛋白。在正常前列腺及前列腺癌细胞膜均呈阳性反应，以后者明显。在前列腺癌的淋巴结和骨转移病灶中也呈阳性反应，其中以激素抗拒性前列腺癌细胞最为强烈，有希望成为前列腺癌新的早期诊断和治疗手段。PSMA 在血清中难以检出，常采用 PCR 技术检测外周血中 PSM-mRNA。

二、前列腺活检

前列腺活检的适应证为血清 PSA 高于正常值和（或）DRE 异常。超声引导下前列腺穿刺活检在临床得到广泛应用，可经会阴或直肠穿刺。经直肠超声导引下前列腺穿刺更方便、常用、简单。超声导引穿刺时，取材部位准确，组织块完整，确认病变区域非常精确。经会阴穿刺适用于有严重痔疮、体弱易感染、肛周或直肠疾病的病人。

为了更好地诊断肿瘤，必须做系统穿刺活检。PSA 在 4.0~10.0 ng/ml 的病人，通过系统的前列腺穿刺活检，25% 的病人将被确诊为前列腺癌，系统穿刺活检不会漏诊这部分病人。常规的系统前列腺活检采用均匀分布的六点穿刺法，两侧上中下各有一穿刺点（图 10-1-4A）。根据前列腺易发生于外周区的特点，实行新的穿刺方法（8~13 针）（图 10-1-4B），因增加了外周区穿刺点，比传统六点法的肿瘤检出率提高了 14%~20%。

前列腺活检可提供病理标本，并对肿瘤进行分级。活检误差可导致活检的肿瘤分级和手术后病理肿瘤分级不同，通常前列腺活检会低估肿瘤的分级。多个穿刺点阳性的病人，其包膜受侵和首程治疗后复发的危险性增高。

经直肠超声引导下的前列腺穿刺术安全可靠，并发症少。24% 的病人有明显疼痛，40%~50% 的病人会出现血性精液和血尿。感染高热极少见，约为

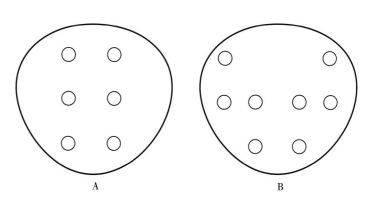

图 10-1-4　系统前列腺穿刺点示意图

注：A：六点法；B：新穿刺方法（8 针）。

2.9%~4.2%。术前肠道准备，穿刺后预防性使用抗菌药物可减少术后感染机会。

三、临床检查

通过病史、体格检查和影像诊断确定临床分期。临床分期和其他重要参数如肿瘤分级、血清 PSA 水平、肿瘤体积等结合能很好地反映前列腺癌的预后，在治疗前进行危险性分析，指导临床治疗。

临床分期检查：临床分期检查包括病史询问、体格检查、血液生化、PSA、酸性磷酸酶、胸片、腹盆腔 CT 或 MRI 和骨扫描等。

（一）临床症状

早期前列腺癌常无症状，肿瘤增大时压迫邻近器官和组织，出现相应症状和体征，最主要的临床症状为尿路症状，如尿流缓慢，尿频，尿急，尿流中断，排尿不净和排尿困难等，血尿少见。这些症状无特异性，和良性前列腺增生症状相同。晚期前列腺癌可以出现远处器官转移的症状，如骨转移疼痛，病理性骨折，大便困难等。病史询问包括一般状况，夜尿、尿频、尿急、排尿困难等尿路症状和有无性功能障碍。

（二）体格检查和直肠指检

除了常规的体格检查外，直肠指检是首要的诊断步骤，需注意前列腺大小，外形，有无不规则结节，肿块大小、质地、扩展范围及精囊情况，绘画表示检查结果。

（三）实验室检查

包括血常规、肝肾功能和肿瘤标志物。前列腺癌的肿瘤标志物包括前列腺特异抗原（PSA）和酸性磷酸酶（PAP）。PSA 是前列腺癌最重要的肿瘤标志物，在早期诊断、治疗和预后中起重要作用。酸性磷酸酶特异性差，明显增高时应考虑骨转移可能。

（四）影像学检查

包括胸正侧位片、腹部盆腔 B 超或 CT，盆腔 MRI。胸正侧位片用于观察有无肺转移，盆腔 B 超能分辨前列腺大小及有无明显异常，腹部 B 超或 CT 用于观察腹主动脉旁淋巴结和肝转移情况，盆腔 MRI 可进一步明确前列腺病变性质和范围。

前列腺癌局限于前列腺包膜时，肿瘤和正常前列腺组织密度相近或相等，CT 诊断敏感性低于磁共振（MRI）。前列腺癌已经侵犯包膜及邻近器官时，CT 扫描的敏感性和 MRI 相同。肿瘤穿透包膜后，外形不规则，腺体周围脂肪消失，精囊腺和邻近的肌肉界线模糊或消失。前列腺 MRI 扫描的诊断价值优于 CT，T1 权重像上前列腺为一均匀的中等信号强度，能清楚地显示前列腺周围的脂肪层。前列腺癌在 T2 权重像上表现为在高信号的前列腺周边带内出现低信号的缺损区，病变区包膜中断，则说明肿瘤侵犯了前列腺包膜。

CT、MR 和超声等观察盆腔淋巴结转移的精确性欠佳，对预后无指导意义。CT 和 MRI 诊断盆腔淋巴结的敏感性分别为 22% 和 36%，特异性为 97%。在盆腔淋巴结转移可能性高的病人，如 Gleason>6 分，直肠指检阳性（T_{2-4}）和 PSA>25 ng/ml 时，盆腔 CT 和 MRI 诊断淋巴结转移的价值较大。淋巴造影的精确性为 80%。

骨扫描敏感性高，特异性低。临床分期晚（T_{2-4}）、肿瘤分级高（Gleason 8~10 分）或 PSA>15 ng/ml 的病人建议常规做全身骨扫描。血清 PSA 可以很好地预测骨扫描的阳性率，PSA<10 ng/ml，10~20 ng/ml 和>20 ng/ml 的骨扫描阳性率分别为<1%，4% 和 8%。PSA 结合肿瘤分级、肿瘤分期或其他因素未增加 PSA 预测骨转移阳性率的能力。骨退行性变，炎症或 Paget 病可出现假阳性。

四、临床分期

前列腺癌最常用的临床分期包括 TNM 分期和 Jewette 分期。Jewett 分期将前列腺癌分为 4 期，从 A 至 D 期，各期再分亚期。A 期指肿瘤在临床不能触及，仅在良性病变后手术标本中发现，A_1期指分化好、肿瘤≤切除组织的5%，A_2期指肿瘤>切除组织的5%或中到低分化。B 期（T_2）指肿瘤临床上可触及但局限于前列腺，B_1期肿瘤直径≤1.5 cm，侵犯前列腺一叶；B_2期指侵犯前列腺两叶或病变>1.5 cm。C 期（T_3和T_4）指病变超出前列腺，C_1期指肿瘤侵透前列腺包膜但切缘阴性；C_2为切缘阳性；C_3指肿瘤侵及精囊。D 期有肿瘤转移，D_1指盆腔微小淋巴结转移；D_2指骨和（或）远处器官转移。

　　大部分临床肿瘤学家都应用 AJCC 的 TNM 分期系统，此分期系统仅适用于前列腺腺癌，而不包括前列腺肉瘤和移行细胞癌等，移行细胞癌的分期见泌尿道肿瘤的分期原则。2010 年 AJCC 提出了新的前列腺癌 TNM 分期，T_1为偶发癌，T_2指局限于包膜内的癌，$T_{3\sim4}$已侵透包膜或周围邻近器官。表10-1-7 总结了 TNM 分期和 Jewett 分期。

表 10-1-7　前列腺癌 2010 年 AJCC TNM 分期和 Jewett 分期

AJCC 分期系统	Jewett 分期系统（修正）
临床原发肿瘤（T）	
T_X原发肿瘤不能评价	
T_0无原发肿瘤证据	
T_1临床检查不能发现肿瘤（触摸或影像学检查均不能发现）	
T_{1a}切除前列腺组织中病理发现癌，肿瘤体积≤切除组织的5%	A_1期肿瘤≤5%，Gleason≤4
T_{1b}切除前列腺组织中病理发现癌，肿瘤体积>切除组织的5%	A_2期肿瘤>5%，Gleason>4
T_{1c}前列腺穿刺活检证实有癌（如 PSA 增高后穿刺）	
T_2肿瘤局限于前列腺*	
T_{2a}肿瘤累及≤1/2 叶前列腺	B_1期肿瘤可触及，一叶或≤1.5 cm
T_{2b}肿瘤累及>1/2 叶前列腺，但局限于一叶内	B_2期肿瘤可触及，两叶或>1.5 cm
T_{2c}肿瘤累及两叶前列腺	
T_3肿瘤侵透前列腺包膜**	
T_{3a}单侧或双侧前列腺包膜受侵	C_1期包膜受侵，切缘阴性
	C_2期包膜受侵，切缘阳性
T_{3b}精囊受侵	C_3期精囊受侵
T_4肿瘤固定或侵犯精囊外其他邻近结构如：膀胱颈、外括约肌、直肠、肛提肌、盆壁	
区域淋巴结（N）	
N_X区域淋巴结转移不能评价	D_1期盆腔淋巴结微小转移
N_0无区域淋巴结转移	
N_1区域淋巴结转移	
远处转移（M）***	
M_X远处转移不能评价	
M_0无远处转移	
M_1远处转移	D_2期超出盆腔转移
M_{1a}区域外淋巴结转移	
M_{1b}骨转移	
M_{1c}其他部位远处转移伴或不伴骨转移	

　　注：* 肿瘤局限于一叶或双叶，但未触及或不能被影像学检查发现，经穿刺活检证实，分期为T_{1c}。

　　** 肿瘤侵犯前列腺尖部或侵及（但未超过）前列腺包膜，应分期为T_2，而不是T_3。

　　*** 当有多个部位转移时，应为最高分期为M_{1c}。

　　TNM 分期中，区域淋巴结定义为真骨盆淋巴结，指髂动脉分叉以下的盆腔淋巴结，包括盆腔、髂内动脉、闭孔、髂内外、骶前和骶旁淋巴结。区域外淋巴结（远处淋巴结）指超出真骨盆淋巴结，包括腹主动脉旁、髂总、浅表或深部腹股沟、锁骨上和颈部淋巴结，区域外淋巴结转移临床分期为 M_{1a}。

原发肿瘤的病理分期如下：

病理原发肿瘤（pT）[****]

pT_2　局限于前列腺

　　pT_{2a}　肿瘤侵犯前列腺一叶的一半或更少

　　pT_{2b}　肿瘤侵犯前列腺一叶、而且多于一半

　　pT_{2c}　肿瘤侵犯前列腺的两叶

pT_3　前列腺外侵犯

　　pT_{3a}　侵及前列腺之外或膀胱颈显微镜下累及

　　pT_{3b}　精囊受侵

pT_4　肿瘤侵及膀胱、直肠、肛提肌、和（或）盆壁

[****] 无病理 T_1 期

肿瘤病理分级（G）

G_x：组织学分级不能确定

G_1：分化好（轻度退行性变，GS 2~4）

G_2：中等分化（中度退行性变，GS 5~6）

$G_{3~4}$：分化差/未分化（明显间变，GS 7~10）

2010 年 AJCC TNM 临床分期见表 10-1-8

表 10-1-8　2010 年 AJCC TNM 临床分期

期　别	T	N	M	PSA	Gleason
I	$T_{1a~c}$	N_0	M_0	<10	≤6
	T_{2a}	N_0	M_0	<10	≤6
	$T_{1~2a}$	N_0	M_0	x	x
ⅡA	$T_{1a~c}$	N_0	M_0	<20	7
	$T_{1a~c}$	N_0	M_0	≥10，<20	≤6
	T_{2a}	N_0	M_0	<20	≤7
	T_{2b}	N_0	M_0	<20	≤7
	T_{2b}	N_0	M_0	x	x
ⅡB	T_{2c}	N_0	M_0	any	any
	$T_{1~2}$	N_0	M_0	≥20	any
	$T_{1~2}$	N_0	M_0	any	≥8
Ⅲ	$T_{3a~b}$	N_0	M_0	any	any
Ⅳ	T_4	N_0	M_0	any	any
	anyT	N_1	M_0	any	any
	anyT	any	N	M_1	any

五、危险性分析和治疗原则

前列腺癌治疗前根据血清 PSA 浓度、肿瘤分级和临床分期进行危险度分析，判断肿瘤的预后，以确定临床治疗方案。PSA 结合肿瘤分级和临床分期提高了预测淋巴结转移状况、前列腺包膜或精囊受侵概率的敏感性和特异性。

前列腺癌的治疗原则主要根据临床分期、PSA、Gleason 分级和年龄，将前列腺癌分成早期（局限期）前列腺癌和晚期（转移性）前列腺癌。早期前列腺癌定义为肿瘤局限于前列腺，无转移淋巴结或远处转移。再将早期前列腺癌分成低危（预后好）、中危（预后中等）和高危（预后不良）3组，低危局限期前列腺癌的治疗应考虑局部根治性治疗手段，包括根治性前列腺切除术或根治性放疗。由于前列腺癌自然病程长，根据年龄和预期寿命，部分低危病人可密切随诊；中危病人的治疗可考虑根治性前列腺切除术，或综合外照射+粒子植入治疗，或外照射综合短程内分泌治疗；高危病人或局部晚期前列腺癌单纯手术或放疗不可能治愈疾病，必须考虑放疗和长程内分泌综合治疗，放疗合并激素治疗优于单纯放疗，或者做临床研究以改善生存率。单纯盆腔淋巴结转移的前列腺癌可综合外照射和长程内分泌治疗，远处转移的前列腺癌以内分泌治疗为主，辅以姑息性放疗，改善其局部控制率和缓解症状。远处转移的前列腺癌在临床上认为不可治愈，但部分病人可带瘤长期存活。2015 年 NCCN 前列腺癌治疗指南有关前列腺癌的预后分组和治疗原则见表 10-1-9。

表 10-1-9　前列腺癌的预后分组和治疗原则（依据 2016 年 NCCN 前列腺癌治疗指南[229]）

临床分组	复发风险或转移	分组依据	治疗建议
局限期前列腺癌	极低危	Gleason 评分≤6 PSA<10 ng/ml 前列腺穿刺阳性<3 针 每针肿瘤成分≤50% PSA 密度<0.15 ng/ml/g T_{1c}	预期寿命<20 年：随诊观察 预期寿命≥20 年：近距离治疗或外照射治疗，或根治性手术
	低危	Gleason 评分 2~6 分 PSA<10 ng/ml $T_{1~2a}$	预期寿命<10 年：随诊观察 预期寿命≥10 年：近距离治疗或外照射治疗，或根治性手术
	中危	Gleason 评分 7 分 PSA 10~20 ng/ml $T_{2b~c}$	预期寿命<10 年：随诊观察或外照射治疗，并新辅助及辅助内分泌治疗 4~6 个月 预期寿命≥10 年：根治性手术、近距离治疗综合外照射治疗或外照射治疗，并新辅助及辅助内分泌治疗 4~6 个月
	高危 极高危 （T_{3b}~T_4）	Gleason 评分 8~10 分 PSA>20 ng/ml $T_{3~4}$	外照射治疗，并新辅助及辅助内分泌治疗 2~3 年，部分合适病例可选择根治性手术
转移性前列腺癌	盆腔淋巴结转移	盆腔淋巴结转移/N_1	外照射治疗，新辅助及辅助内分泌治疗 2~3 年
	远处转移	远处转移	内分泌治疗为主，辅以局部外照射姑息减症放疗

第五节　自然病程和随诊

一、自然病程

前列腺癌自然病程的资料有限，临床上完全未治而进行随诊观察的病例少，而且随诊病人多为老年，年龄>70岁，肿瘤分级低，临床分期早，部分病人合并内分泌治疗。随诊4~14年，前列腺癌局部进展危险性为8%~84%，远处转移危险性为6%~74%，数据的巨大差别源于病例选择上的差别。随诊病人多为老年，可能会低估年轻病人疾病进展的危险性。

（一）死亡原因和死亡危险性

前列腺癌直接引起的死亡占全部死亡原因的34%~62%。Aus等分析1988~1991年514例前列腺癌接受内分泌治疗后死亡的病人，62%死于前列腺癌，局限期无远处转移的病人中，有50%死于前列腺癌。Gronberg[38]等检查挪威1971~1987年6514例类似病人，随诊7~23年，55%死于肿瘤。Albertsen[39]等报道451例保守治疗的病人，随诊15.5年，34%死于前列腺癌。

前列腺癌未治或仅用内分泌保守治疗，死于肿瘤的危险性明显高于健康人群。Brasso[41]等发现未治的前列腺癌病人死亡危险性1.6倍于相同健康人群。未治或仅做保守治疗病人的5年无病生存率为60%~98%，10年无病生存率为34%~92%，15年无病生存率为62%~81%。

（二）临床分期与自然病程的相关性

前列腺癌未治或保守治疗情况下，进展的危险性和临床分期有关，局限期的预后好于转移性前列腺癌。Brasso[41]等报道，局限期、局部晚期和转移性前列腺癌的中位生存期分别为3.7年、1.8年和1.1年。Johansson[43]等报道642例内分泌治疗的病人，$T_{0~2}$、$T_{3~4}$和转移性前列腺癌的15年生存率分别为81%、57%和6%。局限期前列腺癌的T分期和肿瘤局部进展或远处转移有关，$T_{1~2}$期的10~15年转移率为13%~20%，$T_{3~4}$期达25%~34%。$T_{1~2}$期10~15年总生存率和疾病专项生存率为62%~90%，$T_{3~4}$病变为57%~70%。Aus等报道10%T_{1a}期，47%的T_{1b}、52%的T_{2a}、53%的T_{2b}~T_3、70%的T_4死于前列腺癌。

（三）肿瘤分级与自然病程的相关性

在保守治疗的病人，肿瘤分级是预测肿瘤进展危险性和生存率的重要因素。6组非随机研究，共828例前列腺癌激素治疗或观察的结果证明，低分化是疾病专项生存率的唯一重要预后因素。转移性前列腺癌高中分化和低分化的10年疾病专项生存率分别为87%和34%。除外其他预后因素如分期和年龄的影响，低分化仍是预后不良因素，肿瘤分级影响长期生存率。高分化、中分化和低分化病人15年内分别有9%、28%和51%死于肿瘤[39]。比较前列腺癌保守治疗病人和健康人群的生存率发现，高分化、Gleason 2~4分前列腺癌的年龄调整生存率和健康人群相同，而Gleason 5~7分和8~10分病人比预计寿命分别低4~5年和6~8年。此外，在767例年龄55~74岁前列腺癌的保守治疗或观察研究中，肿瘤分级是肿瘤死亡相关因素：Gleason 2~4分，5分，6分，7分和8~10分肿瘤分别有4%~7%，6%~11%，18%~30%，42%~70%和60%~87%的病人在15年内死于前列腺癌。

二、主动监测（active survallence）

经过严格选择的早期低危前列腺癌可主动监测。前列腺癌进展缓慢，好发于老年，高龄病人常伴有其他器质性疾病，预期寿命短。低危、高龄前列腺癌病人死于其他疾病或自然死亡的概率明显高于前列腺癌本身，可以考虑主动监测，待到疾病进展可能危及患者生命时及时治疗干预，这样可减少治疗带来的相关风险。

（一）适应证

早期前列腺癌主动监测在下列情况下可以考虑：预期寿命<10 年，年龄>70~75 岁，PSA 低于 10 ng/ml，$T_{1~2}$，Gleason<8 分和活检时肿瘤负荷小。活检时肿瘤负荷小是指≤2 个穿刺点阳性，每点肿瘤比例≤50%。

前列腺癌死亡风险与 PSA、临床分期、Gleason 评分和肿瘤负荷相关。Gleason 高分级前列腺癌不适于主动监测。Chodak[45]等观察 $T_{1~2}$ 前列腺癌的监测结果，Gleason 评分≥8 分的癌症专项生存率和无远处转移生存率明显低于 Gleason 评分<8 分，其观察结果见表 10-1-10。Johansson[43]等也报道了同样的结果，高分级的生存率仅为 29%，而中、低分级分别为 92% 和 98%。

表 10-1-10　$T_{1~2}$前列腺癌临床随诊观察结果

	癌症专项生存率		无远处转移生存率	
	5 年	10 年	5 年	10 年
Gleason 2~4 分	98%	87%	93%	81%
Gleason 5~7 分	97%	87%	84%	58%
Gleason 8~10 分	67%	34%	51%	26%

不同年龄组的平均预期寿命，以及预期寿命和健康状况的相关性见表 10-1-11。这组数据来源于西方发达国家，国内尚缺乏相关资料，由于中国人的平均寿命已接近发达国家，此数据可供随诊时参考。

表 10-1-11　前列腺癌预期寿命和健康状况的相关性

实际年龄（岁）	平均预期寿命（年）	健康状况很好预期寿命（年）	健康状况差预期寿命（年）
65	15	17~20	11~13
70	12	13~17	8~11
75	10	10~14	6~8
80	7	8~11	3~6

常用的寿命推测方法是根据各国家的不同年龄段的预期寿命和病人的身体状况进行推断，如病人年龄为 65 岁，根据当地的男性平均寿命预期能再生存 16 年，如果病人状况很好，在同年龄段男性中处于状况最佳的前 1/4，则增加寿命 50%，为 24 年，如果病人状况很差，在同年龄段男性中处于状况最差的后 1/4，则减少寿命 50%，为 8 年，推荐治疗意见时应当事先预测预期寿命。

（二）主动监测和内分泌治疗/手术治疗随机对照研究

早期前列腺癌观察和手术治疗的随机对照研究结果显示，手术治疗显著降低了癌症相关死亡率、总死亡率、远处转移率和局部进展率。Holmberg 和 Bill-Axelson 等报道[176]，695 例高分化或中高分化腺癌、年龄<75 岁、Gleason 4 分<25%肿瘤体积或 Gleason 5 分<5%肿瘤、PSA<50 ng/ml、$T_{0~2}$，分别接受手术治疗或主动监测，长期随诊 10 年，癌症相关死亡率分别为 9.6% 和 14.9%（$P=0.01$），总死亡率分别为 27% 和 32%（$P=0.04$），10 年远处转移分别为 15.2% 和 25.4%（$P=0.004$），10 年局部进展率分别为 19.2% 和 44.3%（$P<0.001$）。随诊 23 年后，手术治疗组绝对死亡率降低了 11%，手术组性功能障碍多见，但尿路梗阻并不多见。

在局限期前列腺癌，EORTC 30892[203]的随机研究中比较了观察和内分泌治疗的疗效，立即内分泌治疗改善了总生存率，但未改善前列腺癌相关生存率。入组条件为 $T_{0\sim4}N_{0\sim2}M_0$，病人拒绝局部根治性治疗或不适于局部治疗（后者包括预期寿命短、合并严重并发症和局部晚期），但未包括年龄大于 80 岁且合并第二原发肿瘤、伴疼痛和梗阻的病人。985 例随机分成两组：493 例立即接受内分泌治疗，492 例未立即接受内分泌治疗，等待病变进展或出现严重并发症再应用内分泌治疗。中位年龄 73 岁（52~81 岁），中位随诊 7.8 年，541 例病人死亡，主要死于前列腺癌（193 例）和心血管疾病（185 例）。立即内分泌治疗组死亡 257 例（52.5%），延迟治疗组死亡 284 例（57.6%），两组中位生存期分别为 6.5 年和 7.4 年（$P = 0.4341$），延迟治疗组死亡危险性增加 1.25 倍，从 5% 到 48%。

英国 MRC 在 900 例 M_0/M_1 前列腺癌随机研究中证实了早期内分泌治疗改善了 M_0 病人的短期生存率，但长期随诊后生存率无差别[264]。在最近瑞典的一项小的研究中[202]，197 例病人中 67% 为 $T_{3\sim4}$，20% 淋巴结转移，22% 远处转移。立即内分泌治疗可能改善癌症相关生存率（$P = 0.09$），但未改善总生存率（$P = 0.96$）。

第六节 放 射 治 疗

放疗方法包括外照射和近距离照射（组织间粒子植入）。外照射技术包括常规照射、三维适形放疗和调强适形放疗（IMRT）等。近距离照射应用于预后好的局限早期前列腺癌的治疗。最近 10 年，通过三维适形放疗、调强适形放疗和质子治疗，提高了肿瘤照射剂量，提高了肿瘤局部控制率和无病生存率，而正常组织毒副作用降低或未增加。

一、放疗的循证医学证据

（一）放疗是根治性治疗前列腺癌的有效手段

放射治疗是局限期和局部晚期前列腺癌的根治性治疗手段，适应证为临床 $T_{1\sim4}N_{0\sim1}M_0$ 期。放疗和手术是局限早期（$T_{1\sim2}$）前列腺癌的重要治疗手段，随着对早期前列腺癌进展风险的认识，积极监测（active surveillance）也是局限早期前列腺癌的治疗选择之一。过去的一些回顾性研究对比了手术和放疗在 $T_{1\sim2}$ 期前列腺癌治疗中的疗效差别，结果均认为根治性手术与外照射疗效相当，导致许多肿瘤学家均发表评论认为根治性手术与外照射在局限期前列腺癌中的治疗疗效一致，但这些研究发表时间相对较早，当时的手术和放疗水平无法与现在相媲美，且为回顾性研究，手术组和放疗组病例选择存在较大差异，有些没有 PSA 检查，因此其结果具有很大的局限性，仅能供临床参考。近来美国的一项回顾性研究认为针对同样风险的局限期前列腺癌，中低危前列腺癌放疗与根治性手术+失败后挽救性放疗具有相同的长期无生化失败生存率，局限高危前列腺癌放疗疗效要优于根治性手术，但放疗和手术的无远处转移生存率和肿瘤相关生存率均无明显差别。据美国 2013 年的统计结果表明，参与多学科讨论的局限早期前列腺癌的治疗选择，最终 43.1% 选择了积极监测，43.1% 选择了根治性手术，13.8% 选择了放疗，如果尊重病人的选择，41.1% 的病例愿意选择放疗。局部晚期（$T_{3\sim4}N_xM_0$）前列腺癌不能手术切除，放疗和激素治疗是有效的治疗手段，综合治疗提高了局部晚期前列腺癌的局部控制率和生存率。此外，晚期或转移性前列腺癌可以考虑姑息性放疗。

（二）放射治疗疗效

1. 常规外照射结果 早期前列腺癌（$T_{1\sim2}N_0M_0$）单纯放疗和根治术疗效相同，长期随访 20 年，手术和放疗后复发率相同。表 10-1-12 总结了常规外照射长期治疗结果，和根治性前列腺切除术结果相似。

表 10-1-12 $T_{1~3}$ 常规外照射治疗结果[92,99,105,106]

作　者	时间	分期	病例数	总生存率（%）			局部无复发生存率（%）		
				5 年	10 年	15 年	5 年	10 年	15 年
Bagshaw 等	1988	T_1	335	85	65	40	90	85	90
		T_2	242	83	55	35	80	70	65
		T_3	409	68	38	20	76	63	40
Hanks 等	1994	T_1	60	84	54	51	96	96	83
		T_2	312	74	43	22	83	71	65
		T_3	216	56	32	23	70	65	60
Zagars 等	1987	T_1	32	76	68		100	100	
		T_2	82	93	70		97	88	
		T_3	551	72	47	27	88	81	75
Perez 等	1993	T_1	48	85	70		90	80	
		T_2	252	82	65		85	76	
		T_3	412	65	42		72	60	

最近 20 年，PSA 已广泛应用于临床。Zietman 等报道[120] 504 例 $T_{1~2}$ 期前列腺癌的 10 年无病生存率为 65%，而无 PSA 复发生存率仅为 40%。其他研究证明，根治性放射治疗后 PSA 复发比影像学诊断的临床复发早约 1~2 年。Kupelian 等[22] 回顾性分析 $T_{1~2}$ 前列腺癌 298 例接受根治性前列腺切除术，253 例接受放射治疗，5 年无 PSA 复发生存率分别为 57% 和 43%。

局限期前列腺癌疗前 PSA、Gleason 分级、和 T 分期是 PSA 复发的独立预后因素。Zagars 等[107] 报道 T_1 和 T_2 前列腺癌 PSA≤4 ng/ml 和 Gleason 2~6 分的 6 年无 PSA 复发率为 94%，而 PSA≤4 ng/ml 和 Gleason 7~10 分或者 PSA 4~10 ng/ml 和 Gleason 2~7 为 70%，PSA>4 ng/ml 和 Gleason≥8 分为 60%。Shipley 等[85] 进一步分析多中心 1765 例 $T_{1~2}$ 前列腺癌放疗的预后因素，剂量从 63~79 Gy，5 年无 PSA 复发生存率为 65.8%。PSA<9.2 ng/ml，9.2~19.7 ng/ml，PSA≥19.7 ng/ml 和 Gleason 2~6，或 PSA≥19.7 ng/ml 和 Gleason 7~10 分的 5 年无 PSA 复发生存率分别为 81%，69%，47% 和 29%（表 10-1-13）。

2. 三维适形放疗与 IMRT 结果　Kramer 等[255] 报道局限期前列腺癌三维适形放疗后 5 年无生化失败生存率为 74%，5 年无远处转移生存率为 95%，5 年总生存率为 95%。因此三维适形放疗可控制大部分局限期前列腺癌。Zelefsky 等[185] 报道 772 例局限性前列腺癌调强适形放疗的结果，低危、中危、和高危前列腺癌的 3 年无生化失败生存率（bRFS）分别为 92%，86%，和 81%，Fonteyne 等通过调强适形放疗综合内分泌治疗了 80 例临床 $T_{1~4}N_1M_0$ 的病例，其 3 年无生化失败生存率（bRFS）为 81%，中国医学科学院肿瘤医院[209] 于 2006 年 11 月至 2012 年 12 月应用 IMRT 治疗 140 例局限于盆腔的前列腺癌，74.3% 为局限高危、极高危、或盆腔转移病例，98% 接受了内分泌治疗，局限中低危、高危、极高危、及 N_1 3 年 bRFS 分别为 100.0%、89.6%、82.5%、和 73.5%。

3. 放疗与内分泌治疗的结合提高了局限中高危前列腺癌的治疗疗效

（1）放疗和内分泌综合治疗　局部晚期前列腺癌应考虑放疗和激素综合治疗，多项随机和回顾性研究证明，综合治疗疗效优于单纯放疗，综合治疗也明显优于单纯内分泌治疗，因此目前放疗加激素治疗是局部晚期前列腺癌的标准治疗手段。

表 10-1-13　常规外照射 bNED 结果[27,108]

作　者	时　间	临床特点	bNED（%）	随诊时间
Zietman 等	1995	$T_{1\sim2}$	60	5 年
		$T_{3\sim4}$	32	
Zagars 等（MDACC）	1997	$T_{1\sim2}$	66	6 年
		$T_{3\sim4}$	37	
		PSA≤4	84	
		PSA 4~10	66	
		PSA 10~20	49	
		PSA>20	11	
Keyser 等（Cleveland Clinic）	1997	PSA<4	100	5 年
		PSA 4~10	65	
D'Amico 等（MGH）	1995	PSA≤4	82	5 年
		PSA 4~10	44	
		PSA 10~20	30	
		PSA 20~50	8	
		PSA>50	0	
Kaplan 等（Stanford）	1993	PSA<10	85	3 年
		PSA 10~20	72	
		PSA 20~50	28	
		PSA>50	17	
Pisasky 等（EVMS）	1993	PSA<4	69	3 年
		PSA 4~10	57	
		PSA 10~20	56	
		PSA>20	20	

前列腺正常细胞和肿瘤细胞都对抗雄激素治疗敏感，是放疗前（新辅助治疗）或放疗后（辅助治疗）应用激素治疗的理论基础。新辅助激素治疗的目的在于应用激素治疗缩小前列腺体积和减少高量照射靶区，降低正常组织毒副作用。放射治疗后辅助性激素治疗的目的在于消灭局部或远处残存的肿瘤细胞。

（2）激素+放疗综合治疗和单纯放疗的随机对照研究

1）局部晚期前列腺癌综合治疗和单纯放疗或单纯内分泌治疗的比较：局部晚期前列腺癌的激素治疗+放疗的综合治疗和单纯放疗的随机对照研究始于 20 世纪 60 年代。早年的研究中多应用雌激素类药物，综合治疗显著改善了局部控制率，但甲地孕酮和己烯雌酚有明显的毒副作用，以后不再应用雌激素类药物。

全世界有多个大的随机研究比较局部晚期前列腺癌综合治疗和单纯放疗的疗效，见表 10-1-14。这些研究结果显示，放疗联合新辅助或辅助性内分泌治疗和单纯放疗相比，提高了无生化失败生存率、无病生存率和总生存率，降低了局部区域复发率和远处转移率。内分泌治疗应用新辅助治疗（放疗前）或辅助治疗（放疗中和放疗后）方式。RTOG86-10 和 TROG96-01 使用新辅助内分泌治疗，激素治疗始于放疗前 2~5 个月，共 3~6 个月，放疗结束时终止内分泌治疗。RTOG85-31、

EORTC22863、瑞典 Umea 大学和 D'Amico 等四项研究中使用内分泌辅助治疗，激素应用于放疗中或放疗后。TROG 96-01 比较了单纯放疗、3 个月或 6 个月内分泌治疗加放疗的疗效，三组的 5 年局部失败率分别为 28%、17% 和 12%，5 年远处转移率分别为 19%、22% 和 13%，5 年无生化失败生存率分别为 38%、52% 和 56%，无病生存率分别为 32%、49% 和 52%，癌症相关生存率分别为 91%、92% 和 94%。3 个月激素综合治疗组和单纯放疗相比，显著改善了局部失败率、转移率、无生化失败生存率和无病生存率；与此同时，6 个月激素综合治疗组还提高了癌症相关生存率。

表 10-1-14　局部晚期前列腺癌放疗联合内分泌治疗和单纯放疗的随机对照研究结果

研究组（作者）	治疗时间	例数	入组条件	内分泌治疗时间	放疗	观察指标	治疗结果（%）放疗+		
							激素	放疗	P 值
RTOG 85-31[196]	1987~1992	945	$T_{1~2}N_1M_0$ $T_3N_{0~1}M_0$ $pT_3N_{0~1}M_0$	放疗最后 1 周开始至复发	60~75 Gy	局部复发率（10 年）	23	38	<0.0001
						远处转移率	24	39	<0.001
						疾病专项死亡率	16	22	0.0052
						总生存率	49	39	0.002
RTOG 86-10[133]	1987~1991	456	$T_{2b~4}$ $N_{0~1}M_0$	放疗前 2 个月和疗中	60~75 Gy	局部控制率（8 年）	42	30	0.016
						远处转移率（10 年）	34	45	0.04
						无病生存率（8 年）	33	21	0.004
						bNED（8 年）	24	10	<0.0001
						总生存率（8 年）	70	52	0.015
EORTC 22863[136]	1987~1995	401	$T_{3~4}$ 为主	放疗第 1 天开始，共 3 年	全盆+局部 70Gy	局部控制率（8 年）	97	79	<0.001
						无转移生存率	98	56	<0.001
						无病生存率	75	40	<0.001
						无 PSA 复发生存率	81	43	<0.001
						总生存率	78	62	<0.001
Swedish[140]	1998	91	$T_{1~4p}N_{0~3}M_0$			无病生存率（9.3 年）	69	39	0.005
						疾病专项生存率	73	56	0.06
Harvard[197]	1995~2001	206	$T_{1b~2b}N_xM_0$ PSA10~40 或 Gleason≥7 分	放疗前 2 个月开始共 6 个月	局部适形 70 Gy	生存率（5 年）	88%	78%	0.04
						无挽救治疗	82%	57%	0.002
RTOG96-01	1996~2000	818	$T_{2b~4}N_0M_0$	0、3、6 个月，内分泌为新辅助+同步	66Gy		综合治疗组疗效明显优于单纯放疗组，6 月内分泌较 3 月内分泌治疗更有效		

局部晚期前列腺癌放疗结合内分泌的综合治疗疗效也明显优于单纯内分泌治疗，NCIC-CTG-PR3/MRC-PR07/IntergroupT94-0110 在 1205 例局部晚期前列腺癌中比较了综合治疗与单纯内分泌治疗的疗效差别，入组病例包括 $T_{3~4}N_0/N_xM_0$ 或 $T_{1~2}$，PSA>40ng/ml，或 PSA 在 20~40ng/ml 但 Gleason 评分在 8~10，随机分为终身内分泌治疗和内分泌综合放疗，放疗范围为前列腺精囊腺+盆腔淋巴引流区或单纯前列腺+精囊腺，放疗剂量为 64~69Gy/35~39 次。中位随诊 8 年后，放疗的加入使死亡风险

下降了30%，中位生存时间增加了1年2个月，10年总生存率内分泌组和综合组分别为49%和55%（$P=0.0011$），10年无PSA复发生存率分别为27%和63%，10年无进展生存率为46%和74%，前列腺癌所致死亡率分别为52%和32%，$P<0.001$，其余原因所致死亡率两组相当，放疗的加入尽管使这一研究的短期肠道和泌尿系毒性增加，但长期生活质量评价并没有明显差别。同样的，瑞典SPCG-7[266]也表明放疗与内分泌治疗的综合较单纯内分泌治疗明显降低了局部晚期前列腺癌总的死亡风险（HR，0.68）和前列腺癌相关死亡风险（HR，0.44），法国一项多中心研究在264例$T_{3\sim4}$的前列腺癌中也报道综合治疗较内分泌治疗明显改善了无进展生存率。

2）早期前列腺癌综合治疗和放疗的比较：激素和放疗综合治疗能改善高危局限期和局部晚期前列腺癌的局部控制率、无病生存率、和总生存率，Zeliadt SB[236]回顾性分析了31643例局限期前列腺癌放疗综合内分泌治疗的作用，发现综合内分泌治疗只是提高了局限高危前列腺癌的5年和8年总生存率，而对局限低危的前列腺癌并无作用，Ludwig MS[237]报告了美国多中心放疗结合内分泌治疗1218例局限中危前列腺癌的结果，表明放疗结合6个月的内分泌治疗提高了局限中危前列腺癌的无生化失败生存率（HR，0.599；95% CI，0.367~0.978；$P<0.04$），降低了远处转移率（HR，0.114；95% CI，0.014~0.905；$P=0.04$），但内分泌治疗6月以上与6月相比无差别。最近Pisansky等[254]报道了RTOG9910的结果，在1489例局限中危前列腺癌中，放疗综合4个月或9个月内分泌治疗的比较，结果表明9月内分泌治疗并无优势。目前的研究表明放疗综合4~6个月内分泌治疗可提高局限中危前列腺癌的无生化失败生存率、降低远处转移率、并提高肿瘤特异生存率。需要注意的是，早期前列腺癌放疗合并激素治疗时，激素治疗产生的毒副作用如性功能障碍，肌力下降和贫血等，将可能影响病人的生活质量。

3）局部晚期前列腺癌综合内分泌治疗时长的研究：激素治疗和放疗综合治疗时，长期激素疗效优于短期激素治疗。RTOG 92-02从1995年开始治疗1554例局部晚期（$T_{2C\sim4}$、PSA<150 ng/ml）前列腺癌，包括1992年AJCC临床$T_{2c\sim4}$、无淋巴结受侵、KPS评分≥70和治疗前PSA<150 ng/ml的病人。随机分为短期激素治疗组和长期激素治疗组，在放疗前2个月和放疗中都应用戈舍瑞林和缓退瘤，长期激素治疗组在放疗结束后继续使用戈舍瑞林2年。所有病人接受全盆腔照射DT 44~50 Gy，前列腺补量照射65~70 Gy。除总生存率外，放疗+长期激素治疗组的5年癌症专项生存率和无病生存率均高于放疗+短期激素治疗组，并降低了生化失败率、远处转移率和局部进展率。Horwitz等[135]综合分析RTOG 85~31[196]和RTOG 86~10[133]的疗效，局部晚期前列腺癌的长期激素治疗在bNED，远处转移率和癌症专项失败率均优于短期激素治疗。

（3）新辅助内分泌治疗持续时间研究　多项随机对照研究观察更长时间新辅助激素治疗联合放疗是否优于短期激素治疗。这些研究显示，长期的新辅助激素治疗并未进一步提高无病生存率，也未改变失败类型。见表10-1-15。

Crook等[189]报道，378例$T_{1\sim4}$前列腺癌随机分为3或8个月内分泌去势（缓退瘤+戈舍瑞林）治疗，再常规照射66 Gy。8个月比3个月激素治疗显著降低了前列腺体积，但两组的5年无失败生存率相同，分别为62%和61%（$P=0.36$），失败类型也无差别。放疗后2年时205例做前列腺活检，活检阴性率8个月和3个月辅助激素治疗组分别为77%和68%。因此，长期的新辅助激素治疗并未提高无病生存率或未改变失败类型。TROG 96-01得到了相似的研究结果，3个月AST+放疗和单纯放疗比较，降低了局部复发率，提高了无生化失败生存率、DFS和无挽救治疗生存率（$P<0.05$），6个月长期激素治疗在此基础上，进一步降低了远处转移率，并提高了癌症相关生存率无显著差别（$P<0.05$）。6个月和3个月激素治疗+放疗比较，降低了远处转移率和提高了无挽救治疗生存率（$P<0.05$），但其他均未达统计学差别。另一项研究中则显示，10个月和5个月新辅助激素治疗比较，未提高bNED。

表 10-1-15 局部晚期前列腺癌新辅助内分泌治疗+放疗综合治疗的随机对照研究

研究组（作者）	入组条件	激素治疗+RT	观察指标	短 AST 放疗	短 AST +放疗	长 AST +放疗	P 值
TROG 96-01[200]（Denham 等）2005	$T_{2b\sim4}$ $N_{0\sim1}$ M_0	3 月 AST+RT：265 6 月 AST+RT：267 RT（66 Gy）：270	局部复发（5 年）	28%	17%	12%	
			远处转移	19%	22%	13%	
			bNED	38%	52%	56%	
			DFS	32%	49%	52%	
			无挽救治疗生存率	63%	68%	78%	
			癌症相关生存率	91%	92%	94%	
Canada[189]（Crook 等）2004	$T_{1c\sim4}$ N_0M_0	3 月 AST+RT：177 8 月 AST+RT：184	DFS（5 年）		61%	62%	0.61
			bNED		22.2%	22.3%	0.05
			局部复发		10.2%	6.5%	>0.05
			远处转移		3.4%	4.4%	>0.05
L-200（Laverdiere）2004	$T_{2\sim3}$ N_0M_0	5 月 AST+RT 10 月 AST+RT	BNED（4 年）		65%	65%	0.55
RTOG99-10[254] 2015	局限 中危	4 月 AST+RT 9 月 AST+RT：	10 年肿瘤相关生存率		95%	96%	0.45
			10 年总生存率		66%	67%	0.62
			10 年局部区域复发率		6%	4%	0.07
			10 年远处转移率		6%	6%	0.80
			10 年 PSA 复发率		27%	27%	0.77

（3）新辅助激素治疗对前列腺体积和正常组织的影响 放疗前新辅助激素治疗有效地减少了前列腺癌体积，改善了靶区剂量，但未增加正常组织剂量。局部晚期前列腺癌因靶区体积大，周围正常组织照射剂量高，可考虑放疗前使用激素治疗，以减少照射体积，降低正常组织毒副作用。

Forman 等[124]总结了 20 例前列腺癌，放疗前应用激素治疗，前列腺体积减少 37%，膀胱接受 40 Gy、52 Gy 和 64 Gy 照射的体积分别减少了 15%、18% 和 20%，相应直肠体积减少了 13%、20% 和 34%。Zelefsky 等[100,125]证实，放射治疗前应用 3 个月注射用醋酸亮丙瑞林微球和缓退瘤治疗，前列腺 PTV 减少 25%（3%~52%）。此后的进一步报道显示，45 例前列腺癌接受 3D-CRT，新辅助激素治疗使膀胱和直肠接受 95% 照射的体积分别减少 46% 和 18%。Yang 等在放射治疗前用联合抗雄激素治疗 3 个月，前列腺体积从治疗前的 129 cm^3 减少至治疗后的 73cm^3（$P=0.0059$），直肠接受 80% 照射剂量的体积从 83.2cm^3 减少至 59.9cm^3（$P=0.045$），膀胱接受 80% 剂量的体积从 74.5% 下降至 40.2%。

放疗后活检证实了新辅助内分泌治疗能够改善局部控制率，内分泌治疗增加了放疗敏感性，起相加作用。Zelefsky 等[100,125]报道新辅助内分泌治疗组的活检阳性率为 10%（3/31），显著低于单纯放疗组的 46%（48/105）（$P<.001$）。Laverdiere 等[127]报道了随机分组研究的初步结果，$T_{2\sim3}$ 前列腺癌放疗后 24 个月做活检，放疗前 3 个月新辅助激素治疗加 64 Gy 照射的活检阳性率为 28%，而单纯放疗的阳性率为 65%。

因此，目前 NCCN 前列腺癌治疗指南、AUA 前列腺癌治疗指南以及 EUA 前列腺癌治疗指南均推荐局限低危前列腺癌不使用内分泌治疗，局限中危前列腺癌放疗配合内分泌治疗 4~6 个月（新辅助内分泌治疗 2~3 月，然后再同步及辅助内分泌治疗总计 4~6 月），局限高危前列腺癌放疗综合内分泌治疗 2~3 年（其中新辅助内分泌治疗 4~6 月，然后再同步及辅助内分泌治疗总计 2~3 年）。

4. 照射剂量攀升的研究

（1）照射剂量对局部控制率的影响 放射生物学证明，放射对肿瘤和正常组织的生物效应和照射剂量有关，为提高治疗增益，应尽量增加肿瘤照射剂量，并减少正常组织照射剂量。前列腺癌放射治疗剂量和肿瘤局部控制率的相关性在临床研究中得到了证实，美国纽约 Sloan-Kettering 癌症中心（MSKCC）建立了前列腺癌照射剂量和肿瘤局部控制率线性关系。前列腺癌三维适形放射治疗后≥2.5 年做前列腺活检，肿瘤照射剂量从 64.8 Gy 增加至 81.0 Gy，活检阴性率从 48% 增加到 94%，随着剂量的增加，局部控制率增高。在分化差的局部晚期前列腺癌（$T_{3\sim4}N_{0\sim2}M_0$），常规外照射 75.6 Gy 和 67.2 Gy 比较，高剂量照射提高了局部控制率，5 年局部控制率分别为 94% 和 64%，8 年局部控制率为 84% 和 19%（$P=0.0014$）。

（2）照射剂量对生存率的影响 应用三维适形放疗和调强适形放疗时，提高照射剂量，提高了无生化失败生存率（bNED）或无进展生存率，但未提高总生存率。

目前已有六项随机对照研究比较了三维适形条件下局限期前列腺癌高剂量照射与低剂量照射的疗效和毒性（表 10-1-16），荟萃分析结果（表 10-1-17）显示高剂量照射提高了局限期前列腺癌的无生化失败生存率，但这一疗效并没有转化成总生存率和前列腺癌特异生存率的改善，而且高剂量组≥2 级的消化道和泌尿道毒性都明显增加，因此在三维适形放疗条件下剂量提升也需要谨慎进行。在 M. D. Anderson 癌症中心开展的前瞻性随机研究中，301 例 $T_{1b\sim3}$ 前列腺癌分别接受 70 Gy 或 78 Gy 照射，8 年无 PSA 复发生存率分别为 59% 和 78%（$P=0.004$）。在治疗前 PSA>10 ng/ml 病人，提高剂量照射疗效差别更显著，8 年无 PSA 复发生存率分别为 38% 和 78%（$P=0.001$）。在最近荷兰的一项大的随机对照射研究中，78Gy 和 68Gy 比较，无生化失败生存率从 54% 提高到 64%（$P=0.02$）。

结合前列腺癌放射治疗后活检结果，目前认为，前列腺癌获得最大治愈概率的照射剂量至少在 76Gy 及以上。前列腺癌只要局限于局部就有可能通过放射治疗得以控制。

表 10-1-16 局限期前列腺癌剂量提升随机对照研究（RCT）

研究组（作者）	最后报告时间	分　期	例数	照射剂量（Gy）	照射方法	bNED	直肠毒性（RTOG≥2）	膀胱毒性（RTOG≥2）
MDACC[80]（Pollack 等）	2000	$T_{1b\sim3}N_0M_0$	150	70	常规外照射	50%（10y）	8%	10%
			151	78	常规+适形	73%（10y）	17%	10%
PROG 95-09	2010	$T_{1b\sim2b}N_0M_0$	197	70.2 GyE	光子+质子	61%（5y）	11%	11%
			195	79.2 GyE	光子+质子	80%（5y）	23%	18%
Dutch[198]（Peeters 等）	2006	$T_{1b\sim4}N_0M_0$	331	68	常规外照射	54%（5y）	16%	18%
			333	78	常规+IMRT	64%（5y）	21%	22%
GETUG 06[259]（Beckendorf 等）	2011	$T_{2\sim3a}$	153	70	3D-CRT	61%（5y）	14%	10%
		T_1 + Gleason ≥ 7 或	153	80		72%（5y）	19.5%	17.5%
		PSA≥10ng/ml						
Creak et al.	2013	$T_{1b\sim3b}N_0M_0$	64	64	3D-CRT	45.3%（10y）		
			62	74		49.3%（10y）		
MRC RT01	2014	$T_{1b\sim3a}N_0M_0$	421	64	3D-CRT	60%（5y）	12%	18%
			422	74		72%（5y）	26%	20%

注：3D-CRT：三维适形放疗；IMRT：调强适形放疗。

表 10-1-17　局限期前列腺癌剂量提升随机对照研究荟萃分析结果

分　组	病例数	10 年 OS	10 年前列腺癌特异 生存率	10 年生化失败率	G≥2 晚期 消化道毒性	G≥2 晚期 泌尿道毒性
高剂量组	1318	74.3	91.6	24.7%	28.0%	22.6%
低剂量组	1315	73.4	90.7	34.0%	18.6%	19.5%
P 值		0.64	0.47	<0.00001	<0.00001	0.04

5. 剂量分割的研究　近年来的研究认为前列腺癌 α/β 值在 1~4 之间，适合于大分割剂量方案放疗，随着三维适形放疗技术的不断进步，放疗准确性越来越高，因此近年来国内外开展了短疗程大分割方案放疗的研究也越来越多，多采用 2.5~3Gy 左右的分割剂量，放疗次数减少到了 25 次左右，疗程大都缩短到了 5 周左右，总的结论认为只要技术应用得当，放疗准确，正常组织保护得好，短疗程大分割方案放疗疗效与常规分割的高剂量照射疗效相当，毒性并没有明显增加。因此 2015 年 NCCN[228] 前列腺癌治疗指南已加入了适度高分割剂量（单次 2.4~4Gy，4~6 周放疗结束）放疗的内容，认为在有条件的单位，影像引导 IMRT 大分割放疗（单次 2.4~4Gy，4~6 周放疗结束）可作为常规放疗的替代方案，前列腺癌近年来开展的一些短疗程大分割放疗研究结果见表 10-1-18。

表 10-1-18　前列腺癌不同分割照射剂量的研究

作　者	年　代	病　例	剂量分割	治疗方式	无 PSA 失败生存	治疗毒性≥2 级
Quon 等	2011 年	97 例局限高危	2.7Gy×25 次 =67.5	IMRT	4 年 90.5%	直肠 7% 膀胱 9%
Lock 等	2011 年	66 例 $T_{1a\sim2c}N_XM_0$	3.16 Gy×20 次 =63.2	动态旋转弧调强技术	3 年 95%	
Faria 等	2011 年	82 例局限中危	3Gy×22 次 =66	3DCRT	5 年 95.4%	直肠 2% 膀胱 7%
MD Anderson	2007 年	770 例局限期	2.5Gy×28 次 =70	IMRT	5 年 83%	直肠 4.5% 膀胱 5.2%
刘跃平等	2011 年	52 例局限于盆腔	2.7Gy×25 次 =67.5	IG-IMRT	2 例失败	直肠 17.3% 膀胱 9.6%
MSKCC	2006 年	561 例局限期	2Gy×40 次 =80	IMRT	5 年 90%	直肠 9% 膀胱 12%

随着立体定向技术的开展，近些年来欧美开展了局限中低危前列腺癌立体定向放疗技术的研究，通过射波刀技术保障放疗的准确性和安全性，将靶区外放边界减少到了 3mm，而单次放疗剂量提高到了 7~7.25Gy，放疗 5 次结束，此技术的近期效果也很满意，治疗相关毒性较低，但这些研究多为单个医疗中心的报道，且随诊时间有限，有待更长时间的随诊观察来进一步确定安全性和有效性，因此 2015 年 NCCN 前列腺癌治疗指南认为单次剂量≥6.5Gy 的大分割放疗只能在有条件的单位谨慎开展，局限中低危前列腺癌立体定向放疗研究见表 10-1-19。

6. 术后辅助放疗的价值

（1）术后放疗　根治性前列腺切除术后放疗包括两种治疗方式：辅助性放疗和挽救性放疗（延迟放疗）。辅助性放疗指前列腺癌根治术后对局部复发危险性高但远处转移危险性低的病人立即做术后瘤床的放疗。挽救性放疗指术后观察，等待出现生化失败后再做挽救放疗。

表 10-1-19 局限中低危前列腺癌立体定向放疗研究

作 者	年 代	病 例	剂量分割	治疗方式	无 PSA 失败生存	治疗毒性≥2 级
Bolzicco 等	2011 年	45 例局限中低危	7Gy×5 次 = 35	射波刀 SBRT	100%（中位 20 月）	直肠 2.2% 膀胱 2.2%
Freeman 等	2011 年	41 例局限低危	7 ~ 7.25 Gy ~ 5 次 = 35 ~ 36.25	射波刀 SBRT	5 年 93%	直肠 0% 膀胱 2.4%
King 等	2011 年	67 例局限低危	7.25Gy ~ 5 次 = 36.25	射波刀 SBRT	4 年 94%	直肠 2% 膀胱 8%
Katz 等	2011 年	304 例局限中低危	7 ~ 7.25 Gy ~ 5 次 = 35 ~ 36.25	SBRT	98.7%（中位 17 月）	直肠 2.9% 膀胱 6.3%

（2）复发危险因素 前列腺癌根治术后局部复发的高危因素包括切缘阳性、包膜侵犯、高分级（Gleason 8~10 分）和精囊受侵。

根治性前列腺切除术后有 14%~41% 的病人病理切缘阳性，如果以 PSA 为标准，33%~62% 的病人术后未达到根治性效果。根治性前列腺切除术后 PSA 持续增高，表明肿瘤残存。PSA 正常并不能保证无肿瘤，微小肿瘤残存时仍可表现为 PSA 阴性。术后切缘阳性的病人，即使有肿瘤残存，PSA 检测在术后一定时段内也可表现为阴性，占 42%~70%，见表 10-1-20。

表 10-1-20 根治性前列腺切除术后切缘阳性病人的 PSA 阴性率[27,56]

作 者	PSA 阴性率（%）	随诊时间
Paulson（1994）	42	5 年
Epstein（1996）	57.6	5 年
Ohori（1995）	64	5 年
D'Amico[a]（1995）	50	2 年
Lowe（1997）	70	45 个月（中位）
UCSF	52	3 年

注：UCSF，加州大学旧金山分校（University of California at San Francisco）。

[a] 肿瘤 Gleason 分级>7 或精囊受侵未包括在内。

（3）术后放疗研究 根治性前列腺切除术后放疗适应证包括：①病理切缘阳性；②前列腺包膜受侵或精囊受侵、病理 T_3 或 T_4；③术后 PSA 持续增高（生化失败）。Gleason 8~10 分也可考虑术后放疗。

术后切缘阳性或前列腺包膜广泛受侵（pT_3）的病人，术后复发率为 30%~40%，是术后放疗适应证。局限期前列腺癌术后 PSA 持续增高表明有局部肿瘤残存，肿瘤高分级和局部复发率高有关，需考虑术后放疗。虽然精囊受侵和肿瘤远处转移密切有关，但术后放疗加激素治疗可能改善局部控制率和生存率。EORTC 22911[206] 和 Thompson 等[223] 的两项随机对照研究显示，术后放疗提高了无生化失败生存率和局部控制率，降低了临床复发率。国际上已完成的针对局限期前列腺癌根治术后具有不良病理因素病例开展的术后辅助放疗价值的随机对照研究见表 10-1-21。

EORTC 22911[206] 的入组条件为病理分期 $pT_3N_0M_0$，具有下列预后不良因素：肿瘤侵透包膜或精囊、切缘阳性。1992~2001 年共 1005 例病人分为术后立即放疗（60Gy）组和观察组，观察组病人在复发后再接受治疗。SWOG8794 包括了 425 例病人，入组条件同样为 $pT_3N_0M_0$，手术为盆腔淋巴瘤清扫加前列腺癌切除，但低危病人未做盆腔淋巴结清扫。

表 10-1-21　局限期前列腺癌根治术后具有不良病理因素术后辅助放疗随机对照研究

研究组	病例数	中位随诊年限	bNED（%）10y			局部复发率（%）10y		
			S+RT	S	P 值	S+RT	S	P 值
German Cancer Society	385	4.5	72（5y）	54（5y）	0.015			
SWOG8794	425	13	53	26	0.001	8	22	0.01
EORTC22911	1005	10.6	60.6	41.1	0.0001	8.4	17.3	0.001

多项回顾性研究报道根治性前列腺切除术后病理 T_3 和 T_4 的病人术后辅助性放疗和单纯手术比较，辅助性放疗改善了局部控制率，单纯手术的 5 年局部失败率为 7%～30%，放疗后为 0～5%。前列腺包膜受侵根治术后的 5 年无生化失败率仅为 40%。有些回顾性分析研究比较了辅助性放疗和挽救放疗的疗效，认为术后辅助性放疗的无病生存率优于挽救性放疗，术后辅助性放疗的毒副作用低于挽救性放疗，因挽救性放疗需更高的放射剂量，但这有待随机对照研究来进一步证实，英国正在开展具有不良病理因素的术后病例对比术后辅助放疗和生化失败后及早挽救放疗的研究（PSA>0.1ng/ml 开始挽救放疗），有可能给我们提供更强证据。

术后照射剂量和肿瘤局部控制率、无生化失败率有一定的相关性。Valicenti 等[71] 报道术后放射治疗剂量≥61.5 Gy 的 3 年无生化失败生存为 91%，<61.5 Gy 时为 57%（P<0.01）。Pisansky 等报道剂量≥64 Gy 的 5 年无生化失败率为 56%，相反，低于此剂量的 5 年无生化失败率为 36%（P=0.18）。病人在 PSA 增高时应及早开始挽救性放疗，Forman 等[65] 发现在 PSA≤2 ng/ml 放射治疗疗效明显高于>2 ng/ml。Schild 等[66] 发现 PSA≤1.1 ng/ml 能得到较好的效果。目前还有研究认为在 PSA≤0.1 ng/ml 开始挽救性放疗疗效更好。因此如果没有接受辅助放疗，及早的挽救性放疗有可能弥补治疗失败。

7. 放射治疗损伤和并发症　放疗的近期和远期毒副作用主要为直肠和泌尿道毒性，远期并发症包括直肠出血、直肠或肛门狭窄、直肠疼痛、前列腺炎、出血性膀胱炎、尿痛、尿道狭窄、膀胱挛缩等，尿道狭窄主要发生在经尿道前列腺切除的病人。部分病人放疗后出现性功能障碍。放疗后 12～15 个月，73%～82% 的病人能保留性功能，但勃起功能障碍随放疗后时间延长逐渐降低，放射治疗 5 年后为 30%～61%。性功能障碍和放疗引起的血管和神经丛损伤有关。适形放疗或调强适形放疗能更好地保护正常组织，降低直肠或膀胱的毒副作用，改善了病人的生活质量。

（1）常规外照射　常规外照射剂量 70 Gy 时，60% 的病人将出现 RTOG/EORTC 近期直肠和泌尿道 2 级或 2 级以上毒性。症状在放射治疗第三周左右出现，放射治疗结束后几天至数周恢复。晚期毒副作用通常在放疗结束 3～6 个月后发生，2 级以上晚期直肠毒副作用发生的中位时间为 12～18 个月。常规照射 70 Gy 的晚期毒副作用发生率非常低，仅有 7.3% 的病人需住院治疗慢性泌尿道毒副作用，如膀胱炎、尿道狭窄和膀胱挛缩。尿道狭窄易发生于经尿道前列腺切除术病人。3.3% 的病人因慢性肠道毒性如慢性腹泻、直肠或肛门狭窄、直肠出血或溃疡等需住院诊断和治疗，仅 0.6% 的病人出现肠梗阻或穿孔。致命毒性极罕见，<0.2%。

应用常规照射技术，如果照射剂量超过 70 Gy，晚期毒副作用危险性增加。Leibel 等报道前列腺癌照射>70Gy，6.9% 的病人出现 3～4 级毒副作用，而低于 70Gy，仅为 3.5%。Sandler 等[114] 报道照射剂量>68Gy，3 年时 3～4 级直肠毒性为 9%，低于 68Gy 照射仅为 2%。Schultheiss 等报道 712 例病人接受常规照射或适形放射治疗，5 年 2 或 3 级晚期直肠毒性 71～74 Gy 为 27%，74～77 Gy 为 35%，>77 Gy 为 43%（P<.001）。直肠并发症和直肠前壁照射的剂量和体积有关，称为体积效应。Lee 等[116] 报道 PTV 为 76 Gy 时，使用直肠铅挡块能降低 2～3 级直肠毒性至 7%，而无直肠铅挡块为 22%（P=0.003）。

（2）三维适形放疗和调强适形放疗　三维适形放疗能更好地保护正常组织，减少膀胱和直肠毒性。M. D. Anderson 癌症中心的随机研究证明了三维适形放疗能减少长期毒副作用。$T_{1b\sim3}$前列腺癌随机接受 70 Gy 和 78 Gy 照射，常规四野照射 46 Gy 后，前组缩野至前列腺常规四野补量 24～70 Gy，后组用六野三维适形照射补量 32Gy 至 78Gy。根据 RTOG 标准评价晚期正常组织毒副作用，适形放疗和常规照射的 5 年≥2 度膀胱毒性分别为 9% 和 20%（$P = 0.8$），≥2 度直肠毒性分别为 21% 和 14%（$P = 0.4$）。晚期直肠毒性有明显的剂量体积效应，25%直肠接受≥70 Gy 和<25%直肠接受≥70 Gy 的 5 年≥2 度直肠毒性分别为 37% 和 13%（$P = 0.05$），所有 3 度直肠毒性均发生在>30%直肠接受≥70 Gy。因此，适形放疗时，超过 70 Gy 照射剂量的直肠体积应低于 25%。Dearnaley 等[118]随机分组，适形放疗或常规照射 64 Gy，晚期 2 级直肠毒性分别为 5% 和 15%（$P = 0.01$）。Fox Chase 癌症中心报道三维适形放疗和常规放疗比较，2 级胃肠和泌尿道毒副作用分别有 34% 和 57%（$P<0.001$）。Zelefsky 等用三维适形或 IMRT 治疗 1100 例 $T_{1c\sim3}$ 期前列腺癌，肿瘤剂量以 5.4 Gy 为剂量梯度从 64.8 Gy 增加到 86.4 Gy。三维适形放疗时，照射剂量和直肠毒性有关，64.8～70.2 Gy 和 75.6～81 Gy 病人在 5 年时 2 度直肠毒性分别为 5% 和 14%（$P<0.001$），但调强适形放疗降低了直肠照射剂量和并发症。Zelefsky 等报道 3D-CRT 和 IMRT 直肠壁接受 75 Gy 照射体积分别为 14% 和 9%（$P<0.001$），而且 IMRT 显著改善了 PTV 剂量（81 Gy）。61 例病人应用常规六野适形放疗 81 Gy，189 例应用 IMRT 81 Gy，3 年 2 度直肠毒性发生率分别 14% 和 4%（$P <0.001$），但 IMRT 并未降低泌尿道毒副作用，这可能与 MSKCC 采用排空膀胱和未限制膀胱照射剂量有关。

8. 近距离治疗及质子治疗

（1）组织间照射

1）适应证和治疗原则：前列腺癌的近距离放疗是近 20 年来开展起来的，由于其治疗方法相对简单，毒副作用相对较低，已成为治疗局限期前列腺癌的重要治疗手段之一。前列腺癌的近距离治疗包括永久性低剂量率（low-dose-rate，LDR）放射性粒子植入和高剂量率后装插植治疗（high-dose-rate，HDR），LDR 是指剂量率<4Gy/小时的同位素粒子如碘 125（^{125}I）、钯 103（^{103}Pd）或铯 131（^{131}Cs）等的永久性植入治疗，HDR 是指剂量率>12Gy/小时的放射源铱 192（^{192}Ir）的插植多次大剂量后装照射，多年来早期局限期前列腺癌的近距离放疗以低剂量率放射性粒子植入为主，但近年来美国各肿瘤治疗中心已逐渐开展了针对局限期前列腺癌的高剂量率（high-dose-rate，HDR）近距离后装放疗。HDR 近距离放射治疗通常与外照射联合应用于局部中高危前列腺癌的根治，临床研究结果已初步证实了这一治疗方案的有效性；另外，单一 HDR 近距离放射治疗也可用于早期低危前列腺癌的治疗。NCCN 前列腺癌治疗指南推荐的前列腺癌单一 HDR 近距离放射治疗剂量为：13.5Gy×2 次，综合外照射 40～50Gy 后的前列腺补量剂量为：9.5～11.5Gy×2 次，5.5～7.5Gy×3 次，或 4～6Gy×4 次，HDR 后装目前更多的用于结合外照射的治疗，因此可适用于局限低中高危各期前列腺癌，荟萃分析结果表明，HDR 后装与外照射结合治疗低、中、高危、及局部晚期各期前列腺癌的 5 年无生化失败生存率分别为 85%～100%，80%～98%，59%～96%，和 34%～85%，而 3～4 级的泌尿道和肠道毒性则<6%，HDR 后装值得在有条件的单位推广应用，鉴于 LDR 粒子植入治疗目前国内开展较多，以下集中介绍一下永久性低剂量率放射性粒子植入技术，近距离放射治疗技术需要经过特殊训练的医师方能操作，并需要包括物理师、麻醉师、B 超医师、护士等多学科的团队合作才能完成，以保证良好的治疗结果和安全性。

放射性粒子植入治疗仅适用于早期局限期前列腺癌。低危、预后好的早期前列腺癌可考虑单纯粒子植入治疗，预后中等或中危的病人应考虑外照射和粒子植入综合治疗，或放疗前新辅助内分泌治疗，减少照射体积。粒子植入治疗的适应证和照射剂量总结如表 10-1-22。

粒子植入治疗具有一定的优点，和根治性前列腺切除相比，粒子植入简单、方便，操作时间短，创伤小，无手术切口和缝合，硬膜外麻醉相对安全，出血少，恢复快。和体外照射比较，超声引导经会阴永久性粒子植入应用实时超声显像，放射源能安全而精确地植入前列腺，保证照射剂量局限于前列腺；低能量放射源如碘-125（^{125}I）和钯-103（^{103}Pd）衰减快，周围正常组织照射少，降低了治疗相关并发症；前列腺运动影响外照射精确性，但粒子植入治疗不存在这一问题；治疗时间短、方便，对医护人员辐射极少。但粒子植入治疗只能治疗早期局限低危的前列腺癌或与外照射配合治疗局限中危或少部分肿瘤负荷少的局限高危前列腺癌。

表 10-1-22 局限早期前列腺癌粒子植入治疗选择

	单纯粒子植入治疗	外照射+粒子植入治疗
Gleason 评分	2~6 分	7~10 分
PSA	≤10 ng/ml	>10 ng/ml
原发肿瘤	T_1 或 T_{2a}，孤立结节≤2cm	T_2，结节>2 cm
活检	单侧病变	双侧病变或局部包膜受侵
前列腺体积	<60 ml	<60 ml
照射剂量	^{125}I: 145 Gy	外照射：40~50 Gy
	^{103}Pd: 125 Gy	$^{125}I/^{103}Pd$：110/90~100 Gy

2）方法：前列腺癌现代近距离放疗技术包括 3 个步骤，即术前图像采集和计划制定、粒子植入、和术后剂量分布评估。目前最常用于永久性粒子植入的同位素为 ^{125}I 和 ^{103}Pd，其物理特性总结如表 10-1-23，两者的最大差别为半衰期。荟萃分析的结果认为，^{125}I 的副作用和疗效与 ^{103}Pd 相当。

表 10-1-23 ^{125}I 和 ^{103}Pd 的物理特性

物理特性	^{125}I	^{103}Pd
大小	0.8×4.5 mm	0.8^{103}Pd 4.5 mm
半衰期	60 天	17 天
能量	28 keV	21 keV
半价层	2 cm	1.6 cm
初始剂量率	8~10 cGy/h	20~24 cGy/h
最大照射剂量	160 Gy	120 Gy

前列腺癌粒子植入技术包括手工插植、超声或 CT 引导下模板引导插植。经耻骨后 ^{125}I 植入术的长期随诊结果证明如果技术应用不当，其局部失败率明显高于外照射，失败率高的原因可能与植入的粒子不均匀分布导致剂量分布不均有关。

新的前列腺癌粒子植入技术应用先进的诊断定位技术和 CT 辅助的治疗计划系统，改善了源的分布，使靶区照射剂量分布均匀。最常用的方法为经直肠超声导引下经会阴永久性植入 ^{125}I 或 ^{103}Pd，治疗计划根据 CT 或 TRUS，以 5 mm 为间隔显像，确定粒子的精确位置。治疗体位为仰卧位，硬膜外麻醉。模板置于会阴部，穿刺针在直肠超声导引下经模板插入，植入同位素粒子，然后获得 CT 图像，计算等剂量曲线，准确评价前列腺和周围组织的剂量。以 CT 为基础的三维治疗计划系统，病人应用独立的模板，使粒子植入靶区更精确。

3）结果：精确粒子植入照射技术使靶区得到高剂量照射而正常组织剂量少，预后好的早期前列腺癌的 3~5 年无 PSA 复发生存率为 76%~96%，T_{1-2} 期前列腺癌单一粒子植入治疗结果报道见表 10-1-24。早期中低危前列腺癌粒子植入疗效与前列腺癌根治性手术或根治性外照射疗效相当，治疗毒性略有不同，详见表 10-1-25。

表 10-1-24　T$_{1-2}$期前列腺癌单一粒子植入治疗结果[145,146,220]

研究组（作者）	时间	例数	治疗	T$_1$（%）	Gleason >6（%）	PSA ng/ml（中位值）	5 年 DFS（%）（年）
Ragde 等	2000	147	^{125}I	22	0	8.8（Mean）	66（12）
Grimm 等	2001	125	^{125}I	24	0	8.1（Mean）	87（10）
Blasko 等	2000	403	^{103}Pd/^{125}I	21	9%>7	8.4	88（9）
Brachman 等	2000	695	^{103}Pd/^{125}I	17	15	11%>20	71（5）
Potters 等	2000	107	^{103}Pd/^{125}I	49	54	49%≤10	79（5）
Storey 等	2000	193	^{125}I	24	13	8.6	63（5）
Grado 等	1998	392	^{103}Pd/^{125}I	6	20（PD）	7.3	79（5）
Stokes 等	1997	147	^{125}I	15	0	10.6（Mean）	76（5）
Guedera 等	2006	1050	^{125}I/^{103}Pd	54	9	7.3	91（3）
Zelefsky 等	2007	2693	^{125}I/^{103}Pd	43	19	25%>10	69（8）

表 10-1-25　局限中低危前列腺癌粒子植入治疗与外照射或根治性手术比较[261]

研究	研究类型	治疗	病例数	疗效 时间（年）	疗效 bRFS	疗效 P 值	晚期放射损伤 泌尿道	晚期放射损伤 肠道
Giberti 2009	RCT	1. PB（>140 Gy^{125}I） 2. RP	低危（100） 低危（100）	5	92% 91%	NS	NS	NS
D'Amico 1998	回顾性	1. PB（115Gy^{103}Pd） 2. EBRT（66~70 Gy） 3. RP	低危（32） 低危（225） 低危（402）	5	NA	NS	NA	NA
D'Amico 2003	回顾性	1. PB 2. RP	低中危（227） 低中危（406）	5	95% 93%	NS	NA	NA
Kupelian 2004	回顾性	1. PB（144 Gy^{125}I/136 Gy^{103}Pd） 2. EBRT（72~83 Gy） 3. EBRT+PB（41.4 Gy EBRT+108 Gy^{125}I or 45 Gy EBRT+102 Gy^{103}Pd） 4. RP	低危（950） 低危（301） 低危（222） 低危（1034）	7	75% 81% 77% 76%	$P=0.18$	NA	NA
Klein 2009	回顾性	1. PB（144 Gy^{125}I） 2. EBRT（中位 81Gy） 3. RP	中危（204） 中危（321） 中危（336）	8	82% 75% 63%	$P=0.052$	PB 尿路刺激和狭窄更多见，手术尿失禁和性功能障碍多见	肠道反应PB 和外照射多于手术
Zelefsky 2011	回顾性	1. PB（144 Gy^{125}I） 2. EBRT（81 Gy）	低危（448） 低危（281）	7	95% 89%	$P=0.004$	2 级：15.6% 与 4.3%，$P<0.001$；3 级：2.2%与 1.4%，NS	2 级：5.1% 与 1.4%，$P=0.018$；3 级：1.1%与 0.0%，NS

注：RCT：随机临床研究；PB：前列腺近距离治疗（这里指粒子植入）；RP：根治性前列腺切除术；EBRT：外照射放疗；NS：无差别；NA：数据没有报道；bRFS：无生化失败生存率。

4）治疗毒性及并发症：粒子植入的近期并发症有轻度刺激性或梗阻性尿路症状，持续几周至几个月，<5%的病人发生尿潴留，需要间歇性或永久性导管插入术治疗，前列腺大或治疗前有尿路梗阻症状的病人容易出现急性尿潴留。粒子植入后立即出现的尿路梗阻症状由水肿引起。照射引起尿路梗阻通常出现在粒子植入后数天，^{125}I 或 ^{103}Pd 出现的高峰时间在 7~10 天，^{125}I 在 14~21 天。粒子植入后勃起功能障碍发生率随年龄增高而增加，平均为30%。1%~12%的病人出现直肠炎，另外还有尿失禁、粒子移位、尿路感染风险增加、直肠溃疡、直肠瘘等。

（2）质子治疗 前列腺癌的质子治疗始于20世纪70年代，美国麻省总医院（MGH）治疗17例前列腺癌。此后在 Loma Linda 大学医学中心和日本较广泛地开展了前列腺癌的质子治疗，最近在日本开展了碳离子治疗。1995年 Shipley 等[77] 报道 $T_{3\sim4}$ 局部晚期前列腺癌的随机分组研究结果，病人入组条件为 $T_{3\sim4}$，N_x，$N_{0\sim2}$，M_0 的病人，先接受四野全盆腔光子照射 DT 50.4 Gy，然后随机分组为常规光子治疗组（99例）和质子高量照射组（103例），增加剂量分别为16.8 Gy 和25.2 CGE，总剂量分别为67.2 Gy 和75.6 CGE。90%的病人完成了质子加量治疗，而97%的病人完成了常规照射，两组的总生存率、无病生存率无显著差别。但质子治疗显著改善了分化差前列腺癌的局部控制率，质子治疗的5年和8年局部控制率分别为94%和84%，而光子治疗5年和8年局部控制率分别为64%和19%（$P=0.0014$）。

Slater 等[215] 报道了质子治疗早期前列腺癌结果，1990~1995有319例经病理证实的早期前列腺癌，全部病例为 $T_{1\sim2b}$ 和 PSA≤15ng/ml，94%的病人 Gleason 评分≤7分。93例病人在225~250 MeV 质子治疗30 CGE 后，用18~23 MeV 高能 X 线全盆腔照射，DT 30 Gy/25次。226例单纯质子治疗，总剂量74 CGE/37次。质子治疗应用两侧野照射，照射野包括前列腺和精囊，外放1.2 cm 边缘。全组5年无病生存率为95%，无生化失败率（bNED）为89%。PSA≤4ng/ml，4.1~10 ng/ml，10.1~15 ng/ml 的 bNED 分别为100%，92%和73%。所有病人未观察到Ⅲ/Ⅳ级胃肠道或泌尿道毒性，3年修正 RTOG Ⅱ级胃肠道症状为26%，发生时间在4~57个月，中位时间27个月。大部分症状为自限性，在数月内消失。3年 RTOG Ⅱ级泌尿道症状为5%，发生时间从6~31个月，中位时间18个月。

此后，Loma Linda 大学系统地总结了1991~1996年应用质子治疗911例局限期前列腺癌的结果，原发肿瘤均为 $T_{1\sim3}$。全组病人的5年 bNED 为82%，PSA>20ng/ml、T_3 和 Gleason 评分≥7的预后较差，bNED 较低。根据 RTOG 标准，Ⅱ度直肠和膀胱毒性分别为3.5%和5.4%。质子治疗改善了10%的 bNED，并减少了10%的Ⅱ度晚期毒性，全组未观察到Ⅲ/Ⅳ度毒性。

MGH 报道了局部晚期前列腺癌光子和质子联合治疗后的晚期毒副作用，中位随访时间为13年。根据 RTOG 晚期毒副作用标准，5年和15年的Ⅱ度或Ⅱ度以上血尿的实际发生率分别为21%和47%，Ⅲ度或Ⅲ度以上血尿分别为3%和8%。Ⅱ度或Ⅱ度胃肠道长期毒副作用在5年和15年时均为13%，Ⅰ度直肠出血达41%。这些研究表明，前列腺癌应用质子适形治疗，高剂量放疗后，轻度直肠出血增高，但Ⅱ度或Ⅱ度以上胃肠道毒性较低，后者随时间延长并未增加。

二、放射治疗技术（外照射）

（一）外照射原则

根据临床分期、PSA 和 Gleason 评分，将盆腔局限期前列腺癌分为极低危/低危、中危、高危/极高危/N_1 三组，三组的照射靶区、放疗剂量、内分泌应用原则各不同，三组预后也不同，总之，肿瘤负荷越大、风险越高的前列腺癌照射范围越大，照射剂量更高，联合激素治疗时间更长。局限期前列腺癌外照射的基本原则如下表 10-1-26。

局限期前列腺癌外照射技术原则建议：①建议应用三维适形放疗或调强适形放疗技术；②建议使用影像引导放疗提高放疗准确性；③单次剂量1.8~2Gy，总量不低于76Gy；④建议仰卧位，体模固定，排空直肠充盈膀胱放疗。

表 10-1-26 局限期前列腺癌依据风险程度分组及放疗建议

风险分组	极低/低危	中　危	极高/高危/N1
分组指标	$T_{1\sim2a}$ PSA<10 ng/ml GS<7	$T_{2b\sim2c}$ PSA 10~20 ng/ml GS 7	$T_{3\sim4}/N_1$ PSA>20 ng/ml GS 8~10
靶区建议	前列腺	前列腺+ 1.5~2.0cm SV	前列腺+ 2~2.5cm SV+淋巴引流区（LNM>15%）
放疗剂量及内分泌建议	3DCRT/IMRT＝76 Gy	3DCRT/IMRT＝76~80 Gy +新辅助及辅助内分泌治疗 4~6 个月	3DCRT/IMRT≥80~80⁺ Gy +新辅助及辅助内分泌治疗 2~3 年
长期无生化失败生存率 （6 年）	90.3%	82.6%	67.4%

注：SV：精囊腺

1. 模拟定位和靶区勾画

（1）常规外照射

1）治疗体位和固定：仰卧位或俯卧位均可选择，但仰卧位重复性较好，病人感觉舒适，应用更多，常规体模固定。

2）常规模拟定位：排空直肠喝水 1000ml 充盈膀胱，体表标记前列腺中心点。前列腺中心点通常位于体中线耻骨联合上缘下 1 cm。为协助定位和确定 PTV，通常在膀胱和直肠内插入导管并注入造影剂。应用 Foley16 号管插入膀胱，注入 90%泛影葡胺 5 ml 使球囊膨胀，轻轻牵拉球囊使其依附于膀胱三角区固定。然后从导管内注入 30%泛影葡胺 30 ml 入膀胱。第二个 Foley 管插入直肠，球囊内注入空气，依附于直肠内括约肌并显示肛门位置，导管内注入 30%泛影葡胺显示直肠。拍摄正侧位模拟定位片，范围包括从 $L_5\sim S_1$ 至坐骨结节下 1 cm。在定位片上勾划靶区和正常组织/器官，也可根据 CT 扫描重建勾画前列腺照射范围。

3）照射野：根据 CT 扫描重建的前后野和两侧野四野"箱式"照射法靶区见例图 9-4-5，如果需要盆腔预防，同样可采用四野"箱式"照射技术，范围包括盆腔淋巴引流区及前列腺和部分精囊腺。

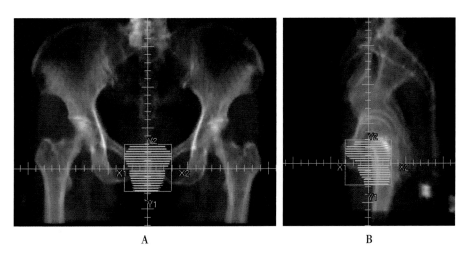

A　　　　　　　　　　　　B

图 10-1-5 前列腺癌常规四野"箱式"外照射靶区示意

注：A. 前后位前列腺癌照射靶区；B. 左右侧位前列腺癌照射靶区。

4）照射剂量：四野常规等中心外照射技术放疗剂量建议：每日照射剂量 1.8~2.0 Gy，每周 5 次，每天照射四野。总剂量 65~70 Gy/6.5~8 周。如果做全盆腔照射，照射剂量为 45~50 Gy/5 周，然后缩野照射前列腺，补量 20~25 Gy。受前列腺周围直肠和膀胱的限制，常规照射时，前列腺的照射剂量通常不超过 70Gy。术后辅助放疗或术后生化失败后的挽救性放疗剂量如果为常规放疗技术建议为 60~66 Gy。

（2）三维适形放疗和调强适形放疗

1）治疗体位和体位固定：仰卧或俯卧位，因前列腺癌多为老年患者，常用仰卧位，体模固定。前列腺位置受直肠和膀胱体积影响较大，应当尽可能保持定位和每次治疗时膀胱和直肠状态的一致性，为减少直肠和膀胱照射，建议每次模拟定位和治疗前 1 小时排空膀胱和直肠，然后喝水 1000ml 充盈膀胱进行定位或治疗。

前列腺癌治疗体位的研究中，Bayley 等进行了一项随机分组试验，评价和比较了仰卧位与俯卧位在器官运动，摆位误差，和危及器官受照射剂量之间的差异。28 例局限期前列腺癌随机分为以仰卧位开始放疗或者以俯卧位开始放疗两组，治疗进行一半时再分别改为另外一种体位。在仰卧位要排空直肠并且保持膀胱充盈，而在俯卧位均排空直肠和膀胱。临床靶区包括前列腺。结果显示，俯卧位时前列腺的运动显著大于仰卧位，所以其 PTV 也大于仰卧位，危及器官受到照射的体积增加。当两种体位的器官运动差别得到校正后，仰卧位能够显著改善小肠、直肠和膀胱的受照射剂量水平。此外，Kitamura 等对不同体位时的前列腺运动进行了研究，结果证明：治疗前列腺癌过程中，在仰卧位时的内部器官的运动明显小于俯卧位时，前者的运动范围不大于 5mm。因此，前列腺癌的治疗体位适宜选择仰卧位。

体位固定能够减少摆位误差或系统误差，盆腔肿瘤应用体模固定技术显著降低了盆腔肿瘤的等中心位置变化，并且未显著延长治疗时间或降低病人治疗时的舒适度。Kneebone 等分析了 96 例接受根治性放疗的膀胱癌或前列腺癌患者，随机分成使用和不使用体模固定技术两组，均采用俯卧位，每周拍摄前后位和侧位验证片。结果显示，等中心点的平均位移在对照组和使用体模固定技术组分别为 8.5mm 和 6.2mm（P<0.001），前者有 30.9% 的验证片显示等中心点的位移大于 10mm，而后者只有 10.6%（P=0.001）。对照组在前后、左右和上下方向上的位移分别为 5.2mm、3.2mm 和 4.3mm，而使用体模固定技术组分别为 2.9mm、2.1mm 和 3.9mm。两组病人的 RTOG2 级皮肤毒性反应分别为 28% 和 10%（P=0.68），治疗体位的满意度（87% 和 90%）以及治疗时间（15.5 min 和 16.1min）方面均无显著差异。

2）CT 模拟定位：模拟定位需结合常规模拟定位和 CT 定位方式。在常规模拟机下决定病人的位置，射野等中心，皮肤参考点标记位置等。CT 定位前 1 小时排空直肠膀胱，口服含肠道对比剂的饮用水 1000ml，待膀胱充盈后开始定位，体模固定，静脉注射造影剂增强扫描，CT 增强显像可以准确地显示前列腺和周围正常组织/器官以及盆腔淋巴引流区，有助于靶区范围勾画，扫描范围自第四腰椎上缘至坐骨结节下 3 厘米，层厚 3mm，扫描后图像传至计划系统进行靶区及危及器官勾画。

3）三维适形计划/调强适形放疗计划设计：在 CT 上三维重建靶区和正常器官，前列腺 MRI 与定位 CT 融合勾画靶区能进一步提高勾画准确性，勾画 GTV/CTV 和 PTV，因前列腺往往多灶且常规 CT/MRI 无法确认具体病灶范围，因此前列腺癌放疗往往只勾画 CTV，除非有明确较大病灶或盆腔淋巴结需要局部加量才进一步勾画局部 GTV，勾画靶区同时勾画邻近正常组织结构如直肠、膀胱、小肠、睾丸、股骨头、髂骨等。计划设计常用 5~9 个射野共面照射或旋转弧形照射，在各个照射野上对 PTV 适形。计算等剂量曲线和剂量体积直方图（DVH）。如果肿瘤巨大，放射治疗前可应用内分泌治疗 3~6 个月，使肿瘤缩小，减少高剂量靶区照射体积。

4）校位和射野验证：应用 CT 模拟定位机或常规模拟定位机校对射野中心和各种照射参数，在加速器下应用射野电子成像系统（EPID）摄射野验证片或锥形束 CT（CBCT）扫描验证放疗准确性。

2. 靶区定义

（1）GTV　肿瘤靶区（GTV）指在通过临床检查、CT 或其他影像学检查发现的大体肿瘤。前列腺癌为多灶性，靶区需包括整个前列腺及其包膜。因此，常直接勾画 CTV，不需勾画 GTV，如果前列腺内病灶范围很明确且计划行病灶补量，可以考虑勾画 GTV，另外伴有盆腔明确淋巴结转移的病例，可以勾画 GTVnd，以便给予局部淋巴结补量。

（2）CTV　临床靶区（CTV）定义为 GTV 加上可能受侵的亚临床病灶。前列腺癌常为多灶性，且多侵犯两叶，15%～66% 的临床 T_1 和 T_2 病变，在根治性前列腺切除术后证实有包膜受侵，或合并前列腺周围组织侵犯。因此，CTV 应包括整个前列腺及其包膜。局限中高危前列腺癌，精囊受侵的概率明显增高，CTV 需包括部分精囊腺。

低危或中危局限期前列腺癌的 CTV 不需要包括盆腔淋巴引流区，对于高危的病人，前列腺癌淋巴结转移常见，盆腔淋巴结预防照射有可能改善无病生存率，CTV 可以考虑盆腔淋巴结预防照射。盆腔淋巴结转移的前列腺癌（$T_{0\sim4} N_1 M_0$），预后差，10 年生存率 20%～30%，10 年无病生存率低于 10%，一些回顾性研究表明盆腔照射可以改善无病生存率。

有 3 项随机对照研究比较前列腺癌全盆腔照射和单纯前列腺癌照射的疗效，RTOG 77-06 报道 449 例 T_{1b} 或 $T_2 N_0 M_0$ 前列腺癌，经双侧淋巴造影（332 例）或剖腹探查分期（117 例）证明无盆腔淋巴转移，随机分为盆腔预防照射和单纯前列腺照射组。近期和远期结果证明，盆腔预防照射未改善生存率和局部控制率。两组 5 年生存率分别为 80% 和 78%，无病生存率为 90% 和 88%。12 年局部复发率分别为 22% 和 27%（$P=0.2$），实际生存率为 38% 和 43%（$P=0.4$）。RTOG 94-13 包括了淋巴结转移危险性高的前列腺癌：PSA≤100 ng/ml，淋巴结转移的危险性高于 15%（2/3）PSA+［（GS-6）×10］，如果未超过 15%、但 T_{2c}～T_4 而且 GS≥6 分也包括在本组内。一组做全盆腔照射后前列腺补量照射，另一组应用前列腺局部野；病人同时随机分为新辅助激素治疗和辅助性激素治疗。全盆腔照射和单纯前列腺照射相比可明显提高 4 年 bNED，分别为 54% 和 47%（$P=0.022$），但未改善总生存率，4 年总生存率为 84.7% 和 84.3%（$P=0.94$）。两组 2 年≥3 级胃肠道和泌尿系毒副反应无显著性差异。此项研究证明全盆腔照射会改善淋巴结转移可能性>15% 或者 $T_{2c\sim4}$ 期并且 Gleason 评分≥6 的局限期前列腺癌病人的 bNED，但未改善总生存率。但此项研究 2007 年的更新报告只是显示了全盆腔预防照射较前列腺局部照射有改善无进展生存的趋势（$P=0.065$），对总生存率仍无影响。法国（GETUG-01 研究）在 $T_{1b\sim3}$，N_0 前列腺癌中对比研究了全盆预防照射与只做前列腺精囊腺局部照射的无进展生存率（PFS）与总生存率（OS），入组病例中只有 45% 的病例盆腔淋巴结转移风险>15%，而且盆腔预防照射范围较小，只包括 S_1/S_2 水平以下的盆腔淋巴引流区，结果发现两组无差别，因此关于前列腺癌盆腔预防照射仍存在争议，也缺乏统一的标准，NCCN 治疗指南的盆腔预防照射指针只是作为建议。临床实践中根据前列腺癌复发风险高低，预期寿命，盆腔淋巴结转移概率等综合确定盆腔是否预防照射。

（3）PTV　前列腺的运动受到直肠和膀胱的充盈状态、呼吸运动和治疗体位的影响。受直肠和膀胱充盈度的影响，前列腺的运动主要在前后和上下方向，而左右方向的运动幅度较小。前后方向运动距离的标准差从 1.5～4.1mm，左右方向的运动距离标准差从 0.7～1.9mm，上下方向运动距离的标准差从 1.7～4.5mm。精囊运动要大于前列腺的运动，其运动距离的标准差范围在前后方向上为 3.8～7.3mm，在上下方向上为 3.5～5.5mm，在左右方向为 1.7～3.2mm。

各个放疗中心需要分别测量其摆位误差，根据照射时直肠和膀胱的充盈状态，决定本单位从 CTV 到 PTV 的外放范围，才能使肿瘤得到准确的治疗。如果未测定，可参考上述前列腺精囊腺运动数据结合摆位误差，PTV 需要在 CTV 外放 10 mm，由于前列腺后方为直肠，直肠前壁多包括在靶区内，为减少直肠照射剂量，PTV 在后方仅放 5mm。如果盆腔预防照射，PTV 建议在 CTV 基础上均匀外扩 7～8mm。

3. 前列腺癌靶区勾画的基本原则 前列腺癌的靶区勾画主要包括前列腺、精囊腺和盆腔淋巴引流区。局限低危前列腺癌只勾画前列腺，局限中危前列腺癌勾画前列腺及邻近 1.5~2cm 精囊腺，局限高危前列腺癌勾画前列腺及邻近 2~2.5cm 精囊腺，如果精囊腺受侵需要包全精囊腺，如果盆腔淋巴结已有转移或盆腔淋巴结转移风险高的病例还需预防照射盆腔淋巴引流区。

前列腺及精囊腺勾画：直接在定位 CT 片上勾画或将前列腺 MRI 与定位 CT 融合勾画，勾画时包全前列腺及其包膜以及相应长度的精囊腺，下界注意包全前列腺尖部以防复发，下界应勾画至尿道球上 0.5cm，或阴茎海绵体脚上缘水平，前界在耻骨联合后缘，后界邻近直肠前壁，侧界至闭孔内肌内侧见图 10-1-6。

盆腔淋巴引流区主要包括髂外淋巴结、髂内淋巴结、闭孔淋巴结、部分髂总淋巴结、及 $S_{1~3}$ 骶前淋巴结。勾画原则依据 RTOG 前列腺癌盆腔淋巴结勾画图谱，基本原则如下述。

（1）CTV 包括动静脉及其径向 7mm 距离。

（2）不能包括小肠、膀胱、骨、肌肉等。

（3）勾画从 L_5/S_1 到耻骨上缘水平。

（4）包含 $S_{1~3}$ 骶前淋巴结，即骶前淋巴结勾画至梨状肌出现层面。

（5）髂外淋巴结一直勾画至股骨头上缘层面（即腹股沟韧带处）。

（6）闭孔淋巴结一直要勾画至耻骨联合上缘层面。

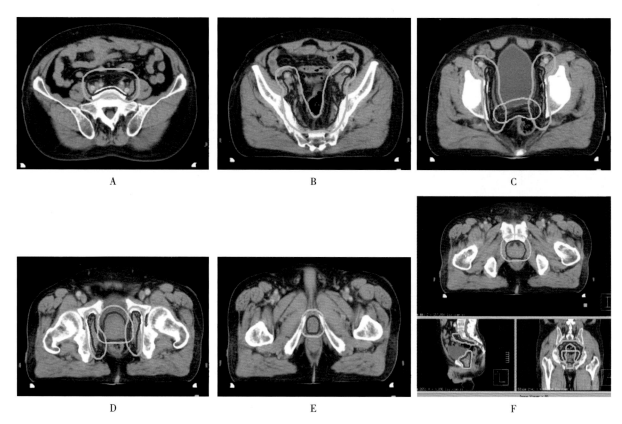

图 10-1-6 前列腺癌盆腔淋巴引流区及前列腺精囊腺靶区勾画

注：深蓝色为盆腔淋巴引流区 CTV，绿色为盆腔淋巴引流区 PTV，红色为前列腺和精囊腺 CTV，金黄色为前列腺和精囊腺 PTV。

A. L_5/S_1 水平：包含动静脉血管及其周边 7mm 范围；B. 骶前淋巴结勾画至梨状肌出现层面；C. 髂外淋巴结勾画至股骨头上缘层面；D. 闭孔淋巴结勾画至耻骨联合上缘层面；E. 前列腺下届勾画至尿道球上缘 0.5cm，或阴茎海绵体脚上缘；F. 各方向所见靶区情况

5. 术后辅助性放疗或生化失败后挽救性放疗靶区勾画（参考 RTOG 前列腺癌术后靶区勾画建议，

图 10-1-7）

近年的 NCCN、EAU、AUA 前列腺癌治疗指南均建议对术后 PT3（侵犯前列腺包膜或精囊腺）、切缘不净或术后 PSA 持续增高（生化失败）的病例给予术后辅助放疗或挽救性放疗，随机研究已经表明术后的辅助放疗或及早的挽救性放疗能使具有不良病理因素或局部生化失败的病例获益。RTOG 根据术后局部失败部位的数据分析以及北美多个肿瘤中心临床肿瘤学家的靶区勾画实况，综合给出了前列腺癌根治术后局部辅助或挽救性放疗的靶区勾画指南。

术后靶区勾画总体原则：

（1）在仰卧位充盈膀胱排空直肠的定位 CTV 片上勾画，CT 定位层厚 3mm。

（2）从输精管残端勾画至膀胱尿道吻合口下 8~12mm 或阴茎球上缘水平，上界除非有明确精囊腺受侵和肿瘤残存，一般上界限制在耻骨联合上 3~4cm 以内。

（3）在耻骨联合以下水平前界在耻骨联合后方，后界达直肠前壁前，侧界延伸至肛提肌。

（4）在耻骨联合以上前界包膀胱后 1~2cm，后界达直肠系膜，侧界至邻近筋膜。

（5）如果病理提示精囊腺受侵，应将精囊腺残端包全，如果无精囊腺受侵则不必包全精囊腺残端。

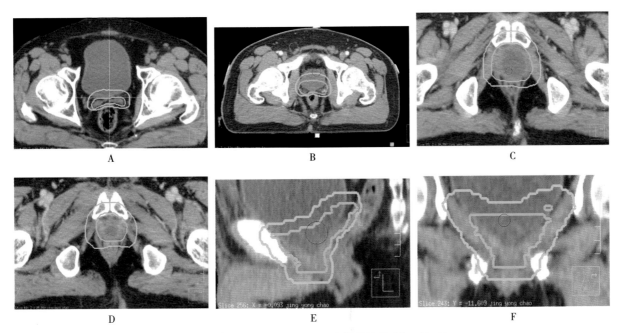

图 10-1-7　前列腺癌术后辅助或挽救性放疗靶区勾画

绿色：CTV，浅蓝色：PTV。

注：A. 如果病理提示精囊腺受侵，应将精囊腺残端包全；B. 耻骨联合以上水平勾画，应包括膀胱后壁 1~2cm；C. 耻骨联合以下水平勾画，包全耻骨联合后前列腺区域；D. 耻骨联合以下水平勾画，包全耻骨联合后前列腺区域；E. 矢状位所示靶区，下界至膀胱尿道吻合口下 8~12mm 或阴茎球上缘水平；F. 冠状位所示靶区，侧界延伸至肛提肌。

6. 照射剂量　三维适形放疗或调强适形放疗根治性治疗前列腺癌，可以提高肿瘤照射剂量至 76~80Gy，采用常规分割照射，即每日照射剂量 1.8~2.0 Gy，每周 5 次。根据临床风险程度和预后决定的照射剂量见表 10-1-26。如果做全盆腔预防照射，照射剂量为 45~50 Gy/5 周，然后缩野照射前列腺精囊腺，补量 26~30 Gy。术后辅助放疗或术后生化失败后的挽救性放疗剂量在三维适形或调强放疗技术下能保证正常组织安全则建议增加照射剂量至 66~70Gy，若存在临床局部复发，放疗剂量需提高到 76Gy 或更高。

7. 正常组织耐受剂量　前列腺紧邻直肠和膀胱，放疗时要尽量减少直肠和膀胱的照射。很多研究提示常规分割剂量放疗时接受≥70Gy照射的直肠的体积百分比应该<25%，否则发生2级或2级以上的毒性反应的可能性会显著增加。正常组织的耐受剂量参考如下述。

（1）膀胱　50%的膀胱<50~60 Gy，30%的膀胱<70Gy。

（2）直肠　50%的直肠<50~60 Gy，接受70 Gy照射的直肠体积<25%，避免高剂量照射点在直肠壁。

（3）股骨头股骨颈　5%的股骨头及股骨颈<50 Gy。

（4）小肠　小肠最大剂量≤52Gy，50Gy照射体积<5%。

（5）结肠　结肠最大剂量≤55Gy，50Gy照射体积<10%。

8. 放疗后PSA失败的定义　1997年美国放射肿瘤学会（ASTRO）制订了PSA失败的定义：治疗后PSA达到最低值后，连续3次PSA增高，PSA检测时间需间隔六个月。失败时间指放射治疗后PSA最低值到连续三次PSA增高中首次PSA增高的中位时间。ASTRO没有规定PSA最低值，但PSA最低值<1 ng/ml是放疗后无PSA复发生存率的独立预后因素，可以作为参考最低值。

2006年ASTRO和RTOG对PSA复发（bNED，生化失败）进行了新的定义：PSA最低值基础上增加≥2 ng/ml，是放疗±激素治疗后生化失败的标准定义，这提高了诊断的敏感性和特异性。

9. 放疗后复发的治疗　前列腺癌局部治疗后部分病人将出现生化复发，然后临床复发。局部治疗后22%的病人在3年内需再程治疗。低分级、分期早和PSA<10 ng/ml常表现为局部复发，而精囊受侵、Gleason>7分、淋巴结阳性和PSA>20 ng/ml更易出现远处转移。

放疗后PSA增高，需进一步做影像学检查，部分病人做直肠超声引导下活检。放射治疗后复发的治疗以内分泌治疗为主，某些病人可考虑做挽救性根治性前列腺切除术和组织间照射，也可考虑冷冻治疗或其他物理疗法。复发后再治疗，30%~65%的病人PSA将得到继续控制。

第七节　手 术 治 疗

根治性前列腺切除术是局限早期（$T_{1~2}$）前列腺癌的有效治疗手段之一，局部控制率高，10年疾病专项生存率超过90%，70%的病人在治疗后5年内无任何临床症状和体征。治疗引起的严重并发症极少见。

一、适应证

根治性前列腺切除术的适应证为肿瘤局限于前列腺、无淋巴结转移和远处转移的病人，具体指临床分期$T_{1~2}N_0M_0$。前列腺包膜局部少量受侵的病人，也可考虑根治性前列腺切除术。$T_{3~4}$或盆腔淋巴结转移的病人，前列腺切除术不能根治切除肿瘤，不是前列腺根治术的适应证。放疗联合激素治疗是这些病人唯一有效的治疗手段。

年龄在70~72岁以上，预期寿命<12年的早期前列腺癌，不考虑做根治性前列腺切除术，建议根治性放疗。肿瘤侵犯前列腺尖部，手术难以切除干净，这部分病人也可优先考虑根治性放疗。

二、手术方法

根治性前列腺切除术有经下腹部切口（耻骨后根治性前列腺切除术）和经会阴切口（会阴根治性前列腺切除术）两种术式。耻骨后根治性前列腺切除术在做前列腺切除时，可同时做淋巴结清扫，临床应用较广泛。会阴根治性前列腺切除术选择在淋巴结转移率危险性低，不需做淋巴结清扫的病人，如果做淋巴结清扫，则需另做腹部切口或通过腹腔镜。

根治性前列腺切除术首先从盆腔淋巴结探查分期开始，如果盆腔淋巴结冰冻病理阳性，则应终止前列腺切除。预后好的局限早期前列腺癌，淋巴结转移危险性低，不需考虑盆腔淋巴结清扫。下列情况需考虑盆腔淋巴结清扫：Gleason 5~6 分和 PSA≥20 ng/ml，或 Gleason≥7 分和 PSA≥15 ng/ml，或临床 T₃（C 期）。淋巴结清扫范围应包括闭孔神经淋巴结，髂总动脉上方淋巴结，髂外淋巴结等。盆腔淋巴结清扫的治疗价值仍存在争议，多数肿瘤学家认为无治疗意义，未改善生存率。淋巴结阳性时，75% 的病人将在 5 年内出现远处转移。

神经保留性前列腺切除术的开展降低了并发症的发生，特别是性功能障碍的发生率。常规根治性前列腺切除术后大部分病人将发生勃起功能障碍，发生率高达 90%。

三、治疗结果

局限期前列腺癌根治性手术耐受性好，疗效高。早期前列腺癌根治术后 10 年和 15 年生存率和经过年龄调整的健康人群相同。Trapasso 等[46] 报道 601 例前列腺根治术，10 年总生存率和疾病专项生存率分别为 86% 和 94%。Zincke 等总结了多中心治疗 3170 例前列腺癌的结果，10 年总生存率和疾病专项生存率分别为 75% 和 90%。

PSA 作为失败指标判断局限期前列腺癌根治性切除术的疗效总结于表 10-1-27，总的 5 年和 10 年无 PSA 复发生存率（bNED）分别为 59%~84% 和 47%~74%。5 年和 10 年无病生存率分别为 84%~86% 和 72%~78%，高于无 PSA 复发生存率，说明 PSA 失败发生于临床复发之前。根治性前列腺切除术后生存率的差别和病例选择、手术技术、生化失败定义、术前 PSA 水平、Gleason 评分、临床分期和切缘状况有关。

表 10-1-27 前列腺根治性切除术的无 PSA 复发生存率

| 研究组（作者） | 时 间 | 例 数 | bNED 生存率（%） | | 结 果 | 随诊时间 |
			5 年	10 年		（年）
Catalona 等[48]（Washington Univ）	1994	925	78	61	PSA<0.6 ng/ml	2.3（平均）
Iselin 等[51]（Duke）	1998	1319	65~70		PSA<0.5 ng/ml	4（中位）
Ohori 等[50]（Baylor）	1999	500	77	74	PSA<0.4 ng/ml	2.7（中位）
Trapasso 等[46]（UCLA）	1994	601	69	47	PSA<0.4 ng/ml	2.8（中位）
			86	78	临床无肿瘤	
Zincke 等[47]（Mayo Clinic）	1994	3170	70	52	PSA<0.2 ng/ml	5（平均）
			85	72	临床无肿瘤	
Kupelian 等[22]（Cleveland Clinic）	1997	423	59		PSA<0.2 ng/ml	4.3（中位）
			84		临床无肿瘤	
Pound 等[26]（Johns Hopkins）	1997	1623	80	68	PSA<0.2 ng/ml	5（中位）
UCSF		543	73		PSA<0.2 ng/ml	2.4（平均）

注：UCLA：加州大学洛杉矶分校；UCSF：加州大学旧金山分校。

四、术后随诊和复发

术后 PSA 的检测是术后残存或复发的重要指标。术后生化失败指术后 PSA 持续升高超过 0.2ng/ml。根治性前列腺切除术后 PSA 下降速度和术前 PSA 水平有关，需几周时间才能降低到最低值，术后随诊包括症状评价，每 3 个月复查 1 次 PSA 至一年，第二年到第三年每年复查 2 次，以后每年复查 1 次 PSA。

大部分根治性前列腺切除术后肿瘤复发或持续存在的第一证据即表现为生化失败。在应用 PSA 早期，常用较高的 PSA 最低值如 0.6 ng/ml 作为判断肿瘤复发的指标。最近，检查方法的改进提高了 PSA 检出的敏感性，大部分肿瘤学家应用更低的 PSA 最低值判断有无生化失败。在 Cleveland 医疗中心和 Johns Hopkins 医院报道的 2000 例病人中，所有病人在临床复发前都表现为 PSA 失败。应用严格的术后随诊方案，几乎所有临床复发或转移的病人在此之前都有 PSA 增高，仅有极少见的散发病例未检测到 PSA 增高。PSA 失败后中位随诊 19 个月，68% 的病人将进展至可检测的临床复发。PSA 失败后做挽救性放射治疗或激素治疗，临床复发率将降低至 21%。PSA 失败后未做任何治疗，34% 的病人将出现远处转移，从 PSA 失败到远处转移发生时间约需 8 年，从转移到死亡约需 5 年。

根治性前列腺切除术后复发率和病理分期、术前 PSA 水平和术后 Gleason 评分直接相关。T_2 期无 PSA 复发生存率为 80%~84%，T_3 下降至 57%~67%。所有 T 分期，血清 PSA≤10 ng/ml 的无 PSA 复发生存率为 80%~95%，PSA 10.1~20 ng/ml 为 48%~75%，PSA>20 ng/ml 为 31%~55%。Gleason 评分≤6 分、7 分和 8~10 分的无 PSA 复发生存率逐渐下降，分别为 75%~92%、62%~67% 和 38%~52%。此外，DNA 多倍体，精囊受侵，切缘阳性都影响术后生存率。术后生化复发病理根据术后 PSA 上升时间、PSA 倍增时间（PSAD）、Gleason 评分、病理 T 分期等可以大致推断复发为局部瘤床或是远处转移，见表 10-1-28。

表 10-1-28　依据术后 PSA 上升时间、PSA 倍增时间（PSAD）、Gleason 评分、病理 T 分期推断复发部位

部　　位	80%为局部	80%为远处转移
术后 PSA 上升时间	>3 年	1 年内
PSADT	≥11 个月	4~6 个月
Gleason 评分	≤6 分	8~10 分
病理分期	≤pT_{3a}	≥T_{3b}

五、辅助治疗

前列腺癌的术前和术后辅助性治疗方法包括术前激素治疗、术后放疗和术后激素治疗。术前激素治疗的目的在于减少术后肿瘤复发，并可能提高生存率。根治性前列腺切除术后，根据肿瘤切缘是否阳性、病理 T 分期、淋巴结转移状况、术后 PSA 水平和 Gleason 分级评估肿瘤复发的危险性，对于高危病人需考虑术后辅助性放疗和（或）内分泌治疗。

（一）术后放疗（第六节）

（二）术前激素治疗

新辅助激素治疗可减少肿瘤复发，降低手术切缘阳性率 40%~60%，但并未改善临床和生化控制率。新辅助激素治疗不是局限期前列腺癌的标准治疗，疗效有待进一步研究。

Klotz 等[190]报道 213 例局限期前列腺癌随机分为单纯根治术（101 例）和 12 周激素治疗（300 mg/d，醋酸环丙孕酮 cyproterone acetate）后根治术（112 例），新辅助内分泌治疗加手术和单纯手术的 5 年总生存率分别为 88.4% 和 93.9%（$P=0.38$），5 年无生化失败生存率分别为 60.2% 和 68.2%（$P=0.73$）。新辅助内分泌治疗提高了 PSA>20ng/ml 的无生化复发生存率，5 年无生化复发生存率分别为 30.5% 和 18.8%（$P=0.015$）。Soloway 等报道 $T_{2b}N_xM_0$ 前列腺癌随机研究术前新辅助治疗和单纯前列腺癌根治术的疗效，5 年无 PSA 复发率分别为 64.8% 和 69.6%，两组差别无显著意义（$P=0.663$）。

（三）术后激素治疗

根治性前列腺切除术后盆腔淋巴结转移的病人应考虑术后激素治疗。Messing 等[72]报道，98 例根治性前列腺切除+盆腔淋巴结清扫，病理淋巴结阳性的病人随机分成早期雄激素治疗和延迟激素治疗，后组在病变复发后再接受激素治疗。本组 65% 的病人病理切缘阳性，60% 精囊受侵，65% Gleason≥7 分，中位随诊 11.9 年。早期激素治疗疗效优于延迟激素治疗，分别有 7/47 和 18/51 例死亡（$P=0.02$），其中分别有 3 例和 16 例死于前列腺癌（$P<0.01$）。36 例和 9 例病人存活且无 PSA 复发或肿瘤复发（$P<0.001$）。两组总生存率分别为 82% 和 56%，无病生存率为 77% 和 43%。

六、手术并发症

根治性前列腺切除术并发症和死亡率随经验增多而逐步下降，手术死亡率极罕见，低于 0.2%。1988 年前和 1988 年后比较，术中直肠损伤从 1% 下降至 0.6%，直肠损伤需做直肠吻合术的比例从 0.2% 降至 0.06%。其他手术并发症发生率如下：心肌梗死 0.1%～0.4%，深部静脉血栓 1.1%，肺栓塞 0.75%，吻合口狭窄 4%，腹股沟疝 1% 和切口疝 0.6%。

最常见且影响病人生活质量的并发症为大小便失禁，达 80% 以上，86%～92% 的病人在一年内将恢复排尿控制，一年后尿失禁发生率为 3%～36%。通过改进手术方式如保留神经血管丛或保护尿道括约肌，改善了病人的排尿控制。年轻或无吻合口狭窄的病人尿失禁发生率较低。严重、持续性尿失禁发生率为 1%～6%，这些病人在正常活动时溢尿或每天需用多个尿垫，需做治疗。大便失禁少见，会阴根治性前列腺切除术高于耻骨后根治性前列腺切除术，分别为 5% 和 18%。

根治性前列腺切除术后另一重要的并发症为性功能障碍，90% 的病人在术后出现性功能障碍，保留神经的耻骨后根治性前列腺切除术可保存 2/3 病人的性功能。Catalona 等[75]报道，双侧或单侧神经保留性手术将使 68%～47% 的病人恢复性功能。根治术后性功能的恢复和术前性功能状态、临床分期和年龄有关。随诊 18 个月后，40、50、60、70 岁病人的性功能正常率分别为 90%、80%、60% 和 47%。

第八节　内分泌治疗和化疗

内分泌治疗是晚期或转移性前列腺癌的主要治疗手段，绝大部分前列腺癌为激素依赖型，对内分泌治疗有效，仅极少部分病人为激素非依赖型，对内分泌治疗抗拒。对内分泌治疗无效的转移性前列腺癌需要考虑化疗。

一、激素治疗

晚期或转移性前列腺癌的主要治疗为激素治疗，激素治疗仅起姑息作用。激素治疗的目的是为了对抗雄激素对前列腺的作用，治疗方法包括双侧睾丸切除术，黄体激素释放激素（LHRH），抗雄激素药物和雌激素等。

前列腺上皮存在 3 种细胞：激素依赖型、激素非依赖型和激素敏感型。激素阻断治疗后，激素依赖型细胞出现细胞凋亡，激素敏感型细胞则停止细胞分裂，而激素非依赖型细胞对激素治疗不敏感，并继续生长。因此，激素治疗不可能治愈前列腺癌。

（一）前列腺的内分泌调节

下丘脑弓状核细胞分泌促黄体释放激素（LHRH）进入垂体血循环，刺激垂体前叶性腺受体，脉冲性产生和促黄体生成素（LH）和卵泡刺激素（FSH）。下丘脑和垂体对激素反馈非常敏感，当雌激素下降或睾酮水平上升，将减缓释放 LHRH，同时，睾酮和雄激素水平增高能降低垂体对 LHRH 的敏感性。

LH 作用于睾丸间质细胞和肾上腺皮质网状细胞，以胆固醇为前体合成雄激素。睾丸间质细胞合成的雄激素主要为睾酮，占血浆睾酮总量的 95%。睾酮和血浆中球蛋白结合，输送到周围组织。在前列腺组织内，睾酮在 5α-还原酶作用下转变为双氢睾酮（DHT）。肾上腺产生的雄激素为活性较弱的雄烯二酮及脱氢表雄酮，在前列腺组织内他们通过 3β-羟固醇脱氢酶和 17β-羟固醇脱氢酶转化为睾酮，睾酮再经 5α-还原酶转为 DHT。

血浆睾酮 90%～95% 来源于睾丸，5%～10% 来源于肾上腺。前列腺组织中的雄激素大部分来源于睾丸分泌的睾酮，但研究证明，前列腺组织内合成 DHT 的原料 10%～40% 来源于肾上腺分泌的雄激素。在前列腺组织中，DHT 浓度比睾酮高，DHT 同雄激素受体结合的能力比睾酮大 4～5 倍。前列腺结构和功能的维持主要依赖于 DHT。

激素治疗从不同的途径阻断雄激素对前列腺或前列腺癌细胞的作用，图 10-1-8 总结了前列腺内分泌调节及激素阻断治疗的途径。

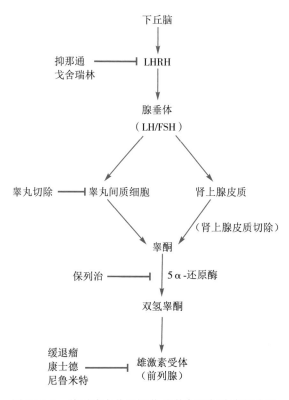

图 10-1-8 前列腺内分泌调节及激素阻断治疗的途径

（二）激素治疗时间

激素治疗能延长生存期，通过减少肿瘤细胞数量，延缓症状发生时间。肿瘤在进展过程中，可能获得更多的基因改变，对激素治疗抗拒的肿瘤细胞可能增多，理论上，激素治疗越早，疗效可能越好。

有 4 项研究证明早期激素治疗疗效优于晚期激素治疗。前面已经提到，Bolla 等[183] 报道 EORTC 22863 的 415 例局部晚期或高分级的前列腺癌随机分为单纯外照射或外照射+3 年激素治疗，总生存率综合治疗优于单纯放射治疗。英国 MRC[262] 随机分成早期或晚期激素（睾丸切除术或 LHRH 类似物）阻断治疗 938 例局部晚期或转移的前列腺癌，疾病进展率和死亡在晚期激素阻断治疗更常见（$P<0.001$）。Messing 等[73] 报道 98 例根治性前列腺切除术后淋巴结阳性的病人，随机分成早期雄激

素阻断治疗或延迟治疗，早期激素阻断治疗疗效明显优于延迟激素治疗。Wirth 等[151] 报道全世界多中心随机双盲对比研究结果，3603 例 $T_{1b} \sim T_4 N_{0\sim 1} M_0$ 前列腺癌随机接受单纯早期激素治疗或根治性治疗后的早期激素辅助性治疗和安慰剂对照组，比卡鲁胺（康士德）和安慰剂组比较，减少了疾病进展危险性 43%，并延缓了 PSA 倍增时间。

对于转移性前列腺癌，目前尚无证据证明最佳的激素治疗持续时间，一般选择长期雄激素剥夺治疗直至进展再考虑换用其他治疗。

（三）单一激素治疗

单一激素治疗方法包括睾丸切除术，LHRH 类似物，雌激素，抗雄激素药物和 5α-还原酶抑制剂等。肾上腺皮质切除术因为疗效不肯定和副作用多，已经不再在临床应用。多项随机研究比较各种单一激素治疗方法的疗效，10 组随机研究共 1908 例病人的荟萃分析结果显示，LHRH 激动剂、睾丸切除术或己烯雌酚（DES）的疗效相同，各种 LHRH 激动剂的疗效相同。

1. 睾丸切除术　双侧睾丸切除术仍是前列腺癌永久性雄激素阻断治疗的标准治疗手段，技术简单，便宜，临床反应迅速。睾丸切除去除了体内雄激素的主要来源，术后 24~48 小时症状可得到明显改善。由于精神因素，许多病人希望应用药物去势替代睾丸切除术。

2. 促黄体释放激素（LHRH）类似物　LHRH 类似物作为 LHRH 拮抗剂在前列腺癌的激素治疗中得到广泛的应用。LHRH 类似物戈舍瑞林（goserelin）和亮丙瑞林（leuprolide）在治疗开始时可刺激垂体分泌 LH 和 FSH，促使睾丸产生更多的睾酮，继续应用则使垂体出现负反馈调节，促使 LH 和 FSH 分泌下降，应用药物后几周内血清睾酮水平降低。治疗后两周内血清 LH 和睾酮的短暂性增高（"闪耀"现象）可加重疾病。因此，LHRH 类似物常和抗雄激素类药物如缓退瘤（flutamide，氟他胺）、尼鲁米特（nilutamide）或比卡鲁胺（bicalutamide，Casodex）合并应用，后者能和雄激素受体结合，去除血清 LH 和睾酮的"闪耀"现象。随机研究证明，晚期前列腺癌 LHRH 类似物和睾丸切除术或己烯雌酚（DES）疗效相同。目前正在进行纯 LHRH 类似物的临床研究，这些新药无"闪耀"现象，可能不需要和抗雄激素类药物同时应用。

3. 雌激素　雌激素是最早应用于前列腺癌激素治疗的外源性药物。雌激素类药物如己烯雌酚（DES）通过反馈性抑制下丘脑 LHRH 和垂体 LH 的产生，降低血清睾酮浓度。此外，雌激素可直接作用于前列腺上皮细胞的雌激素受体。1973 年 Byar 等[102]（VACURG Ⅰ）报道单纯 DES 5 mg，睾丸切除术，DES 5 mg+睾丸切除术和 DES 5 mg+安慰剂四组随机研究结果，DES 和睾丸切除术的总生存率相同，但癌症专项死亡率 DES 组较低。DES 的治疗作用部分被 DES 的心血管副作用抵消。随后，VACURG Ⅱ研究不同剂量 0.2 mg，1 mg，5 mg DES 的治疗作用，发现 1 mg 和 5 mg DES 疗效相同，但 5 mg DES 毒性较高。DES 每日 1 mg 治疗前列腺癌有效，但未完全阻断血清睾酮水平。

雌激素的副作用多，因而较少应用。55%的病人在 DES 治疗后将出现乳房增大，在雌激素治疗前，可考虑乳腺照射，垂直野照射，10 MeV 电子线，DT15 Gy，可预防男性乳房增大。

4. 抗雄激素药物　抗雄激素治疗是指应用抗雄激素药物阻断或减少雄激素的作用。雄激素拮抗剂直接同雄激素受体结合，是一类对 DHT 和睾酮的竞争性抑制剂。抗雄激素药物分两大类，一类为类固醇抗雄激素药物，包括醋酸环丙孕酮（cyproterone acetate，Androcur）和甲地孕酮（megestrol acetate，Megace）。第二类为非类固醇抗雄激素药物，包括缓退瘤、比卡鲁胺和尼鲁米特。类固醇抗雄激素药物除具有抗雄激素作用外，还有其他作用如孕激素和糖皮质激素活性。单用醋酸环丙孕酮或甲地孕酮都不能完全抑制血清雄激素水平，这类药物极少单用。类固醇抗雄激素药物和雄激素受体结合阻断雄激素的作用，并通过反馈性抑制垂体和下丘脑激素的产生，从而抑制睾酮水平。

非类固醇抗雄激素药物作用于雄激素受体，竞争性抑制 DHT 与前列腺癌细胞内雄激素受体相结合，从而抑制癌细胞的生长。但他们可同时抑制雄激素对下丘脑的负反馈抑制作用，继发性引起 LHRH 和垂体 LH 分泌增加，血清睾酮水平可能升高或保持不变。非类固醇抗雄激素药物不具有其他生物活性如孕激素和糖皮质激素活性。非类固醇抗雄激素药物在临床上主要应用于：① 联合激素治疗的一部分，和手术或药物去势合并应用；②雄激素去势治疗失败后的挽救治疗；③首程激素治疗（未合并手术或药物去势）。非类固醇抗雄激素药物作为首程治疗，可维持一定的睾酮水平，因而副作用较小。缓退瘤是目前临床上最常用的抗雄激素药物，每日 3 次，每次 250 mg，他必须在肝内代谢成有活性的羟基氟他胺才能和雄激素受体结合，产生抗肿瘤作用。

有两组随机研究认为非类固醇抗雄激素药物疗效低于睾丸去势治疗。Chang 等[154] 报道 92 例远处转移前列腺癌使用缓退瘤（250 mg，每日 3 次）和 DES（1 mg，每日 3 次），中位生存期分别为 28.5 月和43.2 个月（$P=0.04$）。Iversen 等[155] 比较睾丸切除术和比卡鲁胺（康士德）的疗效，前者疗效较高，但这组研究中比卡鲁胺的剂量偏低。Boccardo 等[156] 报道戈舍瑞林加缓退瘤和每日 150 mg 比卡鲁胺的生存率相同。Tyrrell 等[157] 报道比卡鲁胺每日 150 mg 和睾丸切除术或戈舍瑞林对无远处转移病人的疗效相同，但对有远处转移的前列腺癌疗效差。因此，远处转移的前列腺癌不能单用抗雄激素药物治疗。比卡鲁胺的疗效可能优于缓退瘤，毒副作用较低，对缓退瘤治疗失败的病人，比卡鲁胺挽救治疗有效。

抗雄激素治疗作为单一治疗手段疗效可能低于药物或手术去势，但单一治疗对性功能无影响，而且其他副作用较低。抗雄激素药物和 5α-还原酶抑制剂联合应用有待进一步随机研究，仅用于实验治疗，而非常规治疗。

（四）联合激素治疗（Combined Androgen Blockade，CAB）

联合激素治疗的目的为同时阻断睾丸和肾上腺雄激素的作用。前面已经提到，肾上腺雄激素比睾酮作用弱，前列腺组织中 10%~40% 的 DHT 合成原料来源于肾上腺，但肾上腺雄激素促进前列腺癌细胞生长的作用不清。联合激素治疗的方法为应用睾丸切除术或 LHRH 类似物联合应用抗雄激素药物，通过睾丸切除或 LHRH 类似物抑制下丘脑-垂体-性腺轴的雄激素水平，并同时应用抗雄激素药物阻断外周雄激素对前列腺雄激素受体的作用。

20 世纪 80 年代开始使用手术或药物去势和抗雄激素药物联合治疗转移性前列腺癌，取得了很好的效果。1989 年 Crawford 等[158] 报道激素治疗转移性前列腺癌 603 例，随机分成亮丙瑞林和亮丙瑞林加缓退瘤。亮丙瑞林加缓退瘤的中位生存期优于亮丙瑞林，分别为 35.6 个月和 28.3 个月（$P=0.035$）。在 Denis 等[159] 的另外两组研究中，也证明了联合激素治疗可能改善生存率。在 EORTC 随机研究中，326 例随机分为每 4 周 3.6 mg 戈舍瑞林+每日 3 次 250 mg 缓退瘤或睾丸切除术，中位生存期分别为 34.4 个月和 27.1 个月（$P=0.02$）。Janknegt 等[160] 的研究中，457 例随机分为睾丸切除术或睾丸切除术+尼鲁米特，中位生存期分别为 29.8 月和 37.1 月（$P=0.04$）。然而，大部分的随机研究都未能证明联合激素治疗优于单一治疗，有人认为这些随机研究的样本较少，且随诊时间短，或使用了类固醇抗雄激素药物。Eisenberger 等[161] 进行了大宗随机研究，1387 例转移性前列腺癌单纯睾丸切除术或单纯睾丸切除术+缓退瘤，总生存率仍无差别，但联合激素治疗组的 PSA<4.0 ng/ml 明显多于单一治疗组（74% 比 61.5%，$P<0.001$）。

最新的荟萃分析认为联合激素治疗略优于单一治疗，轻微改善了晚期前列腺癌的 5 年生存率和癌症专项生存率，但毒副作用增加，生存质量下降。20 个随机分组研究的 6320 例病人联合激素治疗和单一激素治疗比较，1 年、2 年和 5 年总生存率相对危险度分别为 1.03，1.16 和 1.29，总生存率和癌症专项生存率仅在 5 年时有差别。

需要说明的是，这些研究大部分来源于转移性前列腺癌，未转移前列腺癌的资料较少。目前认为联合激素治疗转移性前列腺癌的疗效有限，但联合激素治疗早期前列腺癌是否优于单一激素治疗仍不清楚。在临床实践中，转移性前列腺癌可使用 1~2 个月 LHRH 激动剂，并长时间应用抗雄激素药物。转移性前列腺癌在睾丸切除去势后，联合应用抗雄激素药物的意义不明。目前应用的抗雄激素药物对雄激素受体的亲和力低，新的特异性更强的抗雄激素药物应用于临床后，需要重新评价其作用。

（五）间歇性激素治疗

激素依赖型前列腺癌细胞可分泌生长抑制因子从而抑制激素非依赖型细胞的生长。雄激素撤退后再治可导致分化肿瘤细胞的增殖，有利于延缓非依赖雄激素基因表型的表达。这一现象在某些肿瘤模型和临床治疗中得到证实。在临床治疗时，应用抗雄激素药物抑制睾酮水平，维持一段时间后中止治疗，然后根据血清 PSA 情况再次使用激素治疗。有多项研究证实了这一方法的可行性，但该治疗方法仍处于研究阶段，需进行大的随机对照研究比较连续激素治疗和间歇性激素治疗的疗效。

（六）副作用

抗雄激素药物最常见的毒副作用为性欲丧失和性功能下降，次要副作用包括疲劳、情绪变化、体毛增多、水肿和乳房增大。外周水肿在应用 LHRH 类似物最常见，男性乳房增大在应用雌激素、抗雄激素药物单一治疗或抗雄激素和 5α-还原酶抑制剂联合时最常见。激素治疗的心血管副作用和血栓形成等极少见，但雌激素的血栓形成和心血管副作用较多。抗雄激素治疗还可加重老年人的骨质疏松。

（七）激素治疗后复发和再治

内分泌治疗后血清 PSA 下降至最低值，PSA 最低值的持续时间和肿瘤细胞对激素治疗的敏感性、激素非依赖性细胞的生长动力学有关。肿瘤早期复发的证据为血清 PSA 增高，极少有病人表现为临床复发而无血清 PSA 升高，后者和肿瘤细胞向神经内分泌细胞分化有关。通常 PSA 水平和肿瘤细胞数量呈正相关，但激素治疗后可改变这种线性关系，单位肿瘤体积内血清 PSA 水平低于激素治疗前水平，PSA 密度存在类似变化。因此，激素治疗后在 PSA 增高至临床复发的时间为几周，而不是几年。

1. 激素撤退反应　激素撤退反应是指晚期前列腺癌经抗雄激素治疗后，病情出现恶化，症状加剧，PSA 升高，停用激素治疗后，病情反而会出现好转，80%～90% 的病人有效。激素撤退反应最早见于缓退瘤，后见于尼鲁米特和比卡鲁胺，发生率 15%～50%，平均约为 25%。激素撤退反应的发生与抗雄激素治疗时间长短、是否联合激素治疗有关。抗雄激素治疗撤退几周后症状出现好转，因比卡鲁胺半衰期长，症状好转需更长的时间。撤退反应持续时间常为 3～4 个月，也可持续几年。抗雄激素撤退加用肾上腺雄激素去除药物如酮康唑（ketoconazole）的有效率高于单纯去除抗雄激素治疗。

撤退反应的机制不明，可能机制为前列腺癌细胞的雄激素受体发生突变，突变后的受体使抗雄激素药物对肿瘤细胞生长起激活作用，而不是起拮抗作用。在联合激素治疗中已经证实了突变雄激素受体的存在。由于撤退反应的存在，在应用抗雄激素治疗失败、病变进展时，可以首先考虑中止抗雄激素治疗。

2. 再程激素治疗　激素首程治疗后无效的前列腺癌细胞对第二程激素治疗仍然有效。首程激素治疗后肿瘤进展的机制仍不清楚，可能和多种因素有关。少部分复发病人血清睾酮实际上并未达到去势水平，建议复发病人常规做血清睾酮水平的测定。如果血清睾酮未达去势水平，建议做双侧睾丸切除术。

再程激素治疗有效的机制和下列因素有关：①进一步降低血清睾酮在首程治疗中未完全抑制病人的睾酮水平；②通过和雄激素受体结合，阻断残留血清雄激素的效应；③减少肾上腺雄激素产物；④和其他核受体如雌激素受体结合。

抗雄激素药物：非类固醇类抗雄激素药物无交叉耐药现象，1997 年 Scher 等报道应用比卡鲁胺每日 200 mg 再程治疗 51 例抗雄激素治疗失败的病人，有效率为 24%，首程治疗应用缓退瘤失败的病人，比卡鲁胺再程治疗有效率达 38%。Joyce 和 Eastham 等[165] 同样观察到缓退瘤治疗失败后可用尼鲁米特或比卡鲁胺挽救治疗，但尚未见比卡鲁胺治疗失败后用缓退瘤挽救治疗的报道。

肾上腺雄激素抑制剂：5%～10% 的循环雄激素来源于肾上腺，在前列腺癌细胞可能有更多的雄激素来源于肾上腺。再程治疗最常用的肾上腺雄激素抑制剂为氨鲁米特（aminoglutethimide）和酮康唑（ketoconazole），这两种药物常和皮质类固醇合并应用。酮康唑能抑制细胞色素 P450，并抑制睾丸和肾上腺雄激素的产生，具有重要的生物活性。在一项研究中，酮康唑每日 1200 mg+氢化可的松治疗 48 例病人，30 例病人的血清 PSA 降低 50%，中位缓解期 3.5 月。由于酮康唑的吸收需要酸性环境，服用时禁止使用 H_2 受体阻滞剂，其近期副作用为恶心、呕吐和肝功能损害。

　　糖皮质激素：糖皮质激素治疗前列腺癌有效，Kelly 等用氢化可的松每日 40 mg 治疗 30 例激素抗拒型前列腺癌，有效率为 20%。Tannock 等[192]比较泼尼松每日 10 mg 和泼尼松+米托蒽醌的疗效，单用泼尼松有效率为 22%。CALGB[166]比较氢化可的松和氢化可的松+米托蒽醌的疗效，单用氢化可的松的疗效为 22%。甲地孕酮对前列腺癌的作用较小，Dawson 等发现 12% 的病人治疗后 PSA 下降。甲地孕酮常用于治疗厌食，可出现疾病"闪耀"现象。

　　雌激素：DES 对激素治疗抗拒的前列腺癌再程治疗有一定作用，约有 43% 的有效率。最近，PC-SPES 作为一种中草药混合制剂，具有雌激素样作用，对前列腺癌治疗有效。Kameda 等用 PC-SPES 治疗 34 例激素非依赖型前列腺癌，这些病人都在抗雄激素治疗失败后出现 PSA 增高，PC-SPES 治疗后 53% 的病人 PSA 下降超过 50%。Oh 等[168]治疗 23 例激素非依赖型前列腺癌，有效率为 87%。

二、化疗

　　前列腺癌对化疗不敏感，以多西紫杉醇为联合方案的化疗能提高对内分泌治疗抗拒转移性前列腺癌的生存率，降低 PSA。有三项随机对照研究证明多西紫杉醇联合泼尼松或雌莫司汀对转移性前列腺癌或局部晚期前列腺癌治疗有效。而在此之前的其他化疗方案包括米托蒽醌和泼尼松能改善症状和提高生活质量，但未改善总生存率。1985 年 Eisenberger 等总结了 17 个随机研究结果，包括 1464 例病人，完全缓解和部分缓解率仅为 4.5%。1993 年再次分析 26 组化疗结果，总有效率仅为 8.7%。

　　（一）多西紫杉醇联合化疗方案

　　有两项随机对照研究证明以多西紫杉醇为基础的联合化疗方案能改善转移性前列腺癌病人的无复发生存率，并延长生存时间。SWOG 99-16[267]是一项多中心研究，770 例转移性激素耐受前列腺癌病人（可供分析 674 例），随机分成两组，一组给予雌莫司汀 280mg/m², 3 次/日, d1~5, 多西紫杉醇 60mg/m², d2（DE 组）；另一组给予米托蒽醌 12mg/m², d1, 泼尼松 5mg, 2 次/日（MP 组）。两组均为三周方案。DE 和 MP 组的中位生存期分别为 17.5 个月和 15.6 个月（ $P = 0.02$ ），中位进展时间分别为 6.3 个月和 3.2 个月（ $P < 0.001$ ），50%PSA 降低发生率分别为 50% 和 27%（ $P < 0.001$ ）。DE 组的 III/IV 度毒副作用显著高于 MP 组。TAX327 随机对照研究包括 1006 例激素抗拒的转移性前列腺癌，随机分成三组：多西紫杉醇每周方案（30mg/m²）联合泼尼松；多西紫杉醇三周方案（75mg/m²）联合泼尼松和米托蒽醌联合泼尼松。中位生存期分别为 17.4 个月、18.9 个月和 16.5 个月。多西紫杉醇三周方案和米托蒽醌联合泼尼松比较，显著提高了总生存率、肿瘤缓解率、疼痛缓解率和 PSA 缓解率。另有一项来自法国的多中心研究（GETUG 12）[266]比较了内分泌治疗联合多西他赛和雌莫司汀与单纯内分泌治疗在局部晚期初治前列腺癌中的疗效，413 例 T_{3-4}，或 Gleason 评分≥8，或 PSA>20 ng/ml，或病理证实盆腔淋巴结转移的病例，随机分为内分泌治疗联合多西他赛和雌莫司汀或单纯内分泌治疗，治疗开始 3 月后给予盆腔局部治疗（放疗或手术），中位随诊 8.8 年，综合治疗组 43% 的病例复发或死亡，而单纯内分泌治疗组为 54%，8 年无复发生存率综合治疗组为 62%，单纯内分泌治疗组为 50%，$P = 0.017$。结果表明多西他赛及早介入局部晚期前列腺癌的治疗有可能提高无复发生存率，2015 年 ASCO 会议也报道了多西他赛在初治局部晚期或转移性前列腺癌中的作用，认为多西他赛的及早介入有可能使肿瘤负荷大的病例得到生存获益。

　　（二）雌二醇氮芥为基础的化疗方案

　　雌二醇氮芥通过结合进核基质的微管蛋白，抑制核分裂，其烷化剂作用较小。单一雌二醇氮芥的抗肿瘤活性小。18 组临床 II 期研究，共 634 例激素非依赖型前列腺癌应用雌二醇氮芥治疗的有效率为 19%。雌二醇氮芥和长春花碱合并使用，50% 的病人 PSA 降低，有效率为 24%。另一组随机研究证明，雌二醇氮芥+长春花碱和长春花碱比较，中位生存期分别为 11.9 月和 9.2 月（$P = 0.08$），无进展生存率分别为 3.7 月和 2.2 月（$P < 0.001$）。

体外实验证明，雌二醇氮芥和 VP-16 的综合作用为相乘作用，临床上有四组研究共 205 例病人观察到 56% 的 PSA 反应率。雌二醇氮芥和紫杉醇（泰素）或紫杉特尔（泰索帝）结合，可见少数病人治疗有效，PSA 有效率为 50%~58%。

（三）米托蒽醌

米托蒽醌可应用于激素非依赖型前列腺癌的治疗。最近有两组大的随机研究使用米托蒽醌和皮质激素治疗激素抗拒型前列腺癌，Tannock 等[192]的第一组研究比较泼尼松（10 mg/d）和泼尼松+米托蒽醌（12 mg，静脉注射，每 3 周 1 次）的止痛效果，分别有 12% 和 29% 的病人疼痛得到缓解（$P = 0.01$），化疗缓解期高于单用泼尼松组。Kantoff 等[166]的第二组研究比较激素抗拒型转移性前列腺癌氢化可的松和氢化可的松+米托蒽醌的疗效，两组生存率无显著差别，但化疗可较好地缓解疼痛和降低 PSA 水平。

（四）前列腺治疗近年来的新药开发及应用

1. 醋酸阿比特龙 ZYTIGA（abiraterone）　2011 年 4 月美国食品药品监督管理局（FDA）批准 ZYTIGA（abiraterone）用于治疗转移去势难治性前列腺癌（CRPC）患者，阿比特龙是 CYP17 的一种抑制剂（17α-羟化酶/C17，20-裂解酶）。醋酸阿比特龙与泼尼松联用适用于曾接受既往含多烯紫杉醇化疗转移去势难治性前列腺癌（CRPC）患者的治疗。醋酸阿比特龙（ZYTIGA）在体内被转化为阿比特龙，一种雄激素生物合成抑制剂，抑制 17 α-羟化酶/C17，20-裂解酶（CYP17）。在睾丸，肾上腺，和前列腺肿瘤组织中表达此酶和为雄激素生物合成所需。在安慰剂-对照 3 期临床试验中 ZYTIGA 能减低患者血清睾丸酮和其他雄激素，延长中位生存期 4.6 个月，延缓骨转移疼痛进展 8 个月。阿比特龙最常见不良反应（≥5%）是关节肿胀或不适，低钾血症，水肿，肌肉不适，热潮红，腹泻等。

2. 前列腺癌疫苗［Provenge（sipuleucel-T）］　2010 年 4 月，美国食品药品监督管理局（FDA）批准 Provenge（sipuleucel-T）用于治疗晚期前列腺癌患者，该药通过激发患者自身免疫系统来抵抗前列腺癌。Sipuleucel-T 是针对前列腺酸性磷酸酶（PAP）的自体抗原提呈细胞疫苗，作用机制包括抗原提呈细胞（APC）在内的自体外周血单核细胞组成，可激活肿瘤特异性 CD8 及 CD54 等细胞，利用其细胞杀伤能力，杀灭肿瘤细胞。Provenge 用于治疗去势耐药的转移性前列腺癌。一项 512 名转移性去势抵抗性前列腺癌受试者参加的临床实验结果表示，病人采用 Provenge 治疗之后中位生存期比对照组延长 4.1 个月。那些得到 Provenge 治疗的病人，中位生存时间为 25.8 个月，而对照组为 21.7 个月。三年之后，得到 Provenge 治疗的病人中，32% 仍然存活；而对照组只有 23% 存活。Provenge 的主要副作用是发热、寒战、疲劳和头痛。

3. 恩杂鲁胺［Xtandi（Enzalutamide）］　2012 年 8 月美国食品和药物管理局（FDA）批准恩杂鲁胺用于经多西他赛治疗后的转移性去势抵抗性前列腺癌的治疗。恩杂鲁胺为一种雄激素受体抑制剂，能竞争性抑制雄激素与受体的结合，并能抑制雄激素受体的核转运以及该受体与 DNA 的相互作用。一项入组 1717 例转移去势抵抗性前列腺癌的随机双盲 3 期研究表明，在实验进行 12 个月时，恩杂鲁胺（XTANDI）组前列腺癌影像学无进展生存率为 65%，而安慰剂组仅为 14%。在实验终止时，恩杂鲁胺（XTANDI）组存活人数为 626 人，占比 72%，而安慰剂组存活 532 人，占比 63%。从实验数据上来看，恩杂鲁胺（XTANDI）治疗转移性去势抵抗前列腺癌，无论是影像学无进展生存率（65% 比 14%），还是总生存率（72% 比 63%），均显示出优势。在推迟细胞毒性化疗起始时间、首次骨相关事件出现时间、可见软组织肿瘤反应率、前列腺特异抗原（PSA）进展时间、PSA 下降程度等数据中，恩杂鲁胺（XTANDI）都表现出了优势，并且可改善患者生活质量。恩杂鲁胺（XTANDI）的主要副作用为高血压和疲乏。

参 考 文 献

1. JemalA, Murray T, Ward E, et al. Cancer statistics, 2005. CA Cancer J Clin, 2005, 55：10-30.

2. Gleason DF. Histologic grading of prostatic adenocarcinoma：a perspective. Hum Pathol, 1977, 23：273-279.

3. Partin AW, Yoo J, Carter HB, et al. Use of prostate-specific antigen, clinical stage, and Gleason score to predict pathological stage in men with localized prostate cancer. J Urol, 1993, 150：110.

4. Roehrborn CG, Oesterling JE, Olson PJ, et al. Serial prostate-specific antigen measurements in men with clinically benign prostatic hyperplasia during a 12-month placebo-controlled study with terazosin. HYCAT Investigator Group. Hytrin Community Assessment Trial. Urology, 1997, 50：556.

5. Catalona WJ, Richie JP, Ahmann FR, et al. Comparison of digital rectal examination and serum prostate specific antigen in the early detection of prostate cancer：results of a multicenter clinical trial of 6630 men. J Urol, 1994, 151：1283.

6. Mettlin CJ, Menck HR, Winchester DP, et al. A comparison of breast, colorectal, lung, and prostate cancers reported to the National Cancer Data Base and the Surveillance, Epidemiology, and End Results program. Cancer, 1997, 79：2052-2061.

7. Labrie F, Candas B, Dupont A, et al. Screening decreases prostate cancer death：first analysis of the 1988 Quebec prospective randomized controlled trial. Prostate, 1999, 38：83.

8. Jacobsen SJ, Bergstralh EJ, Katusic SK, et al. Screening digital rectal examination and prostate cancer mortality：a population-based case-control study. Urology, 1998, 52：173.

9. Roberts RO, Bergstralh EJ, Katusic SK, et al. Decline in prostate cancer mortality from 1980 to 1997, and an update on incidence trends in Olmsted County, Minnesota. J Urol, 1999, 161：529.

10. Bazinet M, Meshref AW, Trudel C, et al. Prospective evaluation of prostate-specific antigen density and systematic biopsies for early detection of prostatic carcinoma. Urology, 1994, 43：44-52.

11. Brawer MK, Aramburu EA, Chen GL, et al. The inability of prostate specific antigen index to enhance the predictive value of prostate specific antigen in the diagnosis of prostatic carcinoma. J Urol, 1993, 150：369.

12. Carter HB, Pearson JD, Waclawiw Z, et al. Prostate-specific antigen variability in men without prostate cancer：effect of sampling interval on prostate-specific antigen velocity. Urology, 1995, 45：591.

13. D'Amico AV, Chen MH, Roehl KA, et al. Preoperative PSA Velocity and the Risk of Death from Prostate Cancer after Radical Prostatectomy. N Engl J Med, 2004, 351：125-135.

14. Catalona WJ, Smith DS, Wolfert RL, et al. Evaluation of percentage of free serum prostate-specific antigen to improve specificity of prostate cancer screening. JAMA, 1995, 274：1214.

15. Chang JJ, Shinohara K, Bhargava V, Presti JC Jr. Prospective evaluation of lateral biopsies of the peripheral zone for prostate cancer detection. J Urol 1998；160：2111.

16. Huland H, Hammerer P, Henke RP, et al. Preoperative prediction of tumor heterogeneity and recurrence after radical prostatectomy for localized prostatic carcinoma with digital rectal, examination prostate specific antigen and the results of 6 systematic biopsies. J Urol, 1996, 155：1344.

17. D'Amico AV, Whittington R, Malkowicz SB, et al. Combined modality staging of prostate carcinoma and its utility in predicting pathologic stage and postoperative prostate specific antigen failure. Urology, 1997, 49：23.

18. Borirakchanyavat S, Bhargava V, Shinohara K, et al. Systematic sextant biopsies in the prediction of extracapsular extension at radical prostatectomy. Urology, 1997, 50：373.

19. Oesterling JE, Martin SK, Bergstralh EJ, et al. The use of prostate-specific antigen in staging patients with newly diagnosed prostate cancer. JAMA, 1993, 269：57.

20. Fleming ID, Cooper JS, Henson DE, et al. editors. AJCC cancer staging manual. 5th ed. Philadelphia：Lippincott-Raven, 1997, 219-224.

21. Rees MA, Resnick MI, Oesterling JE. Use of prostate-specific antigen, Gleason score, and digital rectal examination in staging patients with newly diagnosed prostate cancer. Urol Clin North Am, 1997, 24：379.

22. Kupelian PA, Katcher J, Levin HS, et al. Stage T1~2 prostate cancer: a multivariate analysis of factors affecting biochemical and clinical failures after radical prostatectomy. Int J Radiat Oncol Biol Phys, 1997, 37: 1043.

23. Partin AW, Kattan MW, Subong EN, et al. Combination of prostate-specific antigen, clinical stage, and Gleason score to predict pathological stage of localized prostate cancer. A multi-institutional update. JAMA, 1997, 277: 1445.

24. Kleer E, Larson-Keller JJ, Zincke H, et al. Ability of preoperative serum prostate-specific antigen value to predict pathologic stage and DNA ploidy. Influence of clinical stage and tumor grade. Urology, 1993, 41: 207.

25. Epstein JI, Pound CR, Partin AW, et al. Disease progression following radical prostatectomy in men with Gleason score 7 tumor. J Urol, 1998, 160: 97.

26. Pound CR, Partin AW, Epstein JI, et al. Prostate-specific antigen after anatomic radical retropubic prostatectomy. Patterns of recurrence and cancer control. Urol Clin North Am, 1997, 24: 395.

27. D'Amico AV, Whittington R, Malkowicz SB, et al. A multivariate analysis of clinical and pathological factors that predict for prostate specific antigen failure after radical prostatectomy for prostate cancer. J Urol, 1995, 154: 131.

28. Anderson PR, Hanlon AL, Patchefsky A, et al. Perineural invasion and Gleason 7~10 tumors predict increased failure in prostate cancer patients with pretreatment PSA<10 ng/ml treated with conformal external beam radiation therapy. Int J Radiat Oncol Biol Phys, 1998, 41: 1087.

29. Gerber G, Thisted R, Chodak G, et al. Results of radical prostatectomy in men with locally advanced prostate cancer: multi-insititutional pooled analysis. Eur Urol, 1997, 32: 385.

30. Green GA, Hanlon AL, Al-Saleem T, et al. A Gleason score of 7 predicts a worse outcome for prostate carcinoma patients treated with radiotherapy. Cancer, 1998, 83: 971.

31. Hanks GE, Lee WR, Schultheiss TE. Clinical and biochemical evidence of control of prostate cancer at 5 years after external beam radiation. J Urol, 1995, 154: 456.

32. Kuban DA, el-Mahdi AM, Schellhammer PF. Prostate-specific antigen for pretreatment prediction and posttreatment evaluation of outcome after definitive irradiation for prostate cancer. Int J Radiat Oncol Biol Phys, 1995, 32: 307.

33. Roach M 3rd, Lu J, Pilepich MV, et al. Long-term survival after radiotherapy alone: radiation therapy oncology group prostate cancer trials. J Urol, 1999, 161: 864.

34. Schellhammer PF, el-Mahdi AM, Kuban DA, et al. Prostate-specific antigen after radiation therapy. Prognosis by pretreatment level and post-treatment nadir. Urol Clin North Am, 1997, 24: 407.

35. Zagars GK, Pollack A, Kavadi VS, et al. Prostate-specific antigen and radiation therapy for clinically localized prostate cancer. Int J Radiat Oncol Biol Phys, 1995, 32: 293.

36. Zagars GK, Ayala AG, von Eschenbach AC, et al. The prognostic importance of Gleason grade in prostatic adenocarcinoma: a long-term follow-up study of 648 patients treated with radiation therapy. Int J Radiat Oncol Biol Phys, 1995, 31: 237.

37. Zincke H, Bergstralh EJ, Blute ML, et al. Radical prostatectomy for clinically localized prostate cancer: long-term results of 1143 patients from a single institution. J Clin Oncol, 1994, 12: 2254.

38. Gronberg H, Damber L, Jonson H, et al. Prostate cancer mortality in northern Sweden, with special reference to tumor grade and patient age. Urology, 1997, 49: 374.

39. Albertsen PC, Fryback DG, Storer BE, et al. Long-term survival among men with conservatively treated localized prostate cancer. JAMA, 1995, 274: 626.

40. Stattin P, Bergh A, Karlberg L, et al. Long-term outcome of conservative therapy in men presenting with voiding symptoms and prostate cancer. Eur Urol, 1997, 32: 404.

41. Brasso K, Friis S, Juel K, et al. Mortality of patients with clinically localized prostate cancer treated with observation for 10 years or longer: a population based registry study. J Urol, 1999, 161: 524.

42. Adolfsson J, Steineck G, Hedlund PO. Deferred treatment of clinically localized low-grade prostate cancer: actual 10-year and projected 15-year follow-up of the Karolinska series. Urology, 1997; 50: 722.

43. Johansson JK, Holmberg L, Johansson S, et al. Fifteen-year survival in prostate cancer: a prospective population-based study in Sweden. JAMA, 1997, 277: 467.

44. Adolfsson J, Steineck G, Hedlund PO. Deferred treatment of locally advanced nonmetastatic prostate cancer: a long-term follow-up. J Urol, 1999, 161:505.

45. Chodak GW, Thisted RA, Gerber GS, et al. Results of conservative management of clinically localized prostate cancer. N Engl J Med, 1994, 330:242.

46. Trapasso JG, deKernion JB, Smith RB. The incidence and significance of detectable levels of serum prostate specific antigen after radical prostatectomy. J Urol, 1994, 152:1821.

47. Zincke H, Oesterling JE, Blute ML, et al. Long-term (15 years) results after radical prostatectomy for clinically localized (stage T2c or lower) prostate cancer. J Urol, 1994, 152:1850.

48. Catalona WJ, Smith DS. 5-year tumor recurrence rates after anatomical radical retropubic prostatectomy for prostate cancer. J Urol, 1994, 152:1837.

49. Partin AW, Pound CR, Clemens JQ, et al. Serum PSA after anatomic radical prostatectomy. The Johns Hopkins experience after 10 years. Urol Clin North Am, 1993, 20:713.

50. Ohori M, Abbas F, Wheeler TM, et al. Pathological features and prognostic significance of prostate cancer in the apical section determined by whole mount histology. J Urol, 1999, 161:500.

51. Iselin CE, Box JW, Vollmer RT, et al. Surgical control of clinically localized prostate carcinoma is equivalent in African-American and white males. Cancer, 1998, 83:2353.

52. Pound CR, Partin AW, Eisenberger MA, et al. Natural history of progression after PSA elevation following radical prostatectomy. JAMA, 1999, 281:1591.

53. Lerner SE, Blute ML, Bergstralh EJ, et al. Analysis of risk factors for progression in patients with pathologically confined prostate cancers after radical retropubic prostatectomy. J Urol, 1996, 156:137.

54. Blute ML, Bostwick DG, Seay TM, et al. Pathologic classification of prostate carcinoma: the impact of margin status. Cancer, 1998, 82:902.

55. Patel A, Dorey F, Franklin J, et al. Recurrence patterns after radical retropubic prostatectomy: clinical usefulness of prostate specific antigen doubling times and log slope prostate specific antigen. J Urol, 1997, 158:1441.

56. Epstein JI, Partin AW, Sauvageot J, et al. Prediction of progression following radical prostatectomy. A multivariate analysis of 721 men with long-term follow-up. Am J Surg Pathol, 1996, 20:286.

57. Soloway MS, Sharifi R, Wajsman Z, et al. Randomized prospective study comparing radical prostatectomy alone versus radical prostatectomy preceded by androgen blockade in clinical stage B2 (T2bNxM0) prostate cancer. The Lupron Depot Neoadjuvant Prostate Cancer Study Group. J Urol, 1995, 154:424.

58. Goldenberg SL, Klotz LH, Srigley J, et al. Randomized, prospective, controlled study comparing radical prostatectomy alone and neoadjuvant androgen withdrawal in the treatment of localized prostate cancer. Canadian Urologic Oncology Group. J Urol, 1996, 156:873.

59. Gleave ME, Goldenberg SL, Chin JL, et al. Randomized comparative study of 3 versus 8-month neoadjuvant hormonal therapy before radical prostatectomy: biochemical and pathological effects. J Urol, 2001, 166:500.

60. Klotz LH, Goldenberg SL, Jewett M, et al. CUOG randomized trial of neoadjuvant androgen ablation before radical prostatectomy: 36-month post-treatment PSA results. Canadian Urologic Oncology Group. Urology, 1999, 53:757.

61. Soloway MS, Pareek K, Sharifi R, et al. Neoadjuvant androgen ablation before radical prostatectomy in cT2bNxMo prostate cancer: 5-year results. J Urol, 2002, 167:112.

62. Watson RB, Civantos F, Soloway MS. Positive surgical margins with radical prostatectomy: detailed pathological analysis and prognosis. Urology, 1996, 48:80.

63. Epstein JI. Incidence and significance of positive margins in radical prostatectomy specimens. Urol Clin North Am, 1996, 23:651.

64. Pisansky TM, Kozelsky TF, Myers RP, et al. Radiotherapy for isolated serum prostate specific antigen elevation after prostatectomy for prostate cancer. J Urol, 2000, 163:845.

65. Forman JD, Meetze K, Pontes E, et al. Therapeutic irradiation for patients with an elevated post-prostatectomy prostate specific antigen level. J Urol, 1997, 158:1436.

66. Schild SE, Buskirk SJ, Wong WW, et al. The use of radiotherapy for patients with isolated elevation of serum prostate specific antigen following radical prostatectomy. J Urol, 1996, 156：1725.

67. McCarthy J, Catalona W, Hudson M. Effects of radiation therapy on detectable serum prostate specific antigen levels following radical prostatectomy: Early versus delayed treatment. J Urol, 1994, 151：1575.

68. Morris M, Dallow K, Zeitman A, et al. Adjuvant and salvage irradiation following radical prostatectomy for prostate cancer. Int J Radiat Oncol Biol Phys, 1997, 38：731.

69. Nudell D, Grossfeld G, Weinberg V, et al. Radiotherapy after radical prostatectomy: Treatment outcomes and failure patterns. Urology, 1999, 54：1049.

70. Vicini F, Ziaja E, Kestin L, et al. Treatment outcome with adjuvant and salvage irradiation after radical prostatectomy for prostate cancer. Urology, 1999, 54：111.

71. Valicenti R, Gomella L, Ismail M, et al. Durable efficacy of early postoperative radiation therapy for high-risk pT3N0 prostate cancer: The importance of radiation dose. Urology, 1998, 52：1034.

72. Messing EM, Manola J, Sarosdy M, et al. Immediate hormonal therapy compared with observation after radical prostatectomy and pelvic lymphadenectomy in men with node-positive prostate cancer. N Engl J Med, 1999, 341 (24)：1781.

73. Messing EM, Manola J, Yao J, et al. Immediate versus deferred androgen deprivation treatment in patients with node-positive prostate cancer after prostatectomy and pelvic lymphadenectomy. Lancet Oncol, 2006, 7：472-479.

74. Bishoff JT, Motley G, Optenberg SA, et al. Incidence of fecal and urinary incontinence following radical perineal and retropubic prostatectomy in a national population. J Urol, 1998, 160：454.

75. Catalona WJ, Carvalhal GF, Mager DE, et al. Potency, continence and complication rates in 1870 consecutive radical retropubic prostatectomies. J Urol, 1999, 162：433.

76. Levegrun S, Jackson A, Zelefsky MJ, et al. Analysis of biopsy outcome after three-dimensional conformal radiation therapy of prostate cancer using dose-distribution variables and tumor control probability models. Int J Radiat Oncol Biol Phys, 2000, 47：1245.

77. Shipley WU, Verhey LJ, Munzenrider JE, et al. Advanced prostate cancer: the results of a randomized comparative trial of high dose irradiation boosting with conformal protons compared with conventional dose irradiation using photons alone. Int J Radiat Oncol Biol Phys, 1995, 32：3.

78. Hanks GE, Hanlon AL, Pinover WH, et al. Survival advantage for prostate cancer patients treated with high-dose three-dimensional conformal radiotherapy. Cancer J Sci Am, 1999, 5：152.

79. Hanks GE, Hanlon AL, Schultheiss TE, et al. Dose escalation with 3D conformal treatment: Five year outcomes, treatment optimization and future directions. Int J Radiat Oncol Biol Phys, 1998, 41：501.

80. Pollack A, Zagars GK, Smith LG, et al. Preliminary results of a randomized dose escalation study comparing 70 Gy to 78 Gy for the treatment of prostate cancer. J Clin Oncol, 2000, 18：3904.

81. Zelefsky MJ, Leibel SA, Gaudin PB, et al. Dose escalation with three-dimensional conformal radiation therapy affects the outcome in prostate cancer. Int J Radiat Oncol Biol Phys, 1998, 41：491.

82. Roach Ⅲ M, Meehan S, Kroll S, et al. Radiotherapy for high grade clinically localized adenocarcinoma of the prostate. J Urol, 1996, 156：1719.

83. McLaughlin PW, Sandler HM, Jiroutek MR. Prostate-specific antigen following prostate radiotherapy: How low can you go? J Clin Oncol, 1996, 14：2889.

84. American Society for Therapeutic Radiology and Oncology Consensus Panel. Consensus statement: Guidelines for PSA following radiation therapy. Int J Radiat Oncol Biol Phys, 1997, 37：1035.

85. Shipley WU, Thames HD, Sandler HM, et al. Radiation therapy for clinically localized prostate cancer: a multi-institutional pooled analysis. JAMA, 1999, 281：1598.

86. Zelefsky MJ, Leibel SA, Gaudin PB, et al. Dose escalation with three-dimensional conformal radiation therapy affects the outcome in prostate cancer. Int J Radiat Oncol Biol Phys, 1988, 41：491.

87. Zelefsky MJ, Leibel SA, Wallner KE, et al. The significance of normal serum PSA in the follow-up after definitive radiation therapy for prostatic cancer. J Clin Oncol, 1995, 13：459.

88. Zelefsky MJ, Fuks Z, Hunt M, et al. High dose radiation delivered by intensity modulated conformal radiotherapy improves the outcome of localized prostate cancer. J Urol, 2001, 166：876.

89. ICRU Report 50. Prescribing, recording, and reporting photon beam therapy. Bethesda：International Commission on Radiation Units and Measurements, 1993.

90. Kutcher GJ, Mageras GS, Leibel SA. Control, correction. and modeling of setup errors and organ motion. Semin Radiat Oncol, 1995, 5：134.

91. Asbell SO, Krall JM, Pilepich MV, et al. Elective pelvic irradiation in stage A2, B carcinoma of the prostate：analysis of RTOG 77-06. Int J Radiat Oncol Biol Phys, 1988, 15：1307.

92. Zagars GK, von Eschenbach AC, Johnson DE, et al. Stage C adenocarcinoma of the prostate：an analysis of 551 patients treated with external beam radiation. Cancer, 1987, 60：1489.

93. Rosen E, Cassady JR, Connolly J, et al. Radiotherapy for prostate carcinoma：the JCRT experience（1968~1978）Ⅱ. Factors related to tumor control and complications. Int J Radiat Oncol Biol Phys, 1985, 11：725.

94. Aristizabal SA, Steinbronn D, Heusinkveld RS. External beam radiotherapy in cancer of the prostate：the University of Arizona experience. Radiother Oncol, 1984, 1：309.

95. Perez AA, Pilepich MV, Zivnuska F. Tumor control in definitive irradiation of localized carcinoma of the prostate. Int J Radiat Oncol Biol Phys, 1986, 12：523.

96. McGowan DG. The value of extended field radiation therapy in carcinoma of the prostate. Int J Radiat Oncol Biol Phys, 1981, 7：1333.

97. Ploysongsang SS, Aron BS, Shehata WM. Radiation therapy in prostate cancer：Whole pelvis with prostate boost or small field to prostate? Urology, 1992, 40：18.

98. Seaward SA, Weinberg V, Lewis P, et al. Improved freedom from PSA failure with whole pelvic irradiation for high-risk prostate cancer. Int J Radiat Oncol Biol Phys, 1998, 42：1055.

99. Bagshaw MA. Radiotherapetic treatment of prostatic carcinoma with pelvic node involvement. Urol Clin North Am, 1984, 11：297.

100. Zelefsky MJ, Lebiel SA, Burman CM, et al. Neoadjuvant hormonal therapy improves the therapeutic ration in patients with bulky prostatic cancer treated with three-dimensional conformal radiation therapy. Int J Radiat Oncol Biol Phys, 1994, 29：755.

101. Hanks GE, Asbell S, Krall JM, et al. Outcome for lymph node dissection negative T1-b, T2（A2, B）prostate cancer treated with external beam radiation therapy in RTOG 77-06. Int J Radiat Oncol Biol Phys, 1991, 21：1099.

102. Byar DP, Mostofi FK. Carcinoma of the prostate：prognostic evaluation of certain pathologic features in 208 radical prostatectomies examined by the step-section technique. Cancer, 1972, 30：5.

103. Stamey TA, Villers AA, McNeal JE, et al. Positive surgical margins at radical prostatectomy：importance of the apical dissection. J Urol, 1990, 143：1166.

104. Coleman CN, Beard CJ, Kantoff PW, et al. Rate of relapse following treatment for localized prostate cancer：a critical analysis of retrospective reports. Int J Radiat Oncol Biol Phys, 1994, 28：303.

105. Hanks GE, Krall JM, Hanlon AL, et al. Patterns of care and RTOG studies in prostate cancer：long-term survival, hazard rate observations, and possibilities of cure. Int J Radiat Oncol Biol Phys, 1994, 28：39.

106. Perez CA, Lee HK, Georgiou A, et al. Technical and tumor-related factors affecting outcome of definitive irradiation for localized carcinoma of the prostate. Int J Radiat Oncol Biol Phys, 1993, 26：581.

107. Zagars GK. Prostate-specific antigen as an outcome variable for TI and T2 prostate cancer treated by radiation therapy. J Urol, 1994, 152：1786.

108. Zagars GK, Pollack A, von Eschenbach AC. Prognostic factors for clinically localized prostate carcinoma：analysis of 938 patients irradiated in the prostate specific antigen era. Cancer, 1997, 79：1370.

109. Pollack A, Smith LG, von Eschenbach AC. External beam radiotherapy dose response characteristics of 1127 men with prostate cancer treated in the PSA era. Int J Radiat Oncol Biol Phys, 2000, 48：507.

110. Lyons JA, Kupelian PA, Mohan DS, et al. Importance of high radiation doses（72 Gy or greater）in the treatment of

stage T1-T3 adenocarcinoma of the prostate. Urology, 2000, 55：85.

111. Pinover WH, Hanlon AL, Horwitz EM, et al. Defining the appropriate radiation dose for pretreatment PSA<or=10 ng/ml prostate cancer. Int J Radiat Oncol Biol Phys, 2000, 47：649.

112. Teshima T, Hanks GE, Hanlon AL, et al. Rectal bleeding after conformal 3D treatment of prostate cancer: time to occurrence, response to treatment and duration of morbidity. Int J Radiat Oncol Biol Phys, 1997, 39：77.

113. Lawton CA, Wong M, Pilepich MV, et al. Long-term treatment sequelae following external beam irradiation for adenocarcinoma of the prostate: analysis of RTOG studies 7506 and 7706. Int J Radiat Oncol Biol Phys, 1991, 21：935.

114. Sandler HM, McLaughlin PW, Ten Haken RK, et al. Three dimensional conformal radiotherapy for the treatment of prostate cancer: low risk of chronic rectal morbidity observed in a large series of patients. Int J Radiat Oncol Biol Phys, 1995, 33：797.

115. Benk VA, Adams JA, Shipley WU, et al. Late rectal bleeding following combined x-ray and proton high dose irradiation for stages T3-T4 prostate cancer. Int J Radiat Oncol Biol Phys, 1993, 26：551.

116. Lee WR, Hanks GE, Hanlon AL, et al. Lateral rectal shielding reduces late rectal morbidity following high dose three-dimensional conformal radiation therapy for clinically localized prostate cancer: further evidence for a significant dose effect. Int J Radiat Oncol Biol Phys, 1996, 35：251.

117. Hanks GE, Schultheiss TE, Hunt MA, et al. Factors influencing incidence of acute grade 2 morbidity in conformal and standard radiation treatment of prostate cancer. Int J Radiat Oncol Biol Phys, 1995, 31：25.

118. Dearnaley DP, Khoo VS, Norman AR, et al. Comparison of radiation side-effects of conformal and conventional radiotherapy in prostate cancer: a randomised trial. Lancet, 1999, 353：267.

119. Zelefsky MJ, Fuks Z, Happersett L, et al. Clinical experience with intensity modulated radiation therapy (IMRT) in prostate cancer. Radiother Oncol, 2000, 55：241.

120. Shipley WU, Zietman AL, Hanks GE, et al. Treatment related sequelae following external beam radiation for prostate cancer: a review with an update in patients with stages TI and T2 tumor. J Urol, 1994, 152：1799.

121. Green N, Bodner H, Broth E, et al. Improved control of bulky prostate carcinoma with sequential estrogen and radiation therapy. Int J Radiat Oncol Biol Phys, 1984, 10：971.

122. Sandler HM, Perez-Tamayo C, Ten Haken RK, et al. Dose escalation for stage C (T3) prostate cancer: minimal rectal toxicity observed using conformal therapy. Radiother Oncol, 1992, 23：53.

123. Zelefsky MJ, Lebiel SA, Burman CM, et al. Neoadjuvant hormonal therapy improves the therapeutic ration in patients with bulky prostatic cancer treated with three-dimensional conformal radiation therapy. Int J Radiat Oncol Biol Phys, 1994, 29：755.

124. Forman JD, Kumar R, Haas G, et al. Neoadjuvant hormonal downsizing of localized carcinoma of the prostate: effects on the volume of normal tissue irradiation. Cancer Invest, 1995, 13：8.

125. Zelefsky MJ, Harrison A. Neoadjuvant androgen ablation prior to radiotherapy for prostate cancer: reducing the potential morbidity of therapy. Urology, 1997, 49：38.

126. Yang FE, Chen GE, Ray P, et al. The potential for normal tissue dose reduction with neoadjuvant hormonal therapy in conformal treatment planning for stage C prostate cancer. Int J Radiat Oncol Biol Phys, 1995, 33：1009.

127. Laverdiere J, Gomez JL, Cusan L, et al. Beneficial effect of combination hormonal therapy administered prior and following external beam radiation therapy in localized prostate cancer. Int J Radiat Oncol Biol Phys, 1997, 37：247.

128. Pilepich MV, Krall JM, Sause WT, et al. Extended field (periaortic) irradiation in carcinoma of the prostate -analysis of RTOG 75-06. Int J Radiat Oncol Biol Phys, 1986, 12：345.

129. Pilepich MV, Krall JM, Sause WT, et al. Prognostic factors in carcinoma of the prostate -analysis of RTOG 75-06. Int J Radiat Oncol Biol Phys, 1987, 13：339.

130. Hanks GE, Buzydlowski J, Sause WT, et al. Ten-year outcomes for pathologic node-positive patients treated in RTOG 75-06. Int J Radiat Oncol Biol Phys, 1998, 40：765.

131. Pilepich MV, Krall JM, al-Sarraf M, et al. Androgen deprivation with radiation therapy compared with radiation therapy alone for locally advanced prostatic carcinoma: a randomized comparative trial of the Radiation Therapy Oncology Group.

Urology, 1995, 45：616.

132. Pilepich MV, Winter K, Roach M, et al. Phase Ⅲ Radiation Therapy Oncology Group (RTOG) trial 86-10 of androgen deprivation before and during radiotherapy in locally advanced carcinoma of the prostate. Int J Radiat Oncol Biol Phys, 1998, 42：177.

133. Pilepich MV, Winter K, John MJ, et al. Phase Ⅲ radiation therapy oncology group (RTOG) trial 86-10 of androgen deprivation adjuvant to definitive radiotherapy in locally advanced carcinoma of the prostate. Int J Radiat Oncol Biol Phys, 2001, 50：1243.

134. Pilepich MV, Caplan R, Byhardt RW, et al. Phase Ⅲ trial of androgen suppression using goserelin in unfavorable prognosis carcinoma of the prostate treated with definitive radiotherapy：report of Radiation Therapy Oncology Group Protocol 85-31. J Clin Oncol, 1997, 15：1013.

135. Lawton CA, Winter K, Murray K, et al. Updated results of the phase Ⅲ Radiation Therapy Oncology Group (RTOG) trial 85-31 evaluating the potential benefit of androgen suppression following standard radiation therapy for unfavorable prognosis carcinoma of the prostate. Int J Radiat Oncol Biol Phys, 2001, 49：937.

136. Bolla M, Gonzalez D, Warde P, et al. Improved survival in patients with locally advanced prostate cancer treated with radiotherapy and goserelin. N Engl J Med, 1997, 337：295.

137. Horwitz EM, Hanks GE. External beam radiation therapy for prostate cancer. CA Cancer J Clin, 2000, 50：349.

138. Bolla M, Collette L, Gonzalez D, et al. Long term results of immediate adjuvant hormonal therapy with goserelin in patients with locally advanced prostate cancer treated with radiotherapy. A phase Ⅲ EORTC study. Int J Radiat Oncol Biol Phys, 1999, 45：147.

139. Horwitz EM, Winter K, Hanks GE, et al. Subset analysis of RTOG 85-31 and 86-10 indicates an advantage for long-term vs. short-term adjuvant hormones for patients with locally advanced nonmetastatic prostate cancer treated with radiation therapy. Int J Radiat Oncol Biol Phys, 2001, 49：947.

140. Granfors T, Modig H, Damber JE, et al. Combined orchiectomy and external radiotherapy versus radiotherapy alone for nonmetastatic prostate cancer with or without pelvic lymph node involvement：A prospective randomized study. J Urol, 1998, 159：2030.

141. Kuban DA, EL-Mahdi AM, Schellhammer PF. I-125 interstitial implantation for prostate cancer. What have we learned in 10 years? Cancer, 1989, 69：2515.

142. Fuks Z, Leibel SA, Wallner KE, et al. The effect of local control on metastatic dissemination in carcinoma of the prostate：long-term results in patients treated with ^{125}I implantation. Int J Radiat Oncol Biol Phys, 1991, 21：537.

143. Wallner K, Roy J, Harrison L. Dosimetry guidelines to minimize urethral and rectal morbidity following transperineal I-125 prostate brachytherapy. Int J Radiat Oncol Biol Phys, 1995, 32：465.

144. Blasko JC, Wallner K, Grimm PD, et al. Prostate specific antigen based disease control following ultrasound guided 125 iodine implantation for stage T1/T2 prostatic carcinoma. J Urol, 1995, 154：1096.

145. Storey MR, Landgren RC, Cottone JL, et al. Transperineal 125 iodine implantation for treatment of clinically localized prostate cancer：5-year tumor control and morbidity. Int J Radiat Oncol Biol Phys, 1999, 43：565.

146. Ragde H, Korb Lj, Elgamal AA, et al. Modern prostate brachytherapy：Results in 219 patients with up to twelve years of observed follow-up. Cancer, 2000, 89：135.

147. Zelefsky MJ, Wallner KE, Ling CC, et al. Comparison of the 5-year outcome and morbidity of three-dimensional conformal radiotherapy versus transperineal permanent iodine-125 implantation for early-stage prostatic cancer. J Clin Oncol, 1999, 17：517.

148. Grossfeld GD, Stier DM, Flanders SC, et al. Use of second treatment following definitive local therapy for prostate cancer：data from the caPSURE database. J Urol, 1998, 160：1398.

149. Lu-Yao GL, Potosky AL, Albertsen PC, et al. Follow-up prostate cancer treatments after radical prostatectomy：a population-based study. J Natl Cancer Inst, 1996, 88：166.

150. Medical Research Council Prostate Cancer Working Party Investigators Group. Immediate versus differed treatment for advanced prostatic cancer：initial results of the Medical Research Council trial. Br J Urol, 1997, 79：235.

151. Wirth M, Tyrrell C, Wallace M, et al. Bicalutamide (Casodex) 150 mg as immediate therapy in patients with localized or locally advanced prostate cancer significantly reduces the risk of disease progression. Urology, 2001, 58：146.

152. Labrie F, Dupont A, Belanger A, et al. Flutamide eliminates the risk of disease flare in prostatic cancer patients treated with a luteinizing hormone-releasing hormone agonist. J Urol, 1987, 138：804.

153. Soloway MS, Chodak G, Vogelzang NJ, et al. Zoladex versus orchiectomy in treatment of advanced prostate cancer: a randomized trial. Urology, 1991, 37：46.

154. Chang A, Yeap B, Davis T, et al. Double-blind, randomized study of primary hormonal treatment of stage D2 prostate carcinoma: flutamide versus diethylstilbestrol. J Clin Oncol, 1996, 14：2250.

155. Iversen P, Tveter K, Varenhorst E. Randomized study of Casodex 50 MG monotherapy vs. orchiectomy in the treatment of metastatic prostate cancer. The Scandinavian Casodex Cooperative Group. Scand J Urol Nephrol, 1996, 30：93.

156. Boccardo F, Rubagotti A, Barichello M, et al. Bicalutamide monotherapy versus flutamide plus goserelin in prostate cancer patients: results of an Italian Prostate Cancer Project study. J Clin Oncol, 1999, 7：2027.

157. Tyrrell CJ, Kaisary AV, Iversen P, et al. A randomised comparison of "Casodex" (bicalutamide) 150 mg monotherapy versus castration in the treatment of metastatic and locally advanced prostate cancer. Eur Urol, 1998, 33：447.

158. Crawford ED, Eisenberger MA, Mcleod DG, et al. A controlled trial of leuprolide with or without flutamide in prostatic carcinoma. N Engl J Med, 1989, 321：419.

159. Denis LJ, Keuppens F, Smith PH, et al. Maximal androgen blockade: final analysis of EORTC phase Ⅲ trial 30853. EORTC genitourinary tract cancer cooperative group and the EORTC data center. Eur Urol, 1998, 33：144.

160. Janknegt RA, Abbou CC, Baroletti R, et al. Orchiectomy and nilutamide or placebo as treatment of metastatic prostatic cancer in a multinational double-blind randomized trial. J Urol, 1993, 149：77.

161. Eisenberger MA, Blumenstein BA, Crawford ED, et al. Bilateral orchiectomy with or without flutamide for metastatic prostate cancer. N Engl J Med, 1998, 339：1036.

162. Kirby R, Robertson C, Turkes A, et al. Finasteride in association with either flutamide or goserelin as combination hormonal therapy in patients with stage M1 carcinoma of the prostate gland. International Prostate Health Council (IPHC) Trial Study Group. Prostate, 1999, 402：105.

163. Oliver RT, Williams G, Paris AM, et al. Intermittent androgen deprivation after PSA-complete response as a strategy to reduce induction of hormone-resistant prostate cancer. Urology, 1997, 49：79.

164. Goldenberg SL, Bruchovsky N, Gleave ME, et al. Intermittent androgen suppression in the treatment of prostate cancer: a preliminary report. Urology, 1995, 45 (5)：839.

165. Eastham JA, Sartor O. Nilutamide response after flutamide failure in postorchiectomy progressive prostate cancer. J Urol, 1998, 159：990.

166. Kantoff P, Halabi S, Conaway M, et al. Hydrocortisone with or without mitoxantrone in men with hormone-refractory prostate cancer: results of the CALGB 9182 study. J Clin Oncol, 1999, 17：2506.

167. Smith DC, Redman BG, Flaherty LE, et al. A phase Ⅱ trial of oral diethylstilbestrol as a second-line hormonal agent in advanced prostate cancer. Urology, 1998, 52：257.

168. Oh WK, George DJ, Hackmann K, et al. Activity of the herbal combinations PC-SPES, in the treatment of patients with androgen-independent prostate cancer. Urology, 2001, 57：122.

169. Small EJ, Srinivas S. The antiandrogen withdrawal syndrome: experience in a large cohort of unselected patients with advanced prostate cancer. Cancer, 1995, 76：1428.

170. Schellhammer P, Venner P, Haas G, et al. Prostate specific antigen decrease after withdrawal of antiandrogen therapy with bicalutamide or flutamide in patients receiving combined androgen blockade. J Urol, 1997, 157：1731.

171. Hudes G, Einhorn L, Ross E, et al. Vinblastine versus vinblastine plus oral estramustine phosphate for patients with hormone-refractory prostate cancer: a Hoosier Oncology Group and Fox Chase Network phase Ⅲ trial. J Clin Oncol, 1999, 17：3160.

172. Lee WR, Hanks GE, Schultheiss TE, et al. Localized prostate cancer treated by external beam radiotherapy alone: Serum prostate-specific antigen-driven outcome analysis. J Clin Oncol, 1995, 13：464.

173. Scehllhammer PF, El-Mahdi AM, Kuban DA, et al. Prostate-specific antigen after radiation therapy. Prognosis by pre-treatment level and posttreatment nadir. Urol Clin N Am, 1997, 24：407.

174. Lee WR, Hanks GE, Hanlon A. Increasing prostate-specific antigen profile following definitive radiation therapy for local-ized prostate cancer：Clinical observations. J Clin Oncol, 1997, 15：230.

175. Begg CB, Riedel ER, Bach PB, et al. Variations in morbidity after radical prostatectomy. N Engl J Med, 2002, 346：1138-1144.

176. Holmberg L, Bill-Axelson A, Helgesen F, et al. A randomized trial comparing radical prostatectomy with watchful waiting in early prostate cancer. N Engl J Med, 2002, 347：781-789.

177. Bill-Axelson A, Holmberg L, Ruutu M, et al. Radical Prostatectomy versus Watchful Waiting in Early Prostate Cancer. N Engl J Med, 2005, 352：1977-84.

178. Steineck G, Helgesen F, Adolfsson J, et al. Quality of life after radical prostatectomy or watchful waiting. N Engl J Med, 2002, 347：790-796.

179. Pollack A, Zagars GK, Starkschall G, et al. Prostate cancer radiation dose response：Results of the M. D. Anderson phase Ⅲ randomized trial. Int J Radiat Oncol Biol Phys, 2002, 53：1097-1105.

180. Burkhardt JH, Litwin MS, Rose CM, et al. Comparing the costs of radiation therapy and radical prostatectomy for the ini-tial treatment of early-stage prostate cancer. J Clin Oncol, 2002, 20（12）：2869-2875.

181. Akakura K, Isaka S, Akimoto S, et al. Long-term results of a randomized trial for the treatment of Stages B2 and C pros-tate cancer：radical prostatectomy versus external beam radiation therapy with a common endocrine therapy in both modali-ties. Urology, 1999, 54（2）：313-318.

182. HanSH, de Klerk JM, Tan S, et al. The PLACORHEN study：a double-blind, placebo-controlled, randomized radionu-clide study with（186）Re-etidronate in hormone-resistant prostate cancer patients with painful bone metastases. Placebo Controlled Rhenium Study. J Nucl Med, 2002, 43（9）：1150-1156.

183. Bolla M, Collette L, Blank L, et al. Long-term results with immediate androgen suppression and external irradiation in patients with locally advanced prostate cancer（an EORTC study）：a phase Ⅲ randomised trial. Lancet, 2002, 13；360（9327）：103-106.

184. Wallner K, Merrick G, True L, Cavanagh W, et al. I-125 versus Pd-103 for low-risk prostate cancer：morbidity out-comes from a prospective randomized multicenter trial. Cancer J, 2002, 8：67-73.

185. Zelefsky MJ, Fuks Z, Hunt M, et al. High-dose intensity modulated radiation therapy for prostate cancer：early toxicity and biochemical outcome in 772 patients. Int. J. Radiation Oncology Biol. Phys, 2002, 53：1111-1116.

186. Roach M 3rd, DeSilvio M, Lawton C, et al. Phase Ⅲ Trial Comparing whole-pelvic versus prostate-only radiotherapy and neoadjuvant versus adjuvant combined androgen suppression：Radiation Therapy Oncology Group 9413. J Clin Oncol, 2003, 21（10）：1904-1911.

187. Hanks GE, Pajak TF, Porter A, et al. Phase Ⅲ trial of long-term adjuvant androgen deprivation after neoadjuvant hormo-nal cytoreduction and radiotherapy in locally advanced carcinoma of the prostate：the Radiation Therapy Oncology Group Protocol 92-02. J Clin Oncol, 2003, 21（21）：3972-3978.

188. Small EJ, Halabi S, Dawson NA, et al. Antiandrogen Withdrawal Alone or in combination With Ketoconazole in Andro-gen-Independent Prostate Cancer Patients：A Phase Ⅲ Trial（CALGB 9583）. J Clin Oncol, 2004, 22：1025-1033.

189. Crook J, Ludgate C, Malone S, et al. Report of a multicenter Canadian phase Ⅲ randomized trial of 3 months vs 8 months neoadjuvant androgen reprivation before standard-dose radiotherapy for clinically localized prostate cancer. Int. J. Radiat. Oncol. Biol. Phys, 2004, 60：15-23.

190. Klotz LH, Goldenberg SL, Jewett MAS, et al. Long-term followup of a randomized trial of 0 versus 3 months of neoadju-vant andreogen ablation before radical prostatectomy. J Urol, 2003, 170：791-794.

191. Petrylak DP, Tangen CM, Hussain MHA, et al. Docetaxel and Estramustine Compared with Mitoxantrone and Prednisone for Advanced Refractory Prostate Cancer. N Engl J Med, 2004, 351：1513-1520.

192. Tannock IF, de Wit R, Berry WR, et al. Docetaxel plus Prednisone or Mitoxantrone plus Prednisone for Advanced Pros-tate Cancer. N Engl J Med, 2004, 351：1502-1512.

193. Colleen A. Lawton, Kathryn Winter, David Grignon, et al. Pilepich. Androgen Suppression Plus Radiation Versus Radiation Alone for Patients With Stage D_1/Pathologic Node-Positive Adenocarcinoma of the Prostate: Updated Results Based on National Prospective Randomized Trial Radiation Therapy Oncology Group 85-31. *J Clin Oncol*, 2005, 800-807.

194. Jinka R. Sathya, Ian R. Davis, Jim A. Julian, et al. Randomized Trial Comparing Iridium Implant Plus External-Beam Radiation Therapy With External-Beam Radiation Therapy Alone in Node-Negative Locally Advanced Cancer of the Prostate. *J Clin Oncol*, 2005, 1192-1199.

195. Peeters STH, Heemsbergen WD, van Putten WLJ, et al. Acute and late complications after radiotherapy for prostate cancer: results of a multicenter randomized trial comparing 68 Gy to 78 Gy. Int. J. Radiat. Oncol. Biol. Phys, 2005, 61: 1019-1034.

196. Pilepich MV, Winter K, Lawton CA, et al. Androgen suppression adjuvant to definitive radiotherapy in prostate carcinoma. Long-term results of phase Ⅲ RTOG 85-31. Int. J. Radiat. Oncol. Biol. Phys, 2005, 61: 1285-1290.

197. D'Amico AV, Manola J, Loffredo M, et al. 6-month androgen suppression plus radiation therapy vs radiation therapy alone for patients with clinically localized prostate cancer: a randomized controlled trial. JAMA, 2004, 292 (7): 821-827.

198. Peeters STH, Heemsbergen WD, Koper PCM, et al. Dose-Response in Radiotherapy for Localized Prostate Cancer: Results of the Dutch Multicenter Randomized Phase Ⅲ Trial Comparing 68 Gy of Radiotherapy With 78 Gy. J Clin Oncol, 2006, 24: 1990-1996.

199. Denham JW, Steigler A, Lamb DS, et al. Short-term androgen deprivation and radiotherapy for locally advanced prostate cancer: results from the Trans-Tasman Radiation Oncology Group 96. 01 randomised controlled trial. Lancet Oncol, 2005, 6: 841-850.

200. Lukka H, Hayter C, Julian JA, et al. Randomized Trial Comparing Two Fractionation Schedules for Patients With Localized Prostate Cancer. J Clin Oncol, 2005, 23: 6132-6138.

201. Studer UE, Hauri D, Hanselmann S, et al. Immediate Versus Deferred Hormonal Treatment for Patients With Prostate Cancer Who Are Not Suitable for Curative Local Treatment: Results of the Randomized Trial SAKK 08/88. J Clin Oncol, 2004, 22: 4109-4118.

202. Studer UE, Whelan P, Albrecht W, et al. Immediate or Deferred Androgen Deprivation for Patients With Prostate Cancer Not Suitable for Local Treatment With Curative Intent: European Organisation for Research and Treatment of Cancer (EORTC) Trial 30891. J Clin Oncol, 2006, 24: 1868-1876.

203. Yeoh EEK, Fraser RJ, McGowan RE, et al. Evidence for efficacy without increased toxicity of hypofractionated radiotherapy for prostate carcinma early results of a phase Ⅲ randomized trial. Int J Radiat Oncol Biol Phys, 2003, 55: 943-955.

204. Kupelian PA, Reddy CA, Carlson TP, et al. Preliminary observations on biochemical relapse free survival rates after short course intensity-modulated radiotherapy 70 Gy at 2. 5 Gy/Fraction for localized prostate cancer. Int J Radiat Oncol Biol Phys, 2002, 53: 904-921.

205. Bolla M, van Poppel H, Collette L, et al. Postoperative radiotherapy after radical prostatectomy: a randomised controlled trial (EORTC trial 22911). Lancet, 2005, 366: 572-578.

206. 刘跃平, 刘新帆, 李晔雄, 等. 前列腺癌三维适形放疗中体位对靶区和正常组织体积及照射剂量的影响. 中华放射肿瘤学杂志, 2005, 14: 422-426.

207. 刘跃平, 刘新帆, 李晔雄, 等. 盆腔肿瘤三维适形放疗摆位重复性研究. 中华放射肿瘤学杂志, 2006, 15: 313-316.

208. 房辉, 李晔雄, 余子豪, 等. 前列腺癌三维适形和调强放疗的初步结果. 中华放射肿瘤学杂志, 2006, 15: 197-200.

209. 耿辉, 戴建荣, 李晔雄, 等. 一种简单调强放疗技术应用的初步研究. 中华放射肿瘤学杂志, 2006, 15: 411-415.

210. Yeoh EEK, Fraser RJ, McGowan RE, et al. Evidence for efficacy without increased toxicity of hypofractionated radiotherapy for prostate carcinma early results of a phase Ⅲ randomized trial. Int J Radiat Oncol Biol Phys, 2003, 55: 943-955.

211. Pollack A, Hanlon AL, Horwitz EM, et al. Dosimetry and preliminary acute toxicity in the first 100 men treated for pros-

tate cancer on a randomized hypofractionation dose escalation trial. Int J Radiat Oncol Biol Phys, 2006, 64：518-526.

212. Roach M, Hanks G, Thames H, et al. Defining biochemical failure following radiotherapy with or without hormonal thera-py in men with clinically localized prostate cancer：recommendations of the RTOG-ASTRO phoenix consensus conference. Int J Radiat Oncol Biol Phys, 2006, 65：965-974.

213. Shipley WU, Tepper JE, Prout GR, et al. Proton radiation as boost therapy for localized prostatic carcinoma. JAMA, 1979, 241：1912-1915.

214. Slater JM, Archambear JO, Miller DW, et al. The proton treatment center at Loma Linda University Medical Center：ra-tionale for and description of its development. Int J Radiat Oncol Biol Phys, 1992, 22：383-389.

215. Slater JD, Rossi CJ, Yonemoto LT, et al. Conformal proton therapy for early stage prostate cancer. Urology, 1999, 53：978-984.

216. Schulte RW, Slater JD, Rossi CJ, et al. Value and perspectives of proton radiation therapy for limited stage prostate cancer. Strahlenther Onkol, 2000, 176（1）：3-8.

217. Shipley WU, Verhey LJ, Munzenrider JE, et al. Advanced prostate cancer：the results of a randomized comparative trial of high dose irradiation boosting with conformal protons compared with conventional dose irradiation using photons alone. Int J Radiat Oncol Biol Phys, 1995, 30；32（1）：3-12.

218. GardnerBG, Zietman AL, Shipley WU, et al. Late normal tissue sequelar in the second decade after high dose radiation therapy with combined photons and conformal protons for locally advanced prostate cancer. J Urol, 2002, 167：123-126.

219. Zelefsky MJ, Kuban DA, Levy LB, et al. Multi-institutional analysis of long-term outcome for stages T1-T2 prostate cancer treated with permanent seed implantation. Int J Radiat Oncol Biol Phys, 2007, 67：327-333.

220. Zelefsky MJ, Yamada Y, Cohen GN, et al. Five-year outcome of intraoperative conformal permanent I-125 interstitial im-plantation for patients with clinically localized prostate cancer. Int J Radiat Oncol Biol Phys, 2007, 67：65-70.

221. Sylvester JE, Grimm PD, Blasko JC, et al. 15-year biochemical relapse free survival in clinical stage T1-T3 prostate cancer following combined external beam radiotherapy and brachytherapy；Seattle experience. Int J Radiat Oncol Biol Phys, 2007, 67：57-64.

222. Thompson IM, Tangen CM. Adjuvant radiotherapy for pathologically advanced prostate cancer：a randomized clinical trial. JAMA, 2006, 296：2329-2335.

223. Siegel R1, Ma J, Zou Z, et al. Cancer statistics, 2014. CA Cancer J Clin, 2014, 64（5）：364.

224. 赫捷，陈万青，等. 中国肿瘤 2012 年登记年报. 北京：军事医学科学出版社，2013

225. Andriole GL, Crawford ED, Grubb RL 3rd, et al. Prostate cancer screening in the randomized Prostate, Lung, Colorec-tal, and Ovarian Cancer Screening Trial：mortality results after 13 years of follow-up. J Natl Cancer Inst, 2012, 104（2）：125-132.

226. Schröder FH, Hugosson J, Roobol MJ, et al. Screening and prostate cancer mortality：results of the European Random-ised Study of Screening for Prostate Cancer（ERSPC）at 13 years of follow-up. Lancet, 2014, 384（9959）：2027-2035.

227. Carter HB, Albertsen PC, Barry MJ, et al. Early detection of prostate cancer：AUA Guideline. J Urol, 2013, 190（2）：419-426.

228. 2015 年第一版 NCCN 前列腺癌治疗指南，www.NCCN.org.

229. Simmons MN, Berglund RK, Jones JS. A practical guide to prostate cancer diagnosis and management. Cleve Clin J Med, 2011, 78（5）：321-331.

230. Heidenreich A, Bellmunt J, Bolla M, et al. EAU guidelines on prostate cancer. Part 1：screening, diagnosis, and treatment of clinically localised disease. Eur Urol, 2011, 59（1）：61-71.

231. Bill-Axelson A, Holmberg L, Garmo H, et al. Radical prostatectomy or watchful waiting in early prostate cancer. N Engl J Med, 2014, 370（10）：932-942.

232. Stewart SB, Bañez LL, Robertson CN, et al. Utilization trends at a multidisciplinary prostate cancer clinic：Initial 5-year experience from the duke Prostate Center. J Urol, 2012, 187：103-108.

233. Aizer AA, Paly JJ, Efstathiou JA. Multidisciplinary care and management selection in prostate cancer. Semin Radiat On-

col，2013，23（3）：157-164.

234. Schreiber D，Rineer J，Weiss JP，et al. Clinical and biochemical outcomes of men undergoing radical prostatectomy or radiation therapy for localized prostate cancer. Radiat Oncol J，2015，33（1）：21-28.

235. Zeliadt SB1，Potosky AL，Penson DF，et al. Survival benefit associated with adjuvant androgen deprivation therapy combined with radiotherapy for high-and low-risk patients with nonmetastatic prostate cancer. Int J Radiat Oncol Biol Phys，2006，66（2）：395-402.

236. Ludwig MS，Kuban DA，Strom SS，et al. The role of androgen deprivation therapy on biochemical failure and distant metastasis in intermediate-risk prostate cancer：effects of radiation dose escalation. BMC Cancer，2015，15（1）：190.

237. Jones CU，Hunt D，McGowan DG，et al. Radiotherapy and short-term androgen deprivation for localized prostate cancer. N Engl J Med，2011，365：107-118.

238. D'Amico AV，Chen MH，Renshaw AA，et al. Androgen suppression and radiation vs radiation alone for prostate cancer：a randomized trial. JAMA，2008，299：289-295.

239. Dubray B，Beckendorf V，Guerif S，et al. Does short-term androgen depletion add to high-dose radiotherapy（80 Gy）in localized intermediate-risk prostate cancer？Intermediate analysis of GETUG 14 randomized trial（EU-20503/NCT00104741）. J Clin Oncol，2011，29.

240. Zumsteg ZS，Spratt DE，Pei X，et al. Short-term androgen-deprivation therapy improves prostate cancer-specific mortality in intermediate-risk prostate cancer patients undergoing dose-escalated external beam radiation therapy. Int J Radiat Oncol Biol Phys，2013，85（4）：1012-1017.

241. Lawton CA，DeSilvio M，Roach M 3rd，et al. An update of the phase Ⅲ trial comparing whole pelvic to prostate only radiotherapy and neoadjuvant to adjuvant total androgen suppression：updated analysis of RTOG 94-13，with emphasis on unexpected hormone/radiation interactions. Int J Radiat Oncol Biol Phys，2007，69（3）：646-655.

242. http://www.rtog.org/CoreLab/ContouringAtlases/ProstatePelvicLymphNodes.aspx.

243. Kuban DA，Tucker SL，Dong L，et al. Long-term results of the M. D. Anderson randomized dose-escalation trial for prostate cancer. Int J Radiat Oncol Biol Phys. 2008；70（1）：67-74.

244. Hou Z，Li G，Bai S，et al. High dose versus conventional dose in external beam radiotherapy of prostate cancer：a meta-analysisof long-term follow-up. J Cancer Res Clin Oncol，2014.

245. Fizazi K，Scher HI，Molina A，et al. Abiraterone acetate for treatment of metastatic castration-resistant prostate cancer：final overall survival analysis of the COU-AA-301 randomised，double-blind，placebo-controlled phase 3 study. Lancet Oncol，2012，13（10）：983-992.

246. Ryan CJ，Smith MR，Fizazi K，at al. Abiraterone acetate plus prednisone versus placebo plus prednisone in chemotherapy-naive men with metastatic castration-resistant prostate cancer（COU-AA-302）：final overall survival analysis of arandomised，double-blind，placebo-controlled phase 3 study. Lancet Oncol，2015，16（2）：152-160.

247. Basch E，Autio K，Ryan CJ，et al. Abiraterone acetate plus prednisone versus prednisone alone in chemotherapy-naive men with metastatic castration-resistant prostate cancer：patient-reported outcome results of a randomised phase 3 trial. Lancet Oncol，2013，14（12）：1193-1199.

248. Di Lorenzo G1，Ferro M，Buonerba C. Sipuleucel-T（Provenge ©）for castration-resistant prostate cancer. BJU Int，2012，110（2 Pt 2）：E99-104.

249. Kantoff PW，Higano CS，Shore ND，et al. Sipuleucel-T immunotherapy for castration-resistant prostate cancer. N Engl J Med，2010，363（5）：411-422.

250. Beer TM，Armstrong AJ，Rathkopf DE，et al. Enzalutamide in metastatic prostate cancer before chemotherapy. N Engl J Med，2014，371（5）：424-433.

251. Fonteyne V，Lumen N，Ost P，et al. Hypofractionated intensity-modulated arc therapy for lymph node metastasized prostate cancer：early late toxicity and 3-year clinical outcome. Radiother Oncol，2013，109（2）：229-234.

252. Pisansky TM，Hunt D，Gomella LG，et al. Duration of Androgen Suppression Before Radiotherapy for Localized Prostate Cancer：Radiation Therapy Oncology Group Randomized Clinical Trial 9910. JCO，2015，33（4）：332-340.

253. Kramer NM1，Horwitz EM，Uzzo RG，et al. Matched-cohort analysis of patients with prostate cancer followed with obser-

vation or treated with three-dimensional conformal radiation therapy. BJU Int, 2004; 94 (1): 59-62.

254. Welz S, Nyazi M, Belka C, et al. Surgery vs. radiotherapy in localized prostate cancer. Which is best? Radiat Oncol, 2008, 3: 23. doi: 10. 1186/1748-717X-3-23.

255. Michalski JM, Lawton C, El Naqa I, et al. Development of RTOG consensus guidelines for the definition of the clinical target volume for postoperative conformal radiation therapy for prostate cancer. Int J Radiat Oncol Biol Phys, 2010, 76 (2): 361-368.

256. Yue-Ping Liu, Jing Jin, Ye-Xiong Li, et al. Hypofractionated intensity-modulated radiation therapy for prostate cancer confined to the pelvis: analysis of efficacy and late toxicity. J Radiat Oncol, 2015, 4 (1): 95-101.

257. Beckendorf V, Guerif S, Le Prisé E, et al. 70 Gy versus 80 Gy in localized prostate cancer: 5-year results of GETUG 06 randomized trial. Int J Radiat Oncol Biol Phys, 2011, 80 (4): 1056-1063.

258. Rodrigues G, Yao X, Loblaw DA, et al. Low-dose rate brachytherapy for patients with low-or intermediate-risk prostate cancer: A systematic review. Can Urol Assoc J, 2013, 7 (11-12): E783-787.

259. Crook J. The role of brachytherapy in the definitive management of prostate cancer. Cancer Radiother, 2011, 15 (3): 230-237.

260. Zaorsky NG, Doyle LA, Yamoah K, et al. High dose rate brachytherapy boost for prostate cancer: a systematic review. Cancer Treat Rev, 2014, 40 (3): 414-425.

261. Giberti C, Chiono L, Gallo F, et al. Radical retropubic prostatectomy versus brachytherapy for low-risk prostatic cancer: a prospective study. World J Urol, 2009, 27: 607-612.

262. Brundage M, Sydes MR, Parulekar WR, et al. Impact of Radiotherapy When Added to Androgen-Deprivation Therapy for Locally Advanced ProstateCancer: Long-Term Quality-of-Life Outcomes From the NCIC CTG PR3/MRC PR07 Randomized Trial. J Clin Oncol, 2015, 33 (19): 2151-2157.

263. Mason MD, Parulekar WR, Sydes MR, et al. Final Report of the Intergroup Randomized Study of Combined Androgen-Deprivation Therapy Plus Radiotherapy Versus Androgen-Deprivation Therapy Alone in Locally Advanced Prostate Cancer. J Clin Oncol, 2015, 33 (19): 2143-2150.

264. Widmark A, Klepp O, Solberg A, et al. Endocrine treatment, with or without radiotherapy in locally advanced prostate cancer (SPCG-7/SFUO-3): An open randomised phase III trial. Lancet, 2009, 373: 301-308.

265. Mottet N, Peneau M, Mazeron JJ, et al. Addition of radiotherapy to long-term androgen deprivation in locally advanced prostate cancer: An open randomised phase 3 trial. Eur Urol, 2012, 62: 213-219.

266. Fizazi K, Faivre L, Lesaunier F, et al. Androgen deprivation therapy plus docetaxel and estramustine versus androgen deprivation therapyalone for high-risk localised prostate cancer (GETUG 12): a phase 3 randomised controlled trial. Lancet Oncol, 2015, doi: 10. 1016/S1470-2045 (15) 00011-X [Epub ahead of print].

267. Hussain M, Petrylak D, Fisher E, et al. Docetaxel (Taxotere) and estramustine versus mitoxantrone and prednisone for hormone-refractory prostate cancer: scientific basis and design of Southwest Oncology Group Study 9916. Semin Oncol, 1999, 26 (5 Suppl 17): 55-60.

第二章 膀 胱 癌

刘跃平

第一节 简 介

膀胱癌为泌尿系统常见恶性肿瘤，其发病率地区差异较大，北美和北非为高发地区，达 15/10 万以上，而我国发病率较低，约为 7/10 万，但却占泌尿系统肿瘤的第二位，男性发病率为女性的 4~5 倍，高发年龄为 60~80 岁，近年来发病率有上升趋势[1]，其发病原因与环境污染、接触化工染料、吸烟、慢性感染、血吸虫病感染等因素有关，我国发病率的上升主要与人均寿命延长和吸烟人口较多有关。膀胱癌经局部治疗后复发率较高，Ta、T_1 期病变经尿道膀胱肿瘤电镜下切除后，局部复发率高达 70%，其中约 1/3 将发展为多处病灶，约 20% 在 5 年内进展为膀胱肌壁浸润癌。50% 的原位癌（T_{is}）最终会发展为膀胱浸润癌。浸润癌根治性手术切除后 50% 将会出现远地转移，远地转移常见部位为肺和骨[2]，出现远地转移的概率与原发肿瘤的分期和分级有关[3]。过去放射治疗曾作为膀胱癌的单一治疗手段，但治疗失败率较高，近 30 年来，放射治疗作为膀胱癌的单一治疗手段使用愈来愈少，而更多的则是与手术、化疗配合作为综合治疗的一部分用于控制肿瘤并保存器官功能[1]。

第二节 膀胱的解剖及淋巴引流

膀胱是一个中空的肌性器官，占据盆腔的前部分，位于耻骨联合后上方，充盈时上界可达脐水平。膀胱前方紧邻耻骨，前上为膀胱顶，覆以腹膜，与回肠、乙状结肠、女性的子宫体等相邻，后方为输尿管、直肠、男性的输精管、精囊腺、女性的子宫颈、阴道等结构，后下为膀胱颈，与尿道和男性前列腺相邻接，双侧输尿管开口与尿道开口相连在膀胱后壁区域形成膀胱三角，为膀胱癌好发部位。膀胱两侧及下方与肛提肌和闭孔内肌等盆底肌群相邻。（膀胱与相邻器官的关系见图 10-2-1）。膀胱黏膜内衬移行上皮细胞。

膀胱的淋巴引流途径为：膀胱周围淋巴结 髂内、髂外淋巴结 髂总淋巴结 腹主动脉旁及腔静脉旁淋巴结[4]。膀胱癌的淋巴结转移率与原发肿瘤膀胱壁病理浸润深度相关[1,5]（表 10-2-1）。

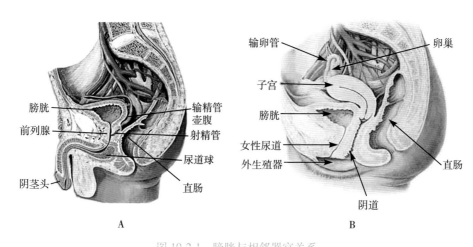

图 10-2-1　膀胱与相邻器官关系

注：A. 男性骨盆正中矢状位解剖；B. 女性骨盆正中矢状位解剖

表 10-2-1　原发肿瘤病理期别与区域淋巴结转移率的关系

病理期别	淋巴结转移率（%）
T_{is}，T_a，T_1	5~10
T_2	18
T_{3a}	27
T_{3b}	45
T_4	43

第三节　膀胱癌的诊断及病理和临床分期

一、膀胱癌的诊断

（一）症状

血尿是膀胱癌最常见的症状，初期往往为镜下血尿，以后随着病情进展逐步发展为肉眼血尿，尤其是间歇全程无痛性肉眼血尿，不过血尿程度并不与临床分期早晚完全一致。也可出现尿频、尿急、尿痛等膀胱刺激征和盆腔疼痛等，这常与弥漫性原位癌或浸润性膀胱癌有关[2]。其他症状还包括输尿管梗阻所致腰胁部疼痛、下肢水肿、盆腔包块、尿潴留等。有的患者就诊时表现为体重下降、肾功能不全、腹痛或骨痛，这些均为晚期症状。

（二）体格检查

膀胱癌患者触及盆腔包块多是局部进展性肿瘤的证据。体检还包括经直肠、经阴道指检和麻醉下腹部双合诊等，但体检在 T_a、T_1 期膀胱癌中的诊断价值有限。体检时注意检查浅表淋巴结有无肿大。

（3）影像学检查

1. 超声检查　B超是初筛膀胱癌的重要手段，在膀胱充盈良好的情况下，可以发现大于 1 cm 的肿瘤，腔内超声对局部肿瘤的 T 分期具有较高的准确性，但最终诊断，仍以膀胱镜检及活检（或手术）病理结果为准。

2. 胸部检查 术前应常规拍胸部 X 线片或胸部 CT，了解有无肺部转移。

3. 泌尿系统平片 和静脉尿路造影（KUB+IVU），但初步诊断时此项检查的必要性目前受到质疑，随着 CT 和 MRI 的应用，这些检查应用已逐步减少。

4. CT 检查 分期准确性不如 MRI，但增强 CT 较 B 超更易于发现膀胱壁的异常及盆腔有无淋巴结肿大，区分肿大淋巴结是转移还是炎症准确性不高，区分肿瘤是局限于膀胱还是侵犯到膀胱外的准确性不及 MRI。

5. MRI 检查 在确定肿瘤外侵范围及明确盆腔有无淋巴结转移、骨受侵等方面 MRI 具有优势，MRI 也可评价邻近器官受侵犯情况。因此，MRI 有助于肿瘤分期。

6. 骨扫描 一般不做常规使用，只在浸润性肿瘤患者出现骨痛，碱性磷酸酶升高，或怀疑有骨转移时使用。

7. PET-CT（正电子发射断层扫描） 一般不用于诊断，因示踪剂 FDG（氟脱氧葡萄糖）经肾脏排入膀胱会影响对较小肿瘤的诊断，而且费用较高，限制了其应用。但 18F-FDG PET/CT 检查能达到功能与解剖融合，能一次性全身显像，在膀胱癌分期方面具有显著优势，能为治疗决策提供科学依据。

（四）尿脱落细胞学

尿脱落细胞学检查方法简便、无创、特异性高，是膀胱癌诊断和术后随访的主要方法。敏感性与肿瘤细胞分级密切相关，对于分级高的膀胱癌，敏感性和特异性均较高。

（五）尿液肿瘤标志物的检测

膀胱肿瘤抗原（bladder tumor antigen，BTA）是较早用于检测膀胱癌的肿瘤标志物，现在多采用 BTA Stat 和 BTA Trak 方法检测尿液中的人补体因子 H 相关蛋白（HCFHrp），敏感性和特异性有所提高。核基质蛋白 22（nuclear matrix protein，NMP'22），在低分级和低分期膀胱癌中仍能保持较高的敏感性，是一种很有价值的膀胱癌早期诊断标志物，缺点是操作相对复杂、时间长，合适的临界值较难确定。

美国 FDA 已经批准 BTA Stat、BTATrak、NMP22、ImmunoCyt 和 FISH 等用于膀胱癌的诊断和术后随诊检查。

（六）膀胱镜检查和活检

目前膀胱镜检查仍然是诊断膀胱癌最可靠的方法。如有条件，建议使用软性膀胱镜检查，具有损伤小、视野无盲区、检查体位舒适等优点。膀胱镜检查是诊断膀胱癌最重要而不可或缺的方法，所有怀疑膀胱癌的患者都应行膀胱镜检查，必要时行膀胱镜下活检，膀胱镜检查注意观察肿瘤的大小、位置、数目、形状、基底部及周围情况，膀胱镜检查时应注意有无膀胱憩室，有时肿瘤位于憩室内。还应注意肉眼正常的膀胱黏膜可能存在原位癌。

（七）5-氨基乙酰丙酸（5-ALA）荧光膀胱镜检查

5-氨基乙酰丙酸（5-ALA）荧光膀胱镜检查是通过向膀胱内灌注 5-ALA 产生荧光物质特异性地积聚于肿瘤细胞中，在激光激发下产生强烈的红色荧光，与正常膀胱黏膜的蓝色荧光形成鲜明对比，能够发现普通膀胱镜难以发现的小肿瘤、不典型增生或原位癌，也便于发现多灶病变，绘制膀胱肿瘤分布图，但损伤、感染、化学或放射性膀胱炎、瘢痕组织等可以导致此项检查出现假阳性结果。

（八）诊断性经尿道电切术（TUR）

诊断性经尿道电切术（TUR）作为诊断膀胱癌的首选方法，已逐渐被采纳。

在麻醉下直接行诊断性 TUR，这样可以达到两个目的，一是切除肿瘤，二是对肿瘤标本进行组织学检查以明确病理诊断、肿瘤分级和分期，为进一步治疗以及判断预后提供依据。

二、膀胱癌的病理和临床分期

膀胱癌多起源于内衬的移行上皮细胞，因此移行细胞癌约占 90%，其余为鳞癌、腺癌、小细胞癌、肉瘤等[4]。准确的临床分期和病理分级是评价膀胱癌预后和合理选择治疗的前提和基础，故疗前通过影像学和膀胱镜检查获得准确的临床分期和病理分级至关重要。美国癌症联合会（AJCC）的TNM分期是应用较广泛的膀胱癌国际分期（表10-2-2）。根据肿瘤分化程度确定的临床病理分级见表10-2-3。分子和基因水平的预后影响因素是近年来研究的热点[1,31]。

表 10-2-2　美国癌症联合会（AJCC）2010 年颁布的膀胱癌分期系统

	原发肿瘤（T）
T_x	原发肿瘤复发评估
T_0	无原发肿瘤
T_a	非侵袭性乳头状癌
T_{is}	原位癌，"扁平瘤"
T_1	肿瘤侵及上皮下结缔组织
T_2	肿瘤侵及固有肌层
T_{2a}	肿瘤侵及浅肌层（内 1/2 肌层）
T_{2b}	肿瘤侵及深肌层（外 1/2 肌层）
T_3	肿瘤侵及膀胱周围组织
T_{3a}	显微受侵
T_{3b}	肉眼受侵（形成膀胱外肿块）
T_4	肿瘤侵及如下结构：前列腺、精囊腺、子宫、阴道、盆壁、腹壁
T_{4a}	肿瘤侵及前列腺、子宫、阴道
T_{4b}	肿瘤侵及盆壁、腹壁

	区域淋巴结（N）
	区域淋巴结包括原发和继发引流区域，腹主动脉分叉以上淋巴结为远处转移
N_x	区域淋巴结无法评估
N_0	无区域淋巴结转移
N_1	真骨盆内单个区域淋巴结转移（髂内、闭孔、髂外或骶前淋巴结）
N_2	真骨盆内多个区域淋巴结转移（髂内、闭孔、髂外或骶前淋巴结）
N_3	出现髂总区域淋巴结转移

	远地转移（M）
M_0	无远地转移
M_1	有远地转移

分期（临床或病理）			
0_a期	T_a	N_0	M_0
0_{is}期	T_{is}	N_0	M_0
Ⅰ期	T_1	N_0	M_0
Ⅱ期	T_{2a}/T_{2b}	N_0	M_0
Ⅲ期	$T_{3a}/T_{3b}/T_{4a}$	N_0	M_0
Ⅳ期	T_{4b}	N_0	M_0
	任何 T	$N_{1\sim3}$	M_0
	任何 T	任何 N	M_1

表 10-2-3 膀胱癌的病理分级

G	分 化
G_x	分级无法评价
G_1	分化较好
G_2	中度分化
G_3	分化较差
G_4	未分化

第四节 放射治疗在膀胱癌治疗中的价值

膀胱癌根据其临床表现和预后的不同可分为 3 型：黏膜表浅型、肌壁浸润型、远处播散型。三者治疗原则不同：黏膜表浅型治疗目的为控制局部肿瘤，防止肿瘤复发和进展；肌壁浸润型的治疗原则主要是通过综合多种治疗手段控制肿瘤并尽可能保存膀胱功能；已存在远处播散的病例，应以全身化疗为主，期望能提高生存率和延长生存时间[4]，并可配合局部姑息放疗减轻患者痛苦，改善生存质量。

一、放射治疗在膀胱癌治疗中的价值

（一）黏膜表浅型病变（临床分期 T_a、T_1、T_{is}）

以分化较好的乳头状移行细胞癌为主，约占初诊病例的 70%~80%，多以保存膀胱的保守治疗为主，包括经尿道膀胱肿瘤完整切除，卡介苗或化疗药物膀胱灌注，光动力学治疗等。这部分病例经上述手段治疗后 5 年生存率可达 75%~90%，但其中 70%将在随诊过程中出现复发，约 20%~25%将发展为肌壁浸润癌[1]。有报道放射治疗用于治疗 T_1、G_3病例取得了较好疗效[3]：53 例经尿道膀胱肿瘤切除后的 T_1、G_3病例，术后辅以同步化放疗，结果 5、10 年生存率分别达 77%和 61%，5 和 10 年膀胱功能保存率为 55%和 45%[6]。Weiss 等报道初治 T_1G_3膀胱癌同步化放疗 5 和 10 年无进展生存率（PFS）分别为 87%和 71%，5 和 10 肿瘤特异生存率（DSS）分别为 80%和 71%，有 29%的病例进展为 T_2，80%的病例保存了膀胱功能[31]。因此对于拒绝手术或卡介苗灌注治疗的 T_1G_3膀胱癌患者可以考虑同步化放疗。

（二）肌壁浸润型膀胱癌（临床分期 $T_{2~4}$）

以分化差的移行细胞癌为主，约占初诊病例的 20%，其中 50%就诊时或在随后的两年内将发展为远处播散，肌壁浸润性膀胱癌恶性度较高，诊断后不经治疗 2 年内约 85%以上病例会死于膀胱癌。根治性膀胱切除加盆腔淋巴结清扫并尿路改道术是肌壁浸润型膀胱癌的标准治疗。根治性膀胱切除并盆腔淋巴结清扫后，该型病例的 5 年生存率可达 50%~70%，局部复发率一般在 10%以下。单纯放射治疗其肿瘤完全消除率（CR）只有 40%，而 5 年生存率约为 25%，治疗疗效低于根治性膀胱切除术[6]。但近年来欧美等国家综合多种治疗手段进行了多项保存膀胱功能的临床研究，其治疗包括经尿道膀胱肿瘤最大限度切除综合术后同步放化疗，将根治性膀胱切除作为保守治疗失败的补救措施，取得了与根治性膀胱切除相似的疗效，并使相当部分的病例保存了膀胱功能和性功能，保证了患者的生活质量[7,8]。通过这一方案治疗，肿瘤 CR 率可提高到 66%~85%，40%~80%的病例 5 年内保存了膀胱功能，总的 5 年生存率可达 50%~60%，能与根治性膀胱切除术相比，因此 2015 年 NCCN 膀胱癌治疗指南指出，对于局限期肌壁侵犯的膀胱癌，该治疗方案在部分选择病例中可作为根治性膀胱切除术的替代治疗。近年来有关膀胱癌综合治疗保存膀胱功能的临床研究列于表 10-2-4。关于保存膀胱功能的综合治疗的荟萃分析结果见表 10-2-5。

表 10-2-4　手术综合同步化放疗保存膀胱功能的研究

作　者	病例数	分　期	疗效（%）		
			CR 率	5 年生存率	膀胱保存率
Saucer[6]	205	$T_{1\sim4}$	77	59	79
Saracino[7]	52	$T_{1\sim4}$	82	77a	87a
Tester[8]	47	$T_{2\sim4a}$	66	52	42
Houssett[9]	120	$T_{2\sim4a}$	77	63	–
Kachnic[10]	106	$T_{2\sim4a}$	66	52	43
Shipley[11]	106	$T_{2\sim4a}$	66	52	43
Efstathiou[34]	348	$T_{2\sim4a}$	72	52	70
Tunio[35]	230	$T_{2\sim4}$	93	53	58
James[36]	182	$T_{2\sim4a}$	NA	48	67
Lee[38]	70	$T_{2\sim4}$	78	51	49

注：a：4 年结果，放疗为超分割方案治疗。

表 10-2-5　肌壁侵犯膀胱癌保存膀胱功能综合治疗的荟萃分析

作　者	病例数	分　期	疗效（%）			
			CR 率	5 年 OS	5 年 DSS	膀胱保存率
Mak[33]	468	$T_{2\sim4a}$	69	57	71	80
Efstathiou[34]	348	$T_{2\sim4a}$	72	52	64	71
Ploussard[37]	NA	$T_{2\sim4a}$	70	36~74	50~82	60~70

注：OS：总生存率；DSS：疾病特异生存率；CR：完全缓解。

　　通过多年的临床实践和研究探索，Shipley 等总结出了保存膀胱功能的膀胱癌治疗方案以及最佳适应证和禁忌证[12]。

　　1. 保存膀胱功能的膀胱癌治疗方案　见图 10-2-2。

　　2. 保存膀胱功能的膀胱癌治疗适应证

　　（1）存在不适合于根治性膀胱切除的医学合并症。

　　（2）患者拒绝行根治性膀胱切除术。

　　（3）单发病灶。

　　（4）临床分期为 T_2（最适合）。

　　（5）没有输尿管梗阻。

　　3. 保存膀胱功能的膀胱癌治疗禁忌证。

　　（1）肿瘤已导致肾盂积水。

　　（2）肾功能异常。

　　（3）易激惹膀胱。

　　（4）低容量膀胱。

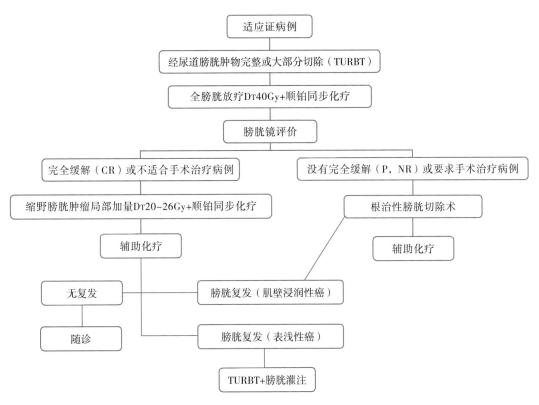

图 10-2-2 保存膀胱功能的膀胱癌治疗方案

（5）T_4 病例。

（6）弥漫性原位癌存在。

弥漫性原位癌病例由于对放疗敏感性差，易于复发，不适于保存膀胱功能治疗，治疗前没有良好膀胱功能的病例也不适于选择保存膀胱功能的治疗，存在肾积水的病例因预后较差，为保存膀胱功能治疗的禁忌证。选择保存膀胱功能治疗的病例，约 1/3 左右的病例因肿瘤残存或治疗后肿瘤复发，需要接受挽救性膀胱切除+盆腔淋巴结清扫，但如果手术得当，这一部分病例的总生存和肿瘤相关生存率与一开始即接受根治性膀胱切除相当，英国 Christie 医院回顾性分析比较了一开始即接受根治性手术与保存膀胱功能治疗后因肿瘤残存或复发接受挽救性膀胱根治术的病例的疗效，结果显示 5 年总生存率与肿瘤相关生存率两者相当，因此认为膀胱癌放化疗后残存或膀胱复发接受挽救性膀胱根治术并不会降低患者的生存机会[42]。

（三）膀胱癌的根治性放疗和同步化放疗

膀胱癌根治性放疗在 20 世纪 80 年代以前曾作为膀胱癌的主要治疗手段应用，80 年代以后被安全有效的根治性膀胱切除术取代。许多研究对比了根治性膀胱切除术与根治性放疗的疗效，发现根治性膀胱切除术疗效优于根治性放疗。但这种比较是基于非均衡病情分配和不同分期标准之上的，与接受根治性放疗的病例相比，接受根治性膀胱切除术的病例就诊时病期偏早、年轻、具有更好的身体状况；疗效比较时，根治性放疗只能基于临床分期，而根治性手术则通常基于病理分期之上。因此两组治疗病例不具有完全可比性[1]。过去多年的治疗经验表明，膀胱癌根治性放射治疗可取得 20% ~ 40% 的 5 年生存率和 40% 以上的局部控制率，约 70% 的病例可保存正常膀胱功能[1]，但约有 50% 的病例最终因病变残存或局部复发而导致治疗失败。放疗后肿瘤残存病例或局部复发病例通过挽救性膀胱切除术仍可取得 30% ~ 50% 的 5 年生存率[13,14]，超分割放疗或与化疗、热疗配合的根治性放疗能进一步提高治疗疗效[1]。膀胱癌根治性放疗疗效列于表10-2-6。

表 10-2-6　膀胱癌根治性放疗疗效

作　者	病例数	平均年龄	放疗剂量	分　期	疗效（%）	
					CR 率	5 年生存率
Duncan[3]	963	66	55	$T_1 \sim _4$	46	30
Blandy	704	68	55	$T_1 \sim _4$	–	40
Goffinet	384	60	70	$T_1 \sim _4$	–	30
Goodman	470	66	50	$T_2 \sim _3$	–	38
Quilty[3]	333	67	55	T_3	41	26
Gospodarowicz	121	70	60	$T_2 \sim _{4b}$	–	32
Hayter	1372	70	60	$T_2 \sim _4$	–	28
Jahnson	319	>70	64	$T_1 \sim _4$	–	28
Daehlin	90	71	64	$T_1 \sim _4$	–	29
Fossa	271	73	60	$T_2 \sim _4$	–	22
Bell	120	70	50[a]	$T_1 \sim _4$	44	50
Moonen	379	73	60	$T_2 \sim _3$	–	22
总计	5526	70	60	$T_1 \sim _4$	43	31

注：CR：完全缓解，a：250cGy/次［摘自《放射肿瘤学理论和实践》］[1]。

膀胱浸润性移行上皮细胞癌对放化疗都相对比较敏感，化疗与放疗同时应用对肿瘤具有协同杀伤作用并且化疗能增加放疗的杀伤敏感性，因此理论上分析同步化放疗应当能取得较单纯放疗更好的疗效，加拿大 Coppin 等[40]于 1996 年发表过一个小样本（99 例病例）的放疗同步顺铂化疗和单纯放疗治疗 $T_2 \sim T_{4b}$ 膀胱癌的随机研究，结果表明同步化放疗较单纯放疗相比提高了盆腔的控制率。英国 45个治疗中心进行了肌壁浸润型膀胱癌放疗同步 5-氟尿嘧啶和丝裂霉素化疗和单纯放疗的随机对照Ⅲ期研究，其结果表明：同步化放疗显著提高了膀胱癌局部区域的控制率，而长期治疗毒性没有明显增加，因此认为：肌壁浸润膀胱癌同步化放疗疗效要优于单纯放疗[41]。同步化放疗与单纯放疗的比较见表10-2-7。

表 10-2-7　肌壁侵犯膀胱癌单纯放疗和同步化放疗比较

作　者	方　案	病例数	分　期	疗效（%）			
				局控率	5 年 OS	3~4 级毒性	膀胱保存率
James[41]	放疗	178	$T_2 \sim T_{4a}$	54（2 年）	35	27.5	NA
	放疗+MMC+5-Fu	182		67（2 年）	48	36	NA
Coppin[40]	放疗	48	$T_2 \sim T_{4b}$	41	33（3 年）	NA	36
	放疗+PDD	51		60	47（3 年）	NA	70
Chauvet[39]	放疗+PDD	109	$T_2 \sim _4$	43	36	NA	NA

注：OS：总生存率；NA：没有数据。

（四）膀胱癌的术前放疗

从过去的一些临床研究结果分析，膀胱癌的术前放疗没有肯定的结论，因此常规应用术前放疗仍存在争议，T_3膀胱癌术前放疗的报道相对较多，见表10-2-8。但这些报道年代都较早，使用的放疗技术老旧，且没有合并同步化疗，尽管均报道具有降期作用，但整体生存率都较低，无法与现在治疗疗效相比。

表 10-2-8　T_3膀胱癌术前放疗结果

作　者	病例数	分　期	疗效（%）		
			病理 CR 率	分期下降率	5 年生存率
Miller[15]	125	T_3	29	–	23
MD Anderson	35	T_3	–	–	46
Bloom[16]	98	T_3	31	49	38
Whitmore[17]	205	T_3	–	–	42
Smith[18]	140	T_3	–	–	43
Cole[19]	92	T_{3b}	–	73	52
Parson[20]	1185	T_3	1/3	2/3	提高 15~20[a]

注：a：与单纯手术相比。

M. D. Anderson 医院[15]报道了 724 例临床分期为 B_2、C 期（T_3）的膀胱癌治疗疗效，其中 125 例按计划接受了术前放疗（Ⅰ组），术前膀胱照射 50Gy/25 次，术后 6 周行根治性膀胱癌切除术，其结果与同期接受单纯放疗的 533 例（Ⅱ组）和术后放疗的 61 例（Ⅲ组）相比，5、10 年生存率和局部复发率均有差别，术前放疗组 10 年生存率高于其他各组，局部复发率低于其余组。Ⅰ组根治性膀胱切除后，病理提示 29% 的病例无瘤残存。在随后针对 T_3 膀胱癌的随机研究结果也支持术前放疗，5 年生存率术前放疗组高于单纯放疗组，为 46% 和 16%。该院还对比了术前放疗与单纯手术在 T_{3b} 膀胱癌治疗中的差别，结果表明 5 年局部控制率前放疗组高于单纯手术组，分别为 91% 和 72%，总生存率和无病生存率也以术前放疗组为优[19]。术前放疗使 70% 以上病例的分期得到改善[21]。英国 Marsden 皇家医院通过前瞻性研究对比了 T_3 膀胱癌术前放疗和单纯放疗的差别，在 60 岁以下男性病例中，术前放疗组疗效明显优于单纯放疗组，5 年生存率为 38% 和 29%，术前放疗后，49% 的病例分期得到改善，手术标本显示 31% 的病例无瘤残存[16]。美国 Sloan-Kettering 纪念医院总结了 205 例接受术前放疗的 B_2、C 期（T_3）膀胱癌病例，其 5 年无瘤生存率为 42%，约为单纯膀胱癌根治术的 2 倍[17]。Sloan-Kettering 纪念医院对该院多年治疗的膀胱癌全面分析的结果表明，接受术前放疗的病例其盆腔复发率最低（<10%）[22]。一项 Meta 分析总结了术前放疗在 T_3 期膀胱癌治疗中的优势：术前放疗改善了约 2/3 病例的临床分期，使 1/3 病例的肿瘤完全消失，与单纯手术相比，能提高其 5 年生存率约 15%~20%[20]。术前放疗并没有增加手术并发症和死亡率[23]，也没有增加远处转移率[22]。

膀胱癌的术前放疗结论并非完全一致，丹麦膀胱癌研究组前瞻性对比研究了 154 例 $T_{2\sim4a}$ 膀胱癌的术前放疗意义，尽管术前放疗生存率高于根治性放疗，但两组的差别未达统计学意义[23]。一项总结了 5 个肌壁受侵膀胱癌临床研究的 Meta 分析未能发现术前放疗较单纯手术的优势[24]；另一入组了 140 例病例的Ⅲ期临床研究结论也相似[18]。

由于有关膀胱癌术前放疗的结论不一致，并且随着膀胱移行细胞癌对化疗敏感性的认识和化疗新药的不断涌现，有关膀胱癌术前新辅助化疗的报道越来越多，而单纯术前放疗的声音越来越弱，不过从过去的研究报道看来，术前放疗能使 1/3 左右的病例达到病理完全缓解，超过半数的病例达到降期作用[21]，这与目前新辅助化疗取得的结果一致，从保存膀胱功能的同步化放疗研究中可以看出同步化放疗可进一步提高病理缓解率，因此当今治疗技术下有计划的术前同步化放疗仍值得探索和研究。

对于切除困难的 T_4 或 N_1 病变术前同步化放疗有可能缩小肿瘤并降期从而转化成可手术切除，给患者以根治治疗机会（NCCN2015 年膀胱癌治疗指南）。

（五）膀胱癌的术后辅助放疗

标准膀胱癌根治术后（根治性膀胱切除+盆腔淋巴结清扫）盆腔局部区域复发风险并不高，多数报道在 6%~10% 之间，而远处转移是更突出的问题，报道在 20%~40% 之间，见表 10-2-9，因此常规术后辅助放疗的意义有限，但术后放疗能在准确病理分期的基础之上，给予局部复发高风险病例以辅助治疗，降低复发风险。有关膀胱癌术后辅助放疗的临床研究及大宗病例报道较罕见。RTOG 结合术前和术后的 II 期临床研究可供借鉴，其 65 例病理为高分级的膀胱癌，有 29 例接受了术前一次 5Gy 和术后 5 周 45Gy 的放射治疗，接受放疗病例 3 年内无盆腔复发，3 年实际生存率为 78%[25]，推测术后放疗可能有一定价值。近来埃及国家癌症研究所（Bayoumi 等[44]）回顾性对比分析了 170 例病理分期为 $T_{3\sim4}N_{0\sim1}M_0$ 的膀胱癌术后辅助放疗的价值，病理类型包括移行细胞癌、鳞癌、和腺癌，也包括切缘阳性病例，放疗剂量为盆腔 50Gy/25 次（切缘不净的局部补量 10Gy/5 次），放疗组 92 例，无放疗组 78 例，中位随诊 47 月后，放疗组局部区域复发为 33%，而无放疗组为 55%，$P<0.001$，两组 5 年无复发生存率分别为 65%±13% 和 40%±9%（$P=0.04$），远处转移率两组无差别，尽管为回顾性研究，病例数也有限，但从中可以看出：对于手术切缘不净，局部病变较晚（T_{4b}），仅行姑息手术的病例，术后放疗仍有价值。

表 10-2-9 膀胱癌根治术后复发情况报道

作　者	病例数	中位随诊（月）	复发情况（%）	
			局部区域	远处转移
Stein et al.	1054	122	7.3	22.2
Madersbacher et al	507	45	7.9	35.3
Hautmann et al.	788	53	9.3	17.8
Yafi at al.	2287	29	6.0	27.0

注：（摘自 PPRO，6 版[41]）

（六）术中放疗

尽管术中放疗能有效避开正常组织给予肿瘤区域以精确照射，但由于其设备条件要求较高，只能给予单次照射，疗效不肯定，缺少临床研究，因此目前除临床研究和个体特需要外尚不能推荐。

（七）放疗在膀胱癌中的其他应用

放疗配合其他治疗手段除可在部分肌壁浸润型病例中作为根治性膀胱切除术的替代治疗外，还是晚期病例姑息减症治疗的重要手段，对改善血尿、疼痛、尿频尿急和排尿困难等症状，提高患者生活质量起到重要作用。晚期病例通过放疗，90% 以上能达到姑息减症目的，约 50% 病例症状完全缓解，22% 的病例中位生存期得以延长 7 个月[1]。Duchesne 等[43]通过姑息放疗治疗了 500 例晚期膀胱癌患者，放疗方案为 3.5Gy×10 次，或 7Gy×3 次，结果 68% 的病例症状得到了改善，35Gy 组 71% 有改善，21Gy 组 64% 有改善，因此晚期膀胱癌姑息放疗能起到很好的减症作用，现在姑息减症放疗多采用大分割放疗，这样可以减少病人和家属的劳顿也能达到姑息治疗目的。膀胱鳞癌约占膀胱癌的 5%，预后较移行细胞癌差，膀胱鳞癌术后局部区域复发是主要的失败原因，因此建议采用手术与术后放疗的综合治疗以提高局部控制率[26]。膀胱小细胞癌较少见，但对放化疗均敏感，治疗方案应参照肺小细胞癌的治疗。通过术后同步化放疗，膀胱小细胞癌可取得与膀胱移行细胞癌相似的疗效[27]。至于癌肉瘤和肉瘤样癌，因其高度侵袭性和恶劣的预后，需采用更积极的综合治疗。

（八）后装治疗

配合外照射的后装插植在欧洲和日本使用较多，并有较好的疗效报道[28,29]，但鉴于手术置管的损伤性操作和三维适形外照射技术的发展，后装治疗越来越多地已被三维适形技术取代[30]。

二、放射治疗毒副作用

放疗的毒副作用表现在急性和晚期反应上，急性反应多出现在治疗中和治疗后2周之内，发生频率在20%~60%不等，表现为放射性膀胱炎、尿道炎、直肠炎、小肠炎以及骨髓抑制等，出现程度各异，但多在可耐受范围之内；晚期反应出现在放疗结束3个月以后，约30%左右的病例会出现不同程度的晚期反应，主要因间质纤维化和闭塞性血管内膜炎所致，泌尿系表现为无痛性血尿、尿频以及膀胱挛缩或尿道狭窄等，消化道表现为间断便血、便频、里急后重、肛门疼痛等，严重者可出现直肠溃疡形成、直肠膀胱穿孔等，约50%病例放疗后会出现不同程度的性功能障碍。严重的晚期损伤发生概率并不高，一般在5%左右，一旦出现首先应排除肿瘤复发可能。放疗毒性与放疗剂量和放射野大小成正相关，化放疗同步可加重毒性反应，高龄病人和合并糖尿病、严重高血压或严重肾功能不全患者毒性增加，新的放疗技术可提高放疗准确性，减少照射范围，从而降低损伤风险。

三、总结

放射治疗适用范围

1. 表浅型 T_1、G_3 病例，经尿道肿瘤切除后配合术后同步化放疗有可能提高局部控制率和长期生存率，可作为无法接受全膀胱切除或膀胱灌注治疗病例的一项选择。

2. 肌壁浸润型 $T_{2~4a}$ 病例，经尿道膀胱肿瘤最大限度切除配合术后同步放疗可作为根治性膀胱切除的替代治疗，将根治性膀胱切除作为同步放化疗后残存或治疗失败后的补救措施，可取得与根治性膀胱切除相当的疗效并能最大限度保存膀胱功能。

3. 存在手术禁忌证的病例或拒绝手术的肌壁浸润性膀胱癌的病例，可行最大限度 TURBT 切除肿物再行根治性放疗或同步放化疗，放疗可取得40%以上 CR 率，25%左右的长期生存率，同步化放疗疗效优于放疗，完全缓解率在60%~80%之间，5年生存率在50%~60%，局部控制率60%~80%，约50%~80%的病例可保存正常膀胱功能。

4. 局部晚期膀胱癌或盆腔淋巴结转移膀胱癌通过术前放疗或同步化放疗可能降低临床分期，提高切除率。

5. 术后具有局部复发高风险病例（切缘不净，T_{4b}），通过术后同步放化疗有可能提高局部控制率和5年生存率。

6. 放疗是晚期不可手术病例姑息减症治疗的重要手段，能有效改善血尿、疼痛、尿频尿急和排尿困难等症状，提高患者生活质量，并综合化疗姑息延长患者生命。

7. 膀胱鳞癌通过术后辅助放疗可提高局部控制率，膀胱小细胞癌通过术后同步放化疗可提高生存率。

第五节 放射治疗技术

膀胱癌的近距离治疗在国内应用较少，在此不做讨论。本节所讨论治疗技术为外照射，外照射可通过常规整体挡铅技术或三维适形技术实现。常规整体挡铅技术由普通 X 线模拟机定位，操作简单，适于在设备条件不足的基层单位应用，其缺点为定位准确性差，无法对靶区和正常器官进行剂量评估；基于 CT 模拟定位的三维适形放疗能克服以上缺点，提高治疗精度，因此为越来越多的单位采用。无论是常规整体挡铅技术还是高精度的三维适形放疗，减少病人治疗中的体位变动，保证治疗摆位的重复性是准确放疗的前提。为实现这一前提，临床上多采用各种各样的体位固定技术，其中热塑料快速成型和真空袋快速成型固定技术已广泛应用于临床。常规整体挡铅和三维适形放疗程序见图 10-2-3。

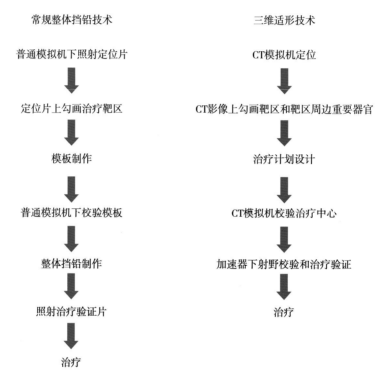

图 10-2-3　常规整体挡铅和三维适形放疗程序图

一、常规放射治疗技术

（一）定位

病人取仰卧位，普通模拟机定位前膀胱插管留置导尿，常规排空直肠定位和治疗，定位时注入膀胱造影剂 350~400ml，拍摄定位片。

（二）射线能量选择

大部分膀胱位于盆腔中央，应选择 10MV 或以上的高能 X 线作为治疗能量，以保证靶区剂量高于周边正常组织剂量。

（三）放射治疗剂量

根治量放疗的推荐剂量为 60~66Gy，分次剂量为 1.8~2Gy，术前放疗以 40~45Gy/4~5 周为宜，术后辅助放疗以 50Gy/5 周为宜，术后有残存者应局部推量至根治剂量。给予根治剂量放疗的病例采用后程缩野计划，大野照射 DT40~45Gy 后再缩野至局部加量 DT20~25Gy。术中放疗常用 4~9MeV 电子线照射 15~20Gy/1 次，姑息放疗多采用大分割剂量照射，30Gy/（10F·2W）与 30Gy/（5F·2~3W）为参考方案。

（四）治疗靶区

大野靶区包括膀胱、近端尿道（男性包括前列腺及其相应尿道）、区域淋巴结（膀胱的区域淋巴结指髂内、髂外和闭孔淋巴结），若无盆腔淋巴结受侵也可考虑只照射膀胱±邻近淋巴结。缩野靶区包括膀胱或部分膀胱及周边1.5~2cm外放边界。大野治疗时应采用膀胱排空以减少照射范围。治疗时应保证膀胱定位时状态与治疗时状态基本一致。缩野照射时若照射全膀胱则应排空膀胱以缩小射野，保护正常组织；若仅照射部分膀胱则需充盈膀胱以减少正常膀胱照射。

（五）靶区范围定义

前后左右对称4野"盒"式治疗是最常用治疗技术，适用于大野和缩野治疗。

1. 大野野界　见图10-2-4（摘自放射肿瘤理论与实践[1]）

前后野：

上界：腰5与骶1椎体间隙；

下界：闭孔下缘；

侧界：真骨盆外1.5cm，下外方保护股骨头，上外方保护部分髂骨。

双侧野：

上界：腰5与骶1椎体间隙；

下界：闭孔下缘；

前界：造影定位片所见膀胱最前端外放1.5~2cm，前上方可 保护位于髂外淋巴结前的小肠，前下方可保护耻骨联合外的软组织；

后界：造影定位片所见膀胱最后端外放1.5~2.0cm，后上方应包全髂内外淋巴结，后下方可保护部分直肠后壁和肛管。

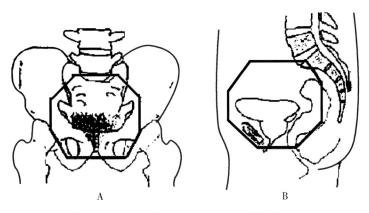

图10-2-4　膀胱癌普通常规放射治疗射野边界

注：A：前后野；B：双侧野。

通过4野"盒"式治疗技术，治疗靶区可得到均匀的剂量分布，而治疗靶区以外均在50%剂量线以下。考虑膀胱充盈时大部分偏向盆腔前方，因此前后对穿野的剂量权重可适当向前野倾斜，前野权重增加会导致靶区剂量分布不均匀，另外人体正常轮廓的倾斜也会影响剂量分布，这些可通过双侧野加用适当角度楔形板来调整控制。

2. 缩野范围　根治剂量放疗时，大野照射DT 40~45Gy后，应缩野至膀胱或肿瘤局部加量，缩野后射野以包全膀胱及周边1.5~2cm边界或包全肿瘤并外放1.5~2cm为宜，4野"盒"式治疗仍是最常用的放疗技术，也可根据残余肿瘤部位和大小，重要器官受量要求，以及医师爱好的不同，设计双侧野、3~4斜野照射。

二、适形放疗和调强适形放疗技术

这两种治疗技术是放射治疗的新发展，是目前膀胱癌放疗的主要技术，应用较广。适形放疗和调强适形放疗能在各射野方向上保持射野形状与所需治疗靶区形状一致，调强适形放疗还能对射野内各处的剂量分布按照需要进行调整，另外适形放疗和调强适形放疗能对治疗靶区和周边重要器官的受量进行准确评估，因此在给予治疗靶区以精确集中照射的同时能最大限度保护未受肿瘤侵犯的正常组织和器官，故适形放疗和调强适形放疗在膀胱癌治疗中的应用越来越广，使得膀胱癌的放疗越来越精确，也更为安全。但过于精确的放疗对于膀胱这种形状和体积随充盈程度不同而多变的器官并非具有绝对优势，尤其在缩野加量治疗时，膀胱形状和体积的改变可能导致治疗靶区的丢失，应予以足够重视。适形放疗和调强适形放疗对定位、靶区勾画、计划设计、治疗实施等都有较规范的要求，这是放疗质量保证的前提，我们需要遵守。

（一）体位和固定

仰卧或俯卧位，因膀胱癌多为老年患者，为保证良好的摆位重复性，常用仰卧位，体模固定。应当尽可能保持定位和每次治疗时膀胱和直肠状态的一致性，一般选择常规排空直肠定位和治疗，当需要照射全膀胱时，一般建议排空膀胱以减少照射范围，如果需要照射膀胱局部时建议充盈膀胱以减少正常区域膀胱照射。因此一般首程照射膀胱和淋巴引流区时，选择排空膀胱和直肠，二程膀胱局部缩野加量时需再次 CT 定位充盈膀胱扫描。

（二）CT 模拟定位

模拟定位需结合常规模拟定位和 CT 定位方式。在常规模拟机下确定病人的位置，射野等中心，皮肤参考点标记位置等。CT 定位前 1 小时排空直肠膀胱，口服含肠道对比剂的饮用水 1000ml 显影肠道，然后根据需要充盈或排空膀胱定位，体膜固定，静脉注射造影剂增强扫描，CT 增强显像可以准确地显示膀胱和周围正常组织/器官以及盆腔淋巴引流区，有助于靶区范围勾画，扫描范围自腰 4 椎体上缘至坐骨结节下 3cm，层厚 3~5mm，扫描后图像传至计划系统进行靶区及危及器官勾画。

（三）三维适形计划/调强适形放疗计划设计

在 CT 上三维重建靶区和正常器官，勾画 GTV/CTV，并外放形成 PTV，GTV 包括膀胱肿瘤及盆腔肿大淋巴结，CTV 包括膀胱、近端尿道、和盆腔淋巴引流区，若盆腔淋巴结阴性也可只包括膀胱及尿道，CTV 及 GTV 外放成为 PTV 或补量 PTV，勾画靶区同时勾画邻近正常组织结构如直肠、正常膀胱区域、小肠、睾丸、股骨头、髂骨等。计划设计常用 5~9 个射野共面照射或旋转弧形照射，在各个照射野上对 PTV 适形。计算等剂量曲线和剂量体积直方图（DVH）。

（四）校位和射野验证

应用 CT 模拟定位机或常规模拟定位机校对射野中心和各种照射参数，在加速器下应用射野电子成像系统（EPID）摄取射野验证片或锥形束 CT（CBCT）扫描验证放疗靶区的准确性。

（五）GTV 及 CTV 勾画及 PTV 确定

GTV 为膀胱镜和影像学所确定的膀胱病变范围及盆腔转移淋巴结病变，CTV1（膀胱及盆腔预防照射范围）包括膀胱、近端尿道（男性包括前列腺及其相应尿道）、区域淋巴结（膀胱的区域淋巴结指髂内、髂外、闭孔淋巴结、和 S_{1-2} 骶前淋巴结），CTV1 外放 0.7~1cm 为 PTV1。CTV2（缩野加量范围）包括 GTV 所累及的膀胱（弥漫性病变时）或部分膀胱（病变较局限时）及明确的盆腔转移淋巴结，CTV2 外放 1~2cm 为 PTV2。若全程使用影像引导（CBCT）放疗可适当缩小 CTV 外放边界。膀胱癌调强放疗靶区及剂量分布见下图 10-2-5、图 10-2-6。

（六）放射治疗剂量

同常规放疗剂量安排。

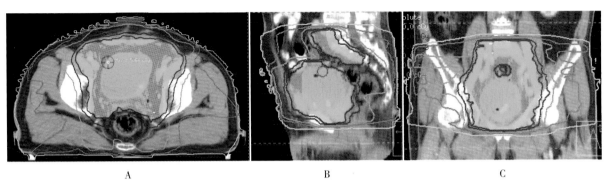

图 10-2-5　膀胱癌调强适形放疗时的盆腔靶区及剂量分布

注：A. 横断位；B. 矢状位；C. 冠状位

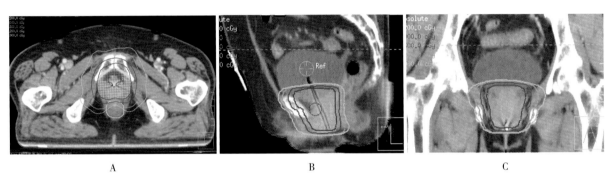

图 10-2-6　膀胱癌调强适形放疗时缩野补量靶区及剂量分布

注：A. 横断位；B. 矢状位；C. 冠状位

三、膀胱周边正常器官放疗耐受量限制

膀胱与许多重要器官相邻，膀胱癌放疗中不可避免会对这些器官产生影响，其中影响最大的为正常膀胱部分、直肠、股骨头和小肠，这些正常组织结构一定体积下的放疗耐受参考剂量[30]为（常规 1.8~2Gy/次标准）：

膀胱：50%的正常膀胱<50 Gy，30%的正常膀胱<55Gy。

直肠：50%的直肠<50 Gy，接受 60 Gy 照射的直肠体积<30%，避免高剂量照射点置于直肠壁。

股骨头股骨颈：5%的股骨头及股骨颈<50 Gy。

小肠：小肠最大剂量≤52Gy，50Gy 照射体积<5%。

结肠：结肠最大剂量≤55Gy，50Gy 照射体积<10%。

四、膀胱癌同步放化疗建议化疗方案

顺铂：没有肾功能受损时，顺铂 30mg/（m^2·w），全放疗期间

顺铂+5-FU：顺铂 20mg/（m^2·d），放疗第 1~4 天，5-FU 500 mg/（m^2·d）放疗第 1、4、7 周连续灌注。

MMC+5-FU：5-FU 500 mg/（m^2·d），放疗第 1~5 天以及 16~20 天连续灌注，MMC 12 mg/m^2 放疗第 1 天输注。

盐酸吉西他滨：放疗过程中 100mg（$m^2 \cdot w$），30 分钟输入，全放疗期间。

卡培他滨：年老体弱的可选择卡培他滨 1650mg（$m^2 \cdot d$），分 2 次间隔 12 小时于放疗日口服。

3Gy 以上的大分割放疗不适宜使用同步化疗，以免增加毒性。

第六节　膀胱癌放射治疗的未来发展方向

放疗在膀胱癌治疗中起着举足轻重的作用，怎样更合理地与手术和化疗配合，以期最大限度提高治疗疗效并降低治疗毒性，提高患者生活质量是今后放疗乃至膀胱癌治疗的努力方向。高尖端影像技术的发展（MRI、腔内超声等的应用）提高了疗前分期的准确性，对合理选择治疗提供了依据，精确放疗技术的出现可能改变剂量分割模式、提高治疗准确性，并降低治疗相关毒性，另外通过血液、尿液或组织标本分析检测的分子标志物有可能预测肿瘤的放化疗敏感性和预后，便于筛选更合理的病例进行保存膀胱功能治疗，或更加个体化的选择治疗方案。

参 考 文 献

1. Petrovich Z, Stein JP, Jozsef G, et al. Bladder. In: Pejrez GA, Brady LW, Halperin EC, et al., eds. Principles and Practice of Radiation Oncology. Fourth ed. Philadelphia: Lippincott Williams & Wilkins, 2004, 1164-1691.

2. Skinner DG, Lieskovsky G. Management of invasive high-grade bladder cancer. In: Skinner DG, Lieskovsky G, eds. Diagnosis and management of genitourinary cancer. Philadelphia: WB Saunders, 1988, 295-312.

3. Duncan W, Quilty PM. The results of a series of 963 patients with transitional cell carcinoma of the urinary bladder primarily treated by radical megavoltage x-ray therapy. Radiother Oncol, 1986, 7: 299-310.

4. Shipley WU, Zietman AL. Genitouri, nary Malignancies. In: Wang CC, ed. Clinical Radiation Oncology: Indications, Techniques, and Results, 2nd ed. 2nd ed, 2000, 379-398.

5. 钱图南. 膀胱癌. 殷蔚伯、谷铣之, 主编. 肿瘤放射治疗学. 3 版. 北京: 中国协和医科大学出版社, 2002, 788-789.

6. Saucer R, Birkenhake S, Kuhn R, et al. Efficacy of radiochemotherapy with platin derivatives compared to radiotherapy alone in organ-sparing treatment of bladder cancer. Int J Radiat Oncol Biol Phys, 1998, 40: 121-127.

7. Saracino B, Arcangeli G, Meccozi A, et al. Combined hyperfractionated radiotherapy and protracted infusion chemotherapy in bladder cancer for organ preservation. Clin Ter, 1998, 149: 183-189.

8. Tester W, Caplan R, Heaney J, et al. Neoadjuvant combined modality program with selective organ preservation for invasive bladder cancer: Results of radiation therapy oncology group phase II trial 8802. J Clin Oncol, 1996, 14: 119-126.

9. Houssett M, Dufour E, Maulard-Durtux C, et al. Concomitant 5-fluorouracil-cisplatin and bifractionated split course radiation therapy for invasive bladder carcer. Proc Am Soc Clin Oncol, 1997, 16: 319.

10. Kachnic LA, Kaufman DS, Heney NM, et al. Bladder preservation by combined modality therapy for invasive bladder cancer. J Clin Oncol, 1997, 15: 1022-1029.

11. Shipley WU, Winter KA, Kaufman DS, et al. Phase III trial of neoadjuvant chemotherapy in Phase III trial of neoadjuvant chemotherapy in patients with invasive bladder cancer treated with selective bladder preservation by combined radiation therapy and chemotherapy: Initial results of radiation therapy oncology group 89-03. J Clin Oncol, 1998, 16: 3576-3583.

12. Shipley WU, Kaufman DS, Heney NM, et al. An update of combined modality therapy for patients with muscle invading bladder cancer using selective bladder preservation or cystectomy. J Urol, 1999, 162: 445-451.

13. Cooke PW, Dunn JA, Latief T, et al. Long-term risk od salvage cystectomy after radiotherapy for muscle-invasive bladder cancer. Eur Urol, 2000, 38: 279-286.

14. Johnson DE, Lamy S, Bracken JRB. Salvage cystectomy after radiation failure in patients with bladder carcinoma. South Med J, 1977, 70: 1279-1281.

15. Miller LS. Bladder cancer. Superiority of preoperative irradiation and cystectomy in clinical stages B2 and C. Cancer,

1977，39：973-980.

16. Bloom HJG，Hendry WF，Wallace DM，et al. Treatment of T3 bladder cancer：Controlled trial of pre-operative radiotherapy and radical cystectomy versus radical radiotherapy. Br J Urol，1982，54：136-151.

17. Whitmore Jr. WF，Batata MA，Hilaria BS，et al. A comparative study of two preoperative radiation regimens with cystectomy for bladder cancer. Cancer，1977，40：1077-1086.

18. Smith Jr JA，Crawford ED，Paradelo JC，et al. Treatment of advanced bladder cancer with combined preoperative irradiation and radical cystectomy versus radiacl cystectomy alone：A phase Ⅲ intergroup study. J Urol，1997，157：805-808.

19. Cole CJ，Pollack A，Zagars GK，et al. Local control of muscle-invasive bladder cancer：Preoperative radiotherapy and cystectomy versus cystectomy alone. Int J Radiat Oncol Biol Phys，1995，32：331-340.

20. Parsons JT，Million RR. Planned preoperative irradiation in the management of clinical stage B2-C（T3）bladder carcinoma. Int J Radiat Oncol Biol Phys，1988，14：797-810.

21. Pollack A，Zagars GK，Cole CJ，et al. Significance of downstaging in muscle-invasive bladder cancer treated with preoperative radiotherapy. Int J Radiat Oncol Biol Phys，1997，37：41-49.

22. Smith JA Jr. Summary of preoperative irradiation and cystectomy for bladder cancer. Semin Urol Oncol.，1997，15：86-93.

23. Shell A，Jakobsen A，Nerstrom B，et al. Treatment of advanced bladder cancer category T2，T3 and T4a. Scan J Urol Nephrol Suppl，1991，138：193-201.

24. Huncharek M，Muscat J，Geschwind JF. Planned preoperative radiation therapy in muscle invasive bladder cancer；Results of a meta-analysis. Anticancer Res，1998，18：1931-1934.

25. Mohiuddin M，Kramer S，Newall J，et al. Combined pre-and postoperative ajuvant radiotherapy for bladder cancer：results of RTOG/Jefferson Study. Cancer，1981，47：2840-2843.

26. Serretta V，Pomara G，Piazza F，et al. Pure squamous cell carcinoma of the bladder in western countries. Eur Urol，2000，37：85-89.

27. Lohrisch C，Murray N，Pickles T，et al. Small cell carcinoma of the bladder. Cancer，1999，86：2346-2352.

28. Van Der Werf-Messing BHP，Van Putten WLJ. Carcinoma of the urinary bladder category T2，T3NxM0 treated by 40 Gy external irradiation followed by cesium^{137} implant at reduced dose（50%）. Int J Radiat Oncol Biol Phys，1989，16：369-371.

29. Wijnmaalen A，Helle PA，Koper PCM，et al. Muscle invasive bladder cancer treated by trasurethral resection，followed by external beam radiation and interstitial iridium-192. Int J Radiat Oncol Biol Phys，1997，39：1043-1052.

30. Skala M，Berry M，Duchesne G，et al. Australian and New Zealand three-dimensional conformal radiation therapy consensus guidelines for prostate cancer. Australasian Radiology，2004，48：493-501.

31. Weiss C，Wolze C，Rodel C，et al. Radiochemotherapy after transurethral resection for high-risk T1 bladder cancer：an alternative to intravesical therapy or early cystectomy？JCO，2006，24（15）：2318-2324.

32. Bladder Cancer. NCCN guidelines. Version 1，2015. NCCN. org.

33. Mak RH，Hunt D，Shipley WU，et al. Long-term outcomes in patients with muscle-invasive bladder cancer after selective bladder-preserving combined-modality therapy：a pooled analysis of Radiation Therapy Oncology Group protocols 8802，8903，9506，9706，9906，and 0233. J Clin Oncol.，2014，32（34）：3801-3809.

34. Efstathiou JA，Spiegel DY，Shipley WU，et al. Long-termoutcomes of selective bladder preservation by combined-modality therapy for invasivebladder cancer：the MGH experience. Eur Urol.，2012，61（4）：705-711.

35. Tunio MA，Hashmi A，Qayyum A，et al. Whole-pelvis or bladder-only chemoradiation for lymph node-negative invasive bladder cancer：single-institution experience. Int J Radiat Oncol Biol Phys.，2012，82（3）：e457-462.

36. James ND，Hussain SA，Hall E，et al. Radiotherapywith or without chemotherapy in muscle-invasive bladder cancer. N Engl J Med.，2012，366（16）：1477-1488.

37. Ploussard G，Daneshmand S，Efstathiou JA. et al. Critical analysis of bladder sparing with trimodal therapy in muscle-invasive bladder cancer：a systematic review. Eur Urol.，2014，66（1）：120-137.

38. Lee CY，et al. Trimodality bladder-sparing approach without neoadjuvant chemotherapy for node-negative localized mus-

cle-invasive urinary bladder cancer resulted in comparable cystectomy-free survival. Radiation Oncology, 2014, 9：213.

39. Chauvet B, et al. Results of long-term treatment of inoperable cancer of the bladder with cisplatin and concurrent irradiation：prognostic factors of local control and survival. Cancer Radiother., 1998, 2 Suppl 1：85-91.

40. Coppin CM, et al. Improved local control of invasive bladder cancer by concurrent cisplatin and preoperative or definitive radiation. The National Cancer Institute of Canada Clinical Trials Group. J Clin Oncol, 1996, 14 (11)：2901-2907.

41. James N, Bryan RT, Viney R, at al. Bladder Cancer. In Halperin EC, Wazer DE, Perez CA, et al. editors. Perez & Brady's Principles and Practice of Radiation Oncology. the Sixth Edition. Philadelphia：Lippincott Williams & Wilkins., 2013, Chapter 64.

42. Addla SK, Naidu P, Maddineni SB, et al. Long term survival following radical cystectomy for TCC of the bladder—comparison between primary and radical cystectomy. J Urol, 2009, 181 (4)：(abstr 1754).

43. Duchesne GM, Bolger JJ, Griffiths GO, et al. A randomized trial of hypofractionated schedules of palliative radiotherapy in the management of bladder carcinoma：results of medical research council trial BA09. Int J Radiat Oncol Biol Phys, 2000, 47 (2)：379-388.

44. Bayoumi Y, Heikal T, Darweish H. Survival benefit of adjuvant radiotherapy in stage Ⅲ and Ⅳ bladder cancer：results of 170 patients. Cancer Manag Res., 2014, 27；6：459-465.

45. 刘跃平. 李晔雄. 膀胱癌. 殷蔚伯、余子豪、徐国震等，主编. 肿瘤放射治疗学. 4 版. 北京：中国协和医科大学出版社，2008，909-917.

第三章 睾丸恶性肿瘤

刘跃平 李晔雄

睾丸恶性肿瘤包括组织形态学和临床表现不同的一大类恶性肿瘤，绝大部分发生于阴囊内睾丸，也可发生于异位睾丸，如盆腔隐睾或腹股沟隐睾。睾丸恶性肿瘤在病理上分为生殖细胞瘤和非生殖细胞瘤两大类，主要病理类型为生殖细胞瘤（germ cell tumor，GCT），将近95%的睾丸恶性肿瘤为GCT。睾丸恶性肿瘤的治疗取决于病理类型。放疗是早期睾丸精原细胞瘤的重要治疗手段。最近十多年来，化疗显著改善了睾丸GCT的生存率。本章将重点讨论睾丸精原细胞瘤的治疗，并简单介绍睾丸非精原细胞性生殖细胞瘤的治疗原则。

第一节 流行病学与病因

睾丸肿瘤相对少见，仅占男性恶性肿瘤的1%。但是，睾丸生殖细胞瘤是20~35岁男性青壮年最常见的恶性实体肿瘤。睾丸恶性肿瘤主要有3个发病高峰：儿童，25~40岁和>60岁。睾丸恶性肿瘤的发生率有明显的地理分布，瑞士、德国和新西兰发病率最高，美国和英国次之，非洲和亚洲发病率最低。在2015年，美国有8430例新病人（NCCN2016）。

睾丸生殖细胞瘤的病因不明，某些情况是可能的危险因素。

一、隐睾

隐睾发生恶性肿瘤的危险性显著高于正常下降的睾丸，达15~45倍，盆腔隐睾更易发生恶性肿瘤，其危险性比腹股沟隐睾高约6倍。异位睾丸发生的恶性肿瘤以精原细胞瘤较常见，达60%~80%[1]。就目前的资料来看，还很难确定睾丸固定术能够减少隐睾肿瘤的发生率，但大部分研究认为，青春期前睾丸固定术能够减少睾丸生殖细胞瘤的发生。如果隐睾位于腹股沟、有功能、且容易检查，建议临床观察。如果隐睾位于腹盆腔不容易检查，则应考虑做睾丸固定术。

二、己烯雌酚

动物实验证明，妊娠小鼠服用外源性己烯雌酚能导致睾丸下降不全和后代发育不全。育龄妇女使用己烯雌酚或口服避孕药可导致男孩产生隐睾或发育不全。虽然非对照性研究证明了己烯雌酚和生殖细胞瘤发生的相关性，但流行病学研究并不支持这一观点。

三、克兰费尔特综合征（Klinefelter's syndrome）

克兰费尔特综合征的特征为睾丸小，伴有细精管透明性变，精子缺乏与不育，身高腿长，尿中促性腺激素增加，男子乳房女性化，主要与第47对性染色体XXY表型有关。克兰费尔特综合征的病人和纵隔生殖细胞瘤发生率高相关。

四、其他

睾丸恶性肿瘤病人常有外伤病史，但没有证据证明外伤和肿瘤发生有关，外伤常常使病人注意到睾丸肿块，因而就诊。流行性腮腺炎病毒引起的病毒性睾丸炎可导致睾丸萎缩，但是，流行病学研究未能证明感染是睾丸恶性肿瘤的病因。在 HIV 感染的病人也可发生睾丸肿瘤，但没有足够的证据认为其发病率高于健康人群。

第二节 解剖、转移途径和病理

一、解剖和转移途径

正常睾丸大小约 4 cm×3 cm×2.5 cm，胚胎发育过程中从腹膜后生殖嵴位置通过腹股沟管下降至阴囊。睾丸被膜包括睾丸鞘膜、精索外膜和阴囊。睾丸表面被致密的白膜覆盖，睾丸上极为附睾。致密的白膜对睾丸肿瘤的生长有一定的限制作用，肿瘤很少穿透白膜侵及阴囊皮肤。

睾丸淋巴网分深浅两层，深层淋巴网来自睾丸实质和附睾，沿精索上行达腹膜后，顺腰大肌上行至第四腰椎水平，跨过输尿管，再分支向上，向内进入腹主动脉旁和下腔静脉旁淋巴结（图 10-3-1A）。两侧睾丸的淋巴引流均终止于下腔静脉外侧或前方及下腔静脉与腹主动脉之间（图 10-3-1B）。腹膜后淋巴结可通过乳糜池及胸导管到纵隔和左锁骨上淋巴结。浅层为睾丸鞘膜和阴囊皮肤的淋巴引流，汇集于腹股沟淋巴结，以后经髂淋巴链上行。

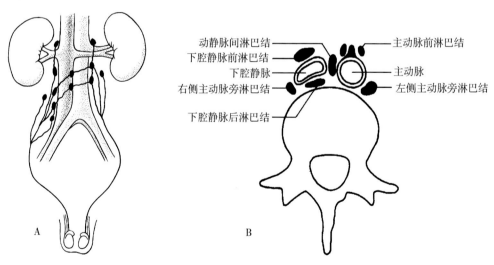

图 10-3-1 睾丸的淋巴引流途径

睾丸为腹腔器官，在胎儿期从腹腔下降至阴囊，因此，睾丸肿瘤的第一站淋巴转移为腹主动脉旁淋巴结。腹股沟淋巴结转移只有在极少见的情况下出现，如肿瘤侵及阴囊皮肤，既往有腹股沟手术史如腹股沟疝手术和睾丸固定术，腹膜后淋巴结广泛转移引起梗阻可使癌细胞逆流至腹股沟。晚期睾丸恶性肿瘤可出现血行转移，以肺转移最多见。

二、病理分类

睾丸恶性肿瘤来源于睾丸生殖细胞及其支持细胞。95%的睾丸肿瘤为恶性，且95%来源于生殖细胞。睾丸肿瘤病理分成两大类：生殖细胞瘤和非生殖细胞瘤。睾丸肿瘤的病理分类详见表10-3-1。

表 10-3-1　睾丸恶性肿瘤的组织病理分类

A. 生殖细胞瘤
  1. 精原细胞瘤
    （1）伴合体滋养层细胞的精原细胞瘤
    （2）精母细胞型精原细胞瘤
    （3）伴肉瘤分化的精母细胞型精原细胞瘤
  2. 非精原细胞性生殖细胞肿瘤
    （1）胚胎癌
    （2）畸胎瘤
    （3）滋养细胞瘤（绒癌）
    （4）内胚窦癌（卵黄囊瘤 yolk sac tumor）
    （5）混合性生殖细胞肿瘤

B. 性索间质肿瘤
  1. 间质细胞瘤（leyd I g cell tumor）
  2. 滋养细胞瘤（sertol I cell tumor）
  3. 颗粒细胞瘤（granulosa cell tumor）
  4. 混合细胞瘤（滋养-间质细胞瘤）

C. 生殖细胞和性索间质混合瘤
  成性腺细胞瘤（gonadoblastoma）

D. 附件和睾丸旁肿瘤
  1. 间皮瘤
  2. 软组织肿瘤（肉瘤等）
  3. 睾丸网附属器肿瘤

E. 其他肿瘤
  1. 类癌
  2. 淋巴瘤
  3. 囊肿

F. 转移瘤

睾丸生殖细胞瘤（germ cell tumor，GCT）又可分为精原细胞瘤（seminoma）和非精原细胞性生殖细胞瘤（nonseminomatous germ cell tumor，NSGCT）两大类。睾丸精原细胞瘤占全部 GCT 的 50%，可分为经典型、间变型和精母细胞型。精原细胞瘤病理亚型对预后影响不大。精母细胞型精原细胞瘤是极少见的病理类型，常发生于 65 岁以上，生长缓慢，极少转移，预后极好。15%~20% 精原细胞瘤血清 HCG 增高，但 AFP 阴性。

非精原细胞性生殖细胞瘤（NSGCT）占 GCT 的 50%，包括胚胎癌、绒癌、内胚窦癌和畸胎瘤，畸胎瘤分为成熟或不成熟。大部分 NSGCT 为混合性生殖细胞瘤，含有多种非精原细胞瘤成分。病理上任何非精原细胞性生殖细胞瘤成分都影响预后，当精原细胞瘤和 NSGCT 同时存在时，治疗上必须根据 NSGCT 处理。因此，纯的精原细胞瘤指组织学上纯精原细胞瘤和血清 AFP 阴性，AFP 仅由非精原细胞分泌。

第三节　诊断与临床分期

一、症状与体征

睾丸恶性肿瘤常见的症状和体征为无痛性或疼痛性睾丸肿块，质地硬，大小从几毫米到十几厘米。大部分肿块伴有疼痛，部分病人同时伴有睾丸肿胀或下坠感。急性疼痛少见，如有则表示肿瘤内急性出血或睾丸急性蒂扭转。睾丸恶性肿瘤的症状和体征与睾丸的部位有关，隐睾肿瘤表现为阴囊内无睾丸，肿块位于腹股沟或盆腔。盆腔隐睾恶性肿瘤因为部位深，早期不容易发现，原发肿瘤大小比腹股沟隐睾和阴囊睾丸肿瘤大，原发病灶容易侵犯邻近器官和结构，产生特有的临床症状和体征，例如下肢水肿、尿频、尿急和尿痛等。

二、诊断与肿瘤抗原

（一）睾丸切除术

睾丸肿瘤切除是首要的诊断和治疗手段，睾丸切除术必须经腹腔股沟切口，在深部腹股沟内环处行精索高位结扎术，以减少局部复发和异常淋巴引流。经腹股沟高位睾丸切除术是唯一正确的治疗和诊断技术。禁止经阴囊行睾丸肿瘤切除术或经阴囊睾丸肿瘤穿刺活检，此手术干扰正常淋巴引流，使淋巴引流至腹股沟和盆腔淋巴结。此外，经阴囊睾丸切除术遗留从腹股沟外环至内环的部分精索于体内。无论术前诊断如何，所有原发睾丸肿瘤都必须从腹股沟进行手术。未切除睾丸肿瘤之前，手术中不应解剖肿瘤进行观察。

盆腔隐睾精原细胞瘤需经下腹腔剖腹探查，因原发肿瘤与周围组织粘连或侵犯邻近器官，部分病人不能行隐睾肿瘤全切，仅做活检或肿瘤部分切除即可。

睾丸外（异位）生殖细胞瘤占所有生殖细胞瘤的10%，纵隔和腹膜后是最常见的原发部位。儿童垂体常发生GCT，有时GCT可发生于极罕见部位，如阴囊、甲状腺、鼻窦和头颈软组织。异位生殖细胞瘤病人必须做睾丸检查，以除外睾丸GCT转移的可能性。

（二）肿瘤标志物

血清肿瘤标志物甲胎蛋白（AFP）和绒毛膜促性腺激素（HCG）在睾丸生殖细胞瘤的诊断、预后、治疗和随诊中起非常重要的作用。纯的精原细胞瘤AFP阴性，但HCG可增加。NSGCT血清AFP和（或）HCG均可增高（表10-3-2）。

表 10-3-2　生殖细胞瘤的血清标志物

	AFP（%）	HCG（%）	LDH（%）
精原细胞瘤	阴性	15~25	80（晚期）
非精原细胞性生殖细胞瘤			
Ⅰ期	10~20	10~20	
Ⅱ期	20~40	20~30	
Ⅲ/Ⅳ期	40~60	40~60	60
半衰期	5~7天	18~24小时	

1. AFP　AFP由肝、胃肠道和睾丸内胚窦（fetal yolk sac）细胞分泌，是一种分子量为7万的糖蛋白。放射免疫法可用于测定血清AFP含量，正常值一般低于15 ng/ml。AFP阳性仅限于非精原细胞性生殖细胞瘤，特别是胚胎癌和内胚窦癌。纯的精原细胞瘤AFP阴性。如果病理报告为精原细胞瘤，而血清AFP阳性，表明含有非精原细胞性生殖细胞瘤成分，治疗原则上应按照非精原细胞性生殖细胞瘤处理。

2. HCG　HCG由合体滋养层细胞分泌，单纯精原细胞瘤和NSGCT均可见血清HCG增高。晚期精原细胞瘤约15%~25%可见HCG增高，非精原细胞性生殖细胞瘤HCG的阳性率和临床分期相关，见表10-3-3。HCG假阳性可见于LH交叉反应、治疗引起的性腺功能减退和垂体分泌的HCG。

表 10-3-3　2009 年 UＩCC/AJCC 第七版睾丸肿瘤 TNM 分期原则

分　　　期	描　　　述
原发肿瘤	
pT_x：	原发肿瘤不能评价
pT_0	无原发肿瘤证据
pT_{Is}	小管内生殖细胞肿瘤（原位癌）
pT_1	肿瘤局限于睾丸和附睾，无血管和淋巴管侵犯；肿瘤可侵及白膜，但未侵及睾丸鞘膜
pT_2	肿瘤局限于睾丸和附睾，合并血管和淋巴管侵犯，或肿瘤侵透白膜并侵及睾丸鞘膜
pT_3	肿瘤侵及精索，有或无血管和淋巴管侵犯
pT_4	肿瘤侵及阴囊，有或无血管和淋巴管浸润
区域淋巴结	
临床或病理（pN）	
N_x	淋巴结不能评价
N_0	无淋巴结转移
N_1	淋巴结转移最大直径≤2 cm；多个淋巴结，最大直径≤2 cm
pN_1	单个淋巴结转移，最大径<2 cm，或者≤5 个多个淋巴结转移，最大径<2 cm
N_2	单个或多个淋巴结转移，最大直径>2 cm，但≤5 cm
pN_2	单个转移淋巴结，最大直径>2 cm，但≤5 cm，或者超过 5 个淋巴结转移，最大径≤5 cm，或淋巴结外肿瘤扩散
N_3	淋巴结转移最大直径>5 cm
pN_3	淋巴结转移最大直径>5 cm
远处转移	
M_0	无远处转移
M_1	存在远处转移
M_{1a}	区域外淋巴结转移或肺转移
M_{1b}	肺及区域外淋巴结以外的其他部位远处转移

3. 乳酸脱氢酶（LDH）　LDH 是晚期睾丸生殖细胞瘤的重要预后因素，血清浓度的增高反映了肿瘤负荷、肿瘤生长率和细胞增殖。所有病人都应该做 LDH 检查，在临床分期中，考虑了 LDH 增高对预后的影响。

三、临床分期

临床分期检查包括病理，尿常规，血清 AFP 和 HCG，血液生化，LDH，原发灶的 B 超或 MRI，胸正侧位片，腹盆腔 CT 和 B 超，必要时 PET-CT 也有助于分期判断。具有生殖需要的睾丸生殖细胞瘤病人，治疗前均应做精子和血雄激素水平的检查，并保留精子于精子库备用。

CT 扫描是膈上和膈下淋巴结病变最有效的检查方法。腹部 CT 扫描能很好地发现腹膜后淋巴结病变。70%~80% 的精原细胞瘤和 1/3 的 NSGCT 诊断时 CT 扫描阴性。由于 NSGCT 病变进展较快，最后一次 CT 应在治疗开始前 4 周内做。腹腔淋巴结转移或胸片发现异常时，应做胸部 CT。在分期不确定的情况下可以借助 PET-CT 进一步明确。

2009 年 AJCC/UＩCC 提出的睾丸恶性肿瘤 TNM 分期见表 10-3-3，临床和病理分期见表 10-3-4。

AFP、HCG 和 LDH 是 GCT 独立的预后因素，在 TNM 分期中将血清 AFP、HCG 和 LDH 考虑为 S。TNM 总的分期原则如下：Ⅰ期指肿瘤局限于睾丸；Ⅱ期指肿瘤限于膈下淋巴结转移；Ⅲ期指膈上淋巴结转移，或远处转移，而 AFP、HCG 和 LDH 决定了总的分期。

表 10-3-4 睾丸肿瘤临床及病理分期

分 期		描 述		
0 期	pT_{Is}	N_0	M_0	S_0
Ⅰ期	$pT_{1\sim4}$	N_0	M_0	S_X
ⅠA	pT_1	N_0	M_0	S_0
ⅠB	$pT_{2\sim4}$	N_0	M_0	S_0
ⅠS	$pT_{1\sim4}$	N_0	M_0	$S_{1\sim3}$（睾丸切除术后）
Ⅱ期	$pT_{1\sim4}$	$N_{1\sim3}$	M_0	S_x
ⅡA	$pT_{1\sim4}$	N_1	M_0	$S_{0\sim1}$
ⅡB	$pT_{1\sim4}$	N_2	M_0	$S_{0\sim1}$
ⅡC	$pT_{1\sim4}$	N_3	M_0	$S_{0\sim1}$
Ⅲ期	任何 pT	任何 N	M_1	S_x
ⅢA	$pT_{1\sim4}$	$N_{0\sim3}$	M_1	$S_{0\ 1}$
ⅢB	$pT_{1\sim4}N_{1\sim3}$	$M_{0\sim1a}$	S_2	
ⅢC	$pT_{1\sim4}N_{1\sim3}$	$M_{0\sim1a}$	S_3	
	$pT_{1\sim4}$	$N_{0\sim3}$	M_{1b}	$S_{0\sim3}$

腹膜后转移淋巴结的大小影响治疗的选择。精原细胞瘤腹膜后淋巴结转移<5cm 或>5cm，根治性放疗后的复发率分别为 15% 和 40%~60%。NSGCT 的治疗选择取决于腹膜后淋巴结大小和部位，血清肿瘤标志物的上升浓度和程度。根据血清肿瘤标志物增高将 S 分为 S_1、S_2 和 S_3，总结如表 10-3-5。

表 10-3-5 血清肿瘤标志物（S）

	LDH	HCG（mⅠU/ml）	AFP（ng/ml）
S_x	标志物未知或未查		
S_0	标志物正常		
S_1	<1.5 倍正常值	<5000	<1000
S_2	1.5~10 倍正常值	5000~50000	1000~10000
S_3	>10 倍正常值	>50000	>10000

英国 Royal Marsden 医院应用的简化睾丸 GCT 临床分期原则，见表 10-3-6，这一分期原则也为很多单位临床参照应用。原发于腹股沟隐睾和盆腔隐睾的精原细胞瘤同样适用这一分期原则。Ⅰ期指肿瘤局限于睾丸，无淋巴结或远处转移；Ⅱ期指膈下淋巴结转移，根据腹主动脉旁转移淋巴结大小分为ⅡA、ⅡB、ⅡC 和ⅡD。ⅡA 和ⅡB 期肿瘤负荷小，而ⅡC 和ⅡD 期指腹腔大肿块。Ⅲ期合并膈上淋巴结转移，但无远处转移。Ⅳ期指有淋巴结以外的远处转移。

表 10-3-6　睾丸生殖细胞瘤 Royal Marsden 临床分期

分　　期	定　　义
Ⅰ	肿瘤局限于睾丸，无淋巴结或远处转移
Ⅱ	隔下淋巴结转移
ⅡA	肿瘤最大直径<2 cm
ⅡB	肿瘤最大直径 2~5 cm
ⅡC	最大直径 5~10 cm
ⅡD	最大直径≥10 cm
Ⅲ	隔上淋巴结转移（锁骨上或纵隔淋巴结转移）
Ⅳ	淋巴结以外的远处转移

第四节　睾丸精原细胞瘤的治疗

所有睾丸恶性肿瘤都应经腹股沟高位睾丸切除术。睾丸精原细胞瘤的术后治疗主要取决于肿瘤的临床分期。放射治疗是Ⅰ期和ⅡA~B期的主要治疗方法[3]，腹腔大肿块Ⅱ期（ⅡC，ⅡD期）和Ⅲ~Ⅳ期以化疗为主要治疗手段。本节主要讨论Ⅰ期和ⅡA~B期的治疗，晚期精原细胞瘤的化疗和晚期 GCT 的治疗一起讨论。

一、睾丸高位切除术

所有睾丸恶性肿瘤都应经腹股沟高位睾丸切除术，避免经阴囊手术切除睾丸或经阴囊肿物穿刺。由于睾丸的淋巴引流途径主要为腹主动脉旁淋巴结，而阴囊皮肤引流至腹股沟淋巴结。经阴囊手术或穿刺可能破坏淋巴引流途径，导致腹股沟淋巴结的转移。睾丸肿瘤切除的另一个重要目的为明确病理诊断，指导临床治疗。腹股沟高位睾丸切除术见图 10-3-2。

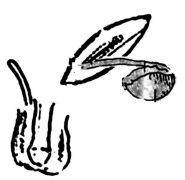

图 10-3-2　腹股沟睾丸高位切除术

二、Ⅰ期睾丸精原细胞瘤的术后治疗

Ⅰ期睾丸精原细胞瘤可选择术后主动监测、腹膜后放疗或短程辅助单药卡铂化疗，术后主动监测适用于相对风险较低（原发肿瘤≤4cm，无睾丸血管网 rete testis 受侵）、随诊条件好、且患者依从性较好的病例，Ⅰ期病例密切随诊中有15%~20%的病例出现腹膜后区域复发，及时的挽救治疗仍可治愈绝大部分病例，Ⅰ期睾丸精原细胞瘤睾丸术后选择腹主动脉旁照射 20Gy，5 年总生存率可达98%~100%，5 年无病生存率达95%以上，死亡率低于2%。中国医学科学院肿瘤医院报道[5]200 例Ⅰ期睾丸精原细胞瘤放疗结果，5 年总生存率为99%，复发率为 3.5%，短程辅助单药卡铂化疗可取得和放疗同样的疗效，存在腹股沟和盆腔隐睾病史或腹股沟手术史的患者应当考虑加照同侧髂血管旁及腹股沟淋巴结区域，常用照射剂量为 20~25Gy/10~13 次。由于睾丸精原细胞瘤睾丸术后绝大部分复发都出现在治疗后的头 3 年（92%），Ⅰ期睾丸精原细胞瘤睾丸术后选择主动监测的病例应当密切随诊复查，但Ⅰ期精原细胞瘤主动监测结果表明首发肺内转移很少见，其复查要求见表 10-3-7，接受过辅助放疗或化疗的病例 3 年后复发病例很少（0.2%），因此腹盆 CT 3 年后可安排 1 年 1 次，头 3 年的复查间隔也可适当延长，精原细胞瘤睾丸术后辅助治疗证据见表 10-3-8。

表 10-3-7 Ⅰ期睾丸精原细胞瘤睾丸切除术后主动监测复查要求

检查项目	第 1 年	第 2~3 年	第 4~5 年	以 后
体格和病史	每 3~6 月	每 6~12 月	每年 1 次	每年 1 次
肿瘤标志物	每 3~6 月	每 6~12 月		每年 1 次
胸片	有临床指征时应用，如果存在肺部症状建议增强 CT			
腹部±盆腔 CT	3、6 和 12 月	每 6~12 月	每年 1 次	1~2 年 1 次

表 10-3-8 Ⅰ期睾丸精原细胞瘤睾丸术后辅助治疗证据

作 者	研究项	病例数	研究描述	随诊时间	疗 效	毒 性	结 论
Fossa（1999）[13]	腹主动脉旁（PA）与狗腿野（DL）比较	PA：236 DL：242	放疗剂量：30Gy/15 次，既往无腹股沟和阴囊手术	中位 4.5 年	3 年 RFS：PA：96% DL：96.6% 3 年 OS：PA：99.3% DL：100%	PA 组恶心、呕吐、血液毒性及 18 月后精子计数明显好于 DL	无淋巴引流扰动的Ⅰ期精原细胞瘤 PA 照射即可
Jones（2005）[63]	放疗剂量的影响	20Gy：544 30Gy：550	包括 PA 和 DL	中位 61 月	2 年 RFS：20Gy：97.5% 30Gy：96.8% 5 年 OS：20Gy：96.4% 30Gy：97%	30Gy 组病例乏力增多，恢复正常工作时间延长	30Gy 与 20Gy 疗效相当，20Gy 恢复正常工作时间更快
Oliver（2011）[69]	放疗与单药卡铂化疗比较	RT：904 卡铂：573	放疗包括 PA 和 DL，剂量为 20~30 Gy 卡铂剂量：7XAUC	中位 6.5 年	5 年 RFR（无复发率）：卡铂：94.7% RT：96%	卡铂降低了对侧睾丸 GCT 发生率	单药卡铂疗效不劣于放疗
Dieckmann（2016）[72]	比较 AS、放疗、化疗差别	AS：256 RT：41 1 周期卡铂：362 2 周期卡铂：66	多中心前瞻性病例分析	中位 30 月	复发率：AS：8.2% RT：2.4% 1X 卡铂：5.0% 2X 卡铂：1.5%，CSS 均为 100%	未分析	AS 复发率高，但 3 种治疗选择 CSS 一致
SWENOTECA[73]（2015）	比较 AS、放疗、化疗差别	Review	Review	中位 5 年	复发率：AS：14.3% 卡铂：3.9% RT：0.8% 5 年 CSS 为 99.9%	未分析	由于 CSS 一致，医生应与病人协商确定治疗选择
Kollmannsberger[75]（2015）	主动监测在Ⅰ期睾丸 GCT 中作用	非精原细胞 GCT：1139 精原细胞瘤：1344	回顾性分析	非精原细胞 GCT：中位 62 月 精原细胞瘤：中位 52 月	复发率：非精原细胞 GCT：19% 精原细胞瘤：13% 末次随诊时无病生存率：非精原细胞 GCT：98% 精原细胞瘤：99%	2 例非精原细胞 GCT 死于治疗治疗毒性，1 例精原细胞瘤死于治疗相关毒性	Ⅰ期睾丸 GCT 睾丸术后主动监测疗效满意，应当合理选择
Hallemeier（2014）[80]	辅助放疗长期结果	199	回顾性研究 DL/PA，中位剂量 25.5Gy	中位 13 年	10 年 OS：92% CSS：99% RR：1% 20 年 OS：77% CSS：99% RR：2%	20 年心血管事件：12% 第二原发肿瘤：19%	Ⅰ期精原细胞瘤睾丸术后辅助放疗长期疗效很好，复发率很低，但存在长期并发症

注：AS：actⅠve surveⅠllance；CSS：肿瘤特异生存率；OS：总生存率；RR：复发率。

放疗毒副作用：Ⅰ期睾丸精原细胞瘤放射治疗可以取得非常好的疗效，但放疗可产生轻微的毒副作用。近期毒副作用包括胃肠道反应及骨髓抑制等，远期并发症极少见，主要为不育、胃溃疡和放射所致第二原发肿瘤等[2]。有生育要求的建议检查和治疗前进行精子冻存。

综上所述，腹主动脉旁和同侧盆腔照射仍然是Ⅰ期睾丸精原细胞瘤的标准治疗手段，照射剂量为20~26 Gy。单纯腹主动脉旁照射和常规狗腿野照射疗效相同，急性毒副作用较少，盆腔复发略多，但总生存率无差别。对既往有盆腔、腹股沟、阴囊手术的患者是否适用单纯腹主动脉旁照射需进一步研究。原发于盆腔隐睾精原细胞瘤由于其盆腔淋巴结转移发生率高和原发肿瘤位于盆腔，不适宜省略同侧盆腔照射[8]。主动监测也可作为相对风险较低（原发肿瘤≤4cm，无睾丸血管网 rete testis 受侵）病例的选择[17,18,19]，但主动监测复查费用较高，患者精神压力大，缺乏可靠的肿瘤标志物，需要患者积极配合。单药卡铂化疗能取得和单纯放疗同样的疗效[21,22,23]，且可降低对侧睾丸 GCT 发生率，也是睾丸精原细胞瘤安全有效的治疗选择。

三、Ⅱ期睾丸精原细胞瘤的治疗

放疗仍然是低负荷Ⅱ期（ⅡA 期或ⅡB 期肿瘤≤3cm）睾丸精原细胞瘤的主要治疗手段。放疗包括腹主动脉旁和盆腔淋巴引流区（DL：狗腿野），ⅡA 期照射剂量 30Gy，ⅡB 期 36Gy，首程狗腿野照射 20Gy，然后缩野至肿瘤部位分别补量 DT10Gy 和 16Gy。临床ⅡA~B 期精原细胞瘤单纯放射治疗的生存率达 90%以上，放疗后复发率在 5%~15%，极少有病人死于精原细胞瘤。

腹腔肿瘤负荷较大的Ⅱ期（ⅡB 肿瘤>3cm，ⅡC 期）病人单纯放射治疗的生存率较低，生存率为 60%~80%，主要表现为远处转移和（或）膈上淋巴结复发，复发率达 30%。中国医学科学院肿瘤医院[6]治疗 65 例Ⅱ期睾丸精原细胞瘤，全组 5 和 10 年生存率为 76%和 71%，ⅡA、ⅡB 和ⅡC 期的 5 年生存率分别为 100%，92%和 63%。因此ⅡB 伴有大肿块>3cm，ⅡC 期建议选择化疗，另外患者为马蹄肾，患有炎症性结肠炎，或既往曾有腹盆放疗史也建议选择辅助化疗，有同侧盆腔手术史患者（如：疝气修补术或盆腔隐睾下降固定术），由于手术扰乱了睾丸正常的淋巴引流，可以考虑照射同侧髂外和腹股沟淋巴结，但因照射范围增加，会增加生育影响，如果患者有生育要求也应考虑选择化疗，ⅡA 期伴腹膜后多发淋巴结转移病例化疗也可替代放疗，推荐的化疗方案和周期数见表 10-3-9。Ⅱ期精原细胞瘤高位睾丸切除术后临床治疗证据见表 10-3-10；睾丸精原细胞瘤放射治疗后仍有部分病人会复发，主要为远处转移，其复发风险与肿瘤分期相关，各期睾丸精原细胞瘤放射治疗结果及复发部位见表 10-3-11。

如果患者有生育要求，在接受"狗腿野"治疗前应当进行精子冻存，放疗中铅罩保护健侧睾丸有利于保存患者生育功能。

三、AJCC 分期为Ⅲ期或Ⅳ期精原细胞瘤以化疗为主

化疗方案详见表 10-3-12。

四、盆腔和腹股沟隐睾精原细胞瘤的临床特点和治疗

（一）临床特点

隐睾精原细胞瘤指原发于盆腔或腹股沟隐睾的精原细胞瘤。睾丸在胚胎和婴幼儿生长发育过程中，从腹膜后经腹股沟管逐渐下降至阴囊。生长发育障碍造成睾丸停滞于盆腔或腹股沟部位。隐睾发生肿瘤的危险性明显高于阴囊内睾丸。盆腔隐睾和腹股沟隐睾发生 GCT 时，精原细胞瘤比例多于阴囊内睾丸。

隐睾精原细胞瘤极少见，仅占所有精原细胞瘤的 1%~7%，盆腔隐睾精原细胞瘤更少见。在国

内，隐睾精原细胞瘤的发生率明显高于国外。中国医学科学院肿瘤医院报道了全世界最大宗的隐睾精原细胞瘤病例[8]，占同期收治精原细胞瘤的30%，其中18%为盆腔隐睾精原细胞瘤，12%为腹股沟隐睾精原细胞瘤。

阴囊内睾丸和腹股沟隐睾位于体表，肿瘤发生时，容易发现和诊断。而盆腔隐睾精原细胞瘤位于盆腔，不容易早期发现，常表现为巨大原发肿瘤，原发肿瘤直径5~28 cm，中位直径和平均直径分别为10cm和11cm。原发肿瘤易侵犯或压迫邻近器官，产生特有的临床症状和体征，如下肢水肿，尿频，尿急和肾积水。盆腔原发肿瘤较小时，可发生急性蒂扭转，引起急性腹痛。

表 10-3-9　2017 年 1 版 NCCN 睾丸 GCT 治疗原则

GCT	治疗原则
精原细胞瘤（AFP-）	
ⅠA、ⅠB	首选主动监测，或单药卡铂化疗（AUC＝7×1~2 周期），或腹主动脉旁照射（20~26Gy）
Ⅰs	反复血清肿瘤标志物升高，应当 CT 评价腹盆等处病变，然后依据病变范围确定治疗
	主动监测：马蹄肾，结肠炎或以前做过放疗
ⅡA	放疗：腹主动脉旁+盆腔野照射 20 Gy，缩野局部补量 10Gy，或化疗：BEP×3 周期，或 EP×4 周期
ⅡB	首选化疗：BEP×3 周期，或 EP×4 周期，无大肿块病变（≤3cm）可腹主动脉旁+盆腔野照射 20 Gy，缩野局部补量 16Gy
ⅡC~Ⅲ	
低危	化疗：3 周期 BEP 或 4 周期 EP
中危	化疗：4 周期 BEP 或 4 周期 VIP
化疗后残存处理：	残存≤3cm，肿瘤标志物正常，随诊观察；化疗后残存>3cm，肿瘤标志物正常，2~3 月后 PET 评价，阳性残存肿瘤：手术或放疗；PET 阴性残存肿瘤：随诊观察
NSGCT（混合型 GCT，或伴 AFP 升高）	
ⅠA（T_1）	观察或神经保留性 RPLND 或 BEP 化疗 1~2 周期，$T_{2~3}$ 也可随诊观察
ⅠB（$T_{2~4}$）	神经保留性 RPLND 或 2 周期 BEP
ⅠS（肿瘤标志物持续升高）	4 周期 EP 或 3 周期 BEP 化疗
ⅡA 肿瘤标志物阴性	神经保留性 RPLND 或 4×EP 或 3×BEP 化疗
肿瘤标志物持续阳性或增高	4×EP 或 3×BEP 化疗
ⅡB 肿瘤标志物阴性，淋巴引流区域淋巴结转移	3×BEP 或 4×EP 化疗，或部分选择病例行保留神经性 RPLND
多灶、有症状、或淋巴引流区外淋巴结转移	3×BEP 或 4×EP 化疗
肿瘤标志物持续阳性或增高	4×EP 或 3×BEP 化疗
化疗后残存处理：	腹膜后残存病灶≥1cm，肿瘤标志物正常，神经保留性 RPLND；如果<1cm，肿瘤标志物正常，可随诊观察或选择性病例行神经保留性 RPLND
ⅢA 低危	3×BEP 或 4×EP
ⅢB 中危	4×BEP 或 4×VIP 化疗
ⅢC 高危	4×BEP 或 4×VIP（选择病例）
脑转移	化疗±放疗±手术

表 10-3-10　Ⅱ期睾丸精原细胞瘤高位睾丸切除术后临床辅助治疗证据

作　者	研究项	病例数	研究描述	随诊时间	疗　效	毒　性	结　论
SchmⅠdberger[74] (1997)	ⅡA/B 缩小野是否影响疗效	ⅡA：39 ⅡB：19	DL 野下界上移至髋臼上缘，ⅡA 剂量 30Gy，ⅡB 剂量 36Gy	中位 37 个月	3 年 RFS： ⅡA：100% ⅡB：87.4% 无盆腔复发	恶心： 2 级 15.5% 3 级 8.6% 腹泻： 2 级 15.5% 3 级 5.2%	ⅡA/B 期精原细胞瘤放疗野下界可上移至髋臼上缘以减少对健侧睾丸影响
Classen (2004)[62]	放疗疗效和缩小射野	ⅡA：66 ⅡB：21	DL：下界上移至髋臼上缘 ⅡA：30Gy ⅡB：36Gy	中位 70 月	6 年 RFS： ⅡA：95.3% ⅡB：88.9%	ⅡA 组：3 级恶心 8% ⅡB 组：3 级恶心和腹泻 10% 无晚期毒性发生	ⅡA/B 期精原细胞瘤缩小照射野安全有效，支持术后放疗作为首选
DettⅠ (2009)[77]	ⅡA/B/C 的治疗方法和疗效	ⅡA：83 ⅡB：19 ⅡC：4	ⅡA＋6 例ⅡB：DL 放疗 13 例ⅡB：放化综合 4 例ⅡC：化疗	中位 21 年	5 年 RFS： ⅡA：94% ⅡB：72.5% ⅡC：75%	放疗可引起恶心、胃肠不适，第二原发肿瘤占 3.7%	放疗可治愈绝大部分ⅡA 期病例，ⅡB 期可选择放疗或化疗，ⅡC 期应当选择化疗
GarcⅠa-del-Muro (2008)[78]	ⅡA/B 期精原细胞瘤化疗疗效和毒性	ⅡA：18 ⅡB：54	前瞻性多中心病例分析，化疗：EPx4 或 BEPx3	中位 71.5 月	CR：83% PR：17% 5 年 PFS： ⅡA：100% ⅡB：87% 全组 OS：95%	≥3 级粒细胞下降：8 例 ≥3 级血小板下降：2 例	化疗可作为ⅡA/B 精原细胞瘤的替代治疗
Glaser (2016)[81]	比较放疗、多药联合化疗差别	ⅡA：960 ⅡB：812 ⅡC：665	NCDB 病例回顾性分析 放疗使用率：ⅡA＝78.1%，ⅡB＝54.4%，ⅡC＝4.2%；化疗使用率：ⅡA＝21.9%，ⅡB＝45.6%，ⅡC＝95.8%	中位 65 月	5 年 OS ⅡA RT：99% CT：93% （HR0.28） ⅡB RT：95.2% CT：92.4%	未分析	放疗与化疗相比改善了ⅡA 期精原细胞瘤的生存率，但ⅡB 疗效相当
Paly (2016)[82]	比较放疗化疗疗效差别	ⅡA/B 期，共计 1885 例 RT：61.5% CT：38.5%	NCDB 病例回顾性分析	回顾性分析数据库病例	5 年 OS ⅡA RT：99.4% CT：91.2% （P<0.01） ⅡB RT：96.1% CT：92.8% （P＝0.08）	未分析	ⅡA 睾丸术后支持选择辅助放疗，ⅡB 期化疗放疗均可选择

注：RFR：无复发率；RT：放疗；CT：化疗。

表 10-3-11 睾丸精原细胞瘤放射治疗结果及复发部位

临床分期	病例数	复发（%）	复发部位（%）	
			纵隔/锁骨上	其他±纵隔/锁骨上
Ⅰ期	1854	81（4）	33（41）	48（59）
ⅡA/B 期或未触及	206	14（7）	3（21）	11（79）
ⅡC 期或可触及	90	43（48）	12（28）	31（72）

表 10-3-12 睾丸生殖细胞瘤的化疗方案

化疗方案	药　物	剂量（mg/m²）	给药途径	给药时间（第几天）	周期（天数）
标准方案					
EP	足叶乙苷（VP-16）	100	静脉滴注	1~5	21 天
	顺铂	20	静脉滴注	1~5	
BEP	VP-16	100	静脉滴注	1~5	21 天
	顺铂	20	静脉滴注	1~5	
	博来霉素	30 U	静脉注射	1, 8, 15	
VIP	异环磷酰胺	1200	静脉滴注	1~5	21 天
	顺铂	20	静脉滴注	1~5	
	依托泊苷	75	静脉滴注	1~5	
	美司钠	120（1200）	IFO 前及之后与ⅠFO 同步滴注	1~5	

（二）转移途径和临床分期

盆腔隐睾精原细胞瘤比阴囊睾丸和腹股沟隐睾精原细胞瘤更容易出现淋巴结转移，临床分期更晚。文献报道盆腔隐睾精原细胞瘤淋巴结转移发生率达 30%~76%。中国医学科学院肿瘤医院报道 60 例盆腔隐睾精原细胞瘤，43% 的病人出现淋巴结转移，显著高于阴囊睾丸和腹股沟隐睾精原细胞瘤的淋巴结转移率，后者分别为 20% 和 26%（$P<0.05$）。盆腔隐睾精原细胞瘤的盆腔淋巴结转移率高于阴囊睾丸精原细胞瘤（23%：13%）[7,8]。

睾丸肿瘤的临床分期原则同样适用于盆腔和腹股沟隐睾精原细胞瘤，应用 Royal Marsden 分期能很好地反映隐睾精原细胞瘤病人的预后。阴囊内睾丸和腹股沟隐睾精原细胞瘤有更多的病人为Ⅰ期，Ⅱ~Ⅳ期少见，而盆腔隐睾精原细胞瘤中晚期多见。

（三）治疗和预后

隐睾精原细胞瘤的治疗原则和阴囊睾丸精原细胞瘤相同，首先应考虑行原发肿瘤切除术以明确病理诊断，但腹腔隐睾精原细胞瘤因原发肿瘤巨大、易侵犯周围邻近器官，部分原发肿瘤难以完全切除，但不影响病人预后。隐睾切除术或活检术后的治疗原则主要根据临床分期，Ⅰ期和ⅡA~B 期以放疗为标准治疗，晚期以化疗为主。

1. 隐睾原发肿瘤手术　腹股沟隐睾精原细胞瘤的手术治疗原则和阴囊睾丸精原细胞瘤相同，必须经腹股沟切口高位切除睾丸。盆腔隐睾精原细胞瘤需做剖腹探查术，少数病人已有锁骨上淋巴结转移时，可做锁骨上淋巴结活检。原发肿瘤的手术方式取决于原发肿瘤侵犯程度和腹腔粘连的程度。和阴囊睾丸精原细胞瘤不同的是，原发肿瘤切除不是盆腔隐睾精原细胞瘤的治愈手段。

在中国医学科学院肿瘤医院报道[8]的60例原发盆腔隐睾精原细胞瘤中，62%的病人原发肿瘤能被完全切除，38%的病人原发肿瘤不能完全切除，仅做了肿瘤部分切除或活检，肿瘤不能切除的原因有：原发肿瘤和腹腔粘连、侵犯邻近器官和（或）广泛纤维化。原发肿瘤切除与否并未影响盆腔隐睾精原细胞瘤的预后和临床分期。影响隐睾精原细胞瘤预后的重要因素仍然为淋巴结转移及远处转移，和原发肿瘤大小无关，这和精原细胞瘤对放疗和化疗高度敏感有关，原发肿瘤可通过放化疗得到很好的控制。

2. 放疗和化 Ⅰ期和ⅡA~B期腹股沟隐睾精原细胞瘤照射野应包括腹主动脉旁和盆腔淋巴结。Ⅰ期和ⅡA~B期盆腔隐睾精原细胞瘤照射野包括腹主动脉旁和盆腔淋巴结[14,15]，并扩大至原发肿瘤瘤床或残存的原发肿瘤，即"曲棍球棍（hockey stick）"野或"狗腿"野。照射剂量同睾丸精原细胞瘤，但残存原发肿瘤应局部补量。

ⅡC期和Ⅲ~Ⅳ期隐睾丸细胞瘤以化疗为主。

3. 预后 中国医学科学院肿瘤医院和其他研究证明，盆腔隐睾精原细胞瘤的预后差和临床分期较晚有关，但腹股沟隐睾精原细胞瘤的预后和阴囊睾丸精原细胞瘤一样。Ⅰ期盆腔隐睾和腹股沟隐睾精原细胞瘤的生存率达97%以上。其余各期的预后和阴囊睾丸精原细胞瘤基本相同。

五、模拟定位和照射技术

在X线模拟机下定位或CT定位：仰卧位，双手放体侧，体位固定或舒适静卧位，X线透视下根据骨性标记确定放疗范围或CT扫描定位后逐层勾画靶区，CT扫描时可静脉注射血管增强对比剂，层厚5mm扫描，扫描范围自膈顶至睾丸以下，包全腹盆腔，如果只需照射腹膜后区域，扫描范围下界可提升至L_5下缘。

1. 放疗范围确定 X线透视下根据骨性标记确定放疗范围或CT扫描图像上传至计划系统进行靶区及正常器官勾画，靶区勾画可以逐层勾画，也可在重建DRR图上直接勾画治疗范围，如果逐层勾画为CTV，可外放边界0.5cm为PTV。正常器官勾画包括心脏、肺、胃肠道、肝、双肾及狗腿野（DL）照射时的健侧睾丸等，正常器官分别限量。DL野照射时注意铅罩保护健侧睾丸。

（1）Ⅰ期 没有盆腔及阴囊手术史腹主动脉旁照射野（PA）是标准野，上界位于T_{10}下缘，如果心脏照射较多也可将上界下移至T_{11}下缘，两侧在体中线各旁开4~5cm，包全腰椎横突，下界至L_5下缘，见图10-3-3。如果既往有盆腔或阴囊手术史（腹股沟疝气修补术或睾丸固定术），由于改变了

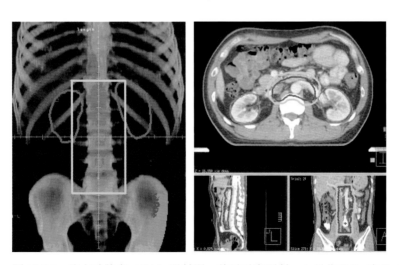

图10-3-3 腹主动脉旁（PA）照射野，前后对穿照射，上界位于T_{10}或T_{11}下缘，两侧在体中线各旁开4~5cm，下界至L_5下缘。左为传统常规放疗野界，右为CT勾画的照射范围，蓝色为CTV，绿色为PTV

正常睾丸的淋巴引流途径，因此需要照射同侧髂血管区，腹股沟淋巴引流区，以及手术瘢痕，即"狗腿野"（DL），见图10-3-4。

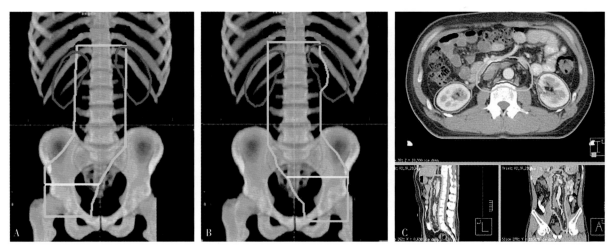

图10-3-4　狗腿野（DL）照射区域包括腹主动脉旁和同侧盆腔淋巴结，左侧睾丸精原细胞瘤适当外扩包全左肾门，如果不需要包括腹股沟淋巴结，下界可上移至髋臼上缘（改良狗腿野：黄线处），如果需要包括腹股沟淋巴结，则下界置于闭孔上缘（狗腿野）。

注：A：右侧睾丸精原细胞瘤射野；B：左侧睾丸精原细胞瘤射野；C：CT扫描后勾画的CTV（蓝色）和PTV（绿色）。

（2）ⅡA/B期　分2程照射，首程"狗腿野"（DL）照射，然后缩野到局部补量照射。狗腿野照射区域包括腹主动脉旁和同侧盆腔淋巴结，上界位于T_{10}下缘或T_{11}下缘，两侧在体中线各旁开4~5cm，包全腰椎横突，健侧在L_5下缘连闭孔内缘垂线与耻骨联合上2cm交点，患侧向下延伸至L_4下缘与髋臼外缘连线再垂直向下。左侧睾丸精原细胞瘤可适当外扩包左侧肾门，如果不需要包括腹股沟淋巴结则下界可上移至髋臼水平以减少对侧睾丸受量（改良狗腿野），如果既往有盆腔或阴囊手术史（腹股沟疝气修补术或睾丸固定术），则需要照射同侧髂血管区，腹股沟淋巴引流区，以及手术瘢痕，双侧界需要沿闭孔内缘或髋臼外缘垂直向下，下界至闭孔上缘，见图10-3-4。首程治疗后缩野至肿瘤局部外放1.5~2cm进行局部补量。

2. 射线及放疗技术选择　精原细胞瘤对射线敏感，因此放疗剂量不高，为了减少散射剂量和低剂量照射的范围，一般采用前后对穿照射，常规二维技术放疗或前后两野适形都是较好的照射技术，IMRT并非优选，为提高中心剂量和降低入射区皮肤剂量，多采用6 MV以上X线。狗腿野照射过程中应用铅挡对侧正常睾丸可减少对侧健康睾丸的照射剂量。

3. 放疗剂量　Ⅰ期精原细胞瘤腹主动脉旁（PA）预防照射剂量D_T 20~26Gy，单次量180~200cGy，常规分割。ⅡA~B期精原细胞瘤首程"狗腿野"（DL）照射剂量DT20 Gy/10次，然后缩野至肿瘤区补量DT10Gy/5次（ⅡA），DT16Gy/8次（ⅡB）。正常器官限量：双肾V_{20}<20%，若为单肾，V_{20}<15%。ⅡA~B期精原细胞瘤首程"狗腿野"（DL）及二程缩野见图10-3-5。

睾丸精原细胞瘤术后阴囊复发很罕见，国外文献报道2433例精原细胞瘤，仅有5例阴囊复发，约占0.2%。在中国医学科学院肿瘤医院报道[5]的Ⅰ期睾丸精原细胞瘤中，54例经阴囊切除肿瘤，5例肿瘤侵及白膜，30例照射阴囊，13例照射腹股沟，其余病人均未照射阴囊和腹股沟。所有病人均未见阴囊和腹股沟复发。因此，只有在阴囊皮肤有明显受侵，才考虑照射同侧阴囊。此外，ⅡA~B期精原细胞瘤腹主动脉旁和盆腔照射后纵隔复发也少见，建议不做纵隔预防照射，目前关于精原细胞瘤术后放疗的指南也都不再建议行纵隔预防照射。

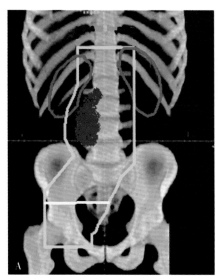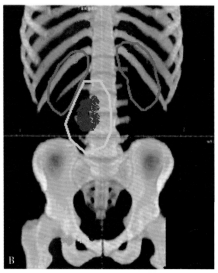

图 10-3-5 ⅡA~B 期精原细胞瘤首程"狗腿野"(A)及二程缩野(B)

第五节 非精原细胞性生殖细胞瘤的治疗

早期 NSGCT 的治疗主要为手术、随诊观察或化疗,晚期 NSGCT 应以化疗为主。根据分期的不同手术包括经腹股沟高位睾丸切除和根治性腹膜后淋巴结清扫(RPLND),化疗主要为联合方案 BEP(顺铂、足叶乙苷和博来霉素)、EP(顺铂和 VP-16)以及 VIP(依托泊苷、异环磷酰胺、顺铂、美司钠)等,详细化疗方案见表 10-3-12。根据国际生殖细胞瘤合作组(IGCCCG)确定的睾丸生殖细胞瘤危险度分级及各级治疗疗效见表 10-3-13,非精原细胞性生殖细胞瘤对放疗抗拒,放疗在早期非精原细胞性生殖细胞瘤的作用极少,放疗后远处转移复发率高,并降低了化疗耐受性。因此放疗一般只应用于非精原细胞瘤脑转移或其他部位转移的姑息治疗。晚期 GCT 以联合方案化疗为主。

ⅠA 期 NSGCT 的治疗包括随诊或 RPLND,生存率均超过 95%,将近 20% 的临床Ⅰ期 NSGCT 在手术时有淋巴结转移。病人如果选择随诊则需每 3 个月复查腹盆腔 CT 至 2 年,不能密切随诊的病人应做 RPLND。ⅠB 期首先考虑神经保留性 RPLND。ⅠA~B 期腹膜后淋巴结清扫术后,如果病理上无淋巴结转移(pN_0),可考虑观察;pN_1 可观察或化疗;pN_2 可做 2 周期 EP 或 BEP 化疗;pN_3 做 4 周期 EP 或 3 周期 BEP 化疗。

ⅠS 期血清抗原持续阳性,虽然 CT 扫描阴性,但此类病人常有远处转移,建议首程化疗,标准化疗方案为 3 周期 BEP 或 4 周期 EP。

临床ⅡA~B 期,睾丸肿瘤切除术后肿瘤抗原阴性或下降 1/2,CT 发现病变局限于肾门水平或以下时,应考虑做神经保留性 RPLND。术后根据腹腔淋巴结转移情况,pN_1 可不需做进一步治疗,仅观察,复发率 30%,pN_2 复发危险性高,必须考虑术后 2 周期 EP 或 BEP 巩固性化疗,生存率达 100%。如果ⅡA 和ⅡB 期肿瘤不可切除,如伴有背痛,肾门上淋巴结转移或双侧腹主动脉旁淋巴结转移,应做化疗。ⅡA 和ⅡB 期无论肿瘤能否切除,只要 AFP/HCG 持续增高,都应做化疗,化疗后如有肿瘤残存,应进一步做 RPLND。

ⅡC 或Ⅲ期睾丸 NSGCT 的治疗以化疗为主要治疗手段,根据预后不良因素进行危险度分级,低危病人考虑 3 周期 BEP 或 4 周期 EP 化疗,高危病人应考虑 4 周期 BEP 或 4 周期 VIP 方案化疗[33],

有些病人疗效较差，可考虑临床研究。

表 10-3-13　睾丸生殖细胞瘤危险度分级（国际生殖细胞瘤合作组，IGCCCG）及预后

	精原细胞瘤	非精原细胞性生殖细胞瘤
预后好 （低危）	任何原发部位 任何 HCG 任何 LDH AFP 正常 无肺以外脏器转移 占精原细胞的 90% 5 年 PFS 和 OS 均达 90%	睾丸或腹膜后原发 无肺以外脏器转移和术后肿瘤标志物满足（全部） AFP<1000ng/ml HCG<5000mIu/ml LDH<1.5 倍正常值上限 占非精原细胞瘤的 60% 5 年 PFS 和 OS 均达 90% 以上
预后中等 （中危）	任何原发部位 任何 HCG 任何 LDH AFP 正常 存在肺以外脏器转移 占精原细胞瘤 10%， 5 年 PFS 及 OS 约为 70%	睾丸或腹膜后原发 无肺以外脏器转移和标志物至少满足其一 AFP 1000~10，000ng/ml HCG 5000~50，000mIu/ml LDH 1.5~10.0 倍正常值上限 占非精原细胞瘤的 25% 5 年 PFS 约为 70%，OS 约达 80%
预后差 （高危）	无病人分入此组中	纵隔原发或肺以外脏器转移或至少满足其一 AFP>10，000ng/ml 或 HCG>50，000mIu/ml 或 LDH>10 倍正常值上限 占非精原细胞瘤的 15% 5 年 PFS 和 OS 均<50%

第六节　睾丸生殖细胞肿瘤的治疗总结

一、睾丸生殖细胞瘤的治疗原则

参照当前临床研究证据和美国综合癌症工作网（National Comprehensive Cancer Network，NCCN）的建议，睾丸精原细胞瘤和 NSGCT 的治疗原则总结如表 10-3-13。睾丸精原细胞瘤的术后治疗原则主要根据临床分期进行放疗或化疗。早期（Ⅰ~ⅡA~B 期）NSGCT 的术后治疗原则需要根据血清肿瘤抗原情况决定观察、腹膜后淋巴结清扫术或化疗。晚期 NSGCT 以化疗为主，化疗标准方案为 EP、BEP 或 VIP，详见表 10-3-13。

二、残存肿瘤的处理

单纯精原细胞瘤化疗后残存肿瘤<3 cm 时应定期观察，必要时 PET-CT 复查明确有无残存，如果残存肿瘤>3 cm，可考虑治疗后 6 周 PET-CT 复查明确有无残存，如果证实残存需要进一步治疗和处理，可选择手术、局部放疗或二线方案化疗。Ⅱ期 NSGCT 化疗后肿瘤残存应考虑做腹膜后淋巴结清扫。

参 考 文 献

1. Batata M, Chu F, Hilaris B, et al. Testicular cancer in cryptorchids. Cancer, 1982, 49∶1023.

2. Fossa SD, Aass N, Kaalhus O. Radiotherapy for testcular seminoma stage I∶Treatment results and long-term post-irradiaton morbidity in 365 patients. Int J Radiat Oncol Biol Phys, 1989, 16∶383.

3. Dosmann MA, Zagars GK. Postorchiectomy radiotherapy for stages Ⅰ and Ⅱ testicular seminoma. Int J Radiat Oncol Biol Phys, 1993, 26∶381.

4. Hanks GE, Peters T, Owen J. Seminoma of the testis∶Long-term beneficial and deleterious results of radiation. Int J Radiat Oncol Biol Phys, 1992, 24∶913.

5. 钱图南，李晔雄，余子豪，等. Ⅰ期睾丸精原细胞瘤放疗结果和远期并发症. 中华放射肿瘤学杂志，1995，4∶91.

6. 李晔雄，钱图南，余子豪，等. 睾丸精原细胞瘤Ⅱ期的治疗和预后. 中华肿瘤杂志，1995，17∶142.

7. Li YX, Coucke PA, Qian TN, et al. Seminoma arising in corrected and uncorrected inguinal cryptorchidism∶Treatment and prognosis in 66 patients. int J Radiat Oncol Biol Phys, 1997, 38∶343.

8. Li YX, Coucke PA, Qian TN, et al. Clinical characteristics, prognosis, and treatment of pelvic cryptorchid seminoma. int J Radiat Oncol Biol Phys, 1997, 38∶351.

9. 李晔雄，钱图南，余子豪，等. 同时或非同时发生的双侧睾丸肿瘤. 中华肿瘤杂志，1993，15∶448.

10. Bamberg M, Schmidberger H, Meisner C, et al. Radiotherapy for stages I and ⅡA/B testicular seminoma. int J Cancer, 1999, 83∶823.

11. Wanderas EH, Fossa SD, Tretli S. Risk of a second germ cell cancer after treatment of a primary germ-cell cancer in 2201 Norwegian male patients. Eur J Cancer, 1997, 33∶244.

12. Wanderas EH, Fossa SD, Tretli S. Risk of subsequent non-germ cell cancer aftertreatment of germ cell cancer in 2006 Norwegian male patients. Eur J Cancer, 1997, 33∶253.

13. Fossa SD, Horwich A, Russell JM, et al. Optimal planning target volume for stage i testicular seminoma∶A medical research council randomized trial. J Clin Oncol, 1999, 17∶1146.

14. Sultanem K, Souhami L, Benk V, et al. Para-aortic irradiation only appears to be adequate treatment for patients with stage i seminoma of the testis. int J Radiat Oncol Biol Phys, 1998, 40∶455.

15. Niewald M, Waziri A, Walter K, et al. Low-dose radiotherapy for stage i seminoma∶early results. Radiother Oncol, 1995, 37∶164.

16. Taylor MB, Carrington BM, Livsey JE, et al. The effect of radiotherapy treatment changes on sites of relapse in stage Ⅰ testicular seminoma. Clin Radiol, 2001, 56∶116.

17. Thomas GM. Surveillance in stage Ⅰ seminoma of the testis. Urol Clin North Am, 1993, 20∶85.

18. Allhoff EP, Liedke S, de Riese W, et al. Stage i seminoma of the testis∶Adjuvant radiotherapy or surveillance? Br J Urol, 1991, 68∶190.

19. Francis R, Bower M, Brunstrom G, et al. Surveillance for stage i testicular germ cell tumours∶results and cost benefit analysis of management options. Eur J Cancer, 2000, 36∶1925.

20. Dieckmann KP, Bruggeboes B, Pichlmeier U, et al. Adjuvant treatment of clinical stage i seminoma∶is a single course of carboplatin sufficient? Urology, 2000, 55∶102.

21. Oliver RTD, Edmonds PM, Ong JY, et al. Pilot studies of 2 and 1 course carboplatin as adjuvant for stage i seminoma∶Should it be tested in a randomized trial against radiotherapy? int J Radiat Oncol Biol Phys, 1994, 29∶3.

22. Krege S, Kalund G, Otto T, et al. Phase Ⅱ study∶Adjuvant single-agent carboplatin therapy for clinical stage Ⅰ seminoma. Eur Urol, 1997, 31∶405.

23. Reiter WJ, Brodowicz T, Alavi S, et al. Twelve-year experience with two courses of adjuvant single-agent carboplatin therapy for clinical stage Ⅰ seminoma. J Clin Oncol, 2001, 19∶101.

24. Timmerman J, Northfelt D, Small E. Malignant germ cell tumors in men infected with the human immunodeficiency virus∶natural history and results of therapy. J Clin Oncol, 1995, 13∶1291.

25. Lai PP, Bernstein MJ, Kin H, et al. Radiation therapy of stage i and ⅡA testicular seminoma. int J Radiat Oncol Biol Phys, 1994, 28∶373.

26. Vallis KA, Howard GCW, Kuncan W, et al. Radiotherapy for stages i and Ⅱ testicular seminoma∶ Results and morbidity in 238 patients. Br J Radiol, 1995, 68∶400.

27. Sagerman RH, Kotlove DJ, Regine WF. Stage Ⅱ seminoma results of post-orchiectomy radiation. Radiology, 1989, 172∶565.

28. Shipley WU a, Zietman AL, Testis Cancer. in Wang CC ed. Clinical Radiation Oncology∶ indications, techniques, and results. Second Edition, Wiley-Liss, 2000, 427-37.

29. Giacchetti S, Raoul Y, Wibault P, et al. Treatment of stage i testis seminoma by radiotherapy∶ Long-term results. A 30-year experience. int J Radiat Oncol Biol Phys, 1993, 27∶3.

30. Kulkarni JN, Kamat MR. Tumors in undescended testis. J Surg Oncol, 1991, 46∶257.

31. Raina V, Shukla NK, Gupta NP, et al. Germ cell tumours in uncorrected cryptorchid testis at institute Rotary Cancer Hospital, New Delhi. Br J Cancer, 1995, 71∶380.

32. Abratt RP, Reddi VB, Sarembock LA. Testicular cancer and cryptorchidism. Br J Urol, 1992, 70∶656-659.

33. de Wit R, Stoter G, Sleijfer DT, et al. Four cycles of BEP versus an alternating regimen of PVB and BEP in patients with poor-prognosis metastatic testicular non-seminoma∶ a randomised study of the EORTC Genitourinary Tract Cancer Cooperative Group. Br J Cancer, 1995, 71∶1311.

34. international Germ Cell Cancer Collaborative Group. international Germ Cell Consensus classification∶ a prognostic factor-based staging system for metastatic germ cell cancers. J Clin Oncol, 1997, 15∶594.

35. Sharir S, Jewett MAS, Sturgeon JFC, et al. Progression detection of stage Ⅰ noseminomatous testis cancer on surveillance∶ implications for the followup protocol. J Urol, 1999, 161∶472.

36. Gels M, Hoekstra H, Sleijfer D, et al. Detection of recurrence in patients with clinical stage i nonseminomatous testicular germ cell tumors and consequences for further follow-up∶ a single-center 10-year experience. J Clin Oncol, 1995, 13∶1188.

37. Sogani PC, Perrotti M, Herr HW, et al. Clinical stage i testis cancer∶ long-term outcome of patients on surveillance. J Urol, 1998, 159∶855.

38. Toner GC, Stockler MR, Boyer MJ, et al. Comparison of two standard chemotherapy regimens for good-prognosis germ cell tumours∶ a randomised trial. Australian and New Zealand Germ Cell Trial Group. Lancet, 2001, 357∶739.

39. Saxman S, Nichols C, Foster R, et al. The management of patients with clinical stage Ⅰ nonseminomatous testicular tumors and persistently elevated serologic markers. J Urol, 1996, 155∶587.

40. Sheinfeld J, Rabbani F, Mohsein H, et al. Elevated serum tumor markers (STM) prior to 1o RPLND predicts clinical outcome and requirements for systemic chemotherapy in patients with pN1, N2 and N3 nonseminomatous germ cell tumor (NSGCT). Proc ASCO, 1999, 18∶308a.

41. Bokemeyer C, Kohrmann O, Tischler J, et al. A randomized trial of cisplatin, etoposide and bleomycin (PEB) versus carboplatin, etoposide and bleomycin (CEB) for patients with 'good-risk' metastatic non-seminomatous germ cell tumros. Ann Oncol, 1996, 7∶1015.

42. Roeleveld TA, Horenblas S, Meinhardt W, et al. Surveillance can be the standard of care for stage i nonseminomatous testicular tumors and even high risk patients. J Urol, 2001, 166∶2166.

43. Sonneveld DJ, Koops HS, Sleijfer DT, et al. Surgery versus surveillance in stage i non-seminoma testicular cancer. Semin Surg Oncol, 1999, 17∶230.

44. Warde P, Gospodarowicz M, Panzarella T, et al. Management of stage Ⅱ seminoma. J Clin Oncol, 1998, 16∶290.

45. de Wit R, Stoter G, Kaye SB, et al. importance of bleomycin incombination chemotherapy for good-prognosis testicular nonseminoma∶ a randomized study of the European Organization for Research and Treatment of Cancer Genitourinary Tract Cooperative Group. J Clin Oncol, 1997, 15∶1837.

46. Loehrer PJ, Johnson DH, Elson P, et al. importance of bleomycin in favorable-prognosis disseminated germ cell tumors∶ an Eastern Cooperative Oncology Group Trial. J Clin Oncol, 1995, 13∶470.

47. Horwich A, Sleijfer D, Fossa S, et al. Randomized trial of bleomycin, etoposide, and cisplatin compared with bleomycin, etoposide, and carboplatin in good-prognosis metastatic nonseminomatous germ cell cancer: a multi-institutional medical research council/European Organization for Research and Treatment of Cancer trial. J Clin Oncol, 1997, 15: 1844.

48. Culine S, Kerbrat P, Bouzy J, et al. Are 3 cycles of bleomycin, etoposide and cisplatin (3BEP) or 4 cycles of etoposide and cisplatin (4EP) equivalent regimens for patients (pts) with good-risk metastatic non seminomatous germ cell tumors (NSGCT)? Preliminary results of a randomized trial. Proc ASCO, 1999, 18: 309.

49. Kaye S, Mead G, Fossa S, et al. intensive induction-sequential chemotherapy with BOP/ViP-B compared with treatment with BEP/EP for poor-prognosis metastatic nonseminomatous germ cell tumor: a randomized Medical Research Council/European Organization for Research and Treatment of Cancer study. J Clin Oncol, 1998, 16: 692.

50. Streyerberg E, Keizer H, Fossa S, et al. Prediction of residual retroperitoneal mass histology after chemotherapy for metastatic nonseminomatous germ cell tumor: multivariate analysis of individual patient data from six study groups. J Clin Oncol, 1995, 13: 1177.

51. Horwich A, Paluchowska B, Norman A, et al. Residual mass following chemotherapy of seminoma. Ann Oncol, 1997, 8: 37.

52. Puc H, Heelan R, Mazumdar M, et al. Management of residual mass in advanced seminoma: results and recommendations from the Memorial Sloan-Kettering Cancer Center. J Clin Oncol, 1996, 14: 454.

53. Loehrer PJ, Gonin R, Nichols CR, et al. Vinblastine plus ifosfamide plus cisplatin as initial salvage therapy in recurrent germ-cell tumor. J Clin Oncol, 1998, 16: 2500.

54. Reiter WJ, Kratzik C, Brodowicz T, et al. Sperm analysis and serum follicle-stimulating hormone levels before and after adjuvant single-agent carboplatin therapy for clinical stage i seminoma. Urology, 1998, 52 (1): 117-119.

55. Warde P, Specht L, Horwich A, et al. Prognostic factors for relapse in stage i seminoma managed by surveillance: a pooled analysis. J Clin Oncol, 2002, 20 (22): 4448-4452.

56. Aparicio J, Garcia del Muro X, Maroto P, et al. Multicenter study evaluating a dual policy of postorchiectomy surveillance and selective adjuvant single-agent carboplatin for patients with clinical stage I seminoma. Ann Oncol, 2003, 14 (6): 867-872.

57. Logue JP, Harris MA, Livsey JE, et al. Short course para-aortic radiation for stage i seminoma of the testis. int J Radiat Oncol Biol Phys, 2003, 57 (5): 1304-1309.

58. Daugaard G, Petersen PM, Rorth M. Surveillance in stage i testicular cancer. APMiS, 2003, 111 (1): 76-83.

59. Chung P, Parker C, Panzarella T, et al. Surveillance in stage i testicular seminoma-risk of late relapse. Can J Urol, 2002, 9 (5): 1637-1640.

60. Melchior D, Hammer P, Fimmers R, et al. Long term results and morbidity of paraaortic compared with paraaortic and iliac adjuvant radiation in clinical stage i seminoma. Anticancer Res, 2001, 21 (4B): 2989-2993.

61. Vergouwe Y, Steyerberg EW, Eijkemans MJC, et al. Predictors of Occult Metastasis in Clinical Stage i Nonseminoma: A Systematic Review. J Clin Oncol, 2003, 21: 4092-4099.

62. Classen J, Schmidberger H, Meisner C, et al. Para-aortic irradiation for stage i testicular seminoma: results of a prospective study in 675 patients. A trial of the German testicular cancer study group (GTCSG). Br J Cancer, 2004, 90 (12): 2305-2311.

63. Jones WG, Fossa SD, Mead GM, et al. Randomized Trial of 30 Versus 20 Gy in the Adjuvant Treatment of Stage i Testicular Seminoma: A Report on Medical Research Council Trial TE18, European Organisation for the Research and Treatment of Cancer Trial 30942 (iSRCTN18525328). J Clin Oncol, 2005, 23: 1200-1208.

64. Niazi TM, Souhami L, Sultanem K, et al. Long-term results of para-aortic irradiation for patients with stage i seminoma of the testis. int J Radiat Oncol Biol Phys, 2005, 61: 741-744.

65. Choo R, Thomas G, Woo T, et al. Long-term outcome of postorchiectomy surveillance for stage i testicular seminoma. int J Radiat Oncol Biol Phys, 2005, 61: 736-740.

66. Oliver RTD, Mason MD, Mead GM, et al. Radiotherapy versus single-dose carboplatin in adjuvant treatment of stage i seminoma: a randomised trial. Lancet, 2005, 366: 293-300.

67. Aparicio J, Germa JR, Garcia del Muro X, et al: Risk-adapted management for patients with clinical stage i seminoma: The Second Spanish Germ Cell Cancer Cooperative Group study. J Clin Oncol, 2005, 23: 8717-8723.

68. Motzer RJ, Nichols CJ, Kim A. Margolin KA, et al. Phase Ⅱi Randomized Trial of Conventional-Dose Chemotherapy With or Without High-Dose Chemotherapy and Autologous Hematopoietic Stem-Cell Rescue As First-Line Treatment for Patients With Poor-Prognosis Metastatic Germ Cell Tumors. J Clin Oncol, 2007, 25: 247-256.

69. Oliver RT, Mead GM, Rustin GJ, et al. Randomized trial of carboplatin versus radiotherapy for stage i seminoma: mature results on relapse and contralateral testis cancer rates in MRC TE19/EORTC 30982 study (iSRCTN27163214). J Clin Oncol, 2011, 29 (8): 957-962.

70. Testicular Cancer. 2016 年 NCCN 治疗指南.

71. Testicular Cancer. in: Gustavo Arruda Viani, eitor. Radiation Therapy: Clinical Evidence for Decision-Making. Volume 2. 2013, Nova Science Publisher.

72. Dieckmann KP, Dralle-Filiz i, Matthies C, et al. Testicular seminoma clinical stage 1: treatment outcome on a routine care level. Journal of Cancer Research and Clinical Oncology, 2016, 142 (7): 1599-1607.

73. Cohn-Cedermark G, Stahl O, Tandstad T. Surveillance vs. adjuvant therapy of clinical stage i testicular tumors-a review and the SWENOTECA experience. Andrology, 2015, 3 (1).

74. SchmidbergerH, Bamberg M, Meisner C, et al. Radiotherapy in stage ⅡA and ⅡB testicular seminoma with reduced portals: A prospective multicenter study. international Journal of Radiation Oncology, 1997, 39 (2): 321-326.

75. Kollmannsberger C, Tandstad T, Bedard PL, et al. Patterns of relapse in patients with clinical stage i testicular cancer managed with active surveillance. J Clin Oncol, 2015, 33 (1): 51-57.

76. Mead GM, Fossa SD, Oliver RT, et al. Randomized trials in 2466 patients with stage i seminoma: patterns of relapse and follow-up. J Natl Cancer inst, 2011, 103 (3): 241-249.

77. Detti B, Livi L, Scoccianti S, et al. Management of Stage Ⅱ testicular seminoma over a period of 40 years. Urol Oncol, 2009, 27 (5): 534-538.

78. Garcia-del-Muro X, Maroto P, Gumà J, et al. Chemotherapy as an alternative to radiotherapy in the treatment of stage ⅡA and ⅡB testicular seminoma: a Spanish Germ Cell Cancer Group Study. J Clin Oncol, 2008, 26 (33): 5416-5421.

79. Mirimanoff RO. Radiotherapy of testicular seminoma: changes over the past 10 years. Cancer Radiother, 2003, 7 Suppl 1: 70s-77s.

80. Hallemeier CL, Choo R, Davis BJ, et al. Excellent long-term disease control with modern radiotherapy techniques for stagei testicular seminoma—the Mayo Clinic experience. Urol Oncol, 2014, 32 (1): 24. e1-6.

81. Glaser SM, Vargo JA, Balasubramani GK, et al. Stage Ⅱ Testicular Seminoma: Patterns of Care and Survival by Treatment Strategy. Clin Oncol (R Coll Radiol), 2016, 28 (8): 513-521.

82. Paly JJ, Lin CC, Gray PJ, et al. Management and outcomes of clinical stage ⅡA/B seminoma: Results from the National Cancer Data Base 1998-2012. Pract Radiat Oncol, 2016, 6 (6): e249-e258.

第四章 阴茎癌

宋永文 李晔雄

第一节 流行病学与病因

一、流行病学

20世纪50年代阴茎癌居男性泌尿生殖系统肿瘤发病率的首位。随着生活水平的提高和卫生条件的改善，发病率逐年下降。阴茎肿瘤在男性泌尿生殖系统肿瘤的构成比20世纪50年代为26.2%，60年代为12.1%，70年代为9.7%。1963~1965年上海防癌普查资料，阴茎癌的发病率为1.62/10万，1972~1978年下降至0.92/10万，这一发病率和西方国家相似[2]。2009年肿瘤登记的阴经癌患者305例（部分区域无肿瘤登记），占男性恶性肿瘤的0.22%[3]。

二、病因

阴茎癌的病因不清，包皮过长、包皮垢和阴茎癌的关系密切。细菌作用于上皮细胞，使之脱皮后产生包皮垢。动物实验证明，包皮垢是致癌物。临床流行病学研究证明，大部分阴茎癌发生于未做包皮环切术的病人，在婴儿时期即做包皮环切术的人极少发生阴茎癌，青春期或成人时期做包皮环切术并不能降低阴茎癌的发生率。阴茎癌在不做包皮环切术的国家和地区发病率较高，而犹太人和穆斯林都行包皮环切，这些国家发病率很低。国内1870例阴茎癌统计资料证明，有包茎或包皮过长的病人占86.6%。宫颈癌患者的男性伴侣有更高的发病率，提示此病可能和人类乳头状病毒（HPV）有关。

第二节 解剖及转移途径

一、解剖

阴茎的基本结构包括两个阴茎海绵体和尿道海绵体，后者前端膨大形成阴茎龟头，龟头近端边缘突起为阴茎冠，其后的环状凹陷为冠状沟，阴茎皮肤薄，松弛滑动，在冠状沟延长反折，掩盖阴茎头的双层皮肤称为包皮。

二、淋巴引流

阴茎的淋巴引流主要有 3 条途径：

1. 包皮和阴茎干体皮肤及皮下组织的淋巴引流到位于阔筋膜上方的浅表腹股沟淋巴结。

2. 阴茎头及海绵体的淋巴流向耻骨联合前的淋巴丛，由此通向两侧入腹股沟深浅淋巴结或髂外淋巴结，舟状窝和阴茎部尿道的淋巴随着阴茎的淋巴一起引流到腹股沟深浅淋巴结。

3. 尿道球膜部和前列腺部的淋巴：

（1）部分经耻骨联合下方进入髂外淋巴结。

（2）部分进入闭孔肌和髂内淋巴结。

（3）部分进入骶前淋巴结。阴茎两侧的淋巴引流之间有着丰富的交通网，从临床实践来看，阴茎的淋巴引流可以认为是双侧的。位于腹壁静脉和大隐静脉结合部位的上方或中间的前哨淋巴结，是阴茎癌最早的淋巴引流部位，这组淋巴结对判断肿瘤的范围非常重要，如果这组淋巴结未受侵，就没有必要进行腹股沟淋巴结清扫。在腹股沟淋巴结未受侵的情况下，盆腔淋巴结很少受侵[19]。

第三节　病理和临床分期

一、临床表现和自然病程

大多数阴茎癌从包皮区域发病，可起源于阴茎龟头，冠状沟或包皮。常表现为浸润性溃疡或一个赘生的乳头状病灶，多无痛。腹股沟淋巴结是最常见的转移部位。临床上未触及腹股沟淋巴结肿大的患者中有 20%已经发生微小转移。所有患者中病理证实有淋巴结转移的占 35%，然而在这些有淋巴结转移的患者中只有接近 50%有可触及的淋巴结肿大。

二、病理

阴茎癌前病变包括黏膜白斑、增生性红斑、角质增生、乳头状瘤和巨大湿疣等，这些疾病常需局部切除治疗，部分癌前病变可发展为癌。

多数恶性阴茎肿瘤为分化良好的鳞状细胞癌，在中国占 92%，其次为乳头状癌，占 3.3%，腺癌、基底细胞癌或未分化癌极少见，其他有原位癌（鲍温病）、淋巴瘤和肉瘤。转移性肿瘤或白血病都可侵犯阴茎。

三、分期系统

阴茎肿瘤应做切除或切取活检以明确病理诊断。体格检查需观察局部病变侵犯的范围和淋巴结转移状况。腹股沟淋巴结受侵的患者应接受 CT 检查，以明确是否有盆腔和主动脉旁淋巴结增大。

2010 年 AJCC 的 TNM 分期见表 10-4-1，表 10-4-2。

四、诊断

对原发灶及腹股沟淋巴结必须进行详细的检查，记录肿瘤大小和范围，也必须取得细胞学或组织学的诊断；对原发灶的侵犯范围建议用超声波检查和 MRI 检查。腹股沟淋巴结和盆腔淋巴结建议做 CT 检查。如果有腹股沟和盆腔淋巴结转移时建议行腹部和胸部 CT 检查。对有疼痛的病人可行骨扫描。腹股沟淋巴结是否阳性决定治疗方案的选择。

表 10-4-1 阴茎癌的 TNM 分期

原发肿瘤（T）	
T_x	原发肿瘤不能评价
T_0	无原发肿瘤证据
T_{is}	原位癌
T_a	乳头状非浸润性癌
T_{1a}	肿瘤侵犯上皮下结缔组织，无淋巴血管浸润，非低分化
T_{1b}	肿瘤侵犯上皮下结缔组织，伴淋巴血管浸润，或低分化
T_2	肿瘤侵犯阴茎海绵体
T_3	肿瘤侵犯尿道或海绵体
T_4	肿瘤侵犯其他邻近结构
区域淋巴结（N）	
N_x	区域淋巴结转移不能评价
N_0	无区域淋巴结转移
N_1	可触及或可见腹股沟淋巴结肿大
PN_1	单个腹股沟淋巴结转移
N_2	可触及活动的多个或双侧腹股沟淋巴结
PN_2	多个或双侧腹股沟淋巴结转移
N_3	固定的腹股沟肿块或盆腔淋巴结，单侧或双侧
PN_3	淋巴结结外浸润或盆腔淋巴结转移，单侧或双侧
远处转移（M）	
M_x	远处转移不能评价
M_0	无远处转移
M_1	有远处转移
组织病理分级：	G_x：病理分级不能评价
	G_1：高分化
	G_2：中分化
	$G_{3\sim4}$：低分化或未分化癌

表 10-4-2 临床分期和病理分组

0 期	$T_{is}N_0M_0$，$T_aN_0M_0$
Ⅰ期	$T_{1a}N_0M_0$
Ⅱ期	$T_{1b}N_0M_0$，$T_2N_0M_0$，$T_3N_0M_0$
Ⅲa 期	$T_{1\sim3}N_1M_0$
Ⅲb 期	$T_{1\sim3}N_2M_0$
Ⅳ期	$T_4N_{0\sim3}M_0$，任何 TN_3M_0，任何 T 任何 NM_1

第四节 治　疗

一、治疗原则

阴茎癌治疗方法主要有手术，放射治疗，激光治疗和化疗。治疗方法的选择取决于原发肿瘤侵犯范围和淋巴结转移情况。原发肿瘤的处理主要和肿瘤大小，侵犯深度，肿瘤分级有关。对于肿瘤较小，分期早和高分化的原发肿瘤可采取保留阴茎治疗，如器官保留性手术、放射治疗或激光治疗。病变较晚的肿瘤需采用阴茎部分或阴茎全部切除。

阴茎癌腹股沟淋巴结转移率很高，$pT_{2\sim4}$和分化差的阴茎癌，腹股沟亚临床转移达 66%~83%，腹股沟淋巴结清扫及放疗可明显改善生存率。

阴茎癌的生存率和淋巴结转移状况有关，淋巴结阴性病人的总生存率可达 85%~90%。腹股沟淋巴结转移时，5 年生存率降至 50% 以下，特别是同时出现多发淋巴结转移，双侧淋巴结转移或转移淋巴结固定时，预后更差。在有组织病理证实的腹股沟淋巴结转移时，许多作者建议同时做盆腔淋巴结清扫，这部分病人的生存率仅为 9%~20%，大部分死于远处转移。

二、手术治疗

（一）原发灶处理

阴茎癌手术治疗方式取决于病变范围和程度，包括包皮环切、局部切除、阴茎部分切除和根治性阴茎切除。理想的手术应该是切除病变的同时保留排尿和性功能，但有时由于病变广泛很难做到这一点。根治性手术尤其是阴茎全切术，会对患者的心理造成极大的损伤。局限在包皮的病灶可采用广泛的包皮环切术；包皮环切术的局部复发率为 40%。龟头部的病灶通常可采用阴茎部分切除术；如果能够取得 2cm 的手术边缘区，就应选择阴茎部分切除术，有些患者在经过阴茎部分切除手术后仍有可能保持性交的能力。Jensen 等人曾报道 45% 保留 4~6cm 阴茎残端和 25% 保留 2~4cm 阴茎残端的患者仍可以有性生活。

阴茎癌部分切除术大部分复发在术后 12~18 个月。局部复发应考虑进一步手术挽救治疗。尿道复发时生长迅速，易侵犯阴茎海绵体，手术应考虑切除整个尿道和可能受侵的区域。

（二）区域淋巴结处理

1. 分化好、肿瘤局限于龟头或 T_1、腹股沟淋巴结阴性（$T_{is}/T_1 N_0 M_0$）。腹股沟淋巴结检查未发现可疑病变。建议临床密切观察，每 2 月做一次检查，持续 2~3 年。1993 年印度报道一组大的治疗结果表明，预防性淋巴结清扫、活检或观察组的 5 年生存率相同。

2. 分化差、病变较广泛，但腹股沟淋巴结临床阴性时（$\geqslant T_2 N_0$）。临床检查腹股沟淋巴结阴性，则要对于前哨淋巴结进行 B 超引导下的细针穿刺和淋巴结活检，如果没有转移，建议临床密切观察，每 2 月做一次检查，持续 2~3 年。如果有转移，就需要行腹股沟淋巴结清扫，清扫结果如果只有一个淋巴结转移，建议临床密切观察，每 2 月做一次检查，持续 2~3 年。如果两个或以上淋巴结转移，建议做辅助放疗（同侧）。

3. 腹股沟淋巴结阳性的病人，建议行淋巴结清扫，两个或以上的淋巴结转移时，建议行辅助性放疗（同侧），或必要时做化疗。

4. 如果盆腔淋巴结肿大时，需要同时行盆腔和腹股沟淋巴结切除，并行盆腔和腹股沟淋巴结放疗。

文献报道淋巴结清扫的 5 年生存率为 20%~50%；中国医学科学院肿瘤医院寿建忠[3] 报道 53 例阴茎癌腹股沟淋巴结转移的病人，其中 22 例为阴茎手术时发现，31 例为术后随访中发现，采用腹股沟淋巴结切除联合术后放疗者 40 例，1、2、5 年生存率分别为 60%、47.5% 和 37.5%，副作用少见；说明腹股沟转移淋巴结切除联合放疗是一种有效的治疗手段，生存率与腹股沟淋巴结清扫术的结果相似，但减少了清扫术的并发症。

（三）并发症

阴茎部分或全部切除可引起较严重的心理和生理功能障碍。研究表明，和同龄健康人群相比，阴茎癌阴茎切除术后的病人生活质量明显下降，特别是性功能障碍，并存在较严重的社会心理障碍和抑郁。腹股沟淋巴结的清扫的缺点在于手术并发症高，30% 的病人将发生较严重的并发症，如皮瓣坏死、伤口不愈、淋巴囊肿和持续性下肢水肿，<3% 的病人死亡。

表 10-4-3　淋巴结转移率和肿瘤 T 分期、肿瘤分级的相关性

作　者	例　数	T 分期		肿瘤分级		
		$T_{a\sim1}$	$T_{2\sim4}$	G_1	G_2	G_3
Ayyapan K, 1994				50%（+G_2）		75%
Bochot O, 1989	40	11%	61%			
Hegns CF, 1997		0	50%	4%	79%	100%
Fraley EE, 1989	35			30%	70%	60%
Horenblas S, 1993	102	14%	52%	29%	46%	82%
Solsona E, 1992	66	4%	64%	19%	65%	85%
Villavicencio H, 1997	81	5%	14%	0	13%	44%
Mcdougal Ws, 1986	28	0	67%			
Narayana AS, 1982	117	10%	56%			
Pettaway CA, 1991	53	6%	40%			
Pizzocaro G, 1997	121	–	82%（T_2）100%			
张志贤, 1980	68	0	46%~93%			

三、放射治疗

阴茎癌的放射治疗是保存器官和功能的重要治疗手段，这一点对于仅于龟头部有很小病变的精力充沛年轻的男性患者尤为重要，早期阴茎癌放射治疗可以根治，对经选择的病人90%以上经放射治疗可保留性功能[12,16]；一般55%~86%的病人可以保留器官，局部控制率在60%~90%（表10-4-4）。部分阴茎切除或全切后，引起明显的心理和生理障碍。对晚期阴茎癌放疗可起姑息性或减轻症状的作用。

表 10-4-4　阴茎癌放射治疗局部控制率和器官保存率

	作　者	临床病期	病例数	局部控制率	器官保留率
外照射	Grabstald, 1980	I～II	10	90%	
	Kring, 1981	I～II	12	75%	
	Fossa, 1987	I～II	11	73%	
	Sageman, 1984	I～II	12	66%	
	McLean, 1993	I～II	26	61.5%	85%
	Sarin R, 1997	I～II	72	66%	61%
	Ravi R, 1994	$T_{1\sim2}N_0$	156	65%	
	Gotsadze R, 2000		155	84.7%	64.5%
组织间照射	Daly N, 1982	I～II	19	89%	
	Mazeron, 1984	I～II	36	81%	
	Crook J, 2002	I～II	30	76%	
	Rozan R, 1995	I～II	184	85%	78%
	Delanne M, 1992	I～II	51	67%	86%
	Neave F, 1993		24	55%	
	Crook J, 2005	I～II	49	85.3%	86.5%

（一）放疗前准备

（1）放疗前应做包皮环切术，这一手术可减少放疗并发症，如放疗引起的肿胀，皮肤刺激，湿性脱皮和继发感染等。此外，包皮环切还可以去除放射引起的包茎。

（2）控制感染。阴茎癌几乎全部合并局部感染，必须采取抗感染治疗。对病灶分泌物可做细菌培养和药物敏感实验，选用对细菌高度敏感的抗生素。

（3）局部清洁。局部可用生理盐水冲洗，并用1/5000高锰酸钾水浸泡。

（4）准确记录肿瘤情况。

（二）放疗

阴茎放疗的方法包括兆伏X线外照射，铱贴敷治疗，用铱进行的组织间插植治疗。Grabstald和Kelley[15]曾报道10例Ⅰ期患者应用外照射（51~52Gy/6w）治疗后，90%的局部肿瘤得到控制。一组来自M. D. Anderson癌症中心的报道证实，早期病变的患者80%可保留阴茎且病变获局部控制。Duncan和Jackson[12]曾报道1期的患者经50~57Gy/3w以上高能X线治疗，90%获得局部控制。

阴茎癌原发病灶外照射越来越得到广泛应用，塑料模具敷贴治疗或组织间插植已经很少应用。外照射需要特殊设计的器具（包括组织补偿），以使整个阴茎达到均匀的剂量分布。通常使用一个中心有圆形开口的塑料盒子，能将阴茎插入。盒子与阴茎之间的空间应用组织等效材料填充，然后对这个盒子用平行对穿的X线进行照射。另外一个巧妙的照射方式是患者处于俯卧位，然后阴茎浸入装满水的容器内，给予箱式照射技术照射[18]。

建议总剂量为60~65Gy，常规分割，最后的5~10Gy应缩野后进行，这样会减少晚期纤维化的产生。

（三）淋巴结照射

腹股沟预防性照射的资料极少，有报道认为50Gy预防照射能控制90%以上的亚临床转移灶，但病例数较少。临床上，一般不做腹股沟淋巴结预防照射，因腹股沟预防照射可以引起下肢水肿等并发症，而未见明显的临床获益。淋巴结阳性时区域淋巴结可用兆伏级X线外照射或混合电子线照射，放射野应包括腹股沟和（或）盆腔（髂外和下腹部）淋巴结。根据现有的医疗条件，建议所有的病人做三维立体治疗计划，尽可能使用调强适形放疗技术。辅助放疗的剂量推荐50Gy/（5周·25次）。

若患者有可触及的肿大淋巴结，根据淋巴结的范围，肿瘤是否侵犯皮肤表面，皮肤受侵的表面等因素，考虑是否在腹股沟部位应用组织补偿物。剂量应在60~70Gy/6~7w（每天剂量1.8~2Gy），50Gy后缩野。

阴茎癌患者受侵区域淋巴结的放疗，可以使部分患者的病灶得到永久控制或治愈。在Staubitz[21]的经典病例报道中，13例证实有区域淋巴结受侵的患者经淋巴结放疗后5例（38%）生存5年。中国医学科学院肿瘤医院寿建忠[3]报告有淋巴结转移的病人经腹股沟淋巴结切除结合术后放疗5年生存率为37.5%，而单纯放疗的13例病人预后明显较差，5年生存只有1/13。

四、放射治疗并发症

阴茎放疗的并发症主要是皮肤急性反映包括脱皮，疼痛，肿胀等。长期并发症为尿路狭窄，16%~49%的病人可发生，但易通过尿道扩张达到缓解，阴茎坏死极少见，常发生在肿瘤巨大，且接受高剂量照射的病人。组织间照射并发症和外照射相似，尿道狭窄的发生率为0~43%。

五、化疗

化疗在阴茎癌的治疗中的作用评价较难，大部分研究的病例较少，病例选择和病变程度不同，化疗剂量，方案均有变化。由于多数病变为鳞癌，因此以铂类为基础的化疗方案可望产生疗效，故选择较多，顺铂单药有效率为15%~23%。多柔比星、博来霉素和氨甲蝶呤可用于晚期病变的治疗[7]，有时也用于早期病变。

六、预后因素

中国医学科学院肿瘤医院单纯放射治疗阴茎癌的 5 年和 10 年的生存率分别为 65% 和 59%，5 年和 10 年无瘤生存率分别为 61% 和 54%，$T_{1\sim2}N_0$ 早期阴茎癌单纯放射治疗的 5 年生存率和无瘤生存率分别为 100% 和 95%，生存质量良好，生存 5 年以上的 29 例病人全部保留了阴茎，有性生活，其中 6 人年轻，治愈后生育健康子女。原发病灶的范围，淋巴结状况是阴茎癌最重要的预后因素。区域淋巴结未受侵预示能够长期生存（85%～90%）或治愈；腹股沟淋巴结受侵的患者预后不良，仅有 40%～50% 能长期生存；盆腔淋巴结受侵提示预后很差，仅有 20% 以下的患者能够存活。

参 考 文 献

1. 赫捷，陈万青，等. 2012 中国肿瘤登记年报，北京：军事医学科学出版社，2013.

2. 张志贤，等，阴茎癌的放射治疗与综合治疗. 中华肿瘤杂志，1980，2：227.

3. 顾方六. 泌尿男性生殖希肿瘤发病和构成情况的变迁. 中华外科杂志，1980，18（6）：488.

4. 寿建忠，马建辉，毕新刚，等，阴茎癌淋巴结转移的治疗. 实用癌症杂志，2000，15（3）：308-310.

5. 陈贵平，赵阳，范永田，等，阴茎癌 84 例临床分析. 现代泌尿外科杂志，2003，8（3）：164-165.

6. 杨庆，王林辉，孙颖浩，等，阴茎癌外科治疗 36 例分析. 肿瘤学杂志，2005，11（4）：285-286.

7. S. Horenblas, Lyphadenectomy for squamouas cell carcinoma of the penis. BUJ internationanl, 2001, 88：473-483.

8. Srinivas V, Morse MJ, Herr HW, et al. Penile cancer：relaton of extent of nodal metastasis to survival. J Urol, 1987, 137（5）：880.

9. Ahmed T, Sklaroff R, Yagoda A. Sequential trials of methotrexate, cisplatin and bleomycin for penile cancer. J Urol, 1984, 131：456-468.

10. Crook JM, Jezioranski J, Grimard L, et al. Penile brachytherapy：results for 49 patients. In. J. Radioation Oncology, Biology, Physics, 2005, 62（2）：460-7.

11. Crawford ED, Dawkins CA. Cancer of the penile carcinoma. Cancer, 1977, 39：456-466.

12. Skinner DG, Lieskovsky G, et al. Diagnosis and management of genitourianary cancer. Philadelphia：WB Saunders, 1998, 549-563.

13. deKernion JB, Tynberg P, Persky L, et al. Carcinoma of the penis. Cancer, 1973, 32：1256-1262.

14. Duncan W, Jackson SM. The treatment of early cancer of the penis with megavoltage x-rays. Clin Radiol, 1972, 23：246-248.

15. Ekstrom T, Edsmyr F. Cancer of the penis：a clinical study of 229 cases. Acta Chkir Scand, 1958, 115：25-45.

16. Gagliano RG, Blumenstein BA, Crawford ED, et al. Cisdiamminedichloroplatinum in the treatment of advanced epidermoid carcinoma of the penis：a Southwest Oncoloigy Group study. J Urol, 1989, 141：66-67.

17. Grabstald H, Kelley CD. Radiation therapy of penile cancer：six-to ten-year follow-up. Urology, 1980, 15：575-576.

18. Haddad F. Lerrt to the editor. J Uro, 1989, 1141：959.

19. McLean M, Akl AM, Warde P, et al. The results of primary radiation therapy in the management of aquamous cell carcinoma of penis. Int J Radiat Oncol Biol Phys, 1993, 25：623-628.

20. Sageman RH, Yu WS, Chung CT. et al. Externalbeam irradiation. Urology, 1985, 24：555-558.

21. Crawford ED, Dawkins CA. Cancer of the penile. In：Skinner DG, Lieskovsky G, eds. Diagnosis and manegement of Genitouranary cancer. Philadelphia：WB Saunders, 1998, 549-563.

22. Jackson SM. The treatment of carcinoma of the penis. Br J Surg, 1966, 53：33-35.

23. Staubitz WJ, Lent MH, Oberkircher OJ. Carcinoma of the penis. Cancer, 1995, 68：371-378.

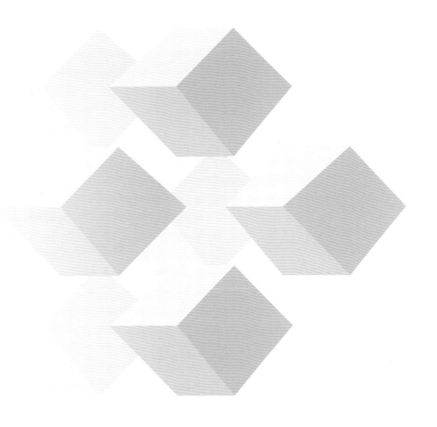

·第十一篇·
女性生殖系统肿瘤

第一章 宫 颈 癌

黄曼妮 吴令英

宫颈癌[1]是严重威胁妇女健康的一种疾病，也是最常见的恶性肿瘤之一。我国每年新发病例近10万，据2012年陈万青[2]等报道2003~2007年间中国癌症发病分析，宫颈癌居女性恶性肿瘤第7位，居女性生殖道恶性肿瘤的首位。随着卫生知识的普及和防癌普查的开展，宫颈癌的发病率逐年下降。

宫颈癌的确切病因尚不清楚。从多年来临床和科研实践中积累的大量资料说明，早婚、早育、多产、宫颈创伤、性生活紊乱、包皮垢刺激及激素失调等，均可增加宫颈癌患病概率。病毒病因是当前宫颈癌病因研究的一个重要内容，目前研究显示持续性感染高危型人乳头瘤病毒患宫颈癌的风险明显增加。

第一节 病 理

一、大体分型

宫颈癌除Ⅰa期肉眼不易识别者外，肉眼观察可分为4型：

（一）糜烂型

宫颈表面红润，黏膜表面有深浅不等的上皮破坏，呈颗粒状的粗糙面，触之易出血。此种类型多见于早期癌。

（二）菜花型

癌组织明显地向宫颈阴道部表面突出，表面呈大小不等的小乳头，形似菜花、血管丰富、质地较脆、易出血。切面可见癌侵入宫颈组织较浅，有出血及坏死。

（三）结节型

癌侵入宫颈组织融合形成结节状、质硬，宫颈表面多有深浅不等的上皮破坏；亦有较明显外突者。肿瘤切面呈灰白色，出血及坏死较轻。

（四）溃疡型（他非一独立类型）

在上述类型的基础上，癌组织坏死脱落后而形成深浅不等的溃疡，溃疡表面有大量坏死组织，溃疡边缘不规则，溃疡底及边缘均较硬。切面可见癌侵入宫颈深部，灰白色、质地脆硬，有明显的出血及坏死。

中国医学科学院肿瘤医院2131例宫颈癌的大体分型如表11-1-1所示。光滑型均为肉眼不能识别的早期癌；糜烂型以早期癌占多数，结节型及溃疡型以晚期癌为多。

表 11-1-1　2131 例宫颈癌大体分型在各期的分布

分　　期	分　　　型					
	光　滑	糜　烂	菜　花	结　节	溃　疡	合　　计
Ⅰ	13	74	52	63	4	206
Ⅱ		53	289	296	160	798
Ⅲ			322	559	228	1109
Ⅳ			1	10	7	18
合计	13	127	664	928	399	2131

二、宫颈癌的组织学分类

宫颈癌的组织学分类，主要以肿瘤的组织来源、细胞分化程度及细胞形态等进行分类。宫颈癌、可分为鳞状细胞癌（包括疣状鳞癌、乳头状鳞癌、淋巴上皮样癌、梭形细胞癌、囊性基底细胞癌）、腺癌（包括乳头状腺癌、内膜样腺癌、透明细胞癌、黏液腺癌、浆液性乳头状腺癌）及混合癌（腺鳞癌）等。鳞状细胞癌占绝大多数，占 90% 以上；腺癌约占宫颈癌的 5% 左右；混合癌及其他罕见癌（包括小细胞未分化癌等）占 5% 以下。有少数宫颈癌由于细胞分化太差，无法辨认其细胞来源，不能归入上述几类者一般称为未分化癌。宫颈癌的组织学类型分布如表 11-1-2 所示。

表 11-1-2　宫颈癌组织学类型分布

	例　　数	鳞癌（%）	腺癌（%）	混合癌（%）	未分化癌（%）
上海肿瘤医院	3100	95.2	4.1		0.7
中国医学科学院肿瘤医院	2131	97.1	2.1	0.7	0.1
济南西郊医院	883	98.9	1.0		0.1
武汉医学院二分院	840	97.2	2.8		
江苏肿瘤防治所	464	97.8	1.3	0.9	
广东省人民医院	448	94.7	4.9	0.4	
天津中心妇产科医院	442	97.3	2.4	0.3	

第二节　蔓延和转移

一、蔓延

宫颈原位癌发展成浸润癌，平均病程（潜伏期）约 5~20 年。一旦形成浸润癌，则其在生长过程中即可向邻近组织和器官蔓延（图 11-1-1）。

宫颈癌向下可浸润至阴道穹隆及阴道。与原发肿瘤邻近的阴道穹隆容易较早受累，前穹隆较浅，更易受侵，可较快蔓延至阴道前壁。后穹隆距原发肿瘤较远，因而阴道后壁常较晚受波及。肿瘤可经阴道黏膜、黏膜下层或肌层，单独或同时向阴道蔓延，亦可借阴道黏膜的丰富淋巴管逆行播散，而在远离原发癌的阴道上出现孤立的肿瘤结节。癌在阴道黏膜下蔓延，则临床上多不易早期发现。

宫颈癌突破子宫峡部屏障后，可向上经子宫内膜、肌层和淋巴管呈连续或跳跃式的向宫体蔓延。

在宫体受侵后，肿瘤可以较久地埋藏在子宫肌层中，但最终还是要侵犯浆膜甚至波及邻近的组织和器官。宫颈癌侵犯宫体较晚，但非罕见，只是临床不易确诊。

宫颈癌在开始一个相当长的时间内，只是局限性的缓慢地发展。一旦穿破宫颈肌层即可通过淋巴管波及宫颈周围结缔组织，迅速扩展到盆壁组织。宫颈两侧的输尿管，可因肿瘤压迫以及浸润形成不同程度的梗阻，导致输尿管或肾盂积水。

由于膀胱三角区与宫颈及阴道前壁紧密相依，当肿瘤扩展到阴道前壁，穿破肌层后，很容易侵犯膀胱，首先受波及的是膀胱三角区。

宫颈癌向后扩展，可侵犯子宫骶骨韧带，甚至直肠。因宫颈及阴道后壁距直肠较远，所以直肠受侵较晚。

二、转移

淋巴管是宫颈癌最多见也是最重要的转移途径（图 11-1-1）。宫颈癌向盆腔淋巴结转移，一般是由原发病灶通过附近的淋巴管首先向宫颈旁、闭孔、髂内、髂外等淋巴组向髂总淋巴结转移，进而转移到腹主动脉旁淋巴结。也可以经骶前淋巴结向腹主动脉旁淋巴结转移。晚期可以转移到锁骨上淋巴结及全身其他淋巴结。由于淋巴管道的互相交错，以及由于肿瘤扩展的情况不同，所以其淋巴转移的途径也非固定。

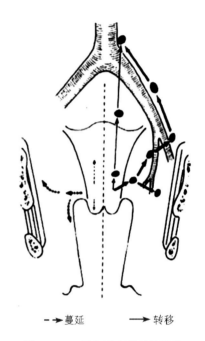

- - ▶ 蔓延　　—▶ 转移

图 11-1-1　子宫颈癌蔓延及转移

国内外文献报道的关于不同期别子宫颈癌盆腔淋巴结转移率的情况见表 11-1-3，转移部位见表 11-1-4，各期腹主动脉旁淋巴结转移情况见表 11-1-5。淋巴结转移率与期别、原发灶的大小、癌浸润的深度及细胞分化程度密切相关。

血行转移少见，约 4% 左右。癌细胞侵犯静脉系统，也可通过胸导管或小的淋巴静脉交通支进入血循环而到远处脏器。最常见转移的脏器是肺、肝、骨等。

表 11-1-3　子宫颈癌各期盆腔淋巴结转移率（%）

报告单位	报告时间	总例数	临床期别			
			I	II A　B	III A　B	IV A　B
国内 16 各单位	1997	1775	0	5.7	25.9	
山东医科大学	1980	1376		11.6	33.3	
广州中山医科大学	1990	820		8.9	24.1	
天津	1992	2130	12.0~38.0	26.0~58.0	36.0~52.0	56.0~66.0
日本	1991		10.0	30.0	50.0	
Nagell 等	1992	1710	19.8	26.6~36.1	42.7	55.0

表 11-1-4　国内 8 个省 2619 例宫颈癌淋巴结转移部位（例次）

部位	闭孔	髂内	髂外	髂总	宫颈旁	腹股沟	其他
			淋巴结转移部位				
例数	141	74	49	22	34	18	8

表 11-1-5　子宫颈癌各期腹主动脉旁淋巴结转移率（%）

作　者	总例数	I b	II a	II b	III	IV
			临床期别			
天津	2130	5~7.0	5.0~18.0		18~38	66.0
Nagell 等	3019	4.2	11.3	19.8	27.5	31.3

第三节　诊　断

正确诊断宫颈癌有赖于详细了解病史，熟悉临床表现以及必要而细致的检查和周密的分析。

一、症状

早期宫颈癌大多无任何症状，或仅有类似宫颈炎的表现，易被忽略。如一旦出现症状，病情已发展到相当严重的程度。宫颈癌无特殊症状，最常见的是阴道不规则出血和白带增多，其他表现则随癌侵犯部位及程度不同而异。

（一）阴道出血

这是宫颈癌最常见的症状。在宫颈癌患者中81.4%有阴道出血，尤其是绝经后出血更应注意。开始常为接触性出血，多为少量出血，并经常自行停止，而后又出现不规则阴道出血。血管丰富的菜花型肿瘤或肿瘤晚期侵袭较大血管可引起大量出血，出血时间过久过多均可导致继发性贫血。阴道出血不是宫颈癌特有的症状，普查统计的资料表明，有阴道出血者由宫颈癌而引起者不足1%。

（二）白带增多

这也是宫颈癌最常见的表现。宫颈癌患者中82.3%有各种不同情况和不同程度的白带增多。起初可为浆液性或黏液性白带，随病程的进展白带可呈米汤样，或混有血液。由于肿瘤的坏死、感染，阴道排物就具有特殊的臭味。

（三）压迫症状

疼痛是最常见的压迫症状之一。癌侵及宫旁组织最初只有胀感，而后钝痛。若累及腹膜则有剧痛。癌侵及盆壁后进而压迫或侵犯神经干，这时可引起初为断续性腰痛、后为持续性向下肢放射性疼痛。癌压迫或侵犯输尿管引起肾盂积水，可有腰部钝痛。

宫颈癌向盆壁蔓延，压迫血管或淋巴管可造成循环障碍，可引起患侧下肢和外阴水肿。

宫颈癌向前扩展可压迫或侵犯膀胱，引起尿频、尿血，严重者可产生排尿困难、尿闭或尿瘘，甚至发生尿毒症，但少见。肿瘤向后蔓延可压迫直肠，出现里急后重、黏液便等症状，肿瘤侵犯直肠而发生阴道直肠瘘者极少。

癌在腹腔内破溃而引起癌性腹膜炎者罕见。

（四）全身症状

早期一般无明显的全身症状。但至晚期，除继发的全身症状外，还可以出现体温增高或恶病质。

（五）转移症状

宫颈癌的转移，一般是病变越晚转移的概率越高，但在较早期病变即发现转移者，亦非罕见。由于转移的部位不同，其症状亦各异。盆腔以外的淋巴转移以腹主动脉旁及锁骨上淋巴结为常见，表现为该淋巴部位出现结节或肿块。肺转移可出现胸痛、咳嗽、咯血等症状；骨转移可出现相应部位的持续性疼痛。其他部位的转移亦出现相应的症状。

二、检查

（一）一般检查

除一般的系统查体外，尤应注意检查表浅淋巴结。淋巴结是宫颈癌远处转移的常见部位。正常妇女常可触及腹股沟淋巴结，但宫颈癌转移至腹股沟淋巴结者少见。癌转移的淋巴结一般表现为淋巴结增大，质地较硬而不平，进而可多个淋巴结融合、粘连、固定。腹腔与盆腔相通，所以腹部也应注意检查。

（二）妇科检查

1. 视诊　应在充足照明条件下进行，包括直接观察外阴和通过阴道窥器观察阴道及宫颈。观察外阴应注意大、小阴唇、尿道口、阴道口及会阴其他部分有无癌侵犯表现及异常情况。观察阴道除一般观察外，要注意有无癌浸润，浸润范围。对宫颈的观察要注意肿瘤的位置、范围、形状、体积及与周围组织的关系。如做阴道细胞学涂片检查，则阴道窥器应以水为润滑剂，放置窥器时应注意避免碰伤肿瘤引起出血，以免影响涂片质量。

2. 触诊　肿瘤的质地、浸润范围及其与周围的关系等，必须通过触诊来确定。有些黏膜下及颈管内浸润，触诊比视诊更准确。触诊应由外向内按步进行，首先对外阴、阴道及宫颈进行检查，尤其要注意检查视诊所见异常的部位。然后进行双合诊检查子宫的位置、大小、质地、活动度等，再查两侧附件及宫旁组织有无肿块、增厚、结节及压痛等。必须注意检查所见与宫颈的关系。双合诊检查之后做三合诊检查，这是诊断妇科肿瘤不可缺少的一个步骤，三合诊检查主要了解旁组织（包括阴道旁、宫颈旁及子宫旁）有无浸润以及盆壁、子宫骶骨韧带、子宫直肠窝、直肠本身及其周围组织等的情况。

3. 宫颈/阴道细胞学涂片检查　他是目前发现早期宫颈癌的主要手段，防癌普查中已广泛应用。特别是对临床不易发现的早期宫颈癌的诊断，细胞学涂片检查起着极其重要的作用。目前临床使用的有常规巴氏涂片、液基薄片（ThinPrep/Autocyte）等。为了保证涂片质量，在刮取标本时要先擦净宫颈上的黏液、分泌物，刮取部位要准确，避免出血，涂片要薄而匀，涂片后要立即固定，以提高阳性率。随着细胞学制片技术和阅片技术的提高，宫颈癌前病变及宫颈癌的检出率大大提高。

4. 组织学检查　宫颈癌的诊断均应有活体组织学检查证实。根据不同情况，有下列几种宫颈活体组织采取方法：

（1）咬取法　这是采取宫颈活体组织最常用的方法。绝大多数患者可以用此法得到确诊。此法可自一处或多处用特制的活检钳在病变部位咬取。如病变部位不明显，可用碘试验或行阴道镜检查提示咬取部位。

（2）切取法　多次咬取活检仍不能确诊，需进一步采取较深部组织时可用切取法。此法是在可疑部位以锐利尖刀做楔状切取。

（3）宫颈管内刮取法　宫颈表面活检阴性、细胞学涂片检查阳性或临床不能排除宫颈管癌时，可做宫颈管内膜刮取活检。

（4）宫颈锥形切除　阴道细胞学检查多次异常，但上述检查方法均未得到证实，临床仍不能排除癌，或发现癌但不能确定有无浸润和浸润深度时临床上需要确诊者，可行宫颈锥形切除。一般情况下，建议在阴道镜下多点活检及宫颈管刮术仍未确诊时再采用手术。

活检时应注意尽量减少对组织的挤压破坏；标本应注明采取部位，多点标本应分别注明；标本应立即置于10%甲醛液中固定；活检后用带尾纱布压迫止血，6~8小时后取出；锥形切除术后用纱布压迫，24小时后更换；急性盆腔感染期间不宜活检。

5. 腔镜检查

（1）阴道镜　对早期宫颈癌的发现、确定病变部位有重要作用，可提高活检的阳性率。

（2）膀胱镜　阴道前壁受癌侵犯较深或临床可疑膀胱被累及者，应行膀胱镜检查。

（3）直肠镜　临床可疑直肠受侵犯者。

6. 影像检查

（1）胸部透视　这是治疗前常规检查项目。有胸部症状者尤应注意，必要时胸部CT检查。

（2）B型超声检查　可通过腹部、阴道或直肠途径进行检查，可显示盆腔及腹腔脏器的情况，有无肿块、肿物的位置、囊性或实性、有无腹水等。

（3）静脉肾盂造影　主要检查输尿管及肾盂有无积水，同时可以了解肾脏排泄功能，以帮助临床分期。晚期宫颈癌可以选择进行。此项检查对治疗后宫旁复发的诊断有一定帮助[3]。

（4）淋巴造影及血管造影　对盆腔及腹主动脉旁淋巴结转移的诊断可有帮助，但准确性尚有待进一步提高，目前尚未广泛应用。

（5）计算机断层扫描（CT）、磁共振（MRl）及PET-CT诊断可以测出肿块的从属性、结构、部位及大小；鉴定肿瘤向宫旁及盆壁播散情况；可以显示增大的淋巴结。由于淋巴结转移直接影响预后，现在有不少学者建议增加宫颈癌影像学分期。

7. 放射性核素肾图　可以检查输尿管梗阻及肾脏排泄功能。

8. 其他检查　如鳞状细胞癌抗原（SCC），癌胚抗原（CEA）的检测可作为宫颈癌治疗后监测。

三、鉴别诊断

宫颈癌的诊断一般并不困难，但有时也不容易。必须详细询问病史、仔细检查病人，常需与下列疾病相鉴别。

（一）宫颈糜烂

表现为宫颈外口附近及周围有鲜红色微小颗粒，亦可有小量多点出血，质地不硬。宫颈糜烂与早期宫颈癌肉眼观察很难区别，需病理确诊。

（二）宫颈肥大

宫颈明显增大、表面光滑或伴有糜烂，在光滑的表面上常可见多个灰白色带有光泽的宫颈腺体囊肿，刺破后有黏液溢出。

（三）宫颈息肉

有蒂的扁圆形赘生物，表面光滑、色红润、质软。息肉常来自宫颈管内，突出在宫颈管外，应行息肉摘除术，并送组织学检查。

（四）宫颈结核

表现多样。宫颈外观可以正常，亦可以肥大、糜烂、溃疡、乳头状或息肉样表现。好发于青年人，多有月经异常、结核病史及不育史。活体组织检查可以鉴别。

（五）妊娠期间的并发症

如流产、前置胎盘等，经仔细检查可以区别。妊娠亦可合并宫颈癌，因此在诊断和处理时要特别慎重。

（六）宫颈肌瘤及子宫黏膜下肌瘤

肌瘤突出在宫颈或阴道，其表面伴感染、坏死者，可似宫颈癌，但仔细检查是可以区别的。宫颈肌瘤由于肿瘤呈膨胀性生长，可将宫颈口挤向对侧；黏膜下肌瘤常来自宫颈管或宫腔，亦可有蒂，光滑的宫颈被挤压变薄包在肿瘤四周，质地均匀，不脆不硬。

（七）宫颈乳头状瘤

一般为局限性，呈乳头状，多无浸润表现，活检可以鉴别。

四、临床分期

临床分期是指导治疗、估计预后的指南。由于各人对盆腔肿瘤扩散情况在检查和判断上的差异，临床分期上常有分歧。因此应严格按国际临床分期的标准和要求进行分期，以缩小在分期上宽严的差距。目前广泛采用的是国际妇产科联盟提出的宫颈癌国际临床分期标准。此分期法经国际妇产科联盟（International Federation of Gynecology and Obstertrics，FIGO）1994 年、2009 年会议修改，FIGO 与 TMN 分期（AJCC，2010 年）（表 11-1-5）具体如下述。

（1）临床分期 TMN FIGO 分期。

TNM	FIGO	手术-病理
T：局部肿瘤		
T_X	–	原发肿瘤无法评估
T_0	–	无原发肿瘤的证据
T_{is}*①	–	原位癌（非浸润癌）
T_1	I	癌局限于宫颈（扩展至宫体将被忽略）
T_{1a}**②	I A	镜下浸润癌。上皮基底膜下间质浸润深度≤5mm，水平扩散≤7mm。血管淋巴间隙受侵不影响分期。
T_{1a1}	I A1	间质浸润深度≤3mm，水平扩散≤7mm
T_{1a2}	I A2	间质浸润深度>3mm，但不超过 5mm，水平扩散≤7mm
T_{1b}	I B	临床可见病灶局限于宫颈，或镜下病灶超过 T_{1a}/IA2③
T_{1b1}	I B1	肉眼可见肿瘤最大径线≤4cm
T_{1b2}	I B2	肉眼可见肿瘤最大径线>4cm
T_2	II	肿瘤浸润超出子宫、但未达盆壁或阴道下 1/3
T_{2a}	II A	无宫旁受侵
T_{2a1}	II A1	肉眼可见肿瘤最大径线≤4cm
T_{2a2}	II A2	肉眼可见肿瘤最大径线>4cm
T_{2b}	II B	有宫旁受侵
T_3	III	肿瘤扩展到骨盆壁和（或）累及阴道下 1/3 和（或）引起肾盂积水或肾无功能④
T_{3a}	III A	肿瘤侵犯阴道下 1/3，未侵犯盆壁
T_{3b}	III B	肿瘤侵犯盆壁和（或）引起肾盂积水或肾无功能
T_4	IV	肿瘤扩展超出真骨盆，或侵犯膀胱或直肠黏膜（黏膜泡状水肿不归此期）
	IV A	肿瘤扩散至邻近器官
	IV B	肿瘤扩散至远处器官
N：淋巴结受累		
TNM	FIGO	
N_X	–	区域淋巴结无法评估
N_0	–	无区域淋巴结转移
N_1	–	有区域淋巴结转移
M：远处转移		

TNM	FIGO	
M_0	–	无远处转移
M_1	ⅣB	有远处转移（包括腹腔转移，锁骨上、纵隔或主动脉旁淋巴结受累，肺转移，肝转移，骨转移）

注：①FIGO 分期不包括 0 期（T_{is}）

②所有肉眼可见病灶（即使仅表浅浸润）均归为 $T1_b$/ⅠB 期。

③所有肉眼可见病灶（即使仅表浅浸润）均为ⅠB 期。浸润最大深度不大于 5mm，水平宽度不大于 7mm。浸润深度测量从肿瘤附近最表浅上皮乳头的上皮间质交界处至肿瘤浸润最深处的距离。对肿瘤浸润深度的单位应为 mm，包括"早期/微间质浸润"（1mm）。血管淋巴间隙受侵不改变分期。

④三合诊肿瘤与盆壁间无间隙。所有引起肾盂积水或肾无功能均归为此期，除非有明确其他病因。

表 11-1-5　TNM 分期（AJCC，2010）

分　　组	T	N	M
O	T_{is}	N_0	M_0
Ⅰ	T_1	N_0	M_0
ⅠA	T_{1a}	N_0	M_0
ⅠA1	T_{1a1}	N_0	M_0
ⅠA2	T_{1a2}	N_0	M_0
ⅠB	T_{1b}	N_0	M_0
ⅠB1	T_{1b1}	N_0	M_0
ⅠB2	T_{1b2}	N_0	M_0
Ⅱ	T_2	N_0	M_0
ⅡA	T_{2a}	N_0	M_0
ⅡA1	T_{2a1}	N_0	M_0
ⅡA2	T_{2a2}	N_0	M_0
ⅡB	T_{2b}	N_0	M_0
Ⅲ	T_3	N_0	M_0
ⅢA	T_{3a}	N_0	M_0
ⅢB	T_{3b}	任何 N	M_0
	$T_{1\sim3}$	N_1	M_0
ⅣA	T_4	任何 N	M_0
ⅣB	任何 T	任何 N	M_1

注：FIGO 分期不包括 O 期。

第四节　治疗的选择

宫颈癌的治疗，目前能达到较好疗效的是放射、手术及综合治疗。各种治疗方法，虽然有各自的适应范围，但根据肿瘤情况、一般状态、设备条件和技术力量的不同，适应范围亦略有差异。众多研究表明早期宫颈癌患者（Ⅰ～ⅡA）单纯根治性手术与单纯根治性放疗两者治疗效果相当，5 年生存率、死亡率、并发症概率是相似的。但其中一些具有不良预后因素的患者预后仍较差，5 年生存率可下降至 50%，甚或更低。影响早期宫颈癌术后预后因素是宫颈局部肿瘤体积大、淋巴结转移、切缘阳性、脉管瘤栓、宫旁浸润以及肌层浸润深度等。临床研究表明，手术、放疗和（或）化疗 3 者的合理应用，能有效地改善早期癌的疗效。对于ⅡB 以上中晚期宫颈癌，在过去传统治疗中公认的首选方法是放射治疗。近年来，随着国内外大量的有关宫颈癌同步放化疗与单纯放疗的随机分组临床研究的开展，结果表明以顺铂为基础的同步放化疗较单纯放疗提高了生存率、降低了死亡风险，同步放化疗已成为中晚期宫颈癌治疗的新模式。

一、放射治疗

放射治疗是宫颈癌的主要治疗手段，适应范围广，各期均可应用，疗效好。宫颈癌的放射治疗以腔内照射配合体外照射的方法应用最普遍。

（一）腔内照射

主要照射宫颈癌的原发区域。

（二）体外照射

主要照射宫颈癌的盆腔蔓延和转移区域。

二、手术治疗

也是宫颈癌有效的治疗手段，早期病例可一次清除病灶，治疗期短，年轻患者可以保持正常的卵巢和阴道功能。但手术治疗有严格的适应证，手术范围广，创伤大，手术可能有严重的并发症。

随着人们对生活质量要求越来越高，对早期宫颈癌的手术范围更加个体化，提出了各种术式如保留生育功能、保留膀胱功能等的手术。

三、综合治疗

恶性肿瘤的手术逐步发展到根治术甚至超根治术，疗效却未随手术范围的扩大而提高。由于手术范围广，创伤大，并发症多，早期癌淋巴转移少，切除太多的正常淋巴结可破坏免疫系统功能，手术切除并不能摆脱生物学行为的限制，增加原发器官的根治范围，并不能改善生存率。由于放射治疗技术及化疗药物的迅速发展，手术治疗走向个别化或缩小手术范围配合以放射治疗和（或）化疗，并已取得良好的效果。综合治疗是治疗恶性肿瘤的总趋势，是提高恶性肿瘤疗效的一个重要而有希望的途径。

术前辅助近距离腔内放疗，达到减少肿瘤负荷，创造手术条件，但远期生存率未见提高。对于具有高危因素的早期宫颈癌病人术后辅助放化疗仍被大多数人所采用。

早在 20 世纪 70 年代，国外临床已经将羟基脲（hydroxyurea）作为放疗增敏剂应用于宫颈癌治疗中。随后，有不少关于 5-氟尿嘧啶（5-fluorouracil）、丝裂霉素 C（mitomycin C）、顺铂（cisplatin）等药物作为放疗增敏剂的文献报道。近年来研究较多的是同步化疗和新辅助化疗。

同步放化疗即在放疗期间同时进行化疗，而放疗不间断。其作用机制是：①放化疗直接杀灭原发肿瘤和消灭微小转移病灶；②同步放化疗后使处于不同细胞周期的肿瘤细胞同步化，对放射线产生敏感；③化疗也能通过直接肿瘤细胞毒性、肿瘤细胞周期同步化和抑制亚致死放射修复来增加放射剂量反应曲线的梯度，以达到增加肿瘤细胞死亡。另外，同步放化疗避免了延迟盆腔放疗时间。

1999 年美国先后报道了由 GOG（the Gynecologic Oncology Group）、RTOG（the Radiation Therapy Oncology Group）、SWOG（the South West Oncology Group）进行的 5 个以顺铂为基础的同步放化疗大样本前瞻性随机对照临床研究结果，尽管各研究组内临床期别、放射剂量、放射方法及含顺铂的化疗方案不尽相同，但结果都证明同步放化疗能明显改善生存率，使死亡危险下降 30%~50%，因而奠定了同步放化疗在宫颈癌综合治疗中的地位，被 NCI（the National Cancer Institute）推荐为宫颈癌治疗的新标准（表11-1-6，表11-1-7，表11-1-8）。随后不少学者对不同化疗药物如丝裂霉素C、卡铂、紫杉醇、托扑替康、长春瑞滨等单药或联合用药的同步放化疗开展进一步研究，由于病例数、疗效以及副反应等均未超越以顺铂为基础的同步放化疗这一模式，顺铂2015年仍被NCCN指南推荐为宫颈癌同步放化疗的主要药物。

新辅助化疗是一种连续治疗方法，在放疗前或术前先给1~3疗程化疗，其目的是使肿瘤对化疗产生反应，减少肿瘤负荷和消灭微小转移病灶。化疗药物和放射线作用于肿瘤细胞的不同亚群，化疗后使肿瘤细胞周期同步化。从目前资料来看，新辅助化疗大多数有较高的近期反应率，而对长期生存无改善（表11-1-9）。为什么新辅助化疗没有比单纯放疗取得更好的效果，目前尚不十分清楚，可能与延迟盆腔放疗时间有关，特别是对化疗无反应者，再者可能与化疗时间和剂量选择不当有关。

表 11-1-6　美国5组宫颈癌同步放化疗前瞻性随机研究

研究组	分　期	病人例数	药　物	生存率		P 值
				CT+RT	RT	
放化疗与放疗						
RTOG 9001	* I B2~IVA	388	CF	73	58	0.004
GOG 123	* I B2	369	C	83	74	0.008
SWOG 8797	* I A2~II A	243	CF	80	63	0.01
化疗方案比较						
GOG 85	II B~IVA	368	CF versus H	55 CF	43 H	0.018
GOG 120	II B~IVA	526	C versus H	66.4 C	49.7 H	0.004
GOG 120			CFH versus H	67.0 CFH	49.7H	0.002

注：C: cisplatin；F: 5-FU；H: hydroxyurea。
* 具有高危因素。

表 11-1-7　以顺铂为基础的同步放化疗方案

研究组	方　案	药　物	剂　量	用　法
SWOG8797[4]	CF	DDP	70mg/m²	放疗第1、29、50和71天
		5-FU	4g	96小时持续静脉滴入，放疗第1、29、50和71天
GOG 85[5]	CF	DDP	50mg/m²	放疗第1和29天
		5-FU	4g	96小时持续静脉滴入，放疗第1和29天
RTOG 9001[6]	CF	DDP	75mg/m²	放疗第1和29天
		5-FU	4g	96小时持续静脉滴入，放疗第1和29天
GOG 120	C	DDP	40mg/m²	放疗第1、8、15、22、29和35天
或	CFH	DDP	50mg/m²	放疗第1和29天
		5-FU	4g	96小时持续静脉滴入，放疗第1和29天
		hydroxyurea	2g/m²	口服，每周两次，共六周
GOG 123[7]	C	DDP	40mg/m²	放疗第1、8、15、22、29和35天
NCIC	C	DDP	40mg/m²	放疗第1、8、15、22和29天

表 11-1-8 美国 RTOG（9001）组研究结果（Eifel）

结 果	同步放化疗组（%）	单纯放疗组（%）	危险比值	P 值
总生存率			0.48	<0.001
5 年	73	52		
8 年	67	41		
无进展生存率			0.49	<0.001
5 年	68	43		
8 年	61	36		
局部失败率			0.42	<0.001
5 年	18	34		
8 年	18	35		
远处转移率			0.48	0.0013
5 年	18	31		
8 年	20	35		
腹主动脉旁失败率			1.65	0.15
5 年	7	4		
8 年	9	4		

表 11-1-9 宫颈癌新辅助化疗随机研究

作 者	例 数	方 案	化疗反应率	生存率		
				CT/RT（%）	RT（%）	P 值
Napolitano V[8]	192	BOP	81	78.6	73.2	无统计学意义
Symonds RP[9]	204	MtxP	49	47	40	无统计学意义
Tattersall MH[10]	260	EpP	72	47	70	0.02
Sundfor K[11]	94	PF	53	38	40	无统计学意义
Kumar L[12]	177	BIP	70	38	43	无统计学意义
Tabata[13]	61	BOMP	72	43	52	无统计学意义
Souhami L[14]	107	BOMP	47	23	39	0.02
Chiara S	58	P	78	72	83	无统计学意义
Leborgne F[15]	130	BOP	68	38	49	无统计学意义

注：B：bleomycin；P：cisplatin；Mtx：methotrexate；Ep：epirubicin；F：5-FU；I：ifosfamide；O：vincristine；M：mitomycin C。

第五节 放 射 治 疗

一、放射治疗原则

恶性肿瘤的放射治疗原则与其他治疗手段一样，要最大限度地杀灭癌细胞，尽最大可能保护正常组织和重要器官，即尽量提高治疗效果，降低并发症。为此，放射治疗应达到以下要求。

（一）适当的治疗工具

目前可供临床使用的放射治疗工具很多，包括近距离治疗及远距离治疗设备。近距离治疗包括腔内照射、管道内照射、组织间照射等。远距离治疗包括深部 X 线治疗机、^{60}Co 治疗机、加速器等，各有其不同的照射特点。放射治疗就要根据肿瘤的不同情况，选择适当的照射工具。例如，宫颈癌的原发肿瘤区的治疗，选用近距离照射最为适宜，放射源距肿瘤最近，可以较小强度的放射源照射，而取得对肿瘤的最大治疗效果。由于近距离照射剂量衰减得很快，所以对其周围组织和器官的辐射损伤较小。如宫颈癌局部为大菜花状肿瘤，亦可选用组织间照射，先将局部肿瘤缩小后，再行常规的腔内放疗。对宫旁、宫颈旁、阴道旁、盆腔淋巴区或体表局部病灶的治疗，就必须采用远距离的体外照射，根据其肿瘤的部位及深度的不同，选用^{60}Co 治疗机、能量不同的加速器治疗。工具的选择是否适当，是影响治疗效果的因素之一。

（二）适宜的照射范围

恶性肿瘤的放射治疗也和其他治疗一样，除了极少数的早期癌可以对其蔓延转移区不作处理外，其他期别病例的治疗都需要包括肿瘤原发区及其蔓延转移区。照射范围的确定主要是以肿瘤的恶性程度、侵犯周围组织的范围及区域淋巴转移的可能性等方面来考虑的。因此，要求医师要有一定的临床经验。要尽力使照射野既要够大，又不过大。照射野不够大，肿瘤照射不全，疗效肯定不好；照射野过大，则会增加或加重放射治疗并发症，降低疗效，所以要求照射范围要适宜。例如宫颈癌的体外照射，一般照射野的上缘在髂嵴水平，照射野下缘在耻骨联合下缘水平即可，根据肿瘤期别的早晚可以适当调整其照射范围。一般恶性肿瘤的周边区域的细胞对放射线的敏感性较肿瘤中心为高，因此，照射野应在照射到适当时间后，可随肿瘤的缩小而缩小，以提高肿瘤的照射剂量，减少并发症。

（三）足够的照射剂量

是否在一定的时间内给足一定的照射剂量，也是影响放射治疗效果的一个因素。由于肿瘤的组织类型、细胞成分、生长部位、肿瘤体积及患者全身情况等因素不同，肿瘤对放射线的敏感性各异，其所需放射剂量也不尽相同。例如宫颈鳞癌，他生长在以纤维组织为主的宫颈上，所以宫颈癌的瘤床对放射线有很高的耐受量，一般其受量均在 $100\sim200Gy$ 以上，而其他部位的鳞癌，受到瘤床组织对放射线耐受量的限制是很难做到的。肿瘤的放射剂量必须根据患者的实际情况，给以足够剂量，当然也不能超量。如果照射剂量不足，肿瘤必然复发，照射剂量过高，则造成瘤床坏死，影响组织的修复功能，也影响放射治疗效果。体外照射的剂量计算比较容易，而且准确，而腔内照射剂量的计算，因为影响其剂量的因素很多，所以腔内照射的剂量很难计算，且不甚准确。为此，有条件的单位，应有专业人员，负责临床剂量的确定工作。

（四）均匀的剂量分布

体外照射在治疗体积内，使剂量分布较均匀是较易做到的，而近距离照射在治疗体积内的剂量分布很难均匀，放射剂量随着与放射源距离的增加，组织受量按反平方定律而下降。这种近距离照射的剂量分布特点，既有其不利的一面，又有可利用的一面。宫颈癌常用的腔内照射就是利用其有利一面的范例。近距离照射可以通过合理布置放射源，以减少治疗体积内剂量分布不均匀的程度。宫颈癌放射治疗中，最常用的是体外照射及腔内照射的联合应用，两者的适当配合，可以弥补一部分近距离照射剂量分布不均匀的弊端。

（五）合理的照射体积

靶体积确定以后，就要利用一切可能，使靶体积内的照射剂量最高，而正常组织和器官的辐射剂量在最低范围内。因为组织器官的放射损伤概率与照射剂量和体积成正相关关系，要求在病变范围以外的正常组织和器官受照射的范围和剂量愈小愈好。例如宫颈癌的肿瘤原发区的腔内放射治疗就明显地优于体外照射，其关键就是腔内放疗的照射体积小于体外照射的照射体积。又如，对盆腔淋巴区的体外照射，前、后野对穿照射优于侧野照射，前者照射距离近，体积小，辐射损伤少，后者则反之。

（六）个别对待治疗原则的正确运用

由于个体的差异及肿瘤的多种多样，对肿瘤的治疗不可能有标准的治疗模式。如果按某一标准模式治疗，只有适合某一标准模式治疗的患者可能获得治愈，而不适宜这种标准模式治疗的患者就很难获得较好的效果。因此，对肿瘤的治疗必须正确运用个别对待的治疗原则，才能取得应有的最好效果

个别对待的治疗原则在治疗方案设计上的体现，就是治疗方针、照射范围、照射剂量、分次方法和治疗工具的选择上，均应根据每位患者的个体及肿瘤情况来决定。例如，宫颈癌菜花状者可先行消除治疗，合并盆腔炎者可先行体外照射，子宫明显偏斜者四野外照射的位置向子宫偏斜方向适当外移。在治疗过程中，必须对病人定期进行仔细而全面地检查，根据肿瘤对放射治疗的反应及全身和局部的放射反应、对照射野的大小、照射野的位置、照射剂量及疗程等进行必要的调整。治疗方针也同样要正确地运用个别对待的治疗原则。个别对待的治疗原则要贯彻在整个治疗过程中。例如患者治疗前计划行根治性放射治疗，但在治疗过程中出现远处转移，或在治疗过程中肿瘤未得到控制，甚至继续发展，表明放射治疗无效，或因放射治疗反应严重而不能完成根治计划，应根据情况改变治疗手段或改为姑息性治疗。反之，原计划为姑息性放疗者，对放射治疗肿瘤的反应良好，在全身情况允许下，则可以改变治疗计划，转为根治性治疗。

由于肿瘤的种类不同，或同类肿瘤在不同个体的表现不同，以及每个人对放射治疗的反应性不同。所以，千篇一律或一成不变的治疗方法不可能取得最好结果，必须正确地运用个别对待的治疗原则，才能提高疗效。

二、治疗计划的制订与实施

（一）放射治疗计划的制订

1. 治疗方针的决定　宫颈癌的治疗目前主要是手术、放疗及综合治疗。在制订治疗计划前要根据恶性肿瘤的类型，病变范围及病人的全身情况等决定采用哪种治疗手段。

对于决定采用单纯放射治疗者，还必须决定是根性治疗还是姑息性治疗。

（1）根治性放射治疗　病人在放射治疗后可望获得长期生存。行根治性放射治疗时，对存在肿瘤的全部组织给以根治剂量的照射，由于照射范围较大，照射剂量也高。因此，对肿瘤附近的正常组织和器官，特别是一些对放射线敏感的组织和器官的防护，就成为治疗中的一个重要问题。如果放射治疗方案设计不当就容易引起严重的后遗症。

（2）姑息性放射治疗　其目的是为了减轻病人痛苦，延长病人的生存时间。姑息性放射治疗时，照射范围较小，甚至可以不包括全部肿瘤，而仅照射引发症状的部位，如引起梗阻或压迫症状的那部分肿瘤，照射剂量也较低。因此，所需的照射技术就比较简单。姑息性放射虽较简单，但不能滥用，要以不增加病人痛苦为前提。

根治性治疗与姑息性治疗是相对的，在治疗过程中可根据肿瘤及病人情况而互相转换。若放射治疗作为与手术配合的综合治疗时，要根据肿瘤情况及病人条件决定是术前放射治疗还是术后放射治疗。

（3）术前放射治疗　常是计划性的，其目的是通过术前放射治疗，降低癌细胞活力或减少种植和扩散的概率；缩小肿瘤范围，提高手术切除率；杀伤亚临床病灶，降低局部复发率。目前对于局部肿瘤巨大的早期患者，尤其是年轻患者，有学者采用新辅助化疗或腔内放疗或腔内放疗联合新辅助化疗来缩小肿瘤范围，提高手术切除率。

（4）术后放射治疗　常是根据手术情况决定的，在手术切除的范围不够广泛，手术可疑有局部残存肿瘤，该肿瘤对放射线有一定的敏感性，可行术后放射治疗，以提高疗效。2015年NCCN指南明确指出早期宫颈癌根治术后，具有淋巴结转移、宫旁浸润、切缘阳性术后辅助以铂类为基础的同步放化疗，如果只有局部肿瘤巨大和（或）肿瘤浸润宫颈深层间质和（或）浸润脉管，术后辅助放疗，

可以联合铂类为基础的同步化疗。

2. 确定肿瘤位置、范围及与周围正常组织或器官的关系　放射治疗计划设计的基础，在于准确地定出肿瘤的位置、范围及与周围正常组织或器官的关系，在条件允许的情况下，尽可能精确地画出肿瘤体积，然后根据肿瘤的位置及其生物学行为确定靶体积。

（1）肿瘤体积　即已知的肿瘤侵犯的组织体积，其位置及范围可通过临床检查、X线检查、放射性核素显像、电子计算机断层扫描（CT）、磁共振、模拟定位机、超声扫描及病理组织学检查等来确定。

MRI具有软组织分辨力高、多方位、多序列成像等优势，能够提供优异的形态学信息，在各种影像学检查中检出病变、显示肿瘤侵犯范围准确性最高，目前NCCN推荐MRI-T2加权影像为肿瘤和重要器官勾画金标准[16]。

大量研究表明PET-CT对发现淋巴结转移是非常有利的。有一项研究比较了53名妇科肿瘤患者，PET-CT与CT/MRI对淋巴结转移的敏感性97%与40%，特异性94%与65%。PET-CT在CT提供解剖学信息的同时也提供了生理信息，增加了诊断的准确性和改进了放疗计划[17]。

（2）靶体积　包括肿瘤体积和其他可能受侵犯的组织。靶体积的确定主要从肿瘤的恶性程度、侵犯周围组织的范围以及区域淋巴结转移的可能性等方面考虑。所以，靶体积必须是有一定临床经验的医生确定。

（3）治疗体积　由于每次摆位时产生的微小体位差异、呼吸运动的影响，治疗过程中靶体积内组织的肿胀或皱缩造成靶体积的变化等因素的存在，照射野必须包括靶体积以外的一部分组织，以保证靶体积内组织无遗漏地获得需要照射的剂量，这个范围就叫治疗体积。治疗体积在治疗过程中可随肿瘤体积缩小而适当地缩小。

3. 解剖横截面图　该图用于设计照射剂量计划。横截面图应包括：病人躯体轮廓、参考点、肿瘤体积、靶体积及重要器官。行剂量计划时，肿瘤体积与周围组织和重要器官的相互关系，可以在一个或几个有代表性的解剖横截面图上显示出来。这种解剖横截面图，必须在治疗位置上，按实际大小画出。所选横截面图能最好地显示治疗体积的立体状态，以及与病人躯体轮廓的关系。在一般情况下，可以采用靶体积中心部分的横截面，宫颈癌一般以"A"点水平的截面为准。

为了获得横截面所需资料，最简单的方法是在治疗位置上摄取互相垂直的正侧位X线片，通过在入射点和出射点中间的体表皮肤上放置标尺校正照相放大率后，即可得到肿瘤体积、位置以及与周围正常组织的关系。目前，可通过MRI、CT、超声波扫描的应用，获得精确的横截面图。

4. 制定放疗剂量计划　通过所得的横截面图，结合治疗方针及其他有关因素，可以制定出一个适合其具体情况的放射治疗剂量计划。剂量计划可以通过手工操作的方法，把不同照射的剂量相加，给以相应的校正而获得，也可以用电子计算机进行。如腔内与体外联合照射时，则把腔内与体外照射的剂量相加。使用电子计算机作剂量计划的优点是速度快，准确性高。如要对不均匀性组织进行校正时，则计算机方法是为得到一个准确剂量的唯一可行的方法。

5. 治疗计划的选择　同一个病人，可以由于选用的治疗工具、治疗方法、照射途径等因素的不同，制订出几个不同的治疗计划。治疗计划制订以后，可以从中选出最理想的方案执行。最理想的放射治疗计划应该是最符合放射治疗原则的，即对靶区的照射剂量足够而且均匀，对癌组织起到最大的杀灭作用，以提高治愈率，而对正常组织和器官的照射剂量愈低愈好，照射体积愈小愈好，对正常组织和器官最大限度地保护，以降低并发症。宫颈癌肿瘤原发区（宫颈、阴道、宫体及宫旁三角区）的治疗，以腔内照射为主。盆腔转移区（子宫旁组织、宫颈旁组织、阴道旁组织及盆腔淋巴区）以体外照射为主。腔内照射与体外照射相互配合，在盆腔范围形成一个以宫颈为中心的有效放射区。在精心处理的基础上，正确运用个别对待的治疗原则，以达到消灭癌组织，最大限度地保护正常组织和器官。

（二）放射治疗计划的实施

1. 治疗前的准备

（1）作好对病人的解释工作　说明治疗情况，解除思想顾虑，建立治疗信心，取得密切配合。

（2）合并症的处理　肿瘤病人也常合并有其他疾病，如果合并疾患不影响肿瘤治疗，则应先治疗肿瘤。如果合并症影响肿瘤的治疗或疗效，则应尽快对合并症给予积极的处理，以使患者能在全身于最良好的状态下进行放射治疗。例如合并贫血、感染及营养不良等，应纠正贫血，控制感染及补充营养后再行放射治疗。如果合并心、肝、肾等重要器官的疾病，在急性发作期时，应等病稍稳定后再行放射治疗。

（3）治疗前的肿瘤处理　有些情况宜在正式放射治疗前对肿瘤进行处置后，再行放射治疗。例如大菜花状的宫颈癌，可以先行局部肿瘤的组织间照射或局部照射，待肿瘤缩小后再行正规的放射治疗。

2. 放射治疗计划的执行

（1）仔细检查，认真记录　放射治疗前要仔细查阅各种实验室检查情况、影像资料及有关的检查结果，特别要注意病理组织学检查结果，因为放射治疗前必须有病理证实。妇科检查对肿瘤的大小、范围、类型与周围组织器官的关系等，要认真记录并绘图示意，以备治疗过程中及随诊检查时对照之用。

（2）治疗体位　放射治疗是通过一系列的照射来完成的，治疗的准确与否在很大程度上与病人的体位及其重复性程度有关。为此，应该选择病人感到舒适而重复性好的体位，在某些情况下，还应采用固定体位的装置，以保证体位的准确。病人应在最少变动的位置上进行治疗，以免因体位的变动致内脏相对位置的改变而影响治疗的准确性。宫颈癌放射治疗，体外照射一般均取仰卧及俯卧位，俯卧位更好些，因俯卧位时的前后径最小，而且小肠向头部方向移动，可以减少腹腔脏器的辐射损伤。腔内照射均取截石位。

（3）体外照射　在实际进行治疗前，均应按照治疗体位在模拟定位机上，透视下按照剂量计划的要求，核对不同照射野和治疗体积及参考点，最后确定照射野的位置，然后开始治疗。每个照射野在体表的具体部位均应在治疗单上标明，以便在需要时可以重新画出，这对研究照射野与放射治疗疗效的关系是很有帮助的。对进行再程放射治疗时，应按照原照射野的标志，重新画出照射野，以避免因照射野重叠而超量照射引起的放射损伤。应尽量利用体表的骨性解剖标志作为照射标志，如剑突、肋骨、脊柱、髂嵴、髂前上棘、耻骨、坐骨结节等，并应注明照射野每边的具体尺寸、体位等，便于复制[18]。

（4）腔内照射　腔内治疗要严格无菌操作。根据宫腔深度、阴道宽窄及肿瘤的具体情况，决定选用容器的大小，将容器放好后填塞固定。有条件时可利用计算机计算出剂量分布曲线，如剂量分布的不理想，可以调整放射源的组合至理想为止，然后送入放射源进行治疗。如无计算机设备，也需要在治疗前测出各种组合的主要参考点"A"点与"B"点、肠道及膀胱照射剂量的比例关系，以便在治疗中参考，避免出现严重的放射损伤。

（5）有关人员的密切配合　放射治疗包括多个环节，内容复杂。在放射治疗过程中，放射治疗医生与放射物理工作人员和技术员间必须密切配合，共同负责放射治疗计划的制订与实施。

放射治疗医师除了必须具有一般临床知识外，还要熟悉和掌握有关放射物理、放射生物、照射技术及肿瘤学方面的知识。放射治疗医生的主要任务是精确定出要照射的范围，决定照射的剂量及分次方法。

放射治疗物理师、技术员是放射治疗计划的设计者和具体执行者，技术员工作的好坏直接影响到治疗效果。因此，对放射治疗物理师、技术员必须进行严格的训练。

放射治疗医师也应与其他有关科室的医师密切配合，有计划地进行综合治疗。

3. 保证放射治疗计划准确执行的措施

（1）腔内照射　有条件时应每次均行放射剂量曲线的计算，并应与体外照射相配合。腔内治疗时对直肠所受照射进行剂量监测。

（2）体外照射　第一次照射时主管医师应亲自参加摆位，在治疗过程中应定时摆位，并核对照射野的位置是否正确。

三、照射方法与适应范围

（1）近距离照射与体外照射的区别　见下表 11-1-10。

表 11-1-10　近距离照相与体外照相的区别

	近距离照射	体外照射
放射源强度	弱	强
放射源与肿瘤照射距离	近	远
照射体积	小，对正常组织及器官辐射损伤很少	大，在照射范围内的组织和器官都有损伤

（二）近距离照射

将密封的放射源直接放入人体的天然管腔内（如子宫腔、阴道等）为腔内照射。放射源直接放入肿瘤组织间进行照射为组织间照射，二者统称为近距离照射。宫颈癌的腔内放疗有其自然的有利条件，宫颈、宫体及阴道对放射线耐量高、放射源距肿瘤最近、以小的放射体积剂量可取得最大的放疗效果。

1. 腔内照射的放射源　1898 年 Curie 夫妇首次提炼出天然放射性元素镭之后，1903 年 Margaret Cleaves 报告用腔内镭疗治愈 2 例宫颈癌。镭作为腔内放射治疗的放射源达半个多世纪之后，才相继被 ^{60}Co、^{137}Cs、^{192}Ir[19] 等所取代，但他功不可没。各种放射源的特点见表 11-1-11。

表 11-1-11　各种放射源的特点

项　目　＼　放射源	镭-226	^{60}Co 钴-60	铯-137	铱-192	锎-252
放射比度（Ci/cm³）	2.1 最高3.8	1 900 1.17	27.5 0.662	9 000 0.296~0.612	平均2.35 2.3
有效 r 能量（MeV）γ 电离常数在 1cm 处 γ/mCi/h	平均0.83 8.25（0.5mm pt 滤过）	1.33 13	3.26	5.0	
半衰期（年）	1 590	5.3	33	0.2（74天）	2.65
特点	半衰期长，剂量恒定 衰变产生氡气 比度小 已为临床所淘汰	能量高 防护困难比度大 可用于高剂量率后装治疗	比度小 不能用于高剂量率后装治疗	比度大 目前广泛应用于高剂量率后装及组织间照射 半衰期短	对生长缓慢的肿瘤更有效

1952 年 Eniwetok lsland 热核反应堆中，用强力的中子照射，将铀的原子序数提高，产物之一便是放射性核素锎（Cf）-252，衰变发射中子及 γ 射线可用于临床。早在 1975 年就曾用快中子治疗晚期宫颈癌，治疗结果表明快中子在局部控制率、生存率及放疗并发症方面与光子治疗相似。但中子治疗被认为对生长缓慢的肿瘤更有效。而对生长较快的宫颈鳞癌适应证较少。

近些年来，少数几个国家在临床上又再试用锎-252 中子进行腔内放疗，国内某医院也在试用。

2. 传统的腔内照射法

（1）斯德哥尔摩方法　1914 年建立的宫颈癌镭疗方法（图 11-1-2），根据宫腔深度可置镭 53～74mg，一般在颈管内 1.5～2.0cm 的一段不置放射源。阴道容器有不同大小和形状，可根据肿瘤形状及大小进行选择，阴道容器置镭 60～80mg。本法腔内镭疗一般分两次进行，每次 24～28 小时，两次间隔 3 周，宫腔及阴道照射同时进行，总量 7000～8000mg/h，其中宫腔内为 2 400～3 000mg/h，阴道为 3600～4500mg/h，"A"点剂量相当于 7500～8500cGy。如宫颈旁组织受累，颈管内癌或怀疑盆腔淋巴结转移者，则增加宫腔内照射量，相应减少阴道内照射量。

（2）巴黎方法　此是 1919 年建立的宫颈癌镭疗方法（图 11-1-3），根据宫腔深度不同，可置宫腔管 2～4 支，每支含镭 13.3mg 或 6.6mg。阴道容器为橡胶制成的圆柱状体（colpostat），以钢质弹簧片联接，使两个 colpostat 尽量撑向两侧穹隆，阴道两个 calpostat 各置镭 13.3mg，阴道宽松时可在其中间增加一个 colpostat，置镭 6.6mg。置镭时间尽量持续 5 天（120 小时），总量为 8000mg/h，其中宫腔及阴道各 4000mg/h，"A"点剂量相当于 8000cGy 左右。一般腔内放射治疗完成后 48 小时内即可开始体外照射，由于盆腔感染，宫颈大面积溃疡或阴道广泛浸润，可先行体外照射适当时间后，再行腔内镭疗，完成腔内照射后再继续体外照射，以完成整个治疗。

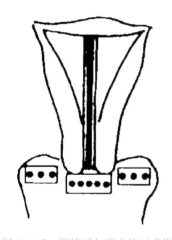

图 11-1-2　斯德哥尔摩方法示意图

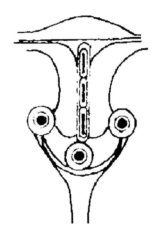

图 11-1-3　巴黎方法示意图

（3）曼彻斯特方法　此是 1938 年根据巴黎方法演变而成（图 11-1-4），他的阴道容器为两个卵圆形容器，两卵圆球间以橡皮块支撑和固定，宫腔管置镭 25～35mg，阴道容器置镭 35～45mg，每次置镭 72 小时，分 2～3 次进行，每次间隔 1 周。宫腔及阴道同时照射，总剂量 8640～11520mg/h，"A"点剂量相当于 8000cGy。本法特点是根据容器大小的不同组合，可以计算出各组"A"点的剂量。

（4）北京方法　此法是中国医学科学院肿瘤医院[20] 1958 年根据斯德哥尔摩方法的原则设计的，其阴道容器是排管式可以任意组装的，并带有防护装置，故也称排管法（图 11-1-5，图 11-1-6）。宫腔管分长、中、短 3 种，各装放射源为 60、40、20mg 镭当量，阴道容器每管内装放射源 10mg 镭当量，可以根据肿瘤大小及阴道宽窄任意组合 2～6 个放射源。宫腔及阴道同时照射，一般 4～5 次，多者可达 7～8 次。一般每次间隔 1 周，每次照射 20～22 小时，总量一般在 6000～9000mg/h，个别可超过 10000mg/h，其中宫腔量在 3000～4500mg/h，"A"点剂量相当于 7000cGy 左右。本法的特点是容器可组合，可适应各种不同局部病灶变化的治疗需要。

（5）Fletcher 方法　宫腔容器根据宫腔深度布镭，一般是 15～10～10mg 或 15～10～10～10mg，颈管内癌时则将末端的镭改为 15mg。阴道布镭则根据阴道宽窄而定，阴道宽度为 2、2.5 及 3cm 各布镭 15mg、20mg 及 25mg，分两次进行，间隔时间为 2 周，置镭时间总计 120～140 小时，原发肿瘤区剂量在 7000cGy 以上。布镭方法、剂量等亦是根据肿瘤及患者的具体情况而个别对待。本方法与传统腔内照射方法的主要不同在于：宫腔照射剂量高于阴道剂量；强调盆腔大野体外照射在宫颈癌放射治疗中的作用。

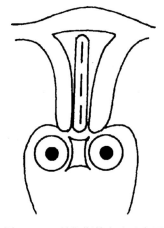

图 11-1-4　曼彻斯特方法示意图

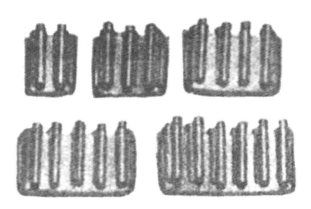

图 11-1-5　北京型阴道容器

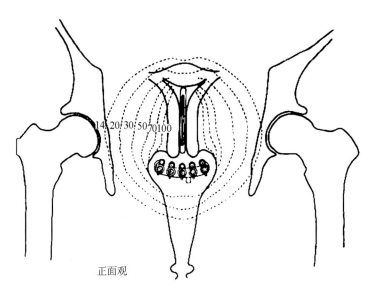

正面观

图 11-1-6　腔内照射剂量分布图（cGy）

注：腔内镭量 20mg×2，宫腔内镭量 10mg×5

　　经过几十年实践证明了的几个经典的宫颈癌腔内放疗方法，共同都具两个特点：阴道照射的剂量不低于宫腔照射量，因而都能形成宫颈癌需要的理想的扁梨形放射曲线；在治疗上运用个别对待的治疗原则，因而才能取得好的疗效。

　　3. 组织间照射　由针状容器内置放射源直接插入组织间或肿瘤间进行照射，次数不宜过多，操作宜在麻醉下进行，应尽量减少创伤。巴黎方法被认为在大多数情况下，能较好地进行组织间照射。Pierpuir 1978 年叙述巴黎方法的基本原则为：①放射源为平行的直线源；②放射源长度相等；③放射源中点位于垂直放射源轴的同一平面；④插植面中的每条直线源活性长度相同；⑤插植时放射源间距相等，依插植体积大小的不等，其间距亦不同，可在 5~20mm 间；⑥立体插植时中心平面源排列成等边三角形或正方形。

　　按上述原则行组织间治疗剂量计算时，以各源间中心点剂量之和的平均值为基础剂量，参照剂量为基础剂量的85%。本法适用于病灶清楚，插植部位无感染，插植部位不影响重要器官的肿瘤，如宫颈癌局部大菜花状肿瘤在正规治疗前为缩小局部肿瘤可采用，又如其他的孤立性肿瘤，一般放疗效果不显著者也可选用组织间照射。

4. 后装腔内放射治疗

（1）发展过程 自1903年Margaret Cleaves用镭治疗宫颈癌后，1914和1919年相继建立了腔内治疗宫颈癌的斯德哥尔摩及巴黎方法。一直到后装腔内治疗机出现之前，即半个多世纪宫颈癌的腔内放射治疗，医护人员一直是带着放射源进行操作，医护人员受放射线的辐射问题一直未得到很好地解决。同时由于传统腔内治疗时间长，对病人的身心压力都较大，治疗期间难以保持放射容器的准确位置。因此，1960年Henschne及其同事提出了远程低剂量率后装技术，即先将空载的放射容器置于体腔内病变部位，然后在有防护屏蔽的条件下远距离地将放射源通过管道传输到容器内进行治疗。该技术的应用很好地解决了医务人员的辐射防护问题。但由于低剂量率后装治疗时间仍然很长，传统治疗的另两个问题仍然存在。Henschke等（1964）及O'connel（1967）开始应用远距离高剂量率后装技术，使得传统腔内放疗的三大缺点得以弥补。随之，各国都有不同的后装机出现，如日本的Ralstron，加拿大的Rrachytron，英国的Cathetron，荷兰的Selectron，法国的Curietron，前苏联的ATAT3-B3，前西德的Buchler，以及各种国产后装机（如北京型192铱后装腔内治疗机及北京科霖众医学技术研究所生产的多功能后装治疗系统等）。经过多年的临床应用，实践中保留了优者，淘汰了劣者，到20世纪90年代后装腔内治疗机Selectron得到多数学者的认同。我国目前应用最多的后装机除Selectron外，国产机大都是仿Selectron机。

（2）后装腔内治疗机的分类 后装腔内治疗机根据其对"A"点放射剂量率的高低可分为3类[21]：

1）低剂量率后装腔内治疗机："A"点剂量率在0.667~3.33cGy/min者为低剂量率后装腔内治疗机。其优点是他与传统的腔内放疗极其相似，所以治疗上完全可以借助于传统腔内放疗的原则和经验，如法国的Curietron及荷兰的LDR-Selectron等。由于治疗时间长，每台后装机只能治疗1~2人次，经济负担重，防护要求高，需有要求很高的放射防护病房，所以应用很受限制。

2）中剂量率后装腔内治疗机："A"点剂量率在3.33~20cGy/min者为中剂量率后装腔内治疗机，如法国的Gynetron。由于他既无低剂量率的优点，又无高剂量率的长处，也无自己突出的特点，所以未得到广泛的应用。

3）高剂量率后装腔内治疗机："A"点剂量率在20cGy/min以上者属高剂量率后装腔内治疗机。是宫颈癌腔内放疗应用最广泛的一种。HDR-Seleelron机就是高剂量率后装机的代表，北京型铱192后装机及多数国产后装机也属此类。高剂量率后装机的优点：有防护屏蔽远距离的后装放射源，医师可以根据治疗需要，精心地进行摆位和固定不受放射影响，这样可以更有效地发挥治疗作用，减少对直肠、膀胱的辐射量；由于治疗时间短，病人痛苦少，避免放射容器移位，减少了护理工作，增加了病人的治疗量，降低了感染率，不需要防护条件很高的放射病房。

（3）高剂量率后装腔内治疗机的容器 经过半个多世纪的实践为大家所公认的传统腔内放疗方法的特点与经验：宫腔与阴道的照射剂量要有适当的比例，才能形成宫颈癌腔内放疗所需要的理想的放射曲线；要遵守个别对待的治疗原则。这些特点和经验在高剂量率后装治疗也完全适用，只是高剂量率与低剂量率的放射剂量的计算上略有差别，需要适当的转换（较正系数0.5~0.8）。宫颈癌除早期病变较局限外，中、晚期的局部变化均较大，可以蔓延至穹隆、阴道，甚至广泛浸润。肿瘤的表现可以多种多样，也可以产生各种不规则形状。后装治疗机是放射治疗工具，他与临床治疗效果有关的只是他的放射源排列是否合理，即放射容器特别是阴道容器是否理想，他能否形成临床需要的各种放射剂量分布，以满足宫颈局部复杂的病变需要，这是评价后装机质量的关键所在。

1）宫腔容器：过去的宫腔管是直径4.5~7mm的金属管，目前常使用的是直径0.9~1.5mm、由金属或其他材质做的宫腔管，可直或不同角度弯曲。靠放射源摆动的长度与速度的不同，可形成各种不同的剂量曲线。

2）阴道容器：形状很多，不管外形如何，基本都是能使阴道放射源与宫腔放射源呈垂直方向的不同有效长度的线源排列，形成宫颈癌放疗所需的剂量曲线。国产后装机的容器设计一般均较合理，其中北京型后装容器更为理想。

北京型后装容器的特点是宫腔管外径仅4.5mm，不需扩张宫颈即可顺利置入，宫腔放射源可行线性或非线性摆动，形成正梨、倒梨、柱状及梭形等不同形状及大小的各种剂量分布曲线（图11-1-7）。阴道容器是以1、2、3个排管为基础，可以任意组合成1~6个排管容器（图11-1-8）。放射源在阴道容器内自动直立90°，形成剂量分布较均匀的椭圆形剂量曲线（图11-1-9）。宫腔源与阴道源联合使用，可组成宫颈癌放射治疗需要的较理想的多种扁梨形剂量分布（图11-1-10，图11-1-11），并有特殊型容器，以适应特殊治疗需要。阴道容器本身带有防护装置，以减少对直肠等正常组织的放射损伤。北京后装容器是在北京型容器的基础上发展而成的，他比北京型容器更加灵活适用。

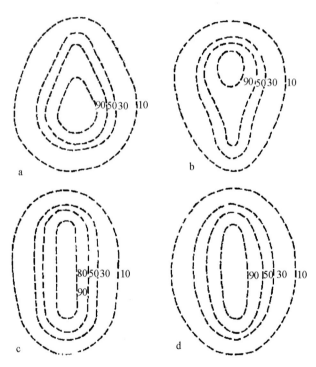

图 11-1-7　北京型后装宫腔放射源形成的剂量曲线

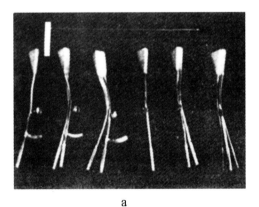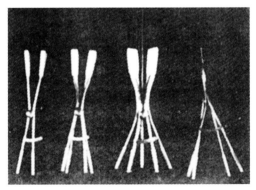

图11-1-8　北京型后装容器

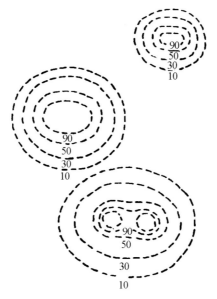

图 11-1-9　不同大小的阴道容器形成的椭圆形剂量曲线（冠状面）

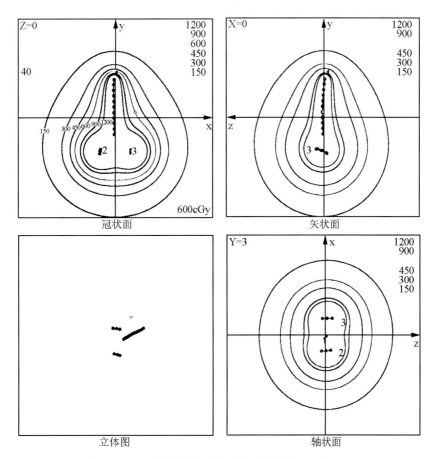

图 11-1-10　宫腔及阴道对 A 点的供给剂量比为 1∶1

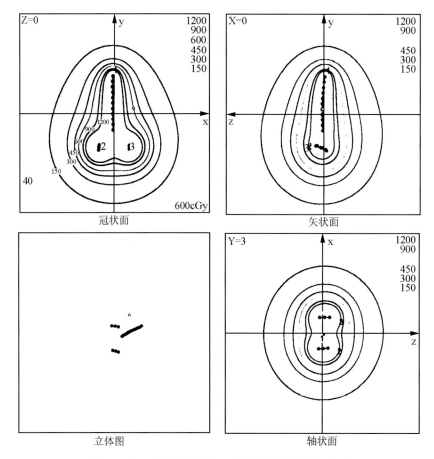

图 11-1-11 宫腔及阴道对 A 点的供给剂量比为 3：2

（4）后装腔内放疗的方法　后装腔内治疗技术的发展历史较短，至今还没有像传统的腔内放疗那样形成了斯德哥尔摩法、巴黎法等为人们所公认的宫颈癌腔内治疗方法。后装腔内治疗的方法很多，综合如下：一般每周一次，个别的每周 2~3 次或每两周一次，每次"A"点剂量在 3~10Gy 之间，"A"点每周剂量一般均在 10Gy 之内。整个疗程腔内照射的"A"点总量因体外照射方法和剂量的不同而异。

（5）腔内放疗剂量的计算　传统的腔内放疗的剂量是以毫克/小时表示，毫克是重量单位，小时是时间单位，两者都不是放射剂量单位，所以毫克/小时只是经验剂量，他不能确切反映肿瘤剂量。后装腔内放疗剂量是以"A"点为参考点计算的。由于每次治疗时放射源的位置不可能完全相同，肿瘤体积亦经常在变化。理论上的"A"点剂量与实际剂量相差甚远，肿瘤是立体的。只用一点的剂量来表示也同样不能反映出肿瘤的真正受量，后装腔内治疗机的电脑可以设计出较理想的、立体的放射治疗剂量曲线，这比"A"点参考剂量更有意义。"A"点作为参考点只用于宫颈癌的腔内放疗，对宫体癌及阴道癌则不适用。

（三）体外照射

1. 盆腔大野照射　应根据肿瘤范围而定。一般包括下腹及盆腔，前后各一野相对垂直照射，野上缘在髂嵴（第 4、5 腰椎）水平，下缘在耻骨联合下缘（盆底），两侧缘在髂前上棘（股骨头内 1/3）附近，包括髂总 1/2，髂外、髂内、闭孔、骶前等淋巴区，照射野大小在 16~20cm×14~15cm，照射野的形状可以多种（图 11-1-12）。每次"B"点照射 1.8~2.0Gy，每周 5 次。单纯盆腔大野照射"B"点剂量可给到 45~50Gy/5w，如果配合腔内照射时，其剂量根据设计安排，一般是"B"点剂量 8~10Gy/w。

2. 盆腔四野照射　一般采用 8cm×15cm 的前后各二野垂直照射，即 20cm×15cm 的前后两个大

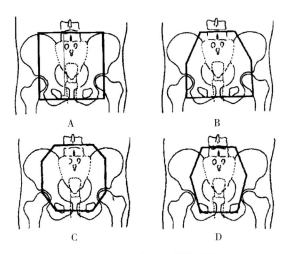

图 11-1-12 盆腔大野模示图

注：A. 一般盆腔大野照射；B. 去掉大野的两上角以减少照射体积；C. 去掉大野四角以减少照射体积；D. 改成六角形大野以减少照射体积。

野，前野中间用4cm×15cm铅块遮挡，后野中央4~6cm×15cm的区域以铅块遮挡（用直线加速器照射时，铅块的两侧缘应为坡形，以防止体外照射与腔内照射交叉部位剂量低谷区的形成）。照射野上缘髂嵴水平附近，下缘在耻骨联合下缘水平，照射野外缘在股骨头内1/3，照射野的形状可以多种（图11-1-13）。每日两野轮流照射，每次1.8~2.0Gy，每周照射五次，"B"点剂量一般为40~50Gy，

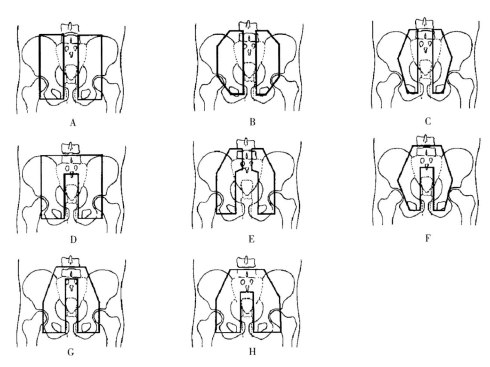

图 11-1-13 盆腔四野模示图

注：A. 一般四野照射；B. 减少四个角照射；C. 减少四角照射以减少照射体积；D. 一般四野照射加骶前照射；E. 减少两上角照射；F. 减少四角照射增加骶前照射；G. 减少两角照射；H. 减少两角照射增加骶前照射。

部分患者可在缩小照射野后增加到 55~60Gy。体外照射野的大小、位置、剂量和疗程也要根据患者身体条件、子宫位置、肿瘤情况以及腔内照射剂量的高低等因素进行调整。

3. 盆腔盒式照射（box technique）　即盆腔大野照射加两个侧野照射（图 11-1-14），前后野上缘达第 5 腰椎水平（以覆盖髂总淋巴结），下缘在闭孔下缘（达阴道上 1/2），前后野侧缘在骨盆边缘旁开 1.5~2cm，前后野一般为 16cm×16cm。两侧野前达耻骨联合（包括髂外淋巴结），后在第 2~3 骶椎交界水平（包括骶前淋巴结），如宫颈原发灶大，宫骶韧带受侵，后缘应达第 3~4 骶椎水平，两侧野一般为 10~12cm×16cm。侧野照射要对小肠进行防护。每次照射剂量为 1.75~1.8Gy。

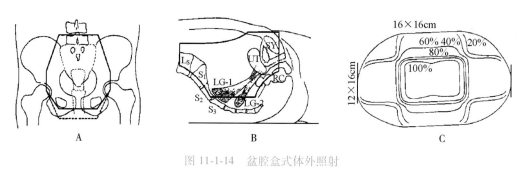

图 11-1-14　盆腔盒式体外照射

注：A. 全盆照射野；B. 盆腔侧野；C. 6MV X 线盆腔盒式照射剂量曲线。

4. 盆腔延伸野　在盆腔野中央以 8cm 左右的宽度向上延伸至膈下（图 11-1-15），此野包括盆腔及腹主动脉旁淋巴区。照射剂量在 40Gy 左右 5 周左右完成。对腹主动脉旁淋巴区的照射，有的学者主张用四野交叉照射（图 11-1-16）。照射时要注意保护肾脏。

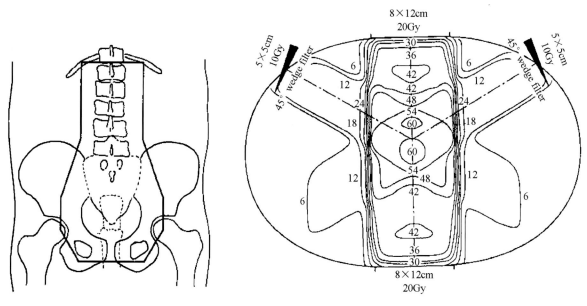

图 11-1-15　盆腔延伸野

图 11-1-16　腹主动脉旁淋巴区的四野交叉照射

（盆腔及腹主动脉旁淋巴区）

5. 旋转照射　照射野为 8cm×15cm。旋转照射分两个方式进行，一种是以宫颈为中心作 300°旋转避开直肠部分 60°（图 11-1-17），每周照射 5 次，每次 3Gy，宫颈剂量为 70~80Gy。另一种是以两侧 "B" 点为各自旋转中心，各旋转 160°（前后各避开 10°，以减少对膀胱及直肠的损伤）（图 11-1-18），每周照射 5 次，每次两侧各 2Gy，宫颈区域总量为 59~67Gy。两种照射方式的"B"点剂量均在 60Gy 以上，疗程为 8 周左右，旋转照射的患者中，近 80% 都补充了不同剂量的腔内照射，放疗并发症明显增高而且严重。因而，任何方式的体外照射也不能取代宫颈癌治疗的腔内照射。但对个别腔内照射有困难的晚期病例，可以采用旋转体外照射治疗。

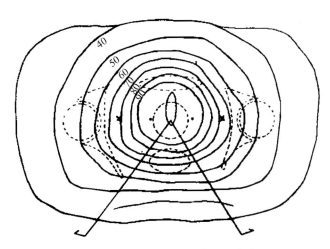

图 11-1-17　300° 旋转照射等剂量曲线图

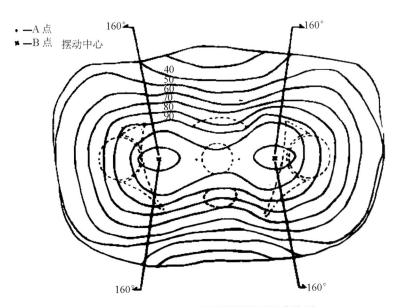

图 11-1-18　双侧 160° 钟摆照射等剂量曲线图

　　6. 局部照射　是指对肿瘤残余或转移病灶进行小面积的照射。照射范围和剂量则根据不同需要而定。如对盆腔照射后的残留病灶，可用小野补充照射，剂量可加 10~20Gy。如锁骨上淋巴转移灶，可以给 60Gy 左右。如因骨转移而剧痛，可给局部照射 20~30Gy。

　　7. 体外照射剂量参考点　多年来一般均以"B"点为宫颈癌体外照射量的计算点。Fletcher1980 年提出了淋巴区梯形定位法：从耻骨联合上缘中点至骶骨 1~2 之间连线，在此线中点平行向两侧延伸 6cm，此点为髂外中部淋巴区域。在第 4 腰椎中点平行向两侧延伸 2cm，此点为腹主动脉旁下方淋巴区域。髂外区与腹主动脉旁区联线的中点为下部髂总淋巴区（图 11-1-19）。Chassagne 等提出：以髋臼上缘最高点作一平行线与髋臼内缘的垂直线交叉为盆壁参考点，代表宫旁组织盆壁端及闭孔淋巴结的区域（图 11-1-20）。

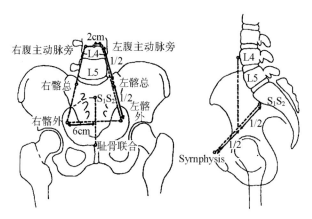

图 11-1-19 Fletcher 梯形淋巴区定位法

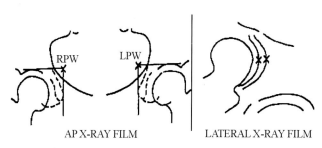

图 11-1-20 Chassagne 宫旁盆壁定位法

8. 射线选择 射线能量越高，其穿透能力越强，需要的防护条件高，因此，一般前后二野照射选择 15~18meV X 线，而多野照射可以选择 6~10 meV X 线。

（四）腔内照射与体外照射的组合

除少数早期宫颈癌只行腔内照射外，均需腔内及体外联合照射[22]，在宫颈癌的靶区内组成剂量分布较均匀的有效治疗。

1. 传统腔内照射与体外照射的组合 几种传统腔内照射方法的体外照射一般均为盆腔四野照射，Fletcher 方法的体外照射是以盆腔大野为主。一般腔内照射与体外照射都是同时交替进行，而疗程都是在最理想的 6~8 周内完成。盆腔内的主要部位的剂量见表 11-1-12（材料来自北京型腔内照射与体外照射的结果）[23]。

表 11-1-12 盆腔主要区域放射剂量分布 （单位 cGy）

主要受量区	来自腔内照射量	来自体外照射量	合 计
宫颈旁区（A区）	6000~6800	1400~2400	7400~9200
盆腔淋巴区（B区）	950~1500	3000~4500	3950~6000
直肠最高受量区	3700 以下	2100 以下	5800 以下

个别因盆腔感染不宜腔内治疗者，可先行体外照射，适当时间再加上腔内治疗。个别肿瘤局部出血或肿瘤巨大，可先行阴道腔内照射以达到止血或消除肿瘤的目的。

2. 后装腔内照射与体外照射的组合

（1）北京型铱-192后装腔内治疗方案　高剂量率后装治疗，每周照射一次，"A"点剂量7Gy，一般照射5~6次，"A"点总量40Gy左右/5w，宫腔与阴道剂量比为1∶1左右，体外照射为盆腔四野垂直照射，每日一次，每次"B"点剂量为2Gy，"B"点总量45~50Gy/5w，腔内照射与体外照射交替进行。10年的临床实践证明，北京型后装腔内放疗容器完全能适应宫颈局部复杂的病变需要，而且取得了满意的效果[23]。

（2）日本方案　见表11-1-13。

（3）综合文献上的治疗方案　见表11-1-14。

表 11-1-13　日本放射治疗研究会子宫颈癌治疗标准

临床分期及癌肿大小	体外照射（Gy）		腔内照射（Gy）	
	全盆腔	盆腔四野照射	高剂量率治疗 A点总量	低剂量率治疗 A点总量
Ⅰ	0	45	29，分5次	50，分5次
Ⅱ　小	0	50	29，分5次	50，分5次
大	20	30	23，分4次	40，分3次
Ⅲ　小~中	20~30	20~30，共50	23，分4次	40，分3次
大	30~40	15~25，共50~55 15分3次~20分4次	25，分2次~33分3次	
Ⅳ	40~50	10~15，共50~60	15分3次~20分4次，25，分2次~33分3次	

表 11-1-14　高剂量率后装腔内放疗的方案

著者	体外照射剂量（Gy）	高剂量率后装分次剂量（Gy）	次数	间隔	后装与体照射时间
Utely（1984）	50	8~10	5	2周	同时
Teshima（1988）	42~60	7~5	3~6	1周	同时
Joslin（1989）	24	10	4	1周	同时
Chen（1991）	44~58	5~8.5	3	2周	外照后
Roman（1991）	30~64	8~10	1~3	1周	同时
Arai（1992）	45~65	5~6	4~5	1周	同时
Kataoka（1992）	30~60	6~7.5	4~5	1周	外照后

3. 宫颈癌放射治疗时体外照射野的选择　宫颈癌的腔内照射与体外照射是各有分工的。原发灶以腔内照射为主（宫腔及阴道是天然的放射治疗容器，是他特有的使用近距离照射的优越条件），宫旁组织及盆腔淋巴区则以体外照射为主，这是已为大家公认的原则。宫颈癌的体外照射有3种选择：盆腔四野照射；盆腔四野照射加部分盆腔大野照射；全盆大野照射。不同体外照射与腔内照射组成的剂量曲线有明显的不同（图11-1-21）。从图中看出体外盆腔大野照射的剂量越高，膀胱（膀胱全部及部分输尿管）及直肠（全部直肠及部分乙状结肠）受的照射剂量也越高。这证明宫颈癌的放射治疗以体外照射代替或减少腔内照射的做法是不符合放射治疗原则的，必然增加并发症。

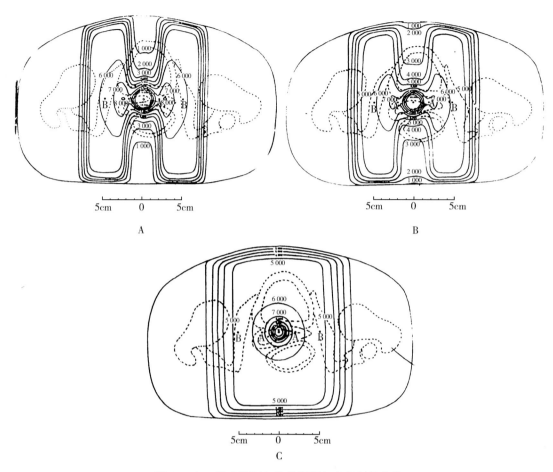

图 11-1-21　腔内照射与体外照射组合的剂量曲线

注：A. 盆腔四野外照射"B"点 500cGy 腔内照射"A"点 5000cGy；B. 盆腔大野外照射"B"点 2000cGy，四野照射 3000cGy 腔内照射"A"点 3500cGy；C. 盆腔大野照射"B"点 5000cGy 腔内照射 1500cGy。

（五）治疗中及治疗后处理

由于放射敏感性的差异及其他因素的不同，如照射剂量、照射范围等影响，放射反应可大不相同。放射治疗的反应主要表现在消化系统和造血系统。消化系统反应多表现为食欲不振、恶心、呕吐、腹泻等。造血系统的反应主要表现为白细胞减少、血小板减少等。对这些患者应积极处理，保证其充足营养（包括蛋白质、糖及维生素等）、水分及休息，一般都能够使患者在最大限度地保持在良好状态下，按计划完成放射治疗。治疗过程中应定期做化验检查及查体，一般情况下每周查白细胞 1 次。疗程中间、治疗结束及随诊时均应做全面查体、血、尿常规和胸部透视检查，其他检查根据需要进行。发现并发症应及时处理，以免影响疗效。自治疗开始起即应坚持阴道冲洗，每日或隔日 1 次，直至治疗后半年以上，无特殊情况可改为每周冲洗 1~2 次，坚持 2 年以上为好，以减少感染、促进上皮愈合、避免阴道粘连。按计划完成治疗后，如检查局部肿瘤消失、宫颈原形恢复、质地均匀、硬度正常（如硬橡皮感属正常）、宫旁组织硬结消失、质地变软、弹性好转，则可认为治疗结果满意，可以结束治疗。治疗后恢复期，亦应保证营养和休息。治疗后 2~3 周行第一次随诊检查，6~8 周行第二次随诊检查，并决定是否需要补充治疗。以后根据检查情况 3~6 月随诊一次。治疗后 2 年以上者，6 月至 1 年随诊一次。如有可疑情况，可提前随诊。检查情况正常，患者居住外地，来往不便者，可在附近医院按要求项目进行随诊，检查后将结果寄回原治疗单位存档。

四、精确放疗

随着计算机技术及影像学的快速发展，体外三维照射技术在适形放疗的基础上不断更新，涌现出IMRT、IMAT、T_0M_0 等多项新技术[24]。学者们把更多的精力集中到这些精确放疗技术研究上。精确的治疗包括精确的定位、计划设计及照射，但要强调的是，任何精确放射治疗技术的成功实施基于治疗的准确性的控制，包括靶区准确定义、针对治疗中靶区变化和器官移动的应对、摆位及质量控制，其中合理的靶区勾画不仅是治疗成败的重要因素，也直接影响到放射治疗并发症的发生[25]。

NCCN 指南 2011 年新增加了宫颈癌放射治疗靶区范围，2012 年明确了适形和调强放疗在宫颈癌放疗中的地位：对于接受子宫切除的患者以及需要接受腹主动脉旁淋巴结放疗的患者，调强放疗和其他高度适形放疗技术有助于减少肠管及其他重要器官接受的放疗剂量。对于因局部淋巴结肿大而需要接受大剂量放疗的患者，这些技术同样有效。但是，对于宫颈未切除且伴有中心性病变的患者，中心病变区不应将调强放疗等适形技术作为首选，仍应选择近距离照射作为主要治疗方法。2013 年又进一步阐明了三维影像为基础的体外放疗成为宫颈癌根治性放疗之体外放疗的标准模式，推荐联合应用MRI、PET-CT 以保证放疗靶区覆盖受侵宫旁及转移淋巴结组织。

（一）远距离体外精确放疗

精确放射治疗技术的临床实施均是基于靶区的合理勾画，因此合理的靶区勾画不仅决定了治疗成败，也直接影响到放射治疗并发症的发生。GTV 的勾画应结合妇科检查、CT、MRI、PET-CT 等多种手段来确定。CTV 的勾画与放疗医师的经验等多个方面有关。根据 NCCN 的推荐，CTV 前界应该包括肿瘤可能向子宫体扩散的区域，后界应该包括肿瘤可能向宫骶韧带扩散的区域和骶前淋巴结。侧界应该包括足够的盆腔淋巴结。对肿瘤侵及阴道下 1/3 的患者，腹股沟淋巴结应该包括在治疗范围之内。对隐匿性或肉眼下的腹主动脉旁淋巴结肿大进行延伸野放疗时，应该进行详细的计划设计及评估，以保证肿瘤靶区有效的剂量（显微镜下病变剂量达 45Gy）、同时应保证肠道、脊髓或肾脏受量在安全剂量范围内。Taylor 等 2005[26] 年报道了 CTV 靶区勾画的研究后，被业内学者广泛接受，与此同时，业内学者不断细化，于 2008 年由 Small 等报道了对宫颈癌、内膜癌术后 CTV 勾画达成的共识，2011 年由 Lim 等报道了对宫颈癌根治性放射治疗 CTV 靶区勾画共识。Gay 等 2012 年报道了专家组对危及器官（OAR）的勾画意见。

2005 年，Taylor 等[26] 的研究比较了 20 例患者根据增强 MRI 勾画不同 CTV 情况下，覆盖淋巴结的情况，发现 CTV 中包含的淋巴结的数量与围绕血管的边界大小成正比，3-, 5-, 7-, 10-和 15-mm 血管旁边界勾画 CTV 包含的淋巴结比例分别为 56%，76%，88%，94% 和 99%。他们推荐沿血管周围外放 7mm 边界勾画 CTV，可以较好地包括淋巴结，通过适当的调整可以包括各组淋巴结并降低正常组织受量。

Small 等 2008 年[27] 总结专家组对宫颈癌、内膜癌术后 CTV 勾画意见达成的共识：推荐 CTV 应包括髂总、髂内、髂外淋巴结区，对于宫颈间质受侵的患者，CTV 应包括骶前淋巴结区。特别指出应建立考虑膀胱体积变化的内靶区（ITV），若在计划 CT 中发现直肠过度扩张，则应考虑再次行 CT 模拟制订计划。具体如下：髂总：$L_{4~5}$ 之间下 7mm 至髂总动脉分叉水平；髂外：髂总动脉分出髂外动脉水平至股骨头上方水平；髂内：髂总动脉分髂内水平，沿其分支走向，至阴道旁水平阴道残端上方水平；阴道上部：阴道残端及残端下 3cm；宫旁/阴道旁：阴道残端至闭孔内肌中间/坐骨分支；骶前：$S_{1~2}$ 区域前淋巴结区域。

Lim 等[28] 2011 年总结专家组对根治性放射治疗的宫颈癌 CTV 勾画意见达成共识：临床靶体积 CTV 包括 GTV 以及显微镜下可见的亚临床肿瘤病变。肿瘤局部包括宫颈、宫体、宫旁、部分阴道及盆腔淋巴结引流区。盆腔淋巴结引流区可以采用 2005 年 Taylor、2008 年 Small 和 2009 年 Dinniwell 等报道的方法。原发肿瘤区建议如下：宫颈：全部宫颈。宫体：全部宫体。宫旁：上界至乙状结肠跨过子宫及输卵管处，下界至泌尿生殖膈开始，前界膀胱后壁/髂外血管后缘，如果子宫前倾明显，子宫前界为宫旁前界，后界宫骶韧带和直肠系膜前缘，内界子宫宫颈阴道，外界骨盆壁，不包括肌肉和骨。注意：若宫骶韧带受累需将整个宫骶韧带全部包括在内，此时直肠系膜淋巴结及直肠周淋巴结都应包括在内，ⅢB 期及以上者应将直肠周淋巴结勾画在内，宫旁靶区常常与髂淋巴结及闭孔淋巴结区重叠。阴道：如阴道没有受侵，勾画阴道上段 1/2，如上段受侵，包括上 2/3 阴道，阴道广泛浸润，包括全阴道。

Gay 等[29] 2012 年总结专家组对危及器官（OAR）的勾画意见：膀胱：TPS 标准名称为 Bladder。包括膀胱底到膀胱顶的完整膀胱。直肠：TPS 标准名称为 Anorectum，将直肠和肛门放在一起勾画，上界直乙交接处，即止于直肠失去圆形外观时，下界位于肛外缘标记处（定位时放置）。乙状结肠：TPS 标准名称为 sigmoid。下界始于直乙交界处，及 Anorectum 结束处，上界止于降结肠起始处。包括邻近或位于子宫或近距离放疗施源器之上的乙状结肠部分。肠管：TPS 标准名称为 BowelBag，包括全部的小肠、大肠，除去 Anorectum 部分。上界 PTV 上 1cm，下界 PTV 下 1cm（当下部没有肠管则不勾画），采用 TomoTherapy 技术时在 PTV 上和下界外 1~5cm，通常为 2.5cm。包括肠管及腹膜腔，不包括其他 OAR 及肌肉和骨。近端股骨：TPS 标准名称为 Femur_ R 和 Femur_ L。下界位于坐骨结节，上界位于股骨头顶端，包括股骨转子。值得注意的是，乙状结肠（sigmoid）是包含在肠管（Bowelbag）之中的，为的是联合近距离放疗评价乙状结肠总体受照剂量。如照射平面涉及脊髓、肾脏、肝脏应分别勾画，按照实体器官勾画全部肾脏（分左右）及肝脏。

下面以中国医学科学院肿瘤医院治疗经验简要介绍宫颈癌Ⅱb（阴道穹隆受侵、宫旁受侵近盆壁）CTV 靶区勾画范围，具体的靶区勾画范围如图 11-1-22。

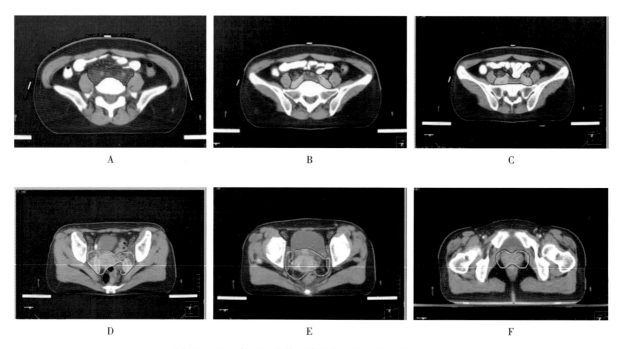

图 11-1-22 中国医学科学院肿瘤医院宫颈癌靶区勾画

注：A. 粉红色髂总淋巴区；B. 红色髂外淋巴区、粉蓝色髂内淋巴区、绿色骶前淋巴区；C. 红色髂外淋巴区、粉蓝色髂内淋巴区、绿色骶前淋巴区；D. 红色髂外淋巴区、粉蓝色髂内淋巴区、橙色闭孔淋巴区、黄色框内子宫旁软组织区；E. 红色髂外淋巴区、橙色闭孔淋巴区、黄色框内子宫旁软组织区；F. 黄色框内阴道旁软组织区。

（二）近距离精确放疗

近距离放射治疗应用于宫颈癌的治疗已经上百年，主要针对原发肿瘤给予高剂量照射。虽然目前体外精确放疗技术蓬勃发展，但历史经验说明，目前的体外放疗技术仍无法替代近距离放疗。在宫颈癌根治性放射治疗中，近距离腔内放射治疗对治疗效果影响极大，行近距离放疗与否局部控制率差距达20%。2014年NCCN指南明确指出近距离放射治疗的重要性。

传统的宫颈癌腔内放疗剂量学体系采用ICRU38号报推荐的参考点剂量方式进行评估，"A"点作为处方剂量参考点，对于小体积肿瘤"A"点位于肿瘤之外，而肿瘤体积大者则在肿瘤内部，无法真正反映肿瘤和周围组织的准确受量。鉴于传统腔内治疗自身发展的限制，出现了图像引导的三维近距离放射治疗（image-guided adaptive brachytherapy，IGABT）。2000年GEC-ESTRO（Groupe Européen de Curiethérapie-European Society for Therapeutic Radiology and Oncology）成立了GWG（Gynaecological working group），为方便各医疗机构之间就三维近距离放射治疗技术进行交流而提出相关基本概念和术语。2005年GWG组织扩展并成立了欧洲三维近距离治疗协会（European Network for 3D Gynaecological Brachytheapy）。目前的三维近距离放射治疗（IGABT）实施、剂量评估和报告结果方式多遵循其推荐的标准。

1. 引入三维靶区概念　2005年[30]GEC-ESTRO推荐三维近距离放射治疗引入了GTV、CTV等概念：推荐应用MRI图像勾画靶区，以T2WI序列所示的肿瘤范围为GTV，区分诊断时的GTV_D、CTV_D与近距离放疗时的GTV_B、CTV_B；并将CTV按照肿瘤负荷和复发的危险程度分三类：高危CTV（HR-CTV）包括宫颈和近距离治疗时肿瘤侵犯的范围；中危CTV（IR-CTV）表示明显的显微镜下肿瘤区，推荐包括外照射开始前的肿瘤范围，近距离治疗时需要描述HR-CTV及IR-CTV；低危CTV（LR-CTV）指可能的显微镜下播散区，一般用手术或外照射处理。根据肿瘤消退定义IR-CTV，如肿瘤完全消退或消退直径>10mm，则IR CTV应包括HR CTV和最初诊断时肉眼可见肿瘤区，不增设安全边缘；若肿瘤消退直径<10mm，则IR CTV应包括超过宫颈的残存病灶并向可能扩散的方向外放10mm的安全边界；如肿瘤无明显消退，则IR CTV应包括最初肿瘤范围加10mm的安全边界。

2. 三维近距离放射治疗（IGABT）的DVH剂量评估　2006年GEC-ESTRO对IGABT实施中的剂量评估推荐提出统一标准[31]，建议以D_{90}、D_{100}评估GTV、HR CTV和IR CTV的剂量，以V_{150}、V_{200}评估高剂量体积；以$D_{0.1cc}$、D_{1cc}、D_{2cc}或D_{5cc}、D_{10cc}评估危及器官（Organ At Risk，OAR）受量。Dimopoulos及Potter等[32~34]多项研究证实HR-CTV的平均D_{90}是预测局部控制率的最重要的参数，对于D_{90}>87Gy的患者，局部复发率为4%，而对于D_{90}<87Gy的患者局部复发率明显增加约20%。Schmid等[35]的研究中，局部复发患者的HR-CTV的平均D_{90}为77Gy，未复发患者平均为95Gy。然而，即使HR-CTV D_{90}>87Gy，若存在低剂量区仍可能导致局部复发；该研究中，85%的局部复发患者的HR-CTV内存在低剂量区（<87Gy）。因此，除了DVH参数的评估外，尚需要仔细了解每一层面的剂量空间分布，减少低剂量区的存在。

对于传统剂量点是否可沿用，2009年美国近距离放疗协会（American Brachytheraoy Society，ABS）的调查显示，目前A点剂量常与DVH参数一起报告，便于与传统的二维近距离放疗相比较；传统的膀胱剂量点并不能代表膀胱的最高受量，通常膀胱接受最高剂量的点位于参考点上方2cm左右；直肠参考点剂量尚能基本代表直肠的最高受量，可以沿用[36]。

3. 三维近距离放射治疗（IGABT）的布源和施源器重建的基本方式　2010年，GEC-ESTRO对步源和施源器重建的基本方式进行了规定[37]。近距离治疗中的剂量梯度陡峭，因此需对可能产生系统误差的布源和施源器重建进行控制。CT对放射源路径显示最好，MRI利于靶区勾画，而施源器的成像依赖施源器材质，因钛合金施源器可产生伪影。施源器重建过程中选择合适的MRI序列至关重要，推荐层厚≤5mm的3D MRI序列。并建议施源器重建和靶区勾画在同一影像序列上进行，以减少融合的误差。通过采用合理的施源器重建方式可保证施源器重建产生的误差对实际剂量的影响降至最低。

4. MRI引导的三维近距离放射治疗（IGABT）方式　2012年GEC-ESTRO[38]完善了MRI引导IGABT的实施规范，推荐通过盆腔表面线圈获得的多平面（横轴位、矢状面、冠状面和斜位）T2加权影像为肿瘤和重要器官可视化的金标准，放疗前及放疗过程中应行 MRI 检查作为对照。

5. 三维近距离放射治疗（IGABT）的疗效和副反应 随着 IGABT 实施的标准逐步建立，已有较多研究表明，IGABT 可显著提高靶区覆盖和剂量，并降低 OAR（危及器官）受量。有学者对比 72 例患者应用点剂量与 DVH 剂量评估肿瘤和 OAR 剂量，应用 GEC-ESTRO 标准勾画 HR-CTV、IR-CTV、膀胱、直肠和乙状结肠，结果证实 94% 小体积肿瘤（31cc 以下）的患者应用标准计划可以很好地覆盖 HR-CTV，但是 72% 的患者 OARs 超过限制剂量。剂量优化可以将 OARs 剂量超量控制在 6%，同时保证很好的靶区覆盖；在大体积肿瘤（大于 31cc），MRI 图像引导放疗不仅可减少 OARs 超量，还使72% 患者的 HR-CTV D_{90} 总量平均提高 7Gy[39]。而靶区覆盖和靶区剂量与局部控制率显著相关，OAR 的热点数量和剂量与副反应发生率相关。Beriwal 等[40] 进行 MRI/CT 引导的近距离放疗中，HR-CTV 的平均 D_{90} 达到 83.3（3.0）Gy；局部控制率为 97.7%，2 年局部控制率和总生存率分别为 88% 和86%。Kang 等回顾性分析 97 例患者应用 CT 引导的腔内放疗进行治疗，对照组 133 例采用二维近距离治疗，结果对于肿瘤直径大于 4cm 患者的治疗，应用三维腔内放疗可使局部控制率由 81% 提高到98%（$P=0.02$）。

近距离放疗的毒副反应的发生率与 OAR 受照剂量相关。Potter 研究了 156 例[41] FIGO 分期为 I B-IVA 的宫颈癌患者行根治性放疗，膀胱的 D_{2cc} 剂量平均 86±17Gy，直肠的 D_{2cc} 为 65±9Gy，乙状结肠的 D_{2cc} 为 64±9Gy，其 3~4 级膀胱毒性反应仅 2/156，3~4 级直肠反应为 4/156，3~4 级阴道副反应为 2/156，无严重小肠、乙状结肠反应。中-重度泌尿系及消化道反应发生率明显降低。Kang 等回顾性分析 97 例患者应用 CT 引导的腔内放疗进行治疗，对照组 133 例采用二维近距离治疗，发现 CT 引导的腔内放疗使严重远期直肠出血的发生率由 13% 降至 2%，并且，对于肿瘤体积大于 4cm 的患者，IGABT 的优势尤其明显。

6. 三维近距离存在值得注意的问题

（1）IGABT 实施过程中的剂量偏差不容忽视。因近距离放疗时剂量梯度大，距离放射源 1~3cm 内的剂量变化为 5%~12%/mm，而随着治疗精确度的增加，任何位置和形态变化都可能导致剂量的不确定。其误差形成主要与放射源活度、剂量和 DVH 计算、施源器重建、靶区勾画、分次间和单次治疗中的误差和计划实施有关。在 IGABT 治疗中应用 DVH 参数进行评估，发现上述不确定因素可对肿瘤靶区（HR-CTV D_{90}）和危及器官（D_{2cc}）分别造成 12% 和 21%~26% 的剂量误。IGABT 治疗中 OAR（包括直肠、膀胱和小肠）的勾画方式不同可导致剂量误差。有研究显示，不同观察者间报告的 D_{2cc} 的差异分别为：膀胱 13.2%、直肠 9%、乙状结肠 19.9%。膀胱和直肠勾画的差异与器官壁在每一层面的位置有关，而乙状结肠的勾画差异主要原因是解剖理解的差异。因此，通过选择合适的影像学方法、加强人员的培训以及采取通用的标准以降低近距离治疗中的剂量偏差具有很大的意义[42]。

（2）要实现精确的 IGABT，需改变剂量线覆盖的靶区形状，从而对施源器和布源设计提出更高要求。目前施源器种类多样，近距离治疗施源器的选择也对处方剂量产生很大影响。研究显示多通道施源器可降低 OAR 受量，并减少黏膜热点。但对于体积较大、形状不规则的肿瘤，单纯腔内的放疗仍不能满足靶区覆盖，可行插植与腔内施源器相结合的方式进行。

（3）患者在治疗过程中需多次行影像学检查，并根据肿瘤消退和器官形变调整计划，因此对于影像方式的选择尤为重要。MRI 因其对软组织分辨率较高，GEC-ESTRO 将其作为 IGABT 实施首选的成像方式，目前制定的标准大多以可重复进行的 MRI 检查为基础。但是由于 MRI 的应用受到经济、资源等多方面的限制而难以重复进行，故有研究以 CT 引导近距离放疗的可行性。Beriwal 等[40] 发现应用 MRI 和 CT 成像勾画的 HR-CTV 体积平均分别为 30.35cm³ 和 36cm³（$P<0.001$），认为 CT 成像可能会导致对 HR-CTV 的过度估计。而 Nesvacil 等[43] 选择使用 MRI 引导第 1 次治疗，此后行 CT 引导，他们发现对体积较小的肿瘤与应用 MRI 引导的结果非常接近，但是对于体积较大而复杂的肿瘤或乙状结肠等危及器官形状变化较大的，MRI 仍然是最佳的选择。对于 B 超引导近距离治疗亦有较多研

究。有学者对比 MRI 和经腹超声用于 IGABT 过程中的测量，两种方式测量子宫前、后方向的误差均值（±SD）分别为 1.5（±3.353）mm 到 3.7（±3.856）mm 和－1.46（±3.308）mm 到 0.47（±3.502）mm。测量宫颈的平均误差均小于 3mm。背面测量的误差均小于 1.5cm。认为经腹 B 超作为图像引导近距离治疗中确定靶区的方式具有可行性。另有结果显示经腹超声引导适形近距离放疗局部控制率达 90%，远期肠道副反应（3~4 级）发生率<2%。此外，应用超声引导施源器置入可降低子宫穿孔发生率[44]。然而，因图像的获得与操作者的水平相关，超声成像断面角度不同，结果差异很大，且目前仍缺乏相应的不依赖操作者的 3D 整合系统，超声的应用受到较大的限制。此外，新的 ICRU/GEC-ESTRO 更加注重将功能性成像方式用于图像引导，如行 PET-CT 检查了解 SUV_{max} 值改变以及行 MRI 的 DWI 序列测量表观扩散系数（ADC 值）逐渐被应用于确定靶区及了解预后[45,46]。

（4）剂量分割方式　与体外放疗方式不同，腔内放疗单次剂量较高，目前对于腔内放疗的剂量分割方式尚无明确标准。NCCN 总结既往经验，建议高剂量率近距离治疗推荐 30Gy/6Gy×5f，即相当于低剂量率近距离治疗时 A 点剂量 40Gy。在一项前瞻性队列研究中[47]，台湾学者对比了 267 例根治性放化疗的患者的临床结果，近距离治疗采用高剂量率，每周 2 次，根据分割方式分组：A 点剂量 6Gy×4f（n＝144）和 4.5Gy×6（n＝123）。结果显示两组总 5 年直肠炎发生率无差异，但分组分析显示对于 62 岁以上患者，HDR-4（大分割组 6Gy×4f）放疗方式组显著增加了 2 级以上直肠炎的发生率（$P＝0.012$），62 岁以下组无差异。2 组的总生存率、局部控制率、远处转移率、膀胱炎和小肠炎发生率无差异。提示对于可耐受多次近距离治疗的、年龄较大的患者，应用小分割近距离治疗可降低 2 级以上直肠炎发生率，并不影响预后。

（5）体外和腔内治疗的融合和剂量叠加　目前物理方面因器官形变和位移较大，尚无法实现精确融合。目前的研究多以 GEC-ESTRO 推荐的 L-Q 模型计算 EQD2 剂量进行叠加，但该指标只能用于治疗结束后所有分次叠加进行计算。对于靶区作为早反应组织采用 $\alpha/\beta＝10$ 评估，危及器官作为晚反应组织采用 $\alpha/\beta＝3$ 评估远期副反应。但是该模型尚不完善，尤其对于剂量分割较大（超过 7Gy/f 时）并不准确，尚需要进一步完善。

（6）寻找合适的处方剂量　ICRU83 号报告指出，自传统 EBRT 向调强放疗过渡以来，虽然两者处方剂量相同，但因处方方式不同，实际靶区剂量有所提高；IGABT 的实施也潜在增加靶区剂量。而靶区剂量提高对局部控制率提高的意义及其对于周围组织的影响尚待进一步评估。

五、放射治疗结果

由于放射物理学、肿瘤放射生物学在临床的应用以及临床经验的积累和治疗技术的改进，宫颈癌的放射治疗效果虽有提高，但远非理想，尤其是晚期宫颈癌疗效更差，尚需继续努力。

（一）生存率

综合国内外报道的材料，各期宫颈癌放射治疗的五年生存率见表 11-1-15、图 11-1-23、图 11-1-24。

表 11-1-15　各期宫颈癌放疗的五年生存率（%）

		Ⅰ	Ⅱ	Ⅲ	Ⅳ	合　计
综合国外资料	例数	35 480	45 844	3 6286	6 195	123 805
	5 年生存率	79.2	58.1	32.5	8.2	54.1
综合国内资料	例数	616	5 005	3 767	82	9 470
（13 单位）	5 年生存率	86.2	66.6	48.7	19.5	60.1
中国医学科学院	例数	320	2 028	5 509	199	8 056
肿瘤医院	5 年生存率	93.4	82.7	63.6	26.6	68.7

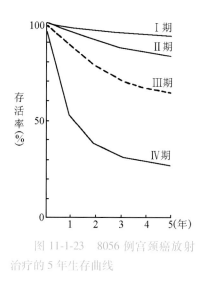

图 11-1-23 8056 例宫颈癌放射治疗的 5 年生存曲线

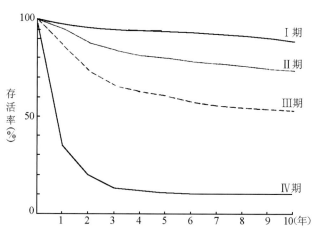

图 11-1-24 3570 例宫颈癌放射治疗的 10 年生存曲线

从治疗方法上看，以腔内加四野体外照射为最好（表 11-1-16），腔内照射是以小强度放射源，距肿瘤最近的位置进行照射，因而他可以使肿瘤得到最大限度的照射，正常组织和器官得到最大限度的保护。这是最符合放射治疗原则的治疗方法，应该取得较好的疗效。从表 11-1-15 看出中国医学科学院肿瘤医院的宫颈癌放疗疗效明显地高于其他报告，其原因两个：一方面是在治疗上比较精心，能够较好地运用个别对待的治疗原则，治疗后的随诊率高；这些是取得较好疗效的正常因素。另一方面是我们收治的病例是有选择的，平均收治率为 55%。分期标准掌握的尺度不一，部分病例分期过宽，这是高疗效的不正常因素。从宫颈癌的治疗结果可以看出，早一个期别，其 5 年生存率可提高 20% 左右，说明宫颈癌的早期发现，早期治疗是当前提高疗效最有效的途径。

表 11-1-16 8 056 例宫颈癌放疗 5 年结果

		单纯镭疗	腔内镭疗加四野外照	体腔管加四野外照	体外旋转照射	合 计
I	生存/治疗例数	110/114	170/186	9/10	10/10	299/320
	5 年生存率（%）	96.5	91.4	90	100	93.4
II	生存/治疗例数		1 298/1 556	173/204	206/268	1 677/2 028
	5 年生存率（%）		83.4	84.8	76.9	82.7
III	生存/治疗例数		1 817/2 721	185/336	1 500/2 452	3 502/5 509
	5 年生存率（%）		66.8	55.1	61.2	63.6
IV	生存/治疗例数		13/62	3/14	37/123	53/199
	5 年生存率（%）		18.6	21.4	30.1	26.6
合计	生存/治疗例数	110/114	3 298/4 525	370/564	1 753/2 853	5 531/8 056
	五年生存率（%）	96.5	72.9	65.6	61.4	68.7

表 11-1-17、图 11-1-25 表明，后装腔内放疗与传统腔内放疗的效果无明显差别。

从放射治疗结果可看出宫颈癌的放射治疗能在精心处理的基础上，正确地运用个别对待的治疗原则，给以充分而适当的首次治疗，可以得到可能范围内的最好疗效，就是晚期病人也不应放弃治疗，还可争取较好的结果（表 11-1-18）。

表 11-1-17 3590 例宫颈癌放疗 10 年结果

		单纯镭疗	腔内镭疗加四野外照	体腔管加四野外照	体外旋转照射	合 计
Ⅰ	生存/治疗例数	98/103	142/163	3/5	243	271
	5 年生存率（%）	95.1	87.1	60		89.7
Ⅱ	生存/治疗例数		836/1 120	87/115	37/63	960/1 298
	5 年生存率（%）		74.6	75.7	58.7	74
Ⅲ	生存/治疗例数		688/1 196	99/235	235/476	1 022/1 907
	5 年生存率（%）		57.5	42.1	49.4	53.6
Ⅳ	生存/治疗例数		4/33	1/9	4/52	9/94
	5 年生存率（%）		12.1	11.1	7.7	9.6
合计	生存/治疗例数	98/103	1 670/2 512	190/364	276/591	2 234/3 570
	5 年生存率（%）	95.1	66.5	52.2	46.7	62.6

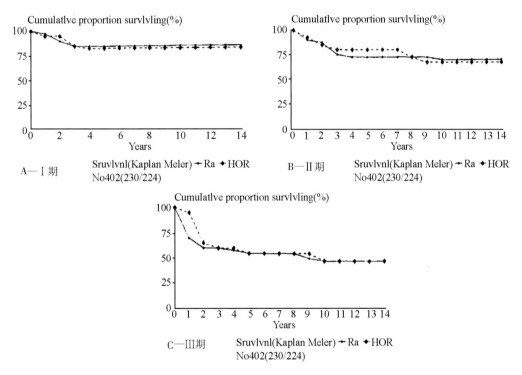

图 11-1-25 宫颈癌Ⅰ~Ⅲ期镭疗与高剂量率后装治疗的生存率比较

表 11-1-18 宫颈癌腹主动脉转移延伸野照射后 5 年生存情况

作者（年代）	病床例数	放射量（Gy）	5 年存活率（%）
Hughes（1980）	38	45~51	30
Tewflk（1982）	23	50~55	22
P0tish（1983）	81	43.5~50.75	40
Rubin（1984）	14	40~50	43
LOVecchio（1989）	36	45	50
P0dCzask（1990）	35	42.5~51	39

　　中国医学科学院肿瘤医院统计表明，宫颈癌放射治疗失败的患者中，70%是盆腔内复发，30%为远处转移，盆腔内复发者中60%以上是宫旁复发，近40%局部复发。远处转移以首先发现的部位计算，肺为第一位，其次是锁骨上淋巴结，以下顺序是腹主动脉旁淋巴结、脊柱、肝等（图11-1-26）。

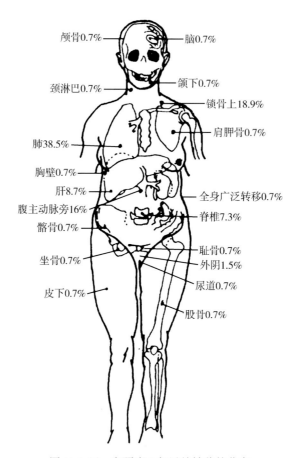

颅骨0.7%　　　　脑0.7%
颈淋巴0.7%　　　颌下0.7%
　　　　　　　　锁骨上18.9%
　　　　　　　　肩胛骨0.7%
肺38.5%
胸壁0.7%
肝8.7%　　　　　全身广泛转移0.7%
腹主动脉旁16%　脊椎7.3%
髂骨0.7%
坐骨0.7%　　　　耻骨0.7%
　　　　　　　　外阴1.5%
皮下0.7%　　　　尿道0.7%
　　　　　　　　股骨0.7%

图 11-1-26　宫颈癌 5 年远处转移的分布

　　宫颈癌不经治疗预后不良。中国医学科学院肿瘤医院统计的由于各种原因未行治疗的 854 例宫颈癌资料表明，自症状出现开始计算，平均生存时间为 1 年 10 个月，即 22 个月（图 11-1-27）。宫颈癌Ⅲ期患者，自确诊后自然生存时间平均为 8 个月，生存时间最长者不超过 3 年，未见有宫颈癌自然消退的报道。

　　（二）放射治疗并发症

　　由于放射源种类、放射方法、照射面积、照射部位、单位剂量、总剂量、总的分割次数及总治疗时间等因素的不同，以及病人对放射线敏感性的差异，放射治疗并发症的发生概率及严重程度也各不相同。放射治疗工作者一方面要了解放射治疗并发症，另一方面要熟悉腹、盆腔器官对放射线的耐受剂量，以减少放射治疗的并发症。

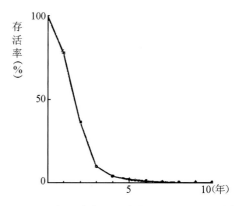

图 11-1-27　宫颈癌自然生存率（自症状出现计算）

1. 腹部、盆腔器官对放射线的耐受剂量　由于照射部位、照射体积、总剂量及总疗程的不同，各脏器对放射线的耐受剂量也不同，可参考表 11-1-19。

表 11-1-19　腹部、盆腔器官对放射线的耐受量（cGy）

器 官	表 现	损伤概率 1%~5% 所需剂量	损伤概率 25%~50% 所需剂量	照射体积（cm³）
皮肤	溃疡严重纤维化萎缩	5 500	7 000	100
肌肉		10 000		全
骨	坏死　骨折	6 000	15 000	100
软骨	坏死	6 000	10 000	全
脊髓	坏死	5 000	6 000	5cm
主动脉	粥样硬化	5 000~6 000		
毛细管	扩张，硬化	5 000~6 000	7 000~10 000	
淋巴结	萎缩	4 500	7 000	
淋巴管	硬化	5 000	8 000	
小肠	溃疡，狭窄	4 500	6 500	100
结肠	溃疡，狭窄	4 500	6 500	100
直肠	溃疡，狭窄	5 500	8 000	100
肾	硬变	2 300	2 800	全
膀胱	挛缩，溃疡	6 000	8 000	全
输尿管	狭窄梗阻	7 500	10 000	5~10cm
卵巢	永久绝育	200~300	625~1 200	全
子宫	坏死，穿孔	10 000	20 000	全
阴道	溃疡，瘦	9 000	10 000	5
胚胎	死亡	200	450	

2. 放射治疗的并发症

（1）早期并发症　包括治疗中及治疗后不久发生的并发症。

1）感染：宫颈癌经常合并肿瘤局部感染，有部分患者合并有潜在盆腔感染，在放射治疗中加重或被发现，尤以腔内照射为著，也有由于腔内治疗时无菌操作不严而引起感染者，感染对放射治疗效果有明显的影响。因此，必须积极预防和治疗，除肿瘤不能控制，感染也不能控制的病例外，一般均应在感染控制后再行治疗。

2）阴道炎：在放射治疗过程中，阴道都包括在放射区域内，必然受到辐射，特别腔内照射，均可引起阴道物理性炎症反应，也可以合并感染，表现为阴道黏膜水肿、充血、疼痛及排物增多。在此期间应加强阴道冲洗，保持局部清洁；局部应用抗生素，控制感染；促进上皮愈合，避免阴道粘连。

3）外阴炎：外阴是较潮湿的部位，由于阴道排出物的刺激和辐射的影响，较易出现不同程度的外阴部放射反应。表现为局部充血、肿胀、疼痛，严重时可出现溃疡、感染。出现外阴反应后，应保持局部清洁干燥、保护创面、促进愈合。如在治疗中出现，则在不影响治疗的情况下适当调整照射的位置，减少对外阴的辐射影响。

4）胃肠反应：多发生在体外照射时，特别是腹部照射对胃肠道影响较多，经常出现食欲缺乏、恶心、甚至呕吐、腹痛及腹泻等。如有上述症状,轻者对症处理,重者调整放射治疗计划。

5)直肠反应:是腔内照射较常见的早期并发症。腔内照射的放射源距直肠很近,虽然可以设法减少其对直肠的辐射,但完全避免是不可能的,直肠反应的主要表现为:里急后重、大便疼痛、甚至有黏液便等;直肠镜检查,可见在宫颈水平附近的直肠前壁黏膜充血、水肿。有直肠反应者,应减少对直肠的刺激、避免便秘、保证供应充足的营养和水分、预防感染。直肠反应在治疗期间很少出现,如出现则应暂缓放射治疗,积极处理,待症状好转后再恢复照射,必要时修改照射计划。

6)机械损伤:主要发生在腔内照射的操作过程中,最多见的是子宫穿孔及阴道撕裂。如宫颈局部肿瘤较大或溃疡较深时,造成宫颈口显示不清,在探测宫腔或向宫腔内放置宫腔管时,可引起子宫穿孔。在宫腔操作时发现患者突然下腹痛或探宫腔已超过正常深度而无宫底感时,应考虑为子宫穿孔。这时应立即停止操作、严密观察、预防感染、严禁反复试探宫腔。如有内出血,应及时手术处理。行阴道腔内照射时,阴道狭窄或阴道弹性不佳者,由于阴道容器过大、操作粗暴,均可造成阴道裂伤。操作过程中如发现有突然出血或剧痛,应检查有无阴道损伤,如有裂伤应即刻中止治疗、充分冲洗阴道、局部用消炎药物、避免感染、促进愈合;如裂伤较深或有活动性出血,应及时缝合。

(2)晚期并发症

1)皮肤及皮下组织的改变:体外照射者最先影响的就是皮肤及皮下组织。由于放射物理条件、照射部位、照射面积、照射剂量及个体差异等不同,并发症的程度也有较大有不同。例如会阴及腹股沟区的皮肤比腹背部皮肤对放射线的耐受量低。皮肤及皮下组织的并发症出现较晚,常表现为照射区的皮肤,特别是皮下组织甚至肌肉纤维化挛缩。由于缺血造成组织坏死而形成溃疡者罕见。由于现代体外照射多采用高能射线如加速器的高能X线或电子束,有剂量建成区,皮肤剂量较低,而且多采用二个以上照射野,严重的皮肤及皮下放射损伤已很少见。如果发生,则治疗极其困难,重要的在于预防:要选择合适的放射源;正确掌握时间、剂量;照射范围要适当;在照射一定剂量后要根据肿瘤消退情况缩小照射野;避免照射的重叠而形成的超量区;注意保护照射区的皮肤,避免外伤及刺激。

2)生殖器官的改变:盆腔部的体外照射和腔内照射对生殖器官都有影响。子宫颈、子宫体及阴道对放射线的高度耐受为放射治疗子宫颈癌、子宫体癌及阴道癌提供了极有利的条件。但也都会出现不同的放射反应,最多的是放射治疗后的纤维化。表现在阴道壁弹性消失、阴道变窄。在宫颈及宫体则表现为萎缩变小。若全子宫照射10 000cGy则有不到5%的病人在5年内出现子宫组织坏死和穿孔,宫腔内发生溃疡。宫颈管引流不畅时,则可引起宫腔积液,合并感染后可造成宫腔积脓。卵巢受照射后可使卵巢功能消失而出现绝经期症状。盆腔纤维化严重者,可引起循环障碍或压迫神经导致下肢水肿或疼痛。

3)肠道的改变:盆腹腔放射治疗受影响最多的肠道是小肠(主要是回肠),乙状结肠及直肠。小肠是对放射线耐受量较低的器官之一,小肠在100cm范围内受照射4500cGy,则在5年内有不到5%的病人发生小肠溃疡、狭窄。但由于小肠的活动性较好,所以减少了局部小肠所受的辐射剂量,因此,盆腔照射一般给予4500cGy是安全,给至5000cGy一般也未发现严重并发症。小肠的放射损伤使肠道纤维化,可引起肠粘连、溃疡、狭窄甚至梗阻,临床表现为腹痛、腹泻、血便等。乙状结肠及直肠虽然对放射线的耐受量略高,但由于其活动受到限制,所以也是易受放射(尤其是腔内照射)损伤的器官,常表现为里急后重感、肛门下坠疼痛、黏液便甚至血便,直肠镜检可见肠黏膜水肿、充血、溃疡甚至成瘘,尤以直肠为多见。放射性直肠炎80%在完成放射治疗后6月至2年间出现,大部分在3年内可望恢复。肠道的放射损伤很难治疗,主要是对症处理,重要的是预防,因此,在设计放疗计划时即应慎重,如有肠粘连史,或腹、盆腔手术后的放射治疗,就不能用过高的剂量,以防肠道的严重损伤[48]。

4）泌尿系统的改变：腹、盆腔的放射治疗对泌尿系统器官都有不同程度的影响。妇科放射治疗中，盆腔放疗居多，所以对膀胱及输尿管的影响较大。最多见的是放射性膀胱炎，由于其对放射线的耐受较直肠为高，所以其放射损伤的发生率大大低于放射性直肠炎者，仅为3%左右。其出现的时间也较放射性直肠炎为晚，2/3患者在放疗后1~6年出现，大部分在4年内恢复。其主要表现为尿频、尿急、尿血甚至排尿困难。膀胱镜检查可见：膀胱黏膜充血、水肿、弹性减弱或消失、毛细血管扩张、甚至出现溃疡。处理也只能对症、预防感染、止血、大量补充液体等，出血严重者需在膀胱镜下电灼止血。需手术止血者罕见。放疗对宫旁组织及输尿管的影响均可导致输尿管不同程度的梗阻，进而出现不同程度的肾盂积水及输尿管积水。肾盂积水病人主诉常为腰痛，检查为患侧肾区叩痛，通过B超、放射性核素肾图或肾盂造影即可确诊。

5）对骨骼的影响：宫颈癌放射治疗中盆腔体外照射可以影响骨盆及股骨上段。过去体外照射用低能射线时可见放射性骨炎，严重时可致股骨头坏死或股骨颈骨折等。体外照射改用高能射线后，基本上不存在严重的骨损伤。

6）放射致癌：放射线治癌，也致癌，这已为大家所承认。宫颈癌的治疗，主要是放射治疗，由于治疗效果的不断提高，长期生存的患者逐年增加，因而得以观察到放射治疗的远期并发症——放射癌。于国瑞[49]报告的宫颈癌放射治疗后发生恶性肿瘤的发生率为0.52%。其发生部位最多的是子宫体，其次为直肠、膀胱、卵巢软组织及骨骼，这与该器官所受的放射剂量成正相关。因为放射癌在组织学上没有任何特征，所以诊断比较困难。根据一些学者提出的放射癌的诊断原则，其诊断标准是：①有放射治疗史；②在原放射区域内发生的恶性肿瘤，并能排除原肿瘤的复发、转移；③组织学证实与原发癌不同；④有相当长的潜伏期。于国瑞等报道的潜伏期为5~27年，平均为14.4年。因此，凡恶性肿瘤经放射治疗的患者，应终身随诊检查，除及时发现原肿瘤的晚期复发或转移外，还可以早期发现放射癌。

高剂量率后装腔内照射初期阶段放疗并发症明显高于传统腔内放疗，20世纪80年代以后，由于个体化治疗的应用，放射并发症逐渐下降，从镭疗与后装治疗的并发症看，两者已无明显差别（表11-1-20）。

表 11-1-20　宫颈癌近距离治疗（镭疗）高剂量率后装治并发症比较（n=1 512）

并发症	发生率（%）			
	镭　疗		高剂量率后装	
	1973~1979	1980~1988	1973~1979	1980~1988
膀胱溃疡	2.4	2.2	5.7	1.1
膀胱瘘	0	0	0	0
直肠溃疡	11.6	5.8	6.9	1.4
直肠瘘	1.2	0.2	1.5	0
总的并发症	15.2	8.2	14.1	2.5

（三）影响预后的因素

除临床分期对疗效有明显的影响以外，还有一些因素也不同程度地影响预后。

1. 贫血　宫颈癌的长期慢性失血或急性大出血，均可导致贫血。治疗前的血红蛋白水平在一定程度上反映患者的体质和瘤床血氧供应情况，血红蛋白的高低与放射治疗疗效直接有关。中国医学科学院肿瘤医院宫颈癌Ⅱ、Ⅲ期患者，放射治疗前血红蛋白在80g/L以下者，比120g/L以上者5年生存率各低30%左右（表11-1-21、图11-1-28）。文献上也有类似的报道。

表 11-1-21　宫颈癌患者血红蛋白（Hb/dlRBC）水平与 5 年生存率（%）

血红蛋白水平		80g/L	80～100g/L	100～120g/L	120g/L 以上	合　计
Ⅰ期生存	数		12/14	58/63	124/129	194/206
	率		85.7	92.1	96.1	94.2
Ⅱ期生存	数	17/30	46/57	235/281	374/430	673/798
	率	56.7	80.7	84.0	87.0	84.3
Ⅲ期生存	数	32/83	75/147	240/381	349/498	696/1 109
	率	38.6	51.0	63.0	70.1	62.8
Ⅳ期生存	数	0/3	1/6	2/7	0/2	3/18
	率					16.7
总生存率	数	49/116	134/224	536/732	847/1 059	1 566/2 131
	率	42.2	59.8	73.2	80.0	73.5

　　这说明宫颈癌并发贫血是影响放射治疗效果的，贫血愈重，影响愈大。因此，治疗前积极纠正贫血，对提高放射治疗疗效是有益的。

　　2. 宫腔积脓　主要是宫腔感染，宫体被肿瘤侵犯或宫腔局部放射反应等因素所产生的排物，由于肿瘤或放射造成的宫颈管阻塞，引流受到干扰而形成的。其中肿瘤原因占多数。于国瑞报道[50]，宫腔积脓占宫颈癌放疗总数的 2.5%。宫腔积脓者，其内膜有癌率为 55.6%。宫颈癌合并宫腔积脓的 5 年生存率比无宫腔积脓者低 10% 左右，宫腔积脓合并高热及子宫增大者预后不佳。宫腔积脓在宫颈癌放射治疗后仍持续不愈或放射治疗后出现者，则宫颈癌局部未控或复发的可能性极大，放射治疗后出现宫腔积脓者 77.8% 子宫内膜有癌，因而预后更差。放射治疗后如发现阴道排物增多、发热、腹痛及子宫增大者均应考虑宫腔积脓的可能，均要探宫腔，必要时适当扩宫引流，以明确诊断。宫腔积脓除感染系急性期者外，均应行子宫内膜及宫颈管刮取活体组织检查。

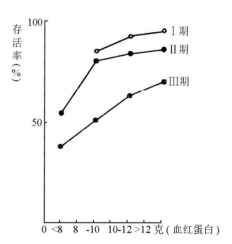

图 11-1-28　放射治疗前血红蛋白水平与 5 年生存率

如活检无癌则进行抗感染、引流。在放疗前或放疗中活检有癌则应适当增加宫腔或颈管的放射剂量。在最后一次腔内治疗时取子宫内膜活检阳性或放射治疗后取子宫内膜阳性者，均应考虑手术治疗。

　　3. 盆腔感染　包括附件炎、宫旁组织炎、盆腔腹膜炎及盆腔脓肿等。癌破坏宫颈及阴道的生理防御机制，加之盆腔检查、宫腔操作、较大压力的阴道冲洗、阴道内异物残留及阴道引流受阻等因素，都可以激惹原有的潜在感染急性发作，或引起新的感染。在宫颈癌放射治疗前及治疗中并发盆腔感染者占 6.3%。盆腔感染是影响宫颈癌放射治疗效果的重要因素之一，晚期癌尤为明显，Ⅲ、Ⅳ期宫颈癌合并盆腔感染者比无盆腔感染的放疗 5 年生存率低 18%。盆腔感染者体温增高持续的时间愈长、生存率愈低（图 11-1-29）。因此，对宫颈癌患者的盆腔检查和操作要特别注意，避免造成感染。如有盆腔感染史者，放射治疗前应行预防处理。如发现急性感染者，要积极治疗，争取在最短时间内得到控制，减少对疗效的影响。

　　4. 输尿管梗阻　宫颈癌向宫旁扩展，可压迫输尿管造成输尿管梗阻，继而发生输尿管或肾盂积水。宫颈癌愈晚，肾盂积水的发生率愈高，其总的发生率为 19%（表 11-1-22）。宫颈癌合并肾盂积水者预后较差，其 5 年生存率比无肾盂积水者低 13%，而病例最多的Ⅲ、Ⅳ期宫颈癌合并与不合并肾盂积水者，5 年生存率相差 6%（表 11-1-23）。宫颈癌合并肾盂积水者中，轻度肾盂积水者及肾盂积水治疗后好转者，其预后与无肾盂积水无异，而重度肾盂积水者、治疗后肾盂积水加重者或治疗后出现肾盂积水者预后不佳（表 11-1-24）。因此，不能将宫颈癌合并肾盂积水者，不分情况统称之为预后不良。

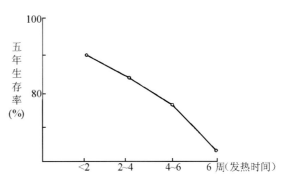

图 11-1-29 宫颈癌感染（发热）与预后的关系

表 11-1-22 宫颈癌合并肾盂积水的发生率

宫颈癌分期	宫颈癌例数	肾盂积水例数	肾盂积水发生率（%）
Ⅰ	60	2	3.3
Ⅱ	103	18	17.5
Ⅲ	167	40	22.8
Ⅳ	10	4	40.0
合计	340	64	19.0

表 11-1-23 宫颈癌合肾盂积水的 5 年生存率

	Ⅰ~Ⅳ		Ⅲ、Ⅳ	
	存活例数	生存率（%）	存活例数	生存率（%）
合并肾盂积水者	37/64	57.8	35/58	60.3
无肾盂积水者	195/276	70.7	140/212	66.0

表 11-1-24 宫颈癌放疗前后肾盂积水变化与预后

肾盂积水变化	治疗例数	生存例数	五年生存率
放疗后好转者	35	29	82.9
放疗后无变化者	9	4	44.4
放疗后加重者	20	4	20

5. 组织类别 宫颈鳞状细胞癌与宫颈腺癌，对放射线的敏感性和疗效有无差异，意见不一。由于宫颈腺癌的病例少，有不同看法是自然的。一般认为腺癌对放射线的敏感性低于鳞状细胞癌，但有的学者认为宫颈腺癌对放射线的不敏感，主要是因为癌细胞侵犯肌层，距放射源较远，多数并非真正的不敏感；由于宫颈腺癌常在颈管内形成较大肿块，并易于向子宫下段及宫旁蔓延，放射治疗后常易残存，这些都是影响其疗效的因素。中国医学科学院肿瘤医院宫颈癌的治疗统计表明：腔内放疗在 10 000mg/h 以上，腺癌占治疗总数的 18%，鳞状细胞癌只占 5.5%；宫颈腺癌的 5 年生存率比鳞癌低

20%左右（表11-1-25）。这支持宫颈腺癌对放射的敏感性较低，疗效也低的观点。因而有学者主张宫颈腺癌放疗后手术切除残余病灶，即采用放射和手术的综合治疗，可以提高疗效。

表 11-1-25 宫颈腺癌与鳞状细胞的 5 年生存率

	分 期	腺 癌	鳞状细胞癌
I	生存数/治疗数	1/2	193/204
	生存率（%）	50.0	94.6
II	生存数/治疗数	12/23	660/775
	生存率（%）	56.5	85.2
III	生存数/治疗数	14/30	682/1 079
	生存率（%）	46.7	63.2
IV	生存数/治疗数	0/1	3/17
	生存率（%）	0	17.7
合计	生存数/治疗数	28/56	1 538/2 075
	生存率（%）	50.0	74.1

6. 剂量和疗程　适当的剂量和疗程可以提高"治疗比例"，使放射线给肿瘤以最大的破坏，使正常组织的损伤减少到最低限度，因而放射治疗的剂量与疗程都可以影响疗效。剂量过小或疗程过长，达不到对肿瘤的最大破坏作用，当然影响疗效。剂量过大或疗程过短，可破坏肿瘤周围的屏障和局部组织的修复能力，也会降低治愈率。临床实践的结果表明，宫颈癌放射治疗的适当剂量和疗程是：腔内照射剂量 6 000~10 000mg/h（"A"点剂量腔内加体外照射共 7 000~8 000cGy）（图 11-1-30），体外照射 "B" 点剂量不应低于 4 000~5 000cGy，在附近的组织和器官能耐受的范围内应尽量提高宫旁的照射量，有益于提高疗效；总疗程以 6~8 周较为理想（图 11-1-31）。

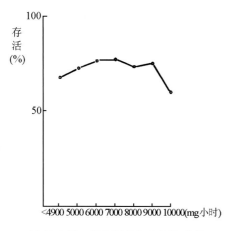

图 11-1-30　镭疗剂量与 5 年生存率

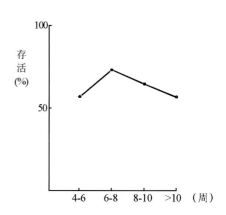

图 11-1-31　疗程与 5 年生存率

第六节　宫颈残端癌

宫颈残端癌[51]是指子宫次全切除术后在残留的宫颈部分发现的癌。宫颈残端可有两种情况：一是子宫次全切除术前宫颈有癌未被发现，在术后较短时间（2~3年）内被发现者，称为隐性残端癌；另一种是子宫次全切除术前宫颈无癌，在术后较长时间被发现者，称为真性残端癌。

一、发生率

文献报道宫颈残端癌占全部宫颈癌的0.33%~16.3%，多数报告在8%以下，占子宫次全切除患者的0~23%，一般为1%左右。于国瑞报道的宫颈残端癌占全部宫颈癌的0.55%。由子宫次全切除至发现残端癌的间隔时间，最短的是3个月，最长者为30年，真性残端癌占70%。

二、病理

宫颈残端癌的肿瘤大体分型及扩散途径，基本上与一般宫颈癌相同。但在组织学类型方面，宫颈残端癌的腺癌发生率比一般宫颈癌为高（4.1%~14.2%）。于国瑞报告的为6.5%，较一般宫颈癌所占的比例2.1%为高。

三、治疗

与一般宫颈癌的治疗原则基本相同，各期残端癌均为可行放射治疗。早期宫颈残端癌，若无手术禁忌证，亦可行手术治疗，术式与一般宫颈癌的手术相同。

宫颈残端癌的放射治疗也是采用腔内加体外照射的方法。腔内照射与一般宫颈癌相同，但宫颈管内照射剂量不宜过大，以避免直肠、膀胱受量过高。宫颈管放射源给"A"点剂量以不超过1 500cGy为宜。阴道放射源给"A"点剂量2 000~3 000 cGy，但阴道放射源要避免排列过于集中，使剂量分布尽量均匀。体外照射则根据肿瘤情况及腔内照射剂量，适当缩小体外照射野的间距，在情况允许时，也可适当提高剂量，以补充腔内照射对宫旁剂量的不足。

四、预后

宫颈残端癌由于子宫体已被切除，膀胱及直肠直接粘连于宫颈残端上，其周围组织形成瘢痕和粘连。因此，给手术操作增加困难，使腔内照射剂量受到影响，而对直肠、膀胱的放射损伤的概率可能增加。所以，一般认为宫颈残端癌的预后比一般宫颈癌差，尤其隐性残端癌更坏。中国医学科学院肿瘤医院的资料表明，早期残端癌与一般早期宫颈癌的预后无明显差别，而晚期残端癌则较一般宫颈癌差（表11-1-26）。这说明宫颈残端的原发病灶其疗效与非残端癌无异，而关键在于蔓延和转移区的治疗。如果能较好地掌握和运用个别对待的治疗原则，适当的提高宫旁组织的照射剂量，治疗效果有可能提高。

表 11-1-26　宫颈残端癌放疗疗效

	I	II	III	IV	总　计
宫颈残端癌的5年生存率（%）	100	67.9	41.7	0	58.1
一般宫颈癌的5年生存率（%）	93.4	82.7	63.6	26.6	68.7

五、预防

因良性病变需行子宫切除时，要注意宫颈情况，应常规行阴道细胞学涂片检查，必要时行活体组织检查。如需要部分子宫切除时，宫颈检查必须是正常的。年龄较长者一般均应行全部子宫切除。

第七节 宫颈癌合并妊娠的处理

我国宫颈癌合并妊娠的病例，由于计划生育的开展已很少见。一般认为妊娠会促进宫颈癌的扩散和转移，因而，应及时诊断，尽快治疗。

宫颈癌合并妊娠的诊断与一般宫颈癌相同。在宫颈早期癌合并妊娠时应特别慎重，既要与妊娠期的宫颈改变、流产、早产、前置胎盘等相区别，又要注意不要把癌误诊为妊娠并发症。

宫颈癌合并妊娠的治疗，包括宫颈癌和妊娠两个方面。对妊娠的处理，除宫颈癌适于手术者可一并处理外，早期妊娠在放射治疗过程中自然流产。中国医学科学院肿瘤医院统计的宫颈癌合并早期妊娠者23例，全部在放射治疗中自然完全流产，绝大部分在放射治疗开始后2~4周排出胚胎。中、晚期妊娠者，虽有人主张从阴道分娩，但由于有致宫颈裂伤、出血、感染及癌扩散的危险，一般都主张刮宫中止妊娠。除妊娠已近产期，胎儿可成活者外，有条件者可先行阴道腔内照射"A"点1 000cGy左右，以抑制癌细胞活力和减少癌细胞扩散机会。腔内放射治疗后两周内行古典式剖宫术，手术时避免干扰和损伤癌组织。对宫颈癌的处理应在妊娠中止后尽快进行放射治疗，治疗原则及方法与一般宫颈癌相同。

合并妊娠的宫颈癌预后较不合并妊娠者差，而哺乳期宫颈癌预后更差（表11-1-27、图11-1-32）。

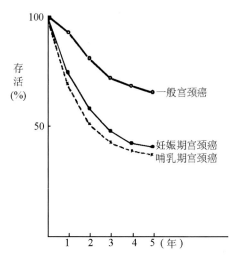

图 11-1-32 合并妊娠的宫颈癌的预后

表 11-1-27 宫颈癌合并妊娠的放疗 5 年生存率

	妊娠期		哺乳期		一般宫颈癌	
	生存/治疗数	生存率（%）	生存/治疗数	生存率（%）	生存/治疗数	生存率（%）
Ⅰ	8/9	88.9	10/11	90.0	179/190	90.4
Ⅱ	39/48	81.3	30/47	63.8	628/739	85.0
Ⅲ	24/59	40.7	39/106	36.8	648/998	64.9
Ⅳ	0/5	0	1/7	14.3	2/9	22.2
合计	71/121	58.9	80/171	46.8	1 457/1 936	75.3

第八节 宫颈复发癌与重复癌

一、复发癌

（一）复发癌的诊断

放射治疗失败的患者中，近60%为盆腔内复发，40%左右为远处转移。盆腔内复发的患者中，1/2以上是宫旁及盆壁复发。宫颈癌放疗后复发者中，80%在治疗后两年内复发，但治疗后5~10年间仍有4%复发。

宫颈癌复发的表现，由于复发的部位不同，表现亦各异。宫颈、宫体、阴道的复发，常有阴道出血及排物增多。宫旁及盆腔壁复发，最常见的症状为疼痛及水肿，最多的是患侧下肢疼痛或伴有水肿，有的为腰或腰骶部痛，宫颈癌治疗后复发者有疼痛症状者占44.2%。如累及其他组织和器官，则可出现相应的症状。早期复发可无症状，常在检查中发现。

宫颈、阴道或宫体复发，经临床及病理组织学检查常可证实。但对宫旁及盆腔壁复发的诊断，无特异的客观检查指标，主要靠病史及盆腔检查，临床能确诊者，均属晚期，早期诊断极为困难。因此，在有明显的下肢疼痛和不明原因的下肢水肿时，虽然盆腔检查无阳性体征，也要严密随诊，警惕复发的可能。肾盂造影及放射性核素肾图对宫旁复发的诊断有参考价值，宫旁复发患者肾盂造影的阳性率可达66.7%。

（二）复发癌的治疗

复发的诊断困难，而治疗更困难。对治疗后，特别是放射治疗后可疑复发者，在诊断不能肯定之前，切不可轻率地再做放射治疗，否则会造成不可恢复的放射损伤。复发若已确诊，则应根据首次治疗方法，结合复发的部位和时间，认真考虑再治疗的方针。如首次治疗为放射治疗，复发在宫体、宫颈、阴道或宫旁（孤立结节）等部位可以手术者，则以首选手术治疗为宜。不适于手术治疗者，可根据肿瘤情况，治疗后时间的长短及患者一般情况等因素，决定做放射治疗或药物治疗。如手术后复发可行放射治疗或药物治疗，少数可再行手术治疗。

宫颈癌复发放射治疗的具体设计，要根据复发的部位、范围来确定。如是阴道、宫颈或宫体的局限性复发，可以考虑单纯腔内照射；若局部复发的范围较广，或伴有宫旁及盆壁复发，则应配合体外照射；如是单纯宫旁或盆壁复发，则可根据肿瘤范围设野，给以体外照射；若是术后复发，则按首次放疗处理。放射治疗后复发而再次放射治疗时，照射剂量的掌握较难。对距首次放疗2~3年以上者，可以根据具体情况考虑给以全量照射。但对首次放疗后较短时间复发者，决定剂量要慎重，严防盲目照射，否则既不能治愈肿瘤，又会造成严重的放射并发症。放射治疗后复发的患者，由于组织纤维化，放射敏感性降低，正常组织和器官经过一次放射损伤后再照射，并发症则明显增加。因此，照射时尽量采取可能的措施，以提高肿瘤剂量、降低并发症。例如照射面积要适当，避免过大；照射一定剂量后，随肿瘤缩小而缩小照射野；照射时在照射野部位加压，以缩短肿瘤深度，增加肿瘤照射剂量，又可推开肠管，减少反应；改变照射方向或照射时取头低足高位，尽量避开正常组织和器官，以减少对其影响；根据肿瘤深度选择适当的放射线，以减少对深部组织和器官的损伤；用药物或其他方法（如热疗等）提高肿瘤的放射敏感性，从而提高疗效。

（三）预后

复发后再治疗的效果极差，其五年生存率仅19.9%。复发后再治疗未愈者，平均生存23.4个月，比复发后未治疗者平均生存8.1个月多15个月。这说明当前对宫颈癌复发的治疗，大部分是姑息治疗，只能延长些寿命。因此，适当、充分的首次的治疗是非常重要的。

二、重复癌

同时期或不同时期患两种以上的恶性肿瘤，各肿瘤都是独立存在的、又不是互相转移的，称之为多原发恶性肿瘤，亦称重复癌。

中国医学科学院肿瘤医院1958~1978年的20年间收治宫颈癌共12.421例，随诊到1989年初，发现宫颈癌为第一癌的重复癌261例，占宫颈癌收治总数的2.1%，其中三重癌3例，占重复癌的1.15%。两癌间隔时间最长的为28年，平均11年。间隔时间在20年以内各年段的重复癌发生率是相似的（表11-1-28）。

以宫颈癌为第一癌的重复癌中食管癌最多，占重复癌的20.69%，其次为支气管肺癌，占17.63%，胃癌占10.03%，子宫体恶性肿瘤占9.96%，直肠癌占8.82%，乳腺癌占3.45%（表11-1-29）。

与日本报道的相似，欧美则以乳腺及支气管肺癌为多。

表 11-1-28　重复癌的间隔时间及发生率

间隔（年）	$0 \sim 4^+$	$5 \sim 9^+$	$10 \sim 14^+$	$15 \sim 19^+$	$20 \sim 24^+$	$25 \sim 29^+$	合　计
例数	52	67	62	51q	21	8	261
占重复癌的%	19.9	25.7	23.8	19.5	8.0	3.1	100
占宫颈癌收治疗总数的%	0.42	0.54	0.5	0.41	0.17	0.06	2.1

表 11-1-29　宫颈癌后的重复癌 261 例简介

第二癌	例　数	%	平均年龄	平均间隔时间（年）	生存 5 年以上例数
舌	4	1.53	（65~76）68.3	（10~26）14.5	
鼻咽	3	1.15	（52~67）58.3	（2~13）	6
喉	4	1.53	（52~68）58.3	（5~18）11.8	1
上颌窦	2	0.77	（54~67）60.5	（0~56）	3
腮腺	4	1.53	（60~78）69	（4~22）11.8	1
眼睑	1	0.38	73	6	
甲状腺	1	0.38	57	1	
纵隔肉瘤	1	0.38	49	1	
肺、支气管	46	17.63	（44~79）55	（1~25）10	2
食管	54	20.69	（47~80）63.7	（1~24）14.5	1
胃及贲门	34	13.03	（47~78）63.5	（1~27）10	
结肠	7	2.68	（53~77）65.1	（1~28）9.3	
直肠	23	8.82	（43~81）60.6	（1~26）10	1
肛门	1	0.38	63	12	1
肝	9	3.45	（52~71）62	（1~25）9	
胆	2	0.77	（52~75）61.5	（1~13）7	
胰	1	0.38	56	5	
肾	4	1.53	（52~71）61.5	（3~12）9	
膀胱	6	2.3	（47~86）56.2	（13~28）18	1
乳腺	9	3.45	（50~70）59.8	（0~18）10	3
子宫	26	9.96	（47~74）62.6	（5~26）13	3
卵巢	7	2.68	（43~70）59.4	（0~24）7	1
卵管	1	0.38	66	0	
外阴	5	1.92	（56~69）65	（0~13）5	2
骨肉瘤	2	0.77	（46~57）51.5	（8~14）11	
臀纤维肉瘤	2	0.77	（31~68）49.5	（6~22）14	
肠系膜	1	0.38	72	4	
足黑色素瘤	1	0.38	65	26	
合计	261	100	（31~86）61.2	（0~28）11	17

复发癌有增多趋势，因为宫颈癌的发病率随年龄的增长而增加。综合我国普查资料，宫颈癌各年龄组的患病率：30～39 岁组为 39.56/10 万人口；40～49 岁组为 222.2/10 万人口；50～59 岁组为 379.73/10 万人口；60 岁以上组为 491.54/10 万人口。随着寿命的延长，癌发病率增高，重复癌也必然增多。另外宫颈癌放射治疗的广泛应用，治疗效果不断提高，长期生存的患者大量增加，放射治疗的远期严重并发症之一的放射癌也得以发现。重复癌中放射致癌占 23%，而在宫颈癌放射区域内的重复癌中，放射癌占 82.2%，这些是重复癌增加的主要因素。

宫颈癌治疗后重复癌的治疗，除放射癌外，应按重复癌各自的治疗原则进行治疗。如果是放射癌，则应首选非放射疗法。如仍需放射治疗时，应考虑重复癌的放射敏感性及其周围组织器官对再次放疗的耐受性，在放疗中采取措施提高放射敏感性，保护正常组织，以减少并发症。重复癌如果能得到完全而恰当的治疗，其疗效与单发癌不应有明显的差别（表 11-1-29）。

参 考 文 献

1. 谷铣之，等主编. 肿瘤放射治疗学. 北京：人民卫生出版社，1993.

2. 陈万青，郑荣寿，张思维，等. 2003～2007 年中国癌症发病分析. 中国肿瘤，2012，21（3）.

3. 于国瑞. 静脉肾盂造影在宫颈癌的应用. 中华医学杂志，1966，52（285）.

4. Peters WA, 3rd, PY Liu, RJ Barrett, 2nd, et al. Concurrent chemotherapy and pelvic radiation therapy compared with pelvic radiation therapy alone as adjuvant therapy after radical surgery in high-risk early-stage cancer of the cervix.［J］J Clin Oncol, 2000, 18（8）：1606-1613.

5. Whitney CW, W Sause, BN Bundy, et al. Randomized comparison of fluorouracil plus cisplatin versus hydroxyurea as an adjunct to radiation therapy in stage ⅡB-ⅣA carcinoma of the cervix with negative para-aortic lymph nodes: a Gynecologic Oncology Group and Southwest Oncology Group study.［J］J Clin Oncol, 1999, 17（5）：1339-1348.

6. Eifel PJ, K Winter, M Morris, et al. Pelvic irradiation with concurrent chemotherapy versus pelvic and para-aortic irradiation for high-risk cervical cancer: an update of radiation therapy oncology group trial（RTOG）90-01.［J］J Clin Oncol, 2004, 22（5）：872-880.

7. Lin JC, ES Ho, JS Jan, et al. High complete response rate of concomitant chemoradiotherapy for locally advanced squamous cell carcinoma of the uterine cervix.［J］Gynecol Oncol, 1996, 61（1）：101-108.

8. Napolitano U, F Imperato, B Mossa, et al. The role of neoadjuvant chemotherapy for squamous cell cervical cancer（Ⅰb～Ⅲb）：a long-term randomized trial.［J］Eur J Gynaecol Oncol, 2003, 24（1）：51-59.

9. Symonds RP, T Habeshaw, NS Reed, et al. The Scottish and Manchester randomised trial of neo-adjuvant chemotherapy for advanced cervical cancer.［J］Eur J Cancer, 2000, 36（8）：994-1001.

10. Tattersall MH, V Lorvidhaya, V Vootiprux, et al. Randomized trial of epirubicin and cisplatin chemotherapy followed by pelvic radiation in locally advanced cervical cancer. Cervical Cancer Study Group of the Asian Oceanian Clinical Oncology Association.［J］J Clin Oncol. 1995, 13（2）：444-451.

11. Sundfor K, CG Trope, T Hogberg, et al. Radiotherapy and neoadjuvant chemotherapy for cervical carcinoma. A randomized multicenter study of sequential cisplatin and 5-fluorouracil and radiotherapy in advanced cervical carcinoma stage 3B and 4A.［J］Cancer. 1996, 77（11）：2371-2378.

12. Kumar L, R Kaushal, M Nandy, et al. Chemotherapy followed by radiotherapy versus radiotherapy alone in locally advanced cervical cancer: a randomized study.［J］Gynecol Oncol. 1994, 54（3）：307-315.

13. Tabata T, N Takeshima, H Nishida, et al. A randomized study of primary bleomycin, vincristine, mitomycin and cisplatin（BOMP）chemotherapy followed by radiotherapy versus radiotherapy alone in stage ⅢB and ⅣA squamous cell carcinoma of the cervix.［J］Anticancer Res. 2003, 23（3C）：2885-2890.

14. Souhami L, RA Gil, SE Allan, et al. A randomized trial of chemotherapy followed by pelvic radiation therapy in stage ⅢB carcinoma of the cervix.［J］J Clin Oncol. 1991, 9（6）：970-977.

15. Leborgne F, JH Leborgne, R Doldan, et al. Induction chemotherapy and radiotherapy of advanced cancer of the cervix: a

pilot study and phase Ⅲ randomized trial. [J] Int J Radiat Oncol Biol Phys. 1997, 37 (2): 343-350.

16. Akita A, H Shinmoto, S Hayashi, et al. Comparison of T2-weighted and contrast-enhanced T1-weighted MR imaging at 1.5 T for assessing the local extent of cervical carcinoma. [J] Eur Radiol. 2011, 21 (9): 1850-1857.

17. Vandecasteele K, L Delrue, B Lambert, et al. Value of magnetic resonance and (1)(8) FDG PET-CT in predicting tumor response and resectability of primary locally advanced cervical cancer after treatment with intensity-modulated arc therapy: a prospective pathology-matched study. [J] Int J Gynecol Cancer, 2012, 22 (4): 630-637.

18. 于国瑞, 等. 关于早期宫颈癌治疗范围的探讨. [J] 中华肿瘤杂志, 1988, 10 (304).

19. 于国瑞, 等. 第一台国产 192 铱后装腔内治疗机在临床的应用. [J] 中华肿瘤杂志. 1986, 8 (300).

20. 于国瑞. 北京型容器在腔内放疗的应用. [J] 中华医学杂志, 1975, 55 (102).

21. 王静波等. 腔内后装法放射治疗子宫颈癌的近况. [J] 国外医学, 肿瘤分册, 1984, 11 (351).

22. 于国瑞. 2131 例子宫颈癌腔内及体外照射的总结. [J] 肿瘤防治研究, 1978, 3 (33).

23. 于国瑞. 8056 例宫颈癌放疗效比较和北京型阴道容器的临床应用. [J] 中华医学杂志. 1978, 58 (717).

24. 黄曼妮, 李明辉, 安菊生, 等. 简化调强技术在宫颈癌外照射中应用的剂量学研究. 中华放射肿瘤学杂志, 2009, 18 (3): 210-220.

25. 黄曼妮, 徐英杰, 吴令英, 等. 宫颈癌调强放射治疗靶区设计的临床研究. [J] 癌症进展杂志, 2008, 6 (5): 523-527.

26. Taylor A, AG Rockall, RH Reznek, et al. Mapping pelvic lymph nodes: guidelines for delineation in intensity-modulated radiotherapy. [J] Int J Radiat Oncol Biol Phys, 2005, 63 (5): 1604-1612.

27. Small W, Jr., LK Mell, P Anderson, et al. Consensus guidelines for delineation of clinical target volume for intensity-modulated pelvic radiotherapy in postoperative treatment of endometrial and cervical cancer. [J] Int J Radiat Oncol Biol Phys, 2008, 71 (2): 428-434.

28. Lim K, W Small, Jr., L Portelance, et al. Consensus guidelines for delineation of clinical target volume for intensity-modulated pelvic radiotherapy for the definitive treatment of cervix cancer. [J] Int J Radiat Oncol Biol Phys, 2011, 79 (2): 348-355.

29. Gay HA, HJ Barthold, E O'Meara, et al. Pelvic normal tissue contouring guidelines for radiation therapy: a Radiation Therapy Oncology Group consensus panel atlas. [J] Int J Radiat Oncol Biol Phys, 2012, 83 (3): e353-362.

30. Haie-Meder C, R Potter, E Van Limbergen, et al. Recommendations from Gynaecological (GYN) GEC-ESTRO Working Group (I): concepts and terms in 3D image based 3D treatment planning in cervix cancer brachytherapy with emphasis on MRI assessment of GTV and CTV. [J] Radiother Oncol, 2005, 74 (3): 235-345.

31. Potter R, C Haie-Meder, E Van Limbergen, et al. Recommendations from gynaecological (GYN) GEC ESTRO working group (Ⅱ): concepts and terms in 3D image-based treatment planning in cervix cancer brachytherapy-3D dose volume parameters and aspects of 3D image-based anatomy, radiation physics, radiobiology. [J] Radiother Oncol, 2006, 78 (1): 67-77.

32. Potter R, J Dimopoulos, P Georg, et al. Clinical impact of MRI assisted dose volume adaptation and dose escalation in brachytherapy of locally advanced cervix cancer. [J] Radiother Oncol, 2007, 83 (2): 148-155.

33. Dimopoulos JC, S Lang, C Kirisits, et al. Dose-volume histogram parameters and local tumor control in magnetic resonance image-guided cervical cancer brachytherapy. [J] Int J Radiat Oncol Biol Phys, 2009, 75 (1): 56-63.

34. Dimopoulos JC, R Potter, S Lang, et al. Dose-effect relationship for local control of cervical cancer by magnetic resonance image-guided brachytherapy. [J] Radiother Oncol, 2009, 93 (2): 311-315.

35. Schmid MP, C Kirisits, N Nesvacil, et al. Local recurrences in cervical cancer patients in the setting of image-guided brachytherapy: a comparison of spatial dose distribution within a matched-pair analysis. [J] Radiother Oncol, 2011, 100 (3): 468-472.

36. Viswanathan AN and BA Erickson. Three-dimensional imaging in gynecologic brachytherapy: a survey of the American Brachytherapy Society. [J] Int J Radiat Oncol Biol Phys, 2010, 76 (1): 104-109.

37. Hellebust TP, C Kirisits, D Berger, et al. Recommendations from Gynaecological (GYN) GEC-ESTRO Working Group: considerations and pitfalls in commissioning and applicator reconstruction in 3D image-based treatment planning of cervix

cancer brachytherapy. 〔J〕 Radiother Oncol, 2010, 96 (2)：153-160.

38. Dimopoulos JC, P Petrow, K Tanderup, et al. Recommendations from Gynaecological (GYN) GEC-ESTRO Working Group (Ⅳ)：Basic principles and parameters for MR imaging within the frame of image based adaptive cervix cancer brachytherapy. 〔J〕 Radiother Oncol, 2012, 103 (1)：113-122.

39. Tanderup K, SK Nielsen, GB Nyvang, et al. From point A to the sculpted pear：MR image guidance significantly improves tumour dose and sparing of organs at risk in brachytherapy of cervical cancer. 〔J〕 Radiother Oncol, 2010, 94 (2)：173-180.

40. Beriwal S, N Kannan, H Kim, et al. Three-dimensional high dose rate intracavitary image-guided brachytherapy for the treatment of cervical cancer using a hybrid magnetic resonance imaging/computed tomography approach：feasibility and early results. 〔J〕 Clin Oncol (R Coll Radiol), 2011, 23 (10)：685-690.

41. Potter R, P Georg, JC Dimopoulos, et al. Clinical outcome of protocol based image (MRI) guided adaptive brachytherapy combined with 3D conformal radiotherapy with or without chemotherapy in patients with locally advanced cervical cancer. 〔J〕 Radiother Oncol, 2011, 100 (1)：116-123.

42. Duane FK, B Langan, C Gillham, et al. Impact of delineation uncertainties on dose to organs at risk in CT-guided intracavitary brachytherapy. 〔J〕 Brachytherapy, 2014, 13 (2)：210-218.

43. Nesvacil N, R Potter, A Sturdza, et al. Adaptive image guided brachytherapy for cervical cancer：a combined MRI-/CT-planning technique with MRI only at first fraction. 〔J〕 Radiother Oncol, 2013, 107 (1)：75-81.

44. Davidson MT, J Yuen, DP D'Souza, et al. Optimization of high-dose-rate cervix brachytherapy applicator placement：the benefits of intraoperative ultrasound guidance. 〔J〕 Brachytherapy, 2008, 7 (3)：248-253.

45. Haack S, EM Pedersen, SN Jespersen, et al. Apparent diffusion coefficients in GEC ESTRO target volumes for image guided adaptive brachytherapy of locally advanced cervical cancer. 〔J〕 Acta Oncol, 2010, 49 (7)：978-983.

46. Kidd EA, M Thomas, BA Siegel, et al. Changes in cervical cancer FDG uptake during chemoradiation and association with response. 〔J〕 Int J Radiat Oncol Biol Phys, 2013, 85 (1)：116-122.

47. Huang EY, LM Sun, H Lin, et al. A prospective cohort study to compare treatment results between 2 fractionation schedules of high-dose-rate intracavitary brachytherapy (HDR-ICBT) in patients with cervical cancer. 〔J〕 Int J Radiat Oncol Biol Phys, 2013, 85 (1)：123-128.

48. 于国瑞, 等. 宫颈癌放疗后直肠和（或）膀胱阴道瘘34例经验总结. 中国放射肿瘤学杂志. 1987, 1 (31).

49. 于国瑞. 宫颈癌放疗后发恶性肿瘤. 中国放射肿瘤学杂志, 1991, 4.

50. 于国瑞. 宫腔积脓与宫颈癌放疗疗效. 中华肿瘤杂志, 1987, 9 (379).

51. 于国瑞. 宫颈残端癌的放射治疗. 中国放射肿瘤学杂志, 1987, 1 (40).

第二章 子宫内膜癌

安菊生　李晓光

子宫内膜癌是指发生于子宫内膜腺上皮的癌，占子宫体癌的90%，也常被简称为宫体癌。各国及不同人种的发病率有很大差异，美国和加拿大占女性全部恶性肿瘤的10%，印度和南亚占2%~4%，我国约占3%。在我国女性生殖系统肿瘤患病位次排列中，子宫内膜癌现居第三位。多年来由于子宫内膜癌患病率的上升、组织类型的变化、影像学诊断的发展、分期的修订及放疗技术的更新以及术后放疗规范应用的推广，对子宫内膜癌的认识和重视得以增强。

由于地区间经济和医疗服务体系水平的差异，对内膜癌早期诊断和治疗的水平不同，预后也明显不同。Tangjitgamol报道在发展中国家子子宫内膜癌的发病率低于发达国家，但发展中国家的死亡率/发病率（34%，2.1/6.2万人口）高于发达国家（21%，2.9/13.61万人口），5年生存率（67%）较发达国家（82%）低。分析认为，发病率的升降变化与20世纪60年代末期开始滥用雌激素和20世纪70年代末开始合并孕酮的合理应用有关，承认了雌激素的致癌趋势。

子宫内膜癌的病因尚不明确。许多调查研究指出与发病有关的因素为：①年龄：50~59岁占80%左右，40岁以下者大约占10%。近年来呈现发病年轻化趋势，40岁以下患病率上升；②不育症：子子宫内膜癌患者不育史者占26.7%；③绝经迟：正常女性绝经年龄在47~50岁，子宫内膜癌患者50岁以上绝经者占57.6%，绝经迟者患病机会高于生理性绝经者2.4倍；④肥胖症：超出正常体重9~20kg者危险性增加3倍，超出20kg以上者增加10倍，体重身高平方比值>30者其危险性为比值<20者的7.56倍；⑤糖尿病及高血压：糖尿病患者的危险性增加2.8倍，高血压患者增加1.8倍；⑥多囊卵巢及分泌激素的卵巢肿瘤，有报道大约21%~25%的子宫内膜癌患者合并以上疾病；⑦外源性雌激素：认为单纯雌激素的长时间大剂量应用曾导致20世纪70~80年代子宫内膜癌患病率上升。

第一节 病　　理

一、大体分型

子宫内膜癌可发生在子宫内膜的任何部位，但多发生于宫底部及子宫两角处，后壁多于前壁。其生长方式常为两种：局限型生长，为较小的孤立病灶，常为早期癌；弥漫型生长，累及子宫内膜面积较广，可呈不连续分散性生长，亦可蔓延至子宫颈管内膜。其形态可呈息肉状、结节状、菜花状、乳头状或绒毛状等。常侵犯子宫肌层，甚至穿透子宫肌层到达子宫浆膜层。

二、WHO 肿瘤分类，子宫内膜癌分型［第四版（2014）］

子宫内膜样腺癌：是常见腺样肿瘤分型，表现为腺泡状、乳头状及局部实性结构，但缺乏浆液性癌的核型特征。

亚型

腺癌伴鳞状上皮分化

绒毛管状型

分泌型

黏液癌：肿瘤由>50%的黏液细胞组成。

浆液性腺癌：由复杂的腺管状、乳头状及弥漫性结构构成，伴有明显的细胞核多形性。

透明细胞癌：肿瘤由多角或鞋钉样细胞组成，胞质透明或嗜酸，呈乳头状、管囊状或实性结构，伴有局灶高级别核非典型性。

神经内分泌肿瘤：一组具有神经内分泌形态特征的肿瘤。

低级别神经内分泌肿瘤

类癌

高级别神经内分泌肿瘤

小细胞神经内分泌癌

大细胞神经内分泌癌

混合性癌：由两种或多种不同组织类型的子宫内膜癌，至少要包含Ⅱ型肿瘤，常见类型是宫内膜样癌和浆液性癌，第二种成分至少要5%。

未分化癌：是一类没有分化的恶性上皮性肿瘤。

去分化癌：由未分化癌和 FIGO 分级为 1 或 2 级的内膜样癌组成。

腺鳞癌的恶性程度较高，预后差。子宫内膜癌中乳头状腺癌恶性程度高，浆液性乳头状腺癌（UPSC）更甚。他们的行为可似卵巢浆液性乳头状癌，有侵袭淋巴倾向，早期即常深侵肌层、子宫外扩散及腹腔转移，复发率高、预后差。据报道 5 年存活率Ⅰ、Ⅱ期为 35%～50%，Ⅲ、Ⅳ期为 0～15%。

三、扩散与转移

（一）蔓延子宫内膜癌

子宫内膜癌可沿子宫内膜向四周蔓延，向下至子宫颈管内膜，向两侧可沿子宫内膜蔓延到输卵管，向深层可蔓延到子宫肌层，由浅至深，甚至可达子宫浆膜层、宫旁组织。

（二）种植

卵巢癌和子宫内膜癌常见的转移途径为种植。子宫内膜癌癌细胞通过宫颈管可种植到阴道内，通过输卵管可达盆腔，在腹膜、膀胱、子宫直肠窝、直肠等处种植。在手术过程中，应注意严格无瘤原则以免造成盆腔、阴道、伤口等处的种植扩散。

（三）淋巴转移

子宫底部的淋巴引流是沿卵巢血管转移至腹主动脉旁淋巴结，位于子宫角部的癌可经圆韧带转移至腹股沟淋巴结，位于子宫下段或侵犯宫颈管的癌灶可沿宫颈癌的淋巴引流途径转移到宫旁、闭孔、髂内及髂总淋巴结等，双侧宫角肿瘤经圆韧带或阴道中下段肿瘤可转移至腹股沟淋巴结。子宫内膜癌的淋巴结转移无逐级规律性，盆腔淋巴结阴性者可能已经发生腹主动脉旁淋巴结转移。临床拟诊Ⅰ期的患者盆腔淋巴结转移率为 9%～10%，腹主动脉旁淋巴结转移率 6%～7%；Ⅱ期患者的盆腔及腹主动脉旁受侵率分别可达 35%、14%。影响淋巴结转移的主要因素是分期、组织分级及子宫肌层浸润。如

图 11-2-1。

（四）血行转移

子宫内膜癌可经血管转移到肺、肝、骨、脑等部位，有时可在全身许多部位出现散在的病灶，这些都是子宫内膜癌进入晚期的表现。

四、子宫内膜不典型增生与子宫内膜癌

子宫内膜增生包括单纯性增生、复杂性增生和不典型增生。不典型增生是一种癌前病变，有上皮内细胞异型性，但无间质浸润。可表现为单纯性增生与复杂性增生伴不典型增生。不典型增生按病变程度分为轻、中、重三度。随病变程度增加恶变倾向亦加重。不伴有不典型增生的单纯性增生极少进展为癌，伴有不典型增生的复杂性增生容易进展为癌。有的学者对子宫内膜增生过长病例进行平均 13.4

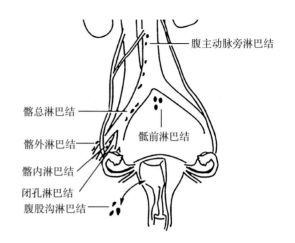

图 11-2-1　子宫内膜癌淋巴结转移

年的组织学检查随访，无腺上皮细胞不典型增生组仅 2%（2/122）发展为子宫内膜癌，不典型增生组恶变率为 23%（11/48）。有些可自行消退仍是增生性内膜，有些经药物治疗恢复正常。子宫内膜不典型增生不应采用放射治疗。

第二节　诊　断

一、症状

（一）阴道出血

这不是子宫内膜癌特异症状，但是子宫内膜癌最多见、最重要的症状，特别是绝经后的阴道出血更应注意。子宫内膜癌患者 80% 以上都有异常阴道出血，表现为淋沥性出血、不规则出血或持续多量出血。

（二）阴道排液

也是子宫内膜癌的常见症状。有的患者单纯阴道排液，也有的是阴道排液并发阴道出血。

（三）下腹痛

早期患者无明显症状，在宫腔内有积血或积液时刺激子宫收缩而有下腹痛，合并盆腔感染时亦会有下腹痛。晚期癌压迫或侵犯输尿管或盆腔神经丛，可出现腰腿痛。

（四）其他症状

根据肿瘤扩散的部位而有相应的症状。如骨转移时在相应部位有压痛等。

二、妇科检查

除一般查体要特别注意体表淋巴结外，主要靠妇科盆腔检查。早期患者盆腔检查常为正常，有时宫口可见血性分泌物或液体外溢。随病情发展有 2/3 患者可出现子宫增大，子宫最大可平脐，质地可软或是不均匀感。宫旁组织可因炎症或癌浸润而增厚。晚期癌可根据癌扩散的部位而有相应的体征。

三、病理组织学检查

子宫内膜癌的诊断必须有病理组织学证实。

（一）子宫内膜活检

负压吸引器或刮取，或采用特殊的内膜采集器采集内膜组织进行病理检查。但取材具有盲目性，现多建议联合宫腔镜检查。

（二）分段诊断性刮宫

在刮取活检不能确诊而又不能排除子宫内膜癌时用之。诊断性刮宫应分段进行，刮勺越细越小越好。先刮取颈管内膜，然后探测子宫位置和深度，略扩张宫口，在宫底、宫角及宫体下部分别刮取。如刮出物肉眼观察考虑为癌时，应停止刮宫。一项对于反复绝经后阴道出血患者的前瞻性研究显示，对分段诊断性刮宫阴性的患者进行随访，20%的患者在 5 年内诊断为子宫内膜癌。

四、辅助检查

（一）超声检查

对子宫内膜癌的诊断有帮助，子宫内膜增厚超过 10mm 者，有 10%～20% 为癌。彩色超声还能观察子宫的血流情况。阴道超声对子宫内膜癌肌层浸润的诊断准确率在 80% 以上。

（二）宫腔镜检查

早在 1869 年，Pantalione 首次描述了宫腔的内镜检查。子宫内膜癌可以通过宫腔镜观察病灶的位置、范围及形态等。可在直视下活检，提高准确率。宫腔镜检查适于诊断性刮宫为阴性而仍不能排除内膜病变时，也可代替分段诊断性刮宫而成为子宫内膜病变诊断的"金标准"。宫腔镜检查也存在以下争议：

1. 膨宫介质的流动性是否能够造成宫腔内肿瘤细胞通过输卵管播散至盆腹腔。

2. 如有肿瘤细胞播散入盆腹腔，其是否能够在盆腹腔内黏附、种植、存活。

Chang 等通过 Meta 分析认为术前行宫腔镜检查可显著增加肿瘤细胞播散入腹腔的风险，尤其是以 0.9% 氯化钠作为膨宫介质时；但膨宫压力 ≥100 mmHg 或早期子宫内膜癌（Ⅰ、Ⅱ期），宫腔镜检查并不增加肿瘤细胞播散入腹腔的风险。虽然宫腔镜检查可增加子宫内膜癌患者肿瘤细胞播散入腹腔的风险，没有理由不对高度怀疑为子宫内膜癌的患者行宫腔镜检查，尤其是在疾病早期阶段。但应注意膨宫压力与膨宫介质的选择，在不影响宫腔镜操作的情况下应尽量缩短膨宫时间，并提倡以 5% 葡萄糖作为膨宫介质。

（三）磁共振成像（MRI）和计算机断层扫描（CT）检查

对子宫内膜癌的分期以及诊断有无宫颈受侵、子宫肌层浸润的深度、有无子宫外扩散等均有帮助，MRI 比 CT 更好。MRI 检查能清晰显示肿瘤的肌层浸润深度、宫颈侵犯程度以及周围结构的受累情况，从而对肿瘤进行正确诊断和准确分期。MRI 图像上结合带是判断肿瘤是否侵犯子宫肌层及其浸润深度的影像学解剖标志。但是对于绝经后的老年妇女，内膜薄、结合带模糊、子宫三层结构显示欠清晰，在判断肌层浸润方面，需结合 MRI 动态增强扫描以提高术前临床分期的诊断符合率。而对于中晚期患者，MRI 能清晰显示肿瘤对周围结构的侵犯及远处淋巴结转移情况，由此可见，以 FIGO 新分期为标准，MRI 有助于临床医师判断病情和选择正确的治疗方法。

（四）脱落细胞检查

因子宫内膜癌细胞落入阴道内较少，阳性率不高（15%～20%）。取子宫腔吸取物作涂片行细胞学检查阳性率较高（70%）。负压吸引宫腔或宫腔冲洗吸取的标本行细胞学检查准确率可达80%～90%。

（五）其他检查

血清 CA125、CEA 及子宫内膜雌、孕激素受体检测等对治疗方案的制定，判断预后及随诊监测等均有所帮助。

五、分期

反映肿瘤发展的临床分期依赖于准确、仔细的盆腔和病理检查。由国际妇产科联盟（FIGO）1970 年建议、1971 年开始使用的临床分期，1988 年及 1988 年 FIGO 根据大量手术病理研究的资料先后进行了全面的修改。

2009 年 FIGO 基于近年来大量循证医学研究的临床结果对分期进行了更正。2009 手术病理分期中删除 0 期；累及宫颈内膜腺体归入 I 期；腹水或腹腔冲洗液阳性不参与分期，具体如下（表 11-2-1）。

表 11-2-1　子子宫内膜癌手术-病理分期（FIGO 2009 年）

期　　别	肿瘤范围
I [a]期	肿瘤局限于子宫体
I A[a]	无或<1/2 肌层受累
I B[a]	≥1/2 肌层受累（≥1/2 肌层浸润）
II 期[a]	肿瘤累及子宫颈间质，但未扩散至宫外[b]
III 期[a]	肿瘤局部和（或）区域扩散
III A[a]	肿瘤累及子宫体浆膜层和（或）附件[c]
III B[a]	阴道和（或）宫旁受累[c]
III C[a]	肿瘤转移至盆腔和（或）腹主动脉旁淋巴结[c]
III C1[a]	盆腔淋巴结阳性
III C2[a]	肿瘤转移至腹主动脉旁淋巴结有/无盆腔淋巴结转移
IV 期[a]	肿瘤累及膀胱和（或）肠黏膜；和（或）远处转移
IV A[a]	肿瘤累及膀胱和（或）肠道黏膜
IV B[a]	远处转移，包括腹腔转移及（或）腹股沟淋巴转移

注：a：G_1，G_2，或者 G_3 分级；

b：仅宫颈腺体受累为 I 期，不再按照以前的分期作为 II 期；

c：腹水细胞学阳性应当单独报告，不改变分期。

新分期较 1988 年的旧分期更加客观、实用，也更简便。删除了原来的肿瘤局限在子宫内膜的 I A 期，将其与原 I B 期合并为 I A 期。有宫颈内膜腺体受累原分期是 III A 期，现认为为 I 期。腹水或腹腔冲洗液细胞学阳性分期原为 III A 期，现已删除，因基于多项研究结果发现腹水或腹腔冲洗液细胞学阳性与治疗效果及复发风险相关。

第三节　治　　疗

子宫内膜癌的治疗手段包括手术、放疗和化疗，以及以上治疗联合的综合治疗为主。

一、手术治疗

子宫内膜癌 I 期患者占 80%，手术治疗一向是主要首选手段。手术后 I 期患者 5 年存活率可达

88%。手术治疗的优点在于：可以直接切除癌灶及其周围浸润组织（全子宫及其关系密切的附件）；能发现临床检查不易发现的危险因素如腹腔和盆腔内的转移、淋巴结转移、子宫颈及子宫肌层受侵程度以及腹水的有无等，便于术后放疗或化疗等综合治疗方案的设计；手术治疗对晚期癌的作用虽然有限，但在适当情况下，可根据综合放疗或综合化疗的需要，行减瘤术，减轻患者肿瘤负荷使之能更有效的接受术后治疗。全子宫及双附件切除术是子宫内膜癌手术治疗的基本术式，并选择性进行分期手术。术中对腹腔内应仔细探查，可疑转移部分取活检病理检查。虽然腹水细胞学阳性不会影响分期，但仍需要记录。应切除增大或可疑淋巴结以证实是否是转移。如果宫颈受侵，手术建议进行根治性或改良根治子宫切除术（同宫颈癌根治术）。

近年来对于子宫内膜癌手术从以下几方面进行了进一步的研究和探讨。

（一）意外发现子宫内膜癌

对于全子宫切除术意外发现子宫内膜癌的患者，主要根据年龄、组织学类型和子宫病变范围来具体评价，如果发现为子宫内膜样癌、G_{1-2}、肿瘤体积小、表浅肌层浸润者，影像检查无淋巴结可疑转移，可能不需要进一步治疗。但如果发现合并中-高危因素则建议补充全面分期手术，根据手术探查结果指导进一步辅助治疗，避免进行可能不必要的额外治疗。

（二）淋巴结切除术

过去盆腔及腹主动脉旁淋巴结清扫术作为常规，现在更建议选择性淋巴结切除以避免过度治疗。尽管淋巴结切除后根据结果有助于决定是否进行术后辅助治疗（放疗或化疗），但仍有相当一部分患者不会获益于淋巴结切除术。没有随机研究的证据支持对所有患者进行系统的淋巴结清扫术。临床如果没有发现明显增大淋巴结是否进行腹膜后淋巴结切除目前有争议。是否需要切除淋巴结、进行多大范围的切除淋巴结是建立于术前发现和术中探查的基础上。一般认为以下情况时淋巴结转移风险低：①肌层受侵小于50%；②肿瘤小于2cm；③肿瘤分化为高或中分化。但是这些因素往往在术后病理中才能最终确定。另外，肠系膜下静脉水平以上的淋巴结转移几率较高，建议对于那些高危患者需行盆腔淋巴结切除或具有高危病理因素者切除盆腔淋巴结时同时进行腹主动旁淋巴结切除到肾血管水平。而大多数学者对于早期 G_1 的患者不进行系统性的淋巴结切除术；可考虑进行前哨淋巴结检查来评价淋巴结是否转移，减少并发症。

（三）分期手术

开腹与腹腔镜下进行腹膜后淋巴结切除及全子宫切除术的结果的比较仍需要长期随诊的结果。GOG-LAP2研究发现26%的患者因为视野有限、发现肿瘤转移、出血、高龄或体重大需要中转开腹手术。两者对于晚期肿瘤的探查没有差异，但腹腔镜和开腹手术相比，淋巴结未能切除率为8% vs 4%，$P<0.0001$。两者比较总生存和复发率相近，腹腔镜手术具有创伤小、住院时间短、疼痛减轻等优势。

（四）保留生育功能

NCCN 自2014年提出了对于某些活检病理证实为ⅠA期、G_1子宫内膜样腺癌患者可进行保留生育功能的治疗，但是这并不是标准治疗。完成生育后，或治疗无效，甚至肿瘤进展，建议进行全子宫双附件切除及手术分期。对于高危患者（G_3内膜样腺癌、浆乳癌、透明细胞癌、癌肉瘤或子宫平滑肌肉瘤）不推荐保留生育功能的治疗。

持续的孕酮为基础的治疗包括醋酸甲地孕酮、甲羟孕酮或含甲基炔诺孕酮的宫内节育器。50%的患者可取得完全缓解（CR），但要允分考虑到使用禁忌证，如乳腺癌、脑卒中、心梗、肺栓塞、深静脉血栓和吸烟。治疗期间每3~6个月监测子宫内膜情况（活检或诊断性刮宫）。如果有以下情况之一均建议进行手术治疗：①完成生育，②肿瘤进展，③6个月后肿瘤持续存在。有研究发现绝经前女性、ⅠA~B期，保留卵巢是安全的。

二、放射治疗

放射治疗是子宫内膜癌有效的治疗手段之一。可以单独使用，也可以配合手术治疗。

（一）单纯放射治疗

适用于各期子宫内膜癌的治疗，放射治疗包括腔内照射及体外照射两部分。研究报道的单纯放疗后患者的 5 年总生存率在 39%～71%[39~41]。

1. 腔内照射　用于子宫内膜癌原发区的治疗，包括宫腔、宫颈及阴道，重点照射在宫腔。

腔内照射的方法如下：

（1）传统的腔内照射方法

1）传统的宫颈癌腔内照射方法：最早期对子宫内膜癌的腔内放射治疗是采用宫颈癌传统的腔内照射方法，如斯德哥尔摩法、巴黎方法等，只是减少些阴道照射剂量，增加一些宫颈照射剂量而已。由于不能形成子宫内膜癌所需要的倒梨形剂量分布，治疗效果很不满意。

2）传统的黑曼（Heymen）宫腔填塞法：一般的宫腔管照射不能使瘤床受到均匀有效剂量。1941年瑞典的 Heyman 等报道宫腔填充法并发表 695 例子宫内膜癌用宫腔填充方法的腔内放疗疗效，5 年生存率由原来的 45% 提高到 65%。此后，宫腔填充法遂被推广应用。其特点是以囊状放射容器（当年盛有镭）将宫腔填满，放射源与肿瘤的间距短，放射源分散，剂量分布均匀。子宫腔因填满放射容器而被撑大、变薄，肌层的浸润或瘤床可得到有效的照射，较一般常用的单管优越。Heyman 式填充治疗分两次进行，间隔 3 周，其中一次并用阴道照射。每次照射时间 15～36 小时。镭囊数目与大小可根据宫腔容积调整，宫腔总剂量是 3 000mg/h，子宫的浆膜面剂量达到 2 600cGy。这符合测量离体标本所得的数据，即距放射源 1.5cm 处的剂量为 3 000cGy。图 11-2-2 为 1 例子宫内膜癌患者腔内填充法放疗的示意图，宫腔内镭容器位置根据实际 X 线照片描绘。宫腔镭囊填充法的主要缺点是防护要求高、宫腔置囊操作时间长、工作人员接受的放射剂量较大。

3）其他宫腔容器：为使放射源贴近癌瘤并达到剂量均匀，曾有人试行一些改进以弥补宫腔单管的不足，因而有呈 T 形、Y 形或倒三角形等腔内容器试用，也有用滚珠样、弹簧式容器者，甚至液体放射源也曾被考虑，但皆不及宫腔填充法应用广泛。

（2）后装腔内放射治疗　后装技术的应用可为子宫内膜癌腔内放射治疗提供较理想的适合需要的放射剂量曲线，因而为提高其疗效创造了有利条件。

1）后装宫腔单管照射：将宫腔容器置于宫腔内，根据宫腔深度及治疗需要决定宫腔放射源移动的长度，放射源在宫腔容器内根据计划在不同位置上停留不同时间，则形成治疗子宫内膜癌需要的与子宫形态相近似的倒梨形剂量分布曲线（图 11-2-3）。子宫内膜癌癌灶的位

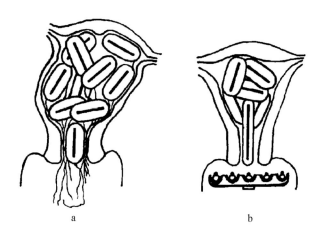

图 11-2-2　子宫内膜癌宫腔填充法术前放疗

注：A. 第一次腔内放射 22 小时镭源共 50mg，宫腔填满镭囊，子宫被撑大，宫壁撑薄，标记小囊的线留在阴道内；B. 第二次腔内放射（一周后）22 小时，宫腔镭 45mg，阴道镭 50mg，宫腔容积缩小，镭囊数目减少，阴道放射以防局部复发。

置、范围和深度均无法准确判断，肿瘤剂量就更无法计算。因此，固定某一个点作为子宫内膜癌剂量计算点是不全面的，应该以实际不同大小的子宫肌层为剂量参考点可能更合理。可以用治疗计划系统计算出子宫肌层的剂量外，还可计算出膀胱、直肠及各主要区域的剂量分布情况，如不理想可以进行调整至理想为止。子宫肌层剂量应争取达到 50Gy 以上为好，每周 1 次，每次 10Gy，分 4～5 次进行，同时要适当补充阴道腔内照射，以减少阴道复发。如阴道内有明显的转移灶时，局部应按阴道癌进行照射。

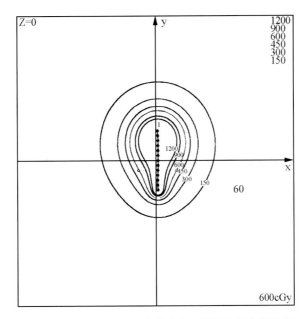

图 11-2-3　梨形曲线（北京科霖众医学技术研究所提供）

注：放射源：铱-192　源强（Ci）：10000

伽马因子：0.466 R/（h·ci）·m²

重建与优化

重建间距（cm）：0.50　优化方式：SVD 法

治疗管数目：1　时间梯度限制（秒）：0.0

参考点数目：2　误差限制（%）：5.0

驻留点数目：13

2）后装黑曼式宫腔填塞技术：Rotle 设 计 了 Micro-slectron HDR 遥控后装源囊填充技术（图 11-2-4）。铱-192 源直径 1.1mm。有效长 0.6mm，源囊外径分别为 4、5、6 及 8mm。依据宫腔大小充填不同数目的源囊，一般可填 6~10 个（宫颈管置一个，使剂量分布更合理）。治疗前用 B 超检查源囊位置的正确性，治疗计划系统计算出参考体积及参考点剂量。

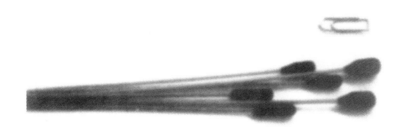

图 11-2-4　黑曼式后装宫腔源囊技术

参考点 My：从剂量分布中轴也就是宫腔中轴顶点向下 2cm、旁开 2cm。参考体积表面基本代表宫体浆膜层。

治疗方法：每次参考剂量 10Gy，间隔 10 天，共 6 次。每次直肠，膀胱最高受量不超过 7Gy（一般3～5Gy），包括体外照射总量不超过 60Gy/6w。因直肠、膀胱距宫腔容器较远，与宫颈癌治疗相比超过此剂量者较少。

3）其他后装宫腔容器：为了使子宫内膜癌腔内照射的剂量分布更为理想，有的学者发明了双管技术（图 11-2-5）、伞装技术等，但仍不如宫腔填充技术。

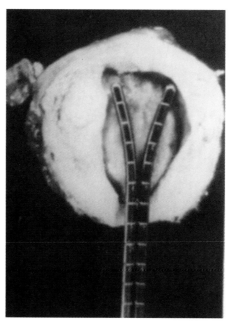

图 11-2-5　后装宫腔双管技术

子宫内膜癌的腔内治疗，没有一个公认的剂量参照点。以往子宫内膜癌腔内治疗多借助于子宫颈癌的 A 点，但单独一个 A 点不能反映腔内治疗是否合理。一些单位以内膜受量、子宫内膜下 5mm、10mm 或通过 A 点与子宫中轴平行线的点（A-Line）作为剂量参照点，但这些参照点临床使用不实际，应用有一定的困难。中国医学科学院肿瘤医院总结了既往子宫内膜癌放射治疗中存在的剂量分布的不合理性之后，在以后装治疗本病时，采用了 A、F 两个点作为剂量参照点来评估子宫内膜癌腔内放疗剂量分布的合理性（图 11-2-6）。F 点位于宫腔源的顶点，旁开子宫中轴 2cm，代表肿瘤受量；A 点即宫颈癌放疗中的 A 点，位于宫旁三角区内，代表着宫旁正常组织的受量。A 点与 F 点位于同一条轴线上。A、F 点临床上简单易行，从两个点所受剂量的大小，可以推断出剂量是否合理。一般来讲，如子宫内膜癌患者的宫颈已受侵，近距离放疗中，F 点剂量与 A 点剂量大致相同。图 11-2-7～图 11-2-9 为目前中国医学科院肿瘤医院妇科肿瘤科治疗子宫内膜癌时使用的近距离施源器。图 11-2-10 为欧洲部分医院采用的阴道模体和宫腔管施源器。

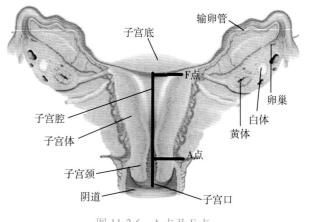

图 11-2-6　A 点及 F 点

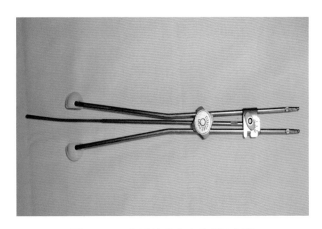

图 11-2-7 卵圆体联合宫腔管施源器

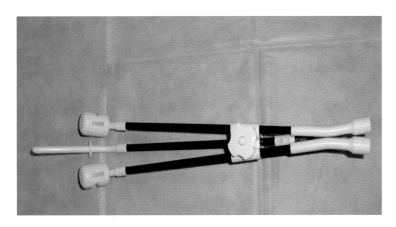

图 11-2-8 MRI 兼容的卵圆体联合宫腔管施源器

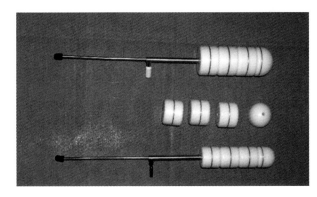

图 11-2-9 阴道圆柱体施源器

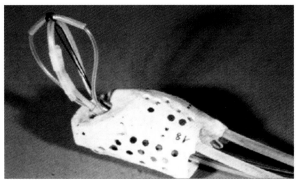

图 11-2-10 阴道模体联合宫腔管施源器

（3）三维近距离放疗

对于不能手术的子宫内膜癌的根治性放疗，近距离放疗建议采用三维影像为基础的治疗计划，根据临床肿瘤实际情况个体化给予放疗剂量。治疗靶区包括全部宫体、宫颈和阴道上段组织。NCCN 指南建议如果近距离放疗采用 MRI 影像勾画靶区，GTV 区域的 EQD2 总剂量≥80Gy。

2015 年美国近距离放疗协会（ABS）提出了 CT 或 MRI 引导下的子宫内膜癌根治性放疗靶区的定

义。GTV 主要是指 MRI 中 T2 加权影像中可见病灶范围。CTV 是指 MRI 或 CT 上的全部宫体、宫颈和阴道上段部分。危及器官 OAR 需包括 MRI 或 CT 中乙状结肠、直肠、膀胱、肠管及未累及的阴道部分。根据不同分期，联合体外放疗，GTV 及 CTV 区域的 EQD2 总剂量分别达到 80~90Gy 和 48~75 Gy。而 OAR 限量建议，乙状结肠 & 直肠 D2cc：不超过 70~75Gy，膀胱 D2cc：80~100Gy，肠管 D2cc：65Gy。如表 11-2-2 及图 11-2-11 所示。

表 11-2-2　ABS 推荐的子宫内膜癌根治性放疗靶区的定义

结构	影像	勾画定义
GTV	T2 加权 MRI	可见病灶
CTV	MRI/CT	全部宫体、宫颈、上 1~2cm 阴道
OAR	MRI/CT	乙状结肠、直肠、膀胱、肠管、未累及的下 1/3 阴道

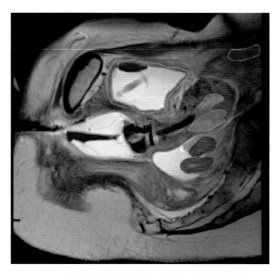

图 11-2-11　MRI 矢状位图像中勾画子宫内膜癌的靶区（淡蓝色为 GTV，红色为 CTV，深蓝色为乙状结肠，绿色是小肠管，黄色为膀胱，橙色是直肠）[74]

2. 体外照射　子宫内膜癌的体外照射主要负责其蔓延及转移区的治疗。由于未行手术，无法判断其蔓延和转移确切情况，子宫内膜癌的体外照射只能凭理论和经验进行。除Ⅰa 期、Ⅰb 期 G_1 、 G_2 者外均应辅以体外照射。子宫内膜癌体外照射的范围除盆腔淋巴区外，腹主动脉旁淋巴区是否需要照射意见不一。如果按子宫内膜癌转移途径来看，如果需要体外照射就应该包括腹主动脉旁淋巴区。

（1）盆腔照射　应根据肿瘤的范围而定。一般包括下腹及盆腔，前后各一野相对垂直照射，照射野的上缘在腰 5 水平，下界在闭孔下缘，两侧缘在髂前上棘附近（骨盆最大径外约 2cm 左右。图 11-2-12a~d）。单纯大野照射 "B" 点（图 11-2-13）剂量可达 50Gy/5w。大野中间前后用 4 1/2 半价层的铅块遮挡 4cm 左右即成为盆腔四野照射（图 11-2-14a~h），"B" 点剂量一般给 40~50Gy/4~5w。各种形状的照射野其设计目的，都是为了减少照射体积，增加剂量分布的均匀度。

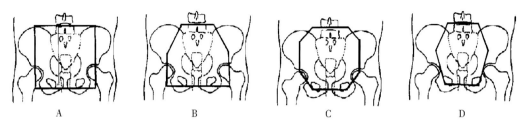

图 11-2-12　体外盆腔大野照射野

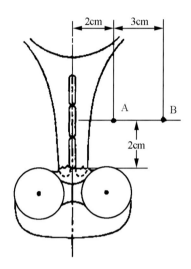

图 11-2-13　体外照射 A、B 参考野

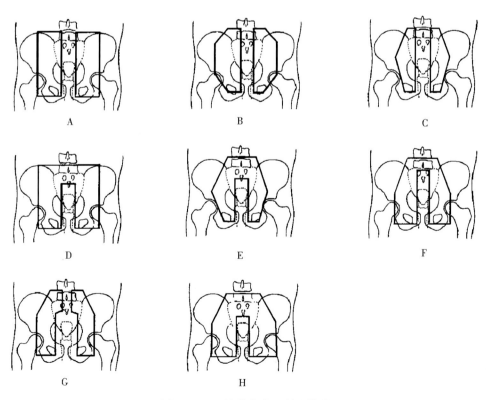

图 11-2-14　体外盆腔四野照射野

（2）腹主动脉旁及盆腔照射　照射野是由盆腔大野上缘中央 8cm 宽向上延伸至膈下（图 11-2-15）。照射范围包括腹主动脉旁淋巴区，髂总淋巴区及盆腔淋巴区。对腹主动脉旁淋巴区的照射剂量在 40~50Gy/5~6w。

盆腔放疗针对原发肿瘤和盆腔内转移实体肿瘤部位，还要包括髂总、髂外、髂内淋巴结引流区、宫旁及上段阴道和阴道旁组织。宫颈受侵者还应包括骶前淋巴结区。延伸野应该包括盆腔野同时还要针对髂总和腹主动旁淋巴结区域。延伸野的上界取决于具体的临床情况，至少达到肾血管水平上 1~2cm。对于放疗野内镜下浸润病灶剂量在 45~50Gy。NCCN 指南建议采用 CT 图像为基础的多野适形技术或 IMRT 技术的放疗计划，但需注意精确放疗技术中的质量验证（QA）和组织分次间移动的问题（详见宫颈癌体外三维放疗章节）。

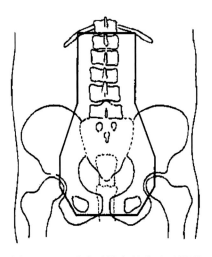

图 11-2-15　腹主动脉旁的盆腔照射野

（3）盒式技术（box technique）　由前后两野及两个侧野组成。前后两侧缘达第 5 腰椎上缘，以覆盖髂总淋巴结，下达阴道上 1/2 达闭孔下缘。照射野一般为 16cm×16cm。两侧缘前达耻骨联合，包括髂外淋巴结，后达骶 2~3 交界处水平，包括骶前淋巴结，照射野一般为 10~12 野 16cm（图 11-2-16）。

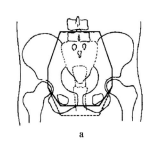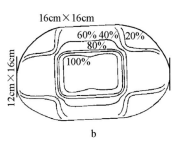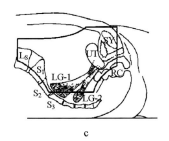

图 11-2-16　盒式技术

（4）局部照射及适形照射　前者是指对肿瘤转移灶的局部进行的照射。照射的范围和剂量则根据不同需要而定。如因癌的骨转移而剧痛，可对转移灶行局部照射，剂量为 20~30Gy。后者对某些局部病灶或复发病灶行适形放疗，有时剂量可达根治量，正常组织受照射剂量小，减少并发症的发生。

（二）术前放射治疗

术前放射治疗的目的是：降低癌细胞的活性，减少癌细胞种植和转移的概率；缩小肿瘤范围，提高手术切除率。术前放疗的适应范围如下述。

1. Ⅰ、Ⅱ期子宫内膜癌　术前给半量腔内照射（包括阴道腔内照射），照射后 2 周内手术。有的学者主张术前行全量放射治疗，6~8 周后再行子宫切除。术前全量放疗后手术，是用两种根治手段进行治疗，只能增加并发症，不能提高疗效。这有悖于放射治疗的初衷，似无必要。

2. Ⅲ、Ⅳa 期子宫内膜癌　应以放疗为主，给予全量的腔内及体外照射，疗后 8~10 周仍有肿瘤残存有手术可能者，行手术探查，争取根治切除或减瘤术。

总的原则能直接手术则尽量不做术前放疗。

（三）术后放射治疗

1. 目的　给可能潜在的亚临床病变区域进行预防照射，而提高疗效；对有残留的病灶区域进行照射，以减少复发。详见术后辅助治疗。

2. 放疗原则　NCCN 指南给出子宫内膜癌放疗的治疗原则[38]。推荐针对肿瘤的放疗，是指针对已知的和可疑的肿瘤部位进行放疗，包括体外放疗（EBRT）和或近距离放疗。放疗前诊断影像评价肿瘤局部区域的范围及是否有远处转移。体外放疗主要针对盆腔包括或不包括腹主动脉旁淋巴结区域。近距离放疗主要针对：①子宫（术前或根治性放疗中）；②阴道（全子宫切除术后的辅助治疗中）。过去所使用的全腹放疗并不是针对肿瘤的放疗。

盆腔放疗针对原发肿瘤和盆腔内转移实体肿瘤部位，还要包括髂总、髂外、髂内淋巴结引流区、宫旁及上段阴道和阴道旁组织。宫颈受侵者还应包括骶前淋巴结区。延伸野应该包括盆腔野同时还要针对髂总和腹主动旁淋巴结区域。延伸野的上界取决于具体的临床情况，至少达到肾血管水平。对于放疗野内镜下浸润病灶剂量在 45~50Gy。建议采用 CT 图像为基础的多个适形野技术的放疗计划（详见宫颈癌体外三维放疗章节）。

近距离放疗的剂量也与患者的具体临床分期和肿瘤情况相关。对于术后辅助放疗，只要阴道残端愈合就可以开始近距离放疗，最好在手术后 12 周以内进行。剂量参考点在阴道黏膜表面或黏膜下 0.5cm。针对阴道上段。高剂量率近距离治疗。体外放疗后补充近距离放疗者，常用剂量为 4~6Gy×2~3f（黏膜表面）。术后只补充近距离放疗者，通常方案为 7Gy×3f（黏膜下 0.5cm 处），或 6Gy×5f（黏膜表面）。

（四）放射治疗并发症

子宫内膜癌放射治疗的并发症同宫颈癌相似，可参见第一章宫颈癌。一般除常见的消化道反应、骨髓抑制外，膀胱、直肠近、远期并发症多见。文献报道放射性直肠炎发生率为 5%~13%，放射性膀胱炎为 17%~13%。手术结合放疗的并发症，除与放射治疗的方法、剂量有关外，还与手术范围有关。但一般严重并发症是比较少的个别现象。下表对比不同报道中较为常见的，经过一般性对症处理可获好转或痊愈的并发症。

三、术后辅助治疗（表 11-2-3~表 11-2-5）

根据 2009 年 FIGO 分期标准，ESMO[25]将子宫内膜癌分为如下亚型：

低危：Ⅰ A $G_{1~2}$。

中危：Ⅰ A G_3或 Ⅰ B $G_{1~2}$。

高危：Ⅰ B G_3或更晚期。

低危及中危因素针对Ⅰ期病变而言，而广义的高危因素除了早期肿瘤的高危因素外，还包括分期，即Ⅱ或Ⅲ期甚至更晚期的肿瘤，有较高的复发及转移风险。

子宫内膜癌术后最常用到的辅助治疗为放疗；化疗在早期子宫内膜癌中的作用报道不一。

表 11-2-3　早期内膜癌术后盆腔辅助放疗研究

研　究	FIGO 分期[1]	治　疗	总生存	无瘤生存	复　发
Sorbe2012	Ⅰ A~B G$_3$ ⅠC	EBRT+VB[2] (n=264) VB (n=263)	5年: 88.9% vs 88.8% HR=1.15, P=0.55	5年: 86.7% vs 86.2% HR=1.17, P=0.46	总复发: 5.7% vs 10.3%, P=0.05 局部区域复发: 2.3% vs 6.8%, P=0.01
Oslo	Ⅰ	EBRT+VB (n=288) VB (n=280)	HR=1.12	HR=0.88	局部区域复发: P<0.001
ASTEC/EC.5	Ⅰ A~B G$_3$ Ⅰ C	EBRT (n=452) 观察 (n=453)	5年: 84% vs 84% HR=1.05, P=0.77	5年: 85.3% vs 84.7% HR=0.93, P=0.68	阴道/盆腔: 3.2% vs 6.1%, HR=0.46, P=0.02
GOG-99	Ⅰ B~C Ⅱ隐匿性	EBRT (n=190) 观察 (n=202)	4年: 92% vs 86% HR=0.86, P=0.55	—	2年总复发: 3% vs 12% HR=0.42, P=0.007
PORTEC	Ⅰ A~B G$_{2~3}$ Ⅰ C G$_{1~2}$	EBRT (n=354) 观察 (n=361)	15年: 62% vs 60% HR=0.84, P=0.14	—	15 年区域局部复发: 5.8% vs 15.5%, HR=3.46, P<0.001 15 年远处转移: 9.3% vs 7.1%, HR=0.73, P=0.65
PORTEC	Ⅰ C G$_3$	EBRT (n=99)	5年: 58%		局部区域: 14% 远处: 31%

注: [1] FIGO1988 年分期标准

[2] EBRT: 体外放疗 (EXTERNAL BEAM RADIATIN), VBT: 阴道近距离放疗 (VAGINAL BRACHYTHERAPY), OBS: 观察。

表 11-2-4　早期内膜癌术后辅助近距离放疗研究

研　究	FIGO 分期	治　疗	5 年 OS	5 年 PFS	复　发
Sorbe2009	Ⅰ A~B G$_{1~2}$	VB (n=319) Obs (n=326)	VB+OBS: 98.4% P=0.86	VB+OBS: 96.1%	总体: 3.8% vs 4.3%; P=0.73 阴道: 1.2% vs 3.1%; P=0.11
Sorbe2012	ⅠA~B G$_3$ Ⅰ C	EBRT+VB (n=264) VB (n=263)	88.9% vs 88.8% HR=1.15 P=0.55	86.7% vs 86.2% HR=1.17 P=0.46	总体: 5.7% vs 10.3% (VB); P=0.05 区域局部复发: 2.3% vs 6.8% (VB); P=0.01
PORTEC-2	Ⅰ B G$_3$ Ⅰ C G$_{1~2}$ Ⅱ A	VB (n=213) EBRT (n=214)	84.8% vs 79.6% HR=1.17 P=0.57	82.7% vs 78.1% HR = 1.09 (0.66 ~ 1.78) P=0.74	5年阴道复发: 1.8% vs 1.6% HR=0.78, P=0.74 区域局部复发: 5.1% vs 2.1%; P=0.17 远处转移: 8.3% vs 5.7%; P=0.46

注: EBRT: 体外放疗 (external beam radiatin), VBT: 阴道近距离放疗 (vaginal brachytherapy), OBS: 观察。

表 11-2-5 辅助化疗

研 究	FIGO 分期	治 疗	5y 总生存	5y 无瘤生存	复 发
化疗 vs 放疗					
JGOG2933	ⅠC～ⅢC	CAP（n=192） EBRT（n=193）	86.7% vs 85.3% HR=0.72 P=0.27	81.8% vs 83.5% HR=1.07 P=0.73	总：17.2% vs 15.5% 盆腔内：7.3% vs 6.7% 盆腔外：13.5% vs 16.1%
GICOG	ⅠCG₃ ⅡA～B G₃ 和 IC Ⅲ		66% vs 69% HR=0.95 P=0.78	63% vs 63% HR=0.88 P=0.45	远处：21%26% 局部：16% vs 12%
GOG122	Ⅲ或Ⅳ 术后≤2cm		55% vs 42% HR=0.68 P=0.004	50% vs 38% HR=0.71 P=0.007	总：50% vs 54%
化疗+放疗 vs 单纯放疗					
NGO-ES-TRO	Ⅰ（91%）	化疗+EBRT±VB （n=187） EBRT±VB（n=191）	83% vs 76% HR=0.66 P=0.10	79% vs 72% HR=0.64 P=0.04	总：15% vs 24%
MaNGO ILI-ADE-Ⅲ	ⅡB ⅢA-C	CD+EBRT±VB （n=80） EBRT±VB（n=76）	78% vs 73% HR=0.74 P=0.41	74% vs 61% HR=0.61 P=0.10	总：19% vs 32%
Kuoppla	ⅠA～B G₃ ⅠC～ⅢA	CDDP/EPI/CTX+ EBRT（n=84） EBRT（n=72）	中位：37 vs 23 月 P=0.15	中位：25 vs 18 月 P=0.13	总：22.6% vs 18%， P=0.50 远处：20.2% vs 13.8%
GOG34	Ⅰ～Ⅱ隐匿性	阿霉素+EBRT±PART （n=84） EBRT±PART（n=89）	61% vs 66%	-	盆腔外：16.3% vs 22.5%
不同化疗方案					
Fujimura	≥ⅠC	CAP（n=55） EP（n=43）	88.4% vs 95.1% P=0.35	80.3% vs 84.8% P=0.45	总：18% vs 12%
GOG184	Ⅲ或Ⅳ ≤2cm 术后	CDP+EBRT±PART± VB（n=282） CD+EBRT±PART±VB （n=270）	-	3 年：64% vs 62% HR=0.90 P=0.21	远处：30% 局部区域：10%

注：CAP：环磷酰胺+多柔比星+顺铂　CD：多柔比星+顺铂　CDP：多柔比星+顺铂+紫杉醇　EP：依托泊苷+顺铂

-：数据缺失

1. 低危　这些患者一般预后良好，术后辅助放疗的作用受到质疑。2007 年的一项 meta 分析显示术后放疗反而增加肿瘤相关的死亡。近距离放疗与观察组对比也没有改善总生存或减少复发，反而增加了治疗相关的毒性包括阴道、泌尿生殖道或胃肠道副反应。因此推荐术后观察。但是 PORTEC2 研究建议对于宫颈腺体（1988 年 FIGO 分期ⅡA）受累的患者可以考虑近距离放疗。化疗在低危患者中的应用报道少，作用不明确。

2. 中危　目前有三项研究评价了术后盆腔放疗在中危宫颈癌中的作用。PORTEC 研究提示盆腔放疗后局部区域复发降低，但是总生存没有改善。之后的更新研究显示如果阴道出现复发再接受治疗

CR 可达 89%。GOG99 和一项 meta 分析证实了 PORTEC 研究的结果。研究 ASTEC. EN. 5 因为大概 50%的患者同时还接受了 BT，而很难单独评价体外放疗的受益。这些研究中均提示体外放疗发生胃肠道、泌尿生殖道并发症概率增加，而使患者生活质量下降。

PORTEC-2 比较了术后体外放疗和近距离放疗后患者总生存、无瘤生存和局部、远处复发概率相近。但体外放疗后胃肠道毒性明显高于近距离放疗组，后者的生活质量明显高于前组，腹泻、大便失禁发生率也低。因此中危患者术后推荐使用近距离放疗增加局部控制率。

术后化疗的报道少。GOG124 研究过程中又经过很多方案的修改，最终提早关闭。

3. 高危　大多研究推荐盆腔放疗作为高危因素患者术后辅助治疗。1980 年 Aaderls 等报道对于子宫肌层大于 50%者，接受体外放疗和近距离放疗的患者与接受单纯近距离放疗的患者相比，肿瘤相关死亡率明显下降 18% vs 31.4%，盆腔和阴道复发明显降低 4.8% vs 19.6%。在另一项 meta 分析中，盆腔放疗的总生存和肿瘤特异性生存的优势并不显著，但是局部区域控制率明显较高。PORTEC 研究显示 IBG3 患者盆腔放疗后复发率高达 31%、5 年生存率只有 58%，因此术后放疗不一定是最佳选择，不能作为标准治疗。盆腔放疗（联合或不联合近距离放疗）可作为术后治疗手段提高局部控制率。对于某些患者，如一般状况好、没有严重合并症、具有不良预后因素者，可考虑化疗以提高 PFS，但对总生存没有影响。透明细胞或浆乳癌应考虑按照高危内膜癌术后治疗的原则。

两项随机研究比较了盆腔辅助放疗与 CAP 化疗在 I C~Ⅲ期子宫内膜癌中的作用，研究发现两种治疗后的生存和复发率相当。研究表明放疗后增加化疗可以提高 PFS 和肿瘤特异性生存，但对总生存没有影响。

4. 晚期肿瘤　尽管相关研究不多，大多为回顾性研究，M. Morneau 等推荐考虑术后进行辅助放疗。两项随机研究评价了晚期（Ⅲ、Ⅳ或复发）子宫内膜癌术后（无广泛残存肿瘤）辅助治疗的作用。GOG122 比较了盆腔放疗与化疗（AP），治疗后前者提高了 5 年总生存和 PFS。但术后有肉眼残存肿瘤者，生存无明显获益。

晚期子宫内膜癌术后化疗可以改善患者生存，放化疗联合较单一治疗结果更有优势[24]。盆腔放疗联合或不联合近距离放疗时，如果腹主动脉旁淋巴结转移，术后无残存肿瘤，放疗后推荐再继续化疗，可进一步改善 PFS，但不影响 5 年生存率。Homesley 等比较了两种化疗方案的结果，TPA（顺铂+多柔比星+紫杉醇）方案较 AP（多柔比星+顺铂）疗效相当、毒性更大。GOG184 比较了盆腔放疗后采用 2 种化疗方案（顺铂+多柔比星+/-紫杉醇），生存没有差异，但紫杉醇组副反应明显降低[17]。推荐使用 PA 方案（顺铂+多柔比星），不建议 TPA（顺铂+多柔比星+-紫杉醇）方案，因后者效果相当但毒性大。还可考虑 TC（紫杉醇+卡铂）。关于"三明治"（化疗+放疗+化疗）疗法，现有的研究尚不能提供充分循证医学证据来证明其优于其他联合治疗方式，如放疗+化疗或化疗+放疗。特殊类型如浆乳癌预后差，即使术后经过多程化疗，仍有很高复发率（73.7%）。

5. 激素治疗　一项Ⅱ期 GOG 研究表明，晚期不能放疗或手术的子宫内膜癌采用他莫昔芬和甲羟孕酮交替周疗治疗，总有效率为 33%，中位 PFS3 个月，中位总生存 13 个月。只有分化好或激素受体阳性患者对治疗有反应[27]。作为术后的辅助治疗，5 项随机研究监测了激素治疗的效果，其中 2 项显示孕酮较观察有效，但是患者临床特点和统计学方法存在较大偏倚[31,32]。最新的一项 meta-分析显示术后辅助治疗中孕激素治疗不会产生生存受益[33]，故不推荐作为术后辅助治疗。

（1）常用孕激素类药物与治疗方案　文献报道在药物选择、用药剂量与时间等多不一致，目前没有统一的方案推荐，一种药物曾有较多不同的治疗方案或剂量与时间的考虑。原则上都主张大剂量用药，约 4~8 周后继以维持量至少 12 周以上，可继续维持半年至 1 年。常用的经验用药例如，甲孕酮（肌注）每次 400mg，每日 1 次，一周后每周 3 次，显效后每月 400~1 000mg 维持。醋酸甲地孕酮（口服）每次 160mg，每日 1 次，己酸孕酮（肌注）每天 500~1 000mg，一月后改为每周 2~3 次或每日 250mg。孕激素药物可单独使用，也可用于与手术或放射的综合治疗和与非激素类药物综合治疗（表 11-2-6）。

表 11-2-6　激素治疗

研　　究	FIGO 分期	治　　疗	OS	PFS	复　　发
Von Minckwitz	Ⅰ ~ Ⅱ	MPA（n=133） Tam（n=121） Obs（n=134）	66.1% vs 70.2% vs 66.5% P=0.7	P=0.8	9.7%　vs　8.3% vs 11.2%
COSA-NZ-UK［29］	Ⅰ ~ Ⅲ高危	MPA（n=505） Obs（n=507）	5 年：74.5% vs 72% P=NS	5 年 83.5% vs 78% P=NS	16% vs 22%
De Palo	Ⅰ	MPA+Tx（n=348） Tx（n=370）	–	–	P=NS
Urbanski	Ⅰ ~ Ⅲ	HPC（n=100） Obs（n=105）	5 年：97% vs 68.6% P<0.001	–	7% vs 23% P<0.001
Vishnevsky	Ⅰ ~ Ⅲ	OPC±RT（n=277） Obs±RT（n=263）	5 年：-RT：99.3% vs 88.6% +RT：93.5% vs 75% P=0.01	–	–

注：HPC：羟孕酮复合剂；OPC：孕酮复合剂；MPA：醋酸甲羟孕酮；RT：放疗；Tam：他莫昔芬；Tx：危险因素组进行辅助治疗。

（2）抗雌激素药　三苯氧胺（tamoxifen）虽不是激素类药物，因其抗雌激素作用而被列入激素类药物。一般用于孕激素受体阳性的患者，用药量为 10mg，每日 2 次；必要时可增加至 20mg，每日 2 次，长期服用。

值得注意的是，激素替代治疗与激素治疗不同。临床上子宫内膜癌患者为早期，并且近年有年轻化趋势，所以手术后的激素替代治疗的作用成为争论热点。子宫内膜癌是一种雌激素相关的肿瘤，过去一直认为手术后的子宫内膜癌患者不可以接受雌激素替代治疗，以免提高复发率。事实上，并没有证实早期子宫内膜癌患者术后使用雌激素替代治疗后复发率提高。一项 Ⅰ ~ Ⅱ 期子宫内膜癌全子宫切除术后随机采用雌激素替代治疗和安慰剂对照的研究随访中位时间达 35.7 个月，没有发现前者复发或新发肿瘤提高[35~37]。但是，雌激素替代治疗研究发现在绝经后、既往没有恶性肿瘤病史的女性中乳腺癌和心血管疾病发病风险增加。但增加随访时间后发现单一雌激素替代治疗并没有增加相对年轻（<60 岁）女性的以上风险。2015 年 NCCN 委员会推荐雌激素治疗可作为术后低危因素患者的选择，治疗应在术后辅助治疗结束 6 ~ 12 个月后再开始。对于吸烟、乳腺癌病史或既往有心梗病史者则不考虑。

四、随诊

临床 Ⅰ、Ⅱ 期复发率为 15%，多数为有症状复发（58%），复发时间多在治疗后 3 年内。完成治疗后应定期随访，及时确定有无复发。规律随访可以尽早发现子宫内膜癌复发，可以再行治疗得到补救治疗。还可以早期发现近期及远期放射性并发症，以便于考虑适当的个别对待的再治疗手段。

随访时间：术后 2 年内，每 3 ~ 4 个月 1 次；术后 3 ~ 5 年，每 6 个月至 1 年 1 次。

随访检查内容：子宫内膜癌有症状复发者阴道细胞学检查才为阳性，因此阴道细胞学检查可以不作为随访常规检查内容。随访检查包括：①阴道检查、盆腔检查（三合诊）；②还可进行血清 CA125 检查，根据不同情况，可选用 CT、MRI 等检查；③有家族史者宜行相关基因检测。应对患者进行口头或书面交代，相关复发症状如：阴道流血、食欲下降、体重减轻、疼痛（盆腔、背、腰部）、咳嗽、气促，腹水或下肢水肿等，一旦出现异常应及时就诊。

<h1 style="text-align:center">第四节　预　　后</h1>

一、5 年生存率

自 20 世纪初开始，子宫内膜癌的治疗就是手术、放射和手术加放射的综合治疗。经过近一个世纪的临床实践，对子宫内膜癌的发展规律得到进一步的认识，放射技术的发展与进步，手术技术的提高与改善，手术范围的扩大等均未能明显地提高生存率。

子宫内膜癌解剖和生物学的特点为生长缓慢、扩散和转移较晚、出现症状较早，确诊比较简单容易。所以，子宫内膜癌就诊时早期癌占 80% 以上，总的疗效比较好。

二、影响预后的因素

子宫内膜癌的疗效几十年间无突破性的提高。影响其预后的因素如下述。

（一）内膜癌的分期与预后

分期是影响预后普遍而重要的因素。期别越晚扩散转移率越高则预后越差。荷兰在 2013 年报道了经过合理治疗后 5 年总生存率达到 80% 以上。占 70% 的患者为 FIGO Ⅰ 期，而 Ⅲ、Ⅳ 期约占 13%，预后较差，中位生存时间约为 9~10 个月。美国在 2014 年的一项报道了 Ⅰ 期 5 年生存率在 75%~88%，Ⅱ 期 69%，Ⅲ 期 47%~58%，Ⅳ 期在 15%~17%。

（二）子宫内膜癌的组织分级与预后

子宫内膜癌的组织分级，已是公认的判断预后的重要指标。组织分级对预后的影响是明显的（表 11-2-7）。由于组织分化越低，淋巴转移、深肌层浸润及阴道复发的概率越高（表 11-2-8），预后越差也是必然的。

表 11-2-7　Ⅰ 期子宫内膜癌分级与预后

分　级	手术治疗			综合治疗		
	治疗例数	存活例数	5 年存活率（%）	治疗例数	存活例数	5 年存活率（%）
1	734	601	82	1 540	1 314	85
2	324	253	78	891	716	80
3	114	69	61	319	205	64

表 11-2-8　子宫内膜癌分级与淋巴转移、肌层浸润、阴道复发

分　级	淋巴转移（%）	深肌层浸润（%）	阴道复发（%）
1	5.5	20.6	1.1
2	10	8	34.1
3	26	53.4	13.2

（三）子宫内膜癌的肌层浸润深度与预后

子宫内膜癌肌层浸润愈深，其预后愈差。由于肌层受侵犯的愈深，淋巴转移的概率愈高，尤其深肌层受累的 5 年生存率明显降低（表 11-2-9）。

表 11-2-9　子宫内膜癌肌层浸润与预后

肌层浸润深度	阴道复发率（%）	5 年生存率（%）
内 1/3	1.2	77.2
中 1/3	6.6	73.3
外 1/3	1 3	15.2

（四）子宫内膜癌的淋巴结转移与预后

子宫内膜癌有无淋巴结转移，其预后是有明显差别的。有淋巴结转移的 5 年生存率为 36.4%~46.5%，而无淋巴结转移的 5 年生存率为 74.4%~81.3%，两者相差一倍左右。其原因可能是因为子宫内膜癌的腹主动脉旁淋巴结转移率较高，而对腹主动脉旁淋巴结的治疗效果不如对盆腔淋巴结的疗效好。

（五）子宫内膜癌的病理类型与预后

研究通过病理学的研究及临床的实践证实，子宫内膜癌的病理类型与预后关系密切（表 11-2-10）。

表 11-2-10　子宫内膜癌的病理类型与预后

病理类型	例　数	5 年生存率（%）
内膜腺癌	192	87.5
腺癌	501	79.8
乳头状腺癌	34	67.6
腺鳞癌	49	53.1
透明细胞癌	43	44.2

从表 11-2-9 中看出：乳头状腺癌、腺鳞癌及透明细胞癌的 5 年生存率明显的低于内膜腺癌和腺癌。

（六）子宫内膜癌的扩散部位与预后

子宫内膜癌的扩散部位与预后也有明显关系（表 11-2-11）。卵管受累的 5 年生存率明显地高于卵巢及盆腔淋巴结转移的 5 年生存率。其不同就是卵管受累是内膜癌直接蔓延的结果，而卵巢及淋巴结受癌侵犯是转移的结果。

表 11-2-11　子宫内膜癌扩散部位与预后

扩散部位	5 年生存率（%）
输卵管受累	86.3~92.9
卵巢转移	28~33.2
盆腔淋巴结转移	30%左右

（七）其他因素

1. 淋巴血管间隙受侵　GOG 一项研究发现 621 位患者中有 93 名合并淋巴血管间隙受侵，其盆腔和腹主动脉旁淋巴结转移率明显增高，分别为 27% vs 7%，19% vs 3%。

2. 肿瘤体积　多因素分析，肿瘤体积是影响预后的独立因素，肿瘤体积大于 2cm 发生淋巴结转移率 21%，显著高于肿瘤体积小于 2cm 的 5.7%。

3. 年龄　瑞典一项 13586 名子宫内膜癌患者长达 7 年的随访分析中发现年龄小于 55 岁患者要比

大于 55 岁的患者预后更好。

4. 子宫下段受侵 Madom 分析了 299 名子宫内膜癌患者的治疗结果,其中 174 名患者子宫下段受侵,其淋巴结转移率 25%明显高于没有子宫下段受侵者的 10%,预后更差。

因此近年来 NCI 已将上述几条因素例为危险因素,作为术后辅助治疗指证的综合考虑的一个补充。另外,还有研究发现激素受体孕激素受体阳性者预后较好,在没有孕激素受体状态时雌激素受体亦同样。

第五节 复发和转移

子宫内膜癌治疗后复发指肿瘤达到控制 6 个月后,于原发部位再出现的肿瘤;转移是指治疗后出现的超出原发部位以外的癌灶。复发的中位时间多在初次治疗的 2~3 年,75%~80%的患者发生盆腔外复发或转移。表 11-2-12 示两组病例的复发和转移部位及百分比。两组病例复发和转移的时间在治疗后 1 年内者均为 60%,3 年内各为 74.2%及 75.0%,5 年内者各为 86.4%及 85%。5 年以后者各为 13.6%及 10%。个别的复发出现在治疗 16 年后。

表 11-2-12 治疗后的复发和转移部位 (%)

	阴 道	子 宫	宫旁+阴道	盆腔内	肺	淋巴结	骨	未肯定其他
① Ⅰ~Ⅲ期 . 66/395 例	15 (22.7)	13 (19.7)	6 (9.1)	1 (1.5)	12 (18.2)	7 (10.6)	1 (1.5)	11 (16.7)
② Ⅰ~Ⅳ期 . 379/3393 例	84 (22.2)	28 (7.4)	29 (7.7)	49 (12.9)	40 (10.6)	3 (0.8)	14 (3.7)	51 (13.5)

一、复发和转移部位

典型的复发部位在盆腔、腹主动脉旁淋巴、阴道和肺。盆腔局部复发多见术后只采用辅助化疗的患者。复发部位在阴道、盆腔淋巴结和附件及腹膜。孤立的阴道复发多见于没有进行过术后放疗的 Ⅰ 和 Ⅱ 期患者,常发生在阴道穹隆和中段,其次是阴道远端和尿道周围。原发病变累及宫颈时阴道复发率较高,而深肌层和宫旁及淋巴结受侵则多发生在除阴道外的盆腔其他部位。盆腔淋巴结的复发中髂外淋巴结最常见,其次为闭孔和髂总淋巴结。约 28%的复发部位在腹膜。浆膜种植后可导致肠管的压迫或受侵。与其他妇科恶性肿瘤相比,子宫内膜癌发生肺转移的风险更高,占内膜癌全部转移部位的20%~25%。胸膜增厚、结节和胸水不多见。

不典型的部位如腹腔外部位、腹腔内脏器、骨、脑、腹壁和肌肉等。锁骨上淋巴结转移比纵隔和腋窝淋巴结转移常见,大多发生在左侧。腹腔内脏器转移罕见,特殊病理类型(浆乳癌、透明细胞癌)发生子宫外复发转移的风险更高。最常见的为肝脏(7%),其他的脏器如肾上腺和脾脏(1%)。中枢神经系统转移发生率小于 1%。骨转移发生率 4%~7%,多在中轴躯干骨,包括盆腔和胸椎。肌肉和软组织转移率为 2%~6%。

二、复发癌或转移癌治疗

多在治疗后 2 年内复发,对子宫内膜癌治疗后的复发和转移的处理,需考虑首次治疗的手段和复发转移部位。①局部复发可选择手术、放射治疗,或手术与放射联合治疗。术后 1~2 年单个盆腔复发灶,若能切除多可治愈。若患者为已接受放射治疗后复发,治疗则与宫颈癌复发相同;对中心性复发符合条件者选用盆腔脏器清扫术。②若非局部复发,手术及放疗无法治愈的复发患者,可选用孕激素治疗或化疗。

1. 局部复发后的治疗 手术后局部或区域复发可进行手术探查,切除病灶;或行 RT 放射治疗。

若为盆腔 RT 后复发（原照射部位复发），处理上是仍存争议。如果患者的首次治疗为放射治疗，复发癌位于曾行根治性放射区域内，再次根治性放射很可能导致较严重的并发症，因此，应以首选手术治疗。即使进行再放疗，以对首次放疗 5 年以上出现的复发癌，效果尚可。Barber 及 Brunschwig 曾报道中心复发癌的脏器清除术 36 例中，5 例存活 5 年（13.9%）。但并发症高达 61%。1987 年 Russell 报道位于首次放射区域内的妇科肿瘤放疗后的复发癌 13 例及重复癌 12 例，25 例再次根治性放射治疗后，14 例存活 10~61 个月。这 14 例中、7 例伴有严重并发症：慢性放射性直肠炎 2 例、放射性膀胱炎 1 例、直肠阴道瘘 1 例、小肠梗阻需手术处理者 1 例及股骨颈坏死 2 例。首次放射曾有并发症者，再放射更较易出现并发症，因此，对原放射区域进行再照射应慎重。放疗前必须了解患者首次放射方案细节及其对放射治疗的反应，进行仔细的胃肠造影、钡灌肠及泌尿系统的检查等，以排除可能因首次放射治疗引起的粘连或器官移位等。对少数适宜的患者，再放疗可使肿瘤达到控制。若发现首次放疗有后遗症，则不宜进行再放疗。

（1）复发性内膜癌行广泛手术如盆腔脏器切除术等的存活率仅为 20%，对以前未接受过 RT 复发癌部位，或以前仅为近距离放疗复发，RT 对这些患者亦为可选用治疗之一。

对于局限于阴道的复发用 RT 治疗其 5 年生存率为 50%~70%，若有阴道外扩散或盆腔淋巴结受累，其预后更差。

腹主动脉旁或髂总淋巴结复发可作瘤区 RT，加用或不加用照射、化疗。

对上腹部及盆腔转移或复发的镜下残留癌灶，行化疗加用或不加用瘤区直接 RT。对残留单个大癌灶可切除者应行手术切除，术后加或不加 RT；对不能切除的单个大癌灶按已扩散病灶处理。处理全身的病变可行保守性治疗。

（2）对以前已行过外照射的复发部位推荐治疗如下：手术探查盆腔，切除复发灶，加或不加 IORT，激素治疗，化疗。

2. 复发和晚期内膜癌的激素治疗和化疗　目前尚无特别有效的孕激素药物和方案。高分化转移癌瘤激素治疗反应好，可有较长的缓解期，特别是对盆腔外的局部的转移和复发病灶，如对肺转移疗效好。对无症状或低级别（高分化）弥散的转移灶，激素治疗（应用激素类药物）疗效好，有效率高，特别是雌、孕激素受体阳性患者。对孕激素标准治疗无效的病例，约 20% 对他莫昔芬治疗有效。有研究报道选择性雌激素受体调节剂在转移性内膜癌治疗有效率为 28%（Burke 等，2003）。其他激素治疗尚未有好的研究报道。在激素治疗中若病变进展，可应用细胞毒性类药物进行化疗。对激素和化疗无效者，全身转移患者可参加临床试验或行保守性治疗。

3. 复发和转移癌的化疗（chemotherapy for metastatic recurrent disease）　内膜癌化疗方面研究很多，单药物多用：顺铂、卡铂、紫杉醇、多柔比星等，治疗有效率为 21%~36%。多药联合治疗有效率 31%~81%，但存活期相对较短，中位生存期近 1 年。详见术后辅助治疗晚期肿瘤部分。

<h2 style="text-align:center">参　考　文　献</h2>

1. Tangjitgamol S1, Anderson BO, See HT, et al. Management of endometrial cancer in Asia：consensus statement from the Asian Oncology Summit 2009. Lancet Oncol, 2009, 10（11）：1119-1127.

2. Edited by Robert J. Kurman, et al, WHO Classification of Tumours of Female Reproductive Organs. 4th Edition. International Agency for Research on Cancer（IARC）. Lyon, 2014.

3. 梁常艳. 早期子宫内膜癌诊治中淋巴结切除价值的争议. 中华妇产科杂志, 2011, 27（2）：98-101.

4. Gilani S, Anderson I, Fathallah L, et al. Factors predicting nodal metastasis in endometrial cancer. Arch Gynecol Obstet, 2014, 290（6）：1187-1193.

5. Twu NF, Chen ss. Five-year follov-up of patients with recurrent postmenopausal bleeding. Zhong hua yixue za zhi（Taipei）, 2000, 63（8）：628-633.

6. Chang YN, Zhang Y, Wang YJ, et al. Effect of hysteroscopy on the peritoneal dissemination of endometrial cancer cells: a meta—analysis. Fertil Steril, 2011, 96 (4): 957-961.

7. 于美玲，张松灵，纪霞，等. 子宫内膜癌的诊断及治疗研究进展. 山东医药, 2012, 52 (42): 84.

8. 张竹、陈克敏，刘林祥. 子宫内膜癌的 MRI 研究进展. 放射学实践, 2014, 29 (1): 97-100.

9. Gusberg SB, Frick HC. Gynecologic Cancer. 4th edition. Baltimore: The Williams & Wilkins Company, 1970, 408-433.

10. Herbolsheimer M, Rotte K. Cancer of the endometrium. In: Vahrson HW, ed, Radiation oncology of gynecological cancer. Berlin-Heidelbeng: Springer, 1997, 241-296.

11. Kong A, Johnson N, Cornes P, et al. Adjuvant radiotherapy for stage I endometrial cancer. Cochrane Database Syst Rev, 2007, 2: CD003916.

12. Sorbe B, Nordstrom B, Maenpaa J, et al. Intravaginalbrachytherapy in FIGO stage I low-risk endometrial cancer: a controlled randomizedstudy. Int J Gynecol Cancer, 2009, 19 (5): 873-878.

13. Noyes WR, Bastin K, Edwards SA, et al. Postoperative vaginal cuff irradiation using high dose rate remote afterloading: a phase II clinical protocol. Int J RadiatOncolBiolPhys, 1995, 32 (5): 1439-1443.

14. Sorbe B, Straumits A, Karlsson L. Intravaginal high-dose-rate brachytherapy for stage I endometrial cancer: a randomized study of two dose-per-fraction levels. Int J RadiatOncolBiolPhys, 2005, 62 (5): 1385-1389.

15. Nout RA, Smit VT, Putter H, et al. Vaginalbrachytherapy versus pelvic external beam radiotherapy for patients with endometrialcancer of high-intermediate risk (PORTEC-2): an open-label, non-inferiority, randomised trial. Lancet, 2010, 375 (9717): 816-823.

16. Blake P, Swart AM, Orton J, et al. Adjuvant external beam radiotherapy in the treatment of endometrial cancer (MRC ASTEC and NCIC CTG EN. 5 randomised trials): pooled trial results, systematic review, and metaanalysis. Lancet, 2009, 373 (9658): 137-146.

17. KeysHM, Roberts JA, Brunetto VL, et al. A phase III trial of surgery with or without adjunctive external pelvic radiation therapy in intermediate risk endometrial adenocarcinoma: a Gynecologic Oncology Group study. Gynecol Oncol, 2004, 92 (3): 744-751.

18. Creutzberg CL, van Putten WL, Koper PC, et al. Surgery and postoperative radiotherapy versus surgery alone for patients with stage-1 endometrial carcinoma: multicentre randomised trial. PORTEC Study Group. Post Operative Radiation Therapy in Endometrial Carcinoma. Lancet, 2000, 355 (9213): 1404-1411.

19. Creutzberg CL, van Putten WL, Koper PC, et al. Survival after relapse in patients with endometrial cancer: results from a randomized trial. Gynecol Oncol, 2003, 89 (2): 201-209.

20. Kong A, Simera I, Collingwood M, et al. Adjuvant radiotherapy for stage I endometrial cancer: systematic review and meta-analysis. Ann Oncol, 2007, 18 (10): 1595-1604.

21. Nout RA, van de Poll-Franse LV, Lybeert ML, et al. Long-term outcome and quality of life of patients with endometrial carcinoma treatedwith orwithout pelvic radiotherapy in the post operative radiation therapy in endometrial carcinoma 1 (PORTEC-1) trial. J Clin Oncol, 2011, 29 (13): 1692-1700.

22. Sorbe B, Horvath G, Andersson H, et al. External pelvic and vaginal irradiation versus vaginal irradiation alone as postoperative therapy in medium-risk endometrial carcinoma—a prospective randomized study. Int J Radiat Oncol Biol Phys, 2012, 82 (3): 1249-1255.

23. Lindemann K, Onsrud M, Kristensen G, et al. Survival after radiation therapy for early-stage endometrial carcinoma: the Oslo study revisited after up to 43 years of follow-up. J Clin Oncol, 2012, 30 (Suppl.): abstr 5008.

24. Creutzberg CL, van PuttenWL, Warlam-Rodenhuis CC, et al. Outcome of high-risk stage IC, grade 3, compared with stage I endometrial carcinoma patients: the Postoperative Radiation Therapy in Endometrial Carcinoma Trial. J Clin Oncol, 2004, 22 (7): 1234-1241.

25. Aalders J, Abeler V, Kolstad P, et al. Postoperative external irradiation and prognostic parameters in stage I endometrial carcinoma: clinical and histopathologic study of 540 patients. Obstet Gynecol, 1980, 56 (4): 419-427.

26. Randall ME, Filiaci VL, Muss H, et al. Randomized phase III trial of whole-abdominal irradiation versus doxorubicin and cisplatin chemotherapy in advanced endometrial carcinoma: a Gynecologic Oncology Group Study. J Clin Oncol, 2006, 24

（1）：36-44.

27. Bruner DW, Barsevick A, Tian C, et al. Randomized trial results of quality of life comparing whole abdominal irradiation and combination chemotherapy in advanced endometrial carcinoma: a gynecologic oncology group study. Qual Life Res, 2007, 16 (1): 89-100.

28. Nout RA, Putter H, Jurgenliemk-Schulz IM, et al. Quality of life after pelvic radiotherapy or vaginal brachytherapy for endometrial cancer: first results of the randomized PORTEC-2 trial. J Clin Oncol, 2009, 27 (21): 3547-3556.

29. Susumu N, Sagae S, Udagawa Y, et al. Randomized phase III trial of pelvic radiotherapy versus cisplatin-based combined chemotherapy in patients with intermediate-and high-risk endometrial cancer: a Japanese Gynecologic Oncology Group study. Gynecol Oncol, 2008, 108 (1): 226-233.

30. Maggi R, Lissoni A, Spina F, et al. Adjuvant chemotherapy vs radiotherapy in high-risk endometrial carcinoma: results of a randomised trial. Br J Cancer, 2006, 95 (3): 266-271.

31. Hogberg T, SignorelliM, de Oliveira CF, et al. Sequential adjuvant chemotherapy and radiotherapy in endometrial cancer-results from two randomised studies. Eur J Cancer, 2010, 46 (13): 2422-2431.

32. Kuoppala T, Maenpaa J, Tomas E, et al. Surgically staged high-risk endometrial cancer: randomized study of adjuvant radiotherapy alone vs. sequential chemo-radiotherapy. Gynecol Oncol, 2008, 110 (2): 190-195.

33. William M. Burke, James Orrc, et al. Endometrial cancer: A review and currentmanagement strategies: Part II. Gynecologic Oncology, 2014, 134: 393-402.

34. Mélanie Morneau, William Foster, Marc Lalancette, Thu Van Nguyen-Huynh, Marie-Claude Renaud, Vanessa Samouëlian, et al. Adjuvant treatment for endometrial cancer: Literature review and recommendations by the Comité de l'évolution des pratiques en oncologie (CEPO). Gynecologic Oncology, 2013, 131: 231-240.

35. Colombo N, Preti E, Landoni F, et al. Endometrial cancer: ESMO Clinical Practice Guidelines for diagnosis, treatment and follow-up. Ann Oncol, 2011, 22 (Suppl. 6): vi35-39.

36. Sutton G, Axelrod JH, Bundy BN, et al. Whole abdominal radiotherapy in the adjuvant treatment of patients with stage III and IV endometrial cancer: a gynecologic oncology group study. Gynecol Oncol, 2005, 97 (3): 755-763.

37. Whitney CW, Brunetto VL, Zaino RJ, et al. Phase II study ofmedroxyprogesterone acetate plus tamoxifen in advanced endometrial carcinoma: a Gynecologic Oncology Group study. Gynecol Oncol, 2004, 92 (1): 4-9.

38. von Minckwitz G, Loibl S, Brunnert K, et al. Adjuvant endocrine treatment with medroxyprogesterone acetate or tamoxifen in stage I and II endometrial cancer—a multicentre, open, controlled, prospectively randomised trial. Eur J Cancer, 2002, 38 (17): 2265-2271.

39. COSA-NZ-UK Endometrial Cancer Groups. Adjuvant medroxyprogesterone acetate in high-risk endometrial cancer. Int J Gynecol Cancer, 1998, 8 (5): 387-391.

40. De Palo G, Mangioni C, Periti P, et al. Treatment of FIGO (1971) stage I endometrial carcinoma with intensive surgery, radiotherapy and hormonotherapy according to pathological prognostic groups. Long-term results of a randomised multicentre study. Eur J Cancer, 1993, 29A (8): 1133-1140.

41. Urbanski K, Karolewski K, Kojs Z, et al. Adjuvant progestagen therapy improves survival in patients with endometrial cancer after hysterectomy. Results of one-institutional prospective clinical trial. Eur J Gynaecol Oncol, 1993, 14 suppl: 98-104.

42. Vishnevsky AS, Bokhman Ya V, Loutfi G. Favourable influence of adjuvant hormone therapy by oxyprogesterone caproate (OPC) and by its combination with tamoxifen on 5-year survival rate of surgical and combined treatment of primary endometrial carcinoma patients. Eur J Gynaecol Oncol, 1993, 14 (2): 150-153.

43. Martin-Hirsch PP, Bryant A, Keep SL, et al. Adjuvant progestagens for endometrial cancer. Cochrane Database Syst Rev, 2011, 6: CD001040.

44. Homesley HD, Filiaci V, Gibbons SK, et al. A randomized phase III trial in advanced endometrial carcinoma of surgery and volume directed radiation followed by cisplatin and doxorubicin with or without paclitaxel: a Gynecologic Oncology Group study. Gynecol Oncol, 2009, 112 (3): 543-552.

45. Barakat RR1, Bundy BN, Spirtos NM, et al. Randomized double-blind trial of estrogen replacement therapy versus placebo in stage I or II endometrial cancer: a Gynecologic Oncology Group Study. J Clin Oncol, 2006, 24 (4): 587-592.

46. Chlebowski RT1, Hendrix SL, Langer RD, et al. Influence of estrogen plus progestin on breast cancer and mammography in healthy postmenopausal women: the Women's Health Initiative Randomized Trial. JAMA, 2003, 25, 289 (24): 3243–3253.

47. LaCroix AZ1, Chlebowski RT, Manson JE, et al. Health outcomes after stopping conjugated equine estrogens among post-menopausal women with prior hysterectomy: a randomized controlled trial. JAMA. 2011 Apr 6; 305 (13): 1305-14. doi: 10. 1001/jama, 2011, 382.

48. NCCN Guidelines Version. 1, 2015.

49. Potish RA, Twiggs LB, Adcock LL, et al. Role of whole abdominal radiation therapy in the management of endometrial cancer; prognostic importance of factors indicating peritoneal metastases. Gynecol Oncol, 1985, 21 (1): 80-86.

50. VariaM, Rosenman J, Halle J, et al. Primary radiation therapy for medically inoperable patients with endometrial carcinoma—stages Ⅰ~Ⅱ. Int J Radiat Oncol Biol Phys, 1987, 13 (1): 11-15.

51. Shenfield CB, Pearcey RG, Ghosh S, et al. Themanagement of inoperable Stage I endometrial cancer using intracavitary brachytherapy alone: a 20-year institutional review. Brachytherapy, 2009, 8 (3): 278-283.

52. 孙建衡. 后装放射治疗. 北京：北京科学技术出版社，1993，5-12：66-78.

53. Nicolaije, KA; Ezendam, NP; Vos, et al. Pijnenborg, JM; Kruitwagen, RF; Lybeert, ML; van de Poll-Franse, LV (2013). Follow-up practice in endometrial cancer and the association with patient and hospital characteristics: A study from the population-based PROFILES registry. Gynecologic Oncology, 129 (2): 324-331.

54. Survival by stage of endometrial cancer. American Cancer Society. 2 March 2014. Retrieved 10 June, 2014.

55. Creasman WT, Rutledge F. The prognostic value of peritoneal cytology in gynecologic malignant disease. Am J Obstet Gynecol, 1971, 110 (6): 773-781.

56. Schink JC, Lurain JR, Wallemark CB, et al. Tumor size in endometrial cancer: a prognostic factor for lymph node metastasis. Obstet Gynecol, 1987, 70 (2): 216-219.

57. Persson I, Adami HO, Malker B, et al. Long-term survival in endometrial cancer with special reference to age as a prognostic factor. Ups J Med Sci, 1984, 89 (2): 159-170.

58. Brown AK1, Madom L, Moore R, et al. The prognostic significance of lower uterine segment involvement in surgically staged endometrial cancer patients with negative nodes. Gynecol Oncol, 2007, 105 (1): 55-58.

59. Kurra V, Krajewski KM, Jagannathan J, et al. Typical and atypical metastatic sites of recurrent endometrial carcinoma. Cancer Imaging, 2013, 13: 113-122.

60. 赵霞，彭芝兰，魏丽惠，等. 常见妇科恶性肿瘤诊治指南. 人民卫生出版社，2013.

61. 刘炽明. 子宫内膜腺癌. 见：谷铣之等主编. 肿瘤放射治疗学. 北京：人民卫生出版社，1989，695.

62. 于国瑞. 188 例子宫内膜腺癌疗效总结及治疗方法讨论. 中华肿瘤杂志，1997，1 (4)：272.

63. 高菊珍. 子宫内膜癌. 陈惠帧主编. 现代妇科肿瘤治疗学. 武汉：湖北科技出版社，1998，1994.

64. VahrsonHW. Radiation Oncology of Gynecological Cancers. Springer. Verlag Berlin Heidelherg, NewYork, 1997.

65. Carcangiu ML, et al. Immunohistochemical evaluation of estrogen and progesterone receptor content in 183 patients with endometrial carcinoma. Part I. Clinical and histo1ogic correlations. Am J Clin Path, 1990, 94: 247.

66. FOx H, Buckley CH. Patho1ogy for gyneco1ogists. 2nded. London：Edward Arnold, 1991, 148.

67. Gallion HH, et al. Stage I serous Papillary carcinoma of the endometrium. Cancer, 1989, 63: 2224.

68. Silverberg SB. Patho1ogy of endometrial carcinoma. In: Sciarra JWed. Gyneco1ogyand obstetrics. 2nd ed, Vol 4. Philadelphia：Harper & Row, 1988. 1-17.

69. WilSon TO, et al. Evaluation of unfavorable histo1ogic subtypes in endometrial adenocarcinomas. Am J.

70. ObStet Gyn, 1990, 162: 48.

71. Zaino RJ. Endometrial carcinoma: The need to pursue a new pathology. Gynecol Oncol, 1992, 45: 233.

72. Jerey JF, et al. Papillary serous adenocarcinoma of en-dometrium. Onstet Gynecol, 1986, 67: 670.

73. Schwarz JK, Consensus statement for brachytherapy for the treatment of medically inoperable endometrial cancer . Brachytherapy. 2015 Sep-Oct; 14 (5): 587-599.

74. Schwarz JK, Consensus statement for brachytherapy for the treatment of medically inoperable endometrial cancer . Brachytherapy, 2015, 14 (5): 587-599.

第三章 卵 巢 癌

李 宁 吴令英

在我国，卵巢恶性肿瘤的发病率为妇科恶性肿瘤的第三位，呈逐年上升的趋势。死亡率高居女性生殖道肿瘤之首。卵巢恶性肿瘤可以发生于任何年龄，不同的组织学类型好发于不同年龄段人群。上皮性卵巢癌为最常见的卵巢恶性肿瘤，大多数发生于年龄>50岁的女性，交界性肿瘤则常好发于30~40岁女性，生殖细胞肿瘤在20岁以下女性中最为常见。

第一节 危 险 因 素

卵巢恶性肿瘤的发病原因尚不清楚。排卵因素和遗传因素为上皮性卵巢癌发病的危险因素。排卵相关的危险因素包括初潮早、绝经晚和无妊娠及哺乳史。未生育女性罹患该病的风险是已生育女性的两倍。多产、哺乳、早绝经和长期服用避孕药可能在一定程度上降低卵巢癌的发病风险。

约10%的卵巢癌与遗传因素有关。目前已知的遗传相关卵巢癌综合征包括以下3种：①遗传性乳腺癌卵巢癌综合征，与BRCA1和BRCA2基因突变有关，是最常见的遗传性卵巢癌。②Lynch综合征与MLH_1、MSH_2、MSH_6和PMS2基因突变有关，携带这些基因突变的女性发生结肠癌、子宫内膜癌和卵巢癌的风险增加。若发生卵巢癌，病理类型通常为子宫内膜样癌或透明细胞癌。③ARID1遗传性突变与卵巢透明细胞癌和子宫内膜样癌相关。

第二节 病 理

根据世界卫生组织（WHO）有关卵巢肿瘤的分类列表如下，表11-3-1。

表 11-3-1 卵巢肿瘤组织学分类

A 上皮性肿瘤（近似发生率）	B 生殖细胞肿瘤	C 性索间质肿瘤	D 其他肿瘤
浆液性囊腺癌（75%~80%）	无性细胞瘤	支持-间质细胞瘤	脂肪细胞肿瘤
黏液性囊腺癌（10%）	卵黄囊瘤	颗粒-间质细胞瘤	性腺母细胞瘤
子宫内膜样癌（10%）	胚胎癌	两性母细胞瘤	非特异性软组织肿瘤
透明细胞癌（中肾样肿瘤）（<1%）	多胚瘤	男性母细胞瘤	
未分化癌（<1%）	绒毛膜癌	未分类肿瘤	
移行细胞肿瘤（<1%）	畸胎瘤		
混合性上皮肿瘤	混合性生殖细胞肿瘤		
未分类的上皮性肿瘤			

第三节　临　床　表　现

卵巢上皮癌患者早期常无明显症状，约 2/3 的上皮性卵巢癌患者诊断时已是Ⅲ期或Ⅳ期。早期包块不大时，患者不易察觉，多数患者常常在妇科检查时才发现。随着病情进展，较多见的症状为腹胀、盆腔包块。当出现肿块增大或有腹水产生时，可出现下腹不适、腹胀或短期内腹部增大明显，部分患者可有乏力、消瘦等症状。有时可伴有气短或尿频、大便困难等肿块压迫症状。恶性生殖细胞肿瘤，由于肿瘤恶性程度高，生长快，早期即出现症状，患者就诊时约 60% ~ 70% 属早期。部分患者可因肿瘤扭转、破裂等而出现急腹症的症状。部分性索间质肿瘤具有分泌激素的功能，可导致雌激素或雄激素升高，从而引起相应的高雌或雄激素的表现，如子宫不规则出血，绝经后阴道出血、性早熟或声音变粗、长胡须、阴蒂增粗、月经稀少、闭经、不孕等。妇科查体时可触及盆腔包块，合并腹水者则可能有移动性浊音。

第四节　诊　　　断

有上述症状和体征者需进一步检查，包括：血液肿瘤标志物测定（包括 CA125、CA199、CEA、AFP、β-HCG 等）和影像学检查［包括超声和（或）腹盆腔 CT、胸部影像学检查］。如发现 CA125 明显升高、影像学检查提示盆腔囊实性包块或合并腹水，初步考虑为卵巢恶性肿瘤。

卵巢恶性肿瘤主要和卵巢良性疾病及卵巢转移性癌相鉴别，如卵巢子宫内膜异位囊肿、盆腹腔结核、盆腔炎性包块、卵巢良性肿瘤和卵巢转移性癌等。通过病史、CA125 升高的程度及变化过程，以及影像学上肿瘤的特点予以初步的判断，最终的诊断依靠组织病理学诊断。

第五节　分　　　期

卵巢恶性肿瘤采用手术病理分期。2013 年底，国际妇产科联盟（FIGO）公布了新的卵巢癌分期标准（表 11-3-2），分期标准根据手术探查后病理结果确定。

表 11-3-2　卵巢癌 2013 年 FIGO 手术-病理分期

分　　期	肿瘤范围
Ⅰ	肿瘤局限于卵巢或输卵管
Ⅰ A ($T_{1a}N_0M_0$)	肿瘤局限于一侧卵巢（包膜完整）或输卵管，卵巢和输卵管表面无肿瘤；腹水或腹腔冲洗液未找到癌细胞
Ⅰ B ($T_{1b}N_0M_0$)	肿瘤局限于双侧卵巢（包膜完整）或输卵管，卵巢和输卵管表面无肿瘤；腹水或腹腔冲洗液未找到癌细胞
Ⅰ C	肿瘤局限于单或双侧卵巢或输卵管，并伴有如下任何 1 项： Ⅰ C1（$T_{1c1}N_0M_0$）：手术导致肿瘤破裂 Ⅰ C2（$T_{1c2}N_0M_0$）：手术前肿瘤包膜已破裂或卵巢表面有肿瘤； Ⅰ C3（$T_{1c3}N_0M_0$）：腹水或腹腔冲洗液发现癌细胞
Ⅱ ($T_2N_0M_0$)	肿瘤累及一侧或双侧卵巢或输卵管并有盆腔扩散（在骨盆入口平面以下）或原发性腹膜癌 Ⅱ A（$T_{2a}N_0M_0$）：肿瘤蔓延至或种植到子宫和（或）输卵管和（或）卵巢 Ⅱ B（$T_{2b}N_0M_0$）：肿瘤蔓延至其他盆腔内组织

分 期	肿瘤范围
Ⅲ ($T_1/T_2N_1M_0$)	肿瘤累及单侧或双侧卵巢、输卵管或原发性腹膜癌，伴有细胞学或组织学证实的盆腔外腹膜转移或证实存在腹膜后淋巴结转移
ⅢA	ⅢA1（$T_{3a1}N_1M_0$）：仅有腹膜后淋巴结阳性（细胞学或组织学证实） ⅢA1（ⅰ）期：转移灶最大直径≤10mm ⅢA1（ⅱ）期：转移灶最大直径>10mm ⅢA2（$T_{3a2}N_0/N_1M_0$）：显微镜下盆腔外腹膜受累，伴或不伴腹膜后淋巴结转移
ⅢB ($T_{3b}N_0/N_1M_0$)	肉眼盆腔外腹膜转移，病灶最大直径≤2cm，伴或不伴腹膜后淋巴结转移
ⅢC ($T_{3c}N_0/N_1M_0$)	肉眼盆腔外腹膜转移，病灶最大直径>2cm，伴或不伴腹膜后淋巴结转移（包括肿瘤蔓延至肝包膜和脾，但无转移到脏器实质）
Ⅳ （任何T，任何N，M_1）	超出腹腔外的远处转移
	ⅣA：胸腔积液中发现癌细胞 ⅣB：腹腔外器官实质转移（包括肝实质转移和腹股沟淋巴结和腹腔外淋巴结转移）

第六节 治 疗

卵巢恶性肿瘤的治疗目前主要是手术和化疗为主的综合治疗。

一、手术治疗

手术在卵巢恶性肿瘤的初始治疗中有重要作用，手术目的包括切除肿瘤、明确诊断、准确分期、判断预后和指导治疗。

卵巢癌的初次手术包括全面的分期手术及肿瘤细胞减灭术。全面分期手术针对临床可疑为早期的卵巢恶性肿瘤患者，即影像学检查未发现明显盆腔外转移者。首先送腹水或腹腔冲洗液细胞学检查，除了切除全子宫双侧附件、大网膜外，还要进行盆腔及腹膜后淋巴结切除（达肾血管水平）及腹盆腔内多点活检，以明确分期。肿瘤细胞减灭术适用于已有卵巢外转移的患者。手术的目的在于最大程度的切除所有肉眼可见的肿瘤，降低肿瘤负荷，提高化疗疗效，改善预后。如初诊患者经妇科查体及影像学检查等综合判断有可能实现满意减瘤（残存肿瘤≤1cm），则可直接手术，称为初次肿瘤细胞减灭术。如判断难以实现满意减瘤或年老体弱难以耐受手术者，则在取得细胞学或组织学诊断后先行新辅助化疗2~3程后，再行手术。初次减瘤术后残存较大肿瘤，经化疗2~3程后再行手术者称为间隔（中间）肿瘤细胞减灭术。

二、化学治疗

化疗在卵巢恶性肿瘤的治疗中具有重要作用。绝大多数卵巢上皮癌患者均需接受术后辅助化疗。全面分期手术后的ⅠA或ⅠB期/G_1的患者，术后可观察，因为这些患者单纯手术治疗后的生存率可达90%以上。ⅠA或ⅠB期/G_2的患者术后可选择观察随访或化疗。ⅠA或ⅠB期/G_3和ⅠC期的患者术后需化疗。所有Ⅱ期及以上的患者都应接受辅助化疗。化疗方案为紫杉类+铂类的联合化疗。紫杉类药物中首选紫杉醇，铂类药物中首选卡铂。早期病例推荐给予3~6个周期化疗，晚期病例（Ⅱ~Ⅳ期）推荐给予6~8个周期化疗。

多数晚期卵巢癌患者会复发。根据末次化疗至复发的时间间隔，将复发肿瘤分成两类：① 铂类耐药：肿瘤在铂类为基础的一线治疗中无效（铂类难治型），或有效但无化疗间隔<6个月复发者（铂耐药型）。②铂类敏感：肿瘤在铂类为基础的一线化疗中有效，无化疗间隔≥6个月复发者，此复发肿瘤对二线含铂化疗仍可能敏感。复发后的治疗以化疗为主，如有可能将复发肿瘤切除干净，最好行再次减瘤术，并联合化疗。

对于铂类敏感复发的病例，可选择的方案包括：卡铂/紫杉醇、卡铂/紫杉醇周疗、卡铂/多西他赛、卡铂/吉西他滨、卡铂/多柔比星脂质体或顺铂/吉西他滨。对于铂类耐药的病例，首选非铂类单药（多西他赛、口服依托泊苷、吉西他滨、多柔比星脂质体、紫杉醇周疗、托扑替康）或联合方案化疗。其他可能有效的药物包括六甲密胺、卡培他滨、环磷酰胺、异环磷酰胺、伊立替康、美法仑、奥沙利铂、紫杉醇、纳米紫杉醇（即白蛋白结合型紫杉醇）、培美曲塞和长春瑞滨等。此外，对于无法耐受细胞毒性药物或使用这些药物后效果不佳的患者，使用他莫昔芬或其他药物（包括阿那曲唑、来曲唑、醋酸亮丙瑞林或醋酸甲地孕酮）进行内分泌治疗也是一种选择。

三、靶向治疗药物

目前用于卵巢恶性肿瘤的靶向治疗药物主要针对上皮癌，在生殖细胞肿瘤及性索间质肿瘤中的报道罕见。在卵巢上皮癌中，可使患者获益的靶向药物主要有两种，一种为抗血管药物，如贝伐珠单抗；另一种为二磷酸腺苷核糖多聚酶（PARP）抑制剂，如奥拉帕尼。这两种药物已经获得美国食品药品管理局和欧盟药品管理局批准用于复发卵巢癌。贝伐珠单抗的用法为静脉滴注，与化疗同时给药，化疗结束后再维持给药，每3周1次。奥拉帕尼为口服给药，目前批准的给药对象为铂敏感复发且有BRCA1/2基因致病突变者，在化疗有效并结束后作为维持用药，或者三线化疗后复发患者的治疗选择。

四、放射治疗

放射治疗作为卵巢癌的辅助治疗已有50余年的历史，它是一种局部治疗手段，主要通过全腹和（或）盆腔体外照射、腹盆腔放射性同位素灌注等，达到杀灭和控制肿瘤的目的。开始仅用于肿瘤不能切除的病人，后来用于各期病变的术后治疗。但放疗副反应较大，传统放疗的治疗中断率约15%~30%，治疗终止率约10%~15%。研究发现，导致传统放疗方式难以完成的原因主要包括由于肝肾等重要器官的存在，上腹部不能完成足够剂量的照射；骨髓抑制严重；作为远期副反应，肠梗阻发生率可达10%左右[1]。同时，由于卵巢癌的生物特点，易出现盆腹腔广泛转移，且铂类联合化疗的进展，近年来放疗在卵巢癌的应用明显减少，基本不再用于卵巢癌术后辅助治疗。目前，放射治疗仅用于复发肿瘤的挽救治疗等。

随着调强适形放疗的应用，放疗副作用明显降低。少数小样本研究探讨了调强放疗作为卵巢癌手术及一线化疗结束后巩固治疗的安全性和疗效。虽然紫杉醇和铂类联合化疗已成为卵巢上皮癌病人术后的标准治疗，一些研究表明，谨慎的应用盆腹腔放疗，选择性地治疗卵巢癌病人，仍不失为有效的辅助治疗。

（一）放射治疗的剂量和方法

1. 盆腔照射　在过去几十年中，盆腔照射是卵巢癌术后治疗的主要方法。盆腔照射范围包括下腹和盆腔，前后对称垂直照射，肿瘤量4000~5000cGy。

2. 全腹加盆腔照射　全腹加盆腔照射多用于早期病人的术后预防治疗，或有小的残存肿瘤（<2cm，甚至<0.5cm）中晚期病人的术后治疗。

全腹照射上始于膈上1cm下至盆腔闭孔下缘，包括腹膜在内的盆腹腔（图11-3-1，图11-3-2）。照射技术采用全腹开放大野照射，曾一度应用的腹部移动条形野技术经临床随机分组研究比较，全腹开放大野较移动条形野的并发症低，且肿瘤的控制率相同，因此腹部照射开放大野技术已基本代替腹部移动条形野技术。

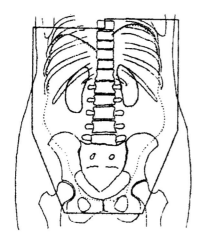

图 11-3-1 全腹照射范围

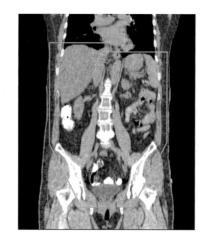

图 11-3-2 盆腔照射范围

照射剂量：一般全腹照射的肿瘤剂量为 22~28Gy/6~8w，前后垂直照射。为减少肝肾损伤，从后方挡肾，剂量限于 15~18Gy；从前方挡肝，剂量限于 22~25Gy。增加盆腔野照射剂量，使盆腔野总量达 45~50Gy。

全腹加盆腔照射的疗效受很多因素影响，为取得较好的疗效，Dembo 等[2]对选择盆腹腔放疗作为术后唯一辅助治疗的病人，制定了以下原则：

（1）上腹部无肉眼可见肿瘤，且盆腔肿瘤<2~3cm，或无肉眼见肿瘤。

（2）整个腹腔必须包括在照射野内，放疗前模拟定位。

（3）肝脏不予遮挡（防护），但上腹部剂量因此限制在 2500~2800cGy，每日量 100~120cGy。

（4）肾脏采用部分遮挡保护，使其受量不超过 1800~2000cGy。

（5）盆腔野每日照射量 180~220cGy，总量达 4500cGy。

（6）前、后野对称照射，确保前、后野剂量相差不超过 5%。

（7）照射野必须在髂嵴外。

（8）照射野必须达腹膜外。

（9）上缘应在呼气时横膈上 1~2cm。

全腹照射的病人放疗反应较大，有恶心、呕吐、腹泻等胃肠反应，白细胞、血小板减少等骨髓抑制以及不同程度的肝肾损伤，甚至放疗可能因此被迫中断。肠粘连和肠梗阻是主要的远期放疗不良反应，据报道肠梗阻的发生率在 4%~12% 不等，大多数为 10% 左右，需手术解除的肠梗阻则相对少见，远期并发症还偶有放射性膀胱炎、严重的吸收不良等[3,4]。目前，各种技术的全腹放疗均很少用于卵巢癌的治疗。

3. 腹腔内放射性同位素的应用　腹腔内灌注放射性核素胶体金-198 或胶体磷-32（^{32}P）治疗卵巢癌已有 30 余年的历史。因放射性物质在腹腔内常分布不均，可引起严重的肠道并发症，目前多被腹腔化疗代替。但腹腔内放射性核素治疗有其独特的优点，在它接触到的体腔表面有限的深度内，可受到高剂量的照射。同时也有给药方法简便和治疗时间短的优点。胶体金-198 的 β 线的能量为 0.32MeV，射程不到 4mm，其 γ 线易引起肠损伤。自 20 世纪 80 年代，使用胶体 ^{32}P 进行腹腔灌注。磷-32 发射纯的 β 线，平均能量为 0.69MeV，射程约 8mm，半衰期较长为 14.3 天。

放射性核素的腹腔内灌注主要用于早期病人如肿瘤破裂、有腹水等的预防治疗，以及腹腔内有小的散在残存肿瘤的术后治疗。这些射线穿透软组织的深度<1~2mm，因此对有大的残存肿瘤患者并不

适合。如腹腔内有粘连，则影响了 ^{32}P 灌注液体的流动，既影响疗效，又增加并发症。在腹腔灌注 ^{32}P 之前，最好能先用 ^{99m} Tc-sulfur colloid 腹腔扫描了解腹腔情况，如分布良好，则用 10~20mci 铬 ^{32}P 加生理盐水稀释灌入腹腔，并改变体位，使其分布均匀。Ott 等评价 10~20mci ^{32}P 给腹膜表面 20~40Gy 的治疗，但当分布不均时，局部浓度差异可相差 10 倍以上[5]。

^{32}P 腹腔治疗最常见的并发症是腹痛，发生率为 15%~20%。化学性或感染性腹膜炎为 2%~3%。最严重的远期并发症是小肠梗阻，约 5%~10%[6]。有研究报道，作为术后辅助治疗，^{32}P 的疗效与化疗相当或略低于化疗（详见放射治疗在卵巢癌综合治疗中的应用）。因此，现已基本不再用于卵巢癌的辅助治疗。

4. 三维适形调强放疗　随着计算机技术、放射物理学、放射生物学及影像学的发展和相互结合，产生了三维适形调强放疗技术，使得放射治疗技术取得了革命性的进步。简言之，三维适形调强放疗是一种更加精确的放疗技术，根据影像学所见在三维方向对肿瘤进行定位，明确治疗靶区，通过在不同方向设置一系列不同的照射野，并采用多叶光栅进行遮挡，使高剂量区的分布在三维方向上与靶区形状高度一致，并可调整不同照射野的射线强度。在提高靶区剂量的同时，尽可能降低肿瘤周围正常组织的受量。

与常规放疗相比，三维适形调强放疗的优势在于：

（1）精确的体位固定和立体定位技术；提高了放疗的定位精度、摆位精度和照射精度。

（2）精确的治疗计划　医生首先确定最大优化的计划结果，包括靶区的照射剂量和靶区周围危及器官的耐受剂量，然后由计算机给出实现该结果的方法和参数，这种制定治疗计划的方式被称为逆向计划。

（3）精确照射　能够优化配置射野内各线束的权重，在三维方向上剂量分布更加均匀，同时可在一个计划内实现大野照射及小野的追加剂量照射。

调强放疗使放射治疗在 4 个方面得到很大程度的改善：即靶区的照射剂量增大、靶区外周围正常组织受照射剂量减小、靶区的定位和照射更准确、靶区的剂量分布更均匀。从而明显提高肿瘤的局控率，减少正常组织的放射损伤。

根据上述三维适形调强放疗的特点，理论上讲，这一先进的放疗技术对于肿瘤比较局限、即使位于重要器官附近的病灶也可以得到较高剂量的照射。但作为卵巢癌初次满意减瘤术后化疗后的辅助治疗时，没有明确肿瘤存在，且可能的复发部位广泛分布于全腹及盆腔的患者，则要慎重考虑。

5. 其他方法　Adelson 等报道，采用高剂量单次分割照射治疗晚期卵巢癌，取得姑息疗效[7]。共治疗 42 位肿瘤主要限于盆腔的病人，盆腔照射肿瘤量 1 000cGy，1 日完成，每月 1 次。认为照射 1~2 次是安全的，超过 2 次有严重放射反应。25/34 人肿瘤缩小，15/21 人阴道出血减少或停止，11/20 人疼痛缓解。

膈及腹主动脉旁是卵巢癌常见的转移部位，Schray 等[8]提出在全腹放射治疗时，应增加腹主动脉旁和膈下区照射野。腹腔、膈区、腹主动脉旁区及盆腔的剂量分别增至 3 000cGy、4 200cGy、4 200cGy、5 100cGy。

Morgan 等采用高分割全腹照射技术治疗Ⅲ期卵巢癌，这些病人都接受了手术和多疗程化疗，后经 2 次或 3 次剖腹探查证实，无或有小的残存肿瘤[9]。放疗采用全腹大野前后垂直照射，每日上下午各照射 1 次，每次肿瘤量 80cGy，总量 3 040cGy/19 天，并加盆腔照射，认为近期及远期的放疗反应小，优于一般全腹照射方法。中国医学科学院肿瘤医院采用此法治疗 6 例晚期经手术化疗后，二次剖腹探查残存肿瘤<2cm 的病人，2 年后 2/6 人仍无癌生存[10]。

（二）放射治疗在卵巢癌综合治疗中的应用

1. 卵巢上皮癌

（1）卵巢上皮癌的放射治疗适应证　目前紫杉醇和铂类联合化疗已成为卵巢癌病人术后的标准

治疗。以往的研究对术后辅助放疗的作用和安全性进行了一些探讨，认为术后辅助放疗对部分患者有益，但副作用较大。因此，近些年来，放射治疗很少用于卵巢癌的术后一线辅助治疗，主要用于复发或化疗耐药病人的姑息治疗，或术后一线化疗后获得完全缓解患者的巩固治疗和二探阳性病人的术后挽救治疗等。放射治疗的部位常有：盆腔、全腹、腹主动脉旁、局限性复发和转移灶。

（2）治疗方法

1）术后单纯辅助放疗：目前，应用术后单纯辅助放疗已越来越少。许多已发表的文献可以看出，术后单纯全腹放疗在一些特定的卵巢癌病人中具有肯定疗效。加拿大多伦多 PMH 医院根据分期、残存肿瘤大小和分级，将病人分为高、中、低危三个组（表 11-3-3），经过多年临床研究，表明中危组患者术后单纯全腹加盆腔放疗可取得良好疗效[1]。

表 11-3-3　临床预后因素分类

分　　期	残存瘤	高分化	中分化	低分化
Ⅰ	0	低危组		
Ⅱ	0			
Ⅱ	<2cm		中危组	
Ⅲ	0			高危组
Ⅲ	<2cm			

注：Ⅰ~Ⅲ期无残存瘤或小残存瘤卵巢癌患者据分期、残存肿瘤和分化程度的预后因素而分的预后分组。

Dembo 等报道 1971~1981 年间 PMH 医院全腹和盆腔放疗作为术后唯一的辅助方法治疗Ⅰ~Ⅲ期患者，结果中危组的 5 年、10 年生存率分别为 75% 和 68%，高危组则为 32% 和 19%[1]。Reinfuss 等[11]报道 345 例Ⅰ~Ⅲ期卵巢癌患者，术后盆腹放疗的结果为总的 5 年无瘤生存率（DFS）41.7%，Ⅰa~Ⅱc 期 5 年生存率和 Dembo 等[1]结果相似，但Ⅲ期 5 年生存率仅为 8.2%，且初次手术残瘤>3cm 者，5 年无瘤生存率仅为 2.7%。2005 年瑞典报道了卵巢上皮癌术后放射治疗疗效和毒性的长期追随结果[12]。1979~1993 年共收治Ⅰ A~ⅡC 期共 251 人，放疗采用全腹照射或下腹盆腔照射，上腹照射剂量为 20Gy、下腹和盆腔为 40Gy，其中 210 人完成治疗。放疗后 79 人（38%）复发，盆腹腔是最常见的复发部位（22%）。5 年和 10 年生存率分别为 60% 和 41%。多变量分析表明期别、组织学形态和分级是主要影响复发的因素。放疗远期严重并发症占 12%，5% 需手术处理。

Yutaka 等[13]报道，该院于 1996~2004 年对 16 例Ⅰc~Ⅲ期（Ⅰ期 11 例，Ⅱ期 3 例，Ⅲ期 2 例）卵巢透明细胞癌患者术后应用全腹及盆腔放疗，选择 12 例术后接受化疗（均为 CAP 方案）的患者为历史对照组，结果显示术后放疗和化疗组的 5 年 OS 和 DFS 分别为 81.8%/33.3% 和 81.2%/25.0%，因此，作者认为术后全腹放疗也许对一些经选择的卵巢透明细胞癌患者不失为一种有效的治疗方法，值得进一步研究。

^{32}P 腹腔放疗在术后辅助治疗中的作用也有探讨。Young 等 2003 年报道了一项 GOG 的Ⅲ期随机分组研究[14]，该研究将 229 例 Ia 或 Ib 期低分化以及Ⅰc 和Ⅱ期卵巢癌患者在减瘤术后随机分为两组，一组接受^{32}P 腹腔治疗，一组接受环磷酰胺+顺铂的静脉联合化疗。结果表明，两组的 10 年累积复发率分别为 35% 和 28%（$P=0.19$），虽然化疗组略高于^{32}P 腹腔治疗组，但差异没有统计学显著意义。两组的 10 年死亡率也没有显著差异。患者对于两种治疗方法均可耐受，但是^{32}P 腹腔治疗组中 7% 的患者^{32}P 难以在腹腔内均匀分布，3% 的患者发生肠穿孔。因此，从副反应方面看，化疗可能更适于具有高危因素的早期卵巢癌的术后辅助治疗。

对于Ⅲ期以上的晚期卵巢患者，Varia 等开展的一项多中心随机分组研究显示，二探阴性的 202 例患者中，接受^{32}P腹腔治疗者和无治疗观察者的5年无复发生存率以及总生存率均没有显著差异[15]。

2）术后放、化疗联合应用：从已有的文献报道可以看出，术后放、化疗的联合应用及其疗效仍有争议。一些作者认为术后联合放、化疗较单纯术后放疗或化疗疗效好，但副作用大，肠梗阻的并发症在10%左右，且一些患者需手术解除肠梗阻。另外骨髓抑制亦较常见。也有研究表明，术后联合应用放、化疗，虽然副作用可以接受，但并未改善生存率。Pickel等[16]采用前瞻性随机分组研究，比较了64例Ⅰc~Ⅳ期卵巢癌患者的治疗，64例患者均接受根治性切除术，术后卡铂+表柔比星+泼尼莫司汀化疗，32例被随机分组到术后化疗后再接受全腹放疗（30Gy），并增加盆腔放疗剂量达51.6Gy，腹主动脉旁达40Gy。总的5年生存率分别为：单纯化疗组为26%，而化疗加放疗组则为59%，差异显著，且治疗的副作用均可接受。而Wong等研究发现全腹放疗加化疗没有较术后单纯全腹盆放疗改善总的生存率[17]。

临床上如何联合应用放、化疗仍是有待进一步探讨的问题。有关放、化疗同时进行，因副作用大，且疗效无明显改善，临床较少采用。但在放疗和化疗剂量和方法上的改进，能否增加疗效有待研究。

近年来随着放射治疗技术的进展，特别是三维适形调强放射治疗的临床应用，明显提高治疗靶区剂量强度和减少周围正常组织损伤，对卵巢癌的放疗提供有希望的治疗前景。

在Rochet等的研究中[18]，三维适形调强放疗技术用于初次手术及化疗后获得完全缓解的卵巢癌患者，探讨巩固放疗的安全性。该研究共纳入8例Ⅲ期满意减瘤术+化疗后卵巢癌患者，采用6 MevX线全腹调强照射，CTV上界至横膈，下界达子宫直肠窝，总剂量30Gy/（1.5Gy·20f）。该研究发现，共3例出现肠梗阻，分别发生在放疗后2.5、3和13个月时。该研究的Ⅱ期临床研究正在进行中，进一步探讨安全性和疗效[19]。

3）复发卵巢癌的放疗：主要应用于以下两个方面：①经过初次手术，足够的术后化疗及二次探查术阳性患者的挽救治疗；②术后化疗后局部肿瘤进展或复发化疗耐药患者的姑息治疗。

复发卵巢癌的挽救治疗：Sorbe等[20]报道，Ⅲ~Ⅳ期二次探查术切除理想者172例，前瞻性多中心分组研究结果表明，二探阴性者放、化疗组较不治疗组可延长复发时间，但长期生存率无区别。对二探时有镜下癌者，放、化疗疗效相似，治疗的副作用可接受。

Mychalczak等[21]总结文献报道的Ⅲ期接受二探术治疗365例病人，采用全腹照射，统计其2~5年的生存率表明，生存与放疗前肿瘤大小相关：无或仅有镜下癌者生存率为45%，肿瘤<1cm为25%，肿瘤>1cm仅4%。2007年Petit等报道了法国4个研究所为增加晚期卵巢上皮癌病人的疗效，采用放疗作为巩固治疗的长期结果[22]。1983~1993年共治疗106例Ⅲ期术后顺铂联合化疗后达到完全缓解、经过二次剖腹探查，术后残肿瘤<1cm病人，接受放疗作为巩固治疗。盆腹腔照射剂量为22.5Gy，其中71人加22Gy的盆腔照射，33人加12Gy腹主动脉旁照射。中位追随14年，5年和10年生存分别为53%和36%。11人因放疗毒性中断放疗，主要远期毒性是放射性肠炎21人，9人需要手术处理肠梗阻，4人因肠并发症死亡。这些文献表明放射治疗对耐药肿瘤有效，但仅限于二次减瘤术后有小残存肿瘤病人，放疗后肠道并发症是限制其应用的主要原因。

进展或复发卵巢癌的姑息性放疗：对化疗进展的患者，放疗可起到姑息性治疗作用。2006年Quon等报道采用放疗作为复发或晚期有明显症状病人的姑息治疗[23]。1990~2003年共收治53人，主要症状出血（40%），疼痛（37%）和其他症状（23%）。最常用的局部放射剂量为30Gy/10次（从5Gy/1次→52.5Gy/20次），53人共给62个疗程。总症状控制率为100%，68%达到完全缓解，对出血、疼痛和其他症状的完全缓解率分别为85%、65%和36%，中位有效时间为4.8个月，常见的毒性反应是1~2度胃肠反应。该研究表明放疗对控制症状明显有效。距末次化疗6个月以上的铂类敏感复发卵巢癌患者，如为广泛转移者，化疗仍是首选，但对孤立而较小的病灶或转移灶，放疗也许可取得较好效果。

一般认为，如果肿瘤对顺铂或紫杉醇为基础的联合化疗耐药，常对放疗也同样不敏感。但一些临床资料表明，体外放疗对顺铂抗拒的卵巢癌患者仍能起到有效的姑息治疗作用。Corn 等[24]治疗 33 例复发卵巢癌 47 个部位，采用高分割治疗方案，总的症状改善率为 90%，但中位生存时间仅 4 个月。Gelblum 等[25]报道 47 例顺铂耐药病人进行姑息性放疗。33 例（70%）可评价疗效，23 例（69.7%）症状完全缓解，8 例（24%）部分缓解，另 2 例因其他原因未评价。平均缓解时间是 11 个月，39%（13/33）的病人症状缓解期>12 个月，仅 30%（10 例）缓解期较短为≤6 个月。Nawa 等[26]报道，应用碳离子束治疗 1 例局灶复发的卵巢癌患者，总剂量相当于 57.6Gy，疗后 10 个月肿瘤明显缩小，至报道时，持续临床无病生存 2 年。

2. 卵巢无性细胞瘤 卵巢无性细胞瘤（单纯型）对放射治疗高度敏感，直到 20 世纪 80 年代中，常常采用手术及术后放疗，疗效好，生存率达 83%。近年来，大量的临床研究表明单纯型无性细胞瘤对顺铂为基础的联合化疗高度敏感，在晚期和复发患者中，亦取得了高的治愈率。并且，放射治疗只是一种局部治疗，对病变广泛的晚期和复发患者疗效不佳，且全盆放射治疗使者永久性丧失生育和女性内分泌功能。因此，目前临床上无性细胞瘤术后首选 BEP（博来霉素+足叶乙苷+顺铂）或 EP（足叶乙苷+顺铂）方案化疗。对化疗耐药者，也许可通过手术和放疗取得一定疗效。

（三）放射治疗疗效的影响因素

影响放疗疗效的因素较为复杂，主要包括肿瘤的病变范围、组织学分类、术后残存肿瘤的大小及组织分化等。

1. 病变范围即分期对放疗疗效的影响 Coppleson 收集有关卵巢癌各期单纯手术和手术加放疗的疗效见表 11-3-4[27]。中国医学科学院肿瘤医院妇科于 1978~1986 年，采用全腹移动条形照射技术治疗卵巢癌 39 例，其中 31 例为上皮癌、4 例晚期无性细胞瘤，多数病人曾接受化疗，34 例放疗前残存肿瘤为 0~2cm。全腹照射的肿瘤剂量为 2 300~2 600cGy，19 人加盆腔照射 2 000cGy，中数生存期 49 个月，其疗效见表 11-3-5。

表 11-3-4 卵巢癌单纯手术及手术加放疗的疗效

分 期	手 术			手术加放疗		
	总人数	5 年生存数	%	总人数	5 年生存数	%
Ⅰ	460	311	67.6（49~84）	401	243	60.6（41~82）
Ⅰa	292	198	67.8（44~83）	204	131	64.2（40~87）
Ⅰb	58	32	55.2（25~91）	77	42	54.5（0~72）
Ⅱ	115	27	23.5（0~33）	303	112	37.0（17~35）
Ⅲ/Ⅳ	498	20	4.0（0~11）	674	75	11.1（0~30）

表 11-3-5 39 例全腹照射（移动条形照射技术）的疗效

期 别	1 年生存（%）		3 年生存（%）		5 年生存（%）	
Ⅰ*	22/23	（96）	16/17	（94）	11/12	（92）
Ⅱ	5/5	（100）	1/2	（50）	1/2	（50）
Ⅲ~Ⅳ	3/5	（60）	1/3	（33）	1/3	（33）
复发	3/6	（50）	1/4	（25）	0/4	（0）
合计	33/39（85）		19/26（73）		13/21（62）	

注：* Ⅰc 期 19 例。

从表 11-3-4 及表 11-3-5 不难看出 I 期病人术后辅助放疗和单纯手术组比获益不大，5 年生存率各为 53.9%~60.6% 和 67.6%~78.0%。但中国医学科学院肿瘤医院采用术后全腹移动条形照射技术，主要治疗 I c［有腹水和（或）包膜受侵或破裂］或 I 期肿瘤分化差的病人，5 年生存率为 92%（11/12），提高了这部分 I 期病人的疗效。II 期病人术后辅助放疗也明显受益，5 年生存率由 23.5% 提高到 37%。生存率提高的主要原因是 II 期肿瘤限于盆腔，盆腔脏器对放疗的耐受量较高，故能达到一定的治疗剂量。III 期病人的全腹照射受其敏感器官耐受量的限制，特别是肝肾区常需防护，而这些部位又常是肿瘤转移的好发部位，不易达到治疗剂量，故 III 期辅助放疗，生存率无明显改善。

2. 术后残存肿瘤对疗效的影响　以前将卵巢癌归于放射低度敏感肿瘤，近年来多认为是放射中度敏感肿瘤，因此渴望高剂量照射能获得较好的疗效。但由于照射面积大，并包括腹腔内的敏感器官如小肠、肝、肾等，故照射前肿瘤的体积成为影响疗效的主要因素。研究表明，卵巢上皮癌的放射致死量：<1cm 直径的原发肿瘤为 5 000cGy，<5mm 的转移灶需 4 500~5 000cGy，1mm 转移灶为 2500cGy。临床实践也证实肿瘤体积大，疗效差。Dembo 认为残存肿瘤>2cm 时，放疗后很少病人能长期生存[1]。Schray 等的研究表明，放疗前无残存肿瘤、残存肿瘤<2cm 和≥2cm 病人的 10 年无瘤生存率不同，各为 79%、49% 和 24%[8]。残存肿瘤的大小是影响晚期病人放疗疗效的主要因素。

3. 肿瘤组织学分类对放疗疗效的影响　卵巢无性细胞瘤（单纯型）是放射高度敏感的肿瘤，直到 20 世纪 80 年代中，常常采用手术及术后放疗，生存率达 83%。卵巢颗粒细胞瘤对放疗也较敏感，I 期患者术后辅助放疗的作用，目前因缺乏随机对照研究，尚无定论。有作者认为可改善生存率，但大部分作者认为无明显优势。可能因为大多数 I 期患者术后复发的危险性较小。晚期和复发卵巢颗粒细胞瘤患者的放疗资料较少。卵巢生殖细胞瘤中，除无性细胞瘤外，其余的卵巢生殖细胞瘤如卵巢卵黄囊瘤、未成熟畸胎瘤等对放疗不敏感。

4. 肿瘤组织的分化程度对放疗疗效的影响　一般认为组织分化越差对放射治疗越敏感，但因分化差、恶性程度高，总的预后不佳。

参 考 文 献

1. Dembo AJ. Abdomino-pelvic radiotherapy in ovarian cancer. A 10-year experience. Cancer, 1985, 55：2285-2290.

2. Dembo AJ. Epithelial ovarian cancer：the role of radiotherapy. Int J Radiat Oncol Biol Phys, 1992, 22（5）：835-845.

3. Fyles AW, Dembo AJ, Bush RS, et al. Analysis of complications in patients treated with abdomino-pelvic radiation therapy for ovarian carcinoma. Int J Radiat Oncol Biol Phys, 1992, 22（5）：847-851.

4. Whelan TJ, Dembo AJ, Bush RS, et al. Complications of whole abdominal and pelvic radiotherapy following chemotherapy for advanced ovarian cancer. Int J Radiat Oncol Biol Phys, 1992, 22（5）：853-858.

5. Ott RJ, Flower MA, Jones A, et al. The measurement of radiation doses from P32 chromic phosphate therapy of the peritoneum using SPECT. Eur J Nucl Med, 1985, 11（8）：305-308.

6. Condra KS, Mendenhall WM, Morgan LS, et al. Adjuvant 32P in the treatment of ovarian carcinoma. Radiat Oncol Investig, 1997, 5（6）：300-304.

7. Adelson MD, Wharton JT, Delclos L, et al. Palliative radiotherapy for ovarian cancer. Int J Radiat Oncol Biol Phys, 1987, 13（1）：17-21.

8. Schray MF, Martinez A, Howes AE, et al. Advanced epithelial ovarian cancer：salvage whole abdominal irradiation for patients with recurrent or persistent disease after combination chemotherapy. J Clin Oncol, 1988, 6（9）：1433-1439.

9. Morgan L, Chafe W, Mendenhall W, et al. Hyperfractionation of whole-abdomen radiation therapy：salvage treatment of persistent ovarian carcinoma following chemotherapy. Gynecol Oncol, 1988, 31（1）：122-136.

10. 张蓉, 洪婉君, 李淑敏, 等. 卵巢无性细胞瘤 60 例临床回顾分析. 中华妇产科杂志, 1995, 30（9）：550-552.

11. Reinfuss M, Kojs Z, Skołyszewski J, et al. External beam radiotherapy in the management of ovarian carcinoma. Radiother Oncol, 1993, 26（1）：26-32.

12. Skirnisdottir I, Nordqvist S, Sorbe B, et al. Is adjuvant radiotherapy in early stages (FIGO Ⅰ-Ⅱ) of epithelial ovarian cancer a treatment of the past. Oncol Rep, 2005, 14 (2): 521-529.

13. Yutaka N, Morihiko I, Makoto H, et al. Postoperative whole abdominal radiotherapy in clear cell adenocarcinoma of the ovary. Gynecologic Oncology, 2007, (107) 469-473.

14. Young RC, Brady MF, Nieberg RK, et al. Adjuvant treatment for early ovarian cancer: a randomized phase Ⅲ trial of intraperitoneal 32P or intravenous cyclophosphamide and cisplatin—a gynecologic oncology group study. J Clin Oncol, 2003, 21 (23): 4350-4355.

15. Varia MA, Stehman FB, Bundy BN, et al. Intraperitoneal radioactive phosphorus (32P) versus observation after negative second-look laparotomy for stage Ⅲ ovarian carcinoma: a randomized trial of the Gynecologic Oncology Group. J Clin Oncol, 2003, 21 (15): 2849-2855.

16. Pickel H, Lahousen M, Petru E, et al. Consolidation radiotherapy after carboplatin-based chemotherapy in radically operated advanced ovarian cancer. Gynecol Oncol, 1999, 72 (2): 215-219.

17. Wong R, Milosevic M, Sturgeon J, et al. Treatment of early epithelial ovarian cancer with chemotherapy and abdominopelvic radiotherapy: results of a prospective treatment protocol. Int J Radiat Oncol Biol Phys, 1999, 45 (3): 657-665.

18. Rochet N, Jensen AD, Sterzing F, et al. Adjuvant whole abdominal intensity modulated radiotherapy (IMRT) for high risk stage FIGO Ⅲ patients with ovarian cancer (OVAR-IMRT-01) -Pilot trial of a phase Ⅰ/Ⅱ study: study protocol. BMC Cancer, 2007, 7: 227-233.

19. Rochet N, Kieser M, Sterzing F, et al. Phase Ⅱ study evaluating consolidation whole abdominal intensity-modulated radiotherapy (IMRT) in patients with advanced ovarian cancer stage FIGO Ⅲ-The OVAR-IMRT-02 study. BMC Cancer, 2011, 11: 41-46.

20. Sorbe B. Swedish-Norgewian Ovarian Cancer Study Group. Consolidation treatment of advanced (FIGO stage Ⅲ) ovarian carcinoma in complete surgical remission after induction chemotherapy: a randomized, controlled, clinical trial comparing whole abdominal radiotherapy, chemotherapy, and no further treatment. Int J Gynecol Cancer, 2003, 13 (3): 278-286.

21. Mychalczak BR, Fuks Z. The current role of radiotherapy in the management of ovarian cancer. Hematol Oncol Clin North Am, 1992, 6 (4): 895-913.

22. Petit T, Velten M, d'Hombres A, et al. Long-term survival of 106 stage Ⅲ ovarian cancer patients with minimal residual disease after second-look laparotomy and consolidation radiotherapy. Gynecol Oncol, 2007, 104 (1): 104-108.

23. Quon M, Gallant V, Samart R, et al. Effctive palliative radiotherapy for symptlmatic recurrent or residual ovarian cancer. Gynecol Oncol, 2006, 102 (2): 204-209.

24. Corn BW, Lanciano RM, Boente M, et al. Recurrent ovarian cancer. Effective radiotherapeutic palliation after chemotherapy failure. Cancer, 1994, 74 (11): 2979-83.

25. Gelblum D, Mychalczak B, Almadrones L, et al. Palliative benefit of external-beam radiation in the management of platinum refractory epithelial ovarian carcinoma. Gynecol Oncol, 1998, 69 (1): 36-41.

26. Nawa A, Suzuki K, Kato S, et al. Carbon beam therapy in recurrent ovarian cancer. Annals of Oncology, 2008, 19 (1): 192-193.

27. Vahrson HW. Radiation Oncology of Gynecological Cancers. Springer-Verlag Berlin Heidelberg, New York, 1997.

第四章 外 阴 癌

安菊生 李 斌

原发外阴癌发病率不高，占女性生殖系统恶性肿瘤的 3%~5%。多发生于绝经后女性。国外报道发病高峰年龄为 60~80 岁，平均诊断年龄 65 岁。

外阴癌的病因尚不清楚，临床上 20% 的原发外阴病变患者合并或继发宫颈病变，如外阴上皮内瘤变（vulvar intraepithelial neoplasia，VIN）或浸润性鳞癌或宫颈癌常合并存在。由此可提示外阴癌发病因素可能与以下相关：①人乳头瘤病毒（HPV）感染类型：多发生于吸烟的年轻妇女，可能有外阴湿疣的病史。HPV 感染的型别以 HPV16、18、31 型多见，病理类型多为鳞癌；②非 HPV 感染类型：多为老年妇女，不吸烟，与长期合并外阴慢性营养障碍性疾病有关，可合并有 VIN；③还有学者认为性传播疾病包括淋巴肉芽肿、尖锐湿疣、梅毒、单纯疱疹病毒与外阴癌有一定关系。

一、临床表现及病理

早期病例常见症状包括慢性外阴瘙痒，可呈现糜烂状或高度增生的白色病变，其后可表现为单个或多发结节、菜花样肿物或浸润性溃疡，少量出血。大约 2/3 病灶累及大阴唇，而发生在小阴唇或阴蒂者相对少见。发生在前庭大腺的病变可见隆起肿物，有时病变没有累及皮肤。发生在前庭大腺的肿瘤多为腺癌。10% 的患者病变范围大很难判断原发部位，5% 的患者病灶为多发性。最多见的部位是大阴唇，其次是小阴唇、阴蒂、会阴体，可累及肛门、尿道和阴道。可出现一侧或双侧腹股沟淋巴结的肿大，甚至溃疡。根据病灶部位分为中线型和侧位型，前者包括位于阴道口、尿道口、肛门、会阴后联合及会阴体的病灶，后者包括位于大小阴唇的病灶。

镜下所见：鳞状细胞癌最为常见，约为 90%。恶性黑色素瘤次之。其他尚有疣状癌，外阴 Paget 病，腺癌，基底细胞癌等。

二、蔓延和转移

外阴癌的原发病灶可以直接浸润到邻近的组织和器官，如阴道、尿道口及肛门，或一侧病变直接蔓延到对侧。

外阴癌的转移以淋巴转移为主，血行转移很少，约 30%~50% 病例有腹股沟淋巴转移。一般先转移到腹股沟浅淋巴结，然后到腹股沟深淋巴结。而目前认为腹股沟深部淋巴结仅位于股静脉内侧，即大隐静脉与股静脉交界处及其周围股静脉内侧，一般为 1~3 个。最后到达盆腔淋巴结，外阴淋巴非常丰富，有大量吻合支，所以对侧淋巴结转移也较多见。另外阴蒂、阴道、尿道口等肿瘤可直接引流到盆腔淋巴结。

腹股沟股淋巴结转移率与原发病变大小及浸润深度有关。病灶<1cm，转移率大约 5%。病变超过

4cm，腹股沟淋巴结转移率为30%~50%，盆腔淋巴结转移率为5%，尤其当腹股沟股淋巴结转移数目不超过3个时盆腔发生转移率更低。如果腹股沟股淋巴结没有转移，血行播散很少见，通常发生在疾病晚期。但是，对于有着3个及以上淋巴结转移的患者，血行播散率可达66%。相比之下，小于3个淋巴结转移者只有4%的血行转移率。血行转移的部位包括肺脏和骨。

三、诊断

（一）症状及体征

早期可仅有外阴糜烂、破溃，多数病人伴外阴瘙痒，此为外阴白色病变或其他慢性疾病所致。患者主诉多为外阴肿物，肿瘤破溃或感染可引起分泌物增多及出血。肿瘤扩散部位不同，出现的症状也各异，如侵犯尿道可出现排尿困难。

常见腹股沟淋巴结肿大，转移淋巴结一般较大、质硬，晚期淋巴结可融合一团、固定。腹股沟淋巴结转移最常见于靠近耻骨结节旁淋巴结。对临床可疑转移淋巴结或其他可疑转移病灶必要时可行细针穿刺活检。

因外阴癌部分患者合并宫颈病变，建议同时行宫颈涂片细胞学检查。对晚期患者，可通过膀胱镜、直肠镜了解膀胱黏膜或直肠黏膜是否受累。所有浸润癌患者应该首先进行细致的查体，包括盆腔检查、胸片、血细胞计数和生化检测。还应该进行CT或MRI或PET-CT以判断深部和盆腔淋巴结受侵与否。

（二）病理

组织病理学检查为外阴营养不良性病变中大约10%是细胞不典型增生，其中不超过5%的患者可能会发展成外阴癌。与宫颈上皮内瘤变（cervical intraepi-thelial neoplasia，CIN）不同，并无证据表明VIN在病程中也是经历由VIN Ⅰ~VIN Ⅲ的发展过程。目前发现，并无证据表明VIN Ⅰ是一种癌前病变，其多数为一种反应性改变或是人乳头瘤病毒（HPV）感染的影响。因此对VIN Ⅰ要避免过度治疗。另外，将VIN Ⅱ和VIN Ⅲ统一合并为高级别VIN则具有良好的组织学诊断一致性。此外，近年来研究已证实，VIN也分为HPV感染相关型与HPV感染不相关型，它们在流行病学、临床表现、组织病理学以及分子生物学特性上均有所不同。因此，2004年，ISSVD对VIN分类定义进行了重新修正。VIN Ⅰ的定义不再使用，新的VIN定义仅指高级别VIN病变（即VIN Ⅱ及VIN Ⅲ），其中，与HPV感染相关者命名为普通型VIN，并根据其病理表现进一步分为疣型、基底细胞型及混合型；与HPV感染不相关者命名为分化型VIN；外阴佩吉特病等其他不能归入上述两类的VIN病变归入未分类型VIN[3]。普通型VIN与基底细胞型或疣型外阴癌相关，而分化型VIN与外阴角化型鳞癌相关。详见表11-4-1。

表 11-4-1　VIN 分类（ISSVD 2004）

分　类	英文名	描　述
普通型 VIN	VIN，usual type	与 HPV 感染相关的 VIN
疣型	Warty type	病理表现具有湿疣状改变，镜下见挖空细胞、角化不全细胞及角化过度细胞，细胞异型性明显，上皮棘层肥厚，表皮网脊宽且深，常可达上皮表面；表皮呈"钉突"样改变
基底细胞型	Bassaloid type	病变特点为上皮层增厚且表面平坦，表皮内见大量增殖的、形态相对一致、呈现基底细胞样表现的未分化细胞从基底层向上扩展，可达上皮全层
混合型	Mixed type	兼有上述疣型与基底细胞型两种病理表现
分化型 VIN	VIN，differentiated type	与 HPV 感染不相关的 VIN
未分类型 VIN	VIN，unclassified type	其他不能归入普通型或分化型的 VIN，以及罕见的佩吉特病

外阴癌最终诊断须有组织病理学结果证实。依据症状，体征，结合病理，诊断一般不困难。但外阴早期病变与良性病变的鉴别困难，必要时可在阴道镜下活检，以提高诊断率。活检标本需要包含肿瘤周边的皮肤和表皮以及结缔组织，以准确的评价肿瘤浸润深度和间质受侵情况。

（三）鉴别诊断

外阴乳头状瘤，外阴尖锐湿疣，外阴慢性溃疡，外阴白色病变（慢性外阴营养不良，白斑）一般经病理组织学检查即可明确诊断。

四、手术-病理分期

外阴癌的分期目前国际上主要是采用 FIGO（International Federation of Gynecology and Obstetrics）分期系统。手术分期系统最早是在 1988 年由 FIGO 建立的，一直沿用至今，最后一次的修改在 2009 年。现在的分期基于病变的临床病理特点以及原发肿瘤解剖扩散程度上；淋巴结转移是否、单侧还是双侧，以及具体程度；是否有远处转移包括盆腔淋巴结受累。2009 年 5 月，FIGO 公布了再次修订后的外阴癌新分期（表 11-4-2）。

新分期的变化有以下几点：

1. Ⅰ期病灶局限于外阴，无淋巴结转移，不论病灶大小。其中按浸润深度的不同（1.0mm 为界）、肿瘤大小的区别（2cm 为界）分为ⅠA 和ⅠB 期。

2. Ⅱ期要求侵犯了邻近会阴组织，包括下 1/3 尿道、下 1/3 阴道或肛门，且淋巴结阴性，不论肿瘤大小。

3. Ⅲ期有阳性的腹股沟淋巴结，不论肿瘤大小和有无邻近会阴结构受累。并且，根据淋巴结转移的数量和转移灶的大小，以及有无囊外扩散，Ⅲ期又分出 A、B、C 三个亚分期。

4. ⅣA 期重要的改变是依据转移淋巴结的状态（如固定或溃疡形成），而不再是依据侧别（双侧淋巴结转移）。此外还增加了"上 2/3 阴道受侵"的情况。

表 11-4-2　外阴癌分期（FIGO，2009 年）

FIGO 分期	临床特征
Ⅰ期	肿瘤局限于外阴，淋巴结无转移
ⅠA 期	肿瘤局限于外阴或会阴，最大直径≤2cm，间质浸润≤1.0mm*
ⅠB 期	肿瘤最大径线>2cm 或局限于外阴或会阴，间质浸润>1.0mm*
Ⅱ期	肿瘤侵犯下列任何部位：下 1/3 尿道、下 1/3 阴道、肛门，淋巴结无转移
Ⅲ期	肿瘤有或（无）侵犯下列任何部位：下 1/3 尿道、下 1/3 阴道、肛门，有腹股沟-股淋巴结转移
ⅢA 期	（ⅰ）1 个淋巴结转移（≥5mm），或（ⅱ）1~2 个淋巴结转移（<5mm）
ⅢB 期	（ⅰ）≥2 个淋巴结转移（≥5mm），或（ⅱ）≥3 个淋巴结转移（<5mm）
ⅢC 期	阳性淋巴结伴囊外扩散
Ⅳ期	肿瘤侵犯其他区域（上 2/3 尿道、上 2/3 阴道）或远处转移
ⅣA 期	（ⅰ）肿瘤侵犯下列任何部位：上尿道和（或）阴道黏膜、膀胱黏膜、直肠黏膜或固定在骨盆壁，或（ⅱ）腹股沟-股淋巴结出现固定或溃疡形成
ⅣB 期	任何部位（包括盆腔淋巴结）的远处转移

注：* 瘤浸润深度指肿瘤从接近最表皮乳头上皮-间质连接处至最深浸润点的距离。

五、治疗

（一）外阴上皮内瘤样病变（VIN）的处理

近年来，VIN 的发病率在性生活活跃的年轻妇女中渐趋增加。VIN 的自然病史尚不完全确定，有一定的恶变潜能，约 2%~4% 进展为浸润癌，但约有 38% 的 VIN 可以自行消退。在治疗前应通过多点活检确定病变完全为上皮内病变。2004 年，ISSVD（International Society for the Study of Vulvovaginal Disease）公布的 VIN 新分类中[1]，原 VIN I 已不再使用，原 VIN II 及 VIN III 统称为 VIN。VIN 分为两种类型：①普通型 VIN（疣样，基底细胞样，或混合型），多与 HPV 感染有关；②特殊型 VIN，多与皮肤的苔藓样病变和（或）鳞状上皮过度增生有关。

治疗多采用外阴表浅上皮局部切除术，切缘超过病灶外 0.5~1cm 即可，注意保存外阴基本的解剖构型。由于阴蒂较少受累，故一般都能保留阴蒂及其正常功能，这对于年轻妇女尤为重要。如果病变累及小阴唇或阴蒂，则更多采用激光汽化或部分切除。如病变较广泛或为多灶性，可考虑行外阴皮肤切除术（skinningvulvectomy）。这种方法切除了病变处的表皮层及真皮层，保留了皮下组织，尽量保留阴蒂，从而保留了外阴的外观和功能。必要时植皮。

（二）外阴浸润癌的处理

过去外阴癌的治疗以手术为主，一般采用外阴根治术及双侧腹股沟淋巴结清扫，在某种情况下配合术前或术后放射治疗或化学药物治疗。近 20 年来，随着放、化疗的发展，目前外阴癌的治疗已演变为个体化、多学科的综合治疗。

1. 早期外阴癌的处理 早期外阴癌指肿瘤局限于外阴，且临床无可疑淋巴结转移者。I A 期外阴微小浸润癌定义为肿瘤直径≤2cm 及浸润深度≤1mm 的单个外阴病灶。应行局部广泛切除术（wide local excision），手术切缘距离肿瘤边缘 1cm，深度至少 1cm，需达皮下组织。如果局部切除标本显示有神经或血管侵犯，应该考虑更广泛的切除。通常不需要切除腹股沟淋巴结。

对早期患者，应先处理原发病灶，然后依据病灶的病理检查情况，进一步决定对淋巴结的处理。

（1）原发病灶的治疗 如果病变局限，推荐采用外阴局部广泛切除（radical local excision）。与传统的外阴根治术相比，此保守性术式在预防局部复发方面疗效相当，可减少术后对患者性心理的影响。

手术切除范围应包括癌灶周围至少 1cm 宽的外观正常的组织（切缘），深度应达尿生殖膈下筋膜。

对病灶靠近尿道的病例，在不引起术后尿失禁的情况下，可以切除远端 1cm 的尿道。

如果同时存在 VIN 或硬化性苔藓，应该切除病变部位的表浅皮肤组织以控制症状。

（2）腹股沟淋巴结的切除 外阴癌腹股沟淋巴结转移的风险随着浸润深度和原发肿瘤大小增加而增加（表 11-4-3~表 11-4-4）。

表 11-4-3 腹股沟淋巴结转移与≤2cm 原发肿瘤的浸润深度相关性

浸润深度（mm）	患者数目	阳性淋巴结数目	%
≤1	120	0	0
1~2	121	8	6.6
1~3	97	8	8.2
1~4	50	11	22
1~5	40	10	25
>5	32	12	37.5

数据来自 6 个中心

表 11-4-4　原发肿瘤大小和腹股沟淋巴结转移风险

原发肿瘤大小（cm）	患者数目	阳性淋巴结数目	%
≤2	75	5	6.7
2~4	78	19	24.4
>4	79	26	32.9

腹股沟淋巴结转移的患者中只有不到 15% 的病例合并病侧淋巴结阴性而对侧淋巴结转移，通常这些患者的外阴病变较大。而患者淋巴结阴性、对侧淋巴结转移风险不到 1%。有 15%~25% 的多个腹股沟深淋巴结转移的患者被检测出盆腔淋巴结转移，只有单个腹股沟淋巴结镜下受侵时则很少发生。

腹股沟区复发者死亡率非常高，因此，适当的腹股沟和股淋巴结切除术是减少早期外阴癌死亡率的重要影响因素。

1）同侧腹股沟、股淋巴结切除：适用于所有 FIGO ⅠB 期、Ⅱ 期及间质浸润深度>1mm 的侧位型外阴癌患者。

2）双侧腹股沟、股淋巴结切除：适用于中线型肿瘤，累及小阴唇前部的肿瘤，或一侧病灶较大的侧位型肿瘤，尤其是同侧淋巴结阳性者。

3）前哨淋巴结活检术：近年来有些作者进行了前哨淋巴结（SLN）的研究[2,3]。肿瘤淋巴引流区的第一站淋巴结为 SLN。根据对 SLN 结的病理检查，判断双侧腹股沟是否发生淋巴结转移。GROINSS-V 是一项大宗的、前瞻性、多中心性研究[3]，其入选了病灶单发，FIGO Ⅰ 期及 Ⅱ 期，肿瘤大小<4cm，间质浸润深度>1mm，临床未发现淋巴结转移的患者。对于 SLN 阴性者，不做腹股沟淋巴结清扫术。经过中位 35 个月的随访，腹股沟复发率为 2.3%，3 年总生存率为 97%。上述生存结局与传统的腹股沟-股淋巴结清扫术相当，而 SLN 活检术后下肢淋巴水肿等并发症的发生率明显下降。因此，研究认为，对符合入选标准的患者实施 SLN 活检术是可行的。外阴癌 SLN 检测要求手术医师有足够的训练和经验，并且要对病例进行选择，排除一些可能影响 SLN 检出率的因素（如中线型肿瘤、肿瘤体积过大、术前曾行放疗或病灶切除活检等）。此外，SLN 检测有一定的假阴性率（即 SLN 无转移，而非 SLN 的淋巴结出现转移）。

4）有学者推荐同时切除腹股沟浅淋巴结和深淋巴结：深组淋巴结位于卵圆窝内股静脉的内侧，切除深组淋巴结时不必去除阔筋膜。更多的学者认为如果腹股沟浅淋巴结无受侵可不必切除深组淋巴结，以减少手术损伤。

5）对病灶位于阴蒂或阴蒂周围者，可选择传统的外阴和腹股沟淋巴结整块切除方法，但应保留浅筋膜上方的皮下组织。这种方法术后伤口愈合时间长，常需植皮处理。目前多行三切口切除术，将外阴切除与腹股沟淋巴结清除分开进行，在外阴和腹股沟之间留下皮肤间桥，可明显改善伤口愈合，早期患者皮肤间桥处的复发率也很低。

（3）腹股沟淋巴结转移的补充治疗　详见术后辅助放疗。

2. 晚期外阴癌的处理　晚期外阴癌定义为肿瘤为 FIGO Ⅲ、Ⅳ 期，或者临床体检腹股沟淋巴结有明显阳性表现者。对晚期患者，多种方法的综合治疗非常重要。与早期外阴癌的处理有所不同，对晚期病例在进行任何治疗前应先了解腹股沟淋巴结的状态。

（1）腹股沟淋巴结的处理

1）治疗前行盆腔 CT 或 MRI 可明确淋巴结状况。如 CT 未发现腹股沟肿大淋巴结，可行双侧的腹股沟-股淋巴结清扫术。如病理发现淋巴结转移，术后应给予腹股沟区和盆腔区辅助放疗。

2）对某些不宜手术的患者，宜对原发灶、腹股沟及盆腔淋巴结区行同步放化疗（详见根治性放疗）。

3）如果临床检查发现腹股沟淋巴结肿大、可疑有转移者，应避免系统的淋巴结切除术，因为全腹股沟淋巴结清扫术加上术后放疗会造成严重的下肢淋巴水肿。部分病例可切除腹股沟和盆腔肿大的淋巴结，术后补充放疗。

4）如果腹股沟淋巴结固定或出现溃疡，但影像学检查提示尚未侵犯肌肉或股血管，可考虑手术切除。如不可手术切除，应取活检进行确诊，然后行放射治疗，并可考虑加同步化疗。部分病例放疗后可再行淋巴结切除术。

（2）原发肿瘤的处理

1）如果估计可完整切除原发肿瘤使切缘阴性，且不损伤括约肌造成大小便失禁，可以先考虑手术切除（如全外阴广泛切除或改良外阴广泛切除），病灶较大者切除术后通常需要邻近皮瓣转移或带蒂游离皮瓣移植修复创面。

2）如果手术需行肠造瘘或尿路改道，最好先放疗（和（或）化疗），待肿瘤缩小后再手术。若计划手术治疗，术前放疗剂量不宜超过55Gy。

3）如果无法手术切除，可行根治性放疗加化疗。放射野包括原发病灶、腹股沟及盆腔淋巴结区域。放射野的大小取决于腹股沟淋巴结的状况，如前所述。

4）文献报道对某些侵犯尿道或直肠的外阴癌患者，术前行新辅助化疗（化疗方案为顺铂联合5-Fu）有助于保留肛门括约肌及尿道括约肌的功能[5]。晚期外阴癌患者放疗的同步化疗方案常采用5-Fu 及 MMC[6]。

3. 外阴癌的放射治疗

（1）放疗原则

1）根治性外阴切除联合腹股沟淋巴结切除后放疗可作为挽救性治疗以减少局部复发。术后针对腹股沟和盆腔淋巴结引流区的放疗提高了2个及以上腹股沟淋巴结转移患者的无瘤生存，对原发病灶放疗可能进一步改善外阴和会阴有残存病变的患者预后。

2）术前放疗和放化疗减少了大范围手术的发生，减少了对正常组织的切除和损伤，尤其是对肿瘤邻近肛门、阴蒂、尿道和阴道远端的患者。

3）外阴癌根治性治疗中放疗的应用在增加，常常放化疗一起同步进行。

（2）术后辅助放疗　腹股沟区放疗常用于以下情况：2个及以上腹股沟淋巴结阳性，1个大体淋巴结转移或淋巴结包膜受侵或单个淋巴结转移灶>2mm。原发肿瘤术后放疗常用于具有以下因素者：合并脉管瘤栓浸润，切缘阳性或切缘近、肿瘤大、浸润深度≥5mm、浸润方式呈弥漫或播散样，对于切缘阳性者首选再次切除，如再次手术后切缘阴性且满意，又没有其他危险因素，可以观察。如果仍然阳性切缘，则需辅助放疗。

GOG 进行了一项随机研究，在腹股沟淋巴结转移的患者中，比较盆腔淋巴结切除术和针对腹股沟及盆腔淋巴结（不包括外阴和会阴）放疗的疗效。114 名符合条件患者随机入组；40 名患者只有一枚腹股沟淋巴结阳性。53 名接受盆腔淋巴结切除的患者有 15 例（28.3%）发现盆腔淋巴结转移；这 15 名中有 9 名（60%）患者在入组后 1 年死于此病。2 年总生存率在放疗组 68%，盆腔淋巴结手术组 54%，只有那些两个及以上腹股沟淋巴结转移的患者放疗后总生存获益（放疗组 63%，盆腔淋巴结手术组 37%），可能因为放疗显著降低了腹股沟区局部复发（复发率分别为放疗组 5.1%，单纯盆腔淋巴结手术组 23.6%）。放疗和单纯手术的患者淋巴囊肿发生率分别为 19% 和 11%。44 名复发患者中只有 11 名复发合并远处转移（3 名出现大腿、腹主动脉旁淋巴结和腹部皮肤的转移），而 75% 的复发在局部（外阴、腹股沟或盆腔）。11 名（25%）的患者复发在没有放疗过的外阴部位，这些中有 10 名患者其他部位均无肿瘤。研究的结论是盆腔淋巴结切除术现已很少采用，而区域术后辅助放疗是这些有两个及以上腹股沟淋巴结转移的患者的术后辅助治疗标准。

Katx 和同事最近发现术后超过 50 天才开始放疗者腹股沟淋巴结的复发率增加，因此术后放疗应尽可能早开始，一般在术后 4~6 周内。

对于淋巴结转移的术后患者进行术后放疗存在的争议题是，是否只有一个淋巴结转移的患者也应该接受放疗，单侧淋巴结转移者对侧和盆腔是否应照射，同步化疗是否能增加外阴癌术后放疗疗效。淋巴结阳性术后接受腹股沟和盆腔放疗的回顾性研究结果显示放疗将外阴原发肿瘤瘤床一起照射是很明智的。

（3）术前放化疗　当某些情况下有术后放疗的指征，还应仔细考虑术前放疗是否可能缩小手术范围保留正常组织结构功能或逆转不能手术切除的情况。预计手术切缘不足 1cm 是一个很有用的术前放疗的指证。肿瘤侵犯肛门括约肌，邻近耻骨弓，甚至侵犯远端尿道，应考虑术前放疗。阴蒂受侵或病变侵犯到阴道口者，需要保留性功能时可考虑术前放疗。中等剂量的放疗（36~54Gy）后进行残余病变的切除，结果表明大概 50% 的患者可以切净。

体外放疗常用，但是插植或腔内近距离放疗可针对手术切缘不足的部位给予较高剂量。

GOG 的一项研究报道了 73 例 Ⅲ~Ⅳ 期外阴鳞癌的患者，因为局部病变广泛超出了传统外阴根治术的手术范围而不能行手术治疗。术前给予同步放化疗，放疗 47.6Gy/1.7Gy/26f，同时给予 2 周期的顺铂联合 5-fu 的化疗，71 名患者中有 69 名治疗后可以手术切除。最终，除了 3 名患者外其他患者都保留了控制大小便的功能。使用这项治疗方法肿瘤的局控率满意，而且保留了正常组织的功能，否则她们需要接受内脏廓清术。广泛（肿大、固定或溃疡）受侵而不能切除的腹股沟淋巴结转移患者 46 名接受同样的化疗方案，37 名患者最终可以切除腹股沟淋巴结，其中 15 名患者的淋巴结组织病理学达到阴性。给予中等剂量术前放疗（单纯放疗或联合同步化疗）后达到组织病理学的完全缓解的现象支持进一步在临床手术很困难或手术禁忌证的患者中开展外阴癌的放疗治疗。GOG 完成了另一项 Ⅱ 期研究，评估放射治疗联合顺铂周疗治疗局部晚期外阴癌，37 名（64%）患者放化疗后达到了临床完全缓解。这些患者中又有 34 名患者接受了手术，其中 29 名（78%）患者的达到了病理完全缓解。

（4）根治性放疗及放化疗　根治性放疗用于治疗不能手术或无法手术切除的患者。以前的治疗结果包括肿瘤的局控率和正常组织的后遗症都不理想，尽管对于肿瘤局限的患者肿瘤控制情况与手术相当。近年来，随着技术和剂量学的改进，单纯放疗的结果已有了很大进步。

化疗和放疗的比较理想的治疗经验来自肛管癌，由此增加了这种治疗在晚期外阴癌中的应用。在大多数已发表的经验中多使用 5-Fu+/-顺铂或丝裂霉素化疗。回顾性的比较研究提示放化疗比单纯放疗更有优势，但是尚无前瞻随机研究的数据来证实。毫无疑问，有争议的是同步放化疗的急性反应。多数患者因放疗中外阴的皮肤反应不得不中断治疗。多药联合多分割放疗具有剂量密集性并且有最大的联合效应。每日 2 次分割很常用，利用了放疗-药物的相互作用，同时因保护正常组织的需要而尽量减少分程放疗理论上的缺点。因为潜在晚期反应的增加，当治疗皮肤肿瘤时不可避免一些皮肤会接受了全量放疗，建议放化疗时对于肿瘤包块的放疗总量不超过 54Gy/30f，59.5Gy/30f 或 64Gy/40f，接受放疗全部剂量的肿瘤区域应尽可能小，但要包括临床检查发现的全部受侵区域。

（5）选择性腹股沟淋巴结放疗　发生围手术期和慢性并发症的一个因素是进行了腹股沟淋巴结切除术[364]。经过谨慎的临床评估，对在一些原发肿瘤范围局限（T_{1a}，浸润深度 ≤1mm）的患者可以不进行腹股沟淋巴结切除术。另外，仅切除腹股沟浅淋巴结（如果腹股沟浅淋巴结病理组织学阴性）已经成为减少急慢性并发症的有效方法。术前检测前哨淋巴结可以进一步保证此方法的安全性。对于临床和影像都没有发现腹股沟淋巴结转移的患者进行该区域的放疗在理论上照射了该区域的所有淋巴结，比不治疗还是有优势的，也是治疗方法之一。这种方法还可用于原发局部晚期肿瘤的患者，这样就不必进行根治性双侧腹股沟淋巴结切除（腹股沟浅和深淋巴结切除术）。一些研究表明进行选择性或预防性腹股沟区照射的结果令人满意，但很多患者是原发肿瘤局限（T_1 或 T_2）很可能淋巴结组织病理学本身就没有受侵。在外阴原发灶切除的患者中，GOG 进行了一项随机研究比较腹股沟淋巴结放疗和腹股沟淋巴结切除的结果。研究提前终止，因为在放疗组中发生了意外的很高腹股沟复发率（27 中有 5 名，18.5%）和继发的死亡（以上 5 名患者全部死亡）。实际上放疗组由于技术缺陷导致腹股沟淋巴结剂量的明显不足。

表 11-4-5 术前放疗的病理清除率

第一作者	患者数目	剂量（Gy）	标本阴性	百分数
Hacker332	8 *	44~54	4	50
Acosta333	14	36~55	5	36
Jafari334	4	30~42	4	100
Total	26	30~55	13	50

注：* 其中一名患者还进行了阴道模治疗（24Gy）

表 11-4-6 腹股沟淋巴结临床阴性* 的外阴癌选择性腹股沟照射或放化疗

第一作者	患者数目	腹股沟治疗失败	百分数
单纯放疗			
Frankendal	12	0	0
Simonsen	65	11	16.9
Boronow	13	0	9
Perez	39	2	5.1
Lee	16	3	18.8
Peterit	23	2	8.7
Stehman	27	5	18.5
Total	195	23	11.8
放化疗			
Leiserowitz	19	0	0
Wahlen	17	0	0
Total	36	0	0

注：* 患者分期 FIGO1969 N_0 或 N_1 临床检查腹股沟淋巴结阴性。

在 Sacramento 的肿瘤放射治疗中心和 Loma Linda 大学[373]，局部晚期的外阴癌患者接受了腹股沟区的辅助性放化疗，通常作为手术前或根治性放化疗前的治疗。37 名患者全部没有发生腹股沟区的复发（表 11-4-7）。研究的结果很好，但不是很清楚是否与采用了先进的放疗技术或增加了同步化疗有关。

4. 放疗技术，靶区和剂量 外阴癌的放疗没有标准模式。放疗的性质（术后、术前还是根治性）将影响靶区、分割和剂量的设计。原发病灶和区域淋巴结的临床和组织学特点是影响治疗选择的独立因素，还会影响接下来的手术方式和是否需要放化疗。早期病变患者的合并症会限制治疗的靶区范围和剂量强度。在年轻患者中保留卵巢功能和生殖功能也会影响治疗技术的应用。全面评估病变程度，还要考虑患者的合并症情况及治疗意愿等因素，这是必要的，之后再制定个体化治疗方案（如术前、根治性、术后辅助性，见表 11-4-8）。2006 年起 NCCN 颁布了外阴原发鳞状细胞癌的放疗指南推荐，建议采用 CT 或 MRI 影像为基础制定放疗计划，3D 适形或适形调强技术能最大程度的保护肠管、膀胱、直肠、股骨头及股骨颈等正常组织。如采用适形调强放疗，建议在 CT 图像上勾画外阴和淋巴结靶区时，实体肿瘤为 GTV（可看到或查体可触及到的病变），CTV 包括 GTV 或瘤床及其周围的皮肤、黏膜和皮下组织，除外骨组织。模拟定位时，可以在外阴皮肤表面放置标记，另外，肛门、尿道、阴蒂等部位也可放置标记。腹股沟淋巴结区勾画不采用对称外扩的方法，外侧界到缝匠肌和股直肌内侧缘，后界到股内侧肌前缘，内侧界到耻骨肌或股血管旁 2.5~3cm。前界到缝匠肌前缘。下部到股骨头小转子顶部。盆腔淋巴结 CTV 包括双侧髂内外、闭孔血管均匀外扩 7mm，不包括肌肉和骨组织。如皮肤没有受侵，CTV 收至皮下 3mm，如受侵应至皮肤表面（皮肤表面局部覆盖组织填充模体 bolus），PTV 在此基础上外扩 7~10mm。

表 11-4-7　腹股沟淋巴结临床隐匿性转移与原发肿瘤分类和大小

T 分期（1997 FIGO）	数目（1969 FIGO）%	N_1* (1969FIGO) -数目（%）	总数（%）
T_1	13/84（15.5）	3/21（14.3）	16/105（15.2）
T_2	17/56（30.4）	4/14（28.5）	21/70（30）
T_3	11/38（28.9）	1/11（9.1）	12/49（24.4）
T_4	0/1	0/0	0/1
总	41/179（22.9）	8/46（17.4）	49/225（21.7）
临床肿瘤大小（cm）			
0~1.0	3/39（7.7）	0/4	3/43（7）
1.1~2.0	11/46（23.9）	3/17（17.6）	14/63（22.2）
2.1~3.0	13/42（31）	1/10（10）	14/52（26.9）
3.1~5.0	12/33（36.4）	2/8（25）	14/41（34.1）
>5.0	1/10（10）	2/5（40）	3/15（20）
总†	40/170（23.5）	8/44（18.2）	48/214（22/4）

注：FIGO，国际妇产联盟；

*N_0指没有可触及的肿大腹股沟淋巴结；N_1指可触及肿大淋巴结；

†无法进行临床肿瘤评估的患者[11]。

表 11-4-8　放疗剂量和分割的指南

表剂量指南*				
治 疗	肿瘤体积			
	单纯放疗		放化疗	
	镜 下	大 体	镜 下	大 体
术前	45~56	45~56	36~48	36~48
术后	45~56	54~64（切缘阳性）	36~48	45~56（切缘阳性）
根治性	45~56	63~72	36~48	45~64

注：*所有剂量单位都是 Gy。剂量指南假设治疗分次量是 1.6~1.8Gy，治疗也可全部或部分采用 1 日多分次照射。如分次剂量为 1.6Gy，总量较高，如分次剂量为 1.8Gy，总量较低。剂量指南的应用还要结合肿瘤大小、放疗野之内正常组织的体积及耐受性以及治疗反应。大体肿瘤给予剂量范围低值时，结束治疗时通过组织活检来证实肿瘤清除。大体肿瘤进行放疗时，考虑到在治疗后肿瘤体积大幅缩小，所以高剂量区不是包括所有初始肿瘤区而集中在较小的范围内。

5. 复发性外阴癌的治疗　外阴浸润性鳞癌复发率为 15%~33%。外阴局部为最常见的复发部位（约占70%）。外阴癌局部复发一般需再次行手术治疗，治疗方案及疗效取决于复发的部位和范围。

（1）近半数的复发病灶是外阴的孤立病灶，可以再次手术切除。整形外科手术技术使得复发性外阴癌特别是较大的复发病灶得以切除，各种包括肌肉皮瓣移植在复发性外阴癌的手术中已广泛应用。不能手术者行局部放疗，50~60Gy/5~6w。如果局部皮肤反应明显，可照射 30~40Gy 后休息 2~3 周，再继续治疗。必要时可加用组织间插植放疗。

（2）阴道有浸润时，可加用阴道后装放疗。如果既往已接受足量放疗，无法接受再程放疗者，可考虑手术切除。但这类情况手术难度大，需要充分考虑切除后的重建和改道手术。

（3）腹股沟区复发的病例预后差，少有长期生存的病例。放射治疗联合手术治疗可用于腹股沟区复发，应根据以往的治疗情况来权衡利弊，选择治疗手段。

（4）远处复发较难控制，有效的化疗药物为顺铂、甲氨蝶呤、环磷酰胺、博来霉素和丝裂霉素等。然而，化疗的反应率低且疗效只能维持较短时间。若化疗过程肿瘤进展或为铂类化疗后复发者，可考虑用紫杉醇、吉西他滨、拓扑替康、长春瑞滨等。

六、特殊类型的外阴肿瘤

（一）外阴黑色素瘤（vulvar melanoma）

1. 发病居外阴恶性肿瘤的第 2 位，恶性程度较高，较早出现远处转移，易复发。

2. 外阴黑色素瘤分期不用 FIGO 外阴癌分期，应参考 Clark 分级分期（Clark's staging classification by levels）、Chung 分期或 Breslow 分期系统（表 11-4-9）。

3. 对外阴色素性病变应行活检（咬取、切取或切除）病理确诊。

4. 外阴黑色素瘤的治疗原则与其他外阴恶性肿瘤相同，手术倾向更为保守。与根治性局部切除手术比较，根治性外阴切除对改善外阴黑色素瘤的预后似乎作用不大。手术切缘应离开病变至少 1cm。

5. 淋巴结切除术的意义还有争议，有研究表明选择性淋巴结切除对生存有益[7]。

6. 免疫治疗在黑色素瘤的辅助治疗中占有较为重要的地位。根治性手术后的辅助治疗应首选免疫治疗。可选用 α-干扰素（术后每天用 2000 万单位/毫升，静脉注射；4 周后改为每天 1000 万单位/毫升，皮下注射，3 次/周，共 48 周）等。

7. 黑色素瘤对化疗不敏感，化疗一般用于晚期患者的姑息治疗。常用药物为达卡巴嗪（dacarbazine，DTIC），也可选用替莫唑胺（temozolomide）、沙利度胺（thalidomide）等。

表 11-4-9　外阴恶性黑色素瘤的镜下分期

	Clark 分级	Chung 分期	Breslow 分期
I	局限于表皮基底膜内	局限于表皮内	<0.76mm
II	侵犯真皮乳头	距颗粒层≤1mm	0.76~1.50mm
III	充满真皮乳头	距颗粒层 1.1~2mm	1.51~2.25mm
IV	侵犯真皮网状组织	距颗粒层>2mm	2.26~3.0mm
V	侵犯皮下脂肪	侵犯皮下脂肪	>3.0mm

（二）前庭大腺癌（bartholin gland cancer）

1. 发生在前庭大腺的恶性肿瘤可以是移行细胞癌或鳞状细胞癌，也可以是发生于导管或腺体本身的腺癌，囊腺癌、腺鳞癌亦有报道。

2. 通常在已经有较长病史的前庭大腺囊肿切除后才作出诊断。

3. 根治性外阴切除术和双侧腹股沟淋巴切除一直是前庭大腺癌的标准治疗方法。早期病灶可采用一侧外阴的根治性切除术和同侧腹股沟淋巴切除。

4. 对于瘤体较大者，术后放疗可以减少局部复发。如果同侧腹股沟淋巴结阳性，双侧腹股沟和盆腔淋巴结区的放疗可以减少区域复发。

5. 对于腺样囊性病变，可仅行根治性局部切除术。切缘阳性或神经束膜浸润者术后辅助局部放疗。

（三）外阴佩吉特病（Paget disease）

外阴 Paget 病分为Ⅰ型Ⅱ型两类。Ⅰ型外阴 Paget 病起源于皮肤，又可分为 3 个亚型：Ⅰa 型为原发的上皮内 Pagets 病；Ⅰb 型为有潜在侵袭可能的上皮内瘤变；Ⅰc 型为皮肤附属器或外阴腺体来源的隐匿性腺癌。Ⅱ型外阴 Paget 病则为非皮肤起源。

1. 绝大多数外阴佩吉特病是上皮内病变，属 VINⅢ，偶尔会表现为浸润性腺癌。该病主要发生于围绝经或绝经后妇女。大多数患者主诉外阴不适和瘙痒，体检常呈湿疹样外观。确诊需活检。

2. 上皮内佩吉特病需要进行表浅局部切除术。由于潜在的组织学改变常超过临床可见的病变范围，确定一个清楚的手术切除范围非常困难。术后再出现症状或病灶明显时可再行手术切除。

3. 病变侵犯或扩散到尿道或肛门，处理非常困难，可能需要激光治疗。

4. 如果是潜在腺癌，对浸润部分必须行根治性局部切除术，切缘至少离开病灶边缘 1cm。单侧病变至少应行同侧腹股沟淋巴结切除术，术后是否辅助放疗有争议。

5. 对复发佩吉特病的治疗仍以手术切除为主。激光治疗对肛周复发是一种好的选择。

（四）外阴肉瘤

肉瘤占外阴恶性肿瘤的 1%~2%，包含了一系列异源性的肿瘤类型。平滑肌肉瘤是最常见的组织学类型，其他类型包括纤维肉瘤、神经纤维肉瘤、脂肪肉瘤、横纹肌肉瘤、血管肉瘤、上皮样肉瘤及恶性神经鞘瘤。总的 5 年生存率约为 70%。

1. 外阴肉瘤首选的治疗为根治性局部切除术，淋巴转移并不常见。辅助性放射治疗可用于高级别肉瘤和局部复发的低级别肉瘤。

2. 平滑肌肉瘤常表现为肿大、疼痛的肿块，大阴唇为平滑肌肉瘤的好发区。

3. 发生于外阴的上皮样肉瘤极少。然而，外阴上皮样肉瘤生物学行为比生殖器外的上皮样肉瘤具有更强的侵袭性。早期就呈局部扩张性生长、局部复发、淋巴结转移和远处转移的倾向。治疗方案为根治性肿瘤切除，并至少切除患侧腹股沟淋巴结。可辅助放射治疗，上皮样肉瘤对全身治疗不敏感。

4. 原发于外阴的横纹肌肉瘤少见，多发生于儿童和少年。组织学亚型包括胚胎型、葡萄状和肺泡/未分化型。治疗方案为化疗（长春新碱/放线菌素 D±环磷酰胺±多柔比星），并在化疗前/后手术治疗，可辅助放射治疗。

女性生殖道横纹肌肉瘤预后好，估计 5 年生存率为 87%。

七、随访

对外阴癌局部复发如能及时发现、及时治疗，预后较好。因此，长期的随访是必要的，建议随访间隔如下：①第 1 年，每 1~3 个月 1 次；②第 2、3 年，每 3~6 个月 1 次；③3 年后，每年 1 次。

参 考 文 献

1. An update on vulvar intraepithelialneoplasia：terminology and a practical approach to diagnosis. Reyes MC，Cooper K. J Clin

Pathol. 2014 Apr; 67 (4): 290-4. Sentinel lymph node status in vulval cancer: systematic reviews of test accuracy and decision-analytic model-based economic evaluation. Meads C, Sutton A, Małysiak S, Kowalska M, Zapalska A, Rogozinska E, Baldwin P, Rosenthal A, Ganesan R, Borowiack E, Barton P, Roberts T, Sundar S, Khan K. Health Technol Assess, 2013, 17 (60): 1-216.

2. Systemic therapy in squamous cell carcinoma of the vulva: current status and futuredirections. Reade CJ, Eiriksson LR, Mackay H. Gynecol Oncol, 2014, 132 (3): 780-789.

3. Vulvar cancersurgery. Baiocchi G, Rocha RM. Curr Opin Obstet Gynecol, 2014, 26 (1): 9-17.

4. Levenback CF, Ali S, Coleman RL, et al. Lymphatic mapping and sentinel lymph node biopsy in women with squamous cell carcinoma of the vulva: a gynecologic oncology group study. J Clin Oncol, 2012, 30: 3786-3791.

5. Sideri M, Jones RW, Wilkinson EJ, et al. Squamous vulvar intraepithelial neoplasia: 2004 modified terminology, ISSVD Vulvar Oncology Subcommittee. J Reprod Med, 2005, 50: 807-810.

6. Van der Zee AG, Oonk MH, De Hullu JA, et al. Sentinel node dissection is safe in the treatment of early-stage vulvar cancer. J Clin Oncol, 2008, 26: 884-889.

7. Homesley HD, Bundy BN, Sedlis A, et al. Radiation therapy versus pelvic node resection for carcinoma of the vulva with positive groin nodes. Obstet Gynecol, 1986, 68: 733-740.

8. Geisler JP, Manahan KJ, Buller RE. Neoadjuvant chemotherapy in vulvar cancer: avoiding primary exenteration. Gynecol Oncol, 2006, 100: 53-57.

9. Mulayim N, silver DF, schwatz PE, et al. Chemoradiation with 5-fluorouracil and mitomycin C in the treatment of vulvar squamous cell carcinoma. Gynecol Oncol, 2004, 93: 659-666.

10. Balch CM, Soong SJ, Bartolucci AA, et al. Efficacy of an elective regional lymph node dissection of 1 to 4 mm thick melanomas for patients 60 years of age and younger. Ann Surg, 1996, 224: 255-263.

11. Gonzalez-Bosquet J, Kinney WK, Russell AH, et al. Risk of occult inguinofemoral lymph node metastasis from squamous carcinoma of the vulva. Int J Radiat Oncol Biol Phys 2003; 57: 419-424.

第五章 阴 道 癌

安菊生 李 斌

阴道恶性肿瘤分为原发性及继发性两种，以继发性多见，可由邻近器官直接蔓延或经血道及淋巴道转移而来。而原发性阴道癌是最少见的妇科恶性肿瘤，占女性生殖器官恶性肿瘤的1%左右。阴道癌多发生于绝经后的老年女性。

一、病因

原发性阴道癌发病的确切原因不详，可能与下列因素有关。

1. 人乳头状瘤病毒（HPV）感染　一项病例对照研究显示，在80%的阴道原位癌和60%的阴道鳞癌中可检测到HPV DNA。与外阴癌相似，在年轻女性HPV感染与阴道癌发生的关系更为密切。但HPV感染与阴道上皮内瘤变（vaginal intracpithelial neoplasia，VAIN）和阴道浸润癌的关系有待进一步研究。

2. 长期阴道异物对黏膜的刺激或损伤，如使用子宫托。

3. 年轻女性发生阴道腺癌，与其母亲在妊娠期间服用雌激素有关。

4. 既往生殖道肿瘤病史，以宫颈癌病史最多见。FIGO指南中指出，近30%的阴道癌患者至少5年前有宫颈原位癌或浸润癌治疗的病史。

5. 免疫抑制治疗、吸烟、多个性伴侣、性生活开始早及宫颈的放射治疗史，可能与阴道癌的发生有一定关系。

对有上述危险因素者，尤其是有宫颈病变的患者，应定期行阴道涂片细胞学检查，必要时行阴道镜检查及活检。

二、临床表现及病理

阴道癌最常见于阴道后壁及其上1/3。该病早期病变为黏膜潮红，表面粗糙，触及易出血，其后可呈结节状，或结节溃疡状，质硬，也可呈菜花样、乳头状、质脆，易出血，个别病例也可呈阴道狭窄，黏膜光滑，僵直，质硬。

组织病理学上，大约90%的原发性阴道癌为鳞癌，其次为腺癌（10%），阴道黑色素瘤及肉瘤等更为少见。鳞癌和黑色素瘤多见于老年妇女，腺癌好发于青春期，而内胚窦瘤和葡萄状肉瘤则好发于婴幼儿。

三、蔓延和转移

阴道癌在发展过程可向周围组织蔓延，但侵犯直肠和膀胱少见，血行转移也少见，主要为淋巴转移，阴道上段肿瘤淋巴转移似宫颈癌，阴道下段肿瘤淋巴转移似外阴癌，中1/3肿瘤则有双向转移之可能。

四、诊断

（一）症状及体征

早期常无症状，是体检时发现的。阴道癌最常见症状为阴道流血，白带增多，有约70%病例表现阴道不规则出血或接触性阴道流血，约50%病例表现不同程度阴道排液，可为水样、米汤样或混血白带，合并感染则为脓样、恶臭。如出现肿瘤压迫膀胱、尿道、直肠等症状或其他远处转移症状，则说明疾病已发展到晚期。

妇科检查一般可窥见和扪及阴道腔内肿瘤，应仔细检查宫颈及外阴，以排除继发性阴道癌。阴道上皮内瘤变或早期浸润癌灶可仅表现为阴道黏膜糜烂充血、白斑或息肉状。晚期病灶多呈菜花或溃疡、浸润状，可累及全阴道、阴道旁、子宫主韧带和宫骶韧带，亦可出现膀胱阴道瘘、尿道阴道瘘或直肠阴道瘘，以及淋巴结肿大（如腹股沟、盆腔、锁骨上淋巴结的转移）和远处器官转移的表现。

（二）病理

对阴道壁的明显新生物可在直视下行病理活检确诊。对阴道壁无明显新生物，但有异常表现，如充血、糜烂、弹性不好乃至僵硬者，则应行阴道细胞学检查，并借助阴道镜定位活检，注意阴道穹隆，因为部分VAIN患者可在该处发现隐蔽的癌灶。若肿瘤位于黏膜下或软组织中，可行穿刺活检。

原发性阴道癌发病率低，在确诊本病时应严格排除继发性癌，需遵循的诊断原则为：①肿瘤原发部位在阴道，除外来自女性生殖器官或生殖器官以外肿瘤转移至阴道的可能；②如肿瘤累及宫颈阴道部，子宫颈外口区域有肿瘤时，应归于宫颈癌；③肿物局限于尿道者，应诊断为尿道癌。

五、临床分期

临床分期（FIGO分期，表11-5-1）

表11-5-1　阴道癌FIGO分期（引自2012年FIGO年报）

分　　期	临床特征
Ⅰ期	肿瘤局限于阴道壁
Ⅱ期	肿瘤已累及阴道旁组织，但未达骨盆壁
Ⅲ期	肿瘤扩展至骨盆壁
Ⅳ期	肿瘤范围超出真骨盆腔，或侵犯膀胱黏膜或直肠黏膜，但黏膜泡状水肿不列入此期
Ⅳa期	肿瘤侵犯膀胱和（或）直肠黏膜，和（或）直接蔓延超出真骨盆
Ⅳb期	肿瘤转移到远处器官

六、治疗

（一）阴道上皮内瘤变（VAIN）的治疗

治疗方式包括局部药物治疗、CO_2激光治疗、手术切除及腔内放疗等。需根据患者的身体状况、病变部位及范围、病情发展过程等进行个体化治疗。

1. 对阴道HPV感染或VAINⅠ级的患者一般不需给予特殊治疗，此类病变多能自行消退。

2. 局部药物治疗　用5-FU软膏涂于阴道病灶表面，每周1~2次，连续5~6次为一个疗程，副作用小。对病变广泛或多病灶患者，为避免广泛手术切除，尤应首先考虑应用局部药物治疗。5%咪喹莫特软膏可用于多病灶、VAIN Ⅱ／Ⅲ 且 HPV 阳性的年轻女性。

3. CO_2 激光治疗对 VAIN 有较好的疗效，但需要在局麻或全麻下完成。

4. 放射治疗 对年老、体弱、无性生活要求的 VAIN Ⅲ 患者，可采用腔内放射治疗。高剂量率腔内治疗 VAIN Ⅲ 的剂量为黏膜表面剂量为 40～60Gy，治愈率较高。英国的一项报道 22 例 VAIN Ⅲ 的患者接受中剂量率近距离放疗（参考点：施源器表面旁开 0.5cm，剂量 48Gy），中位随访 77 个月，3 例复发，复发率为 13.6%，其中 2 例发展为浸润癌。另有高剂量率或低剂量率放疗的报道，复发率约 10%。但放疗的副反应主要是阴道狭窄、弹性下降，少部分严重者可能出现阴道溃疡，甚至阴道瘘等。因腔内放疗剂量较低，产生放射性膀胱炎或直肠炎的比例较低。但放疗后复发病变的治疗比较棘手，由于周围器官的剂量限制，难以再次放疗。而放疗野内再次手术存在伤口长期不愈合的风险，药物治疗的效果也难以预测。

5. 电环切除或冷刀切除治疗 对单个病灶可采用局部或部分阴道切除术，尤其是位于穹隆部的病灶。其他保守治疗方法无效者，以及病灶广泛，尤其病变累及全阴道者，可采用全阴道切除术及皮瓣移植术。

（二）阴道癌的治疗

阴道邻近膀胱、直肠，患者的肿瘤部位、大小、侵犯方式及与周围器官组织关系往往差异很大，治疗原则应强调个体化对待，主要取决于病变分期及阴道受累的部位。

1. 手术治疗 由于阴道浸润癌与周围器官的间隙小，如保留其周围的器官（膀胱、尿道和直肠），切除肿瘤周围组织的安全范围很小，很难达到根治性切除的目的。因此，阴道浸润癌手术治疗的应用受到限制。但有报道，对于 Ⅰ 期阴道癌，手术和根治性放疗相比，前者的 5 年生存率（90%）远高于后者（63%）。鉴于阴道癌手术的难度，应严格把握手术的适应证。以下情况可考虑选择手术：

（1）对病灶位于阴道上段的 I 期患者，可行广泛全子宫和阴道上段切除术，阴道切缘距病灶至少 1cm，并行盆腔淋巴结切除术。如果以前已切除子宫，行阴道上段广泛切除术和盆腔淋巴结切除术。

（2）年轻患者在根治性放疗前可行双侧卵巢移位。在有些患者，可同时行分期手术并切除肿大的淋巴结。

（3）对 Ⅳa 期及放疗后中央型复发患者，尤其是出现直肠阴道瘘或膀胱阴道瘘者，可行盆腔脏器廓清术，也可同时行盆腔淋巴结清扫术或联合术前放疗。若阴道下 1/3 受累，需行双侧腹股沟淋巴结清扫术。

（4）放疗后中心性复发的患者，可考虑行盆腔脏器廓清术。

2. 放射治疗 放射治疗是大多数阴道癌患者首选的治疗方法。往往需要联合体外放疗、腔内放疗或组织间插植放疗等多种方式。

有些学者提倡病灶表浅的 Ⅰ 期或 Ⅱ 期患者可单用腔内放疗。但另有研究证实联合体外放疗及腔内放疗可能会减少这类患者的局部复发风险[1~4]。

对大病灶患者，可开始行盆腔外照射 45～50Gy 以缩小肿瘤体积及照射盆腔淋巴结，然后对原发病灶及受累淋巴结施加腔内放疗或外照射增强放疗（external beam boosts）。

研究证实当对原发病灶照射剂量超过 70Gy 时可提高肿瘤的局部控制率[2,4]。尽管多数首选腔内放疗，但是对于局部肿瘤较大，肿瘤与周围脏器关系密切的患者，三维调强适形放疗可能更为有效。

病灶累及阴道下 1/3 者，需行腹股沟淋巴结区放疗或手术切除淋巴结。

由于阴道癌少见，缺少大型的前瞻性随机研究的结果，同步放化疗对阴道癌的作用还不明了，加顺铂的同步放化疗可能有一定益处，一般借鉴于宫颈癌同步放疗的治疗经验。

（1）体外放疗 病变位于阴道上 1/3 者，盆腔照射范围基本同宫颈癌，若肿瘤侵犯达中 1/3，体外照射野下缘可随肿瘤下缘有所变动，可下移 1～2cm。如阴道后壁上段或阴道直肠隔受侵，还应包括骶前和直肠周淋巴结。常规二维等中心放疗中盆腔中心剂量 40~45Gy（30Gy 后中央挡铅），若肿瘤侵犯几乎整个阴道，则体外照射前野应包括双侧腹股沟及近似盆腔淋巴结，常规二维等中心放疗前野在腹股沟部位向外扩展至髂前上棘，宽约 5~7cm，下缘则到阴道口，即包括全阴道，野中心剂量仍为 40~45Gy（30Gy 后仍需中央挡铅）然后增加双侧腹股沟剂量，设常规双侧腹股沟野（7~8cm×10~12cm），腹股沟剂量增加 15~20Gy，而后野位置同常规盆腔外野照射，腹股沟淋巴结区总剂量 60Gy/6w。

如果肿瘤仅位于阴道下 1/3，则应设常规腹股沟放射野（7~8cm×10~12cm）采用加速器先采用高能 X 线（6~10Mv）完成 40Gy/4w，后再改用不同能量电子线给予 20Gy/2w。如肿瘤位于下 1/3 而疑有盆腔淋巴结转移，则按宫颈癌盆腔前后野体外照射，盆腔中心剂量 40~45Gy，然后设双侧腹股沟照射野，高能 X 线或电子线 Dm20Gy/3w。

近年来，体外三维适形调强放疗技术应用越来越广泛，对肿瘤靶区剂量分布的适形度增加，以及更好的正常组织的保护方面显示优势。借鉴宫颈癌放疗的经验（详见宫颈癌章节），对于盆腔淋巴结转移的阴道癌者，采用调强适形技术，以增加盆腔淋巴结剂量至 55~66Gy，减少靶区周围正常组织的受量。M. D. Anderson 癌症中心多年的临床实践发现，IMRT 还对肿瘤侵及尿道旁组织、浸润整个阴道，或侵及直肠阴道隔的病例有显著优势。但制定放射治疗方案同时需将内部器官运动和阴道复杂的区域淋巴引流方式列入重点考虑因素。经过确切的体外固定、对器官运动的关注以及对计划的验证，应用 IMRT 可使 PTV 大体靶区的有效总剂量达到 70Gy，对于部分瘤体大、解剖关系复杂、组织间近距离治疗实施困难的患者提供了有效的治疗选择。

（2）腔内放射治疗　国内大多机构目前仍采用高剂量率的后装施源器，可用 2~3cm 直径的有机玻璃圆柱体，中心置管状后装施源器（阴道塞子），用步进式源照射，控制放射源的驻留时间及位置，得到适合阴道肿瘤范围的剂量分布，其布源长度一般应超过肿瘤长度 1cm，使用柱形的等剂量分布，若不需要照射阴道部位（无肿瘤部位），应在相应塞子表面贴敷一个半价层的铅片防护，特别应保护直肠黏膜。但阴道圆柱形施源器主要应用于肿瘤深度小于 5mm 的阴道癌（图 11-5-1）。如果像巨块局限病灶，可先采用组织间插植 1~2 次（源旁 1cm 10~20Gy），见图 11-5-2，使肿瘤有所缩小，再用阴道塞子。腔内治疗参考点，如病变表浅，一般采用阴道黏膜下 0.5cm，如阴道肿瘤突出明显或浸润深，则采用阴道黏膜下 1~1.5cm，布源长度则依肿瘤侵犯阴道长度有所不同，腔内总剂量为 30~40Gy/5~6w。全阴道累积剂量 60~65Gy，肿瘤基底总剂量 70~85Gy，如果肿瘤位于阴道前壁或阴道后壁，特别是后壁，参考点的设置应特别小心，以避免膀胱三角区和尿道及直肠黏膜受到过量照射剂量，也可将腔内治疗每周 1 次，每次 7Gy 改为 5Gy，以延长腔内治疗时间。

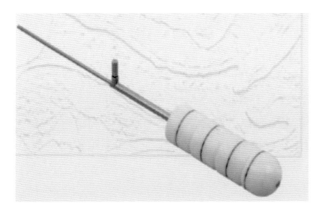

图 11-5-1　阴道圆柱体施源器

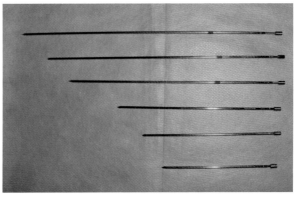

图 11-5-2　金属插植针

近来三维影像技术腔内治疗临床开始应用，尤其对于阴道肿瘤形状不规则、邻近重要器官、采用常规腔内施源器难以实现靶区理想剂量分布者，以 CT 和 MRI 图像引导的三维插植联合腔内近距离放疗突显优势。图 11-5-3 为近距离腔内联合插植施源器。美国近距离放疗协会（American Brachytherapy Society）推荐了几种阴道近距离放疗的分次剂量方案可供选择，但具体临床工作还要根据各中心的治疗经验和患者的具体情况进行。总之，肿瘤区域剂量在 70～85Gy。早 I 期病变，如局部病灶较为浅表，范围为 2～3cm，可单纯采用腔内治疗，而无需辅加体外放疗，其黏膜表面剂量应为 60～80Gy 以上。Perez 等[1]报道大部分 I 期患者，无论是单纯腔内放疗或腔内放疗与体外放疗结合均可获得高的生存率（78%～100%），并且后者无明显增加生存率或肿瘤控制。

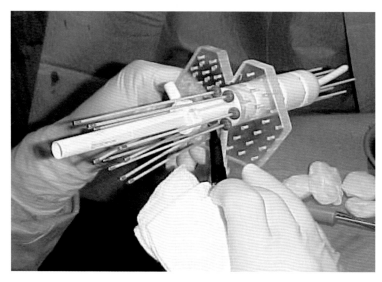

图 11-5-3　阴道圆柱体施源器（带宫腔管）联合会阴模板及插植针

七、预后

原发阴道癌疗效文献中报道不一。最近的文献报道阴道癌的 5 年生存率与宫颈癌相当[1-3]。M. D. Anderson肿瘤中心的一项研究，入组了193 例阴道癌患者，结果显示50 例 I 期患者的 5 年生存率为85%，97 例 II 期患者的 5 年生存率为78%，46 例Ⅲ～ I VA 期患者的 5 年生存率为58%[5]。影响预后最重要的因素是初诊时阴道癌的临床分期，包括肿瘤大小和浸润深度。还有报道阴道癌患者总的 5 年生存率介于 42% 和 56% 之间。不同期别生存率如下： I 期，75%～95%； II 期，50%～80%；Ⅲ期，30%～60%；Ⅳ期，15%～50%。[12]

八、特殊类型的阴道恶性肿瘤

（一）阴道腺癌

1. 约占阴道原发癌的 10%。包括乳头状腺癌、黏液性腺癌、腺鳞癌、小细胞腺癌和透明细胞型腺癌。多发生于接受己烯雌酚（DES）治疗的阴道腺体病变患者，也可发生于尿道周围腺体病变或阴道局灶子宫内膜异位症者。 I 期病变中盆腔淋巴结转移率高达 17%。

2. 其治疗原则与阴道鳞癌相似，但由于更易局部复发，因此更强调综合治疗。

3. DES 相关的阴道透明细胞癌，多发生于年轻女性。预后较 DES 不相关肿瘤预后好，总生存率可达78%[7]。

4. DES 不相关的阴道腺癌，据 M. D. Anderson 肿瘤中心的报道，其发病平均年龄为 54 岁[6]。

5 年总生存率仅为 34%。

（二）阴道黑色素瘤

1. 阴道恶性黑色素瘤非常少见，大多数发生于白人。多发生于阴道远端的前壁。

2. 多为深部浸润，易发生远处转移，预后极差，5 年生存率约为 10%。根治性手术切除（常需行盆腔廓清术）是主要的治疗方法，也可行较为保守的肿瘤局部广泛切除术，生存率似无差别。放疗可作为术前和术后辅助放疗。但作为根治性放疗的作用不确定。

（三）阴道肉瘤

1. 原发性阴道恶性肿瘤中阴道肉瘤占 3%。Peter 等报道 46368 例阴道肉瘤患者中，平滑肌肉瘤有 46 例（占 68%）。其他报道的肉瘤类型包括子宫内膜间质肉瘤，恶性混合型苗勒管瘤，横纹肌肉瘤等。治疗首选手术切除。化疗和放疗对成人阴道肉瘤意义暂不明确。

2. 阴道葡萄状肉瘤是来源于横纹肌母细胞的高度恶性肿瘤，常见于婴幼儿。临床表现为阴道排液、出血或阴道口肿物。因为患者接受广泛手术切除后的生存并不理想，近来，主张对阴道葡萄状肉瘤进行较为保守的手术，并强调进行术前或术后的辅助放化疗，预后有所改善。化疗多选用 VAC 方案（长春新碱、放线菌素、环磷酰胺）。放射野不宜扩大，因为放疗会严重影响骨盆的发育。

九、随访

建议随访间隔如下：①第 1 年，每 1~3 个月 1 次；②第 2、3 年，每 3~6 个月 1 次；③3 年后，每年 1 次。

参 考 文 献

1. Lee LJ1，Jhingran A2，Kidd E3，et al. Acr appropriateness Criteria management of vaginal cancer，2013，27（11）：1166-1173.

2. Beriwal S1，Demanes DJ，Erickson B，et al. American Brachytherapy Society consensus guidelines for interstitial brachytherapy for vaginal cancer. Brachytherapy，2012 Jan-Feb，11（1）：68-75.

3. Chyle V，Zagars GK，Wheeler JA，et al. Definitive radiotherapy for carcinoma of the vagina：outcome and prognostic factors. Int J Radiat Oncol Biol Phys，1996，35：891-905.

4. Perez CA，Grigsby PW，Garipagaoglu M，et al. Factors affecting long-term outcome of irradiation in carcinoma of the vagina. Int J Radiat Oncol Biol Phys，1999，44：37-45.

5. Kirkbride P，Fyles A，Rawlings GA，et al. Carcinoma of the vagina：experience at the Princess Margaret Hospital（1974~1989）. Gynecol Oncol，1995，56：435-443.

6. Dalrymple JL，Russell AH，Lee SW，et al. Chemoradiation for primary invasive squamous carcinoma of the vagina. Int J Gynecol Cancer，2004，14：110-117.

7. Frank SJ，Jhingran A，Levenback C，et al. Definitive radiation therapy for squamous cell carcinoma of the vagina. Int J Radiat Oncol Biol Phys，2005，62：138-147.

8. Frank SJ，Deavers MT，Jhingran A，et al. Primary adenocarcinoma of the vagina not associated with diethylstilbestrol（DES）exposure. Gynecol Oncol，2007，105：470-474.

9. Herbst AL，Scully RE. Adenocarcinoma of the vagina in adolescence. A report of 7 cases including 6 clear-cell carcinomas（so-called mesonephromas）. Cancer，1970，25：745-751.

10. Graham K，Wright K，Cadwallader B，et al. 20-year retrospective review of medium dose rate intracavitary brachytherapy in VaIN3. Gynecol Oncol，2007，106：105-111.

11. Blanchard P，Monnier L，Dumas I，et al. Low-dose-rate definitive brachytherapy for high-grade vaginal intraepithelial neoplasia. Oncologist，2011，16：182-188.

12. John E. Niederhuber，et al. Abeloff's Clinical Oncology. 5th edition，Chapter 87，2014，Elsevier.

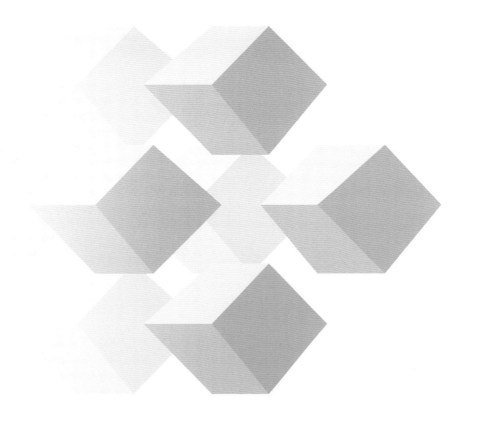

· 第十二篇 ·

骨和软组织肿瘤

第一章 软组织肉瘤

任 骅 刘新帆

第一节 总 论

一、流行病学和病因研究

（一）流行病学描述

软组织肉瘤的发病少见，是间叶细胞来源的一大类恶性实体瘤的总称。美国癌症协会报告1992年新病人数为5800例，年死亡3300例；1996年发病为6300例，50%死亡；1999年确诊的新病例为7800例，死亡4400例，而2002年新患继续上升，达8300例；2015年的预期新病人数为11930例，死亡4870例[1]。软组织肉瘤占成人肿瘤的1%，在儿童恶性肿瘤中的构成比则为15%。原发部位多见于肢体（43%）、躯干（10%）、脏器（19%）及腹膜后（15%）[2]。我国软组织肉瘤的发病率参考2012中国肿瘤登记年报（全国1/10人口）显示2009年确诊结缔组织及其他软组织恶性肿瘤的新发病患者831例占比为0.34%，男性及女性占比均为0.34%[3]。1990~1992年我国22省市区抽样调查报告及2012中国肿瘤登记年报中有关软组织肉瘤的死亡数据列于表12-1-1。

表12-1-1 1990~1992年全国22省市区抽样调查报告及2012中国肿瘤年报（/10万人口·年）

分类及编码	粗死亡率	中调率	世调率	死因构成（%）	中位死亡年龄	性别比
结缔组织及其他软组织恶性肿瘤1990~1992	0.12	0.11	0.14	0.11	59.05	1.18
结缔组织及其他软组织恶性肿瘤2009	0.32	0.18	0.22	0.18		1

（二）病因学研究

软组织肉瘤的发生部位、组织来源及病理类型纷纭，因此不可能是单一环境因素，一种细胞遗传学缺陷或一个染色体易位畸变、基因的丢失或突变可以终其原因。目前流行病学、细胞遗传学和分子生物学所确定的有关病因简述如下述。

1. 环境因素 流行病学最常观察到的非遗传倾向的病因包括：

（1）化学物质的职业暴露 以农、林、牧为职业，有苯氧基乙酸除莠剂、氯酚、己烯烯酚、木

1477

材加工贮运防腐剂接触史的群体中，发生软组织肉瘤的相对危险度（RR）可能上升，但在有橙剂（TCDD/dioxin）暴露史的越战士兵的调查中却并未证实这种相关性。肝血管肉瘤的发生认为可能与曾使用过二氧化钍悬胶静脉造影对比剂或砷制剂相关。化学病因的报告还见于临床使用烷化剂环磷酰胺治疗后导致骨肉瘤的发生；晚期效应研究协作组（LESG）报告[4]，马法兰、甲基苄肼、nitrosoureas和苯丁酸氮芥的使用尤其可能增加软组织肉瘤发生的相对危险性，且 RR 与接触量的累积相关。

（2）临床医源性辐射　晚期效应的统计学调查已确定，医疗用放射为临床第二肿瘤发生的危险因素。放射诱导间质组织发生恶性转化所形成的肉瘤称为放射相关肉瘤（RAS, radiation-associated sarcoma 或 RIS, radiation-induced sarcoma 或 PRS, postradiation sarcoma），见于多种恶性肿瘤（淋巴瘤、乳腺癌、头颈肿瘤、生殖系肿瘤以及皮肤肿瘤等）或良性疾病（子宫内膜异位症、结核性关节炎和甲状腺增生等）的放射治疗后。一般认为 RAS 的发生率<1%。在普通 X 线治疗阶段，曾认为骨 RAS 的发生与骨的相对吸收量较高有关，Tountas 1979 年报告[5]骨 RAS 的发生率为 0.02%，在接受放射、存活 5 年以上患者中的发生率则为 0.035%。RAS 临床所报告的年龄域很大，从 3~81 岁，儿童肿瘤患者第二肿瘤的累积发生率为 12%，而接受过放射的儿童则为 17%，发生于照射野内的肿瘤 42% 为肉瘤。认为最多发生的 RAS 病理型为分化不良的骨肉瘤，但亦有报告恶性纤维组织细胞瘤（MFH）为病理分型的最大构成，Laskin 1988 年[6] 报告 53 例 RAS，其中 MFH 占 68%。RAS 的组织学类型包括有骨肉瘤、MFH、血管肉瘤和其他间质型肉瘤，Murray 1999 年报告 80% 的 RAS 组织学为高分级肉瘤。放疗后子宫发生的肉瘤均属于 MMMT（malignant mixed mullerian tumor），现代概念认为是一种组织化生的肉瘤样癌（metaplastic carcinoma），而不是癌与肉瘤的混合体。文献所报告的 RAS 发生的潜伏期已不再遵循 Cahan 最初所提出[7]的 5 年以上的判断标准，Robinson 报告[8]最短的潜伏期为 1.2 年；Murray 报告[9]为 1.9 年，最长则可达 50 年。发生横纹肌肉瘤的潜伏期显著较非横纹肌肉瘤为短，原因分析在于横纹肌肉瘤本身就具有发生第二肿瘤尤其是肉瘤的遗传易感性倾向，因此对辐射诱导转化史趋敏感。发生于儿童或成人的 RAS 潜伏期并无明显差异。

RAS 的发生与剂量相关，动物实验和儿童骨肉瘤的研究均获高量高危的结论。LESG 报告[4]生存超过 2 年的 9170 例各类型接受过放射的癌症患者，其中 64 例发生了骨肉瘤（0.7%），分析认为照射量<10Gy 的 RR 为 0.6，而>60Gy 者 RR 为 38.3，表现明确的剂量相关性。是否高能射线或高量累积会导致 RAS 的潜伏期相对为短，目前尚无结论性的认定，Murray 报告[9]诱导发生 RAS 的平均剂量为 48Gy；中值剂量 49Gy。认为低剂量同样诱导 RAS 的发生，然而原子弹爆炸时受到 6Gy 辐射量的存活者，肉瘤的发生率并无显著性增加。巨细胞瘤放射后发生的 RAS，据报告，剂量均在 40Gy 以上。

RAS 的诊断标准最初由 Cahan 于 1948 年提出[7]，后不断给予讨论，我们建议可参考下述要点来进行判断：

1）RAS 所发生照射区域，在照射前组织病理学或临床影像学均无已存在肉瘤的证据，以尽可能排除与放疗无关诱因所导致的自发性肉瘤。

2）RAS 有组织病理学的证实，需明确与原治疗肿瘤不同的病理学诊断。组织形态学描述不能提供 RAS 的鉴别。

3）曾接受照射，RAS 发生于 5% 等剂量线范围以内。

4）一般有相对长（10~20 年）的潜伏期，但亦接受<2 年的短暂潜伏期。

RAS 的预后明显为差，组织学的高分级导致更具局部的侵袭性。首选根治性手术，但常会受到限制。由于原放射治疗导致的纤维化，化疗没有满意的疗效。仍不排除放疗联合以手术的治疗，但会受到已放疗正常组织剂量耐受阈的限制。Murray 报告[9]20 例 RAS 的中值存活期仅为一年。临床上我们需要面对、例如乳腺癌局部切除联合以根治性放疗可能导致乳腺 RAS 上升的趋势，但 RAS 不应成为临床放射治疗做出决策时考虑的主要限制性因素。

（3）慢性淋巴水肿 乳腺癌患者治疗后发生的淋巴管肉瘤可能有根治手术和放射治疗所导致的上肢慢性淋巴水肿的病因，此外还见于丝虫病引起的下肢慢性淋巴水肿和先天性淋巴水肿的患者。

（4）肢体慢性感染、不愈溃疡的过程、创伤、异物嵌入存留、肌内注射铁制剂或异体移植等因素亦可能与软组织肉瘤的发生相关。

2. 细胞遗传学病因 软组织肉瘤的发生与机体内在的遗传易感性相关，即与某些等位基因的丢失、点突变、染色体易位畸变等复合的细胞遗传学缺陷相关。家族性的流行病学病因调查和宗族成员的追踪报告肯定了神经纤维瘤病、Li-Fraumeni 综合征、家族性视网膜母细胞瘤、结节性硬化症、基底细胞痣综合征和 Gardner 综合征与高频软组织肉瘤的发生相关。

神经纤维瘤病的患者在其一生中有 7%~10% 的危险概率转化而发生神经纤维肉瘤或纤维肉瘤。患者染色体 17q 携带有神经纤维瘤病的相关基因 NF1，它的出现是良性神经纤维瘤的分子病因，而当恶性转化发生时，则表现为 17p 的丢失 del（17）（p12~13.1）或突变，而这一定位恰是肿瘤抑制基因 p53 所在的位置。显然可以推断，缘于 NF1 存在而发生的 p53 基因的丢失或突变启动转化了恶性外周神经肿瘤（MPNT, malignant peripheral nerve tumor）的发生。Gardner 综合征的变异型表现之一为家族性结肠多发息肉病，患者可在结肠外伴发良性或恶性肿瘤，其终生发生硬纤维瘤（低分级纤维肉瘤）的概率为 8%~12%。家族性视网膜母细胞瘤染色体所携带的 del（13q）遗传缺陷导致了骨肉瘤和包括软组织肉瘤在内的第二个原发肿瘤的高发易感性。在正常细胞内视网膜母细胞瘤（Rb1）蛋白普遍表达，而在骨肉瘤、软组织肉瘤、乳腺癌或小细胞肺癌的发生过程中，Rb1 基因产物表达异常或缺失。推测 Rb1 蛋白与 DNA 键连发挥肿瘤抑制因子的生物功能。Li-Fraumeni 综合征的家族成员常可同时或先后发生多个恶性肿瘤，包括软组织肉瘤、绝经前乳腺癌、脑肿瘤、肾上腺皮质肿瘤、白血病和生殖细胞肿瘤，80% 的肿瘤发生于 45 岁以前，遗传分布特征符合常染色体显性遗传规律，但发病模式表现有很高的外显率。现代分子遗传学的研究揭示 Li-Fraumeni 综合征患者均携带有 p53 基因突变，但显然不能以这样一个位点的变化来解释综合征的全部特征，因此软组织肉瘤遗传易感性的本质机制尚不清晰。

3. 分子病因学 软组织肉瘤最多发现的细胞遗传学异常为染色体易位、染色体片段的丢失和三体型染色体。易位可导致原本远隔无关的基因之间的融合，当处于封闭状态的增殖基因恰融合于另一活跃基因启动子或增强子的效应领域时，逃逸机体自稳调控机制的某种增殖指令将被疯狂转录，细胞恶性转化的过程很可能就蕴在其中。当滑膜细胞肉瘤发现有一致的 t（x；18）（p11；q11）；Ewing 肉瘤发现有一致的 t（11；22）（q24；q12）时，于是一种临床病症和一种 DNA 水平的变异之间的因果关系即被肯定。当然，上述临床病症可能是一种良性增殖过程，亦可能是恶性肿瘤，但这都不拒绝所发现一致的染色体异常是其分子病因。当常规的组织形态学和免疫组化测定仍不能对一临床病症做出诊断时，这种标志性的染色体重排将有助于确定诊断；当我们进一步建立起这些畸变与肿瘤的临床行为或转归之间的相关性体系时，则这一类潜在性分子预后因素（PMPF, potential molecular prognostic factors）还将为临床的治疗决策、方式的选择、效应评价和预后的推断产生重大意义，而当我们可以肯定某一分子生物学变异为一种恶性转化的发生和后继临床进程事件的唯一或重要原因时，还可能为软组织肉瘤的新型治疗提供有效的分子治疗靶。一些具特征意义的染色体畸变及部分相关基因列于表 12-1-2，目前还有超过 2/3 的软组织肉瘤尚未发现明确的染色体改变及特异基因，无法将之用于诊断和预后的研究。

二、组织病理学

（一）组织学分类

应用最广泛的组织学分类依然是基于组织发生来源的 WHO 颁布的软组织肉瘤分类系统，共包括有超过 100 种的软组织肉瘤的分型细目，其中也包括一些至今尚不清楚其组织来源的肉瘤。广义而言，肉瘤分为骨肉瘤和软组织肉瘤，软组织肉瘤进而分为内脏软组织肉瘤（源于胃肠和泌尿生殖器官等）和非内脏软组织肉瘤（源于头颈、躯干和四肢的肌肉、筋腱、脂肪、胸膜、滑膜和结缔组织等）。

表 12-1-2　软组织肉瘤的细胞遗传学标志及涉及基因

肉瘤组织分型	染色体畸变	涉及基因
滑膜细胞肉瘤	t（x；18）（p11.2；q11.2）	SS18-SSX1/SSX2
神经母细胞瘤	del（1）（p32~36）	
黏液样脂肪肉瘤	t（12；16）（q13~14；p11）	FUS-DDIT3
胚胎型横纹肌肉瘤	Tri（2q）	
腺泡型横纹肌肉瘤	t（2；13）（q35~37；q14）	PAX3（7）-FOXO1
恶性纤维组织细胞瘤	1q11，3p12，11p11，19p13	
恶性外周神经肿瘤	t（11；22）（q24；q11.2~12）	EWS-FLI1
骨外黏膜液样软骨肉瘤	t（9；15；22）（q31；q25；q12.2）	EWS-NR4A3
原始神经外胚盘肿瘤	t（11；22）（q24；q11.2~12）	EWS-FLI1
子宫平滑肌肉瘤	t（12；14）7q-	
骨肉瘤	13q14	
Ewing 肉瘤	t（11；22）（q24；q11.2~12）	EWS-FLI1

通常可依据直观的显微镜下组织结构和细胞特征描述来进行分型，电子显微镜、免疫组化方法和细胞遗传学标志性异常的发现则成为病理诊断的重要辅助手段。电镜主要依据细胞亚结构的观察，如神经原纤维、细胞基质微丝、肌纤蛋白、肌球蛋白以及致密体等来判断组织来源。免疫组化染色特异蛋白的方法则较电镜快捷而简便，标准化和商品化则使其应用日趋广泛，如检测 Vimentin、S-100、desmin、第Ⅷ因子、角蛋白、肌红蛋白和肌纤蛋白常可使困难的病理诊断得到鉴识。如前述，某些细胞遗传学的染色体畸变已成为了相应软组织肉瘤的特征性标志，因此亦可有助于认定组织学的分型。一般而论，对于分化良好的肿瘤，分类系统可以有很详细的描述和分目，而随组织分化程度的愈趋幼稚和原始，则形态学上确定其组织来源愈趋于困难，甚至几乎不可能，这时我们只能以其特征形态来加以命名，如梭形细胞肉瘤或圆形细胞肉瘤等。临床上 25% 的对这类肉瘤组织来源的判定，事实上依据仅是诊断医生个人的经验或意向，带有一定的倾向性。

Pollock 1996 年报告[10]了基于美国国家癌症资料库（NCDB，National Cancer Data Base）登记的软组织肉瘤患者的调查分析结果，关于组织来源的分布列于表 12-1-3。所报告的 1993 年的资料为 829 所医院提供的 4252 例患者，显然，软组织肉瘤主要的来源组织为纤维组织（21.3%）、肌肉组织（15.3%）和脂肪组织（13.7%）。软组织肉瘤可发生于机体几乎所有的解剖部位，大部分约 50%~60% 发生于肢体，其中约 15%~20% 病变位于上肢；35%~40% 位于下肢；20%~25% 发生于腹膜后区或腹腔；15%~20% 位于躯干的胸腹壁或背部，而头颈部发生的软组织肉瘤相对为少，仅占总体构成的 5%。Weitz 2003 年[11]报道斯隆-凯特琳纪念医院（Memorial Sloan-Kettering cancer center，MSKCC）的肢体软组织肉瘤 1261 例，其中 74% 位于下肢；从病变位于四肢的远近端来看，则恰巧又是 74% 的肿瘤位于肢体的近心端。Gronchi 2005 年[12]报道意大利肢体软组织肉瘤 911 例，位置构成为 59.3% 位于下肢，17.0% 位于上肢，而 23.7% 位于肩胛带或盆骨带区。概括来看，依然是71%发生于下肢及肢带区，29%发生于上肢及肢带区。Eiber 2003[13]年报道 UCLA 1290 例软组织肉瘤，肢体肿瘤中57.2%是发生于下肢腹股沟和臀区以下到腓肠肌以上这一中区部位，实际上这恐怕是最易发生软组织肉瘤的部位；有15.8%的病变发生于上肢肩腋区以下到前臂以上的上肢中区，实际上这是复发性软组织肉瘤最易出现的部位。临床一般认为，肢体软组织肉瘤相对于其他部位有较好的局部控制率和无病生存率，而肢体软组织肉瘤中，预后则以上肢相对于下肢为好；近端相对于远端更易获得局部控制。肿瘤部位较深和体积较大则均为关系生存的重要不利预示性因素。

表 12-1-3　美国 NCDB 登记的 4252 例软组织肉瘤的发生组织分布

部　　位	病例数	构成比（%）
心脏/纵隔/胸膜	940	22.1
外周/自律神经系统	108	2.5
腹膜/腹膜后	528	12.4
结缔/皮下组织 及其他软组织	2676	63.0
组织来源		
纤维组织	904	21.3
脂肪组织	584	13.7
肌肉组织	653	15.3
血液/淋巴系	122	2.9
外周神经鞘膜	199	4.7
骨/软骨	132	3.1
其他肉瘤	1126	26.5
未能确定	532	12.5

从组织学类型的分布来看，多数报告中最常出现的类型是恶性纤维组织细胞瘤（MFH），约占25%~35%，脂肪肉瘤约为25%~30%，其次为滑膜肉瘤（SS）约占10%~15%，其他还包括有纤维肉瘤、平滑肌肉瘤、恶性外周神经鞘瘤（MPNST）、胚胎型横纹肌肉瘤（ERMS）等。一般年轻人中以滑膜肉瘤为常见，而老年人多发生脂肪肉瘤和恶性纤维组织细胞瘤。腹膜后软组织肉瘤的构成比一般均报告在15%，脂肪肉瘤为这一部位最优势的组织型，其次为平滑肌肉瘤，而内脏器官发生的肉瘤则60%为平滑肌肉瘤。预后则认为脂肪肉瘤的局部控制要优于恶性纤维组织细胞瘤，而滑膜肉瘤的效果居两者之间（表12-1-4）。

从大的视角来看，其实各异的组织学分型并不是临床医生思考的最重要的事情，因为组织学亚型通常并不直接相关于其临床表现和转归，相对而言，组织学分级更为重要，直接关系其生物学行为。然而，某些种类的软组织肉瘤则应引起临床医生的相应关注，如上皮样肉瘤、透明细胞肉瘤、血管肉瘤、胚胎型横纹肌肉瘤和未分化的肉瘤，常表现有较高的引流区域淋巴结的转移概率，有报告认为其预期发生率可达20%，一般则报告概率≤15%。Fong 1993 年报告[14]1772 例软组织肉瘤，总的区域淋巴结转移率仅为2.7%，而在血管肉瘤为13.5%，胚胎型横纹肌肉瘤为13.6%，上皮样肉瘤则为16.7%，这对于预示临床进程和决定治疗策略，显然有重要意义。

表 12-1-4　一些有代表性的成人软组织肉瘤的部位分布及组织分型构成的报告（%）

报　　告	病例数	头颈	上肢	下肢	腹腔/腹膜后	内脏器官	躯干	其他
Brennan 美国 1991	1685	5	11	40	14	12	14	5
Dinges 德国 1994	369	6	24	33	13	25		
Guillou 法国 1997	410	6.3	59.3	12.9	21.5			
Eiber 美国 2003	1290	4.3	23.7	42.6	22.2	7.1		
Pisters 美国 2001	3400	4	14	34	15	14		
组织分型构成								
MFH		16	32	24	6			
脂肪肉瘤			14	28	42	3		
滑膜肉瘤		5	12	13				
纤维肉瘤		18	12	8	6	3		
平滑肌肉瘤		9	8	7	26	59		
ERMS		15				8		
MPNT			6			3		
其他		37	16	19	17	28		

注：MFH 恶性纤维组织细胞瘤；ERMS 胚胎型横纹肌肉瘤；MPNT 恶性外周神经源性肿瘤。

（二）组织学分级

在临床资料的多因素分析中，组织学的分化程度（分级）被一致认为是判断远位转移相对危险度和肿瘤相关死亡的最重要的预后因素，然而用于软组织肉瘤分级的特异的形态学标准却并不统一。目前，常用的两种分级系统为 1984 年 Costa[15] 提出的美国 NCI（National Cancer Institute）系统和同年 Trojani 所发表的法国 FNCLCC[16]（Federation Nationale des Centres de Lutte Contrele Cancer；Franch Federation of Cancer Centers Sarcoma Group）所制定的分级标准。NCI 分级系统主要基于细胞型或亚型、发生部位和肿瘤的坏死程度，一定情况下也依据细胞构成、核的多形性和核分裂相的多少来确定分级，分为 3 级：

G_1：分化良好的黏液型脂肪肉瘤；皮下黏液型恶性纤维组织细胞瘤；有丝分裂<1 个/10HP、无坏死及出血区、分化良好的恶性血管外皮细胞瘤；分别表现为分化良好特征、无多形性形态、无坏死、低分裂活性<6 个有丝分裂相/10HP、人字形或束状排列的纤维肉瘤和平滑肌肉瘤；表现为神经纤维瘤特征、高细胞构成、分裂相<6 个/10HP 的恶性外周神经鞘瘤；还包括较少细胞构成、未发现分裂活性、均一黏液型的软骨肉瘤。

G_3：包括有骨外 Ewing 肉瘤、PNET、骨外骨肉瘤、间质软骨肉瘤和恶性三硝基甲苯（triton）肿瘤。

G_2：除上述 G_1 和 G_3 的其他肉瘤，则根据肿瘤坏死的程度分为或者 G_2 或者 G_3，阈值界限为 15% 的坏死区。原来一些划分为 G_3 的多形性脂肪肉瘤、多形性横纹肌肉瘤和滑膜肉瘤，按照 1990 年 Costa 的修订标准，现可能归于 G_2。

FNCLCC 系统则根据对肿瘤分化程度、核分裂比率和肿瘤的坏死程度分别记分的累积来进行分级，积分 2~3 为 G_1；4~5 为 G_2，而 6~8 为 G_3。当我们将同一组临床病人资料分别按两个系统的标准分级，并分析与预后的相关性时，发现两系统有 34.6% 的分级结果不对应相符，在 FNCLCC 系统中 G_3 数量相对于 NCI 系统增加而 G_2 下降。在单因素分析中，两个系统均表现出对转移发生和肿瘤死亡的预后价值；在多因素分析中，两个系统中的高分级、大肿瘤和深部位均鲜明表现为独立的预后因素，且均证实组织学分级具有更高的预后提示性，而相关程度分析则表明 FNCLCC 系统的分级与整体的生存率和无转移生存率之间有更好的相关性。Guillou 1997 年报告 410 例[17,22]未转移软组织肉瘤的两种系统的对照分级结果与预后的相关程度，列于表 12-1-5。

表 12-1-5　未转移软组织肉瘤两种组织学分级系统的分级结果及其与预后的相关程度

系　统	病例数（%）	5年生存率（%）	P	5年无复发生存率（%）	P	5年无转移生存率（%）	P
NCI							
G_1	64（15.6）	86.4	$6.2×10^{-9}$	75.9	$4.2×10^{-1}$	88.0	$2.5×10^{-11}$
G_2	241（58.8）	70.1		65.3		68.9	
G_3	105（25.6）	43.2		59.6		43.7	
FNCLCC							
G_1	73（17.8）	91.5	$5×10^{-13}$	71.6	$3.3×10^{-3}$	90.5	$<10^{-29}$
G_2	189（46.1）	72.6		70.9		76.4	
G_3	148（36.1）	43.8		55.6		39.2	

三、临床表现和诊断

（一）临床表现

软组织肉瘤可见于幼儿和超过 90 岁高龄的老人，文献报告平均年龄在 50~55 岁。美国 NCDB 1993 年 4252 例患者的平均年龄为 55.8 岁，而 1988 年为 52.8 岁，似略有增高。软组织肉瘤的男女发病比率基本是稳定的，为 1.4:1。从人种构成分布和社会经济层次分布来看，没有很大的差异。软组织肉瘤可发生于机体的任何部位，其临床表现常与部位的特征有关。四肢及躯干是肉瘤的好发部位，多表现为数周或数月的渐进增大的无痛性肿块，也因此而常被误认为是肌肉损伤或肌肉内血肿、皮脂腺囊肿或良性脂肪—纤维瘤而延误诊断。Lewis 911 例[18]和 Pisters 1041 例[19]两组大宗病例报告，诊断时瘤体直径为 <5cm、5~10cm 和 >10cm 的构成分别为 38%、32%、30% 和 41%、28% 与 25%。发生于肢体软组织的肉瘤其局部行为主要的是沿肌腔隙的纵向的扩展，而不是直接侵犯、贯穿筋膜层，横断肌肉和骨，但如果没有抑制，肿瘤终会侵袭相邻的肌肉、神经、血管、骨和皮肤，从而导致下述相应的症状。约 20% 的患者可出现疼痛；10%~15% 的患者神经、血管或骨可能已受到侵犯，则会出现局部性无力征、感觉异常、水肿或其他神经血管压迫征；约 10% 的肿块会有皮肤的浸润。包括肿块，有报告直到确诊时的平均症状时间为 5 个月。发生于头颈部的肉瘤则在早期就可能出现邻近结构受侵的症状。软组织肉瘤不常发生邻近引流区淋巴结的受侵，然而一旦发生则是预后的凶险征兆。如前所述，少数一些组织型的肉瘤则可能有 15% 淋巴结转移的概率。血行转移则是病变广泛播散的途径，肺是最常发生转移的部位，约 80% 的远位转移出现在诊断后的 2~3 年内。

（二）诊断的程序

发生于四肢躯干表浅部位的软组织肉瘤，确诊时为Ⅰ、Ⅱ期病变者约占 50%，相对易于早期诊断，其次为发生于外周神经和自主神经的肉瘤（45%），发生于腹膜后的肉瘤常难于早期获得诊断（40%），而胸腔内的肉瘤获得确切诊断时多已属晚期（Ⅰ、Ⅱ期仅占 20%）。

早期而准确获得诊断的基础依然是临床医生常规有序的诊断程序和综合判断能力，组织病理学的认定和影像学对肿瘤及其范围以及与周围脏器和组织的关系的描述则具有决定性的意义。临床医生应有针对性地了解患者的家族史和病史，特殊物质的接触史和辐射的暴露史，应对肿块所在部位有详尽的物理检查，包括肿物本身的特征和与周围神经、血管、骨关节、肌肉的筋膜以及皮肤的关系，应对相关的症状与伴发体征有清楚的描述，并应注意检查相应的淋巴结区。应常规给予全血细胞计数、血液生化及肝肾功能状态的检查，对于病变涉及部位应有相应 X 线片、CT 或 MRI 影像学检查。在决定治疗原则之前常需排除或确认远位转移的可能性，一般认为对于低-中分级的肿瘤或<5cm 的高分级肿瘤，至少应给予胸部 X 线片检查，以除外肺转移，其确诊时已发生肺转移的相对危险度为低，然而>5cm 的高分级肉瘤，则应给予胸部 CT 的检查。腹膜后或腹腔脏器的肉瘤常可首先出现肝脏的转移，因此除常规的腹盆腔超声波检查外，应给予肝脏 CT 的检查。对于特殊的临床异常或可疑，则有必要选择性给予骨扫描、血管造影或放射性核素显像的检查，以取得充分的分期诊断依据，并成为治疗决策的基础。

组织病理学的诊断具有决定性的意义，对无症状、持续 4~6 周、渐增达 5cm 的软组织肿块，均应给予组织学的检查。活检方式应选择最小创伤性且可获得足够组织取材的方式，所谓足够的取材应不仅可做出准确的诊断且可对组织学分级作出判断。细针的针吸活检（FNA，fine-needle aspiration）由于取材较少，做出确切的诊断有时即使是对于有经验的细胞病理学家也相当困难，因此比较适宜用于可疑复发肉瘤病灶的诊断。采用套针的穿刺取材活检测一般均可取得满意的组织标本完成诊断，表浅病变可在触摸下完成操作，而深部病变则常需在影像学的引导下来完成。穿刺径迹上的肉瘤细胞种植导致复发极少发生，但有报道，因此最宜穿刺部位给予标记，以为根治手术时一并切除。相当一部分患者可能需要切取或切除活检，切口均应取在肿物中央表浅部位、相应解剖部位的纵向切口。应严格肿瘤外科学的技术操作，减少皮瓣的翻动，充分止血，防止冲洗，防止肉瘤细胞局部的扩散与正常组织污染。切口的选择应有利于根治术的一并切除和术后放疗时肢体周径一定范围正常组织的防护。标本取材应考虑到坏死组织的无效和尽可能充分反映肿瘤的异质性；送检标本的界面方位均应予以标示，且应保持新鲜防止污染；显微镜检查则应包括所有的手术切缘部位。

影像学诊断方式和技术上的进展为软组织肉瘤的临床分期诊断提供了准确而有效的支持。对于肢体的软组织肉瘤，MRI 是应首先选择的影像学方式，MRI 根据增强影像肿瘤与周围肌肉、血管等相邻结构的对比度，可以多向观层面对病变的范围做出精确的描述。对于腹腔腹膜后和盆腔病变，MRI 多平面影像显示以及不同序列影像对肿物与中线血管结构和腰大肌、盆腔肌肉关系的显示，常可对手术的可切除性提供重要依据。RDOG（Radiation Diagnostic Oncology Group）的研究[20]表明，CT 在病变与周围结构的解剖位置关系的描述方面，并不亚于 MRI，或可提供满意的定位。

PET（positron emission tomography）在给予氟-18 标记的脱氧 D-葡萄糖后，依据恶性肿瘤的糖代谢摄取率高于正常组织而同样可应用于软组织肉瘤的诊断，且通过对于活性度的测定可能对组织学的分级作出判断，其局限性在于精确解剖定位模糊，价格昂贵，目前尚多应用于临床实验研究的范围。应用共振光谱分析技术，磷-31 磁共振光谱学（^{31}P-MRS）检查亦试用于软组织肉瘤的临床评价，借助对于有机磷和无机磷的代谢率分析，可能在良性和恶性软组织病变的鉴别和肿瘤病灶对治疗的反应评价方面有潜在的应用。

放射性核素镓-67 的闪烁显像（Gallium-67 citrate scintigraphy）诊断初步应用于软组织肉瘤复发或转移性病灶的判断，认为有很高的敏感性。Schwartz 前瞻性的研究报告[21]，其敏感度为 96%，而特异度为 87%，其应用价值在于发现临床或常规影像学并未怀疑部位而事实上已经出现了病灶的判断，亦有助于对治疗后可能残存病变部位有活性位点的发现，其局限性在于无法精确定位且费用较高。碘-125 标记的抗肉瘤抗体放射免疫扫描技术，目前也试用于转移性病灶的发现和定位性诊断，初步认为其敏感性可达 83%而特异性为 100%。

（三）临床分期

目前临床分期推荐使用 AJCC 第 7 版 TNM 分期系统[22]，其用于软组织肉瘤的临床分期，并将 FNCLCC 组织学分级（G_1~G_3）作为重要的分期依据充实进了具有普遍意义的 TNM 系统（表 12-1-6）。重要的预后相关因素还有肿瘤的大小和侵犯范围。分期中局部肿瘤分为两级：①发生于筋膜之外尚未侵犯筋膜的表浅肿瘤；②病变位于浅筋膜之下，或已侵犯或穿透筋膜的深部肿瘤。由于全部软组织肉瘤患者发生淋巴结受侵的概率仅为 2%~3%，所以医疗对多数患者均无需常规实施区域淋巴结的清扫术，因此分期可设置为 N_0，而无需像其他癌症一样设置为 pNX。发生于纵隔、腹膜后和盆腔的软组织肉瘤应归属为深部肿瘤。新版的分期系统可适用于各种软组织肉瘤，常见的组织型不少于 30 种，但仍有部分软组织肉瘤不适用。硬纤维瘤（desmoid tumor）有时被诊断为 G_1 的纤维肉瘤，临床亦表现为临界恶性的肿瘤。胃肠间质瘤（gastrointestinal stromal tumor，GIST）是一种特殊类型的间叶来源肿瘤，既往文献中有将之包括在软组织肉瘤中分析，也有将其除外。正是由于其特异的临床表现，关系转归的相关因素分析也与一般的软组织肉瘤不同，因此以肿瘤大小和组织学分级为基础的上述 AJCC/UICC 分期软组织肉瘤系统似不适应用于这类肿瘤，现在 GIST 已经有独立的 AJCC 分期（基于其诊断和治疗的特殊性，本章节对该病不做阐述）。

表 12-1-6　软组织肉瘤的 AJCC 分期系统（第 7 版，2010 年）

原发肿瘤（T）	
T_X	原发肿瘤未能评价
T_0	无原发肿瘤的证据
T_1	肿瘤最大径≤5cm
T_{1a}	浅部肿瘤
T_{1b}	深部肿瘤
T_2	肿瘤最大径>5cm
T_{2a}	浅部肿瘤
T_{2b}	深部肿瘤
淋巴结转移（N）	
N_X	区域淋巴结未能评价
N_0	无区域淋巴结转移
N_1	区域淋巴结转移
远位转移（M）	
M_X	远位转移未能评价
M_0	无远位转移
M_1	远位转移
组织学分级（G）	
G_X	分级未能评价
G_1	FNCLCC 分级 1
G_2	FNCLCC 分级 2
G_3	FNCLCC 分级 3
分期	
ⅠA 期	$G_1 T_{1a\sim1b} N_0 M_0$
ⅠB 期	$G_1 T_{2a\sim2b} N_0 M_0$
ⅡA 期	$G_{2\sim3} T_{1a\sim1b} N_0 M_0$
ⅡB 期	$G_2 T_{2a\sim2b} N_0 M_0$
Ⅲ 期	$G_3 T_{2a\sim2b} N_0 M_0$
	任何 G 任何 T $N_1 M_0$
Ⅳ 期	任何 G 任何 T $N_0 M_1$

注：表浅肿瘤指肿物位于浅筋膜浅层而未侵入该筋膜，深部肿瘤指肿物位于浅筋膜深层或侵犯浅筋膜两侧。

除 AJCC 分期外，Enneking 外科分期系统也在临床上使用广泛，被美国骨骼肌肉系统肿瘤协会（Musculoskeletal Tumor Society，MSTS）及国际保肢协会采纳，又称为 MSTS 外科分期[23]。此系统根据肿瘤的组织学级别（G，低度恶性：Ⅰ期；高度恶性：Ⅱ期）和局部累及范围（T，A：间室内；B：间室外）对局限性恶性骨肿瘤进行分期，出现远隔转移（M）的患者为Ⅲ期（表 12-1-7）。

表 12-1-7　Enneking 的外科分期系统

Ⅰ期	低恶无转移	A 间室内	B 间室外
Ⅱ期	高恶无转移	A 间室内	B 间室外
Ⅲ期	低恶或高恶有转移	A 间室内	B 间室外

四、预后相关因素分析

软组织肉瘤的预后推断，是由诸多交互影响的复杂条件所决定的，包括患者本身的个异特征，肿瘤发生及表现的个异特征和综合治疗不同方式、序贯和组合的特定性，因此在单因素分析中具有独立意义的因素可能在包容交互影响的多因素分析中被湮没而失去统计学意义。即使是多因素分析所获得的结论，放在系列的诸多报告中去纵横评价，也会发现不同研究所选取病人标准的偏性以及样本数的限定所带来的影响，这就使得相关因素及相对危险度的分析变得异常复杂且具相对性。临床发现导致局部复发、远位转移和生存状态的决定因素亦有异同，并不完全相同，况且临床更关注于局部复发与远位转移发生之间的关系，以及两者与总体生存的关系，并由此而深入到局部复发与远位转移相关性生物学本质的讨论。显然，诸多报告从各自不同的观点和研究方式，有可能对同一现象表达有不同的结论。

软组织肉瘤的失败模式中显示尽管某些原发病灶的特殊部位为致死性，但对于多数病例而言，无法遏制的转移构成着主要的直接死因。Donahue 报告 130 例[20] LG 肢体软组织肉瘤，疗后 18 例（14%）发生转移，在中值随诊 28 个月的时间内，14/18（78%）死亡，其中 11/18（61%）仅为远位转移而无局部复发。1997 年 Lewis 报告 911 例 肢体软组织肉瘤，中值随诊 3 年，297 例（33%）疗后复发，其中 167 例（18%）为远位转移，116 例（13%）为局部复发；116 例中的 38 例随后出现转移，均为肺转移，34/38 死于转移；HG 深部位肉瘤在局部复发后 24 个月内发生转移的概率为 $50\pm6\%$，而复发后 24 个月内死亡的概率为 $40\pm6\%$。局部复发强相关于随后出现的转移（$P=0.0001$），因而也强相关于肿瘤的死亡（$P=0.0001$），而成为重要的不利预后因素。在一般的临床报告中局部复发要少于远位转移，如 Huth 报告[24] 255 例 肢体软组织肉瘤局部复发 5%，而同期发生的远转 率为 28%；Heise 报告[25] 局部复发率为 17%（100/594），而远转和局部复发加远转的同期发生率为 39%（231/594）。临床有这样一种观点，较高的局部复发率导致了远转和死亡的增加，不难列举数据资料来说明这一点，然而另一种观点则认为，广泛转移病变的发生独立于局部复发，成为影响生存的最重要因素。如 Abbas 的报告[26]，251 例 不同部位软组织肉瘤，72 例 仅有局部复发的患者于挽救治疗后 5 年、10 年生存率分别为 43% 和 33%，对比于全组 5 年、10 年的生存率 45% 和 30%，并不显著为差。Rantakokko[27] 102 例 局部复发的软组织肉瘤，与全组 241 例 的生存亦无差异。局部复发依然是可控的，因而间接影响到生存。Gaynor[28] 423 例 肢体软组织肉瘤，单因素分析中 局部复发为生存的影响因素，而在多因素分析中其意义消失了。更何况许多的临床报告都结论，局部控制获改善然而未能转化为生存的获益。从统计学的角度来看，如果我们以截肢术者的 5 年生存率例如为 88%，代表无复发病例的生存状态；以临床手术+放疗者 20% 局部复发和 44% 的生存率代表复发病例的生存状态的话；如果欲证实组间差异的显著性，要求显著水平 95%（$\alpha=1.96$），强度 80%（$\beta=0.84$），则每组样本数需超过 270 个病人。统计学尚需考虑到复发是一项时间依赖性因素，亦即在不同的时间区间内，病例可能是包括在无复发组，亦或复发组，因此局控与生存的关系需较大样本数，观察事件发生的概率较高和观察时间较长，才能获得肯定性的结论。必须注意到复发也是一个时间依赖性变量，因此亦应采用时间相关的多因素分析模型来进行统计学描述。如果患者疗后 8 年局部复发，于复发后 2 年死亡，在普通多因素分析模式中，病例属于复发而生存了 10 年，属于低危的病况，然而在时间相关因素分析模式中，病例属于复发 2 年而死亡，应归属高危病况。Grochi[12] 对手术边缘 R1 对于生存的影响进行了不同时效风险率的研究，认为在术后 3~5 年 的时间里，R1 相对于 R0，风险比率为 0.8，生存无差异，而 5 年以后风险比率上升为 1.8，因而结论 R1 为生存的弱不利预后因素，然而复发一旦发生，则患者具有高危的肿瘤死亡倾向。事实上我们可以这样来理解，局部的复发和转移的发生均是疾病走向死亡的过程，可能类似于两件事同一方向的发展，因相伴而所以相关。复发和转移是否发生，发生的早晚和是否同时发生都是对原发肉瘤恶性行为特征和程度的反映和描述；死亡的危险可以从局部复发和远位转移的发生获得解释，但这仅是中间现象，更根本的原因则存在于原发肿瘤异质的生物学特征性之中。

在各种特征性因素关于局部复发、远位转移和生存状况的相对危险度的分析中，比较有代表性的报告为 Guillou 410 例[17] 按照 FNCLCC 系统界定标准的分析（表 12-1-8）和 Pisters[19] 与 Lewis[18] 基于 MSKCC 病例资料 的分析（表 12-1-9）。关系于远位转移、无转移生存率和肿瘤生存率的危险因素，在诸多的研究中结论是趋同的，均报告高分级（$G_{2~3}$）、大肿瘤（$\geqslant 10cm$）和深在部位是最重要的不利预后因素。关系于局部复发的危险因素则一般报告有高分级、深部位、切除边缘（+）、复发灶和高龄男性；就组织分型而言，纤维肉瘤和恶性外周神经肿瘤更倾向于局部复发。肿瘤大小不认为是局部复发的危险因素，因为手术是否完全地切除和照射范围是否足够大与照射剂量是否充分显得较病变范围更重要，但肿瘤大小是远转和生存的危险因素。Coindre 546 例[29] 无转移软组织肉瘤预后因素分析，局部复发的危险因素包括有术后未予辅助放疗（$P=3.6\times10^{-6}$）、手术方式为局部切除术（$P=2\times10^{-4}$）、G_3（$P=7.6\times10^{-4}$）和深部位肉瘤（$P=10^{-2}$）。普遍认为术后充分的放射治疗是降低局部复发率最重要而有效的治疗因素，而局部手术的方式亦关系于局部复发。Dinges 369 例[30] 各部位软组织肉瘤，虽然术后均给予放疗，但大体未完全切除、肿物切除和广泛切除术式的复发率相应为 31%、23% 和 7%。就诊时为复发病灶，显然更难于获得局部控制，但原因可能在于各种治疗手段在实施上都会受到限制。就病变原发部位而言，多认为以肢体的疗效为好。Singer[20] 389 例肢体、躯干和腹膜后软组织肉瘤的 15 年生存率分别为 68.4±3.9%、59.5±7.0% 和 50.0±6.5%（$P=0.0042$）。

表 12-1-8　FNCLCC 系统界定预后相关因素的相对危险度

变量因素	远位转移		生存率	
	RR	P	RR	P
男性	1.54	2.03×10^{-2}	1.75	2.54×10^{-3}
>50 岁			1.66	6.58×10^{-3}
躯干	0.52	3.39×10^{-2}	1.54	6.02×10^{-2}
$\geqslant 10cm$	2.13	1.83×10^{-4}		
深部位	2.72	2.41×10^{-3}	2.44	3.61×10^{-3}
T_3	1.58	3.55×10^{-2}	2.13	2.10×10^{-4}
G_2	3.01	4.73×10^{-3}	2.83	7.02×10^{-3}
G_3	9.22	3.60×10^{-9}	7.08	1.85×10^{-7}

表 12-1-9　MSKCC 肢体软组织肉瘤预后相关因素分析

变量因素	Pisters　1996　n=1041		Lewis　1997　n=911	
	RR	P	RR	P
局部复发				
年龄>50 岁	1.6	0.011		
原发/复发	2.0	0.001		
边缘（-）/（+）	1.8	0.0001	1.6	0.019
平滑肌肉瘤			0.25	0.018
纤维肉瘤	2.5	0.058		
MPNT	1.8	0.010		
复发后出现转移				
LG/HG			3.5	0.005
浅/深部位			2.9	0.03
复发后发生死亡				
>5cm			3.2	0.01
LG/HG			3.7	0.007
远位转移				
5~10cm	1.9	0.001	1.8	0.004
>10cm	1.5	0.028	1.7	0.0008
浅/深部位	2.5	0.0007	2.1	0.005
LG/HG	4.3	0.0001	3.7	0.0001
脂肪肉瘤	0.64	0.0031	0.4	0.0001
平滑肌肉瘤	1.7	0.024		
局部复发			4.5	0.0001
肿瘤生存率				
原发/复发	1.5	0.0033		
5~10cm			2.3	0.0001
>10cm	2.1	0.0001	1.9	0.0001
浅/深部位	2.8	0.0002		
LG/HG	4.0	0.0001	6.0	0.0001
边缘（-）/（+）	1.7	0.011	1.6	0.009
平滑肌肉瘤	1.9	0.012		
MPNT	1.9	0.0077	2.0	0.02
局部复发			2.4	0.0001
转移后生存率				
>10cm	1.5	0.025		

高分级、大肿瘤的患者是转移发生的重要相关因素。Dinges 1994 年[30]报告整体的远位转移发生率为 20.6%，而相对于 G_1、G_2 和 $G_{3~4}$，转移率分别为 0、7.7% 和 34.6%（$P<0.01$），分化不良或未分化是非常高危的远转因素。相对于瘤体≤5cm、5~10cm、10~15cm 和>15cm，5 年的转移发生率分别为 5.4%、27.8%、29.4% 和 33.3%（$P=0.04$）。EORTC（European Organization for Research and Treatment of Cancer）以 8cm 为大小界定阈值，其远转率则为≤8cm，11.5%；>8cm，34.1%（$P=0.005$）；按照 UICC 标准则 T_1 为 5.4%，T_2 为 29.2%（$P=0.037$）。对于临床行为的特征如此鲜明，需要对其治疗对策进行深入研究。

六、并发症

手术、放疗和化疗均属于损伤性治疗,当我们尽可能使每一种方式的疗效发挥到极限时,必须看到机体有可能会为不当和过度的治疗付出代价,在截肢术的适应证中就包括有严重而不可逆的治疗并发症导致肢体功能几近丧失的患者。肢体软组织肉瘤治疗相关的急性并发症包括有皮肤及皮下组织的放射性红斑、水肿、干性或湿性放射性皮炎、伤口的不愈、感染和坏死、皮瓣剥脱、局部的感觉异常或疼痛。晚期损伤则包括有不同程度的皮肤及软组织的纤维化或溃疡、血管的狭窄、纤维化和闭锁、外周神经损伤及部分功能的丧失、放射性骨髓炎和骨折、关节功能障碍和肢体的淋巴水肿。多数临床报告治疗并发症的发生率在10%~30%,如果并发症达到30%应重新审视治疗的设置和技术的实施。术前照射较高剂量或过快的分割方式有可能导致术后伤口愈合或皮瓣附着的延迟;术后照射过大的范围、高分割剂量、单野或电子束照射可能造成较重的组织损伤,尤其剂量超过65Gy时。IOBRT时放射源贴近重要的血管神经结构或伤口,是晚期并发症的主要原因。临床常报告肢体发生并发症的比例为高,为了减少放疗后肢体远端水肿、手术野区环周软组织的挛缩,我们一定不要将整个肢体的横径都置于照射范围内,并注意对骨和关节的保护(肢体软组织肉瘤的术后放疗部分有详细表述)。放射治疗的加量应采用缩野技术,必要时应给予治疗计划的计算机设计和优化选择。临床医生希望取得最好的局部控制,同时又希望晚期损伤根本就不要发生,然而这两种压迫中间的地带常常过于狭小没有余地。严重并发症是有一定发生概率的,并不完全取决于病人的愿望和医生的初衷。

第二节 肢体软组织肿瘤

肢体和躯干浅表的软组织肉瘤的组织类型和分期等内容在总论已有详细阐述,本节主要表述治疗方面的研究结果。1982年美国NCI的Rosenberg SA[31]以其前瞻性的临床对照研究成果,成为软组织肉瘤的治疗的里程碑,以保留肢体的手术方式联合术后放疗,在局部控制、无病生存和整体生存率方面均可取得与截肢术同样的效果。30年来,局部扩大切除术+术后放疗依然是软组织肉瘤的标准治疗,新的研究热点术前放疗或术前同步放化疗提供了提高疗效的可能,但术后不良反应相对更高,辅助化疗在提供的生存获益可能性上仍不确定。

一、外科治疗

尽管多种治疗方式的综合治疗已广泛应用于软组织肉瘤的临床治疗,外科手术依然是首选治疗方式,也是整体治疗决策的基础。外科手术的方式包括沿肿瘤假性包膜解剖的肿物去除术(enucleation)和包括不多周围组织的局部边缘切除术(local marginal excision),这类手术依据报道肿瘤大小、深度、部位和组织分级的不同,复发率可高达60%~90%。广泛的局部切除术(wide local excision)则将肿瘤及其周围一定范围的正常组织一并切除,依据扩大程度的不等,局部复发率一般报告为25%~50%。发生病变结构整体的根治性切除术(radical compartmental resection),例如沿肌腔隙将病变所涉及肌肉的起始端整体切除,这类手术的局部失败率仅为15%~20%。对于病变已侵犯重要大血管和神经或骨,局部性手术已无法实施者,则需被迫接受截肢术,但仍可能有5%~15%的局部复发率。1995年Mundt报告[32]成人肢体软组织肉瘤,局部切除术、广泛切除术和根治切除术的5年局部控制率分别为61.5%、86.7%和100%。

(一)截肢术

截肢术或关节离断术在20世纪60年代被认为唯一可能获得治愈的方式,当时30%~40%的软组织肉瘤患者接受这样的术式。随着外科手术根治策略向保存肢体联合以计划性放疗和化疗医学模式的转换,截肢术的比例显著减少。从美国NCDB所登记1988年3500例和1993年4252例软组织肉瘤的资料来看，肢体保留术式的比例由 22.1% 上升到 66.0%，而部分或全肢截肢术由 29.3% 下降到 8.9%。近年报告的截肢率均仅为 3%~5%，例如 Coindre[29] 报告 FNCLCC 546 例软组织肉瘤仅有 4% 实施了截肢。

截肢术目前的主要适应证在于综合治疗后复发或严重并发症或功能丧失的情况下，约 2%~8% 的患者仍需考虑截肢。Williard[33] 回顾分析了 MSKCC 649 例肢体软组织肉瘤患者的手术治疗，保肢术式 557 例，截肢术 92 例，截肢者均为大瘤体、高分级、侵犯主要神经或血管的病例。截肢术者与未截肢但疗后无复发者相比较，生存无显著差异，而截肢术者与肿瘤情况相似、施保肢手术者相比较，总体生存情况亦无差异，但局部病灶表现有严重侵袭性的患者，截肢术却相对于保肢术式取得了显著为优的局部控制率，分别为 94% 和 85%，P 值为 0.007。在 UCLA[20] 所收治的 1290 例软组织肉瘤中，手术切除者有 753 例，截肢比率为 7%，再深入分析一下，在首程治疗患者中，截肢仅占 5%；在外院治疗，复发后就医 UCLA 的患者中，则有 13% 被迫截肢；而在 UCLA 疗后再度复发的患者中，必须选择截肢挽救的病例高达 38%。截肢术依然有指征为临床施治所选择。

因此，作为平行于其他治疗方式的一种，截肢术在软组织肉瘤的整体治疗中仍有其应用的价值。目前对于下述临床情况，推荐考虑截肢术：大肿块、高分级、侵犯主要血管、神经、骨膜或骨，尤其是承重骨，手术无法解剖者；或虽尽力切除，然仍有不得已的大体肿瘤残存或广泛手术边缘（+）者；多发病灶者和肢体近端大肿块，疗后复发尤其是野内复发再治者，另外综合治疗后导致严重并发症或严重功能丧失者，亦可考虑截肢。

（二）广泛切除手术

在接受局部广泛切除术联合以术后放疗替代截肢术作为标准治疗的基础上，进一步分析一些临床随机分组实验中仅给予广泛切除术而未予辅助治疗的资料时，发现部分病例的局部复发率仅为 10%~30%。这表明对于某些选择性病例，单纯外科手术有可能取得可以接受的治疗结果。2000 年 Fabrizio 报告[34] 34 例肢体软组织肉瘤单外科手术治疗的结果，全组的 5 年局部控制率、无远位转移生存率和 5 年的实际生存率分别为 80%、86% 和 82%，进一步分析，高分级组（$G_{3~4}$）和低分级组（$G_{1~2}$）的上述相应结果为 60%、71%、69% 和 100%（P = 0.01）、100%（P = 0.03）以及 94%（P = 0.05）。显然所有局部复发和出现远位转移者均为高分级病变，低分级组的疗效显著为优。Geer 报告[35] 174 例低危、≤5cm 软组织肉瘤，单纯外科手术治疗为主，术后 5 年局控率 90%，手术边缘未净和年龄大于 50 岁者为局部复发的主要相关因素。Karakousis 1995 年[36] 报告 152 例肢体软组织肉瘤，6% 施截肢术，76%（116 例）予根治性广泛切除术，36 例予局部切除术辅助术后放疗。单纯外科治疗与手术+放射组的局部复发率分别为 10% 和 25%（P = 0.05），其 5 年生存率和无病生存率组间无显著性差异。Healey 报告[20] 54 例 T_1 病变，53 例显微镜下边缘（−），单手术治疗，局部复发率 7%。Kydholm 报告[37] 70 例皮下或肌肉软组织肉瘤，广泛切除术，56 例镜下边缘（−），未予术后放疗，仅 4 例（7%）局部复发。显然上述这些临床结果均可与文献所报告手术辅助以术前、术中或术后放疗的疗效相比拟，这表明对于选择性的病例，单纯外科手术亦可成为一种标准的治疗方式。问题是什么是选择性的标准，多大的病变，是否要考虑分级对局部复发和潜在远位转移的影响，以及多大的手术边缘限定是适宜的。目前文献报告的标准纷纭，尚缺乏严格临床实验的对照研究认定，因此在选择病人时宜于保守一点，对于病变相对表浅，≤5cm，低分级，切除边缘（−），有术后密切随诊的条件且一旦复发仍有再次手术可能的患者，则可考虑仅予广泛切除术的治疗；对于高分级病变，头颈和手足部位的病变则倾向仍推荐术后予放疗。

（三）淋巴结清扫

软组织肉瘤区域淋巴结转移率很低，但对某些特殊组织型的肉瘤，则应进行临床仔细地检查，少数患者发现有引流区域淋巴结转移而无结外侵犯的明确证据时，为淋巴结清扫术的适应证。

二、外科手术与放射治疗的综合

20 世纪 70 年代初期，肢体软组织肉瘤的生存率仅为 25%~30%，而近 10 年超过 70% 的患者接受了手术+放射+化疗的综合治疗，以广泛切除术辅以放射治疗为基本治疗模式的 5 年局部控制率可达80%~90%，5 年的生存率亦提高到了 60%~80%。手术切除的方式应予局部肿瘤完整的广泛切除术，如果根据术中解剖的所见或术后病理的检查，怀疑手术切除的范围不够或已确认有一定数量的残留，如果技术上可能，应给予再次的切除，因为有大体的残留或阳性手术边缘将大大增加局部复发的危险性，尽管辅助以放射或化疗。对于无法完全切除的肿瘤部位，术中应予标记或植管以为组织间照射。一般而言，成功的手术，亦应留置瘤床范围的标示物。放射治疗则可予术前、术后的 EBRT 或术中照射（intraoperative brachytherapy）、或术中植管后给予的 BRT，或上述方式的组合。

（一）术后放疗

局部广泛切除术联合以术后放疗可以替代截肢术为多项随机对照临床研究所证实，术后放疗作为经典的辅助治疗模式目前仍然在临床广泛应用。1982 年美国 NCI Rosenberg[31] 首先报告 48 例软组织肉瘤截肢术与保留肢体手术辅以术后放疗的前瞻性对照研究的结果，两组患者均给予了 ADM、CTX和 MTX 的联合化疗。结果表明局控率分别为 94% 和 81%（$P = 0.022$），其无病生存率和全组生存率分别为 71% 和 70%（$P = 0.97$）以及 71% 和 63%（$P = 0.52$），组间无显著性差异。1996 年 Pisters 报告[38] MSKCC 164 例肢体及躯干表面部位软组织肉瘤，术中随机决定是否植管、术后给予组织间近距离照射（BRT，brachytherapy）的前瞻性研究结果，手术+BRT 组和单纯手术组 5 年的局控率分别为82% 和 69%（$P = 0.04$）。进一步分析，组织学高分级（HG）肿瘤，两种治疗方式的局控率分别为89% 和 66%，差异非常显著（$P = 0.0025$），而对于低分级（LG）肿瘤，BRT 未能显著改善局控（$P = 0.49$）。1998 年 Yang[40] 报告 NCI 141 例保肢手术联合以术后外照射（EBRT，external beam radiation therapy）或不予放疗的随机对照研究，中值随诊 9.6 年，对于 HG 者，EBRT 组和对照组的局控率为 100% 和 81%（$P = 0.0028$）；对于 LG 者则分别为 96% 和 67%（$P = 0.016$），同样非常显著地改善了局部控制。局部广泛切除术联合以术后放疗可以替代截肢术在大样本病例分析方面结果同样明确。1985 年麻省总医院（Massachusetts general hospital，MGH）的 Suit[39] 报告大宗患者的回顾对照结果，464 例原发软组织肉瘤接受了根治性切除术/截肢术的治疗，而 416 例所实施为局部广泛切除术加术后的放疗，局部复发率分别为 18.1% 和 18.3%。其中 170 例保守切除手术联合以术前/术后照射的患者，5 年局控率和生存率分别为 84% 和 69%。2005 年 Gronchi[12] 报告 911 例肢体原发和复发性软组织肉瘤，实施外科手术治疗，92% 为保肢术式，而 82% 手术边缘为 R0 状态，亦即截肢率 8% 而 R1为 18%。美国 MSKCC 1261 例[11] 肢体软组织肉瘤手术施治，截肢率为 7%。按时代进程分析，1982~1986 年代截肢率为 13%，到 1997~2001 年代，下降为 5%，而相应这一进程，手术切缘（+）的比率由 14% 上升为 22%。由于有放射治疗的联合，上述改变并未能反映为整体生存率的下降。正是放射治疗对于手术范围内亚临床病灶和可能的边缘残存灶的进一步清除，使得广泛切除术联合术后放疗成为各种软组织肉瘤的标准治疗。

术后放疗是最广泛应用的一种放疗与手术联合的方式，围绕术后放疗的许多技术问题，观点纷纭，对于剂量、范围、时机、分割、并发症与功能的保持等目前均尚无排它而唯一的结论可以遵循，其中最重要的焦点问题自然是照射剂量与范围。当临床上认为肿瘤的大小是局控有意义的预后因素时，实际上还内涵着组织学分级，以及你选择什么方式和是否合理地治疗了一定大小的肿瘤。从临床实践角度来看，适宜范围的完全的外科切除和足够范围足够剂量的照射是较病变大小和分级更重要的预后因素。早期阶段（如 Teppe，1982）认为术后照射的范围应包括病变涉及的整束肌肉的肌腔隙或至少应包括肿瘤边缘外放 10cm 的正常组织。1991 年 Pao 比较了次全肌腔隙（subcompartmental volume）与局部范围（limited volume）照射的效果，前组虽并非整个肌腔隙，但病变远、近端 都至少有 5cm 范围的边缘区在照射野内，后组意味着病变纵向不足 5cm，横向亦可能未包括肌腔隙全部横径的照射范围。结果前组理想，而显然后组的照射范围是不够的，有相当高的复发率。Mundt 1995年[32] 继续研究了这个问题，当术后最初照射野的边缘相对于原病变外放<5cm、≥5cm 和 ≥10cm 时，

其 5 年局控率分别为 30.4%、93.2% 和 100%，认为初野边缘至少应外放 5cm（$P=0.0003$），可取得很好的局部控制；而外放 10cm 以上的照射范围，并未能进一步提高局控（$P=0.49$），即使是对于 G_{2-3} 的病变（$P=0.57$）。Dinges 102 例[30] 软组织肉瘤术后放疗分析，5 年局部复发率为 18%，其中在一级靶体积（原肿瘤外放 2cm 边缘区）内复发为 72%，二级靶体积（原肿瘤外放 5cm 边缘区）为 11% 而治疗体积外为 17%，显然复发既与照射范围又与剂量相关。上述野内复发患者的中值照射剂量为 50Gy，进一步分析，当照射剂量为 <50Gy、50~65Gy 和 ≥65Gy 时，患者相应的局部复发率为 31%、16% 和 0，而 5 年无局部复发生存率分别为 65%、83% 和 100%，亦即当术后照射量超过 65Gy 时，局部无复发。Mundt 报告[32] 剂量为 60~64Gy 和 64~66Gy 时，所取得的局部控制率分别为 74.4% 和 87.0%（$P=0.05$），而 Fein[41] 报告剂量 <62.5Gy 和 >62.5Gy 时，局控率分别为 78% 和 95%（$P=0.04$）。然而当放射治疗医生尽情地去提高局部控制剂量时，一定会受到发生更多的急性及远期并发症的遏止。上述 Dinges 102 例患者的严重并发症为 16%，认为大分割 2.5~3.0Gy，总剂量较高 65~70Gy，照射野过大（如腹部，>100cm²），单野照射和全程电子束照射均是导致严重并发症的原因。Lindberg[20] 将照射量从 75Gy 降到 60Gy 后，发现局部的控制率相同而并发症减少。Mundt 的结果[32] 为相对于 60~63Gy、63~66Gy 和 ≥66Gy 的照射量，其晚期并发症的表现分别为 12.5%、40.9% 和 58.8%（$P<0.05$）。显然，临床医生并不愿意在取得一项成功的同时却又制造了一种遗憾。目前认为，放射治疗在外科手术后 10~20 天开始，术后照射的初野范围应根据不同的临床情况控制在肿瘤边缘外放 5~10cm 范围，剂量应达到 50Gy；一级靶体积的照射量一般应不低于 60~62Gy，如果术后有大体残留病灶或为病灶内切缘，需要提高照射剂量，必须采用缩野技术（Conedown fields），递次缩小照射体积的高复发危险区域剂量可达 65~70Gy。Le Pechoux[42] 曾报道对于组织学中-高分级，切缘靠近肿瘤或病灶内切缘，给予 1.2Gy×2/d，总剂量 72Gy 的照射；Jacob[43] 临床实施 1.5Gy×2/d，总剂量 45Gy 的加速超分割照射。临床上均是可行的，但局部控制和无病生存均不优于常规照射，晚期损伤率亦相同。

关于放射治疗的具体实施，显然体位的固定及摆位的重复性具有重要的意义，例如来源于大腿肌群的软组织肉瘤，无论俯卧抑或仰卧的正位下肢的摆位均不一定有利于正常组织的保护，而蛙腿的摆位却很可能将前部肌群与中后部肌群分离开而有利于肌肉或股骨的防护。下肢横向的手术瘢痕是很糟糕的，原则上应是纵向的切口。放射治疗野不应横贯下肢横径，至少应留有 2~3 cm 的条形区不受照射，以利于体液的回流。照射野的设置尚需考虑到必要时骨和关节的防护，以保持疗后良好的功能。肢体严重的溃疡、水肿、关节僵直和骨折将使保肢的愿望破灭。放射治疗射线的能量可选择 4~6MV 或更高一些能量的 X 线，或与适宜权重的电子束相辅应用。危险的皮下表浅部位或已受侵犯的皮肤表层应有足够剂量的照射。治疗计划系统和三维设计将使靶区获得均匀的剂量分布且正常组织得到更好的保护。一般给予两级靶体积的缩野照射，50Gy 时和 60Gy 时两次实施。对于头面部和手足部位的病变，上述诸原则均应给予更充分的考虑和更精确的实施。当采用超分割照射方案或与化疗联合应用时，照射量可减少约 10%。当与多柔比星等化疗药物联合时，放疗应在时间上间隔 2~3 天错序实施，减缓正常组织损伤的协同效应。

为了减少放疗后肢体远端水肿、手术野区环周软组织的挛缩，我们一定不要将整个肢体的横径都置于照射范围内，但肢体软组织肉瘤最好发的部位是上下肢的中区，因此侵及或侵犯股骨，肱骨或关节是经常会遭遇到的事情。肢体软组织肉瘤复发最多的部位是上肢肘关节附近，很可能与医生在不大的区域内完整照射瘤床，而又要防护关节所做出的让步有关。软组织肉瘤的术后照射剂量要求在 63Gy 以上，而骨的受量不应达到 60Gy，疗后生活中偶然的受力导致骨折是软组织肉瘤治疗后常见的另一严重并发症，再修复的机会较少，多数将致残，尤其是肿瘤已侵犯承重骨、已导致骨膜剥离和疗程中亦接受辅助化疗的患者，其骨折的发生率可高达 24%。3D-CRT 和 IMRT 技术可使这一治疗矛盾缓解。2004 年 MSKCC Hong[44] 对 10 例大腿软组织肉瘤的术后照射进行了两种高精度治疗设计的比较，CTV 为 GTV 外放 1.5 cm，在股骨界面，则只达骨面为止，使 CTV 曲面凹陷；上下方向 CTV 为外放 5~10 cm 的范围；PTV 为 CTV+0.5cm。3D-CRT 为 2~3 个野、适宜楔板和透射挡块作为补偿滤过的设计；IMRT 为 5 个共面野的设计，结果后者获得了医疗更为满意的适形度。IMRT 与 3D-CRT 相比较，股骨受到全剂量（63Gy）照射的体积 V63 由 44.7±16.8% 下降为 18.6±9.2%，平均下降了 57%（$P<0.01$）；包括环周体积 5% 的股骨热点剂量 D05 由 67.2±1.8Gy 下降为 65.0±1.2Gy（$P<0.01$）；除外 PTV 和股骨，周围软组织受到全剂量照射的体积 V63 由 997±660cm³ 下降为 201±144cm³，下降了 78%（$P<0.01$）；相应其 D05 由 67.8±1.3Gy 下降为 58.7±4.7Gy，下降了 13%（$P<0.01$）。皮肤瘢痕区可受到完整剂量的照射，而其余表皮到皮下 5mm 的皮肤体积，接受了全量照射的范围由 115±40 cm² 下降为 61±20cm²，下降了 48%（$P=0.01$）。IMRT 获得了完整覆盖靶体积，而于股骨界面形成凹陷，于透射皮肤区高剂量线面收缩的合理剂量分布，良好实现了临床意图。

IMRT 的临床应用方面，2008 年 MSKCC 报道了[45]肢体 STS 患者行功能保全术后 IMRT 的结果，中位随访 35 个月，全组 41 例患者的 5 年局部控制率和生存率分别为 94% 和 64%。2015 年中国医学科学院肿瘤医院王健仰回顾性分析了 80 例肢体和躯干体壁软组织肉瘤患者术后 IMRT 的结果，中位随访 38 个月，5 年局部控制率为 88.1%，5 年无远处转移生存率为 75.2%，5 年生存率为 83.6%。手术切缘阴性患者的 5 年局部控制率显著高于阳性切缘患者（90% vs 64.8%，$P=0.023$），原发肿瘤≤5cm 患者的 5 年生存率显著高于原发肿瘤大于 5cm 患者（94.7% vs 68.9%，$P=0.041$）（结果待发表）。而基于 MRI 影像和 IMRT 放疗的良好结果，英国研究者在保护正常组织方面开展了进一步缩小照射范围的尝试，VORTEX 随机Ⅲ期研究对经典两期治疗组（疗前 GTV 范围头脚方向外扩 5cm 照射 50Gy 后缩野到 GTV 外扩 2cm 范围加量照射 16Gy）与研究组（仅针对 GTV 外扩 2cm 的加量范围给予 66Gy）的两组进行比较，该研究近期刚刚完成入组，结果非常值得期待（肢体软组织肉瘤术后放疗的前瞻性随机研究见表 12-1-10）。

表 12-1-10　肢体软组织肉瘤术后放疗的前瞻性随机研究

作者	病例数	治疗方案	5 年局部控制率	5 年生存率	并发症
Rosenberg SA[31]	43	Ⅰ 截肢术组	Ⅰ 0/16	Ⅰ 88%	N/A
		Ⅱ 保肢切除术+术后放疗	Ⅱ 4/27	Ⅱ 83%	
			（$P=0.06$）	（$P=0.99$）	
Yang J C 1998[40]	141	广泛切除术后	10 年	10 年	
		HG Ⅰ. EBRT 63Gy/1.8Gy+Chemo.	Ⅰ 100%	Ⅰ 75%	
		Ⅱ Chemo.	Ⅱ 78%	Ⅱ 74%	
		LG Ⅲ 手术	（$P=0.0028$）	（$P=0.71$）	
		Ⅳ 手术+EBRT	Ⅲ 8/24		
			Ⅳ 1/26		
			（$P=0.016$）		
Pisters PW 1994[38]	164	Ⅰ 广泛切除术	Ⅰ 69%	DSS Ⅰ 81%	
		Ⅱ 广泛切除术，术中植管	Ⅱ 82%	Ⅱ 84%	并发症
		LDR-BRT 42~45Gy	（$P=0.04$）	（$P=0.65$）	Ⅲ 30%
		Ⅲ HG. 手术	Ⅲ 66%	DSS Ⅲ 67%	13%
		手术+BRT	89%	80%	
		Ⅳ LG. 手术	（$P=0.0025$）		
		手术+BRT	Ⅳ $P=NS$		
VORTEX 进行中	400	Ⅰ 广泛切除术后分期缩野放疗 66Gy			
		Ⅱ 广泛切除术后直接缩野放疗 66Gy			

注：EBRT 体外照射；LDR 低剂量率；BRT 近距离放射治疗；OS 全组生存率；DSS 肿瘤生存专率；LG 低分级；HG 高分级；chemo 化疗。

　　目前术后放疗标准模式仍然按照 2012 年 RTOG 软组织肉瘤指南的建议将分两期完成，适形调强靶区定义及放疗剂量如下：第一期为手术区域，CTV 范围包括初始肿瘤病变头脚方向外放 4cm，环周方向外放 1.5cm 的区域（如果该范围未能涵盖手术瘢痕，CTV 需要外扩以包括手术瘢痕）；PTV 为 CTV 各方向外扩 1cm，处方剂量 45～50.4Gy/1.8～2.0Gy/f。第二期为加量区域，CTV 加量区范围包括初始肿瘤病变头脚方向外放 2cm，环周方向外放 1.5cm 的区域；PTV 加量区为 CTV 加量区各方向外扩 1cm，处方 10～16Gy/1.8～2.0Gy/f（总剂量达到 60～66Gy）。

　　（二）术前放疗

　　术前放疗是目前软组织肉瘤放疗领域的研究热点，早期给予较高剂量的照射见于 Suit 1985 年[39]的回顾性报告，术前大野 EBRT 50～56Gy，2～3 周后手术。一般临床术前放疗的设置为 50Gy/1.8～2.0Gy，4～6 周后手术，多认为更适于体积较大（>15cm）或 HG 的肿瘤。有的治疗中心则根据术中所见，术后再给予 BRT 或 EBRT 的补量。从一些术前、术后的对照研究结果来看（表 12-1-11），两种方式临床所取得的局部控制效果是相似的，但往往术前照射的患者表现有更多的局部不利因素。在选择术前亦或术后照射的争议方面，从临床施治的角度来看，通常术前照射的组织体积相对于术后照射为小，剂量相对较低，治疗后的功能保持相对为好，但有明确的证据，术前照射增加了伤口的并发症。从放射生物的角度看，理论上会倾向于术前放疗，术前放疗可使巨大的肿瘤缩小，提高保存肢体手术完整切除肿瘤的可能性；降低肿瘤细胞的活力，减少周围亚临床病灶或局部种植或脱落迁移肉瘤细胞的存活概率。然而术前照射的术后并发症可达 20%～30%，如 Bujko 报告[47]术前照射的伤口并发症达 37%，其中 16.5%需二次外科处理。这将使术前放疗在疗效和并发症两方面难于做出平衡的抉择。2002 年加拿大 O'Sullivan 报告[48]的多伦多大学玛格丽特医院（PMH）所进行的 NCIC SR2 Ⅲ 期临床研究是软组织肉瘤术前放疗方面的里程碑式研究。全组共 190 患者入组，94 例肢体软组织肉瘤随机进入术前照射组，50Gy/25 次，如果病理提示手术边缘未净，则术后加量照射 16～20Gy；另有 96 例进入了术后照射组，66Gy/33 次，放射与手术间隔时间 3～6 周，中值随诊时间 3.3 年。结果显示全组生存率为 78%，术前组为 85%，术后组为 72%，$P=0.0481$，术前组生存为优。临床研究对术后 4 个月内的创口恢复情况亦进行了比较，伤口并发症包括浆液渗出的引流，未愈创口超过 120 天的填塞，延期不愈，皮瓣游离的修复性清创术或肢体旋周的整复性二次手术。结果显示：术前组伤口并发症的发生率为 35%，术后照射组为 17%，组间差异为 18%（95%CI：0.05～0.30，$P=0.01$），显然，术前照射带来了较好的疗效，同时造成了较差的术后伤口非自主性愈合的状态。

表 12-1-11　一些肢体软组织肉瘤术前放疗的对照研究的结果

报　道	病例数	照射剂量	5 年局部控制率（%）			5 年生存率（%）		
			术前	术后	全组	术前	术后	全组
Suit 1985[39]	170 例 回顾	术前 50～54Gy 术后 60～68Gy	84	86	84	73	62	69
Suit 1988	220 例 回顾	术前 50～56Gy 术后 66～68Gy	90 97	85 91	86 94	65 71	73 81	70 76
Dinges 1994[30]	120 例 回顾	术前 45Gy 术后 45～72Gy	89 ($P=0.48$)	82				
O'Sullivan 2002[48]	190 例 前瞻随机分组	术前 50Gy，若边缘 (+)，术后 16～20Gy，术后 66Gy				85 ($P=0.0481$) 中值随诊 3.3 年	72	78

　　针对 PMH 的经典 NCIC-SR2 术前放疗研究所提示的急性伤口并发症问题，近期研究的尝试通过

采用新的放疗技术和缩小 CTV 范围。2013 年加拿大 O'Sullivan[49]报告了多伦多大学玛格丽特公主医院所进行的另一项临床前瞻性 Ⅱ 期研究，尝试术前采用 IMRT 技术已降低术前放疗的伤口愈合问题。CTV 范围包括初始肿瘤病变头脚方向外放 4cm，环周方向外放 1.5cm 的区域；PTV 为 CTV 各方向外扩 0.5cm，处方剂量 50Gy/25f，无术后加量照射。59 例 肢体软组织肉瘤为可评估病例，结果需要再次手术的急性手术并发症为 33%（6/18）而 SR2 研究中为 43%（13/30），中值随诊时间 49 月，结果显示局部失败 6.8%（4 例），全组 5 年预期生存率为 74.6%。2015 年 RTOG 0630[50] Ⅱ 期研究的初步报告显示 79 例术前放疗入组患者（原计划中含化疗组中止未报告），高分级病变 CTV 范围包括初始肿瘤病变头脚方向外放 3cm，环周方向外放 1.5cm 的区域；低分级病变 CTV 范围包括初始肿瘤病变头脚方向外放 2cm，环周方向外放 1.0cm 的区处方剂量 50Gy/25f，术后加量照射采用外照射或近距离照射（后装治疗或术中放疗）。结果中位随诊 3.6 年，局部区域复发 4 例，≥2 级晚期不良反应方面与 NCIC-SR2 研究相比明显降低（10.5%∶37%，$P=0.001$）。

软组织肿瘤患者在初治时仅接受了肿物切除术也是临床医疗上需要面对的一个问题。这种情况下，约 25% 的病例会有大体肿瘤的残存；约 50% 为显微镜下的残存；而如果从亚临床病灶的可能来看，则应认为是不彻底的外科治疗，需要接受再次的扩大切除术。那么放疗是应该设置二次术前还是术后实施呢？2003 年 Zagars 回顾了[51] M. D. Anderson 癌症中心 295 例上述经历再次手术的病例，其中 174 例于扩大切除术后给予放疗，手术标本肿瘤的残存率为 54%；121 例先予术前照射，再予扩大切除术，残存率降为 36%（$P=0.024$）。这是很优秀的治疗结果，全组 5-、10-、15-年的局部控制率为 86%、84% 和 81%；全组的肿瘤生存专率相应为 83%（95%CI∶0.78～0.87）、78%（95%CI∶0.72～0.83）和 71%（95%CI∶0.64～0.78），而术前照射与术后照射组间在无病生存率、无转移生存率、局部控制率和肿瘤生存专率方面均无显著性差异。

目前术前放疗按照 2012 年 RTOG 软组织肉瘤指南的规定靶区定义及放疗剂量如下：CTV 范围包括 MRI 显示的肿瘤病变（GTV）头脚方向外放 4cm，环周方向外放 1.5～2cm 的区域，如存在肿瘤周围的水肿区，CTV 需包括水肿区；PTV 为 CTV 各方向外扩 1cm，处方剂量 50Gy/25f。关于术后病理显示切缘不净的患者是否术后放疗加量，不同研究中的处理不同也没有明确的循证依据，但是回顾研究的结果建议接受术后放疗补量 10～16Gy/5～8f。虽然近期的 Ⅱ 期研究提示缩小照射范围可能减少不良反应，由于非随机对照研究结果，其应用仍限于临床研究的范畴。

（三）术前放疗联合加温治疗

对于大肿瘤、高分级的肢体软组织肉瘤，保肢手术常常会发生困难，常采用术前放疗、术前放/化疗或术前加温治疗联合以照射的方式以期提高肿瘤的手术完全切除率，扩展手术加放疗所取得的局部控制疗效，并希望可以改善远期的生存率。处于疯狂增殖状态的肿瘤细胞更易于受到热的损伤而致死亡，其致死性和亚致死性损伤的程度与加热的温度和持续时间呈正相关关系，另外加热可显著改善肿瘤的乏氧状态而协同于辐射的杀伤效应。软组织肉瘤的大体积使扩散率低，对于累积 T90 的温度等效时间恰为有利的环境条件。诸多临床报告，加温与放疗的局部控制率均可获得显著的提高。1999 年 Prosnitz[52]报告 97 例 G_{2-3}、无远地转移软组织肉瘤，术前加温联合以术前放疗的临床结果。射频加温于照射后 1 小时实施，肿瘤温度 42.5℃ 或患者可承受的疼痛水平，加热持续一小时，中值测温点 11 个，热剂量为 10～100 CEM 43° T90，每周两次。术前放疗剂量为 50～50.4Gy/1.8～2.0Gy，完成治疗后 4～6 周手术。10 年的实际局部控制率为 94%，88% 的患者完成了保肢手术，10 年的无复发生存率，实际生存率和肿瘤生存率分别为 47%、47% 和 50%。在上述治疗后，局部复发的患者仅 2 例，亦说明未能改善生存状况的主要原因是远地转移的发生。

同一目的的另一种加热方式为肢体的热灌注治疗（HILP，Hyperthermic Isolated Limb Perfusion）联合以延迟的外科切除术和术后的放射治疗。在加热的环境中化学药物的渗透和吸收率提高，局部的药物浓度可达系统化疗的 20 倍，且肿瘤细胞对药物的反应速度和程度显著提高，可取得明显的肿瘤萎缩的效应，更有利于手术切除，术后放疗则可使局部控制获进一步的巩固。1998 年 Olieman[53] 34 例局部晚期的肢体肉瘤，给予肿瘤坏死因子（TNF-α）、γ-干扰素（IF-γ）和马法兰（Melphalan）的 HILP 治疗；6~8 周后手术；切除术后再给予 EBRT 60~70Gy。结果 85% 的患者保存了肢体，HILP+EBRT 组的超过 90% 体积的 PR 率为 73%，而对照组（未给予 HILP）仅为 21%，中值随诊 34 个月，HILP+EBRT 组无一例局部复发，而对照组 26% 局部失败（$P<0.05$），然而两组的远转发生率相同（27% vs 29%），未能获得改善。Eilber 对高分级肉瘤动脉灌注多柔比星，同时术前给予 17.5~30Gy 的照射量，亦取得了 98% 的肢体保存率和 49% 肿瘤完全缓解率的、为优的局部控制疗效。加温联合以放疗，需注意急性反应和并发症的上升。

（四）组织间近距离照射

近 10 年来组织间插植治疗更多地应用于软组织肉瘤的术后照射，同样取得了很好的局部控制效果，尤其是对于组织学高分级的肉瘤。具有代表性的报告为 1996 年 Pisters 164 例[38]前瞻性的临床实验报告，患者于术中随机决定是否接受术中植管、术后给予铱-192（iridium-192）近距离放射治疗（BRT），进入 BRT 的患者于术后 4~6 天内接受低剂量率 42~45Gy 的组织间照射而完成治疗，总住院时间仅为 10~14 天。BRT 组和 EBRT 组的 5 年局控率分别为 82% 和 69%（$P=0.04$），进一步分析，对于高分级病变，局控率相应为 89% 和 66%（$P=0.0025$）差异非常显著，而对于低分级病变，BRT 没有建树（$P=0.49$）。当外科实施广泛切除术时，手术切缘至少应包括病变边缘外 2cm 范围的组织，然而实际病灶状况的分析认为，60% 以上的情况下，当靠近神经、血管，涉及骨间膜和重要筋膜时均难以完成上述操作而使根治性切除不够完全，这将导致局部复发的危险。大范围的术后 EBRT 时，很难能像术中直视下置管那样精确地仅对这些部位给予更高剂量的照射，但 BRT 可以。BRT 时在 85%~90% 等剂量的计划靶体积之外剂量会迅速衰减，而 HG 肉瘤病灶外 5cm 甚至达 10 cm 的范围均有很大的概率存在着扩散的微小肉瘤病灶或亚临床病灶，为 BRT 所不及而 EBRT 可以。因此，组织间照射的另一种方式为 与常规的 EBRT 联合，作为重点部位的加量照射，如 200 年法国 Delannes 报告[46] 58 例 广泛切除术后 BRT 与 EBRT 的组合治疗。BRT 采用 Ir-192，剂量率为 0.56Gy/h，平均治疗厚度 19.5mm，边缘外放 2cm，局部照射量 20Gy，联合以边缘外放至少 5 cm，45~50Gy 的 EBRT。结果为 5 年的局控率达 89% 而 5 年实际生存率为 64.9%，取得了非常好的局部控制。2004 年 Andrews 报告[54] 美国 Fox Chase 癌症中心，BRT 针对高危瘤床，而 EBRT 覆盖扩大的亚临床病灶区，130 例 软组织肉瘤的术后联合放疗治疗。仅予 EBRT 组，平均剂量为 59Gy（50~74Gy）；BRT+EBRT 组，植管术后 5 天内实施组织间照射，平均剂量 16Gy（10~20Gy），Ir-192 剂量率为 0.48Gy/h；BRT 后平均 32 天再予 EBRT，平均剂量 50Gy（40~70Gy）。结果显示：BRT+EBRT 组相对于 EBRT 组，5 年的局部控制率分别为 90% 和 83%（$P=0.25$）；全组生存率分别为 82% 和 72%（$P=0.93$）。进一步层析，对于 Stage Ⅲ者，BRT+EBRT 取得了更好的 5 年局控率，分别为 100% 和 62%（$P=0.03$）；而对于组织学高分级者 5 年局控率分别为 100% 和 74%（$P=0.09$）。我们认为，对于大肿瘤、组织学高分级、手术切缘（+）或由于解剖困难而病灶内切缘的病况，应选择 BRT 与 EBRT 组合的辅助放疗。

目前组织间插植的方式多采用术中由外科医生和放射治疗医生共同确定植管的范围和潜在肿瘤负载的重点部位，一般包容瘤床纵向 2~3 cm，旁向 1.5~2.0 cm 的范围，多以塑管替代了不锈钢的引导管，尤其是深大部位的插植。置管应取与切口一致的纵向，间距 1.5~2.0 cm，单层插植的治疗厚度为 2 cm，酌情给予瘢痕区的治疗或不治疗。一般多采用 Ir-192 低剂量率的后装治疗，因此驻留照射时间需 4~6 天，总 BRT 剂量 20~60Gy 不等。如果是与 EBRT 的组合治疗，则一般 BRT 的剂量不超过 20Gy。

事实上低剂量率（LDR，low dose rate）的 BRT 已有很长的历史了，如宫颈癌的镭治疗。从临床医疗和放射生物学的角度来看，LDR-BRT 有着如下的一些优点：①术中由手术一放射医生在直视下确定的照射区域和重点部位较任何影像学证据都更加准确；②BRT 的中心区域常是潜在肿瘤细胞负载且乏氧细胞所在的区域；③BRT 可给予靶体积高剂量照射，而靶体积之外剂量迅速衰减；④LDR 使正常组织的亚致死性损伤得到更有利的修复，而肿瘤细胞的杀灭效应不受影响；⑤LDR 降低了氧增强比，提高了对乏氧细胞的杀灭能力；⑥缩短了总治疗时间，相对于 EBRT 减少了肿瘤克隆源细胞再增殖对治疗剂量的消耗；⑦如果不直接治疗瘢痕组织的话，LDR-BRT 缓解了急性反应，而不大影响伤口的愈合；⑧避免了 EBRT 多次重复照射的不准确因素；⑨缩短总住院时间，降低了患者的医疗消费。BRT 也带来了一些问题，如覆盖多大的范围对于可能潜在的亚临床病灶才是适宜的完全的治疗；如果与 EBRT 联合的话，多少剂量的组合是合理的。一些临床报告，BRT 导致了较高的并发症，如Delannes 报告[46]急性并发症 34%，晚期并发症为 27%，包括外周神经损伤、血管狭窄、淋巴水肿、关节纤维化等，分析主要的原因在于，限于解剖切除的不充分，60% 的情况下施源管都不得不靠近了神经血管结构。如果后装管与神经血管保持一个安全的间隙，将导致高危的复发，而贴近神经血管又将带来一定的远期损伤。为此，有人在试用生物降解填充材料隔离其间，以降低重要结构在 BRT 中的高剂量效应。BRT 所致的伤口并发症 则与治疗的时机相关，Arbeit[55] 报告 BRT 伤口并发症为 22%而对照组仅为 3%。Ormsby[56] 于术后至少 5 天后再予 BRT，则使伤口并发症降为 14%，而对照组为10%（$P=$NS）。原因在于如果在术后皮肤愈合的纤维细胞增殖期内实施 BRT，将会有更多发生伤口并发症的可能。因此 Harrison[57] 推荐术后 6 天后再实施 BRT 治疗。如前所述，BRT 在 LG 肿瘤未能取得疗效，原因可能在于 LG 的细胞周期时间较长，速率明显延迟于 HG 肿瘤，而 BRT 治疗驻留时间仅4~6 天，难于完全捕捉到所有肿瘤细胞的周期敏感时相，因此多认为 BRT 更适用于 HG 肉瘤，而 LG肉瘤更适宜予 EBRT。

（五）术中放疗

术中放疗的主要研究集中在腹膜后软组织肉瘤方面，本节不做详述。但是最近 Roeder[58] 报告了一项 II 期研究的小亚组（34 例）分析的结果显示高分级肢体软组织肉瘤患者接受术中放疗联合术后EBRT 的局控率和生存率高达 97% 和 79%。虽然该结果并未明显优于单纯术后放疗的大宗报告，但是肢体软组织肉瘤的术中放疗相关尝试已经开始。

三、辅助化疗的应用

（一）术前化疗/术前同步放化疗

MGH[59] 在 1988 年开始对 G_{2-3}、T>8cm、未完全切除或术后首次复发的患者实施先给予 3 周期化疗（ADM+IFO）然后手术和术后放疗的方案，后来又实施了序贯化放疗（chemoradiation）的治疗策略。3 周期 ADM、IFO、DTIC 和 Mesna 的联合方案化疗和两程 22Gy、术前总照射量 44Gy 的放疗序贯，然后给予广泛切除术。Spiro[20] 报告了上述新辅助化疗+术前 EBRT 的结果，放化疗患者与无化疗患者历史资料相比较，5 年局部控制率为 100% 和 97%；无病生存率为 84% 和 45%；而全组生存率分别为 93% 和 60%。上述 MGH 对于 MAID 新辅助方案化疗+术前 EBRT 设置，推进了这方面的工作。2004 年 Pisters 报告[60] M. D. Anderson 医院 对于 AJCC 标准 IIB~III 期，组织学中-高分级的软组织肉瘤给予表柔比星（DOX）连续静脉灌注的新辅助放化疗，术前照射 50Gy/2Gy，同期连续灌注 DOX，首日一个大剂量 4mg/m^2，周剂量为 17.5mg/m^2，放化疗后 4~7 周实施手术。连续灌注较顿量动/静脉注入在原发病灶和潜在的显微转移、放射增敏的延续性和毒性作用的缓解方面均可带来放射生物学的意义。26 例 患者均大体完整切除了肿瘤，50% 的标本表现超过 90% 的肿瘤坏死，其中 2 例获得病理组织学的完全缓解。2004 年 Cormier 报告[61] 的研究，共 674 例 AJCC 标准 III 期、>5cm，深部位，组织学高分级的肢体软组织肉瘤实施保肢手术联合术前、术后或组织间的近距离放射治疗，336 例接受了 DOX、IFO、DTIC 和 Mesna 为基础的化疗；338 例则仅给予局部性治疗。全组 5-、10-年的肿瘤生存率分别为 61%（95%CI：0.57~0.65）和 50%（95%CI：0.46~0.55）；局部无复发生存率为83% 和 77%；无远位转移生存率为 56% 和 49%。当就肿瘤生存率分别绘出化疗与未化疗组患者的风险函数曲线后，发现两条曲线是交叉的：未接受化疗者前 5 年有较高的肿瘤死亡的风险，稳定地逐步下降，而化疗干预组最初的肿瘤死亡风险是低的，但在疗后的两年里迅速上升，两风险曲线的交叉在 0.4~1.3 年范围。资料结果显示，化疗为患者带来了利益：在局部无复发生存、无远位转移生存、无瘤生存和肿瘤生存率方面，化疗第一年的获益分别为 7%、6%、6% 和 8%，而第五年相应仅为 2%、1%、2% 和 2%。化疗使患者在第一年死于肿瘤的风险比，相对于未化疗者为 0.37（95% CI：0.20~0.69，$P=0.002$），而以后则为 1.36（95% CI：1.02~1.81，$P=0.04$），亦即化疗的利益未能延续到 1 年以后。

术前同步放化疗的研究也逐步开展。2003 年 DeLaney[62] 报告的一项研究对于肿瘤>8cm 的患者，采用 MAID 方案术前同步放化疗+手术+术后辅助化疗的模式。与历史对照比较结果显示疗效明显提高，DFS 从 42% 提高到 70%（$P=0.0002$）、OS 从 58% 提高到 87%（$P=0.003$），局部控制率无明显差异。RTOG 9514 研究[63] 针对类似高危患者采用相近的治疗方案，共入组 66 例患者给予术前 3 周期 MAID 化疗同步放疗+手术+术后 3 周期 MAID 化疗的模式，长期随诊结果[64] 显示 5 年 DFS 和 OS 分别为 56% 和 71%。然而令人遗憾的是副作用明显增加，2006 年研究报告显示 3 例患者治疗期间死亡，84% 患者有 4 度反应。

（二）术后化疗

对于尚未发生转移，且局部原发灶已控制的软组织肉瘤，如何判断其生存的概率，显然最重要的事情是如何判断其远位转移发生的危险度。一般报告的结论是明确的，肿瘤的大小、分级、部位和深度是主要的判断依据，当然也应当考虑到治疗的意义。完全切除术后的照射显著地降低了局部的复发率，而关于术后辅助化疗对于生存率的贡献存在争议。

第一个辅助化疗有益的随机实验报告为 NCI Rosenberg 1982 年[31] 的报道，认为术后化疗使软组织肉瘤患者的 DFS 和 OS 均获改善。Tierney 于 1995 年[65] 和 1997 年[66] 两次报告了 SMAC（Sarcoma Meta-Analysis Collaboration）所收集资料 Meta 分析的结果，14 项 以 DOX 为主化疗方案的临床随机对照研究，降低了局部和远位的复发率，1 项提高了无病生存率，但均未能改变全组生存率。认为术后化疗的收益可能只有 4% 或更少。1996 年 法国 Coindre 报告[29] 546 例 原发灶已控无转移的软组织肉瘤患者、肿瘤死亡具独立预后价值的相关因素多因素分析的结果，在关系局部复发的因素中，化疗无相关；在关系远位转移的因素中，则化疗与否有非常的意义（$P=6.4\times10^{-4}$）；在关系肿瘤死亡的因素中，辅助化疗亦是非常显著相关的预后因素（$P=5.4\times10^{-5}$）。2008 年更新的 Meta 分析[67] 仍然提示辅助化疗在局控、远转以及总生存率的贡献。法国软组织肉瘤组的数据库分析显示[68]，辅助化疗在总生存率的获益存在于 FNCLCC 3 级的患者中（5 年 OS 58%：45%，$P=0.0002$），而在 FNCLCC 2 级的患者中没有发现（5 年 OS 75%：65%，$P=0.15$）。

近年的随机研究方面，2001 年 Frustaci 报告[69] 意大利 104 例肢体软组织肉瘤的随机对照研究，外科切除术+辅助化疗对单纯外科手术，随诊 59 月，中位生存 75 月：46 月（$P=0.03$），提示化疗改善了生存。而到了 2003 年在中位随诊时间 90 月时，该研究的更新结果显示[67] 化疗提高了局部控制（$P=0.016$）、远位转移（$P=0.0003$）和无病生存率（$P=0.0001$），然而未能改善全组的生存状况（$P=0.12$）。2012 年发表的 EORTC 62931 研究[70] 是关于软组织肉瘤术后化疗（多柔比星+异环磷酰胺方案）的Ⅲ期研究。1995~2003 年该研究共入组 351 例患者，随机分为辅助化疗组（175 例）和对照组（176 例），73% 患者（每组 129 例）接受了放疗，结果无复发生存（RFS）率（HR 0.91，$P=0.51$），OS 率分别为 66.5% 和 67.8%（HR 0.94，$P=0.72$），并未显示化疗组的获益。

因此目前尚不能认为辅助化疗是软组织肉瘤标准治疗的必要的一部分，但临床可以推荐对于大肿瘤、高分级、深部位、尤其是躯干部的软组织肉瘤、不能手术切除的肉瘤、治疗后首次复发的肉瘤考虑新辅助化疗+广泛切除术+放射的综合治疗。对于Ⅰ~ⅡB 期的患者，尤其是 LG 肉瘤，由于有较好的疗效不适宜不建议推荐辅助化疗，也不宜选择入评价辅助化疗效果的临床研究。

第三节　腹膜后区软组织肿瘤

腹膜后区是指界定于横膈与盆膈（肛提肌和尾骨肌筋膜所形成）之间、前方由壁层腹膜所覆盖的躯干前的一个区域。发生于这一区域的肿瘤包括一大类组织学异质且行为各异的软组织肿瘤。腹膜后区肉瘤约占机体发生全部恶性肿瘤的 0.1%，全部软组织肉瘤的 15% 和全部腹膜后肿瘤的 45%~55%[71]。局部的广泛浸润性侵犯和治疗后相当高的复发率是其临床恶性质的突出特征。目前完全的外科切除依然是首选的和最有效的治疗方式，然而剖腹探查只有约 50%~60% 的患者可完整切除肿瘤，因为约 60%~70% 的肉瘤确诊时已发生邻近器官的侵犯；即使是在完全的切除术后，其 2、5、10 年的局部复发率仍高达 40%、70% 和 90%。手术辅助以放疗可改善局部控制率，约 1/3 的腹膜后区肉瘤患者会发生远位转移，主要是肝和肺转移。完全切除术后的 5 年生存率目前报告在 55%~65%，而未完全切除者仅 10%~35%[20]。造成死亡的主要原因是局部的复发，即使已获得 5 年无病生存的患者，依然以每年 5% 的概率出现复发，累积 40% 在第二个 5 年中复发。部位的特殊性局限了多种治疗的实施，且 30 年来治疗的状况未获得显著的改观。腹膜后区软组织肿瘤依然是对生命威胁很大的一类恶性肿瘤。

一、组织病理学

腹膜后肿瘤的胚胎学发生源于中胚层、泌尿生殖嵴和神经嵴，成人患者来源于间充质组织的肿瘤为优势构成。腹膜后软组织肉瘤占软组织肉瘤 10%~15%，脂肪肉瘤（30%~60%）和平滑肌肉瘤（20%~30%）最为常见的[72]。临床报告的具体分类比例各有不同，一组 675 例腹膜后肿瘤的组织学报告，18% 为良性，82% 为恶性，恶性肿瘤中 40% 为淋巴瘤或泌尿生殖系肿瘤，55% 为软组织肉瘤。一组 198 例腹膜后良性肿瘤的分型报告，18% 为脂肪瘤，12% 为嗜铬细胞瘤，9% 为神经节瘤，平滑肌瘤和畸胎瘤各占 6%，神经鞘瘤和神经纤维瘤各占 4%。一组 1080 例恶性肿瘤的分型构成报告为，淋巴瘤 22%，脂肪肉瘤 18%，纤维肉瘤 11%，平滑肌肉瘤和神经母细胞瘤各占 8%，而横纹肌肉瘤占 4%。尽管所有肉瘤组织学类型都可能会出现，但专家病理复阅很重要，有作者报告 25 例腹膜后软组织肉瘤患者中 17 例患者的病理复阅后被重新分类[73]。

对于肢体软组织肉瘤而言，肌间隔和筋膜组织尚可能形成阻抑的屏障，而腹膜后区域缺乏这种质韧而解剖清晰的分隔结构，肉瘤表现为弥漫性浸润生长，确诊时 60% 以上已有毗邻器官的侵犯。由于后腹壁的肌肉和筋膜较为坚实，横膈和盆膈的阻抑，肿瘤最常扩展和侵犯的方向是向前进入腹腔。在临床行为上良性软组织肿瘤和分化较好的肉瘤倾向于膨胀性扩展，而分化不良的肉瘤、淋巴瘤和生殖细胞肿瘤则更易于侵犯或包埋腹膜后的重要血管神经结构，神经细胞肿瘤和横纹肌肉瘤则常可能侵越椎间孔而于两侧形成哑铃状病灶。

二、临床表现和诊断

腹膜后软组织肿瘤的高发年龄为 40~50 岁，由于腹膜后区的扩容性较强且症状非特异，在大多数报道诊断时的肿瘤中位直径已大于 10cm，直径的小于 5cm 的肿瘤罕见[20]。80%~90% 的就诊原因为腹部肿物，可触及但无触疼；40%~70% 的患者由于大肿物导致腹膜张力的增大而出现不定位性的腹部不适和非特异性胃肠道症状；50% 表现有自觉的疼痛；25%~35% 的患者由于肿物延及或压迫腰骶神经丛或脊神经根部而出现远端神经症状和体征；半数的患者会有体重的下降；约 20%~25% 可能表现为胃肠道不全梗阻的症状或由于门静脉梗阻而导致的非肿瘤性腹水。当肿瘤侵蚀内脏器官时，则可能发生梗阻，出血或穿孔等危重情况。由于肿瘤体积较大，尤高分级肉瘤生长迅速，肉瘤组织可发生坏死，表现为伴有白细胞的增高；生殖细胞肿瘤和淋巴瘤多急性发病。某些腹膜后肿瘤表现有肿瘤源性的综合征，如分化差的肉瘤产生胰岛素样物质或代谢过于活跃而消耗糖储备导致周期性低血糖，常见于脂肪肉瘤；神经母细胞瘤可伴有斜视时的眼肌震颤；生殖细胞肿瘤造成儿童的过早发育；嗜铬细胞瘤则可发生儿茶酚胺分泌过多所致的综合征等。

基于临床病史询问、物理检查、影像学及实验室检查，腹膜后肿瘤的诊断是不难于获得的，男性患者应包括睾丸的物理检查或必要时的超声检查，实验室检查则应包括 β-HCG 和 AFP 等血清肿瘤标志物的检测。有报告腹膜后生殖细胞肿瘤有 1/3 在睾丸活检或尸检时证实有恶性病变的存在。CT 和 MRI 是腹膜后肿瘤理想的影像学诊断方式，CT 可对肿物精确的位置和与周围器官的关系，肿物的实性、囊性或液化坏死区提供描述；MRI 则可对病变的范围和本质做出更好的判断。T1 加权信号可很好地显示肿瘤与其他实性器官的关系；T2 加权信号则可很好地显示肿瘤对毗邻肌肉组织，尤其是腰大肌和股方肌的侵犯；而冠状断面则可很好地显示肿瘤于腹膜后相关于重要血管系统的关系以及向椎间孔可能的侵犯。已经有 PET/CT 的初步研究显示，PET/CT 在发现高分级的软组织肉瘤方面有一定价值，但尚未常规使用。腹膜后淋巴瘤常位于中央或稍偏移的位置；生殖细胞肿瘤多较均质；软组织肉瘤多位于一侧，且常压迫侵及一侧肾脏。CT 可提供是否伴有区域性转移病灶、肝转移病灶和对侧肾脏的情况，这对于治疗决策十分重要，腹盆的 CT 影像还成为放射治疗计划设计的基础。肉瘤是血管丰富的肿瘤，主动脉造影术或下腔静脉造影术可提供血管肿瘤填塞的位置和范围，这常对于手术的计划十分重要。当手术需要切除一侧肾脏时，则必须首先确知对侧肾脏的功能状态。胸片或胸部 CT 以除外肺转移，腹膜后软组织肉瘤有同等发生肺转移或肝转移的概率，肺转移多位于肺的边缘带，通常胸片难于发现。

如无特殊的禁忌理由，剖腹切除肿物或取得病理的诊断是需要的，超声或 CT 引导下的细针穿刺活检有时难于提供足以确定诊断的证据。如果判断手术可完全切除肿物并已计划手术，则活检无需进行；如果影像学认证为淋巴肿瘤或生殖细胞肿瘤，则应实施穿刺活检；如果计划给予术前的放/化疗，则亦应于疗前首先取得组织病理学的证实。当实施剖腹活检时，最重要的技术问题是避免腹膜的种植，如伤口组织需隔离防护，不挤压肿物，正常组织结构的保护推移，防止肿瘤细胞由于压力或出血而飞溅，或随血肿而播散。有证据表明，腹膜的种植和不适当地进入瘤体或肿瘤原位的溢漏均是很危险的预后因素。

现在腹膜后软组织肉瘤所使用的临床分期标准和肢体软组织肉瘤的 AJCC 分期一样。然而，法国肉瘤数据库的分析中强调了 AJCC 分期在这个部位的局限性，作者提出了根据 FNCLCC 组织学分类的 3 分类法，似乎可以改善 AJCC 分期系统对腹膜后软组织肉瘤的预后提示作用[71]。

三、治疗

目前首选的治疗方法仍然是手术根治切除，放疗是主要的辅助治疗，术前放疗是研究重点，但是否治疗获益不确定，当前化疗并未显示改善预后的结果。治疗前评估患者的重要部分应包括明确重要脏器的功能是否能完成手术或放疗，特别重要的是有可能被照射或切除的肝功能、体积和肾功能。

（一）外科手术和预后相关因素分析

手术切除腹膜后肿瘤依然是首选的治疗方式，而且是唯一可能取得治愈疗效的治疗方式。手术切口应选择中线位长切口或斜向 Y 型切口，而非侧向切口。腹膜后肿瘤血运丰富，血供则来源于中线，手术需首先控制上游血供，控制出血；另外，沿腹主动脉或下腔静脉侧壁向脊柱和腰大肌/股方肌走向的解剖十分重要，以了解肿瘤是否已侵及脊神经根和椎间孔，这常决定了手术是否还可完全切除。由于肿瘤生长迅速，可能伴有较大区域的液化坏死，因此束缚有一定的压力，常需先予抽吸减压，穿刺口应予荷包缝合并编织缝合加固。多数肿瘤探查时可发现已有周围组织和器官的粘连或侵犯，当病变已侵犯腹主动脉、下腔静脉，髂或肠系膜上动脉、脊髓或神经丛时，手术将无法完整切除；当与腹腔或腹膜后脏器粘连时，常需邻近器官的部分切除；当已有腹膜种植或远位转移或肿瘤导致肠梗阻等危重临床情况时，部分的切除或减载手术（约占 20%）依然是有意义的外科程序。临床报告的手术完全切除率，依据选择性的差异，分布为 38%~95%，平均 53% 可获大体肿瘤的完整切除。Storm[74] 收集文献报告 410 例腹膜后软组织肉瘤的分析，其 2、5、10 年的平均生存率分别为 56%、34% 和 18%；240 例完全切除患者的相应生存率为 81%、54% 和 45%；未完全切除者则为 34%、17% 和 8%；部分切除术或仅予活检患者的 2 年生存率分别为 52% 和 25%。低分级 G_1 肉瘤，主要是纤维肉瘤和脂肪肉瘤，生存则明显优于 $G_{2~3}$ 肉瘤，其 2、5、10 年生存率分别为 83%、74%、42% 和 54%、24%、11%。局部复发是导致失败的主要原因，即使是大体肿瘤已完全切除的患者，其 2、5、10 年的局部复发率仍高达 40%、72% 和 91%。对于复发病灶，首选的治疗，如果可能不应放弃，依然是尽可能的外科手术切除。

预后相关因素的多因素分析，认为相当大的瘤体（>10cm），组织学高分级，与腹膜后邻近结构相固定，血管、神经和骨的侵犯以及外科是否能完全切除肿瘤均显著相关于预后。Singer 83 例[75] 腹膜后肉瘤综合治疗后，15 年生存率达 50±6.5%，多因素分析，相对于 LG，HG 肉瘤的肿瘤死亡危险度为 6.23（$P=0.008$），LG 肉瘤 RR 为 5.43（$P=0.009$）；手术切缘大体（+）、显微镜下（+）和镜下（-）的生存率相应为 16±13%、41±10% 和 70±9%（$P=0.0005$）。Catton 104 例[76] 腹膜后肉瘤相关因素分析，<62 岁患者有较好的生存状况（$P=0.002$）；脂肪肉瘤相关于较好的生存状况（$P=0.02$）；平滑肌肉瘤则有较高的远位转移概率（$P=0.003$）；而完全的外科切除术是唯一显著相关于局部区域控制（$P=0.0001$），无远位转移（$P=0.02$）和总体生存状况（$P=0.0001$）的预后相关因素。

（二）放射治疗

1. 术后放疗　由于腹膜后恶性肿瘤向周围软组织广泛浸润扩展的行为特征，而单纯手术的局部控制率通常<50%，因此多认为应给予术后的照射，然而至今，辅助放疗是否可改善患者的生存尚缺乏有力的证据。临床报告多认为放疗显著降低了局部的复发，1997 年 Heslin[77] 198 例局部复发相关因素分析，放疗是唯一降低了局部复发危险性的有意义的相关因素（$P<0.02$）。Stoeckle[78] 回顾比较了 60 例接受术后放疗患者与 34 例单纯手术患者的局控率，结果术后放疗组 5 年无局部失败生存率明显提高（55%：23%，$P=0.0021$）。Catton 回顾分析[76] 在 PMH 治疗的 104 例患者，其中 36 例完全切除腹膜后肉瘤，术后给予中值剂量 40（20~50）Gy/4~5 周的照射，采用 20MV-X 线平行对穿或多野照射，包括影像学病变范围外放 5cm 边缘区域，患者对腹部放射良好耐受。结果 5、10 年生存率分别为 55% 和 22%，局部无复发生存率相应为 50% 和 18%。照射剂量≥35Gy，照射范围内无复发生存组间有显著性差异（$P=0.02$）；术后照射≥35Gy、<35Gy 和无照射患者，中值复发时间分别为 103 个月、60 个月和 30 个月，较高剂量的术后放疗在延长局部区域复发的间期方面亦有显著意义。Tepper[79] 也认为提高局部控制率首要与剂量相关，照射量<50Gy 局控率仅 18%，而超过 60Gy 则可提高到 83%。对于肢体软组织肉瘤，局部控制剂量为 60~70Gy，而对于腹膜后区，受到胃肠系统及泌尿器官的耐受限制，难于给到足够剂量的照射。Sindelar[80] 术后给予 50~55Gy 的照射量，结果导致 50% 放射性肠炎的发生率而且局部失败高达 80%。Le Péchoux[81] 2013 年报告了法国古斯塔夫研究所的回顾性研究，110 例原发 RPS 中 62 例接受单纯手术，48 例接受手术＋术后放疗（中位放疗剂量 50Gy）。结果显示两组的 5 年累积复发率分别为 36% 和 22%（差异不显著），5 年总生存率 77% and 71%（差异不显著），五年无复发生存率分别为 47% 和 60%（$P=0.02$），术后放疗组更优。腹膜后软组织肉瘤在完全切除术后给予的放射治疗，目前尚无标准的治疗模式和方案可循。

2. 术前放疗　将术后照射提前到术前给予在临床上是有利的，首先腹膜后肉瘤常瘤体巨大，从横断影像上看经常是大部分放射敏感的腹腔脏器已被推移向对侧，适当照射范围的设计可明显改善患者的耐受；其次，术前照射有可能使手术完全切除的效果更好；再者，部分肿瘤细胞在受到照射后的退行性病变减少了局部种植和迁移着床的概率；另外，肿瘤细胞的氧合状态通常要较术后照射更为有利。MGH Willett[82]报告术前照射 40~50Gy，手术切除，术中再予 9~15 MeV-E 10~20Gy 瘤床区域的加量照射。中值随诊 3 年，局控率 75%，对肿瘤完全切除的患者，局控率则高达 90%。PMH[83]和 MDACC[84]的研究显示术前放疗对于 RPS 而言有轻微的急性毒性增加，但是没有伤口愈合并发症。长期的随诊显示均有良好的局控和生存。特别长期的随诊结果 PMH 有报告。2006 年[85]报告的两项研究的长期随诊结果显示，72 例中高分级的 RPS 接受术前放疗（中位剂量 45Gy）。54 例为原发 RPS，18 例为复发。中位肿瘤大小为 15.5cm。64 例完成了计划的术前放疗，54 为肉眼根治术（R0 or R1）。中位随诊 40.3 月，54 接受术前放疗和 R0 or R1 手术患者的 5-year 无局部复发生存率、无病生存率和总生存率分别为 60%，46% 和 61%，高于单纯手术的历史数据。2014 年[86]报告的更长期结果也提示同样结论。

目前仍然缺乏术前放疗随机对照研究确切获益的明确证据。随机研究方面，2003 年开始入组的 Ⅲ 期研究 ACOSOG Z9031 拟评估术前放疗在 RPS 中的价值，但 2005 年该研究由于入组进度过低而关闭。目前 EORTC 正开展一项 RPS 术前放疗＋手术对比单纯手术的 Ⅲ 期研究 STRASS 研究（NCT01344018），研究入组顺利，期待研究结果可以提供高级别的研究证据。

治疗实施方面，RPS 术前放疗被给予了很多关注。先进放疗相关技术广泛应用在 RPS 术前放疗，IMRT 的应用可对肝、肾脏等作为重要的剂量限定器官将予以更好的保护和评估，有条件的中心应用 4D-CT 定位评估记录腹膜后软组织肉瘤会随呼吸运动而活动有利于明确范围和保护正常组织。2105 年发表的腹膜后肉瘤术前放疗指南[89]罗列了多个其靶区定义及放疗剂量并其中针对最常见的腹腔的腹膜后肉瘤推荐如下：推荐 4DCT 确定 iGTV，CTV 范围包括 MRI 显示的肿瘤病变（GTV）各方向外放 1.5cm 的区域，PTV 为 CTV 各方向外扩 0.5cm（IGRT 摆位）或 0.9~1.2cm（无 IGRT 摆位）。4DCT 未应用的情况下，CTV 范围包括 GTV 头脚方向外扩 2~2.5cm，轴向各方向外放 1.5~2cm 的区域，PTV 为 CTV 各方向外扩 0.5cm（IGRT 摆位）或 0.9~1.2cm（无 IGRT 摆位）。处方剂量 50.4Gy/1.8f 或 50Gy/（2.0Gy·f），并推荐应用 IMRT 技术以保护正常组织和剂量覆盖。而由于术中放疗局部加量的价值目前仍待明确，因此该指南中未做相应剂量推荐。

3. 术中放疗 理论上来说，术中照射可以减少正常组织的损伤，而直视下针对亚临床病灶区给予较高剂量的照射，尤其适合于作为大范围 EBRT 的局部剂量提高的补充，这样可使大范围照射的剂量≤40Gy 而局部剂量≥55Gy。如 NCI Sindelar 35 例[80]临床随机对照研究，手术中肿瘤完全切除后，胃肠重建前 11~15MeV 电子束，20Gy IORT，瘤床区域包括在 90% 等剂量线范围内，剂量率 4~5Gy/min，并在 IORT 实施前静脉推注 Misonidazole 3.5mg/m²；术后 3~4 周 EBRT，6~10 MV-X 35~40Gy/1.5~1.8Gy 照射。对照组则仅予术后 EBRT，采用缩野技术，总量达 50~55Gy/1.5~1.8Gy。肝、肾、脊髓限量分别为 30Gy、15Gy 和 45Gy。结果局部复发率（6/15 vs 16/20）和复发时间（>127个月 vs 38 个月）均以 IORT 组显著为优（P<0.05），且非常显著地降低了胃肠系统的放射并发症（7% vs 60%，P<0.01）；然而无病生存时间和全组中值生存时间，组间无显著性差异（P=0.39）。局部控制的改善未能转化为生存的获益，原因是一样的，患者局控但发生远位转移而缺乏有效的治疗手段。IORT 主要的问题是外周神经的损伤，见于解剖范围过大，照射范围过大，覆盖了与下肢有关的神经或腰骶神经丛，组织学表现为神经纤维的丧失，与照射剂量高度相关。临床发生一定程度的外周感觉或运动神经功能障碍，多可经 3~6 个月改善或治愈，然而约 1/3 患者将导致永久性功能损伤。显然在治疗的设置上，应控制 IORT 剂量不超过 15Gy 为宜。

组织间近距离照射在腹膜后软组织肉瘤完全切除术后的辅助放疗中同样有很好的技术性运用，改善局控，降低外周神经及胃肠并发症的发生。例如 2000 年 Alektiar 32 例[87]随机分组的临床实验报告，术中给予 Ir-192 的高剂量率近距离照射（HDR-IOBRT）12~15Gy（约需时 60 分钟），术后再给予瘤床外放 5cm 边缘区的 EBRT 45~50.4Gy/1.8Gy，对照组则仅 IOBRT 的治疗。对于有残存病变者，HDR-IOBRT 后再予以 I-125 粒子的永久性植入，中值周边剂量 140~160Gy。IOBRT 的实施采用

HAM 施用器，为可塑而容易与腹膜后瘤床结构赋形的硅酮树酯板，厚 8mm，后装源导管间隔 1cm 并排平行穿过 HAM 模板，操作更为简便。结果，整体 5 年局控率为 63%。IOBRT+EBRT 组为 66%，对照组 50%，显著改善了局部控制，全组 5 年无病生存率和实际生存率分别为 55% 和 45%，外周神经损伤仅 6%，HAM 施用器优于电子限光筒。Petersen 报告[88] Mayo Clinic 87 例 腹膜后肉瘤术中照射的结果，IORT 剂量 15Gy，联合以 EBRT 48.6Gy，5 年局控率达到 58%，5 年生存率为 47%。

（三）化疗

对腹膜后的生殖细胞肿瘤和横纹肌肉瘤，常首先选择化疗，尤其是对儿童横纹肌肉瘤，VCR、ADM、ACD 和 CTX 药物的化疗已证明有很好的疗效。生殖细胞肿瘤则对 VP-16、DDP 和 VCR 的疗效较好，对于未取得完全缓解疗效的患者则联合以外科手术和放射治疗。对于多数腹膜后软组织肉瘤而言，完全切除术后给予以 ADM 为基础的化疗，未能证明使患者获益，因此目前无证据认定腹膜后肉瘤在手术与放射治疗后需常规给予化疗。

第四节 少发部位软组织肉瘤

一、头颈部软组织肉瘤

头颈软组织肉瘤约占 STS 的 10%，患者更多发生局部失败而不是远地转移。这种行为模式之下是解剖邻近不可毁灭的局部组织或需要保护的组织器官，特别是在病变邻近脊髓、脑干和眼球时，局部切除和放疗的范围都妥协的趋向。某些特别激进的肿瘤在头颈部更常见，比如横纹肌肉瘤，有高度的倾向淋巴结转移合并远地转移。

头颈部 STS 的行为与其他部位的 STS 相近，主要应用 AJCC 分期诊断和评估，其治疗原则和治疗步骤也与肢体 STS 相似。由于发病少，报告的文献多为 50 例左右的小样本结果，5 年总生存率 32%~87%，5 年无病生存率 27%~74%。放疗是提高局部控制率的重要手段，可将局控率从单纯手术的 52% 提高到 90%。PMH（多伦多大学玛嘉列医院）结果[90]显示，切缘净单纯手术局控 74% 对比切缘阳性手术+放疗局控 70%。由于头颈部 STS 的大小通常不大，大小不是显著的预后因素，但是细胞分级（G）仍然是与治疗反应相关，影响预后的因素。总体的预后不是特别满意，局控率 60%~70%，对应的总生存也是 60%~70%。化疗的价值在头颈部 STS 与其他部位一样尚未明确证实，但有既往数据提示头颈解剖区域复杂，化疗可能带来局控收益。

二、乳腺及胸部软组织肉瘤

乳腺和胸部软组织肉瘤属于躯干软组织肉瘤的范畴，其预后与肿瘤的部位及病理类型关系密切。MSKCC 的 543 例躯干软组织肉瘤的分析中[91]，全组的 5 年、10 年的术后疾病相关生存 DSS 为 83% 和 74%。腹壁和胸壁/乳腺的 5 年的术后复发率分别为 13% 和 20（胸壁）~22%（乳腺），（P<0.05）；腹壁和胸壁/乳腺的 10 年的术后 DSS 分别为 9% 和 22%（乳腺）20%（胸壁），（P<0.01）；胸壁和乳腺软组织肉瘤的预后明显好于腹壁。该结果与组织类型也密切相关，乳腺软组织肉瘤（MSKCC 数据库中 50% 为血管肉瘤）的已发表数据显示 60% 以上的血管肉瘤术后 10 年内死于肿瘤[18~21]；而腹壁软组织肉瘤（侵袭性纤维瘤占 45%）中的侵袭性纤维瘤 90% 可被切除而且没有远地转移[22]。

原发乳腺的软组织肉瘤分为乳腺叶状瘤和非乳腺叶状瘤。乳腺叶状瘤的与上皮来源的乳腺癌不同，很少出现腋窝淋巴结转移。乳腺叶状瘤的治疗以手术为主，可行乳腺切除术或保乳手术，保乳手术的选择取决于肿瘤大小及是否有好的美容效果。其术后局部失败率为 10%~20%，保乳手术和全乳切除间无差异，通常肿瘤体积大或手术切缘近的情况下需要术后放疗，当然也有单纯手术（多数肿瘤<2cm）局控良好的报告；出现转移的患者预后很差，化疗常规使用的价值尚不明确。乳腺非叶状

瘤的治疗同样以手术为主，可行保乳手术或乳腺切除术，由于腋窝淋巴结转移率低，不需常规行腋窝淋巴结清扫。尽管治疗证据不如肢体软组织肉瘤，乳腺软组织肉瘤的辅助放疗原则同样依据肿瘤大小、分级和切缘状态决定。需要注意的是乳腺血管肉瘤的预后相对较差，易出现双侧乳腺侵犯，5 年总生存率 60%~70%、局控率 60%。

胸壁软组织肉瘤的 5 年生存率 60%~66%，局控率 70%[73]，辅助放化疗的原则参照肢体软组织肉瘤。胸部的其他软组织肉瘤罕见，治疗原则是尽可能的广泛切除，不过预后比肢体软组织肉瘤差。肺原发肉瘤根治切除后的 5 年生存率 49%，不可切除患者的中位生存仅 19 月。纵隔肉瘤的 5 年生存率仅 32%，高分级肉瘤比低分级的预后差（5 年生存 27%：66%）。心脏肉瘤虽然同样建议手术，但通常无法切除，有作者提出心脏移植可作为根治性治疗；化疗和放疗的价值存在争议。

第五节　复发和转移的软组织肉瘤的治疗

一、局部复发的软组织肉瘤的治疗

尽管放射治疗大大提高了外科手术后的局部控制，但一系列的临床报告，疗后仍会有 8%~20% 的局部复发率，而相对于复发的患者，其发生远位转移的危险度和死亡的危险度均会增加。美国 NCDB[20] 软组织肉瘤疗后获得局控、有复发记录资料的 833 例分析报告，局部复发率为 13.3%，区域复发率 5.1%，远位转移发生率为 19.7%，其中以外周/自主神经原发肉瘤的结果最为不利，其局部复发率为 25.0%，远位转移率为 28.6%，总失败率达 57.2%，为最高。2003 年 Weitz 报道[11] MSKCC 在 20 年医疗中所收治的 1706 例软组织肉瘤，疗后整体的复发率为 37%，包括局部复发 19%、远位转移 26%、同一病体两种进展形式均出现的概率为 8%，全部病人中值随访时间为 55（23~103）个月。1997 年 Lewis 报告 MSKCC 911 例[18] 肢体软组织肉瘤，疗后 297 例（33%）复发，其中局部复发为 13%，远位转移为 18%，局部复发同时远位转移者为 2%。进一步分析，如果对于已发生局部复发的患者预示一下其远位转移和死亡的相对危险度（RR，relative risk，risk ratio）的话，那么 HG 肉瘤的远转 RR 为 3.5（$P = 0.005$），深部位肉瘤相应为 2.9（$P = 0.02$）；HG 肉瘤的死亡 RR 为 3.7（$P = 0.007$），大于 5 cm 肉瘤相应为 3.2（$P = 0.01$）。对于疗后复发的 116 例患者而言，在复发后两年内出现转移的概率为 50±6%，而导致死亡的概率为 40±6%。Pisters 报告[19] 1041 例肢体软组织肉瘤，疗后 181 例（17%）局部复发，中值时间为 17 个月；224 例（22%）出现远位转移，中值时间为 13 个月，其中 30% 的患者同时或随后局部亦复发；已发生远位转移的患者，则中值存活时间仅为 14.5 个月，中值随诊 3.95 年，24% 的患者死亡。2004 年 Cormier[61] 报道了 674 例Ⅲ期、>5 cm，深部位、组织学高分级，临床认为显著高危肢体软组织肉瘤的治疗转归。中值随诊 6.1 年，16% 局部复发，中值复发时间为 1.42 年；45% 出现远位转移，中值转移时间为 1.07 年，其中 40% 转移为首发进展；43% 的患者死于肿瘤，中值死亡时间为 2 年。2005 年 意大利 Gronchi[12] 报告 911 例肢体软组织肉瘤外科手术治疗的结果，其中 642 例为原发首治，269 例为复发再治，中值随诊 107 个月。5-、10-年的局部复发率分别为 17%（95%CI：0.15~0.20）和 19%（95%CI：0.17~0.22），首治组相应为 14% 和 15%，而复发再治组为 25% 和 28%，$P<0.001$。报告还描述了软组织肉瘤复发的另一些特征，全组 226 例复发肉瘤中 66.4% 为单一复发病灶；33.6% 为局部多灶复发，中值复发时间为 15 个月。45.6% 仅有复发，而超过半数 54.4% 复发同时出现了转移，在这之中 61% 为复发先于转移出现，26% 为同时发现，仅 13% 转移先于局部复发。

局部复发是否关系患者最终的生存，似乎结果并不一致。Rosenberg[31] 报告 NCI 一组（n = 45）临床随机对照研究，保肢手术+辅助放疗对比截肢术，结果局部复发率相应为 20% 对 0，但组间生存却无差异。Brennan[20] 报告 MSKCC 的另一项（n = 126）临床随机对照研究，手术+组织间照射对比单纯手术，BRT 明显降低了肢体肉瘤的局部复发率，18% 对 33%，然而组间生存无差异。而回顾更多的文献，局部复发未降低、可能降低和的确降低了生存率的结论均可见到，那么是否由于播散性的病况是较局部进展更可怕的致死性因素，因而掩藏了这个问题呢。美国洛杉矶 UCLA 肉瘤研究组为回答这个问题做了很有意义的工作。2003 年 Eilber 报告[13]UCLA 在 22 年中共收治了 1290 例软组织肉瘤，其中原发于肢体组织学中—高分级，未发生远位转移的患者共有 753 例，其中首治 607 例，复发再治 146 例，中值随诊时间 88 个月。5-、10-年的全组生存率为 70±1.8% 和 60±2.1%，其中首治组为 71±2.0% 和 62±2.3%；复治组为 67±4.1% 和 52±4.6%，$P=0.087$。独立预后因素的多因素分析，局部复发的风险比为 2.89（95%CI：$2.02\sim4.11$，$P=0.000$），这说明局部复发者死于肉瘤的概率是首治者的 3 倍。全组 5-、10-年的局部复发率为 12±1.2% 和 14±1.3%，其中首治组为 10±1.2% 和 12±1.4%，复治组为 19±3.4% 和 22±3.6%，$P=0.009$；进一步层析，首治患者疗后一年内未复发对比于复发者 5 年生存率分别为 77±1.9% 和 29±9.6%，$P=0.000$，这说明复发是最显著的使生存率下降的原因。软组织肉瘤疗后 75% 的复发是在 36 个月内出现，中值复发时间为 16 个月，而首治组为 17 个月，复治组仅为 13 个月；患者首程治疗的截肢率为 7%，而复发再治的患者高达 38% 的病况会迫使接受截肢的挽救施治；首治复发者中有 11% 同时发生了远位转移，而复发再治再复发的患者中有 21% 同时出现了播散，这说明局部复发是再治疗后再复发以及更差的治疗结果和更差的生存归宿的最重要的决定因素。这样的一些结论对于临床医生的思考和选择是非常重要的。

临床的复发多表现为在手术瘢痕区或原照射区内复现的肿块，无特异性的症状，MRI 或 PET 将有助于做出诊断。从原发部位来看，腹膜后和头颈的软组织肉瘤有较高的复发率，如 Farhood[92] 报告头颈 HG 肉瘤的复发率为 48%，而 NCDB 资料库的分析显示腹膜后肉瘤 5 年的局部复发率高达 60%~70%。原因是显而易见的，在这两个部位足够边缘的外科切除是十分困难的，手术的大体残留或切缘（+）是复发重要的相关因素，而标准的术后照射剂量（60~65Gy）在这两个部位常会受到周围敏感器官或组织耐受阈的限制。另外，手足部位的肉瘤也常由于治疗受到限制而导致复发。从组织学分级看，高组织学分级与局部复发密切相关。德国 Dinges 报告 369 例[30] 软组织肉瘤，102 例术后放疗后局控患者的 5 年局部复发率为 18%，其中 83% 是发生于疗后的两年内。按临床的分期来看，Ⅰ～Ⅳ期的局部复发率分别为 10%、15%、19% 和 33%。复发亦明显相关于组织学分级，其 G_1、G_2 和 $G_{3\sim4}$ 的 5 年无复发生存率分别为 87.5%、85.1% 和 73.7%。2000 年 Fabrizio[93] 报告，肢体软组织肉瘤单外科治疗，$G_{1\sim2}$ 和 $G_{3\sim4}$ 的 5 年复发率为 0% 和 40%（$P=0.01$）。Marcus 报告 87 例 LG 软组织肉瘤术后放疗的结果，其 2、5、10 年的局部复发率分别为 6.8%、13.3% 和 16.4%，其远位转移率则仅 6%。Southern District of Swedish National Cancer Registry[20] 的资料显示相应于 $G_{1\sim2}$，和 G_3 和 G_4 软组织肉瘤的中值局部复发时间为 18、13 和 6 个月；中值远位转移时间为 27、22 和 12 个月。从德国 Dinges[30] 365 例、法国 Coindre 546 例[29] 和美国 Pisters 1041 例[19] 软组织肉瘤的多因素（Cox models）分析来看，涉及局部复发的统计学认定的相关因素包括有：年龄，界定 50 岁（$P=1.1\times10^{-2}$）；原发/复发性病灶（$P=10^{-3}$）；组织学分级 HG/LG（$P=7.6\times10^{-4}$）；病变浅/深部位（$P=10^{-2}$）；切除边缘（-）/（+）（$P=10^{-4}$）；组织学分类为恶性外周神经肿瘤（$P=10^{-2}$）；以及是否给予/是否足够剂量的术后放疗（$P=3.6\times10^{-6}$）。

复发病灶的治疗仍可选择挽救手术，再程的放疗化疗或不同方式的个体化治疗的组合，一般印象复发病灶的治疗会更加困难。例如一组[20] 中值大小为 8cm 的原发肉瘤病灶和中值 4.5cm 的复发病灶（$P=0.002$），同样给予放射治疗，结果原发灶 T_1、T_2 的 5 年无复发生存率为 94% 和 91%，而复发灶的相应生存率仅为 61% 和 55%（$P=0.0002$），显然复发病灶的体积显著为小而疗效显著为差。另有关于局部复发因素分析的报告[20] 发现，复发病灶疗后的再复发率要明显高于原发病灶疗后的复发率（$P=0.039$），亦说明复发再控更为困难。如同局部良好的控制难于改善总的生存一样，复发病灶再治而难于控制也并未使总的生存情况更差。Habrand 报告[94] 头颈、躯干、四肢 48 例软组织肉瘤给予广泛切除术联合以 BRT 的治疗，22 例首治，26 例为复发挽救治疗，结果总 5 年实际生存率为 58.4%，其中首治者 62.0%，再程者 56.5%（P=NS）。Singes 183 例[20]躯干及腹膜后软组织肉瘤疗后 12 年生存率的报告，躯干肉瘤原发灶和复发灶分别为 58±8% 和 64±13%（P=0.945），而腹膜后肉瘤相应生存率为 54±7% 和 40±14%（P=0.755），总的生存情况是相似的。

复发病灶的再程治疗，一般仍应首先考虑切除的可能性，当然必须依据局部解剖的条件及原有的治疗；如果患者没有接受过放疗，则术后应辅助以照射；如果原发病灶曾受到过不足剂量的照射，则术后应酌情给予 EBRT 和 BRT 组合的放射治疗；如果患者曾有全程的正规放疗，则可考虑根据每例不同的情况选择 BRT 或 3D-CRT、加温治疗、热灌注或快中子照射等治疗；如果患者已失去再次挽救手术的机会，常常截肢术和术后化疗会成为唯一的选择。针对复发患者进行挽救治疗的同时，对不良反应需要特别小心，Torres 等[95]回顾分析 62 例接受过手术和放疗且首次失败在局部的 STS 患者，发现挽救放疗后需要门诊处理或外科治疗的并发症明显升高（80%：17%，P<0.001）。

二、远地转移的软组织肉瘤的治疗

40%软组织肉瘤最终将死于远位转移，成为导致死亡最主要的原因。软组织肉瘤最常发生且首先发生的转移部位是肺，其他部位的转移很少见，肢体及躯干肉瘤90%唯一的转移部位是肺，发生于腹腔脏器和腹膜后的肉瘤则亦常会出现肝转移。2005 年 Gronchi[12]关于 911 例肢体软组织肉瘤外科治疗的报告中，对于转移病况发生的特征进行了描述。全组 5-、10-年远位转移的发生率分别为 21%（95%CI：0.19~0.24）和 22%（95%CI：0.2 0~0.25），在原发首治组和复发再治组间无显著性差异。全组累计 30.6%发生了远位转移，22.4%病况进展首先表现为远位转移。在出现转移的患者中 44.1%同时有局部的复发，转移发生的中值时间为 14 个月。在全部转移的患者中，65.2%仅为肺转移，20.8%同时有肺外转移，仅 14.0%则只有肺外转移。在肺以外的转移可能性中，51%为区域性淋巴引流区，46%为骨，44%为软组织转移，其余还包括有腹腔、肝、脑等多种部位的转移。临床已发生转移的患者中值存活时间仅为 8~15 个月。转移性 STS 患者预后很差，3 年存活率 20%~30%。因此，为了达到有效的全身控制阻止进一步的肿瘤播散，理论上需要接受化疗。有关肺转移的手术切除研究已经提示转移灶的局部治疗可能对患者带来生存获益，针对肺转移灶的 SBRT 治疗研究已经逐步开展。

多柔比星（阿霉素，ADM）是对软组织肉瘤一直保持有很好疗效的化疗药物，直到目前，ADM 或以之为基础的联合方案仍不失为化疗主流的选择。ADM 表现有剂量相关性，认为应超过 $50mg/m^2$ 的阈值剂量，其单剂量应用的客观有效率可达 25%，当与 IFO、VCR 和 DTIC 组合（ADIC）应用时，总体有效率更获提高，然而无论 ADM 或 ADIC，随机研究均未能证实在生存方面的确实获益。达卡巴嗪（氮烯咪胺，DTIC）被认为是另一有效的药物，单剂量有效率 17%，与 ADM 联合应用可达 30%。SWOG（Southwest Oncology Group）报告[20]218 例肉瘤患者，ADIC 方案的总体有效率达 42%（其中 CR 11%），但 DTIC 的骨髓抑制、心脏和胃肠毒性反应较明显，可通过静注改为连续（96hr）灌注以缓和毒性，然而 30%~40%的有效率是一定会让临床医生注目的。异环磷酰胺（IFO）对 ADM 治疗无效的患者有效率可达 24%~38%，但与 ADM 联合应用时可能导致超过 30%的明显骨髓抑制。IFO 与 CTX 为同系药物，但无交叉抗药，其另一重要毒性反应是出血性膀胱炎，美司钠（巯乙磺酸钠，mesna）可防止膀胱炎的发生，一起组成 MAID 方案（IFO、mesna、DTIC 和 ADM），有效率可达 47%。环磷酰胺（CTX）单剂有效率为 9%，加入 ADIC 组合形成 CyVADIC 方案，SOG 报告 225 例患者 CyVADIC 的有效率为 45%。Santoro 1995 年报告[20]EORTC 663 例患者随机应用 ADM、CyVADIC、和 IFO+ADM 化疗的比较性研究，结果在有效率、缓解期和生存率方面均无显著性差异。临床许多的报告一致认为 ADM 依然是疗效可靠的药物，以 ADM 为基础的联合方案是优于其他组合的方案多柔比星为基础的方案仍然是"黄金标准"在进展期 STS 的整体有效率为 20%。蒽环类似物及多个化疗和靶向药物（曲贝替定，吉西他滨，紫杉烷类，达卡巴嗪，帕唑帕尼等）目前也被用于软组织肉瘤，但目前没有超越比多柔比星的相关证据[96~99]。帕唑帕尼（pazopanib）经 EORTC 62072 研究[99]证实可用于接受过蒽环类化疗失败的转移性软组织肉瘤患者，能够将提高 PFS 从 1.6 月提高到 4.6 月，而被 NCCN 指南推荐。

外科很早就开始尝试肺转移的手术切除希望提高患者的生存机会，20 世纪 70 年代，Martini 报告[100]184 例骨肉瘤患者在截肢术后的 18 个月中，75%的病例发生了肺转移，面对事实上当时没有有效医疗手段而又需挽救生命的使命，外科医生采取了治疗上也许并不合理且无法预料以后发生的事情的被动措施，开胸切除肺的转移灶。结果超过80%的手术完全切除了转移肉瘤且取得了32%的 5 年生存率，这是有意义的，不是根治但可以使病人有更长的时间处于无病生存的状态。Pogrebniak 报告[101]NCI 43 例患者在两次开胸清除肺转移后，其中值无病生存时间仍达 25 个月。Casson 报告102 MDA 癌症中心 39 例两次肺转移病灶清除术，两个或多灶转移的患者在完全切除转移后中值存活 14 个月，而单灶转移者中值生存期长达 65 个月。Gadd 报告[103]以这种治疗方式取得完全清除了病灶疗效的 3 年生存率达 23%，而未予开胸术的患者仅为 2%（P<0.0001）。开胸清除转移病变的方式使得部分的患者继续了他们的无病生存状态。1996 年 Brennan[20] 报告 MSKCC 716 例肢体软组织肉瘤，148例（21%）发生了肺转移，135 例（91%）仅为肺转移；135 例仅有肺转移患者的总体 3 年生存率为11%，78 例（58%）予开胸术，65 例（83%）完全切除了转移灶，其 3 年生存率为 23%。Billingsley等报告 719 结果患者 161 人接受了肺转移根治切除手术，3 年生存率为 46%[104]。综合文献报告来看，完全切除转移灶后的 3 年生存率可达 23%~71%，并有一定比例患者长期存活（7%~18%）[105]。目前认为，手术的方式可选择为楔形切除、区段切除、肺叶切除和必要时的一侧全肺切除术。可同期或分期手术，无需进行纵隔淋巴结的清扫术。普遍采纳选择病人的适应证为：①原发肉瘤病灶已控或可控；②胸腔外转移；③无开胸术或肺切除的医疗禁忌；④可能切除全部转移病灶。转移灶为多个、病灶分布双肺、肉瘤细胞 Tpot 时间过短和术后再次出现转移病变的间期过短均为预后的不利因素。在完全切除后给予化疗是否更有意义，目前尚无肯定性的报道。

法国肉瘤组的报告提示了局部治疗对于转移性软组织肉瘤寡转移患者（oligometastases，1~5 个病变，任何转移部位，任何的生存级/组织学)[106]的潜在疗效贡献。随着立体定向放射治疗（SBRT）的出现，放疗已经在肺转移和肝转移治疗成功临床应用，SBRT 软组织肉瘤肺转移方面也开始初步尝试。有研究报告 15 例患者接受 SBRT，3 年局控率82%，中位生存 2.1 年（0.8~11.5 年），无严重不良反应[107]。Soyfer 等[108] 评估 22 例患者 SBRT 治疗 53 肺部病变，中位随访 95 个月（SD 32），所有 SBRT 治疗病变均无进步；从诊断和治疗开始的 5 年总存活率分别为 62% 和 50%，毒性极小。Mehta等[109]报道中，16 例患者为 25 肺部病变 SBRT 进行评价，43 个月的局部控制率94%。Navaria 报告[110]的另一个系列，STS（无骨肉瘤）单纯肺转移瘤，28 例患者的 51 例病灶应用 SBRT，从诊断开始的 3 和 5 年总生存期分别为80%，从 SBRT 开始的 1 和 2 年的生存率分别为86% 和 43%。SBRT 在软组织肉瘤肺转移的这些尝试，初步显示了 SBRT 的良好局部控制和较低毒性，具有很好的临床应用前景。

参 考 文 献

1. Siegel RL, Miller KD, Jemal A. Cancer statistics. CA Cancer J Clin, 2015, 65（1）：5-29.

2. Pisters PWT, Weiss M, Maki R. Soft-Tissue Sarcomas In：Haller DG, Wagman LD, Camphausen C, Hoskins WJ, eds. Cancer Management：A Multidisciplinary Approach Medical, Surgical, & Radiation Oncology（ed 14）：UBM Medica LLC, 2011.

3. 中国肿瘤登记地区合计发病和死亡结果. 见：赫杰，陈万青主编. 2012 中国肿瘤登记年报. 北京：军事医学科学出版社，2012.

4. Risk factors for second malignant neoplasms：report from the Late Effects Study Group. Meadows AT. Bull Cancer, 1988, 75（1）：125-130.

5. Tountas AA, Fornasier VL, Harwood AR, et al. Postirradiation sarcoma of bone: a perspective. Cancer, 1979, 43 (1): 182-187.

6. Laskin WB, Silverman TA, Enzinger FM. Postradiation soft tissue sarcomas. An analysis of 53 cases. Cancer, 1988, 62 (11): 2330-2340.

7. Cahan WG, Woodard HQ, Higinbotham NL, et al. Sarcoma arising in irradiated bone: report of eleven cases. 1948. Cancer, 1998, 82 (1): 8-34.

8. Robinson E, Neugut AI, Wylie P. Clinical aspects of postirradiation sarcomas. J Natl Cancer Inst, 1988, 80 (4): 233-240.

9. Murray EM, Werner D, Greeff EA, et al. Postradiation sarcomas: 20 cases and a literature review. Int J Radiat Oncol Biol Phys, 1999, 45 (4): 951-961.

10. Pollock RE, Karnell LH, Menck HR, et al. The national cancer data base report on soft tissue sarcoma. Cancer, 1996, 78: 2247-2257.

11. Weitz J, Antonescu CR, Brennan MF. Locallized extremity soft tissue sarcoma: improved knowledge with unchanged survival over time. J Clin Oncol. 2003, 21 (14): 2719-2725.

12. Gronchi A, Casali PG, Mariani L, et al. Status of surgical margins and prognosis in adult soft tissue sarcomas of the extremities: a series of patients treated at a single institution. J Clin Oncol. 2005, 23 (1): 96-104.

13. Eilber FC, Rosen G, Nelson SD, et al. High-grade extremity soft tissue sarcomas factors predictive of local recurrence and its effect on morbidity and mortality. Ann Surg, 2003, 237 (2): 218-226.

14. Fong Y, Coit DG, Woodruff JM, et al. Lymph node metastasis from soft tissue sarcoma in adults. Analysis of data from a prospective database of 1772 sarcoma patients. Ann Surg, 1993, 217 (1): 72-77.

15. Costa J, Wesley RA, Glatstein E, et al. The grading of soft tissue sarcomas. Results of a clinicohistopathologic correlation in a series of 163 cases. Cancer, 1984, 53 (3): 530-541.

16. Trojani M, Contesso G, Coindre JM, et al. Soft-tissue sarcomas of adults; study of pathological prognostic variables and definition of a histopathological grading system. Int J Cancer. 33 (1): 37-42.

17. Guillow L, Coindre JM, Bonichon F, et al. Comparative study of the National cancer Institute and French Federation of Cancer Centers Sarcoma Group grading systems in a population of 410 adult patients with soft tissue sarcoma. J Clin Oncol, 1997, 15 (1): 350-362.

18. Lewis JJ, Leung D, Heslin M, et al. Association of local recurrence with subsequent survival in extremity soft tissue sarcoma. J Clin Oncol, 1997, 15 (2): 646-652.

19. Pisters PWT, Leung DH, Woodruff J, et al. Analysis of prognostic factors in 1041 patients with localized soft tissue sarcomas of the extremities. J Clin Oncol, 1996, 14 (2): 1679-1689.

20. 刘新帆. 软组织肉瘤. 见：殷蔚伯, 余子豪, 徐国镇, 胡逸民主编. 肿瘤放射治疗学. 第4版. 北京：中国协和医科大学出版社, 2007, 1076-1111.

21. Schwartz HS, Jones CK. The efficacy of gallium scintigraphy in detecting malignant soft tissue neoplasms. Ann Surg, 1992, 215 (1): 78-82.

22. Soft tissue sarcoma. In: Edge SB, Byrd DR, Compton CC, et al. editor. AJCC cancer Staging handbook. 7th edn. New York: Springer Inc, 2009: 345-355.

23. Enneking WF, Spanier SS, Goodman MA. A system for the surgical staging of musculoskeletal sarcoma. 1980. Clin Orthop Relat Res, 2003, (415): 4-18.

24. Huth JF, Eilber FR. Patterns of metastatic spread following resection of extremity soft tissue sarcomas and strategies for treatment. Semin Surg Oncol, 1988, 4 (1): 20-26.

25. Heise HW, Myers MH, Russell WO, et al. Recurrence-free survival time for surgically treated soft tissue sarcoma patients. Multivariate analysis of five prognostic factors. Cancer, 1986, 57 (1): 172-177.

26. Abbas JS, Holyoke ED, Moore R, et al. The surgical treatment and outcome of soft-tissue sarcoma. Arch Surg, 1981, 116 (6): 765-769.

27. Rantakokko V, Ekfors TO. Sarcomas of the soft tissues in the extremities and limb girdles. Analysis of 240 cases diagnosed

in Finland in 1960~1969. Acta Chir Scand, 1979, 145 (6): 384-394.

28. Gaynor JJ, Tan CC, Casper ES, et al. Refinement of clinicopathologic staging for localized soft tissue sarcoma of the extremity: a study of 423 adults. J Clin Oncol, 1992, 10 (8): 1317-1329.

29. Coindre JM, Terrier P, Bui NB, et al. Prognostic factors in adult patients with locally controlled soft tissue sarcoma. A study of 546 patients from the French Federation of Cancer Centers Sarcoma Group. J Clin Oncol, 1996, 14 (3): 869-877.

30. Dinges S, Budach V, Budach W, et al. Local recurrences of soft tissue sarcomas in adults: a retrospective analysis of prognostic factors in 102 cases after surgery and radiation therapy. Euro J Cancer, 1994, 30A (11): 1636-1642.

31. Rosenberg SA, Tepper J, Glatstein E, et al. The treatment of soft-tissue sarcomas of the extremities: prospective randomized evaluations of (1) limb-sparing surgery plus radiation therapy compared with amputation and (2) the role of adjuvant chemotherapy. Ann Surg, 1982, 196: 305-315.

32. Mundt AJ, Awan A, Sibley GS, et al. Conservative surgery and adjuvant radiation therapy in the management of adult soft tissue sarcoma of the extremities: clinical and radiobiological results. Int J Radiat Oncol Biol Phys, 1995, 32 (4): 977-985.

33. Williard WC, Hajdu SI, Casper ES, et al. Comparison of amputation with limb-sparing operations for adult soft tissue sarcoma of the extremity. Ann Surg, 1992, 215 (3): 269-275.

34. Fabrizio PL, Stafford SL, Pritchard DJ. Extremity soft-tissue sarcomas selectively treated with surgery alone. Int J Radiat Oncol Biol Phys, 2000, 48 (1): 227-232.

35. Geer RJ, Woodruff J, Casper ES, et al. Management of small soft-tissue sarcoma of the extremity in adults. Arch Surg, 1992, 127 (11): 1285-1289.

36. Karakousis CP, Proimakis C, Walsh DL. Primary soft tissue sarcoma of the extremities in adults. Br J Surg, 1995, 82 (9): 1208-1212.

37. Kydholm A, Gustafson P, Rööser B, et al. Limb-sparing surgery without radiotherapy based on anatomic location of soft tissue sarcoma. J Clin Oncol, 1991, 9 (10): 1757-1765.

38. Pisters PW, Harrison LB, Woodruff JM, et al. A prospective randomized trial of adjuvant brachytherapy in the management of low-grade soft tissue sarcomas of the extremity and superficial trunk. J Clin Oncol, 1994, 12 (6): 1150-1155.

39. Suit HD, Mankin HJ, Wood WC, et al. Preoperative, intraoperative, and postoperative radiation in the treatment of primary soft tissue sarcoma. Cancer, 1985, 55 (11): 2659-2667.

40. Yang JC, Chang AE, Baker AR, et al. Randomized prospective study of the benefit of adjuvant radiation therapy in the treatment of soft tissue sarcomas of the extremity. J Clin Oncol, 1998, 16: 197-203.

41. Fein DA, Lee WR, Lanciano RM, et al. Management of extremity soft tissue sarcomas with limb-sparing surgery and postoperative irradiation: do total dose, overall treatment time, and the surgery-radiotherapy interval impact on local control? Int J Radiat Oncol Biol Phys, 1995, 32 (4): 969-976.

42. Le Péchoux C, Le Deley MC, Delaloge S, et al. Postoperative radiotherapy in the management of adult soft tissue sarcoma of the extremities: results with two different total dose, fractionation, and overall treatment time schedules. Int J Radiat Oncol Biol Phys, 1999, 44 (4): 879-886.

43. Jacob R, Gilligan D, Robinson M, et al. Hyper-fractionated radiotherapy for soft tissue sarcoma: results of the second study of hyper-fractionated radiotherapy. Sarcoma, 1999, 3 (3-4): 157-165.

44. Hong L, Alektiar KM, Hunt M, et al. Intensity-modulated radiotherapy for soft tissue sarcoma of the thigh. Int J Radiat Oncol Biol Phys, 2004, 59 (3): 752-759.

45. Alektiar KM, Brennan MF, Healey JH, et al. Impact of intensity-modulated radiation therapy on local control in primary soft-tissue sarcoma of the extremity. J Clin Oncol, 2008, 26: 3440-3444.

46. Delannes M, Thomas L, Martel P, et al. Low-dose-rate intraoperative brachytherapy combined with external beam irradiation in the conservative treatment of soft tissue sarcoma. Int J Radiat Oncol Biol Phys, 2000, 47 (1): 165-169.

47. Bujko K, Suit HD, Springfield DS, et al. Wound healing after preoperative radiation for sarcoma of soft tissues. Surg Gy-

necol Obstet, 1993, 176（2）: 124-134.

48. O'Sullivan B, Davis AM, Turcotte R, et al. Preoperative versus postoperative radiotherapy in soft-tissue sarcoma of the limbs: a randomized trial. Lancet, 2002, 359: 2235-2241.

49. O'Sullivan B, Griffin AM, Dickie CI, et al. Phase 2 study of preoperative image-guided intensity-modulated radiation therapy to reduce wound and combined modality morbidities in lower extremity soft tissue sarcoma. Cancer, 2013, 119（10）: 1878-1884.

50. Wang D, Zhang Q, Eisenberg BL, et al. Significant Reduction of Late Toxicities in Patients With Extremity Sarcoma Treated With Image-Guided Radiation Therapy to a Reduced Target Volume: Results of Radiation Therapy Oncology Group RTOG-0630 Trial. J Clin Oncol., 2015.

51. Zagarz GK, Ballo MT, Pisters PW, et al. Prognostic factors for patients with localized soft-tissue sarcoma treated with conservation surgery and radiation therapy: an analysis of 225 patients. Cancer, 2003, 97: 2530-2543.

52. Prosnitz LR, Maguire P, Anderson JM, et al. The treatment of high-grade soft tissue sarcomas with preoperative thermoradiotherapy. Int J Radiat Oncol Biol Phys, 1999, 45（4）: 941-949.

53. Olieman AF, Pras E, van Ginkel RJ, et al. Feasibility and efficacy of external beam radiotherapy after hyperthermic isolated limb perfusion with TNF-alpha and melphalan for limb-saving treatment in locally advanced extremity soft-tissue sarcoma. Int J Radiat Oncol Biol Phys, 1998, 40（4）: 807-814.

54. Andrews Sf, Anderson PR, Eisenberg BL, et al. Soft tissue sarcomas treated qith postoperative external berm radiotherapy with and without low-dose-rate brachytherapy. Int J Radiat Oncol Biol Phys, 2004, 59（2）: 475-480.

55. Arbeit JM, Hilaris BS, Brennan MF. Wound complications in the multimodality treatment of extremity and superficial truncal sarcomas. J Clin Oncol, 1987, 5（3）: 480-488.

56. Ormsby MV, Hilaris BS, Nori D, et al. Wound complications of adjuvant radiation therapy in patients with soft-tissue sarcomas. Ann Surg, 1989, 210（1）: 93-99.

57. Harrison LB, Franzese F, Gaynor JJ, et al. Long-term results of a prospective randomized trial of adjuvant brachytherapy in the management of completely resected soft tissue sarcomas of the extremity and superficial trunk. Int J Radiat Oncol Biol Phys, 1993, 27（2）: 259-265.

58. Roeder F, Lehner B, Schmitt T, et al. Excellent local control with IOERT and postoperative EBRT in high grade extremity sarcoma: results from a subgroup analysis of a prospective trial. BMC Cancer, 2014, 14: 350.

59. de Paula U, Suit HD, Harmon D. Adjuvant chemotherapy in clinical stage M0 sarcoma of soft tissue. Cancer, 1988, 62（9）: 1907-1911.

60. Pisters PW, Patel SR, Prieto VG, et al. Phase I trial of preoperative doxorubicin-based concurrent chemoradiation and surgical resection for localized extremity and body wall soft tissue sarcomas. J Clin Oncol, 2004, 22（16）: 3375-3380.

61. Cormier JN, Huang X, Xing Y, et al. Cohort analysis of patients with localized, high-risk, extremity soft tissue sarcoma treated at two cancer centers: chemotherapy-associated ontcoms. J Clin Oncol, 2004, 22（22）: 4567-4574.

62. DeLaney TF, Spiro IJ, Suit HD, et al. Neoadjuvant chemotherapy and radiotherapy for large extremity soft-tissue sarcomas. Int J Radiat Oncol Biol Phys, 2003, 56（4）: 1117-1127.

63. Kraybill WG, Harris J, Spiro IJ, et al. Phase II study of neoadjuvant chemotherapy and radiation therapy in the management of high-risk, high-grade, soft tissue sarcomas of the extremities and body wall: Radiation Therapy Oncology Group Trial 9514. J Clin Oncol, 2006, 24（4）: 619-625.

64. Kraybill WG, Harris J, Spiro IJ, et al. Long-term results of a phase 2 study of neoadjuvant chemotherapy and radiotherapy in the management of high-risk, high-grade, soft tissue sarcomas of the extremities and body wall: Radiation Therapy Oncology Group Trial 9514. Cancer, 2010, 116（19）: 4613-4621.

65. Tierney JF, Mosseri V, Stewart LA, et al. Adjuvant chemotherapy for soft-tissue sarcoma: review and meta-analysis of the published results of randomised clinical trials. Br J Cancer, 1995, 72（2）: 469-475.

66. Adjuvant chemotherapy for localised resectable soft-tissue sarcoma of adults: meta-analysis of individual data. Sarcoma Meta-analysis Collaboration. Lancet, 1997, 350（9092）: 1647-1654.

67. Pervaiz N, Colterjohn N, Farrokhyar F, et al. A systematic meta-analysis of randomized controlled trials of adjuvant chem-

otherapy for localized resectable soft-tissue sarcoma. Cancer, 2008, 113（3）：573-581.

68. Italiano A, Delva F, Mathoulin-Pelissier S, et al. Effect of adjuvant chemotherapy on survival in FNCLCC grade 3 soft tissue sarcomas：a multivariate analysis of the French Sarcoma Group Database. Ann Oncol, 2010, 21（12）：2436-2441.

69. Frustaci S, Gherlinzoni F, De Paoli A, et al. Adjuvant chemotherapy for adult soft tissue sarcomas of the extremities and girdles：results of the Italian randomized cooperative trial. J Clin Oncol, 2001, 19（5）：1238-1247.

70. EORTC 62931：Woll PJ, Reichardt P, Le Cesne A, et al. Adjuvant chemotherapy with doxorubicin, ifosfamide, and lenograstim for resected soft-tissue sarcoma（EORTC 62931）：a multicentre randomised controlled trial. Lancet Oncol, 2012, 13（10）：1045-1054.

71. Strauss DC, Hayes AJ, Thomas JM. Retroperitoneal tumours：review of management. Ann R Coll Surg Engl, 2011, 93：275-280.

72. Porter GA, Baxter NN, Pisters PW. Retroperitoneal sarcoma：a population-based analysis of epidemiology, surgery, and radiotherapy. Cancer, 2006, 106：1610-1616.

73. O'Sullivan B, Dickie C, Chung P, et al. Soft tissue sarcoma. In：Gunderson LL, Tepper JE. editor. Clinical radiation oncolocy（3rd edn）. Philadelphia, PA：Saundrs Elsvier Inc, 2012, 1355-1391.

74. Storm FK, Mahvi DM. Diagnosis and management of retroperitoneal soft tissue sarcoma. Ann surg, 1991, 214：2-10.

75. Singer S, Corson JM, Demetri GD, et al. Prognostic factors predictive of survival for truncal and retroperitoneal soft-tissue sarcoma. Ann Surg, 1995, 221（2）：185-195.

76. Catton CN et al. Outcome and prognosis in retroperitoneal soft tissue sarcoma. Int J Radiat Oncol Biol Phys, 1994, 29（5）：1005-1010.

77. Heslin MJ, Lewis JJ, Nadler E, et al. Prognostic factors associated with long-term survival for retroperitoneal sarcoma：implications for management. J Clin Oncol, 1997, 15：2832-2839.

78. Stoeckle E, Coindre JM, Bonvalot S, et al. Prognostic factors in retroperitoneal sarcoma：a multivariate analysis of a series of 165 patients of the French Cancer Center Federation Sarcoma Group. Cancer, 2001, 92：359-368.

79. Tepper JE, Suit HD, Wood WC, et al. Radiation therapy of retroperitoneal soft tissue sarcomas. Int J Radiat Oncol Biol Phys, 1984, 10：825-830.

80. Sindelar WF, Kinsella TJ, Chen PW, et al. Intraoperative radiotherapy in retroperitoneal sarcomas. Final results of a prospective, randomized, clinical trial. Arch Surg, 1993, 128：402-410.

81. Le Péchoux C, Musat E, Baey C, et al. Should adjuvant radiotherapy be administered in addition to front-line aggressive surgery（FAS）in patients with primary retroperitoneal sarcoma? Ann Oncol, 2013, 24（3）：832-837.

82. Willett CG, Suit HD, Tepper JE, et al. Intraoperative electron beam radiation therapy for retroperitoneal soft tissue sarcoma. Cancer, 1991, 68：278-283.

83. Jones JJ, Catton CN, O'Sullivan B, et al. Initial results of a trial of preoperative external-beam radiation therapy and postoperative brachytherapy for retroperitoneal sarcoma. Ann Surg Oncol, 2002, 9：346-354.

84. Pisters PW, Ballo MT, Fenstermacher MJ, et al. Phase I trial of preoperative concurrent doxorubicin and radiation therapy, surgical resection, and intraoperative electron-beam radiation therapy for patients with localized retroperitoneal sarcoma. J Clin Oncol, 2003, 21：3092-3097.

85. Pawlik TM, Pisters PW, Mikula L, et al. Long-term results of two prospective trials of preoperative external beam radiotherapy for localized intermediate-or high-grade retroperitoneal soft tissue sarcoma. Ann Surg Oncol, 2006, 13：508-517.

86. Smith MJ, Ridgway PF, Catton CN, et al. Combined management of retroperitoneal sarcoma with dose intensification radiotherapy and resection：long-term results of a prospective trial. Radiother Oncol, 2014, 110：165-171.

87. Alektiar KM, et al. High-dose-rate intraoperative radiation therapy（HDR-IORT）for retroperitoneal sarcomas. Int J Radiat Oncol Biol Phys, 2000, 47（1）：157-163.

88. Petersen I A, Haddock MG, Donohue JH, et al. Use of intraoperative electron beam radiotherapy in the management of retroperitoneal soft tissue sarcomas. Int J Radiat Oncol Biol Phys, 2002, 52：469-475.

89. Baldini EH, Wang D, Haas RL, et al. Treatment Guidelines for Preoperative Radiation Therapy for Retroperitoneal Sarcoma：Preliminary Consensus of an International Expert Panel. Int J Radiat Oncol Biol Phys, 2015, 92（3）：602-612.

90. Van Damme JP, Schmitz S, Machiels JP, et al. Prognostic factors and assessment of staging systems for head and neck soft tissue sarcomas in adults. Eur J Surg Oncol, 2010, 36 (7) : 684-690.

91. Wilder F, D'Angelo S, Crago AM. Soft Tissue Tumors of the Trunk: Management of Local Disease in the Breast and Chest and Abdominal Walls. J Surg Oncol.

92. Farhood AI, Hajdu SI, Shiu MH, et al. Soft tissue sarcomas of the head and neck in adults. Am J Surg, 1990, 160 (4) : 365-369.

93. Fabrizio PL, Stafford SL, Pritchard DJ. Extremity soft-tissue sarcomas selectively treated with surgery alone. Int J Radiat Oncol Biol Phys, 2000, 48 (1) : 227-232.

94. Habrand JL, Gerbaulet A, Pejovic MH, et al. Twenty years experience of interstitial iridium brachytherapy in the management of soft tissue sarcomas. Int J Radiat Oncol Biol Phys, 1991, 20 (3) : 405-411.

95. Torres MA, Ballo MT, Butler CE, et al. Management of locally recurrent soft-tissue sarcoma after prior surgery and radiation therapy. Int J Radiat Oncol Biol Phys, 2007, 67 (4) : 1124-1129.

96. Mocellin S, Rossi CR, Brandes A, et al. Adult soft tissue sarcomas: conventional therapies and molecularly targeted approaches. Cancer Treat Rev, 2006, 32 : 9-27.

97. Santoro A, Comandone A, Basso U, et al. Phase II prospective study with sorafenib in advanced soft tissue sarcomas after anthracycline-based therapy. Ann Oncol, 2013, 24 : 1093-1098.

98. Demetri GD, Chawla SP, von Mehren M, et al. Efficacy and safety of trabectedin in patients with advanced or metastatic liposarcoma or leiomyosarcoma after failure of prior anthracyclines and ifosfamide: results of a randomized phase II study of two different schedules. J Clin Oncol, 2009, 27 : 4188-4196.

99. Kasper B, Sleijfer S, Litiere S, et al. Long-term responders and survivors on pazopanib for advanced soft tissue sarcomas: subanalysis of two European Organisation for Research and Treatment of Cancer (EORTC) clinical trials 62043 and 62072. Ann Oncol, 2014, 25 : 719-724.

100. Martini N, Bains MS, Huvos AG, et al. Surgical treatment of metastatic sarcoma to the lung. Surg Clin North Am, 1974, 54 (4) : 841-848.

101. Pogrebniak HW, Roth JA, Steinberg SM, et al. Reoperative pulmonary resection in patients with metastatic soft tissue sarcoma. Ann Thorac Surg, 1991, 52 (2) : 197-203.

102. Casson AG, Putnam JB, Natarajan G, et al. Five-year survival after pulmonary metastasectomy for adult soft tissue sarcoma. Cancer, 1992, 69 (3) : 662-668.

103. Gadd MA, Casper ES, Woodruff JM, et al. Development and treatment of pulmonary metastases in adult patients with extremity soft tissue sarcoma. Ann Surg, 1993, 218 (6) : 705-712.

104. Billingsley KG, Burt ME, Jara E, et al. Pulmonary metastases from soft tissue sarcoma: analysis of patterns of disease and postmetastasis survival. Ann Surg, 1999, 229 : 602-612.

105. ESMO/European Sarcoma Network Working Group. Soft tissue and visceral sarcomas: ESMO Clinical Practice Guidelines for diagnosis, treatment and follow-up. Ann Oncol, 2014, 25 (Suppl. 3) : 102-114.

106. Falk AT, Moureau-Zabotto L, Ouali M, et al. Effect on survival of local ablative treatment of metastases from sarcomas: a study of the French sarcoma group. Clin Oncol (R Coll Radiol), 2015, 27 : 48-55.

107. Navarria P, Ascolese M, Tomatis S, et al. Stereotactic body radiotherapy (SBRT) in lung oligometastatic patients: role of local treatments. Radiat Oncol, 2014, 9 : 91.

108. Soyfer V, Corn BW, Straus N, et al. Single-institution experience of SBRT for lung metastases in sarcoma patients. Am J Clin Oncol, 2014.

109. Mehta N, Selch M, Wang PC, et al. Safety and efficacy of stereotactic body radiation therapy in the treatment of pulmonary metastases from high grade sarcoma. Sarcoma, 2013, 2013, 3 : 602-614.

110. Navarria P, Ascolese AM, Cozzi L, et al. Stereotactic body radiation therapy for lung metastases from soft tissue sarcoma. European Journal of Cancer, 2015, 51 : 668-674.

第二章 骨 肿 瘤

房 辉

原发于骨的恶性肿瘤很少见，占所有恶性肿瘤的比例不到0.2%，约占所有肉瘤患者的1/4。原发于骨的肉瘤多见于儿童/青少年，主要病理类型为尤文肉瘤，骨肉瘤，和软骨肉瘤。其中尤文肉瘤对放疗敏感，放疗在其局部治疗中起重要作用。而骨肉瘤和软骨肉瘤对放疗较为抗拒，前者以化疗加手术的综合治疗为主，后者以手术治疗为主。在原发于骨的非恶性肿瘤中骨巨细胞瘤对放疗较为敏感，单纯放疗可以达到很好的局部控制率。以下将对这两种放射敏感肿瘤分别介绍。

第一节 尤文肉瘤和原始神经外胚层肿瘤

Ewing 在 1921 年首先描述了这种疾病，认为来源于血管内皮细胞。近年的研究支持尤文肉瘤来源于原始神经组织。尤文肉瘤是骨最常见的未分化肿瘤，也可以发生于软组织，称为骨外尤文肉瘤。另外，近年来逐渐认识的原始神经外胚层肿瘤（peripheral primitive neuroectodermal tumor，PNET）是一种具有明显神经分化的肿瘤，也认为是源于原始神经组织。因此，将骨和软组织的尤文肉瘤和原始神经外胚层肿瘤统称为尤文肉瘤家族肿瘤。

一、流行病学

尤文肉瘤是儿童中仅次于骨肉瘤而居第二位的原发骨肿瘤，约占儿童肿瘤的3%~4%。在年龄小于19岁的美国白人儿童中的发生率是3.4/百万·年。尤文肉瘤以儿童和青少年多见，10~20岁发病者约占60%以上，约30%的患者发病年龄<10岁，另外约5%发病年龄>20岁。男性多于女性，男女比例为1.5~2：1。该病在亚洲和非洲相对少见。

二、分子生物学

95%的尤文家族肿瘤具有 t（11；22）或 t（21；22）的易位。基因的重组包含了22号染色体上EWS基因的N末端区和11号染色体或21号染色体上两个密切相关的基因（FLI1和ERG）中的一个基因的C末端区。FLI1和ERG都是转录活化因子Ets的家族成员。大部分这些易位都涉及EWS、FLI1和t（11；22），进而影响到细胞的生长和转化。尽管由EWS-FLI1引起肿瘤发生的机制还不清楚，但有研究表明转化生长因子-β（TGF-β）的Ⅱ型受体是一个作用的靶点。TGF-β是一个抑癌基因。当EWS-FLI1被导入胚胎干细胞后，TGF-BR2的水平就会下降。应用EWS-FLI1的反义寡核苷酸可以使TGF-β的敏感性重新恢复，并阻断含有融合基因的细胞系发生肿瘤。

在关于 EWS-FLI1 的研究中证实，在重排基因中存在多种基因断裂点。融合转录的差异认为导致了尤文肉瘤临床表现的不同。最常见的重排，即 I 型，是 EWS 的前 7 个外显子和 FLI1 的第 6 到 9 外显子的融合。这种融合基因几乎占所有病例的 2/3。II 型重排是 EWS 与 FLI1 的外显子 5 融合，其余 25% 的病例属于这种情况。II 型重排所产生的融合产物似乎与肿瘤更差的预后相关。

三、病理学

尤文肉瘤和原始神经外胚层肿瘤被认为是儿童的小圆细胞肿瘤。在光学显微镜下具有这些特征的肿瘤包括神经母细胞瘤、横纹肌肉瘤和非霍奇金淋巴瘤。但是尤文肉瘤家族肿瘤的特征是肿瘤细胞被纤维组织分隔。尤文肉瘤家族肿瘤包括典型的未分化尤文肉瘤、非典型的分化差的尤文肉瘤和分化好的原始神经外胚层肿瘤，其中原始神经外胚层肿瘤具有明显的神经外胚层分化，这种肿瘤在光学显微镜下可见 Homer-Wright 假玫瑰花环结构和免疫组化突触素及神经元特异性烯醇化酶等为阳性。但尤文肉瘤是分化差的肿瘤，它不形成假玫瑰花环结构，神经标记为阴性。不管神经分化的程度，几乎所有尤文肉瘤家族肿瘤都在细胞膜上表达 CD99（MIC2 基因产物）。

运用荧光原位杂交法可以迅速发现冰冻切片组织中 EWS 基因的重排，通过这种技术很容易辨别尤文肉瘤家族肿瘤和其他在形态学上类似的小圆细胞肿瘤。

四、临床表现和自然病史

（一）发病部位

股骨是尤文肉瘤最常见的原发部位，占所有病例的 20%~25%。下肢还可以发生在胫骨、腓骨或者足骨。所有发生在下肢的肿瘤占新诊断尤文肉瘤的 45%。盆腔是尤文肉瘤第二常见的原发部位，占新发病例的 20%。盆腔尤文肉瘤可以发生在髂骨、坐骨、耻骨或骶骨。上肢发生的病例占新发病例的 12%~16%，其中大多数发生在肱骨。另外尤文肉瘤还可以发生在椎骨、肋骨、锁骨、下颌骨和颅骨，这些部位的病变约占新诊断病例的 13%。

（二）症状和体征

局限性骨痛是尤文肉瘤患者最常见的首发症状，可见于大约 90% 的患者。疼痛早期往往为间断性，逐渐发展为持续性。约 60% 的患者还可以出现局部的肿胀。有时尤文肉瘤患者的临床表现与骨髓炎相似，在诊断时有大约有 28% 的患者出现发热。根据肿瘤所在部位的不同，患者可以出现跛行、随着呼吸而加重的胸痛等表现。3% 的患者在诊断时还可以出现截瘫，继发于椎骨的病变。

（三）转移方式

尤文肉瘤的转移大多数为血行转移。诊断时即有 20%~25% 的患者出现远地转移。最常见的转移部位是双肺和骨，软组织、内脏和中枢神经系统转移少见。淋巴结的转移并不常见。患者可首先由于转移相关的症状来就诊。多发的肺转移可以引起肺功能不全。椎体转移时可引起截瘫。

五、诊断

（一）实验室检查

实验室检查包括全血细胞计数、血沉、肝肾功能和骨髓等。白细胞增多时提示肿瘤负荷大或者病变广泛。另外白细胞增多时肿瘤复发的危险性可能增加。治疗前血清乳酸脱氢酶（LDH）水平是判断预后的指标之一，LDH 的升高程度与肿瘤的负荷相关。在某些原始神经外胚层肿瘤患者中神经元特异性烯醇化酶（NSE）水平升高，经有效治疗后可以降低。另外，尿 3-甲氧-4-羟苦杏仁酸检查用于与神经母细胞瘤的鉴别诊断。在影像学检查没有发现骨转移的尤文肉瘤患者中仍有可能出现骨髓的侵犯，因此无论原发肿瘤的位置和大小均需要进行骨髓检查。

（二）影像学检查

包括胸部 X 线片、原发和转移部位的 X 线片和 CT、MRI 检查、放射性同位素扫描等。最常见的 X 线表现为受累骨的溶骨性改变，呈虫蚀样，边界欠清。可有葱皮样或放射状骨膜反应。CT，尤其是 MRI 检查可以清晰地显示原发肿瘤的特征、周围软组织肿物的范围以及肿瘤与周围血管、神经和器官的关系，因此，CT 和 MRI 检查在绝大多数患者中是必需的。放射性核素扫描一方面可以更准确地显示原发肿瘤的范围，另一方面可以明确是否有骨转移。

六、分期

没有正式的专门针对尤文肉瘤的分期系统。临床应用原发骨肿瘤的分期系统，具体如下：

原发肿瘤（T）

T_X：原发肿瘤无法评估

T_0：无原发肿瘤

T_1：肿瘤最大径≤8cm

T_2：肿瘤最大径>8cm

T_3：原发部位有不连续的肿瘤

区域淋巴结（N）

N_X：区域淋巴结无法评估

N_0：无区域淋巴结转移

N_1：有区域淋巴结转移

远处转移（M）

M_X：远处转移无法评价

M_0：无远处转移

M_1：有远处转移

M_{1a}：肺转移

M_{1b}：其他部位远处转移

组织学分级（G）

G_X：分级无法评估

G_1：高分化——低级

G_2：中分化——低级

G_3：低分化——高级

G_4：未分化——高级

注：尤文氏肉瘤为 G_4

分期

Ⅰ A 期 $T_1N_0M_0$ $G_{1,2}$ 低级

Ⅰ B 期 $T_2N_0M_0$ $G_{1,2}$ 低级

Ⅱ A 期 $T_1N_0M_0$ $G_{3,4}$ 高级

Ⅱ B 期 $T_2N_0M_0$ $G_{3,4}$ 高级

Ⅲ 期 $T_3N_0M_0$ 任何 G

ⅣA 期 任何 TN_0M_{1a} 任何 G

ⅣB 期 任何 TN_1 任何 M 任何 G

任何 T 任何 NM_{1b} 任何 G

和其他肉瘤一样，尤文肉瘤患者在胸部 X 线片或 CT 扫描中发现的肺结节并非总是恶性的，所以在诊断孤立的肺结节为转移前要进行肺活检。

七、治疗

尤文肉瘤家族肿瘤治疗的原则是提高生存率和局部控制率，尽量保全功能和减少治疗的并发症。多年的实践证明采用多药联合的全身化疗和手术与放疗的局部治疗，即综合治疗是目前最佳的治疗选择。但是必须提出的是，由于多数患者为儿童和青少年，尤其是长期存活的这些患者中治疗在一定程度上都会造成功能的缺失，因此在选择治疗方式之前，必须考虑到患者的功能恢复和心理接受能力等因素。

放疗对尤文肉瘤敏感，但由于下列原因手术的应用在增多：①放疗后的局部失败率介于 9%～25%；②手术技术的改进使保留肢体和器官的功能成为可能；③化疗的常规应用使得手术变得更加容易；④放疗可引起第二恶性肿瘤等。

但是也要考虑到下列因素对放疗疗效的影响，放疗后的肿瘤局部复发率与肿瘤的原发部位密切相关，四肢病变的局部复发率是 5%～10%，而盆腔病变的局部复发率是 15%～70%。相信随着肿瘤影像技术和放疗技术如适形调强技术的应用，盆腔肿瘤的复发率会有所下降。另外，肿瘤的大小直接影响肿瘤的局部控制率，事实上更大的肿瘤更多地接受了放疗而不是手术。

研究证实，术前化疗能够明显减少肿瘤的大小、血管的分布和脆性，从而易于手术切除并减少术中肿瘤破裂的概率。因此，手术等局部治疗前的新辅助多药联合化疗已成为标准的治疗方案。

（一）手术

肿瘤的局部控制通过高剂量的放疗或手术切除来达到，但是没有随机分组研究比较在尤文肉瘤的局部治疗中，手术切除和放疗哪种手段的局部控制率更高？多数研究显示手术的疗效优于放疗。

DuBois 2015 年报道一项研究包含 INT-0091，INT-0154，AEWS0031 三项前瞻性研究中的非转移性，原发于骨的尤文肉瘤，并且采用相同化疗方案，新辅助化疗之后局部病变得到控制的患者，共 465 例。多因素分析显示，与单纯手术相比，放疗的局部失败风险显著增加，风险比为 2.41（95% CI，1.24～4.68），无事件生存率和总生存率无显著差别。其他很多研究也显示手术的疗效优于放疗，如 Bacci G 报道局部只接受单纯放疗的患者不仅局部控制率差，无事件生存率和总生存率也低于手术治疗组。Wilkins 等的回顾分析结果也显示：5 年总生存率手术组为 74%，非手术组只有 27%。但也有报道认为放疗与手术的疗效相当。Dunst 等报道，从 1986～1991 年，有 177 例局限期尤文肉瘤患者接受了化疗后的根治性手术、手术+放疗（45Gy）或单纯放疗（60Gy），为了保证治疗的质量，重新复习了治疗的计划。结果显示 3 年无复发生存率在单纯放疗组为 67%，根治性手术组为 65%，手术+放疗组为 62%，3 组的生存率非常接近。

综上所述，如果在功能保护方面手术和放疗相似时，考虑到疗效和放疗有诱发第二恶性肿瘤的可能，局部治疗手段还是推荐手术。

（二）放疗

放疗是尤文肉瘤家族肿瘤局部治疗的重要手段之一，但尤文肉瘤单纯放疗后的长期生存率只有 9%，因此，需要全身化疗和局部治疗的综合治疗。目前认为主要的放疗适应证是：手术不能切除的肿瘤，如原发在盆腔和椎体的肿瘤；手术切除不彻底、切缘阳性或近切缘肿瘤。

1. 放疗的靶体积 Suit 概括了 20 世纪 50～60 年代的经验后认为，靶区包括整个受累骨且给予原发肿瘤一个较高的局部补量后，骨髓腔的边缘和远端的复发率很低。为了降低放疗引起的并发症 Marcus 和 Hayes 等使用更小的照射野，肿瘤外放 3～5cm 后，局部控制良好。小儿肿瘤组（POG）进一步前瞻性比较了全骨照射和受累野照射的疗效。结果这两种射野放疗后的无病生存率没有差别，因此，这种更局限的、只包括 2.0cm 边界的射野已经成为多数学者接受的治疗方案。因此，根据现有的文献，放疗靶区的确定原则是：手术或化疗前 MRI 中所见的骨异常病变和软组织肿块作为 GTV，外放 1.5~2.0cm 包括亚临床病灶构成 CTV。另外根据摆位的误差和患者的移动度进一步确定 PTV。但是若肿瘤在诊断时突入体腔，但化疗后肿瘤缩小使正常组织恢复到原来位置者，GTV 可不包括化疗前突入体腔的肿瘤。

术后放疗野需包括瘤床并外放足够的边界，然后对于手术切除不彻底者进一步缩野至残留肿瘤部位加量。肿瘤切除不彻底者射野包括整个手术切口是必要的。

2. 放疗的剂量　早期的研究显示，与放疗剂量小于 45Gy 相比，放疗剂量为 50~60Gy 时可获得较好的局部控制率。推荐的剂量是全骨髓腔放疗 40~45Gy，然后局部补量至 55~60Gy。但根据可获得的文献资料和 IESS（Intergroup Ewing's Sarcoma Group Study）积累的资料，当放疗的剂量大于 40Gy 时没有发现放疗剂量和局部控制率之间存在明显的量效关系，而当放疗剂量大于 60Gy 时也没有明显提高局部控制率，相反却使长期的治疗并发症明显增加。根据目前的研究证据，现在推荐的标准处方剂量是：肉眼可见肿瘤 55.8Gy，显微镜下残留病变 50.4Gy。原发椎体肿瘤的放疗剂量为 45Gy。常规分割 1.8~2.0Gy，每日 1 次。对于较小的肿瘤不推荐降低放疗剂量，当然肿瘤周围的正常组织在可能的情况下要尽量保护。

3. 放疗的技术　根据肿瘤所在部位和大小等不同采用不同的治疗技术，但总的原则是最大限度地控制肿瘤同时尽量减少与治疗相关的并发症。

对于四肢的肿瘤，如果能充分保护正常组织，常采用前后对穿野照射，当然必要时也可以采用斜野对穿或采用楔形板补偿技术。需特别提醒的是，要避免全周性照射，以减少四肢的水肿和功能障碍。对于原发在表浅部位如手足等处的肿瘤，可采用高能 X 线和电子线混合照射。应采用合适的体位固定技术以保证良好的体位重复性。

对于原发在盆腔的肿瘤，要注意保护直肠、膀胱等正常组织。而对于原发于椎体的肿瘤除了要保护脊髓外，对于年龄小的患者，射野要包括整个椎体，同时尽量使整个椎体的照射剂量均匀，以减少畸形等治疗并发症的发生。射野可采用前后对穿或后斜野同时加用楔形板的技术。

近年来逐渐应用于临床的适形调强放疗技术能够更好地保护周围的正常组织和器官，也可以使靶区剂量分布更均匀，因此可望减少放疗的并发症，提高局部控制率。

（三）化疗

多数尤文肉瘤家族肿瘤患者最终失败于远地的转移，提示多数患者存在隐匿的转移灶。这个发现预示着在尤文肉瘤的治疗中需常规包括全身化疗，正是由于全身化疗的应用使得从 20 世纪 70 年代以来尤文肉瘤的疗效有了显著的提高。

早期的研究已经证实了化疗在尤文肉瘤治疗中的重要性。多药联合的化疗方案，包括长春新碱、多柔比星、环磷酰胺和放线菌素 D 使得在诊断时非转移性患者的总生存率达到 50%~75%。POG（Pediatric Oncology Group）和 CCG（Children's Cancer Group）的研究比较了长春新碱、多柔比星、环磷酰胺和放线菌素 D 与这 4 种药物再加上异环磷酰胺和足叶乙苷的疗效。结果显示 5 年无病生存率前者为 54%，后者为 69%（P=0.0005）。其他研究也证实加入异环磷酰胺后能够提高疗效。但是由于异环磷酰胺会对肾小管造成损伤，这使得它作为巩固化疗的地位受到挑战。在 EICESS-92 的研究中，用环磷酰胺取代巩固化疗中的异环磷酰胺，结果显示两组失败的风险比为 0.91（95%CI，0.55~1.53）。但是该项研究病例数较少，只有 155 例患者。随后开展了 EW-ING99-R1 研究，旨在比较在强化的诱导化疗后，在巩固化疗中是否可以用肾毒性较小的环磷酰胺取代肾毒性较大的异环磷酰胺。在 2014 年 Le Deley 报道了该研究的结果，共有 856 例患者入组，中位随访 5.9 年，3 年无事件生存率两组分别为 75.4% 和 78.2%，失败发生的风险比为 1.12（95%CI，0.89~1.41），死亡的风险比为 1.09（95%CI，0.84~1.42）。环磷酰胺组血小板减少发生率较高（45%和35%），但是2~4级肾小管毒性低于异环磷酰胺组（16%和31%）。结果提示在巩固化疗中使用环磷酰胺代替异环磷酰胺有可能对疗效无显著影响，但是可以减少异环磷酰胺导致的肾小管损伤的发生率。

最近Womer RB在2012年报道了COG的高剂量强度（dose-intensive）化疗联合局部放疗及外周血干细胞营救的结果，结果提示高剂量强度化疗能进一步提高疗效。

八、预后因素

非转移性尤文肉瘤经合理治疗后的长期生存率可以达到80%。但其预后受到多种因素的影响。传统意义上，尤文肉瘤患者根据患者的年龄、肿瘤的大小、位置、侵犯的范围、诊断时有无远地转移以及血清乳酸脱氢酶水平来评估预后。患者的年龄大于14岁、肿瘤较大（直径大于8cm或体积大于100ml）、原发肿瘤位于盆腔、原发肿瘤周围软组织有受侵以及诊断时即有远地转移和血清乳酸脱氢酶的升高均是不良的预后因素。

首程化疗后肿瘤在影像和组织学方面的反应是一个明显的反映预后的因素。组织反应差则预后就差，而肿瘤完全或接近完全缓解则预后要明显的好，5年的无病生存率达84%~95%。

维也纳和纽约的研究都证实在非转移性患者中，EWS-FLI1的融合转录是一个明显的疗效预测因素，两个研究的结果非常相似，5年的无病生存率在转录Ⅰ型约为70%，而所有其他融合转录类型的5年的无病生存率为20%。几乎2/3的患者属于Ⅰ型融合转录。不过在这个指标用于患者的分层治疗前还需要进一步前瞻性研究，以证实它的有效性。

参 考 文 献

1. Nesbit ME, Gehan EW, Burgert EO Jr, et al. Multimodal therapy for the management of primary nonmetastatic Ewing's sarcoma of the bone：A long-term follow-up of the first intergroup study. J Clin Oncol, 1990, 8：1664-1674.

2. Grier HE, Krailo MD, Tarbell NJ, et al. Addition of ifosfamide and etoposide to standard chemotherapy for Ewing's sarcoma and primitive neuroectodermal tumor of bone. N Eng J Med, 2003, 348：694-701.

3. Paulussen M, Ahrens S, Winkelmann W, et al. Localized Ewing tumor of the bone：Final results of the Cooperative Ewing's Sarcoma Study CESS 86. J Clin Oncol, 2001, 19：1818-1829.

4. Burgert EO Jr, Nesbit ME, Garnsey LA, et al. Multimodal therapy for the management of nonpelvic, localized Ewing's sarcoma of bone：Intergroup study IESS-Ⅱ. J Clin Oncol, 1990, 8：1514-1524.

5. Dunst J, Jurgens H, Sauer R, et al. Radiation therapy in Ewing's sarcoma：An update of the CESS 86 trial. Int J Radiat Oncol Biol Phys, 1995, 32：919-930.

6. Donaldson SS, Torrey M, Link MP, et al. A multidisciplinary study investigating radiotherapy in Ewing's sarcoma：Endresults of POG #8346. Pediatric Oncology Group. Int J Radiat Oncol Biol Phys, 1998, 42：125-135.

7. Schuck A, Ahrens S, Paulussen M, et al. Local therapy in localized Ewing tumors：Results of 1058 patients treated in the CESS 81, CESS 86, and EICESS 92 trials. Int J Radiat Oncol Biol Phys, 2003, 55：168-177.

8. Barbieri E, Emiliani E, Zini G, et al. Combined therapy of localized Ewing's sarcoma of bone：Analysis of results in 100 patients. Int J Radiat Oncol Biol Phys, 1990, 19：1165-1176.

9. Carrie C, Mascard E, Gomez F, et al. Nonmetastatic pelvic Ewing sarcoma：Report of the French Society of Pediatric Oncology. Med Pediatr Oncol, 1999, 33：444-449.

10. Rosito P, Mancini AF, Rondelli R, et al. Italian Cooperative Study for the treatment of children and young adults withlocalized Ewing's sarcoma of bone：A preliminary report of 6 years of experience. Cancer, 1999, 86：421-428.

11. Cotterill SJ, Ahrens S, Paulussen M, et al. Prognostic factors in Ewing's tumor of bone：Analysis of 975 patients from the European Intergroup Cooperative Ewing's Sarcoma Study group. J Clin Oncol, 2000, 18：3108-3114.

12. Dunst J, Ahrens S, Paulussen M, et al. Second malignancies after treatment for Ewing's sarcoma：A report of the CESS

studies. Int J Radiat Oncol Biol Phys, 1998, 42：379-384.

13. Kuttesch JF Jr, Wexler LH, Marcus RB, et al. Second malig-nancies after Ewing's sarcoma：Radiation dose-dependency of secondary sarcomas. J Clin Oncol, 1996, 14：2818-2825.

14. Kolb EA, Kushner BH, Gorlick R, et al. Long-term event-free survival after intensive chemotherapy for Ewing's family of tumors in children and young adults. J Clin Oncol, 2003, 21：3423-3430.

15. Kushner BH, Meyers PA, Gerald WL, et al. Very-high-dose short-term chemotherapy for poor-risk peripheral primitive neuroectodermal tumors, including Ewing's sarcoma, in chil-dren and young adults. J Clin Oncol, 1995, 13：2796-2804.

16. Dunst J, Sauer R, Burgers JMV, et al. Radiation therapy as local treatment in Ewing's sarcoma：Results of the Coop-era-tive Ewing's Sarcoma Studies CESS 81 and CESS 86. Cancer, 1991, 67：2818-2825.

17. Bolek TW, Marcus RB, Mendenhall NP, et al. Local control and functional results after twice-daily radiotherapy for Ewing's sarcoma of the extremities. Int J Radiat Oncol Biol Phys, 1996, 35：687-692.

18. Krasin MJ, Rodriguez-Galindo C, Billups CA, et al. Definitive irradiation in the multidisciplinary management of localized Ewing's sarcoma family of tumors in pediatric patients：Out-comes and prognostic factors. Int J Radiat Oncol Biol Phys, 2004, 60：830-838.

19. Wexler LH, DeLaney TF, Tsokos M, et al. Ifosfamide and etoposide plus vincristine, doxorubicin, and cyclophospha-mide for newly diagnosed Ewing's sarcoma family of tumors. Cancer, 1998, 78：901-911.

20. Zoubek A, Dockhorn-Dworniczak B, Delattre O, et al. Does expression of different EWS chimeric transcripts define clin-ically distinct risk groups of Ewing tumor patients? J Clin Oncol, 1996, 14：1245-1251.

21. de Alava E, Kawai A, Healey JH, et al. EWS-FLI1 fusion transcript structure is an independent determinant of prognosis in Ewing's sarcoma. J Clin Oncol, 1998, 16：1248-1255.

22. Maitra A, Roberts H, Weinberg AG, et al. Aberrant expression of tumor suppressor proteins in the Ewing family of tumors. Arch Pathol Lab Med, 2001, 125：1207-1212.

23. Teh BS, Woo SY, Butler EB. Intensity modulated radiation therapy（IMRT）：A new promising technology in radiationon-cology. Oncologist, 1999, 4：433-442.

24. Bacci G, Forni C, Longhi A, et al. Long-term outcome for patients with non-metastatic Ewing's sarcoma treated with adju-vant and neoadjuvant chemotherapies. 402 patients treated at Rizzoli between1972 and 1992. Eur J Cancer, 2004, 40：73-83.

25. Bacci G, Longhi A, Briccoli A, et al. The role of surgical margins in treatment of Ewing's sarcoma family tumors：experi-ence of a single institution with 512 patients treated with adjuvant and neoadjuvant chemotherapy. Int J Radiat Oncol Biol Phys, 2006, 65：766-772.

26. Paulino AC, Nguyen TX, Mai WY, et al. Dose response and local control using radiotherapy in non-metastatic Ewing sar-coma. Pediatr Blood Cancer, 2007, 49（2）：145-148.

27. Yock TI, Krailo M, Fryer CJ, et al. Local control in pelvic Ewing sarcoma：analysis from INT-0091—a report from the Children's Oncology Group. J Clin Oncol, 2006, 24（24）：3838-3843.

28. DuBois SG, Krailo MD, Gebhardt MC, et al. Comparative Evaluation of Local Control Strategies in Localized Ewing Sarco-ma of Bone A Report From the Children's Oncology Group. Cancer, 2015, 121：467-475.

29. Womer RB, West DC, Krailo MD, et al. Randomized controlled trial of interval-compressed chemotherapy for the treatment of localized Ewing sarcoma：A report from the Children's Oncology Group. J Clin Oncol, 2012, 30：4148-4154.

30. Paulussen M, Craft AW, Lewis I, et al. Results of the EICESS-92 Study：Two randomized trials of Ewing's sarcoma treat-ment—Cyclophosphamide compared with ifosfamide in standard-risk patients and assessment of benefit of etoposide added to standard treatment in high-risk patients. J Clin Oncol, 2008, 26：4385-4393.

31. Le Deley M-C, Paulussen M, Lewis I, et al. Cyclophosphamide compared with ifosfamide in consolidation treatment of standard-risk Ewing sarcoma：Results of the randomized noninferiority Euro-EWING99-R1 trial. J Clin Oncol, 2014, 32：2440-2448.

第二节 骨巨细胞瘤

骨巨细胞瘤是一种具有局部侵袭性的原发于骨的良性肿瘤。在 2013 版 WHO 骨肿瘤分类中将骨巨细胞瘤归入介于良性和恶性肿瘤之间的交界性肿瘤。骨巨细胞瘤好发于年轻人。其自然病程为进行性的骨质破坏，最终导致关节畸形及功能障碍。手术是主要治疗模式。骨巨细胞瘤有潜在局部复发倾向。肺转移偶有报道，即使患者出现远处转移，也很少会进展到影响生命的程度。

一、流行病学

骨巨细胞瘤是亚洲国家人群较为常见的一种具有侵袭性的交界性骨肿瘤，在中国占原发骨肿瘤的 20%，在西方国家占 5%~8%。好发年龄为 20~45 岁，一般不会发生于骨骼尚未发育成熟的患者，因此，对于小于 20 岁（尤其是小于 18 岁）的患者诊断骨巨细胞瘤应十分慎重。在西方国家该病女性患者稍多见，占 51.5%~60%，而在中国是男性患者稍占多数。

二、组织病理学

在 1818 年 Astley Cooper 第一次描述了这种骨肿瘤，在后来的 100 多年中科学家们一直争论这种巨细胞的组织学起源，它到底是肿瘤、感染或是炎症。

Bloodgood 在 1912 年首先使用骨巨细胞瘤来命名这种疾病，在 1940 年 Jaffe 将骨巨细胞瘤定义为起源于骨髓组织的单核基质细胞，而非巨细胞本身。由卵形的基质或梭形细胞组成，其间点缀着多核细胞。许多肿瘤都会含有巨细胞，如动脉瘤样骨囊肿、非骨源性纤维瘤、巨细胞修复性肉芽肿、色素沉着绒毛性滑膜炎、成软骨细胞瘤、组织细胞性纤维瘤、骨髓瘤、未分化肉瘤等。通过病理组织学检查可以将骨巨细胞瘤从其他疾病中区分开。

在 1961 年 Schajowicz 提出了一个病理组织学的依据：

1. 大体标本表现　病变为实性的境界清楚的偏心性骨质破坏区。病变组织质地柔软呈鱼肉样外观，颜色从灰色到浅红色或暗红色出血后表现。肿瘤本身被细的结缔组织或骨分割，周围包绕着薄壳样骨组织。在晚期，骨巨细胞瘤中会发现小的浅红色或褐色腔隙，提示肿瘤本身有坏死。较大肿瘤通常会超出骨皮质侵犯周围的软组织。

2. 组织学表现　肿瘤组织由增殖的圆形、卵圆形、多角形或细长梭形的单核细胞，以及均匀分布其间的数量众多、体积较大的破骨细胞样巨细胞组成。这些巨细胞通常含有 50~100 个细胞核。巨细胞表现为圆形煎蛋样，细胞核位于细胞中间，胞质嗜酸性。

单核基质细胞的核与巨细胞的核形态相似，染色质疏松，有 1~2 个小核仁，胞质界限不清，细胞间含有少量胶原，可见到核分裂象，但没有病理性核分裂。

骨巨细胞瘤还可出现以下各种继发改变，如出血、坏死及纤维组织细胞和泡沫细胞增生，有时也可见局灶性反应骨，可能与小范围的骨皮质破坏有关。且常出现在病损周围，尤其在软组织复发或肺转移灶中。部分骨巨细胞瘤可合并动脉瘤样骨囊肿。

三、临床表现

（一）好发部位

骨巨细胞瘤多为单发病变，好发于四肢长骨末端，即骨骺或干骺端，占 75%~90%。好发部位依次为膝关节附近（股骨远端，胫骨近端）、股骨近端、桡骨远端、胫骨远端。不太常见部位为骶髂关节。也可见于扁骨，约占骨巨细胞瘤的5%，常见的扁骨侵犯部位为骨盆。

（二）症状和体征

局部疼痛和触觉敏感是主要症状。一些患者有可见或可触及的肿块。在邻近关节部位的骨巨细胞瘤还可伴有关节腔积液，导致关节活动范围缩小或活动相关的疼痛。约10%的患者有病理性骨折。偶然X线检查而发现确诊的骨巨细胞瘤非常罕见。病程从数周至数月不等。

（三）转移

骨巨细胞瘤是交界性肿瘤，罕见转移或导致患者死亡。但是确有少部分患者会发生远处转移，最常见的远处转移部位是肺，肺转移发生率为1%~4%。脊柱发生的骨巨细胞瘤发生肺转移的风险要高于四肢的患者，有报道前者肺转移发生率为13.5%。复发患者更易出现肺转移，其风险为无复发患者的6倍。肺转移发生的时间一般在确诊后3~4年，发生肺转移后虽然总体疾病进展缓慢但是仍有14%~25%的患者死于肿瘤[1,2]。

（四）恶性转化（肉瘤转化）

骨巨细胞瘤有潜在转化为恶性肿瘤的风险，主要恶变为3种病理类型：恶性纤维组织细胞瘤、纤维肉瘤或骨肉瘤。恶变发生率为5%左右。

（五）多发性骨巨细胞瘤

多发性骨巨细胞瘤为2个或更多的相互独立的有组织学证实的骨巨细胞瘤。临床少见，1950~2002年只报道48例。多发性骨巨细胞瘤可以分为同时性发生和异时性发生。同时性发生的骨巨细胞瘤是指就诊时即发现多个病灶，或在初次诊断后6个月以内发现第二个病灶。异时性定义为第二个骨巨细胞瘤诊断的时间距离初次诊断骨巨细胞瘤间隔时间大于6个月。多发性骨巨细胞瘤倾向于发生于较为年轻的患者，中位年龄为21岁。女性更多见，女性与男性之比为2∶1。同时性比异时性多见。局部复发率、肺转移率和恶性转化率与单发骨巨细胞瘤相似。多发性骨巨细胞瘤为排除性诊断，每一个骨巨细胞瘤病变均需活检与其他肿瘤鉴别。

四、影像学表现

（一）X线表现

X线检查是四肢骨巨细胞瘤的首选检查手段。典型X线表现为发生于成熟长骨骨端的偏心性、溶骨性、膨胀性病变，大多伴有皂泡样改变。溶骨性病变的边界清楚，可以延伸到关节软骨下方。皂泡样改变是骨巨细胞瘤的典型表现，但并非是特征性表现，出现率为50%~67%。骨巨细胞瘤横向破坏大于纵向，无硬化，病变与正常骨组织交接处可有骨膜增厚，但极少有骨膜反应，除非出现病理性骨折。

（二）CT表现

CT影像较X线更为全面、细致，对显示细微骨皮质破坏可提供更多的信息，评价侵犯范围优于X线。典型CT表现：长骨干骺端或骨骺处偏心性、膨胀性、溶骨性骨质破坏，骨皮质变薄，有骨壳形成，连续性完整或呈栅栏状中断；无骨膜反应；肿瘤边缘可有轻度或中度硬化；86%以上的肿瘤内可见短小的骨嵴，大多为小于5mm的短小骨嵴，不会贯穿整个病变；约40%左右的患者表现为软组织肿块，突出的软组织肿块的边缘通常无骨壳包绕，密度均匀且边缘清楚。一般病变的CT值为20~70HU。约40%的病例CT图像中有高密度的出血区或"液-液"平面的出现。此为骨巨细胞瘤合并动脉瘤样骨囊肿所致。

（三）MRI表现

MRI表现不具有特异性，对于细小骨质改变的显示不如X线和CT，但是MRI具有较好的软组织分辨率和多平面成像的特点，其优势在于可以准确显示病变的侵犯范围，确定肿瘤的骨内、骨外、关节内、椎管内和周围软组织的侵犯情况，有助于肿瘤的分期，并且在治疗后的随诊中对于肿瘤复发的显示优于 X 线和 CT。典型磁共振表现为长骨骨端偏心性达关节软骨下的异常信号区。T1 加权成像为中等信号，T2 加权成像表现为中、高等信号混杂。可出现"液–液"平面（和 CT 相比，在磁共振中 GCT 的"液–液"平面出现率更高）。肿瘤的边缘有一相对比较规则的 T1 加权成像及 T2 加权成像均为低信号的线状影，是由于骨质硬化引起的。

五、鉴别诊断

（一）骨囊肿

以 10~15 岁年龄段多见，见于骨骺闭合前，平时无症状，多因骨折后而来就诊。多发于肱骨、股骨上端（于干骺端或骨干）。常见 X 线表现为边界清楚，稍有硬化，多无移行带的骨质破坏区，其长轴与骨干平行，有骨嵴多无"皂泡征"，骨折后平片可见骨折线掉入腔内为一特征征象。CT 表现为水样密度，骨质变薄，但完整可见规则的骨质硬化，无软组织肿块。磁共振为均匀的 T1 加权成像低信号 T2 加权成像高信号，无软组织肿块。继发性出血时 CT 可见高密度区，T1 加权成像高信号区及"液–液"区。

（二）动脉瘤样骨囊肿

90% 发生于 20 岁以下的青少年，多有外伤史，发病在股骨上端、椎体附近、近骨端的骨干部，一般不累及骨骺，也可表现为偏心性、膨胀性骨质破坏，但偏心性不如骨巨细胞瘤明显。X 线表现为骨皮质变薄如蛋壳状，其中偏心性表现为骨皮质旁的膨胀骨质破坏如"吹气球"样，常有"皂泡征"，无软组织肿块形成。CT 检查有助于显示骨皮质的完整性，扫描可看到囊肿内"液–液"平面，增强后为均匀、带状的边缘性及病灶间隔强化。此病"液–液"平面分布的范围更广，形态更均匀。如果溶骨性病变 HU 小于 20HU 倾向于为动脉瘤样骨囊肿。

（三）软骨母细胞瘤

多发病于 20 岁以前的青少年，好发于骨骺，肿瘤内有钙化斑点，有利于鉴别。X 线：骨质破坏区内可见明显钙化和骨化影，周围可见反应性骨质增生、硬化。

六、骨巨细胞瘤临床分期

骨巨细胞瘤为交界性肿瘤，有专门的分期系统。目前临床应用的评价系统主要包括 Enneking 分期和 Campanacci 分级系统。

（一）Enneking 分期[3]

Ⅰ期，（占 15%）生物学处于静息状态无侵袭性肿瘤；完全局限于骨内，无症状，影像检查病变无活性，组织学为良性。Ⅱ期（占 70%），病变处于活跃状态，呈缓慢生长，病变局限于骨间室内，有临床症状，常伴有病理性骨折，组织学为良性；Ⅲ期，（占 15%）侵袭性病变，生长较快，突破骨皮质，间室外生长，形成软组织肿物，可能发生转移，组织学为良性。其对手术方法的选择及术后复发率的预测作用有限。

（二）Campanacci 分级[4]

以骨巨细胞瘤影像学表现为依据，分为 3 级：Ⅰ级，边界清晰，皮质完整，或皮质轻度变薄，无畸形，反应骨较薄；Ⅱ级，边界相对清晰，皮质变薄、膨胀，但完整；Ⅲ级，骨皮质破坏，软组织受累及。根据 Campanacci 分级指导手术方案的选择。

（三）Hu-Chen Giant Cell Tumor Scale 简称 HC 骨巨细胞瘤评分[5]

根据骨巨细胞瘤的数字化三维形态学特征创建的骨肿瘤临床评分系统，满分为 12 分。评分因素包括病理性骨折、骨皮质影响、肿瘤体积、肿瘤与关节面的距离、关节面破坏面积的百分比。根据每项指标的不同表现分别评为 0、1、2 或 3 分，然后各项指标得分相加。其临床应用效果还需要进一步研究。

表 12-2-1 HC 骨巨细胞瘤平评分系统

项 目	评 分
病理性骨折	
无	0
有，无移位	1
有，伴移位	2
骨皮质影响度	
未侵袭骨皮质	0
骨皮质变薄，但完整	1
突破骨皮质生长	2
肿瘤体积	
<60 ml	0
60~200ml	1
>200ml	2
肿瘤与关节面距离	
>3mm	1
≤3mm	2
关节面破坏面积百分比	
<25%	1
25%~50%	2
>50%	3

七、治疗

骨巨细胞瘤以手术治疗为主，根据 Campanacci 分级、肿瘤侵犯范围以及是否有病理性骨折等因素，选择不同的手术方式，包括病灶内刮除术加/不加骨腔隙内填充化合物或移植骨、扩大切除加同种/异体骨移植/人工关节做功能重建。对于手术不能切除，或者拒绝手术的患者，可以选择放射治疗，放疗是一种非常有效的治疗骨巨细胞瘤的方法。

（一）手术

Meyerding[6,7]，最早提出了骨巨细胞瘤手术治疗的原则，一直应用到现在。手术原则包括两部分，第一：完整肿瘤切除包括病灶内刮除术或肿瘤广泛切除；第二：在切除术后骨腔内植入骨或骨替代物做功能重建。

1. 扩大的病灶内刮除术 适用于病灶较小，骨破坏范围小于半侧髁，关节软骨下骨皮质完整，初次手术，Campanacci 分级Ⅰ、Ⅱ级，Enneking 分期静止性、活跃性的病例。

病灶内刮除术是一种治疗骨巨细胞瘤的传统方法。单纯病灶内刮除术后的局部复发率高达20%~50%[8,9]。病灶内刮除术后加自体骨移植的局部复发率仍然很高，Larsson[10]报道 53 例膝关节附近的骨巨细胞瘤接受病灶内刮除术加自体骨移植，有 42%的患者在随访 2 年内出现局部复发。

根据这些早期的研究结果人们认为骨巨细胞瘤做单纯病灶内刮除术是不够的。随后开展了扩大的病灶内刮除术，即在病灶内刮除术后，应用高速磨钻将病灶内受侵骨质磨除，然后应用脉冲冲洗和应用化学制剂（如骨水泥、苯、酒精或氧化锌）处理瘤腔。骨水泥可作为骨的填充物和支撑物，还可利用其单体的毒性和聚合时产生的热量导致骨周围 3mm 区域细胞发生坏死，起辅助杀灭肿瘤的作用。

苯酚可以导致蛋白质凝固、DNA 损伤和细胞坏死也起到辅助杀灭肿瘤的作用。酒精或氧化锌也可以起到相似的作用。文献报道病灶内刮除加辅助治疗后的局部复发率较单纯病灶内刮除术明显降低，为13%~27%。

Kivioja AH 2008 年[11]报道 194 例接受病灶内刮除术患者，147 例术腔使用骨水泥填充，47 例术腔使用移植骨填充，局部复发率分别为 22% 和 52%（$P=0.001$）。Ghert 2002 年[12]报道 75 例病灶内刮除术加术腔填充骨水泥局部复发率为 13%。Balke M[13] 2008 年报道 214 例接受病灶内刮除术加骨水泥，高速磨钻或过氧化氢辅助治疗后能显著降低复发率。

Becker WT[14] 2008 年报道 384 例骨巨细胞瘤患者，78 例接受扩大切除，306 例接受病灶内切除，其中 103 例没有辅助化学制剂，102 例加骨水泥，74 例病灶内刮除后苯酚处理后加骨水泥，还有 27 例病灶内刮除术后用其他毒性物质处理术区。结果显示单纯病灶内切除患者的局部复发率为 49%，病灶内刮除术加骨水泥组为 22%，苯酚处理后加骨水泥为 27%，苯酚或其他毒性物质处理术区的复发率为 15%。

Gaston CL[15] 2011 年报道 330 例接受病灶内刮除术患者，其中 84 例辅助术腔填充骨水泥。结果显示单纯病灶内刮除患者局部复发率为 29.7%，加骨水泥后复发率降至 14.3%。

2. 瘤段切除人工关节置换　适用于病灶较大，骨破坏范围超过半侧髁，关节软骨下骨皮质不完整，关节不能保存，广泛骨皮质受侵，软组织受侵，及多次反复复发患者。通常为 Campanacci Ⅲ 级，或 Enneking Ⅲ 期的侵袭性病变。也适用于发生腓骨近端、尺骨远端、或髂骨翼的可以牺牲骨的部位，切除该部位骨组织不会对功能和外观有明显影响。

瘤段完整切除术后的局部复发率低，一般报道小于 10%。关节功能基本能够保存。

Campanacci[16] 1987 年报道 58 例做扩大切除患者没有局部复发。Klenke FM[17] 2011 年报道扩大切除者复发率为 5%。Labs K[18] 8 例瘤段切除没有复发。Yu XC 2010 年[19]报道了 19 例膝关节附近的骨巨细胞瘤行瘤段切除术加人工关节置换的疗效，中位随访时间为 10 年，无局部复发。Pazionis TJ 2013 年[20]报道的一项研究，对发生于桡骨远端的骨巨细胞瘤做了系统回顾和 mata 分析。该研究共包括来自 6 个已发表文献的 141 例患者，其中 60 例接受瘤段切除术，81 例接受病灶内刮除术。结果显示做瘤段切除患者只有 8% 出现局部复发，而病灶内刮除术患者有 31% 出现复发。

瘤段切除加人工关节置换术治疗骨巨细胞瘤能取得良好的局部控制率，但是对关节功能有一定影响，同时人工关节会有一定的远期副作用。

Pazionis TJ 2013[20]年报道的系统回顾和 meta 分析显示桡骨远端骨巨细胞瘤做瘤段切除术后的远期关节功能评价为"一般"，而做病灶内刮除患者为"很好"。Yu XC 2010[19]年报道的 19 例膝关节附近骨巨细胞瘤做瘤段切除加人工关节置换的长期随访结果显示，关节功能基本保存。近期副作用轻微，但有明显的远期副作用，主要为假体松动（6 例）、关节活动范围缩小（21.1%）、患侧肢体长度变短（50%）。

综上所述，骨巨细胞瘤的手术方式的选择需要结合病变部位，侵犯范围，关节影响情况、是否有病理性骨折、患者对手术的接受程度等诸多因素而决定。

（二）放疗

骨巨细胞瘤的治疗以手术治疗为主，放疗仅用于手术不能切除，或者拒绝手术的患者。不能手术的原因主要为肿瘤所长部位为脊柱、骨盆或颅底等解剖结构复杂的部位。而患者拒绝手术的原因可能为手术后所造成的功能障碍，或美容影响无法接受；或因身体其他疾病而不能手术。放疗是一种非常有效的治疗骨巨细胞瘤的方法。骨巨细胞瘤对放疗敏感，应用现代的放疗设备和技术，通常中等剂量（45~56Gy）的照射即可获得较好的局部控制率（80% 以上），疗效与扩大的病灶内刮除术相似。而且放疗的毒副作用小。应用现代放疗设备后肉瘤转化风险很小。

1. 放疗的疗效　放疗治疗骨巨细胞瘤有着悠久的历史。从 20 世纪 30 年代开始放疗就应用到骨巨细胞瘤的治疗当中[21]，但是由于技术的限制，当时用的是深部 X 线放疗设备，照射剂量相当于 13~40Gy，且为分段照射，放疗的结果并不理想。单纯放疗后的局部复发率与单纯病灶内刮除术类似，一半以上的患者会出现复发。放疗作为病灶内刮除术的辅助治疗也没能改善局部控制率。并且使用深部 X 线放疗设备放疗后有较高的肉瘤转化的风险。Bristol 报道一组病例 12 例中有 4 例发生肉瘤，Dahlin 报道 36 例中有 3 例发生肉瘤，Goldenberg RR[22] 报道 46 例中有 3 例发生肉瘤。所以在 1972 年 Barnes R[23] 根据早期的应用深部 X 线设备放疗的结果提出，放疗不作为骨巨细胞瘤的首选治疗方法。

随着放疗技术的进步，现代已经广泛应用兆伏放疗设备了，治疗方案也改为每周 5 次的连续照射，陆续有大量报道应用兆伏放疗设备治疗骨巨细胞瘤的结果。结果显示放疗有着很好的局部控制率，大多数报道的结果都在 80% 以上。并且毒副作用小，肉瘤转化发生率很低。

Harwood AR[24] 报道 13 例大量患者接受放疗只有 1 例复发。中国医学科学院肿瘤医院 Chen ZX[25] 报道 35 例接受放疗患者，10 例为术后放疗，25 例单纯放疗。接受大于 3500rad 的局部控制率为 82%，大于 4000rad 的局部控制率为 85%。62% 的患者在放疗结束前疼痛明显缓解。

Malone S[26] 报道 21 例患者接受放疗，肿瘤位于四肢 9 例、骨盆 6 例、脊柱 4 例、颅底 2 例。单纯放疗 7 例，放疗加手术 14 例。照射范围为肿瘤或瘤床外放 5cm，剂量为 35Gy，15 次。随访 15.4 年，局部控制率为 90%。

Ruka W[27] 报道 77 例不能手术的骨巨细胞瘤患者接受放疗的治疗结果，四肢 58 例，骨盆 11 例，其他部位 5 例。中位放疗剂量为 56Gy（26~89Gy），放疗范围为肿瘤上下外放 3cm，前后左右方向外放 1cm，对四肢的病变，避免照射全周的软组织。5 年和 10 年的局部无复发生存率为 83% 和 78%，放疗后达到病变缓解的时间为 2~16 个月，中位为 4 个月。

Shi WY[28] 2013 年报道 34 例接受放疗的疗效，肿瘤位于躯干 23 例，四肢 8 例，头颈部 3 例。其中 21 例单纯放疗，13 例术后放疗。这些患者均为复发的高风险患者，要么不能做完整手术切除，要不不能做瘤内刮除术，或者多程复发。34 例中有 12 例为复发患者。中位放疗剂量为 45Gy（35~55Gy）。26 例为常规分割，8 例为超分割 1.2Gy 每次，每天两次。中位随访时间为 16.8 年，5 年 10 年局部控制率为 85% 和 81%。局部复发的中位时间为放疗结束后的 1.9 年。5 年 10 年无远处转移生存率为 91%。5 年 10 年无进展生存率为 78%。

Bhatia S[29] 2011 年报道 58 例接受放疗的结果，45 例为首程治疗，13 例为复发。发生四肢 28 例，其余部位 30 例（脊柱、骨盆、肋骨、颌面部）。放疗中位剂量为 50Gy（20~64.8Gy），常规分割。放疗范围为肿瘤外放小于或等于 4cm。33 例为切缘阳性，13 例不能切除，9 例复发，2 例姑息治疗。中位肿瘤直径为 7cm。中位随访时间为 8 年。5 年局部控制率为 85%，症状缓解率为 100%。5 年总生存率为 94%。

Ma YF[30] 2015 年报道一项系统性回顾研究，包括 13 项发表的研究共 42 例发生于脊椎的骨巨细胞瘤单纯放疗的结果。放疗剂量为 21~80Gy。有效率 100%，总生存率为 97.6%，1 年 2 年局部控制率为 85.4% 和 80.2%。

2. 放疗起效的时间　骨巨细胞瘤同其他对放疗敏感的恶性肿瘤不同，放疗结束时多数病变不会有明显的变化，一般报道放疗后出现病变缓解的中位时间为放疗结束后 4 个月。Chen ZX[25] 报道 74% 的患者在放疗结束后 6 个月肿块仍然没有完全消退。所以临床上不能以放疗结束时未达到病变缓解而判断放疗无效或追加放疗剂量。

3. 放疗的副作用　从上述研究结果可以看出放疗是一种有效的治疗骨巨细胞瘤的方法，而且放疗的毒性反应轻微，临床报道的放射性毒性多为 1~2 级的皮肤反应或照射部位疼痛，偶有特殊部位放疗后出现影响生活质量的放疗相关毒性反应。

Malone S[26] 报道治疗 21 例随访 15.4 年，无严重的放疗相关毒副作用。2 例四肢骨巨细胞瘤患者放疗加手术治疗后出现有症状的骨关节炎。一例发生于胸 10 椎体的 13 岁患者接受手术和放疗后出现轻度的驼背。Ruka W[27]报道77例放疗患者，未发现严重放疗毒副作用。

Shi WY[28]2013年报道34例接受放疗的患者，中位随访时间为16.8年，未发现大于等于3级的放疗相关急慢性毒性反应。2例发生2级放射性肺炎，2例在放疗期间发生2级骶骨疼痛。

Bhatia S[29]2011年报道58例接受放疗的结果，中位随访时间为8年，无大于等于3级的放疗毒性。最常见放疗急性毒性为1~2级的皮肤反应，46例无任何反应。晚期毒性最常见为皮肤改变，2例发生3级放疗毒性反应，均为盆腔照射患者，1例出现排卵障碍，1例月经失调。

4. 放疗的肉瘤转化风险　骨巨细胞瘤发生肉瘤转化多见于多次复发或接受过放疗的患者。在应用现代放疗技术治疗后发生肉瘤转化的风险是比较低的，文献报道在0~5%。Malone S[26]报道治疗21例随访15.4年，未发现肉瘤转化。Ruka W[27]报道77例放疗患者2例（2.6%）出现肉瘤转化。Shi WY[28]报道34例放疗后1例（2.9%）出现肉瘤转化。其他研究也报道了相似情况[31~33]。

实际上仅接受手术治疗的患者也有肉瘤转化的倾向，Dahlin DC[34]和Mnaymneh WA[35]均报道骨巨细胞瘤术后有患者发生肉瘤转化。Mnaymneh WA的结果显示25例接受手术治疗的患者有2例发生肉瘤转化。最近也有个案报道[36,37]未接受放疗的骨巨细胞瘤患者发生肉瘤转化的情况。

5. 影响放疗疗效的预后因素　由于临床上骨巨细胞瘤少见，而做放疗的骨巨细胞瘤患者就更少见了，所以每一项研究的病例数均较少，各个研究所报道的预后因素也有较大差异，重复性差。文献报道提示放疗后局部复发风险高的常见预后因素包括：中线部位肿瘤、大体肿瘤未切除、复发病变，肿瘤大于4cm，放疗剂量等因素。

6. 放疗小结

（1）放疗适应证　不能手术切除或拒绝手术的骨巨细胞瘤患者。

（2）放疗剂量　骨巨细胞瘤对射线敏感，文献报道的放疗中位剂量在45~56Gy之间，更高的照射剂量也不会提高疗效。建议临床上根据肿瘤大小决定具体放疗剂量，如果肿瘤<4cm建议45Gy，如果>4cm给予56Gy照射。

（3）放疗范围　由于骨巨细胞瘤少见，做放疗的患者比例低，没有文献专门研究照射范围对局部复发的影响。大多数文献报道为常规照射技术情况下的照射范围，多为肿瘤上下外放3~4cm，前后左右外放1cm。目前调强放疗已经广泛应用到临床，其靶区的确定只能参考常规放疗的照射范围：GTV为影像学所见大体肿瘤；CTV为GTV上下方向外放3~4cm，前后左右外放1cm（应根据具体解剖位置和周围正常器官做适当调整）；PTV根据不同照射部位、不同固定方式的摆位误差大小和器官运动等情况决定。

（三）其他治疗

1. 靶向药物（denosumab）　骨巨细胞瘤中含有破骨细胞样的巨细胞，这些巨细胞高表达RANK受体，而骨巨细胞瘤中的基质细胞分泌RANKL因子，RANKL因子是破骨细胞生成的重要调节因子。过度分泌RANKL导致溶骨性改变，严重者导致病理性骨折。Denosumab是RANK的全人源化单克隆抗体。2013年美国FDA批准Denosumab用于治疗不能手术或手术造成严重伤残的成年人或骨骼发育成熟的青少年骨巨细胞瘤。批准治疗骨巨细胞瘤基于两个临床研究。一项研究[38]包括37例大于18岁复发或不能手术的骨巨细胞瘤。30例（86%）有效（影像学没有进展），症状改善和功能恢复84%。另一项研究[39]包括282例成年人骨巨细胞瘤，分为3组，第一组170例不能手术患者，第二组101例手术会造成严重伤残（如关节切除、截肢、半侧骨盆切除），第三组11例是前一项研究的患者继续服用药物。200例患者完成6个月的治疗后进行中期分析，结果显示，中位进展时间第一组没有达到，有效率（完全缓解加部分缓解）为41%。第二组有效率为58%，16%的患者手术方案发生改变。190例有影像检查的患者的客观有效率为25%（RECIST 1.1标准），均为部分缓解。达到有效的中位时间为3个月。在47例客观有效的患者中中位随访20个月，51%持续缓解至少8个月，3例进展。

Denosumab 的毒性第一项包括 37 例骨巨细胞瘤的研究有 89% 的患者出现副作用，主要为四肢痛和背痛，1 例下颌骨坏死。第二项研究有 84% 的患者出现副作用，主要为关节痛、头痛、恶心、乏力。高钙血症 5%，下颌骨坏死发生率为 1%。

2. 双膦酸盐　双膦酸盐具有抑制溶骨的作用，所以有研究应用双膦酸盐治疗骨巨细胞瘤。一项病例对照研究[40]显示做病灶内刮除术的患者辅助应用双膦酸盐能降低复发率（4.2% 和 30%），但是无统计学差异。也有研究[41]报道复发或转移患者行双膦酸盐治疗能达到稳定。

八、复发的骨巨细胞瘤治疗

对于复发患者仍要争取再次手术治疗，复发后再次手术治疗的疗效肯定。一项回顾性研究报道一组局部复发的患者再次接受病灶内刮除术加腔内填充骨水泥治疗，局部控制率仍然有 87%。

如果患者失去手术机会可以考虑局部放射治疗也能取得良好的局部控制率。

九、肉瘤转化后的治疗

根据转化后的病理，依据骨和软组织肉瘤的治疗原则，一般行根治性手术切除，患者有可能需要截肢。其 5 年总生存率约为 30%[42]。

十、肺转移后的治疗

骨巨细胞瘤发生肺转移后文献报道总体疾病进展缓慢，但是仍有 14%~25% 的患者死于肿瘤。肺转移灶可以选择手术切除转移病变，能获得较好的疗效。

Viswanathan S[43] 2010 年报道 24 例骨巨细胞瘤转移患者，其中 21 例为肺转移。中位随访 3.5 年（0~16 年），2 例拒接受治疗，8 例做转移灶切除，14 例不能手术患者 4 例化疗，10 例对症治疗。在未能手术的 14 例中 1 例进展出现咯血。在随访中所以患者均生存。

Dominkus M 2006 年[44]报道 14 例肺转移患者，中位随访时间为 70 个月（8.2~185 个月），转移灶均接受手术治疗。随访期间无患者死亡，6 例生存时间超过 5 年，其中 4 例生存时间超过 10 年。

总结

骨巨细胞瘤少见，为交界性肿瘤。其治疗方式以手术治疗为主，根据不同的病变情况选择不同的手术方式，手术的疗效令人满意。如果肿瘤不能手术切除或手术会造成严重伤残，则可以选择放疗，放疗的局部控制率与手术相似。不能手术患者也可选择靶向药物或双膦酸盐等其他治疗方式，但是疗效均不如手术或放疗。

参 考 文 献

1. Siebenrock KA, Unni KK, Rock MG, et al. Giant cell tumour of bone metastasising to the lungs: a long-term follow-up. J Bone Joint Surg Br, 1998, 80: 43-47.

2. Rock MG, Pritchard DJ, Unni KK, et al. Metastases from histologically benign giant-cell tumor of bone. J Bone Joint Surg Am, 1984, 66: 269-274.

3. Enneking WF. A system of staging musculoskeletal neoplasms. Clin Orthop Relat Res, 1986, 9-24.

4. Campansoci M, Baldini N, Boriani S, et e1. Giant-cell 自 tllnor of bone. J Bone Joint Surg (Am), 1987, 106-114.

5. 胡永成，陈雁西，伦登兴，骨巨细胞瘤临床评分系统的建立及临床验证。中华骨科杂志, 2011, 31: 105-112.

6. Meyerding HW. Treatment of benign giant cell tumors. J Bone Joint Surg Am, 1936, 18 (4): 823-841.

7. Meyerding HW. Treatment of benign giant cell tumors by resection or excision and bone grafting. J Bone Joint Surg Am, 1945, 27 (2): 196-207.

8. Dahlin DC, Cupps RE, Johnson EW, et al. Giant Cell Tumor: a Study of 195 Cases. Cancer, 1970, 25: 1061.

9. Goldenberg RR, Campbell CJ, Bonfiglio M, et al. Giant-cell Tumor of Bone. An Analysis of Two Hundred and Eighteen Cases. J Bone Joint Surg Am, 1970, 52: 619-664.

10. Larsson SE, Lorentzon R, Boquist L, et al. Giant-cell tumor of bone. A demographic, clinical and histopahtological study of all cases recorded in the Swedish Cancer Registry for the years 1958 through 1968. J Bone Joint Surg (Am), 1975, 57: 167-173.

11. Aarne HK, Blomqvist C, Hietaniemi K, et al. Cement is recommended in intralesional surgery of giant cell tumors A Scandinavian Sarcoma Group study of 294 patients followed for a median time of 5 years. Acta Orthopaedica, 2008, 79 (1): 86-93.

12. Ghert MA, Rizzo M, Harrelson J M, et al. Giant-cell tumor of the appendicular skeleton. Clin Orthop, 2002, 400: 201-210.

13. BalkeM, Schremper L, Gebert C, et al. Giant cell tumor of bone: Treatment and outcome of 214 cases. J Cancer Res Clin Oncol, 2008, 134: 969-978.

14. Becker WT, Dohle J, Bernd L, et al. Local recurrence of giant cell tumor of bone after intralesional treatment with and without adjuvant therapy. J Bone Joint Surg Am, 2008, 90: 1060-1067.

15. Gaston CL, Bhumbra R, Watanuki M, et al. Does the addition of cement improve the rate of local recurrence after curettage of giant cell tumours in bone? J Bone Joint Surg Br, 2011, 93: 1665-1669.

16. Campanacci M, Baldini N, Boriani S, et al. Giant-cell tumor of bone. J Bone Joint Surg Am, 1987, 69: 104-114.

17. Klenke FM, Wenger DE, Inwards CY, et al. Giant cell tumor of bone: Risk factors for recurrence. Clin Orthop Relat Res, 2011, 469: 591-599.

18. Labs K, Perka C, Schmidt RG, et al. Treatment of stages 2 and 3 giant-cell tumor. Arch Orthop Trauma Surg, 2001, 121 (1-2): 83-86.

19. Yu XC, Xu M, Song RX, et al. Long-term outcome of giant cell tumors of bone around the knee treated by en bloc resection of tumor and reconstruction with prosthesis. Orthop Surg, 2010, 2 (3): 211-217.

20. Pazionis TJ, Alradwan H, Deheshi BM, et al. A Systematic Review and Meta-Analysis of En-Bloc vs Intralesional Resection for Giant Cell Tumor of Bone of the Distal Radius. Open Orthop J, 2013, 28: 103-108.

21. McCarthy EF. Giant-cell tumor of bone: an historical perspective. Clin Orthop, 1980, 153: 14-25.

22. Goldenberg RR, Campbell CJ, Bonfiglio M, et al. Giant-cell tumor of bone. An analysis of two hundred and eighteen cases. J Bone Joint Surg Am, 1970, 52 (4): 619-164.

23. Barnes R. Giant-cell tumor of bone. J Bone Joint Surg Br, 1972, 54 (2): 213-215.

24. Harwood AR, Fornaster VL, Rider WD, et al. Supervoltage irradiation in the management of giant cell tumor of bone. Radiology, 1977, 125 (1): 223-226.

25. Chen ZX, Gu DZ, Yu ZH, et al. Radiation therapy of giant cell tumor of bone: analysis of 35 patients. Int J Radiat Oncol Biol Phys, 1986, 12 (3): 329-334.

26. Malone S, O'Sullivan B, Catton C, et al. Long-term follow-up of efficacy and safety of megavoltage radiotherapy in high-risk giant cell tumors of bone. Int J Radiat Oncol Biol Phys, 1995, 33 (3): 689-694.

27. Ruka W, Rutkowski P, Morysiński T, et al. The megavoltage radiation therapy in treatment of patients with advanced or difficult giant cell tumors of bone. Int J Radiat Oncol Biol Phys, 2010, 78 (2): 494-498.

28. Wenyin Shi, Daniel J, Reith J, et al. Radiotherapy in the Management of Giant Cell Tumor of Bone. Am J Clin Oncol, 2013, 36: 505-508.

29. Bhatia S, Miszczyk L, Roelandts M, et al. Radiotherapy for marginally resected, unresectable or recurrent giant cell tumor of the bone: a rare cancer network study. Rare Tumors, 2011, 3: 150-152.

30. Ma YF, Xu W, Yin HB, et al. Therapeutic radiotherapy for giant cell tumor of the spine: a systemic review. Eur Spine J, 2015.

31. Chakravarti A, Spiro IJ, Hug EB, et al. Megavoltage radiation therapy for axial and inoperable giant-cell tumor of bone. J Bone Joint Surg Am, 1999, 81: 1566-1573.

32. Malone S, O'Sullivan B, Catton C, et al. Longtermfollow-up of efficacyand safety of megavoltage radiotherapy in high-risk giant cell tumors of bone. Int J Radiat Oncol Biol Phys, 1995, 33：689-694.

33. Nair MK, Jyothirmayi R. Radiation therapy in the treatment ofgiant celltumorof bone. Int JRadiat Oncol Biol Phys, 1999, 43：1065-1069.

34. Dahlin DC, Cupps RE, Johnson EW, et al. Giant-cell tumor：a study of 195 cases. Cancer, 1970, 25：1061-1070.

35. Mnaymneh WA, Dudley HR, Mnaymneh LG, et al. Giant-cell tumor of bone. An analysis and follow-up study of the forty-one cases observed at the Massachusetts General Hospital between 1925 and 1960. J Bone Joint Surg Am, 1964, 46：63-75.

36. Aponte-Tinao LA, Piuzzi NS, Roitman P A, et al. High-grade Sarcoma Arising in a Patient With Recurrent Benign Giant Cell Tumor of the Proximal Tibia While Receiving Treatment With Denosumab. Clin Orthop Relat Res, 2015. ［Epub ahead of print］

37. Li J, Zhu Y, Wei Y, et al. Fibrosarcoma development 15 years after curettage and bone grafting of giant cell tumor of bone. Orthopedics, 2014, 37（5）：512-516.

38. Thomas D, Henshaw R, Skubitz K, et al. Denosumab in patients with giant-cell tumour of bone：an open-label, phase 2 study. Lancet Oncol, 2010, 11：275-280.

39. Chawla S, Henshaw R, Seeger L, et al. Safety and efficacy of denosumab for adults and skeletally mature adolescents with giant cell tumour of bone：interim analysis of an open-label, parallel-group, phase 2 study. Lancet Oncol, 2013, 14：901-908.

40. Tse LF, Wong KC, Kumta SM, et al. Bisphosphonates reduce local recurrence in extremity giant cell tumor of bone：a case-control study. Bone, 2008, 42：68-73.

41. Balke M, Campanacci L, Gebert C, et al. Bisphosphonate treatment of aggressive primary, recurrent and metastatic giant cell tumour of bone. BMC Cancer, 2010, 10：462.

42. Rock MG, Sim FH, Unni KK, et al. Secondary malignant giant-cell tumor of bone：clinicopathological assessment of nineteen patients. J Bone Joint Surg Am, 1986, 68（7）：1073-1079.

43. Viswanathan S, Jambhekar NA. Metastatic Giant Cell Tumor of Bone Are There Associated Factors and Best Treatment Modalities?. Clin Orthop Relat Res, 2010, 468：827-833.

44. Dominkus M, Ruggieri P, Bertoni F, et al. Histologically verified lung metastases in benign giant cell tumours-14 cases from a single institution. International Orthopaedics（SICOT）, 2006, 30：499-504.

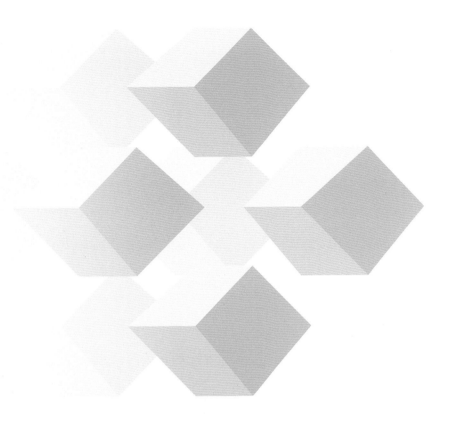

·第十三篇·
中枢神经系统肿瘤

第一章 总 论

肖建平

一、流行病学

2010 年美国新发中枢神经系统肿瘤约 22000 例，约 13000 例死亡，发病率约 6.5/10 万人。中枢神经系统肿瘤发病率随年龄增加上升，特别是 20 世纪 90 年代后，随着社会老龄化加剧以及 MRI 的应用，老年的中枢神经系统肿瘤发病率明显增加。75 岁以上老年人发病率约 50/10 万人[1]。成人大部分中枢神经系统肿瘤起源于幕上，而且大部分病理类型为高分级胶质瘤[1]。除了神经细胞肿瘤和脑膜瘤，中枢神经系统肿瘤好发于男性，脑膜瘤男女比例约 1：2。

中枢神经系统肿瘤发生与职业和环境有关。农民以及石油化工工人的原发脑肿瘤发病率高。Ohgaki 和 Kleihues 发现有众多化学物质与脑瘤发生有关[2]。脑瘤的发生与手机的使用是否有关一直在争论中。既往队列研究、病例对照等分析未显示手机与脑瘤风险有关[3~5]，但近期的病例对照研究发现手机累计使用时间长（超过 2 千小时或者一天使用多个小时）的人员脑瘤发生风险越高[6~7]。WHO 近期将手机发射出的电磁波归类为对人类可能致癌（2B 类）。另外电离辐射暴露是也是中枢神经系统肿瘤病因之一，特别对于脑膜瘤，其他如星形细胞瘤，肉瘤和其他肿瘤亚型也有关[8]。急性白血病患儿预防性全脑照射后长期生存者原发脑肿瘤发生率约 2.3%，是正常儿童发病率的 22 倍。颅内肿瘤发生也与一些遗传性疾病有关，如神经纤维瘤病 1 型（皮肤神经纤维瘤，骨发育异常和中枢神经系统肿瘤）、神经纤维瘤病 2 型（双侧听神经瘤，胶质瘤，脑膜瘤和神经纤维瘤）、von Hippel-Lindau 病、视网膜母细胞瘤和 Li-Fraumeni 综合征。尽管脑瘤的确切病因不明确，但实验研究提示一系列的基因改变，激活癌基因以及失活抑癌基因，从而导致了恶性表型。

二、自然病史

原发中枢神经系统肿瘤的病程主要受组织学类型、分级和部位决定。大部分成人胶质瘤广泛侵犯，无自然包膜，常导致周围组织水肿。水肿可以是充血性、缺血性或者细胞毒性。MRI 的 T2 加权像显示较清晰，这些水肿常导致临床症状和体征。一般认为水肿与血脑屏障的渗透性改变有关。不同的肿瘤产生不同程度的水肿，最常见是脑转移瘤，后续为星形细胞瘤、脑膜瘤和少突胶质细胞瘤。

三、症状

原发中枢神经系统肿瘤的症状主要表现为全身或局部占位症状。低级别肿瘤往往出现癫痫，由于生长缓慢，常表现为局灶神经功能丧失，如肢体无力、语言功能缺失或感觉缺失。然而，肿瘤出血会表现为急性症状。肿瘤进展快以及分级高的患者常出现头痛。脑瘤相关头痛主要由于颅内压增高或者颅内敏感结构（硬脑膜和血管）局部受压产生。颅内高压引起的头痛好发于早晨，严重可致呕吐。同时会出现局灶神经功能丧失、运动功能缺失、行为改变和视乳头水肿。Cushing 综合征主要由颅内压增高有关，但所有症状（高血压、心律失常和呼吸不规律）仅见于 1/3 患者。长期颅内压增高可将压力传导至视神经，进而导致视神经萎缩，甚至失明。

四、诊断流程

诊断中枢神经系统肿瘤包括全面病史询问以及体格检查。由于部分患者出现肿瘤引起的精神改变，可以从患者亲属和朋友获取相关疾病信息。遗传疾病和感染病史可能提示病因。神经系统检查包括精神状况、协调、感觉、运动、反射以及颅神经检查。对于颅内压增高患者行眼底检查是否有视乳头水肿。对出现症状、体征以及影像学提示中枢神经系统占位的患者，推荐对病灶行活检证实。成人肿瘤患者合并孤立脑病变时，往往诊断为脑转移，并非原发中枢神经系统肿瘤。

五、影像学检查

推荐中枢神经系统肿瘤患者行 MRI 检查，可以清晰显示神经系统结构以及局部病变情况。对于不能行 MRI 的患者，如心脏起搏器、金属植入物以及检查范围内手术银夹，以及幽闭恐惧症患者，可考虑行 CT 检查。常用 MRI 检查序列包括 T1 加权横断、矢状位，T2 加权横断位，以及增强 T1 加权横断位。T1 加权图像可较好显示解剖结构以及病变增强区域。T2 加权图像和 FLAIR 像对脑水肿以及病变周围侵犯范围比较敏感。T1 加权图像上肿瘤显示与 CT 接近。但 MRI 比 CT 解剖结构以及图像分辨率好，同时 MRI 上可以很清楚地勾画肿瘤，特别对于无强化的低级别胶质瘤更有用。随着对胶质瘤治疗后假性进展的关注增加，一些特殊的 MRI 弥散成像、灌注成像和波谱序列被采用用于鉴别肿瘤治疗后坏死或假性进展。对于高危脑脊液播散的脑肿瘤，全中枢的影像比较重要，脊髓 MRI 可作为基本检查手段。一般术前行全中枢检查，术后 MRI 检查难以区分蛛网膜炎、血液残留物以及脑膜转移。术后 3 周行脊髓 MR，同时行增强，可以发现脑膜转移。

六、组织学诊断

随着立体定向活检技术等手术技术以及麻醉的进步，活检的并发症明显下降。然而，对于部分合并全身疾病以及影像学上颅内多发占位提示脑转移的患者、临床以及 MRI 上显示脑干胶质瘤的患者、听神经脑膜瘤的患者、HIV 阳性患者合并 CT 或 MRI 上提示中枢神经系统淋巴瘤，可以不行活检诊断。

七、脑脊液细胞学检查

对于髓母细胞瘤、原始神经外胚层肿瘤、生殖细胞肿瘤以及中枢神经系统淋巴瘤，容易沿脑脊液播散，分期检查时建议行脑脊液检查。只要没有明显颅高压状态，脑脊液检查尽量在术前或术后 3 周开始，术后立即行脑脊液检查容易导致假阳性结果。脑脊液播散在脑脊液检查上主要体现侧卧患者的腰髓水平压力超过 150mm H_2O，蛋白水平高（一般超过 0.4g/L），葡萄糖水平下降（低于 2.8mmol/L），以及细胞学检查发现肿瘤细胞，同时脑脊液肿瘤标志物也可以辅助诊断。

八、鉴别诊断

对于成人出现新的或者持续的神经系统表现如：神经功能缺陷、颅内压增高、癫痫或精神改变，行 MRI 或 CT 检查提示颅内占位，需要将原发中枢神经系统肿瘤与转移瘤、感染病变（脓肿、脑炎和脑膜炎）、血管事件（脑出血和脑缺血）和治疗相关坏死等鉴别。一般原发中枢神经系统肿瘤表现为孤立、既往无肿瘤病史、病变大且有强化。转移病变常多发、既往肿瘤病史、位于灰白质交界处同时瘤周常水肿明显。脓肿表现为发热、急性起病、可合并全身感染、囊壁光滑壁薄、囊内弥散受限。脑炎患者常发热、急性起病、可合并全身感染、T2 加权像上弥漫改变，无强化。脑膜炎患者 T1 加权像上可见弥漫脑膜增强，类似脑膜转移。脑出血影像学上可见均匀、增强后快出以及环形强化。脑缺血表现为灰白质上呈血管分布的楔形缺损区弥散受限以及 ADC 值低。治疗后坏死表现放化疗 6 月后病灶中央低密度、环形强化、水肿明显，代谢扫描提示低代谢。

九、病理

原发颅内肿瘤起源与外胚层和中胚层，包括脑组织、脑神经、脑膜、垂体、松果体和血管组织等。目前最常用的 WHO 病理分类，将中枢神经系统肿瘤分为 100 多种，详见 2016 年 WHO 分类。

十、临床症状处理

脑瘤患者临床处理包括颅压高的控制、癫痫预防和治疗、静脉血栓疾病的诊断和治疗、术前术后以及放疗早期使用糖皮质激素可以控制脑水肿引发的神经症状和体征。长期激素使用产生明显的副作用，所以尽量使用低剂量激素，同时尽可能减少使用。地塞米松由于盐皮质激素效应低，广泛使用。使用激素过程中，尽量逐步减量，避免引起脑水肿的反弹。一般减量需要几个星期，必要时测量肾上腺功能明确是否需要激素替代疗法。

癫痫患者需要予以抗惊厥药，如卡马西平、苯巴比妥、苯妥英钠等，但这些药可以诱导肝细胞色素酶 P450，从而促进抗肿瘤药物如紫杉醇和伊利替康的代谢和清除。然而，拉科酰胺、拉莫三嗪、左乙拉西坦、和普瑞巴林等非酶诱导药物更适合使用。左乙拉西坦具有抗肿瘤作用，较低剂量左乙拉西坦对替莫唑胺有增敏效果。目前对于是否预防性使用抗惊厥药，缺乏证据，不建议使用。

十一、外科手术

外科手术主要包括组织学活检、外科根治性切除、缓解症状的肿物切除或者因颅内高压、脑疝行脑脊液分流术。另外，手术也越来越多的应用于鉴别脑坏死和假性进展。其他的颅内外科手术包括化疗壶的置换、近距离放疗以及间质内药物导管输注的安装。对于大部分肿瘤，完整切除可提高生存率。然而，对于放化疗敏感的原发中枢神经系统淋巴瘤，根治手术不必要，外科仅提供诊断价值。CT 和 MRI 导航引导下的手术可以让外科医生在三维空间上定位肿瘤，从而能更小损伤、更安全的切除肿瘤。同时采用术中显微镜辅助切除，另外术中采用 CT、MR 和超声能评价手术切除的完整性。对于邻近功能区皮质的肿瘤，采用皮质图谱技术可以判断功能区。内镜手术可以微创切除脑室内病变或者垂体肿瘤，同时重建脑脊液通路。立体定向活检主要依靠 CT 或 MRI 引导的立体定位框架或颅骨金属标记的引导系统。病灶以及手术入路均可以在影像工作站上显示，通过穿刺针进入合适的深度从而取得标本。合适选择患者、熟练手术技巧以及辅助外科设备的应用，手术并发症明显下降。一般术后急性神经功能缺损低于 15%，长期损伤小于 5%。损伤的发生率和时间取决于肿瘤部位以及术前是否缺损。术后最常见并发症为出血和感染，特别既往已接受放疗或化疗的患者。

十二、放疗

放疗的靶区、剂量以及化疗的联合在各章节逐一介绍，下面主要介绍正常脑组织的损伤。脑组织的损伤过程非常复杂，受照射剂量、体积、分次剂量大小以及血管等因素所影响。另外一些颅内结构如视神经、视交叉、下丘脑和晶体对照射更敏感。脑损伤的发病时间不固定，从治疗后的数周到数月不等，临床表现常与肿瘤进展有交叉。早期由于血脑屏障的损伤和水肿形成，T2 加权像上表现为高信号，代谢显像可显示出少突胶质细胞的脱髓鞘改变，进一步出现的血管改变和损伤后再生可表现为病灶区的增强。晚期损伤的耐受量以 $TD_{5/5}$ 或 $TD_{50/5}$ 表示，意思是照射后 5 年出现 5% 或 50% 脑损伤风险的剂量。在全脑照射 2 Gy/次，对应的剂量分别为 60Gy 和 70Gy。部分脑照射时，对应剂量分别为 70Gy 和 80Gy。根据 QANTEC 的估计，分次剂量小于 2.5 Gy，出现 5% 和 10% 症状性坏死的 EQD2 分别为 72 Gy 和 90 Gy[9]。对于分次剂量大于等于 2.5 Gy，毒性反应无法预测。目前脑组织的毒性反应按症状出现时间分为：急性、亚急性和晚期毒性。

急性毒性一般从治疗开始一直持续到治疗完成后 6 周，表现为暂时的神经症状的加重。主要原因在于暂时的瘤周水肿，通常使用短期的激素可控制。如果激素治疗下症状持续或者反复，肿瘤进展可能大，建议行影像学检查。一般在照射野比较大或者全脑全脊髓照射时，出现乏力、头痛或者嗜睡。部分患者出现照射区皮肤的损伤，必要时使用外用药物，对于高剂量照射的区域可出现秃发。后颅窝以及脑干照射患者容易出现恶性、呕吐。照射野包括耳道容易出现放射性中耳炎。

亚急性或早期延迟毒性往往发生在治疗后 6 周～6 月，由于毛细血管渗漏以及少突胶质细胞损伤后脱髓鞘改变。患者出现头痛、嗜睡、乏力以及既往神经系统症状的恶化，一般激素治疗有效，但仍必须注意与肿瘤复发以及假性进展相鉴别。

晚期毒性发生于治疗 6 月之后，通常无法逆转，由于血管损伤、脱髓鞘和坏死引起的白质损伤。照射诱导的神经认知功能损伤病理机制比较复杂，涉及血管结构和基质细胞的细胞间和细胞内的反应，特别是脱髓鞘后的少突胶质细胞。p53 介导以及肿瘤坏死因子 α 诱导的放射性脑坏死可直接导致少突胶质细胞死亡。照射后血管的损伤引起血小板聚集以及血栓形成，从而诱发异常内皮细胞增殖和血管内胶原沉积。最常见的晚期脑损伤是脑坏死，一般治疗后 3 年是高峰。脑坏死与肿瘤复发在症状、体征和影像学表现上接近。MRI 波谱成像可以辅助鉴别脑坏死。症状性的脑坏死主要通过激素和手术切除坏死灶来控制症状，然而坏死行手术切除后仍可继续进展。由于坏死主要跟毛细血管渗漏有关，临床上应用血管内皮生长因子 VEGF 的抗体（贝伐珠单抗），且取得较好效果[10]。其他治疗手段如抗凝药和高压氧治疗，随机研究并未证实疗效。放疗往往引起局灶性脑坏死，合并化疗容易出现弥漫性脑白质病，特别与 MTX 合用。中耳的照射容易导致高频听力损失以及前庭损伤，特别是使用顺铂的患者。若眼睛包括在照射野内，容易出现视网膜病或白内障。视神经和视交叉的损伤往往表现视力下降、视野改变，甚至剂量超过 54～60 Gy 后出现失明。全脑照射后出现脑生理功能和认知功能的损伤，特别是与海马区域相关的记忆、学习和空间信息处理等功能受影响[11]，甚至低于 2 Gy 的照射就可以诱导海马区增殖细胞的凋亡[12]。目前研究海马保护技术可能改善神经认知功能[13~15]。

参 考 文 献

1. Central Brain Tumor Registry of the United States. CBTRUS statistical report：primary brain and central nervous system tumors diagnosed in the United States in 2004-2007. Hinsdale，IL：Author，2011.

2. Ohgaki H，Kleihues P. Epidemiology and etiology of gliomas. Acta Neuropathol，2005，109：93-108.

3. Inskip PD，Tarone RE，Hatch EE，et al. Cellular-telephone use and brain tumors. N Engl J Med，2001，344：79-86.

4. Muscat JE，Malkin MG，Thompson S，et al. Handheld cellular telephone use and risk of brain cancer. JAMA，2000，284：3001-3007.

5. Schuz J，Jacobsen R，Olsen JH，et al. Cellular telephone use and cancer risk：update of a nationwide Danish cohort. J Natl Cancer Inst，2006，98：1707-1713.

6. Brain tumour risk in relation to mobile telephone use：results of the INTERPHONE international case-control study. Int J Epidemiol，2010，39：675-694.

7. Hardell L，Carlberg M，Hansson Mild K. Pooled analysis of case-control studies on malignant brain tumours and the use of mobile and cordless phones including living and deceased subjects. Int J Oncol，2011，38：1465-1474.

8. Mack EE，Wilson CB. Meningiomas induced by high-dose cranial irradiation. J Neurosurg，1993，79：28-31.

9. Lawrence YR，Li XA，el Naqa I，et al. Radiation dose-volume effects in the brain. Int J Radiat Oncol Biol Phys，2010，

76：S20-S27.

10. Gonzalez J, Kumar AJ, Conrad CA, et al. Effect of bevacizumab on radiation necrosis of the brain. Int J Radiat Oncol Biol Phys, 2007, 67：323-326.

11. Monje ML, Palmer T. Radiation injury and neurogenesis. Curr Opin Neurol, 2003, 16：129-134.

12. Peissner W, Kocher M, Treuer H, et al. Ionizing radiation-induced apoptosis of proliferating stem cells in the dentate gyrus of the adult rat hippocampus. Brain Res Mol Brain Res, 1999, 71：61-68.

13. Meyers CA, Weitzner MA, Valentine AD, et al. Methylphenidate therapy improves cognition, mood, and function of brain tumor patients. J Clin Oncol, 1998, 16：2522-2527.

14. Gondi V, Tome WA, Mehta MP. Why avoid the hippocampus? A comprehensive review. Radiother Oncol, 2010, 97：370-376.

15. Gondi V, Hermann BP, Mehta MP, et al. Hippocampal dosimetry predicts neurocognitive function impairment after fractionated stereotactic radiotherapy for benign or low-grade adult brain tumors. Int J Radiat Oncol Biol Phys, 2012, 83：e487-e493.

第二章 颅内肿瘤

第一节 胶 质 瘤

易俊林

胶质瘤占所有原发性中枢神经系统肿瘤的 32%，占中枢神经系统恶性肿瘤的 81%。恶性胶质瘤的发病率为 5~8/100 万人，5 年死亡率在全身肿瘤中仅次于胰腺癌和肺癌，位列第 3 位。世界卫生组织 1998 年公布按肿瘤致死率排序，恶性胶质瘤是 34 岁以下肿瘤患者的第 2 位死亡原因，是 35~54 岁患者的第 3 位死亡原因。2012 年中国肿瘤登记报告指出中国脑及中枢神经系统恶性肿瘤死亡率为 3.87/10 万人，位列十大高病死率肿瘤之第 9 位。

胶质瘤是指来源于胶质细胞的肿瘤。根据肿瘤生长方式，胶质瘤可以分为两类：局限性胶质瘤（毛细胞型星形细胞瘤）与弥漫性胶质瘤。根据 WHO 中枢神经系统肿瘤分类（2007 年，第四版），弥漫性胶质瘤可以分为 Ⅱ、Ⅲ 和 Ⅳ 级。病理特征：弥漫性星形细胞瘤（WHO Ⅱ 级）具有大量增生的胶质纤维，伴有轻中度核异型和明显活跃的核分裂象。少突胶质细胞瘤（WHO Ⅱ 级）表现为细胞边界清楚、胞质透明，有位于细胞中央的圆形细胞核，呈蜂巢样排列。间变性少突胶质细胞瘤（WHO Ⅲ 级）表现为明显的细胞核异型性和血管增生。GBM（多形性胶质母细胞瘤，WHO Ⅳ 级），具有侵袭性生长特点，表现为有瘤组织内细胞丰富，瘤细胞大，明显核异型，核分裂多见，血管内皮细胞增生，可见大量的不成熟血管，可合并大片出血和坏死。

近年来，神经肿瘤分子病理取得了重大进展，目前已发现一系列有助于脑胶质瘤临床诊断和预后判断的分子标志物。WHO 病理分级仍然依赖形态学进行肿瘤分级，然而，有充分的证据表明，组织特征相同或相似的胶质瘤可以具有不同的分子遗传学背景，导致 WHO 分级相同的个体间预后有着较大差异。基于肿瘤遗传学水平的分子病理分型能够更准确地判断临床预后；并且对组织学上较难鉴别的混合性胶质瘤（少突星形细胞瘤和间变性少突星形细胞瘤）还能帮助明确诊断和分级，2016 年，WHO 对第 4 版提出了更新[16]。更新的主要内容有主要变化：提出了分子时代中枢神经系统肿瘤诊断组成概念，标准病理诊断构成为组织学诊断+分子诊断。在组织学诊断和分子诊断有差别时，以分子诊断为准。2106 版将胶质瘤分为弥漫性和少枝胶质肿瘤，其他星形细胞肿瘤，室管膜瘤、其他胶质瘤等 4 大类。每一类又有不同亚类。其中弥漫性和少枝胶质瘤包括：弥漫星形细胞瘤，IDH 突变型；肥胖细胞星形细胞瘤，IDH 突变型；弥漫星形细胞瘤，IDH 野生型；弥漫星形细胞瘤，非特指；间变星形细胞瘤，IDH 突变型；间变星形细胞瘤，IDH 野生型；间变星形细胞瘤，非特指；胶质母细胞瘤，IDH 野生型（含巨细胞胶质母细胞瘤，胶质肉瘤，上皮样胶质母细胞瘤）；胶质母细胞瘤，IDH 突变型；胶质母细胞瘤，非特指；弥漫性中线胶质瘤，H3KM27 突变型；少枝胶质细胞瘤，IDH 突变型，1p/19q 共缺失型；少枝胶质细胞瘤，非特指；间变少枝胶质细胞瘤，IDH 突变型，1p/19q 共缺失型；间变少枝胶质细胞瘤，非特指；少枝星形细胞瘤，非特指；间变少枝胶质星形细胞瘤，非特指等类型。

鉴于分子和遗传学诊断在中枢神经系统肿瘤诊断中重要作用，简要介绍一下常见的脑瘤的分子指标和遗传学改变。

1. IDH 突变 异柠檬酸脱氢酶（isocitrate dehydrogenase，IDH）是三羧酸循环中的一种关键性限速酶，催化异柠檬酸氧化脱羧生成 a-酮戊二酸及 CO_2。IDH 基因家族有三种异构酶（IDH_1，IDH_2和IDH_3）。IDH_1和IDH_2的突变在原发性 GBM 中发生率很低（5.0%），但是在继发性 GBM（84.6%）和WHO Ⅱ级、Ⅲ级胶质瘤（星形细胞瘤）（83.3%）、少突胶质细胞瘤（80.4%）少突星形细胞瘤（100%）、间变性星形细胞瘤（69.2%）、间变性少突胶质细胞瘤（86.1%）中发生率很高[17]。IDH_1/IDH_2基因的突变通常发生在年轻成年人和青少年弥漫性胶质瘤患者。超过 90% 的 IDH 基因突变为 IDH_1 突变（以 R132 类型最为常见），它是由 IDH_1 基因第 395 位的鸟嘌呤突变为腺嘌呤（Cgt-cAT），进而导致编码蛋白中第 132 位精氨酸（R）被组氨酸（H）取代所造成，其余的为 IDH2突变[18]，至今未有 IDH_3突变的报道。含有 IDH 基因突变的高级别胶质瘤有显著较好的预后[18,19~21]。IDH_1/IDH_2突变的间变性星形细胞瘤和 GBM 的生存期分别为 65 与 20 个月，而 IDH_1/IDH_2野生型的间变性星形细胞瘤和 GBM 的生存期仅为 31 个月与 15 个月。虽然 IDH 突变对高级别胶质瘤的预后有很强的预测价值，但是对于低级别弥漫性胶质瘤预后作用还不明确[22]。考虑 IDH_1突变在胶质瘤中具有普遍性，针对 IDH 突变蛋白的抗体已经成为检测 IDH 突变情况的常规手段，可以用免疫组织化学方法评估 IDH 蛋白表达，若结果显示阳性，可以看作存在突变[23]；若结果显示阴性，可以进一步检测132 和 172 氨基酸的 IDH_1 和 IDH_2序列来排除突变。此外，IDH 突变在 GBM 年轻患者发生率较高，建议 50 岁以下的 GBM 患者首选检测。然而，目前建议可采用焦磷酸测序基因突变。

2. MGMT 启动子甲基化 O^6-甲基鸟嘌呤-DNA-甲基转移酶（O^6-Methylguanine-DNA-Methyhransferase，MGMT）位于 10q26，编码一种修复 O^6-甲基鸟嘌呤的酶。其启动子包括富含 97 个 CG二核苷酸（CpG 位点）的 CpG 岛。在正常组织中，CpG 位点处在非甲基化状态。CpG 位点甲基化会导致染色质结构改变，从而阻止转录因子结合、导致基因的沉默。MGMT 主要分布于细胞质，DNA 损伤后才转移到细胞核，MGMT 可以使烷化剂作用下形成的 O^6位甲基化鸟嘌呤去甲基化，有效地修复 DNA 损伤，同时自身不可逆失活为烷基化 MGMT。细胞的修复能力取决于 MGMT 在细胞内的含量和合成速率，而 MGMT 基因启动子甲基化可以导致基因沉默和抑制蛋白合成，阻碍 DNA 的修复。MGMT 启动子甲基化在少突胶质细胞瘤中发生率为 60%~80%，在混合性少突星形细胞瘤发生率为 60%~70%，在 GBM 发生率为 20%~45%，在间变性星形细胞瘤中发生率为 40%~50%，在毛细胞型星形细胞瘤发生率为20%~30%[24~25]。高级别胶质瘤放疗联合 TMZ 同步化疗后，影像学上常常出现和肿瘤进展酷似的假性进展[26]，MGMT 甲基化者假性进展的发生率明显高于非甲基化者，同时假性进展的出现提示预后较好[26]。具有 MGMT 启动子甲基化的胶质瘤患者对化疗[27,28]、放疗[29]敏感，生存期较长。对于 70 岁以上 GBM患者，若 KPS 评分低于 70 分，在可耐受的情况下应用替莫唑胺治疗可延缓复发并延长总生存期，改善生存质量；若同时伴有 MGMT 启动子甲基化，则替莫唑胺效果更佳[30]。老年 GBM 患者中 MGMT 基因启动子甲基化发生率高，单纯放疗联合辅助化疗可以延长生存期，而无 MGMT 基因启动子甲基化的老年患者辅助化疗并没有延长生存期[31]。目前推荐行焦磷酸测序或甲基化特异性 PCR 是评估 MGMT 启动子甲基化状态。用免疫组织化学检测 MGMT 蛋白表达从而推测 MGMT 启动子区甲基化状态并不可靠[32~33]。

3. 染色体 1p/19q 缺失 染色体 1p/19q 联合性缺失（Co-deletion）是指 1 号染色体短臂和 19 号染色体长臂同时缺失。1p/19q 联合性缺失在少突胶质细胞瘤中的发生率为 80%~90%，在间变性少突胶质细胞瘤中发生率为 50%~70%[16]，在弥漫性星形细胞瘤中发生率为 15%，而在胶质母细胞瘤中发生率仅为 5.0%。存在 1p/19q 联合性缺失的少突胶质细胞瘤生长速度较慢，并对化疗敏感[34]。目前的治疗指南对少突胶质细胞瘤均推荐检测 1p/19q 联合性缺失的状态，用替莫唑胺或单纯放疗治疗 1p/19q 联合性缺失的少突胶质细胞瘤的患者均会延长无进展生存期[34,35]，仅有 1p 缺失的患者进行单一治疗的时候也会延长无进展生存期[34,36]。对于伴有 1p/19q 联合性缺失、无症状的少突胶质细胞瘤患者，肿瘤生长缓慢并且总生存期长，可选择临床观察。目前检测 1p/19q 状态的方法包括荧光原位杂交、基于杂合性缺失分析的聚合酶链式反应（PCR）和阵列比较基因组杂交（CGH），推荐采用荧光原位杂交技术。

4. EGFR 扩增和 EGFRv Ⅲ重排　表皮生长因子受体（epidermal growth factor receptor，EGFR）基因定位于染色体 7p12，编码一种跨膜酪氨酸激酶受体（EGFR/Erb/Her）。EGFR 编码蛋白有 3 个功能结构域：分别是细胞外段的氨基酸结合区、跨膜区和细胞内段的酪氨酸激酶区。EGFR 与 EGF、TGF-a 或双调蛋白结合后使酪氨酸激酶磷酸化，进一步激活胞内下游信号通路［促分裂原活化蛋白激酶（MAPK）］和磷脂酰肌醇 3 激酶（P13K），从而促进细胞增殖、迁移。EGFR 扩增在脑胶质瘤中确有很高的发生率，并常常伴随编码蛋白的过表达。间变性星形细胞瘤中 EGFR 扩增的发生率为17%[37]，GBM 中的发生率为 50%~60%。存在 EGFR 扩增的肿瘤可以伴发其他 EGFR 基因的改变，最常见的是外显子 2~7 框内缺失形成的 EGFRv Ⅲ重排，EGFRv Ⅲ重排在 GBM 患者的发生率为20%~30%。至今 EGFR 的靶向药物对治疗 GBM 还没有明显的疗效，然而 EGFRv Ⅲ重排提供了一个靶向治疗的平台，多个 Ⅱ 期临床试验已经发现针对于 EGFRv Ⅲ重排的疫苗能够改善患者的预后，Ⅲ期临床试验（NCT01480479）正在进行。对于 EGFRv Ⅲ重排阳性的 GBM 患者，可通过监测外周血 EGFRv Ⅲ重排来观察治疗反应并能监测是否复发[38]。未来针对于 EGFRv Ⅲ重排的疫苗有望改善 EGFRv Ⅲ重排阳性患者的预后。目前推荐使用荧光原位杂交检测 EGFR 扩增，有关 EGFRv Ⅲ重排，可以使用实时定量 PCR，免疫组织化学，多重探针依赖式扩增技术。

5. PTEN 基因突变　磷酸酯酶与张力蛋白同源物（phosphatase and tensin homolog，PTEN），位于染色体 10q23.3，是蛋白质酪氨酸磷酸酶（protein tyrosine phosphatases，PTP）基因家族成员。PTEN是重要的抑癌基因，于 1997 年首次被报道[39]，是迄今发现的第一个具有双特异磷酸酶活性的抑癌基因，也是继 TP53 基因后另一个较为广泛地与肿瘤发生关系密切的基因。PTEN 参与信号通路的转导，能够调控细胞分裂周期，使细胞停止分裂并诱导凋亡，这些功能可以阻止细胞的异常增殖进而限制肿瘤的形成。PTEN 还可以辅助抑制细胞转移、细胞与周围基质的黏附和血管发生等功能。此外，它在维持细胞遗传信息的稳定性上也可能具有重要作用。PTEN 基因是众多肿瘤预后的评价指标，研究其作用机制对肿瘤的诊断及其基因治疗具有重要意义。PTEN 参与了 RTK/P13K 通路，86% 的 GBM 患者会有包括 PTEN 基因缺失和突变的 RTK/P13K 通路基因的改变。在原发性 GBM 中 PTEN 的点突变率为 26%~34%[37]，间变性星形细胞瘤（18%）突变率明显少于 GBM。有 PTEN 突变的间变性星形细胞瘤患者预后较差[37]。目前实验室中对外显子区域进行 PCR，Sanger 测序检测 PTEN 突变。

6. TP53 基因突变　TP53 为抑癌基因，位于染色体 17p13.1，编码蛋白称为 p53 蛋白。p53 蛋白能调节细胞周期和避免细胞癌变发生。超过 50% 的肿瘤涉及 TP53 基因突变的发生[40]。TP53 基因突变在低级别星形细胞瘤中发生率为 50%~60%，在少突胶质细胞瘤中 TP53 基因突变发生率很低[41]，混合性少突星形细胞瘤发生率为 40%，继发性 GBM 发生率为 70%，原发性 GBM 发生率为 25%~37%[40-43]。对于低级别胶质瘤而言，TP53 突变提示预后较差[41,44]，但是对 GBM 而言并没有预测价值[24]。目前 p53 蛋白的表达已被作为诊断的生物标志物，可通过福尔马林固定、石蜡包埋的组织定期免疫组织化学检测。然而，其免疫组织化学的结果必须结合详尽的临床信息进行分析，因为无证据证明基因突变和蛋白的过度表达具有相关性，蛋白的过度表达并不能用来推断 TP53 突变状态[44]。p53 在未来有可能成为药物靶点，提高肿瘤细胞对化疗的敏感性，这还有待进一步的研究[40]。目前对 TP53 突变检测推荐对外显子区域进行 PCR，Sanger 测序。

7. BRAF 融合和点突变　BRAF 基因位于 7q34，长约 190 kb。BRAF 基因编码一种丝/苏氨酸特异性激酶。BRAF 基因是 RAF 家族的成员之一，是 RAS/RAF/MEK/ERK/MAPK 通路重要的转导因子，参与调控细胞内多种生物学事件，如细胞生长、分化和凋亡等。BRAF 蛋白由 783 个氨基酸组成，功能上从 N 端到 C 端依次为 RAS 结合区、富半胱氨酸区（cys）、甘氨酸环（gloop）和激活区。在绝大多数组织和细胞中，BRAF 是 MEK/ERK 最为关键的激活因子。BRAF 基因的串联重复导致了基因的融合，如 KIAAl549-BRAF 和 FAM131B-BRAF[45]。KIAAl549-BRAF 融合在毛细胞型星形细胞瘤中高发（50%～70%），而在其他级别胶质瘤或其他肿瘤中极为少见[46,47]。在各个级别的胶质瘤中，均检测到了 BRAF 发生在 Val600Glu 位点的错义突变[38]。针对 Val600Glu 突变的药物，如威罗菲尼（vemurafenib），为存在 BRAF 突变的胶质瘤的治疗提供了新的治疗方式。目前实验室主要采用荧光原位杂交和实时定量 PCR 检测 KIAAl549-BRAF 基因融合，采用免疫组织化学和焦磷酸测序检测 BRAF Val600Glu 突变。

8. Ki-67　Ki-67 是一种增殖细胞相关的核抗原，其功能与有丝分裂密切相关，其染色阳性说明癌细胞增殖活跃。Ki-67 蛋白存在于所有的有活性的细胞周期中（G_1，S，G_2，M），而不存在于静止期（G_0）。Ki-67 已经作为判定增殖细胞数比例的指标。然而至今为止，并没有确定的阈值作为评定肿瘤级别的指标。Ki-67 表达水平均能较客观的反映脑肿瘤的增殖速度和恶性程度。现在多使用免疫组织化学技术检测 Ki-67 蛋白，这在病理诊断中已获得普遍认可。在胶质瘤中，高级别胶质瘤的 Ki-67 代表的阳性标记指数明显高于低级别胶质瘤。早期及近期研究揭示 Ki-67 和磷酸化组蛋白 H_3 在弥漫性脑胶质瘤中有预后价值，尤其是低级别弥漫性胶质瘤[39~50]。在间变性少突胶质细胞瘤中，Ki-67 是一个重要的单因素分析预后指标，而不是多因素分析预后指标。

随着胶质瘤分子基因表达研究的进一步开展，胶质瘤形成不同亚组分类。Phillips 等[51]在一项 107 例胶质瘤（WHO Ⅲ和Ⅳ级）的研究中，用 35 个基因将胶质瘤分为 3 个亚型：前神经元型，增殖型和间质型。前神经元型表达神经发生相关的基因，具有完整的 PTEN、正常的 EGFR 和 Notch 信号通路，常发生在 40 岁左右的人群中，有较好的预后。增殖型与间质型肿瘤分别表达细胞增殖和血管生成/间质相关的基因，如 10 号染色体缺失，7 号染色体的扩增，PTEN 基因的缺失，正常或扩增的 EGFR 基因和 Akt 的活化。常发生在年龄稍大的人群中（>50 岁），有不良的预后。Verhaak 等[52]在分析了癌症基因图谱计划（the cancer genome atlas，TCGA）中 202 例 GBM 的表达谱后，将 GBM 分为 4 个亚型：前神经元型、神经元型、经典型和间质型。前神经元型的发生率较低，有少突胶质细胞的特性，主要发生在继发性 GBM 年轻患者中，其主要特点是 IDH 突变、TP53 基因突变和 lp/19q 杂合性缺失、PDGFR-A 改变、10 号染色体缺失和 7 号染色体扩增。神经元型表现为表达神经元相关基因，包含有星形细胞和少突细胞，其主要特点是 EGFR 扩增（5/19，26%），它的表达模式类似于正常脑组织。经典型表达具有星形细胞的特性，其特点是 7 号染色体扩增和 10 号染色体的缺失（93%），EGFR 扩增（95%），TP53 缺失，激活的 Notch 和 SHH（sonic hedgehog signaling）信号通路，PTEN 缺失（5/22，23%）和 EGFRvⅢ重排（5/22，23%）。间质型具有培养的星形细胞瘤的特点，包括 PTEN 缺失（12/38，32%），NFl 基因突变（14/38，37%），坏死和炎性反应的增加。中国脑胶质瘤基因组图谱计划（chinese glioma genome atlas，CGGA）共利用 225 例脑胶质瘤的样本进行了分子亚分型[53]，将脑胶质瘤分为了 3 个亚型（G_1，G_2 和 G_3）。G_1 亚型包含了极度高发的 IDH 突变，主要见于年轻的患者，有良好的预后。而相对于 G_1 亚型，G_3 亚型预后较差，主要见于年老的患者，包含了非常低的 IDH 突变率。G_2 亚型的以上临床特点介于 G_1 和 G_3 亚型之间，但是 1p/19q 的缺失在 G_2 亚型中比 G_1 和 G_3 的发生率要高。

恶性或高分级胶质瘤占成人原发脑瘤约一半，生长迅速，容易四周侵犯，但很少出现颅外转移。各个年龄段均可发病，但更常见老年人。恶性胶质瘤按 WHO 分类包括间变胶质瘤（WHO Ⅲ级）和胶质母细胞瘤（WHO Ⅳ级）。分子学以及临床研究均显示这两种疾病的生物学行为、治疗反应以及预后相同。既往众多研究中的胶质母细胞瘤包括了 WHO Ⅲ和Ⅳ级。

一、胶质母细胞瘤

胶质母细胞瘤占所有高分级胶质瘤的 75% 左右。胶质母细胞瘤预后很差，目前患者接受包括最大程度的手术切除联合同步 TMZ 放化疗以及序贯辅助 TMZ 化疗的标准治疗后，中位生存 14 月左右。患者年龄、肿瘤组织学特点和 KPS 评分是预后因素，但手术切除范围、神经症状持续时间以及疗后影像学反应也提示疗效。Curran 等采用 RPA 分析 3 个 RTOG 研究共 1578 例恶性胶质瘤患者，其中，年龄是最重要的预后因素，小于 50 岁生存最佳，其次 KPS 大于等于 70 分是第二个重要的预后良好因素。根据预后因素，所有患者按不同预后归为六组，2 年生存率从 4%~76%，中位生存时间从 2.7 月到 58.6 月（表 13-2-1）。尽管该研究的治疗均以放疗为主，但在 TMZ 加入放疗后，RPA 仍能很好提示预后[54]。最近研究开始将 6 氧-甲基鸟嘌呤-DNA 甲酰化转移酶（MGMT）促进子甲酰化状态以及其他新的分子标志物加入进预后模型中[55,56]。

表 13-2-1 不同预后分组病例特征和预后

分 组	病例特征	中位生存
Ⅰ，Ⅱ	间变星形细胞瘤（年龄≤50 岁、正常精神状态，年龄>50 岁、KPS>70 岁、症状持续时间>3 月）	40~60 月
Ⅲ，Ⅳ	间变星形细胞瘤（年龄≤50 岁、异常精神状态，年龄>50 岁、症状持续时间<3 月）、胶质母细胞瘤（年龄<50 岁，年龄>50 岁、KPS 等于 70）	11~18 月
Ⅴ，Ⅵ	胶质母细胞瘤（年龄>50 岁、KPS<70、异常精神状态）	5~9 月

（一）治疗原则

1. 手术　手术治疗是胶质母细胞瘤的首选治疗手段，手术的目的有：①解除颅内占位效应和机械性梗阻所致颅高压；②明确病理诊断和分子病理诊断。

2. 放射治疗　术后放射治疗是胶质母细胞瘤的标准治疗手段，多个随机研究已证实术后放疗有生存获益[57]。合并使用替莫唑胺在国外为ⅠA 类循证医学证据，国内推荐使用。

（1）靶区设计

1）大体肿瘤/瘤床术腔（GTV/GTVtb）：对多形胶母细胞瘤，术后放疗确定要求采用 T1W 增强像来确定残存肿瘤以及术腔 GTV/GTVtb，通常要求在术后两周行 MRI 检查。GTV/CTV 确定时需要参照术前术后的 MRI 图像，来辨别是否有肿瘤残存以及占位效应是否解除、正常组织结构相对位置的改变。多种序列（增强 T1Flair）有助于确认是否肿瘤残存以及残存的范围，如图 13-2-1 所示。有少

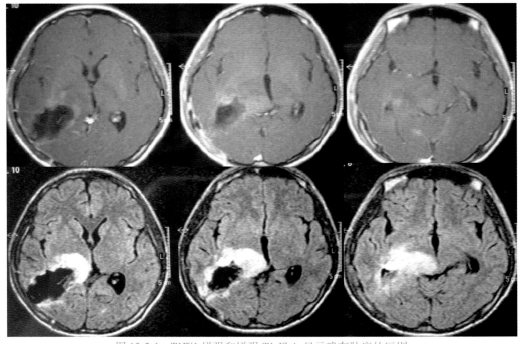

图 13-2-1 T1W1 增强和增强 T1 Flair 显示残存肿瘤的区别

数证据表明 MRS 以及功能 MRI 以及 MET-PETCT 有助于准确判断 GTV 的范围，但目前日常临床实践中不常规推荐。

2）临床靶区（CTV）：Dandy[58]分析了大脑半球切除术后的复发模式时发现，恶性胶质瘤可通过白质通路侵犯到对侧大脑半球。尽管胶质母细胞瘤有广泛浸润特点，目前放射治疗的原则为局部扩大野照射。从以往尸检材料和治疗失败的随访材料可以帮助我们确定从 GTV ~ CTV 的外放边界。Hochberg 等[59]尸检了 35 例患者，所有患者尸检前 2 月内行 CT 检查，78%的复发在瘤床 2cm 范围内，56%的复发在瘤床 1cm 范围内。这个研究得到 Wallner 研究进一步证实[60]，该研究显示 78%的肿瘤复发在 CT 上原发肿瘤的 2cm 范围内，56%的肿瘤复发在原发肿瘤的 1cm 范围内。另外一个研究中，Halperin 等[61]分析 15 例胶质母细胞瘤患者的 CT 和病理标本时发现，若照射野包括增强区域以及瘤周水肿外 1cm 时，可以将 6/11 例患者的肿瘤包全，若照射包括增强区域以及水肿外 3cm 时，所有患者的肿瘤全部在照射野内。随着 MRI 的应用，Kelly 等[62]分析了 40 例脑胶质瘤患者，行 CT 或 MRI 引导下的立体定向活检，共 195 个活检标本，提示增强区域往往对应肿瘤组织，低密度区域对应间质内存在孤立肿瘤细胞、低级别胶质瘤或水肿。孤立肿瘤细胞侵犯至少与 MRI 上 T2 加权像区域一致。T2 加权像显示的肿瘤范围远大于 CT 扫描。因此，建议靶区包括所有影像学上肿瘤和水肿区域再外放一定范围。表 13-2-2 是近年根据 MRI 图像确定 GTV 和 CTV 以及联合替莫唑胺治疗的临床样本以及失败模式，结合既往的尸检材料，EORTC 为代表的欧洲推荐的 CTV 外放边界为 GTV/GTVtb 外 2cm，不强调包括水肿区，需要结合肿瘤浸润的解剖学边界予以修正，颅骨（骨窗）0，脑室 5mm，大脑镰 5mm，小脑幕 5mm，视通路/视交叉脑干 0，当肿瘤通过白质通路侵犯到了这些区域（如中脑）时仍需要保证足够的边界[63]。以美国为代表的 ASTRO 推荐两阶段放疗计划[64]，初始阶段 CTV（大野）在 GTV/GTVtb 和水肿区的基础上外放边界为 2cm 剂量为 46~50Gy，第二阶段 CTV（小野推量区）为 GTV/GTVtb 外放 1cm。

表 13-2-2　现代影像学为基础设计放疗靶区联合替莫唑胺化疗治疗失败情况

作者/年代	病例数	CTV 边界	射野中央/野内失败率（60Gy）
Brandes，2009	79	20~30mm	72%
Milano，2010	39	20~25mm	80%
McDonald，2011	43	大野：水肿区+7mm 推量区：GTV+ 5mm	92%
Petrecca，2013	20	25mm	90%
Sheriff，2013	71	15~20mm	77%
Gebhardt，2014	95	大野：水肿区+10mm 推量区：GTV+10mm	81%
Paulsson，2014	29	5mm	79%
	78	10mm	77%
	38	>10~20mm	86%

（2）照射剂量　目前建议照射剂量 60Gy/30~33 次。Walker 等分析 420 例患者的量效关系，发现剂量从 50Gy 增加到 60Gy 时，中位生存明显增加，从 28~42 周。MRC 的研究也发现照射剂量从 45Gy 增加到 60Gy 时，中位生存时间从 9 月增加到 12 月（$P=0.007$）。对于一般情况欠佳或者无法耐受治疗的患者，可考虑性短程放疗。

考虑到大部分的肿瘤复发在瘤床区，以及目前治疗疗效很差，有研究尝试提高剂量来观察是否可以改善局部控制进而提高生存。RTOG 和 ECOG 入组 253 例患者，随机分为全脑照射 60Gy 或者 60Gy

照射后 10Gy 局部加量。中位生存时间 60Gy 组 9.3 月，局部加量组中位生存 8.2 月[65]。三维适形照射或者调强放疗的剂量提高研究也未显示疗效获益。Chan 等[66]采用 IMRT 治疗 34 例高分级胶质瘤，剂量 90Gy，中位随访 11.7 月，中位生存 11.7 月，1 年、2 年生存率分别为 47.1% 和 12.9%。

有临床研究采用改变分割方式如超分割或加速分割，希望通过提高剂量达到提高疗效的目的[67~69]。到目前仅 1 个研究显示改变分割能改善生存。Shin 等[69]将 81 例患者随机分为 61.4 Gy/（69 次·4.5 周），3 次/天，每次 0.89 Gy，或者常规照射 58 Gy/（30 次·6 周）。中位生存分别为 39 周和 27 周，1 年生存率分别为 41% 和 20%（P<0.001）。前瞻性随机 I / II 期研究 RTOG8302，入组为恶性胶质瘤，研究中超分割组分为 64.8 Gy、72.0 Gy、76.8 Gy 和 81.6 Gy，每天 2 次，每次 1.2 Gy，加速分割组 48 Gy 和 54.4 Gy，每天 2 次，每次 1.6 Gy。所有患者同时予以 BCNU，最终的报道中，共 747 例患者，所有分组生存无差异[70]，而且高剂量组毒性增加。另一个 III 期研究比较常规照射 60 Gy/30 次和超分割 72 Gy/60 次（每天 2 次，每次 1.2 Gy）也发现，两组间无生存差异[71]。还有其他一些加速超分割方案，剂量在 70 Gy 以上，同样无显著的生存获益[72,73]。

Laperriere 等[74]采用常规放疗后近距离治疗补量治疗恶性胶质瘤患者，其中 69 例随机到 50 Gy/25 次常规外照射组，71 例随机到常规照射 50 Gy 后行 125I 插值补量，最低剂量增加到 60 Gy，中位生存两组分别为 13.8 月和 13.2 月（P=0.49）。NIH 脑肿瘤协作组 8701 研究[75]得到同样阴性的结果，299 例恶性胶质瘤患者随机分为术后外照射联合 BCNU 加或不加 125I 插值补量照射，研究结果显示补量照射并不延长生存。

一项联合手术、外照射以及立体定向外科补量照射的回顾性分析发现，115 例恶性胶质瘤实际 2 年生存率 45%，中位生存 96 周[76]，对比 1974~1989 年 3 个 RTOG 的有关 1578 例患者外照射的研究可以看出，立体定向外科补量照射显著改善 2 年生存率和中位生存（P=0.01）。生存获益主要集中在 RPA 3~6 级预后不良的患者。另一个前瞻随机的研究，203 例患者随机分为常规 60 Gy 照射联合 BCNU 化疗加或不加立体定向外科，中位随访 61 月，两组中位生存无差异（13.5 月 vs 13.6 月），复发模式、生活治疗以及认知功能下降均无差异[77]。RTOG 0023 研究[78]了分次立体定向放疗补量的价值，76 例胶质母细胞瘤术后残留肿瘤以及瘤腔小于 6cm，接受 50 Gy 常规外照射的同时，在治疗 3~6 周每周性 1 次立体定向放疗，每次剂量 5 Gy 或 7 Gy，共 6 周内接受 70 Gy 或 78 Gy 的照射。中位生存 12.5 月，与既往 RTOG 研究比较生存无改善，3 例患者出现急性 4 级毒性，1 例患者出现晚期 3 级坏死。

除了 X 线照射，也有前瞻性研究采用质子照射加量。Fitzek 等[79]开展了一个 II 期研究，23 例胶质母细胞瘤患者，2 年生存率 34%，中位生存 20 月。大部分复发区域在 60~70 CGE 的照射范围，仅 1 例复发在 90 GyE 的范围内。最近，Mizumoto 等[80]报道一项 I/II 期研究，20 例胶质母细胞瘤患者，接受共 96.6 Gy/56 次，每天 2 次的混合质子和光子照射，同步行尼莫司汀化疗，其中每天早晨予以 MRI 上 T2 增强区域行 50.4 GCE 的照射，下午照射前 14 次予以 T1 增强区域外放 1cm 范围 23.1 GCE 照射，后 14 次仅予以 T1 增强区域 23.1 GCE 照射，全组中位生存 22 月，2 年生存 45%，1 例患者出现坏死，1 例患者出现脑白质病。考虑到质子治疗费用昂贵，仍有待前瞻性随机研究证实质子治疗的疗效。

众多临床研究显示术后放疗可以改善生存，标准照射剂量 60 Gy/6w，剂量提高研究总体是阴性结果。目前研究集中在联合新的影像技术辅助治疗计划。中国医学科学院肿瘤医院参考 ASTRO/EORTC 的推荐，结合自己的经验，设计了表 13-2-3 胶质母细胞瘤靶区定义和推荐剂量

（二）综合治疗

1. 联合化疗　胶质母细胞瘤化疗药物的研究，要回顾到 20 世纪 60 年代，开展的一项有关卡莫司汀的对照研究，患者术后分为 4 组：观察组、单纯卡莫司汀、单纯放疗以及放疗联合卡莫司汀组。23% 的接受放疗联合卡莫司汀组的患者 18 月后仍存活，而接受单纯卡莫司汀或放疗组仅 5% 患者存活[81]。到 20 世纪 70 年代，美国 FDA 批准了卡莫司汀和洛莫司汀治疗脑瘤。然而，随后的前瞻性研

究无法证实卡莫司汀和其他细胞毒药物治疗胶质母细胞瘤的疗效，尽管2项meta分析显示化疗可以一定程度上改善生存[82,83]。

表 13-2-3 胶质母细胞瘤靶区定义和推荐剂量

靶 区	定 义	剂 量
GTVp	残存肿瘤 T1WI 增强 or Flair	
PGTVp	GTVp+ 0.3~0.5cm	64.2Gy
GTVtb	瘤床/术后残腔	
CTV1	GTV/GTVtb+2.0cm	
PTV1	CTV1+0.3cm	60Gy
CTV2	GTV/CTVtb+3.0cm	
PTV2	CTV2+0.3cm	54Gy

目前唯一前瞻性随机研究证实有疗效获益仅替莫唑胺（temozolomide，TMZ），口服后可代谢为达卡巴嗪类似物，能够甲基化鸟嘌呤上第6位氧，产生单链DNA断裂。FDA基于Yung的研究，于1999年批准TMZ治疗复发间质星形细胞瘤[84]。TMZ批准治疗胶质母细胞瘤术后辅助治疗，基于EORTC/NCIC开展的Ⅲ期临床研究[85,86]。该研究入组573例胶质母细胞瘤患者，年龄在18~70岁，KPS>0分，随机分为单纯放疗的对照组（60 Gy/30次）以及放疗联合TMZ的研究组，TMZ使用包括放疗期间同步$75mg/m^2$，放疗后TMZ $150~200mg/m^2$，第1~5天，每周期28天，共6周期。研究组中位生存14.6月，对照组中位生存12.1月。2年生存率分别为26%和6%，对照组无3级或以上的血液学毒性，研究组中7%的患者出现3、4级血液学毒性，整体耐受良好。随访5年的结果也显示，研究组生存率9.8%，对照组生存率1.9%，研究组中所有患者均获益，包括60~70岁以及RPA Ⅲ到V级患者[86]。TMZ的疗效受MGMT DNA修复基因启动子甲基化的表观沉默有关。EORTC/NCIC研究的回顾性分析发现，MGMT启动子甲基化患者接受TMZ治疗后中位生存21.7月，而MGMT启动子非甲基化患者的中位生存仅12.7月[87]。RTOG 0522研究[58]进一步比较标准剂量与剂量提高TMZ治疗胶质母细胞的疗效，共833例患者，标准治疗组中的TMZ治疗方案同上研究，但辅助化疗6周期或12周期，提高剂量组中TMZ的辅助治疗使用方案为$150mg/m^2$，第1~21天，28天为1个周期，6或12个周期。标准治疗组和提高剂量组两组中位生存14.9月 vs 16.6月（$P=0.63$），中位无疾病进展时间6.7月 vs 5.5月（$P=0.06$），剂量提高并未有生存获益。该研究前瞻性依据MGMT甲基化状态分组，也未观察到提高剂量能带来益处。然而随着剂量提高，毒性也增加。目前一般建议TMZ仍以标准剂量治疗。

也有研究分析其他化疗方案。一项北美脑肿瘤协作组的Ⅱ期研究中[88]，CPT-11联合TMZ取得了25%的客观反应率以及6月无疾病进展38%。RTOG的前瞻性研究并未显示生存获益。Buckner等开展了一项比较放疗前以及同步卡莫司汀加或不加顺铂的Ⅲ期研究，结果显示联合顺铂并未改善生存，反而增加毒性。

2. 分子靶向治疗 血管生成是胶质母细胞瘤的重要特征，其中血管内皮生长因子起重要作用。临床前研究发现抗血管生成治疗可以改善血管结构，继而改善血流以及氧气供应，提高放化疗的疗效[89]。同时复发胶质母细胞瘤的研究中已证实，贝伐珠单抗可以减少肿瘤大小、延长无进展生存时间以及减少激素的使用[90~91]。RTOG 0825和AVAglio开展了两个Ⅲ期随机研究，评价在放疗联合TMZ的基础加入贝伐珠单抗的价值。其中AVAglio研究[92]入组458例患者，研究组较安慰剂组显著延长无进展生存时间（10.6月 vs 6.2月，$P<0.001$），两组总生存时间无差异，1年和2年总生存率

分别为 72.4% 和 33.9%、66.3% 和 30.1%，研究组的生活质量和功能状态维持好以及激素使用量少，然而研究组中 3 度或以上的毒性反应高于安慰剂组。RTOG 0825 研究[93]共入组 637 例，该研究允许贝伐珠单抗交叉使用，研究结果显示研究组和安慰剂组总生存时间无差异（15.7 月 vs 16.1 月，风险比 1.13），研究组的中位无疾病进展时间好于安慰剂组（10.7 月 vs 7.3 月，风险比 0.79），而且研究组中高血压、血栓、肠道穿孔以及中性粒细胞下降要高于安慰剂组，同时在对患者进行主观功能评价和认知功能评价时发现，研究组的症状负荷重、生活质量差以及认知功能下降明显。

胶质母细胞瘤 40%~50% 的患者有 EGFR 基因的扩增。早期临床研究中，EGFR 络氨酸激酶抑制剂如吉非替尼和厄洛替尼以及 EGFR 单克隆抗体均显示一定的活性[94,95]。然而，Chakravarti 等[97]研究发现 EGFR 表达水平并不是胶质母细胞瘤的预后因素[96]。EGFR vⅢ 缺失突变，导致下游细胞重要存活通路激活，同时信号通路的下游抑制剂 PTEN，而且 EGFR vⅢ 缺失突变也发现与胶质母细胞瘤 EGFR 小分子抑制剂的疗效有关。最近，有Ⅱ期[98]研究报道 EGFR vⅢ 靶向多肽疫苗治疗 EGFR vⅢ 表达的胶质母细胞瘤疗效，该研究的首要终点，5.5 月的无疾病进展生存率 66%，中位随访 29.5 月，中位生存 21.3 月。另一个 PEPvⅢ（EGFR vⅢ 疫苗的一种）的Ⅱ期研究中[99]，中位无疾病进展生存和中生存分别为 14.2 月和 26 月。尽管这两个研究入组患者选择性比较强，患者的功能状态好以及肿瘤大体切除，但研究的结果较既往研究要好。在 PEPvⅢ 研究中，复发患者中有 82% 的 EGFR vⅢ 表达转阴，提示疫苗可以杀灭 EGFR vⅢ 表达的肿瘤细胞，同样的现象在临床前期的研究中也出现[100]。目前，正准备 EGFR vⅢ 疫苗的Ⅲ期临床研究，并有待进一步数据明确 EGFR 突变的意义和相关调控通路的机制。

3. 放射免疫治疗　利用^{125}I 标记的抗 EGFR 单抗的放射免疫治疗开始应用来治疗高分级胶质瘤。Brady 等[101]开展的Ⅱ期研究中，入组 25 例恶性胶质瘤（10 例间变星形细胞瘤，15 例胶质母细胞瘤），接受外科手术或活检，辅助外照射放疗以及单次或多次放射免疫治疗，每次皮下或动脉输注 35~90 mCi，累积剂量在 40~224 mCi，1 年后 60% 患者存活，中位生存 15.6 月。近期 180 例胶质母细胞瘤患者的 5 年随访结果显示中位生存 13.4[102]。Tenascin，恶性胶质瘤中过度表达的细胞外蛋白，正常组织中无表达，放射免疫标记的 tenascin 单克隆抗体在Ⅰ或Ⅱ期有关初治和复发的恶性胶质瘤研究中取得了一定的疗效[103,104]。Reardon 等[104]将^{131}I 标记的鼠抗 tenascin 的单克隆抗体直接注射入 33 例恶性胶质瘤术后瘤腔中，患者序贯接受外照射以及 1 年的烷化剂的化疗，中位生存 86.7 周，叫历史对照生存明显延长。治疗毒性轻，仅 1 例患者需要手术切除的放射性脑坏死。

（三）老年胶质母细胞的治疗　约 1/3 胶质母细胞瘤患者超过 65 岁。Paszat 等分析 Ontario 地区 3298 例胶质母细胞瘤患者显示，随着年龄的增加，生存率随之下降，70 岁以上患者中位生存 4~5 月[105]。但 Stupp 等[86]开展 EORTC/NCIC Ⅲ期研究的更新结果中，观察放疗联合 TMZ 受益于所有年龄段的患者，包括 60 岁以上人群。然而，担心老年患者特别是功能状态欠佳对放化疗的耐受性，有研究探索新的辅助治疗手段。法国的 ANOCEF 开展了一项Ⅲ期研究[32]，入组超过 70 岁以及 KPS≥70 的患者，随机分为术后辅助放疗 50Gy 以及最佳支持治疗，两组中位生存 6.7 月 vs 3.9 月，术后辅助放疗可以改善生存以及无进展生存，两组毒性无明显差异。Roa 等[106]进一步研究对比术后放疗 60Gy/30 次以及短程放疗 40 Gy/15 次，入组患者为 50 岁以上的胶质母细胞瘤，两组之间生存无差异。另一个欧洲的 Nordic 研究[107]入组 60 岁以上的患者，分为术后辅助放疗 60Gy/30 次、短程放疗 34Gy/10 次或者单药 TMZ 组，初步结果显示对于 70 岁以上患者，60Gy 放疗的中位生存差于单药 TMZ 组，未见毒性报道。然而德国 NOA-08[108]初步结果显示，对于 65 岁以上的间变星形细胞瘤和胶质母细胞瘤，间隔每周使用 TMZ 的治疗疗效要差于 54~60Gy 的放疗，同时 TMZ 的毒性高。目前 EORTC 和 NCIC 正在开展研究放疗联合 TMZ 的疗效。

（四）复发胶质母细胞瘤的治疗

目前尚无复发胶质母细胞瘤的根治治疗手段，所有的治疗均为姑息，根据既往治疗、年龄、KPS

评分以及复发情况选择治疗手段。姑息性切除可以缓解部分患者的肿瘤压迫症状，可以延长 4~6 月的生存，适合于复发病变形状规则、有神经功能症状以及无进展超过 6 月以上。基于 2 个非随机的 Ⅱ 期研究[109,110]中显著的影像学反应，单药贝伐单抗 2009 年被 FDA 批准治疗复发胶质母细胞瘤。Kreisl 等[110]报道 49 例胶质母细胞瘤患者，治疗后客观反应率 35%，6 月无疾病进展生存率 29%，中位无疾病进展生存 3.7 月，中位生存 7.2 月。同样的，Friedman 等[109]85 例患者的研究结果显示客观反应率 28%，6 月无疾病进展生存 43%，中位无疾病进展生存 4.2 月，中位生存 9.2 月。尽管批准使用单药贝伐单抗，对于联合其他细胞毒性药物仍有一定的争论。局部化疗（卡莫斯汀生物降解膜）在一个 222 例复发胶质瘤（大部分胶质母细胞瘤）的随机研究中被证实，可以将胶质母细胞瘤患者的 6 月生存率从 44% 提高到 64%（$P = 0.02$），中位生存 23 周提高到 31 周[111]。全身化疗药的研究大部分的结果令人失望。然而，在对 37 例伴 EGFR 突变以及 PTEN 野生的复发胶质母细胞瘤患者采用 EGFR 络氨酸激酶抑制剂的研究中，发现有 7 例患者，19 例很早出现进展[97]。再程放疗包括立体定向外科、近距离放疗以及再程外照射对于部分患者可选用[112]。一些小样本的研究中，采用大分割再程放疗联合贝伐单抗取得了较好的疗效[113]。另外大分割放疗联合 TMZ 和贝伐单抗被延伸到胶质母细胞瘤的辅助治疗中。MSKCC 的研究[114]报道非甲基化的 MGMT 胶质母细胞瘤患者治疗后中位生存时间超过 21 月。

二、间变胶质细胞瘤

间变胶质细胞瘤（WHO Ⅲ级），包括间变星形细胞瘤、间变少突星形细胞瘤以及间变少突胶质细胞瘤，占成人高分级胶质瘤的 25%，好发于年轻和中年人。间变胶质细胞瘤患者诊断后中位生存 3 年，尽管存在临床和生物学上的异质性。预后因素包括发病年龄、精神状态和功能状态。间变少突胶质细胞瘤的预后相对其他类型要好。间变少突星形细胞瘤的预后，主要受肿瘤内主要组织学细胞类型的影响。

1p/19q 缺失是间变少突胶质细胞瘤恶性转化和进展过程中的早期基因改变。1p/19q 缺失是预后因素以及预测放化疗的敏感性。Yeung 等[115]回顾性分析了 RTOG 9402 中 289 例间变少突胶质细胞瘤/少突星形细胞瘤中 206 例（71%）患者的 1p 和 19q 状态，研究的入组患者随机分为单纯放疗或 PCV 化疗序贯放疗。联合治疗组 43% 患者合并 1p/19q 的缺失，单纯放疗组 50% 患者合并 1p/19q 的缺失。PCV 并未改善生存，而 1p/19q 缺失的患者中位生存时间远远长于无缺失的患者（大于 7 年 vs 2.8 年，$P < 0.001$），肿瘤的病例类型对预后无影响。近期的中位随访时间超过 11 年的更新数据显示，联合治疗组合单纯放疗组的中位生存无差异，126 例 1p/19q 缺失患者的中位生存由于 135 例无缺失的患者（8.7 年 vs 2.7 年），1p/19q 缺失患者可以从 PCV 化疗中获益，59 例 1p/19q 缺失患者的接受联合治疗后中位生存达到 14.7 年，67 例 1p/19q 缺失患者单纯放疗后的中位生存仅 7.3 年，因此 1p/19q 缺失不仅仅是预后因素也是预测因素[116]。另一个研究，EORTC 26952[117]将 368 例间变少突胶质细胞瘤/间变星形细胞瘤随机分为单纯放疗或放疗序贯 PCV，与 RTOG 研究结果相似，PCV 仍未改善生存，1p 或 19q 缺失是最重要的预后因素（HR = 0.27）。其他分子因素如 MGMT 启动子甲基化以及 IDH1 突变也有一定预后价值。MGMT 启动子甲基化是间变少突胶质细胞瘤的预后因素。然而，与 WHO Ⅳ级星形细胞瘤不同的是，MGMT 启动子甲基化不能预测 PCV 对于间变少突胶质细胞瘤的疗效[118]。前瞻性的研究发现 IDH1 突变是间变胶质细胞瘤的预后因素。EORTC 26951 研究[119]中 46% 的患者 IDH1 突变，IDH1 突变独立于 1p/19q 缺失，是无疾病进展生存和总生存的预后因素。另一项德国的多中心 Ⅲ 研究比较放化疗顺序时发现，IDH1 是间变胶质细胞瘤预后因素。需要注意的是，MGMT 启动子甲基化和 IDH1 突变与 1p/19q 缺失相关。

治疗 间变胶质细胞瘤的治疗是保证安全前提下的最大程度的肿瘤手术切除，序贯术后放化疗。目前没有研究仅入组间变胶质细胞瘤分析放疗的价值。放疗原则、照射野设计和剂量与胶质母细胞瘤相同。尽管部分间变胶质瘤单独化疗疗效可，德国神经肿瘤研究组 NOA-04 研究[120] 比较单纯放疗、TMZ 和 PCV 的治疗疗效，其结果有望为将来制订治疗方案可提供依据。

多个前瞻性研究以及荟萃分析[83,121] 显示辅助烷化剂化疗联合放疗可以给间变胶质细胞瘤患者一定程度的生存获益。然而，由于化疗的毒性以及获益较小，化疗并未被广泛接受。目前正在进行Ⅲ期研究评价间变星形细胞瘤或非缺失间变胶质瘤患者中化疗的疗效。

Prados 等[122] 对 RTOG 研究的进行回顾性分析发现，432 例间变星形细胞瘤接受 BCNU 或 PCV 后无生存获益。另一个英国 MRC 的前瞻性Ⅲ期研究中，入组 674 例患者，分为术后放疗以及术后放疗序贯 PCV 化疗，其中 117 例（17%）为间变星形细胞瘤，亚组分析发现 PCV 未改善生存，间变星形细胞瘤患者的中位生存 13~15 月，远低于既往报道的 2~3 年的中位生存。TMZ 在复发间变星形细胞瘤中表现出一定的疗效。Yung 等[84] 开展的Ⅱ期研究中，162 例间变星形细胞瘤复发后行 TMZ 治疗（150~200mg/m^{2}第 1~5 天，28 天为 1 周期），客观反应率 35%，其中 CR8%，PR27%，治疗耐受性好，轻中度血液学毒性小于 10%，6 月的无疾病进展生存 46%，中位生存 13.6 月。该研究显示 TMZ 对间变星形细胞瘤的抗肿瘤活性。尽管有争议，间变星形细胞瘤患者目前被推荐采用胶质母细胞瘤的治疗方案。目前正在进行的 EORTC 26053 Ⅲ期研究（CATNON）评价该治疗方案在非 1p/19q 间变胶质瘤中的作用。

基于 RTOG9402 和 EORTC26952 的研究，间变少突星形细胞瘤/少突胶质细胞瘤对 PCV 方案敏感。然而，PCV 的毒性大，临床中常采用 TMZ，耐受性好。Chinot 等[123] 采用 TMZ 治疗 48 例 PCV 化疗失败的间变少突星形细胞瘤/少突胶质细胞瘤患者，客观反应率 43.8%，其中 CR16.7%，PR 27.1%，6.3% 患者出现 3 度血小板减少。Vogelbaum 等[124] 报道 RTOG0131 的研究结果，采用 TMZ 序贯放疗治疗间变少突星形细胞瘤/少突胶质细胞瘤，27 例患者可供分析，客观反应率 33.3%，其中 CR 3.7%，PR 29.6%，6 月的无疾病进展率 10.3%，毒性可以接受。一个回顾性分析发现对于超过 70 岁的间变少突星形细胞瘤/少突胶质细胞瘤，TMZ 治疗后中位无疾病生存 6.9 月，中位生存 12.1 月。另外，近期一个国际多中心的回顾性研究中，1000 多例间变少突胶质细胞瘤患者，接受联合放化疗的无疾病进展时间和总生存要优于单纯放疗或化疗[125]。Lassman 等的回顾性研究发现，对于 1p/19q 缺失的患者 PCV 的无疾病进展时间要优于 TMZ。因此，TMZ 代替 PCV 的证据目前仍不足，在回顾性分析中，甚至有一定的害处。目前临床研究中，1p/19q 共同缺失的少突胶质细胞瘤术后接受放疗联合 PCV 为标准治疗。临床实践中，除了放疗联合 PCV、部分中心采用放疗联合 TMZ。正在进行的 CODEL 研究（NCT00887146）比较放疗序贯 PCV、放疗同步 TMZ 再辅助 TMZ 以及单纯 TMZ 治疗。放疗靶区定义参考胶质母细胞瘤。

三、低分级胶质瘤

低分级胶质瘤分为纤维性星形细胞瘤和非纤维性星形细胞瘤，低分级胶质瘤分别占胶质瘤的 20%，原发成人颅内肿瘤的 10%。

（一）纤维性星形细胞瘤

纤维性星形细胞瘤，又指儿童纤维性星形细胞瘤，WHO Ⅰ级，好发于儿童。影像学上常表现环形增强病灶，伴囊性部分。治疗以全切为标准治疗，完整切除可根治 90% 以上肿瘤，无需辅助治疗。不完整切除后 10 年生存率 70%~80%，术后放疗的价值不明确，一般建议术后密切随访，但也有研究提示放疗可以改善无疾病进展生存[126]。推荐术后放疗考虑肿瘤的部位、残留病灶大小、再次手术切除的可能性以及能否密切随访。若放疗，建议 50~55Gy，1.8~2Gy 每次。

（二）非纤维性/弥漫浸润胶质瘤

非纤维性/弥漫浸润胶质瘤分为 WHO Ⅱ级肿瘤，起源于星形细胞、少突胶质细胞或混合细胞，好发于 30~40 岁患者，CT 上显示边界不清、无强化的低密度区，常出现在额叶或颞叶。少突胶质细胞瘤可见钙化。MRI 更容易发现病变，T1 加权像上低信号而且无强化，T2 加权像上高信号，由于肿瘤高度浸润，肿瘤范围一般超过影像学显示所见病灶。组织学上，可见轻中度核异形性，没有有丝分裂、血管增生改变以及坏死。良好预后因素包括年轻、神经症状良好、少突胶质细胞型以及低增殖指数。星形细胞瘤中位生存 5 年，少突胶质细胞瘤中位生存 10 年[127]。星形细胞瘤、少突胶质细胞瘤以及混合型少突星形细胞瘤 5 年生存率分别为 37%、70% 和 56%[128]。

低分级胶质瘤目前分子预测因素包括 Ki-67、1p/19q、IDH1 和 PTEN 启动子的甲基化。Ki-67>3% 的患者预后差[129]，若伴有恶性转化的预后也欠佳，PTEN 启动子的甲基化提示预后不良以及恶性转化的可能大[130]。一般认为 1p/19q 的低分级胶质瘤患者的生存时间长，对化疗比较敏感[131]。IDH1 突变也是低分级胶质瘤的预后因素，但无法预测化疗敏感性[132]。除了组织学和分子因素，Pignatti 等[133]通过整合 EORTC 22844/22845 的数据分析低分级胶质瘤的预后因素，其中 EORTC 22844 的 322 例患者为实验组，EORTC 22845 的 288 例为验证组，多因素分析显示年龄≥40 岁、星形细胞瘤成分、最大直径大于等于 6cm、肿瘤过中线以及伴有神经系统症状为预后不良因素，患者有 1~2 个因素是低危组（中位生存 7.7 年），≥3 个因素是高危组（中位生存 3.2 年）。

1. 治疗 对于弥漫性浸润性低分级胶质瘤患者的治疗时间存争议，自然病程变化较大，部分患者不治疗的情况下可以存活多年，部分患者尽管接受积极治疗仍进展很快。一般建议对于合并症状、影像学进展以及高度可疑恶性转化为高分级的患者行早期积极治疗。足够的组织学诊断对明确诊断非常重要。年轻患者（<40 岁）完全切除术后，可以定期观察。对于次全切或者高危因素的患者，建议术后放疗，50 Gy/（1.8 Gy·次）。近期有研究显示化疗对于 1p/19q 患者有一定疗效。

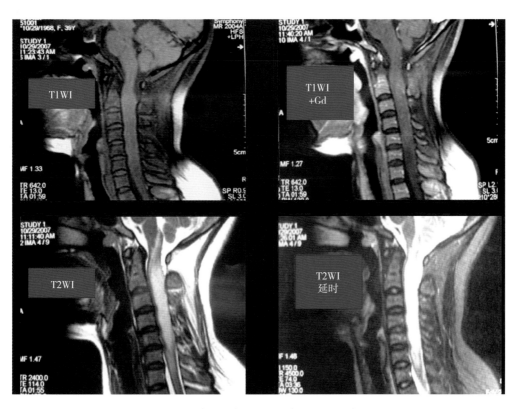

图 13-2-2 不同 MRI 序列显示的低级别胶质瘤的范围
注：T1WI：未能显示颈髓肿瘤明确信号；

T1WI+Gd：增强肿瘤无强化；

T2WI：显示低级别胶质瘤最清楚；

T2W：延时肿瘤于脑脊液无法分开。

（1）手术　手术是治疗的重要部分，但手术的目的以及时间仍有争论。目前临床中，手术主要是明确诊断、组织学分类、分级和分子特征。由于弥散性浸润以及与功能区侵犯的特点，手术难以达到完全切除[134]。随着新的影像技术进展，手术的并发症较前明显下降。RTOG 9802[135]中 111 例低危患者（年龄<40 岁以及肿瘤大体切除）的 5 年无进展生存率 48%，残留病变小于 1cm、1~2cm 和>2cm 的复发率 26%、68% 和 89%。

（2）放疗

1）放射治疗的作用和时机：为了回答低分级脑胶质瘤术后是否需要放疗，放疗最佳时机以及合适的放疗剂量，国际上开展了几个临床研究，EORTC 22845[136]入组 314 例低级别胶质瘤，随机分为术后辅助放疗或挽救放疗，放疗剂量 54Gy/1.8Gy，结果显示术后辅助放疗的中位无疾病进展生存要优于挽救放疗（5.3 年 vs 3.4 年，$P<0.0001$），但两组总生存之间无差异（7.4 年 vs 7.2 年，$P=0.872$）。辅助放疗组的癫痫控制好，挽救放疗组中有 65% 的患者接受了化疗；65%~72% 的患者出现了恶性转化，两组间无差异。研究结论提示术后辅助放疗适合有症状患者，但挽救放疗并不影响生存。对于术后放疗剂量，EORTC 22844 和 NCCTG/RTOG/ECOG 开展了 2 个Ⅲ期研究。EORTC 22844 研究[137]入组 379 例术后患者，随机分为 45 Gy/5w 和 59.4 Gy/6.6w，中位随访 74 月，两组总生存率（58% vs 59%）和无进展生存率（47% vs 50%）均无差异。NCCTG/RTOG/ECOG 研究[138]入组 203 例术后患者，随机分为低剂量组 50.4Gy/28 次（101 例）和高剂量组 64.8Gy/36 次（102 例），两组总生存和无进展生存无差异，2 年和 5 年低剂量组分别是 94% 和 72%，高剂量组分别是 85% 和 64%，高剂量组 3~5 级神经毒性发生率 5%，低剂量组为 2.5%。

2）放射治疗方案：大体靶区（GTV）低级别脑胶质瘤在 MRI T1WI 像上表现为等信号或低信号，无强化或轻度强化，因此，GTV 的确定为 MRI FLAIR/T2 加权像上的高信号区域。

临床靶区（CTV）：目前推荐 GTV 或/和术腔边缘外扩 1~2cm，剂量 45~54Gy。

计划靶区（PTV）：推荐各家单位实际测量每个治疗机器的 PTV，三维适形或调强放射治疗技术时，推荐 3~5mm 的边界

3）放疗技术：常规分割，三维适形或调强放射治疗技术。

（3）化疗　目前成人低级别胶质瘤化疗价值不明确。一项 SWOG 的研究随机未完全切除的低分级胶质瘤分别接受单纯放疗（55Gy/6.5~7w）或者放疗联合 CCNU（139）。研究由于入组缓慢，提前终止，共 60 例患者入组，单纯放疗组中位生存 4.5 年，联合治疗组 7.4 年（$P=0.7$），尽管统计学上无差异，但两组之间生存绝对相差很大。然而 RTOG 9802 研究[135]中联合治疗并不优于单纯放疗，该Ⅲ期研究中 251 例预后不良患者（年龄≥40 岁，次全切或者活检），随机分为单纯放疗组（54Gy/30 次）和放疗序贯 6 周期 PCV，中位随访 6 年，两组之间 5 年生存率无差异（63% vs 72%），但两组 5 年无进展生存之间有差异的趋势（46% vs 63%，$P=0.06$）。PCV 的获益主要体现在 2 年之后。然而，联合治疗组 67% 患者出现 3、4 级急性毒性，而单纯放疗组仅 9% 患者。然而，Ⅱ期研究[140,141]显示 TMZ 在初治河复发低分级胶质瘤患者显示一定的疗效。已完成入组的Ⅲ期研究（EORTC 22041），根据 1p/19q 状态随机分为 50.4Gy 和 TMZ。另一个北美协作组的研究比较单纯放疗与放疗联合 TMZ 症状进行。

少枝胶质细胞瘤对化疗敏感，对于年龄小的患者，可以先选择化疗。

三、脑胶质瘤病

脑胶质瘤病是种罕见疾病，肿瘤弥漫侵犯脑组织的多个部位（超过 2 叶）。MRI 上的 T2 加权像和 FLAIR 像上高信号，T1 加权像上低信号或无信号。目前治疗手段不明确。Perkins 等[142]回顾性分析 MD Anderson 癌症中心治疗的 30 例脑胶质瘤病放疗后的治疗疗效，87% 的患者获得了暂时的影像学上改善或疾病稳定，70% 患者获得症状改善，年龄<40 岁以及病理中无胶质母细胞瘤成分的患者放

疗可以改善生存。法国的一个研究[143]报道了 PCV 或 TMZ 治疗 63 例脑胶质瘤病患者，客观缓解33%，影像学缓解 26%，两种方案间无差异，中位无疾病进展生存和总生存时间分别为 16 月和 29月，合并少突胶质细胞瘤成分的患者预后较好。德国 NOA-05 Ⅱ 期研究[144]，35 例脑胶质瘤病患者接受了 procarbazine 和 lomustine，中位无进展生存 14 月，中位生存 30 月。12 例患者治疗失败后接受放疗。研究发现 IDH1 突变是独立预后因素。近期一个大样本的回顾性分析包括既往研究[145]报道的 206例以及 ANOCEF 的 90 例患者，中位生存 14.5 月，年龄>42 岁、KPS 评分高、低分级组织学类型以及少突胶质细胞成分的患者预后好，但放疗对预后影响如何仍不明朗。目前建议放疗是标准治疗，化疗有待进一步的探索。

参 考 文 献

1. Siegel RL, Miller KD, Jemal A DVM. Cancer Statistics, 2015. CA Cancer J Clin, 2015, 65：5-29.

2. Chen WQ, Zheng RS, Baade PD, et al. Cancer Statistics in China, 2015. CA Cancer J Clin, 2016, 66：115-132.

3. Inskip PD, Tarone RE, Hatch EE, et al. Cellular-telephone use and brain tumors. N Engl J Med, 2001, 344：79-86.

4. Muscat JE, Malkin MG, Thompson S, et al. Handheld cellular telephone use and risk of brain cancer. JAMA, 2000, 284：3001-3007.

5. Schuz J, Jacobsen R, Olsen JH, et al. Cellular telephone use and cancer risk：update of a nationwide Danish cohort. J Natl Cancer Inst, 2006, 98：1707-1713.

6. Brain tumour risk in relation to mobile telephone use：results of theinterphone international case-control study. Int J Epidemiol, 2010, 39：675-694.

7. Hardell L, Carlberg M, Hansson Mild K. Pooled analysis of case-control studies on malignant brain tumours and the use of mobile and cordless phones including living and deceased subjects. Int J Oncol, 2011, 38：1465-1474.

8. Mack EE, Wilson CB. Meningiomas induced by high-dose cranial irradiation. J Neurosurg, 1993, 79：28-31.

9. Lawrence YR, Li XA, el Naqa I, et al. Radiation dose-volume effects in the brain. Int J Radiat Oncol Biol Phys, 2010, 76：S20-S27.

10. Gonzalez J, Kumar AJ, Conrad CA, et al. Effect of bevacizumab on radiation necrosis of the brain. Int J Radiat Oncol Biol Phys, 2007, 67：323-326.

11. Monje ML, Palmer T. Radiation injury and neurogenesis. Curr Opin Neurol, 2003, 16：129-134.

12. Peissner W, Kocher M, Treuer H, et al. Ionizing radiation-induced apoptosis of proliferating stem cells in the dentate gyrus of the adult rat hippocampus. Brain Res Mol Brain Res, 1999, 71：61-68.

13. Meyers CA, Weitzner MA, Valentine AD, et al. Methylphenidate therapy improves cognition, mood, and function of brain tumor patients. J Clin Oncol, 1998, 16：2522-2527.

14. Gondi V, Tome WA, Mehta MP. Why avoid the hippocampus? A comprehensive review. Radiother Oncol, 2010, 97：370-376.

15. Gondi V, Hermann BP, Mehta MP, et al. Hippocampal dosimetry predicts neurocognitive function impairment after fractionated stereotactic radiotherapy for benign or low-grade adult brain tumors. Int J Radiat Oncol Biol Phys, 2012, 83：e487-e493.

16. Louis DN, Perry A, Reifenberger G, et al. The 2016 World Health Organization classification of tumors of the central nervous system：a summary. Acta Neuropathol, 2016, 131：803-820.

17. Yan H, Parsons DW, Jin G, et al. Idh1 and idh2 mutations in gliomas. N Engl J Med, 2009, 360：765-773.

18. Harmann C, Meyer J, Balss J, et al. Type and frequency of idh1 and idh2 mutations are related to astrocytic and oligodendroglial differentiation and age：a study of 1010 diffuse gliomas. Acta Neuropathol, 2009, 118：469-474.

19. Sonoda Y, Kumabe T, Nakamura T, et al. Analysis of idh1 and idh2 mutations in Japanese glioma patients. Cancer Sci, 2009, 100：1996-1998.

20. Weller M, Felsberg J, Hartmann C, et al. Molecular predictors of progression-free and overall survival in patients with

newly diagnosed glioblastoma: a prospective translational study of the german glioma network. J Cin Oncol, 2009, 27: 5743-5750.

21. Harmann C, Hentschel B, Wick W, et al. Patients with idh1 wild type anaplastic astrocytomas exhibit worse prognosis than idh1-mutated glioblastomas, and idh1 mutation status accounts for the unfavorable prognostic effect of higher age: implications for classification of gliomas. Acta Neuropathol, 2010, 120: 707-718.

22. Hartmann C, Hentschel B, Tatagiba M, et al. Molecular markers in low-grade gliomas: predictive or prognostic? Clin Cancer Res, 2011, 17: 4588-4599.

23. Ichimura K. Molecular pathogenesis of idh mutations in gliomas. Brain Tumor Pathol, 2012, 29: 131-139.

24. Bleeker FE, Molenaar RJ, Leenstra S. Recent advances in the molecular understanding of glioblastoma. J Neurooncol, 2012, 108: 11-27.

25. Weller M, Stupp R, Reifenberger G, et al. Mgmt promoter methylation in malignant gliomas: ready for personalized medicine? Nat Rev Neurol, 2010, 6: 39-51.

26. Brandes AA, Franceschi E, Tosoni A, et al. Mgmt promoter methylation status can predict the incidence and outcome of pseudoprogression after concomitant radiochemotherapy in newly diagnosed glioblastoma patients. J Clin Oncol, 2008, 26: 2192-2197.

27. van den Bent MJ, Dubbink HJ, Sanson M, et al. Mgmt promoter methylation is prognostic but not predictive for outcome to adjuvant pcv chemotherapy in anaplastic oligodendroglial tumors: a report from EORTC brain tumor group study 26951. J Clin Oncol, 2009, 27: 5881-5886.

28. Everhard S, Kaloshi G, Criniere E, et al. Mgmt methylation: a marker of response to temozolomide in low-grade gliomas. Ann Neurol, 2006, 60: 740-743.

29. Rivera AL, Pelloski CE, Gilbert MR, et al. Mgmt promoter methylation is predictive of response to radiotherapy and prognostic in the absence of adjuvant alkylating chemotherapy for glioblastoma. Neuro Oncol, 2010, 12: 116-121.

30. Gallego PJ, Ducray F, Chinot O, et al. Temozolomide in elderly patients with newly diagnosed glioblastoma and poor performance status: an ANOCEF phase II trial. J Clin Oncol, 2011, 29: 3050-3055.

31. Reifenberger G, Hentschel B, Felsberg J, et al. Predictive impact of mgmt promoter methylation in glioblastoma of the elderly. Int J Cancer, 2012, 131: 1342-1350.

32. PreusserM, CharlesJR, FelsbergJ, et al. Anti-O6-methylguanine-methyltransferase (mgmt) immunohistochemistry in gliobastoma multiforme: observer variability and lack of association with patients survival impede its use as clinical biomarker. Brain Pathol, 2008, 18: 520-542.

33. Rodriguez FJ, Thibodeau SN, Jenkins RB, et al. Mgmt immunohistochemical expression and promoter methylation in human glioblastoma. Appl Immunohistochem Mol Morphol, 2008, 16: 59-65.

34. Kaloshi G, Benouaich-Amiel A, Diakite F, et al. Temozolomide for low-grade gliomas: predictive impact of 1p/19q loss on response and outcome. Neurology, 2007, 68: 1831-1836.

35. Smith JS, Perry A, Borell TJ, et al. Alterations of chromosome arms 1p and 19q as predictors of survival in oligodendrogliomas, astrocytomas, and mixed oligoastrocytomas. J Clin Oncol, 2000, 18: 636-645.

36. Hoang-Xuan K, Capelle L, Kujas M, et al. Temozolomide as initial treatment for adults with low-grade oligodendrogliomas or oligoastrocytomas and correlation with chromosome 1p deletions. J Clin Oncol, 2004, 22: 3133-3138.

37. Smith JS, Tachibana I, Passe SM, et al. Pten mutation, egfr amplication, and outcome in patients with anaplastic astrocytoma and glioblastoma mutliforme. J Natl Cancer Inst, 2001, 93: 1246-1256.

38. Shao H, Chung J, Balaj L, et al. Protein typing of circulating microvesicles allows real-time monitoring of glioblastoma therapy. Nat Med, 2012, 18: 1835-1840.

39. Li J, Yen C, Liaw D, et al. Pten, a putative protein tyrosine phosphatase gene mutated in human brain, breast, and prostate cancer. Science, 1997, 275: 1943-1947.

40. Mendrysa SM, Ghassemifar S, Malek R. P53 in the cns: perspectives on development, stem cells, and cancer. Genes Cancer, 2011, 2: 431-442.

41. Kim YH, Nobusawa S, Mittelbronn M, et al. Molecular classification of low-grade diffuse gliomas. Am J Pathol, 2010,

177：2708-2714.

42. Ohgaki H, Kleihues P. Genetic pathways to primary and secondary glioblastoma. Am J Pathol, 2007, 170：1445-1453.

43. Ohgaki H, Kleihues P. Genetic profile of astrocytic and oligodendroglial gliomas. Brain Tumor Pathol, 2011, 28：177-183.

44. Stander M, Peraud A, Leroch B, et al. Prognostic impact of tp53 mutation status for adult patients with supratentorial world health organization grade Ⅱ astrocytoma or oligoastrocytoma：a long-term analysis. Cancer, 2004, 101：1028-1035.

45. Cin H, Meyer C, Herr R, et al. Oncogenic fam131b-braf fusion resulting from 7q34 deletion comprises an alternative mechanism of mapk pathway activation in pilocytic astrocytoma. Acta Neuropathol, 2011, 121：763-774.

46. Pfister S, Janzarik WG, Remke M, et al. Braf gene duplication constitutes a mechanism of mapk pathway activation in low-grade astrocytomas. J Clin Invest, 2008, 118：1739-1749.

47. Jones DT, Gronych J, Linchter P, et al. Mapk pathway activation in pilocytic astrocytoma. Cell Mol Life Sci, 2012, 69：1799-1811.

48. Schindler G, Capper D, Meyer J, et al. Analysis of braf v600e mutation in 1320 nervous system tumors reveals high mutation frequencies in pleomorphic xanthoastrocytoma, ganglioglioma and extra-cerebellar pilocytic astrocytoma. Acta Neuropathol, 2011, 121：397-405.

49. Habberstad AH, Gulati S, Torp SH. Evaluation of the proliferation markers ki-67/mib-1, mitosin, survivn, phh3, and DNA topoisomerase Ⅱ alpha in human anaplastic astrocytoma-an immunohistochemical study. Diagn Pathol, 2011, 6：43.

50. Colman H, Giannini C, Huang L, et al. Assessment and prognostic significance of mitotic index using the mitosis marker phosphor-histone h3 in low and intermediate-grade infiltration astrocytomas. Am J Surg Pathol, 2006, 30：657-664.

51. Phillips HS, Kharbanda S, Chen R, et al. Molecular subclasses of high-grade glioma predict prognosis, delineate a pattern of disease progression, and resemble stages in neurogenesis. Cancer Cell, 2006, 9：157-173.

52. Verhaak RG, Hoadley KA, Purdom E, et al. Integrated genomic analysis identifies clinically relevant subtypes of glioblastoma characterized by abnormalities in pdgfra, idhq, egfr, and nfl. Cancer Cell, 2010, 17：98-110.

53. Yan W, Zhang W, You G, et al. Molecular classification of gliomas based on whole genome gene expression：a systematic report of 225 samples from the Chinese glioma cooperative group. Neuro Oncol, 2012, 14：1432-1440.

54. Mirimanoff RO, Gorlia T, Mason W, et al. Radiotherapy and temozolomide for newly diagnosed glioblastoma：recursive partitioning analysis of the EORTC 26981/22981-NCIC CE3 phase Ⅲ randomized trial. J Clin Oncol, 2006, 24：2563-2569.

55. Gorlia T, van den Bent MJ, Hegi ME, et al. Nomograms for predicting survival of patients with newly diagnosed glioblastoma：prognostic factor analysis of EORTC and NCIC trial 26981-22981/CE. 3. Lancet Oncol, 2008, 9：29-38.

56. Gilbert MR, Wang M, Aldape KD, et al. RTOG 0525：A randomized phase Ⅲ trial comparing standard adjuvant temozolomide with a dose-dense schedule in newly diagnosed glioblastoma. J Clin Oncol, 2011, 29：abstr 2006.

57. Walker MD, Green SB, Byar DP, et al. Randomized comparisons of radiotherapy and nitrosoureas for the treatment of malignant glioma after surgery. N Engl J Med, 1980, 303：1323-1329.

58. Dandy WE. Removal of right cerebral hemisphere for certain tumors with hemiplegia. JAMA, 1928, 90：823-825.

59. Hochberg FH, Pruitt A. Assumptions in the radiotherapy of glioblastoma. Neurology, 1980, 30：907-911.

60. Wallner KE, Gallcich JH, Krol G, et al. Patterns of failure following treatment for glioblastoma multiforme and anaplastic astrocytoma. Int J Radiat Oncol Biol Phys, 1989, 16：1405-1409.

61. Halperin EC, Burger PC, Bullard DE. The fallacy of the localized supratentorial malignant glioma. Int J Radiat Oncol Biol Phys, 1988, 15：505-509.

62. Kelly PJ, Daumas-Duport C, Scheithauer BW, et al. Stereotactic histologic correlations of computed tomography-and magnetic resonance imaging-defined abnormalities in patients with glial neoplasms. Mayo Clinic Proc, 1987, 62：450-459.

63. Niyazi M, Brada M, Chalmers AJ, et al. ESTRO-ACROP guideline "target delineation of glioblastoma". Radiother Oncol, 2016, 118：35-42.

64. Cabrera AR, Krikpatrick JP, Fiveash JB, et al. Radiation therapy for glioblastoma：Executive summary of an American Society for Radiation Oncology evidence-based clinical practice guideline. Pract Radiat Oncol, 2016, 6：215-217.

65. Nelson DF, Diener-West M, Horton J, et al. Combined modality approach to treatment of malignant gliomas-re-evaluation of RTOG 7401/ECOG 1374 with long-term follow-up: a joint study of the Radiation Therapy Oncology Group and the Eastern Cooperative Oncology Group. NCI Monogr, 1988, 279-284.

66. Chan JL, Lee SW, Fraass BA, et al. Survival and failure patterns of high grade gliomas after three-dimensional conformal radiotherapy. J Clin Oncol, 2002, 20: 1635-1642.

67. Deutsch M, Green SB, Strike TA, et al. Results of a randomized trial comparing BCNU plus radiotherapy, streptozotocin plus radiotherapy, BCNU plus hyperfractionated radiotherapy, and BCNU following misonidazole plus radiotherapy in the postoperative treatment of malignant glioma. Int J Radiat Oncol Biol Phys, 1989, 16: 1389-1396.

68. Payne DG, Simpson WJ, Keen C, et al. Malignant astrocytoma: hyperfractionated and standard radiotherapy with chemotherapy in a randomized prospective clinical trial. Cancer, 1982, 50: 2301-2306.

69. Shin KH, Urtasun RC, Fulton D, et al. Multiple daily fractionated radiation therapy and misonidazole in the management of malignant astrocytoma. A preliminary report. Cancer, 1985, 56: 758-760.

70. Werner-Wasik M, Scott CB, Nelson DF, et al. Final report of a phase I / II trial of hyperfractionated and accelerated hyperfractionated radiation therapy with carmustine for adults with supratentorial malignant gliomas. Radiation Therapy Oncology Group Study 83-02. Cancer, 1996, 77: 1535-1543.

71. Scott C, Curran W, Yung WK, et al. Long term results of RTOG 9006: A randomized trial of hyperfractionated radiotherapy (RT) to 72.0 Gy and carmustine vs. standard RT and carmustine for malignant glioma patients with emphasis on anaplastic astrocytoma (AA) patients. Proc Am Soc Clin Oncol, 1998, 16: 384.

72. Coughlin C, Scott C, Langer C, et al. Phase II, two-arm RTOG trial (94-11) of bischloroethyl-nitrosourea plus accelerated hyperfractionated radiotherapy (64.0 or 70.4 Gy) based on tumor volume (>20 or<or=20 cm (2), respectively) in the treatment of newly-diagnosed radiosurgery-ineligible glioblastoma multiforme patients. Int J Radiat Oncol Biol Phys, 2000, 48: 1351-1358.

73. Prados MD, Wara WM, Sneed PK, et al. Phase III trial of accelerated hyperfractionation with or without difluromethylornithine (DFMO) versus standard fractionated radiotherapy with or without DFMO for newly diagnosed patients with glioblastoma multiforme. Int J Radiat Oncol Biol Phys, 2001, 49: 71-77.

74. Laperriere NJ, Leung PM, McKenzie S, et al. Randomized study of brachytherapy in the initial management of patients with malignant astrocytoma. Int J Radiat Oncol Biol Phys, 1998, 41: 1005-1011.

75. Selker RG, Shapiro WR, Burger P, et al. The Brain Tumor Cooperative Group NIH Trial 87-01: a randomized comparison of surgery, external radiotherapy, and carmustine versus surgery, interstitial radiotherapy boost, external radiation therapy, and carmustine. Neurosurgery, 2002, 51: 343-355.

76. Sarkaria JN, Mehta MP, Loeffler JS, et al. Radiosurgery in the initial management of malignant gliomas: survival comparison with the RTOG recursive partitioning analysis. Radiation Therapy Oncology Group. Int J Radiat Oncol Biol Phys, 1995, 32: 931-941.

77. Souhami L, Seiferheld W, Brachman D, et al. Randomized comparison of stereotactic radiosurgery followed by conventional radiotherapy with carmustine to conventional radiotherapy with carmustine for patients with glioblastoma multiforme: report of Radiation Therapy Oncology Group 93-05 protocol. Int J Radiat Oncol Biol Phys, 2004, 60: 853-860.

78. Cardinale R, Won M, Choucair A, et al. A phase II trial of accelerated radiotherapy using weekly stereotactic conformal boost for supratentorial glioblastoma multiforme: RTOG 0023. Int J Radiat Oncol Biol Phys, 2006, 65: 1422-1428.

79. Fitzek MM, Thornton AF, Rabinov JD, et al. Accelerated fractionated proton/photon irradiation to 90 cobalt gray equivalent for glioblastoma multiforme: results of a phase II prospective trial. J Neurosurg, 1999, 91: 251-260.

80. Mizumoto M, Tsuboi K, Igaki H, et al. Phase I / II trial of hyperfractionated concomitant boost proton radiotherapy for supratentorial glioblastoma multiforme. Int J Radiat Oncol Biol Phys, 2010, 77: 98-105.

81. Posner JB, Shapiro WR. Editorial: Brain tumor. Current status of treatment and its complications. Arch Neurol, 1975, 32: 781-784.

82. Fine HA, Dear KB, Loeffler JS, et al. Meta-analysis of radiation therapy with and without adjuvant chemotherapy for malignant gliomas in adults. Cancer, 1993, 71: 2585-2597.

83. Stewart LA. Chemotherapy in adult high-grade glioma：a systematic review and meta-analysis of individual patient data from 12 randomized trials. Lancet, 2002, 359：1011-1018.

84. Yung WK, Prados MD, Yaya-Tur R, et al. Multicenter phase Ⅱ trial of temozolomide in patients with anaplastic astrocytoma or anaplastic oligoastrocytoma at first relapse. Temodal Brain Tumor Group. J Clin Oncol, 1999, 17：2762-2771.

85. Stupp R, Mason WP, van den Bent MJ, et al. Radiotherapy plus concomitant and adjuvant temozolomide for glioblastoma. N Engl J Med, 2005, 352：987-996.

86. Stupp R, Hegi ME, Mason WP, et al. Effects of radiotherapy with concomitant and adjuvant temozolomide versus radiotherapy alone on survival in glioblastoma in a randomised phase Ⅲ study：5-year analysis of the EORTCNCIC trial. Lancet Oncol, 2009, 10：459-466.

87. Hegi ME, Diserens AC, Gorlia T, et al. MGMT gene silencing and benefit from temozolomide in glioblastoma. N Engl J Med, 2005, 352：997-1003.

88. Gilbert MR, Kuhn JG, Lamborn KR, et al. Phase Ⅰ/Ⅱ study of combination temozolomide（TMZ）and irinotecan（CPT-11）for recurrent malignant gliomas：a North American Brain Tumor Consortium（NABTC）study. J Clin Oncol, 2003, 22：22.

89. Jain RK. Normalization of tumor vasculature：an emerging concept in antiangiogenic therapy. Science, 2005, 307：58-62.

90. Friedman HS, Prados MD, Wen PY, et al. Bevacizumab alone and in combination with irinotecan in recurrent glioblastoma. J Clin Oncol 2009；27：4733-4740.

91. Kreisl TN, Kim L, Moore K, et al. Phase Ⅱ trial of single-agent bevacizumab followed by bevacizumab plus irinotecan at tumor progression in recurrent glioblastoma. J Clin Oncol, 2009, 27：740-745.

92. Chinot OL, Wick W, Mason W, et al. Bevacizumab plus radiotherapy-temozolomide for new diagnosed glioblastoma. N Eng J Med, 2014, 370：709-722.

93. Gilbert MR, Dignam JJ, Armstrong TS, et al. A randomized trial of bevacizumab for newly diagnosed glioblastoma. N Eng J Med, 2014, 370：699-708.

94. Rich JN, Reardon DA, Peery T, et al. Phase Ⅱ trial of gefitinib in recurrent glioblastoma. J Clin Oncol, 2004, 22：133-142.

95. Vogelbaum MA, Peereboom D, Stevens GH, et al. Phase Ⅱ study of single agent therapy with the EGFR tyrosine kinase inhibitor erlotinib in recurrent glioblastoma multiforme. Ann Oncol, 2004, 15：Ⅲ206.

96. Chakravarti A, Seiferheld W, Tu X, et al. Immunohistochemically determined total epidermal growth factor receptor levels not of prognostic value in newly diagnosed glioblastoma multiforme：report from the Radiation Therapy Oncology Group. Int J Radiat Oncol Biol Phys, 2005, 62：318-327.

97. Mellinghoff IK, Wang MY, Vivanco I, et al. Molecular determinants of the response of glioblastomas to EGFR kinase inhibitors. N Engl J Med, 2005, 353：2012-2024.

98. Lai RK, Recht LD, Reardon DA, et al. Long-term follow-up of ACT Ⅲ：A phase Ⅱ trial of rindopepimut（CDX-110）in newly diagnosed glioblastoma. Neuro-oncology, 2011, 13（Suppl 3）：Ⅲ34～Ⅲ40.

99. Sampson JH, Heimberger AB, Archer GE, et al. Immunologic escape after prolonged progression-free survival with epidermal growth factor receptor variant Ⅲ peptide vaccination in patients with newly diagnosed glioblastoma. J Clin Oncol, 2010, 28：4722-4729.

100. Heimberger AB, Crotty LE, Archer GE, et al. Epidermal growth factor receptor VⅢ peptide vaccination is efficacious against established intracerebral tumors. Clin Cancer Res, 2003, 9：4247-4254.

101. Brady LW, Markoe AM, Woo DV, et al. Iodine-125-labeled antiepidermal growth factor receptor-425 in the treatment of glioblastoma multiforme. A pilot study. Front Radiat Ther Oncol, 1990, 24：151-160.

102. Emrich JG, Brady LW, Quang TS, et al. Radioiodinated（I-125）monoclonal antibody 425 in the treatment of high grade glioma patients：ten-year synopsis of a novel treatment. Am J Clin Oncol, 2002, 25：541-546.

103. Reardon DA, Akabani G, Coleman RE, et al. Phase Ⅱ trial of murine（131）I-labeled antitenascin monoclonal antibody 81C6 administered into surgically created resection cavities of patients with newly diagnosed malignant gliomas. J

Clin Oncol, 2002, 20：1389-1397.

104. Reardon DA, Akabani G, Coleman RE, et al. Salvage radioimmunotherapy with murine iodine-131-labeled antitenascin monoclonal antibody 81C6 for patients with recurrent primary and metastatic malignant brain tumors：phase Ⅱ study results. J Clin Oncol, 2006, 24：115-122.

105. Paszat L, Laperriere N, Groome P, et al. A population-based study of glioblastoma multiforme. Int J Radiat Oncol Biol Phys, 2001, 51：100-107.

106. Roa W, Brasher PM, Bauman G, et al. Abbreviated course of radiation therapy in older patients with glioblastoma multi-forme：a prospective randomized clinical trial. J Clin Oncol, 2004, 22：1583-1588.

107. Malmström A, Grønberg BH, Marosi C, et al, and the Nordic Clinical Brain Tumour Study Group (NCBTSG). Temozo-lomide versus standard 6-week radiotherapy versus hypofractionated radiotherapy in patients older than 60 years with glio-blastoma：the Nordic randomised, phase 3 trial. Lancet Oncol, 2012, 13：916-926.

108. Wick W, Platten M, Meisner C, et al, and the NOA-08 Study Group of Neuro-oncology Working Group (NOA) of Ger-man Cancer Society. Temozolomide chemotherapy alone versus radiotherapy alone for malignant astrocytoma in the elderly：the NOA-08 randomised, phase 3 trial. Lancet Oncol, 2012, 13：707-715.

109. Friedman HS, Prados MD, Wen PY, et al. Bevacizumab alone and in combination with irinotecan in recurrent glioblasto-ma. J Clin Oncol, 2009, 27：4733-4740.

110. Kreisl TN, Kim L, Moore K, et al. Phase Ⅱ trial of single-agent bevacizumab followed by bevacizumab plus irinotecan at tumor progression in recurrent glioblastoma. J Clin Oncol, 2009, 27：740-745.

111. Brem H, Piantadosi S, Burger PC, et al. Placebo-controlled trial of safety and efficacy of intraoperative controlled delivery by biodegradable polymers of chemotherapy for recurrent gliomas. The Polymer-brain Tumor Treatment Group. Lancet, 1995, 345：1008-1012.

112. Sanghavi S, Skrupsky R, Badie B, et al. Recurrent malignant gliomas treated with radiosurgery. J Radiosurg, 1999, 2：119-125.

113. Gutin PH, Iwamoto FM, Beal K, et al. Safety and efficacy of bevacizumab with hypofractionated stereotactic irradiation for recurrent malignant gliomas. Int J Radiat Oncol Biol Phys, 2009, 75：156-163.

114. Omuro AMP, Beal K, Karimi D, et al. Phase Ⅱ study of bevacizumab (BEV), temzolomide (TMZ), and hypofrac-tionated stereotactic radiotherapy (HFSRT) for newly diagnosed glioblastoma (GBM). J Clin Oncol, 2011, 29 (suppl)：abstr 2028.

115. Yeung D, Palta J, Fontanesi J, et al. Systematic analysis of errors in target localization and treatment delivery in ster-eotactic radiosurgery (SRS). Int J Radiat Oncol Biol Phys, 1994, 28：493-498.

116. Radiation Therapy Oncology Group. RTOG 9402 finds chromosomal abnormality be a strong indicator for determining treat-ment and outcome for patients with oligodendroglioma brain tumors. RTOG News, 2012, 15：41.

117. Maire JP, Caudry M, Darrouzet V, et al. Fractionated radiation therapy in the treatment of stage Ⅲ and Ⅳ cerebel-lo-pontine angle neurinomas：long-term results in 24 cases. Int J Radiat Oncol Biol Phys, 1995, 32：1137-1143.

118. van den Bent MJ, Dubbink HJ, Sanson M, et al. MGMT promoter methylation is prognostic but not predictive for outcome to adjuvant PCV chemotherapy in anaplastic oligodendroglial tumors：a report from EORTC Brain Tumor Group Study 26951. J Clin Oncol, 2009, 27：5881-5886.

119. van den Bent MJ, Dubbink HJ, Marie Y, et al. IDH1 and IDH2 mutations are prognostic but not predictive for outcome in anaplastic oligodendroglial tumors：a report of the European Organization for Research and Treatment of Cancer Brain Tumor Group. Clin Cancer Res, 2010, 16：1597-1604.

120. Wick W, Hartmann C, Engel C, et al. NOA-04 randomized phase Ⅲ trial of sequential radiochemotherapy of anaplastic glioma with procarbazine, lomustine, and vincristine or temozolomide. J Clin Oncol, 2009, 27：5874-5880.

121. Walker MD, Alexander E Jr, Hunt WE, et al. Evaluation of BCNU and/or radiotherapy in the treatment of anaplastic gli-omas. A cooperative clinical trial. J Neurosurg, 1978, 49：333-343.

122. Prados MD, Scott C, Curran WJ Jr, et al. Procarbazine, lomustine, and vincristine (PCV) chemotherapy for anaplastic astrocytoma：A retrospective review of radiation therapy oncology group protocols comparing survival with carmus-

tine or PCV adjuvant chemotherapy. J Clin Oncol, 1999, 17：3389-3395.

123. Chinot OL, Honore S, Dufour H, et al. Safety and efficacy of temozolomide in patients with recurrent anaplastic oligoden-drogliomas after standard radiotherapy and chemotherapy. J Clin Oncol, 2001, 19：2449-2455.

124. Vogelbaum MA, Berkey B, Peereboom D, et al. Phase Ⅱ trial of preirradiation and concurrent temozolomide in patients with newly diagnosed anaplastic oligodendrogliomas and mixed anaplastic oligoastrocytomas：RTOG BR0131. Neuro-oncology, 2009, 11：167-175.

125. Malmstrom A, Gronberg BH, Stupp R, et al. Glioblastoma in elderly patients：A randomized phase Ⅲ trial comparing survival in patients treated with 6-week radiotherapy versus hypofractionated radiotherapy over 2 weeks versus temozolomide single-agent chemotherapy. J Clin Oncol, 2010, 28：2002.

126. Shaw EG, Daumas-Duport C, Scheithauer BW, et al. Radiation therapy in the management of low-grade supratentorial as-trocytomas. J Neurosurg, 1989, 70：853-861.

127. Shaw E, et al. Astrocytomas, oligoastrocytomas and oligodendrogliomas：a comparative survival study. Neurology, 1992, 42（Suppl 3）：342.

128. Westphal M, Lamszus K, Hilt D. Intracavitary chemotherapy for glioblastoma：present status and future directions. Acta Neurochirurg Suppl, 2003, 88：61-67.

129. Heegaard S, Sommer HM, Broholm H, et al. Proliferating cell nuclear antigen and Ki-67 immunohistochemistry of oligo-dendrogliomas with special reference to prognosis. Cancer, 1995, 76：1809-1813.

130. McBride SM, Perez DA, Polley MY, et al. Activation of PI3K/mTOR pathway occurs in most adult low-grade gliomas and predicts patient survival. J Neuro-oncol, 2010, 97：33-40.

131. Hoang-Xuan K, Capelle L, Kujas M, et al. Temozolomide as initial treatment for adults with low-grade oligodendrogliomas or oligoastrocytomas and correlation with chromosome 1p deletions. J Clin Oncol, 2004, 22：3133-3138.

132. Taal W, Dubbink HJ, Zonnenberg CB, et al. First-line temozolomide chemotherapy in progressive low-grade astrocytomas after radiotherapy：molecular characteristics in relation to response. Neuro-oncology, 2011, 13：235-241.

133. Pignatti F, van den Bent M, Curran D, et al. Prognostic factors for survival in adult patients with cerebral low-grade glio-ma. J Clin Oncol, 2002, 20：2076-2084.

134. Claus EB, Horlacher A, Hsu L, et al. Survival rates in patients with low grade glioma after intraoperative magnetic reso-nance image guidance. Cancer, 2005, 103：1227-1233.

135. Shaw EG, Berkey BA, Coons SW, et al. Initial report of Radiation Therapy Oncology Group（RTOG）9802：Prospective studies in adult low-grade glioma. Proc Am Soc Clin Oncol, 2006, 24（18s）：1500.

136. van den Bent MJ, Afra D, de Witte O, et al. Long-term efficacy of early versus delayed radiotherapy for low-grade astro-cytoma and oligodendroglioma in adults：the EORTC 22845 randomised trial. Lancet, 2005, 366：985-990.

137. Karim AB, Maat B, Hatlevoll R, et al. A randomized trial on doseresponse in radiation therapy of low-grade cerebral glio-ma：European Organization for Research and Treatment of Cancer（EORTC）Study 22844. Int J Radiat Oncol Biol Phys, 1996, 36：549-556.

138. Shaw E, Arusell R, Scheithauer B, et al. Prospective randomized trial of low-versus high-dose radiation therapy in adults with supratentorial low-grade glioma：initial report of a North Central Cancer Treatment Group/Radiation Therapy Oncology Group/Eastern Cooperative Oncology Group study. J Clin Oncol, 2002, 20：2267-2276.

139. Eyre HJ, Crowley JJ, Townsend JJ, et al. A randomized trial of radiotherapy versus radiotherapy plus CCNU for incom-pletely resected low grade gliomas：a Southwest Oncology Group study. J Neurosurg, 1993, 78：909-914.

140. Quinn JA, Reardon DA, Friedman AH, et al. Phase Ⅱ trial of temozolomide in patients with progressive low-grade glio-ma. J Clin Oncol, 2003, 21：646-651.

141. van den Bent MJ, Chinot O, Boogerd W, et al. Second-line chemotherapy with temozolomide in recurrent oligodendroglio-ma after PCV（procarbazine, lomustine and vincristine）chemotherapy：EORTC Brain Tumor Group phase Ⅱ study 26972. Ann Oncol, 2003, 14：599-602.

142. Perkins GH, Schomer DF, Fuller GN, et al. Gliomatosis cerebri：improved outcome with radiotherapy. Int J Radiat

Oncol Biol Phys 2003；56：1137-1146.

143. Sanson M, Cartalat-Carel S, Taillibert S, et al. Initial chemotherapy in gliomatosis cerebri. Neurology，2004，63：270-275.

144. Glas M，Bahr O，Felsberg J，et al. NOA-05 phase 2 trial of procarbazine and lomustine therapy in gliomatosis cerebri. Ann Neurol，2011，70：445-453.

145. Taillibert S, Chodkiewicz C, Laigle-Donadey F, et al. Gliomatosis cerebri：a review of 296 cases from the ANOCEF database and the literature. J Neuro-oncol，2006，76：201-205.

第二节 室管膜瘤

肖建平

室管膜瘤发生于脑组织和脊髓中的一种相对罕见的脑肿瘤之一，儿童和成人均可发生。室管膜瘤约占所有神经上皮性恶性肿瘤的 3%~9%，占椎管肿瘤的 30%~88%。脑室管膜瘤约占儿童脑肿瘤总数的 9%，是儿童第三大最常见的恶性肿瘤，通常发生于 4 岁以内儿童，而室管膜瘤占成人原发性脑肿瘤的 3%。儿童及成人的平均诊断年龄分别为 5 岁和 35 岁。室管膜瘤起源于颅后窝。常见的治疗方式为手术联合术后放疗，其生存率接近 75%。在儿童患者，90% 的室管膜瘤发生在颅内，60% 发生在后颅窝。患有 II 型神经纤维瘤患者通常会进展为脊髓室管膜瘤。

一、病理

14% 发生在幕上，86% 发生在幕下，其中有 29% 发生在脊髓。发病部位依次为第四脑室、侧脑室、第三脑室、导水管、椎管内以腰骶部多见，颈部次之。80% 为良性，称室管膜瘤。20% 为恶性，包括间变性室管膜瘤、室管膜母细胞瘤。根据 2007 年 WHO 分类标准，定义亚室管膜瘤为 WHO I 级，黏液性乳头状室管膜瘤定义为 WHO I 级，室管膜瘤 WHO II 级，间变性室管膜瘤为 WHO III 级。室管膜瘤多位于脑室内，少部分可位于脑实质内及桥小脑角。

大体：肿瘤呈红色，分叶状，质地脆，血供一般较丰富，边界清。肿瘤切面如"豹皮"样，为室管膜瘤诊断性标志之一。

光镜：室管膜瘤细胞中度增殖，核大，圆或椭圆形，核分裂象少见，可有钙化或坏死。

二、临床表现

（一）颅内高压

病程较长，平均 10~14 个月。主要表现为颅内高压征和局灶症状。而产生颅高压症状较早。尽管室管膜瘤位于不同部位，症状差异很大。幕上或幕下均可引起颅内高压并导致一系列非特异性症状如头痛、恶心、呕吐等。

（二）视神经障碍

视物模糊，视野缺损等。

（三）其他症状

累及小脑蚓部或半球时可产生头晕、平衡障碍、走路不稳、共济失调等症状；压迫脑干呼吸中枢可引起呼吸骤停等症状；压迫脑神经可产生相应的脑神经障碍。

2007 年 Stephanie E. Combs 报道了 1976~2006 年的 57 例室管膜瘤患者，其中有 4 例黏液性室管膜瘤，23 例室管膜瘤，30 例间变性室管膜瘤，根据患者症状统计，头痛、恶心、呕吐、视野缺损、共济失调、癫痫等为其首发症状。

三、诊断

（一）临床表现

同上。

（二）影像学

1. CT 室管膜下室管膜瘤在 CT 上表现为脑室内的等或低密度边界清楚的肿瘤影。

2. MRI 在 MRI 上肿瘤表现为 T1W 低信号，T2W 与质子加权高信号影。约半数肿瘤信号不均匀，由钙化或囊变引起。注射增强剂后部分肿瘤可有不均匀强化。

根据临床表现有局部定位体征，颅内高压征，结合影像学检查可发现占位病变脑积水，做出初步诊断不困难。

四、治疗

（一）手术

外科手术是所有室管膜瘤患者首选治疗方式。手术是根治肿瘤的主要措施。随着显微镜神经外科技术的应用，手术死亡率已几乎为零。由于室管膜下室管膜瘤膨胀性生长，边界清晰，多数可做到肿瘤全切除。对于肿瘤生长部位深难以做到肿瘤全切者、次全切除亦可获得良好的治疗效果。放疗一般不常规应用。但对于肿瘤细胞核呈多样性改变的，或为混合性室管膜瘤−室管膜下室管膜瘤的患者，建议放疗。

（二）放射治疗

近年来研究显示，术后辅助性放射治疗大大降低了病灶的局部控制失败率。Harold C. Agbahiwe 报道黏液性室管膜瘤患者接受单纯手术后 5 年和 10 年病灶局部控制率分别为 62.5% 和 30%，而接受手术及术后辅助放疗的患者 5 年和 10 年病灶局部控制率均为 100%。可见术后放疗极大提高了病灶局部控制率，而且患者对放疗耐受性良好。2007 年 Stephanie E. Combs 报道了 1976~2006 年的 57 例室管膜瘤患者中，原发肿瘤的诊断到放射治疗的平均时间差为 4.5 个月，其中 47 位患者接受了初次诊断后辅助性放射治疗，10 名患者接受肿瘤进展后放疗。这 57 名患者中，5 名被诊断为低级别肿瘤，5 名为高级别肿瘤。16 名患者接受了全脑全脊髓放疗，平均总剂量 35.2Gy，5×1.8Gy/w；对 6 位患者肿瘤床进行局部推量，平均总剂量 24Gy（11~24Gy）；12 位患者进行颅后窝局部放疗，平均总剂量为 45Gy（32~54Gy），并进行瘤床的推量，平均剂量 9Gy（6~20Gy）；19 位患者单纯瘤床放疗，平均剂量 54Gy（45~66Gy）。对于颅外原发性肿瘤，放疗总剂量为 45Gy；4 位患者瘤床推量 9Gy（6~10Gy）。结果显示，其 3 年和 5 年的整体生存率分别为 83% 和 71%。关于组织学分类，低级别肿瘤 5 年和 10 年整体生存率分别为 80% 和 68%，高级别肿瘤 5 年和 10 年整体整存率分别为 79% 和 54%。最后得出结论是放射治疗需作为室管膜瘤的一种标准疗法，并且室管膜瘤患者的局部剂量高达 45Gy 以上才能获益，剂量在 54Gy 以上或许会进一步使治疗效果获益。

2012 年 Chan MD 的研究显示，对于没有残余病灶患者的标准的放射治疗剂量为 45~59.4Gy，平均每次 1.8Gy。浸润型的恶性神经胶质瘤需要将临床靶体积 CTV 外放 2cm。然而室管膜瘤的 CTV 确定还是存在争议。

另外，对于室管膜瘤儿童患者在发生肿瘤复发的情况而言，再放射治疗已成为其有效治疗方案。2012 年 Eric Bouffet 等报道了 1986~2010 年收集的 113 例室管膜瘤患者，其中 47 人发生肿瘤复发，复发期间，其中 29 人接受了外科切除和（或）化学治疗，18 名患者仅接受了全剂量（≥54Gy）再照射治疗而没有接受外科切除术。结果显示患者接受再照射治疗后耐受良好，没有严重急性并发症产生。对于未接受再照射治疗和接受再照射治疗的患者其 3 年总体生存率分别为 7%±6% 和 81%±12%

（$P<0.0001$）。显然可见复发后再照射治疗是一种治疗室管膜瘤再复发的极为有效的方法。

（三）化疗

一般认为化疗无明显疗效，所以不主张化疗。患有室管膜瘤的儿童患者在术后及放疗后失败可选择化疗为挽救方案之一，可能会延长其生存期，但并不是治愈性的治疗方案。

五、预后

手术切除是否完全，病理恶性度高低，脑脊液播散有无是影响预后的因素。术后患者一般预后良好，极少见复发或脑脊液播散。

参 考 文 献

1. 汤钊猷主编. 现代肿瘤学. 第三版. 上海：复旦大学出版社，2011.
2. Thomas E. Merchant, D. O., Ph. D., Frederick A. Boop, M. D.. A retrospective study of surgery and reirradiation for recurrent ependymoma, Int. J. Radiation Oncology Biol. Ohys, 2008，71（1）：87-97.
3. Stephanie E. Combs, M. D., Verena Kelter, Thomas Welzel, M. D., Influence of radiotherapy treatment concept on the outcome of patients with localized ependymomas, Int. J. Radiation Oncology Biol. Phys, 2008，71（4）：972-978.
4. Brigitta G. Baumert, M. D., Ph. D, Renata Zaucha, M. D., Guy Haller, M. D., The results of surgery, with or without radiationtherapy, for primary spinal myxopapillary ependymoma: a retrospective study from the rare cancer network, Int. J. Radiation Oncology Biol. Phys, 2009，74（4）：1114-1120.
5. Chan MD, McMullen KP. Multidisciplinary management of intracranial ependymoma, CurrProbl Cancer, 2012，36（1）：6-19.
6. EricBouffet, M. D., Cynthia E. Hawkins, M. D., Ph. D, Walid Ballourah, M. D., Survival Benefit for Pediatric Patients With Recurrent Ependymoma Treated With Reirradiation, Int J Radiation Oncol Biol Phys, 2012，83（5）：1541-1548.

第三节　垂　体　瘤

肖建平

垂体瘤占中枢神经系统肿瘤 10%~20%[1]。在随机尸解中，无症状的垂体瘤高达 20%。根据其有无内分泌功能可分为无功能性（约占 1/3）和功能性（约占 2/3）两种。垂体瘤不能根据病理特征区分良、恶性。侵及局部骨质和软组织的垂体瘤经常是良性，而细胞的多形性经常与临床恶性表现不一致，因而垂体瘤有良性、侵袭性和垂体癌之分。90%以上的垂体瘤为良性垂体瘤。

一、解剖、病理、生理

正常垂体位于颅底中央，蝶鞍上面的垂体窝。垂体由腺垂体（相当于前叶）和神经垂体（相当于后叶）组成。垂体瘤是发生在垂体前叶的肿瘤。垂体的位置：蝶鞍的两侧以海绵窦为界，垂体的前上方是视交叉。因此垂体瘤向上发展可压迫视交叉导致双颞侧偏盲和挤压丘脑下部而致视野缺损。垂体瘤向两侧侵袭可到海绵窦，其内有第 Ⅱ、Ⅲ、Ⅳ、Ⅵ 脑神经，向下至蝶窦，向上发展顶起垂体，少数病变若不受限制蔓延可侵袭颞叶、第三脑室和后颅窝。

根据垂体前叶腺细胞普通染色方法，可分为嗜色性（嗜酸性或嗜碱性）和嫌色性（中性）细胞两大类。细胞的着色反映了细胞所产生的激素的化学特性。生长激素（GH）和泌乳素（PRL）可见于嗜酸性细胞。这种细胞被染成橙色。促肾上腺皮质激素（ACTH）和促甲状腺素（TSH）、卵泡刺激素（FSH）、促黄体素（LH）和促黑素细胞激素（MSH）在嗜碱性细胞内产生。这种细胞被染成蓝色。嫌色细胞呈淡粉色，是各种类型的去颗粒细胞或是具有细长突起的腺细胞不完全性包绕的"星形细胞"，这些细长突起具有划分腺体的作用。各类腺细胞的基本上呈散在分布，因此各种类型腺细胞的分类并不是十分严格。有报道约高达70%的垂体瘤产生1~2种激素水平增高并伴有明显的相应临床体征。

以生物学行为分类，将垂体瘤分为侵袭性和膨胀性生长两种方式。侵袭性垂体瘤是指肿瘤生长超过垂体窝，并向颅底、海绵窦、鼻窦、脑内浸润性生长，侵犯破坏周围硬脑膜及骨组织。而膨胀性腺瘤主要表现为压迫和推移征象，如双侧颈内动脉向两旁推移，肿瘤切除后其位置可恢复正常，间隙重新出现。病理研究表明[2]，约1/3腺瘤呈浸润性生长，以侵入包膜、鞍骨或蛛网膜下腔内为特征。而另2/3呈膨胀性生长。侵袭性垂体腺瘤在组织形态学方面具有一定的异型性及核分裂象，但不属于恶性肿瘤的组织学特点。常规病理形态学很难区分非侵袭性和侵袭垂体腺瘤，主要依靠影像及术中评判，它们有各自的标准，均有可取之处及存在的缺陷，近年来随着分子生物学的进展，不少学者试图从肿瘤本身进行研究，以期能在微腺瘤阶段识别侵袭性垂体瘤。研究发现：Ki-67、CD105等血管标志物、MMP-2/MMP-9等基质蛋白溶解产物、垂体瘤转化基因（PTTG）等在侵袭性垂体腺瘤中均明显表达。但上述指标的检测均建立在影像或手术确诊为侵袭性腺瘤的基础上，导致了其数值界定的困难[3~5]。总而言之，侵袭性垂体瘤目前无统一的诊断方式。

二、临床表现

按分泌激素功能状态分下列两大类。

（一）分泌激素功能活跃的垂体瘤

占垂体瘤70%。

1. 泌乳素瘤 产生PRL过度分泌（PRL大于200μg/L），占垂体瘤40%。除血液中测的PRL明显增高外，在女性表现月经失调、闭经、溢乳等征。男性则表现性欲下降、性功能减退、毛发减少、乳房发育，这类肿瘤以微小腺瘤多见，但大的泌乳素瘤则根据肿瘤占位表现不同，如头痛、视野受损、视力下降。

2. 促肾上腺皮质激素瘤 产生ACTH，（正常值：20~30μg/L）占垂体瘤10%。除血液中测的皮质醇浓度增高外，临床典型表现为库欣综合征：满月脸、水牛背、脂肪堆积、皮下紫纹、继发性高血压、电解质紊乱、性功能障碍等。此外还伴有肿瘤局部压迫所引起相关症状。

3. 生长激素腺瘤 除肿瘤占位所引起的相应症状外，以产生过量生长激素（GH）为特征（GH>20μg/L），占垂体瘤10%。若在青春期骨骺线未闭合前表现为巨人症，成年后则为肢端肥大症，少数患者糖代谢不正常，生长激素水平越高，肿瘤越大，且侵袭性越大。

4. 促甲状腺激素腺瘤 占垂体瘤1%。除肿瘤占位症状外，TSH、T_3、T_4均增高。临床出现甲亢表现、甲状腺肿大、心率快、基础代谢增高，严重则突眼，还伴有性功能减退和闭经、不育等。

（二）分泌激素功能不活跃的垂体瘤

主要表现肿瘤占位症状体征，随肿瘤增大，可导致垂体功能发育不全，头痛，视野缺损，海绵窦颅内神经受损症状，蝶鞍骨质破坏等。

三、诊断

结合临床症状、体征、血液中相关激素水平异常，MRI增强扫描做出诊断。对于大垂体瘤，普通X线颅侧位片就能做出诊断。而垂体微腺瘤则需MRI增强扫描。MRI三维扫描能清晰观察肿瘤所在位置及与周围结构的关系，并能观察肿瘤与视交叉的关系和距离。CT骨窗在观察骨质破坏上很有优势。CT增强扫描对判断海绵窦受累有较高价值，增强后4~5分钟肿瘤强化最明显，所以注射对比剂后应尽快扫描。近几年 CT 血管造影（CT angiography，CTA）作为一种新的非损伤性血管成像技术广泛应用于临床。对侵袭性垂体腺瘤患者 CTA 可清楚显示肿瘤与血管、颅骨的三维关系，对术前了解肿瘤与周围血管位置甚为重要[6]。

然而，一般放疗科医师面临的绝大多数垂体瘤患者是手术后患者，且均有明确的病理诊断。对于我们重要的是明确术前肿瘤范围，术后肿瘤残存情况。因而术后，放疗前复查 MRI 增强扫描很必要。对于经蝶窦入路显微手术，术后蝶窦内肿瘤残存和蝶窦内充填脂肪可经术后观察 3 月左右得以区别。充填脂肪在一定时间内可吸收，从影像学上消失。

Knosp 等[7]根据测量冠状位 MRI 片海绵窦受侵犯的程度提出 5 级分类法，对临床诊断和治疗颇有重要价值。垂体腺瘤冠状位 MRI 分级如下：0 级：海绵窦未受侵，肿瘤局限鞍内和颈内动脉内侧壁连线内；Ⅰ级：肿瘤位于颈内动脉中央连线内，内侧静脉丛受侵已消失；Ⅱ级：肿瘤位于颈内动脉外侧壁连线内侧，内侧和上方或下方的静脉丛已消失；Ⅲ级：肿瘤长到 ICA 外侧壁连线外，突到海绵窦外，海绵窦内各静脉丛将消失；Ⅳ级：海绵窦外侧腔也消失，可见外侧壁隆；Ⅴ级：海绵窦内颈内动脉被肿瘤包裹，静脉丛消失。

在此介绍 Wilson 在 Hardy 和 Vizini 分期上修改而成的分期方法。

根据腺瘤与蝶鞍和蝶窦的关系分级

鞍底完整

Ⅰ. 蝶鞍正常。病灶膨胀生长，肿瘤小于 10mm

Ⅱ. 蝶鞍增大，肿瘤大于或等于 10mm

蝶骨

Ⅲ. 局限性蝶鞍底破坏

Ⅳ. 明显的蝶鞍底破坏

远处扩展

Ⅴ. 经脑脊液或血道

蝶鞍外扩展（期）

蝶鞍上扩展

0 期：无蝶鞍上扩展

A 期：占据交叉池

B 期：第三脑室隐窝消失

C 期：第三脑室大的占位病变

鞍旁扩展

D 期：颅内、硬脑膜内、前、中、后颅窝

E 期：侵入或紧邻海绵窦（硬脑膜外）

四、治疗

垂体瘤治疗的目的：在不导致垂体功能不足和不损伤周围正常结构的前提下：①去除和破坏肿瘤；②控制分泌功能；③恢复失去的功能。

（一）内分泌功能活跃的垂体瘤治疗

1. 显微外科手术切除　目的是全切或大部分切除肿瘤，解除肿瘤对脑组织及视神经和视交叉的压迫，根据肿瘤大小、肿瘤侵及范围和方向、肿瘤与周围结构的关系应选择不同的手术入路。目前临床主要采用经蝶入路和经颅入路。对于垂体微腺瘤，有研究表明经蝶骨手术后缓解率为 65%~90%，5 年复发率为 5%~10%，10 年复发率 10%~20%；而对于垂体大腺瘤，外科手术缓解率不足 65%，16 年的复发率为 12%~45%[8~9]。

2. 术后放射治疗 已成常规，1.8Gy/次，总剂量 DT45～50Gy，每周 5 次，术后放疗适应证：①持续的分泌功能过度的垂体瘤。②不完全切除。③复发再次手术的病例。即使采用单次分割剂量 1.8～2.0Gy，总剂量 45～55Gy，也还是有颞叶坏死和视神经损伤发生[10~11]。

3. 单纯放疗 首选放疗仅适用于患者不能耐受手术或患者拒绝接受手术。

（二）内分泌功能不活跃的垂体瘤治疗

1. 手术仍为首选 减轻占位效应。

2. 术后尽快放疗 DT 45～50Gy/（25～28 次·5～6w）。

（三）结果

功能性垂体瘤，经放射治疗后局部控制率 80%～90%，生长激素垂体腺瘤，3/4 在疗后数月至一年显效。垂体泌乳素瘤 1/3 在疗后数年显效。非功能性垂体瘤经放射治疗后局部控制率 80%～90%，但 50%放射治疗后垂体功能不足，外放疗对激素水平的影响程度依次为：促甲状腺素>生长激素>促肾上腺皮质激素。

（四）放疗技术

随着直线加速器等其他放疗技术的进展，常规放疗的应用逐渐减少。

1. 垂体瘤靶区确定和放疗剂量

（1）三维适形或调强放疗 GTV 根据磁共振检查显示的肿瘤范围，包括临近受侵犯的组织结构，如侵犯蝶窦，海绵窦，靶区要包全。CTV 为 GTV 外放 5mm，PTV 为 CTV 外放 2～3mm。采用三维适形或调强照射技术对于垂体瘤术区可获得较为理想的剂量分布，靶区适形度高而正常脑组织的受量低。95%剂量线定为参考线，非功能性垂体瘤，1.8Gy/次，总剂量 45～50.4Gy/5w。功能性垂体瘤，1.8Gy/次，总剂量可至 50.4～54 Gy。

（2）立体定向放射治疗 无论是伽马刀，X 刀或射波刀等，靶区 GTV 的确定都是相似的。GTV 应包含垂体肿瘤和全部受侵犯的组织，直接外放 2～3mm 形成 PTV。由于固定装置精准，PTV 为 GTV 外放 2mm 即可。

2. 立体定向放射治疗 根据肿瘤体积选择相应直径准直器或小多叶光栅动态适形，非共面多弧旋转照射技术。

（1）常规剂量分割 剂量仍为 1.8～2.0Gy/次，90%剂量线作为参考线，无功能性腺瘤总剂量 45～50.4Gy/5w，功能性腺瘤总剂量 50.4～54Gy/5w。适用于比较小的垂体瘤术后。由于 SRT 技术的优势——靶周剂量跌落快，有利于对靶周重要结构的保护。

（2）大分割放疗 目前认为其治疗垂体瘤的主要适应证为：①直径<10mm 的垂体微腺瘤；②直径>10mm 的大腺瘤，但视力、视野无明显受损，MRI 检查肿瘤和视交叉之间应有 2mm 以上的距离；③手术残留或肿瘤复发患者；④因高龄或身体状况不能耐受手术者[12~14]。

对于无功能垂体腺瘤，多数学者报道其 SRT 控制率均在 90%以上。日本的 Hiromitsu Iwata 等[15]回顾性分析了从 2000～2009 年的 100 例使用射波刀大分割 SRT 治疗的无功能性垂体腺瘤患者，中位年龄 59 岁，其中 5 例不能手术，1 例拒绝，其余 94 例均为术后复发或接受过术后辅助 SRT 的患者，肿瘤中位体积 5.1ml，边缘剂量为 17～21Gy（3 次分割）或 22～25Gy（5 次分割），中位随访期为 33 个月（18～118.5 月）。结果显示：3 年总存活和局控率均为 98%，肿瘤原位复发 3 人，异位复发 2 人，SRT 后 2 级视力障碍 1 人，3 例发生了 SRT 后垂体功能减退，但均发生在未行术后激素替代治疗的患者中。由此他们得出结论：射波刀 SRT 在 21Gy/3f 和 25Gy/5f 治疗方案中对于术后无功能性垂体腺瘤是安全有效的，大分割 SRT 对于保护视神经及神经内分泌功能是有效的，尤其是靠近视路的肿瘤及巨大肿瘤。

对功能性腺瘤，研究报道：SRT 对 PRL 型垂体瘤激素控制率为 17.4%～46.6%，瘤体缩小 46%～84.6%，瘤体生长控制率达 89%～100%。对 GH 型垂体瘤激素控制率为 36.9%～82%，瘤体缩小 11%～92%，瘤体生长控制率为 95.1%～100%，照射的剂量与生长激素降到正常的比率成正相关[16]。

（3）立体放射外科 据国外学者 Kjellberg，Abe 和 Kjellberg，Levy 等人报道采用质子束（particle）立体定向放射外科治疗功能性垂体瘤（如生长激素腺瘤和促肾上腺皮质激素瘤）共 1161例。经长达 10～20 年的随诊观察，肿瘤局部控制率达 85%～95%，且激素水平均恢复正常。其中0.3%继发失明，0.7%继发视野受损，0.9%继发眼球运动障碍。

X 线立体定向放射外科：主要针对垂体肿瘤治疗。由于其物理学特点，定位精确，高剂量集中于靶区，靶区周围剂量衰减迅速，而使肿瘤与周围正常组织所受到的放射剂量相差甚大，肿瘤边缘剂量16～25Gy。残留或复发的肿瘤可采用 X 刀或 γ 刀治疗。自 20 世纪 70 年代 Back lund 等首先应用 γ 刀治疗垂体腺瘤取得满意疗效，认为 γ 刀治疗垂体腺瘤安全有效，尤其适合术后复发、术后残留海绵窦或蝶窦内的肿瘤。对靠近视交叉及视神经的残留肿瘤，要掌握照射剂量，预防引起放射性视神经损伤。Sheehan 等[17]在 1989～2011 年共入组 418 名接受 γ 刀治疗的垂体瘤患者，其中男性 193 名，女性225 名，中位年龄 44 岁（12～91 岁），中位随访期 31 个月（6～124 个月），功能性腺瘤边缘剂量18～30Gy，无功能性边缘剂量 12～18Gy。结果局控率 90.3%，53%的肢端肥大症及 54%的库欣综合征患者均达到了激素缓解，中位总体缓解期为 48.9 个月。单因素分析显示肿瘤控制与边缘剂量有关。治疗后并发症方面，新发垂体功能减退率为 24.4%，13 例发生了新近的脑神经病变，其中 8 例为视力或视野障碍。分析相关因素：在 γ 刀治疗期间使用垂体激素抑制剂、既往有开颅手术史及大体积肿瘤与术后发生垂体功能减低显著相关。目前临床采用剂量分割或肿瘤体积分割方法，以减少放射性并发症。

至于 FSRT 和 SRS 如何选择，目前共识是：大分割 SRT 对于正常组织的保护可能优于 SRS，尤其是像视路、脑干这类 α/β≤3Gy 的晚反应组织[18~19]。Loeffler 等[20]通过对近年文献加以荟萃分析得出结论：分次放射可以减少对周边的射线敏感结构的损害，如视器；而放射外科则可经过一次性精确打击，达到迅速的生物缓解。一般认为对于体积较小且远离视路的垂体瘤优先选用 SRS；反之，则选用FSRT 的获益可能更高。

（4）质子治疗 质子的物理特性使它发出的射线能更好地保护周围组织，从而一定程度上减少了放疗后垂体功能下降的发生率。尽管在 20 世纪 50 年代该项技术已在垂体瘤治疗中得到应用，但它的发展受到了设备复杂性和经济原因的限制。目前尚无大规模研究探讨质子治疗的疗效与普通 SRS的差别以及其远期毒性和不良反应的发生率。B. B. Ronson 报道[21]罗玛琳达大学医疗中心 47 例质子适形放射治疗垂体瘤结果。分割剂量 1.8 or 2.0Gy 总剂量 54Gy，从影像学、血清学、症状改善三方面均获疗效。除垂体激素功能减退以外，其他严重并发症少见。本组中位随诊 90 个月（8～143 个月）影像学反应：有资料的 41/44（93.2%）10 例完全反应（24.4%）；12 例部分反应（29.3%）；19 例稳定（46.3%）实际肿瘤完全消退率 5 年 22%（±7.7%）。主观症状反应：随诊 42 例（89.4%），改善 71.4%，无改变：11.9%。内分泌反应：23 例分泌型随诊 21 例（91.3%），18 例激素水平正常或激素水平降低达到生化控制，8 例激素水平正常，10 例激素水平降低，5 年实际内分泌水平正常是 22.8%（±9.2%）。本组大肿瘤体积、无分泌功能垂体瘤、和以往曾接受手术的患者比例较高，这些因素与放射治疗后垂体功能减退相关。具有促肾上腺皮质激素（ACTH）功能并伴有皮质醇增多症的垂体瘤患者控制率较低和死亡率增加。6 例死亡，2 例与激素功能未控相关，1 例颞叶发生坏死，3 例继发性视功能减退，11 例发生垂体功能减退。

1）适应证：①垂体微腺瘤（有症状者），但肿瘤边缘距视通路至少 5mm；②拒绝或禁忌开颅的患者；③蝶窦内残留，复发的肿瘤。

2）禁忌证：①在 CT，MRI 上肿瘤显示不清，瘤内出血或囊性变者；②浸润性大腺瘤周围骨质结构破坏；③肿瘤压迫视交叉发生视力、视野损伤；④肿瘤侵及海绵窦者；⑤肿瘤压迫三室后部，有下视丘功能障碍者。

（五）药物治疗

溴隐亭是长效多巴胺受体激动剂，可减少泌乳素（PRL）的合成和分泌。据早期大量病例报道，长期服用溴隐亭是能有效降低泌乳素肿瘤患者PRL的水平、恢复排卵性月经和缩小瘤体，但停药后不久，几乎90%的患者出现复发，表现为肿瘤增大，激素水平升高，有潜在副作用。

现有外放疗+溴隐亭联合治疗泌乳素腺瘤，适用于不能手术、对手术未全切除的肿瘤或拒绝手术的泌乳素腺瘤患者。对术后出现高PRL症和复发患者应以药物治疗为主，放射治疗为辅。药物治疗对PRL较高者尤其有效，如果PRL仍不正常，考虑是否用药时间足够长（一般需2~6个月），患者对药物是否存在耐受，考虑增加药物剂量或改变多巴胺受体激动剂类药物用药类型。另有人提出对大腺瘤首先直接行药物治疗，如果肿瘤对药物治疗效果明显，继续应用药物，而对药物反应中度与较差的患者，则可考虑采用经蝶手术治疗，术后再结合其他治疗。

随着分子生物技术的进步，近年来垂体瘤治疗领域出现了很多新疗法，如应用多巴胺受体激动剂治疗除催乳素瘤以外的垂体腺瘤，替莫唑胺治疗表达 O^6-甲基鸟嘌呤-DNA甲基转移酶（MGMT）的侵袭性垂体瘤或垂体癌，生长抑素类似物、维A酸和γ干扰素治疗cushing病等，均获得了良好疗效[22~23]。

五、预后

垂体瘤放疗后患者需终身随诊。监测垂体激素水平和视野，视力。国外学者长期随诊发现半数以上患者有垂体功能不全，1.5%~2.3%的患者出现继发性视力丧失。据报道，生长激素瘤手术+放疗或单纯放疗后10年，无瘤生存率69%~76%。以GH不超过5ng/ml为恢复正常标准，放疗后5年，30%病人达标；10年，53%；15年，77%；20年，89%。泌乳素瘤手术+放疗或单纯放疗，泌乳素水平恢复到正常，在疗后10年为50%~93%，疗后5~9年，43%~71%。促肾上腺皮质激素瘤放疗后10年，无瘤生存率59%；疗后9.5年，症状缓解率为57%，疗后1~3年，56%~70%。非功能垂体瘤术后+放疗或单纯放疗，病变稳定生存率：疗后10年为89%~91%。无瘤生存率：疗后10年为79.6%~89.9%。

参 考 文 献

1. Molitch ME. Nonfunctioning pituitary tumors and pituitary incidentalomas. EndocrinolMetabClin North Am, 2008, 37：151-171.

2. U. N. 里德，H. 魏纳著，武忠弼译 病理学—总论与各论. 北京：人民卫生出版社, 1989, 847.

3. Pohorak A, He x, Smirnova I, et a1. Defective LPS signaling in C3H/HeJ and C57BL/10ScCr mice：mutations in Tlr4 gene［J］. Science, 1998, 282（5396）：2085-2088.

4. Kalis C, Kanzler B, Lembo A. et a1. Toll like receptor 4 expression levels determine the degree of LPS—susceptibility in mice［J］. EurJImmunol, 2003, 33（3）：798-805.

5. Fitzgerald K A, Rowe D C, Golenbock D T. Endotoxin recognition and signal transduction by the TLR4/MD2—complex ［J］. Microbes Infect, 2004, 6（15）：1361-1367.

6. 周晓平，左长京，刘建民，等，螺旋CT3D图像重建在鞍区肿瘤中的临床应用. 中华神经外科疾病研究杂志, 2003, 2（1）：19-21.

7. Knosp E, Steiner E, Kitz K, et al. Pituitary adenomas withinvasion of the cavernous sinus space：A magnetic resonanceimaging classification compared w ith surgical findings［J］. Neurosurgery, 1993, 33（4）：6102618.

8. Biller BMK, Grossman AB, Stewart PM, et al. Treatment of adrenocorticotropin-dependent Cushing's syndrome：a consensus statement. Journal of Clinical Endocrinology and Metabolism, 2008, 93：2454-2462.

9. Blevins LS, Christy JH, Khajavi M &Tindall GT. Outcomes of therapy for Cushing's disease due to adrenocorticotropin-secreting pituitary macroadenomas. Journal of Clinical Endocrinology and Metabolism, 1998, 83：63-67.

10. Pohorak A, He x, Smirnova I, et a1. Defective LPS signaling in C3H/HeJ and C57BL/10ScCr mice：mutations in Tlr4 gene [J]. Science, 1998, 282 (5396)：2085-2088.

11. Kalis C. Kanzler B, Lembo A. et a1. Toll like receptor 4 expression levels determine the degree of LPS—susceptibility in mice [J]. Eur J Immunol, 2003, 33 (3)：798-805.

12. Tishler RB, Loeffler JS, Lunsford LD, et al. Tolerance of cranial nerves ofthe cavernous sinus to radiosurgery. Int J RadiatOncolBiol Phys, 1993, 27：215-221.

13. Leber KA, Berglö ff J, Pendl G. Dose-response tolerance of the visualpathways and cranial nerves of the cavernous sinus to stereotacticradiosurgery. JNeurosurg, 1998, 88：43-50.

14. Stafford SL, Pollock BE, Leavitt JA, et al. A study on the radiationtoleranceof the optic nerves and chiasm after stereotactic radiosurgery. IntJRadiatOncolBiol Phys, 2003, 55 (5)：1177-1181.

15. Hiromitsu Iwata, Kengo Sato, et al. Hypofractionated stereotactic radiotherapywith CyberKnife for nonfunctioning pituitary adenoma：high local control with low toxicity, Neuro-Oncology, 2011, 13 (8)：916-922.

16. Kajiwara K, Saito K, et al. Stereotactic radiosurgery/radiotheropy for pituitary adenomas：a review of recent literature [J]. Neurol Med Chi (Tokyo), 2010, 50 (9)：749-755.

17. Sheehan JP, Pouratian N, Steiner L, et al. Gamma Knife surgery for pituitary adenomas：factors related toradiological and endocrine outcomes. J Neurosurg, 2011, 114：303-309.

18. Shigematsu N, Kunieda E, Kawaguchi O, et al. Indications ofstereotactic irradiation for brain lesions [J]. ActaOncol, 2000, 39：597-603.

19. Hoban PW, Jones LC, Clark BG. Modeling late effects in hypofrationated stereotactic radiotherapy [J]. Int J RadiatOncolBiolPhys, 1999, 43：199-210.

20. Loeffler JS, Shih HA. Radiation therapy in the management of pituitary adenomas [J]. J ClinEndocrinolMetab, 2011, 96：1992-2003.

21. Brian B. Ronson, Reinhard W. Schulte, Khanh P. Han. Fractionated Proton Beam Irradiation of Pituitary Adenomas. Int. J. Radiation Oncology Biol. Phys, 2006, 64, No. 2, pp. 425-434.

22. Raverot G1, Castinetti F, JouanneauE, et. al. Pituitary carcinomas and aggressive pituitary tumours：meritsand pitfalls of temozolomide treatment. Clinical Endocrinology, 2012, 76 (6)：769-775.

23. Arzt E, Bronstein M, Guitelman M (eds)：Novel Medical Therapies for Pituitary Tumors. Pituitary Today Ⅱ：New Molecular, Physiological and Clinical Aspects. Front Horm Res. Basel, Karger, 2010, vol 38, pp 158-164.

第四节　颅咽管瘤

肖建平

颅咽管瘤是发生于儿童青少年中常见的先天性颅内肿瘤，是由位于垂体区先天发育残留组织Rathke囊残留细胞发展而成。颅咽管瘤占所有儿童颅内肿瘤的1%~3%，其发病率呈现双峰模式：即5~15岁和45~60岁。颅咽管瘤好发于鞍区，包括垂体、下丘脑、视通路等，尽管分类为WHO Ⅰ级肿瘤，其临床表现常表现为侵袭性进展如肿瘤复发等。尽管颅咽管瘤属于良性肿瘤，但它也可以对周围的神经组织如下丘脑、视器以及内分泌功能造成不可逆损伤，可见其危害之大。

一、病理

大体观察，呈囊性或部分囊性，也可呈囊实性混合性变化。

镜下观察其鳞状上皮细胞呈放射状排列，有时也可见角化珠。囊性变的囊腔里通常充满富含胆固醇结晶的黄色黏液，并通常伴有钙化沉着及微乳头状结构。其病理类型分为以下两种。

（一）造釉细胞型颅咽管瘤

神经影像学可见钙化点有助于诊断。最近的研究表明，造釉细胞型颅咽管瘤常发生于青少年，由于它高复发率及高治疗相关发病率，也分类为WHO II 级肿瘤。

（二）微乳头状瘤

镜下很少呈现钙化。

二、临床表现

（一）颅咽管瘤按部位分为下列两型。

1. 鞍内型 肿瘤挤压、垂体出现内分泌症状，儿童表现出身材矮小，发育迟缓。女性出现闭经、月经不调。男性性欲下降，第二性征不明显。

2. 鞍上型 肿瘤发展突破鞍隔向前上方压迫视交叉，视神经出现视力、视野受损。肿瘤进一步生长突入第三脑室，可致室间孔阻塞，引起脑积水，压迫下视丘部，也引起视觉障碍和内分泌功能障碍。

（二）其他症状

如肿瘤阻塞室间孔引起梗阻性脑积水或巨大肿瘤占位引起颅压增高，导致头痛、恶心、呕吐、视盘水肿、视神经萎缩等。

三、诊断

（一）临床表现

见上。

（二）影像学

1. CT 在显示颅咽管瘤钙化特征这一点是优于MRI，根据肿瘤占位部位，囊性，或囊实性在CT片上表现低密度区，蛋壳样钙化为特征，实性则呈密度较高，均匀，内有占片状钙化，注入增强剂后囊性、囊实性病变，其囊壁为环状强化，实性病变为均匀强化。

2. MRI 能从横断面，冠状面，矢状面三维上更好地显示肿瘤形态，以及与周围结构的关系，有助于手术和定位。

3. 金标准 组织学活检以确诊。

结合临床表现，发病年龄，影像学特征一般能做出正确诊断。

四、治疗

（一）外科手术

通常作为颅咽管瘤患者首选的治疗方式。但随着治疗后患者的随访发现，切除术后复发率高，通常比较有效的肿瘤全切除术后有较大概率发生切缘肿瘤复发，如果任其生长不再予以治疗很快呈侵袭性发展，而且有较高发生内分泌、下丘脑、神经认知和功能性并发症的风险。近年来颅咽管瘤最佳的治疗方式一直存有争议，如肿瘤全切除术，肿瘤次全切除术，肿瘤次全切除术加辅助性放射治疗，或囊肿抽吸术加或不加活检后放射治疗等。而现如今通常不再将外科手术作为单一治疗方案。

（二）术后放疗

对于颅咽管瘤患者来说放射治疗是不可缺少的一种治疗方案，其主要目的是为提高外科全切除术后残留及复发肿瘤的长期疾病控制率。颅咽管瘤术后放射治疗可能更好控制急性期及晚期后遗症，如三维立体定向适形放疗，分次放射治疗或γ刀放射外科疗法，减少了颅咽管瘤的复发率，并且提高了总体生存率。

1. 三维立体定向适形放射治疗　三维立体定向适形放射治适用于颅咽管瘤的治疗，并应用热塑膜面罩（其移动精确度在2~4mm），同时要借助增强MRI及CT联合扫描进行肿瘤的精准定位。

2. 图像引导放射治疗　有相当一部分颅咽管瘤患者肿瘤含有囊性成分，其囊性部分可以随着放射治疗的进行而逐渐增大。而囊性病灶大小的评估在治疗期间十分重要，需要结合锥形束CT或单独MRI影像定位保证病灶的精确治疗。

3. 分次剂量照射　应用分次照射剂量为平均每次1.6~1.8Gy，总剂量范围在50~55Gy。如给予总量50Gy分28~30次照射，实验结果证实患者长期生存获益，并且治疗的毒副作用也在周围神经结构的正常承受范围之内，并且没有明确产生放射性坏死的风险。因此分次放疗适用于任何大小及任何部位的颅咽管瘤。目前成人及儿童的治疗剂量相同。

4. 单次剂量照射　单次10Gy及以上剂量照射有损伤周围神经结构的风险，因此单次剂量照射不适用于治疗靠近视神经及视神经交叉的颅咽管瘤。若降低照射剂量保护周围组织可能会造成肿瘤控制不佳。

（三）单纯放疗

对于禁忌手术或拒绝手术或者肿瘤较小的患者，可考虑单纯放疗。

（四）质子疗法

质子重离子治疗肿瘤原理是在特定靶点及治疗路径的能量集聚，同时对周围正常组织造成极小的放射效应。对肿瘤进行射线打击时，对病灶进行强有力地照射，同时可以避开周围正常组织结构，实现治疗疗效最大化。

（五）化疗

大部分囊性颅咽管瘤患者接受博莱霉素囊内化疗联合α干扰素治疗可取得良好效果，α干扰素的作用是诱导颅咽管瘤细胞凋亡。2011年PatriciaAliessandra Dastoli报道2002~2006年19例囊性颅咽管瘤患者接受了腔内注射博莱霉素联合α干扰素治疗，100%的患者在治疗结束后肿瘤体积显著缩小，肿瘤治疗前平均体积33.5cm^3，治疗结束后平均体积3.10cm^3，而且治疗期间没有发生患者死亡事件，α干扰素耐受性良好，可见博莱霉素联合α干扰素是治疗囊性颅咽管瘤的一种很具有前景的治疗方案。

参 考 文 献

1. Ajay Aggarwal, Naomi Fersht, Michael Brada. Radiotherapy for craniopharyngioma, Pituitary, 2013, 16：26-33.

2. Aaron J. Clark, Tene A. Cage, Derick Aranda. A systematic review of the results of surgery and radiotherapy on tumor control for pediatric craniopharyngioma, Childs Nerv Syst, 2013, 29：231-238.

3. A. Iannalfi, I. Fragkandrea, J. Brock. Radiotherapy in craniopharyngiomas, Clinical Oncology, 2013, 25：654-667.

4. Robert M. Lober, Griffith R. Harsh, Ⅳ. A perspective on craniopharyngioma, World Neurosurgery, 2013, 79：645-646.

5. Hiromitsu Iwata, Koshi Tatewaki, Mitsuhiro Inoue. Single and hypofractionated stereotactic radiotherapy with CyberKnife for craniopharyngioma, J Neurooncol, 2012, 106：571-577.

6. Chiman Jeon, Sejin Kim, Hyung Jin Shin. The therapeutic efficacy of fractionated radiotherapy and gamma-knife radiosurgery for craniopharyngiomas, Journal of Clinical Neuroscience, 2011, 18：1621-1625.

7. Zheng Shi, Natia Esiashvili, Anna J. Janss. Transient enlargement of craniopharyngioma after radiation therapy：pattern of magnetic resonance imaging response following radiation, J neurooncol, 2012, 109：349-355.

8. Daniela Ierardi, Sergio Cavalheiro. Cystic craniopharyngioma：intratumoral chemotherapy with alpha interferon, Arq Neurosiquiatr, 2011, 69（1）：50-55.

第五节　颅内生殖细胞肿瘤

易俊林

一、一般情况

颅内生殖细胞肿瘤（intracranial germ cell tumor），是发生在颅内的，由类似个体发育的胚胎期细胞组成的一组恶性肿瘤。颅内生殖细胞肿瘤的肿瘤细胞成分包括胚细胞形成期的滋养母细胞；卵黄囊内胚层细胞；胚胎多能干细胞；胚胎分化细胞；原始生殖细胞等[1,2]。WHO 将颅内生殖细胞肿瘤分为 5 个基本类型，生殖细胞瘤（germinoma），畸胎瘤（teratoma），绒癌（choriocarcinoma），卵黄囊/内胚窦肿瘤（yolk sac or endodermal sinus tumors），胚胎癌（embryonal carcinoma）和由上述各种肿瘤细胞混合而成的混合性生殖细胞肿瘤（mixed germ cell carcinoma）。

二、组织病理学特点和基因特点

含有合胞滋养层巨细胞的生殖细胞肿瘤具有人绒毛膜促性腺激素（β-HCG）分泌功能，β-HCG免疫组化染色阳性。畸胎瘤分为成熟型，未成熟型以及伴有恶性转化的畸胎瘤等 3 种类型。成熟型畸胎瘤含有 3 种分化好的生殖细胞层：内胚层，中胚层和外胚层。未成熟型畸胎瘤由类似胚胎组织的不完整分化的组织构成。伴有恶性转化的畸胎瘤指畸胎瘤含有不明确的恶性转化，如癌或肉瘤。后两种畸胎瘤有时候甲胎蛋白（AFP）和癌胚抗原（CEA）染色阳性。卵黄囊/内胚窦瘤由原始上皮细胞组成，形成松散的编织网状结构或紧密的片状结构，特征性的诊断结构为 PAS 染色阳性的Schiller-Duval小体，以及细胞质和细胞外存在 AFP 免疫组化染色阳性的嗜伊红小滴。绒癌由两种特征性的细胞构成，合胞体滋养层细胞和细胞滋养层细胞组成双层结构，这些细胞的 HCG 免疫组化染色强阳性。胚胎癌含有原始上皮细胞构成的片状或不完整腺体结构，有时 AFP 或 HCG 染色阳性。混合型生殖细胞瘤的最常见的构成成分是生殖细胞瘤，其次是成熟或不成熟的畸胎瘤[3]。近期的基因检测显示 50%以上的生殖细胞肿瘤出现 KIT/RAS 信号传导通路突变，19%患者出现 AKT/mTOR 通路突变以及其他一些基因功能失调[4]。

三、影像学表现

头部 CT/MRI 检查发现松果体区和鞍区占位病变为最常见的颅内生殖细胞肿瘤的影像学表现。生殖细胞肿瘤在 CT 平扫时表现为高密度或中等密度，增强扫描时呈均匀强化。MRI 扫描时，T1 权重像表现为等信号或稍低信号，T2 权重像表现为等信号或高信号。成熟畸胎瘤在普通 X 线平片上表现为边界清楚的肿物，在 CT 上表现为混杂密度，经常由大的囊性变和钙化区域。不成熟的畸胎瘤和恶性畸胎瘤与成熟型畸胎瘤有类似的影像学表现，但是囊性变和钙化区域的概率比成熟畸胎瘤小。恶性畸胎瘤的边界较模糊，有时伴有病灶周围水肿。卵黄囊肿瘤的边界不规则，平扫 CT 表现为等密度或低密度的肿块，增强扫描为不均匀强化，有时伴有病灶周围水肿区。MRI 对检测混合型生殖细胞瘤中的畸胎瘤成分非常有用，特别是脂肪成分[3]。

区别松果体区生殖细胞肿瘤和松果体实质细胞肿瘤的影像学特点是，松果体生殖细胞肿瘤通常表现为肿瘤包绕着钙化的松果体，而松果体实质细胞瘤的钙化表现为分散在肿瘤组织中小钙化灶。

全中枢增强 MRI 检查有助于发现脑膜播散和中枢轴种植病灶，对决定治疗方案和设计照射野有帮助。

四、临床表现

颅内生殖细胞肿瘤的发生率报道不一，占颅内肿瘤的 1%～3% 不等[5~7]，男性多于女性，约为 3∶1。发病高峰年龄为 10～30 岁。欧美国家，颅内生殖细胞肿瘤相对罕见，亚洲国家相对常见。它可以发生在大脑的任何部位，最常见的部位是松果体区（50%～60%）和鞍区（30%～40%），基底结和下丘部位（3%～5%）[3]。松果体区常见混合性生殖细胞肿瘤，而鞍区常见单纯生殖细胞肿瘤。颅内生殖细胞肿瘤可以单发，约有 10% 的肿瘤是多发的，如松果体区和鞍区同时发生或松果体区和脑室壁同时发生等。来自 MRI 影像学和尸检的证据表明鞍区生殖细胞肿瘤起源于垂体神经部（垂体后叶），它们沿下丘脑-垂体柄-垂体后叶生长，肿瘤生长到一定程度，压迫腺垂体（垂体前叶）导致垂体功能下降，导致生长激素、卵泡刺激素、促黄体生成素，以及垂体后叶素（升压素）等激素水平下降，同时可有泌乳素升高。

临床表现与梗阻性脑水肿，视通路受侵，肿瘤对其邻近结构和组织的压迫以及垂体功能受损所致的相关症状有关。主要表现为头痛，恶心和呕吐，嗜睡，复视，共济失调，偏瘫以及垂体功能受累等症状和体征。

颅内生殖细胞肿瘤脑脊液播散种植的概率文献报道为 7%～36%[8~9]。Shibamoto 等[10] 回顾性分析了 42 例颅内生殖细胞肿瘤脑脊液细胞学检查结果与临床特点的关系，42 例患者中 40 例接受了放射治疗，2 例只接受了化疗。42 例患者中 22 例脑脊液细胞学阳性（52%），其中有 8 例在确诊颅内生殖细胞肿瘤时发现有经脑脊液途径播散的病灶（脑室内/脊髓），而在 20 例脑脊液细胞学阴性的患者中，没有 1 例有脑脊液途径播散表现。在以后的随访中，脑脊液细胞学阳性的患者中有 4 例出现脑脊液途径播散（其中有 2 例是仅接受化疗的患者），而脑脊液细胞学阴性患者中只有 1 例出现脑脊液途径播散。

五、诊断及诊断依据

（一）根据临床表现提示颅内病变可能。

（二）CT/MRI 检查提示松果体区/鞍区占位病变，结合影像学特点考虑颅内生殖细胞肿瘤可能性。

（三）血液及脑脊液肿瘤标志物

β-HCG，AFP，CEA 等。

（四）鞍区肿瘤进行垂体功能检查

生长激素，卵泡刺激素，促黄体生成素，以及垂体后叶素，泌乳素等。

（五）脑脊液细胞学检查。

（六）如有可能，取得病理诊断，由于颅内生殖细胞肿瘤位置深在，一般难以手术切除和取得病理诊断，过去通常为临床诊断。现代微创神经外科技术和麻醉技术使得松果体区肿瘤的外科治疗取得了一定进步，获得病理诊断的机会增加。利用三维立体定向外科技术，可以使得松果体区肿瘤获得病理诊断的机会进一步提高。

六、治疗

（一）外科治疗

由于颅内生殖细胞肿瘤位置深在，一般难以手术切除，现代微创神经外科技术和麻醉技术使得松果体区肿瘤的外科治疗取得了一定进步。目前推荐的外科治疗手段为在从脑脊液肿瘤标志物和细胞学检查无法获得生殖细胞肿瘤的诊断时，通过外科途径获得组织病理学诊断，如果采用外科手段，由于生殖性的生殖细胞肿瘤对放射比较敏感，获得组织学诊断即可，无需追求全部切除肿瘤而增加手术难度和风险[11,12]。对于非生殖性的其他类型生殖细胞肿瘤，肿瘤切除非常必要，尤其是对那些放射抗拒的和外科能够治愈的肿瘤（如畸胎瘤，松果体实质细胞肿瘤）。

（二）放射治疗

由于颅内生殖细胞肿瘤的发生部位，以及神经外科技术条件的限制，试图活检或取得病理组织的手术带来的风险较大，放射治疗在颅内生殖性的生殖细胞肿瘤的治疗中占有重要位置，可以在没有病理诊断的情况下采用，肿瘤对放射治疗的敏感性和肿瘤标志物，影像学表现为诊断提供依据。可以采用诊断性放射治疗，尤其对松果体等深在部位的肿瘤，可以先设肿瘤局部小野照射20Gy后复查，如肿瘤消退或大部分消退，临床诊断生殖细胞肿瘤成立。非生殖性的其他类型肿瘤应尽可能手术后给予术后放化疗。

1. 放射治疗技术　颅内单纯生殖细胞肿瘤如果采用单纯放射治疗，全脑全脊髓预防照射+局部肿瘤区域推量照射为通常采用的照射技术。近年来对单纯放射治疗的照射范围和放疗与化疗联合应用时的照射范围存有一些争议，出现了一些新的趋势（图13-2-3），下面介绍目前常用的全脑全脊髓照射+肿瘤局部推量照射的技术。全脑全脊髓照射可以采用常规照射技术，参见本书第十六篇第四章髓母细胞瘤全脑全脊髓照射技术。也可以采用三维适形放射治疗、调强放射治疗和螺旋断层放射治疗技术。简要步骤如下：

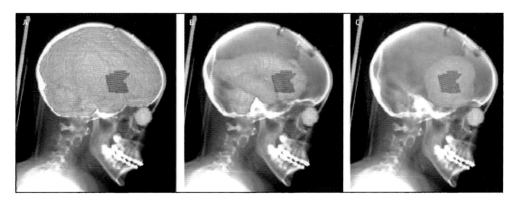

图13-2-3　Rogers 等[13]描述的全脑照射，全脑室照射和局部照射时靶区示意图

（1）在普通模拟机下确定体位，通常采用俯卧位，用真空袋固定，头垫船形枕，调整下颌和额部的位置，使外眦外耳孔连线垂直治疗床面，模拟机下摆正体中线，并在后背皮肤做出标记。面罩固定头部，同时在体部与真空袋的相应位置做出定位和摆位标记。

（2）CT模拟机按治疗体位扫描全脑全脊髓，层厚3~5mm。数据传输到计划系统工作站。

（3）靶区勾画和确认

（4）处方剂量确定

（5）治疗计划设计和评估确认

（6）治疗计划验证和实施

2. 靶区确定

（1）脑全脊髓预防照射靶区，CT模拟获得的影像上勾画整个全脑和全脊髓范围包括蛛网膜下腔（CTV2），注意不要遗漏前颅窝底（筛板区）。CTV2外放0.5cm形成PTV2。

（2）肿瘤推量照射区，治疗前大体肿瘤区外放1.5~2.0 cm为CTV1或者全脑室为CTV1，CTV1外放0.5cm形成PTV1。

3. 照射剂量 全脑全脊髓照射预防照射通常给予全脑 30~36Gy，全脊髓 24~30Gy。根据患者年龄大小给予适当调整，小于 6 岁儿童给予 18~24Gy 或者合并使用化疗（下述）。

肿瘤推量区剂量在 40~54Gy 左右，根据肿瘤对放射治疗的反应以及可能获得的肿瘤为非生殖性的证据，可以适当提高照射剂量到 60Gy。

中国医学科学院肿瘤医院对颅内多灶单纯生殖细胞肿瘤给予全脑全脊髓螺旋断层放射治疗技术，图 13-2-4 为靶区勾画代表性层面。

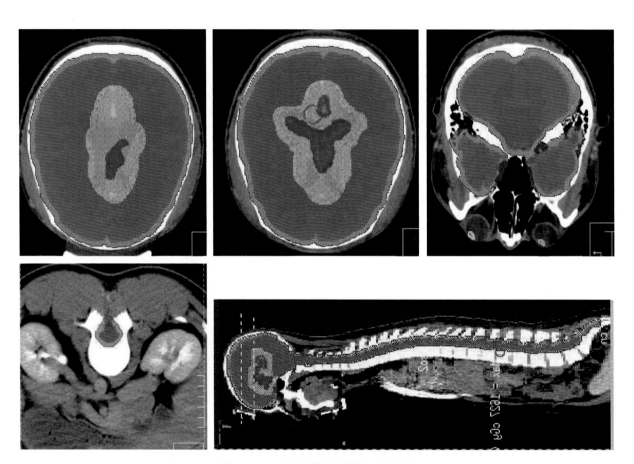

图 13-2-4 全脑全脊髓照射靶区示意图

注：红色区域 GTV；绿色区域 CTV1（肿瘤外方 2.0cm，包括全脑室）；黄色区域 PTV1；紫色区域 CTV2（全脑全脊髓）；蓝色区域 PTV2。

3. 颅内单纯生殖细胞肿瘤单纯放射治疗的疗效 放射治疗在颅内单纯生殖细胞肿瘤的治疗中取得了非常满意的疗效，5 年和 10 年生存率达到 90% 以上。

全中枢轴照射是否必要？

全脑全脊髓照射以往是颅内单纯生殖细胞肿瘤通常采用的技术，主张全脑全脊髓照射的作者从治疗的疗效看，认为该技术非常成功，5 年生存率已达到 90% 以上[9,14,15]。Haddock 等[16] 分析了 Mayo Clinic 中心 1935~1993 年收治的 48 例病理证实的颅内单纯生殖细胞肿瘤的失败模式和疗效，2/3 的患者是 1973 年以后治疗的。12 例接受全中枢照射，11 例接受全脑照射，24 例接受部分脑照射。原发肿瘤中位剂量 44 Gy，中位随访 5.5 年，5 年和 10 年总生存率为 80%，1973 年以后（CT 引入临床后）的患者 5 年，10 年生存率为 91%，而 1973 年以前收治的患者为 63%。在 1973 年以后收治 31 例有确切照射范围的患者中，11 例部分脑照射者 5 年脊髓失败率 49%，而接受全脑和全中枢照射的患者中没有脊髓失败者。接受部分脑照射者的脑实质失败率也高于全脑和全中枢照射的患者（45% vs 6%，$P=0.01$），照射剂量低于40Gy者与高于40Gy者相比，5年脑实质失败分别为52%和11%，$P=0.002$。作者的结论认为有病理证实的颅内单纯生殖细胞肿瘤单纯放射治疗的疗效很好，照射范围应该包括全脑或全中枢，原发灶照射剂量应该高于40 Gy。

Bamberg 等[17]报告了一项多中心前瞻性研究—MAKEI 83/86/89，该研究的目的是探索降低照射剂量在颅内单纯生殖细胞肿瘤治疗中的疗效。1983~1993年，60例病理和细胞学证实的生殖细胞肿瘤进入研究，照射范围为全中枢预防和局部推量。在 MAKEI 83/86 研究中（11例）全中枢预防36Gy，肿瘤局部推量14 Gy；在 MAKEI 89 研究中（49例）全中枢预防30Gy，肿瘤局部推量15Gy。结果显示所有的患者均达到完全缓解。5年无复发生存率为91.0%+/-3.9%，5年总生存率为93.7%+/-3.6%。5例患者出现复发，1例在脊髓，4例在中枢神经系统以外的部位。共60例患者中，18例为转移患者，全中枢预防和局部推量后无失败。作者认为全中枢照射30Gy，原发灶45Gy能够取得良好疗效。近期报道的 SIOP CNS GCT 96 研究[12]探索对局限的单纯生殖细胞肿瘤采用降低剂量的全中枢预防照射24Gy和肿瘤推量16 Gy治疗125例或者2周期VP-16联合卡铂交替2周期VP-16联合IFO序贯局部照射40Gy治疗65例，转移的单纯生殖细胞肿瘤采用降低剂量的全中枢预防照射24Gy和肿瘤推量16Gy治疗45例，其中17例转移的患者联合化疗，结果显示125例局限单纯生殖细胞肿瘤全中枢预防照射后仅4例出现失败，并在原发肿瘤区内。45转移患者，无疾病进展生存100%，5年无事件生存98%，5年总生存98%。

由于颅内单纯生殖细胞肿瘤一部分发生在儿童和青少年，全脑全脊髓照射对儿童和青少年的生长和发育带来影响；肿瘤对放射治疗敏感，而且随着影像诊断技术的进步，我们能够较早的发现小的转移灶，关于颅内生殖细胞肿瘤脑脊液播散率也随时间的变迁而下降，尽管关于局限性的颅内生殖细胞肿瘤在没有接受全中枢预防照射作为一线治疗时，这些患者的自然病程知之甚少，Brada 等[8]就这一问题复习了1988年以前发表的文献，共收集到了202例局限性患者，其中有143例为接受脊髓预防照射，18例（13%）记录到了单个的脊髓复发，发表于1980年以前的文献中共有70例患者，脊髓复发率21%，而1980年以后发表的文献中的73例患者只有3例复发（4%）。接受全脑照射加肿瘤局部推量照射的患者的总复发率为4%，与接受全中枢预防照射的患者的失败率（5%）相似。Rogers 等[18]复习了在现代诊断，手术，放射治疗技术和条件下，不同照射范围的失败模式。作者收集了1988年以后发表的文献，共有788例患者满足研究要求。343例患者接受了全中枢预防照射，除1例患者以外，全部获得原发肿瘤控制，4例（1.2%）患者出现脊髓复发，全中枢照射组总共有13例（3.8%）复发，超过一半发生在中枢轴以外；278例患者接受全脑或/全脑室照射+局部推量照射技术，局部控制率97.5%，孤立的脊髓复发率为2.9%，与接受全中枢预防照射的患者没有差异，这部分患者总的复发率为7.6%；133例患者仅接受局部照射，局部复发率6.8%，孤立的脊髓复发率为11.3%，是全脑/全脑室照射患者的4倍，总的复发率为23.3%。作者认为全脑照射或/全脑室照射+局部肿瘤推量照射技术对局限性的颅内生殖性的生殖细胞肿瘤是比较合适的。

加利福尼亚大学和斯坦福大学在松果体区生殖性的生殖细胞肿瘤的治疗上有所区别，前者采用全脑室照射，后者通常采用全中枢照射加局部推量技术，Haas-Kogan 等[19]分析了两所医院治疗的93例患者中，5年生存率和无进展生存率分别为93%和88%，两种照射范围在总生存和失败模式上没有差异。作者认为对于局灶性的单纯生殖细胞肿瘤而言，全中枢轴照射并无优势，采用单纯放射治疗时，推荐的照射技术为全脑室照射+原发肿瘤推量到45~50Gy。目前，马萨诸塞州综合医院所采用的方式为全脑或全脑室25.5Gy（1.5 Gy/d），局部推量方式为立体定向放射治疗，总剂量推倒45~50Gy。

Shirato 等[20]根据51例颅内单纯生殖细胞肿瘤的放射治疗情况和疗效得出结论：对于有病理证实的松果体区单纯生殖细胞肿瘤，在三维适形放射治疗条件下，照射范围包括全脑室，给予总剂量DT40Gy是合理的。

Tseng 等[21]分析了 1990~1999 年收治的 30 例接受单纯放射治疗的患者，中位年龄 16 岁。照射范围包括全中枢的 10 例，全脑 8 例，肿瘤局部 12 例。全中枢的中位剂量为 30.6 Gy，脑部肿瘤剂量为 50.4Gy。有 9 例患者接受了化疗。30 例患者中，7 例失败。12 例接受部分脑照射的有 5 例复发，是否接受化疗对这组患者的失败没有影响。接受全脑或全中枢照射的只有 2 例失败。作者认为，部分脑照射失败率高，全脑照射加局部推量照射可获得良好的肿瘤控制率。

Shikama 等[22]收集了 6 个研究单位从 1980~2001 年收治的 180 例颅内单纯生殖细胞肿瘤，分析了脊髓照射对治疗结果的影响。单发肿瘤 129 例，多发肿瘤 51 例，114 例患者接受了局部+全脑或全脑照射，66 例患者接受了全中枢照射，55 例患者接受了化疗。全组 8 年总生存率和无瘤生存率分别为 91% 和 89%，原发灶，颅内，脊髓的 8 年复发率分别为 1%，6% 和 6%。多因素回归分析表明脊髓照射对无瘤生存率的贡献很小。

目前的趋势是，对于病理证实的单发颅内单纯生殖细胞肿瘤，全脑或脑室照射（30~36Gy）+局部肿瘤推量照射（14~20Gy）是合适的选择。

（三）化疗

尽管颅内单纯生殖细胞肿瘤的放射治疗取得了比较好的疗效，由于发病年龄偏小，有一部分发生在儿童和青少年，放射治疗的副作用如生长发育和对垂体内分泌轴的影响，得到较多关注，化疗在颅内单纯生殖细胞肿瘤的治疗中的作用有比较多的探索，报道了多种有效的药物，包括顺铂，卡铂，博来霉素，环磷酰胺等，联合用药通常为顺铂和 VP-16。Kellie 等[23]报道了 20 例颅内生殖性的生殖细胞肿瘤以化疗为主的方案的治疗结果，化疗方案为顺铂/VP-16/环磷酰胺/博来霉素与卡铂/VP-16/博来霉素交替使用，部分 PR 患者接受放射治疗作为挽救治疗。在 17 例可以评价疗效的病例中，16 例有效，有效率为 94%，5 年生存率为 75%，无瘤生存率 36%。该研究认为化疗为主的治疗有效，但远期疗效差，并且治疗相关的副作用大[24]。目前多数作者认为单纯化疗不能作为颅内单纯生殖细胞肿瘤的标准治疗手段[25]。

（四）放化疗综合治疗时照射野和剂量的研究

Silvani 等[26]报道了 18 例颅内单纯生殖细胞肿瘤接受诱导化疗（顺铂/长春花碱-博来霉素）3~4 周期，对于孤立的单纯生殖细胞肿瘤照射范围为大体肿瘤，5 例多灶性的单纯生殖细胞肿瘤的照射范围为全脑室照射，单个播散性单纯生殖细胞肿瘤的照射范围为全中枢照射，照射剂量为 30Gy，中位随访 55 月，18 例患者均无瘤生存。

Shirato 等[27]分析了 27 例颅内单纯生殖细胞肿瘤在手术和化疗后，放射治疗时照射野的边界对局部控制的影响。CTV 的范围是大体肿瘤在二维方向上外放 2.0cm，90% 等剂量曲线包括 CTV，处方剂量 24Gy. 多灶性肿瘤采用全脑室照射，播散性肿瘤采用全中枢照射。18 例单发肿瘤，实际测量后 CTV 外放边界≤1.5cm 的患者中有 6 例复发，9 例接受全脑和全中枢照射者无复发。作者认为诱导化疗后的患者，最小的照射范围应该是全脑室照射。

北京天坛医院[28]报告 39 例放疗和化疗综合治疗颅内单纯生殖细胞肿瘤的结果，24 例位于松果体区，4 例位于鞍上区，11 例为多灶性（8 例位于松果体区和鞍上区，3 例位于松果体区和脑室系统内）化疗方案为 2 周期的长春新碱/甲氨蝶呤/博来霉素/顺铂，化疗后 1~2 月接受放射治疗，照射范围为肿瘤局部照射，剂量为 25~35Gy。在随访过程中，只有 2 例复发。

Aoyama 等[29]报道了诱导化疗+低剂量累及野照射的结果，33 例病理证实的颅内单纯生殖细胞肿瘤，其中 16 例为单纯生殖细胞肿瘤，11 例合并有 HCG 分泌功能，还有 6 例为混合细胞性。单发的单纯生殖细胞肿瘤的化疗方案为顺铂+VP-16，其他类型肿瘤的化疗方案为异环磷酰胺+顺铂+Vp-16。放射治疗剂量为单纯生殖细胞肿瘤 24Gy，其他类型肿瘤 40~45 Gy。照射野为局部累及野，对于含有高度恶性成分的生殖细胞肿瘤照射野为全中枢照射。全组 5 年总生存率，无复发生存率分别为 93% 和 69%，单纯生殖细胞肿瘤组 5 年总生存率，无复发生存率分别为 100% 和 86%，合并有 HCG 升高的患者 5 年总生存率，无复发生存率分别 75%，和 44%，作者认为对单纯生殖细胞肿瘤而言，诱导化疗后，采用局部累及野给予原发肿瘤 24Gy/12 次的方案能够取得很好的疗效。Kitamura 等[30]也有类似的报道。

日本儿童脑肿瘤研究组开展了一项 II 期临床研究，治疗方案是先手术减瘤并获得病理诊断。术后给予化疗和放疗的序贯治疗。化疗方案：方案一，卡铂 450mg/m^2，第 1 天，VP-16 150 mg/m^2，第 1~3 天。方案二，异环磷酰胺（900 mg/m^2）+顺铂（20mg/m^2）+VP16（60 mg/m^2）第 1~5 天，4 周为一个周期，诱导化疗 3 周期。单纯生殖细胞肿瘤患者接受第一化疗方案，放射治疗为局部扩大野（2000 年后修改为照射野包括原发肿瘤和松果体区，鞍区，侧脑室和第三脑室），放射剂量 24Gy。预后中等的（含有绒毛膜促性腺激素成分的生殖细胞肿瘤，不成熟畸胎瘤，畸胎瘤合并有恶性转化，主要由生殖细胞瘤或畸胎瘤成分构成的混合肿瘤）者，接受第一化疗方案，放射治疗为局部扩大野 30 Gy，肿瘤原发灶推量 20Gy。放射治疗后每 3~4 月接受一程化疗，总共 5 个疗程。预后差的患者（绒癌，卵黄囊肿瘤，胚胎癌，其他混合型生殖细胞肿瘤）接受第二化疗方案，放射治疗为全脑全脊髓 30Gy 照射，局部扩大野推量 30Gy。放射治疗后每 3~4 月接受一程第二方案化疗，总共 5 个疗程。入组 75 例单纯生殖细胞肿瘤，5 年总生存 98%，5 年无病生存 88%，局部扩大野 6%复发，2000 年后修改的局部限制野 28%复发，也提示化疗联合放疗时，靶区要包括脑室旁[31,32]。

最近两个大样本研究[7,33]比较全中枢预防照射和化疗联合局部照射。其中 SIOP 研究[7]，125 例行全中枢照射，65 例行联合治疗，两组 5 年无事件生存和总生存无差异，而 5 年无进展生存（前者97%，后者 88%），125 例中仅 4 例复发，65 例中 7 例失败，其中 6 例在照射野外的脑室区。韩国的研究中[33]，也显示联合治疗组中无复发生存较全中枢照射组要低，复发主要位于脑室旁。

对于局限的颅内单纯生殖细胞肿瘤，建议全脑室照射。对于脑膜播散的颅内单纯生殖细胞肿瘤，全中枢照射联合局部推量仍是标准，尽管北美建议化疗后全中枢照射联合局部推量。然而，对于多发颅内单纯生殖细胞肿瘤，既往治疗按脑膜播散处理，近年越来越倾向化疗联合全脑室照射。目前正在开展 SIOP CNS GCT II 研究化疗联合放疗，照射范围包括原发灶，剂量降低至 24 Gy。另外 COG 开展了 ACNS 1123 临床研究，诱导化疗联合放射治疗，放射治疗为全中枢 18Gy 俩和原发灶推量 12Gy。

七、HCG 阳性与预后的关系

含有合胞滋养层巨细胞成分的颅内生殖细胞肿瘤（germinoma with STGC）具有 β-HCG 分泌功能，大多数研究报道它的预后比单纯生殖细胞肿瘤差[27,29,34]。

Inamura 等[35]比较了脑脊液 HCG 阳性和血清 HCG 阳性时，在同样治疗条件下复发率是否有差别，7 例血清 HCG 阳性和 5 例只有脑脊液阳性的患者的复发率相似，应该给予比单纯生殖细胞肿瘤更强烈的治疗。而 Utsuki 等[34]报道的 30 例患者中，颅内单纯生殖细胞肿瘤 13 例（第一组），颅内生殖细胞肿瘤合并血清 HCG/β-HCG 阳性 13 例（第二组），合并脑脊液 HCG/β-HCG 阳性 6 例（第三组）。第一组和第 3 组 10 年生存率相同为 100%，而第二组只有 69.2%，无复发生存率三组分别为92.3%，69.2%，83.3%。第二组的肿瘤复发率为 30.8%，明显高于其他两组，提示血清 HCG/β-HCG 阳性患者预后差。

Nishizaki 等[36]比较了合并有分泌肿瘤标志物功能的生殖细胞肿瘤脑脊液播散的情况，19 例患者分为 3 组，第一组，AFP 和 HCG 阴性组，第二组，AFP 和 HCG 轻微升高组（小于 10 倍），第三组，AFP 和 HCG 显著升高组（大于 10 倍）。第一组没有中枢轴的播散，第二组有 4 例肿瘤全部或部分切除者，没有中枢轴播散和肿瘤复发，另外 4 例只接受了放化疗（2 例）和部分切除的（2 例）均出现中枢轴播散。而且第二组大多数患者在初程治疗后 10 月内出现中枢轴播散。第三组，在诊断时就有中枢轴播散。

日本儿童肿瘤研究组的 II 期研究中，合并 HCG 升高的生殖细胞肿瘤，单纯放疗 5 年总生存 62%，化疗联合放疗 5 年总生存 92.9%，建议化疗联合足够剂量的放疗能达到很好的肿瘤控制[31]。

也有作者认为在根治性放射治疗条件下两者的预后没有差别[14,37,38]，全组有 29 例接受全中枢轴照射，单纯生殖细胞肿瘤患者原发灶剂量为 46.4 Gy，合并有 HCG 水平升高的原发灶剂量为 47.5 Gy。

总体看来，颅内生殖细胞肿瘤合并有血清 HCG 水平升高者，预后比单纯生殖细胞肿瘤差，局部和中枢轴复发率高，需要比颅内单纯生殖细胞肿瘤更为有效的治疗，如照射范围和剂量应该比没有 HCG 水平升高者大，在合适的照射技术和剂量条件下，仍然可以获得较好的疗效。

八、成人生殖性的生殖细胞肿瘤

约 30% 不到的生殖细胞瘤发生于成人。目前有关成人生殖细胞肿瘤报道局限于小样本的研究。Silvani 等[39]报道 18 例接受 3 周期顺铂+VLB+BLM 序贯 30 Gy 放疗，放疗靶区包括局部照射、全脑室或者全中枢照射，中位年龄 21 岁（18~51 岁），所有患者无复发，随访中，无认知功能下降。法国[40]报道了 10 例 18~40 岁成人生殖细胞肿瘤，3~4 个周期 VP-16 联合顺铂治疗后，5 例患者全中枢照射，5 例患者局部照射，中位随访 46 月，所有患者无瘤生存，2 例患者出现记忆功能下降。Foote 等[41]利用同步加量技术治疗 10 例成人患者，全中枢照射 25 Gy/（1.25 Gy·20 次），同步肿瘤区加量 0.75Gy/次，共 40Gy/20 次，中位随访 10.9 你那，所有患者无复发，无认知功能下降。考虑儿童和青少年生殖性的生殖细胞肿瘤在分期完善检查后不照射全中枢或者全脑，荷兰神经肿瘤研究组正在开展研究，入组 18 岁以上患者，全脑室照射 24Gy，肿瘤局部加量 16Gy。

九、非生殖性的生殖细胞肿瘤（non-germinomatous Germ Cell Tumor）

颅内生殖细胞肿瘤除生殖性的生殖细胞肿瘤外，另外一类为非生殖性的生殖细胞肿瘤，包括 WHO 分型中除单纯生殖细胞肿瘤以外的其他类型肿瘤，如畸胎瘤，绒癌，卵黄囊/内胚窦肿瘤，胚胎癌和由上述各种肿瘤细胞混合而成的混合性生殖细胞肿瘤。除成熟畸胎瘤预后较好外，单纯放疗疗效很差，总生存率 10%~30%，单纯化疗疗效稍好，然而 40%~60% 的患者出现复发。Jennings 等[42]报道的 216 例颅内生殖细胞肿瘤中，大部分非生殖细胞瘤的生殖细胞肿瘤存活不超过 3 年。Matsukado 等[43]分析日本颅内生殖细胞肿瘤研究组的结果显示中位生存期为 18 月，45% 的患者有脑脊液系统播散。颅内非生殖性的生殖细胞肿瘤需要更为有效的治疗，术后放化疗综合治疗已经成为常用治疗手段。日本的一个研究结果显示采用顺铂+长春花碱+博来霉素（PVB）化疗方案，取得了 2 年生存率为 67.6% 的效果，比单纯放射治疗的 46.5% 有较大提高。另外，颅内非生殖性的生殖细胞肿瘤需要的照射剂量比单纯生殖细胞瘤的剂量高，根据术后残存情况，应该给予 55~60Gy。德国/意大利正在开展的研究以顺铂为基础的化疗联合放疗。对于放疗的靶区，有研究中化疗联合局部放疗取得了较好疗效，但更多的研究中靶区外复发增多。目前，建议对于非生殖性的生殖细胞肿瘤，建议全中枢照射（30~36Gy）以及局部推量至 54Gy 以上，对于部分预后很好的患者，可考虑全脑室照射 30~36Gy 后局部推量至 54Gy 以上。

十、照射技术和正常组织毒性

随着调强放射治疗技术和质子治疗的应用，有研究显示调强放射治疗较三维适形放射治疗减少正常组织的照射[44,45]。质子较调强放射治疗更进一步降低全脑平均剂量，调强放射治疗的平均剂量 15.7 Gy，质子三维适形技术下平均剂量 10 Gy，而质子调强放射治疗的全脑平均剂量仅 9.4 Gy[46]，但质子治疗仍无法保护脑室周围海马区域，该区域与神经认知功能紧密关联。到目前仅 1 个研究评价目前化疗联合降低剂量全脑室照射下，正常组织的毒性损伤，该研究中未见认知功能、社会功能和情感功能的下降[47]。

十一、预后分类

根据收集到的颅内生殖细胞肿瘤的治疗结果，颅内生殖细胞肿瘤的预后可以分为 3 类，见表 13-2-4。

表 13-2-4 颅内生殖细胞肿瘤的预后分类

分 组	肿瘤类型
预后良好组	
	单纯生殖细胞肿瘤
	成熟畸胎瘤
预后中等组	
	含有合胞滋养层巨细胞生殖细胞肿瘤
	未成熟畸胎瘤
	畸胎瘤合并有恶性转化
	主要由单纯生殖细胞肿瘤和畸胎瘤构成的混合型肿瘤
预后不良组	
	绒癌
	卵黄囊肿瘤
	胚胎癌
	主要由绒癌，卵黄囊肿瘤，胚胎癌组成的混合型肿瘤

参 考 文 献

1. Matsutani M，Sano K，Takakura K，et al. Primary intracranial germ cell tumors：a clinical analysis of 153 histologically verified cases. J Neurosurg，1997，86：446-455.

2. Glenn OA，Barkovich AJ. Intracranial germ cell tumors：a comprehensive review of proposed embryologic derivation. Pediatr Neurosurg，1996，24：242-251.

3. Matsutani M. Clinical management of primary central nervous system germ cell tumors. Semin Oncol，2004，31：676-683.

4. Wang LH，Yamaguchi S，Bursetin MD，et al. Novel somatic and germline mutations in intracranial germ cell tumours. Nature，2014，511：241-257.

5. The Committee of Brain Tumor Registry of Japan：Report of Brain Tumor Registry of Japan（1969~1993）. Neurol Med Chir（Tokyo），2000，40：5（S）.

6. CBTRUS：1996 Annual Report. Hinsdale，IL：Central Brain Tumor Registry of the United States，1997.

7. 姚斌，李健娟，刘学，等. 原发颅内生殖细胞瘤的临床特点. 中华内科杂志，2005，44：840-843.

8. Brada M，Rajan B. Spinal seeding in cranial germinoma. Br J Cancer，1990，61：339-340.

9. Maity A，Shu HK，Janss A，et al. Craniospinal radiation in the treatment of biopsy-proven intracranial germinomas：twenty-five years' experience in a single center. Int J Radiat Oncol Biol Phys，2004，58：1165-1170.

10. Shibamoto Y，Oda Y，Yamashita J，et al. The role of cerebrospinal fluid cytology in radiotherapy planning for intracranial germinoma. Int J Radiat Oncol Biol Phys，1994，29：1089-1094.

11. Sawamura Y，de Tribolet N，Ishii N，et al. Management of primary intracranial germinomas：diagnostic surgery or radical resection？ J Neurosurg，1997，87：262-266.

12. Calaminus G，Kortmann R，Worch J，et al. SIOP CNS GCT 96：final report of outcome of a prospective，multinational

nonrandomized trial for children and adults with intracranial germinoma, comparing craniospinal irradiation alone with chemotherapy followed by focal primary site irradiation for patients with localized disease. Neuro Oncol, 2013, 15：788-796.

13. Rogers SJ, Mosleh-Shirazi MA, Saran FH. Radiotherapy of localised intracranial germinoma: time to sever historical ties? Lancet Oncol, 2005, 6：509-519.

14. Ogawa K, Shikama N, Toita T, et al. Long-term results of radiotherapy for intracranial germinoma: a multi-institutional retrospective review of 126 patients. Int J Radiat Oncol Biol Phys, 2004, 58：705-713.

15. Wong LC, Yang TL, Gao F, et al. Intracranial germ cell tumour: experience of a Singaporean institution over 11-year period. Singapore Med J, 2002, 43：182-188.

16. Haddock MG, Schild SE, Scheithauer BW, et al. Radiation therapy for histologically confirmed primary central nervous system germinoma. Int J Radiat Oncol Biol Phys, 1997, 38：915-923.

17. Bamberg M, Kortmann RD, Calaminus G, et al. Radiation therapy for intracranial germinoma: results of the German co-operative prospective trials MAKEI 83/86/89. J Clin Oncol, 1999, 17：2585-2592.

18. Wolden SL, Wara WM, Larson DA, et al. Radiation therapy for primary intracranial germ-cell tumors. Int J Radiat Oncol Biol Phys, 1995, 32：943-949.

19. Haas-Kogan DA, Missett BT, Wara WM, et al. Radiation therapy for intracranial germ cell tumors. Int J Radiat Oncol Biol Phys, 2003, 56：511-518.

20. Shirato H, Nishio M, Sawamura Y, et al. Analysis of long-term treatment of intracranial germinoma. Int J Radiat Oncol Biol Phys, 1997, 37：511-515.

21. Tseng CK, Tsang NM, Wei KC, et al. Radiotherapy to primary CNS germinoma: how large an irradiated volume is justified for tumor control? J Neurooncol, 2003, 62：343-348.

22. Shikama N, Ogawa K, Tanaka S, et al. Lack of benefit of spinal irradiation in the primary treatment of intracranial germinoma: a multiinstitutional, retrospective review of 180 patients. Cancer, 2005, 104：126-134.

23. Kellie SJ, Boyce H, Dunkel IJ, et al. Primary chemotherapy for intracranial nongerminomatous germ cell tumors: results of the second international CNS germ cell study group protocol. J Clin Oncol, 2004, 22：846-853.

24. Kellie SJ, Boyce H, Dunkel IJ, et al. Intensive cisplatin and cyclophosphamide-based chemotherapy without radiotherapy for intracranial germinomas: failure of a primary chemotherapy approach. Pediatr Blood Cancer, 2004, 43：126-133.

25. de Silva NS, Cappellano AM, Diez B, et al. Primary chemotherapy for intracranial germ cell tumors: results of the third international CNS germ cell tumor study. Pediatr Blood Cancer, 2010, 54：377-383.

26. Silvani A, Eoli M, Salmaggi A, et al. Combined chemotherapy and radiotherapyfor intracranial germinomas in adult patients: a single-institution study. J Neurooncol, 2005, 71：271-276.

27. Shirato H, Aoyama H, Ikeda J, et al. Impact of margin for target volume in low-dose involved field radiotherapy after induction chemotherapy for intracranial germinoma. Int J Radiat Oncol Biol Phys, 2004, 60：214-217.

28. 申戈, 罗世祺. 联合化疗和放射治疗颅内生殖细胞瘤的远期疗效观察. 中华医学杂志, 2003, 83：198-200.

29. Aoyama H, Shirato H, Ikeda J, et al. Induction chemotherapy followed by low-dose involved-field radiotherapy for intracranial germ cell tumors. J Clin Oncol, 2002, 20：857-865.

30. Kitamura K, Shirato H, Sawamura Y, et al. Preirradiation evaluation and technical assessment of involved-field radiotherapy using computed tomographic (CT) simulation and neoadjuvant chemotherapy for intracranial germinoma. Int J Radiat Oncol Biol Phys, 1999, 43：783-788.

31. Matsutani M; Japanese Pediatric Brain Tumor Study Group. Combined chemotherapy and radiation therapy for CNS germ cell tumors-the Japanese experience. J Neurooncol, 2001, 54：311-316.

32. Matsutani M. Pineal germ cell tumors. Prog Neurol Surg, 2009, 23：76-85.

33. Eom KY, Kim IH, Park CI, et al. Upfront chemotherapy and involved-field radiotherapy results in more relapses than extended radiotherapy for intracranial germinomas: modification in radiotherapy volume might be needed. Int J Radiat Oncol Biol Phys, 2008, 71：667-671.

34. Utsuki S, Oka H, Tanaka S, et al. Long-term outcome of intracranial germinoma with hCG elevation in cerebrospinal fluid but not in serum. Acta Neurochir (Wien), 2002, 144：1151-1154.

35. Inamura T, Nishio S, Ikezaki K, et al. Human chorionic gonadotrophin in CSF, not serum, predicts outcome in germinoma. J Neurol Neurosurg Psychiatry, 1999, 66：654-657.

36. Nishizaki T, Kajiwara K, Adachi N, et al. Detection of craniospinal dissemination of intracranial germ cell tumours based on serum and cerebrospinal fluid levels of tumour markers. J Clin Neurosci, 2001, 8：27-30.

37. Shin KH, Kim IH, Choe G. Impacts of elevated level of hCG in serum on clinical course and radiotherapy results in the histology-confirmed intracranial germinomas. Acta Oncol, 2001, 40：98-101.

38. Shibamoto Y, Takahashi M, Sasai K. Prognosis of intracranial germinoma with syncytiotrophoblastic giant cells treated by radiation therapy. Int J Radiat Oncol Biol Phys, 1997, 37：505-510.

39. Silvani A, Eoli M, Salmaggi A, et al. Combined chemotherapy and radiotherapy for intracranial germinomas in adult patients：a single-institution study. J Neurooncol, 2005, 71：271-276.

40. Calugaru V, Taillibert S, Lang P, et al. Neoadjuvant chemotherapy followed by radiotherapy adapted to the tumor response in the primary germinoma of the central nervous system：experience of the Pitie-Salpetriere Hospital and review of literature. Cancer Radiother, 2007, 11：122-128.

41. Foote M, Millar BA, Sahgal A, et al. Clinical outcomes of adult patients with primary intracranial germinomas treated with low-dose craniospinal radiotherapy and local boost. J Neurooncol, 2010, 100：459-463.

42. Jennings MT, Gelman R, Hochberg F. Intracranial germ-cell tumors：natural history and pathogenesis. J Neurosurg, 1985, 63：155-167.

43. Matsukado Y. Japanese Intracranial Germ Cell Tumor Study Group：Cisplatin, vinblastine, bleomycin（PVB）combination chemotherapy in the treatment of intracranial malignant germ cell tumors—A preliminary report of phase II study（in Japanese）. Jpn J Cancer Clin, 1986, 32：1387-1393.

44. Chen MJ, Santos Ada S, Sakuraba RK, et al. Intensity-modulated and 3D-conformal radiotherapy for whole-ventricular irradiation as compared with conventional whole-brain irradiation in the management of localized central nervous system germ cell tumors. Int J Radiat Oncol Biol Phys, 2010, 76：608-614.

45. Sakanaka K, Mizowaki T, Hiraoka M. Dosimetric advantage of intensity-modulated radiotherapy for whole ventricles in the treatment of localized intracranial germinoma. Int J Radiat Oncol Biol Phys, 2012, 82：e273-280.

46. MacDonald SM, Trofimov A, Safai S, et al. Proton radiotherapy for pediatric central nervous system germ cell tumors：early clinical outcomes. Int J Radiat Oncol Biol Phys, 2011, 79：121-129.

47. O'Neil S, Ji L, Buranahirum C, et al. Neurocognitive outcomes in pediatric and adolescent patients with central nervous system germinoma treated with a strategy of chemotherapy followed by reduced-dose and volume irradiation. Pediatr Blood Cancer, 2011, 57：669-673.

第三章 椎管内肿瘤

肖建平

本节介绍原发性椎管内常见肿瘤及椎管转移瘤。椎管内肿瘤也称为脊髓肿瘤，分为髓内肿瘤及髓外肿瘤，髓外肿瘤又分为髓外硬脊膜下肿瘤，硬脊膜外肿瘤。脊髓肿瘤年发生率为 0.9/10 万人～2.5/10 万人，包括发生于椎管内的各种组织如神经根、硬脊膜、血管、脊髓及脂肪组织的原发性和继发性肿瘤。肿瘤部位以胸段及颈段较多，男女性之比为 1.6：1。

一、分类

分为原发性及继发性。原发性椎管内肿瘤可以为良性（如血管瘤）也可以为恶性。

（一）按肿瘤起源分类

1. 原发性　起源于椎管本身的组织，如神经鞘瘤、脊膜瘤和胶质瘤等，占椎管内肿瘤总数的75%～95%。

2. 继发性　由椎管外肿瘤入侵椎管内所致，占椎管内肿瘤总数的 5%～25%。

（二）按解剖部位分类

1. 颈段肿瘤　占 13%～26%。

2. 胸段肿瘤　占 42%～67%。

3. 腰骶段肿瘤　占 12%～28%。

（三）按肿瘤解剖层次分类：

1. 髓内肿瘤　占椎管内肿瘤的 20%左右，以室管膜瘤和血管网状细胞瘤最为多见。

2. 髓外肿瘤　共占椎管内肿瘤的 80%左右。

（1）硬脊膜内肿瘤　主要为神经鞘瘤和脊膜瘤。

（2）硬脊膜外肿瘤　多数为恶性肿瘤，如肉瘤、转移瘤和脊索瘤；若为良性，则以脂肪血管瘤常见。

（四）按肿瘤病理分类

1. 神经鞘瘤　占椎管内肿瘤的 23%～43%，居首位。好发于 20～40 岁，绝大多数位于髓外硬脊膜内。一般病程缓慢，可出现典型的脊髓半切综合征。

2. 脊膜瘤　占椎管内肿瘤的 9%～22%，居第 2 位。好发于 20～50 岁，多数位于髓外硬脊膜下。临床症状酷似神经鞘瘤，但病程可波动。

3. 神经胶质瘤　占椎管内肿瘤的 20%左右，居第 3 位。好发于 20～50 岁，绝大多数位于髓内，包括室管膜瘤、星形细胞瘤、少枝胶质细胞瘤和多形性胶质母细胞瘤等。需与之鉴别的有囊肿、皮样囊肿、畸胎瘤和脊索瘤等。

（1）胚胎残余肿瘤　占椎管内肿瘤的 6%~10%，包括上皮样。

（2）血管性肿瘤　占椎管内肿瘤的 6%~8%，包括静脉性血管瘤、海绵状血管瘤和血管网状细胞瘤。

（3）转移瘤　占椎管内肿瘤的 6%~7%，好发于中年以上，绝大多数位于硬脊膜外。病程进展快，常出现弛缓性瘫痪，括约肌功能障碍严重，可有椎骨破坏。

（4）肉瘤　占椎管内肿瘤的 5%，包括神经纤维肉瘤、网织细胞肉瘤和淋巴肉瘤等。绝大多数位于硬脊膜外。

（5）脂肪瘤　约占椎管内肿瘤的 1%。好发于 20~30 岁，绝大多数位于软脊膜下，病程缓慢。

（6）其他肿瘤　如神经母细胞瘤和骨髓瘤等，约占椎管内肿瘤的 6%。

二、临床表现

临床表现通常取决于脊神经受压及椎体结构破坏的程度。大小便失禁和鞍区感觉减弱被视为肿瘤压迫脊髓的危险标志。其他脊髓压迫症状包括下肢肌力减弱，感觉丧失，突发性的瘫痪等。原发性椎管内肿瘤的诊断非常困难。脊髓压迫通常发生于恶性转移瘤患者中，而背痛通常是恶性脊髓肿瘤患者的首发症状。骨扫描可以确认或排除脊髓转移瘤。快速诊断恶性脊髓转移瘤及干预并缓解脊髓压迫症状是维持患者生活质量的关键。

（一）症状与体征

1. 感觉障碍

（1）疼痛　大多数髓外肿瘤出现沿神经根分布区域扩散的疼痛；髓内肿瘤刺激脊髓内后角细胞或感觉传导束时，表现为酸痛或烧灼痛。

（2）感觉异常　如麻木感、蚁走感、束带感、寒冷感、奇痒感和感觉错乱等。

（3）感觉缺失　指痛觉、温觉、触觉和本体感觉丧失。

2. 运动障碍　表现为肢体僵硬、无力、活动不便、肌肉萎缩和肌束颤动等。肿瘤发生部位，表现为下运动神经元（弛缓性）瘫痪；肿瘤平面以下出现上运动神经元（痉挛性）瘫痪。

3. 反射异常　肿瘤所在节段反射减弱或消失。在此节段以下，浅反射消失，深放射亢进，并出现病理反射。

4. 自主神经功能障碍　包括膀胱、直肠功能障碍，阴茎异常勃起或者勃起不能，汗腺分泌异常和皮肤营养障碍等。

5. 其他症状　可出现棘突压痛，三叉神经和后脑神经损害症状，呼吸、循环及体温调节功能障碍，蛛网膜下腔出血症状，颅内压增高症状，肿瘤所在部位的椎旁肿块，以及皮下肿瘤、皮肤咖啡色素斑、血管瘤和多毛等各种皮肤异常。

（二）疾病分期

随着疾病进展，可将症状演变分为以下 3 期。

1. 早期　主要表现为相应结构的刺激症状，如神经根痛（髓外肿瘤）、酸痛、烧灼痛等各种感觉异常（髓内肿瘤累及感觉传导束）；脊髓腹侧肿瘤累及运动神经根时，则表现为有关肌群的无力、易疲乏。

2. 部分受压期　随着疾病的进展，出现脊髓传导束症状。如脊髓半切综合征，患者出现病灶同侧病变节段以下的上运动神经元麻痹和深感觉缺失，病灶对侧下 1~2 节段以下的痛、温觉缺失（常见于髓外肿瘤）；节段性感觉、运动障碍均在同一侧更为严重或呈对称性分布（常见于髓内肿瘤）。

3. 脊髓完全受压期　疾病晚期，出现脊髓横贯性损害，表现为病变平面以下的感觉、运动丧失和自主功能障碍。

三、诊断

原发性椎管内肿瘤的诊断比较困难，主要是由于其早期症状不具有特异性，并且与脊髓良性退行性变症状相似。MRI 及骨扫描可以用于诊断椎管内肿瘤。对于疾病的评估不仅仅要诊断肿瘤发生的部位，还要诊断肿瘤与脊髓的关系、脊髓受压的风险等。

（一）肿瘤所在不同解剖部位的定位

1. 高颈段（C_{1-4}）　有肩、颈或枕部疼痛，颈部转动受限，面部麻木，胸锁乳突肌和斜方肌萎缩，膈神经麻痹和四肢痉挛性瘫痪。

2. 颈膨大（$C_5 \sim T_1$）　神经根痛分布区在上肢，上肢为弛缓性瘫痪，下肢为痉挛性瘫痪，手和臂的肌肉萎缩，肱二头肌肱三头肌反射消失，可能出现 Horner 综合征。

（1）胸段（$T_2 \sim T_{11}$）　2/3 患者有神经根痛，表现为肋间神经痛或胸背部束带感。

（2）腰膨大（$T_{12} \sim L_4$）　神经根分布在下肢和会阴部，双下肢呈弛缓性瘫痪，膝腱和跟腱反射消失，括约肌功能障碍明显。

（3）圆锥、马尾肿瘤较难区分。

3. 肿瘤所在解剖层次的定位

（1）硬脊膜外肿瘤　一般起病急骤，病程较短，早期有根痛，迅速发展至截瘫；感觉障碍出现较晚，病变节段棘突可有明显压痛，蛛网膜下腔梗阻发生晚且不完全，CT 或 X 线片上多有骨质破坏，有时可见椎旁软组织影。

（2）髓外硬膜内肿瘤　病程缓慢，早期也常有根痛，可表现为脊髓半切综合征。

（3）髓内肿瘤　神经根痛少见。早期即有肌肉萎缩、束性肌肉震颤，可呈分离性感觉障碍。

4. 肿瘤的定性诊断　根据肿瘤部位、所在解剖层次、各类病理类型的发生率、临床特点和神经影像学所见等综合考虑。

四、治疗

（一）手术

根治性切除术作为椎管内肿瘤的首选治疗方式。但是手术可产生神经系统功能性衰退、术后脊柱畸形等副作用。对于髓内肿瘤，在 MRI 的定位及显微手术发展的前提下，脊髓髓内肿瘤的定位、定性更加准确，手术疗效明显提高。对于多数脊髓髓内肿瘤患者还是要采取积极的手术治疗。对于髓外肿瘤，应尽量争取肿瘤全切，大多疗效较好。

（二）放射治疗

对于高度恶性肿瘤或不全切除的低度恶性肿瘤，术后可行 1 个疗程放疗，时间为 4~5 周，放射总剂量在 40~50Gy。少数患者可在放疗后数月至数年发生放射性脊髓炎，这与疗程太短有关，而与放射总剂量关系较小。

脊椎及椎旁肿瘤的放射治疗具有一定局限性，因为脊髓对射线的耐受性有限。放疗在椎管内肿瘤的治疗中起着十分重要的作用。椎管内肿瘤的治疗目的在于减轻患者疼痛及对肿瘤进行局部控制，防止继发性并发症的发生如病理性骨折和肿瘤压迫造成的相关神经症状。然而，脊髓的低耐受性是放射剂量受限的主要因素。放射外科治疗运用立体定向的方法给靶区进行高剂量适形放射剂量，大大提高了肿瘤控制成功率，并且减少了射线给脊髓造成损伤的风险。Ido Strauss 为了评估医科达直线加速器的安全性及可行性在 2013 年报道了 2007~2011 年收治的 34 例椎管内肿瘤患者，结果显示证实了该加速器能较大程度增加肿瘤局部控制，并减少周围正常组织损伤的风险。

射波刀是近些年来新出现的放射外科设备，具有较高的治疗精度，对脊髓可达<1mm 的精度。赵耀巍等研究者在 2013 年报道了 20 例脊髓肿瘤患者，其中髓内肿瘤 8 人，髓外 12 人。对病灶给予

10~35Gy，平均28.5Gy，分2~5次，平均4.3次。剂量线62%~90%，平均71%，脊髓最高剂量为12.2~28.5Gy。随访8月后，疼痛症状缓解有12人，1人未缓解。神经功能障碍有7人，3人未缓解。总有效率73%，ECOG下降1~3级，平均下降1级，所有患者均未出现脊髓神经损伤的表现。因此，放射治疗被认为是作为治疗脊柱肿瘤的主要手段之一，现在放疗也经常被用来作为一些脊髓肿瘤的初始治疗方式。随着技术发展，脊髓的受照剂量明显下降，而高剂量能准确投射到靶区。而许多射波刀全球中心已证实了安全的可行性和临床疗效。失败原因考虑主要是因为一些病理类型对放疗不敏感。因此，射波刀在治疗脊髓肿瘤中不仅具有更加安全有效的特点，而且具有更加广阔的发展前景。

对于转移性脊髓肿瘤的治疗而言，分次立体定向放射治疗是一种很好的治疗方式。放射治疗不仅在治疗原发性脊髓肿瘤具有举足轻重的作用，在治疗转移性椎管内肿瘤也具有很好的疗效，同样对肿瘤进行局部控制、减缓患者疼痛、防止病理性骨折的发生。

（三）化疗

BCNU可能对恶性星形细胞瘤和多形胶母细胞瘤复发病例有效，脊椎的软骨肉瘤应化疗。对于恶性度高的骨和软组织肉瘤还是主张化疗，有可能降低复发率。此外CCNU、PCV等可能对恶性脑脊膜瘤有效。

参 考 文 献

1. 汤钊猷. 现代肿瘤学. 第3版. 上海：复旦大学出版社，2011.
2. 赵耀巍，张义，廖安燕. 射波刀治疗脊柱及椎管内肿瘤的初步经验. 中国保健营养，2013，02：597.
3. Ido Strauss M. D. Ph. D. Tali Jonas-Kimchi M. D. Zvi Lidar M. D., Synergy-S Stereotactic Radiotherapy for spinal tumors，IMAJ，Vol 15，2013，678-681.
4. Frederick Mantel, Stefan Glatz, Andre Toussaint, Long-term safety and efficacy of fractionated stereotactic body radiation therapy for spinal metastases，StrahlentherOnkol，DOI 10.1007/s00066-014-0706-1，2014，1-8.
5. Raheel Ahmed M. D., Ph. D., Arnold H. Menezes, M. D., Long-term disease and neurological outcomes in patients with pediatric intramedullary apinal cord tumors，J Neurosurg Pediatrics，2014，13：600-612.
6. Hamamoto, Yasushi; Kataoka, M., Senba, T., et al. Vertebral Metastases with High Risk of Symptomatic Malignant Spinal Cord Compression. Japanese Journal of Clinical Oncology，2009，39（7）：431-434.
7. Ribas, Eduardo S. C.; Schiff, David. Spinal Cord Compression. Current Treatment Options in Neurology，2012，10.1007/s11940-012-0176-7.
8. Holt, T.; Hoskin, P.; Maranzano, E.; Sahgal, A.; Schild, et al. Malignant epidural spinal cord compression：the role of external beam radiotherapy. Current Opinion in Supportive and Palliative Care，2012，6（1）：103-108.
9. Reith, W.; Yilmaz, U. (December). Extradural tumors. Radiologe，2011，51（12）：1018-1024.
10. Jennelle, Richard L. S.; Vijayakumar, Vani, et al. A Systemic and Evidence-Based Approach to the Management of Vertebral Metastasis. ISRN Surg，2011；10.5402/2011/719715.
11. Segal D, Constantini S. C.; Korn, Lidar. Delay In Disgnosis of Primary Intra Dural Spinal Cord Tumors. Surg Neurol Int，2012，3：52.

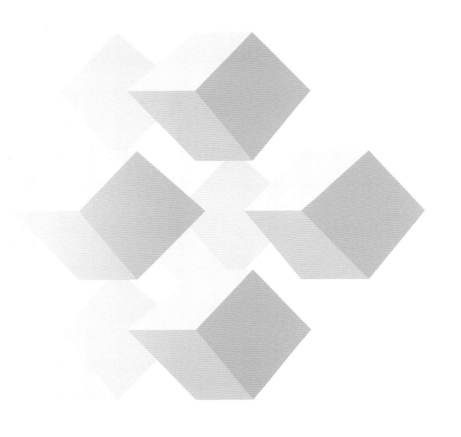

· 第十四篇 ·
皮肤癌及恶性
黑色素瘤

第一章　皮　肤　癌

冯勤付

第一节　病因与流行病学

随着心血管疾病与癌症的治疗疗效的改善，以及人们的寿命延长，暴露紫外线照射的机会增多，皮肤癌发生率明显增加。其中，基底细胞癌（60%）与鳞状细胞癌（30%）常见，其次为恶性黑色素瘤，其他皮肤恶性肿瘤，如汗腺癌、隆突性皮肤纤维肉瘤和血管肉瘤以及 Merkel 细胞癌少见。皮肤癌（基底细胞癌与鳞状细胞癌）的发病率因地理纬度和易感人群的不同差异较大，澳大利亚和新西兰发病率更高，约占恶性肿瘤的一半，美国的发病率不到澳大利亚的一半，但仍然是美国最常见的肿瘤之一，以南部德克萨斯州为最高，占全部肿瘤的 35%。在我国的发病率较低，但发病率还随时间的推移在增加[1~2]。

阳光紫外线暴露是皮肤癌最重要的诱发因素，最常暴露于阳光的头颈部是最常见的发病部位，发病比例达到 80%。此外，电离辐射、经常接触砷、沥青，慢性皮肤炎症也是发病的病因。光化性角化病、着色性干皮病是皮肤鳞癌的先兆病灶，白化病患者也易发生皮肤癌。在皮肤白皙、蓝眼睛、金发等浅皮肤颜色的人易患皮肤癌，白种人的发病率是非白种人的 45 倍多，在黑皮肤人种中，患皮肤癌罕见。

皮肤癌预后相对较好，报道显示治愈率达 94% 左右。但早期诊断和治疗，可提高疗效和生活质量。

第二节　病理学与临床表现

一、基底细胞癌

男性多于女性，颜面部多见，占 85%，眼眶周与颧颞部为高发部位。为溃疡性结节、皮下结节、扁平的溃疡性病变、红斑性、鳞状斑块和硬斑病样。病程长，以直接浸润扩散为主，极少发生转移。

二、鳞状细胞癌

男性多于女性，以颧颊耳前、头皮和手背等为主。头面部占 65%，上肢占 25%。早期病变为疣状斑或淡黄色结节。生长慢，以局部浸润扩散为主，偶有淋巴结转移，血行转移罕见（1%~10%）。

淋巴结转移主要在腮腺区和颈部，单侧的转移者的生存率要比双侧者优。

三、其他

Bowen's 病是皮肤鳞状细胞癌的原位癌或表皮内鳞状细胞癌，通常在头颈部，约 20%～30% 的病变在 5～10 年后发展为浸润癌。乳腺外 Paget 病发生在阴茎阴囊，为乳晕湿疹样癌，Mohs 化学手术疗法效果较好，但复发率为 23%。Merkel 细胞癌是一浸润性、具有神经内分泌功能的皮肤癌。有高的局部复发和远处转移率。

第三节　诊断与分期

对经久不愈或有少量出血的皮肤溃疡，光化性角化病出现溃疡流血，往日的慢性皮肤病变出现溃疡或结节性隆起，经久不消的红色瘢痕并出现表浅糜烂等，应警惕早期恶性病变的可能，尽早行病理活检证实。

皮肤鳞状细胞癌的恶性程度与肿瘤的异型性的程度密切相关，低度恶性肿瘤表现为分化良好，细胞大小一致，核分裂象和核异型性较少，细胞间桥无改变。高度恶性肿瘤为细胞几乎未分化，多为梭形，有坏死，核分裂和侵袭性较深。

皮肤鳞癌 TNM 分期（AJCC，第 7 版，2010）：

原发肿瘤（T）

T_X　原发肿瘤无法评价

T_0　无原发肿瘤证据

T_{is}　原位癌

T_1　肿瘤最大径≤2cm，且 0～1 个高危因素

T_2　肿瘤最大径>2cm，或≥2 个高危因素

T_3　侵犯上颌骨，下颌骨，眼眶，颞骨

T_4　侵犯中轴骨或四肢骨，或侵犯颅底神经。

高危因素：

1. 浸润深度>2mm

2. Clark 分级≥Ⅳ

3. 神经受侵

4. 原发耳部

5. 原发无毛发覆盖的唇部

低分化或未分化癌

区域淋巴结转移（N）

N_X　区域淋巴结无法评价

N_0　无区域淋巴结转移

N_1　同侧单个淋巴结转移，且最大径≤3cm

N_{2a}　同侧但隔淋巴结转移，且最大径>3cm，≤6cm，

N_{2b}　同侧多个淋巴结转移，最大径≤6cm

N_{2c} 对侧或双侧多个淋巴结转移，最大径≤6cm

N_3　淋巴结最大径>6cm

远处转移（M）

M_0　无远处转移

M_1　有远处转移

M_X　远处转移无法评价

TNM 分期：

0 期　T_{is}　N_0　M_0

Ⅰ期　T_1　N_0　M_0

Ⅱ期　T_2　N_0　M_0

Ⅲ期　T_3　N_0　M_0；$T_{1\sim3}$　N_1　M_0

Ⅳ期　任何 T　，$N_{2\sim3}$任何 M；T_4，任何 N，任何 M；任何 T，任何 N，M_1

第四节　治　疗

皮肤癌的治疗方式有手术、放射、药物、冷冻、激光以及电灼等，决定那种治疗方式与病变的位置、范围、病理类型、一般情况以及既往治疗史有关，其治疗原则见表 14-1-1[3]。

表 14-1-1　皮肤基底细胞癌与鳞癌的治疗原则

肿瘤类型	治疗原则
基底细胞癌	
结节型	刮除术+电干燥法，冷冻疗法，手术切除，放射治疗，Mohs 病理监控手术
表浅型	刮除术+电干燥法，冷冻疗法，手术切除，放射治疗，激光治疗与局部化疗
硬斑病/浸润型	手术治疗，Mohs 病理监控手术
多发癌	Mohs 病理监控手术
嗜碱性鳞状细胞分化	手术
鳞癌	
原位癌	刮除术+电干燥法，冷冻疗法，手术切除，放射治疗，Mohs 病理监控手术，激光治疗
浸润型	手术切除，放射治疗，Mohs 病理监控手术

一、手术治疗

皮肤基底细胞癌和鳞状细胞癌的首选手术治疗，治愈率可高达 97%[4~5]。皮肤基底细胞癌和鳞状细胞癌诊断后，可根据病变的部位、大小和对治疗后的美容效果的要求等选择治疗方法。如果进行手术切除，应在术前精确估计病变范围和浸润深度，评估手术后的美容和器官功能效果，这样才能既达到满意的切除病变，而又不出现明显损容。

对于放射治疗及其他治疗后的复发未控者，或已有淋巴结转移、病变侵犯骨、软骨者、反复复发以及发生在瘢痕基础上的病变，手术治疗应该为首选。

手术方式以 Mohs 病理监控手术优，它能在较小的切除范围内更完整切除病变。荟萃分析显示应用 Mohs 术治疗皮肤基底细胞癌和鳞癌后，5 年的生存率和无病生存率依次为 99% 和 97%[6~7]。一项对比研究显示 Mohs 术复发率首程治疗的基底细胞癌，Mohs 病理监控手术后的 5 年复发仅为 1%，而其他手术治疗为 7%~10%。其他手术治疗方式与其他非手术治疗的复发率相似，放射治疗为 8.7%，局部化疗为 7.5%[8]。对于复发的基底细胞癌和鳞状细胞癌的再程治疗，Mohs 病理监控手术治疗仍优于其他治疗，治疗后的复发率为 5.6%，其他手术切除为 17.4%，而放射治疗为 9.8%[9]。因此，对于肿瘤体积大、硬斑型、复发病变或位于危险区域的病变，用 Mohs 病理监控外科切除病变较好，而对于小结节状、浅表型的病变外科切除仍可作为为首选。

对于头颈部皮肤鳞癌，少数可以发生淋巴结转移，第一站淋巴结转移为腮腺部位，第二站为颈部淋巴结转移的第一站。Barzilai[10]报道22例伴有淋巴结转移的头颈部皮肤鳞癌，其中腮腺部位转移占50%，而颈部为59%，腮腺和颈部病理转移率分别为68%与46%，上述二个部位单部位转移分别为36%与20%。治疗疗效在单个部位转移的生存率好，分别为60%与100%，而多发部位转移无长期生存。Hong[11]报道在102例发生腮腺区淋巴结转移的头颈部肿瘤中，20例为头面部皮肤鳞癌所致，给予手术（30%）或手术加放疗（70%），30%出现了面神经损伤，有3例（15%）出现局部复发，其中2例为单纯手术者。尽管皮肤癌出现淋巴结转移预示病变较晚，但手术后给予放射治疗仍能有效控制病变，取得比较满意的效果。

Merkel细胞癌是一浸润性、具有神经内分泌功能的皮肤癌，发病率低，老年者多见，疗效差的恶性肿瘤。Veness报道[12]86例的治疗结果，中位年龄75岁，无明显的性别差别，其中59%诊断时无转移，22%伴有淋巴结转移，有19%不能找到原发病灶，仅有转移病灶。总的生存率与无病生存率分别为47%和25%，约30%的病人将死于此病，因此，它的治疗效果要明显差于皮肤鳞癌和基底细胞癌，手术后加放疗比单纯手术有更好无病生存（10.5个月与4个月）。55%出现区域复发，是最常见的复发部位；单纯手术和手术加放射治疗的复发率相似，分别为14%与12%，但结节性复发在手术加放射治疗要低于单纯手术者，分别为14%和37%。说明Merkel细胞癌的疗效较差，而且应该以手术加放射治疗的综合治疗为主。手术时应予以扩大切除并前哨淋巴结活检/清扫。

二、放射治疗

（一）适应证

1. 皮肤癌多发生在头颈部，而头面部血运丰富、对放射耐受性好，治疗后并发症少，疗后多数可保存其功能与面容。因此，对于位于鼻及眼睑周围等头面部，而无淋巴结转移、无骨及软骨侵犯的皮肤癌，放射治疗可作为首选。

2. 因年龄、内科疾患等不能耐受手术或拒绝手术者。

3. 对基底部固定的病变，宜行进行术前放疗，可增加完整切除的概率，减少复发。对病变巨大的肿瘤，单纯手术范围大，术前放射治疗可使肿瘤变小，使手术范围变小，这样容貌能保持更好。也可根据病变的不同情况，选择术后放疗。

4. 对于手术后或其他治疗后复发者又不能进行手术者的晚期病变，可采用放疗或综合治疗，放疗仍能取得较好的效果，5年生存率可达39%（表14-1-2）[9]。

表14-1-2　皮肤癌放射治疗效果[9]

分　期	5年生存率
T$_1$	94%
T$_2$	82%
T$_3$	59%
T$_4$	39%

（二）皮肤鳞癌的放疗适应证

根据不同的分组确定适应证，见表14-1-3

局限，低危组：手术为主，若不宜手术可行放疗。

局限，高危组：手术为主，当切缘阳性，或神经侵犯，行术后放疗。

有淋巴结侵犯者，若淋巴结位于头颈部之外，放疗。淋巴结位于头颈部，可手术，术后绝大多数建议行放疗。除非单个，<3cm 且无包膜外侵犯，可选择性不做放疗。

注意：功能与美容

表 14-1-3　皮肤鳞癌预后评价系统

	低　危	高　危
位置及大小		
L（面部中央，眼睑，眉，眶周，颊部，颌部，耳，耳前，耳后，颞部，生殖器，手，足，胫前）	<20mm	≥20mm
M（面颊部，额部，头皮，颈部，颈前）	<10mm	≥10mm
H（躯干以及四肢<手足及胫前除外>）	<6mm	≥6mm
边界	清晰	模糊
初治/复发	初治	复发
免疫抑制	无	有
既往放疗史/慢性炎	无	有
病理分化程度	中/高分化	低/未分化
病理类型	无特殊	腺样癌，腺鳞癌，促纤维组织增生性瘤，基底鳞状细胞癌
浸润深度/Clark 分级	<2mm，Ⅰ~Ⅲ	≥2mm，Ⅳ~Ⅴ
血管，淋巴及神经侵犯	无	有

（三）基底细胞癌的放疗适应证

根据不同的分组确定适应证，见表 14-1-4

局限，低危组：手术为主，当不宜手术可行放疗。

局限，高危组：手术为主，当切缘阳性，或神经侵犯，行术后放疗。

表 14-1-4　皮肤基底细胞癌预后评价系统

	低　危	高　危
位置及大小		
L（面部中央，眼睑，眉，眼眶周，颊部，颌部，耳，耳前，耳后，颞部，生殖器，手，足，胫前）	<20mm	≥20mm
M（面颊部，额部，头皮，颈部，颈前）	<10mm	≥10mm
H（躯干以及四肢<手足及胫前除外>）	<6mm	≥6mm
边界	清晰	模糊
初治/复发	初治	复发
免疫抑制	无	有
既往放疗史	无	有
病理类型	结节型 表浅型 角化型	基底鳞状细胞癌 浸润型 硬化型
神经侵犯	无	有

（四）Merkel 细胞癌的放疗适应证

N^+，N_0 但高危，予以放疗。

三、放射技术

（一）放疗前准备

放疗前要明确病理类型，并给予抗炎治疗控制病变感染减轻水肿，这有利于了解病变范围、浸润深度和提高肿瘤的放射敏感性。另外，在颌面部的病变，应给予疗前洁齿，防止发生放射性骨坏死。

（二）放疗野

根据病变范围和浸润深度设计放射野。Epstein 等（1973）报道 125 例基底小的肿瘤，手术切缘为 2mm，122 例切缘无癌。因此，在病变小者，肿瘤外 3mm 为安全照射边界。随肿瘤病灶增大，照射范围应加大，可在肿瘤周外 2~3cm 或以上，当剂量在 30~40Gy 时，应根据肿瘤缩小情况调整射野，缩至 1 cm边距，这样可更好的保护正常器官和组织。当有区域淋巴结转移时，应同时设野进行照射。

（三）放疗剂量与能量

放射剂量一般为 60Gy/6w，通常选用深部 X 线与低能β线（15MeV 以下），根据病变范围和浸润深度选择射线能量。在 30~40Gy 时，除根据肿瘤缩小情况适当调整放射野外，应适当的调整射线的能量，能量过低易导致复发，而能量过高又不能很好保护正常组织。用β线照射时，宜在肿瘤表面加填充物提高肿瘤表面的剂量。Halpern 等对深部 X 线与β线治疗皮肤癌的疗效进行对比，发现β线治疗的局制率为 90% 以上，而且在保持容貌以及功能保护方面优于深部 X 线治疗者[13]。

（四）不同病理类型的放疗剂量及范围推荐

1. 皮肤鳞癌放疗剂量

（1）根治性放疗

1）原发灶：肿瘤<2cm，外扩 1~1.5cm，剂量 64Gy/（2Gy·32f），55Gy/（2.75Gy·30f），50.1Gy/（3.34Gy·15f），35Gy/（7Gy·5f）；肿瘤≥2cm，外扩 1.5~2cm，66Gy/（2Gy·33f），55Gy/（2.75Gy·20f）。

2）淋巴结受侵区域：无病理证实，临床考虑高危：50Gy/（2Gy·25f）。病理（+），头颈部：66~70Gy/（2Gy·33~35f）；病理（+），腋窝，腹股沟：66Gy/（2Gy·33f）。

（2）术后辅助

1）原发灶：瘤床区外扩 1~2cm，60Gy/（2Gy·30f），50Gy/（2.5Gy·20f）。

2）淋巴结：①头颈部，无包膜外侵犯：66Gy/（2Gy·33f）；②头颈部，包膜外侵犯：56Gy/（2Gy·28f）；③腋窝，腹股沟，无包膜外侵犯：60Gy/（2Gy·30f）；④腋窝，腹股沟，包膜外侵犯：54Gy/（2Gy·27f）。

2. 皮肤基底细胞癌

（1）根治性放疗

1）肿瘤<2cm，外扩 1~1.5cm，64Gy/（2Gy·32f），55Gy/（2.75Gy·30f），50.1Gy/（3.33Gy·15f），35Gy/（7Gy·5f）；

2）肿瘤≥2cm，外扩 1.5~2cm，66Gy/（2Gy·33f），55Gy/（2.75Gy·20f）。

（2）术后辅助　瘤床区外扩 1~2cm，60Gy/（2Gy·30f），50Gy/（2.5Gy·20f）。

3. Merkel 细胞肿瘤的放疗剂量　瘤床区扩大 5cm。R0 切除，有高危因素，50~56Gy/（2Gy·25~28f）；R1：56~60Gy/（2Gy·28~30f）；R2：60~66Gy/（2Gy·30~33f）。不可切除/不宜手术：60~66Gy/（2Gy·30~33f）。

（五）放射治疗疗效

Caccialanza[14] 报道 2002 例进行放射治疗的皮肤肿瘤的结果，病变完全消除者为 98.7%，5 年生存率为 90.73%，保持面容好或可以者占 84.01%，急、慢性并发症发生率分别为 1.94% 与 0.34%，无放射引起的肿瘤发生。Caccialanza 等[15]还报道了 229 例复发皮肤癌的放射治疗结果，剂量 45~70Gy，5 年治愈率为 83.62%，疗后保持面容效果好或可接受占 92.62%。认为放射治疗是安全和有效的，对不能进行广泛切除，有美容要求的病例，放射治疗。Petit 等[16]对 174 例放射治疗与手术治疗后的面部基底细胞癌的面容保持效果进行了比较，发现手术者的并发症发生率较放射治疗者高，而在 4 年后的面容保持效果好者分别为 87% 与 69%。然而，随时间推移，外科面容保持效果改善，而放疗者为稳定或恶化。

尽管手术治疗疗效更好，但考虑到绝大多数皮肤癌好发于颜面部等头颈部位，手术对外观的影响较大。故而放疗的美容效果更具优势。荟萃分析显示基底细胞癌和皮肤癌行根治性放疗后，5 年复发率为 8.7% 和 10%[6,17]。一项研究随机入组 347 例皮肤基底细胞癌，随机进行放疗，手术治疗和冷冻治疗，结果显示与手术相比，放疗组的复发率更高，7.5% 和 0.7%[18]，但是另一项研究显示，放疗和冷冻疗法对比，放疗组复发率更低，4% vs 39%[19]。证实放疗有一定的优势和局限性。

对于淋巴结的转移比例，60%~82% 出现在腮腺，18%~41% 在颈部[20]。一项回顾性分析入组 167 例 LN+患者，手术+放疗对比手术的 5 年复发率 20% vs 43%，5 年生存率 73% vs 54%[21]。

四、其他治疗

皮肤非黑色素恶性肿瘤（鳞癌和基底细胞癌）的治疗除手术和放射治疗外，在早期病变还可以用冷冻疗法，激光疗法和局部化疗和局部同位素治疗。Moskalik 等[16]报道激光治疗 I 和 II 期皮肤鳞癌和基底细胞癌的结果，发现其复发率<4%。另有报道显示，对于表浅的基底细胞癌，冷冻疗法，5 年无病生存率为 99%[22]；行咪喹莫特外用，5 年的无病生存率为 84%[23]。

五、影响预后的因素

肿瘤细胞的侵袭力与肿瘤大小、存在时间、部位、起源以及间变的程度密切相关。大的肿瘤往往提示存在时间长或生长迅速，长期存在的肿瘤会蔓延生长并侵犯周围其他结构，如局部脉管系统、神经组织或软组织。头面部肿瘤会很快侵犯皮下组织，有较高的亚临床播散的危险。间变的鳞状细胞癌比分化好者，无论生长在任何部位，容易侵犯局部结构和早期转移的可能。大溃疡或复发肿瘤，由发生转移的危险。而基底细胞癌通常只破坏局部组织，极少有扩散。不同病理类型的预后不良因素见表 14-1-3 和表 14-1-4。

总之，皮肤癌在白种人发生高，治疗效果好。治疗疗效与肿瘤细胞的侵袭力有关，而肿瘤细胞的侵袭力与肿瘤大小、存在时间、部位、起源以及间变的程度密切相关。因此，了解病变范围、浸润深度对选择治疗方法非常重要。头面部是好发区，手术、放疗以及局部化疗治疗皮肤癌的效果相近。因此，在选择治疗方法时既要考虑控制病变，还要考虑保持好的面容效果，治疗后容貌的保持的好坏成为选择治疗方法很重要的依据。放射治疗疗效不亚于手术治疗，在治疗的早期保持面容效果好，但随时间的增加，放疗的后期影响增加，部分病人面容效果变差，这点也应该给予注意。开始放射治疗时，照射野要适当地扩大约 2cm，根据病变浸润深度选择照射能量，随病变缩小改变放射野和放射线的能量。

参 考 文 献

1. Rogers HW1, Weinstock MA, Harris AR, et al. Incidence estimate of nonmelanoma skin cancer in the United States, 2006. Arch Dermatol, 2010, 146（3）：283-287.

2. Christenson LJ1, Borrowman TA, Vachon CM, et al. Incidence of basal cell and squamous cell carcinomas in a population younger than 40 years. JAMA, 2005, 10；294（6）：681-690.

3. Kopf AW. Computer analysis of 3531 basal cell carcinomas of the skin. In In Devita VT et al（eds）：Cancer：Principles and Practice of Oncology. 4rd. J B Lippincott Company Philadephia, 1989, 1471.

4. Lim J K et al：Microscopically controlled excision of skin cancer. Med J Aust, 1992, 156：486.

5. Bath-Hextall F1, Bong J, Perkins W, et al. Interventions for basal cell carcinoma of the skin：systematic review. BMJ；004 Sep 25；329（7468）：705.

6. Rowe DE1, Carroll RJ, Day CL Jr. et al. Prognostic factors for local recurrence, metastasis, and survival rates in squamous cell carcinoma of the skin, ear, and lip. Implications for treatment modality selection. J Am Acad Dermatol, 1992, 26（6）：976-990.

7. Rowe DE1, Carroll RJ, Day CL Jr, et al. Mohs surgery is the treatment of choice for recurrent（previously treated）basal cell carcinoma. J Dermatol Surg Oncol, 1989, 15（4）：424-431.

8. Rowe DE, Carroll RJ, Day CL Jr. Long-term recurrence rates in previously untreated（primary）basal cell carcinoma：implications for patient follow-up. J Dermatol Surg Oncol, 1989, 15：315.

9. Rowe DE, Carroll RJ, Day CL Jr. Mohs surgery is the treatment of choice for recurrent（previously treated）basal cell carcinoma. J Dermatol Surg Oncol, 1989, 15：424.

10. Barzilai G, Greenberg E, Cohen-Kerem R, et al. Pattern of regional metastases from cutaneous squamous cell carcinoma of the head and neck. Otalaryngol Head Neck Surg, 2005, 132：852-856.

11. Hong TS, Kriesel KJ, Hartig GK, et al. Parotid area lymph node metastases from cutaneous squamous cell carcinoma：implications for diagnosis, treatment, and prognosis. Head Neck, 2005, 27：851-856.

12. Veness MJ, Perera L, McCourt J, et al. Merkel cell carcinoma：improved outcome with adjuvant radiotherapy. ANZ J Surg, 2005, 75：275-281.

13. Halpern JN. Radiation therapy in skin cancer. A historical perspective and current, Dermatol Surg, 1997, 23：1089-1093.

14. Caccialanza M, Piccinno R, Beretta M, et al. Results and side effects of dermatologic radiotherapy：a retrospective study of irradiated cutaneous epithelial neoplasms. J Am Acad Dermatol, 1999, 41：589-594.

15. Caccialanza M, Piccinno R, Grammatica A, et al. Radiotherapy of recurrent basal and squamous cell skin carcinomas：a study of 249 re-treated carcinomas in 229 patients. 3：Eur J Dermatol, 2001, 11：25-28.

16. Petit JY, Avril MF, Margulis A, et al. Evaluation of cosmetic results of a randomized trial comparing surgery and radiotherapy in the treatment of basal cell carcinoma of the face. Plast Reconstr Surg, 2000, 105：2544-2551.

17. Rowe DE1, Carroll RJ, Day CL Jr, et al. Long-term recurrence rates in previously untreated（primary）basal cell carcinoma：implications for patient follow-up. J Dermatol Surg Oncol, 1989, 15（3）：315-328.

18. Avril MF1, Auperin A, Margulis A, et al. Basal cell carcinoma of the face：surgery or radiotherapy? Results of a randomized study. Br J Cancer, 1997, 76（1）：100-106.

19. Hall VL, Leppard BJ, McGill J, et al. Treatment of basal-cell carcinoma：comparison of radiotherapy and cryotherapy. Clin Radiol, 1986, 37（1）：33-34.

20. Gurudutt VV1, Genden EM. Cutaneous squamous cell carcinoma of the head and neck. J Skin Cancer, 2011, 502723. doi：10. 1155/2011/502723. Epub 2011 Feb 21.

21. Veness MJ1, Morgan GJ, Palme CE, et al. Surgery and adjuvant radiotherapy in patients with cutaneous head and neck squamous cell carcinoma metastatic to lymph nodes：combined treatment should be considered best practice. Laryngoscope, 2005, 115（5）：870-875.

22. Kuflik EG. Cryosurgery for skin cancer：30-year experience and cure rates. Dermatol Surg, 2004, 30（2 Pt 2）：297-300.

23. Quirk C, Gebauer K, De'Ambrosis B, et al. Sustained clearance of superficial basal cell carcinomas treated with imiquimod cream 5%：results of a prospective 5-year study. Cutis, 2010, 85（6）：318-324.

第二章 皮肤恶性黑色素瘤

冯勤付

皮肤恶性黑色素瘤是由表皮基底层的黑色素细胞发生的高度恶性肿瘤，仅少数为无色素。发病率较低，占恶性肿瘤的1%~3%，为皮肤恶性肿瘤的第3位，但呈明显上升的趋势。

皮肤由表皮、皮下组织三层组成，表皮为分层排列的鳞状上皮细胞，在基底层的细胞能有序进行有丝分裂替代表皮丢失的鳞状细胞。表皮下层为1~2mm，主要为结缔组织中的淋巴管、血管和神经以及汗腺等，与表皮连接者称为毛细血管层，与皮下连接为网状层。皮下组织为脂肪、神经、淋巴管、血管和疏松结缔组织。

局部病变的早晚、病变的预后与肿瘤的厚度和累及皮肤的深度密切相关。恶性黑色素瘤是一恶性度高，易转移，预后差的肿瘤。

第一节 流行病学与病因学

恶性黑色素瘤的发病率呈上升趋势，其死亡率每年呈5%递增。中位发病年龄为59岁，男女性别比为1:1。2016年美国估计新发病者76380例，死于此病者10130例[1]，较1995年的32100例明显的增加。全球发病率最高者为澳大利亚的昆士兰州（Queensland），发病率从1963~1968年的15/10万人增加到1980年达28.4/10万人。在我国的发病率低，北京市的总发病率为0.4/10万，75岁为2.8/10万，比30岁的发病率高28倍，在女性高14倍，而在上海市高20倍左右，女性发病率稍低[2]。

恶性黑色素瘤的确切病因尚不十分清楚，常见于浅肤色人种与遭受紫外线照射的皮肤，受照射的强度与黑色素瘤的发生率有明显相关。有发育不良痣或家族史者，发生恶性黑色素瘤的危险性高，60%的恶性黑色素瘤由良性痣恶变产生，在先天性巨痣恶变率约为10%~30%，慢性摩擦损伤可能为恶变的病因。

第二节 病理学与预后因素

皮肤恶性黑色素瘤根据肉眼观可分为3型。①表浅扩散型：占恶性黑色素瘤的70%，扁平状为主，以病变为中心呈放射性生长。5年生存约为70%，预后较结节型好；②结节型：占15%~30%，好发于躯干与头颈部，通常为1~2cm的结节，组织学上不向侧向蔓延，而是直接向真皮穿透，预后差，5年生存率约为45%；③雀斑型：约占4%~10%，多发生于白种老年妇女的头颈部，一般大于3cm，预后好，5年生存率为95%[3]。

皮肤恶性黑色素瘤根据其发生部位和诱因可以分为以下亚型。①非慢性阳光性损伤型：恶性黑色素瘤，不伴有慢性阳光导致的损害；②阳光性损伤型：恶性黑色素瘤，伴有慢性阳光导致的损害；③肢体末端型，如足底，手掌。而这些部位的不同基因的突变率有所差别。BRAF 基因突变在非慢性阳光性损伤型最常见，突变率达到 56%，而在阳光性损伤型和肢体末端型仅为 6% 和 21%。相反，KIT 突变在非慢性阳光损伤型中几乎没有，但在阳光损伤型和肢体末端型出现的比率为 28% 和 36%[4]。

恶性黑色素瘤的皮肤浸润深度对预后有明显的影响，Clark 根据肿瘤浸润深度对病变进行了组织学分类。Ⅰ度为病变局限于表皮内；Ⅱ度至真皮乳头；Ⅲ度为真皮乳头与网状层交界处；Ⅳ度穿透网状层；Ⅴ度为病变达皮下组织。目前，临床上常用肿瘤厚度来判断其预后。Breslow 等提出以肿瘤表面到浸润最深点的厚度来进行分期，他能更好判断肿瘤预后。表 14-2-1 为肿瘤厚度与生存的关系[3]，当病变厚度超过 1.5cm 时，肿瘤预后明显下降。恶性黑色素瘤经淋巴管可扩散到区域淋巴结，其肿瘤厚度与淋巴结转移率也有关系（表 14-2-2）[5]。

表 14-2-1　肿瘤厚度与生存率的关系[3]

危险度	原发肿瘤厚度（mm）	5 年生存率（%）
小危险度	<0.76	96～99
低危险度	0.76～1.5	87～94
中危险度	1.51～4.0	66～77
高危险度	>4.0	<50

表 14-2-2　肿瘤厚度与区域淋巴结转移的关系[5]

肿瘤厚度（mm）	区域淋巴结转移率（%）
<0.76	<1
0.76～1.5	10～15
1.51～4.0	20～40
>4.0	50～65

恶性黑色素瘤初诊时，84% 病例为局部病变，9% 病例伴有区域淋巴结转移，4% 的病变伴有远处转移的[6]。无淋巴结转移且无远地转移的患者预后好，10 年生存率为 78%。当有区域淋巴结转移时，5 年生存率仅约为 40%；而有远地转移时，5 年生存率低于 7%[7]。另外，其淋巴结转移的数目也是影响病人的预后因素（表 14-2-3，表 14-2-4）[3,7]。远地转移部位最常见为肺（70%～87%），其次肝（54%～77%）与脑（36%～54%）[5]，少数病变可发生自然消退。

表 14-2-3　淋巴结受累与远地转移的关系[4]

淋巴结受累数	远地转移率（%）
1	57
2～4	69
5～10	78
>10	82

表 14-2-4 淋巴结受累数与预后的关系[9]

淋巴结受累数	3 年生存率（%）	5 年生存率（%）	10 年生存率（%）
1	66%	58%	40%
1~4	38%	27%	10%
4 以上	20%	10%	<10%

尽管对病变厚度为 1.5mm 的皮肤恶性黑色素瘤进行适宜的边界切除后，10 年生存率为 85%。然而，在病变厚度>4mm 者，手术后约 50% 的患者伴有病变复发；有区域淋巴结转移（Ⅲ 期）者达 60%~85%；而在远处转移的Ⅳ病变者约有 95% 的病人伴有病变复发[8]。因此，恶性黑色素瘤是一恶性度高，易转移，预后差的肿瘤。

第三节　诊断与分期

恶性黑色素瘤可发生于任何部位，但男性多发生于躯干，女性多见于四肢。在男性患者，发病情况有些变化，发生在躯干部位病变有上升，从 40% 上升至 56%，而发生在头颈部者有下降，从 36% 下降到 16%。当皮肤病变出现如下特征时应给予进一步的检查：①棕色及黑色加深，或原病变出现退色等；②病变增大，特别是快速增大者；③原斑块病变出现表面隆起；④持续瘙痒、结痂或出血；⑤病变周有卫星病灶；⑥病变出现锯齿状变化[10]。病变完整切除进行病理检查，这不仅有利于进行诊断，而且不易导致肿瘤细胞扩散；同时也有利于估计肿瘤浸润深度和厚度，为进一步治疗提供指导。

局部淋巴结是常见的转移部位，皮肤淋巴闪烁扫描术、淋巴定位和前哨淋巴结活检能用来提高转移淋巴结的定位与分期。局部淋巴结转移可分为卫星灶性转移淋巴结（原发病变 2cm 以内的转移淋巴结）和转移途中的淋巴结（原发肿瘤 2cm 外的淋巴结转移，非第一级淋巴结），通常局限于一簇淋巴结或两簇相邻淋巴结。

恶性黑色素瘤分期多采用 AJCC 分期（表 14-2-5，表 14-2-6）[11~12]。

表 14-2-5 恶性黑色素瘤 AJCC 的 TNM 分期

	1992 年	2010 年
T 分期		
T_x	原发肿瘤无法评价	原发肿瘤无法评价（有过活检或肿瘤退变）
T_{is}	原位癌（T_{is}）	原位癌（T_{is}）
T_1	<0.76mm（肿瘤厚度）	肿瘤厚度≤1mm
T_{1a}		肿瘤无溃疡，核分裂象<1/mm^2
T_{1b}		肿瘤有溃疡，或核分裂象≥1/mm^2
T_2	0.76~1.5mm	肿瘤厚度 1.01~2mm
T_{2a}		无溃疡
T_{2b}		有溃疡
T_3	1.5~4mm	肿瘤厚度 2.01~4mm
T_{3a}		无溃疡
T_{3b}		有溃疡

续　表

	1992 年	2010 年
T_4	>4mm	肿瘤厚度>4mm
T_{4a}		无溃疡
T_{4b}		有溃疡
N 分期		
N_x	区域淋巴结无法评价	区域淋巴结无法评价
N_1	1（个）	1（个）
N_{1a}		镜下淋巴结转移
N_{2b}		肉眼转移
N_2	2~4（个）	2~3个局部淋巴结转移或无局部淋巴结转移但有卫星灶
N_{2a}		镜下（临床隐性转移）
N_{2b}		肉眼（临床显性转移）
N_{2c}		有卫星灶或有淋巴引流管转移
N_3	5 个以上	4个以上淋巴结转移或融合淋巴结转移，淋巴结转移伴卫星灶，或伴淋巴引流管有转移
M 分期	任何部位远处转移	任何部位远处转移
M_{1a}		皮肤、软组织或病灶外结节转移
M_{1b}		肺转移
M_{1c}		其他内脏受累或同时伴血清 LDH

表 14-2-6　恶性黑色素瘤的 AJCC 分期

	病理分期				临床分期		
0	T_{is}	N_0	M_0	0	T_{is}	N_0	M_0
ⅠA	T_{1a}	N_0	M_0	ⅠA	T_{1a}	N_0	M_0
ⅠB	T_{1b}，T_{2a}	N_0	M_0	ⅠB	T_{1b}，T_{2a}	N_0	M_0
ⅡA	T_{2b}，T_{3a}	N_0	M_0	ⅡA	T_{2b}，T_{3a}	N_0	M_0
ⅡB	T_{3b}，T_{4a}	N_0	M_0	ⅡB	T_{3b}，T_{4a}	N_0	M_0
ⅡC	T_{4b}	N_0	M_0	ⅡC	T_{4b}	N_0	M_0
ⅢA	$T_{(1~4)a}$	N_{1a}/N_{2a}	M_0	Ⅲ	$T_{1~4a}$	N_{1b}	M_0
ⅢB	$T_{(1~4)a}$ $T_{(1~4)b}$	N_{1b}，$N_{2b/c}$ N_{1a}/N_{2a}	M_0		$T_{1~4b}$	N_{2b}	M_0
ⅢC	$T_{(1~4)b}$ Any T	N_{1b}，$N_{2b/c}$ N_3	M_0		Any T	N_{2c}，N_3	M_0
Ⅳ	Any T	Any N	M_1	Ⅳ	Any T	Any N	M_1

第四节　治　　疗

治疗恶性黑色素瘤时，必须结合肿瘤分期、肿瘤生长部位以及影响预后的因素进行综合考虑，来选择与制订治疗方案。

一、手术治疗

对于无淋巴结转移的Ⅰ~Ⅱ期病变，首选手术治疗。已不进行截肢、肿瘤外 5cm 的切除与选择性淋巴切除治疗恶性黑色素瘤。肿瘤切除的边界依据病理和临床情况而决定，并用监视性淋巴结活检对高危病人进行正规的淋巴结清扫，手术范围趋向更保守[11]。美国 NIH 在 1992 年推荐：原位癌（Clark Ⅰ度）切除边界为 0.5cm，肿瘤厚度<1mm 者为 1cm 边界，当肿瘤厚度 1~2mm 为 2cm 边界，而 2~4mm 时为 2cm，>4mm 时切除边界为 3cm。Ackerman 等[13]报道了 936 例病变厚度<1mm 的恶性黑色素瘤，手术切缘≤2cm，无局部复发。

预防性区域淋巴结清扫是否改善疗效尚不明确，当有淋巴结转移时，应进行治疗性清扫，在非根治性手术者进行术后放疗有效。一般认为在病变厚度≤1mm 者，不必进行预防性区域淋巴结清扫，而在大于 3.5~4mm 者，远期生存率低，即使进行了预防性区域淋巴结清扫，其疗效改善也不明显。在介于两者之间者，预防性区域淋巴结清扫可望成为提高生存率的治疗手段。但是区域淋巴结清扫的并发症相对较多，且Ⅰ~Ⅱ期的区域淋巴结转移率相对较低，近年来，有建议采用前哨淋巴结活检术代替。若前哨淋巴结阳性，进一步行淋巴结清扫。

在Ⅲ病变，可同时进行治疗性淋巴结清扫来控制局部病变和区域淋巴结转移。尽管无随机分组研究证实治疗性淋巴结清扫后是否可改善生存率，然而，回顾性资料显示治疗性淋巴结清扫的姑息作用是肯定。由于淋巴结转移数与预后相关，因而还可为下一步治疗提供指导。有人认为恶性黑色素瘤病人出现淋巴结肿大时，90% 的可能性为转移性，给予治疗性淋巴结清扫后，5 年生存率为 19%~38%。在一个 133 例的回顾性分析显示，1、2、3 和 4 个以上浅表淋巴结转移阳性者的中位生存时间分别为 90、78、49 和 15 个月，而在深部淋巴结转移阳性者分别为 53、42、14 和 9 个月[14]。根治性切除局部病变与淋巴结清扫术后，有一定的并发症发生率，有作者报道皮瓣坏死为 7%，伤口感染为 10%，淋巴性水肿为 24%，其淋巴性水肿随时间增加可达到 40%[14]。

Ⅱ期和Ⅲ期病变，除手术治疗外，有许多研究进行辅加放疗、白介素、化疗和干扰素的治疗，除有报道显示干扰素有延长无病生存外，没有明显提高无病生存的作用。前哨淋巴结的活检已作为手术治疗的一部分，这样可以减少淋巴结清扫手术[14]，5 年生存率为 50%~90%。

Ⅳ期病变易广泛转移到其他部位，外科治疗无症状的转移病灶的作用仍有争议。在回顾性分析选择性手术者的生存率好于对照组，少数病人可得到长期生存，2 年生存率为 10%~20%。然而，尚未得到随机分组研究结果的支持。外科治疗仅适用于无局部病变或无局部复发病变的单个部位转移、且能耐受手术者，术后应给予免疫治疗等。

二、放射治疗

（一）放射生物学和剂量分割

早期常规放射治疗恶性黑色素瘤的经验，使临床医生认为恶性黑色素瘤对放射线抗拒，放射治疗对恶性黑色素瘤无效。随放射生物学对恶性黑色素瘤的更多了解，发现恶性黑色素瘤细胞照射后的生存曲线的肩段宽，提示亚致死性损伤的修复能力强，进行大分割放射治疗时有效。许多细胞学水平与临床的研究结果已显示恶性黑色素瘤对放射治疗有效。Bentzen 等分析 121 病人的 239 个复发转移病灶，发现 α/β 比率仅为 0.57（-1.07~2.5Gy）。当正常组织 α/β 比率（皮肤为 1.8）与肿瘤组织（10 左右）α/β 比率相差较大时，大分割放疗，能使低 α/β 比率小的正常组织有更好的修复损伤，使晚期损伤小。由于恶性黑色素瘤的时间效应小，一些大分割剂量照射的研究显示正常组织放射反应比较肿瘤组织要少，使每周两次的大分割比常规分割照射更优。另外，间隔时间长，有利于正常细胞的再增殖，从而使正常组织放射反应小（如黏膜反应）。Habermalz 等[15]回顾分析不同分割剂量放疗的 44 例病灶，发现每次分割剂量大于 6Gy 者反应率高，为 27/31，而低于 6Gy 者为 0/9。然而，近期研究并不支持以前结果。美国 RTOG 对 137 例恶性黑色素瘤病人进行了随机分组 32Gy/（4 次·3 周）与 50Gy/（20 次·4 周）的研究，完全反应率与部分反应率分别为 24% 与 35% 和 23% 与 34%，3 级以上并发症分别为 6 例与 4 例，两者疗效与并发症相似[16]。Fenig 等[17]也报道了相似结果，在 65 例姑息放疗与辅加放疗的病人中，小于或等于 300cGy/次的有效率为 52%，而大分割者为 35%，局部控制率分别为 87% 与 82%，大分割放射治疗未发现治疗益处。

影响恶性黑色素瘤放射治疗疗效的因素很多，包括肿瘤乏氧、p16 缺失、细胞膜甙脂减少等。人们正通过乏氧细胞增敏剂、热疗和化疗增敏剂等来改善疗效。乏氧细胞增敏剂与热疗的目标是提高放射线对乏氧细胞的杀伤。加用热疗后可减少 30% 的肿瘤放疗剂量，从而使肿瘤控制率不减少，而放疗并发症减少。利用肿瘤的选择性药物吸收，使热中子俘获治疗成为治疗恶性黑色素瘤的一潜在方式。N-Ras 或 Myc 基因治疗等也可用于治疗恶性黑色素瘤或增加放射敏感性。

（二）放射治疗适应证与技术

恶性黑色素瘤对放射治疗相对不敏感，通常非第一选择治疗手段。然而，在 60 岁以上、病变厚度大于 1mm 者，放射治疗可与手术相近的疗效。放射治疗还可用于治疗病变位于面部且病变厚或年龄小，因大手术可极大影响面容而拒绝手术的病人。也可考虑用于头皮部病变的治疗。对不能手术局部晚期、转移或复发的恶性黑色素瘤病变也可进行放射治疗。

用深部 X 线或低能量 β 线进行照射，射线能量依病变厚度而定，肿瘤靶区剂量不能小于 90%，根据病变消退情况调整照射能量。不需非常高的分次剂量，以 2.5~5Gy/次、每周 3~5 次、总剂量为 70~80Gy，原位癌为 70Gy 为宜。射野边界在原位癌为瘤外 1cm，浸润性病变与外科相同，病变厚度<1mm 者为 2cm 边界，而 1~4mm 或>4mm 者为 3cm 边界。用 X 线治疗时，宜加约 0.5cm 的填充物改善表面剂量。

（三）Ⅰ~Ⅱ期恶性黑色素瘤的放射治疗

对于 Ⅰ~Ⅱ期恶性黑色素瘤的治疗中，除病人拒绝手术或一般情况差不能手术外，极少用放射治疗治疗原发病灶。Seegenschmiedt 等[18]报道 11 例残存或复发的 ⅡB 病人，放射治疗后肿瘤均得到控制，而在原发和转移病灶均给予放疗者效果更好，完全反应与总反应率分别为 64% 与 100%。若病变切缘近，或行前哨淋巴结活检阳性后未行清扫，可以予以淋巴结照射。

辅助放疗的作用 Ⅰ~Ⅱ期病人根治术后不需进行常规术后放射治疗。但是对于纤维增生性黑色素瘤这种局部侵袭性较强者，建议予以术后放疗。多项回顾性分析显示，对该种病理类型，根治术后行术后放疗可以明显提高局部控制率[19~20]。一项回顾性研究入组 128 例纤维增生性黑色素瘤，均行根治性手术，术后放疗组的肿瘤浸润深度更深，Clarks 分级更高，切缘更近，但是术后放疗组的复发率和单独手术组基本相当（7% vs 6%）[21]，说明术后辅助放疗有一定的价值。而另一项回顾性分析入组了 277 例 Ⅰ~Ⅲ期根治术后患者，显示厚度>4mm 或者头颈部的纤维增生性黑色素瘤可从术后放疗中获益更多。而对于淋巴结复发高危者（转移个数多，包膜外侵犯），行区域淋巴结照射，局部复发率率也可以由 41% 降低到 10%[22~23]，照射剂量推荐 50Gy[24]。

（四）对不能切除的恶性黑色素瘤转移淋巴结或作为转移淋巴结反复切除后的治疗的作用

一项回顾性分析总结了 349 例根治性放疗的结果，3 年的复发率为 5%[25]；另一项荟萃分析纳入 350 例不可手术或行局部切除后予以放疗的病例，显示局部控制率为 83%[45]。Harwood 等[26]报道了 40 例单用 45~50Gy/10~15 次放射治疗淋巴结转移病灶的结果，14/17 患者的淋巴结转移病灶得到控制；而在 34/37 例有镜下淋巴结转移灶者，疗后 1 月~7 年无瘤存活，有些病灶可能在放疗后 2 年才消失。然而，Fuhrmann 等[27]认为加放射治疗的总生存率、局部复发率与未加放射治疗者相同（在放疗者复发位置为远离放射部位），不支持行术后放疗。Ang 等报道了 118 例厚度为 1.5mm 或 Clark 水平Ⅳ和Ⅴ，没有可触及的结节的病人，给予局部广泛切除后辅加放疗 30Gy/5 次的结果。5 年局部控制率与生存率分别为86%与63%。在39例临床结节阳性和69例局部复发的病人给予术后放疗，5年局部控制率分别为92%与88%，而5年生存率分别为41%与45%。另外，观察四肢肿胀和周围神经受损等晚期反应，发现在224例病人中有3例有轻到中度的晚期反应；给予500IU两次/天或pentoxifylline 400mg两次/天治疗，可减少放疗后的纤维化[28~29]。Morris等[30]报道41例Ⅲ期以上病变行术后大分割放疗（6Gy×5次共30Gy）与颈部等高危复发区域，发现并发症轻，无需治疗间断，平均随诊22个月，复发率为4.8%，明显改善疗效。对广泛淋巴结病变切除者，术后放射治疗的作用尚未取得可信有益的结果，不作为常规治疗。放疗后的皮肤改变一般在放射治疗后一年明显。

（五）骨转移的放射治疗

骨转移是相当晚期的病变，中位生存仅为4个月，躯干病变较其他部位病变骨转移发生率要高，67%的病人对放射治疗有效或疼痛缓解，与其他肿瘤相似，治疗剂量为8Gy/1次，20Gy/5次，或30Gy/10次[31~32]。

（六）脑转移的治疗

脑转移发生率在临床上为8%~46%，而尸检时更高为55%~75%。脑转移通常要求给予治疗解除症状，其疗效与病变的位置和转移数量有关。激素治疗常用于减轻水肿而减轻症状，达到姑息治疗的目的。如果病变为孤立有症状者，可给予X刀或手术治疗，疗后无明显神经损伤。在单个的转移的病人，手术后中位生存为10个月[33]，先前对免疫治疗反应的病人疗效更好。美国NCI报道40例单个的转移的病人，其中36例术后无瘤残存。手术前对免疫治疗表现为完全、部分和无反应者的中位生存分别为23、17和7个月；外科治疗除解除症状外，还可延长脑部无瘤时间[34]。恶性黑色素瘤从诊断到发生脑转移的中位时间为14.1个月，脑转移切除术后中位生存6.7月，单发与多发分别为5.4与7.8月。术后加与不加全脑放疗中位生存相似（9.5与8.3个月，$P=0.67$），复发率相似（56%与45.7%），总的1、3和5年生存率分别为36.3%、13.2%和6.6%[35]。对于多发脑转移者，应给予全脑预防照射，而后根据病情给予局部补量放射治疗，可解除症状和延长生存期，但疗效差。

（七）快中子治疗

快中子具有对乏氧细胞杀伤大，亚致死性损伤修复少，对细胞周期依赖性小等高LET特点。而恶性黑色素瘤细胞在常规射线照射后，生存曲线的肩段宽，提示亚致死性损伤的修复能力强，对常规射线相对不敏感。Hammersmith医院对不适合手术的48例病人的87个转移或复发病灶给予快中子治疗的研究观察，发现局部控制率为62%。Edinburgh医院用快中子治疗25例晚期恶性黑色素瘤，其中20例得到明显的姑息疗效[36]。因而，对不能手术局部晚期、转移或复发的恶性黑色素瘤病变，快中子治疗是一有效的治疗方法。

（八）热疗

热疗可作为恶性黑色素瘤姑息治疗的手段，也可与放射治疗和化疗结合使用来治疗恶性黑色素瘤，取得了较好的姑息疗效，详见热疗章节。

三、其他治疗

尽管化疗的缓解率很低，然而化疗仍是治疗晚期恶性黑色素瘤的主要手段之一。目前，在许多回顾性总结中辅加化疗治疗恶性黑色素瘤可能有效，但在前瞻性研究中，化疗疗效尚不肯定。在单药治疗中，达卡巴嗪（氮烯咪胺，DTIC）是最有效的，有效率达20%[37]。但维持时间短（<6月），且仅限于皮肤、软组织、淋巴结与肺等转移病变。CDDP、CTX、甲基苄等也有一定缓解率，但缓解率更低。有结果报道DTIC与三苯氧胺或DTIC与加CDDP可提高疗效[37~38]，部分肿瘤的消退时间可维持在3年以上，以内脏转移缓解较明显。

少数恶性黑色素瘤可出现自然消退，使人们想到免疫治疗。非特异性免疫治疗并不能提高生存率。而在随机分组研究中，加生物治疗（如白介素-2与干扰素）对无复发生存有好处，但在总生存的好处以及剂量等尚不明确[39]。过继性输注肿瘤浸润淋巴细胞和 IL-2，在一些病人中可产生抗癌活性（30%~40%有效率）[40~41]。近年来，PD-1 抑制剂、pembralizumab，Nivilumab 等治疗[42~44]也在晚期病例中开展了临床研究试验，取得了和化疗类似的疗效。

参 考 文 献

1. Parker SL, Tona T, Bolden S, et al. Cancer statistics：1996. CA Cancer J Clin, 1996, 46：7.

2. 全国肿瘤防治研究办公室，卫生部卫生统计信息中心，中国试点城市、县恶性肿瘤的发病与死亡（1988~1992），中国医药出版社，2001，72-73.

3. Schuchter L M, Haluska F, Fraker D, et al. Skin：Malignant Melanoma. In Abeloff MD, et al（eds）：Clinical Oncology. 2th edition. Harcount Asia, Churchill Livingstone, 2001, 1317-1350.

4. Curtin JA1, Busam K, Pinkel D, et al. Somatic activation of KIT in distinct subtypes of melanoma. J Clin Oncol, 2006, 24（26）：4340-4346.

5. Coit D, Rogatko A, Brennan M. Prognostic factors in patients with melanoma metastatic to axillary or inguinal lymph nodes. A multivariate analysis. Ann Surg, 1991, 214：627.

6. Siegel RL1, Miller KD, Jemal A. et al. Cancer statistics, 2015. CA Cancer J Clin, 2015, 65（1）：5-29.

7. 林本耀. 皮肤恶性黑色素瘤. 张天泽，徐光炜主编. 肿瘤学. 天津科学技术出版社，2162-2175.

8. Barth A, Morton DL. The role of adjuvant therapy in melanoma management. Cancer, 1995, 75：726-734.

9. Blach CM, Soong SJ, Marad TM, et al. A multifacterial analysis of melanoma，Ⅲ. Prognostic factors in melanoma patients with lymph node metastasis. Ann Surg, 1981, 193：377-388.

10. 孙燕主译，临床肿瘤手册，第一版，北京医科大学中国协和医科大学联合出版社，1992，187.

11. Balch CM, Reintgen DS, Kirkwood JM, et al, 6th edit. Cutaneous melanoma. In：Cancer principles & practices of oncology. Philadelphia：Lippincott-Raven, 2000（CD）.

12. Lang PG Jr. Malignant melanoma. Med Clin North Am, 1998, 82：1325-588.

13. Ackerman AB. Malignant melanoma in situ：Curable stage of malignant melanoma. Pathology, 1985, 17：22.

14. Kissin MW, Simpson DA, Easton D, et al. Prognostic factors related to survival and groin recurrence following therapeutic lymph node dissection for lower limb malignant melanoma. Br J Surg, 1987, 74：1023.

15. Habermalz HJ, Fischer JJ. Radiation therapy of malignant melanoma：experience with high individual. Cancer, 1976, 38：2258-2262.

16. Sause WT, Cooper JS, Rush S, et al. Fraction size in external beam radiation therapy in the treatment of melanoma. Int J Radiat Oncol Biol Phys, 1991, 20：429.

17. Fenig E, Eidelevich E, Njuguna E, et al. Role of radiation therapy in the management of cutaneous malignant melanoma. Am J Clin Oncol, 1999, 22：184-186.

18. Seegenschmiedt MH, Keilholz L, Altendorf-Hofmann A, et al. Palliative radiotherapy for recurrent and metastatic malignant melanoma：prognostic factors for tumor response and long-term outcome：a 20-year experience. Int J Radiat Oncol Biol Phys, 1999, 44：607-618.

19. Guadagnolo BA1, Prieto V, Weber R, et al. The role of adjuvant radiotherapy in the local management of desmoplastic melanoma. Cancer, 2014, 120（9）：1361-1368.

20. Oliver DE1, Patel KR, Switchenko J, et al. Roles of adjuvant and salvage radiotherapy for desmoplastic melanoma. Melanoma Res, 2016, 26（1）：35-41.

21. Chen JY1, Hruby G, Scolyer RA, et al. Desmoplastic neurotropic melanoma：a clinicopathologic analysis of 128 cases Cancer, 2008, 15；113（10）：2770-2778.

22. Pinkham MB1, Foote MC, Burmeister E, et al. Stage Ⅲ melanoma in the axilla：patterns of regional recurrence after surgery with and without adjuvant radiation therapy. Int J Radiat Oncol Biol Phys, 2013, 86（4）：702-708.

23. Strojan P1, Jancar B, Cemazar M, et al. Melanoma metastases to the neck nodes：role of adjuvant irradiation. Int J Radiat Oncol Biol Phys, 2010, 77（4）：1039-1045.

24. Bibault JE1, Dewas S, Mirabel X, et al. Adjuvant radiation therapy in metastatic lymph nodes from melanoma. Radiat Oncol, 2011, 66：12.

25. Fogarty GB1, Hong A, Scolyer RA, et al. Radiotherapy for lentigo maligna：a literature review and recommendations for treatment. Br J Dermatol, 2014, 170（1）：52-58.

26. Harwood AR. Conventional radiotherapy in the treatment of lentigo maligna and lentigo maligna and lentigo maligna melanoma. J Am Acad Dermatol, 1982, 6：310.

27. Fuhrmann D, Lippold A, Borrosch F, et al. Should adjuvant radiotherapy be recommended following resection of regional lymph node metastases of malignant melanomas? Br J Dermatol, 2001, 144：66-70.

28. Ang KK, Peters LJ, Weber RS, et al. Postoperative radiotherapy for cutaneous melanoma of the head and neck region. Int J Radiat Oncol Biol Phys, 1994, 30：795-798.

29. Balch CM, Reintgen DS, Kirkwood JM, et al, 5th edit. Cutaneous melanoma. In：Cancer principles & practices of oncology. Philadelphia：Lippincott-Raven, 1997, 1947.

30. Morris KT, Marquez CM, Holland JM. Prevention of local recurrence after surgical debulking of nodal and subcutaneous melanoma deposits by hypofractionated radiation. Ann Surg Oncol, 2000, 7：680-684.

31. Gokaslan ZL, Aladag MA, Ellerhosrt JA. Melanoma metastatic to the spine：a review of 133 cases. Melanoma Res, 2000, 10：78.

32. Kirova YM, Chen J, Rabarijaona LI, et al. Radiotherapy as palliative treatment for metastatic melanoma. Melanoma Res, 1999, 9：11.

33. Brega K, Robinson WA, Winston K, et al. Surgical treatment of brain metastases in malignant melanoma. Cancer, 1990, 66：2105.

34. Hurst R, White DE, Heiss J, et al. Brain metastasis after immunotherapy in patients with metastatic melanoma or renal cell cancer：is craniotomy indicated? J Immunother, 1999, 22：356.

35. Wronski M, Arbit E. Surgical treatment of brain metastases from melanoma：a retrospective study of 91 patients. J Neurosurg, 2000, 93：9-18.

36. 冯勤付综述, 殷蔚伯校. 快中子治疗进展, 国外医学肿瘤学分册, 1996, 23：321-324.

37. Hoffmann SJ, Yohn JJ, Norris DA, et al. Cutaneous malignant melenoma. Curr Probl Dermatol, 1993, 5：1.

38. Reintgen D, Saba H. Chemotherapy for stage 4 melanoma：a three-year experience with cisplatin, DTIC, BCNU and Tomoxifen. Semin Surg Oncol, 1993, 9：251.

39. Resenberg SA, Yang JC, Topalian ST, et al. Treatment of 283 consecutive patients with metastatic melanoma or renal cell cancer using high-dose bolus interleukin-2. JAMA, 1994, 271：907.

40. Reseberg SA, Packard BS, Aebersold PM, et al. Use of lumar-infiltrating lymphocytes and interleukin-2 in immunotherapy of patient with metastatic melanoma. N Engl J Med, 1988, 319：1676.

41. Kawakamic Y, Nishimura MI, Restifo NP, et al. T-cell recognition at human melanoma antigeus. J Immunother, 1993, 14：88.

42. Topalian SL1, Drake CG2, Pardoll DM3, et al. Immune checkpoint blockade：a common denominator approach to cancer therapy. Cancer Cell, 2015, 13；27（4）：450-461.

43. Robert C, Schachter J, Long GV, et al. Pembrolizumab versus Ipilimumab in Advanced Melanoma. N Engl J Med, 2015, 25；372（26）：2521-2532.

44. Robert C1, Long GV, Brady B, et al. Nivolumab in previously untreated melanoma without BRAF mutation. N Engl J Med, 2015, 22；372（4）：320-330.

45. Hedblad MA1, Mallbris L. Grenz ray treatment of lentigo maligna and early lentigo maligna melanoma. J Am Acad Dermatol, 2012, 67（1）：60-68.

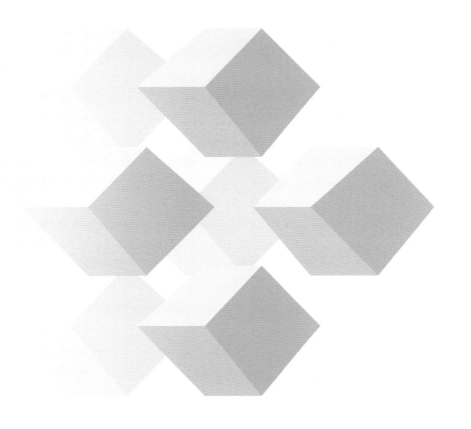

·第十五篇·
姑息性放射治疗

第一章 骨转移的放射治疗

惠周光

一、骨转移瘤发病概况

骨转移是晚期恶性肿瘤的常见表现。在所有癌症患者中，约1/4会出现骨转移，其中约80%的患者为乳腺癌、前列腺癌和肺癌患者。容易发生骨转移的常见肿瘤见表15-1-1[1]。50%~70%的骨转移患者会出现骨骼或神经病理性疼痛、病理性骨折、高钙血症、神经根损伤或脊髓压迫等表现[2]。大部分骨转移是多发的，单发骨转移不到10%；80%的骨转移发生在中轴骨，如脊柱和盆骨[3]。

表 15-1-1　尸检的骨转移发生率[1]

原发肿瘤	骨转移率（晚期肿瘤）（%）	骨转移中位生存期（月）
骨髓瘤	70~95	24
乳腺癌	65~75	36
前列腺癌	65~75	36
甲状腺癌	60	48
膀胱癌	40	6~9
肺癌	30~40	7
肾癌	20~25	12
黑色素瘤	14~45	6

在乳腺癌病人中，有研究显示激素受体阳性和分化好者易出现骨转移，在整个病程中约有69%的患者将发生骨转移，而肝、肺转移者分别为37%。骨转移为首发转移者占首发转移的47%，占所有转移病变的24%。乳腺癌骨转移的X线片上的可以表现为骨破坏或骨增生，两者发生比例以前者稍多。仅发生骨转移的病人的中位生存时间超过24个月，当合并肝转移时仅为3月[4]。

前列腺癌发生骨转移非常高，X线片上的表现以骨增生表现为主，在CT扫描上可发现伴有溶骨性改变。与乳腺癌相似，骨转移者可得到长期生存（中位53个月），而有其他部位转移者仅为30个月，一般情况差者仅为12个月[5]。

肺癌的发病率在世界范围内除发达国家外呈上升趋势。小细胞肺癌首次诊断时伴有骨转移发生率高，而鳞癌低，在尸检结果中，所有病理类型基本相似。X线片上的表现以溶骨性病变为主，预后差，发生转移后的中位生存期仅为几个月。

椎体骨转移是肿瘤发生骨转移的最常见部位，约40%肿瘤病人将发生椎体骨转移[6,7]，约5%~10%的肿瘤病人可能因椎体骨转移将出现脊髓压迫症[8~10]。Van der Linden[11]报道他们的椎体转移放射治疗的随机分组结果，在342例病人中，男性占53%，60%以上有两个以上的转移灶，平均年龄为66岁，Karnofsky评分为7分；乳腺癌占42%，前列腺癌为24%，肺癌为21%，其他为13%。在临床治疗中，我们发现肺癌导致的椎体转移发生率常见，可能为乳腺癌和前列腺癌发病率在我国发病率较西方国家相对低，而肺癌发病率相对较高有一定的关系。另外，乳腺癌和前列腺癌疗后生存期长，使在整个病程发生骨转移的概率增加了也是其中原因。

在骨转移的区域，细胞的活性显著改变，其中包括肿瘤细胞、破骨细胞、成骨细胞，还包括巨噬细胞等炎症细胞。在骨转移灶中破骨细胞和成骨细胞同时发挥作用：破骨细胞的活性增加会导致溶骨性病变，而以成骨细胞活性增加为主的转移灶则主要表现为成骨性病变。

二、临床表现与诊断

（一）临床表现

约50%~75%的骨转移病变产生症状和体征，如转移部位疼痛、神经压迫症状、病理性骨折、高钙血症、神经根受损和脊髓压迫症等。疼痛是骨转移的主要症状，约75%的骨转移者有此症状。病理性骨折是骨转移的常见合并症，以四肢骨、骨盆、椎体等承重骨多见，特别是股骨转移时。还与转移瘤所在骨的位置、骨本身的质量和肿瘤对放疗是否敏感等有关。骨转移瘤骨折发生率文献报道不一，多为8%~30%不等。有研究显示，肿瘤是阻止病理性骨折愈合的主要因素。Gainor等报道129例肿瘤长骨转移的病理性骨折的预后，能愈合者仅为36%，而在那些生存期在6个月以上的病人，约50%的骨折能愈合。从病种导致骨折的愈合来看，以骨髓瘤最高（67%），肾癌和乳腺癌次之，分别为44%和37%；而在肺癌、结直肠癌、恶性黑色素瘤等基本上无骨折愈合出现，原因为骨转移以骨破坏为主，而且常常在疾病的晚期出现。尽管影响愈合是多因素的，但其生存期与愈合率呈相关。综合影响骨愈合的因素为：①诊断时病变的早晚，在骨髓瘤、肾癌和乳腺癌，骨转移瘤多发生在疾病的较早期，有更多有效的治疗选择，愈合的机会较高；而肺癌、结直肠癌、恶性黑色素瘤，常常表现在疾病的晚期，导致骨折不能自行愈合。②内固定能增加骨折愈合的机会。③与发生骨转移后的生存期相关，大于6个月者愈合的概率增加。④术后放射治疗>3000cGy可能降低愈合的可能性，但可能增加肿瘤的控制。⑤全身化疗，化疗用甲氨蝶呤和多柔比星等可导致愈合能力下降50%。病理性骨折在疗后是否能自然愈合，对生存无明显影响，但对疗后生存质量影响明显。Mirels等[12]总结了78例随诊半年以上肢端骨骨转移者，其中51例发生了骨折，对病理性骨折发生可能性的预测因素的总结，见表15-1-2，0~6分者无骨折，7分者为5%，8分为33%，9分为57%，而10分以上为100%。还强调骨折与骨转移病灶占骨直径的大小有明显的关系，当骨转移病灶小于骨直径的2/3时，骨折率为5%，而大于2/3时，骨折发生率达81%。

表 15-1-2　病理性骨折的预测评分

	积　分		
	1	2	3
位置	上肢	下肢	股骨头
疼痛	轻	中	重
影像学	增生性	混合性	溶骨性
大小（占骨轴%）	0~33	34~67	68~100

（二）诊断

1. X 线片　表现为骨破坏和骨修复共存，可发现大于 1cm、脱钙 50% 以上的病灶[13]。

破坏性转移病灶多见于乳腺癌、肺癌、甲状腺癌和恶性黑色素瘤等，表现为骨破坏、塌陷和骨折。增生性病灶多见于前列腺癌，也可发生于乳腺癌、肺癌和腺样囊性癌等，表现为骨密度增高。

2. 同位素骨扫描　同位素 ^{99} 锝骨扫描时以多发性病灶者多见，但在乳腺癌有约 20% 为单发性转移病灶，而且部分骨扫描阳性者可以无症状。由于其阳性检出率与病灶内的破骨细胞活性有关，当病变为纯溶骨性破坏时可能出现假阴性，而肿瘤生长非常慢者的病灶也有可能不易区别；在恶性黑色素瘤者，由于快速生长而产生溶骨性病灶，易出现假阴性，而且可能出现冷区。其他非肿瘤性所致溶骨性改变也可表现为假阳性。其假阴性和假阳性约 10%~20%。

3. CT 和 MRI 扫描　CT 扫描可显示骨破坏和软组织肿块病灶，但是当骨破坏或骨质破坏和软组织征象不明显时，CT 扫描可能不能发现这些病变，导致检查的假阴性结果。而 MRI 扫描诊断骨转移已显示比 CT 扫描更优越，由于它的成像原理是 H 元素的改变，当肿瘤骨髓腔内生长时，即使没有明显的骨破坏也会显示骨髓内占位性病变。因此，MRI 扫描在诊断骨转移方面比 CT 扫描早、敏感，能更好地了解肿瘤范围，特别是在三维适形放射治疗要求精确确定治疗靶区时，对治疗的帮助更大；MRI 扫描比 X 线片和同位素骨扫描也更优。MRI 扫描对骨转移导致的脊髓压迫症的诊断敏感高，它不仅能确定肿瘤病变范围，而且了解肿瘤压迫脊髓的程度。因此，应作为首选检查方法，其次为 CT 扫描。Husband 和 Cook[14,15] 等对 MRI 诊断脊髓压迫进行的前瞻性研究结果，280 例怀疑有脊髓压迫的病人进行 MRI 检查，在结合神经系统检查后发现 201 例有脊髓压迫表现，其中 186 例发生在硬脊膜外，11 例为膜内受压。约 25% 有两个脊髓水平受压，69% 累及两个以上椎体。在 91 例有明显脊髓压迫症状者，MRI 确诊 89 例。另外，53% 的病人在 MRI 检查后需要修改放疗计划。

4. PET 检查　全身 18FDG-PET 扫描可用于骨转移的诊断，检测代谢活性增高区域，主要检查溶骨性病变，对于成骨性转移敏感性较差，因此与常规同位素扫描诊断骨转移有一定互补性，但是价格昂贵。

5. 生化检查　Ⅰ型胶原蛋白、ALP、BGP 和血尿钙等将出现不同程度的增高。

三、骨转移治疗

尽管少数单发骨转移可以被治愈，但是对于大多数患者而言，骨转移的治疗目的是姑息性的。骨转移患者的中位生存期约 3~12 个月，但是对于某些肿瘤如乳腺癌、前列腺癌和甲状腺癌，患者的中位生存期可以长达 2~4 年（表 15-1-1）。骨转移治疗的目标就是在这段时间内使患者舒适无痛苦并具有独立生活的能力，从而改善患者的生活质量，而缓解疼痛和保持骨稳定性是实现这种目标的主要途径。骨转移瘤的诊断和治疗需要影像、放疗、肿瘤内科、外科、药物镇痛及支持等多学科的共同参与。

（一）放射治疗

1. 放射治疗的目的　放射治疗可有效地治疗骨转移瘤。放射治疗的主要目的是缓解或消除症状（疼痛）、预防症状发生、提高生存质量和延长患者生命，对于部分单发的骨转移癌，如果原发肿瘤能够得到较好的控制，放射治疗也能够达到治愈的目的。骨转移瘤放疗后疼痛缓解率可高达 80%~90%，完全缓解率约为 50%。这些数据主要来自于医生对疼痛缓解的评价，如果以患者自身对疼痛的评价为标准，疼痛缓解有效率和完全缓解率则分别为 60%~80% 和 15%~40%[16,17]。放疗的有效率与以下因素有关：性别、肿瘤原发部位和病理类型、行为状态评分、骨转移类型（溶骨性或成骨性）、骨转移部位、是否为负重骨、病变范围、疼痛部位数目和疗前疼痛分级等。放疗的疗效也与治疗的目标有关，如镇痛、预防病理性骨折或控制局部肿瘤等。

2. 放射治疗骨转移癌的机制　疼痛是骨转移最常见的症状，发生率约为 75%，而且疼痛通常也是骨转移患者就医的首发症状[18]。骨转移癌引起的疼痛通常分为两种类型：一种表现为逐步进展的持续的钝痛；另一种则表现为由运动引起的、间断或爆发性的尖锐疼痛[19]。骨转移部位的机械损伤或微环境中多种生物化学因子直接刺激传入痛觉纤维是导致疼痛的原因，如骨内压力增加、微小骨折、牵拉骨膜、反应性肌肉痉挛、神经根受侵、骨折处压迫神经、局部释放化学介质等[20]。另外骨转移病变处神经痛觉受体活化，病变部位血流增加使肿瘤细胞及其周围正常细胞释放细胞因子，增加炎性反应等也是导致疼痛的重要原因[20,21]。

放疗缓解骨转移疼痛的机制较为复杂，图 15-1-1 列举了其中部分重要的作用途径[22]。放疗可以杀死转移部位的肿瘤细胞，使肿瘤体积缩小，因此减轻疼痛。但是，相当比例的疼痛缓解发生在分次放疗的起始阶段或较低剂量的单次放疗，而且原发肿瘤的放射敏感性和疼痛缓解率间没有显著的相关性，提示杀灭肿瘤细胞并非放疗减轻疼痛的唯一或者主要原因。有些患者在放疗后 24 小时内疼痛即得以缓解，说明某些极敏感的细胞和分子在早期反应中发挥重要的作用，主要包括在骨转移微环境中大量存在的炎性细胞，因为在放疗后炎性细胞减少，所释放的疼痛化学介质显著降低[23]。其他因素还包括放射线抑制破骨细胞及其前体细胞的数目和活性，另外应用环氧化物酶 2（COX-2）抑制剂或双膦酸盐类药物能够发挥缓解骨转移疼痛的事实也间接证明炎性细胞和破骨细胞可能是放疗止痛的重要靶细胞。

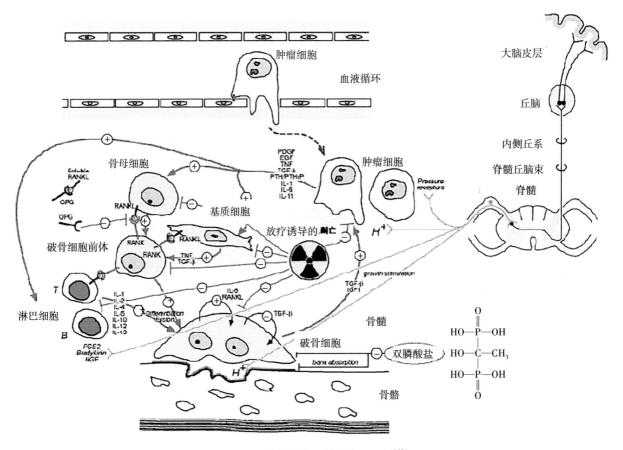

图 15-1-1　放射治疗骨转移癌的机制[22]

3. 肿瘤骨转移放疗适应证　放疗是骨转移骨痛的主要治疗方法，而且有利于改善和维持患者的活动能力。对于大多数肿瘤而言，放疗还可以控制肿瘤生长，缩小肿瘤体积，减轻瘤体对周围组织的压力。因此，除了少数对药物治疗非常敏感（如生殖细胞瘤、淋巴瘤）或者可通过手术切除治愈的病例外，几乎所有的骨转移患者均可考虑放疗。对于局限的、数目较少的骨转移患者，80%以上可采用局部外照射并取得良好的疗效。广泛而弥散的骨转移患者往往需要全身药物治疗，但是如果症状无显著缓解，可考虑对症状较为显著的部位进行局部放疗；广泛播散的骨转移瘤也可考虑应用半身放疗和全身放射性核素治疗。

4. 肿瘤骨转移放疗时机　在肿瘤治疗过程中如果时机得当，放射治疗可被视为骨转移瘤的最佳治疗方法。研究显示，骨转移癌诊断确立以及放疗开始的越早，疗效越好[24,25]，因此对于局限性的骨转移，如果没有手术指征，放疗是一线治疗手段，应尽早开始。放射肿瘤学家应和内、外科专家密切合作，充分考虑不同治疗的相互影响，确定最佳治疗方案和治疗时机：例如骨大面积放疗引起的骨髓抑制等并发症会推迟甚至阻碍化疗的进行；同样，对于已经出现或可能出现病理性骨折的患者，在接受放疗前应该对骨折或脊髓压迫的风险及外科手术的必要性进行评估。研究显示，放疗后约有13%的长骨和6%的椎骨发生骨折[26]，未接受手术治疗的病理性骨折在放疗后有35%的患者能够愈合[27]。在已经接受放疗的骨转移部位进行手术会增加围术期的风险，如感染等。为了减少并发症，骨转移的放射治疗野通常较为局限，但是，对于接受手术固定的部位，由于在手术过程中可能发生肿瘤播散，因此术后放疗范围显著扩大甚至包括转移骨的全长。回顾性分析显示，骨转移癌单纯手术后15%的患者会出现假体或硬件的松动而需要行校正手术，在手术加术后放疗组该类患者比例仅为3%，而且患者的功能保全程度较高[28]，对这类患者，手术与放疗的综合治疗非常重要。

5. 局部外照射

（1）照射技术　局部外照射技术的选择主要取决于治疗部位，原则是用最少的治疗获得最大疗效，避免因治疗增加并发症。颈椎转移癌可采用侧野照射以减少上呼吸消化道的放疗反应。胸椎转移癌可采用高能光子线单后野照射技术，但是通常需要拍侧位平片来测量病变的深度，应计算和记录脊髓受照剂量，并保证低于脊髓的耐受剂量。腰椎病变由于位置较深，单独后野照射难以满足剂量学要求，应该从侧位平片实测肿瘤深度，采用前后对穿野照射并调节其剂量权重可以达到满意的剂量分布。对于肋骨的转移癌，根据病变的具体位置和范围，可以选用光子线切线或电子线照射。当骨转移癌向骨外生长或紧邻脊髓时，应通过 CT 或 MRI 等影像学资料确定靶区和重要的危及器官，最好是采用 CT 模拟定位和三维计划设计，确保肿瘤得到充分的照射剂量，同时保护脊髓等重要器官。特别是对于预后较好的骨转移灶，如乳腺癌、前列腺癌等单一部位的骨转移癌，在原发肿瘤控制较好的前提下，采用立体定向放疗或调强放疗技术能够有效增加局部照射剂量，提高肿瘤控制的比例。

由于骨转移癌放疗后一定比例的患者可能出现再疼痛，或邻近骨出现新的转移灶需要再次放疗，因此应记录和保存首次放疗的详细资料，如定位片、摆位照片、皮肤永久性标记、剂量分布图和放疗记录单等。

（2）肿瘤骨转移放疗的剂量分割方案　统计显示，世界范围内骨转移放疗的剂量分割方案差异较大，但是主要包括单次大剂量照射和相对较长时间的分次照射两大类[29]。目前大量的前瞻性和回顾性研究证实，单次照射和分次照射在缓解骨转移疼痛疗效上作用相仿，前者更加便捷，但是因疼痛症状复发需要再次治疗的比例较后者增加。

1）分次放疗中不同剂量分割方案的比较：分次放疗是缓解和消除骨转移疼痛最常采用的方法，但是具体的剂量分割方案各不相同。表 15-1-3 列举了规模较大的几组不同剂量分割方案的随机对照研究，结果疼痛的完全缓解率 30%~61%，总缓解率 66%~87%，分次放疗中不同剂量分割方案的疗效均无显著差异。其中 Tong 等[26]报道的 RTOG74-02 试验是最早进行的，也是规模最大的随机分组研究，在该研究中单发骨转移患者随机进入 20Gy/5 次和 40.5Gy/15 次两个研究组，结果两组的疼痛完全缓解率分别为 53% 和 61%，总缓解率分别为 82% 和 85%，均无显著性差异；多发骨转移灶患者被分入 15Gy/5 次、20Gy/5 次、25Gy/5 次和 30Gy/10 次四组，疼痛完全缓解率和总缓解率也均无显著性差异，放疗后病理性骨折的发生率也相近，其结果与其他几组随机分组研究相似。这些研究说明当以缓解疼痛为治疗目的时，分次放疗采用不同剂量分割方案的疗效相同。但是，Blitzer 等[30] 在对 RTOG74-02 试验资料的重新分析中排除再放疗患者，并把无痛和不使用镇痛药物作为疼痛完全缓解的判定标准，结果单发骨转移 40.5Gy/15 次组和多发骨转移 30Gy/10 次组的疼痛完全缓解率均显著高于其他低剂量组。Arcangeli 等[31] 的非随机分组研究也显示，高剂量长疗程放疗的疗效优于低剂量短疗程放疗，照射剂量≥30Gy 时完全缓解率显著增加。提示在某些条件下，采用较高的照射剂量和较长的疗程有可能取得更好的疗效。美国放射肿瘤学会 2013 年提出的明智选择建议：对于骨转移的姑息治疗，不要常规使用超过 10 个分次的长程放射治疗。

表 15-1-3 骨转移分次放疗中不同剂量分割方案的主要随机对照研究

时 间	作 者	病例数	剂量 (Gy)/分次数	可评价病例数	完全缓解率 (%)	总缓解率 (%)	疗后病理性骨折 (%)
1982	Tong, et al[26] *	266	20/5	72	53	82	4
			40.5/15	74	61	85	18
1982	Tong, et al[26] #	750	15/5	143	49	87	5
			20/5	155	56	85	7
			25/5	148	49	83	9
			30/10	167	57	78	8
1988	Hirokawa, et al[32]	128	25/5	NA	NA	75	NA
			30/10	NA	NA	75	NA
1995	Rasmusson, et al[33]	217	15/3	60	NA	69	NA
			30/10	61	NA	66	NA
1996	Niewald, et al[34]	100	20/5	51	33	77	8
			30/15	49	31	86	13

注：NA 资料不详；* 单一转移灶；# 多发转移灶。

2）单次放疗不同剂量的随机分组研究：在 20 世纪 90 年代，有两个随机分组研究对比分析骨转移单次照射不同剂量的疗效（表 15-1-4）。结果 4Gy 组的总缓解率均显著低于 8Gy 组，提示采用单次照射缓解疼痛可能存在"阈"剂量，因此在近 20 年开展的单次照射与分次照射的随机对照研究中，单次照射剂量多为 8~10Gy。Jeremic 等[35] 的研究中还包括 6Gy 组，其结果与 8Gy 组亦无显著性差异，但是作者建议继续开展随机分组研究来确定单次照射的最低有效剂量。Yamada 等[36] 在近期开展的研究中采用图像引导的调强放疗技术对 93 例患者共 103 个脊椎转移癌进行单次大剂量放疗，剂量范围 18~24Gy，中位随访期为 15 个月，局部控制率为 90%，放疗剂量是局部控制的显著预测因素（$P=0.03$），研究中未出现局部复发的所有患者均获得持续的症状缓解，急性副反应较轻，没有患者出现神经根或脊髓病变。Dennis 等[37] 最新开展的单次外照射的系统回顾包括 24 组研究共 3233 例患者，其中 84% 的患者采用单次 8Gy 方案，结果发现放疗剂量与疼痛缓解率呈正相关，可评价患者的总有效率和完全缓解率在 4Gy 组分别为 44%~47% 和 15%~26%，5Gy 组分别为 72% 和 55%，6Gy 组分别为 65% 和 21%，8Gy 组分别为 31%~93% 和 14%~57%，10Gy 组分别为 84% 和 39%，其中 8Gy 组疗效显著优于 4Gy 组。综上所述，骨转移癌如果采用常规技术进行单次照射，目前推荐剂量为 8Gy，至少不应低于6Gy；对脊柱等毗邻重要器官的部位采用IGRT等新技术可以显著提高照射剂量，提高肿瘤控制率，同时副反应轻微，能够保证患者较好的生活质量。

表15-1-4　骨转移单次放疗不同剂量的随机分组研究

研究组	剂量（Gy）	例数	完全缓解率（%）	P值	总缓解率（%）	P值	再治疗率（%）	P值
Hoskin 等[38]，1992	4	137	26	NSD	53	<0.01	20	NSD
	8	133	23		76		9	
Jeremic 等[35]，1998	4	109	21		59		42	
	6	108	27		73	0.025 *	44	0.71
	8	110	32	0.047 *	78	0.0019 *	38	

注：* 与4Gy组相比；NSD 无显著性差异。

3）骨转移单次照射与分次照射的随机对照研究：近十多年来骨转移放射治疗的随机研究多集中在单次照射和分次照射的比较上（表15-1-5）。单次照射剂量为8～10Gy，分次照射剂量为20Gy/5次～30Gy/10次不等。两组的完全缓解率分别为15%～57%和15%～58%，总缓解率分别为51%～81%和48%～78%，疗效非常接近。其中规模最大的荷兰研究组[39]单次照射和分次照射组的剂量方案分别为8Gy/1次和24Gy/6次，研究采用患者自我评价指标作为疼痛缓解的判定标准，两组的完全缓解率分别为37%和33%，总缓解率分别为72%和69%，均无显著性差异；但是单次照射组的再治疗率和病理性骨折的发生率均显著高于分次照射组（分别25% vs 7%和4% vs 2%）。RTOG 97-14 研究[25]在规模仅次于荷兰的随机分组研究，也采用患者自身评价标准，照射方案为8Gy/1次和30Gy/10次，两组的中为生存时间分别为9.1个月和9.3个月，两组的完全缓解率分别为15%和18%，总缓解率分别为65%和66%，均无显著现差异；同荷兰研究组结果相仿，单次照射组的再治疗率显著增加（18% vs 9%），但是病理性骨折发生率两组相似（5% vs 4%）。除表中所列的临床研究外，还有一组随机试验对比研究单次8Gy和20Gy/5次放疗对于骨转移导致的神经病理性疼痛的疗效。神经病理性骨痛是指由于骨转移压迫或刺激神经引起的沿皮肤外周神经呈浅表放射性分布的疼痛或感觉障碍。研究共包括272例患者，结果两组的神经病理性疼痛的总缓解率分别为53%和61%（P=0.18），完全缓解率分别为26%和27%（P=0.89），放疗至治疗失败的中位时间分别为2.4个月和3.7个月，两组的再治疗率、脊髓压迫或病理性骨折的发生率也均无显著性差异[40]。最新报道的加拿大多中心前瞻性研究包括2013年5月至12月间放疗的648例骨转移患者，其中226例（35%）合并骨折或神经压迫症状。患者在放疗前后接受问卷调查，对患者疼痛、功能状态、生活质量三个方面进行五分制评分。363例（56%）接受单次8Gy，285例（44%）接受20Gy/5次放疗，结果两组疼痛、功能和症状改善均无差异，疼痛部分缓解（73% vs 73%，P=0.93）和疼痛完全缓解的比例（19% vs 22%，P =0.31）也相似。[41]

目前骨转移癌单次照射和分次照射的随机分组研究有三个荟萃分析（表15-1-6），结果均认为两组间疼痛总缓解率和完全缓解率无显著性差异，总缓解率分别为58%～72.7%和59%～72.5%，完全缓解率分别为23%～34%和24%～32.3%。单次照射组的再治疗率显著高于分次照射组，分别约为20%和8%；Chow等最新的报道显示两组病理性骨折的发生率均较低（1.6% vs 3.2%），没有显著差别。两组脊髓压迫的发生率也非常低（1.4% vs 2.8%），无显著差异。在有副作用评价的两个荟萃分析中，两组副作用均无显著差异。这三组荟萃分析资料是目前比较骨转移癌单次照射和分次照射最可靠的临床证据。

表 15-1-5　骨转移单次照射与分次照射的随机对照研究

时间	作者	国家	病例数	剂量（Gy）/分次	中位生存（月）	完全缓解（%）	总缓解（%）	再治疗率（%）	病理性骨折（%）	副作用
1997	Gaze 等[42]	英国	265	10/1	NA	37	81	NA	NA	呕吐 21%：26%，NSD
				22.5/5		47	76			
1998	Nielsen 等[43]	丹麦	241	8/1	NA	15	73	21	NA	NSD
				20/4		15	76	12	NA	
1999	Coswig 等[44]	德国	107	8/1	NA	33	81	NA	NA	NA
				30/10		31	78			
1999	骨痛工作组[45]	英国/新西兰	761	8/1	NA	57	78	23	2	NSD
				20/5		58	78	10	<1	
1999	Steenland 等[39]	荷兰	1171	8/1	7	37	72	25	4	NSD
				24/6		33	69	7	2	
2000	Kirkbrid 等[46]	加拿大	398	8/1	NA	22	51	NA	NA	NA
				20/5		29	48			
2005	Hartsell 等[25]	美国/加拿大	949	8/1	9.1	15	65	18	5	2～4 级 10%：17%，$P=.002$
				30/10	9.3	18	66	9	4	
2005	Roos 等[40]	澳大利亚	272	8/1	2.4*	26	53	29	4	急 5%；慢 5%
				20/5	3.7*	27	61	24	4	急 11%；慢 4%
2006	Kaasa 等[47]	挪威/瑞典	376	8/1	9.6	NA	NSD	16	4	NA
				30/10	7.9			4	11	

续表

时间	作者	国家	病例数	剂量（Gy）/分次	中位生存（月）	完全缓解（%）	总缓解（%）	再治疗率（%）	病理性骨折（%）	副作用
2008	Foro 等[48]	西班牙	160	8/1	4	15	75	28	NA	13%
				30/10	8	3	86	2		18%
2009	Sander 等[49]	挪威	198	8/1		PR	PR	27	5	PR
				30/10		PR	PR	9	5	PR

注：NA 资料不详；NSD 无显著性差异；* 放疗到治疗失败时间；PR 前期已经报道[47]。

表 15-1-6 骨转移单次照射与分次照射的随机对照研究的荟萃分析

研究组	时间跨度	研究组数/总人数	RR（%）	OR 或 P 值	CR（%）	OR 或 P 值	再治疗率（%）	OR 或 P 值	病理性骨折（%）	OR 或 P 值	副作用	脊髓压迫
Sze 等[50]，2003	1966~2001	12/3435	60	1.03；P=0.19	34	1.11；P=0.7	21.5	3.44；P<0.0001	3	1.82；P=0.03	NA	1.9%：1.4%；P=0.3
			59		32		7.4		1.6			
Wu 等[16]，2003	1966~2001	8/3260	72.7*	1.0；P=0.9	33.4	1.03；P=0.5	显著高		NA		NSD	
			72.5*		32.3							
Chow 等[17]，2007	1986~2006	16/5000	58	0.99（0.95~1.03）	23	0.97（0.88~1.06）	20	2.5（1.76~3.56）	3.2	1.1（0.61~1.99）	NSD	2.8%：1.9%；P=0.13
			59		24		8		2.8			

注：* 可评价患者；RR 缓解率；CR 完全缓解率；OR 相对危险度；NA 资料不详；NSD 无显著性差异。

从以上骨转移单次照射和分次照射的随机分组研究可以得出以下结论：①单次 8Gy 放疗与分次照射（多为 30Gy/10 次、20Gy/5 次或 24Gy/6 次）的止痛效果相同，放疗缓解骨转移疼痛没有明显的量效关系；②单次照射组的再治疗率是分次照射的 2~3 倍。

4）骨转移癌单次照射和分次照射的选择：骨转移癌患者如果一般情况较差、活动困难、多次往返放疗有困难、合并广泛的骨外转移或预期寿命较短，单次 8Gy 照射是恰当的选择[51]。如果患者一般状况较好、单纯骨转移而且预期寿命较长，推荐采用分次照射（如 30Gy/10 次）以降低疗后的再治疗率[52,53]。对于单一的骨转移灶，如果原发肿瘤控制较好，可以采用更高的照射剂量以提高肿瘤的治愈率，但应避免照射引起周围正常骨的强度降低，或采用适形调强、立体定向等先进的照射技术降低放疗对周围重要器官的影响[53]。加拿大对 2007~2011 期间 16898 程骨转移放疗的统计显示，49%（25.5%~73.4%）为单次照射，单次照射的选择与原发肿瘤（如前列腺癌）、预后差、医生经验丰富、转移位置（脊柱较少采用）等密切相关[54]。

5）骨转移癌放疗引起的爆发痛（闪耀反应，Flare reaction）：骨转移癌放疗引起的爆发痛（疼痛闪耀反应）是指在放疗早期出现的暂时性的疼痛加重现象，尤其多见于单次大剂量照射，其原因可能与放疗早期肿瘤或组织细胞肿胀、局部压力增高有关。Loblaw 等[55]采用单次 8Gy 或 20Gy/5 次照射骨转移癌，结果 34.1% 的患者出现爆发痛，中位持续时间为 3 天（2~6 天）；其中单次和分次照射组的发生率分别为 43.5% 和 23.8%，单次照射组比例显著升高。Chow 等[56]报道放疗引起的爆发痛在整个疗程中每天的发生率 2%~16%，其中第一天发生率为 14%，单次和分次放疗组分别为 14.0% 和 15.6%。近期 Pan 等[57]采用 SBRT 技术治疗脊柱转移，195 例患者中 44 例（23%）出现爆发痛，中位出现时间为放疗开始后 5 天（0~20 天），多因素分析显示其发生率仅与放疗次数显著相关。

临床可采用皮质类固醇激素或非类甾体类消炎药来降低放疗后爆发痛的发生率。加拿大近期报道了应用地塞米松对比安慰剂预防骨转移放疗后爆发痛的双盲随机对照研究：接受骨转移灶 8Gy 单次放疗的患者随机分入口服 8mg 的地塞米松（148 例）或安慰剂（150 例）组，共给药 5 天。意向性分析中，地塞米松组 39 例（26.4%），安慰剂组 53 例（35.3%）出现疼痛爆发（率差 = 8.9%，P = 0.05）。敏感性分析中，地塞米松组 26 例（17.6%），安慰剂组 44 例（29.3%）出现疼痛爆发（率差 = 11.8%，P = 0.01）。研究结果证实地塞米松能有效降低疼痛性骨转移放疗后爆发痛的发生率[58]。另外在放疗前应向患者说明可能发生的爆发痛，从而提高治疗的依从性。

6）放疗副作用：骨转移癌外照射的副作用分为急性反应和晚期反应两种。急性反应多为一过性，常表现为乏力和皮肤刺激症状。照射野位于上腹部时恶心多见，胸椎照射时放射性食管炎也较为常见。当肿瘤侵犯骨髓和照射野面积较大时，贫血、白细胞和血小板减少等骨髓抑制作用可能发生，既往接受化疗的患者放疗后尤其容易发生骨髓抑制。

因为放疗剂量相对较低和患者的生存期较短，骨转移放疗的晚期反应并不多见。骨转移病灶在放疗后会产生愈合反应并继发出现反应性充血，这会暂时削弱骨强度从而增加骨折风险，有研究显示骨折发生率与总的照射剂量有关[26]。在骨盆照射后 3 个月内可能出现反应性的骨折[59]，因此应仔细监测骨折的症状和体征，防止损伤进一步加剧。

6. 半身放疗　对于广泛播散的骨转移癌，化疗和双膦酸盐等药物治疗是主要的治疗手段，如果患者对药物治疗不能耐受，或疗效欠佳时，半身放疗则是可行的选择。作为一种非常有效的姑息治疗手段，半身照射（Hemibody Irradiation）并非专指身体的一半接受照射，而是指采用一个照射野治疗身体较大范围，可以包括多个有症状的区域。因此，半身照射又称为大野照射（wide-field radiation）或选择性的系统照射（elective systemic irradiation），在多数情况下仅照射身体的 1/3。半身放疗常用于治疗因广泛骨转移癌引起的疼痛，或用于预防新的骨转移灶出现，具有起效快（可<48 小时）、缓解率高的特点。根据照射部位，半身放疗可分为上、中、下半身照射，上半身照射范围包括从颈到髂嵴的胸腹部，中半身照射范围包括从膈肌至坐骨结节的腹盆部，下半身照射范围包括从盆腔顶部到股

骨的下半部。

RTOG 78-10 试验[60]是较早开展的半身照射临床研究，主要目的是确定单次照射最大耐受剂量。结果疼痛缓解率和完全缓解率分别为73%和20%，其中50%的患者在放疗后48小时内起效，80%在放疗后1周内起效，至少50%的患者在余生中疼痛持续缓解，不需要再治疗。上半身放疗的最大耐受剂量为6Gy，中、下半身放疗的最大耐受剂量为8Gy，继续增加放疗剂量并不改善疼痛缓解率、缓解时间和起效时间，但是副作用显著增加。Chua 等[61]发表的一组回顾性研究包括134例单次半身照射患者，其中38%为鼻咽癌，照射剂量4.5~8Gy，上、下半身照射的中位剂量分别为5Gy和7Gy，结果较高剂量组的有效率也较高，≥7Gy组患者的疼痛缓解率达到70%，照射后24小时即可观察到疼痛缓解。

RTOG 82-06 试验[62]观察在骨转移癌局部放疗的基础上进行半身照射是否能够有效预防新的骨转移，该研究为随机分组试验，包括499例患者。局部放疗和半身放疗分别采用3Gy×10次和单次8Gy，结果12个月时联合放疗组和单纯局部放疗组的骨转移癌进展率分别为35%和46%，两组新病灶出现率分别为50%和68%，无新病灶出现的中位持续时间分别为12.6个月和6.3个月，两组的再治疗率分别为60%和76%。研究中总的副作用发生率仅为5%~15%，联合放疗组的血液学毒性显著增加但均为一过性。此研究显示半身照射能有效治疗潜在的全身转移灶。

RTOG 和国际原子能机构（IAEA）对半身分次照射均进行了相关临床研究[63,64]。RTOG 88-22 试验[63]主要研究分次半身照射的最大耐受剂量，包括144例单发有症状的骨转移患者，所有患者在接受3Gy×10次的局部照射后，再分组进入10.0Gy，12.5Gy，15Gy，17.5Gy和20Gy等分次半身照射组，分次剂量均为2.5Gy/次。结果分次照射最大耐受剂量为17.5Gy，剂量限制性毒性主要为血小板和白细胞降低；5组患者12个月时半身照射野内新病灶发生率分别为19%、9%、17%、19%和13%，需要再治疗的患者比例分别为36%、30%、33%、32%和19%，均无显著现差异；和前述的RTOG 82-06单次半身放疗相比，按计划完成分次半身放疗患者的野内新病灶发生率降低了36%，但两组患者总生存率和再治疗率没有显著性差异。到目前为止，仍没有充分证据显示分次半身照射疗效优于单次半身照射。新近报道的IAEA 研究[64]包括156例广泛骨转移患者，随机分为15Gy/（5次·5天）、8Gy/（2次·1天）和12 Gy/（4次·2天）共3组，结果显示总的疼痛缓解率为91%，完全缓解率为45%，起效时间3~8天，其中在生存期内保持无痛患者的比例高达71%，放疗的副作用能被很好耐受，仅有12%的患者出现短暂的重度副反应；三组的疼痛缓解率分别为63%、32%和43%，中为生存时间分别为175、104和155天，平均无痛生存期分别为155、101和112天，8Gy/（2次·1天）组的疗效显著差于其他两组。

半身放疗的副作用主要取决于射野内的重要正常器官，上半身照射的主要风险为放射性肺炎，是剂量限制性的毒副作用，因此在放疗计划中应对肺的剂量不均一性进行校正，最大限度的降低放射性肺炎发生率。和中、下半身放疗相比，上半身放疗的总照射剂量应适当降低。采用止吐药和抗炎药物的预处理能明显降低半身放疗的急性反应，在5-HT3受体阻滞剂应用于临床后，恶心呕吐等既往最显著的副反应被显著降低，半身放疗的耐受性显著增加[65]。典型的半身放疗的预处理方案为疗前1小时给予地塞米松8~16mg和昂丹司琼8~16mg。

7. 骨转移癌脊髓压迫的放射治疗 脊柱的骨转移灶可以直接压迫脊髓，或导致椎体骨折压迫脊髓，引起肢体功能障碍。急性的脊髓压迫或合并脊柱不稳定或病理性骨折应采取手术治疗。对于没有手术指征的脊柱转移癌，放射治疗通常是首选治疗手段。骨转移癌脊髓压迫的放射治疗多采用常规分割方案。Rades 等[66]通过对1852例脊髓压迫患者放疗资料的总结发现，短程放疗和内脏转移是脊髓压迫放疗局部控制的不良相关因素，对于预后较好，预期寿命较长可能出现脊髓压迫症状复发的患者，应采用长疗程和较高剂量的放疗。总的说来，脊髓压迫早期发现和治疗是保证疗效最重要的两个影响因素[67]，如果脊髓压迫诊断较晚，预后则取决于肿瘤对放疗的反应。脊髓压迫不能行走的患者在放疗后有 1/3 能恢复行走能力，但是完全瘫痪的患者仅有 10% 能获得行走能力，慢性的脊髓压迫患者放疗后功能相对容易恢复。

8. 骨转移疼痛复发再放疗　随机对照研究和相关荟萃分析均显示，尽管骨转移癌单次照射和分次照射的疼痛缓解率相仿，但是前者放疗后的因疼痛复发进行的再治疗率显著高于后者，分别约为 8% 和 20%[52]。在下列 3 种情况下可以考虑再照射[68]：① 初程放疗后疼痛未缓解或进展；② 初程放疗后疼痛部分缓解，希望通过再放疗进一步减轻疼痛；③ 初程放疗后疼痛部分或完全缓解，但是后来疼痛复发。

目前有多组资料对再放疗进行了专门研究。Mithal 等[69] 对 105 例患者的 280 个骨转移灶进行放疗，其中 57 个转移灶接受再放疗，8 个病灶接受三程放疗，结果初程放疗、再程放疗和三程放疗的疼痛缓解率分别为 84%、87% 和 88%，缓解率与照射剂量、治疗位置和原发肿瘤类型均无显著相关性。van der Linden 等[70] 近期发表的研究中初程放疗方案采用单次 8Gy 或 24Gy/6 次，两组再程放疗时分别有 33% 和 25% 的患者为单次放疗，其余患者为分次放疗。两组再程放疗的有效率分别为 66% 和 46%（P = 0.12），初程单次 8Gy 放疗后疼痛无缓解、缓解和进展患者的再放疗有效率分别为 66%、67% 和 70%，初程 24Gy/6 次放疗后疼痛无缓解、缓解和进展患者的再放疗有效率分别为 33%、50% 和 57%，说明初程放疗的疗效与再程放疗的疗效没有相关性，研究还显示初程放疗的疗效不能预测再治疗的可能性。再治疗后 1 个月有 73% 的患者有放疗反应，大部分患者无或仅有轻度的恶心呕吐，两组重度恶心发生率为 6% 和 12%，重度呕吐分别为 2 例和 1 例，重度皮肤瘙痒分别有 2 例和 0 例，严重乏力分别为 18% 和 27%。Jeremic 等[71] 的研究包括 135 例患者，其中 109 例为初程放疗后疼痛复发，26 例为初程放疗后疼痛无缓解，再治疗采用单次 4Gy 照射方案。结果疼痛复发患者再放疗的缓解率和完全缓解率分别为 74% 和 31%，初程放疗无效患者再放疗的缓解率为 46%。进一步的分析显示初程放疗后疼痛完全缓解患者再放疗的有效率高于初程放疗后部分缓解的患者（85%：67%，P = 0.037），但是初程放疗方案（单次 4Gy、6Gy 或 8Gy）并不影响再放疗的疗效。再放疗的副作用程度较轻，主要为恶心呕吐等胃肠道反应，未发现 ≥3 级的副反应。因此作者认为，初程单次放疗的骨转移患者接受单次 4Gy 的再放疗安全有效。

再放疗的可行性与骨转移的部位密切相关。四肢骨因为远离重要脏器，再放疗相对容易。脊椎骨是骨转移好发部位，再放疗较为常见，因为毗邻脊髓，椎体的再放疗需要综合首程放疗和再程放疗的累积有效生物剂量，仔细评估放射性脊髓炎的风险。目前还缺乏脊椎骨再程放疗总剂量和分割模式的共识，但是临床研究显示采用三维放疗技术特别是 SBRT 技术进行的椎体再放疗是安全有效的[53]。

尽管临床资料支持骨转移癌的再放疗，但是再放疗的合理剂量和分割方案尚不明确。在新近发表的加拿大国家癌症研究所联合英国、荷兰和美国开展Ⅲ期随机分组非劣效研究中[72,73]，850 例接受再放疗的骨转移患者被随机分入单次 8Gy 或 20Gy（分 5 或 8 次）两个研究组，观察指标为两组的再放疗疼痛缓解率、副作用和患者生活质量。按照意向性入组人群分析，两组的疼痛缓解率分别为 28% 和 32%，非劣效性假设成立，单次 8Gy 似乎是优选方案；但是按照实际治疗人群分析，两组的疼痛缓解率分别为 45% 和 51%，非劣效性假设不成立，但是后者的食欲减退和腹泻等副作用的发生率也显著增加，说明可能更多患者能从分次放疗中获益，但是采用分次放疗方案时应充分权衡疗效、方便与毒副作用之间的利与弊。

（二）放射性同位素治疗

全身同位素也是治疗骨转移癌的有效方法。甲状腺癌的骨转移用 ^{131}I 治疗，可优于外照射，可减少正常组织的放射受量。有作者[74] 报道浓集碘好的肿瘤，约 25% 的病人可生存 10~15 年；否则，仅为 8%，无 15 年生存。虽然治疗是可耐受，但也有一些病人出现腮腺的放疗反应和 1%~2% 的放疗所致白血病。文献报道中，同位素治疗骨转移以乳腺癌、前列腺癌和肺癌为主，同位素多为 ^{89}Sr、^{186}Re-HEDP 和 ^{153}Sm 等，疼痛缓解率为 60%~80%，与同位素的种类没有明显的关系，起效的时间为

1～2周，疼痛缓解维持时间为2～4个月。Piffanelli等[75]报道510例同位素^{89}Sr、^{186}Re-HEDP治疗结果，60%病人疼痛缓解好，19%疼痛无缓解。再治疗者，取得了48%疼痛缓解。副作用主要为血小板轻到中度下降，首程治疗者为25.5%，再程者为38.9%。放射性同位素治疗，适合于病人一般情况较好，多发转移但病灶小、广泛，疼痛但不是十分严重者。同位素治疗后，新出现的病灶较外照射者要少[76]。使用放射性同位素治疗应注意骨髓抑制等副作用，从轻度到中度不等，个别可出现严重的并发症。

（三）全身化疗和内分泌治疗

全身化学治疗在治疗肿瘤原发病灶的同时亦能起到控制骨转移的发展、缓解疼痛的作用，因此不仅可以止痛，而且可以杀灭癌细胞，控制其生长。乳腺癌是威胁女性生命的癌症第一位杀手。乳腺癌治疗后生存期长，在病程中发生骨转移的概率高。另外，出现骨转移时，因化疗效果好，当给予综合治疗时仍能取得比较满意的效果，5年生存率可达到约20%，与中晚期非小细胞肺癌的治疗疗效相当。因此，如何对待乳腺癌的骨转移就显得非常重要，要强调综合治疗。乳腺癌应根据受体ER和PR等的阳性情况来决定治疗，给予激素治疗或全身化疗，中位反应时间达9～12个月。骨转移是前列腺癌常见的转移部位，80%的病人对激素有不同的敏感性。有外科去势和药物去势方法，近来而以后者多用。对激素不敏感者，可进行米托蒽醌+泼尼松治疗。对化疗敏感的肿瘤，应给予正规系统的化疗和结合局部的放射治疗。

（四）双膦酸盐类药物治疗

静脉给药后，约25%～40%剂量被肾脏排泄，其余被骨吸收。抑制破骨细胞的活性，并诱导破骨细胞凋亡；增加骨基质和上皮的抗浸润能力，防止出现新的转移灶和已转移灶的进一步进展、扩大；抑制肿瘤细胞产生的基质金属蛋白酶的水解活性，从而抑制骨溶解过程；对受累骨的修复作用。在乳腺癌可取得33%～75%疼痛缓解率，其他肿瘤为30%～71%。一些随机分组研究还显示，在乳腺癌和恶性黑色素瘤长期给予时，可明显减少骨转移和因骨转移致的骨破坏[77,78]，还有研究显示骨膦长期服用有预防骨转移发生的作用，特别是在乳腺癌。在使用双膦酸盐类抗骨转移药物时，对疼痛明显的骨转移部位配合局部的放射治疗，可达到较长期的缓解。目前临床上使用的双膦酸盐类包括第一代已膦酸钠、氯屈膦酸钠，第二代帕米膦酸二钠，及第三代唑来膦酸。唑来膦酸能显著降低恶性肿瘤骨转移的高钙血症，降低尿钙的吸收，并增加骨密度，减少骨相关事件（SREs Skeletal Related Event）的发生，肾脏毒性更小。目前还可以用于治疗绝经后妇女的骨质疏松。

（五）手术治疗

手术介入骨转移的治疗是有限的，目的是止痛、保持功能。虽然多数外科医师和病人选择内固定来治疗骨折和有高危骨折危险者，在缓解疼痛和保持功能是非常有效的，但这只是暂时的方法。因而，外固定有时也可以起到此目的。有明显脊髓压迫者进行手术减压，而后结合放疗或放化疗；对骨或周围组织不能耐受再次放疗者，而病变局限者可考虑手术切除外，一般不考虑进行单纯手术治疗。四肢骨单发骨转移，可行局部广泛切除，病理骨折可行外固定或手术固定止痛。对于溶骨性脊柱转移或脊柱不稳定又不适合常规手术的患者，椎体成形术或经皮椎体后凸成形术可能较为适用，但是目前椎体成形术与外照射的合理顺序以及是否增加外照射疗效还缺乏可靠的临床研究证据[53]。

参　考　文　献

1. Coleman, R. E., Metastatic bone disease: clinical features, pathophysiology and treatment strategies. Cancer Treat Rev, 2001, 27 (3): 165-176.

2. Jemal, A., et al., Cancer statistics. CA Cancer J Clin, 2007, 57 (1): 43-66.

3. Debois, J. M., TxNxM1. The anatomy and clinic of metastatic cancer, ed. Dordrecht2002, The Netherlands: Kluwer Aca-

demic Publishers.

4. Coleman, R. E. and R. D. Rubens, The clinical course of bone metastases from breast cancer. Br J Cancer, 1987. 55 (1): 61-66.

5. Robson, M. and N. Dawson, How is androgen-dependent metastatic prostate cancer best treated? Hematol Oncol Clin North Am, 1996. 10 (3): 727-747.

6. Bohm, P. and J. Huber, The surgical treatment of bony metastases of the spine and limbs. J Bone Joint Surg Br, 2002. 84 (4): 521-529.

7. Wong, D. A., V. L. Fornasier, and I. MacNab, Spinal metastases: the obvious, the occult, and the impostors. Spine (Phila Pa 1976), 1990, 15 (1): 1-4.

8. Byrne, T. N., Spinal cord compression from epidural metastases. N Engl J Med, 1992, 327 (9): 614-619.

9. Gerszten, P. C. and W. C. Welch, Current surgical management of metastatic spinal disease. Oncology (Williston Park), 2000, 14 (7): 1013-24; discussion 1024, 1029-1030.

10. Pigott, K. H., H. Baddeley, and E. J. Maher, Pattern of disease in spinal cord compression on MRI scan and implications for treatment. Clin Oncol (R Coll Radiol), 1994, 6 (1): 7-10.

11. van der Linden, Y. M., et al. Prediction of survival in patients with metastases in the spinal column: results based on a randomized trial of radiotherapy. Cancer, 2005, 103 (2): 320-328.

12. Mirels, H., Metastatic disease in long bones. A proposed scoring system for diagnosing impending pathologic fractures. Clin Orthop Relat Res, 1989 (249): 256-264.

13. Edelstyn, G. A., P. J. Gillespie, and F. S. Grebbell, The radiological demonstration of osseous metastases. Experimental observations. Clin Radiol, 1967, 18 (2): 158-162.

14. Matsubayashi T, et al., The reparative process of metastatic bone lesions after radiotherapy. Jpn J Clin Oncol, 1981, 11: 253.

15. Hoskin, P., Radiotherapy in the management of bone metastases. In Rubens RD, Fogelman I (eds): Bone Metastases—Diagnosis and treatment. London, Springer-Vertag, 1991: 207.

16. Wu, J. S., et al., Meta-analysis of dose-fractionation radiotherapy trials for the palliation of painful bone metastases. Int J Radiat Oncol Biol Phys, 2003, 55 (3): 594-605.

17. Chow, E., et al., Palliative radiotherapy trials for bone metastases: a systematic review. J Clin Oncol, 2007, 25 (11): 1423-1436.

18. Mercadante, S., Malignant bone pain: pathophysiology and treatment. Pain, 1997, 69 (1-2): 18.

19. Portenoy, R. K., D. Payne, and P. Jacobsen, Breakthrough pain: characteristics and impact in patients with cancer pain. Pain, 1999, 81 (1-2): 129-134.

20. Vakaet, L. A. and T. Boterberg, Pain control by ionizing radiation of bone metastasis. Int J Dev Biol, 2004, 48 (5-6): 599-606.

21. Carducci, M. A. and A. Jimeno, Targeting bone metastasis in prostate cancer with endothelin receptor antagonists. Clin Cancer Res, 2006, 12 (20 Pt 2): 6296s-6300s.

22. Mundy, G. R., Metastasis to bone: causes, consequences and therapeutic opportunities. Nat Rev Cancer, 2002, 2 (8): 584-593.

23. Mercadante, S., Malignant bone pain: pathophysiology and treatment. Pain, 1997, 69: 1-18.

24. Maranzano, E. and P. Latini, Effectiveness of radiation therapy without surgery in metastatic spinal cord compression: final results from a prospective trial. Int J Radiat Oncol Biol Phys, 1995, 32 (4): 959-967.

25. Hartsell, W. F., et al., Randomized trial of short-versus long-course radiotherapy for palliation of painful bone metastases. J Natl Cancer Inst, 2005, 97 (11): 798-804.

26. Tong D, Gillick L, Hendrickson FR, The palliation of symptomatic osseous metastases: final results of the Study by the Radiation Therapy Oncology Group. Cancer, 1982, 50 (5): 893-899.

27. Gainor B, Buchert P, Fracture healing in metastatic bone disease. Clin Orthop, 1983, 178: 297.

28. Townsend P, Rosenthal H, Smalley S, et al, Impact of postoperative radiation therapy and other perioperative factors on

outcome after orthopedic stabilization of impending or pathologic fractures due to metastatic disease. J Clin Oncol, 1994, 12：2345.

29. Fairchild, A., et al., International patterns of practice in palliative radiotherapy for painful bone metastases: evidence-based practice? Int J Radiat Oncol Biol Phys, 2009, 75 (5)：1501-1510.

30. Blitzer, P., Reanalysis of the RTOG study of the palliation of symptomatic osseous metastasis. Cancer, 1985, 55：1468.

31. Arcangeli G, Giovinazzo G, Saracino B, et al, Radiation therapy in the management of symptomatic bone metastases: the effect of total dose and histology on pain relief and response duration. Int J Radiat Oncol Biol Phys, 1998, 42 (1119).

32. Hirokawa, Y., et al., [A multi-institutional prospective randomized study of radiation therapy of bone metastases]. Nihon Igaku Hoshasen Gakkai Zasshi, 1988, 48 (11)：1425-1431.

33. Rasmusson B, Vejborg I, Jensen AB, et al, Irradiation of bone metastases in breast cancer patients: A randomized study with 1 year follow-up. Radiother Oncol, 1995, 34：179-184.

34. Niewald M, Tkocz HJ, Abel U, et al, Rapid course radiation therapy vs. more standard treatment: A randomized trial for bone metastases1089. Int J Radiat Oncol Biol Phys, 1996, 36：1085-1089.

35. Jeremic B, Shibamoto Y, Acimovic L, et al, A randomized trial of three single-dose radiation therapy regimens in the treatment of metastatic bone pain. Int J Radiat Oncol Biol Phys, 1998, 42：161-167.

36. Yamada Y, Bilsky MH, Lovelock DM, et al, High-Dose, Single-Fraction Image-Guided Intensity-Modulated Radiotherapy for Metastatic Spinal Lesions. Int J Radiat Oncol Biol Phys, 2008. Epub ahead of print.

37. Dennis, K., et al., Single fraction conventional external beam radiation therapy for bone metastases: a systematic review of randomised controlled trials. Radiother Oncol, 2013, 106 (1)：5-14.

38. Hoskin PJ, Price P, Easton D, et al, A prospective randomised trial of 4 Gy or 8 Gy single doses in the treatment of metastatic bone pain. Radiother Oncol, 1992, 23：74-78.

39. Steenland E, Leer JW, van Houwelingen H, et al, The effect of a single fraction compared to multiple fractions on painful bone metastases: A global analysis of the Dutch Bone Metastasis Study. Radiother Oncol, 1999, 52：101-109.

40. Roos DE, Turner SL, O'Brien PC, et al. Trans-Tasman Radiation Oncology Group, TROG 96.05, Randomized trial of 8 Gy in 1 versus 20 Gy in 5 fractions of radiotherapy for neuropathic pain due to bone metastases (Trans-Tasman Radiation Oncology Group, TROG 96.05). Radiother Oncol, 2005, 75 (1)：54-63.

41. J. Conway, et al. Patient-Reported Outcomes on the Impact of Single Versus Multiple Fraction Palliative Radiation Therapy for Uncomplicated Bone Metastases on Pain, Function, and Degree of Symptom Distress. Int J Radiat Oncol Biol Phys, 2014, 90 (1s)：80.

42. Gaze MN, Kelly CG, Kerr GR, et al, Pain relief and quality of life following radiotherapy for bone metastases: A randomised trial of two fractionation schedules. Radiother Oncol, 1997, 45：109-116.

43. Nielsen OS, Bentzen SM, Sandberg E, et al, Randomized trial of single dose versus fractionated palliative radiotherapy of bone metastases. Radiother Oncol, 1998, 47：233-240.

44. Koswig S, B. V.. Remineralization and pain relief in bone metastases after different radiotherapy fractions (10 times 3 Gy vs. 1 time 8 Gy). A prospective study Strahlenther Onkol, 1999, 175：500-508.

45. Bone Pain Trial Working Party. 8 Gy single fraction radiotherapy for the treatment of metastatic skeletal pain: Randomised comparison with a multifraction schedule over 12 months of patient follow-up. Radiother Oncol, 1999, 52：111-121.

46. Kirkbride P, Warde P, Panzarella A, et al. A randomised trial comparing the efficacy of single fraction radiation therapy plus ondansetron with fractionated radiation therapy in the palliation of skeletal metastases. Int J Radiat Oncol Biol Phys, 2000, 48 (3Suppl)：s185.

47. Kaasa S, Brenne E, Lund J, et al, Prospective randomized multicentre trial on single fraction radiotherapy (8 Gy X 1) versus multiple fractions (3 Gy X 10) in the treatment of painful bone metastases: Phase III randomized trial. Radiother Oncol, 2006, 79 (278-284).

48. Foro Arnalot, P., et al., Randomized clinical trial with two palliative radiotherapy regimens in painful bone metastases: 30 Gy in 10 fractions compared with 8 Gy in single fraction. Radiother Oncol, 2008, 89 (2)：150-155.

49. Sande, T. A., et al., Long-term follow-up of cancer patients receiving radiotherapy for bone metastases: results from a

randomised multicentre trial. Radiother Oncol, 2009, 91 (2) : 261-266.

50. Sze WM, Shelley M, Held I, et al, Palliation of metastatic bone pain: Single fraction versus multifraction radiotherapy: A systemic review of randomized trials. Clin Oncol, 2003, 15 : 345-352.

51. Meeuse, J. J., et al., Efficacy of radiotherapy for painful bone metastases during the last 12 weeks of life: results from the Dutch Bone Metastasis Study. Cancer, 2010, 116 (11) : 2716-2725.

52. Chow E, et al. Palliative radiotherapy trials for bone metastases: a systematic review. J Clin Oncol, 2007, 25 (11) : 1423-1436.

53. Lutz, S., et al. Palliative radiotherapy for bone metastases: an ASTRO evidence-based guideline. Int J Radiat Oncol Biol Phys, 2011, 79 (4) : 965-976.

54. Olson, R. A., et al. Use of single-versus multiple-fraction palliative radiation therapy for bone metastases: population-based analysis of 16, 898 courses in a Canadian province. Int J Radiat Oncol Biol Phys, 2014, 89 (5) : 1092-1099.

55. Loblaw DA, et al., Pain flare in patients with bone metastases after palliative radiotherapy—a nested randomized control trial. Support Care Cancer, 2007, 15 (4) : 451-455.

56. Chow E, et al., Pain flare following external beam radiotherapy and meaningful change in pain scores in the treatment of bone metastases. Radiother Oncol, 2005, 75 (1) : 64-69.

57. Pan, H. Y., et al., Incidence and Predictive Factors of Pain Flare After Spine Stereotactic Body Radiation Therapy: Secondary Analysis of Phase 1/2 Trials. Int J Radiat Oncol Biol Phys, 2014.

58. Chow E, M. R., Ding K, Nabid A, et al. Dexamethasone in the prophylaxis of radiation-induced pain flare after palliative radiotherapy for bone metastases: a double-blind, randomised placebo-controlled, phase 3 trial. Lancet Oncol, 2015, 16 (15) : 1463-1472.

59. Frassica, D., Radiation therapy. Orthop Clin North Am, 2000, 31 : 577.

60. Salazar OM, et al., Single-dose half-body irradiation for palliation of multiple bone metastases from solid tumors. Final Radiation Therapy Oncology Group report. Cancer, 1986, 58 (1) : 29-36.

61. Chua ET, Chua EJ, Sethi VK. Half body irradiation for palliation of widespread metastatic bone disease. Ann Acad Med Singapore, 1994, 23 : 204-208.

62. Poulter CA, et al. A report of RTOG 8206: a phase III study of whether the addition of single dose hemibody irradiation to standard fractionated local field irradiation is more effective than local field irradiation alone in the treatment of symptomatic osseous metastases. Int J Radiat Oncol Biol Phys, 1992, 23 (1) : 207-214.

63. Scarantino CW, et al. A phase I / II study to evaluate the effect of fractionated hemibody irradiation in the treatment of osseous metastases—RTOG 88-22. Int J Radiat Oncol Biol Phys, 1996, 36 (1) : 37-48.

64. Salazar OM, et al., Fractionated half-body irradiation (HBI) for the rapid palliation of widespread, symptomatic, metastatic bone disease: a randomized Phase III trial of the International Atomic Energy Agency (IAEA). Int J Radiat Oncol Biol Phys, 2001, 50 (3) : 765-775.

65. Scarantino CW, et al. On the mechanism of radiation-induced emesis: the role of serotonin. Int J Radiat Oncol Biol Phys, 1994, 30 (4) : 825-830.

66. Rades D, Dunst J, Schild SE. The first score predicting overall survival in patients with metastatic spinal cord compression. Cancer, 2008, 112 (1) : 157-161.

67. Venkitaraman R, Barbachano Y, Dearnaley DP, et al, Outcome of early detection and radiotherapy for occult spinal cord compression. Radiother Oncol, 2007, 85 (3) : 469-472.

68. Wu, J. S., et al. Radiotherapy fractionation for the palliation of uncomplicated painful bone metastases-an evidence-based practice guideline. BMC Cancer, 2004, 4 : 71.

69. Mithal NP, Needham PR, Hoskin PJ, Retreatment with radiotherapy for painful bone metastases. Int J Radiat Oncol Biol Phys, 1994, 29 : 1011-1014.

70. van der Linden, Y. M., et al. Single fraction radiotherapy is efficacious: a further analysis of the Dutch Bone Metastasis Study controlling for the influence of retreatment. Int J Radiat Oncol Biol Phys, 2004, 59 (2) : 528-537.

71. Jeremic B, Shibamoto Y, Igrutinovic I. Single 4 Gy re-irradiation for painful bone metastasis following single fraction radio-

therapy. Radiother Oncol，1999，52：123-127.

72. Chow E，et al. A Phase Ⅲ International Randomised Trial Comparing Single with Multiple Fractions for Re-irradiation of Painful Bone Metastases：National Cancer Institute of Canada Clinical Trials Group（NCIC CTG）SC 20. Clinical Oncology，2006，18：125-128.

73. Chow，E.，et al. Single versus multiple fractions of repeat radiation for painful bone metastases：a randomised，controlled，non-inferiority trial. Lancet Oncol，2014. 15（2）：164-171.

74. Charbord，P.，et al. Radioiodine treatment in differentiated thyroid carcinomas. Treatment of first local recurrences and of bone and lung metastases. Ann Radiol（Paris），1977，20（8）：783-786.

75. Piffanelli，A.，et al. Radionuclide therapy for painful bone metastases. An Italian multicentre observational study. Writing Committee of an Ad Hoc Study Group. Q J Nucl Med，2001，45（1）：100-107.

76. Quilty，P. M.，et al. A comparison of the palliative effects of strontium-89 and external beam radiotherapy in metastatic prostate cancer. Radiother Oncol，1994，31（1）：33-40.

77. Coleman RE and R. Rubens，Bone metastases. In Clinical Oncology. 2th edit. Abeloff MD，et al（eds）. Harcourt Asia，Churchill Livingstone，2001，857-859.

78. Lipton，A.，Management of bone metastases in breast cancer. Curr Treat Options Oncol，2005，6（2）：161-171.

第二章 脑转移的放射治疗

惠周光

一、脑转移瘤发病概况、临床表现及诊断

肿瘤脑转移是危害严重的常见疾病，据估计 20%~40% 肿瘤患者出现脑转移，其中肺癌、乳腺癌、恶性黑色素瘤的脑转移最为常见，约占所有脑转移的 67%~80%；在临床上约有 2%~14% 的脑转移在确诊时原发灶未明；儿童肿瘤的脑转移较为少见，其中生殖细胞瘤、绒癌和神经母细胞瘤是较为常见的病种[1~3]。90% 以上的脑转移瘤发生在脑实质[4]，37%~50% 脑转移为单发[5~6]。随着全身治疗的进步，患者生存时间逐渐延长，使得肿瘤有更多机会转移到脑部，再加上临床上早期诊断的影像技术的进步（如广泛使用 MRI），脑转移的发生率不断上升。

12%~49% 的脑转移患者出现不同程度的症状（如头痛、精神障碍、定位能力减弱、共济失调、癫痫和语言障碍等），以及 18%~59% 患者会出现不同的体征（如轻瘫、认知功能缺损、感觉异常、视盘水肿和共济失调等）[7]。对于已知肿瘤患者出现新发神经系统症状时，首先需要考虑脑转移的诊断。

由于 MRI 较 CT 有更多的图像序列、更好的分辨率和精确性，临床已将 MRI 作为中枢神经系统影像诊断的标准[8]。MRI 可以检出 CT 上难以发现的微小病灶，对患者的治疗以及预后有很明显的影响。对于因为体内有金属材料或幽闭症等因素无法进行 MRI 扫描时，CT 仍然是主要的脑转移检查手段。PET-CT 由于正常组织的高本底影响，在脑转移诊断中受限制。对于已知原发恶性肿瘤的患者 MRI 或 CT 上出现可疑脑转移病灶，需进一步行全身检查评价，如果原发病灶病理不明或者颅内病变难以定性时，可考虑行立体定向活检或者手术活检明确病理。

二、脑转移治疗前评估

一般来说，脑转移患者预后很差，显著影响生活质量，经激素和全脑放疗后中位生存时间小于 6 月[9]，然而随着局部治疗手段如手术、立体定向放射治疗，以及全身治疗如新的化疗药物、分子靶向药物的出现，脑转移治疗越来越多样化，部分脑转移患者可获得长期生存，但随着生存时间延长，该部分患者出现一定程度的长期神经系统毒性，影响患者的生活质量。因此，针对脑转移患者的个体化治疗非常必要，治疗时需要考虑患者的一般情况（如年龄、功能状态评分等）、肿瘤情况（如颅内病灶数目、大小、部位以及颅外病灶是否控制等）和临床中能够提供的治疗手段（如手术、立体定向放射外科、分次立体定向放射治疗、全脑放疗、新型化疗药物和分子靶向药物等）。

脑转移是一个异质性疾病，最优治疗手段的选择需要根据患者的不同预后分类进行选择。对于脑转移患者，目前临床中有多个预后分类系统，最广泛应用是美国放射肿瘤组织（Radiation Therapy

Oncology Group，RTOG）的分类系统。1997 年 Gaspar 等将 1979~1993 开展的 RTOG 三个研究综合进行分析，共 1200 例患者，该三个研究分别是比较不同全脑放疗分割方案以及比较全脑放疗联合化疗疗效，经递归分割分析（recursive partitioning analysis，RPA），建议将接受全脑放疗的脑转移瘤患者按影响预后的因素分为三组：RPA class 1：KPS≥70、年龄≤65 岁、原发灶控制并且无颅外转移；RPA class 3：KPS<70；RPA class 2：其他患者。其中 RPA 1 患者 792 例（66%），RPA 2 患者 338 例（28%），RPA 3 患者 70 例（6%），三组患者中位生存时间分别为 7.1 月、4.2 月和 2.3 月[10~11]。2000 年 Nieder 等分析了单中心治疗的 528 例全脑放疗脑转移瘤患者，验证了 RPA 预后分类系统的可行性，并建议对 RPA class 1 和 2 的患者加强局部治疗[12]。为进一步验证 RPA 在肺癌脑转移的预后分类，2005 年 Kepka 等分析 1986 年到 1997 年行全脑放疗的 322 例肺癌脑转移患者，其中非小细胞肺癌 190 例（59%），小细胞肺癌 132 例（41%），RPA 1 患者 41 例（13%），RPA 2 患者 215 例（67%），RPA 3 患者 66 例（20%），结果显示 RPA 1、2、3 患者中位生存分别为 5.2 月、4.0 月和 2.5 月（$P=0.003$）[13]。考虑 RTOG 研究中仅 4% 为小细胞肺癌脑转移患者，2007 年 Videtic 等专门分析小细胞肺癌脑转移时，共 154 例患者，99% 患者接受全脑放疗，其中 RPA 1 患者 8 例（5%），RPA 2 患者 96 例（62%），RPA 3 患者 51 例（33%），三组中位生存时间分别为 8.6 月、4.2 月和 2.3 月（$P=0.0023$）。该研究进一步证实 RPA 评分在小细胞肺癌脑转移患者预后评价中的作用[14]。随着 RTOG 95-08 比较全脑放疗和全脑放疗联合立体定向外科研究的发表，2008 年 Sperduto 等综合分析 RTOG79-16，85-28，89-05，91-04 和 95-08 研究结果，共 1960 例患者，由于 RTOG 85-28 和 91-04 研究中未记录病灶数目，部分数据统计受限制，提出了新的预后评分系统（Graded Prognostic Assessment，GPA），特征详见表 15-2-1，该评分系统避免原发灶、全身疾病状态判断的不确定性，减少主观评价、采用定量分析以及更加的简单实用，能更好地提示预后。全组 GPA 0~1，1.5~2.5，3 和 3.5~4.0 患者分布分别为：143 例（13%），666 例（62%），168 例（16%）和 102 例（9%）。该评分数值越高预后越好，GPA 0~1，1.5~2.5，3 和 3.5~4.0 的中位生存时间分别为 2.6 月，3.8 月，6.9 月和 11 月（$P<0.001$）[15]。然而，考虑到不同组织学来源的脑转移在生物学特点有一定的差异，该学者进一步分析了 1985~2007 年 11 个治疗中心治疗的 4259 例脑转移患者，提出了疾病特异性 GPA（disease specific GPA），其中非小细胞肺癌患者 1888 例（44.3%），小细胞肺癌患者 299 例（7.0%），对于非小细胞肺癌和小细胞肺癌，发现 4 个有明显统计学意义的预后指标：年龄、KPS 评分、颅内转移病灶数目和是否颅外疾病，肺癌特异性 GPA 进一步验证之前提出的 GPA 分类系统，非小细胞肺癌和小细胞肺癌 GPA 0~1，1.5~2.5，3 和 3.5~4.0 的中位生存时间分别为 3.02 月和 2.79 月，6.53 月和 5.3 月，11.33 月和 9.63 月以及 14.78 月和 17.05 月[16]。

　　鉴于 RTOG 研究总结的预后分类系统主要基于全脑放疗为主要治疗手段，随着立体定向放疗等局部治疗手段应用逐渐增多，有作者开始研究以立体定向放疗为基础的预后评分系统。2000 年 Weltmann 等分析 1993 年 7 月到 1997 年 12 月接受立体定向放射外科治疗的 65 例脑转移患者，125 个病灶，中位 2 个（范围 1~5 个），58 例（89%）患者接受了全脑放疗，结果显示除了 RPA 评分为预后影响因素，立体定向放射外科治疗指数（Score Index for Radiosurgery，SIR）也是有显著统计学意义的预后因素，SIR 包括年龄（≥60 岁，51~59 岁，≤50 岁）、KPS 评分（≤50，60~70，>70）、全身疾病状态（进展，部分缓解或稳定，完全缓解或无病变）、最大颅内病灶体积（>13cm³，5~13cm³，5cm³）和颅内病灶数（≥3，2，1）五个变量，每个变量按不同级别分别予以 0，1，2 评分，SIR 总评分 1~3、4~7 和 8~10 的脑转移患者中位生存时间分别为 2.91 月、7.00 月和 31.38 月（$P=0.0001$）[17]。2004 年 Lorenzoni 等提出简化的预后分类系统：脑转移基础评分系统（Basic Score for Brain Metastases，BS-BM），该研究分析 1999 年 12 月~2003 年 1 月接受 Gamma 刀治疗的 113 例脑转移患者，其中 8% 接受了治疗前手术切除，11% 作为全脑放疗后巩固治疗，51% 作为全脑放疗后挽救治疗，研究中将 KPS 50~70、原发灶未控制和有颅外转移予以 0 分，KPS 80~100、原发灶控制和无颅外转移予以1分，研究结果显示RPA、SIR和BS-BM均为预后影响因素，但多因素分析发现SIR和BS-BM为有明显统计学差异的评分系统，BS-BM 0、1、2和3的脑转移患者中位生存时间分别为1.9月、3.3月、13.1月和大于32月（$P<0.0001$）[18]。2008年Golden等报道了最大立体定向放疗样本的研究，479例（1664个病灶）接受单存立体定向外科或者联合全脑放疗，研究中提出新的预后分类系统，Golden分级系统（Golden grading system，GGS），该系统将年龄≥65岁、KPS<70和伴有颅外转移定义为1分，年龄<65岁、KPS≥70和无颅外转移定义为0分，多因素分析发现GGS和原发病灶为有显著统计学意义的预后指标，其他分类系统如RPA、GPA、BS-BM在不同原发病灶评价中均有一定不同程度的欠缺。在进一步对169例肺癌脑转移进行4种分类系统比较时发现，GPA和GGS均是有显著统计差异的评分系统[19]。考虑到不同原发灶对预后影响不同，2012年Likhacheva等将疾病特异性GPA评分应用到251例初治为立体定向放疗的脑转移患者预后评价中，34%为非小细胞肺癌患者，发现疾病特异性GPA可作为立体定向放疗脑转移的预后分类系统，可供立体定向放疗临床研究病例选择[20]。

表15-2-1 Graded Prognostic Assessment（GPA）

	分 数		
	0	0.5	1
年龄	>60	50~59	<50
KPS	<70	70~80	90~100
脑转移灶数目	>3	2~3	1
颅外转移	有	—	无

疾病特异性GPA评分系统可以辅助临床医师对肺癌脑转移患者进行预后评估，对于GPA评分高患者可考虑予以积极的局部治疗（如手术、立体定向放射治疗），对于GPA评分低患者仅考虑予以姑息治疗（如全脑放疗、激素或最佳支持治疗），必要时可考虑配合全身治疗（如化疗药物和分子靶向药物）。

三、脑转移的治疗

（一）激素治疗

初诊脑转移患者给予激素（如地塞米松或甲泼尼龙）可以迅速有效地改善约2/3脑转移患者的脑水肿以及神经功能缺陷[21]。有关地塞米松激素剂量使用，到目前为止有一个随机研究，Vecht等将第一组47例脑转移患者随机给8mg/d或16mg/d，4周后剂量递减，第二组49例患者随机给4mg/d或16mg/d，4周后剂量递减，所有患者均接受全脑放疗以及同步雷尼替丁治疗，结果显示所有治疗组在治疗后1周和4周均能显著改善KPS评分（54%~70%和50%~81%），各组之间无明显差异，研究建议采用4mg每天激素处理。但必须注意到该研究中4mg组较8mg和16mg组在治疗后期更多地需要提高激素剂量使用，同时16mg组KPS改善相对显著，而且与4mg和8mg组相比，4周后激素剂量都可以逐渐减少，剂量减少能降低激素所带来的晚期药物不良反应[22]。目前临床对于没有占位效应的非症状性脑转移，激素应用并非必需；对于有轻度症状的脑转移，建议采用地塞米松4~8mg/d缓解脑水肿引起的颅压升高；对于中重度症状性脑转移，治疗剂量建议16mg/d甚至更高，同步予以口服质子泵抑制剂，此后剂量可以逐渐降低[23]。

（二）全脑放疗（whole brain radiation therapy，WBRT）

WBRT一直以来在临床中被公认为低GPA脑转移患者的标准治疗手段。然而，到目前为止有关WBRT治疗的Ⅰ类证据并不足，仅有一个20世纪70年代的随机研究比较WBRT联合最佳支持治疗

（口服激素）与最佳支持的疗效，结果显示两组中位生存时间分别为 10 周和 14 周，两组 KPS 改善无明显差异[24]。但值得期待的是，英国开展的一项Ⅲ期随机研究，主要入组不可手术非小细胞肺癌脑转移患者，比较 WBRT 联合口服地塞米松与单纯地塞米松，首要研究终点为生活质量，其他研究终点包括总生存以及治疗副反应等[25]。结果显示两组在生活质量和总生存无差异。然而需要注意的是，两组的患者预后很差，也就是说患者生存期很短，难以体现 WBRT 疗效。一般来说，脑转移诊断后最好尽快予以 WBRT，特别在快速进展的脑转移是恶性肿瘤患者致死主要原因时更要先行 WBRT。

1. 全脑放疗的剂量分割方案　尽管已经开展了众多临床研究，临床中对 WBRT 的照射剂量和分割方案仍未达成共识。表 2 中总结了既往开展的随机研究，WBRT 治疗分割方案包括 10 Gy/1 次、12 Gy/（2 次·2 天）、20 Gy/4～5 次/1 周、30 Gy/（10 次·2 周）、37.5 Gy/（15 次·3 周）、40 Gy/（20 次·2～4 周）和 50 Gy/（20 次·4 周），整体来说脑转移 WBRT 后影像学和临床反应率在 50%～75% 之间，总生存小于 6 个月，与 20 Gy/（5 次·1 周）和 30 Gy/（10 次·2 周）相比，其他 WBRT 分割方案并没有明显改善总生存以及症状控制（如神经功能状态、神经系统症状和一般功能状态）[26-34]。对于不同预后评分脑转移患者的 WBRT 最优分割方案，有学者做了进一步研究。有两个随机研究比较提高剂量对预后好的脑转移患者的影响。第 1 个随机研究入组 90 例不适合手术切除的 PS 评分较好的脑转移患者，WBRT 分割方案分别为 40 Gy/（20 次·2 周）和 20 Gy/（5 次·1 周），结果显示两组中位生存时间无差异，均为 19 周，然而进一步的亚组分析显示高剂量组的颅内病变复发再治中位时间为 32 周，远长于低剂量组的 14 周（P=0.03）（33）。第 2 个随机研究入组了 113 例预后较好脑转移患者，比较 40Gy/（20 次·2 周）和 20 Gy/（4 次·1 周）分割方案，研究结果显示高剂量组颅内病变进展 44%，低于低剂量组的 64%（P=0.03），两组死于脑转移方面无明显差异（P=0.17），高剂量组可以改善颅内控制[34]。近期一个回顾性分析比较 40 Gy/20 次与 30 Gy/10 次两组分割方案分别治疗 75 例和 109 例预后较好脑转移患者，两组 1 年颅内控制率分别为 44% 和 28%（P=0.064），1 年总生存率分别为 61% 和 50%（P=0.007），多因素分析显示高剂量组是预后良好因素（P=0.008），进一步亚组分析原发灶放射抗拒的脑转移患者时发现，1 年颅内控制率高剂量组 38%，显著高于低剂量组的 7% 颅内控制率（P=0.031），同时两组 1 年总生存率也有明显差异 73% 和 40%（P=0.008）。作者建议对于放射抗拒肿瘤，高剂量可以改善预后[35]。另一些回顾性分析主要入组了预后差的如多发或者老年脑转移患者，Rades 等总结了 416 例多发患者，评价剂量提高是否可以改善生存，比较了 45 Gy/（15 次·3 周）或者 40Gy/（20 次·4 周）与 30 Gy/（10 次·2 周）的 WBRT 分割方案，结果发现两组在总生存以及颅内控制方面无明显差异[36]。大约 70% 恶性肿瘤发病时患者年龄超过 65 岁，Rades 等进一步分析了 455 例老年脑转移患者，其中 WBRT 分割方案包括 20 Gy/（5 次·1 周）与 30 Gy/（10 次·2 周），两组 6 个月总生存分别为 29% 和 21%（P=0.02），6 个月颅内控制率分别为 12% 和 10%（P=0.32），作者认为对于老年脑转移患者短疗程 20 Gy/（5 次·1 周）的全脑放疗方案在总生存和颅内控制方便不差于 30 Gy/（10 次·2 周）方案[37]。目前，临床上总体共识 30 Gy/（10 次·2 周）的 WBRT 分割方案可作为大部分脑转移患者的标准，NCCN 指南中加入 37.5 Gy/15 次分割方案，对于预后较好或者原发灶放射抗拒的脑转移患者考虑予以高剂量 WBRT 分割方案［40 Gy/（20 次·2 周）］。对预后差的脑转移患者如多发、老年患者可考虑予以短疗程 WBRT 分割方案［20 Gy/（5 次·1 周）］。然而，对于初诊脑转移且未行全身治疗的患者，不建议予以短疗程 WBRT，主要考虑该原发肿瘤可能对全身治疗比较敏感，患者可能长期存活，短疗程放疗给患者带来晚期毒性反应[38]。

2. 全脑放疗联合放射增敏剂　脑转移 WBRT 受正常脑组织的剂量限值，难以根治颅内病变，约 1/3 患脑转移患者 WBRT 后颅内病变未控，50% 脑转移患者死于颅内病变进展[39]。有学者开展一系列 WBRT 联合放射增敏的随机研究，表 15-2-2、表 15-2-3 中列举了开展的研究，WBRT 分割方案 30～37.5 Gy/6～15 次，放射增敏药主要包括 onidamine、metronidazole、misonidazole、bromodeoxyuridine、

motexafingadolinium（MGd），efaproxyn 或 RSR-13 和 thalidomide 等，总体来说放射增敏剂不能显著改善脑转移 WBRT 后的总生存[40~47]。然而，放射增敏剂中可能有前景的有 RSR-13 和 MGd，其中比较著名的研究是 Mehta 等开展一个国际多中心Ⅲ期随机研究，评价是否 MGd 联合 WBRT 可以改善非小细胞肺癌脑转移患者的预后，主要研究终点是中心事件委员会评判的神经系统进展时间间隔，共 554例患者入组，其中联合治疗组 279 例，单纯 WBRT 组 275 例，两组都能很好耐受治疗，意向性分析发现 MGd 可以延长神经系统进展时间间隔（15 月 vs 10 月，$P=0.012$），而且可以改善神经认知功能恶化时间间隔（$P=0.057$），单纯 WBRT 组患者接受了更多的挽救治疗（54 例 vs 25 例，$P<0.001$），进一步亚组分析发现在北美患者中，联合治疗组和单纯 WBRT 组在神经系统进展和神经功能恶化方面有更显著的差异。同时 MGd 相关 3 级或 3 级以上毒性比较低，其中肝功能异常 5.5%，乏力 4.0% 和4% 高血压[47]。尽管如此，美国食品药品监督管理局仍未批准 MGd 用于非小细胞肺癌脑转移的治疗。另外有研究联合 WBRT 和 RSR-13 治疗脑转移患者时，发现联合 RSR-13 可以改善乳腺癌脑转移患者的中位生存和生活质量，然而进一步的大样本的研究中，并未发现 WBRT 联合 RSR-13 可以改善乳腺癌脑转移患者预后[48,49]。2009 年 Viani 等对全球放射增敏剂的随机分组研究进行荟萃分析，包括 8 组研究共 2317 例患者，结果显示联合放射增敏药物与单纯全脑放疗比未能改善脑转移患者的总生存（$OR=1.03$；95% CI 0.84~1.25，$P=0.77$）、脑转移瘤有效率（$OR=0.8$；95% CI 0.5~1.03）和脑部肿瘤无进展生存（$OR=1.11$，95% CI 0.9~1.3），进一步说明传统放射增敏剂尚不能常规应用于脑转移全脑放疗的联合治疗[50]。

表 15-2-2　WBRT 不同分割放疗方案比较的随机临床研究总结

	病例数	分割方案	总生存	P
Harwood（1977）	101	1000rad/（1 次·1 天）	132 天	0.082
		3000rad/（10 次·2 周）	121 天	
Kurtz（1981）	202	1000rad/（1 次·1 天）	15 周	>0.05
		1200rad/（2 次·2 天）	13 周	
		2000rad/1 周	12 周	
		3000 or 4000rad/2~4 周	21 周	
Borgelt（1981）	255	3000rad/（10 次·2 周）	18 周	>0.05
		5000rad/（20 次·4 周）	17 周	
Chatani（1985）	69	30 Gy/（10 次·2 周）	4 周	<0.05
		50 Gy/（20 次·4 周）	3 周	
Haie（1993）	216	18 Gy/（3 次·3 天）	未报	>0.05
		18 Gy/（3 次·3 天）+25 Gy/（10 次·14 天）	未报	
Priestman（1996）	544	12 Gy/（2 次·2 天）	77 天	0.04
		30 Gy/（10 次·2 周）	84 天	
Murray（1997）	445	30 Gy/（10 次·2 周）	4.5 月	0.52
		54.4 Gy/（34 次·4 周）	4.5 月	
Davey（2008）	90	20 Gy/（5 次·1 周）	19 周	>0.05
	RPA1 和 2	40 Gy/（20 次·2 周）	19 周	
Graham（2010）	113	20 Gy/（4 次·4 天）	6.6 月	0.65
	RPA1 和 2	40 Gy/（20 次·2 周）	6.1 月	

表 15-2-3　脑转移患者 WBRT 联合放射增敏剂的随机研究总结

研　　究	研究分组	病例数	总生存（月）	反应率
Eyre	WBRT+metronidazole	57	2.8	27%
1984	WBRT	54	3.2	24%
DeAngelis	WBRT+lonidamine	31	4.0	37%
1989	WBRT	27	5.4	55%
RTOG-7916	WBRT+misonidazole	211	3.9	65%
1991	WBRT	212	4.5	72%
RTOG-8905	WBRT+BrdU	35	4.3	63%
1995	WBRT	37	6.12	50%
Mehta	WBRT+MGd	193	5.2	未报
2003	WBRT	208	4.9	未报
REACH	WBRT+RSR13	265	5.4	48%
2006	WBRT	250	4.4	36%
RTOG-0118	WBRT+Thalidomide	90	3.9	未报
2008	WBRT	93	3.9	
Mehta	WBRT+MGd	279	5.8	未报
2009	WBRT	275	5.1	

3. 全脑放疗联合全身化疗　肺癌脑转移患者一般合并全身其他部位的转移，全身治疗是主要的治疗手段，然而，单纯全身治疗难以突破血脑屏障或者到达颅内的血药浓度比较低，对颅内病灶疗效欠佳[51]。WBRT 打开血脑屏障，药物比较容易进入脑组织，药物可起到放射增敏作用，放疗联合化疗能够消灭亚临床转移灶，从而改善总生存和颅内控制。多个学者开展了大量的随机研究比较全身治疗联合 WBRT 的疗效。Liu 等 2012 年对 19 个比较 WBRT 联合化疗药物与单纯 WBRT 治疗肺癌脑转移的随机临床研究，其中 WBRT 的分割方案不一，化疗药物包括有 nimustine、teniposide、fotemustine、temozolomide、thalidomide、topotecan、docetaxel、carboplatin 等，共包括 1343 例患者，WBRT 联合化疗可以显著提高客观反应率（OR=2.3，95% CI=1.79~2.98；$P<0.001$），然而联合化疗明显增加胃肠道反应（RR=3.82，95% CI=2.33~6.28；$P<0.001$）、骨髓功能抑制（RR=5.49，95% CI=3.65~8.25；$P<0.001$）、血小板下降（RR=5.83，95% CI=0.39~86.59；$P=0.20$）、白细胞下降（RR=3.13，95% CI=1.77~5.51；$P<0.001$）和中性粒细胞下降（RR=2.75，95% CI=1.61~4.68；$P<0.001$）[52]。有部分肺癌患者初诊时即发现脑转移，WBRT 和全身化疗孰先孰后，来自法国的 Robinet 等学者开展了一个Ⅲ期随机研究，入组 171 例初治不可手术非小细胞肺癌脑转移患者，随机分为 A 组：先行 2 周期 vinorelbine 联合顺铂，疗效评价若颅内和颅外均有客观反应时继续化疗至六周期，疗效评价若颅内和颅外无客观反应时停止化疗开始行 WBRT，如颅外疾病出现客观反应而颅内病变稳定或进展时予以同步化疗和 WBRT，另一组 B 组：同步第一周期开始行 WBRT，照射方案为 30 Gy/（10 次·2 周），其中 A 组 86 例，B 组 85 例，53% 的 A 组患者和 48% 的 B 组患者治疗前有明显的神经系统症状，结果显示两组颅内疾病化疗两周期后客观反应率分别为 27% 和 33%（$P=0.12$），两组中位生存时间分别为 24 和 21 周（$P=0.83$），6 个月生存率分别为 46% 和 40%，尽管 WBRT 先开始或者晚开始在两组间无明显差异，然而需要注意的是该研究中 A 组有 19 例患者因化疗期间出现很早死亡，对研究结果有较大影响[53]。另韩国的随机研究比较先化疗和先 WBRT 的疗效和毒性，共入组 48 例初治非小细胞肺癌脑转移患者，所有患者均无或者神经系统症状和体征已被控制，结果显示先化疗组和先 WBRT 组在总体

反应率（28.0% vs 39.1%）、中位生存时间（9.1月 vs 9.9月）和中位无进展生存时间（3.6月 vs 4.4月）均无明显差异，但先 WBRT 组在化疗期间出现更多的 3、4 级血液学毒性（79% vs 40%）[54]。需要注意的是，韩国研究入选的患者以神经系统症状和体征不明显的患者，同时病例数相对较少，仍需要更多更大样本的随机研究。临床中，对于初治肺癌脑转移患者，如诊断时有明显神经系统症状和体征，建议先行 WBRT，神经系统症状不明显患者可考虑先全身化疗，待出现神经系统症状和体征再行 WBRT，考虑到同步 WBRT 和全身化疗会出现比较严重毒性反应，不建议同步治疗。

　　4. 肺癌脑转移瘤的分子靶向药物治疗　　随着非小细胞肺癌细胞分子通路机制的研究进展以及低度高效分子靶向药物（如 EGFR 酪氨酸激酶抑制剂 gefitinib、erlotinib）的出现，已有 I 类证据证实 gefitinb 和 erlotinib 在晚期 EGFR 突变的非小细胞肺癌治疗中的优势，也开始有越来越多学者关注 EGFR 小分子抑制剂在非小细胞肺癌脑转移患者中的疗效。表 15-2-4 中总结了发表的采用 EGFR 小分子抑制剂治疗非小细胞肺癌脑转移的前瞻性 II 临床研究，大部分研究中入组了 EGFR 突变率高发的人群如：东亚、非吸烟和腺癌等，总体缓解率在 32%～89% 之间，中位无进展生存时间在 6.6～23.2 月，中位生存在 12.9～18.9 月[55~63]。单纯 EGFR 小分子抑制剂的疗效比较可观，在此基础上我国浙江省肿瘤医院以及美国 MD Anderson 癌症中心 Welsh 等学者开展 EGFR 酪氨酸抑制剂联合 WBRT 治疗非小细胞肺癌脑转移的 II 期研究并取得良好的疗效。第一个研究入组 21 例既往治疗过的中国非小细胞肺癌脑转移患者，WBRT 方案为 40 Gy/（20 次·4 周），放疗开始同步每天 250mg gefitinib 直至肿瘤进展、患者无法耐受或出组为止，EGFR 突变状态未检测，首要研究终点为肿瘤反应率和生活质量，次要研究终点为毒性和总生存率。疗效评价提示 4 例（19%）患者完全缓解，13 例（62%）患者部分缓解，3 例患者稳定，1 例患者出现进展，总反应率超过研究设计预期，中位无进展生存时间和总生存时间分别为 10 月和 13 月，最常见的毒性反应包括皮疹（86%）和腹泻（43%），其中仅 3 例患者出现 3 度腹泻，大部分毒性反应为 2 度，经对症处理后可以很好耐受，所有患者生活质量治疗后有明显改善。该研究显示 WBRT 联合 gefitinib 治疗中国非小细胞肺癌脑转移患者可取得较好疗效、改善生活质量以及毒性反应可以耐受，建议开展大样本的随机研究进一步证实[64]。第 2 个前瞻性研究入组了 40 例既往治疗过的非小细胞肺癌脑转移患者，其中 17 例患者 EGFR 突变，予以 erlotinib 同步 35 Gy/（15 次·3 周）的 WBRT，erlotinib 从放疗第一天开始口服，每天 150mg，放疗后维持治疗，近期疗效评价显示全组患者总反应率 86%，未观察到神经毒性增加，无患者出现 4 度或以上毒性，仅 3 例患者因 3 度皮疹需要减量，中位随访 28.5 月，研究结果提示中位生存时间 11.8 月，EGFR 突变患者中位生存 19.1 月，EGFR 未突变患者中位生存 9.3 月。作者建议 erlotinib 联合 WBRT 可取得较好客观反应率，而且毒性可以耐受，但仍需大样本随机研究来证实[65]。然而 RTOG 03-20 多中心 III 期随机研究评价 WBRT+立体定向放射外科治疗联合替莫唑胺或 erlotinib 与单纯 WBRT+立体定向放射外科治疗非小细胞肺癌伴 1～3 个脑转移患者的疗效，WBRT 方案是 37.5 Gy/（15 次·3 周），立体定向放射外科治疗剂量同 RTOG 95-08，替莫唑胺从照射第 1 天开始口服 75mg/（m^2·d），21 天，放疗结束后按治疗医师建议可以停止或继续 150mg/（m^2·d），第 1～5 天，28 天一个周期直至 6 个月，erlotinib 从照射第 1 天开始口服至医师建议停止或者放疗结束后 6 个月，研究主要研究终点为总生存，由于入组缓慢，仅 126 例患者入组，替莫唑胺组、erlotinib 组和单纯照射组三组中位生存时间分别为 6.3 月、6.1 月和 13.4 月，中位颅内病变无进展时间分别为 4.6 月、4.8 月和 8.1 月，均无统计学差异，单纯照射组疗后 6 个月功能状态恶化明显低于替莫唑胺组和 erlotinib 组（53%、86% 和 86%，$P=0.002$ 和 $P<0.001$），三组疗后 6 个月激素依赖使用无统计学差异，以及死于颅内进展也无统计学差异（17%、15% 和 19%），同时三组 3 度或 3 度以上毒性分别为 11%、41% 和 49%（$P<0.001$），其中 erlotinib 组有 1 例患者出现脑坏死。该研究提示对于 1～3 个脑转移的非小细胞肺癌患者目前不建议使用替莫唑胺或 erlotinib 联合 WBRT 和立体定向放射外科治疗，可能与替莫唑胺和 erlotinib 的毒性大，影响后续全身治疗的使用，但该研究统计效率不够，难以得出肯定结论[66]。期待最近正在开展的 TACTIC II

期随机研究可以进一步评价 erlotinib 联合 WBRT 的疗效。近期发表的临床研究及系统性分析显示，对于 EGFR 突变状态不明或未加选择的 NSCLC 患者，单用 TKI 药物的有效率多在 30% 以下，如果同步加全脑放疗，有效率可以提高到 80% 以上；对于已知 EGFR 敏感突变的 NSCLC 患者，单用 TKI 的有效率即可达到 80%[64,65,67,68]。对于 EGFR 突变状态不明的患者，不建议单独应用 TKI 药物治疗，应采用全脑放疗或在全脑放疗的基础上合用 TKI 药物，而对于已知 EGFR 敏感突变的患者，特别是没有显著临床症状的患者，可考虑单用 TKI 治疗，把全脑放疗作为治疗失败后的挽救手段。

肺癌全身治疗的进展除了 EGFR 酪氨酸激酶抑制剂，还有血管内皮生成因子抑制剂和叶酸合成酶抑制剂等，有学者采用贝伐单抗和培美曲塞探索性治疗非小细胞肺癌脑转移，也取得了一定疗效。美国食品药品管理局依据 ECOG 的 III 期研究已经批准贝伐单抗联合卡铂和紫杉醇作为不可切除、局部晚期、复发或者转移非小细胞肺癌的一线治疗用药，然而由于既往研究中排除脑转移患者入组，同时在研究中发现 0.7% 患者出现颅内出血，不建议贝伐单抗用于脑转移[69]。但是 Socinski 等发现 115 例晚期非小细胞肺癌脑转移患者经贝伐单抗治疗后未出现 2 级或以上颅内出血，证实贝伐单抗在脑转移中的安全性[70]。同样，美国纽约纪念斯隆凯特琳医院 De Braganca 等用贝伐单抗治疗 6 例进展期非小细胞肺癌脑转移患者，近期疗效提示 2 例部分缓解，3 例疾病稳定，1 例进展，中位无进展生存 4.7 月，中位生存 14.1 月，未观察到症状性颅内出血的发生，但仍需要大样本资料证实贝伐单抗治疗的疗效和安全性[71]。来自法国的 Barlesi 等开展了一个多中心 II 期研究 GFPC 07-01，评价培美曲塞联合顺铂一线治疗晚期无症状不可手术非小细胞肺癌脑转移患者的疗效和安全性，共 43 例患者入组，其中腺癌 36 例，大细胞癌 4 例，仅 3 例鳞癌，近期疗效全组患者颅内、颅外以及总体反应率分别为 41.9%、34.9% 和 34.9%，中位生存时间和中位无进展时间分别为 7.4 月和 4.0 月，其中 11 例患者出现 3~4 度中性粒细胞下降，6 例患者出现 3~4 度贫血，1 例患者出现 3 度听力下降，2 例出现 3 度肺炎，研究结果提示培美曲塞治疗非小细胞肺癌脑转移安全有效[72]。尽管这些新药的出现，不同程度改善晚期非小细胞肺癌脑转移的疗效，然而仍需要开展多中心大样本前瞻性研究才能应用到临床中。

表 15-2-4　EGFR 酪氨酸激酶抑制剂治疗非小细胞肺癌脑转移的前瞻性 II 期研究总结

研　　究	药　　物	入组标准	病例数	总反应率	无疾病进展（月）	总生存（月）
Ceresoli（2004）	Gefitinib	欧洲，既往治疗后	41	10%	3.0	5
Hotta（2004）	Gefitinb	东亚	57	43%	未报	未报
Wu（2007）	Gefitinib	东亚，腺癌，既往治疗后	40	32%	9.0	15.
Kim（2009）	Gefitinib/Erlotinib	东亚，未吸烟，腺癌，初治	23	74%	7.1	18.8
Porta（2011）	Erlotinib	EGFR 突变	69	82%	未报	12.9
Kim（2011）	Gefitinib/Erlotinib	EGFR 突变，东亚，腺癌	23	70%	6.6	19.8
Li（2011）	Gefitinb	EGFR 突变，东亚	110	89%	未报	未报
Park（2012）	Gefitinib/Erlotinib	EGFR 突变，既往治疗后	28	83%	6.6	15.9
Wu（2013）	Erlotinib	东亚，腺癌或既往治疗后 EGFR 突变	48	58.3%	9.7	18.9

5. 全脑放疗晚期并发症及改进手段　全脑放疗作为脑转移的主要治疗手段，在延缓颅内病变进展以及改善生存方面有一定的疗效，但是随着脑转移患者的生存时间逐渐延长，必须注意到神经认知功能的损伤。1989 年 DeAngelis 等观察到约 11% 的长期存活（超过 12 月）患者出现严重的老年痴呆，

尽管主要出现在使用单次高剂量的 WBRT 治疗中[73]。后续也有研究也报道一些其他长期严重的持久的毒性反应，包括认知功能损伤等[74]。然而，最近的研究证实 WBRT 后 1~4 个月患者出现早期的认知功能下降，这种认知功能下降主要体现在言语和短期回忆功能[75,76]。早期认知功能的下降是否与长期或者永久的功能下降有关系，尚不清楚，不过有初步研究提示早期功能下降有一定的修复能力。主要由于神经认知功能与患者的颅内、颅外病变以及肿瘤的治疗均有联系，因此研究中有很多干扰因素。美国威斯康星州的学者们通过对入组多中心前瞻研究的 208 例脑转移患者进行 WBRT 治疗前后进行神经认知功能分析，包括记忆功能、执行功能、精细运动协调，研究发现 MR 尚颅内病变的体积的退缩与神经认知功能有明显相关，与 WBRT 治疗后反应不良者相比，反应良好者存活时间长以及中位神经认知功能恶化间隔时间也增加（$P=0.03$），在存活超过 15 月的患者中，肿瘤退缩与执行功能和精细运动协调功能的保持有显著相关（$r=0.68~0.88$）[77]。该研究证实了通过 WBRT 达到颅内控制可以改善生存和保持一定的神经认知功能，同时由于反映良好患者的长期执行功能和精细运动协调功能可以很好保持，但患者的记忆功能（回忆和延迟回忆功能）出现了下降，反映记忆功能与肿瘤缩小两者之间关系微弱，WBRT 治疗后早期就出现记忆功能下降，甚至在颅内转移灶已经控制的患者也出现，暗示 WBRT 选择性保护作用以及脑组织功能不同的放射敏感性。该研究对记忆功能随时间变化的进一步分析发现，记忆功能的下降呈双峰模式，考虑可能与正常脑组织中具有一定修复能力的早反应结构有关。该研究组同时发现脑转移患者接受 WBRT 后神经认知功能与生活质量有一定相关，因此保护记忆相关神经认知功能值得深入研究。

50 年前，1 例药物难治性癫痫患者双侧颞叶切除术后出现顺行性遗忘，主要体现陈述性记忆（事情和事件的回忆），进一步发现患者在知觉、智力、工作记忆以及运动技能学习上均欠佳[78,79]，通过研究观察发现海马结构与陈述性记忆有关[80,81]。最近的研究发现颅脑照射后的患者出现神经认知功能的损伤与照射诱导海马结构损伤有关。特别 WBRT 后患者出现与海马损伤相关学习、记忆和空间处理的缺陷[82]。同时还发现左侧海马照射剂量和学习能力下降、延迟回忆下降存在剂量-效应关系，而且左侧颞叶与患者的智商有一定联系[83]。这些研究进一步证实海马在照射诱导的短期记忆功能下降方面起重要作用。深入研究发现位于海马齿状回的椎体细胞和颗粒细胞与记忆功能有关，这些细胞来源于神经干细胞，一定剂量的照射后干细胞出现凋亡，进到导致短期记忆下降[84,85]。神经干细胞来源于边缘区系统，但目前研究主要集中在海马的研究。为证实海马干细胞假设，威斯康星州的学者开始探索保护海马结构的照射技术，分别利用 Tomo 和常规直线加速器为基础的调强放疗技术（Intensity-modulated radiotherapy, IMRT）照射全脑，剂量 30 Gy/10 次，同时尽量保护海马结构，减少海马的照射剂量，海马勾画技术详见该文章中，研究结果发现，Tomo 计划可以将海马接受的最大照射剂量减少到 12.8 Gy，平均剂量减少到 5.5 Gy，常规直线加速器的 IMRT 计划可以将海马接受最大照射剂量减少 15.3 Gy，平均剂量减少到 7.8 Gy，通过 IMRT 技术可以达到很好的靶区适形度和均匀性，通过数字模型估算采用保护海马的 IMRT 技术可以显著改善神经认知功能[86]。然而，减少海马区域（海马+周围 5mm）照射剂量有可能会有颅内病变进展的风险。Ghia 等学者分析了 100 例脑转移患者颅内病灶后，发现 8% 患者的海马周围区出现转移病灶[87]。进一步分析 371 例 1133 个脑转移病灶部位，结果显示约 8.6% 患者海马周围区出现转移，转移病灶出现在海马周围区域概率约 3%[88]。类似的研究中，来自上海万等学者分析 488 例 2270 个脑转移灶部位，发现海马结构出现脑转移约 1.4%，整个神经干细胞区（包括海马）出现脑转移约 4.7%[89]。这些研究结果为开展保护海马照射技术成为可能。

在此基础上，Gondi 等开展了 RTOG 09-33 II 期研究，通过对脑转移患者行保护海马的 WBRT 照射，主要研究终点为治疗后 4 月内的 Hopkins Verbal Learing Test（HVLT）评估的延迟回忆功能，该研究在 2013 年美国放射肿瘤学年会上公布初步结果，共入组 113 例患者，WBRT 方案为 30 Gy/10 次，全组患者海马平均剂量<10Gy，最大剂量<17Gy，治疗后 4 月有 100 例患者供评价，对比放疗前，7% 的患者出现延迟回忆功能下降，与历史研究（30%）对比有明显下降（$P=0.0003$），治疗后 6 月有

29 例患者供评价，2%患者出现延迟回忆功能下降，0.7%患者出现即时回忆功能下降，整个随访期间，海马区仅发现 4.5%患者出现转移。鉴于该技术很好保护海马功能，该作者拟开展Ⅲ期研究进一步证实该技术的安全性。

（三）手术治疗

手术治疗不仅仅可以直接切除转移病灶减轻肿瘤相关症状，而且可以获得肿瘤组织行病理诊断，特别对于原发灶不明或者病理不明确患者更有价值。手术越来越被用于治疗脑转移瘤，而且有 1 个大样本回顾分析包括 13685 例患者，结果显示 1997～2000 年的术后死亡约 2.3%，较 1988～1990 年 4.6%有明显下降，同时治疗患者数多的医院和医师治疗疗效要好[90]。对于预后较好的脑转移患者，WBRT 联合手术是否可以获益。目前有 3 个随机研究以及 1 个配对分析结果提示（表 15-2-5），对于单发脑转移患者手术联合 WBRT 较单纯 WBRT 可以显著提高局部控制，减少神经系统相关性死亡，从而改善生存[91~94]。同时，Vecht 等研究中还发现对于颅外疾病稳定患者，手术联合 WBRT 较单纯 WBRT 获益更大（中位生存 12 月和 7 月），与此结果相同[92]，Mintz 等研究中也提示颅外疾病未控患者的死亡风险远高于颅外疾病稳定患者（RR＝2.3）[93]，而且这两个随机研究都显示对于功能状态评分低的患者联合治疗无优势。因此对于一般功能状态良好以及颅外疾病控制的单发脑转移患者，推荐行手术联合 WBRT（Ⅰ类证据）。考虑到 WBRT 诱导的神经功能损伤，有 2 个随机研究和数个小样本回顾性分析比较单纯手术与手术联合 WBRT 治疗单发脑转移的疗效。美国 Patchell 等开展的多中心随机研究，主要入组 KPS≥70 的单发脑转移患者，行手术切除后随机分为 WBRT（50.4 Gy/28 次）或者观察组，共 95 例患者入组，其中联合组非小细胞肺癌占 59%，单纯手术组非小细胞肺癌占 61%，两组基线特征均衡，结果发现单存手术组在颅内治疗病灶的局部控制（54%和 90%，$P<0.001$）、颅内治疗病灶外的远处控制（63%和 86%，$P<0.01$）、中位复发时间（$P<0.001$）以及神经系统相关生存率（56%和 86%，$P=0.003$）均显著差于联合治疗组，然而，由于统计效力不够，中位总生存时间（43 周和 48 周）无明显差异[95]。另 1 个随机是 EORTC 22952-26001 研究，该研究入组 1~3 个脑转移灶患者，单发病灶最大径≤3.5cm，2~3 个病灶的最大径≤2.5cm，共 359 例患者入组，160 例患者行手术切除，后随机分为 81 例接受联合 WBRT，79 例接受术后观察，结果显示手术联合 WBRT 较单纯手术可以降低 2 年局部复发率（59%到 27%，$P<0.001$），以及降低颅内瘤床外复发率（42%到 23%，$P=0.008$），而且单纯手术组更多的患者接受了挽救治疗[96]。目前Ⅰ类证据建议对于 KPS≥70 的单发脑转移患者，手术联合 WBRT 治疗较单纯手术治疗可以改善局部控制、颅内病灶控制以及神经系统相关死亡。对于部分患者如能接受积极随访以及积极挽救治疗，可考虑予以单纯手术。一般来说，开放性手术适合单发病灶、手术风险不大部位的病灶、大于 3cm 的病灶以及有症状性水肿和占位效应的小病灶，然而对于病灶相对较小、手术风险大部位或者无明显症状的相对较多孤立转移的脑转移灶更时候采用立体定向放射治疗加强局部治疗。

表 15-2-5 单发脑转移患者单纯 WBRT 对比 WBRT 联合手术治疗的研究

研　　究	治　　疗	病例数	1 年局控率	6 月生存率（中位生存）	P
Patchell（1990）	36 Gy/12 次+手术	25	20/25（80%）	68%（9.2）	<0.01
	36 Gy/12 次	23	11/23（48%）	22%（3.5）	
Vecht（1993）	40 Gy/20 次+手术	31	未报	66%（10）	0.04
	40 Gy/20 次	32	未报	52%（6）	
Mintz（1996）	30 Gy/10 次+手术	41	未报	46%（5.6）	0.24
	30 Gy/10 次	43	未报	53%（6.3）	
Rades（2008,）	30 Gy/10 次或 40 Gy/20 次+手术	99	65%	73%	未报
	30 Gy/10 次或 40 Gy/20 次	96	35%	50%	

（四）立体定向放射治疗

立体定向放射治疗在脑转移治疗包括：立体定向放射外科治疗（stereotactic radiosurgery，SRS）和分次立体定向放射治疗（fractionated stereotactic radiotherapy，FSRT）。2006 年美国放射肿瘤学协会和美国神经外科协会联合定义 SRS 为单次剂量 SRS 或者 2~5 分次的 SRS，但目前研究主要集中于单次大剂量 SRS，2~5 分次的 SRS 或 FSRT 研究比较少，而且以小样本的回顾性分析为主，有关单次 SRS 的结论不能应用到 2~5 分次的 SRS 或者 FSRT 中[97]。

对于预后好的脑转移患者，SRS 联合 WBRT 是否比单独 WBRT 有意义，比较重要的有 2 个随机研究和 1 个大样本的回顾性分析。最著名的随机研究是 RTOG 95-08，该研究的入组标准为 KPS≥70、1~3 个病灶、最大病灶<4cm 且其他病灶<3cm，首要研究终点为中位生存，次要研究终点是 1 年局部控制、6 月 KPS、死因（神经性或非神经性）。共入组 331 例患者，联合治疗组 164 例，单独 WBRT 组 167 例，两组基线特征均衡，中位随访时间 12 个月，尽管该研究两组均有大量的患者接受交叉治疗，19%联合治疗组患者未按计划性 SRS，同时 17%单纯 WBRT 组患者行挽救 SRS，而且约 43%患者无随访的影像学资料，而且入组患者包括了不适合于 SRS 治疗的大于 3cm 的病灶，结果仍显示 SRS+WBRT 联合治疗组显著提高单发脑转移患者的生存（6.5 vs 4.9 月，$P=0.01$），对于 1~3 个病灶的患者联合治疗提高局部控制（82% vs 71%，$P=0.01$）并改善 KPS，但 2~3 个病灶患者两组的中位生存（5.8 vs 6.7 月）、颅内病变相关死亡以及治疗副反应两组无显著差异[98]。另一个随机研究是 1999 年匹兹堡大学开展的小样本研究，研究的入组标准为 KPS≥70、2~4 个病灶、最大径≤2.5cm，所有患者按性别、年龄、原发组织病理、病灶数、KPS 和全身疾病程度配对，主要研究终点是影像学上局部控制。共入组 27 例患者，单独 WBRT 组 14 例，联合治疗组 13 例，所有患者按计划完成治疗，中期分析发现联合治疗组和单独 WBRT 治疗组的 1 年局部失败率、中位复发或进展时间分别为 8%和 100%、36 月和 6 月，因差异明显，研究提前终止，中位生存时间的差异难以统计出[99]。Sanghavi 等开展一个大样本的回顾性分析，比较 502 例接受联合治疗的患者和 1200 例接受 WBRT 治疗的 RTOG 研究患者，同时按 RPA 分组，对于 RPA 三组患者，联合治疗组的总体生存优于单独 WBRT 组，甚至在 KPS 评分低、伴发颅外病变的脑转移瘤数目多的患者中也有获益[100]。目前对于肺癌脑转移，有 2 个前瞻性研究报道了 SRS 联合 WBRT 对比单纯 WBRT 治疗孤立性脑转移，其中 1 个研究入组单发脑转移患者，病灶≤4.5cm，KPS≥60，该研究分为三组，其中两组为 SRS 联合 WBRT 和单纯 WBRT 组，联合组 18 例，单纯 WBRT 组 19 例，研究显示联合治疗组较单纯 WBRT 组在中位生存（$P<0.0001$）、局部控制（$P=0.004$）和中位无进展生存（$P<0.00001$）上有显著的差异[101]。另 1 个分析主要入组非小细胞肺癌 2~3 个脑转移患者，病灶≤3cm，两组共 66 例，结果显示联合治疗组在中位生存时间（10.3 月和 7.2 月，$P=0.005$）、1 年局部控制（93%和 47%，$P=0.001$）、1 年颅内治疗病灶外控制（42%和 18%，$P=0.001$）和 1 年 KPS 维持超过 70（33%和 12%，$P=0.03$）均显著优于单纯 WBRT 组，进一步分析 RPA1 类患者时，两组中位生存差异更显著（13.2 月和 9.8 月，$P=0.001$）[102]。目前 I 类证据显示，对于 KPS≥70，SRS 联合 WBRT 治疗较单纯 WBRT 治疗可以提高颅内局部控制（80%以上），同时改善单发脑转移患者生存，对于 2~3 个脑转移患者，是否有生存获益仍有待进一步研究。Ⅲ类证据显示，对于由于转移病灶引起 KPS<70 的孤立性脑转移患者，可考虑 SRS 联合 WBRT。总体来说对于预后好的孤立脑转移患者，SRS 联合 WBRT 有着明显优势，特别对 WBRT 后脑损伤的研究深入，保护海马的技术出现，另外随着旋转调强、Tomo 治疗等放疗新技术的不断应用，国内外正在开展研究予以全脑放疗同步病灶区大分割治疗的研究，有望将 SRS 和 WBRT 的优势合一，同时减少治疗时间。

SRS 联合 WBRT 较单独 WBRT 在孤立脑转移治疗上有明显优势，考虑到 WBRT 的晚期神经损伤，单独 SRS 治疗是否可行。到目前比较重要的有 3 个随机研究，日本 2006 年发表了第一个多中心随机研究，该研究入组标准为 KPS≥70、1~4 个脑转移灶同时病灶<3cm，主要研究终点是总生存率。共

入组 132 例患者，单独 SRS 组 67 例中 2 例（3%）未接受 SRS 治疗，11 例（16%）患者接受 WBRT 挽救治疗，联合治疗组 65 例中 6 例（9%）未接受 SRS 治疗，2 例（3%）未行 WBRT 治疗，10 例（15%）接受挽救性 SRS 治疗。联合治疗组和单独 SRS 治疗组随访时间分别为 30.5 和 20.7 月。尽管单独 SRS 治疗组和联合治疗组中位生存（8.0 和 7.5 月，$P = 0.42$）、颅内病变进展相关死亡、治疗后 1 年的 KPS 评分和 MMSE 评分、急性和晚期毒副反应之间均无统计学差异，然而单独 SRS 治疗组的 1 年局部复发率（27.5% vs 11.3%）、颅内治疗病灶外复发（63.7 vs 41.5%）和颅内总复发率（76.4 vs 46.8%，$P < 0.001$）明显高于联合治疗组，另外单独 SRS 治疗组挽救治疗多于联合治疗组（43.3 vs 15.4%），但该研究因两组有较大的交叉治疗饱受批评[103,104]。MD. Anderson 癌症中心 Chang 等发表了第 2 个随机研究，入组标准为 KPS≥70，1~3 个病灶患者，仅入组 58 例，首要研究终点为治疗后 4 个月的认知功能，中期分期时发现联合治疗组在治疗 4 个月后学习和记忆功能较单纯 SRS 治疗有明显下降（52% 和 24%），研究提前终止，然而需要注意的是联合治疗组在 1 年局部控制（100% 和 67%）、颅内治疗病灶外远处控制（73% 和 45%）均显著优于单纯 SRS 治疗组[105]。第 3 个随机是 EORTC 22952-26001 研究，该研究入组 1~3 个脑转移灶患者，单发病灶最大径≤3.5cm，2~3 个病灶的最大径≤2.5cm，共 359 例患者入组，199 例患者行 SRS 治疗，后随机分为 99 例接受联合 WBRT，100 例接受观察，该研究显示手术联合 WBRT 较单纯 SRS 治疗可以降低 2 年局部复发率（31% 到 19%，$P = 0.04$），以及降低颅内治疗病灶外复发率（48% 到 33%，$P = 0.023$）（95，Kocher 2011）。另外有一个小样本的前瞻性研究，入组患者均为肺癌单发脑转移，KPS≥60，单发病灶，病灶 < 4.5cm，其中联合治疗组 18 例，单独 SRS 组 23 例。两组的中位生存（9.3 vs 10.6 月）、局部复发/进展均无统计学差异（101，Li 2000）。最近，Ma 等发表一个有关非小细胞肺癌脑转移的回顾性分析，其中立体定向治疗采用 FSRT，联合治疗组 117 例，单独 FSRT 组 54 例，联合治疗组在中位生存（13 月 vs 9 月，$P = 0.044$）和 1 年颅内控制率（68.3% vs 43.3%，$P = 0.001$）有显著优势，进一步按病灶数分组为单发和多发病灶分析发现，单发组的联合治疗和单独 FSRT 组中位生存无差异（16 月 vs 15 月，$P = 0.261$），多发病灶组联合治疗和单独 FSRT 治疗中位生存差异明显（13 月 vs 8 月，$P = 0.031$），同时两组对于单发和多发病灶在颅内控制方面均有显著差异[106]。目前 II 类证据建议对于 1~4 个脑转移患者，单独 SRS 治疗较联合治疗可以保持神经功能，两者生存无明显差异，联合治疗组较单纯 SRS 治疗可以降低颅内复发率和颅内治疗病灶外复发率，对是否降低颅内治疗病灶的复发仍有一定争议，需要进一步研究单独 SRS 治疗时最优的分割方案，同时对行单独 SRS 治疗患者需密切影像学随访注意颅内控制以及行及时的挽救治疗。

　　SRS 联合 WBRT 或者手术联合 WBRT 对于临床中孤立的一般状况较好的脑转移患者，均是较好选择，但到目前为止尚无前瞻性研究比较两组差异，仅 4 个回顾性分析比较两者差异。Bindal 等比较 62 例单发、< 3cm 的脑转移灶，分别接受手术联合 WBRT 或 SRS 联合 WBRT，两组基线特征均衡，其中前组 66% 患者接受 WBRT，后组 71% 行 WBRT，研究显示手术联合 WBRT 中位生存（16.4 月和 7.5 月）、颅内病变进展所致死亡（19% 和 50%）、中位复发时间和毒性反应均优于 SRS 联合 WBRT，然而该研究的 WBRT 完成依从性差，而且 SRS 联合 WBRT 组 7.5 月的中位生存时间与过去的研究报道相比较低，同时放射性脑坏死率也偏高（12.9%）[107]。其他 3 个回顾性研究，入组标准有 1~2 个转移灶、每个小于 3cm，单发 < 3cm 转移灶，和单发 < 3.5cm 转移灶，尽管该三个研究在生存方面均无显著差异，前两个研究倾向 SRS 联合 WBRT（12.5 月 vs 8 月和 12 月 vs 9 月），最后一个研究提示手术联合 WBRT 更佳（1 年总生存 62% vs 56%）[108~110]。目前 II 类证据建议 WBRT 联合手术和 WBRT 联合 SRS 均是单发脑转移的治疗选择手段，正开展研究入组孤立性脑转移患者分别接受手术联合 WBRT 和 SRS 联合 WBRT 治疗。

　　尽管越来越多研究证实 WBRT 联合 SRS 治疗的优势，然而临床中更多的脑转移治疗仍以 WBRT 为主，毕竟 WBRT 会导致一定程度的神经功能损伤，而且治疗周期一般较长，是否单独 SRS 治疗可以达到单独 WBRT 相同的疗效，到目前为止没有随机研究比较，仅 1 个前瞻性研究和数个回顾性研究。这个前瞻性研究，入组患者均为肺癌单发脑转移，KPS≥60，单发病灶，病灶<4.5cm，其中单独 WBRT19 例，单独 SRS 组 23 例，两组基线特征均衡，结果显示单独 SRS 组比单独 WBRT 组在中位生存（9.3 月和 5.7 月）、影像学上肿瘤缓解率（87% 和 38%）和中位无进展生存（6.9 月和 4.0 月）有显著差异[101]。回顾性分析显示在单独 SRS 在局部控制和总生存上要好于单纯 WBRT 组[111~113]。同时，Kocher 等总结了 255 例单独 SRS 或 WBRT 治疗的 1~3 个脑转移患者，其中 SRS 组 117 例，WBRT 组 138 例，所有患者按 RPA 评分系统分类，尽管 SRS 组中的恶性黑色素瘤要多于 WBRT 组（27 vs 6%），结果发现单独 SRS 较单独 WBRT 在 RPA1 和 2 患者上治疗优势更大，分别 25.4 月 vs 4.7 月和 5.9 月 vs 4.1 月，在 RPA3 患者上两组无统计学差异（4.2 月 vs 2.5 月）[113]。目前，Ⅲ类证据建议单独 SRS 和单独 WBRT 均可治疗脑转移，对于 1~3 个脑转移患者，单独 SRS 较单独 WBRT 有生存优势。

手术和 SRS 对于预后好的脑转移患者，孰优孰劣，到目前为止无随机研究比较单独 SRS 和单独手术，主要是一些回顾性分析比较单独 SRS 与手术联合 WBRT。仅 1 个 2008 年报道的小样本多中心随机研究，Muacevic 等计划入组 242 例单发，可以手术的小病灶（≤3cm）以及 KPS≥70 的脑转移患者，随机分为单独 SRS 组和手术联合 WBRT 组，由该研究在中期分析中统计学难以发现 15% 的差异而提前终止，仅入组原计划的 25% 患者，共入组 64 例，其中单独 SRS 组 31 例，手术联合 WBRT 组 33 例，两组基线特征均衡，结果显示两组在中位生存（10.3 月和 9.5 月）、1 年局部控制（96.8% 和 82%，$P=0.06$）和神经系统相关死亡无明显差异，但手术联合 WBRT 组颅内治疗病灶外的控制率要由于单独 SRS 组（$P=0.04$），但由于行积极的 SRS 挽救治疗，两组总体预后一致，而手术+WBRT 组的 1、2 级急性和晚期并发症均高于 SRS 组[114]。另外 2 个主要包括孤立脑转移的回顾性分析也显示类似的结果，单独 SRS 和手术联合 WBRT 两组在局部控制和中位生存方面无明显差异[115,116]。第 3 个回顾性分析包括单发和多发脑转移患者，手术联合 WBRT 或者局部照射，与单独 SRS 组相比，联合组在中位生存（34.4 月 vs 8.2 月）和中位复发时间（25 月 vs 7.2 月）方面均显著优于单独 SRS 组，但需要注意的是单独 SRS 组中多发脑转移患者比率要高于联合治疗组（77% vs 37%）[117]。目前，仅 Ⅲ类证据显示对于单发脑转移患者，单独 SRS 可达到手术联合 WBRT 的生存和局部控制。

单纯手术治疗后颅内局部控制欠佳，尽管联合 WBRT 可以改善控制，但 WBRT 有一定功能损伤，是否予以瘤床区 SRS 加量，提高局部控制，同时并不增加正常脑组织的损伤。开始有研究探讨 SRS 行术后推量的疗效（表 15-2-6）[118~121]。目前尚无前瞻性研究评价 SRS 行术后补量的疗效，回顾性分析显示局控约 79%~90.5%，达到手术联合 WBRT 的局控率，同时减少 58.4%~81% 的患者接受 WBRT 治疗。但受患者选择的限制，无法比较生存数据，然而必须注意的是约 50% 患者出现颅内治疗病灶外复发。因此 Ⅱ类证据建议，对于孤立脑转移患者，包括大体积病灶，术后 SRS/SRT 推量可以达到 WBRT 联合手术的局部控制。目前正在开展的 RTOG 1270 研究评价脑转移术后 WBRT 与 SRS 的疗效对比。

表 15-2-6　脑转移术后 SRS/SRT 推量的回顾性分析

研　　究	病例数（病灶）	大　　小	1 年生存率	1 年局控率	1 年颅内远处控制率	WBRT 治疗减少
Hatford（2013）	47（49）	11.5cm³（1.1~36）	52.5%	85.5%	43.8%	58.4%
Choi（2012）	112（120）	8.5 cm³（0.08~66.8）	62%	90.5%	46%	72%
Kelly（2012）	17（18）	3.49 cm³（0.53~10.8）	93%	89%	65%	未报
Soltys（2008）	72（76）	9.8 cm³（0.1~66.8）	57%	79%	47%	81%

对预后较好脑转移患者的治疗，现有多种治疗手段如：单独 WBRT、单独手术、单独 SRS、手术联合 WBRT 以及手术联合 SRS，为清晰了解各种治疗手段在治疗脑转移的疗效情况对比，表 15-2-7 总结了各治疗手段间针对不同数目转移灶下颅内局部控制、颅内治疗病灶外控制、颅内总控制和总生存方面的比较。

表 15-2-7 脑转移常见治疗手段治疗疗效总结

治 疗	颅内局控	颅内治疗病灶外控制	颅内控制	总生存
WBRT+S vs WBRT（单发灶）	↑	→	-	↑
WBRT+S vs S（单发灶）	↑	↑	↑	→
WBRT+SRS vs WBRT（1~4 个）	↑	↑	-	↑/→
WBRT+SRS vs SRS（1~4 个）	↑	↑	↑	→
WBRT+S vs WBRT+SRS（单发灶）	↑/→	→	→	→
WBRT+S vs SRS（单发灶）	→	↑		
WBRT+S vs SRS（多发灶）	-	-	↑	↑

注：↑：改善，→：无差异，-：未报道。

局部治疗手段如手术和 SRS \ FSRT 正越来越多的应用在孤立性脑转移临床治疗中，然而，必须注意到单独局部治疗后颅内治疗病灶外的复发率达到 50%，是否可以通过分析选择出不易出现颅内远处复发的孤立性脑转移患者，避免接受 WBRT。2008 年 Sawrie 等分析接受单独 SRS 治疗的 100 例脑转移患者，中位转移病灶数为 2 个（范围 1~6 个），1 年颅内远处复发率 61%，多因素分析显示非恶性黑色素瘤、少于 4 个转移灶以及颅外疾病稳定的患者颅内远处复发率比较低，低危患者 1 年实际颅内远处复发率 17%，而高危者 1 年实际颅内远处复发率约 74%，同时两组的中位颅内远处复发时间分别为 89 周和 33 周，该研究结果为选择合适患者延迟 WBRT 提供一定依据[122]。我院陈秀军等作者分析了 132 例仅行单独 FSRT 的脑转移患者，病灶数在 1~6 个，1 年颅内远处复发率 44.7%，多因素分析显示大于 1 个脑转移、全身疾病未控、转移灶体积大于 6cm^3 以及原发灶诊断和脑转移诊断时间小于 60 月为预测因素，具有 0~1 个、2~3 个和 4 个危险因素的脑转移患者颅内远处复发分别为 14.8%、50.0% 和 76.9%（$P<0.001$），三组中位颅内远处复发时间分别为未达到、15 月和 3 月（$P<0.001$），该研究建议对于 0~1 个危险因素脑转移患者，出现颅内远处复发率较低，可建议行单独 FSRT 治疗，密切随访，必要时行 WBRT 和 FSRT 挽救治疗；对于 4 个危险因素患者，颅内远处复发率非常高，建议行 WBRT 治疗，必要时予以 FSRT 进一步改善预后；对于 2~3 个危险因素的患者，单独 SRS/FSRT 和 WBRT 联合 FSRT 均可以考虑，值得进一步的研究[123]。最近，Kress 等学者分析了 88 例单发非小细胞肺癌脑转移患者，接受单独 1~5 次的 SRS 治疗，1 年颅内远处复发率 61%，多因素分析仅颅外病变状态是预测因素，全组患者中位颅内远处复发时间 17.3 月，其中颅外病变进展患者 6.2 月，颅外病变稳定患者时间未计算出[124]。该研究进一步提供单独 SRS 治疗的优势人群，但仍需更大样本前瞻性研究证实。

既往大部分 SRS 研究中，SRS 治疗的脑转移病灶相对较小，一般小于 3cm 或者小于 10cm^3，较大病灶行 SRS 治疗时由于体积大肿瘤控制率相对较低[125]，正常脑组织接受照射剂量高，肿瘤直径每增加 50%，正常脑组织照射体积增加 150%[126]，随之神经系统毒性相应会增加[127]，目前临床中对于大病灶主要采用手术联合 WBRT，治疗后中位生存时间 10~12 月（93，95）。然而手术的适应证窄，受脑转移数目、病灶部位以及全身疾病等影响。对于无法耐受手术的大病灶，采用 SRS/FSRT 是否可以取得较好疗效。有 1 个前瞻性和多个回顾性分析采用 SRS/FSRT 治疗大病灶脑转移，结果见

表 15-2-8[128~131]。总体 1 年颅内局部控制 61%~94.2%，与手术结果接近。需要注意的是，Han 等研究采用单次 10~16 Gy 的 SRS，尽管取得 84.6% 的 1 年局部控制率，但出现 18.8% 的≥3 度毒性反应，为减少照射相关毒性，研究中患者建议单次 SRS 在治疗脑转移病灶时体积限制在 26cm³ 以下[130]。Higuchi 等和 Yomo 等采用 2~3 程单次稍低剂量的 SRS 后，≥3 度毒性反应明显降低，仅 2.3% 和 7.4%，局部控制率稍低于 Han 等研究[128,131]。我院姜雪松等采用 40 Gy/10 次照射 1~3 个月后序贯补量 20 Gy 的 FSRT 治疗方案，共治疗 40 例患者，仅 4 例患者出现局部失败，1 年局部控制达到 94.2%，≥3 度毒性反应仅 2.5%，中位生存达到 15 月，该研究中局部控制的提高给患者带来生存获益[129]。因此，建议对于未手术的大病灶脑转移患者，可考虑行分次 SRS 或序贯补量的 FSRT 治疗，疗效可，毒性可以耐受。

表 15-2-8 SRS/FSRT 治疗大病灶脑转移瘤的回顾性分析总结

研 究	病灶大小和个数	病例数	治 疗	1 年局控	1 年总生存	≥3 度毒性
Yomo（2012）	>10cm³，1~2	27	20~30 Gy/（2 次·3~4 周）	61%	45%	2（7.4%）
Jiang（2012）	>3cm³，1~4	40	40 Gy/10f 次+20 Gy/4 次	94.2%	55.3% 15m	1（2.5%）
Han（2011）	>14cm³，1~9	80	10~16 Gy/1 次	84.6%	39.2% 7.9m	15（18.8%）
Higuchi（2009）	>10cm³，2~14	43	30 Gy/（3 次·6 周）	75.9%	20% 8.8m	1（2.3%）

颅内转移病灶若位于功能区如脑干、运动区和丘脑等，甚至采用现代先进的神经外科技术，手术后出现 14%~34% 神经系统并发症[132~134]，并导致总生存下降[135]。对于这些位置的脑转移灶，是否采用 SRS 可取得较好疗效，近几年有数个回顾性分析进行了探讨，详见表 15-2-9 内容。总体中位 SRS 剂量在 13~20Gy，有 14%~95.8% 的患者接受在 SRS 前后接受 WBRT 照射，1 年局部控制率 76%~100%，≥3 度毒性在 0~8.3%，生存数据由于受患者病例选择的影响，各组报道相当较大[136~142]。总体局部控制率与 SRS 在颅内其他部位转移灶的数据接近，建议对于脑干转移灶，可考虑行 SRS。

表 15-2-9 脑干转移患者 SRS 治疗疗效总结

研 究	病例数	WBRT 使用	SRS 剂量	1 年局控率	中位生存	≥3 度毒性
Lin（2012）	45（48）	21（46.7%）	14（10~17）	88%	11.6m	未报
Kelly（2011）	24（24）	23（95.8%）	13（8~16）	78.6%	5.3m	2（8.3%）
Hatiboglu（2011）	60	未报	15（8~18）	76%	4m	0
Koyfman（2010）	43（43）	34（79%）	15（10~24）	85%	5.8m	0
Lorenzoni（2009）	25（27）	17（68%）	20（15~24）	95%	11m	未报
Kased（2008）	42（44）	24（57%）	16（10~20）	77%	9m	未报
Hussain（2007）	22	3（14%）	16（14~23）	100%	8.5m	1（5%）

既往 SRS 前瞻性随机研究中入组的脑转移灶局限在 4 个以下，然而对于 SRS 最佳治疗的脑转移数仍未知。日本 Serizawa 等学者分析 778 例 1~10 个脑转移的患者，最大病灶<10cm³，总的病灶体积<15cm³，MRI 上无脑脊液转移，其中肺癌 579 例，接受单独 SRS 治疗，研究结果显示全组中位生存 0.72 年，其中 1、2、3~4、5~6 和 7~10 个脑转移灶患者中位生存时间风别为 0.83 年、0.69 年、0.69 年、0.59 年和 0.62 年，各组之间无统计学差异，1 年总生存 88.2%，1 年颅内新发转移病灶

43.8%，其中各组 1 年颅内新发转移病灶有显著差异。多因素预后分析显示男性、全身疾病未控以及 KPS<70 分为预后不良因素，脑转移病灶不是预后影响因素[143]。该学者进一步总结 2 家治疗中心共 1508 例脑转移瘤接受单独 SRS 治疗的数据，其中肺癌 1114 例，研究中按转移病灶数分为单发、2~4 个和 5~10 个转移病灶组，全组中位生存 0.78 年，三组中位生存时间分别为 0.99 年、0.68 年和 0.62 年（单发和 2~4 个，$P<0.0001$；2~4 个和 5~10 个，$P=0.0312$），多因素分析显示性别、RPA 评分、是否单发以及原发病灶来源是预后影响因素[144]。然而，对于 10 个以上脑转移病灶，是否 SRS 还能有一定作用。来自匹兹堡大学医院的 Grandhi 等学者分析 61 例共 806 个脑转移灶的患者，其中 13.1% 接受单独 SRS 治疗，36.1% 接受单独 WBRT 治疗，26.2% 患者接受 WBRT 联合 SRS 治疗，全组中位生存 4 个月，81% 患者达到颅内控制，多因素分析显示小于 14 个转移灶、非恶性黑色素瘤来源、全身疾病控制、KPS 评分高以及 RPA 评分低的患者预后良好。对于具有全部预后良好因素患者中位生存达 21.0 月[145]。同时韩国学者 Kim 等也分析 SRS 治疗 ≥10 个脑转移病灶的疗效，全组仅 26 例患者，研究中 6 月局部控制率达 79.5%，中位生存 34 周[146]。另外 Serizawa 等回顾性分析比较 WBRT 和 SRS 治疗多发非小细胞肺癌脑转移的疗效，共 96 例伴 1~10 个脑转移患者，其中 65 例（67.7%）≥3 个脑转移灶，SRS 组 62 例，大于 3cm 病灶行手术，其余病灶行 SRS 治疗，WBRT 组 34 例，仅行手术和 WBRT 治疗，全组 1 年颅内控制 94.5%，预后分析显示全身疾病控制、KPS 评分高以及 SRS 治疗是预后良好因素，SRS 组中位生存时间 377 天，而单独 WBRT 仅 199 天，同时 SRS 可以减少神经系统相关性死亡[147]。根据目前现有临床证据，SRS 可考虑治疗多发脑转移，局部控制率高，仅全身疾病控制以及一般功能状态评分良好患者才能获得更大生存优势。

（五）挽救治疗

随着肿瘤治疗的进展，脑转移患者的存活时间延长，尽管脑转移治疗手段愈加丰富如 WBRT、手术、SRS/FSRT 以及全身药物治疗，但仍有较多患者治疗后出现颅内复发或进展，而且一般情况相对较差。对于这部分患者，如何治疗，一直是肿瘤医师的治疗难点。脑转移挽救治疗的选择要考虑患者的一般功能状态、全身疾病状态、原发灶特点、脑转移灶复发数目和体积以及颅内复发部位（原治疗病灶处或者新发）[148]。到目前为止，无 I 或 II 类证据建议何种方案用于复发或者进展脑转移瘤患者。

对于既往多发脑转移行 WBRT 后出现复发或进展患者，目前有回顾性分析再程 WBRT 或挽救 SRS 治疗的疗效。对于大部分复发或进展患者，临床治疗选择以再程 WBRT 为主，大部分研究报道中未区分具体死亡原因（神经系统进展或颅外疾病进展）。再程 WBRT 治疗的结果总结详见表 15-2-10[149~155]。整体中位生存 2~5.2 月，症状缓解率 27%~80%。再程 WBRT 由于受首程 WBRT 已给予脑组织一定的剂量，一般相对剂量偏低（单次量 1.5~2.5Gy，总剂量 20~30Gy），症状缓解率 68%~100%。由于大部分为回顾性分析，毒性报道相对较低，特别受随访时间的影响，晚期毒性更少报道。Song 等研究中 70.5% 的患者出现急性毒性反应，大部分为 1、2 度反应，晚期毒性未观察[155]。另外 Wong 等研究中发现 5/86 例发现影像学上治疗改变，其中 4 例在首程治疗后已出现[152]。但 Hazuka 等研究中报道 8 例患者行尸检发现有 3 例出现脑坏死，并导致 2 例死亡[150]。由于担心再程 WBRT 的神经毒性，更多的学者建议两程 WBRT 之间的间隔时间最好尽量增大，同时降低二程 WBRT 的总剂量和单次剂量。Song 等学者建议两程治疗之间最好间隔 6 月以上[155]。然而，对于部分复发灶病数相对较少患者，有学者采用 SRS 进行挽救治疗，也取得了较好疗效，整体 1 年局部控制率 78%~76.7%，中位生存 8.2~10 月，整体高于再程 WBRT 的中位生存[156~158]。其中 Caballero 等回顾性分析了目前最大样本量的数据，共 310 例患者，其中 113 例非小细胞肺癌，31 例小细胞肺癌，中位治疗病灶 3 个，WBRT 和挽救 SRS 间隔 8.1 月，76% 原发灶控制，60% 有颅外转移。全组中位生存 8.4 月，单发和多发脑转移中位生存分别为 12.0 和 7.9 月（$P=0.001$），进一步多因素预后分析发现，病灶数少、KPS>60 以及原发灶控制是非小细胞肺癌脑转移患者的预后良好因素[157]。Maranzano 等研究分析 69

例脑转移患者，共 150 个病灶，WBRT 和 SRS 间隔时间 11 月，SRS 中位剂量 20Gy，全组 1 年局部控制率 74%，中位生存 10 月，但毒性反应中有 4 例（6%）出现无症状脑坏死，进一步分析发现脑坏死与脑转移大小和总的累积照射剂量有关[158]。临床治疗中应注意总剂量与脑坏死相关。

表 15-2-10　多发脑转移再程 WBRT 的疗效总结

研　究	首程 WBRT	间　隔	再程 WBRT	病例数	中位生存	症状缓解
Kurup（1980）	18Gy/（3f·6Gy）	6.3m	20Gy/（10f·2Gy）	56	3.5m	改善 75% 稳定 13%
Hazuka（1988）	30Gy/（10f·3Gy）	7.8m	25Gy/8f	44	2m	改善 27% 稳定 41%
Cooper（1990）	30Gy/（10f·3Gy）	>4m	25Gy/（10f·2.5Gy）	52	4m	改善 42% 稳定 52%
Wong（1996）	30Gy/（10f·3Gy）	7.6m	20Gy/（10f·2Gy）	86	4.0m	改善 70% 稳定 29%
Abdel（1997）	30Gy/（15f·2Gy）	7.6m	30Gy/（20f·1.5Gy）	15	3.2m	改善 60% 稳定 27%
Sadikov（2007）	20Gy/（5f·4Gy）	9.6m	25Gy/（10f·2.5Gy）	72	4.1m	改善 40% 稳定 33%
Son（2012）	35Gy/（14f·2.5Gy）	15m	21.8Gy/（12f·1.8Gy）	17	5.2m	改善 80% 稳定 20%

对于既往性 SRS 或者手术切除的孤立性脑转移患者，再次出现进展或者复发时，到目前为止尚无 WBRT 挽救治疗的报道分析，然而有回顾性分析报道挽救手术或者 SRS 的疗效和毒性。复发或进展脑转移患者行挽救手术的回顾性分析中，有研究报道的首程治疗为手术切除[159,160]，有研究中的首程治疗为 SRS 联合或不联合 WBRT[161,162]。其中，Bindal 等学者报道 48 例首程行手术切除，复发患者行再次手术切除，两次手术间隔中位时间 7.7 月，二程术后中位生存 11.5 月，其中 26 例再次复发，有 17 例接受第三次手术治疗。25 例死亡原因明确患者，48% 死于神经系统病变，12% 死于全身和神经系统病变[159]，无严重手术并发症。另一个首程治疗为手术的回顾性分析，报道了 32 例非小细胞肺癌脑转移患者，行二次手术后中位生存达 10 月[160]。然而，需要注意的是，初次 SRS 联合或不联合 WBRT 治疗后再行手术挽救易出现严重术后并发症，其中 Veci 等报道 61 脑转移患者行 SRS 治疗后行手术治疗疗效，脑转移病灶数≤3 个，其中 7 例（11.5%）出现严重术后并发症，全组中位生存 11.1 月，死亡原因中 15% 死于神经系统病变进展，34% 死于全身和神经系统病变进展[161]。另外，Truong 等报道 32 例行 SRS 后 MR 或临床考虑颅内进展患者行手术挽救治疗的疗效，尽管所有行手术患者一般情况良好，全身疾病控制，仍有 7 例（21.9%）患者出现严重术后并发症，全组中位生存 8.9 月，死亡患者中 48% 死于神经系统病变进展[162]。

复发或进展脑转移患者挽救治疗行 SRS 的部分研究结果总结在表 15-2-11，大部分研究首程治疗以 WBRT 为主，出现孤立性进展或者复发，经 SRS 挽救治疗后，1 年局部控制率 36%~100%，1 年颅内控制率 65%~100%，中位总生存时间 4~19 月[163-175]。其中 Davey 等开展了唯一一个前瞻性 I／II 期研究，12 例患者 20 个病灶接受挽救性 SRS 治疗，中位处方剂量 25Gy，90% 等剂量线包绕肿瘤，19 个病灶可供评价，近期疗效评价提示 3 个病灶完全缓解，6 个病灶部分缓解，10 个病灶稳定，至随访结束，9/12 患者出现 SRS 治疗失败，中位生存 6 月，该研究结论建议复发脑转移行 SRS 治疗可提供一定的局控，毒性可以耐受[164]。2001 年 Hoffman 等学者分析美国 UCSF 医院治疗脑转移数据时，其中 53 例首程 WBRT 后复发/进展的肺癌脑转移患者，行 SRS 挽救，1 年局部控制率 36%，1 年颅内治疗病灶外复发率 55%，中位局部控制时间和中位颅内治疗病灶外控制时间分别为 9.2 月和 16.5 月，总生存 10 月[167]。另外，有学者分析 27 例小细胞肺癌接受 WBRT 后出现复发/进展，行 SRS 挽救，中位生存时间 4.5 月，其中 14 例患者（21 个病灶）可供局部控制分析时发现，17/21（81%）病灶局部控制，12/14（86%）患者局部控制[171]。

表 15-2-11 复发/进展脑转移瘤 SRS 挽救治疗疗效总结

研　　究	首程治疗	例　　数	1 年局部控制率	1 年颅外远处控制率	1 年颅内控制率	总生存
Chen（2000）	SRS±WBRT	45	40/45	未报	94%	7 月
Noel（2001）	WBRT	54	91%	未报	65%	7.8 月
Hoffman（2001）	WBRT	53	36%	55%	未报	10 月
Kwon（2007）	SRS	43	91%（6 月）	未报	86%（6 月）	8 月
Akyurek（2007）	WBRT	15	77%	57%	未报	14 月

近几年随着肿瘤药物研究的进展，开始有前瞻性研究探索新药在复发或进展脑转移患者中的作用，治疗药物主要以替莫唑胺为主，肿瘤疾病控制率在 19%~42%，中位生存 3.5~6.6 月，药物治疗后中位控制时间 2~4 月[176~179]。其中 Giorgio 等学者采用口服替莫唑胺治疗 30 例复发/进展非小细胞脑转移患者，取得 7% 完全缓解，3% 部分缓解，中位存活时间 6 月[178]。

很少有前瞻性随机研究脑转移进展或复发后的挽救治疗，所有治疗证据以 Ⅲ 类为主。2013 年美国癌症综合网络（National Comprehensive Cancer Network，NCCN）指南建议对于颅内复发或进展的脑转移患者，挽救治疗需要根据既往治疗手段、复发情况（局部孤立复发、全脑弥散病变）和全身状态做进一步治疗的选择。对于颅内治疗后局部复发患者，既往行手术治疗，可选择再次手术、SRS、WBRT 或者化疗；既往行全脑放疗或 SRS 治疗的患者，不建议行 WBRT；既往 SRS 后颅内疾病稳定超过 6 月且影像学上肿瘤无坏死的病灶考虑再次 SRS。对于颅内孤立新发病变，可建议再次全脑放疗、全身化疗或者手术/SRS，如果出现全身疾病进展，全身治疗价值有限以及一般情况欠佳的患者，既往未行 WBRT 的可行 WBRT；对于既往已行 WBRT 的患者，如果对首程 WBRT 有效，可以行再次 WBRT，否则建议行支持治疗。对于颅内多发新发病变（大于 3 个转移灶），行首程 WBRT 后出现复发，如果全身情况稳定，可考虑手术、再程放疗或化疗，如果全身病变进展，建议予以支持治疗。

（六）脑膜转移

约 5% 的肿瘤患者发生脑膜转移[180]，其中乳腺癌和肺癌的为主要原发灶，然而恶性黑色素瘤是脑膜转移最常见发原发灶[181,182]。肿瘤细胞通过血液、淋巴液和脑脊液转移至脑膜，脑膜转移可表现出神经根损伤、脑和脊髓直接侵犯症状、颅内压增高症状或者脑功能异常等。一般需要行腰穿明确诊断，主要表现为脑脊液蛋白明显增加，糖含量明显下降，首次腰穿可出现 50% 的阳性细胞，第二次腰穿可发现 90% 阳性细胞[183]。脑膜转移的预后整体较差，一般中位生存小于 5 月。临床治疗上将脑膜转移分为高危组和低危组，其中高危组主要包括 KPS 低、多发严重神经功能缺损、全身广泛病变且无有效治疗、颅内病变巨大以及出现癌性脑膜炎相关脑白质病，低危组包括 KPS 高、无主要神经功能缺损、全身病变控制以及有效的全身治疗。对于高危患者，建议治疗以支持治疗，伴发颅内症状时可考虑局部转移部位姑息放疗。对于低危患者，建议积极鞘内注射化疗，同时对实性颅内病变予以放疗。有关肺癌脑膜转移，美国纪念斯隆凯特琳癌症中心 Morris 等学者报道了目前最大样本的非小细胞肺癌脑膜转移的数据，共 125 例患者，中位年龄 59 岁，从原发灶诊断到脑膜转移中位时间 15 月（范围 0~121 月），其中 42 例（34%）患者出现颅内压增高症状。到随访结束，除 1 例患者失访，123 例死亡，中位生存时间 3.0 月。预后因素提示 WBRT 不改善生存，46 例接受 WBRT 与 59 例未接受 WBRT 患者间生存时间无统计学差异（2.5 月 vs 2.5 月，$P=0.84$），7 例接受鞘内注射化疗患者较未接受鞘内注射化疗 83 例的生存时间明显延长（18 月 vs 2.3 月），9 例患者 EGFR 突变，口服 EGFR 酪氨酸激酶抑制剂后中位生存 14 月（范围，1~28 月）。该研究提示 WBRT 不改善非小细胞肺癌脑膜转移预后，建议行鞘内注射化疗，若有 EGFR 突变，可予以酪氨酸激酶抑制剂治疗[184]。近期韩国的一项回顾性分析也显示，采用厄洛替尼治疗 14 例 NSCLC 脑膜转移，其中 9 例（64.3%）脑脊液肿瘤细胞检测转阴[185]。TKI 治疗 NSCLC 脑膜转移的价值应开展进一步的临床研究来证实。

参 考 文 献

1. Nayak L，Lee EQ，Wen PY. Epidemiology of brain metastases. Current oncology reports，2012，14（1）：48-54.

2. Sawaya RE，Bindal RK，Lang FF，et al. Metastatic brain tumors，in Kaye EL（ed）. Brain tumors 2nd Edition：An Encyclopedic Approach. London，UK，Churchill Livingstone，2001，999-1026.

3. Barnholtz-Sloan JS，Sloan AE，Davis FG，et al. Incidence proportions of brain metastases in patients diagnosed（1973 to 2001）in the metropolitan Detroit cancer surveillance system. J Clin Oncol，2004，22：2865-2872.

4. Wasserstrom WR，Glass JP，Posner J. Diagnosis and treatment of leptomeningeal metastases from solid tumors：experience with 90 patients. Cancer，1982，49：759-772.

5. Gavrilovic IT，Posner JB. Brain metastases：epidemiologyand pathophysiology. J Neurooncol，2005，75：5-14.

6. Delattre J，Krol G，Thaler H，et al. Distribution ofbrain metastases. Arch Neurol，1988，45：741-744.

7. Posner JB. Brain metastases：1995. A brief review. J Neurooncol，1996，27：287-293.

8. Davis PC，Hudgins PA，Peterman SB，et al. Diagnosis of cerebral metastases：double-doses delayed CT vs contrast-enhanced MR imaging. AJNR Am J Neuroradiol，1991，12：293-300.

9. Zimm S，Wampler GL，Stablein D，et al. Intracerebral metastases in solid-tumor patients：natural history and results of treatment. Cancer，1981，48（2）：384-394.

10. Gaspar LE，Scott C，Rotman M，et al. Recursive partitioning analysis（RPA）of prognostic factors in three Radiation Therapy Oncology Group（RTOG）brain metastases trials. Int J Radiat Oncol Biol Phys，1997，37（4）：745-751.

11. Gaspar LE，Scott C，Murray K，et al. Validation of the RTOG recursive partitioning analysis（RPA）classification for brain metastases. Int J Radiat Oncol Biol Phys，2000，47（4）：1001-1006.

12. Nieder C，Nestle U，Motaref B，et al. Prognostic factors in brain metastases：should patients be selected for aggressive treatment according to recursive partitioning analysis（RPA）classes? Int J Radiat Oncol Biol Phys，2000，46：297-302.

13. Kepka L，Cieslak E，Bujko K，et al. Results of the whole-brain radiotherapy for patients with brain metastases from lung cancer：the RTOG RPA intra-classes analysis. Acta Oncologica，2005，44（4）：389-398.

14. Videtic GM，Adelstein DJ，Mekhail TM，et al. Validation of the RTOG recursive partitioning analysis（RPA）classification for small-cell lung cancer-only brain metastases. Int J Radiat Oncol Biol Phys，2007，67（1）：240-243.

15. Sperduto PW，Berkey B，Gaspar L，et al. A new prognostic index and comparison to three other indices for patients with brain metastases：an analysis of 1960 patients in the RTOG database. Int J Radiat Oncol Biol Phys，2008，70：510-514.

16. Sperduto PW，Chao ST，Sneed PK，et al. Diagnosis-specific prognostic factors，indexes，and treatment outcomes for patients with newly diagnosed brain metastases：a multi-institution alanalysis of 4259 patients. Int J Radiat Oncol Biol Phys，2010，77：655-661.

17. Weltman E，Salvajoli JV，Brandt RA，et al. Radiosurgery for brain metastases：a score index for predicting prognosis. Int J Radiat Oncol Biol Phys.，2000，46（5）：1155-1161.

18. Lorenzoni J，Devriendt D，Massager N，et al. Radiosurgery treatment of brain metastases：estimation of patient eligibility using three stratification systems. Int J Radiat Oncol Biol Phys，2004，60（1）：218-224.

19. Golden DW，Lamborn KR，McDermott MW，et al. Prognostic factors and grading systems for overall survival in patients treated with radiosurgery for brain metastases：variation by primary site. J Neurosurg，2008，109（Suppl）：77-86.

20. Likhacheva A，Pinnix CC，Parikh N，et al. Validation of recursive partitioning analysis and diagnosis-specific graded prognostic assessment in patients treated initially with radiosurgery alone. J Neurosurg，2012，117（Suppl）：38-44.

21. Ruderman NB，TC. H. Use of glucocorticoids in the palliative treatment of metastatic brain tumors. Cancer，1965，18：298-306.

22. Vecht CJ，Hovestadt A，Verbiest HB，et al. Dose-effect relationship of dexamethasone on karnofsky performance in metastatic brain tumors：a randomized study of doses of 4，8，and 16 mg per day. Neurology，1994，44：675-668.

23. Ryken TC，McDermott M，Robinson PD，et al. The role of steroids in the management of brain metastases：a systematic review and evidence-based clinical practice guideline. J Neurooncol，2010，96（1）：103-114.

24. Horton J，Baxter DH，Olson KB. The management of metastases to the brain by irradiation and corticosteroids. Am J Roentgenol Radium Ther Nucl Med，1971，111（2）：334-336.

25. Cancer Research UK. A trial looking at the treatment of lung cancer which has spread to the brain（Quartz）. Availableat：http：//cancerhelp．cancerresearchuk．org/trials/a-trial-looking-at-the-treatment-of-lung-cancer-which-has-spread-to-the-brain. Accessed September 19，2011.

26. Harwood AR，Simson WJ. Radiation therapy of cerebral metastases：a randomized prospective clinical trial. Int J Radiat Oncol Biol Phys，1977，2：1091-1094.

27. Borgelt B，Gelber R，Larson M，et al. Ultra-rapid high dose irradiation schedules for the palliation of brain metastases：final results of the first two studies by the Radiation Therapy Oncology Group. Int J Radiat Oncol Biol Phys，1981，7：1633-1638.

28. Kurtz JM，Gelber R，Brady LW，et al. The palliation of brain metastases in a favourable patient population：A randomized clinical trial by the Radiation Therapy Oncology Group. Int J Radiat Oncol Biol Phys，1981，7：891-895.

29. Chatani M，Teshima T，Hata K，et al. Whole brain irradiation for metastases from lung carcinoma. A clinical investigation. Acta Radiol Oncol，1985，24：311-314.

30. Haie-Meder C，Pellae-Cosset B，Laplanche A，et al. Results of a randomized clinical trial comparing two radiation schedules in the palliative treatment of brain metastases. Radiother Oncol，1993，26（2）：111-116.

31. Priestman TJ，Dunn J，Brada M，et al. Final results of the Royal College of Radiologists' trial comparing two different radiotherapy schedules in the treatment of cerebral metastases. Clin Oncol（R Coll Radiol），1996，8（5）：308-315.

32. Murray KJ，Scott C，Greenberg H，et al. A randomized phase III study of accelerated hyperfracionation versus standard in patients with unresectable brain metastases：a report of the Radiation Therapy Oncology Group（RTOG）9104. Int J Radiat Oncol Biol Phys，1997，39（3）：571-574.

33. Davey P，Hoegler D，Ennis M，et al. A phase III study of accelerated versus conventional hypofractionated whole brain irradiation in patients of good performance status with brainmetastases not suitable for surgical excision. Radiother Oncol，2008，88（2）：173-176.

34. Graham PH，Bucci J，Browne L. Randomized comparison of whole brain radiotherapy，20 Gy in 4 daily fractions versus 40 Gy in 20 twice-daily fractions for brain metastases. Int J Radiat Oncol Biol Phys，2010，77（3）：648-654.

35. Rades D，Panzner A，Dziggel L，et al. Dose-escalation of whole-brain radiotherapy for brain metastasis in patients with a favorable survival prognosis. Cancer 2012，2012，118（15）：3852-3859.

36. Rades D，Haatanen T，Schild SE，et al. Dose escalation beyond 30 Grays in 10 fractions for patients with multiple brain metastases. Cancer，2007，110（6）：1345-1450.

37. Rades D，Evers JN，Veninga T，et al. Shorter-course whole-brain radiotherapy for brain metastases in elderly patients. Int J Radiat Oncol Biol Phys，2011，81（4）：469-473.

38. DeAngelis LM，Delattre JV，Posner JB. Radiation-induced dementia in patients cured of brain metastases. Neurology，1989，39：789-796.

39. Gijtenbeek JM，Ho VK，Heesters MA，et al. Practice guideline 'Brain metastases'（revision）. Nederlands tijdschrift voor geneeskunde，2011，155：A4141.

40. Eyre HJ，Ohlsen JD，Frank J，et al. Randomized trial of radiotherapy versusradiotherapy plus metronidazole for the treatment of metastaticcancer to brain. Journal of Neuro-oncology，1984，2：325-330.

41. DeAngelis LM, Currie VE, Kim J-H, et al. The combined use of radiation therapy and lonidamide in the treatment of brain metastases. Journal of Neuro-oncology, 1989, 7：241-247.

42. Komarnicky LT, Phillips TL, Martz K, et al. A randomized phase Ⅲ protocol for the evaluation of misonidazolecombined with radiation in the treatment ofpatients with brain metastases (RTOG-7916). Int J Radiat Oncol Biol Phys, 1991, 20：53-58.

43. Phillips TL, Scott CB, Leibel SA, et al. Resultsof a randomized comparison of radiotherapy and bromodeoxyuridinewith radiotherapy alone for brain metastases：report of RTOG trial 89-05. Int J Radiat Oncol Biol Phys, 1995, 33：339-348.

44. Mehta MP, Rodrigus P, Terhaard CHJ, et al. Survivaland neurologic outcomes in a randomized trial of motexafingadolinium and whole-brain radiation therapy in brainmetastases. Journal of Clinical Oncology, 2001, 21：2529-2536.

45. Suh JH, Stea B, Nabid, et al. Phase Ⅲ study of efaproxiral as anadjunct to whole-brain radiation therapy for brain metastases. J Clin Oncol, 2006, 24：106-114.

46. Knisely JP, Berkey B, Chakravarti A, et al. A phase Ⅲ study of conventionalradiation therapy plus thalidomide versus conventionalradiation therapy for multiple brain metastases (RTOG 0118). Int J Radiat Oncol Biol Phys, 2008, 71：79-86.

47. Mehta MP, Shapiro WR, Phan SC, et al. Motexafin gadoliniumcombined with prompt whole brain radiotherapy prolongs time toneurologic progression in nonsmall-cell lung cancer patients withbrain metastases：results of a phase Ⅲ trial. Int J Radiat Oncol BiolPhys, 2009, 73：1069-1076.

48. Scott C, Suh J, Stea B, et al. Improvedsurvival, quality of life, and quality adjusted survival in breastcancer patients treated with efaproxiral (Efaproxyn) plus wholebrain radiation therapy for brain metastases. Am J Clin Oncol, 2007, 30：580-587.

49. Suh JH, Stea B, Tankel K, et al. Results of the phase Ⅲ ENRICH (RT-016) study of efaproxiral administered concurrent with wholebrain radiation therapy (WBRT) in women with brain metastasesfrom breast cancer. Int J Radiat Oncol Biol Phys, 2008, 72 (Suppl)：50-51.

50. Viani GA, Manta GB, Fonseca EC, et al. Whole brain radiotherapy with radiosensitizer for brain metastases. Journal of experimental & clinical cancer research：CR, 2009, 28：1.

51. Kyritsis AP, Markoula S, Levin VA. A systematic approach to the management of patients with brain metastases of known or unknown primary site. Cancer Chemother Pharmacol, 2012, 69：1-13.

52. Liu WJ, Zeng XT, H F Qin, et al. Whole brain radiotherapy plus chemotherapy in the treatment of brain metastases from lung cancer：a meta-analysis of 19 randomized controlled trails. Asian Pacific J Cancer Prev, 2012, 13：3253-3258.

53. Robinet G, Thomas P, Breton JL, et al. Results of a phase Ⅲ study of early versus delayed whole brain radiotherapy with concurrent cisplatin and vinorelbine combination in inoperable brain metastasis of non-small cell lung cancer：Groupe Français de Pneumo-Cancérologie (GFPC) Protocol 95-1. Ann Oncol, 2001, 12：59-67.

54. Lee DH, Han J-Y, Kim HT, et al. Primary chemotherapy for newlydiagnosed NSCLC with synchronous brain metastases comparedwith WBRT administered first. Result of a randomized pilot study. Cancer 2008, 2008, 113：143-149.

55. Ceresoli GL, Cappuzzo F, Gregorc V, et al. Gefitinib in patients with brain metastases from non-small-cell lungcancer：a prospective trial. Ann Oncol, 2004, 15：1042-1047.

56. Hotta K, Kiura K, Ueoka H, et al. Effectof gefitinib ('Iressa', ZD1839) on brain metastases in patients withadvanced non-small-cell lung cancer. Lung Cancer, 2004, 46：255-261.

57. Wu C, Li YL, Wang ZM, et al. Gefitinib as palliativetherapy for lung adenocarcinoma metastatic to the brain. Lung Cancer, 2007, 57：359-364.

58. Kim JE, Lee DH, Choi Y, et al. Epidermalgrowth factor receptor tyrosine kinase inhibitors as a first-line therapyfor never-smokers with adenocarcinoma of the lung having asymptomaticsynchronous brain metastasis. Lung Cancer, 2009, 65：351-354.

59. Porta R, S_ anchez-Torres JM, Paz-Ares L, et al. Brain metastases from lung cancer responding to erlotinib：theimportance of EGFR mutation. Eur Respir J, 2011, 37：624-631.

60. Kim K，Lee DH，Lee J，et al. Efficacy of epidermalgrowth factor receptor tyrosine kinase inhibitors for brain metastasis in non-small cell lung cancer patients harboring either exon 19 or 21 mutations. J Clin Oncol，2011，29：7606.

61. Li Z，Lu J，Zhao Y，et al. The retrospective analysis of the frequency of EGFR mutations and efficacy of gefitinib in NSCLC patients with brain metastases. J Clin Oncol，2011，29：18065.

62. Park SJ，Kim HT，Lee DH，et al. Efficacy of epidermal growth factor receptor tyrosine kinase inhibitors for brain metastasis in non-small cell lung cancer patients harboring either exon 19 or 21 mutation. Lung Cancer，2012，77：556-560.

63. Wu YL，Zhou C，Cheng Y，et al. Erlotinib as second-line treatment in patients with advanced non-small-cell lung cancer and asymptomatic brain metastases：a phase Ⅱ study（CTONG-0803）. Ann Oncol，2013，24：993-999.

64. Ma S，Xu Y，Deng Q，et al. Treatment of brain metastasis form non-small cell lung cancer with whole brain radiotherapy and Gefitinib in a Chinese population. Lung Cancer，2009，65：198-203.

65. Welsh JW，Komaki R，Amini A，et al. Phase Ⅱ trial of erlotinib plus concurrent whole-brain radiation therapy for patients with brain metastases from non-small-cell lung cancer. J Clin Oncol，2013，31：895-902.

66. Sperduto PW，Wang MH，Robins HI，et al. A phase 3 trial of whole brain radiation therapy and stereotactic radiosurgery alone versus WBRT and SRS with temozolomide or erlotinib for non-small cell lung cancer and 1 to 3 brain metastases：Radiation Therapy Oncology Group 0320. Int J Radiat Oncol Biol Phys，2013，85：1312-1318.

67. Zhuang H，Yuan Z，Wang J，et al. Phase Ⅱ study of whole brain radiotherapy with or without erlotinib in patients with multiple brain metastases from lung adenocarcinoma. Drug Des Devel Ther，2013，7：1179-1186.

68. Berger LA，Riesenberg H，Bokemeyer C，et al. CNS metastases in non-small-cell lung cancer：current role of EGFR-TKI therapy and future perspectives. Lung Cancer，2013，80（3）：242-248.

69. Sandler A，Gray R，Perry MC，et al. Paclitaxel-Carboplatin alone or with bevacizumab for non-small-cell lung cancer. N Engl J Med，2006，355：2542-2550.

70. Socinski MA，Langer CJ，Huang JE，et al. Safety of bevacizumab in patients with non-small-cell lung cancer and brain metastases. J Clin Oncol，2009，27：5255-5261.

71. De Braganaca KC，Janjigian YY，Azzoli CG，et al. Efficacy and safety of bevacizumab in active brain metastases from non-small cell lung cancer. J Neurooncol，2010，100：4430-4337.

72. Barlesi F，Gervais R，Lena H，et al. Pemetrexed and cisplatin as first-line chemotherapy for advanced non-small-cell lung cancer（NSCLC）with asymptomatic inoperable brain metastases：a multicenter phase Ⅱ trial（GFPC 07-01）. Ann Oncol，2011，22：2466-2470.

73. DeAngelis LM，Delattre JY，Posner JB. Radiation-induced dementia in patients cured of brainmetastases. Neurology，1989，39：789-796.

74. Roman DD，Sperduto PW. Neuropsychological effects of cranial radiation：current knowledge andfuture directions. Int J Radiat Oncol Biol Phys，1995，31：983-998.

75. Welzel G，Fleckenstein K，Schaefer J，et al. Memory function before and after whole brainradiotherapy in patients with and without brain metastases. Int J Radiat Oncol Biol Phys，2008，72：1311-1318.

76. Meyers CA，Brown PD. Role and relevance of neurocognitive assessment in clinical trials ofpatients with CNS tumors. J Clin Oncol，2006，24：1305-1309.

77. Li J，Bentzen SM，Renschler M，et al. Regression after whole-brain radiation therapy for brainmetastases correlates with survival and improved neurocognitive function. J Clin Oncol，2007，25：1260-1266.

78. Scoville WB，B. M. Loss of recent memory after bilateral hippocampal lesions. J NeurolNeurosurg Psychiatry，1957，20：11-21.

79. Corkin S. What's new with the amnesic patient H. M.？ Nat Rev Neurosci，2002，3：153-160.

80. Levy DA，Manns JR，Hopkins RO，et al. Impaired visual and odor recognition memory span inpatients with hippocampal lesions. Learn Mem，2003，10：531-536.

81. Murray EA，Mishkin M. Severe tactual as well as visual memory deficits follow combined removalof the amygdala and hippocampus in monkeys. J Neurosci，1984，4：2565-2580.

82. Abayomi OK. Pathogenesis of irradiation-induced cognitive dysfunction. Acta Oncol, 1996, 35: 659-663.

83. Jalali R, Mallick I, Dutta D, et al. Factors influencing neurocognitive outcomes in young patientswith benign and low-grade brain tumors treated with stereotactic conformal radiotherapy. Int JRadiat Oncol Biol Phys, 2010, 77: 974-979.

84. Collier TJ, Quirk GJ, Routtenberg A. Separable roles of hippocampal granule cells in forgettingand pyramidal cells in re-membering spatial information. Brain Res 1987, 409: 316-328.

85. Mizumatsu S, Monje ML, Morhardt DR, et al. Extreme sensitivity of adult neurogenesis to lowdoses of X-irradiation. Cancer Res, 2003, 63: 4021-4027.

86. Gondi V, Tolakanahalli R, Mehta MP, et al. Hippocampal-sparing whole-brain radiotherapy: A "how-to" technique using helical tomotherapy and linear accelerator-based intensity-modulatedradiotherapy. Int JRadiat Oncol Biol Phys, 2010, 78: 1244-1252.

87. Ghia A, Tome WA, Thomas S, et al. Distribution of brain metastases in relation to thehippocampus: implications for neu-rocognitive functional preservation. Int J Radiat Oncol BiolPhys 2007, 68: 971-977.

88. Gondi V, Tome WA, Marsh J, et al. Estimated risk of perihippocampal disease progression afterhippocampal avoidance during whole-brain radiotherapy: safety profile for RTOG 0933. RadiotherOncol, 2010, 95: 327-331.

89. Wan JF, Zhang SJ, Wang L, et al. Implications for preserving neural stem cells in whole brain radiotherapy and prophylac-tic cranial irradiation: a review of 2270 metastases in 488 patients. Journal of Radiation Research, 2013, 54: 285-291.

90. Barker FG, 2nd. Craniotomy for the resection of metastatic brain tumors in the U. S., 1988~2000: decreasing mortality and the effect of provider caseload. Cancer, 2004, 100 (5): 999-1007.

91. Patchell RA, Tibbs PA, Walsh JW, et al. A randomized trial of surgeryin the treatment of single metastases to the brain. NewEngland Journal of Medicine, 1990, 322: 494-500.

92. Vecht CJ, Haaxma-Reiche H, Noordijk EM, et al. Treatment of singlebrain metastasis: radiotherapy alone or combined withneurosurgery?. Annals of Neurology, 1993, 33: 583-590.

93. Mintz AH, Kestle J, Rathbone MP, et al. A randomized trial to assess the efficacy ofsurgery in addition to radiotherapy in patients with singleintracerebral metastasis. Cancer, 1996, 78: 1470-1476.

94. Rades D, Kieckebusch S, Haatanen T, et al. Surgical resection followed by whole brain radiotherapy versus whole brain radiotherapy alone for single brain metastasis. Int J Radiat Oncol Biol Phys, 2008, 70: 1319-1324.

95. Patchell RA, Tibbs PA, Regine WF, et al. Postoperative radiotherapy in the treatment of single metastasis to the brain. JAMA, 1998, 280: 1485-1490.

96. Kocher M, Soffietti R, Abacioglu U, et al. Adjuvant whole-brainradiotherapy versus observation after radiosurgery or surgi-calresection of one to three cerebral metastases: results of the EORTC22952-26001 study. J Clin Oncol, 2011, 29: 134-141.

97. Barnett GH, Linskey ME, Adler JR, et al. Stereotactic radiosurgery-an organizedneurosurgery-sanctioned definition. J Neurosurg, 2007, 106: 1-5.

98. Andrews DW, Scott CB, Sperduto PW, et al. Whole brain radiation therapy with orwithout stereotactic radiosurgery boost for patients with one tothree brain metastases: phase III results of the RTOG 9508 randomisedtrial. Lancet, 2004, 363: 1665-1672.

99. Kondziolka D, Patel A, Lunsford LD, et al. Stereotactic radiosurgery plus whole brain radiotherapyversus radiotherapy alone for patients with multiple brainmetastases. Int J Radiat Oncol Biol Phys, 1999, 45: 427-434.

100. Sanghavi SN, Miranpuri SS, Chappell R, et al. Radiosurgery for patients with brain metastases: a multi-institutional a-nalysis, stratified by the RTOGrecursive partitioning analysis method. Int J Radiat Oncol BiolPhys, 2001, 51: 426-434.

101. Li B, Yu J, Suntharalingam M, et al. Comparison of three treatment options for singlebrain metastasis from lung cancer. Int J Cancer, 2000, 90 (1): 37-45.

102. Minniti G, Salvati M, Muni R, et al. Stereotactic radiosurgery plus whole-brain radiotherapy for treatment of multiple me-tastases from non-small cell lung cancer. Anticancer Res, 2010, 30: 3055-3061.

103. Aoyama H, Shirato H, Tago M, et al. Stereotactic radiosurgery plus whole-brain radiationtherapy vs stereotactic radiosur-gery alone for treatmentof brain metastases: a randomized controlled trial. JAMA, 2006, 259: 2483-2491.

104. Aoyama H，Tago M，Kato N，et al. Neurocognitive function of patients with brain metastasiswho received either whole brain radiotherapy plus stereotacticradiosurgery or radiosurgery alone. Int J Radiat Oncol Biol Phys，2007，68：1388-1395.

105. Chang EL，Wefel JS，Hess KR，et al. Neurocognition in patients with brain metastases treatedwith radiosurgery or radio-surgery plus whole-brainirradiation：a randomised controlled trial. Lancet Oncol，2009，10：1037-1044.

106. Ma LH，Li G，Zhang HW，et al. Hypofractionated stereotactic radiotherapy with or without whole-brain radiotherapy for patients with newly diagnosed brain metastases from non-small cell lung cancer. J Neurosurg，2012，117Suppl：49-56.

107. Bindal AK，Bindal RK，Hess KR，et al. Surgery versus radiosurgery in the treatment ofbrain metastasis. J Neurosurg，1996，84：748-754.

108. Garell PC，Hitchon PW，Wen BC，et al. Stereotactic radiosurgery versus microsurgical resectionfor the initial treatment of metastatic cancer to the brain. J Radiosurg，1992，2：1-5.

109. Schoggl A，Kitz K，Reddy M，et al. Defining the role of stereotacticradiosurgery versus microsurgery in the treatment of single brainmetastases. Acta Neurochir，2000，142：621-626.

110. O'Neill BP，Iturria NJ，Link MJ，et al. A comparison of surgical resection and stereotacticradiosurgery in the treatment of solitary brain metastases. Int J Radiat Oncol Biol Phys，2003，55：1169-1176.

111. Lee YK，Park NH，Kim JW，et al. Gamma-knife radiosurgery as an optimal treatment modality forbrain metastases from epithelial ovarian cancer. Gynecol Oncol，2008，108：505-509.

112. Rades D，Pluemer A，Veninga T，et al. Whole-brain radiotherapy versus stereotactic radiosurgeryfor patients in recursive partitioning analysis classes 1 and 2 with1 to 3 brain metastases. Cancer，2007，110：2285-2292.

113. Kocher M，Maarouf M，Bendel M，et al. Linac radiosurgery versus whole brain radiotherapy forbrain metastases. A sur-vival comparison based on the RTOGrecursive partitioning analysis. Strahlenther Onkol，2004，180：263-267.

114. Muacevic A，Wowra B，Siefert A，et al. Microsurgery plus whole brain irradiation versusGamma Knife surgery alone for treatment of single metastases tothe brain：a randomized controlled multicentre phase Ⅲ trial. J Neurooncol，2008，87：299-307.

115. Muacevic A，Kreth FW，Horstmann GA，et al. Surgery and radiotherapycompared with gamma knife radiosurgery in the treatment ofsolitary cerebral metastases of small diameter. J Neurosurg，1999，91：35-43.

116. Rades D，Bohlen G，Pluemer A，et al. Stereotactic radiosurgery alone versus resection pluswhole-brain radiotherapy for 1 or 2 brain metastases in recursivepartitioning analysis class 1 and 2 patients. Cancer，2007，109：2515-2521.

117. Shinoura N，Yamada R，Okamoto K，et al. Local recurrence of metastatic brain tumor after stereotacticradiosurgery or surgery plus radiation. J Neurooncol，2002，60：71-77.

118. Hartford AC，Paravati AJ，Spire WJ，et al. Postoperative stereotactic radiosurgery without whole brain radiation therapy for brain metastases：potential role of preoperative tumor size. Int J Radiat Oncol Biol Phys，2013，85：650-655.

119. Choi CY，Chang SD，Gibbs IC，et al. Stereotactic radiosurgery of the postoperative resection cavity for brain metastases：prospective evaluation of target margin on tumor control. Int J Radiat Oncol Biol Phys，2012，84：336-342.

120. Kelly PJ，Lin YB，Yu AY，et al. Stereotactic irradiation of the postoperative resection cavity for brain metastasis：a fra-meless linear accelerator-based case series and review of the technique. Int J Radiat Oncol Biol Phys，2012，82：95-101.

121. Soltys SG，Adler JR，Lipani JD，et al. Stereotactic radiosurgery of the postoperative resection cavity for brain metastases. Int J Radiat Oncol Biol Phys，2008，70：187-193.

122. Sawrie SM，Guthrie BL，Spencer SA，et al. Predictors of distant brain recurrence for patients with newly diagnosed brain metastases treated with stereotactic radiosurgery alone. Int J Radiat Oncol Biol Phys，2008，70：181-186.

123. Chen XJ，Xiao JP，Li XP，et al. Risk factors of distant brain failure for patients with newly diagnosed brain metastases treated with stereotactic radiotherapy alone. Radiat Oncol，2011，6（175）.

124. Kress MA，Oermann E，Ewend MG，et al. Stereotactic radiosurgery for single brain metastases form non-small cell lung cancer：progression of extracranial disease correlates with distant intracranial failure. Radiat Oncol，2013，8：64.

125. Shehata MK，Young B，Reid B，et al. Stereotatic radiosurgery of 468brain metastases≤2 cm：Implications for SRS dose and whole brainradiation therapy. Int J Radiat Oncol Biol Phys，2004，59：87-93.

126. Sahgal A, Barani IJ, Novotny J Jr., et al. Prescription dose guidelinebased on physical criterion for multiple metastatic brain tumors treatedwith stereotactic radiosurgery. Int J Radiat Oncol Biol Phys, 2010, 78：605-608.

127. Shaw E, Scott C, Souhami L, et al. Single dose radiosurgical treatmentof recurrent previously irradiated primary brain tumors and brainmetastases：Final report of RTOG protocol 90-05. Int J Radiat OncolBiol Phys, 2000, 47：291-298.

128. Yomo S, Hayashi M, Nicholson C. A prospective pilot stuy of two-session Gamma Knife surgery for large metastatic brain tumors. J Neurooncol, 2012, 109：159-165.

129. Jiang XS, Xiao JP, Zhang Y, et al. Hypofractionated stereotactic radiotherapy for brain metastases larger than three centi-meters. Radiat Onocl, 2012, 7：36.

130. Han JH, Kim DG, Chung HT, et al. Radiosurgery for large brain metastases. Int J Radiat Oncol Biol Phys, 2012, 83：113-120.

131. Higuchi Y, Serizawa T, Nagano O, et al. Three-staged stereotactic radiotherapy without whole brain irradiation for large metastatic brain tumors. Int J Radiat Oncol Biol Phys, 2009, 74：1543-1548.

132. Ebeling U, Schmid UD, Ying H, et al. Safe surgery of lesions near themotor cortex using intra-operative mapping tech-niques：A report on 50patients. Acta Neurochir (Wien), 1992, 119：23-28.

133. Cedzich C, Taniguchi M, Schafer S, et al. Somatosensory evokedpotential phase reversal and direct motor cortex stimula-tion duringsurgery in and around the central region. Neurosurgery, 1996, 38：962-970.

134. Tan TC, Mc LBP. Image-guided craniotomy for cerebral metastases：Techniques and outcomes. Neurosurgery, 2003, 53：82-90.

135. McGirt MJ, Mukherjee D, Chaichana KL, et al. Association ofsurgically acquired motor and language deficits on overall survivalafter resection of glioblastoma multiforme. Neurosurgery, 2009, 65：463-470.

136. Lin CS, Selch MT, Lee SP, et al. Accelerator-based stereotactic radiosurgery for brainstem metastases. Neurosurgery, 2012, 70：953-958.

137. Kelly PJ, Lin YB, Yu AY, et al. Linear accelerator-based stereotactic radiosurgery for brainstem metastases：the Dana-Farber/Brigham and Women's Cancer center experience. J Neurooncol, 2011, 104：553-557.

138. Hatiboglu MA, Chang EL, Suki D, et al. Outcomes and prognostic factors for patients with brainstem metastases undergo-ing stereotactic radiosurgery. Neurosurgery, 2011, 69：796-806.

139. Koyfman SA, Tendulkar RD, Chao ST, et al. Stereotactic radiosurgery for sing brainstem metastases：the Cleveland clin-ical experience. Int J Radiat Oncol Biol Phys, 2010, 78：409-414.

140. Lorenzoni JG, Devriendt D, Massager N, et al. Brain stem metastases treated withradiosurgery：prognostic factors of sur-vival and life expectancy estimation. SurgNeurol, 2009, 71：188-195.

141. Kased N, Huang K, Nakamura JL, et al. Gamma knife radiosurgery for brainstemmetastases：the UCSF experience. J Neurooncol, 2008, 86：195-205.

142. Hussain A, Brown PD, Stafford SL, et al. Stereotactic radiosurgery forbrainstem metastases：survival, tumor control, and patient outcomes. Int J Radiat Oncol Biol Phys, 2007, 67：521-524.

143. Serizawa T, Hirai T, Nagano O, et al. Gamma knife radiosurgery for1～10 brain metastases without prophylactic whole-brain radiationtherapy：analysis of cases meeting the Japanese prospective multiinstitutestudy (JLG0901) inclusion criteria. J Neurooncol, 2010, 98：163-167.

144. Serizawa T, Yamamoto M, Sato Y, et al. Gamma knife surgery as sole treatment for multiple brain metasteases：2-center retrospective review of 1508 cases meeting the inclusion criteria of the JLGK0901 multi-institutional prosepcetive study. J Neurosurg, 2010, 113 Suppl：48-52.

145. Grandhi R, Kondziolka D, Panczykowski D, et al. Stereotactic radiosurgery suing the Leksell Gamma Knife Perfexion unit in the management of patietns with 10 or more brain metastases. J Neurosurg, 2012, 117：237-245.

146. Kim CH, Im YS, Nam DH, et al. Gammaknife radiosurgery for ten or more brain metastases. J KoreanNeurosurg Soc, 2008, 44：358-363.

147. Serizawa T, Iuchi T, Ono J, et al. Gamma knife treatment for multiple metastatic brain tumorscompared with whole-brain radiation therapy. J Neurosurg, 2000, 93 Suppl：32-36.

148. Ammirati M, Cobbs CS, Linskey ME, et al. The role of retreatment in the management of recurrent/progressive brain metastases: a systematic review and evidence-based clinical practice guideline. J Neurooncol, 2010, 96: 85-96.

149. Kurup P, Reddy S, Hendrickson FR. Results of re-irradiationfor cerebral metastases. Cancer, 1980, 46: 2587-2589.

150. Hazuka MB, Kinzie JJ. Brain metastases: Results and effects ofre-irradiation. Int J Radiat Oncol Biol Phys, 1988, 15: 433-437.

151. Cooper JS, SteinfeldAD, Lerch IA. Cerebral metastases: Value ofreirradiation in selected patients. Radiology, 1990, 174: 883-885.

152. Wong WW, Schild SE, Sawyer TE, et al. Analysis of outcomein patients reirradiated for brain metastases. Int J Radiat OncolBiol Phys, 1996, 34: 585-590.

153. Abdel-Wahab MM, Wolfson AH, Raub W, et al. The roleof hyperfractionated re-irradiation in metastatic brain disease: A single institutional trial. Am J Clin Oncol, 1997, 20: 158-160.

154. Sadikov E, Bezjak A, Yi QL, et al. Value of whole brain reirradiationfor brain metastases: Single centre experience. Clin Oncol (R Coll Radiol), 2007, 19: 532-538.

155. Song CH, Jimenez R, Niemierko A, et al. Outcomes after whole brain reirradiation in patients with brain metastases. Int J Radiat OncolBiol Phys, 2012, 82: 167-172.

156. Chao ST, Barnett GH, Vogelbaum MA, et al. Salvage stereotactic radiosurgery effectively treats recurrences from whole-brain radiation therapy. Cancer, 2008, 113: 2198-2204.

157. Caballerol JA, Sneed PK, Lamborn KR, et al. Prognostic factors for survival in patients treated with stereotactic radiosurgery for recurrent brain metastase after prior whole brain radiotherapy. Int J Radiat OncolBiol Phys, 2012, 83: 303-309.

158. Maranzano E, Trippa F, Casale M, et al. Reirradiation of brain metastases with radiosurgery. Radiother Oncol, 2012, 102: 192-117.

159. Bindal RK, Sawaya R, Leavens ME, et al. Reoperation for recurrent metastatic brain tumors. J Neurosurg, 1995, 83: 600-604.

160. Arbit E, Wroski M, Burt M, et al. The treatment ofpatients with recurrent brain metastases. A retrospective analysisof 109 patients with nonsmall cell lung cancer. Cancer, 1995, 76: 765-773.

161. Vecil GG, Suki D, Maldaun MV, et al. Resection of brain metastases previously treated with stereotacticradiosurgery. J Neurosurg, 2005, 102: 209-215.

162. Truong MT, St Clair EG, Donahue BR, et al. Results of surgical resection for progressionof brain metastases previously treated by gamma kniferadiosurgery. Neurosurgery, 2006, 59: 86-97.

163. Loeffler JS, Kooy HM, Wen PY, et al. The treatment of recurrent brain metastaseswith stereotactic radiosurgery. J Clin Oncol, 1990, 8: 576-582.

164. Davey P, O'Brien PF, Schwartz ML, et al. A phase I/II study of salvage radiosurgery in the treatment of recurrent brain metastases. Br J Neurosurg, 1994, 8: 717-723.

165. Yamanaka K, Iwai Y, Yasui T, et al. Gamma Knife radiosurgery for metastaticbrain tumor: the usefulness of repeated Gamma Kniferadiosurgery for recurrent cases. Stereotact Funct Neurosurg, 1999, 72 Suppl: 73-80.

166. Chen JC, Petrovich Z, Giannotta SL, et al. Radiosurgical salvage therapy for patients presenting withrecurrence of metastatic disease to the brain. Neurosurgery, 2000, 46: 860-866.

167. Hoffman R, Sneed PK, McDermott MW, et al. Radiosurgery for brain metastases from primarylung carcinoma. Cancer J, 2001, 7: 121-131.

168. Noel G, Proudhom MA, Valery CA, et al. Radiosurgery for re-irradiation of brain metastasis: results in 54 patients. Radiother Oncol, 2001, 60: 61-67.

169. Noel G, Medioni J, Valery CA, et al. Three irradiation treatment options including radiosurgeryfor brain metastases from primary lung cancer. LungCancer, 2003, 41: 333-343.

170. Combs SE, Schulz-Ertner D, Thilmann C, et al. Treatment of cerebral metastases from breast cancer withstereotactic radiosurgery. Strahlenther Onkol, 2004, 180: 590-596.

171. Sheehan J, D K, FJ, et al. Radiosurgery for patients with recurrent small cell lung carcinomametastatic to the brain: out-

comes and prognostic factors. J Neurosurg, 2005, 102 Suppl: 247-254.

172. Shuto T, Fujino H, Inomori S, et al. Repeated gamma knife radiosurgery for multiple metastatic brain tumours. ActaNeurochir (Wein), 2004, 146: 989-993.

173. Akyurek S, Chang EL, Mahajan A, et al. Stereotactic radiosurgical treatment ofcerebral metastases arising from breast cancer. Am J Clin Oncol, 2007, 30: 310-314.

174. Davey P, Schwartz ML, Scora D, et al. Fractionated (split dose) radiosurgery in patients with recurrentbrain metastases: Implications for survival. Br J Neurosurg, 2007, 21: 491-495.

175. Kwon KY, Kong DS, Lee JI, et al. Outcome of repeated radiosurgery for recurrent metastatic braintumors. Clin Nerol Neurosurg, 2007, 109: 132 137.

176. Abrey LE, Olson JD, Raizer JJ, et al. A phase II trial of temozolomide for patients withrecurrent or progressive brain metastases. J Neurooncol, 2001, 53: 259-265.

177. Christodoulou C, Bafaloukos D, Linardou H, et al. Temozolomide (TMZ) combinedwith cisplatin (CDDP) in patients with brain metastasesfrom solid tumors: a Hellenic Cooperative Oncology Group (HeCOG) Phase II study. J Neurooncol, 2005, 71: 61-65.

178. Giorgio CG, Giuffrida D, Pappalardo A, et al. Oral temozolomide in heavily pre-treatedbrain metastases from non-small cell lung cancer: phase II study. Lung Cancer, 2005, 50: 247-254.

179. Iwamoto FM, Omuro AM, Raizer JJ, et al. A phase II trial of vinorelbine andintensive temozolomide for patients with recurrent or progressivebrain metastases. J Neurooncol, 2008, 87: 85-90.

180. Pavlidis N. The diagnostic and therapeutic management of leptomeningeal carcinomatosis. Ann Oncol, 2004, 25 Suppl: 285-291.

181. Waki F, Ando M, Takashima A, et al. Prognostic factors and clinical outcomes in patietns with leptomeningeal metastasis from solid tumors. J Neurooncol, 2009, 93: 205-212.

182. Clarke JL, Perez HR, Jacks LM, et al. Leptomeningeal metastases in the MRI era. Neurolgy, 2010, 74: 1449-1454.

183. Wasserstrom WR, Glass JP, Posner JB. Diagnosis and treatment of leptomeningeal metastases form solid tumors: experience with 90 patients. Cancer, 1982, 49: 759-772.

184. Morris PG, Reiner AS, Szenberg OR, et al. Leptomeningeal metastasis from non-small cell lung caner: survival and the impact of whole brain radiotherapy. J Thorac Oncol, 2012, 7: 382-385.

185. Lee E, Keam B, Kim DW, et al. Erlotinib versus gefitinib for control of leptomeningeal carcinomatosis in non-small-cell lung cancer. J Thorac Oncol, 2013, 8 (8): 1069-1074.

第三章 肝转移的放射治疗

王维虎

肝脏是恶性肿瘤发生远处转移最常见的部位之一，由于大多数消化道器官静脉引流通过肝脏的门静脉系统，因此，消化系统肿瘤更容易转移到肝脏。比如，结直肠癌最易发生肝脏转移。而腹腔外原发的肿瘤，如肺癌，乳腺癌，黑色素瘤，也经常发生肝脏转移。

由于肝脏是结直肠癌远处转移的第一站，在进展期结直肠癌的患者中，有40%~70%可能发生肝转移，其中30%左右仅为孤立肝转移，10%~20%是在切除原发病灶的同时发现已有肝转移。最近几十年，随着肝转移瘤治疗的发展，不仅使病人的痛苦得到有效的缓解，而且部分病人获得了治愈。影像学设备如超声，CT，MRI，PET的改进使转移癌得到早期发现并有效治疗。随着手术技术的发展，围手术期死亡率<4%，这使手术切除得到普遍认可。另外，除手术切除外，还有全身化疗、动脉导管栓塞化疗、放射治疗和微波热疗等[1]。

一、影像学技术

影像学检查已经成为肝转移瘤诊断不可缺少的手段之一，正确的检查有利于发现可手术的肿瘤，有助于选择正确的治疗方法，监测非手术病例治疗效果。

（一）CT

CT检查是肝转移瘤最有用的检测手段之一，平扫CT有助于鉴别血管丰富的肿瘤（尤其是类癌、胰岛细胞瘤，肾细胞癌）、钙化灶或出血。动态增强CT更好地显示肝血流流经肝肿瘤时的多个阶段，能够更有效地检出富血管肿瘤，比如结直肠癌，也可以鉴别多种肝脏肿瘤。结直肠癌肝转移灶主要是由肝动脉和门静脉滋养，而大多数薄壁组织的血液供应来自于门静脉，肝肿瘤通过CT门静脉造影（通过肠系膜上静脉注射造影剂）被强化，显示出被肝实质包围的增强影。

（二）MRI

病灶在T1加权像显示低信号，在T2加权像显示高信号，T2加权像在检测肝脏肿瘤方面更有优势，肝囊肿和肝血管瘤在MRI上显示高信号（称灯泡征），而转移性病灶则呈低信号，在MRI上，肝血管瘤常与血管丰富的肿瘤和囊肿混淆，如果通过静脉注射造影剂钆，肝血管瘤会呈现周边结节样强化。MRI根据肝病变的质地可以区分不同的病灶，如囊肿，血管瘤或其他良性肿瘤，但对于肝外病变，MRI的诊断不如CT[2]。

（三）超声

超声检查是评估肝转移瘤最经济的诊断方式，主要取决于操作者的经验和能力，另外，受肺组织和肠道空气的影响，可能会使肝顶部的超声成像模糊不清。对于病灶大小和数量及与大血管关系的评估，超声成像与CT和MRI精确性相似[3]。

术中超声在肝脏肿瘤手术治疗中有时也是不可或缺的辅助手段，术中超声可用于检测小的、深部的、不易发现的病灶。

（四）PET

将正电子核素^{18}F 标记的葡萄糖类似物（^{18}F-FDG）静脉注射到结直肠癌患者体内，放射性标记的葡萄糖类似物通过细胞表面的己糖转运蛋白运输到肿瘤细胞，磷酸化成 FDG-6 磷酸盐。^{18}F-FDG6 磷酸盐在大多数肿瘤细胞中不参与代谢从而选择性的保留，然后通过正电子成像探测器，从而达到判断肿瘤分期的目的[4]。

早期的一些研究对肝转移瘤做术前评估，显示^{18}F-FDG-PET 可以检测到近 1/3 结直肠癌肝转移患者存在其他部位的转移，有一项研究显示接受术前 FDG-PET 评估的结直肠癌肝转移患者有更高的手术切除率，低复发率，且能改善长期生存，这个研究表明 FDG-PET 检查的运用可以帮助患者选择更合适的治疗方法从而改善疗效。另外，有研究显示尽管 FDG-PET 对检测肝外转移灶很有用，但是对于检测小的肝内转移灶仍有待商榷，一项研究对比了肝肿瘤的病理结果和术前 PET 扫描，发现仅有 20% 小于 1cm 的肝肿瘤能经 PET 扫描发现。对于接受术前化疗的患者，研究显示仅有 5% 小于 1cm 的病灶可检测到。FDG-PET 是判断转移性结直肠癌术前分期有效的检测手段，然而，FDG-PET 不应作为肝切除术后随访的唯一检测手段[5-10]。

二、治疗

（一）手术切除

尽管恶性肿瘤出现肝转移提示为晚期，但结直肠癌肝转移是远处转移的第一站，因而手术切除病变可能治愈肝转移瘤患者。而其他部位的肿瘤出现肝转移时，尽管给予积极的治疗，其疗效仍比较差。大约有 1/3 的结直肠癌患者在确诊 3 年内出现肝转移，在结直肠癌肝转移中，仅有 25% 是孤立性转移或病灶局限于单叶或段，10%~25% 是在切除原发病灶后发现有肝转移。尽管手术切除结直肠癌肝转移瘤是有可能治愈的手段，但只有 15%~20% 的患者可以通过手术切除肝转移灶[11-12]。

目前，手术切除已被证明是非常安全的，手术死亡率<5%，术后恢复迅速，微小肝切除平均住院天数为 5~7 天，较大的切除平均住院天数为 7~10 天。MSKCC（Memorial Sloan-Kettering Cancer Center）发表的关于双侧肝叶转移瘤切除术的研究显示，90 天死亡率从 1994 年的 6% 下降到 2003 年的 1%[13-14]。

当多个转移病灶发生在同一个肝叶，或者发现 Glisson 鞘的浸润时，就需要实行肝段切除术或半肝切除。有研究显示手术的类型，无论是解剖性肝叶切除还是非解剖性肝叶切除术生存率没有区别，只有组织学切缘阴性才有意义，但非解剖性肝叶切除术的运用有一定的益处，如失血量少，住院时间缩短[15-17]。Fernandez 等报道了 100 例手术治疗肝转移的结果，手术死亡率 1%，3 年总生存率 66%，5 年总生存率 58%[18]。多数报道认为转移瘤<4 个时，其手术治疗的疗效与单发转移者的疗效相似。然而，80% 以上的肝转移瘤超过 4 个病灶。因此，能手术切除者仍为少数。尽管手术治疗多发性结直肠癌肝转移病灶仍有争议，但不少选择性手术治疗结果显示有效，其 5 年生存率为 35%~58% 不等，手术死亡率小于 5%（表 15-3-1）[18,19,23,24,25,27]。

当估计肝剩余体积不可代偿时，可以考虑术前门静脉栓塞，但是需要承担肝切除术后剩余体积在 25%~40% 以下的风险，剩余肝组织体积往往取决于可接受的手术死亡率和并发症发生率，当肝组织体积剩余 20% 时仍可支持患者存活；目前，手术治疗仍是治愈结直肠癌肝转移瘤最有效的手段。因此，如果能耐受手术切除，应该尽力给予切除。近年来，一系列的研究旨在提高手术切除率，2010 年日本结直肠癌研究会（JSCCR）发表的关于结直肠癌治疗的标准中列出了 5 条结直肠癌肝转移治疗的参考标准：①患者可耐受手术；②原发肿瘤已控制或可控制；③肝转移可完全切除；④肝外转移不存在或可以控制；⑤剩余肝功能可代偿[21,22]。

表 15-3-1 结直肠癌肝转移选择性手术治疗的结果

作 者	病例数	手术死亡率（%）	生存率（%）	
			3 年	5 年
Fong	577	4	–	35
Fong	1001	3	–	37
Fernandez	100	1	66	58
Pawlik	557	–	74	58
Wei	423	1.6	–	47

然而对于一些不可手术的肝转移患者，则可以选择手术联合药物治疗，如术前系统化疗延长了转移癌患者的平均生存时间，Adam 等的研究显示一组 1104 个不可手术肝转移患者在接受新辅助化疗后，有 12%的患者可接受手术，5 年生存率可达到 33%，接近于同期可手术患者的 5 年生存率（48%）。研究显示术前化疗可使 15%~50%的不可手术患者降期而获得手术机会[28,29]。

对于其他部位原发肿瘤的肝转移瘤，如果明确没有其他部位转移或化疗等治疗后病情稳定，能手术治疗者，也可给予手术治疗，对于选择性病人也可取得比较好的姑息效果。

影响手术失败的原因较多，各家的报道不一，包括年龄、原发肿瘤的期别、肿瘤大小、转移个数、卫星结节、双叶转移、转移症状、手术边界和 CEA 等许多因素。但下列两条肯定与预后有关：①肿瘤是否浸润切缘；②是否有肝脏外的转移。Fong 等提议进行临床危险因素积分的评估，此评估有明显的预测预后的作用。其标准为：①肿瘤大于 5cm；②无病间隔<12 月；③转移数>1 个；④原发肿瘤有淋巴结转移；⑤CEA>200ng/ml，每一预后因素积一分，总分相加。另一个重要的预后因素是接受肝切除术的患者对化疗的反应，Adam 等的研究显示如果进展期肿瘤同时接受化疗（奥沙利铂或伊立替康为主），分别出现缩小、稳定、进展的患者 5 年生存率为 37%，30%和 8%，这是一个独立的预后因素[30,31]。

（二）化疗

1. 全身性化疗 全身化疗是最常用的治疗肝转移的方法，治疗反应率与原发肿瘤的类型有关。原发肿瘤对化疗敏感的肿瘤，应首先选择化疗，而且疗效比较满意；在全身化疗后，选择配合其他治疗可望部分达到长期缓解，甚至治愈。乳腺癌对化疗的有效率达 60%~80%，尽管对肝转移病灶比其他部位转移者的有效率要低，但化疗仍是有效的。在结肠癌，多为 20%~30%的有效率，其中位生存时间为 10~13 个月。而在其他肿瘤，如肺癌，肝转移后的化疗疗效极差[32]。

2. 术后辅助化疗 即使肝转移瘤可以通过手术切除，然而术后复发还是比较常见，发生率达 75%。使人们想到用全身化疗来消灭亚临床病灶。2000 年以前针对结直肠癌肝转移的标准治疗是 5-Fu 联合 LV 的姑息化疗，有效率大概能达到 20%，最初的随机研究显示 5-Fu/LV 化疗改善了肝转移患者的中位生存时间，从 8~12 个月。为了改善治疗效果，5-Fu/LV、伊立替康、奥沙利铂联合使用（FOLFOXIRI）的新方案被应用于临床，FOLFOXIRI 被认为是与标准方案 FOLFIRI 相比更有效的一线方案，前者比后者更有效（RR，66% vs 41%；$P=0.0002$），有更高的肝转移瘤二次手术切除率（36% vs 12%，$P=0.017$），当然 FOLFOXIRI 副反应相对更高，需要密切随访[33,34]。另外，De Haas 等的研究中比较了 R0 和 R1 切除术，显示 R0、R1 手术组 5 年生存率分别为 61%、57%，5 年 DFS 分别为 29%、20%，虽然 R1 切除患者有较高的切缘复发率，但是由于同时给予了有效的化疗使 R1 和 R0 手术患者的总生存率相似[35]。

3. 新辅助化疗 新辅助化疗是给可切除病灶的患者运用术前化疗，有一系列潜在的益处，例如提高手术可切除率，治疗微小转移灶，可评估化疗的反应，指导术后是否继续化疗。有研究将 364 例患者随机分成两组，即围手术期化疗组和单纯手术组，结果显示围手术期化疗延长了术后无疾病生存时间，3 年 PFS 提高了 7.3%（从 28.1% 到 35.4%）[36,37]。Aloia T 等的研究显示术前 12 周期的化疗与术后并发症的高危险性相关[38]，Karoui M 等研究也显示术前进行 6 周期以上的化疗术后发病率更高。而且术前化疗可能会导致一些副反应，比如肝损伤，使肝切除相关并发症发生率增加。

另外，新辅助化疗最主要的问题是在新辅助化疗期间转移灶发生进展，在新辅助化疗期间有可能使可手术的肿瘤变得不可手术，因此对于可手术病例，术前化疗方案的选择和使用周期显得尤为重要。

4. 肝动脉插管化疗　由于化疗疗效与剂量相关，而全身化疗毒性也与剂量有关，其副作用将随剂量的增加而明显增加，从而导致限制疗效。较小药浓度的增加将导致较大的疗效提高，而肝动脉导管化疗就可以使肿瘤的局部药物浓度高，正常组织浓度非常低，因此有高的反应率和低的正常组织毒性的特点，这种特点是肝动脉导管化疗的基础。肝脏血液循环快，能快速清除药物，使药物进入全身循环少，从而减少全身毒性，因此，对于全身化疗时清除高的药物更适合导管化疗。另外，消化系统肿瘤转移方式是从肝静脉到肝脏，而后从肝脏转移到肺组织等，这也有利于进行肝动脉插管的化疗。文献报道肝动脉插管化疗有效率约为 50%，结合血管栓塞疗效更佳。目前，已有研究在导管化疗或导管治疗后，给予三维适形放射治疗来控制病灶周围残留的肿瘤，从而提高疗效。出血、血栓和药物性肝炎是肝动脉导管化疗的并发症。

由于肝动脉插管化疗时采用注射泵使给药更加方便，早期持续注射 5-FU 已取得 45% 的中位有效率，中位生存时间 17 个月的较好结果。MSKCC 比较了肝动脉插管化疗和全身化疗的疗效，肝动脉插管化疗优于全身化疗，而且两者并发症相似。北卡罗那州肿瘤治疗中心也报道了他们的结果，42% 总有效率，而全身化疗仅 10%。法国多中心研究的进行了 163 例随机治疗研究，肝导管化疗的有效率为 49%，而全身化疗仅为 14%，肿瘤中位进展时间分别为 15 个月和 6 个月，2 年生存率分别为 22% 与 10%，中位生存时间分别为 14 个月和 10 个月。说明肝动脉化疗较全身化疗效果好，而且并发症相似或更小[39,40]。

（三）放射治疗

1. 立体定向放射治疗（SBRT）　早在 19 世纪七八十年代，就有许多研究表明全肝低剂量放疗（约 21~30Gy，单次剂量 2~3Gy）可以缓解病人的症状，但是生存率十分低[41-43]。随着放疗技术飞速发展，针对肝脏肿瘤的高剂量外照射放疗技术逐渐成熟，并且治疗方向也有所改变，从以姑息为目的转向治愈为目的，SBRT 作为一种无创性治疗手段为一些不能手术的肝转移病人提供了选择。目前国内外有多个回顾性和前瞻性研究报道了原发灶不同的肝转移瘤 SBRT 的治疗效果，然而还没有 III 期随机研究发表。表 15-3-2 列举了前瞻性研究的结果[44,46,47,52]。科罗拉多大学的 Rusthoven 等发起了一个肝转移瘤 SBRT 多中心 I / II 期临床研究，放疗剂量首先选择 36Gy/3f，而后每个剂量水平增加 6Gy，最高剂量 60Gy/3f，共对 47 个患者的 63 个靶病灶（平均体积 14.9ml，范围 0.8~98.0ml）进行治疗，仅有 1 例出现 3 级毒性反应[45]。科罗拉多大学的研究人员发现，SBRT 对那些小病灶有更好的局控率（肿瘤小于 3cm 100% vs 肿瘤大于 3cm 77%），接受 60Gy/3f 放疗组的 2 年局控率 92%。Goodman 等报道了肝转移病变及肝内胆管细胞性肝癌、剂量爬坡单次放疗的 I 期临床研究，首次剂量 18Gy/1f，而后每个剂量水平增加 4Gy，最高到 30Gy/1f，26 例患者中有 40 个病灶接受治疗，没有出现剂量限制性毒性，中位随访时间为 17 个月，结果 1 年局部控制率为 77%，15 例患者死亡：其中 11 例为转移性肝癌，4 例为原发性肝癌。报道中位生存时间为 28.6 个月，2 年总生存率为 50.4%[48]。2013 年 Scorsetti 等发表了一项关于不可手术肝转移瘤 SBRT 的 II 期临床研究的初步结果，病例选择标准为肝转移灶 1~3 个，病灶小于 6cm，卡氏评分至少 70 分。放疗剂量为 75Gy/3f，共入组 61 个病例，中位随访时间为 12 个月（2~26 个月），局部控制率 94%，中位生存时间为 19 个月，1 年 OS 为 83.5%，无 3 级或以上的急性放疗毒性发生，无放射性肝损伤，1 例出现 3 级晚期毒性反应，主要表现为胸痛[51]。

SBRT 对不可手术的肝转移瘤患者是一种无创性、耐受性好，且有效的治疗手段，多数研究结果会受其他预后因素的影响，包括原发灶的不同，转移的数目及大小，以及之前的系统治疗等。

表 15-3-2 肝转移瘤立体定向放疗的相关研究

作 者	病 例	原发灶	病灶数	剂量（Gy）/次数	局控率（LC）	总生存率（OS）	毒性反应
Herfarth.2004	35			14~26Gy/1f	1年LC，71%；1年半LC，67%	1年OS，72%	无
Hoyer.2006	64（44例肝转移患者）	结直肠	141	45Gy/3f	2年LC，79%	1年OS，67%；2年OS，38%	1例肝衰竭 2例严重胃肠道反应
Mendez Romero.2006	17	结直肠（14）肺（1）乳腺（1）类癌（1）	34	30~37.5Gy/3f	2年LC，86%	2年OS，62%	2例3级肝毒性
Lee.2009	68	结直肠（40）乳腺（12）胆囊（4）肺（2）肛管（2）黑色素瘤（2）其他（6）	143	27.7~60Gy/6f	1年LC，71%	中位生存时间，17.6个月	无放射性肝损伤 10%出现3/4级急性反应 无3/4级晚期毒性
Rusthoven.2009	47	结直肠（15）肺（10）乳腺（4）卵巢（3）食管（3）肝（2）其他（10）	63	36~60Gy/3f	1年LC，95%；2年LC，92%	中位生存时间，20.5个月	无放射性肝损伤 晚期3/4级毒性<2%
Ambrosino.2009	27	结直肠（11）其他（16）		25~60Gy/3f	LC 74%		无严重的毒性反应
Goodman.2010	26（19例肝转移患者）	结直肠（6）胰腺（3）胃（2）卵巢（2）其他（6）	40	18~30Gy/1f	1年LC，77%	2年OS，49.4%（仅肝转移患者）	无剂量限制性毒性 1例2级急性毒性反应 2例2级晚期胃肠道反应
Scorsetti.2013	61	结直肠（29）乳腺（11）女性生殖系统（7）其他（14）	76	75Gy/3f	1年LC，94%	1年OS，83.5%	无放射性肝损伤 1例3级晚期毒性反应（胸痛）

2. 组织间照射 组织间照射适合治疗肝转移瘤，得到不少结果的证实。Lawrence 等报道 22 例结肠癌肝转移术中插植放射治疗的结果，中位病灶数 3 个（1~11 个），中位局部控制时间为 8 个月。Ricke[53] 等在 CT 引导下用 192Ir 治疗 37 例不能手术的肝转移瘤，进行组织间照射的同时加或不加热疗。73% 的原发肿瘤为结直肠癌，转移瘤平均大小为 5cm（2.5~11cm），肿瘤周边的剂量为 17Gy/1 次，

（10~20Gy），照射 5Gy 的肝体积为 16%（2%~40%）。两例出现严重并发症，其中一例与长期口服化疗药有关；6 个月的中位控制率为 73%，而加热疗者为 87%。Thomas 等[54]对 22 例不能切除的结直肠癌肝转移瘤术中进行组织间照射，剂量分别为 20 Gy、25 Gy、和 30 Gy 分 13、9 和 2 次给予，取得中位控制率 8 月和 26% 的 26 个月局部控制率。

3. 放射性核素粒子植入　Van Hazel 等[55]报道了用铱-90 粒子（SIR-spheres）对肝转移病变进行选择性核素粒子植入加化疗与单纯化疗的随机分组研究结果。把铱-90 粒子通过肝动脉导入肿瘤，而后栓塞此血管，使核素集中于肿瘤，导致肿瘤高剂量照射，而正常肝组织无照射。发现全身化疗（氟尿嘧啶和甲酰四氢叶酸）加单次铱-90 同位素粒子放射治疗者（11 例）的疗效要明显好于单纯化疗者（10 例），其反应率分别为 PR10 例和 SD1 例与 PR0 例、SD6 例和 PD4 例，到病变进展的时间分别为 18.6 月与 3.6 月，中位生存时间分别为 29.4 个月与 12.8 个月；并发症在联合治疗组稍高，有 1 例因化疗时白细胞低出现脓血症而死亡，3、4 级毒性要高于单纯化疗者。Gray 等[56]报道肝动脉插管化疗加与不加单次铱-90 粒子照射结果，反应率从 17.6% 增加到 44%，治疗后到肿瘤进展的时间从 9.7 个月增加到 15.9 个月。总之，尽管铱-90 粒子照射的结果不多，而且病例数也不多，但已显示对原发性肝癌和肝转移瘤有比较好的治疗疗效。

（四）其他治疗

1. 肿瘤内注射无水酒精　超声引导下把 30ml 以上的无水酒精直接注射到肿瘤内，使肿瘤细胞坏死，这是治疗肝转移瘤的治疗方法之一。意大利进行了一个肿瘤内注射无水酒精的研究，在 15 例病灶大于 2cm 中有 13 例有效，4 例为 2~3cm 者中有 4 例有效，而在 6 例大于 4cm 者，无治疗反应。Giovannini 报道[57]40 例肝转移瘤的治疗结果，其中结肠癌肝转移 32 例，中位生存时间 28 月。无水酒精注射一般适合于病灶少于 4 个和小于 4cm 者，也可用于治疗原发病灶和肝转移病灶手术治疗后失败者。

2. 冷冻治疗与射频热疗　早期的冷冻治疗主要是在手术治疗时进行，而目前已在 CT 和 MRI 引导下进行，但长期结果少。Seifert 等[58]报道 77 例患者治疗结果，其中 55 例原发灶为结直肠癌，40 例仅用冷冻治疗，37 例加手术切除。并发症发生率为 22%，死亡率为 1.3%。总的中位生存期为 28 个月，3 年和 5 年生存率分别为 39% 和 26%；而在结直肠癌肝转移者，分别为 29 个月、44% 和 26%，总的局部复发率为 20%。

射频热疗开展较晚，但已有些结果显示能取得较好疗效，而且比冷冻治疗相对易行。Solbiati[49]报道了 117 例治疗结果，63% 为单发转移，其余为 2~4 个，肿瘤中位大小为 2.6cm（0.6~9.6cm），与肝门、胆囊和大肠壁的距离在 1cm 或以上。中位生存 36 个月，1、2 和 3 年生存率分别为 93%、69% 和 46%，其治疗疗效与肝转移数无关。治疗随诊中，新出现病灶占 66%，其中位时间为 12 月；39% 为局部复发，它与肿瘤的大小有关。Livraghi 等[26]报道了 3554 个病灶的多中心射频治疗的初步结果，其结果比较满意，没有发现明显的并发症。因长期结果尚不多，有待于继续观察其结果。

参 考 文 献

1. 孙燕，石远凯. 临床肿瘤内科手册（第 5 版）. 北京：人民卫生出版社，2007.

2. Vassiliades VG, Foley WD, Alarcon J, et al. Hepatic metastases：CT versus MR imaging at 1.5T. Gastrointest Radiol，1991，16：159-163.

3. Castaing D, Emond J, Kunstlinger F, et al. Utility of operative ultrasound in the surgical management of liver tumors. Ann Surg，1986，204：600-605.

4. Wiering B, Krabbe PF, Dekker HM, et al. The role of FDG-PET in the selection of patients with colorectal liver metastases. Ann Surg Oncol，2007，14：771-779.

5. Vitola J, Delbeke D, Meranze S, et al. Positron emission tomography with F-18-fluorodeoxyglucose to evaluate the results of

hepatic chemoembolization. Cancer, 1996, 78：2039-2042.

6. Lai D, Fulham M, Stephen M, et al. The role of whole-body positron emission tomography with ［18F］ fluorodeoxyglucose in identifying operable colorectal cancer metastases to the liver. Arch Surg, 1996, 131：703-707.

7. Beets G, Penninck F, Schiepers C, et al. Clinical value of whole body positron emission tomography with ［18F］ fluorodeoxyglucose in recurrent colorectal cancer. Br J Surg, 1994, 81：1666-1670.

8. Fong Y, Saldinger PF, Akhurst T, et al. Utility of 18F-FDG positron emission tomography scanning on selection of patients for resection of hepatic colorectal metastases. Am J Surg, 1999, 178：282-287.

9. Strasberg SM, Dehdashti F, Siegel BA, et al. Survival of patients evaluated by FDG-PET before hepatic resection for metastatic colorectal carcinoma：a prospective database study. Ann Surg, 2001, 233：293-299.

10. Akhurst T, Kates TJ, Mazumdar M, et al. Recent chemotherapy reduces the sensitivity of ［^{18}F］ fluorodeoxyglucose positron emission tomography in the detection of colorectal metastases. J Clin Oncol, 2005, 23：8713-8716.

11. Leporrier J, Maurel J, Chiche L, et al. A population-based study of the incidence, management and prognosis of hepatic metastases from colorectal cancer. Br J Surg, 2006, 93：465-474.

12. Adam R, Vinet E. Regional treatment of metastasis：surgery of colorectal liver metastases. Ann Oncol 2004；15 Suppl 4：iv103-iv106. 2 Parkin DM, Bray F, Ferlay J, Pisani P. Global cancer statistics, 2002. CA Cancer J Clin, 2005, 55：74-108.

13. Ito K, Govindarajan A, Ito H, et al. Surgical treatment of hepatic colorectal metastasis：evolving role in the setting of improving systemic therapies and ablative treatments in the 21st century. Cancer J, 2010, 16：103-110.

14. Jarnagin WR, Gonen M, Fong Y, et al. Improvement in perioperative outcome after hepatic resection：analysis of 1, 803 consecutive cases over the past decade. Ann Surg, 2002, 236：397-406；discussion 406-407.

15. Zorzi D, Mullen JT, Abdalla EK, et al. Comparison between hepatic wedge resection and anatomic resection for colorectal liver metastases. J Gastrointest Surg, 2006, 10：86-94.

16. Gold JS, Are C, Kornprat P, et al. Increased use of parenchymal-sparing surgery for bilateral liver metastases from colorectal cancer is associated with improved mortality without change in oncologic outcome：trends in treatment over time in 440 patients. Ann Surg, 2008, 247：109-117.

17. Hasegawa K, Takahashi M, Ohba M, et al. Perioperative chemo-therapy and liver resection for hepatic metastases of colorec-tal cancer. J Hepatobiliary Pancreat Sci, 2012, 19：503-508.

18. Fernandez FG, Drebin JA, Linehan DC, et al. Five-year survival after resection of hepatic metastases from colorectal cancer in patients screened by positron emission tomography with F-18 fluorodeoxyglucose (FDG-PET). Ann Surg, 2004, 240：438-447；discussion 47-50.

19. Sharma S, Camci C, Jabbour N. Management of hepatic metastasis from colorectal cancers：an update. J Hepatobiliary Pancreat Surg, 2008, 15：570-580.

20. Kishi Y, Abdalla EK, Chun YS, et al. Three hundred and one consecutive extended right hepatectomies：evaluation of outcome based on systematic liver volumetry. Ann Surg, 2009, 250：540-548.

21. Watanabe T, Itabashi M, Shimada Y, et al. Japanese Society for Cancer of the Colon and Rectum (JSCCR) guidelines 2010 for the treatment of colorectal cancer. Int J Clin Oncol, 2012, 17：1-29.

22. Sugihara K, Uetake H. Therapeutic strategies for hepatic metastasis of colorectal cancer：overview. J Hepatobiliary Pancreat Sci, 2012, 19 (5)：523-527.

23. Fong Y, Cohen AM, Forter JG, et al. Liver resection for colorectal metastases. J Clin Oncol, 1997, 15：938-946.

24. Fong Y. Surgical therapy of hepatic colorectal metastasis. Ca Cancer J Clin, 1999, 49：225-231.

25. Pawlik TM, Scoggins CR, Zorzi D, et al. Effect of surgical margin status on survival and site of recurrence after hepatic resection for colorectal metastases. Ann Surg, 2005, 241：715-722, discussion 22-24.

26. Livraghi T1, Meloni F, Solbiati L, et al. Complications of microwave ablation for liver tumors：results of a multicenter study. Cardiovasc Intervent Radiol, 2012, 35：868-874.

27. Wei AC, Greig PD, Grant D, et al. Survival after hepatic resection for colorectal metastases：a 10-year experience. Ann Surg Oncol, 2006, 13：668-676.

28. Adam R，Delvart V，Pascal G，et al. Rescue surgery for unresectable colorectal liver metastases downstaged by chemotherapy：a model to predict long-term survival. Ann Surg，2004，240：644-657；discussion 657-658.

29. Allen PJ，Kemeny N，Jarnagin W，et al. Importance of response to neoadjuvant chemotherapy in patients undergoing resection of synchronous colorectal liver metastases. J Gastrointest Surg，2003，7：109-15；discussion 116-117.

30. Adam R，Pascal G，Castaing D，et al. Tumor progression while on chemotherapy：a contraindication to liver resection for multiple colorectal metastases？Ann Surg，2004，240：1052-1161.

31. Nordlinger B，Guiguet M，Vaillant J-C. Surgical resection of colorectal carcinoma metastases to the liver. A prognostic scoring system to improve case selection，based on 1568 patients. Cancer，1996，77：1254-1262.

32. Scheithauer W，Rosen H，Kornek GV，et al. Randomised comparison of combination chemotherapy plus supportive care with supportive care alone in patients with metastatic colorectal cancer. BMJ，1993，306：752-755.

33. Falcone A，Ricci S，Brunetti I，et al. Phase Ⅲ trial of infusional fluorouracil，leucovorin，oxaliplatin，and irinotecan（FOLFOXIRI）compared with infusional fluorouracil，leucovorin，and irinotecan（FOLFIRI）as first-line treatment for metastatic colorectal cancer：the Gruppo Oncologico Nord Ovest. J Clin Oncol，2007，25：1670-1676.

34. Souglakos J，Androulakis N，Syrigos K，et al. FOLFOXIRI（folinic acid，5-fluorouracil，oxaliplatin and irinotecan）vs FOLFIRI（folinic acid，5-fluorouracil and irinotecan）as first-line treatment in metastatic colorectal cancer（MCC）：a multicentre randomised phase Ⅲ trial from the Hellenic Oncology Research Group（HORG）. Br J Cancer，2006，94：798-805.

35. De Haas RJ，Wicherts DA，Flores E，et al. R1 resection by necessity for colorectal liver metastases：is it still a contraindication to surgery？Ann Surg，2008，248：626-637.

36. Nordlinger B，Sorbye H，Glimelius B，et al. Perioperative chemotherapy with FOLFOX4 and surgery versus surgery alone for resectable liver metastases from colorectal cancer（EORTC Intergroup trial 40983）：a randomised controlled trial. Lancet，2008，371：1007-1016.

37. Ismaili N. Treatment of colorectal liver metastases. World J Surg Oncol，2011，9：154.

38. Aloia T，Sebagh M，Plasse M，et al. Liver histology and surgical outcomes after preoperative chemotherapy with fluorouracil plus oxaliplatin in colorectal cancer liver metastases. J Clin Oncol，2006，24：4983-4990.

39. Karoui M，Penna C，Amin-Hashem M，et al. Influence of preoperative chemotherapy on the risk of major hepatectomy for colorectal liver metastases. Ann Surg，2006，243：1-7.

40. Sugihara K，Uetake H. Therapeutic strategies for hepatic metastasis of colorectal cancer：overview. J Hepatobiliary Pancreat Sci，2012，19：523-527.

41. Prasad B，Lee MS，Hendrickson FR. Irradiation of hepatic metastases. Int J Radiat Oncol Biol Phys，1977，2：129-132.

42. Sherman DM，Weichselbaum R，Order SE，et al. Palliation of hepatic metastasis. Cancer，1978，41：2013-2017.

43. Borgelt BB，Gelber R，Brady LW，et al. The palliation of hepatic metastases：Results of the Radiation Therapy Oncology Group pilot study. Int J Radiat Oncol Biol Phys，1981，7：587-591.

44. Schefter TE，Kavanagh BD，Timmerman RD，et al. A phase I trial of stereotactic body radiation therapy for liver metastases. Int J Radiat Oncol Biol Phys，2005，62：1371-1378.

45. Rusthoven K，Kavanagh BD，Cardenes H，et al. Mature results of a multi-institutional phase I／Ⅱ trial of stereotactic body radiation therapy for liver metastases. J Clin Oncol，2009，27：1572-1578.

46. van der Pool AE，Méndez Romero A，Wunderink W，et al. Stereotactic body radiation therapy for colorectal liver metastases. Br J Surg，2010，97：377-382.

47. Lee MT，Kim JJ，Dinniwell R，et al. Phase I study of individualized stereotactic body radiotherapy of liver metastases. J Clin Oncol，2009，27：1585-1591.

48. Goodman KA，Wiegner EA，Maturen KE，et al. Doseescalation study of single-fraction stereotactic body radiotherapy for liver malignancies. Int J Radiat Oncol Biol Phys，2010，78：486-493.

49. Solbiati L1，Ahmed M，Cova L，et al. Small liver colorectal metastases treated with percutaneous radiofrequency ablation：local response rate and long-term survival with up to 10-year follow-up. Radiology，2012，265：958-968.

50. Ambrosino G, Polistina F, Costantin G, et al. Imageguided robotic stereotactic radiosurgery for unresectable liver metasta-ses: Preliminary results. Anticancer Res, 2009, 29:3381-3384.

51. Scorsetti M, Arcangeli S, Tozzi A, et al. Is stereotactic body radiation therapy an attractive option for unresectable liver metastases? A preliminary report from a phase 2 trial. Int J Radiat Oncol Biol Phys, 2013, 86:336-342.

52. Herfarth KK, Debus J, Wannenmacher M. Stereotactic radiation therapy of liver metastases: Update of the initial phase-Ⅰ/Ⅱ trial. Front Radiat Ther Oncol, 2004, 38:100-105.

53. Ricke J, Wust P, Stohlmann A, et al. CT-Guided brachytherapy. A novel percutaneous technique for interstitial ablation of liver metastase. Strahlenther Onkol, 2004, 180:274-280.

54. Thomas DS, Nauta RJ, Rodgers J, et al. Intraoperative high-dose rate interstitial irradiation of hepatic metastases from color-ectal carcinoma. Results of a phase Ⅰ-Ⅱ trial. Cancer, 1993, 15:1977-1981.

55. Van Hazel G, Blackwell A, Anderson, et al. Randomised phase 2 trial of SIR-Spheres plus fluorouracil/leucovorin chemo-therapy versus fluorouracil/leucovorin chemotherapy alone in advanced colorectal cancer. J Surg Oncol, 2004, 88:78-85.

56. Gray B, Van Hazel G, Hope M, et al. Randomised trial of SIR-Spheres plus chemotherapy vs. chemotherapy alone for trea-ting patients with liver metastases from primary large bowel cancer. Ann Oncol, 2001, 12:1711-1720.

57. Giovannini M. Percutaneous alcohol ablation for liver metastasis. Semin Oncol, 2002, 29:192-195.

58. Seifert JK, Springer A, Baier P, et al. Liver resection or cryotherapy for colorectal liver metastases: a prospective case con-trol study. Int J Colorectal Dis, 2005, 20:507-520.

59. Solbiati L1, Ahmed M, Cova L, et al. Small liver colorectal metastases treated with percutaneous radiofrequency ablation: lo-cal response rate and long-term survival with up to 10-year follow-up. Radiology, 2012, 265:958-968.

60. Livraghi T1, Meloni F, Solbiati L, et al. Complications of microwave ablation for liver tumors: results of a multicenter study. Cardiovasc Intervent Radiol, 2012, 35:868-874.

第四章 脊髓压迫症

惠周光

脊髓压迫症是脊髓受到急性或亚急性压迫，导致产生一系列的神经压迫症状，甚至出现肢体瘫痪。除外伤以外，脊髓原发肿瘤或转移性肿瘤是导致脊髓压迫症的重要原因。从 20 世纪 70 年代后期，人们对肿瘤所致的脊髓压迫症有比较详细的了解，急性的脊髓压迫或合并脊柱不稳定或病理性骨折应采取手术治疗，对于没有手术指征的脊柱转移癌，放射治疗通常是首选治疗手段。然而，总体效果仍很不理想，而且诊断和治疗不及时将产生严重的结果——肢体瘫痪，影响病人的生存质量。总的说来，脊髓压迫早期发现和治疗是保证疗效最重要的两个影响因素[1]，因此，了解脊髓压迫的早期神经症状，将有利于进行早期诊断；在早期诊断后给予适宜的治疗，将是保持良好生活质量的关键。

一、发病情况和病理生理

大多数肿瘤导致的脊髓压迫症是恶性病变侵犯硬膜外压迫脊髓所致。主要途径为肿瘤细胞先血行转移到椎体的骨髓，在此生长累及到硬膜外逐渐压迫脊髓。其次为血行转移至脊髓或硬膜外或硬膜内或肿瘤从后纵隔后腹膜直接累及椎间孔、压迫脊髓和压迫神经根和根血管。其中椎体转移最常见，占85%，椎体旁结构转移占 10%~15%，脊髓内或硬膜外转移约占 5%[2,3]。常见的原发肿瘤为肺癌、乳腺癌、淋巴瘤和骨髓瘤，还有恶性黑色素瘤和前列腺癌等。骨转移的表现形式可以是成骨性和溶骨性，肺癌和恶性黑色素瘤以溶骨性骨转移多见，而乳腺癌两者并存[4]。

恶性细胞转移到椎体后破坏骨组织形成肿块，逐渐发展到硬膜外而后先形成压迫脊髓的肿块，使脊髓首先发生脱髓鞘、继之影响血运使神经退化或使静脉梗阻导致水肿和脊髓产生损伤。Pigott[5] 报道：对有脊髓压迫症的病人进行 MRI 扫描，发现 75%病人有硬膜外软组织肿物，24%可见椎体骨塌陷，3%为鞘内病变。一般说来，肿瘤所致的脊髓压迫症是属于亚急性。另外，实验室研究中也发现脊髓能耐受相对较长时间的压迫。因此，如果我们能进行早期诊断并早期治疗，将能达到预期的治疗效果；否则将成为不可逆的损伤，影响病人的生存质量。

椎体骨转移是肿瘤发生骨转移的最常见的部位，约 40%的肿瘤病人将发生椎体骨转移[6,7]，5%~10%的肿瘤病人可能因椎体骨转移将出现脊髓压迫症[2,3,7]。Linden 等[8] 报道的椎体转移放射治疗的随机分组结果显示，在 342 例病人中，男性占 53%，60%以上有两个以上的转移灶，平均年龄为66 岁，Karnofsky 评分为 70 分；按原发肿瘤分布来看，乳腺癌占 42%，前列腺癌为 24%，肺癌为21%，其他为 13%。因我国乳腺癌和前列腺癌发病率较西方国家低，而肺癌发病率相对高，因而临床治疗中发现肺癌导致的椎体转移发生率高。

二、症状与体征

90%以上的病人在发生脊髓压迫前有背部不适，病史以近期出现背部疼痛或疼痛加重的症状为主[9~11]（表15-4-1）。这些症状在早期经休息后或一般镇痛治疗可缓解，活动、体位改变或咳嗽时加重疼痛。如果对这些症状能给予足够警惕，并及时进行仔细的神经系统检查和MRI或CT、骨扫描等，可望给予早期诊断，从而能够进行早期治疗。有时背部疼痛可在一段时间内相对稳定，当病情呈进行性进展，有神经症状时，表示预后差。因此，当肺癌、乳腺癌和前列腺癌等病人出现背部发紧、疼痛重时，应给予重视与随诊，排除早期脊髓压迫的可能性。

表 15-4-1　脊髓压迫症病人临床特征

	Greenberg（1980） （n=83）	Rodichok（1981） （n=140）	Milross（1997） （n=94）
背部疼痛	82	140	88
神经症状	58	73	82
脊髓炎	37	26	51

体征对此病的诊断非常重要，首发为双腿发软、乏力，继之痛温觉消失、行动困难和大小便失禁等。当出现神经症状体征时，应立即给予激素脱水治疗和固定，而后给予神经系统检查与MRI或CT扫描。

三、诊断

结合病人背痛症状、神经系统体征和椎体MRI的发现可以进行诊断。当肿瘤病人出现背痛或背痛加重时，应进行仔细的神经系统检查，由于单次激素治疗并不产生明显副作用，如果发现有神经症状与体征，应及时给予固定和激素脱水等处理，并给予全脊髓MRI检查，即使在MRI等检查后有可能无脊髓压迫。

MRI检查无创伤性，它不仅能确定肿瘤病变范围，而且能了解肿瘤压迫脊髓的程度。因此，MRI应作为首选检查方法；其次为CT扫描。表15-4-2为Husband[12]和Cook[13]等对MRI诊断脊髓压迫进行的前瞻性研究结果，Husband等对280例怀疑有脊髓压迫的病人进行MRI检查，结合神经系统检查后发现201例有脊髓压迫表现，其中186例发生在硬脊膜外，11例为膜内受压。两个脊髓水平受压约占25%，累及两个以上椎体为69%。在91例明显脊髓压迫症状者，89例经MRI检查确诊。另外，53%的病人在MRI检查后需要修改放疗计划。

表 15-4-2　MRI 检查与临床怀疑脊髓压迫症

	Husband DJ（280）	Cook AM（127）
MRI 阳性	75%	67%
多病灶	25%	39%
需修改放疗计划	53%	50%

四、治疗

治疗恶性肿瘤导致的脊髓压迫症治疗的目的是控制局部肿瘤、保持脊柱的稳定性、缓解疼痛和恢复神经功能，疗后能否保持较好的生存质量是判断治疗是否成功的标准之一。因此，在设计治疗方案时应考虑原发肿瘤的生物学特征、病情发展速度、脊髓压迫程度与压迫平面以及一般情况等综合因素，这样才能尽可能使疗后能更多更好的达到保持行走活动功能，提高病人的生存质量。病人疗后肢体活动的评分标准见表 15-4-3，可以用于各种治疗的疗效评价方法。

表 15-4-3　病人活动的分级评分

Frankel 评分法		
	A	没有运动和感觉功能
	B	仅有感觉功能
	C	有运动功能，但必须坐轮椅
	D	能下活动，但有神经症状
	E	神经功能正常
Tomlto 分级		
	Ⅰ	行走不需协助
	Ⅱ	活动需帮助
	Ⅲ	不能行走
	Ⅳ	完全瘫痪
Cooper 分级		
	1	没有受损
	2	能自己行走，但不正常
	3	需拐杖协助
	4	能轻微活动，但不能行走
	5	不能活动
Brice 与 Mckissock 分级		
	Ⅰ	能行走，但轻度肌力下降
	Ⅱ	中度肌力下降，腿能活动，但抬腿
	Ⅲ	重度肌力下降，残留轻微运动和感觉功能
	Ⅳ	病灶以下无运动和感觉功能

Harrington 等[14]根据神经系统受累和椎体破坏的程度对恶性肿瘤椎体转移进行了分级，共分为 5 级（表 15-4-4），首先选择放射治疗主要是在 1~3 级，而对于 4、5 级，有条件者应进行外科处理，而后再进行放射治疗，这样才能有望取得更好的疗效和生存质量。

表 15-4-4　恶性肿瘤椎体转移的 Harrington 分级[14]

分　　期	分级标准
Ⅰ 级	没有神经系统症状表现
Ⅱ 级	有椎体骨转移，但没有椎骨塌陷和不稳定、
Ⅲ 级	有明显的神经症状，但没有椎体骨受累表现
Ⅳ 级	疼痛、椎体塌陷和不稳定，但没有明显的神经系统症状
Ⅴ 级	疼痛、椎体塌陷和不稳定，有明显的神经症状

（一）激素治疗

激素已被证明可减缓肿瘤压迫脊髓所引起的脊髓水肿，从而减轻压迫，为我们赢得时间去掉病因，使病人有恢复其功能的可能。然而，使用多少剂量和多长疗程的激素为最佳尚不明确。对有神经症状与体征的肿瘤病人，除了进行全脊髓 MRI 外，之前应给予固定和激素脱水治疗，而且其首程应大剂量，即使在 MRI 等检查后有无脊髓压迫，因为单次激素治疗并不产生明显副作用。Delattre[15] 发现激素治疗效果与剂量呈效应关系。在 Memorial Sloan-Kettering 医院使用的剂量大，除首程给予大剂量外，而后给予此剂量每天 4 次维持。也有作者认为在首程应大剂量，但其后的剂量大小与疗效无关[16]。不管维持剂量大小与疗效的关系如何，首次给予大剂量激素治疗是肯定的（10mg 地塞米松或更多）。激素对有症状者疗效明显，特别是在病情呈进行性进展者，而在那些只有背痛或仅影像学改变者是否需要开始就大剂量尚不明确。Maranzano E[17] 对 20 例无神经症状或仅有神经根症状、MRI 无大肿块者，放疗 30Gy/（10 次·2 周）不加用激素的观察，能保持行走功能达 80%，70% 的神经根症状消失，仅 10% 的病人有急性放疗反应。因此，对只有背痛或影像学改变者通常在放疗合用较低剂量的激素（5mg 地塞米松/天）即可；对症状呈进展性或症状用激素控制不稳或症状复发时，应加大激素用量，没有效果应考虑手术治疗。使用激素的时间应根据病情调整，应缓慢减量到停药。

（二）放射治疗

放射治疗是脊髓压迫症积极有效的治疗方法，首先放疗是消除骨转移引起的疼痛的最有效的方法，能取得大约 80% 的缓解率，改善生存和延长病人的生存期[17,18]。另外，放射治疗可控制肿瘤，减少肿瘤对骨质的破坏和肿瘤对脊髓的压迫，从而达到改善生存质量。Rodichok LD[19] 报道在诊断时有无脊髓炎、能否行走是影响预后的因素。在疗前能行走者疗后的 6、12 月生存率分别为 88% 与 94%，而在不能行走者仅为 50% 与 67%；疗后原位病变进展为 9%，新出现脊髓压迫病灶为 7%。虽然，在报道中因肺癌转移者的比例较少，疗效好，但说明了早期诊断重要性。另外，脊髓压迫症状体征发展快者，放疗的疗效差于发展慢者[20,21]。Brown 也报道结肠癌病人椎体转移导致的脊髓压迫的治疗结果，在放疗剂量大于 3000 cGy 者的疗效（7 月）好于不足 3000 cGy 者（3 月）[22]，较高剂量照射可能增加疗效。

放疗适应证：①放射高中度敏感的肿瘤，无脊椎不稳定性者；②虽已累及脊椎及附件，但无脊椎不稳定性或有神经损伤但已手术固定或术后放疗；③对于已有病理性骨折、有脊椎不稳定伴脊髓压迫、放射抗拒的肿瘤伴神经损伤、未确诊者，为了更好的疗效可先考虑手术，如固定、部分肿瘤切除等，而后给予术后放疗。

放射治疗脊髓压迫的剂量、单次或多次给予，分次剂量大小等与疗效的关系尚待进一步探讨，目前相关的前瞻性研究如表 15-4-5 所示[2,5,23]。意大利 Marazano 等一组 Ⅲ 期研究把 276 例脊髓压迫患者随机分入短程放疗（8Gy×2 次）和分段放疗（5 Gy×3 次+3 Gy×5 次）两组，结果两组患者背痛缓解率分别为 56% 和 59%，有行动能力者分别占 68% 和 71%，膀胱功能良好者分别占 90% 和 89%，两组中位生存均为 4 个月，短期毒副作用也相仿[23]。作者后期又开展了单次 8Gy 和 8Gy×2 次的随机分组研究，结果显示 8Gy×2 次组的总行走率（69%：62%）和重新获得行走的比例（32%：21%）相对较高，但是两组的疼痛缓解率，总生存和毒副作用均相仿[5]。尽管随机分组研究未发现单次大剂量和分次小剂量照射疗效上的显著差别，但目前仍多用中等剂量的分次照射为主，放疗剂量一般为 30～50Gy/2～5w，照射范围为病变上下 1～2 个椎体。

一项包括 4155 例患者的系统性分析显示，常规外照射后 81% 的患者保持行走能力，仅 32% 能够恢复行走能力，如果只考虑一级临床证据，上述数字下降到分别只有 60%～74% 和 19%～33%[24]，其中脊髓等重要器官的剂量限制是影响常规放疗疗效的重要原因。近年来由于体部立体定向放疗（SBRT）技术日益普及，SBRT 因为剂量梯度陡峭的优势使其能够在治疗椎体转移时更好地保护周围脊髓、马尾等重要的神经器官，因此有关 SBRT 治疗脊柱转移的报道日益增多，但是这些结果多来自单中心的回顾性研究。Gerszten 等[25]报道了迄今最大一组研究，包括 393 例患者共 500 个病灶，其中 344 个病灶为二程放疗，SBRT 主要剂量分割方案为单次 20Gy，结果疼痛缓解率为 86%，局部控制率为 88%，显示出 SBRT 良好的应用前景。2011 年美国放射肿瘤学会（ASTRO）对 SBRT 治疗脊柱转移进行了系统总结，其常见的入组和排除标准如表 15-4-6 所示[26,27]。值得注意的是，一些主要的排除标准包括马尾压迫和明显的硬膜外疾病，这些禁忌证突出了急症放疗的重要性，而不是 SBRT，因为后者在治疗开始前需要在计划阶段花费较长的时间。此外，受到脊髓剂量限制，硬膜外腔的放疗剂量相对不足，导致硬膜外复发成为最常见的失败模式[28]。因此在明确脊髓的耐受剂量前，不推荐对上述患者进行脊柱 SBRT。由于对 SBRT 的放疗剂量及靶区勾画缺乏统一的标准，ASTRO 目前不建议把 SBRT 作为治疗脊柱转移引起的脊髓压迫症的主要治疗手段，但是建议开展 SBRT 治疗脊柱转移的相关临床研究[27]。脊柱 SBRT 的不良反应主要有椎体压缩性骨折、食管炎、脊髓/神经炎等[29,30]。Sahgal 等[29]对 252 例患者共 410 个椎体 SBRT 治疗后的观察显示，有 14% 的椎体发生压缩性骨折，分析显示单次剂量超过 20Gy 以及脊柱不稳定肿瘤评分（SINS）[31]能够较好预测 SBRT 后椎骨压缩性骨折的发生。

表 15-4-5　脊髓压迫症的放疗剂量前瞻性研究

时　间	作　者	病例总数	剂量/分次	中位生存（月）	疗后总行走率（%）	疗后再行走率（%）
2004	Rades 等[2]	214	30Gy/10 次	NR	60	29
			40Gy/20 次	NR	64	30
2005	Marazano 等[23]	184	16Gy/2 次，D1，7	4	68	29
			15Gy/3 次+15Gy/5 次	4	71	28
2009	Marazano 等[5]	327	8Gy/1 次	4.5	62	21
			16Gy/2 次	5	69	32

表 15-4-6　估 SBRT 治疗脊柱转移的试验病人的入组和排除标准[26,27]

	入组标准	排除标准
影像学表现	①MRI 发现的脊柱及脊柱旁转移 ②不超过 2 个相邻或 3 个非相邻椎体受侵	①无法完成脊髓 MRI 者 ②硬膜外脊髓压迫或马尾压迫 ③椎管狭窄程度>25% ④脊椎不稳定需手术固定者 ⑤肿瘤距脊髓或马尾小于 5mm（相对排除标准）
病人情况	①年龄≥18 岁 ②KPS≥40~50 ③因合并症无法手术或拒绝手术者	①活动期结缔组织病患者 ②恶化或进行性发展的神经功能缺陷 ③无法平躺行 SBRT ④临终病人或预期生存期<3 个月
肿瘤情况	①组织学证实恶性 ②对首个疑似转移灶进行活检 ③寡转移或仅有骨转移瘤	①对放疗敏感的组织类型如多发性骨髓瘤 ②无法行进一步治疗的椎管外疾病
既往治疗情况	以下任何一种情况： ①既往外放射治疗总剂量<45Gy ②既往同一个椎体手术后复发 ③术后有大体残留病变存在	①既往同一椎体水平曾行 SBRT ②30 天内接受全身放射性核素治疗 ③90 天内接受外放射治疗 ④30 天内接受化疗

（三）手术治疗及术后放疗

减压性椎板切除术曾是 20 世纪七八十年代治疗脊髓压迫症的主要治疗方法[32]，术后约 64%~88% 患者的活动能力和疼痛症状改善[33]。椎板切除虽然能在脊髓后方提供更大的空间，但是导致脊髓压迫症的肿瘤主要是椎体转移，压迫来自于脊髓的腹侧，而且即便是广泛的椎板切除也难以完整切除肿瘤，其结果可能是既影响了脊柱的稳定性，又无法彻底解除压迫。而相同时期的放射治疗的相关研究显示放疗在取得相似的临床疗效的同时，又能有效规避手术并发症和医源性的脊柱不稳，所以放疗逐步成为治疗脊髓压迫症的优选方案[24,34]。随着椎体部分切除术、椎体成形术和经皮后凸成形术等新的外科技术的发展，更直接的脊髓减压和稳定脊柱成为可能。现代外科手术方法能够在直接切除骨和肿瘤的同时恢复脊柱的稳定性。因此，综合手术和放疗的优势，提高脊髓压迫症的疗效成为治疗的重点。

资料显示，对于放疗前能行走者，放疗后 81% 的病人能保持其功能，但放疗前已经瘫痪者，单纯放疗后仅有 32% 的病人能恢复行走功能[24]。因此，放疗前进行必要的手术治疗以恢复患者的脊柱稳定性和行走能力非常重要。手术治疗存在较高的风险或并发症，手术费用也相对昂贵，而且随早期诊断的普及，需急诊手术减压者可能减少，因此应严格掌握手术适应证。是否需要进行手术应该由包括神经外科医生在内的多学科团队决定，并综合考虑患者体力状态、原发肿瘤位置、转移范围和部位以及患者预期寿命等。外科治疗脊髓压迫症的主要适应证如表 15-4-7 所示[27]。另外在放射治疗中出现明显疼痛和神经系统症状，积极的对症处理后无效者，放疗后再出现明显疼痛和神经系统症状者，因骨移动有可能压迫脊髓者，或脊髓已到达了放疗耐受剂量而估计手术处理后能延长生存者，也应考虑手术处理。

表 15-4-7　外科治疗脊髓压迫症的主要适应证[27]

类　　别	手术治疗有利因素
影像学表现	①单一部位肿瘤进展 ②无内脏或脑转移 ③脊柱不稳
病人情况	①年龄<65 岁 ②KPS≥70 ③预计生存期>3 月 ④神经症状进展缓慢 ⑤保持活动 ⑥卧床时间<48 小时
肿瘤情况	①相对放疗抵抗的肿瘤组织类型（如，黑色素瘤） ②原发肿瘤部位提示进展缓慢（如，前列腺，乳腺，肾）
治疗情况	既往外放射治疗失败

手术一般是切除椎体病变改善压迫症状并进行固定，手术后联合放疗才能达比单纯放疗更好的疗效。Bach 等[35]回顾性分析 102 例有脊髓压迫症病人，手术加放疗可取得 82% 的缓解率，单纯手术为 47%，而单纯放疗仅为 39%。表 15-4-8 列举了手术联合放疗对比单纯放疗疗效的随机分组或荟萃研究。美国 Kentucky 大学等[36]对 101 例有脊髓压迫者进行了多中心随机分组研究，减压手术在诊断后 24 小时内进行，减压手术 14 天后放疗，而单纯放疗在诊断后 24 小时内进行，放疗剂量为 30Gy/10 次。结果发现减压手术加放疗组能保持下床活动者为 84%，而单纯放疗组仅为 57%；持续保持此功能的中位时间分别为 122 天和 13 天，而在治疗前能下床活动者分别为 153 天与 54 天，对于疗前不能

下床活动者治疗后恢复者分别为62%与19%，中位生存时间分别为126天和100天，均有显著统计学差异，显示手术加放疗能使病人得到较好的生活质量和延长生存期。然而，在这研究中，肺癌仅占26例，而前列腺癌、乳腺癌32例，生殖泌尿系统、消化系统和头颈部肿瘤占20例，化疗敏感与综合治疗预后较好者。因此，在肺癌和经济条件差者，是否都应手术值得磋商，但在无其他部位转移，而且估计能存活较长者可进行手术减压加放疗。同年Klimo等[37]发表的一组荟萃分析结果也显示手术减压和重建固定是有效的，手术后加放疗组保持行走能力的患者比例是单纯放疗组的1.3倍，分别为85%与64%，瘫痪患者重新获得行走能力的比例分别为58%和26%，均有显著性差异。另外两组疼痛缓解率分别为90%和70%，1年平均生存率分别为41%和24%，手术对延长生存和改善生存质量有好处。最新发表的荟萃分析包括2495例患者，手术联合放疗与单纯放疗组重获行走能力的比例分别为64%和29%（$P \leqslant 0.001$），对于疗前已经瘫痪的患者重获行走能力的比例则分别为42%和10%（$P \leqslant 0.001$；两组的疼痛缓解率分别为88%和74%（$P \leqslant 0.001$），手术联合放疗组的疗效显著提高，但是手术组的并发症发生率达29%[34]。

表15-4-8 手术联合放疗（S±RT）对比单纯放疗（RT）疗效的随机分组或荟萃研究

作　者	分组	例数	总行走能力		重获行走能力		疼痛缓解		总生存
			比例	P值	比例	P值	比例	P值	
Patchell 等*[36]	S+RT	50	84%	0.001	62%	0.01	—	—	126天
	RT	51	57%		19%		—		100天
Klimo 等#[37]	S±RT	999	85%	<0.001	58%	0.002	90%	—	41%（1年）
	RT	543	64%		26%		70%		24%（1年）
Kim 等#[34]	S±RT	1249	—	—	64%	≤0.001	88%	≤0.001	17月
	RT	1246	—		29%		74%		3月

注：＊随机分组；#荟萃分析

脊髓压迫患者术后仍有行外照射的必要[27]。虽然现有数据尚未表明术后外放射治疗最佳剂量。然而，30Gy/10次的长程放疗是最常应用的，其目的在于根除微小残留灶而非通过姑息性放疗使部分肿瘤缩小进而缓解症状。目前尚无关于术后应用单次姑息性外放射治疗的相关报告发表。符合条件的脊髓压迫患者可考虑目前的放射治疗剂量分割试验。

如前所示，SBRT由于其巨大的剂量学优势和方便快捷的特点，目前也越来越到的应用于脊髓压迫症的术后放疗中。2014年Redmond等[38]通过对来自美国、加拿大、德国和韩国的19个中心的调查达成了对恶性脊柱肿瘤术后SBRT的共识。术后SBRT适应证包括：放射抗拒肿瘤，1~2个椎体水平的相邻病变，既往相同部位接受过放疗；禁忌证包括：大于3个连续的椎体病变，ASIA评分A级（完全性脊髓损伤，没有感觉和运动功能），术后Bilsky3级残留（受压迫的脊髓周围没有脑脊液包围）；治疗计划需要提供术前MRI和术后T1增强MRI的融合图像，并在T2相MRI上勾画脊髓；GTV包括MRI显示的残余肿瘤，CTV主要包括手术区域，但是不包括植入金属和瘢痕，PTV有一定争议（0~2mm），需要从PTV中去除脊髓以保护其功能；放疗剂量：单个椎体没有硬膜外延伸的初程放疗：18Gy×1次（剂量范围：16~48.5 Gy/1~10次），脊髓最大剂量<12~14 Gy。研究者认为术后SBRT的研究方向主要是硬膜外受累的放疗、椎体周围受累的边界以及最佳剂量分割方案等有争议的问题。

关于对于髓内转移瘤的治疗，Kalayci[39]等报道了284例脊髓内转移的病变的治疗结果，手术者的生存期是保守治疗的2倍，但是仅32例能进行手术治疗。尽管手术治疗效果好，但能进行手术治疗的患者有限，手术选择性强。即使微创手术的应用，能够进行或适合手术治疗者不多，能从手术获益将更少。

（四）化疗

化疗一般为辅助治疗，如果是对化疗敏感的儿童肿瘤，而且无明显神经损伤的病人可先化疗，对于放疗后复发而化疗敏感的肿瘤也可给予化疗。

五、预后

总的说来，脊髓压迫早期发现和治疗是保证疗效最重要的两个影响因素[1]，如果脊髓压迫诊断较晚，预后则取决于肿瘤对放疗的反应。脊髓压迫不能行走的患者在放疗后有1/3能恢复行走能力，但是完全瘫痪的患者仅有10%能获得行走能力，慢性的脊髓压迫患者放疗后功能相对容易恢复。对肿瘤所致的脊髓压迫症，如果延误诊断治疗，即使进行了减压手术，瘫痪仍是唯一发展。因此，早期诊断是非常重要的。当肿瘤病人出现新的背痛或背痛加重时，应给予仔细神经系统检查和MRI或CT扫描检查。Rades[40]通过对1852例脊髓压迫患者放疗资料的总结发现，短程放疗和内脏转移是脊髓压迫放疗局部控制的不良相关因素，对于预后较好，预期寿命较长可能出现脊髓压迫症状复发的患者，应采用长疗程和较高剂量的放疗。对病情呈进行性进展，发生明显脊髓受压或瘫痪时间短，放疗后复发或放疗不敏感者，需手术减压或稳定脊椎，并在手术后加用放疗以取得好的疗效。

参 考 文 献

1. Venkitaraman R，Barbachano Y，Dearnaley DP，et al. Outcome of early detection and radiotherapy for occult spinal cord compression. Radiother Oncol，2007，85（3）：469-472.

2. Byrne，T. N.. Spinal cord compression from epidural metastases. New Engl J Med，1992，327：614-619.

3. Gerszten，PC，Welch WC. Current surgical management of metastatic spinal disease. Oncology（Huntingt），2000，14：1013-1024.

4. RE，C.，Clinical features of metastatic bone disease and risk of skeletal morbidity. Clin Cancer Res，2006，12：6243s-6249s.

5. Pigott，K. H.，baddeley H，Maher EJ. Pattern of disease in spinal cord compression on MRI scan and implications for treatment. Clin Oncol（R Coll Radiol），1994，6：7.

6. Bohm，P.，and Huber J. The surgical treatment of bony metastases of the spine and limbs. J. Bone Joint Surg. Br.，2002，84：521-529.

7. Wong DA，Fornasier VL，MacNab I. Spinal metastases：The obvious，the occult，and the impostors. Spine，1990，15：1-4.

8. van der Linden YM，et al. Prediction of survival in patients with metastases in the spinal column：results based on a randomized trial of radiotherapy. Cancer，2005，103：320-328.

9. Rodichok LD，et al. Early diagnosis of spinal epidural metastases. Am J Med，1981，70：1181.

10. Greenberg HS，et al. Epidural spinal cord compression from metastatic tumor：results with a new treatment protocol. Ann Neurol，1980，8：361.

11. Milross CG，et al. The efficacy of treatment for malignant epidural spinal cord compression. Australas Radiol，1997，41：137-142.

12. Husband DJ，Grant KA，C. S. Romaniuk. MRI in the diagnosis and treatment of suspected malignant spinal cord compression. Br J Radiol，2001，74：15-23.

13. Cook AM，et al. Magnetic resonance imaging of the whole spine in suspected malignant spinal cord compression：impact on management. Clin Oncol，1998，10：39-43.

14. Harrington，K. D. Metastastic disease of the spine. J Bone Joint Surg Am，1986，8：1110-1115.

15. Delattre JY, et al. A dose of response study of dexamethasone in a model of spinal cord compression caused by epidural tumor. J Neurosury, 1989, 70：920.

16. Vecht CJ, et al. Initial bolus of conventional versus high dose dexamethasone in metastatic spinal cord compression. Neurosurgery, 1979, 39：1255.

17. Maranzano E, et al. Radiotherapy without steroids in selected metastatic spinal cord compression patients. A phase Ⅱ trial. Am J Clin Oncol, 1996, 19：179-183.

18. Kovner F, et al. Radiation therapy of metastatic spinal cord compression. Multidisciplinary team diagnosis and treatment. J Neurooncol, 1999, 42：85-92.

19. Rodichok LD, et al. Early detection and treatment of spinal epidural metastases：the role of myelography. Ann Neural, 1986, 20：696.

20. Rades D, et al. Prognostic significance of the time of developing motor deficits before radiation therapy in metastatic spinal cord compression：one-year results of a prospective trial. Int J Radiat Oncol Biol Phys, 2000, 48：1403-1408.

21. Rades D, et al. Metastatic spinal cord compression. Influence of time between onset of motoric deficits and start of irradiation on therapeutic effect. Strahlenther Onkol, 1999, 175：378-381.

22. Brown PD, et al. Metastatic spinal cord compression in patients with colorectal cancer. J Neurooncol, 1999, 44：175-180.

23. Maranzano E, B. R., Rossi R, De Angelis V, et al. Short-course versus split-course radiotherapy in metastatic spinal cord compression：results of a phase Ⅲ, randomized, multicenter trial. J Clin Oncol, 2005, 23 (15)：3358-3365.

24. Gerszten PC, M. E., Yamada Y. Radiotherapy and radiosurgery for metastatic spine disease：what are the options, indications, and outcomes? Spine (Phila Pa 1976), 2009, 34 (22 Suppl)：S78-92.

25. Gerszten P, B. S., Ozhasoglu C, et al. Radiosurgery for spinal metastases：clinical experience in 500 cases from a single institution. Spine, 2007, 32：193-199.

26. Husain ZA, T. I., Letourneau D, Ma L, Keller H, et al. Stereotactic body radiotherapy：a new paradigm in the management of spinal metastases. CNS Oncol, 2013, 2 (3)：259-270.

27. Lutz S, B. L., Chang E, Chow E, et al. Palliative radiotherapy for bone metastases：an ASTRO evidence-based guideline. Int J Radiat Oncol Biol Phys, 2011, 79 (4)：965-976.

28. Roos DE, Turner SL, O'Brien PC, et al. Trans-Tasman Radiation Oncology Group, TROG 96. 05, Randomized trial of 8 Gy in 1 versus 20 Gy in 5 fractions of radiotherapy for neuropathic pain due to bone metastases (Trans-Tasman Radiation Oncology Group, TROG 96. 05). Radiother Oncol, 2005, 75 (1)：54-63.

29. Sahgal A, A. E., Chao S, Al-Omair A, et al. Vertebral compression fracture after spine stereotactic body radiotherapy：a multi-institutional analysis with a focus on radiation dose and the spinal instability neoplastic score. J Clin Oncol, 2013, 31 (27)：3426-3431.

30. Cox BW, J. A., Hunt M, Bilsky M, et al. Esophageal toxicity from high-dose, single-fraction paraspinal stereotactic radiosurgery. Int J Radiat Oncol Biol Phys, 2012, 83 (5)：e661-667.

31. Fourney DR, F. E., Ryken TC, Dipaola CP, et al. Spinal instability neoplastic score：an analysis of reliability and validity from the spine oncology study group. J Clin Oncol, 2011, 29 (22)：3072-3077.

32. Klekamp J, S. H. Surgical results for spinal metastases. Acta Neurochir (Wien), 1998, 140 (9)：957-967.

33. Witham TF, K. Y., Gallia GL, Wolinsky JP, et al. Surgery insight：current management of epidural spinal cord compression from metastatic spine disease. Nat Clin Pract Neurol, 2006, 2 (2)：87-94.

34. Kim JM, L. E., Bono CM, Schoenfeld AJ, et al. Clinical outcome of metastatic spinal cord compression treated with surgical excision ± radiation versus radiation therapy alone：a systematic review of literature. Spine (Phila Pa 1976), 2012. 37 (1)：78-84.

35. Bach F, et al. Metastatic spinal cord compression in patients with lung cancer. Ugeskr Laeger, 1996, 158：5606-5610.

36. Patchell RA, T. P., Regine WF, Payne R, et al. Direct decompressive surgical resection in the treatment of spinal cord compression caused by metastatic cancer：a randomised trial. Lancet Oncol, 2005, 366 (9486)：643-648.

37. Klimo P Jr, T. C., Kestle JR, Schmidt MH. A meta-analysis of surgery versus conventional radiotherapy for the treatmen treatment of metastatic spinal epidural diseas disease. Neuro-Oncology, 2005, 7 (1)：64-76.

38. Redmond KJ, L. S., Chang EL, Gerszten PC, et al. Consensus Guidelines Postoperative Stereotactic Body Radiation Therapy (SBRT) for Malignant Spinal Tumors: Results of an International Survey. Int J Radiat Oncol Biol Phys, 2014, 90 (1s): s166-167.

39. Kalayci M, et al. Intramedullary spinal cord metastases: Diagnosis and treatment. Acta Neurochir, 2004, 146: 1347-1354.

40. Rades D, Dunst J, Schild SE. The first score predicting overall survival in patients with metastatic spinal cord compression. Cancer, 2008, 112 (1): 157-161.

第五章 上腔静脉压迫综合征

惠周光

上腔静脉压迫综合征是由于上腔静脉被压迫或被梗阻而产生的急性或亚急性综合征，其临床特征为颈面部充血肿胀、胸颈部静脉曲张、轻中度的呼吸困难，少数有眼结膜水肿，神经系统症状，如头痛、视物模糊等。虽然属于肿瘤急诊，应该给予紧急治疗处理，但并不是立即危及生命的急症。因此，在进行非手术治疗前，允许获得其病理学诊断，这样有利于根据病理选择较佳治疗方案。

一、解剖

上腔静脉壁薄，血管内压力低，它从升主动脉的右侧下降进入右心房，周围为胸骨、气管、肺动脉、右主支气管、升主动脉和淋巴结，容易被压迫而发生梗阻。上腔静脉压迫的程度与压迫或梗阻的部位有密切的关系，当上腔静脉被压迫的部位位于奇静脉会合以上时，由于奇静脉引流系统的分流，可缓解上腔静脉被压迫或梗阻所导致的症状与体征，比位于奇静脉会合以下时有更好的耐受性。另外，还与发生压迫或梗阻的快慢有关，当梗阻发生慢时，因血管增生和交通支代偿，使症状和体征出现慢，而且程度相对较轻。

二、病因与发病率

Schechter 等 1954 年报道，此时 40% 的上腔静脉压迫综合征为良性病变所致。而目前其主要的病因为恶性病变导致，良性病变所引起的上腔静脉压迫综合征仅约占 3%。

1. 肺癌是导致上腔静脉压迫综合征的主要病因 75%~81% 上腔静脉压迫综合征由支气管肺癌引起，病理类型主要为小细胞肺癌和鳞癌[1~5]。超过 3% 的肺癌病人可能伴有上腔静脉压迫综合征[1]，而在小细胞肺癌可高达 12%[2]。不同病理类型发生上腔静脉压迫综合征是不相同的，虽然小细胞肺癌仅占肺癌的 15%~20%，但引起 55% 的上腔静脉压迫综合征[1,6]；其原因与小细胞肺癌多为中心型，而且纵隔淋巴结转移率高和肿瘤生长快有关（表 15-5-1）。

表 15-5-1　肿瘤病理与发生 SVCS 的关系

细胞类型	中国医学科学院肿瘤医院	
	例　数	%
小细胞	98	55
鳞癌	39	22
腺癌	17	8
未分型	24	13.5

2. 非霍奇金淋巴瘤是引起的上腔静脉压迫综合征的第二大病因　MD Anderson 医院[7]报道治疗的 915 例淋巴瘤中，36 例发生了上腔静脉压迫综合征，主要是在弥漫性大细胞和淋巴母细胞瘤，其上腔静脉压迫综合征发生率分别为 7%与 20%，而在其他病理类型少见。

3. 纵隔转移性癌也可引起上腔静脉压迫综合征，以原发为乳腺癌、生殖细胞恶性肿瘤与消化道肿瘤为常见，约占 5%~10%的上腔静脉压迫综合征病人。胸腺瘤或胸腺癌也可导致上腔静脉压迫综合征。

4. 非肿瘤性病因约占 5%，通常为引起血栓的各种病因所致，如安装启搏器、高静脉营养插管和导管化疗，主要治疗为溶栓治疗。其次是网状内皮细胞真菌病和先天性心衰等导致的慢性纵隔炎、甲状腺肿与结核。

5. 在儿童，常见病因为心血管手术后的医源性原因，恶性病因为非霍奇金、霍奇金淋巴瘤以及白血病等。

三、临床特征

主诉多为头面部肿胀（81%）和颈部肿胀（78%）、轻度气短（59%）、咳嗽胸痛（37%）等，肩部肿胀、哮喘、发绀和头痛也可发生，其症状的程度与体位有关，特别是在头低位时明显。诊断上腔静脉压迫综合征的依据主要是体征，绝大多数病人有头颈部（75%）或胸部静脉扩张（73%）、面部肿胀，偶伴有发绀，上肢水肿发生者约为 15%~20%[8]。治疗前病程从几天到几周不等，大多数<4 周，时间越长，其诱因为良性病变的可能性就越大。

四、影像学与病因组织学诊断

目前，发现除少数症状发展快伴有严重呼吸困难外，通常一般不需要急诊放疗或化疗，有时间允许得到组织学诊断。为了达到更好的治疗效果，需根据不同组织学实施不同的治疗，因此取得组织学诊断有利于治疗计划的实施。另外，先行放疗还可导致以后组织学诊断的困难，不利于下一步的治疗。

对于怀疑有上腔静脉压迫综合征的病人，胸部 X 线片仍是首选，X 线片上的表现通常为纵隔增宽（约 51%），上纵隔肿块与右肺门肿块（48%），少数可能表现为胸腔积液、右肺塌陷、肋骨凹陷等，其阳性发现可达 90%以上；然而，少数胸片也可能显示是正常。因此，CT 扫描在诊断上腔静脉压迫综合征是很有必要的，特别是增强 CT 不仅有益于诊断，还可以发现肿瘤与血管的关系，了解是否有血管受压受侵以及血栓形成等。另外，CT 扫描还有利于肿瘤的定位，指导穿刺活检与治疗。血管造影是一损伤性检查，除需要进行血管旁路移植手术以外，一般以少用于诊断上腔静脉压迫综合征。MRI 对于观察肿瘤与上腔静脉的关系以及是否有血管内血栓、梗阻压迫的部位有其优越性，可以用于上腔静脉压迫综合征的诊断。

由于肺癌是最常见病因，痰细胞学检查应首先实施，气管镜、淋巴结活检和纵隔镜也是常用方法，必要时可进行肺穿刺活检。Porte[9]报道 88 例痰细胞学和气管镜检查无病理学诊断而采用其他方法（淋巴结活检、纵隔镜、CT 引导下穿刺或前纵隔开胸活检等）获得病理诊断的结果，其中非霍奇金淋巴瘤占 36 例，小细胞肺癌占 25 例，非小细胞肺癌 17 例。在肺癌的诊断中，CT 引导下穿刺和纵隔镜的阳性率分别为 85%与 100%，用前纵隔开胸活检诊断 NHL 为 95%，仅 1 例出现了大出血。Schrayfnagel 报道在 93 例进行以上检查的病人，62 例解决了组织学诊断问题，无病人出现致命性并发症[10]。

五、治疗

（一）放射治疗

病因为非小细胞肺癌的上腔静脉压迫综合征进行放射治疗时，应考虑时间剂量分割、放疗总剂量和野射大小三个因素。上腔静脉压迫综合征放射治疗的时间剂量分割随时间有所变化，40 年以前，多采用低剂量的分次放疗（100~150cGy），目的是避免放射所致的水肿加重上腔静脉压迫症状。然而，从实验室和临床对上腔静脉压迫综合征的观察研究中，发现其担心是没有必要的，其症状的加重多为对肿瘤的治疗不当所致。Rubin 等回顾性分析了 400cGy/次与 200cGy/次的治疗结果，发现高剂量者面部肿胀的缓解率高[11]。张红星等也报道了相似的结果（表 15-5-2），在冲击放射治疗者，开始出现缓解的时间早于常规和小剂量者，但完全缓解率相似[1,12]。因此，多采用先给予 4~5 天、每天 300cGy 或 400 cGy 剂量的放疗或大野（200cGy）套小野（100cGy）放射 4~5 天，而后改为常规放疗至根治为目前治疗非小细胞肺癌的上腔静脉压迫综合征的治疗方式。对小细胞肺癌与非霍奇金淋巴瘤或纵隔精原细胞等化疗敏感肿瘤，一般首选化疗。

表 15-5-2　放射分割方式与 SVCS 缓解关系

治疗方式	开始缓解（%）		完全缓解（%）		部分缓解（%）
	<1 周	>1 周%	<2 周	>2 周	
冲击	51	49	27	52	21
常规	29	60	26	43	20
小剂量	24	76	10	66	24

放疗总剂量应根据治疗是根治性或姑息性、病理类型与病变范围来决定，也应考虑可能预后、病人一般状况上腔静脉压迫、SVCO 症状进展速度和是否合用化疗等。病因为淋巴瘤者，一般推荐放疗 3600~4400cGy，综合治疗时放疗剂量应减少。小细胞肺癌放化疗时的放疗剂量为 5000~6000cGy，非小细胞肺癌应在 6000cGy 以上。

常规放射治疗时，放射野主要根据病变范围而定，可采用大野套小野，小野主要包括上腔静脉周围的肿瘤，大野包括纵隔、肺门与原发病灶。由于放射性肺和心血管损伤与放射野和剂量有关，设野时应尽量保护正常组织。在淋巴瘤与小细胞肺癌等化疗敏感的肿瘤，应先给予化疗，化疗后可以减少肿瘤体积，从而减少照射体积和正常组织放射损伤。

三维适形放射治疗已有趋势成为放射治疗肺癌的常规方法，三维适形放射治疗能达到肿瘤靶区（GTV）较高剂量，而在临床靶区和治疗靶区（CTV 和 PTV）在较低剂量，如 GTV 在 220~250cGy，CTV 和 PTV 在 180~200cGy。既能达到常规治疗的大野套小野的治疗目的，又能较好的保证靶区剂量的均匀性和较好的减少正常组织照射，使损伤减少。因此，有条件时应尽量使用三维适形放射治疗。

上腔静脉压迫综合征的治疗反应见表 15-5-3，其症状与体征的缓解因不同时间剂量分割有不相同。

表 15-5-3　上腔静脉压迫综合征的临床反应率

作　　者	病例数	反应率（%）	建　　议
Yellin et al（1990）	23	78	SVCO 非急症，放疗前应有病理
Armstrong（1987）	125	78~83	开始用 400cGy/次
张宏星（1994）	320	89	冲击放疗（400cGy×3~5 次）
Scarantino（1979）	60	86	首先高单次剂量放射
Egelmeers（1996）	34	76%（NSCLC） 94%（SCLC）	快速高剂量照射
Ye M（2001）	34	71%	加速超分割加化疗（非小细胞肺癌）
Davenport（1978）	35	91	先 400cGy/次

（二）化疗

由于上腔静脉压迫综合征主要发生于支气管肺癌，占肺癌 15%～20% 的小细胞肺癌，引起 55% 左右的上腔静脉压迫综合征，而小细胞肺癌治疗为化疗后加放疗的综合治疗。因此，治疗小细胞肺癌所致的上腔静脉压迫综合征时，除少数明显呼吸困难者为了缓解症状可先放疗外，其余应首选化疗，先给予顺铂（或卡铂）和 VP-16 的化疗 2～3 周期，而后给予放疗，对广泛期病变以化疗为主。大多数将在治疗的 7 天内出现完全或部分症状缓解，完全缓解一般发生在 2 周内，总的化疗有效率为 81%，是否伴有上腔静脉压迫综合征不影响疗效[2]。大约 25% 的上腔静脉压迫综合征在化疗后复发，但给予再化疗、放疗或放化疗后，大部分病人仍有效[13]。也有报道认为化疗后的放疗对减少上腔静脉压迫综合征的复发不明显。但为了巩固和提高疗效，尽早的结合放射治疗是非常必要的。

化疗也单独用于治疗由非小细胞肺癌所引起 SVCO，但疗效较差。因此，非小细胞肺癌所引起 SVCO 放射治疗是首选的治疗方式，从张等报道的结果中也显示伴有上腔静脉压迫综合征并不影响治疗结果[1]。

对于非霍奇金淋巴瘤，尽管放射治疗可很好的控制上腔静脉压迫综合征，但淋巴瘤是一全身性病变，而且极少因局部病变致死，因此，其治疗主要为化疗为主的综合治疗，放疗一般在几个周期化疗后进行[7]。

（三）手术治疗

外科在肿瘤引起的上腔静脉压迫综合征的治疗中的作用是非常有限的，手术治疗一般用于病因为良性病变者，或对于放化疗无效，而估计生存将超过 6 个月者；因血栓治疗效果差者可考虑手术。

（四）血管内支架

肿瘤引起的上腔静脉压迫综合征以放射治疗、化疗或放化疗结合治疗为主，但除了对治疗敏感的肿瘤外，上腔静脉压迫综合征不能在很短的时间内恢复。Bierdrager[14] 报道了 17 例肿瘤伴上腔静脉压迫综合征血管内支架后放射治疗与化疗的结果，15 例完成血管内支架，症状完全缓解，没有并发症。Urruticoechea[15] 报道 52 例肺癌伴上腔静脉压迫综合征的结果，血管内支架后 100% 的主观症状改善，80% 客观症状改善，有一例出现出血，有 17% 需重置血管内支架，但大多数因肿瘤发展所致。血管内支架可以在短时间内缓解肿瘤引起的上腔静脉压迫综合征，根据肿瘤生物学特征和肿瘤临床特点和对放射治疗和化疗的敏感性，给予放射治疗或化疗或放化疗结合，这样增加病人对治疗的耐受和治疗后的生存质量，还有利于顺铂化疗的水化治疗，使顺铂能达到治疗所需剂量。因此，在有条件和有经济能力者，在进行放射治疗或化疗或放化疗是前，可先进行血管内支架。

（五）一般处理

给予病人头高位卧床休息，必要时吸氧，下肢输液。在放疗或化疗时，同时给予利尿减轻水肿与激素抑制炎性反应减轻水肿。由于较长期利尿脱水，易发生病人的血容量低、血黏稠可导致血栓，应注意补充血容量。

六、上腔静脉压迫综合征效果

从我们医院总结分析的 320 例肺癌合并上腔静脉压迫综合征治疗结果看，先放疗的缓解率要高于先化疗者（表 15-5-4），而完全缓解的 2、3 年生存率要好于部分与无明显效果者，分别为 7.8%、5% 与 1.7% 和 0（$P<0.05$）。小细胞肺癌缓解率为 70%，单化疗为 44%，单放疗 95%，化疗加放疗为 83%[1]。Chan 报道 76 例由小细胞肺癌引起上腔静脉压迫综合征，化疗后的缓解率为 93%，先放疗为 94%，化疗加放疗者有更长的缓解率，在先前已化疗的病人，再治疗的缓解率为 77%；上腔静脉压迫综合征的疗后复发率，在小细胞肺癌、淋巴瘤和非小细胞肺癌分别为 14%、5% 与 14%，治疗失败主要为肿瘤未控与远处转移，生存的长短与病理类型有关，淋巴瘤好于小细胞肺癌[13,16]。在 23 例胸腺瘤，完全缓解 11 例，部分缓解 9 例，中位 25 月，无效者仅为 8.5 月[17]。在 26 例转移瘤，缓解率为

77%，中位生存 13 月，无效者为 7.3 月。

MD Anderson Cancer Center 报道恶性淋巴瘤合并上腔静脉压迫综合征均在治疗中的第 2 周内出现缓解，在弥漫性大 B 细胞淋巴瘤 18/22 完全缓解（CR），4 例部分缓解（PR），中位生存 21 月，化疗后 4/7 复发，放疗 6/6 复发，而化加放为 5/9；而淋巴母细胞瘤 8/8 完全缓解[5]，中位生存 19 月。

中国医学科学院肿瘤医院 58 例恶性淋巴瘤合并上腔静脉压迫综合征，治疗后 13 例达 CR，无效 18 例，中位生存 9 月，而无效者仅为 4 月。在 23 例胸腺瘤给予放化疗的综合治疗后，CR11/23，PR9/23，中位生存 25 月，而无效者仅为 8.5 月。26 例乳腺癌和生殖细胞瘤为主的转移瘤所致上腔静脉压迫综合征，治疗后缓解率为 77%，中位生存 13 月，无效者 7.3 月[17]。

总之，除少数上腔静脉压迫综合征因呼吸困难外，通常并非真正的肿瘤急症，得到病理学诊断是非常必要的，它有助根据病理而实施不同治疗方案，从而达到最治疗效果。

表 15-5-4　首程治疗方式与 SVCS 的缓解的关系

治疗方式	例　数	开始缓解时间		完全缓解	部分缓解	无缓解
		<2 周	>2 周			
先放疗	169	65%	28%	72%	21%	7%
先化疗	144	54%	18%	26%	46%	28%
放化疗同时	7	57%	28%	43%	43%	14%

<h2 style="text-align:center">参 考 文 献</h2>

1. 张红星，汪楣，殷蔚伯，等. 320 例肺癌合并上腔静脉压迫综合征的治疗分析. 中华放射肿瘤学杂志，1994，3：27-30.

2. Urban T, Lebeau B, Chastang C, et al. Superior vena cava syndrome in small-cell lung cancer. Arch Intern Med, 1993, 153：384-387.

3. Laguna Del Estal P, Gazapo Navarro T, Murillas Angoitti J, et al. Superior vena cava syndrome：a study based on 81 cases. An Med Interna, 1998, 15：470-475.

4. Perez CA, Presant CA, Van Amburg AL. Management of superior vena cava syndrome. Semin Oncol, 1978, 5：123-134.

5. Gauden SJ. Superior vena cava syndrome induced by bronchogenic carcinoma：is this an oncological emergency? Australas Radiol, 1993, 37：363.

6. Bell DR, Woods RL, Levi JA. Superior vena caval obstruction：A 10 year experience. Med J Aust, 1986, 145：566.

7. Perez-Soler R, McLaughlin P, Vekasquez WS, et al. Clinical features and results of management of superior vena cava syndrome secondary to lymphoma. J Clin Oncol, 1984, 2：260.

8. Laguna Del Estal P, Gazapo Navarro T, Murillas Angoitti J, et al. Superior vena cava syndrome：A study based on 81 cases. An Med Interna, 1998, 15：470-475.

9. Porte H, Metois D, Finzi L, et al. Superior vena cava syndrome of malignant origin. Which surgical procedure for which diagnosis? Eur J Cardiothorac Surg, 2000, 17：384-388.

10. Schraufnagel DE, Hill R, Leech JA, et al. Superior vena caval obstruction. Is it a medical mergency? Am J Med, 1981, 70：1169.

11. Rubin P, Green J, Holzwasser G, et al. Superior vena cava syndrome：slow-dose versus rapid high-dose schedules. Radiology, 1963, 81：388.

12. Yellin A, Rosen A, Reichert N, et al. Superior vena cava syndrome. The myth—the fact. Am Rev Respir Dis, 1990, 141：1114.

13. Davenport D, Ferree C, Blacke D, et al. Radiation therapy in the treatment of superior vena caval obstruction. Cancer,

1978，42：2600.

14. Bierdrager E，Lampmann LE，Lohle PN，et al. Endovascular stenting in neoplastic superior vena cava syndrome prior to chemotherapy or radiotherapy. Neth J Med，2005，63：20-23.

15. Urruticoechea A，Mesia R，Dominguez J，et al. Treatment of malignant superior vena cava syndrome by endovascular stent insertion. Experience on 52 patients with lung cancer. Lung Cancer，2004，43：209-214.

16. Amstrong BA，Perez CA，Simpson JR，et al. Role of irradiation in the management of superior vena caval syndrome. Int J Radiat Oncol Biol Phys，1987，13：531.

17. Scarantino C，Salazar OM，Rubin P，et al. The optimum radiation schedule in the treatment of superior vena caval obstruction：Importance of $*^{99m}$Tc scitiagiograms. Int J Radiat Oncol Biol Phys，1979，5：1987.

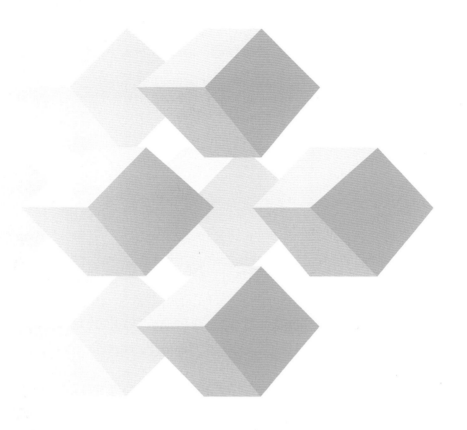

· 第十六篇 ·
儿 童 肿 瘤

第一章 肾母细胞瘤

王维虎

一、概述

在 1814 年 Rance 首先描述了肾母细胞瘤，1899 年 Max Wilms 较为详细地描述了这种肿瘤的特征，因此以其姓氏命名的 Wilms 瘤（维尔姆斯瘤）被广泛采用并一直沿用至今。近代病理学家研究发现该肿瘤在组织学上由极其类似于胚胎肾母细胞的基本成分组成，因而也称为肾母细胞瘤。

肾母细胞瘤常常在出现临床症状以前就已经形成较大的肿瘤，因此在 19 世纪 30 年代之前，肿瘤很少能被切除，所以绝大多数患儿很快就死亡。此后，随着手术方法、麻醉技术以及小儿外科护理水平的提高，到 19 世纪 40 年代患儿的生存率达到 25% 左右。随后人们发现该病对放射治疗敏感，通过手术和放射治疗使肾母细胞瘤患儿的生存率提高到 50% 左右。1956 年美国波士顿儿童医院的 Farber 首先报道了放线菌素 D 对肾母细胞瘤有很好的疗效，以后又陆续发现了长春新碱、环磷酰胺等化疗药物在该病中的显著疗效，从而使肾母细胞瘤的生存率进一步大幅提高。近年随着化疗方案和综合治疗手段的不断完善，肾母细胞瘤的预后有了显著的改善，即便是高危组 Ⅲ ~ Ⅳ 期的肾母细胞瘤，4 年生存率也可以达到 90% 左右，因此肾母细胞瘤是目前应用综合治疗最成功的小儿实体肿瘤[1]。

二、流行病学

肾母细胞瘤是儿童中最常见的腹部肿瘤，占儿童肿瘤的 6%。在年龄小于 15 岁的白人儿童中其发病率为每百万 8.1 例，相对于东亚儿童而言，在美国的非洲籍儿童和非洲黑人儿童的发病率大约要高出 3 倍，欧洲和北美洲的白人儿童的发病率介于二者之间，但在低发国家患儿往往发现得较晚。

我国小儿实体肿瘤协作组曾统计 20 家医院 426 例小儿恶性实体肿瘤，肾母细胞瘤 76 例（17.8%），仅次于神经母细胞瘤（21.4%）而居发病率的第二位[1]。

在美国肾母细胞瘤的发病率男性稍低于女性，一侧肾母细胞瘤的患儿中男女比例是 0.92，双侧肾母细胞瘤的患儿中男女比例是 0.6。在一侧肾母细胞瘤的患儿中男性诊断时的中位年龄为 41.5 个月，而女性诊断时的中位年龄为 46.9 个月；在双侧肾母细胞瘤的患儿中，男性初诊时的中位年龄为 29.5 个月，而女性初诊时的中位年龄为 32.6 个月。75% 的患儿发病年龄小于 5 岁，特别多见于 2~4 岁[2-4]。复旦大学附属儿科医院统计 1959~1996 年共收治肾母细胞瘤 192 例，诊断时年龄在 3 岁以内者占 121 例（63%），4~6 岁为 45 例（23.4%），6 岁以上仅 25 例（13%）；男性 114 例，女性 78 例；右侧 101 例，左侧 86 例，双侧 4 例，肾外型 1 例[1]。

三、分子生物学

（一）二次突变假说

像视网膜母细胞瘤一样，肾母细胞瘤可以是单侧发生，也可以是双侧发生，双肾肾母细胞瘤占4%~8%，与单侧肾母细胞瘤相比发病更早，为此肾母细胞瘤的发生被认为遵循 Knudson 提出的用于解释视网膜母细胞瘤的二次突变假说，但是要注意到与视网膜母细胞瘤相比，肾母细胞瘤发生的家族性和双肾现象少见，因此，二次突变假说虽然有一定的遗传学依据，但导致肾母细胞瘤发生的遗传学改变与视网膜母细胞瘤相比要更为复杂。

（二）肾源性剩余

Beckwith 等于 1990 年首次提出了"肾源性剩余"的概念，认为肾源性剩余是肾母细胞瘤的前期病变。Beckwith 等通过对肾源性剩余动态观察发现，绝大多数肾源性剩余最终退化消失，而那些不退化的肾源性剩余可能会进一步发展为肾母细胞瘤。Beckwith 等报道 41%的肾母细胞瘤伴发肾源性剩余，而在同时发生的双侧肾母细胞瘤病例中，肾源性剩余的发生率几乎为100%。其他文献报道肾母细胞瘤中，肾源性剩余的检出率也高达 30%~44%。由此推论，肾母细胞瘤发生于后肾胚基的残余细胞，后肾胚基细胞分化延滞、残留导致肾源性剩余发生，后者又进一步发展为肾母细胞瘤[4-7]。

（三）伴发畸形

肾母细胞瘤的患儿 10%~13%合并先天性异常。1%的患儿合并虹膜缺失，2%~3%出现偏身肥大，泌尿生殖系畸形占 5%，包括隐睾症，尿道下裂，双收集系统以及融合肾等，这些畸形也可以同时出现，组成 Denys-Drash 综合征（由肾母细胞瘤、性腺异常和肾病组成）或 WAGR 综合征（由肾母细胞瘤、虹膜缺失、泌尿生殖系畸形和智力发育迟缓组成）。在这些先天性异常的肾母细胞瘤的患儿中，可能能够找到一些候选的肾母细胞瘤基因。

（四）与肾母细胞瘤有关的基因

WT1 基因位于染色体的 11p13 区域，是肾母细胞瘤的抑癌基因，由 WT1 基因编码的蛋白质称为WT1 蛋白，研究证实 WT1 蛋白是一个转录调节因子，它能抑制某些细胞增殖因子基因的表达，如早期生长反应因子 I、转化生长因子 β_1 等，而这些基因都被认为与细胞增殖和肿瘤发生有关。如果WT1 基因功能丧失，则可能导致细胞过度增殖而发生肿瘤。

WT2 基因位于染色体的 11p15 区域，他可引发肿瘤发生和遗传性肾母细胞瘤，但其功能没有涉及 WT1。它与类胰岛素生长因子 II（IGF-II）关系密切，但 WT2 和 IGF-II 是否为同一基因目前还不清楚。该基因的功能是通过印迹机制，和其他儿童肿瘤的发生有关，包括胚胎性横纹肌肉瘤和肝母细胞瘤等。

研究发现 16q 部位的一个基因也涉及肾母细胞瘤的发生，但并不涉及肾母细胞瘤的初始发病，而与肿瘤的发展有关，16q 缺失的肾母细胞瘤患儿预后差。

有些作者对遗传性肾母细胞瘤的家族进行研究，但没有发现 WT1、WT2 等基因的改变，说明除了以上基因外，还有更多的与肾母细胞瘤有关的基因尚未发现。最近的研究表明肾母细胞瘤的发生可能与 WTX 和 GPC3 等基因有关[8-13]。

四、病理学

肾母细胞瘤具有明显的组织多样性特征，被认为源于原始后肾胚基。大多数肾母细胞瘤为单中心性，尽管有相当数量源于肾的多中心。在 1905 例 NWTS 的病例中，大约 5%发生于双肾（包括同时和相继出现），7%属于单侧肾脏的多中心。左、右肾发生肾母细胞瘤的概率相同，肿瘤可发生在肾脏内任何部位，当然肾脏会由于肿瘤巨大而明显变形从而无法辨认其原发部位。

（一）大体形态

在肉眼上肾母细胞瘤多表现为类球形、大小不一的实性肿块，常挤压肾组织而形成一层较明显的薄而脆的假被膜，与正常肾组织边界较清楚，这一特点有助于与其他肿瘤的鉴别诊断。除少数以间质成分为主的肿瘤较坚实外，大多数肾母细胞瘤质软而脆，这一特点使得该肿瘤易于术前或术中破裂而导致局部的播散种植。大多数情况下肿瘤切面呈均匀的灰白色或黄褐色鱼肉状，常伴有出血和坏死，无钙化，有时也可以有较软的和囊性的区域。

（二）镜下所见

肾母细胞瘤是一种复合的胚胎性肾肿瘤，包括胚基、上皮、间质3种细胞成分，各细胞成分间的相互排列及其分化程度存在较大差异，3种成分的比例在各个肿瘤中各不相同。如果一种成分超过了肿瘤标本的2/3，此肿瘤即以此种主要成分来命名，混合型最常见（约占41%），其次是临床上更有侵袭性的胚基细胞为主型，（约占39%），生长较为缓慢的上皮细胞为主型（18%）以及间质细胞为主型（1%）其生物学行为与混合型相似。

（三）分型

既往认为肾母细胞瘤的组织成分与其预后相关。美国的国家Wilms瘤研究组（National Wilms' Tumor Study，NWTS）经过一系列研究后否认了这一观点，并提出根据肾母细胞瘤的细胞分化程度来分类更有利于反映肿瘤的预后和指导临床治疗。据此将肾母细胞瘤分为两种组织学类型，即良好组织学类型（favorable histology，FH）和不良组织学类型（unfavorable histology，UH）[2-4]。

（四）良好组织学类型

在第一个NWTS中，88%的病例被认为是良好组织学类型，良好组织学类型指的是有典型的肾母细胞瘤的组织学特点，无间变或肉瘤成分。在第三个NWTS的报告中这一结论再次被证实，经过重新复阅病理，89%的病例被认为是良好组织学类型。良好组织学类型不仅占绝大多数，而且预后好[4]。

（五）不良组织学类型

在NWTS中传统意义上的不良组织类型包括：间变型肾母细胞瘤、肾透明细胞肉瘤和肾横纹肌样瘤，但是多数学者认为后两者不是肾母细胞瘤的变型，而是不同的肿瘤类型，因此不应当包括在不良组织类型中。

间变型肾母细胞瘤必须具备以下特点：①在间质、上皮或胚基细胞系中，间变细胞的细胞核明显增大，至少是邻近同一细胞类型细胞核直径的3倍；②这些增大的细胞核深染，染色质明显增多；③出现多极核分裂象。间变型的DNA指数大于1.5。这种类型在NWTS-3中占4%，在欧洲的国际小儿肿瘤协会（the International Society of Pediatric Oncology，SIOP）中占5%。间变型在婴儿非常少见，在2岁以前少有，但在5岁以后诊断的肾母细胞瘤中可以占有10%。它是一种对化疗更抗拒的肿瘤而不是更有侵袭性的肿瘤，预后差，治疗上要采用更积极的化疗方案。间变型肾母细胞瘤可以是局灶性的或弥漫性的，在NWTS-1中局灶性的预后优于弥漫性，但在NWTS-2和NWTS-3中没有得到统计学方面的证实[2-4]。

（六）中胚层肾瘤

中胚层肾瘤是新生儿最常见的肾脏肿瘤，初诊时的中位年龄是3个月。其与肾母细胞瘤的区别在于中胚层肾瘤通常表现为良性行为，没有肾母细胞瘤中所见的恶性上皮成分，肿瘤由梭形细胞组成，交织成束状，比邻肾实质，其周有灶状囊变和发育不良的小管。治疗的方法是肾脏切除术。局部复发和远地转移均很少见。2年生存率可达98%。

（七）肾源性剩余

Beckwith等在1990年首次提出了"肾源性剩余"的概念，他们主张将异常残存于肾组织中的肾源性细胞形成的局灶性病变统称为肾源性剩余，多灶或弥漫性肾源性剩余被称为肾母细胞瘤病。肾源性剩余在组织学上与肾母细胞瘤相似，也由胚基、上皮、间质3种细胞成分组成，间质多少不等，大小形态各异。肾源性剩余有小叶内型和小叶周型两大类，根据其动态发展的特点，可分为初期、硬化期、增生期和肿瘤期。由于这种前期病变绝大多数将退化消失而不形成肾母细胞瘤，因而不提倡常规手术切除，但有必要定期进行影像学检查，以便动态观察。

（八）肾横纹肌样瘤

肾横纹肌样瘤是一种高度恶性的肿瘤。肿瘤与横纹肌肉瘤或肾母细胞瘤无关，可能源于神经嵴。横纹肌样细胞的特点是细胞质呈嗜酸性，其中包含玻璃样球状内容物，细胞形态单一。在电子显微镜下，这些内容物为中间丝，多数内容物为中间丝和细胞角蛋白。细胞核大、圆、囊泡状，核仁常常居中，呈嗜酸性。大多数肾横纹肌样瘤在两岁内被诊断，由于肿瘤恶性度高，病变进展快，早期即可经淋巴系统和血行转移，易发生脑转移，预后很差。肾横纹肌样瘤也可以原发在肾外，研究显示肾横纹肌样瘤和原发的中枢神经系统肿瘤之间存在关联。在 NWTS 中肾横纹肌样瘤的患儿对各种治疗的反应都很差，在 NWTS-3 中经长春新碱、放线菌素 D 和多柔比星化疗后的 4 年无复发生存率是 23.1%，4 年总生存率是 25%。

（九）肾透明细胞肉瘤

肾透明细胞肉瘤占儿童肾肿瘤的 4% 左右，诊断时年龄大部分在 3 岁以内。肿瘤组织在肾内呈浸润性生长，因此，在肿瘤边缘可以看到原来存在的肾小管和肾小球被肿瘤组织包围。肿瘤细胞的胞质染色差，细胞的边界不清，胞质呈空泡状，其典型的组织学表现是存在特征性的薄壁毛细血管网并将细胞分隔成巢状或网状。肾透明细胞肉瘤最大的临床特点是易发生骨转移，在 NWTS-3 中 23% 的肾透明细胞肉瘤患儿出现骨转移[4]。

在多柔比星化疗和局部放疗应用于治疗以前，该病对治疗的反应较差，但在 NWTS-3 中 I～Ⅳ 期肾透明细胞肉瘤经长春新碱、放线菌素 D 和多柔比星化疗后的 4 年无复发生存率达 71%[4]。

五、播散方式

（一）局部播散

肾母细胞瘤播散最早和最常见的方式是穿透假被膜播散到肾窦、肾内血管和淋巴管，这种早期播散的表现不容易被发现，但是显微镜下所看到的肿瘤细胞融合到血栓、附着在管壁以及管腔扩大可作为证据。肾母细胞瘤局部播散的另一种方式是直接侵犯到肾外组织以及邻近的器官和血管。少数情况下肿瘤还可以侵及肾盂和输尿管，从而引起血尿。

（二）腹腔种植

肾母细胞瘤可以发生肿瘤破裂，从而引起腹腔的种植转移。

（三）淋巴转移

肾母细胞瘤最常见的淋巴结转移部位是肾门以及主动脉旁淋巴结，术中探查常常可以发现这些部位的淋巴结肿大，但是组织病理学检查却往往是阴性，这也证明了病理分期的必要性。

（四）血行转移

肾母细胞瘤血行转移可以发生在全身各个部位，但以肺转移最为常见，另外还可发生肝、骨、脑等其他部位的转移。

六、临床表现

大多数肾母细胞瘤患儿是因为出现了相应的症状后才来医院就诊的，临床表现通常是腹部肿块，约占 83%，多是家长在给患儿更衣或洗澡时发现。肿物多位于一侧上腹部，表面光滑、质地中等，多无压痛，较固定，肿瘤巨大时还可以引发压迫症状，如下肢水肿、腹壁静脉曲张等。约 1/3 患儿由于肿瘤侵犯或压迫邻近器官或肿瘤发生自发性的肿瘤内出血和坏死，从而引起腹痛，腹痛多数是局限性隐痛或胀痛，也可以因为肿瘤破裂而表现为较为广泛的急性腹痛。另外，还可以出现发热、血尿、高血压（肾素活性增加引起）、精索静脉曲张（肾静脉或下腔静脉血栓引起精索静脉阻塞而引起）、疝气、睾丸增大、充血性心衰、低血糖、库欣综合征、脑积水、胸腔积液等表现。

我们需要注意的是肾母细胞瘤的伴发畸形，包括虹膜缺失、偏身肥大、泌尿生殖系异常，例如隐睾症和尿道下裂等，一旦发现患儿出现这些异常表现时要常规进行针对肾母细胞瘤的检查，以便早期发现肾母细胞瘤。

七、影像学检查

（一）B 超

B 超检查由于其方便和无创的优点，已成为发现肾母细胞瘤的最主要手段之一，他可用于判断肿瘤的位置和来源，也可以了解肿瘤的大小、性质以及肿瘤与邻近组织和器官的关系。肾母细胞瘤多数表现为特征性的不均匀回声。彩色多普勒超声还可用于发现肾静脉和下腔静脉内的癌栓。另外，B 超还可作为判断肾母细胞瘤化疗疗效的手段。但是 B 超对于小的肿瘤可能会造成漏诊。

（二）静脉肾盂造影

通过静脉肾盂造影可以发现肾盂、肾盏因受压而发生移位、变形和拉长，部分病例患侧肾脏完全不显影。静脉肾盂造影还可以同时了解对侧肾脏的功能状况。但是现在腹部超声检查逐渐代替了静脉肾盂造影。

（三）胸部 X 线平片

肺是肾母细胞瘤最常见的转移部位，因此不论是疗前、疗中还是疗后，胸部 X 线平片都是必不可少的，除了常规的正、侧位外，必要时要加拍左右侧斜位片，以便更清晰地显示转移瘤的位置和大小。肾母细胞瘤肺转移的 X 线表现与其他一般性转移瘤相同，无特殊性。

（四）CT 检查

由于 CT 的分辨率很高，所以通过 CT 检查可以清晰地显示肿瘤以及肿瘤和周围组织器官包括腹膜后的解剖结构，因此，CT 扫描可以明确一侧或双侧肾脏肿瘤的大小、位置、内部结构，甚至可以评价肾脏的功能；有无腹膜后淋巴结转移、有无肾脏收集系统和肾静脉侵犯；评价肿瘤和周围组织结构的关系；明确有无肾静脉和下腔静脉内癌栓及其准确位置；确定有无肝转移；评价对侧肾脏病变的情况。同样也可用于肾母细胞瘤化疗疗效的判断，更好地帮助临床医师选择化疗后手术的时机。CT 检查还可以发现胸片遗漏的肺转移病变。肾横纹肌样瘤行脑 CT 检查也是有价值的。因此，CT 已成为肾母细胞瘤最主要的检查手段之一。

（五）MRI 检查

MRI 对肾母细胞瘤的诊断价值优于 CT，尤其是 MRI 有横断面、冠状面和矢状面多方位的影像，所以可以更好地显示肿瘤和肾脏、肾上腺以及下腔静脉等的关系，对评估肿瘤的临床分期和手术切除的可能性以及对手术方案的制订具有重要的参考价值。

（六）放射性核素扫描

肾母细胞瘤患儿被怀疑有骨转移时，骨扫描可以协助诊断，尤其是术后诊断是肾透明细胞肉瘤者均应常规进行骨扫描检查。

八、实验室检查

肾母细胞瘤尚无诊断性肿瘤标志物。为了与腹膜后神经母细胞瘤相鉴别，可检查尿儿茶酚胺及其代谢产物香草扁桃酸（VMA）和高香草酸（HVA），AFP 用于鉴别肝母细胞瘤。

常规实验室检查包括血常规、尿常规、肝肾功能，必要时还需要进行肌酐清除率检查。

九、诊断

当小儿以上腹部包块等来就诊时，经仔细询问病史和体格检查后若考虑是肾母细胞瘤，B 超或静脉肾盂造影是首选的检查方法，可以初步明确肿瘤的位置、大小、性质以及和周围的毗邻关系，鉴别肾囊肿和肾积水。CT 和 MRI 可以进一步明确肿瘤的性质和范围。血、尿常规和肝肾功能检查可了解重要器官的功能，有无贫血，有无血尿等。测定儿茶酚胺、VMA、HVA、AFP 以及 LDH 有助于和神经母细胞瘤或肝母细胞瘤相鉴别。

肾母细胞瘤的术前诊断检查，要尽可能对下列情况做出评估：①对侧肾脏功能是否正常？肾母细胞瘤首先的治疗手段是患侧肾脏切除，所以要保证对侧肾脏有正常的功能，术前要对有无双侧肾肿瘤发生、有无先天性畸形等做出准确判断，以免出现术后肾功能不全甚至肾功能衰竭等严重后果；②肿瘤有无播散？肾母细胞瘤恶性度高，在临床诊断时即可出现转移，因此，对于每个患儿要常规进行胸片检查，疑有骨或脑转移者也要相应进行骨扫描或脑 CT 检查。这样在术前就可以获得比较明确的临床分期，以便于确定合理的综合治疗方案，并且为以后评价疗效和随诊提供基础的对照资料；③手术切除的可能性有多大？大多数肿瘤即使穿透肾被膜也可以手术切除，但术前仔细阅读 CT 和 MRI 等资料，了解肿瘤的范围和毗邻关系，可帮助评估手术切除的可能性以及选择合理的手术方案。

十、分期

正确合理的分期是制订有效的综合治疗方案，提高疗效的最重要的环节之一。随着人们对肾母细胞瘤认识的不断深入，肾母细胞瘤的分期体系也在不断完善。例如 NWTS-3 就对既往的分期做了改进，把原来Ⅱ期中的淋巴结受累归入Ⅲ期，从而更好地区分Ⅱ期和Ⅲ期的病情，更合理地制订相应的治疗方案[4]，具体见表 16-1-1。

表 16-1-1　NWTS/COG 肾母细胞瘤分期

分　期	描　述
Ⅰ期	肿瘤局限于肾内，能完全切除
	肾包膜完整，未被肿瘤侵透
	肾窦血管或淋巴管未受侵
	切缘阴性
	无淋巴或血行转移
Ⅱ期	肿瘤侵犯肾外，能完全切除
	肿瘤穿透肾包膜
	肾窦血管或淋巴管受侵
	切缘阴性
	无淋巴或血行转移
Ⅲ期	术后肿瘤残存，或腹腔内非血行转移
	腹盆腔淋巴结转移
	腹膜种植或播散
	术前或术中肿瘤破裂
	术后肿瘤大体或镜下残存
	术前肿瘤活检
Ⅳ期	血行转移（肾上腺除外），或淋巴结转移至腹盆腔以外
Ⅴ期	双侧肾脏肿瘤
	每侧肿瘤根据上述标准单独分期
	如Ⅴ期，亚分期Ⅱ期（右），亚分期Ⅰ期（左）

注：COG：Children's Oncology Group。

十一、治疗选择

（一）治疗原则

肾母细胞瘤对于放线菌素 D 等化疗药物及放射线均非常敏感，因此手术联合化疗和放疗是肾母细胞瘤治疗的基本原则，也是提高患儿生存率的基础。但是各种治疗手段如何更好地配伍，如何更合理地掌握化疗和放疗的时机、剂量以及疗程等，以达到最佳的疗效和最小的损伤，仍需不断深入研究。NWTS 和 SIOP 在合理选择治疗方案方面开展了一系列研究，主要研究结论见表 16-1-2[2-4,14-27]。

表 16-1-2　NWTS 和 SIOP 系列研究的结论

NWTS-1：Ⅰ期病变不需要术后放疗

长春新碱和放线菌素 D 联合应用比单独应用更有效

NWTS-2：Ⅰ期病变长春新碱和放线菌素 D 给药 6 个月和 15 个月的疗效相当

多柔比星可以提高晚期病变的 2 年无复发生存率

NWTS-3：11 周长春新碱和放线菌素 D 对Ⅰ期病变是有效的

Ⅱ期病变使用多柔比星没有获得益处

Ⅲ期病变合适的放疗剂量是 10Gy

预后良好组织类型Ⅳ病变使用环磷酰胺没有获益

NWTS-4：脉冲式给予放线菌素 D 和多柔比星可以减轻血液学毒性

Ⅱ～Ⅳ期病变化疗 6 个月就足够了

肿瘤破裂增加了局部复发的危险

NWTS-5：染色体 1p 和 16q 中杂合子的丢失可以预测预后良好病变的复发

年龄<2 岁、肿瘤<550 g、Ⅰ期、预后良好组织类型患者肾切除术后 2 年生存率 100%

SIOP-1：术前放疗和即刻手术的生存率相同

术前放疗能减少肿瘤破裂

术中肿瘤破裂患者的无复发生存率低

SIOP-2：术前采用放疗和放线菌素 D 与即刻手术相比可以减少肿瘤破裂的概率

SIOP-5：就预防肿瘤破裂而言，术前应用长春新碱和放线菌素 D 与放疗联合放线菌素 D 疗效相当

SIOP-6：Ⅰ期病变长春新碱和放线菌素 D 给药 17 周和 38 的疗效相当

Ⅱ期淋巴结阴性的患者没有放疗时复发率升高

SIOP-9：就肿瘤降期和肿瘤缩小而言，长春新碱和放线菌素 D 给药 4 周和 8 周的疗效相当

SIOP-93-01：Ⅰ期、中危、间变型肿瘤辅助化疗 4 周或 18 周的 2 年无事件生存率相同

目前采用的综合治疗方案多数是基于 NWTS 的研究结果，提倡尽早手术，多数情况下无需术前治疗，根据分期和组织学类型调整治疗方案。NWTS-5 推荐的治疗方案如表 16-1-3。

（二）手术治疗

手术是肾母细胞瘤达到局部控制的主要手段，同时精确的手术分期是至关重要的，因为经手术确定的肿瘤是否穿透肾包膜，是否有区域淋巴结转移等情况是确定下一步放疗和化疗的依据。在 NWTS-4 的一个回顾性研究中显示未进行淋巴结活检的患儿局部复发率升高，可以推测，这些患儿降低了分期，因而接受了非足够的治疗。另外通过手术分期可以预测患儿的预后。

尽管大部分肾母细胞瘤表现为大肿块，但通常手术是可以切除肿瘤的。通过手术不仅要尽可能完整切除肿瘤，还要对肿瘤的受累范围做出准确评估，这不仅包括原发肿瘤的直接受累区域，还包括明确肾门和腹主动脉旁淋巴结转移情况，有无腹膜种植，有无肾静脉和下腔静脉癌栓形成，对侧肾脏和肝脏有无病变等。

表 16-1-3　NWTS-5 治疗方案

组织类型和分期	化疗方案	放　疗
预后好组织类型		
Ⅰ～Ⅱ期	VCR/AMD 化疗 18 周	不放疗
Ⅲ～Ⅳ期	VCR/AMD/DOX 化疗 24 周	局限Ⅲ期行瘤床或腹部照射；转移灶放疗
局灶间变型		
Ⅰ期	VCR/AMD 化疗 18 周	不放疗
Ⅱ～Ⅳ期	VCR/AMD/DOX 化疗 24 周	瘤床或腹部照射；转移灶放疗
弥漫间变型		
Ⅰ期	VCR/AMD 化疗 18 周	不放疗
Ⅱ～Ⅳ期	VCR/DOX/CYCLO/ETOP 化疗 24 周	瘤床或腹部照射；转移灶放疗
肾透明细胞肉瘤		
Ⅰ～Ⅳ期	VCR/DOX/CYCLO/ETOP 化疗 24 周	瘤床或腹部照射；转移灶放疗
肾横纹肌样瘤		
Ⅰ～Ⅳ期	CARBO/ETOP/CYCLO 化疗 24 周	瘤床或腹部照射；转移灶放疗

注：AMD：放线菌素 D，CARBO：卡铂，CYCLO：环磷酰胺，DOX：多柔比星，ETOP：依托泊苷，VCR 长春新碱。

　　研究表明，如果淋巴结有转移，即使行淋巴结清扫术也不能改善预后，因此对于有淋巴结肿大并可疑转移者，只需切取淋巴结活检并放置银夹作为术后放疗的标志即可。有淋巴结受侵时分期则由Ⅱ期上升为Ⅲ期，因此获得淋巴结的病理证实是非常重要的。

　　肾母细胞瘤手术中肿瘤破裂的概率从 12%～33% 不等，NWTS-4 的研究显示手术中肿瘤破裂不论是局限在肾窝还是弥漫发生于腹膜腔都使局部的复发率升高，这就提示为避免手术中肿瘤破裂应选择合适的切口以便于完整地切除肿瘤。另外，对于手术切除有困难或肿瘤中心有大片坏死者为避免术中肿瘤的破裂，术前放疗或化疗可能是更好的选择，事实上 SIOP 的结果已经证实术前化疗可以明显减少术中肿瘤的溢出和破裂。对于肿瘤巨大直接侵犯肝脏或腹膜后结构而无法手术者也根据 SIOP 的结果可以行术前化疗以争取手术切除的机会，当然对于通过临床发现和影像检查诊断仍有可疑者，可以在 B 超或 CT 导引下行经皮肿瘤穿刺，以便在术前取得组织学的证实[14-15,17,21,23,25-27]。

　　SIOP 研究建议，尽管治疗前无组织学的证实，肾母细胞瘤患儿也可以行术前放疗或化疗，但这种方法有几个缺点，包括：①不能明确原发肿瘤为恶性，可能使部分患儿无为地接受了化疗或放疗；②造成肿瘤组织学的变化；③造成分期信息的丢失；④对一些特殊的组织类型（如肾横纹肌样瘤）造成不恰当的治疗。根据 NWTS 和 SIOP 的研究，在肾切除术前考虑为肾母细胞瘤的患儿，经手术后病理证实仍有 7.6%～9.9% 的概率为良性或其他恶性肿瘤。但是以下情况是公认的术前治疗和延期手术的指征：患儿为孤立肾、双肾肿瘤、肿瘤发生在马蹄肾，需要尽量保留正常肾组织和肾功能；病变广泛累及周围重要脏器，估计手术难以切除；患儿一般情况差，暂时难以耐受手术；腔静脉内癌栓达肝静脉水平或以上。化疗和放疗均可以达到使肿瘤缩小的目的，一般应首选长春新碱和放线菌素 D 的联合化疗，无反应者再加用放疗。延期手术的患儿，无论肿瘤是否完全切除，术后均应按Ⅲ期进行化放疗[25-27]。

　　复习在 NWTS-1、NWTS-2 和 NWTS-3 中治疗的患儿后发现，即使改变治疗的方案，对于在诊断时年龄小于 2 岁、肿瘤小于 550g 的预后很好的患儿而言并未改善预后，因此在 NWTS-5 中这些患儿仅仅接受手术治疗[2-4,21-23]。

（三）放射治疗

肾母细胞瘤的患儿处于发育阶段，放疗在提高疗效的同时也不可避免地引起放疗的并发症，因此要严格掌握放疗的适应证。

1. 放疗的时机 手术后放疗的时机选择是很重要的，有几个研究证实如果延迟术后开始放疗的时间超过术后10天会使腹部复发的危险性增加，其中复发与延迟治疗时间有关的患儿多数为不良组织类型。在 NWTS-1 和 NWTS-2 中，如果放疗延迟10天或更长则预后差。在 NWTS-3 和 NWTS-4 中，在1226例 Ⅱ~Ⅳ 期良好组织类型的患儿中分析发现，对于术后0~9天和至少术后10天开始放疗的两组患儿进行比较，结果发现两组在腹部复发率方面无差异。但在 NWTS-5 中建议：术后开始放疗的时间不要迟于术后第9天。早期放疗对切口愈合无明显影响[2-4,14-15,17,21,23]。

2. 放疗的靶区 局部区域的放疗野只需包括瘤床，瘤床定义为病变肾脏和整个肿瘤所在的区域。肿瘤的靶区要通过仔细复习术中所见、静脉肾盂造影、超声、CT 以及 MRI 等后来确定。射野的上界放在肾脏上极的水平，若肿瘤位于肾的下极则另外外放1cm的安全界即可，射野的下界充分包括肿瘤的下界并外放2cm。只有证实肿瘤有膈肌受侵时才将上界放在膈顶的水平。当右肾肾母细胞瘤有肝脏受侵时也需将肝脏原发受侵的区域包括在射野内。一般而言，靶区要包括整个椎体，既要考虑到包括对侧的腹主动脉旁淋巴链又要保护正常的肾脏。整个椎体接受相同剂量的照射后，椎体两侧的发育受到同样的抑制从而尽量避免脊柱侧凸的发生。射野的外侧界要包括腹壁（图16-1-1）。一般采用4~6MV X线，前后对穿野照射。

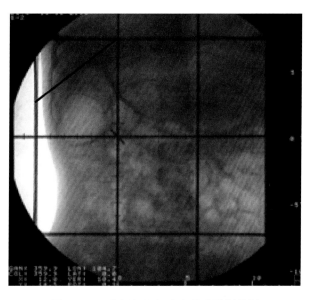

图 16-1-1 右侧肾母细胞瘤放疗设野举例

对于术前有腹腔内肿瘤破裂，术中肿瘤破裂并有广泛的肿瘤播散，广泛的腹腔肿瘤种植或巨大的腹腔内病变时照射野要包括整个腹腔。靶区要包括所有腹膜面，上界到膈肌水平，下界到盆腔（一般在闭孔的下缘），但要保护髋臼和股骨头。

全肺照射一定要充分包括双侧肺尖和肺的后下部分。射野一般上界到锁骨上区域，下界到腰1水平。双侧肩部应在射野之外。特别注意下界勿将未受累的肾脏包括在射野内。

有些临床情况需要同时进行全肺和腹部的照射，例如腹部间变性肾母细胞瘤合并有肺部转移，一些患儿可以采用一个大野照射，照射至12Gy后去掉全肺照射野，然后继续腹部照射。通常肺部和腹部是分别照射的，但要注意上下射野之间的适当间隔，以避免肝脏受到过量的照射，也要注意正常肾脏受到不必要的照射。

3. 腹部病变的放疗剂量 早期的资料认为，为了控制腹部病变建议局部放疗的剂量是 24~30Gy。在 NWTS-1 和 NWTS-2 中，放疗剂量根据年龄进行调整，剂量范围是 18~40Gy，复习这些研究显示：在 II 组和 III 组良好组织类型中总的腹部失败率是 2%~4%，各剂量组之间无明显的剂量-效应关系，在 18~20Gy、20~24Gy 和 24~40Gy 剂量组之间腹部复发的概率相同[2,3]。

在 NWTS-3 中，术后 III 期良好组织类型的患儿随机接受 10Gy 或 20Gy 的照射，结果显示：10Gy 组和 20Gy 组之间不论是总生存率还是无复发生存率均没有差异[4]。在 NWTS-5 中建议的放疗剂量是 10.8Gy，对于残留病变较大，直径大于 3cm 的患儿剂量追加到 21.6Gy。SJCRH 对于 III 期患儿术后放疗采用的剂量是 12Gy，结果对于 III 期良好组织类型和 IV 期良好组织类型患儿 2 年的无病生存率分别为 88% 和 71%，在所有 52 个患儿中腹部失败只有 3 例。在最近 SIOP 的研究中，局部区域放疗只用于术前化疗和肾切除术后 II 期存在高危因素以及 III 期的患儿，给予瘤床的剂量是 14.4~25.2Gy，包括必要时肿瘤局部区域的补量治疗[21,23]。

对于间变型肾母细胞瘤患儿综合治疗后即放疗联合多柔比星、放线菌素 D、长春新碱和环磷酰胺化疗后腹部复发率显著降低。但是间变型肾母细胞瘤患儿是否有放疗的剂量-效应关系还不清楚。由于在低剂量照射后出现放疗野内复发，有些学者推荐使用年龄调整剂量：小于 12 个月 12~18Gy，13~18 个月 18~24Gy，19~30 个月 24~30Gy，31~40 个月 30~35Gy，41 个月以上 35~40Gy。这样做不是因为年龄与剂量效应有关而是更担心在年幼的患儿中出现治疗引起的毒性反应。

（四）化学治疗

肾母细胞瘤是最早被发现对化疗敏感的小儿恶性实体瘤，也是目前对综合治疗疗效最好的小儿恶性实体瘤。有效的化疗药物除了早期发现的放线菌素 D（ACTD）、长春新碱（VCR）、多柔比星（ADM）和环磷酰胺（CTX）外，近年还报道了一些新的药物，如卡铂、异环磷酰胺和依托泊苷等对肾母细胞瘤也非常有效。目前常用的化疗方案有，VCR/AMD，VCR/AMD/DOX，VCR/DOX/CY-CLO/ETOP 等[28]。

十二、特殊类型肾母细胞瘤

（一）双侧肾母细胞瘤

V 期或双侧肾母细胞瘤的发生率是 4%~8%。其 2、5 和 10 年生存率分别为 83%、73% 和 70%。多数是同时发现有双侧肾脏的病变。和双侧视网膜母细胞瘤一样，每侧肾脏的病变范围是不同的，往往是一侧是较大的肿瘤，而对侧是散在结节样病变。不良组织类型占 10%，部分患儿双侧的组织类型不一致（如一侧为不良组织类型，另一侧为良好组织类型）。不良组织类型、诊断时年龄较大以及期别晚均是重要的不良预后因素。

双侧肾母细胞瘤患儿可采用多种治疗手段，治疗的目的不仅包括治愈疾病，而且还要保留肾脏的功能。总的策略是交替进行化疗和手术，最终达到成功地切除肿瘤并能够保留肾脏的功能。

双侧肾母细胞瘤患儿放疗的指征是根治性手术后病理提示一侧或双侧病变属于 III 期良好组织类型、II~III 期间变型或 I~III 期透明细胞肉瘤和横纹肌样瘤，或者是经过术前化疗和一次或两次手术治疗后仍不能彻底切除肿瘤者。对于后者，术前只要给予低剂量放疗即 12~16Gy 就可以使肿瘤充分缩小到可以手术切除。

非同时发生的双侧肾母细胞瘤较同时发生的双侧肾母细胞瘤的预后差。有作者认为预后差可能是由于非同时发生的双侧肾母细胞瘤实际上是肿瘤的复发转移而不是两个独立的病变。

（二）转移性肾母细胞瘤

对于 IV 期肾母细胞瘤在诊断时就发现肺转移的患儿，NWTS 的常规治疗是首先行肾切除，然后是术后化疗，酌情腹部放疗以及全肺放疗。IV 期肾母细胞瘤患儿腹部放疗的指征是腹部病变属于 III 期良好组织类型、Ⅱ~Ⅲ期间变型或Ⅰ~Ⅲ期透明细胞肉瘤和横纹肌样瘤。对于诊断时即在胸片上发现有肺转移者行肺部放疗是标准治疗。尽管早期的报告显示 16~18Gy 的剂量水平有良好的局部控制率，但是在最近的报道中发现采用每次 1.5Gy，总剂量为 12Gy 的放疗剂量时，对于肺转移病变的局部控制率也很好。如果肺受照射的体积不大，也可以针对残留病变加量至 30Gy。在 NWTS-3 中，Ⅳ期肾母细胞瘤良好组织类型合并肺转移者的 4 年生存率是 80%，Ⅳ期不良组织类型的 4 年生存率是 55%。

在 SIOP 新的计划中，Ⅳ期肾母细胞瘤首先进行术前化疗然后进行肾切除术。全肺放疗适用于化疗后肺部肿瘤未达到完全缓解以及转移瘤切除不彻底的患儿[26]。

那么全肺照射在Ⅳ期肾母细胞瘤患儿中是否必要呢？在一份英国儿童肿瘤组的研究中，Ⅳ期良好组织类型合并肺转移者如果化疗后肺转移灶完全消失则不做全肺放疗，39 个患儿中 35 个未进行全肺放疗，结果 6 年的无病生存率是 50%，总生存率是 65%。这个结果要比 NWTS 的结果差。在 SIOP 的研究中，36 例Ⅳ期良好组织类型肾母细胞瘤患儿首先接受了化疗，化疗后 36 个患儿中的 27 例肺部病变完全消失，6 个患儿通过手术切除了肺转移灶，只有 7 个患儿最终接受了全肺放疗，结果 5 年的无病生存率是 83%。可见对于Ⅳ期肾母细胞瘤肺转移者经过化疗后达完全缓解以及肺转移灶很小如 CT检查是阳性而胸片检查是阴性者可以考虑不予全肺放疗，但这有待临床研究进一步去证实[29]。

肝转移瘤也可以放疗，当病变广泛时可以首先全肝放疗，然后针对较大的病变局部补量照射，如果转移灶是局限性的，也可以采用局部照射。

十三、治疗的毒副作用

（一）畸形

在对幸存的肾母细胞瘤患儿的长期随访中发现，脊柱侧凸和肌肉骨骼异常的发生率在接受放疗组明显高于未接受放疗组。这是由于椎体或脊柱周围肌肉受到照射后引起的，对椎体或脊柱周围肌肉的不均匀和非对称性照射后即可引起畸形。Rate 等对 31 例在 1970~1984 年接受腹部放疗的肾母细胞瘤患儿追随他们后来骨骼的成熟情况。其中 10 例采用深部 X 线放疗，21 例采用兆伏级 X 线放疗，后者中最常见的畸形是肋骨发育不全（57%）和轻度的脊柱侧凸（48%）；而在前者中肋骨发育不全占50%，轻度的脊柱侧凸占 40%，重度的脊柱侧凸占 40%，20% 患儿肢体长度不一。另外的报道发现在24 例接受腹部放疗的患儿中 21 例（88%）出现不同程度的脊柱侧凸，其中多数患儿采用 ^{60}Co 治疗。

（二）妊娠情况

研究发现女性肾母细胞瘤患儿幸存者中，先兆临产、胎儿胎位不正、妊娠期缩短、出生时低体重的危险性与放疗的剂量直接相关，尤其在行腹盆腔大野放疗和高剂量放疗的患儿以上并发症发生的概率更高。

（三）治疗引起的第二恶性肿瘤

早期报道的肾母细胞瘤患儿治疗后 10 年累计发生第二恶性肿瘤的概率是 1%。近来更新的研究结果显示第二恶性肿瘤发生的概率明显增加，预期相对危险度为 8.4。患儿接受多柔比星化疗同时采用高剂量放疗时相对危险性最高[30]。

长期随访后发现在长期存活的肾母细胞瘤患儿中，有发生急性髓细胞白血病的危险，这可能与使用烷化剂和腹部放疗有关。

（四）发育异常

腹部放疗不仅可以引起坐位时的身高缩短还可以引起站立位时的身高缩短。这种影响对于在放疗时年龄更小的患儿更大，放疗的剂量越高，则对身高的影响越大。这是由于胸、腰椎体受照射后引起的，也与椎体周围的肌肉系统受到不对称的照射有关。

十四、预后

肾母细胞瘤的预后受到诸多因素的影响，包括肿瘤的组织学类型、临床病理学分期、有无淋巴结和血行转移、发病年龄等。另外，治疗方案也是影响预后的非常重要的因素[31-35]。NWTS-5 经过对治疗方案的进一步完善，使生存率也随之进一步提高（表 16-1-4)[21,23]。

表 16-1-4　NWTS-5 治疗结果

分　　期	4 年无复发生存（%）	4 年总生存（%）
预后好组织类型，无 1p 杂合子丢失		
Ⅰ期（<2 岁，瘤重<550g）	95.6	100
Ⅰ期（≥2 岁，瘤重≥550g）	94.2	98.4
Ⅱ期	86.2	97.7
Ⅲ期	86.5	94.4
Ⅳ期	76.4	86.1
Ⅴ期	64.8	87.1
局灶间变型		
Ⅰ期	67.5	88.9
Ⅱ期	80.0	80.0
Ⅲ期	87.5	100
Ⅳ期	61.4	71.6
Ⅴ期	76.2	87.5
弥漫间变型		
Ⅰ期	68.4	78.9
Ⅱ期	82.6	81.5
Ⅲ期	64.7	66.7
Ⅳ期	33.3	33.3
Ⅴ期	25.1	41.6
透明细胞肉瘤（5 年结果）		
Ⅰ期	100	100
Ⅱ期	86.8	97.3
Ⅲ期	73.8	86.9
Ⅳ期	35.6	45.0
肾横纹肌样瘤（NWTS1-5 的结果）		
Ⅰ期	–	33.3
Ⅱ期	–	46.9
Ⅲ期	–	21.8
Ⅳ期	–	8.4

参 考 文 献

1. 高解春，钱抱平，阎杰，等. 小儿恶性实体肿瘤的发病与治疗现状. 中华小儿外科杂志，1999，20（6）：325.
2. Beckwith JB, Palmer NF. Histopathology and prognosis of Wilms tumors: results from the First National Wilms' Tumor Study. Cancer, 1978, 41: 1937-1948.

3. D'Angio GJ, Evans AE, Breslow, et al. The treatment of Wilms' tumor: Results of the Second National Wilms' Tumor Study. Cancer, 1981, 47: 2302-2311.

4. D'Angio GJ, Breslow N, Beckwith JB, et al. Treatment of Wilms' tumor: Results of the Third National Wilms' Tumor Study. Cancer, 1989, 64: 349-360.

5. Hoglund M, Gisselsson D, Hansen GB, et al. Wilms tumors develop through two distinct karyotypic pathways. Cancer Genet Cytogenet, 2004, 150: 9-15.

6. Steenman M, Redeker B, de Meulemeester M, et al. Comparative genomic hybridization analysis of Wilms tumors. Cytogenet Cell Genet, 1997, 77: 296-303.

7. GetmanME, HousealTW, Miller GA, et al. Comparative genomic hybridization and its application to Wilms' tumorigenesis. Cytogenet Cell Genet, 1998, 82: 284-290.

8. Grundy RG, Pritchard J, Scambler P, et al. Loss of heterozygosity on chromosome 16 in sporadic Wilms' tumour. Br J Cancer, 1998, 78: 1181-1187.

9. Baird PN, Santos A, Groves N, et al. Constitutional mutations in the WT1 gene in patients with Denys-Drash syndrome. Hum Mol Genet, 1992, 1: 301-305.

10. Brenner B, Wildhardt G, Schneider S, et al. RNA polymerase chain reaction detects different levels of four alternatively spliced WT1 transcripts in Wilms' tumors. Oncogene, 1992, 7: 1431-1433.

11. Campbell CE, Huang A, Gurney AL, et al. Antisense transcripts and protein binding motifs within the Wilms tumour (WT1) locus. Oncogene, 1994, 9: 583-595.

12. Kreidberg JA, Sariola H, Loring JM, et al. WT-1 is required for early kidney development. Cell, 1993, 74: 679-691.

13. Li W, Kessler P, Yeger H, et al A gene expression signature for relapse of primary Wilms tumors. Cancer Research, 2005, 65: 2592-2601.

14. Green DM, Breslow NE, Beckwith JB, et al. Treatment outcomes in patients less than 2 years of age with small, stage I, favorable-histology Wilms' tumors: A report from the National Wilms' Tumor Study. J Clin Oncol, 1993, 11: 91-95.

15. Green DM, Breslow NE, Beckwith JB, et al. Treatment with nephrectomy only for small, stage I/favorable histology Wilms tumor. A report from the National Wilms Tumor Study Group. J Clin Oncol, 2001, 19: 3719-3724.

16. Tournade MF, Com-Hougue C, Voute PA, et al. Results of the sixth International Society of Pediatric Oncology Wilms tumor trial and study: A risk-adapted therapeutic approach in Wilms tumor. J Clin Oncol, 1993, 11: 1014-1023.

17. Green DM, Evans I, Moksness J, et al. The treatment of children with stage IV Wilms tumor. A report from the National Wilms Tumor Study Group. Med Pediatr Oncol, 1996, 26: 147-152.

18. Mitchell C, Morris Jones P, Kelsey A, et al. The treatment of Wilms' tumour: Results of the United Kingdom Children's Cancer Study Group (UKCCSG) second Wilms' tumour study. Br J Cancer, 2000, 83: 602-608.

19. Green D. The treatment of stages I ~ IV favorable histology Wilms' tumor. Journal of Clinical Oncology, 2004, 22: 1366-1372.

20. Tournade MF, Com-Hougue C, De Kraker J, et al. Optimal duration of preoperative therapy in unilateral and nonmetastatic Wilms' tumor in children older than 6 months: Results of the ninth International Society of Pediatric Oncology Wilms tumor trial and study. J Clin Oncol, 2001, 19: 488-500.

21. Green D, Breslow N, Beckwith JB, et al. Comparison between single-dose and divided dose administration of dactinomycin and doxorubicin for patients with Wilms'tumor: A report from the National Wilms' Tumor Study Group. J Clin Oncol, 1998, 16: 237-245.

22. Jereb B, Tournade MF, Lemerle J, et al. Lymph node invasion and prognosis in nephroblastoma. Cancer, 1980, 45: 1632-1635.

23. Green DM, Beckwith JB, Breslow NE, et al. The treatment of children with stages II ~ IV anaplastic Wilms' tumor: A report from the National Wilms' Tumor Study Group. J Clin Oncol, 1994, 12: 2126-2131.

24. Pritchard J, Imeson J, Barnes J, et al. Results of the United Kingdom Children's Cancer Study Group First Wilms'Tumor Study. J Clin Oncol, 1995, 13: 124-133.

25. Godzinski J, Tournade MF, de Kraker J, et al. Rarity of surgical complications after postchemotherapy nephrectomy for

nephroblastoma. Experience of the International Society of Paediatric Oncology Trial and Study "SIOP-9". Eur J Pediatr Surg, 1997, 7：1-4.

26. Jereb B, Burgers MVJ, Tournade MF, et al. Radiotherapy in the SIOP（International Society of Pediatric Oncology）nephroblastoma studies：A review. Med Pediatr Oncol, 1994, 22：221-227.

27. Graf N, TournadeMF, de KrakerJ. The role of preoperative chemotherapy in the management of Wilms' tumor. The SIOP studies. International Society of Pediatric Oncology. Urol Clin North Am, 2000, 27：443-454.

28. Kalapurakal JA, Dome JS, Perlman EJ, et al. Management of Wilms' tumour：current practice and future goals. Lancet Oncol, 2004, 5：37-46.

29. De Kraker J, Lemerle J, Voute PA, et al. Wilms' tumor with pulmonary metastases at diagnoses：The significance of primary chemotherapy. J Clin Oncol, 1990, 8：1187-1190.

30. Neglia JP, Friedman DL, Yasui Y, et al. Second malignant neoplasms in five-yearsurvivors of childhood cancer：Childhood Cancer Survivor Study. J Natl Cancer Inst, 2001, 93：618-629.

31. Mertens AC, Yasui Y, Neglia JP, et al. Late mortality experience in five-year survivors of childhood and adolescent cancer：The Childhood Cancer Survivor Study. J Clin Oncol, 2001, 19：3163-3172.

32. Egeler RM, Wolff JE, Anderson RA, et al. Longterm complications and post-treatment follow-up of patients with Wilms' tumor. Semin Urol Oncol, 1999, 17：55-61.

33. Romão, R., Salle, J., Shuman, C. et al. Nephron sparing surgery for unilateral Wilms tumor in children with predisposing syndromes：single center experience over 10 years. J Urol（4 Suppl.）, 2012, 188：1493-1498.

34. Green, D. The evolution of treatment for Wilms tumor. J Pediatr Surg, 2013, 48：14-19.

35. Jairam, V., Roberts, K. and Yu, J. Historical trends in the use of radiation therapy for pediatric cancers：1973-2008. Int J Radiat Oncol Biol Phys, 2013, 85：151-155.

第二章　视网膜母细胞瘤

易俊林

一、一般情况

视网膜母细胞瘤是儿童最常见的眼内恶性肿瘤，属神经上皮源性肿瘤，可发在单眼或双眼视网膜的有核细胞层[1,2]。该肿瘤的发生无种族、性别或左右眼差异。65%~80%的视网膜母细胞瘤是单侧的。患儿一般在出生后 2~4 个月到 7 岁被诊断出来，大多数在 3 岁以内被诊断[3]。

二、遗传学和分子生物学特点

视网膜母细胞瘤的遗传学和分子生物学特征的认识经历了一个很长的过程。1972 年 Knudson 等[4~6]提出了一个简单的双突变模型来解释视网膜母细胞瘤发生，在此后近 30 年，他的这一理论得到认识和证实。该理论认为家族性的视网膜母细胞瘤患儿先有胚胎细胞突变的基因，在一个随机的体细胞突变事件后，视网膜母细胞瘤基因（Rb 基因）的双等位基因均发生改变，从而导致家族性视网膜细胞瘤的发生；而散发的视网膜细胞瘤患儿的双等位基因的突变是两个独立的体细胞突变事件导致双等位基因的突变所致。1986 年 Friend 等[7,8]克隆出抑癌基因 RB1；随后，对 RB 基因的功能进行了广泛的研究，Rb 基因位于 13q14，RB 基因是抑癌基因，编码一个 928 个氨基酸的核蛋白，RB 蛋白的作用机制是转录调节因子，参与细胞周期调控，RB 蛋白与转录因子 E2F 结合形成复合物，下调许多促进细胞通过 G1 期基因的表达，如：c-myc，c-myb 等，通过这个途径，RB 蛋白抑制细胞复制。当 RB 蛋白磷酸化后，E2F 离开 pRB 的结合部位，从而促进细胞分化。如果 RB 基因缺失，细胞分化就失去控制力量，导致肿瘤形成[9]。

以前的儿童放射肿瘤学家接受的教育是视网膜母细胞瘤是常染色体显性遗传性疾病，约 80%~90% 的外显率[1,10]。现在证实这种说法是不正确的。视网膜母细胞瘤是一种常染色体隐性遗传病，只有在两个等位基因都发生突变（双击模型）时，肿瘤才会发生[4~6]。事实上，在遗传性的单个等位基因缺失时，另一个等位基因的突变是很常见的，这就是导致先前认为视网膜母细胞瘤是显性遗传的原因。

视网膜母细胞瘤既可以从患病的双亲那里获得遗传性的，也可以是散发突变所致[11]。尽管大多数视网膜母细胞瘤是散发病例，仍有约 25%~40%是家族遗传性的。遗传性的通常是多灶性的或多累及双眼，而且发病年龄通常比散发性的小。

在所有新发病例中，大约 10%有家族史，患儿大多是双侧眼受累；其余 90%没有家族史的患儿中，20%~30%是遗传性的，常累及双侧眼，其余 65%~80%累及单侧眼如图 16-2-1 所示[12]。

三、诊断

视网膜母细胞瘤最常见的症状为斜视和白瞳症（leukocoria）[3,13]，白瞳症俗称猫眼症，最常被发

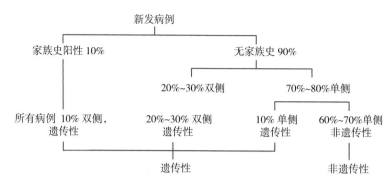

图 16-2-1　视网膜母细胞瘤病眼的分布及与遗传性的关系

现的情况是在给儿童用闪光灯照相时。通常，采用闪光灯照相时，光线通过瞳孔和巩膜后反射回来的光线在相片上呈现红眼现象（现在的照相机都有防红眼的功能，就是这个道理）；而比较大的视网膜母细胞瘤，或者由于视网膜瘤造成视网膜脱离的情况下，反射回来的光线就会使照片上的瞳孔呈现白色，有这种情况的时候，应该引起注意。这种现象在眼科医师给有家族史的儿童或常规筛查时，通过手持眼底镜也可以发现。

当肿瘤长大到一定程度时，会导致视网膜剥离，眼底出血，视力下降，突眼，斜视等体征和相关症状。

在体格检查时，眼底镜可以发现视网膜上隆起的白色、黄白色或红白色肿块和扭曲的供血血管。肿瘤细胞还可以从大块肿瘤上脱落下来种植到眼球的玻璃体内。

视网膜图示和照片以及文字描述，在诊断和描述肿瘤是单发或是多灶性的以及他们的位置时是最常用的方式。

眼部超声对判断肿瘤位置和大小是非常有用的。用超声测定角膜到晶体后缘的距离，在照射野设计的时候非常有帮助。

眼部 CT/MRI 检测（包括头部）评价肿瘤是否有钙化，肿瘤侵犯范围，是否有颅内受侵，是否合并有松果体肿瘤等

局限于眼眶的视网膜母细胞瘤出现脑脊液阳性和骨髓阳性的概率很低，一般无必要行脑脊液和骨髓穿刺检查。对于已经有颅内受侵，眶骨破坏，视神经受侵等的局部晚期患者易出现远地转移；或者已有远地转移的患者，行脑脊液和骨髓穿刺/骨扫描检查，以确定是否有受累。

四、大体形态评价

视网膜母细胞瘤有 4 种生长模式：

内生型，从视网膜向玻璃体生长，大肿瘤块突入玻璃体内。这种肿瘤脆性很高，通常从大肿块上脱落的肿瘤细胞会在玻璃体内形成卫星病灶，通常称之为玻璃体种植；也可以弥漫性受侵，有人称之为暴风雪效应。

外生型，肿瘤起源于视网膜的外层，在脱落的视网膜下方向脉络膜生长。被挤压的肿瘤可能种植在视网膜的色素上皮并且破坏和长入脉络膜层。

弥漫斑块型，与常见的大体形态类型不一样，在视网膜上弥漫和隐匿生长，不形成可以检查到的肿块。

混合型，内生和外生两种情形同时出现。

五、分期

分期应该满足两个要求，第一，反应预后，这是所有分期系统应该具备的；对视网膜母细胞瘤而言，一个非常重要的目标是，如何能够保留受累眼的视力，因此，第二要求是，反映保留视力的可能性。

目前没有统一的 UICC/AJCC TNM 分期。应用最广的是 Algernon Reese 和 Robert Ellsworth 等提出的分期（表 16-2-1），这种分期虽然在反应预后方面不甚理想，但在决定是否能给予保守治疗以保存视力方面很有帮助。除此之外，还有两种分期系统试图反应预后及肿瘤侵犯范围，其中，St Jude 儿童研究医院（SJCRH）分类[3] 应用稍微广泛些（表 16-2-2）。

表 16-2-1　Reese-Ellsworth 分期系统

分　期	定　义
Ⅰ 期	预后非常好
	A. 单个肿瘤，直径小于 4 个视盘直径，或者肿瘤位于赤道后方
	B. 多个肿瘤，所有肿瘤直径均小于 4 个视盘直径，均在赤道或赤道后方
Ⅱ 期	预后好
	A. 单个肿瘤，直径为 4~10 个视盘直径，在赤道上或赤道后方
	B. 多发肿瘤，直径为 4~10 个视盘直径，在赤道上或赤道后方
Ⅲ 期	预后欠佳
	A. 任何在赤道前方的肿瘤
	B. 单个肿瘤，直径>10 视盘直径，在赤道后方
Ⅳ 期	预后不好组
	A. 多发肿瘤，部分直径>10 个视盘直径
	B. 任何超过视网膜齿状缘的肿瘤
Ⅴ 期	预后极差组
	A. 侵犯超过一半视网膜的巨大肿瘤
	B. 玻璃体种植

表 16-2-2　St Jude 儿童研究医院分期系统

分　期	定　义
Ⅰ 期	肿瘤局限于眼球内
	Ⅰ$_a$　视网膜肿瘤，单发或多发
	Ⅰ$_b$　肿瘤侵犯巩膜筛板
	Ⅰ$_c$　肿瘤侵犯葡萄膜层
Ⅱ 期	肿瘤局限于眼眶
	Ⅱ$_a$　眼眶肿瘤
	Ⅱ$_{a1}$　巩膜上有散在的肿瘤细胞
	Ⅱ$_{a2}$　眼眶受侵
	Ⅱ$_b$　视神经受侵
	Ⅱ$_{b1}$　肿瘤侵犯到视神经断端
	Ⅱ$_{b2}$　肿瘤侵犯视神经断端以远
Ⅲ 期	颅内转移
	Ⅲ$_a$　脑脊液阳性
	Ⅲ$_b$　中枢神经系统内有占位病变
Ⅳ 期	血型转移
	Ⅳ$_a$　骨髓受侵
	Ⅳ$_b$　颅面骨破坏，伴或不伴骨髓受侵
	Ⅳ$_c$　其他器官受侵

六、治疗

总的治疗原则：争取根治，保存视力。眼球摘除术只能用在已经失明的患眼，或者其他治疗手段无法保存视力的时候。这一原则无论是对单眼受累还是双眼受累的患儿来讲都是应该遵守的。

早在1809年，James Wardrop 等[14]提出了视网膜母细胞瘤的诊断并将眼球摘除术作为其标准治疗手段，到了1900年左右，视网膜母细胞瘤对放射治疗敏感的特性被发现，Stallard 等[15]人开始对放射治疗在视网膜母细胞瘤治疗中的作用进行了开创性的探索，放射治疗成为视网膜母细胞瘤治疗的主要手段。到了1990年，由于对放射治疗所导致的并发症尤其是第二原发癌的认识，人们开始探索化疗在视网膜母细胞瘤治疗中的作用，诱导化疗+局部治疗在视网膜母细胞瘤的治疗中取得了一定的进展，但仍然不能作为单一治疗手段[16~19]。

（一）眼球摘除术

适应证：①已失明的单侧患眼；②已失明的双侧患眼；③双眼患病，一侧眼失明，可以摘除失明眼球；④单侧或双侧患病，合并有青光眼及虹膜炎并且视力丧失；⑤局部复发肿瘤，且不能被保守手段保存视力者。

（二）眶内容物剜除术

摘除眼球，眼外肌，眼睑，视神经和眶内脂肪组织。适应证：局部广泛浸润，肿瘤破坏眼球及周围组织，通常在眶内容物剜除术后给予放射治疗和全身化疗。

（三）局部治疗

视网膜母细胞瘤的局部治疗有4种手段：冷冻治疗，光凝固治疗，激光热疗，放射性敷贴治疗。

直到20世纪90年代，许多医师认为，视网膜母细胞瘤的局部治疗只有在患者有条件密切随诊、接受多次局部治疗并且在必要时能够接受外照射放疗时才能采用。因为在双眼受累的患儿中，平均有5个以上的小肿瘤病灶，而且这些病灶可以先后发生，可以在首次成功治疗先发病灶后数月之久出现。

目前这一看法有很大变化，随着全身化疗的应用，局部治疗手段也应用于多发病灶患者[20,21]。

（四）体外放射治疗

当肿瘤是多灶性或者靠近黄斑或视神经且患眼尚有视力时，上述局部治疗手段就显得不合适了，眼球摘除术也不宜采用。在这种情况下，通常采用外照射或全身化疗+局部治疗手段。这种治疗手段对大肿瘤合并有玻璃体种植也合适。

1. 体位固定和麻醉　体位固定和麻醉对视网膜母细胞瘤患儿来讲非常重要，因为，大多数患儿的年龄小，难以在清醒状态下配合治疗。当用热塑膜固定时，应该在眼球处开窗，以便观察照射野是否正确。另外，氯胺酮麻醉可引起眼球水平震颤，如果晶体或角膜需要用挡块遮挡，要求眼球保持稳定时，不要采用氯胺酮麻醉。

2. 照射技术　常规技术条件下的外照射方案。常规照射技术采用一前和一侧野的照射放射，通过挡块保护角膜和晶体，采用电子线与光子线合用，通过治疗计划调整剂量比，使照射野获得较好的剂量分布。

现阶段应该尽量采用（调强）适形放射治疗或质子（重粒子）治疗比较符合现代放射治疗学的原则和技术水准。Krengkli 等[22]针对不同部位的视网膜母细胞瘤，在质子治疗的条件下的射野设计，结果显示采用三维适形的质子照射技术，假定肿瘤在正后方，鼻侧，颞侧等不同部位，给予 GTV 46GyE，CTV 40GyE 的剂量。调整眼球位置（正视前方，向内看，向外看），所设计的治疗计划均能够给予 GTV，CTV 比较均一的剂量，并且能够很好地保护晶体和眼眶骨的生长中心，从而避免发育畸形及放射诱导的第二原发肿瘤，眼球向内看，给予前斜野照射时能够更好地保护眶骨，只照射到一个骨生长中心（图16-2-2~图16-2-5）。

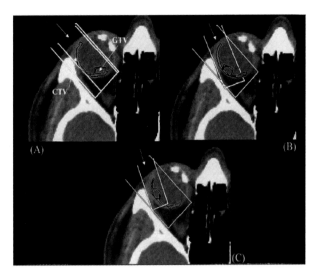

图 16-2-2 肿瘤位置及 GTV，CTV 及前外侧射野

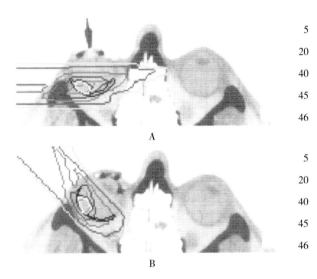

图 16-2-3 颞侧肿瘤，眼球向内看，侧野与前外侧斜野剂量分布比较

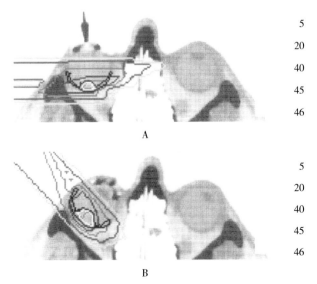

图 16-2-4 球后肿瘤，眼球向内看，侧野与前外侧斜野剂量分布比较

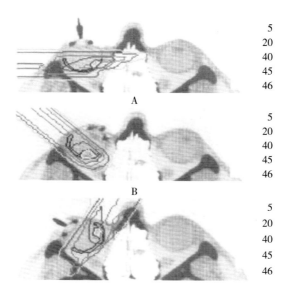

图 16-2-5　鼻侧肿瘤、眼球向内和外看，侧野与前外侧斜和前内侧斜野剂量分布比较

　　Lee 等[23]比较了三维适形，调强放射和质子放射治疗在视网膜母细胞瘤治疗中的剂量分布特点，结果显示质子放射治疗计划获得了最好的肿瘤靶区涵盖和眼眶骨保护，大于 5Gy 照射的眶骨体积在质子治疗，三维适形，调强放射治疗条件下分别为 10%，25%，和 69%；三维适形条件下采用单侧野，前斜野挡晶体，前斜野不挡晶体时，大于 5Gy 照射的眶骨体积分别为 41% 51% 和 65%。电子线照射野仅次于质子照射技术。

　　3. 照射范围　多数医师认为应该在考虑正常组织耐受性的情况下给予患眼整个视网膜原基和玻璃体一个均匀而且根治剂量的照射，因为亚临床病灶有可能存在在未成熟的视网膜内。有以下 5 点支持这一观点：

　　（1）视网膜母细胞瘤患儿的整个视网膜细胞均具有发生肿瘤的潜在可能性。

　　（2）肿瘤玻璃体种植时常发生。

　　（3）视网膜母细胞瘤通常是多灶（中心）性的。

　　（4）肿瘤可能沿视网膜下腔隙播散。

　　（5）视网膜的发育分化进程是从后向前，从上向下发展的。

　　4. 剂量　文献中报道的剂量分割模式，剂量水平以及剂量-效应关系非常不一致。大多数作者认为应该采用常规分割模式，总剂量水平在 40~45Gy 左右，同时应该参考不同年龄患儿正常组织的耐受剂量，尤其是在采用常规照射技术时候。近年来，由于化疗的进展和应用，在化疗诱导后的巩固放疗时，总剂量要相对降低，有文献报道在这种情况下采用的总剂量 26Gy。如果肿瘤对诱导化疗无效，放射治疗的剂量应该在 40~45Gy。

　　（五）化疗在视网膜母细胞瘤治疗中的作用

　　化疗不能作为单一治疗手段用在局限于眼球的视网膜母细胞瘤的治疗[24]。主要用于化疗加局部治疗[20,21,25,26]；或者诱导化疗后，如果有效，降低巩固放疗的放射治疗剂量，以减轻放射治疗对视网膜，视神经，骨骼发育的影响[25]。

　　常用的化疗方案为卡铂+Vp16+长春新碱的方案。

　　（六）晚期损伤和效应

　　主要包括第二原发肿瘤，白内障，眼眶发育不良，面部发育畸形等。

1. 第二（非视器）原发肿瘤 遗传性视网膜母细胞瘤死于第二原发肿瘤的概率比非遗传性的高很多，相对危险度3.8。在长期存活的遗传性视网膜母细胞瘤患儿中，第二原发肿瘤的发生随时间延长而增加，平均潜伏期为15年。治疗后10年，发生率为10%；治疗后20年，发生率20%；治疗后30年，发生率25%；治疗后50年，发生率51%。照射野内最常见的第二原发肿瘤是骨肉瘤，纤维肉瘤和其他梭形细胞肉瘤。照射野以外最常见的第二原发肿瘤为骨肉瘤，软组织肉瘤，黑色素瘤，甲状腺癌等[27]。

2. 白内障 采用放射治疗导致白内障的发生率比较高，文献报道在26%~85%之间。白内障可以通过手术摘除并且能纠正视力。

3. 眼眶和面骨发育畸形 由于受到放射治疗时，患儿处在生长发育过程中，眶骨和颅面骨的生长和发育受到影响，以致出现畸形如眼裂小，马鞍鼻等。

4. 视野缺损 在长期存活的患者中，会出现各种各样的视野缺损，这与肿瘤的位置，大小，治疗方式有关[28]。

5. 泪腺萎缩和角膜炎 由于泪腺受到照射，许多患儿的泪腺分泌减少，导致眼干，进而容易发生角膜炎。由于眼干而发生角膜炎的概率文献报道从10%~28%不等。

七、预后

Schlienger等[29]报道了111例视网膜母细胞瘤的疗效，总的5、10、20和30年生存率分别为75%、70%、63%和55%。Abramson等[30]报道了63例Reese-Ellsworth Vb期患者，首次治疗为外照射的患者情况，49.2%的患者肿瘤控制，41.3%肿瘤复发，12.7%出现新肿瘤，52.4%有视觉并发症。1年和10年视力保存率分别为81.4%和53.4%。

容易出现远地转移的危险因素：视网膜母细胞瘤的治疗是现代医学成功的范例，诊断水平的提高（得益于间接眼底镜，眼球超声和眼部CT/MRI等技术的应用），以及早期发现，早期治疗使得远地转移的发生率下降到10%左右。从临床特征来看，葡萄膜，眼眶和视神经受侵是预示远地转移的最重要的因素，双侧以及诊断延误也是重要因素。Kopelman等[31]分析了361例接受眼球摘除术的视网膜母细胞瘤患者远地转移的情况，结果显示如表16-2-3。遗传学研究提示遗传性视网膜母细胞瘤容易发生远地转移[2]。

表 16-2-3　多因素逻辑回归分析提示远地转移的因素（361 例分析）

危险因素	多因素 Odds Ratio	P
侵犯葡萄膜	1.8	>0.05
巩膜	3.9	<0.05
眼眶	21.6	<0.01
视神经		
切除	3.8	<0.01
未切除	8.7	<0.01
白内障	2.2	<0.05
双侧	2.9	<0.01
诊断延误	2.5	<0.05

参 考 文 献

1. Cowell JK, Hungerford J, Jay M, et al. Retinalblastoma-clinical and genetic aspects: a review. J R Soc Med, 1987,

81：220-223.

2. Finger PT, Harbour JW, Karcioglu ZA. Risk factors for metastasis in retinoblastoma. Surv Ophthalmol, 2002, 47：1-16.

3. Halperin EC, Kirkpatrick JP. Retinoblastoma, 2005.

4. Knowles MA. Molecular genetics of bladder cancer: pathways of development and progression. Cancer Surv, 1998, 31：49-76.

5. Knudson AG. Hereditary cancer, oncogenes, and antioncogenes. Cancer Res, 1985, 45：1437-1443.

6. Knudson AG. Two genetic hits (more or less) to cancer. Nat Rev Cancer, 2001, 1.

7. Dryja TP, Friend S, Weinberg RA. Genetic sequences that predispose to retinoblastoma and osteosarcoma. Symp Fundam Cancer Res, 1986, 39：115-119.

8. Friend SH, Bernards R, Rogelj S, et al. A human DNA segment with properties of the gene that predisposes to retinoblastoma and osteosarcoma. Nature, 1986, 323：643-646.

9. Classon M, Harlow E. The retinoblastoma tumour suppressor in development and cancer. Nat Rev Cancer, 2002, 2：910-917.

10. Donaldson SS. Elbert PR, Lee WH. Retinoblastoma. In: Pizzo PA, Poplack DG, eds. Principle and Practice of pediatric oncology. Philadelphia: JB Lippincott, 1993, 683-696.

11. Cavenee WK, Hansen MF, Nordenskjold M, et al. Genetic origin of mutations predisposing to retinoblastoma. Science, 1985, 228：501-503.

12. Brantley MA, Jr., Harbour JW. The molecular biology of retinoblastoma. Ocul Immunol Inflamm, 2001, 9：1-8.

13. Amendola BE, Markoe AM, Augsburger JJ, et al. Analysis of treatment results in 36 children with retinoblastoma treated by scleral plaque irradiation. Int J Radiat Oncol Biol Phys, 1989, 17：63-70.

14. Albert DM. Historic review of retinoblastoma. Ophthalmology, 1987, 94：654-662.

15. Stallard HB. Irradiation of retinoblastoma (glioma retinae). Lancet, 1952, 1：1046-1049.

16. Shields CL, Mashayekhi A, Cater J, et al. Chemoreduction for retinoblastoma. Analysis of tumor control and risks for recurrence in 457 tumors. Am J Ophthalmol, 2004, 138：329-337.

17. Gallie BL, Budning A, DeBoer G, et al. Chemotherapy with focal therapy can cure intraocular retinoblastoma without radiotherapy. Arch Ophthalmol, 1996, 114：1321-1328.

18. Harbour JW. What is the best treatment for retinoblastoma? Am J Ophthalmol, 2004, 138：471-473.

19. Kingston JE, Hungerford JL, Madreperla SA, et al. Results of combined chemotherapy and radiotherapy for advanced intraocular retinoblastoma. Arch Ophthalmol, 1996, 114：1339-1343.

20. Wilson MW, Haik BG, Liu T, et al. Effect on ocular survival of adding early intensive focal treatments to a two-drug chemotherapy regimen in patients with retinoblastoma. Am J Ophthalmol, 2005, 140：397-406.

21. Shields CL, Meadows AT, Leahey AM, et al. Continuing challenges in the management of retinoblastoma with chemotherapy. Retina, 2004, 24：849-862.

22. Krengli M, Hug EB, Adams JA, et al. Proton radiation therapy for retinoblastoma: comparison of various intraocular tumor locations and beam arrangements. Int J Radiat Oncol Biol Phys, 2005, 61：583-593.

23. Lee CT, Bilton SD, Famiglietti RM, et al. Treatment planning with protons for pediatric retinoblastoma, medulloblastoma, and pelvic sarcoma: how do protons compare with other conformal techniques? Int J Radiat Oncol Biol Phys, 2005, 63：362-372.

24. Gombos DS, Kelly A, Coen PG, et al. Retinoblastoma treated with primary chemotherapy alone: the significance of tumour size, location, and age. Br J Ophthalmol, 2002, 86：80-83.

25. Chantada GL, Fandino AC, Raslawski EC, et al. Experience with chemoreduction and focal therapy for intraocular retinoblastoma in a developing country. Pediatr Blood Cancer, 2005, 44：455-460.

26. Schiavetti A, Hadjistilianou T, Clerico A, et al. Conservative therapy in intraocular retinoblastoma: response/recurrence rate. J Pediatr Hematol Oncol, 2005, 27：3-6.

27. Aerts I, Pacquement H, Doz F, et al. Outcome of second malignancies after retinoblastoma: a retrospective analysis of 25 patients treated at the Institut Curie. Eur J Cancer, 2004, 40：1522-1529.

28. Abramson DH, Melson MR, Servodidio C. Visual fields in retinoblastoma survivors. Arch Ophthalmol, 2004, 122：1324-1330.

29. Schlienger P, Campana F, Vilcoq JR, et al. Nonocular second primary tumors after retinoblastoma：retrospective study of 111 patients treated by electron beam radiotherapy with or without TEM. Am J Clin Oncol, 2004, 27：411-419.

30. Abramson DH, Beaverson KL, Chang ST, et al. Outcome following initial external beam radiotherapy in patients with Reese-Ellsworth group Vb retinoblastoma. Arch Ophthalmol, 2004, 122：1316-1323.

31. Kopelman JE, McLean IW, Rosenberg SH. Multivariate analysis of risk factors for metastasis in retinoblastoma treated by enucleation. Ophthalmology, 1987, 94：371-377.

第三章　神经母细胞瘤

王维虎

一、概述

神经母细胞瘤是儿童中最常见的原发于颅外的实体瘤，也是婴儿最常见的恶性肿瘤[1]。其行为特点是临床表现的明显异质性。最近有关基因和生物学研究的结果，有助于加深我们对这种肿瘤的生物学行为的了解和治疗策略的选择，从而提高治疗的疗效，减少治疗的毒副作用。

二、流行病学

在美国，从出生到 15 岁，神经母细胞瘤总的发生率为 10.3/百万·年，在 15 岁以下的儿童肿瘤中，神经母细胞瘤约占 10%，是继白血病、脑瘤、淋巴瘤之后第 4 位最常见的儿童恶性肿瘤。90% 的神经母细胞瘤患者是 10 岁以前被诊断的。男性发病率略高于女性，诊断时中位年龄为 22 个月[2]。

流行病学研究表明，胎儿暴露于利尿剂、镇静剂、激素、苯妥英、酒精和烟草中可能增加神经母细胞瘤患病的风险。

三、分子生物学

MYCN 扩增是第一个也是目前广为接受的能判断神经母细胞瘤预后的标志物。MYCN 的扩增与病期晚及预后差相关，30%~40% 的晚期神经母细胞瘤有 MYCN 的扩增，而早期或 IVS 病变中这 比例仅有 5%~10%[3,4]。

检测 DNA 倍体也是判断神经母细胞瘤患者化疗敏感性的重要方法。患者是超二倍体状态时往往有好的预后。Look 等描述了 23 例不能手术的神经母细胞瘤患儿，其中 17 例患者为超二倍体状态，15 例患者化疗后获得完全缓解，2 例部分缓解，6 例二倍体的患者无一例获得缓解[5]。

神经母细胞瘤患者通常还会出现特定的染色体缺失，原发肿瘤中 1 号染色体短臂缺失的发生率为 30%~50%，通常缺失出现在 1 号染色体 1p36 区域的远端。大约 70% 的晚期神经母细胞瘤患者有 1p 的缺失。染色体 1p 的缺失与 MYCN 扩增明显相关，同时也是预后不良的因素[6]。

近期在神经母细胞瘤患者的肿瘤标本中还发现了染色体 11q 杂合子的缺失，可见于约 40% 的患者。染色体 11q 不均衡的缺失与预后不良相关，同时与 MYCN 的扩增负相关。

除遗传物质的增加或缺失，其他有预后指示意义的基因还包括神经生长因子受体的表达、端粒酶活性以及涉及侵袭和转移的基因等。

四、病理学

神经母细胞瘤起源于外周交感神经系统的胚胎神经嵴细胞，是一种小圆形细胞。根据其胚胎神经嵴的交感神经元分化情况，神经母细胞肿瘤典型的组织学亚型包括神经母细胞瘤、神经节母细胞瘤、神经节瘤，这反映了不断成熟和分化的一种趋势。神经母细胞瘤细胞很小，而且大小均一，细胞核密集浓染，胞质少。细胞之间被细纤维或纤维束分隔，可见坏死和钙化。多数病例可见神经走行。神经节瘤具有成熟的神经节细胞、神经走行、Schwann 细胞，并且有更多的纤维成分。神经节瘤或神经节母细胞瘤的患者通常肿瘤局限，有较好的生物学特点。有 3 个系统被认为可以评估病理对预后的影响：Shimada 分类、Joshi 分类、国际神经母细胞瘤病理协会分类。国际神经母细胞瘤分类很大程度上依赖于 Shimada 分类，并且目前在世界范围内已经被广泛应用于临床[27,28]。

五、临床表现和诊断

神经母细胞瘤最早出现的症状和体征可能是可触及的腹部肿块，通常较大、固定、形态不规则并越过中线。单侧的颈部肿块通常会引起 Horner's 综合征和其他脊髓压迫症，胸部病变或位于肝顶部的转移病灶可以压迫膈肌引起呼吸困难，盆腔肿块会引起小肠或膀胱功能障碍。儿茶酚胺增加导致的临床表现有潮红、多汗、苍白、头痛、高血压等。约 60% 神经母细胞瘤患者在出现临床症状时就会发生淋巴或血行转移，从而出现相应的表现。

神经母细胞瘤的诊断评估方法包括影像学检查、实验室检查等，目的在于确定疾病范围、预后及肿瘤相关的标志物。通常采用普通 X 线、CT 和 MRI 检查原发肿瘤，肾上腺原发神经母细胞瘤典型的表现是肾上腺软组织肿块中有钙化。胸腔中的病变，采用 X 线平片就可能发现后纵隔的肿块，但无论是胸腔还是腹腔中的病变，采用 CT 或 MRI 都有助于判断是否有淋巴结转移或脊髓侵犯。

针对骨转移的检查包括[123]I-聚苯碘胍（[123]I-MIBG）扫描和锝放射性核素扫描，同时应考虑传统的 X 线片检查[7,8]。

PET 扫描是一项较新的技术，它在明确肿瘤性质方面可作为 MIBG 的补充。几项研究表明 PET 扫描有时甚至能发现 MIBG 阴性的病变[9]。

年龄较大的儿童，由于肝转移病变通常为结节性或局限性的，因此应采用超声、CT 或肝核素扫描来进行评估。而在婴儿中肝部病变通常为弥漫性，很难被影像学检查所发现，因此，有作者推荐在婴儿患者中可采用肝活检来诊断有无肝转移。诊断神经母细胞瘤时肺转移很少见，但复发后约有 7% 的患者 CT 扫描可发现肺转移。

80%~90% 有转移性病变的患者均有骨髓病变，因此应常规进行骨髓穿刺活检。

90% 的神经母细胞瘤患者会有高水平或异常的儿茶酚胺（或其代谢产物）的产生、分泌、分解，儿茶酚胺及其代谢产物可在尿液中检测到，其中包括去甲肾上腺素、香草扁桃酸、3-甲氧-4-间羟苯基甘氨酸、高香草酸。血清或尿液中均可检测多巴胺。

六、分期及危险度分级

目前神经母细胞瘤多采用国际神经母细胞瘤分期系统（International Neuroblastoma Staging System，INSS），见表 16-3-1 和 COG（Children's Oncology Group）危险度分级，见表 16-3-2[10,11]。

七、治疗选择

低危组患者除非有脊髓压迫和呼吸系统压迫症状者需要接受短疗程的化疗，一般仅行手术治疗[12]。中危组患者接受原发肿瘤切除及标准 4~8 个月化疗。低危和中危的患者预后较好，并且年龄多小于 1 岁，因此较少应用放疗。偶有患者原发肿瘤未能切除、化疗后仍有残留时需要放疗。

表 16-3-1 国际神经母细胞瘤分期系统

分 期	定 义
1	局部肿瘤可完整切除，有或无微小残存病变；显微镜下同侧淋巴结未见肿瘤转移
2A	局部肿瘤未完整切除；显微镜下同侧淋巴结未见肿瘤转移
2B	局部肿瘤完整或未完整切除，同侧淋巴结转移；增大的对侧淋巴结显微镜下检查是阴性
3	一侧肿瘤越过中线无法切除，有或无区域淋巴结转移；局部的单侧肿瘤合并对侧区域淋巴结侵犯；中线部位肿瘤向两侧侵犯无法切除或淋巴结侵犯
4	任何原发肿瘤有远处淋巴结、骨、骨髓、肝脏以及其他器官（4S 定义以外的部位）的播散
4S	原发肿瘤局限（定义同 1、2A 或 2B），患者年龄<1 岁，病变播散局限于皮肤、肝脏或骨髓（骨髓微量肿瘤细胞，恶性细胞占有核细胞总数的比例<10%）

表 16-3-2 COG 指导神经母细胞瘤治疗的危险度分级

国际分期系统	年龄（天）	MYCN	组织学	倍体数	危险度
1	任何	任何	任何	任何	低危
2A/2B	<365	任何	任何	任何	低危
	≥365	未扩增	任何	—	低危
	≥365	扩增	良好	—	低危
	≥365	扩增	不良	—	高危
3	<365	未扩增	任何	任何	中危
	<365	扩增	任何	任何	高危
	≥365	未扩增	良好	—	中危
	≥365	未扩增	不良	—	高危
	≥365	未扩增	任何	—	高危
4	<365	未扩增	任何	任何	中危
	<365	扩增	任何	任何	高危
	≥365	任何	任何	—	高危
4S	<365	未扩增	良好	DI>1	低危
	<365	未扩增	良好	DI = 1	中危
	<365	未扩增	不良	任何	中危
	<365	扩增	任何	任何	高危

注：DI：DNA 指数。

高危组患者尽管采用有较高缓解率和较长缓解期的多药联合的强化化疗方案，迄今为止，4 期年龄超过 1 岁的患者长期生存率不超过 15%。对高危组神经母细胞瘤患者的治疗分为 3 个阶段：强化诱导治疗，清髓性治疗，微小残存病灶的治疗。

（一）化疗

化疗在低危组患者中仅用于复发病变或有症状的、影响器官功能的患者。中危组患者接受 4~8 个月中等强度的化疗后，可获得长期生存。能获得 CR 或 PR 的最有效的诱导化疗方案为顺铂为基础的方案[26]。

清髓性治疗合并自体骨髓移植被认为是高危组神经母细胞瘤的标准治疗。多数清髓性治疗方案首选高剂量马法兰单药治疗。目前还有很多方案采用多药联合的方法，常用的联合治疗药物还有顺铂、依托泊苷、多柔比星、卡铂等[14]。

采用清髓性治疗后仍然有很高的复发率。因此，在清髓性治疗后迅速采用可耐受的药物在肿瘤负荷最小时消灭残存病变显得更加重要。体外研究中发现，全反式维甲酸和13-顺式维甲酸都可抑制神经母细胞瘤细胞系的增殖和分化。体内研究也发现了应用这类药物的好处。另一种控制微小残存病变的方法是采用抗体靶向治疗。其他治疗微小残存病变的方法还包括基因工程疫苗、抗血管生成药物等[18]。

（二）手术

手术是神经母细胞瘤重要的诊断和治疗手段之一。20%~40%的神经母细胞瘤为局限性病变，原发病变的完整切除与较高的治愈率直接相关[13]。INSS1和2期患者单用手术或手术合并化疗的生存率超过90%。在一项Ⅲ期研究中，228例高危3期神经母细胞瘤患者，肿物完整切除明显提高了EFS。另外有研究证实手术对晚期神经母细胞瘤局部控制有一定好处，但在4期病变中，手术的意义尚不清楚。

神经母细胞瘤患者通常还需要第二次手术，在化放疗之后有肿瘤残存的患者，肿块切除后可改善预后。晚期患者的原发肿瘤在化放疗之后有时也可进一步手术治疗，这种情况下，化疗后手术比化疗前手术的并发症更少[15-17]。

（三）放射治疗

1. 适应证的选择

（1）低危病变　仅有极少数病例，当病变复发后手术或化疗均可能影响其功能时，如肝肿大影响呼吸功能或脊髓压迫时可考虑放疗。

（2）4S期病变　这类患者通常预后较好无需或仅需少量治疗，因此这类患者，仅当疾病进展危及重要器官功能时方可考虑放疗[19]。

（3）中危病变　最近进行的CCG研究中，选择中危患者放疗仅限于以下情况：手术或化疗后病变进展；化疗后或第二次手术后肿瘤仍有残存。

（4）高危病变　最近进行的CCG3891研究证明，高危的神经母细胞瘤患者接受清髓性化疗、全身放疗（TBI）及净化的自体骨髓移植可显著改善预后。实际上在很多清髓性治疗的方案中，TBI起了很重要的作用。但由于TBI可能限制清髓性化疗的剂量以及潜在的远期并发症，现在采用干细胞移植的临床研究有淘汰TBI的趋势[20,21]。

有大量研究支持对原发病变或大块转移性病变采用放疗。神经母细胞瘤采用骨髓移植治疗后原发部位复发非常常见，移植前或后进行局部放疗均可降低这些部位的复发风险。事实上，目前对于高危病变的标准治疗中即包括对原发病灶和干细胞移植之前[131]I-MIBG持续显示阳性的转移性病变的放疗[22]。

（5）转移性病变的姑息性放疗　多数神经母细胞瘤患者诊断时即有转移病变，尽管在一些新诊断的、未接受过化疗的患者中通常首选全身治疗，但放疗对骨转移和软组织转移引起的继发症状有很好的治疗作用。

2. 靶区的确定　放疗的靶区是由影像学检查和手术医师的描述来决定的。如果怀疑或已经证实有淋巴结侵犯，则照射野不仅包括原发病变部位还要包括引流的淋巴结区域。如果照射野必须包括一部分椎体，则应将整个椎体包括在照射野内，这样会减少发生脊柱侧凸的可能，并保证能覆盖区域淋巴结。对于哑铃形的原发肿瘤，应注意包括椎内和椎外的肿瘤，保证所有肿瘤均包括在照射野内。

放疗可应用于INSS 4S期肝脏肿大的患者，但照射野不必包括整个肝脏，以避免肾脏和卵巢受到照射。

3. 放疗的剂量　有两项研究分析了早期神经母细胞瘤患者的放疗剂量，结果认为20Gy以下就足以达到局部控制。但是尽管已经证明20Gy的剂量对完全切除的病变足以达到局部控制，但对于残存病变仍需要较大剂量的放疗。

对于已经转移到骨和软组织的神经母细胞瘤针对转移灶放疗时，较小的射野可给予 16~20Gy，分 4~5 次完成；较大的照射野可给予 20~30Gy，每次 2~3Gy。对于终末期的患者，采用放疗止痛，可 1 次或 2 次给予 6~8Gy 就可以达到止痛的效果。

4S 期合并肝脏肿大的患者，通常分 2~4 次给予 2~6Gy 的放疗。

4. 放疗的技术 腹部和盆腔的病变多采用 4~6MV X 线，前后对穿野照射，在可能的情况下为了避免正常组织的损伤，也可根据 TPS 计划采用多野照射。三维适形放疗对局部的大肿块病变非常有效，而且可以更好地保护周围的正常组织和器官如肾脏和肝脏。后纵隔肿瘤应采用两后斜野并加用楔形板的技术。

八、预后因素

（一）临床预后因素

分期明显地影响预后，手术治疗后，90%以上 1 期和 2 期患者以及 85%4S 期患者能够长期存活，然而，即使采用多种治疗手段，INSS 3 期的患者生存率为 60%~90%，而 4 期患者仅为 40% 左右。

诊断时的年龄是另一个明显影响预后的因素，年龄小于 18 个月的婴儿在相同分期的情况下，预后明显好于年龄大的患者。成人和青少年的神经母细胞瘤，即使在没有转移的情况下长期生存率仍然很低。

诊断时转移部位的不同也是一个预后因素，出现骨、中枢神经系统、肺等转移的患者生存期较短，而出现肝和皮肤转移的患者生存期相对较长[23]。

（二）生物学预后因素

神经母细胞瘤细胞可产生铁蛋白，它可反映肿瘤负荷和生长状况，或者可能是神经母细胞瘤细胞生长所必需的物质。铁蛋白水平增高的儿童无进展生存率较低。

神经元特异性烯醇化酶（NSE）水平升高（>100ng/ml）时，患者的生存率低。并且 NSE 升高更多见于晚期患者。

嗜铬蛋白 A 是年龄>1 岁或晚期患者有效的预测预后的指标。

遗传方面的因素中，DNA 指数、MYCN 扩增、神经生长因子受体 CD44、MMP2、VEGF 及其受体，基因的获得或缺失都是较多被关注的对象[24,25]。

参 考 文 献

1. Grovas A, Fremgen A, Rauck A, et al. The National Cancer Data Base report on patterns of childhood cancers in the United States. Cancer, 1997, 80：2321-2332.

2. Gurney JG, Ross JA, Wall DA, et al. Infant cancer in the U. S.：histology—specific incidence and trends, 1973 to 1992. J Pediatr Hematol Oncol, 1997, 19：428-432.

3. Bordow SB, Norris MD, Haber PS, et al. Prognostic significance of MYCN oncogene expression in childhood neuroblastoma. J Clin Oncol, 1998, 16：3286-3294.

4. Cohn SL, London WB, Huang D et al. MYCN expression is not prognostic of adverse outcome in advanced-stage neuroblastoma with nonamplified MYCN. J Clin Oncol, 2000, 18：3604-3613.

5. Bown N, Cotterill S, Lastowska M, et al. Gain of chromosome arm 17q and adverse outcome in patients with neuroblastoma. N Engl J Med, 1999, 340：1954-1961.

6. Maris JM, Weiss MJ, Guo C, et al. Loss of heterozygosity at 1p36 independently predicts for disease progression but not decreased overall survival probability in neuroblastoma patients：a Children's Cancer Group study. J Clin Oncol, 2000, 18：1888-1899.

7. Ady N，Zucker J-M，Asselain B，et al. A new 123I-MIBG whole body scan scoring method：application to the prediction of the response of metastases to induction chemotherapy of stage Ⅳ neuroblastoma. Eur J Cancer，1995，31A：256-261.

8. Paltiel HJ，Gelfand MJ，Elgazzar AH，et al. Neural crest tumors：I-123 MIBG imaging in children. Radiology，1994，190：117-121.

9. Kushner BH，Yeung HWD，Larson SM，et al. Extending PET scan utility to high-risk neuroblastoma：18F-Fluorodeoxyglucose positron emission tomography as sole imaging modality in follow-up of patients. J Clin Oncol，2001，19：3397-3405.

10. Kushner BH，Cheung NK，LaQuaglia MP，et al. International neuroblastoma staging system stage 1 neuroblastoma：a prospective study and literature review. J Clin Oncol，1996，14：2174-2180.

11. Brodeur GM，Pritchard J，Berthold F，et al. Revisions of the international criteria for neuroblastoma diagnosis，staging，and response to treatment. J Clin Oncol，1993，11：1466-1477.

12. Nitschke R，Smith EI，Shochat S，et al. Localized neuroblastoma treated by surgery：A Pediatric Oncology Group study. J Clin Oncol，1988，6：1271-1279.

13. Strother D，van Hoff J，Rao PV，et al. Event-free survival of children with biologically favourable neuroblastoma based on the degree of initial tumour resection：Results from the Pediatric Oncology Group. Eur J Cancer，1997，33：2121-2125.

14. Pole JG，Casper J，Elfenbein G，et al. High-dose chemoradiotherapy supported by marrow infusions for advanced neuroblastoma：A Pediatric Oncology Group study. J Clin Oncol，1991，9：152-158.

15. Plantaz D，Rubie H，Michon J，et al. The treatment of neuroblastoma with intraspinal extension with chemotherapy followed by surgical removal of residual disease. Cancer，1996，78：311-319.

16. Perez CA，Matthay KK，Atkinson JB，et al. Biologic variables in the outcome of stages Ⅰ and Ⅱ neuroblastoma treated with surgery as primary therapy：a Children's Cancer Group study. J Clin Oncol，2000，18：18-26.

17. Schmidt ML，Lukens JN，Seeger RC，et al. Biologic factors determine prognosis in infants with stage Ⅳ neuroblastoma：a prospective Children's Cancer Group study. J Clin Oncol，2000，18：1260-1268.

18. Matthay KK，Villablanca JG，Seeger RC，et al. Treatment of high-risk neuroblastoma with intensive chemotherapy，radiotherapy，autologous bone marrow transplantation，and 13-cis-retinoic acid. N Engl J Med，1999，341：1165-1173.

19. Nickerson HJ，Matthay KK，Seeger RC，et al. Favorable biology and outcome of stage Ⅳ-S neuroblastoma with supportive care or minimal therapy：a Children's Cancer Group study. J Clin Oncol，2000，18：477-486.

20. Matthay KK，Perez C，Seeger RC，et al. Successful treatment of stage Ⅲ neuroblastoma based on prospective biologic staging：a Children's Cancer Group study. J Clin Oncol，1998，16：1256-1264.

21. Matthay KK，CastleberryRP. Treatment of advanced neuroblastoma：the US experience. In：Brodeur GM，Sawada T，Tsuchida Y et al.，eds. Neuroblastoma，First Edition. Amsterdam：Elsevier Science，2000，417-436.

22. Yanik GA，Levine JE，Matthay KK et al. Pilot study of iodine-131-metaiodobenzylguanidine in combination with myeloablative chemotherapy and autologous stem-cell support for the treatment of neuroblastoma. J Clin Oncol，2002，20：2142-2149.

23. Dubois SG，Kalika Y，Lukens JN，et al. Metastatic sites in stage Ⅳ and ⅣS neuroblastoma correlate with age，tumor biology，and survival. J Pediatr Hematol Oncol，1999，21：181-189.

24. Meadows AT，Tsunematsu Y. Late effects of treatment for neuroblastoma. In：Brodeur GM，Sawada T，Tsuchida Y et al.，eds. Neuroblastoma，First Edition. Amsterdam：Elsevier Science，2000，561-570.

25. Friedman DL，MeadowsAT. Late effects of childhood cancer therapy. Pediatr Clin North Am 2002，49：1083-1106.

26. Baker DL，Schmidt ML，Cohn SL，et al. Outcome after reduced chemotherapy for intermediate-risk neuroblastoma. N Engl J Med，2010，363：1313-1323.

27. 高解春、王耀平主编. 现代小儿肿瘤学. 神经母细胞瘤. 上海：复旦大学出版社，2003，538-558.

28. 李佩娟主编. 小儿肿瘤病理学. 神经母细胞瘤. 北京：北京出版社，2001，203-204.

第四章 髓母细胞瘤

易俊林

髓母细胞瘤（medulloblastoma，MB）是儿童常见的颅内肿瘤之一，约占小儿颅内肿瘤的 20% 左右，占整个后颅窝肿瘤的 40% 以上。自 1930 年首次报道[1]以来，经过不懈努力，其诊断和治疗水平已得到不断提高和完善，治疗疗效有了较大改观，尤其是近年来化学治疗在髓母细胞瘤治疗中的应用，不但进一步提高了治疗疗效而且降低了传统治疗方法所带来的治疗毒性，使更多的髓母细胞瘤患者受益，5 年生存率在 50%~80%[2~3]。

一、组织学来源和分子基因分型

长期以来，对髓母细胞的组织学来源一直有争论，有人认为来源于胚胎期未分化细胞；有人认为来源于胚胎性间叶组织；Rubinstein[4]认为髓母细胞瘤有两种来源，一是起源于小脑发育过程中的皮层外颗粒层细胞残余；另一起源是小脑后髓帆生殖带内的异常细胞。近年主张髓母细胞瘤属于原始神经外胚叶肿瘤（PNET）的一个类型[5]，具有母细胞和干细胞分化特点。2007 年 WHO 将髓母细胞瘤分为 5 种亚型：促纤维增生型/结节性髓母细胞瘤、伴广泛结节性髓母细胞瘤、经典型髓母细胞瘤、间变型髓母细胞瘤和大细胞型髓母细胞瘤。促纤维增生型/结节性髓母细胞瘤和广泛结节性髓母细胞瘤好发于婴幼儿，预后很好。间变型和大细胞型髓母细胞瘤往往增殖指数高，预后相对较差[6,7]。

随着分子诊断学的进展，目前髓母细胞瘤分为 4 个亚组：WNT group、SHH group、group 3 和 group 4[8~11]。WNT group 占髓母细胞瘤的 10%，CTNNB1 基因的突变，导致 WNT 信号通路的激活，常见于年龄大的儿童，组织学常表现为经典型，大部分肿瘤无转移，总生存超过 90%，尚无靶向治疗。SHH 组中，大部分患者 SHH 信号通路中的基因出现凸显，常见于婴幼儿/年龄小的儿童以及成年人，组织学多见促纤维增生型/结节性和经典型，少见间变型和大细胞型，目前针对 SHH 通路的抑制剂正进行临床研究。Group 3 常见于婴幼儿和儿童，少见青少年，成人未见，男性更多，诊断时转移多见，大细胞型和间变型大部分属该组，组织学上主要是经典型，大部分患者显示 MYC 扩增。Group 4 是最常见的髓母细胞瘤亚组，好发于各个年龄段，预后中等，基因学上较复杂可进一步分组。组织学分类和分子基因分型有一定的重叠，间变型和大细胞型大部分是 group 3，但有部分 WNT 组也是间变型和大细胞型；促纤维增生型/结节性常合并 SHH 突变，但部分经典型、大细胞型和间变型也表现 SHH 突变[8~11]。

二、临床表现

髓母细胞瘤中位发病年龄为 6 岁，男性略多于女性发病。典型的临床表现主要与肿瘤占据后颅窝，堵塞第四脑室或中脑导水管引起的颅内压增高相关的症状如头痛，恶心，呕吐，视物模糊，以及肿瘤压迫小脑所致的平衡功能障碍，如走路不稳，共济失调等。体格检查常提示 Cushing 征，颅内高压严重时出现视盘水肿和外展神经麻痹。

三、诊断

髓母细胞瘤的诊断根据患者有颅内高压和（或）平衡功能障碍的临床表现，考虑有颅内病变的可能，行脑部 MRI/CT 检查，发现后颅窝/第四脑室占位病变，MRI 表现为边界清楚，通常为均一等信号，也可为不均匀信号，增强明显的占位。CT 影响为高密度病变，提示肿瘤血供丰富，根据以上信息可考虑临床诊断髓母细胞瘤。后颅窝肿瘤一般首选手术治疗，术后病理是诊断的金标准。30%~35% 的患者诊断时有脑脊液播散。建议患者行中枢轴的增强 MR 以及脑脊液细胞学检查。MRI 检查一般术前或者术后 2 周，避免手术的影响。脑脊液检查由于术前多数患者合并颅高压，可考虑术后 2 周行腰穿，以免术后短期内脑脊液血细胞成分较多，影响脑脊液病理细胞学检查的准确性。

四、分期和危险分组

临床分期　颅内肿瘤目前尚无广泛接受的 UICC TNM 分期，通常采用的是 Chang 等[12] 的 TM 分期（表 16-4-1）。

T 分期

T_1：肿瘤小于 3cm，局限于小脑蚓部或第四脑室顶部，很少累及小脑半球

T_2：肿瘤大于 3cm，累及一个相邻的结构，或部分进入第四脑室

T_{3a}：肿瘤累及两个相邻的结构，或完全占据第四脑室并扩展至中脑导水管，第四脑室正中孔，Luschka 孔，有脑水肿

T_{3b}：肿瘤起源于第四脑室底部并完全占据第四脑室

T_4：肿瘤经中脑导水管侵入第三脑室、中脑或向下侵及上颈髓

表 16-4-1　髓母细胞瘤风险分期和 Chang's M 分期

风险分期		Chang's M 分期	
期　别	定　义	期　别	定　义
低风险组	年龄>3 岁和术后局部残存肿瘤<1.5 cm³ 和病变局限于后颅窝无远处转移	M_0	无蛛网膜下腔播散和血源性转移
高风险组	年龄≤3 岁或术后局部残存肿瘤≥1.5 cm³ 或 Chang 分期为 $M_{1~4}$	M_1	脑脊液中发现肿瘤细胞，但无影像学播散和转移证据
		M_2	影像学发现肿瘤播散至小脑、大脑区域蛛网膜下腔、第三脑室或侧脑室
		M_3	影像学发现肿瘤播散至脊髓段蛛网膜下腔
		M_4	中枢神经系统外转移

五、治疗

髓母细胞瘤的治疗应该根据患儿的临床分期和风险分期，选择手术、放疗、化疗 3 种治疗手段的合理结合，以提高肿瘤治愈率和降低正常组织的损伤，减少对生长发育、智力的影响。

（一）手术

手术治疗的目的在于尽可能切除肿瘤获得病理诊断、减轻颅内占位效应以及降低颅高压带来的相关症状。单纯手术治疗不能根治髓母细胞瘤，Cushing 在 1930 年报道了他的髓母细胞瘤手术治疗经

验，61 例患者在接受手术治疗后，只有 1 例存活超过 3 年[1]。在与放化疗结合的综合治疗中，手术切除的程度对预后有明显的影响，肿瘤全切（外科医师肉眼判断+术后影像学检查证实没有肿瘤残存）、肿瘤近全切（>90%的肿瘤切除和术后影像检查肿瘤残存最大面积<1.5cm^2）比肿瘤次全切除（切除 51%~90%）、部分切除（切除 11%~50%）、活检术（切除<10%）的疗效明显好[13]。25%的患者术后出现后颅窝综合征，主要是患者的发音功能受影响以及共济失调，一般术后 24 小时出现，持续时间从数周到数月，但语言困难可能延续很长时间[14]。其他的术后并发症包括术后瘤床区出血或者缺血。

（二）手术加放疗（S+R）

在化学治疗（C）取得进展以前，S+R 是髓母细胞瘤治疗的标准模式，全脑全脊髓是放射治疗的靶区，放疗尽量在术后 30 天开始[15,16]。1970s 之后Ⅲ期研究确立了化疗在髓母细胞瘤高危组的价值，S+R 目前主要用于在低危组患者中，而且剂量和照射野范围是影响生存率和局部控制率的主要因素之一。既往研究报道低危组 S+R 后，全中枢照射（craniospinal irradiation，CSI）36Gy 以及后颅窝（posterior fossa，PF）54~59.4Gy 照射，长期的无事件生存率 60%~65%，但毒性较大。Deutsch 等[17]对 126 例低危组的患者进行前瞻性随机分组实验，一组病例接受 PF 54Gy/30 次，CSI 36Gy/20 次；另一组病例 PF 照射 54Gy/30 次，CSI 23.4Gy/13 次。对无瘤生存率、总生存率、失败模式进行评价，在随访的中期阶段，这一研究就因后组病例出现明显高于前组的中枢神经系统复发率而被迫停止。该研究提示在无化疗情况下，全中枢照射剂量不能降低。法国儿童肿瘤研究组 SFOP 的一项研究中，入组低危组患者，在无化疗的情况下，全中枢照射采用超分割方案，剂量 36Gy，3 年无进展生存率 81%，毒性较既往下降[18]。Garton 等[19]报道的文献中，58 例患者中 39 例接受 CSI 放射治疗，18 例接受 PF 和（或）全脊髓放射治疗，1 例接受全脑放射治疗，在 18 例接受 PF 和（或）全脊髓放射治疗的患者中，16 例出现失败，在接受 CS 放射治疗的 39 例中，只有 18 例失败。即使加上化学治疗，大脑也不能免予照射。Bouffet 等[20]的研究想证明 S+R+C 能否减少中枢神经系统受照射的范围，所有的病例都接受 S+R+C 治疗，放射治疗只照射后颅窝和全脊髓，结果表明，16 例患者中 6 年无瘤生存率只有 18%，13 例出现失败者当中有 9 例在大脑组织。Tarbell 等[21]的报道表明，后颅窝剂量小于 53Gy 组与大于 53Gy 组的局部复发率分别为 50+/−13% 和 18+/−7%，两者有显著性差异。Saran 等[22]复习了 1979~1996 年关于髓母细胞瘤放射治疗的文献后，得出的结论是：放射治疗是髓母细胞瘤治疗中不可缺少的手段之一，失败的主要原因是放射治疗的剂量和照射范围不够所造成的。

由于髓母细胞瘤大多发生在儿童，放射治疗是不可缺少的手段之一，儿童处于生长发育阶段，放射治疗不可避免地对儿童的生长、内分泌、认知、行为和智力造成损伤，以及第二原发肿瘤的发生。Hoppe-Hirsch 等[23]报道 120 例患者的智力损伤情况，随放射治疗后时间的延长，智力的损伤呈进行性加剧，放射治疗后 5 年 58%的患者智商（IQ）高于 80，放射治疗后 10 年，只有 15%的患者 IQ 高于 80。智力的损伤与开始放射治疗时的年龄有关，年龄越小，最终的 IQ 越低。Kanev 等[24]监测 123 例患者放射治疗后的骨骼 X 线片、甲状腺素、促甲状腺素释放激素、生长调节素 C 的水平，发现 26 例出现身材矮小和内分泌功能失调，大多发生在放射治疗后 2 年内，用生长激素替代疗法可能对内分泌功能失调有好处。Grill 等[25]的结果表明，放射治疗对智力和生长的影响与剂量大小和受照射体积有关。为减轻放射治疗引起的后遗症，放射治疗学家根据放射生物学的研究结果，在改变分割剂量以提高晚反应组织（正常脑组织和脊髓）的耐受量方面做了较多的工作。近期的 SIOP PNET4 研究显示超分割方案较常规分割方案能改善执行功能，以及减少生长发育不良[26]。

（三）手术加放疗加化疗（S+R+C）

髓母细胞瘤的 S+R 治疗总的生存率 50%左右，放射治疗带来不可避免的后遗症，而且对预后不良组病例来讲，生存率更低，为提高生存率，S+R+C 的方案也进行了大量的实验，有效的化学治疗方案有：卡铂加 VP-16 的有效率 72%±10%[27]；Evans 等[2]报告了 233 例髓母细胞瘤前瞻性随机分组的治疗情况，233例患者随机分成S+R组和S+R+C组，化学治疗方案为：环己亚硝脲（洛莫司汀）+长春新碱+泼尼松。结果表明，S+R组的5年无瘤生存率和总生存率为59%和65%，S+R+C组为50%和65%，两组间无显著性差异。但对高危患者，S+R+C组明显比手术加放射治疗组好，5年生存率前者48%，后者为0（$P=0.006$），提示对病期晚、预后不良组病例，S+R+C对治疗有帮助。Tait等[3]1990年报告了欧洲儿童肿瘤国际合作组的化学治疗对髓母细胞瘤的作用的多中心前瞻性随机分组结果，15个国家46个治疗中心的286例患者进入研究，治疗方案为S+R和S+R+C，放射治疗为全中枢放射治疗，化学治疗方案为放射治疗过程中用长春新碱，巩固治疗用环己亚硝脲和长春新碱。在1979年研究结束时，S+R组和S+R+C组无瘤生存率有显著性差异，但此后S+R+C组出现了晚期复发，两组间的显著性差异也不复存在。但对肿瘤部分切除和次全切除、脑干受侵、和T_3、T_4期患者化学治疗对无瘤生存率的显著影响持续存在。Crischer等[28]的报道也表明化学治疗（氮芥+长春新碱+甲基苄肼+泼尼松）能提高5年总生存率，而且能提高年龄大于5岁者的无瘤生存率。Gentet等[29]报道"8 in 1 day"方案，即在化学治疗的第1天，将环己亚硝脲、顺铂、长春新碱、羟基脲、甲基苄肼、阿糖胞苷、甲基泼尼松龙、环磷酰胺这8种药物全部用上，对治疗有好处。Zeltzer[30]比较了CVP方案和"8 in 1 day"方案的治疗效果，203例高危患者（年龄1.5~20岁；TM分期为$M_{1\sim4}$或$T_{3b}\sim T_4$；术后CT或MRI示残存肿瘤>1.5cm^2）进入研究，治疗方案为A组（101例）手术后给予放射治疗，同时给予8周长春新碱化学治疗，随后给予8疗程VCP化学治疗；B组（102例）手术后给予两疗程"8 in 1 day"方案（14天为一疗程），然后给予放射治疗，放射治疗后给予8疗程"8 in 1 day"化学治疗（6周为一疗程）。放射治疗方案为：年龄大于3岁者，CSI 36Gy，PF加量到54Gy；年龄1.5~2.9岁者，CSI 23.4Gy，PF加量到45Gy，单次量1.8Gy。结果中5年无瘤生存率A组63%，B组45%，前者明显好与后者，组间有显著性差异。

对于低危组患者，CCG开展的研究中全中枢照射23.4Gy，后颅窝加量到55.8Gy，同步VCR，后续VCR+CCNU+DDP化疗，5年无疾病进展生存79%[15]。此后CCG/POG开展联合研究A9961，用CTX代替CCNU，4年无事件生存率85%。目前该方案成为美国治疗低危组的标准。为进一步改善局部控制和提高生存且不提高毒性的情况下，SIOP（PNET-4）比较超分割和常规分割方案，340例4~21岁患者随机分为常规分割组（CSI 23.4Gy，PF 54Gy，1.8Gy/次，5次/周，共42天完成）和超分割组（CSI 36Gy，PF 68Gy，1.0Gy/次，一天两次，间隔8小时，共48天完成），放疗同步每周行VCR，放疗后6周开始辅助8周期DDP（第1天）+Lomustine（第1天）+VCR（第1，8，15天），每周期间隔6周。中位随访4.8年，两组5年无事件生存率（77% vs 78%）和5年总生存率（87% vs 85%）无统计学差异，两组毒性无明显差异[31]。最近COG正开展对于3~8岁低危组髓母细胞瘤患者在化疗基础上降低全中枢照射至18 Gy，同时推量区域缩至瘤床，该研究入组接近结束，等待结果分析。基于基因分型的危险分组，欧洲准备开展研究，针对无高危因素的WNT group降低治疗强度，化疗维持时间缩短、减少DDP使用，放疗CS 18Gy联合局部推量；而对无高危因素的非WNT group强化治疗，放疗期间同步CBP。

对于高危组患者，经过几十年不同的强化治疗策略的研究，长期生存率从20%~40%提高到60%~70%。然而，目前高危组的预后仍不令人满意，研究主要集中在不同的放化疗方案变化上。高危患者接受36~39.6Gy的CSI治疗，序贯4周期大剂量CTX+DDP+VCR以及外周造血干细胞解救，5年无事件生存率和总生存率达70%[32]。COG开展了转移性髓母细胞瘤的研究，所有患者接受MTX+依托泊苷+CTX+CBP，序贯加速超分割放疗（CSI 39Gy，1.3Gy bid，PF 60Gy，1.5Gy bid），放疗前疗效评价未达CR患者继续行2周期化疗再行放疗，疗效评价达CR患者放疗后予以维持化疗，5年无事件生存率72%、5年总生存率70%[33]。最近发表的GPOH MET-HIT 2000-AB4研究，入组123例4~21岁转移性髓母细胞瘤患者，接受新辅助化疗，序贯加速超分割放疗以及维持化疗，5年无事件生存率超过60%，5年总生存率超过70%。COG开展一项Ⅰ/Ⅱ期研究，36Gy CSI照射时同步

CBP，序贯维持化疗，5 年无疾病进展生存率和总生存率达 66% 和 80%[34]。近期发表的研究中，CSI 剂量在 36~39.6Gy，PF 或者转移病灶继续推量，化疗能提高生存，但无共识的化疗方案。建议对于有残留的 M_0 患者，后颅窝加量至 55.8Gy 以上。对于 $M_{2/3}$ 患者，根据 COG 开展的研究中放疗同步每天 CBP，目前成为美国治疗的标准，在欧洲一般建议加速超分割联合序贯化疗。M_1 的治疗目前仍有争议，建议按 $M_{2/3}$ 治疗。

　　髓母细胞瘤占年龄小于 3 岁的患者中枢神经系统肿瘤的 20%~40%，病理诊断约一半是预后良好组织学类型（促结缔组织增生型/结节性），促结缔组织增生型/结节性髓母细胞瘤 8 年无事件生存和总生存率分别为 55% 和 76%，而其他组织学类型分别为 27% 和 42%[35]。小于 3 岁的髓母细胞瘤预后差于大于 3 岁的患者，原因主要受手术难以全部切除、诊断时约 50% 出现脑膜播散以及无法耐受积极治疗。由于放射治疗对生长、内分泌和智力的影响，众多研究者建议术后化疗为主，术后只化疗或先化疗，待年龄稍大再作放射治疗。Duffner 等[36]对 132 例年龄小于 24 月、手术或活检证实的脑瘤病例术后进行两周期环磷酰胺加长春新碱和一周期顺铂加 VP-16 为一疗程的化学治疗方案，重复用 2 年或到肿瘤进展时加做放射治疗，对 66 例年龄在 24~36 月的病例进行为期一年的化学治疗，并对其中 102 例能评价化学治疗疗效的病进行评价，髓母细胞瘤对化学治疗敏感。认为对年龄小于 3 岁的儿童，可在手术后先给予一年或更长时间的化学治疗，然后给予放射治疗，以便延长脑组织的发育时间，减轻放射治疗对未成熟脑组织的损伤。Ater 等[37]的研究结果表明，对 <3 岁的儿童，氮芥+长春新碱+甲基苄肼+泼尼松（MOPP）方案可以替代放射治疗，减少对智力、生长的影响，同时提高存率。Mason 和 Chi 等[38,39]报道联合常规化疗序贯大剂量化疗和自体造血干细胞移植，治疗失败后行放疗挽救，这两个研究中，前者无 MTX，后者合并 MTX，3 年无事件生存率 40%~50%，3 年总生存 60% 左右，然而研究出现治疗相关死亡。而 Hartsell 等[40]的研究结果表明，放射治疗前化学治疗会增加中枢神经系统的复发率。同时 COP P9934 研究中，患者接受化疗序贯 PF 照射，4 年无事件生存率和总生存率 50% 和 69%，大部分复发位于后颅窝外[41]。近期有研究显示对于较小的儿童，病理组织学是促结缔组织增生和结节性，术后无残留的患者，分析复发模式时发现，病变复发相对较早（12 月内）且局限，建议对该部分患者行放疗。目前北美有研究将照射范围定为瘤床外放 1cm。

　　目前的研究将髓母细胞瘤按不同组织学类型分组，对于促结缔组织增生型/结节性髓母细胞瘤，欧洲拟开展研究评价脑室内 MTX 的价值，并关注心理和生活质量的变化。SIOPE 脑肿瘤研究组针对无转移的非促结缔组织增生型/结节性髓母细胞瘤，拟行高剂量化疗和放疗联合。

　　对于年龄小的复发患者，大剂量化学治疗加自体骨髓移植（HDC+AMBT）或自体外周血干细胞移植可能能成为一种有效的治疗方案，Dupuis-Girod 等[42]报道 20 例没有接受放射治疗的复发病例，HDC+AMBT 有效率达到 75%，这方案能否替代复发病例的放射治疗，还需要进一步研究。

　　（四）放射治疗技术

　　髓母细胞瘤的放射治疗靶区范围是全脑全脊髓照射（CSI）+后颅窝补量照射（PF）。

　　1. 常规放射治疗技术　对于 M_0 的患者，后颅窝为治疗区，全脑全脊髓为预防区。值得注意的是，在全脑全脊髓预防照射+后颅窝补量照射成为髓母细胞瘤的标准照射技术后，最常见的失败部位除后颅窝原发灶外，前颅窝底（筛板区）是最常见的部位（图 16-4-1），主要原因是前颅窝底位置低，又与眼睛邻近，通常是由于全脑照射野下界不够造成（表 16-4-2），在设计照射野时一定要注意不要因为前颅窝未包全，靶区遗漏而导致复发。

　　全脑全脊髓照射野通常分为全脑照射野和全脊髓照射野。

　　2. 体位及固定　患者取俯卧位，身下垫 10cm 厚的泡沫板，头枕船形枕，调整船形枕的前后垫块位置和角度，使患者的头处于下颌内收，后颈过伸位，模拟机下调整体位，使体中线呈直线，水平透视时，两侧外耳孔重叠，热塑膜固定。

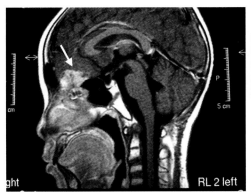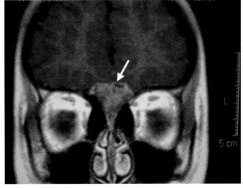

图 16-4-1　髓母细胞瘤全脑全脊髓放疗后前颅窝筛板区复发，白色箭头所示，注意复发病灶与眼睛的关系

表 16-4-2　前颅窝复发情况与原因

作　者	前颅窝筛板区失败	理　由
Jereb 1982[43]	8/52（15%）	筛板区剂量低
Donnal 1992[44]	5/29（17%）	80%因为眼睛挡块太大
Miralbell 1997[45]	占总失败的 47%	筛板区位于靶区边缘
Carrie 1999[46]	25%	29/169（17%）筛板区遗漏
Chojnacka 2004[47]	4/158（2.5%）	筛板区被挡

3. 照射野　全脑照射野拍全脑两侧位片，下界在 C_4 水平，上界开放致颅骨外 3cm，为将来与脊髓野移动预留位置，每缩一次野，全脑照射野在 Y 轴方向上、下各缩小 1cm，同时，脊髓电子线照射野向头侧移动 1cm，并保持与全脑照射野有 1cm 的间隙。图 16-4-2a 为最后一次缩野后全脑照射野上、下界的位置。图 16-4-2b 为后颅窝推量照射的照射范围。

脊髓照射野采用电子线垂直野照射，根据脊髓长度分 2~3 段，每段中间间隔 1cm。没有电子线的单位，也可采用 X-线两后斜野±45°交角照射。骶骨区域采用铲形野照射，下界应包括 MRI 显示的硬膜囊下界，通常在 S_2 或以下水平。对于儿童患者，由于其处于生长发育过程，照射野应该包全包括在照射范围内的骨骼，以免将来生长不对称产生畸形，影响生存质量。

4. 三维适形/调强放射治疗技术　三维适形/调强放射治疗技术在国内已广泛开展。髓母细胞瘤常规照射技术有几个不足之处，第一，由于与眼睛的关系，筛板区容易部分或全部漏照，或者处于低量区，导致复发。第二，后颅窝补量照射通常采用两侧对穿野，内耳脑干等重要脏器通常包括在照射范围之内，造成听力脑干的损伤。第三，常规全脑全脊髓照射技术，下丘脑-垂体区、部分颞叶、甲状腺、心脏、胃肠道等都处在照射范围内。第四，俯卧位患者摆位重复性差。第五，照射野的衔接，会造成剂量冷点和热点。采用三维适形/调强放射治疗技术，患者可以仰卧位，采用 CT 定位，MRI 融合，改善靶区勾画得准确性，可以降低内耳的照射剂量和使前颅窝底筛板区受到确定的足够剂量的照射，减少脑干，颞叶，下丘脑-垂体区，甲状腺的照射剂量[48]，同时，三维适形照射可以在降低正常组织剂量的前提下，提高肿瘤瘤床的剂量，进一步提高治疗疗效 见表 16-4-3。同时全脑全脊髓采用三维适形/调强放射治疗，可以避免射野衔接处重叠或遗漏的问题，建议开展三维适形/调强放射治疗。近些年，质子治疗由于优越的剂量学优势，靶区外低剂量区明显较少，开始应用于全中枢照射。

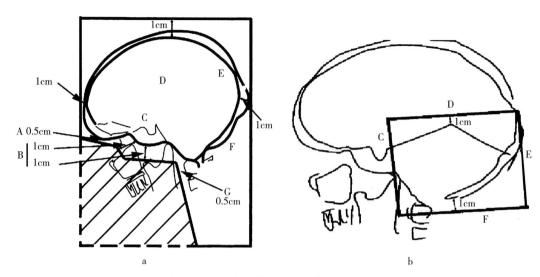

图 16-4-2　全脑照射野和后颅窝补量照射野

注：全脑照射野设计中，前颅窝挡块至少在眶上缘下 0.5cm，中颅窝挡块位置在颞叶下 1cm，挡块后下界在椎体前
0.5cm。后颅窝补量照射野的重点是确定 D 点位置。图中 C 点位后床突，E 点为枕骨粗隆，D 点为 CE 连线的等分垂线与颅底
和颅顶交点连线的中点上 1cm。CE 连线的等分垂线与颅底和颅顶交点连线的中点也是小脑幕顶点的位置。

然而，受设备昂贵的限制，使用受限。

5. 三维适形放射治疗的靶区　GTV：肿瘤瘤床和残存病灶。CTV：GTV 外放 2cm。PTV：根据不同的单位所使用的机器和摆位误差确定，通常 5~7mm。

表 16-4-3　三维适形放疗技术在髓母细胞瘤治疗中的作用

单　位	收治年代	病例数	放　疗	化　疗	DFS	OS
MSKCC[49,50]	1994~2002	低风险 27，高风险 5	CSI 23.4~36Gy 瘤床 55.8~59.4Gy CTV=GTV+1~2cm PTV=CTV+0.5cm	DDP+VCR+ CCNU or Cyclo	84% 5yr	85% 5yr
SJCRH[51]	1996~2002	73 低风险	CSI23.4Gy， PF 36Gy， 瘤床 55.8 Gy CTV=GTV+1~2cm PTV=CTV+0.5cm	DDP Cyclo VCR	92% 4yr	
M-SFOP[52]	1998~2001	55 低风险	CSI 36Gy，100cGy/f bid 瘤床 68Gy，100cGy/f bid	No	83% 2.5yr	94% 2.5yr

六、预后及影响因素

髓母细胞瘤的预后相对较好。影响髓母细胞瘤预后的主要因素有：年龄，手术切除程度，肿瘤的分期，是否有远地转移，高风险患者是否接受化疗等。低危组病例 5 年生存率 80%左右，5 年无瘤生存率 60%左右，高危组 5 年生存率在 60%左右，无瘤生存率只有 30%~40%左右。中国医学科学院肿瘤医院 1996~2001 年收治 64 例髓母细胞瘤接受术后放疗，3 年、5 年总生存率和无瘤生存率分别

为 68.8%、57.8% 和 55.7%、51.4%。手术和放射治疗的间隔显著影响无瘤生存率[53,54]。

七、研究方向

增加对临床症状的敏感性，规范的诊疗流程提高早诊率。根据不同分子分型的临床特征，遗传学特征（表 16-4-4），进一步研究发病机制和研发新药，结合临床风险分型，实现个体化的治疗，建立挽救治疗策略，加强对存活患者的生活质量的关注，对晚期并发症处理进行规范化处理。

表 16-4-4 髓母细胞瘤分子分型与临床病理特征[55~57]

特 征	分子分型			
	WNT 激活型	SHH 激活型	无 WNT 激活型（第 3 组）	无 SHH 激活型（第 4 组）
发病年龄	发生于任何年龄，10~12 岁多见。	双峰分布，年龄 < 3 岁和 >16 岁	多见于婴儿和儿童	可见任何于年龄，多见于儿童
男女比例	女性多见	1∶1	男性多见	男性多见 3∶1
发生率	11%	30%	25~28%	最多见 35%
好发部位	中线结构，占住第四脑室，侵犯脑干	小脑半球常见，少数小脑蚓部	–	–
组织病理学	多为经典细胞型，少数大细胞/间变	结节型/纤维结缔组织型，广泛结节型	大细胞/间变型	大部分经典型，少数大细胞/间变
转移播散	较少播散、转移	偶有播散、转移	多有播散转移	播散转移常见
预后	非常好，5 年总生存 95%~100%	婴儿好，5 年 OS 75%，其他年龄差	预后差，5 年 OS<50%	中等预后 50%~75%
失败模式	–	局部复发	远转	远转
遗传学	6 号软色体单体 CTNNBS1 突变	3 号 q 获得，9p，10p，14p 丢失，SMO/SUFU 突变	1q，7，17q，i17q，18q 获得，8，10q，11，	7，17q，18q 获得，8，11p，X 丢失
单核苷酸变异	CTNNB1（91%）DDX3X（50%）SMARCA4（26%）MLL2（13%）TPS3（13%）	TERT（60%）PTCH1（46%）SUFU（24%）MLL2（16%）SMQ（14%）TP53（13%）	16p，17p 丢失 SMARCA4（11%）MLL2（4%）	KDM6A（13%）MLL（5%）
基因表达	WNT 信号通路 MYC+ DKK1，Filamin-A，YAP-1，beta-catenin	SHH 扩增 MYCN+ GAB1，SFRP，GLI1	视黄醛标志物 MYC+++ NPR3	神经元标志物 MYC/MYCN –

参 考 文 献

1. Cushing H. Experiences with the cerebellar medulloblastoma：a critical review. Acta Pathol Microbiol Scand，1930，1∶1-86.

2. Evans AE，Jenkin RD，Sposto R，et al. The treatment of medulloblastoma：results of a prospective randomized trial of radiation therapy with and without CCNU，vincristine，and prednisone. J Neurosurg，1990，72∶572-582.

3. Tait DM, Thornton-Jones H, Bloom HJ, et al. Adjuvant chemotherapy for medulloblastoma: the first multi-centre control trial of the International Society of Paediatric Oncology (SIOP I). Eur J Cancer, 1990, 26: 464-469.

4. Rubinstein LJ. The cerebellar medulloblastoma: its origin differentiation, morphological, variants and biological beheavior. In: Vinken PJ, Bruyn GW (eds) Handbook of clinical neurology. Amesterdam: North-Holland, 1974, 18: 167.

5. Kleihues P, Burger PC, Scheithauer BW. Histological typing of tumors of the central mervous system. 2 nd. Berlin: Springer-verlag, 1993.

6. Louis DN, Ohgaki H, Wiestler OD, et al. The 2007 WHO classification of tumours of the central nervous system. Acta Neuropathol, 2007, 114: 97-109.

7. Eberhart CG, Kepner JL, Goldthwaite PT, et al. Histopathologic grading of medulloblastomas. Cancer, 2002, 94: 552-560.

8. Northcott PA, Korshunov A, Witt H, et al. Medulloblastoma comprises four distinct molecular variants. J Clin Oncol, 2011, 29: 1408-1414.

9. Taylor M, Northcott PA, Korshunov A, et al. Molecular subgroups ofmedulloblastoma: the current consensus. Acta Neuropathol, 2012, 123: 464-472.

10. Shih DJ, Northcott PA, Remke M, et al. Cytogenetic prognostication within medulloblastoma subgroups. J Clin Oncol, 2014, 32: 886-896.

11. Ellison DW, Dalton J, Kocak M, et al. Medulloblastoma: clinicopathological correlates of SHH, WNT, and non-SHH/WNT molecular subgroups. Acta Neuropathol, 2011, 121: 381-396.

12. Chang CH, Housepian EM, Herbert C JR. An operative staging system and a megavoltage radiotherapeutic technic for cerebellar medulloblastoma. Radiology, 1969, 93: 1351-1359.

13. Albright AL, Wisoff JH, Zelter PM, et al. Effect of medulloblastoma resections on outcome in Children: a report from the Children's Cancer Group. J neurosurg, 1996, 38: 265-271.

14. Robertson PL, Muraszko KM, Holmes EJ, et al. Incidence and severity of postoperative cerebellar mutism syndrome in children with medulloblastoma: a prospective study by the children's oncology group. J Neurosurg Pediatr, 2006, 105: 444-451.

15. Packer RJ, Gajjar A, Vezina G, et al. Phase III study of craniospinal radiation therapy followed by adjuvant chemotherapy for newly diagnosed average-risk medulloblastoma. J Clin Oncol, 2006, 24: 4202-4208.

16. Kortman RD, Kuhl J, Timmerman B, et al. Postoperative neoadjuvant chemotherapy before radiotherapy as compared to immediate radiotherapy followed by maintenance chemotherapy in the treatment of medulloblastoma in childhood: results of the German prospective randomized trial HIT'91. Int J Radiat Oncol Biol Phys, 2000, 46: 269-279.

17. Deutsch M, Thomas PR, Krischer J, et al. Results of a prospective randomized trial comparing standard dose neuraxis irradiation (3, 600 cGy/20) with reduced neuraxis irradiation (2, 340 cGy/13f) in patients with low-stage medulloblastoma. A Combined Children's Cancer Group-Pediatric Oncology Group Study. Pediatr Neurosur, 1996, 24: 167-176.

18. Carrie C, Muracciole X, Gomez F, et al. Conformal radiotherapy, reduced boost volume, hyperfractionated radiotherapy, and online quality control in standard-risk medulloblastoma without chemotherapy: results of the French MSFOP 98 protocol. Int J Radiat Oncol Biol Phys, 2005, 63: 711-716.

19. Garton GR, Schomberg PJ, Scheithauer BW, et al. Medulloblastoma—prognostic factors and outcome of treatment: review of the Mayo Clinic experience. Mayo Clin Proc, 1990, 65: 1077-1086.

20. Bouffet E, Bernard JL, Frappaz D, et al. M4 protocol for cerebellar medulloblastoma: supratentorial radiotherapy may not be avoided. Int J Radiat Oncol Biol Phys, 1992, 24: 79-85.

21. Tarbell NJ, Loeffler JS, Silver B, et al. The change in patterns of relapse in medulloblastoma. Cancer, 1991, 68: 1600-1604.

22. Saran FH, Driever PH, Thilmann C, et al. Survival of very young children with medulloblastoma (primitive neuroectodermal tumor of the posterior fossa) treated with craniospinal irradiation. Int J Radiat Oncol Biol Phys, 1998, 42: 959-967.

23. Hoppe-Hirsch E, Renier D, Lellouch-Tubiana A, et al. Medulloblastoma in childhood: progressive intellectual deterioration. Childs Nerv Syst, 1990, 6: 60-65.

24. Kanev PM, Lefebvre JF, Mauseth RS, et al. Growth hormone deficiency following radiation therapy of primary brain tumors in children. J Neurosurg, 1991, 74：743-748.

25. Grill J, Renaux VK, Bulteau C, et al. Long-term intellectual outcome in children with posterior fossa tumors according to radiation doses and volumes. Int J Radiat Oncol Biol Phys, 1999, 45：137-145.

26. Kennedy C, Bull K, Chevignard M, et al. Quality of survival and growth in children and young adults in the PNET4 European controlled trial of hyperfractionated versus conventional radiation therapy for standard-risk medulloblastoma. Int J Radiat Oncol BIol Phys, 2014, 88：292-300.

27. Gentet JC, Doz F, Bouffet E, et al. Carboplatin and VP 16 in medulloblastoma：a phase Ⅱ Study of the French Society of Pediatric Oncology (SFOP). Med Pediatr Oncol, 1994, 23：422-427.

28. Krischer JP, Ragab AH, Kun L, et al. Nitrogen mustard, vincristine, procarbazine, and prednisone as adjuvant chemotherapy in the treatment of medulloblastoma. A Pediatric Oncology Group study. J Neurosurg, 1991, 74：905-909.

29. Gentet JC, Bouffet E, Doz F, et al. Preirradiation chemotherapy including "eight drugs in 1 day" regimen and high-dose methotrexate in childhood medulloblastoma：results of the M7 French Cooperative Study. J Neurosurg, 1995, 82：608-614.

30. Zeltzer PM, Boyett JM, Finlay JL, et al. Metastasis stage, adjuvant treatment, and residual tumor are prognostic factors for medulloblastoma in children：conclusions from the Children's Cancer Group 921 randomized phase Ⅲ study. J Clin Oncol, 1999, 17：832-845.

31. Lannering B, Rutkowski S, Doz F, et al. Hyperfractionated versus conventional radiotherapy followed by chemotherapy in standard-risk medulloblastoma：results from the randomized multicenter HIT-SIOP PNET 4 trial. J Clin Oncol, 2012, 30：3187-3193.

32. Gajjar A, Chintagumpala M, Ashley D, et al. Risk-adapted craniospinal radiotherapy followed by high-dose chemotherapy and stem-cell rescue in children with newly diagnosed medulloblastoma (St Jude Medulloblastoma-96)：long-term results from a prospective, multicenter trial. Lancet Oncol, 2006, 7：813-820.

33. Gandola L, Massimino M, Cefalo G, et al. Hyperfractionated accelerated radiotherapy in the Milan strategy for metastatic medulloblastoma. J Clin Oncol, 2009, 27：566-571.

34. Jakacki RI, Burger PC, Zhou T, et al. Outcome of children with metastatic medulloblastoma treated with carboplatin during craniospinal radiotherapy：a Children's Oncology Group Phase Ⅰ/Ⅱ study. J Clin Oncol, 2012, 30：2648-2653.

35. Rutkowski S, von Hoff K, Emser A, et al. Survival and prognostic factors of early childhood medulloblastoma：an international meta-analysis. J Clin Oncol, 2010, 28：4961-4968.

36. Duffner PK, Horowitz ME, Krischer JP, et al. Postoperative chemotherapy and delayed radiation in children less than three years of age with malignant brain tumors. N Engl J Med, 1993, 328：1725-1731.

37. Ater JL, van Eys J, Woo SY, et al. MOPP chemotherapy without irradiation as primary postsurgical therapy for brain tumors in infants and young children. J Neurooncol, 1997, 32：243-252.

38. Mason WP, Grovas A, Halpern S, et al. Intensive chemotherapy and bone marrow rescue for young children with newly diagnosed malignant brain tumors. J Clin Oncol, 1998, 16：210-221.

39. Chi SN, Gardner SL, Levy AS, et al. Feasibility and response to induction chemotherapy intensified with high-dose methotrexate for young children with newly diagnosed high-risk disseminated medulloblastoma. J Clin Oncol, 2004, 22：4881-4887.

40. Hartsell WF, Gajjar A, Heideman RL, et al. Patterns of failure in children with medulloblastoma：effects of preirradiation chemotherapy. Int J Radiat Oncol Biol Phys, 1997, 39：15-24.

41. Ashley DM, Merchant TE, Strother D, et al. Induction chemotherapy and conformal radiation therapy for very young children with nonmetastatic medulloblastoma：Children's Oncology Group study P9934. J Clin Oncol, 2012, 30：3181-3186.

42. Dupuis-Girod S, Hartmann O, Benhamou E, et al. Will high dose chemotherapy followed by autologous bone marrow transplantation supplant cranio-spinal irradiation in young children treated for medulloblastoma? J Neurooncol, 1996, 27：87-98.

43. Jereb B, Reid A, Ahuja RK. Patterns of failure in patients with medulloblastoma. Cancer, 1982, 50：2941-2947.

44. Donnal J, Halperin EC, Friedman HS, et al. Subfrontal recurrence of medulloblastoma. Am J Neuroradiol, 1992, 13：1617-1618.

45. Miralbell R, Bleher A, Huguenin P, et al. Pediatric medulloblastoma：Radiation treatment technique and patterns of failure. Int J Radiat Oncol Biol Phys, 1997, 37：523-529.

46. Carrie C, Hoffstetter S, Gomez F, et al. Impact of targeting deviations on outcome in medulloblastoma：Study of theFrench Society of Pediatric Oncology (SFOP). Int J Radiat Oncol Biol Phys, 1999, 45：435-439.

47. Chojnacka, M, Skowron'ska-Gardas A. Medulloblastoma in childhood：impact of radiation technique upon the outcome of treatment. Pediatr Blood Cancer, 2004, 42：155-160.

48. Nina FJ, Sandler, HM Marsh R, et al. The use of 3D conformal radiotherapy (3D CRT) to spare the cochlea in patients with Medulloblastoma. Int J Radiat Oncol Biol Phys, 1998, 41；77-82.

49. Wolden SL, Dunkel IJ, Souweidane MM, et al. Pattern of failure using a conformal radiation therapy tumor bed boost for medulloblastoma. J Clin Onco, 2003, 21：3079-3083.

50. Merchant TE, Kun LE, Krasin MJ, et al. Multiinstitute prospective trial of reduced -dose craniospinal irradiation (23.4Gy) followed by conformal posterior fossa (36Gy) and primary site irradiation (55.8Gy) and dose-intensive chemotherapy for average-risk medulloblastoma. Proceedings of the 45th Annual ASTRO meeting, 2003, 57：S194-195.

51. Merchant TE, Happersett L, Finlay Jl, et al. Preliminary results of conformal radiation therapy for medulloblastoma. Neuro-Oncology, 1999, 1：177-187.

52. Carrie C, Muracciole X, Gomez F, et al. Conformal radiotherapy, reduced boost volume, hyperfractionated radiotherapy and on-line quality control in standard risk medulloblastoma without chemotherapy, results of French M-SFOP 98. Proceedings of the 45th Annual ASTRO meeting, 2003, 57：S195.

53. Yueping Liu, Yunping Zhu, Li Gao, et al. Radiation Treatment for Medulloblastoma：a Review of 64 Cases at a Single Institute. Jpn J Clin Oncol, 2005, 35：111-115.

54. 刘跃平, 高黎, 李晔雄, 等. 64 例髓母细胞瘤放疗的回顾性分析. 中华放射肿瘤学杂志, 2005, 14：280-283.

55. Massiminoa Ma, Biassonia V, Gandolaa L, et al. Childhood medulloblastoma. Critical Reviews in Oncology/Hematology, 2016, 105：35-51.

56. Morrissy AS, Garzia L, Shih DJ, et al. Divergent clonal selection dominates medulloblastoma at recurrence. Nature, 2016, 529：351-357.

57. Louis DN, Perry A, Reifenberger G, et al. The 2016 World Health Organization classification of tumors of the central nervous system：a summary. Acta Neuropathol, 2016, 131：803-820.

第五章 朗格汉斯细胞组织细胞增生症

刘跃平　罗京伟

组织细胞增生症是一种较罕见和具有多样性的树突状细胞的肿瘤性疾病。朗格汉斯细胞组织细胞增生症（langerhans cell histiocytosis，LCH）来源于免疫表型和功能不成熟的圆形的朗格汉斯组织细胞的克隆性增殖，往往伴随有嗜酸性细胞、巨噬细胞、淋巴细胞、有时还有多核巨细胞的聚集。LCH细胞的异常增殖是源于肿瘤性转化还是免疫原性的刺激至今仍无统一意见。正常的朗格汉斯细胞是一种T细胞抗原提呈细胞，在刺激T细胞免疫应答方面起重要作用，而病理性的不成熟的朗格汉斯细胞存在功能缺陷，因此不能有效刺激T细胞的免疫应答。朗格汉斯组织细胞增生症的朗格汉斯细胞在细胞形态、表现形式以及基因表达方面都有别于来源于皮肤的朗格汉斯细胞，而更接近于髓样树突状细胞，提示其可能来自于血液中循环的髓系前体细胞。近年发现60%的LCH存在BRAF肿瘤基因的V600E突变，因此推测其起源于克隆性肿瘤增殖，V600E突变可能作为未来LCH分子靶向治疗的基础，目前在LCH中也确实存在针对BRAF V600E靶向治疗的研究。1865年Thomas Smith首先描述这一疾病，1953年Lichtenstein[1]将嗜酸性肉芽肿、Hand-Schüller-Christian综合征和Letterer-Siwe综合征统一为组织细胞增生症X，1985年组织细胞协会将其更名为朗格汉斯组织细胞增生症。该病好发于儿童，但也不乏成人病例报道[2~7]。

一、病理组织学特点

国际组织细胞学会制定了儿童组织细胞增生症的分类系统[8]，这一分类系统是基于病变细胞与正常组织细胞和网状细胞的关系以及病理表现基础之上的。尽管这一分类系统并没有包全所有的增殖性组织细胞病变，但却为这一疾病的诊断和分类提供了概念性的认识。儿童组织细胞增生症的主要类型分为3类，见表16-5-1。在本章仅讨论其中相对较常见的第一大类——朗格汉斯组织细胞增生症（LCH）。

表 16-5-1　儿童组织细胞增生症分类

I类	II类	III类
朗格汉斯组织细胞增生症（LCH）	朗格汉斯组织细胞增生症之外的组织细胞增生症	恶性组织细胞增生症
1. 嗜酸性肉芽肿	1. 噬红细胞/淋巴组织细胞增生症（HLH，FHLH）	1. 白血病（M_4，M_5）
2. Hand-Schuller-Christian 综合征	2. 伴广泛淋巴结肿大的窦性组织细胞增生症	2. 组织细胞淋巴瘤
3. Letterer-Siwe 综合征	3. 黄色肉芽肿	3. 恶性组织细胞增生症/纤维组织细胞瘤

LCH 的病理细胞表达正常朗格汉斯细胞的特点：S100、CD1a、Birbeck 颗粒均为阳性，但也具有不同于正常朗格汉斯细胞的特点：白细胞黏附分子阳性（如：CD11、CD14），另外 LCH 具有类似于髓系树突状细胞的基因表达谱。

LCH 病灶大体上观察成肉芽肿样，略呈黄褐色，光镜下可见朗格汉斯细胞，细胞特点为：胞核内陷，核质比例较低（图 16-5-1）。病变以组织细胞浸润或组织细胞和嗜酸性细胞浸润为主，嗜酸性细胞浸润在溶骨性病灶中较常见。除了不同比例的嗜酸性细胞浸润外，有时可见具有吞噬功能的组织细胞和多核巨细胞，坏死也多见。在受侵的淋巴结中，主要见于副皮质区受累。虽然镜下也可见到朗格汉斯细胞的细胞异型性，但不具有明显意义。

朗格汉斯细胞表达 CD1a 抗原（图 16-5-2），有助于朗格汉斯组织细胞增生症（LCH）的诊断，CD1a 抗原表达也可见于皮质胸腺细胞中，交织网状细胞罕见 CD1a 表达。皮病性淋巴结炎中的 CD1a 反应细胞即是浸润的朗格汉斯细胞。正常朗格汉斯细胞存在于表皮中，骨髓起源的前体细胞（CD34 阳性）可能在粒-巨克隆刺激因子和肿瘤坏死因子作用下成熟和分化，经抗原刺激后，由表皮经传入淋巴管迁移至区域淋巴结的副皮质区，提呈抗原至 CD4 阳性 T 细胞。朗格汉斯组织细胞增生症中的朗格汉斯细胞高表达淋巴细胞功能相关抗原 3 和白细胞黏附分子 1，而正常上皮中的朗格汉斯细胞并无表达，提示病理朗格汉斯细胞与正常朗格汉斯细胞并非一致[9]。

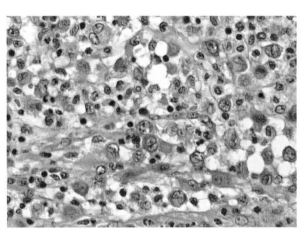

图 16-5-1 LCH 病例的朗格汉斯细胞：细胞核多呈肾形，一侧凹陷，核内可见小泡形成，染色质纤细，偶见核仁

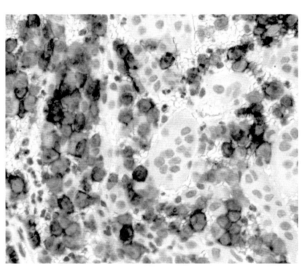

图 16-5-2 LCH 病例，朗格汉斯细胞免疫组化检查提示 CD1a 呈阳性反应

朗格汉斯细胞具有特征性的超微结构（细胞器）——电镜下可见的 Birbeck 颗粒（图 16-5-3）。这种长短不齐的棒状结构细胞器包含条状形的中心和囊泡状的末端，在适当角度看来如同网球拍。Birbeck 颗粒可能是树突状细胞受抗原刺激时细胞膜向内反折形成，也可能是细胞内小体向外分泌所致，其功能目前不明确。Birbeck 颗粒有时如同棒状，在电子显微镜下可通过测量其直径来确定是否为 Birbeck 颗粒，以排除病毒颗粒的影响。尽管 Birbeck 颗粒也可见于皮肤中的正常朗格汉斯细胞，但其诊断价值仍不容忽略。奇怪的是，当肝和脑组织被 LCH 侵犯时，在这些组织中并不能见到 LCH 细胞的异型性以及 Birbeck 颗粒[13]，因此这些器官中的病灶可能起源于不同病理基础。

25%~30% 的 LCH 存在 BRAF V600E 突变，其突变与吸烟明显相关，成人肺 LCH 多与吸烟有关。

已有研究发现在某些恶性肿瘤（如淋巴瘤）的淋巴结中具有 LCH 的组织病理学特点，这些表现可能是整个疾病过程中的伴随改变，并不具有独立的预后价值[10]。

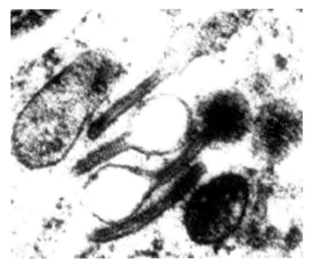

图 16-5-3　LCH 病例的 Birbeck 颗粒：长短不齐的棒状结构细胞器，
可见条状形的中心和囊泡状的末端，在适当角度看来如同网球拍

二、风险分组

LCH 病变侵犯范围和生物学行为千差万别，从自发缓解到危及病人生命安全，从数年不变到数月致命，各种临床进程均可能存在，但病情的进展和风险高低往往与病变侵犯程度和是否伴有危及器官（肝、脾、骨髓）受侵相关。病人根据受侵器官的不同分为高危和低危，此处危险度是指危及病人生命的风险。高危器官包括肝、脾、和骨髓；低危器官包括皮肤、骨、肺、淋巴结、胃肠道、垂体、中枢神经系统（CNS）等。为便于指导临床风险评估和推荐临床治疗策略，国际组织细胞协会已经制定出了指导临床风险评估和治疗的 LCH 风险分组方案[11]（表 16-5-2）。

表 16-5-2　LCH 国际组织细胞协会临床指导风险分组

单系统病变（低危）	单灶受侵：
	单发骨受侵，孤立的皮肤病变或淋巴结肿大，孤立的肺结节
	多灶受侵：
	多发骨受侵或多发淋巴结肿大
多系统病变	低危组：
	多器官系统受侵，但不伴有造血系统，肝，脾等危及器官受侵
	高危组：
	多器官系统受侵，同时伴有造血系统，肝，脾等危及器官受侵

LCH 依据发病年龄可分为儿童和青少年 LCH 以及成人 LCH，在临床特点和治疗上存在一定的差别。

三、儿童和青少年 LCH

国际组织细胞协会在儿童和青少年 LCH 方面的研究要远远多于成人，20 世纪 80 年代开始，美国组织细胞协会即开始招募入组儿童和青少年 LCH 进行临床治疗研究。

（一）发病率

15 岁以下儿童的发病率在 2%~10%，男女比例相当，中位年龄在 30 个月左右。

（二）病因学

尽管以下因素与 LCH 发生有一定关系，但缺乏很强的具有线性相关的致病因素。

1. 父母长期接触有机溶剂。

2. 家族肿瘤病史，约 1% 的病例有家族 LCH 病史。

3. 患者本人或家族中有甲状腺疾病史。

4. 围生期感染。

5. 父母具有金属、矿尘、木质粉尘职业接触史。

6. 不同种族的差别。

7. 较低的社会经济地位。

（三）临床表现

儿童 LCH 主要表现为皮疹和骨受侵部位的疼痛，全身症状包括：发热、体重下降、腹泻、水肿、呼吸困难、烦渴、多尿等。患儿可表现为单器官（单系统 LCH）受侵，可能侵及一个部位（单灶）或多个部位（多灶），最常见的单器官受侵是骨，LCH 也可侵及多个器官（多系统 LCH），可侵及少数几个器官或广泛播散，治疗决策基于受侵器官危险性高低及就诊时是单系统受侵还是多系统受侵。同时侵及皮肤、骨、淋巴结、垂体等多个器官的死亡风险也不高，尽管疾病长期发展的结果也有可能致命。

（四）单系统 LCH 临床表现

单系统 LCH 是指病变只侵犯一个部位或器官，包括：皮肤、指甲、骨、口腔、淋巴结、垂体、甲状腺及胸腺等。

1. 皮肤和指甲　婴儿皮肤受侵可表现为全身皮疹，全身皮疹可以为单系统受侵的唯一表现或多系统受侵表现之一，单纯皮肤受侵过去称作桥本-普利兹病，有自限趋势，部分患者皮疹可在出生后的第一年内自发消退，但部分病例也可短期内进展为危及生命的高危多系统受侵，因此要注意密切随诊，对于广泛的皮疹、伴有疼痛、溃疡形成或出血的皮疹也需要积极治疗。儿童和成人可表现为腹股沟、腹壁、背部、胸壁等处红色丘疹。头皮的脂溢性皮疹往往被当作大块的头皮屑，耳后溃疡性病变、头皮、乳腺皮肤、外生殖器、肛周等处病变易误诊为真菌或细菌感染，皮肤水疱形成易误认为带状疱疹。指甲受侵少见，可以是单一表现或伴随有全身多处受侵，表现为纵行的凹槽状脱色或指甲脱落，通常按照 LCH 治疗有效。

2. 口腔　表现为齿龈过度增生，软硬腭、颊黏膜、舌等处溃疡形成，牙齿松动或脱落，口腔表现可以先于其他部位出现。

3. 骨　除指趾外，可发生于全身任何部位骨，儿童 LCH 骨受侵表现为：

（1）颅骨的溶骨性病灶　颅顶骨受侵是儿童最常见的骨受侵部位，伴有疼痛或无症状，往往伴随有周围软组织肿块，肿物向内可侵及硬脑膜（图 16-5-4）。

（2）股骨、肋骨、肱骨、椎骨　这是其他常见的骨受侵部位（图 16-5-5），椎骨受侵可见于任何节段的椎体，颈椎最常见，椎体受侵常伴有其他部位骨受侵，椎骨受侵可导致椎体压缩性骨折（图 16-5-6），椎骨病变可侵犯邻近软组织，引起疼痛和神经症状，这种情况下磁共振检查很重要。

（3）其他骨　眶骨受侵伴软组织形成可压迫眼球外凸，颧骨、前或中颅窝骨受侵（颞骨、眶骨、蝶骨、筛骨、颧弓等）向颅内侵犯可引起尿崩症，需要积极治疗。

4. 淋巴结和胸腺　颈部淋巴结受侵最常见，质软到硬的结节可融合成块，胸腺增大或纵隔淋巴结受侵类似于炎症过程，可引起哮喘，纵隔受侵可出现呼吸困难、上腔静脉压迫综合征、咳嗽和气促。

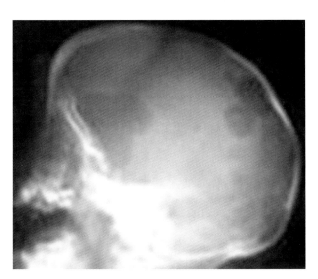

图 16-5-4　LCH 病例，颅骨见多发边界清晰但边缘不规整的溶骨性骨破坏区

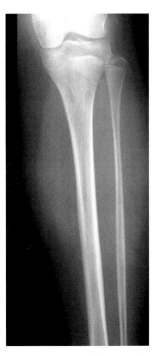

图 16-5-5　LCH 病例，近端胫骨干骺端可见边界清晰的溶骨性骨破坏病灶

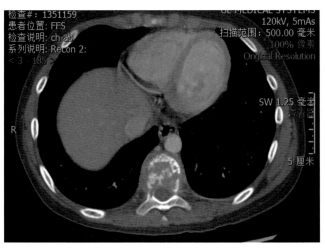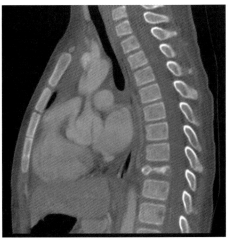

图 16-5-6　LCH 病例，T₉ 受侵引起椎体压缩性骨折

5. 垂体　LCH 可侵犯垂体后叶和垂体柄引起中枢性尿崩症，垂体前叶受侵出现生长迟缓，青春期提前或延后，下丘脑受侵可引起肥胖。

6. 甲状腺　LCH 侵犯甲状腺可引起甲状腺增大，甲状腺功能低下或呼吸道症状。

（五）LCH 多系统受侵表现

多系统 LCH 是指病变侵犯多个器官或系统，包括：骨、胃肠道系统（肝、脾）、肺、骨髓、内分泌系统、眼、CNS、皮肤和淋巴结等。

1. 骨和其他器官受侵   LCH 可表现为多发骨受侵（定义为单系统多灶骨受侵）或者骨受侵伴随其他器官或系统累及（定义为包含骨的多系统受侵）。包含骨的多系统 LCH 易于出现颞骨、乳突骨、岩骨、眼眶、颧弓等处骨受侵，易于出现尿崩症。

2. 腹/消化系统   评价 LCH 的风险时，肝脾是高危器官，肝脾受侵会影响预后，肝脾受侵表现为肝脾肿大或继发于细胞因子损伤所导致的胆道和门脉改变，主要表现为围绕胆道和门脉系统的巨噬细胞激活和淋巴细胞浸润，导致胆管或小血管的硬化闭塞和胆汁淤积，经皮肝穿刺有时难以找到浸润的 LCH 细胞，但可以看到因胆道梗阻引起的胆管闭塞和肝纤维化。肝受侵可出现转氨酶升高、碱性磷酸酶升高、伽马转肽酶升高、低蛋白血症、腹水、胆红素升高、凝血因子缺乏等，超声、CT 或肝 MRI 可见到胆道或门脉的异常改变。75% 的肝受侵病例对化疗并不敏感，主要因为 LCH 引起的硬化性胆管炎不可逆转，如果已出现严重的肝功能障碍，控制 LCH 后的肝移植可能是唯一治疗。脾受侵引起脾肿大、脾亢、全血细胞减少，脾脏巨大时可引起呼吸困难，脾脏切除可短暂缓解全血细胞减少和呼吸困难。尽管少见，胰腺和肾脏 LCH 也有报道。腹泻、便血、肛瘘、营养不良等可能提示胃肠道受侵可能，但由于胃肠道 LCH 往往表现为斑点状黏膜病变容易漏诊，内镜下仔细检查并多点活检有可能明确诊断。

3. 肺   儿童肺 LCH 较成人少见，因为吸烟是肺 LCH 的主要病因。肺 LCH 表现为肺囊性或结节性改变，是细胞因子损伤肺组织的结果，可对称性出现在双肺的中上野，肋膈角很少受侵，在高分辨 CT 上表现很典型，囊性病变融合可形成肺大疱，自发性气胸有时是肺 LCH 的首要表现，可伴有气促和呼吸困难，如果不治疗，逐步发展的广泛的肺纤维化和肺组织损伤可能引起严重的肺功能不全，肺弥散受限可引起肺动脉高压，儿童肺 LCH 出现广泛肺纤维化和肺功能损伤较少见，因为及时的适当的治疗可阻止疾病的进展，修复部分肺功能，肺纤维化和稳定的囊性病变可能在影像上能长期见到。约 25% 的儿童多系统 LCH 会出现肺受侵，但多因素分析表明肺受侵并非独立的预后影响因素，有无肺受侵的 5 年生存率分别为 94% 和 96%[12]。

4. 骨髓   儿童 LCH 骨髓受侵往往伴有弥漫性全身病变，合并肝、脾、淋巴结、皮肤等处侵犯，伴有血小板明显下降、贫血、和（或）中性粒细胞减少。骨髓中可见巨噬细胞活化增生。通过敏感性免疫组化或流式细胞仪技术可检测到早期骨髓受侵。伴有嗜血细胞综合征的病例具有很高的死亡风险。LCH 的细胞因子微环境是引起巨噬细胞活化，导致全血细胞下降和高铁蛋白血症的原因。

5. 内分泌系统   尿崩症是 LCH 常见内分泌失调表现，是 LCH 损伤垂体后叶抗利尿激素分泌细胞的缘故。MRI 扫描表现为垂体结节状改变、垂体柄增厚或 T2 像垂体高信号消失。垂体受侵往往伴有其他部位病变，因此通过其他部位病变活检可以明确诊断。约 4% 的 LCH 病例就诊时伴有尿崩症，约半数的尿崩症病例就诊后的 10 年内发展为继发性垂体前叶功能受损，表现为闭经、垂体功能低下、生长激素缺乏、肾上腺功能减退和促性腺激素异常等。以尿崩症为初诊的 LCH 病例 50%～80% 在其后 1 年内会出现其他部位病变而明确诊断，包括骨、肺、皮肤等。初诊为 LCH 病例就诊后 10 年出现垂体受侵的风险达 24%。就诊时伴有颅面部受侵（如眼眶、乳突、颞骨等受侵）的多系统 LCH，出现尿崩症的风险明显升高（约增加 4.6 倍），伴有特发性尿崩症的 LCH 病例约 75% 伴有以上骨受侵，LCH 长期未控或反复复发的病例出现尿崩症风险增加。

6. 眼   较少见，可导致失明，往往伴有其他部位受侵，眼 LCH 对常规化疗反应差。

7. 中枢神经系统（CNS）   表现为下丘脑-垂体区域、脉络膜丛、脑灰质或脑白质区域的占位，活检可查见活化的 LCH 病灶（CD1a 阳性的 LCH 细胞和 CD8 阳性的淋巴细胞），垂体肿瘤较大时（>6.5 mm）可出现垂体前叶功能受损和视神经退行性变，LCH 相关 CNS 神经变性综合征是一种慢性的中枢神经退行性变，表现为运动性发音障碍、共济失调、辨距困难，及偶发行为精神异常，约 1%～4% 的 LCH 病例会出现神经退行性变表现，这些病人也可发展为严重的神经心理障碍，MRI 扫描可显示 T2 加权像小脑白质或齿状核高信号或 T1 加权像基底神经节高信号伴或不伴有小脑萎缩。影像学表现在临床症状出现前数年即可见到，有时是偶然发现，存在头面部骨受侵、尿崩症和内分泌异常的病例应当检查脑 MRI，出现神经心理障碍的时间一般在 LCH 确诊后的 3~15 年。神经退行改变区域的组织细胞学检查可发现明显的 T 细胞浸润，但见不到 CD1a 阳性细胞，可见到小胶质细胞活化和胶质增生，这种现象可能是一种副癌炎性反应。

（六）儿童 LCH 的诊断和风险评估

全面评价为单系统还是多系统病变，是高危还是低危对治疗决策很重要，检查应当包括：

1. 病史和体格检查　应当注意头面部、口腔、甲状腺、肺、骨、肝脾有无异常，生长发育有无异常，有无多饮多尿。

2. 血液学检查　血常规、血生化、存在肝功能异常时检查出凝血时间、血清电解质等。

3. 尿液检测　包括尿常规分析，如果存在尿崩症应当分析血浆和尿渗透压和禁水试验。

4. BRAF V600E　通过免疫组化或分子生物学方法检测。

5. 骨髓穿刺和活检　多系统病变伴有不明原因的贫血和血小板减少时应当进行骨髓检查，并进行抗 CD1a、抗 CD207（langerin：一种跨膜郎格汉细胞受体）、S100、抗 CD163 免疫组化染色，便于检测 LCH 细胞。

6. 影像学检查　包括骨扫描、胸片、生长抑素显像、PET-CT 等。

（1）CT 扫描　头面骨受侵，肺、肝脾、淋巴结受侵时都应当进行 CT 检查明确病变范围。

（2）MRI　患儿存在尿崩症、神经退行性变、椎体受侵、脊髓受压时应当行 MRI 检查确定病情性质及范围。

（3）18F-FDG PET-CT 扫描　PET-CT 在神经心理障碍 LCH 病例中检测到的小脑白质异常与 MRI 基本相符，但在尾状核和额叶皮质区不及 MRI，在发生神经心理障碍高危病例中，PET-CT 可能较 MRI 能更早发现 CNS 的异常，PET-CT 还可能发现其他检查未能发现的病变，另外治疗后 6 周 PET-CT 能显示病灶代谢活性下降，因此能评估治疗反应。

7. 活检　溶骨性骨破坏区域、受侵皮肤、肿大淋巴结是常用的明确诊断的活检部位，如果存在无明确病因的肝大、低蛋白血症、胆红素和转氨酶升高，可行肝穿刺活检，肺内病变如果支气管肺泡灌洗不能明确诊断时应当行穿刺或开胸活检，病理对于明确诊断是必要的，但有时也难以实现，特别是出现孤立的脑垂体受侵时，穿刺活检的风险很大，需要慎重。LCH 细胞在 HE 染色下表现为大的、胞质丰富呈粉红色、带有肾形细胞核的细胞，进一步确认需要行抗 CD1a、S100、和（或）抗-CD207（langerin）染色。

（七）儿童和青少年 LCH 的治疗

由于儿童和青少年 LCH 预后千差万别，从部分单灶病变的自发消退到多系统播散病灶的致命风险都存在，因此 LCH 的诊治应该建立在多学科讨论的基础之上，以便给予患者最合理和最安全的治疗，以期得到最佳的生存和生活质量。

根据疾病部位和病变程度的不同，LCH 的治疗包括手术、放射治疗、口服药治疗、局部外用药治疗，以及静脉药物化疗等。单系统骨、皮肤或淋巴结受侵的病例如果需要化疗推荐治疗 12 个月。LCH-Ⅰ和 LCH-Ⅱ研究结果表明高危和低危多系统受侵的 LCH 治疗 6 个月的肿瘤复发率高达 50%[13]。根据德国奥地利荷兰（DAL HX-83）联合研究的结果，LCH 治疗 1 年的复发率更低（29%）[13,20]，LCH-Ⅲ试验旨在给所有高危多系统病例给予 12 个月的化疗，将低危多系统患者随机分为 6 个月或 12 个月的化疗。低危和高危多系统病例接受 12 个月化疗能使复发率明显减少（约为 30%）[14]。LCH Ⅳ 研究将评估 12 个月化疗基础上进一步延长治疗是否能进一步减少复发率和治疗后遗症。

（八）儿童青少年病例依据受侵器官、部位和受侵系统情况确定的治疗推荐

1. 低危病例治疗（单系统或多系统）

（1）孤立的皮肤受侵

1）观察：观察适用于所有只有皮肤受侵的儿童 LCH。只有在出现症状时才推荐治疗，如广泛皮疹、局部疼痛、溃疡或出血。

2）局部涂用类固醇激素治疗：类固醇激素是有效的，但有效时间通常不会太长。

3）口服氨甲蝶呤（$20mg/m^2$），每周一次，持续 6 个月。

4）口服沙利度胺 $50\sim200mg$，每晚一次。口服沙利度胺对儿童和成人患者都有效。

5）对口服疗法耐药的皮肤 LCH 局部外用氮芥是有效的，但不适于大面积的皮肤病变。

6）紫外线光照疗法对皮肤 LCH 有效但有引起皮肤癌的风险，尤其是浅色皮肤的病人。

（2）骨受侵

1）颅骨单发病变：额骨、顶骨，枕骨或头部其他部位骨单发受侵。

推荐局部手术刮除骨病灶，或刮除加局部甲基泼尼松龙注射。低剂量放射治疗也是有效的。LCH 的骨病灶并不需要完整切除，因为这会增加伤口愈合时间及长期并发症的风险。

2）位于乳突、颞骨，或眶骨的颅骨病变　乳突、颞骨，或眶骨孤立的颅骨病变患者治疗的目的是减少尿崩症和其他长期并发症的概率[15]。无系统性全身治疗的尿崩症发生率为 40%，但 6 个月的长春花碱/泼尼松治疗能使其发生率降为 20%，因此对存在引起中枢神经系统症状的颅骨受侵病例，即使是单发病灶，也推荐治疗。手术、放疗或 12 个月长春花碱和泼尼松方案化疗（LCH-Ⅲ 研究）[15]：每周一次长春花碱（$6mg/m^2$）连用 7 周，如果肿瘤反应好改为每 3 周 1 次。泼尼松（$40mg/m^2$）每日一次连用 4 周，随后 2 周逐渐减量，之后泼尼松 $40mg/m^2$ 每天连用 5 天，每 3 周一个周期维持，同时给予长春花碱治疗。

3）存在骨折风险的椎骨或股骨受侵　不伴有软组织肿胀和硬膜外受侵的单一椎体受侵可以考虑随诊观察。孤立的椎体病灶或大的股骨颈病灶也可考虑低剂量放疗（$700\sim1000cGy$）以促进局部愈合防止骨折，尽管是低剂量放疗，但在甲状腺、脑、和骨骺部位也要慎重使用。伴有软组织侵犯的椎体病灶可通过化疗得到控制，局部肿瘤消退后延长化疗周期并无益，化疗后局部复发在 9% 左右。当出现不稳定的颈椎受侵和（或）神经症状时，可能需要颈托或颈椎融合术。伴有软组织侵犯的颈椎病变大部分通过化疗得到控制。

4）多发骨受侵（单系统多发骨病变）　常用全身化疗，12 个月长春花碱和泼尼松方案治疗（LCH-Ⅲ研究）：每周一次长春花碱（$6mg/m^2$）连用 7 周，如果肿瘤反应好改为每 3 周 1 次。泼尼松（$40mg/m^2$）每日一次连用 4 周，随后 2 周逐渐减量，之后泼尼松 $40mg/m^2$ 每天连用 5 天，每 3 周 1 个周期维持，同时给予长春花碱治疗。单药（如：泼尼松龙）短程治疗（<6 个月）复发率较高，多药联合治疗<6 个月复发率达 18%，单纯手术或单药治疗复发率达 50%~80%[16]。

多发骨受侵并伴有皮肤、淋巴结或尿崩症（低危多系统 LCH）　建议如前所述的长春花碱和泼尼松组合治疗 12 个月。

将没有高危器官受侵的患者随机分为 12 个月的长春花碱/泼尼松治疗或 6 个月的长春花碱/泼尼松治疗，12 个月治疗显示更低的 5 年复发率（37% 对 54%，$P=0.03$），主要复发在骨、皮肤或其他非高危器官部位[14]。

其他可选的化疗方案包括：长春新碱、阿糖胞苷和泼尼松组合。克拉利宾单药，双膦酸盐类（帕米膦酸钠、唑来膦酸等）。

2. 高危多系统受侵 LCH 治疗　脾、肝、骨髓（伴或不伴皮肤、骨、淋巴结、肺、垂体等受侵，目前认为肺受侵缺乏重要预后意义，因此肺已从既往的高危器官中排除）

LCH 侵犯脾、肝、骨髓等高危器官的标准治疗是 12 个月的长春花碱和泼尼松联合治疗。通过此方案治疗后约 60% 的病例能得到有效控制，但约 25%~29% 的病例复发。也可考虑使用日本 LCH 研究组的方案（JLSG-96 实验）：阿糖胞苷、长春新碱、泼尼松龙 6 周诱导方案后，使用阿糖胞苷、长春新碱、泼尼松龙、和低剂量的静脉甲氨蝶呤维持治疗 6 个月，如果诱导治疗反应差则及时选用多柔比星、环磷酰胺、甲氨蝶呤、长春新碱、和泼尼松龙联合方案强化治疗，通过此方案治疗 5 年控制率达78%，总生存率达 95%[17]。

3. 中枢神经系统受侵 LCH 的治疗　中枢神经系统 LCH 有 3 种表现：大脑、小脑或脉络丛占位；下丘脑-垂体轴占位伴有尿崩症和（或）其他内分泌异常；神经变性综合征，MRI T2 FLAIR 在小脑白质、脑桥、基底神经节、有时在大脑可见强化灶。

通常使用能通过血脑屏障的药物治疗，如克拉利宾或其他核苷类似物（阿糖胞苷等），也可选用标准的 LCH 化疗方案（长春花碱与泼尼松龙的结合）。地塞米松和克拉利宾合用并与其他药的结合，如：维甲酸、静脉用免疫球蛋白、英夫利昔单抗、阿糖胞苷、长春新碱等，可用于神经变性综合征LCH 的治疗。早期发现和及早治疗 LCH 所致神经变性综合征很重要。

（九）儿童 LCH 近年来的治疗变化

儿童 LCH 过去常用的环孢霉素和干扰素 α 现在不推荐使用，广泛手术切除也已摒弃，颞骨、乳突、眶骨以外的局限性颅骨破坏可通过手术刮除，颞骨、乳突、眶骨区域的 LCH 由于存在中枢神经系统受侵风险建议 6~12 个月的长春花碱+泼尼松龙治疗，下颌骨手术可能影响恒牙生长也不再使用，腹股沟和生殖器部位由于化疗有效也不再使用手术。放疗在儿童 LCH 治疗中使用越来越少，即便低剂量放疗，也只用于单发椎体受侵或病灶压迫脊髓或压迫视神经化疗无效时使用。

（十）LCH 治疗疗效评价

LCH 的治疗疗效评价有一定难度，主观症状改善和影像学检查仍是主要的评价手段，骨破坏恢复时间较长，普通平片难以评价疗效，骨病灶周围出现硬化带往往提示骨的愈合，CT 或 MRI 对评价软组织肿物的反应有帮助但对溶骨性骨破坏意义不大，骨扫描在骨愈合期仍表现为阳性代谢改变，PET 由于其影像强化随着骨病灶的好转而减弱有一些帮助。肺功能检测和高分辨 CT 对肺 LCH 的疗效评价较敏感，肺内残存间质改变可通过生长抑素闪烁显像术区别是治疗后间质纤维化或存在残存肿瘤活性。

（十一）儿童 LCH 预后相关因素

高危病例［肝、脾和（或）骨髓等高危器官受侵］的预后与就诊时病变范围及初治反应密切相关，高危是指初治 6 周反应差，死亡风险在 35% 以上的病例，过去肺也被认为是高危器官，但青少年LCH 孤立肺受侵很少危及生命，因此现已排除在外，近年来由于治疗的进步，具有高危器官受侵的儿童 LCH 生存率得到了改善，HISTSOC-LCH-Ⅲ（NCT00276757）的研究结果显示：12 个月系统化疗的长期总生存率达到了 84%。单系统病变 LCH 和低危的多系统病变罕见死于 LCH 的，但复发病变可损伤患者身体引起严重后遗症，因此治疗面临的挑战就是要降低复发风险以及产生长期后遗症的风险，HISTSOC-LCH-Ⅲ的研究数据表明：具有高危器官受侵的病例，6 个月与 12 个月系统化疗相比，复发率存在明显差别，12 个月优于 6 个月（37% 和 54%）[14]。

与儿童 LCH 预后相关的因素包括：

（1）BRAF 突变　研究表明高危病人 BRAF V600E 突变率达 88%，而低危病人一般低于 50%，BRAF V600E 突变病例对治疗较抗拒，复发率高。

（2）就诊时年龄　LCH-Ⅱ研究表明 2 岁以下儿童如果没有高危器官受侵具有与年长儿童同样的治疗反应率，但如果治疗时程只有 6 个月，具有高危器官受侵的新生儿预后要差于年长儿童。

（3）对初次治疗的反应　初次治疗 6~12 周后肿瘤的反应情况对预后的影响更大，要大于年龄的影响。治疗的反应情况与治疗的时程和强度相关。

（4）受侵器官影响　存在高危器官受侵的高危多系统病例预后差于无高危器官受侵的低危多系统及单系统受侵的病例，眶骨、乳突、和颞骨等颅面骨受侵容易出现尿崩症，影响垂体前叶激素分泌，产生神经影响，预后差于其余部位骨受侵病例。

（十二）复发、难治或进展的儿童 LCH 的治疗

LCH 即便治疗后完全缓解，复发率也很高，大多在治疗后 9~12 个月出现复发，依据风险分组报道的复发率见表 16-5-3[18]。

表 16-5-3　依据风险分组报道的复发率

风险分组	复发率
单系统单灶	9%~17.4%
单系统多灶	37%
多系统（无高危器官受侵）	46%
多系统（伴高危器官受侵）	54%

1. 复发后 LCH 治疗方案包括　再次使用长春花碱和泼尼松龙诱导缓解，然后减量维持，也可替代使用长春新碱、泼尼松龙、和阿糖胞苷联合；骨复发病例也可选择双膦酸盐治疗，克拉利宾治疗（多发骨受侵，无高危器官复发的低危多系统病变），沙利度胺治疗，氯法拉滨治疗等。

2. 难治高危病例（存在高危器官受累）的治疗选择　多系统受侵病例 6 周诱导治疗后进展，或 12 周治疗后没达 PR 者应该更改方案治疗，这些病例生存率往往低于 10%，因此对于这些病例尽早选择有效的挽救治疗方案是必要的。二线方案包括：

（1）克拉屈滨和 2-脱氧柯福霉素联合（2'-deoxycoformycin）。

（2）克拉屈滨与阿糖胞苷联合。

（3）氯法拉滨治疗。

（4）造血干细胞移植（HSCT）。

（5）参加新药临床研究　如 RAS 途径抑制剂，络氨酸激酶抑制剂等。

（十三）儿童 LCH 晚期并发症和治疗影响

儿童 LCH 的长期并发症发生率报道在 20%~70% 之间，包括下丘脑-垂体功能不良，生长发育受限，认知功能障碍，小脑共济失调等，乳突区 LCH 治疗后可出现听力障碍，四肢长骨和脊柱 LCH 治疗后可出现脊柱侧弯四肢不对称，肺部 LCH 可出现肺功能下降，肝 LCH 可出现胆管硬化，颌面部 LCH 手术治疗后出现牙齿脱落，高危 LCH 强化化疗后可出现骨髓功能衰竭，另外 LCH 也可伴发白血病和其他实体肿瘤等，LCH 本身所致影响需要积极治疗，治疗所致影响大多数症状轻微，一般不影响正常生活，严重的治疗影响在选择治疗方案时即应考虑。

（十四）儿童 LCH 的随诊要求

伴有尿崩症和（或）眼眶、乳突或颞骨等部位颅骨病变的朗格汉斯细胞组织细胞增生症（LCH）患者容易出现中枢神经系统受侵，出现中枢神经退行性变的症状。这些病人在 LCH 初诊和此后的 10 年里每 1~2 年应该行钆增强对比脑磁共振成像（MRI）检查来发现中枢神经系统疾病的证据。组织细胞协会中枢神经系统 LCH 委员会对已存在影像学证据的中枢神经系统神经退行性改变但缺乏临床相关症状的病例没有提供任何治疗建议，但仔细的神经系统检查和适当时间间隔的 MRI 检查是必要的。当出现临床症状时，应当适时给予治疗，早期治疗能阻止神经退行性变的发展并有可能改善症状。

原发在肺的 LCH，肺功能检查和胸部 CT 扫描是检测肺部病变进展的敏感方法。

总之，由于肿瘤本身疾病或治疗所致，很多多系统疾病患者会经历长期的后遗症，最常见的是内分泌和中枢神经系统的并发症。这些长期的后遗症严重影响患儿的生活质量，因此治疗后长期的随诊是必要的。

四、成人 LCH

由于发病率有限，缺少成人 LCH 和儿童 LCH 的随机对照研究，因此对成人 LCH 的自然病程、临床特点、治疗方案和疗效以及预后特点等都只能借助于儿童 LCH 的研究，成人多系统 LCH 发生率少于儿童，其侵袭性也不及儿童。男女比为 1：2，平均年龄在 43.5 岁。成人 LCH 临床表现与儿童 LCH 类似，只是肺受侵在成人更多见，发生率在 1/3 左右，可表现为单发肺部结节或多发肺受侵，成人肺 LCH 90% 与吸烟有关，戒烟后部分人肺部病灶可逐步消退，严重的肺 LCH 导致肺功能下降，引起肺心病，成人 LCH 也多见骨受侵或皮肤受侵。成人皮肤受侵往往为多系统病变之一，单纯皮肤受侵的 LCH 在成人要明显少于儿童，单纯皮肤受侵预后很好，5 年生存率 100%。成人多系统 LCH 可见肝、脾、淋巴结、皮肤、黏膜、垂体下丘脑（尿崩症）、甲状腺等受侵。

成人 LCH 的治疗

1. 标准治疗　由于发病率较低，成人 LCH 治疗缺少临床研究，因此我们只能参考儿童 LCH 的治疗方案，长春花碱与泼尼松龙的联合或单药阿糖胞苷、克拉利宾等替代方案仍是推荐治疗，但我们必须认识到成人对这些方案的耐受性要低于儿童，出现治疗相关神经毒性可能更多更重。

2. 肺 LCH 治疗　戒烟很重要，因为部分病例戒烟后可自发缓解，还可配合选择类固醇激素或克拉利宾治疗，肺部 LCH 弥漫受侵肺功能严重下降的可考虑肺移植。

3. 骨 LCH 治疗　与儿童骨 LCH 类似，单发的骨 LCH 可选择手术刮除±局部皮质类固醇激素注射，然后随诊观察，无论病灶发生在什么部位，导致功能缺损和毁容的广泛和根治性手术不主张应用，全身化疗也可使骨病灶消退，化疗失败的可考虑局部低剂量放疗，放疗应当在影响功能和容貌的广泛手术之前应用，放疗也可用于椎体病变压迫脊髓或神经或眼眶病变引起视力改变时，有报道称放疗能使 77% 的 LCH 骨病变完全消退，12.5% 部分消退，长期控制率在 80% 左右，而副作用轻微[19]。骨 LCH 也可选择双膦酸盐治疗，达到减轻骨痛促进骨修复的目的。

4. 单系统皮肤受侵的治疗　局限性病变可考虑手术切除，但毁损性手术不主张使用，除非其他治疗都无效。局部治疗还包括皮肤病灶表面外用或病灶内注射皮质类固醇激素，外用他克莫司、咪喹莫特、补骨脂素，以及长波紫外线照射等，长波紫外线照射成人长期毒性低于儿童因此更实用。严重皮肤 LCH 全身治疗包括：口服甲氨蝶呤、沙利度胺、异维甲酸等、干扰素 α、或干扰素 α 与沙利度胺联合等。

5. 其他单系统或多系统 LCH 的治疗　化疗是成人单系统或多系统 LCH 常用的方法，化疗多选择以下药物中的几种联合：长春花碱、泼尼松龙、阿糖胞苷、克拉利宾、环磷酰胺、依托泊苷、甲氨蝶呤、多柔比星、博来霉素等，新的靶向药物研究包括：RAS 途径抑制剂，络氨酸激酶抑制剂（甲磺酸伊马替尼）等。

总结国际组织细胞协会依据临床 LCH 风险指导治疗的参考方案见表 16-5-4。

五、LCH 的放射治疗

适应证
1. 单发骨病灶的单纯放疗。
2. LCH 椎骨受侵伴软组织肿物压迫脊髓的局部放疗。
3. 眶骨受侵或垂体受侵压迫视神经的局部放疗。
4. 放疗作为多发骨病灶配合其他治疗手段的综合治疗。
5. 放疗作为骨外软组织受侵或器官局部受侵的综合治疗。
6. 复发病灶骨痛骨破坏的局部放疗。

表 16-5-4　国际组织细胞协会参考治疗方案选择

局限性的单系统病灶（皮肤、骨、或淋巴结）	可选：
	1. 随诊观察
	2. 局部类固醇激素治疗
	3. 局部手术切除
	4. 局部低剂量放疗（7~10Gy，成人 10~20Gy）
	5. PUVA［psoralen（P）增敏紫外线照射（UVA）］
	6. 局部皮肤涂抹 20%氮芥
	7. 口服氨甲蝶呤或沙利度胺
多发单系统病灶	可选：
	1. 按照上述方法分别给以局部治疗
	2. 长春花碱（VBL)+泼尼松龙方案治疗 6~12 月
多系统病变（低危）	1. 长春花碱和泼尼松组合治疗 12 个月
	2. 长春新碱、阿糖胞苷和泼尼松组合
	3. 克拉利宾单药
多系统病变（高危）	1. 长春花碱+泼尼松龙治疗 12 月
	2. 阿糖胞苷、长春新碱、泼尼松龙 6 周诱导化疗，后使用阿糖胞苷、长春新碱、泼尼松龙、和低剂量的静脉甲氨蝶呤维持治疗 6 个月，对诱导化疗反应差的选用多柔比星、环磷酰胺、甲氨蝶呤、长春新碱和泼尼松龙联合方案强化治疗
其他治疗	1. 核苷抑制剂：嘌呤类似物 2-氯脱氧腺苷（2-CdA）
	2. 高危病例造血干细胞移植
	3. 中枢受侵的克拉利宾配合维甲酸/松果体素治疗
	4. 肺 LCH 戒烟治疗
	5. 靶向治疗：RAS 途径抑制剂，络氨酸激酶抑制剂
	6. 其他对症支持治疗

六、放射治疗技术

LCH 发病多为儿童，而儿童正处于生长发育期，射线对其影响较大，而且部分轻症病例都具有自愈倾向，没有高危器官受侵的病例并不具有生命危险，因此 LCH 的放射治疗方案应个体化，绝不可生搬硬套其他恶性肿瘤的治疗，总的治疗原则应考虑到：射线对患儿的影响不应大于 LCH 本身对患儿的危害。目前儿童 LCH 局部照射的推荐剂量为 700~1000cGy，分次剂量依据患儿年龄和生长发育情况选择 100~200cGy/次。由于 LCH 病灶多较表浅，因此单野电子线或电子线与高能 X 线混合照射应用较多，深在病灶可考虑适形放疗或调强适形放疗，射野以病灶并外放 1~2cm 为宜，并可根据病灶所在部位及与重要器官关系作适当调整，不相邻的病灶可以认为是相互独立的，应分别治疗。Kotecha 通过放疗治疗了 69 例儿童病例，169 个病灶，主要为骨受侵病灶，中位放疗剂量为 10Gy，中位随诊 6 年，局部控制率为 91.4%，症状稳定或缓解率为 90.4%[21]。射线对成人病例（>18 岁）的影响要小于儿童，放射治疗在成人 LCH 中的应用可适当放宽，来自德国的研究建议成人 LCH 放疗时治疗外放边界以 2 厘米为宜，放疗剂量推荐 10~20Gy，单次剂量 2Gy/次[19]。图 16-5-7、图 16-5-8 为 LCH 局部骨破坏后的适形或调强适形放疗靶区勾画。运用现代放疗技术，精密计划设计可减少肿瘤以外正常组织受量，减少放疗的后遗影响。

尽管 LCH 并不多见，但有关 LCH 的临床和基础研究却在不断进展，使我们对 LCH 的认识越来越深入，儿童 LCH 的治疗也越来越规范。放疗技术在发展，放射损伤风险在下降，放疗在 LCH 的局部治疗中仍有用武之地，放疗能配合其他治疗方法缓解 LCH 患者的痛苦，提高肿瘤控制率。

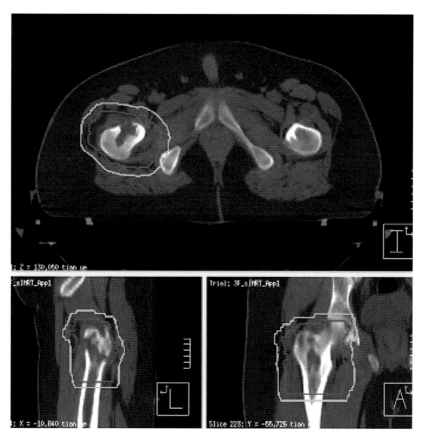

图 16-5-7　LCH 右侧股骨上段及股骨颈破坏侵犯邻近肌肉组织的靶区勾画：蓝色为 CTV，外放 1 厘米为 PTV（绿色）

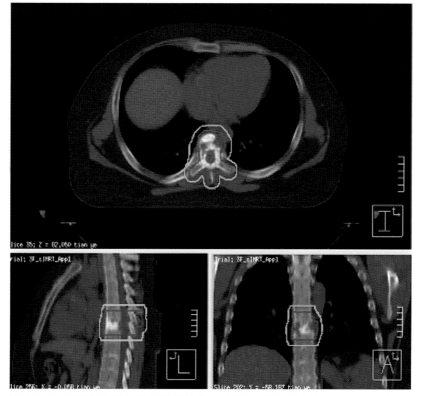

图 16-5-8　LCH 胸 7 椎体及椎弓根骨质破坏靶区勾画：蓝色为 CTV，上下外放 1cm，前后左右外放 0.7cm 为 PTV（绿色）

参 考 文 献

1. Lichtenstein L. Histiocytosis X: integration of eosinophilic granuloma of bone, Letterer-Siwe and Schüler-Christian disease as related manifestations of a single nosologic entity. Arch Pathol, 1953, 56: 84.

2. 刘跃平, 曲嫒, 高黎, 等. 朗格汉斯细胞组织细胞增多症临床特点和诊治进展. 中华放射肿瘤学杂志, 2005, 14: 185-188.

3. Saven A and Burian C. Cladribine activity in adult langerhans-cell histiocytosis. Blood, 1999, 93: 4125-4130.

4. Islinger R, Kuklo T and Owens B, et al. Langerhans cell histiocytosis in patients older than 21 years. Clin Orthop, 2000, 379: 231-235.

5. Baumgartner IvH, A; Baumert, B, et al. Langerhans'-cell histiocytosis in adults. Med Pediatr Oncol, 1997, 28: 9-14.

6. Arico M. Langerhans cell histiocytosis in adults: more questions than answers? Eur J Cancer, 2004, 40: 1467-1473.

7. Arceci R. Langerhans cell histiocytosis in children and adults: Pathogenesis, Clinical manifestations, and Treatment. Hematology, 2002, 1: 297-304.

8. Stepp SE, Dufourcq-Lagelouse R, Le Deist F, et al. Perforin gene defects in familial hemophagocytic lymphohistiocytosis. Science, 1999, 286: 1957-1959.

9. de Graaf JH, Tamminga RY, Kamps WA, et al. Langerhans' cell histiocytosis: expression of leukocyte cellular adhesion molecules suggests abnormal homing and differentiation. Am J Pathol, 1994, 144: 466-472.

10. Ladisch S and Jaffe E. Histiocytoses. In: Pizzo PA and Poplack DG, editor. ^editors. Principles and Practice of Pediatric Oncology. Vol. Fourth ed. Philadelphia: Lippincott Williams & Wilkins, 2002, 733-750.

11. National Cancer Institute. Langerhans Cell Histiocytosis Treatment. www.cancer.gov/types/langerhans/hp/langerhans-treatment-pdq#section.

12. Ronceray L, Pötschger U, Janka G, et al. Pulmonary involvement in pediatric-onset multisystem Langerhans cell histiocytosis: effect on course and outcome. J Pediatr, 2012, 161 (1): 129-133.

13. Braier JL, Rosso D, Latella A, et al. Importance of multi-lineage hematologic involvement and hypoalbuminemia at diagnosis in patients with "risk-organ" multi-system Langerhans cell histiocytosis. J Pediatr Hematol Oncol, 2010, 32 (4): e122-125.

14. Gadner H, Minkov M, Grois N, et al. Therapy prolongation improves outcome in multisystem Langerhans cell histiocytosis. Blood, 2013, 121 (25): 5006-5014.

15. Gadner H, Grois N, Arico M, et al. A randomized trial of treatment for multisystem Langerhans' cell histiocytosis. J Pediatr, 2001, 138 (5): 728-734.

16. Titgemeyer C, Grois N, Minkov M, et al. Pattern and course of single-system disease in Langerhans cell histiocytosis data from the DAL-HX 83-and 90-study. Med Pediatr Oncol, 2001, 37 (2): 108-114.

17. Morimoto A, Ikushima S, Kinugawa N, et al. Improved outcome in the treatment of pediatric multifocal Langerhans cell histiocytosis: Results from the Japan Langerhans Cell Histiocytosis Study Group-96 protocol study. Cancer, 2006, 107 (3): 613-619.

18. Pollono D, Rey G, Latella A, et al. Reactivation and risk of sequelae in Langerhans cell histiocytosis. Pediatr Blood Cancer, 2007, 48 (7): 696-699.

19. Kriz J, Eich HT, Bruns F, et al. Radiotherapy in langerhans cell histiocytosis-arare indication in a rare disease. Radiation Oncology, 2013, 8: 233.

20. Gadner H, Heitger A, Grois N, et al. Treatment strategy for disseminated Langerhans cell histiocytosis. DAL HX-83 Study Group. Med Pediatr Oncol, 1994, 23: 72-80.

21. Kotecha R, Venkatramani R, Jubran RF, et al. Clinical outcomes of radiation therapy in the management of Langerhans cell histiocytosis. Am J Clin Oncol, 2014, 37 (6): 592-596.

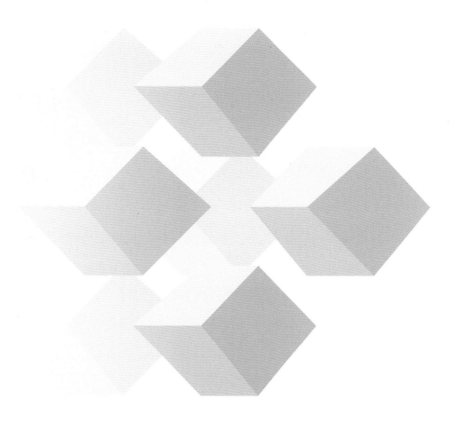

· 第十七篇 ·

立体定向放射外科及
立体定向放射治疗

第一章 总 论

肖建平

瑞典著名神经外科学专家 Lars Leksell 教授[1]于 1951 年提出立体定向放射治疗概念，1968 年瑞典 Elekta 公司研制出世界首台头部 γ 刀应用于临床。目前用于临床治疗的是第三代 γ 刀，用 201 个钴 60 放射源采用静态聚焦方法，使靶区内病变受到高剂量照射损毁而靶区边缘剂量锐减尤如刀割，达到类似外科手术的效果。因此，γ 刀治疗也被称为立体定向放射外科（stereotactic radiosurgery，SRS）。20 世纪 80 年代，Colombo 和 Betti 等人对医用直线加速器加以改进，通过专用准直器和立体定向系统作非共面多弧度小野三维集束照射，取得与 γ 刀相同的治疗效果，俗称 X 刀。X 刀可以作分次、无创治疗，称为立体定向放射治疗（stereotactic radiotherapy，SRT）。SRS 为单次大剂量治疗；SRT 为分次治疗。

图 17-1-1 示出了 γ 刀和 X 刀实现多个小野三维集束照射病变的原理图。γ 刀装置 使用 201 个 ^{60}Co 源，每个钴源活度为 1.11TBq（30Ci），分布于半球形治疗头盔的不同纬度和经度上，201 个钴源经准直后聚焦于一点，该点称为焦点。钴源到焦点的距离为 39.5cm，焦点处射野大小为 4，8，14，18mm（图 17-1-2A）。我国沃发（OUR）公司创造了 γ 刀治疗的中国模式，用 30 个 ^{60}Co 源螺旋排列成 6 组分布于 14~43 度的纬度上，经度上每组源间隔 60 度，经度上每个源间隔 1 度。源的直径为 2.6mm，30 个源的总活度为 6000Ci，源焦距离为 39.5cm，用旋转的方法实现多野集束照射（图 17-1-2B），可用于头、体部病变的治疗。该机已在全国多家医院使用。此外惠恒集团研发的超级伽马刀和 KLF-A 型 OPEN 式全身伽马刀、圣爱科技有限公司研发的圣爱数控全身伽马刀、海基泰医用机器有限公司研发的全身伽马刀亦采用类似原理实现多野集束照射。由于加速器单平面旋转形成的空间剂量分布较差，目前通常采用 4~12 个非共面小野（图 17-1-3）绕等中心旋转，达到 γ 刀集束照射同样的剂量分布。如图 17-1-1A 所示，每个旋转代表治疗床的一个位置，即治疗床固定于不同位置，加速器绕其旋转一定角度。病变（靶区）中心一般位于旋转中心（等中心）位置，图 17-1-3B 所示方法的缺点是每次旋转治疗结束后，必须进入治疗室，变换治疗床的位置，摆位时间和治疗时间加长。图 17-1-1D 的方法称为动态旋转治疗，可大大缩短摆位时间和治疗时间，靠机架和治疗床在出束（照射）过程中的联合运动，实现非共面的连续照射。因现有商售的直线加速器不能作这种联合运动，同时治疗计划系统亦要做相应变动，故目前的 X 刀系统和加速器不能作这种治疗。近年来一些高端加速器如 Cyberknife、Tomotherapy 应用于临床，其基本原理亦为多野集束照射。

立体定向放射治疗的剂量分布有以下特点：小野集束照射，剂量分布集中；靶区周边剂量梯度变化较大；靶区周边正常组织剂量很小[2]。坐标系的建立是实施治疗的基本条件。γ 刀治疗时，通过把作为坐标系参照物的基础环固定到患者头骨上，可以建立一个可靠的三维坐标系统。颅内或头颈部 X 刀分次治疗时，用无创基础环替代有创基础环也可建立较可靠的坐标系统。

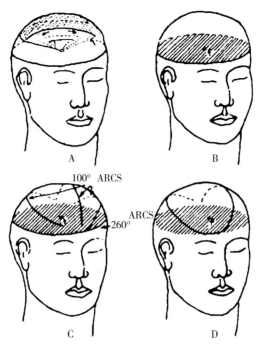

图 17-1-1　X（γ）线立体定向治疗实施原理

注：A：γ刀通过分布于半球面上的钴源发出γ射线呈锥形聚焦于焦点实现多野集束照射。B：通过加速器机臂旋转可在同一平面上使X线呈扇形聚焦于等中心点。但单平面旋转形成的空间剂量分布较差。C：X刀通过旋转治疗床和加速器机臂旋转使X线在多个平面呈非共面聚焦于等中心，达到γ刀集束照射同样的剂量分布。但每次治疗床的旋转需操作人员进入机房操作。D：通过计算机控制机架和治疗床在出束（照射）过程中的联合运动，实现非共面的连续照射。目前的X刀系统和加速器还不能作这种治疗。

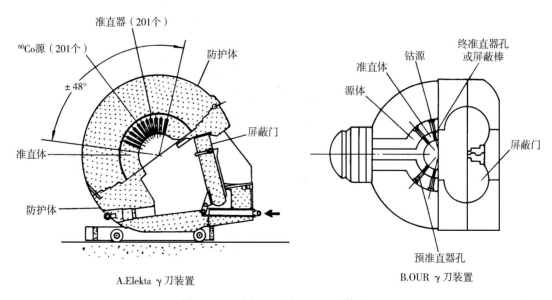

图 17-1-2　Elektaγ刀和OURγ刀装置

注：A：Elektaγ刀通过分布于半球面上的201个钴源发出γ射线呈锥形聚焦于焦点实现多野集束照射。B：OURγ刀分布于半球面上的钴源只有30个，治疗时通过半球面旋转实现多野集束照射。

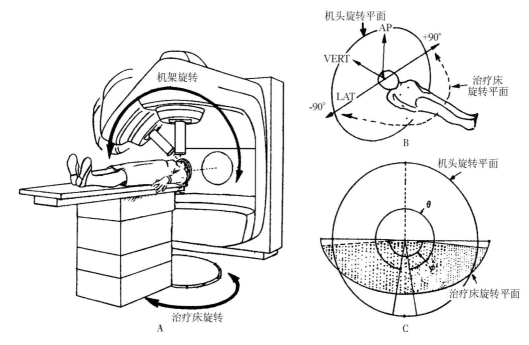

图 17-1-3　直线加速器为基础的 X 刀治疗多弧度非共面旋转原理

γ 刀机械精度高，误差范围可达到 0.1mm，X 刀因受直线加速器机械精度的影响，误差范围达 0.1~1mm。但治疗精度不仅取决于机械精度，还取决于靶定位精度、固定系统精度和摆位准确性，由于 CT 空间分辨率误差远大于加速器机械精度误差，此外加速器产生的高能 X 射线半影小于伽马射线的半影，因此，X 刀可以取得与 γ 刀相似的治疗精度。国内外治疗结果也证实了这一点[3,4]。

由于 γ 刀主要应用于颅内较小病变（≤30mm）的治疗，功能单一、造价昂贵、每 5~8 年需要更换一次钴源，局限了它的使用范围。相较于 γ 刀，X 刀设备简单，造价较低，无需换源，可以治疗体积更大和不规则的病变。此外，可一机多用，在同一台加速器上，既可行常规放疗，又可安装头部或体部治疗适配器进行头、体部肿瘤的 X 刀治疗，故近年来发展迅速。在体部治疗时，因解剖部位的特殊性不能使用基础环这类有环系统，一般采用体外皮肤标记或体内置金点标记的方法。中国医学科学院肿瘤医院放疗科 1995 年在国内首先将体内预埋金点的无环重定位技术应用于体部病变的 SRT 治疗并长期坚持使用这一技术，临床取得满意疗效。用手术方式将金点置入组织内，通过 CT 扫描影像重建，可找到金点或解剖骨结构与病变和定位框架间的相互空间关系，而建立起患者的坐标系统。体内预埋金点的无环重定位技术的定位精度高于体模固定膜十字定位技术。

近年来随放射物理技术的发展，更加先进的放射治疗设备陆续应用于临床工作。基于 X 线容积影像（XVI）的图像引导放射治疗（image-guided radiation therapy，IGRT）技术是目前世界上最先进放射治疗技术之一，自 2003 年欧美 4 家肿瘤治疗中心的临床实践证明该技术的可行性和先进性以来，现在全球已有约数十家大型医院中得到临床应用。2006 年获中国 SFDA 认证并首次投入临床使用的 Elekta SynergyS 图像引导直线加速器就是这一类型的设备，目前国内已有四家医院具有这类加速器。

在放射治疗图像采集→靶区确定→制定治疗计划→摆位→治疗的全程中，肿瘤及敏感器官的位置甚至形状都是在不断地变化，这种变化的原因有很多，如：呼吸对肺部及上腹部肿瘤的影响、膀胱充盈程度对前列腺肿瘤的位置影响、在治疗过程中，肿瘤的消退也会造成形状和位置的变化。这些变化直接带来了常规放射治疗的不确定性，而一般的治疗设备无法在治疗时获得靶区的影像和观察靶区在照射时的实际情况。因此，为保证在靶区移动时不会漏照而扩大治疗区域。但这种方法会加大正常组织的伤害，有较大的副作用，影响病人的生存质量。如果减少照射体积，又可能因为靶区移动造成漏照而造成病灶的原位复发。尤其是以大剂量分割为特点的立体定向放射治疗，在临床治疗体部肿瘤时这一矛盾较突出，影响放射治疗精度。

图像引导放射治疗技术正是为解决这一难题而发展起来的。IGRT 指在治疗位置——也就是病人已经完成摆位过程时，用和 CT 机相同的低能 X 射线和相似的成像原理，采集靶区及其周围的一定体积的三维图像——X 线容积影像。从而可以调整病人位置使靶区回到计划的位置，或调整治疗计划适应靶区的变化，这一调整的过程就被称为图像引导的放射治疗。使用 IGRT 技术时可以精确地解决原来困扰放疗医生的一大难题——靶区的不确定性。在确保肿瘤得到充分照射的前提下，更好地保护正常组织，图像引导下立体定向放射治疗能保证每次体位重复性好，靶中心精度误差限定在 2 毫米内，角度误差在 1~2°。并能观察到随呼吸而动的靶区是否在计划的 PTV 内。

立体定向放射治疗符合肿瘤放射生物学特点，采用大分割短疗程治疗，使靶区形成放射性毁损，提高了肿瘤局部控制率。根据组织生物学特性和对放射线反应性的不同，将其分为早反应组织和晚反应组织。早反应组织更新较快，如正常黏膜，恶性肿瘤，其 α/β 值较大，缩短总治疗时间，损伤加重。晚反应组织更新较慢，如正常脑组织，神经血管，发育异常的血管，脑胶质细胞等，其 α/β 值较小，加大分次剂量，损伤加重。不同生物效应的组织对分割剂量，治疗疗程时间的反应不同。因此，在不至于引起严重急性放射反应的情况下，为保证肿瘤控制，应尽量缩短治疗时间。临床医生可以根据不同肿瘤情况采用 SRS 和常规放疗之间的剂量进行分次立体定向放疗。单次剂量较 SRS 低，有利于正常组织的保护；靶区剂量又较常规放疗高，不利于肿瘤细胞的修复。分次照射，有利于乏氧细胞的再氧合和周期内细胞敏感时相的再分布。保护周围正常组织的同时，缩短总治疗时间，不利于肿瘤细胞的再增殖，提高了治疗增益比。并可应用于较大病灶的治疗，扩展了治疗范围和病种。

由于立体定向放射治疗单次照射剂量远远大于常规分割剂量，且有多种剂量分割模式，造成各种治疗模式之间进行疗效比较的困难。通常采用线性二次模式（linear quadratic model，LQ）等效换算公式进行生物效应剂量（biological effective dose，BED）的换算。$BED = nd \times [1 + d/(\alpha/\beta)]$。式中 n 为分次数，d 为分割剂量，肿瘤 α/β 值通常取 10。该公式不完全适合大剂量照射的 BED 等效换算，且没有考虑间隔时间和总时间的影响，但可作为各治疗模式间剂量比较的参考。

立体定向放射治疗（X 刀）在恶性肿瘤治疗中日益显示出其临床价值。γ 刀和 X 刀出现之初即用于颅内病变的治疗，因此立体定向放射治疗的经验相对较丰富，常用于脑转移瘤、听神经瘤、垂体瘤、恶性胶质瘤以及颅内其他良性肿瘤等疾病的治疗，此外，还应用于头颈部肿瘤如鼻咽癌残留或复发的治疗，取得了确切的疗效。由于立体定向放射治疗在颅内、头颈部病变取得了令人鼓舞的疗效，促使这项技术在治疗体部病变的应用。体部立体定向放疗目前较多应用于肺和肝的病变。肺部：用于肺癌常规放疗后局部推量、不能手术的早期非小细胞肺癌、肺癌局部复发、肺转移瘤；肝部：用于不能或不愿手术的体积较小原发性肝癌、转移性肝癌。临床较常应用的主要为肺、肝转移性病变。此外，对于相对局限的腹膜后淋巴结、不能手术和化疗无效的盆腔局部病变也可应用立体定向放疗。体部 X 刀治疗相对于常规放疗取得了较满意的局部控制，但最佳剂量分割模式还未确定，远期疗效和毒性反应也有待进一步观察。

立体定向放射治疗是一种局部治疗，相关并发症的发生主要取决于适应证的把握，其中靶区所在部位和周围是否紧邻重要结构和重要器官是关键因素。根据功能亚单位的组织排布方式可以将器官分为串联器官和并联器官两种[5]。拥有串联功能亚单位的器官（如脊髓、消化道等），其功能可因单个亚单位受损而丧失，而拥有并联亚单位的器官（如肺、肝等）则可能在一定数量的功能单位受损后方出现损伤。因此，当靶区只占并联器官内较小体积时，即使放射治疗引起照射区域内功能单位的损毁也不至于造成整个器官的功能失调，这也是立体定向放射治疗目前较常应用于肺、肝的原因。而串联器官即使有一小部分损伤也会明显影响整体的功能，并且大分割照射较常规分割对正常组织的损伤更严重，因此当靶区周围有串联器官时一定要慎重，尽量避免照射或使其避开高剂量区。

立体定向放射治疗全身反应较少，较轻。颅内肿瘤的立体定向放射治疗面临的主要问题是患者常伴有因肿瘤或既往接受放、化疗导致的脑水肿，治疗前后妥善对症处理可达控制。个别多程多靶立体定向放射治疗或全脑放疗联合化疗所致严重脑水肿可引起脑疝而死亡。尤其需要注意的是当病变位于视交叉附近时（如垂体瘤）一定要避开视交叉，若不能避开则需降低分次割量并保证总量不超过其耐受量，否则有引起视交叉损伤导致双目失明的危险。对头颈部肿瘤咽旁间隙推量时，要注意颈内动脉出血和后组脑神经损伤的问题。鼻咽部感染若控制不当可引起局部黏膜溃疡经久不愈而加大出血风险。在治疗肺、肝病变时，由于立体定向放射治疗靶区相对较小，治疗后一般不会引起严重功能障碍。当肺转移病人接受多程化疗后，肺基础功能差，再接受多病灶、多程立体定向放射治疗时有可能造成放射性肺炎，应引起注意。肝癌和肝转移病人若合并肝基础疾病如肝炎、肝硬化，或多程化疗后对肝功能已有一定损伤，再接受多病灶、多程立体定向放射治疗也可能导致严重肝功能损害。同时，当病变位于肺、肝周边时，应注意腹壁、胸壁、肋骨受量，剂量过高可能引起皮肤溃疡、肋骨骨折。病变位于胰腺、纵隔时则应注意消化道受量，避免引起消化道溃疡、穿孔。总体说来，立体定向放射治疗引起的严重毒副反应较少见，严格把握适应证，精确制定、实施计划可以将其控制在可接受范围。

随着 SRT 临床应用的普及和应用时间的延续，放射治疗医师将积累更多的临床经验，对 SRT 的适应证、疗效、毒性反应等有更深入的认识。随着影像技术的进步如功能成像的发展和照射技术的进步如质子加速器应用于临床，SRT 必能更好地应用于临床，与其他治疗措施一同为患者服务。

参 考 文 献

1. Leksell L. The stereotaxic method and radiosurgery of the brain. Acta Chirurg Scand, 1951, 102：316-319.

2. 胡逸民. 见：殷蔚伯，谷铣之，主编. 肿瘤放射治疗学. 第 3 版. 北京：中国协和医科大学出版社，2002，226-227.

3. 齐宇红，梁军，邵秋菊，等. γ-刀与 X-刀治疗中晚期肝癌的疗效. 现代肿瘤医学，2006，14（1）55-57.

4. Becker G, Kortmann R, Kaulich TW, et al. Gamma knife versus stereotactic linear accelerator. Utilization, clinical results and cost-benefit relations. Radiologe, 1996, 36（4）：345-353.

5. MarksLB. The impact of organ structure on radiation response. Int J Radiat Oncol Biol Phys, 1996, 34：1165-1171.

第二章 立体定向放射治疗在颅内及头颈部肿瘤治疗中的作用

肖建平

第一节 概 述

根据脑肿瘤和瘤周正常脑组织的边界是否清晰和是否为早反应组织或晚反应组织，将靶区分为下列4种情况：①晚反应靶组织包埋在晚反应正常组织中，如脑动静脉畸形。由于脑动静脉畸形与正常脑组织如树根与土壤的关系，一旦立体定向放射外科的靶体积大于2~2.5cm，所包含的正常脑组织和重要结构较多，就可能发生临床不能接受的并发症，因而也就不是立体定向放射治疗的适应证。②晚反应靶组织被晚反应正常组织所包绕，如脑膜瘤。发生在脑凸面的脑膜瘤是神经外科治疗的适应证，仅对有手术禁忌证、发生在颅底的脑膜瘤和拒绝手术的患者选择立体定向放射治疗或立体定向放射外科。由于脑膜瘤绝大多数为良性肿瘤，在立体定向放射治疗后出现反应较晚，临床不能过早下"未控"或"无效"的结论而给予推量，从而造成脑出血等严重症状。③早反应靶组织包埋在晚反应正常组织中，如恶性胶质瘤。由于恶性胶质瘤是浸润性生长，立体定向放射治疗只在常规放疗的基础上针对残存病灶推量或对复发患者行挽救治疗，选择合适病例能获有效控制。④早反应靶组织被晚反应正常组织所包绕，如转移瘤。转移瘤同时具备靶区边界清楚和早反应组织两个特点，因此被公认为SRT的理想靶区。本章主要介绍颅内和头颈部恶性肿瘤的立体定向放射治疗。

第二节 脑转移瘤立体定向放射治疗（SRT）

脑转移瘤通常较小，圆形或类圆形，边界清楚，周围浸润较少，脑组织是晚反应组织，转移瘤是早反应组织，SRT治疗后转移瘤缩小明显，而周围脑组织损伤体积小，出现晚。立体定向放射治疗对于小的脑转移灶能够得到很好的剂量分布和控制率。SRT治疗脑转移瘤疗效肯定，临床症状缓解快，是理想的选择。此外，SRT对患者体质要求不高，并发症发生率低，可以门诊无创治疗，患者易于接受。SRT在脑转移瘤治疗中的作用有很多研究，取得了与手术治疗相似的结果。虽然没有SRT和手术治疗的随机比较研究，但SRT在脑转移瘤治疗中的作用得到肯定。

一、适应证

（一）单发或多发病灶都可考虑接受SRT治疗。单发病灶直径小于5cm；多发病灶的数目多少主要取决于各病灶的直径和总的靶体积。

（二）各种病理来源的脑转移瘤。放射敏感的如小细胞肺癌全脑放疗后残存或复发也可采用 SRT 治疗。放射抗拒的如恶性黑色素瘤可直接采用 SRT。

（三）无论是初发转移瘤还是复发病灶，或新出现的病灶。

（四）发生在颅内不同部位的转移瘤。大脑或小脑，功能区或非功能区，脑干等都可经调整 SRT 治疗剂量和总剂量达到有效控制或姑息减症的目的。

（五）既往因脑转移瘤接受过全脑放疗，化疗，脑部手术的患者，都可考虑接受 SRT 治疗。

（六）由于转移瘤位于功能区所致一般状况较差、运动障碍的患者，作为减症治疗可先行 SRT 治疗。

二、禁忌证

（一）颅高压未得到有效控制的不能接受 SRT 治疗，否则可能加重症状危及生命。

（二）转移瘤内有活动性或较新鲜出血者近期不宜接受 SRT 治疗。

（三）对难以按 SRT 治疗体位和时间接受治疗的患者，SRT 也是不能收治的。如患者不能平卧、一般状态太差、预计生存期小于 3 个月、随时有意外发生，都是 SRT 治疗的禁忌证。

三、靶区确定

如何确定肿瘤边界或治疗体积在立体定向放射治疗中显得格外重要。主要根据磁共振 T1 增强片在 CT 定位片上确定 GTV，若能应用磁共振、CT 融合技术勾画靶区更为精确。临床中一般采用 GTV 边界外放 1~2mm 定为 PTV，一般以 80%~90% 等剂量线包含 PTV。国外学者在靶区确定上基本类同[1]。Nole 分析了在 GTV 边界上外放 1mm 边界脑转移瘤的控制率情况，认为在确定 PTV 时在 GTV 基础上外放 1mm 能够显著提高肿瘤控制率，且不增加放疗的毒副作用[1]。

四、剂量分割方式

大多数国外报道采用单次立体定向放射外科治疗，包括 γ 刀或 X 刀治疗。

剂量分割模式主要取决于治疗方式；计划剂量线分布；其他相关因素。

（一）治疗方式

1. 全脑放疗后病灶推量。

2. 单纯 X 刀治疗（未作全脑放疗），单发病灶或多发病灶。

3. 全脑放疗后复发或出现新转移瘤，采用 X 刀挽救治疗。

（二）计划剂量线分布

对参考剂量线和边缘剂量的确定，X 刀、射波刀与 γ 刀有较大区别。X 刀大多数均以 80%~90% 等剂量线涵盖靶区。容积旋转调强（volumetric-modulated arc therapy VMAT），螺旋断层治疗（helical tomoTherapy）和适形调强放疗技术各自有不同的剂量分布特点，但都可用做大分割放疗。

（三）其他因素

下列因素是应考虑的。

1. 脑转移瘤是单发灶还是多发灶、肿瘤体积、多发灶肿瘤的总体积。

2. 是否接受全脑放疗、分割方式是 30Gy/10 次还是 40Gy/20 次、全脑放疗与立体定向放射治疗的间隔时间。

（3）如为多发转移瘤，X 刀治疗系统所显示的全脑正常组织受量是多少。

（4）患者年龄、有无高血压、糖尿病、腔隙性脑梗、脑萎缩、老年性痴呆。

（5）脑水肿程度，控制如何。

（6）如转移灶较大同时位于小脑切迹或枕骨大孔附近，要警惕脑疝形成。

（7）如全脑放疗后或 X 刀放疗后病情需要进行化疗，一定要警惕原有的脑水肿症状再现，即所谓"记忆反应"。

（8）在 X 刀单次剂量和总剂量的确定时，不可忽视一系列问题：①该靶区紧邻的正常结构是否为重要器官或重要结构：如脑干、脑脊液循环通路、重要功能区、视通路等。在这种情况下，单次剂量的高低取决于周围重要结构的单次治疗时的实际受量（重要结构限于 1~1.5Gy 以下，尤其是已接受全脑放疗的患者），以其能耐受为原则。通常可采用肿瘤单次剂量 3~3.5Gy，每天治疗，一周 5 次。②剂量分割方式对这些重要结构会有何不良反应；③有无解决办法；④预测是否能达到缓解症状和控制肿瘤的目的。综合分析后再做决定。

（9）脑转移瘤比其他部位转移瘤对射线反应要敏感些，立体定向放射治疗也不例外。剂量过高所导致的严重脑水肿是难以挽救的致死原因，在多程立体定向放射治疗和多发转移瘤的情况下，一定要考虑这一特殊性。

（10）转移瘤体积越大，单次剂量应越小，但总剂量应高。必要时可采用分段治疗，给予总剂量 40~52Gy/10~11 次后，休息 1~2 月，待肿瘤缩小后，选择较小的准直器，适当推量，能获较好的控制结果。有条件可采用替莫唑胺同步放化，加速肿瘤控制。

（11）采用 TOMO 技术治疗，全脑照射和对病灶同步推量时要警惕剂量过大造成颅压高而危及生命。

文献报道的剂量差异较大，剂量分割方式的选择应根据转移瘤部位、大小、病理类型、周围重要器官具体而定。治疗小病变时可以给予单次高剂量照射，随着病变的增大，周围正常组织受量也随之增加，这时应减小单次剂量以避免晚期并发症的发生。同理，当病变位于功能区、重要器官（如脑干、视通路）周围时也要减小单次剂量。对于放射抗拒的病理类型则应尽可能提高单次照射剂量以提高局部控制率。Hasegawa 等[2]报道了立体定向放射外科治疗（SRS）在脑转移瘤治疗中的作用。172 例脑转移瘤患者均只接受了放射外科治疗，平均边缘剂量为 18.5Gy（11~22Gy），平均照射体积 4.4cm^3（0.1~24.9cm^3）。80%患者为单发转移瘤，122 例患者的资料可供分析。全组中位生存期为 8 月，肿瘤局部控制率为 87%，2 年局部控制率 SRS 治疗区为 75%，治疗区以外控制率为 41%，总的颅内控制率为 27%。Jyothirmayi 等[3]有相似的报道，中位生存期 9 月。

五、SRT 与其他几种治疗方案的比较和选择

（一）外科手术加全脑放疗

全身肿瘤控制或稳定的单发脑转移瘤标准治疗是手术±全脑放疗，但手术治疗限制多，如要求患者一般情况较好，没有严重的并发疾病，肿瘤位于非功能区，且对患者损伤大，并发症多，需住院治疗等。O'Neill[4]报道 97 例直径小于 3.5cm 的单发脑转移患者，74 例行手术加全脑放疗，23 例行 SRS，1 年生存率无统计学差异（62%∶56%，$P=0.15$）。

手术切除不适合邻近或位于功能区的脑转移瘤，但对于转移瘤引起的阻塞性脑积水/脑水肿价值比较大。对于体积较大、病理不明、颅内高压者，手术仍有不可替代的作用。此外，囊性转移瘤以手术切除为宜。

立体定向放射治疗受到转移瘤大小的限制。一般情况下，γ 刀治疗直径不超过 3cm 的脑转移瘤，X 刀分次治疗脑转移瘤最大径应该小于 4.0~4.5cm[5]。采用 IMRT 技术，可分次治疗大于 5cm 直径的脑转移瘤，联合 SRT 技术做缩野推量，获得满意疗效。

SRT 治疗脑转移瘤达到与手术相似的疗效，在很大程度上可取代手术治疗。SRT 相较于 SRS（γ 刀）有如下优点：通过多分次、降低单次治疗剂量，逐步完成总剂量等方法，可以治疗体积较大

（3~5cm）邻近重要结构的脑转移瘤而不增加并发症，无创，易于被患者接受。

（二）全脑放疗（WBRT）

多发脑转移瘤的标准治疗方案是 WBRT。但由于脑组织耐受射线剂量限制，肿瘤难以完全控制，中位生存期3~6个月。目前，颅内寡转移瘤（1-5个）行单纯 SRS 渐成治疗主流。SRS 可以安全地对多发脑转移瘤进行治疗，Yamamoto[6] 报道一次治疗病灶最多达 43 个。而放射敏感肿瘤如小细胞肺癌脑转移仍需行 WBRT。

（三）全脑放疗后，SRS 补量治疗

Andrews 等[7] 报道了美国肿瘤放射治疗协作组（RTOG）组织的一项前瞻性随机研究（RTOG-9508），评价 WBRT 后，SRS 补量能否带来治疗上的好处。结果显示 WBRT+SRS 能够显著提高中位生存期。WBRT+SRS 能够提高所有单发且不能切除脑转移病灶患者的行为状态评分。给予 SRS 的患者，高剂量并不增加急性期和晚期损伤。结论：WBRT+SRS 补量应该是单发且不能切除的脑转移患者的标准治疗方案，也适合 2~3 个脑转移病灶的患者。

（四）立体定向放射治疗是否需要结合全脑照射

立体定向放射治疗是否需要结合全脑照射，这个问题存在两大派不同意见。许多学者对 SRS 加 WBRT 的必要性提出质疑。坚持 SRS/SRT 加 WBRT 的理论依据是 WBRT 可以杀灭颅内亚临床转移灶，提高颅内无病生存率。反对 SRS/SRT 加 WBRT 的理由是增强 MRI 的应用明显提高了微小转移瘤的检出率及 WBRT 后长期生存患者认知功能障碍危险性增加。Sneed 对美国 10 家医院的 983 例脑转移瘤患者的回顾性分析[8] 发现 SRS 加 WBRT 与单纯 SRS 相比未能延长患者生存时间，根据 RTOG9508 研究[7] 中各种因素对预后的影响，采用分级回归分析方法（recursive partitioning analysis，RPA，）将患者分为 3 级，RPA I 级为：KPS≥70；年龄<65；原发肿瘤控制；仅有脑转移；RPA III 级为：KPS<70；RPA II 级：除了 I 级和 III 级以外的其余情况。RPA I 级患者中位生存时间分别为 14.0 和 15.0 个月（$P=0.98$），RPA II 级患者为 8.2 和 7.0 个月（$P=0.38$），RPA III 级患者为 5.3 和 5.5 个月（$P=0.33$）。Chidel 等[9] 回顾性分析 135 例脑转移转移瘤患者，结果显示 SRS 加 WBRT 与单独 SRS 中位生存时间分别为 6.4 和 10.5 个月（$P=0.07$），但 2 年颅内无病生存率分别为 60% 和 34%（$P=0.027$），有显著差异。2012 年中国医学科学院肿瘤医院回顾性分析 1995 年至 2010 年 98 例多发脑转移瘤患者[10]，44 例患者接受 SRT 作为初治，54 例患者接受 SRT 加 WBRT 联合治疗，结果显示中位生存期为 13.5 个月，两组无显著差异，单独 SRT 组将 WBRT 作为挽救性治疗可以使 50% 的患者终生避免 WBRT 治疗。SRS/SRT 加 WBRT 虽能提高无病生存率，但考虑到复发后能用 SRS 作为挽救性治疗，目前多数治疗中心不主张一律加 WBRT，尤其是单发、放射抗拒的脑转移瘤。

Flannery 等[11] 报道了非小细胞肺癌单发脑转移瘤 SRS 与 SRS+WBRT 的回顾性研究。72 例诊断为单发脑转移的非小细胞肺癌患者进入该研究。结果显示中位生存期为 15.7 月，5 年实际生存率为 10.4%。SRS+WBRT 与 SRS 相比，前者的中位生存期为 12 月，后者的中位生存期为 7.7 月（$P=0.73$）。

有 4 个临床对照研究[12~15] 比较了单发或少发脑转移瘤 SRS 和 SRS+WBRT 的疗效，其中 2 组为随机对照，2 组为非随机对照。2006 年 Aoyama 的随机对照研究中指出单独应用 SRS 与脑肿瘤复发相关，但它并不会导致神经系统功能丧失或增加神经系统相关死亡发生的风险[12]；2009 年 Chang 的另一随机对照研究显示 SRS+WBRT 存在使学习能力和记忆功能降低的巨大风险[13]；2000 年 Li 的非随机对照研究指出 WBRT+SRS 除了有良好的脑病灶控制外并不显示出比单独应用 SRS 具有更大优势[14]；而 2012 年 Ma 的另一项非随机对照研究指出，在治疗 NSCLC 脑转移患者时，WBRT 应与 SRS 相结合，其整体生存期（overall survival，OS）及颅内控制率（intracranial control，IC）均有所提高[15]。综上研究，除了 Ma 的研究外，其余结果均显示 SRS+WBRT 与 SRS 相比虽然降低了颅内复发率，但总生存率没有差异。对于这一争议，2014 年 Duan 等人发表了一篇关于 WBRT 联合 SRT 与单独行 SRT 治疗的 Meta 分析，该分析收集了 PubMed，EMBASE，Cochrane Library 数据库截止到 2013 年 10 月的相关文献，结论指出 WBRT 联合 SRT 治疗在病灶局部控制率及脑新发转移灶控制率具有优势，但单独 SRT 治疗具有更良好的神经功能，由于样本量不够大，没有明确提及 OS 情况，仍需要更多文献数据的支持。[16]另外，其中一项研究[13]中期统计发现治疗后 4 个月时 SRS+WBRT 组认知功能障碍较 SRS 组明显增加而提前中止研究。SRS+WBRT 不良反应主要为治疗后认知功能障碍，近期研究显示 WBRT 后认知功能障碍可能为海马区损伤引起，RTOG 0933 试验应用 IMRT 技术行全脑放疗同时保护海马区以明确能否降低认知功能障碍的发生。其结果表明：保护海马的全脑放疗与既往数据相比，认知功能的下降率明显减小，提示也许可以采用保护海马的 WBRT 与 SRS 结合的治疗策略。2011 年中国医学科学院肿瘤医院回顾性分析 2000~2010 年 132 例接受单独 SRT 治疗的脑转移瘤患者，结论：1 年发生颅内远处失败率（DBF）是 44.7%，颅内远处失败率中位时间（MDBFT）为 18 个月。DBF 的危险因素为：脑转移数目大于 1（$P=0.041$）、颅外病灶未控（$P=0.005$）、距离原发肿瘤诊断及发现脑转移时间少于 60 个月（$P=0.024$）及脑转移灶总体积大于 6cc（$P=0.049$）。每种危险因素记为 1 分，患者被分成 0~1 分，2~3 分和 4 分三组，其中位生存期的分别为 31 个月，12 个月和 10 个月，颅内复发率分别为 14.8%、50.0%、76.9%。因此，针对得分 0~1 分的患者宜首选 SRS，将 WBRT 作为挽救性治疗；得分 4 分的患者宜首选 WBRT 作为初治，得分 2~3 分的患者宜选择 SRT 配合严密的监测，对于没有严密监测条件的患者宜选择 SRT 加 WBRT 联合治疗[17]。

六、大体积脑转移瘤的治疗

大体积脑转移瘤是脑转移瘤治疗难点，随着肿瘤体积增大，肿瘤周边剂量跌落减慢，故为保护正常组织 SRS 时肿瘤体积越大照射剂量越低。因此大体积脑转移瘤 SRS 效果差。Aoyama 等报道体积≤3cm³ 和 >3cm³ 肿瘤 1 年局部控制率分别为 96% 和 59%（$P=0.001$）。Chen 等报道当肿瘤体积 <1、1~3、>3~<9、≥9cm³ 时中位生存期分别为 41.9、35.5、32.3、23.3 周。SRT 采用分次照射，在大体积脑转移瘤治疗时就放射生物学效应和正常组织保护上优于 SRS，但 SRT 剂量分割模式有多种，最佳分割模式仍未确定。Fahrig 等比较了 SRT 治疗大于 3cm 脑转移瘤的 3 种分割模式：5×6~7Gy，10×4Gy，7×5Gy，认为 10×4Gy 分割模式不良反应发生率更低，但体积仍是影响预后的不利因素。中国医学科学院肿瘤医院 2009 年报道 47 例大于 3cm 脑转移瘤 SRT 治疗[18]，26 例初治组，21 例复发组，FSRT 总剂量 16~68Gy（中位值 31Gy）分 2~15 次（中位值 5 次），1、2、5 年总生存率分别为 40%、17%、6%，2012 年又报道了 40 例大于 3cm 脑转移瘤 SRT 治疗[19]，29 例初治，11 例为挽救治疗，大部分病例剂量分割模式为 10×3~5Gy，一程 SRT 结束后 1~3 月待肿瘤缩小又有 23 例行二程 SRT 推量，只有 4 例出现原治疗病灶进展，1 年局控率 94.2%，1 例死于脑水肿。分段 SRT 增加了照射剂量，从而提高了肿瘤局控率同时未增加不良反应发生，可作为大体积脑转移瘤的治疗选择。

七、多种预后分类系统的比较

脑转移是一个异质性疾病，最优治疗手段的选择需要根据患者的不同预后分类进行选择。对于脑转移患者，目前临床中有多个预后分类系统，最广泛应用是美国放射肿瘤组织（Radiation Therapy Oncology Group，RTOG）的分类系统。由于 RTOG 85-28 和 91-04 研究中未记录病灶数目，部分数据统计受限制，提出了新的预后评分系统（Graded Prognostic Assessment，GPA），特征详见表 17-2-1 该评分系统避免原发灶、全身疾病状态判断的不确定性，减少主观评价、采用定量分析以及更加的简单实用，能更好地提示预后。

表 17-2-1　Graded Prognostic Assessment（GPA）

	分　　数		
	0	0.5	1
年龄	>60	50~59	<50
KPS	<70	70~80	90~100
脑转移灶数目	>3	2~3	1
颅外转移	有	—	无

另外，立体定向放射外科治疗指数（score index for radiosurgery，SIR）也是有显著统计学意义的预后因素，SIR 包括年龄（≥60 岁，51~59 岁，≤50 岁）、KPS 评分（≤50，60~70，>70）、全身疾病状态（进展，部分缓解或稳定，完全缓解或无病变）、最大颅内病灶体积（>13cm³，5~13cm³，5cm³）和颅内病灶数（≥3，2，1）五个变量，每个变量按不同级别分别予以 0，1，2 评分，SIR 总评分 1~3、4~7 和 8~10 的脑转移患者中位生存时间分别为 2.91 月、7.00 月和 31.38 月（$P = 0.0001$）（20，Weltman 2000）。2008 年 Golden 等报道了等报道了最大立体定向放疗样本的研究，479 例（1664 个病灶）接受单纯立体定向外科或者联合全脑放疗，研究中提出新的预后分类系统，Golden 分级系统（Golden grading system，GGS），该系统将年龄≥65 岁、KPS<70 和伴有颅外转移定义为 1 分，年龄>65 岁、KPS≥70 和无颅外转移定义为 0 分，多因素分析发现 GGS 和原发病灶为有显著统计学意义的预后指标，其他分类系统如 RPA、GPA、BS-BM 在不同原发病灶评价中均有一定不同程度的欠缺（表 17-2-2）。

表 17-2-2　各种预后评估系统比较总结

预后系统	
对全脑放射治疗（WBRT）：	
1. 递归分割分析（RPA）	旧时代发明（1979~1993），不推荐
2. 分级预后评估（GPA）	包括新 RTOG 数据库（1985~2007），选择性应用
3. 特定疾病分级预后评估（DS-GPA）	被认为有组织学差异，推荐应用
4. Rades 系统（Rades system）	预测颅内病灶控制情况及总体生存期，予以考虑应用
对于立体定向放射治疗（SRS）：	
1. 立体定向放射外科治疗指数（SIR）或脑转移基本评分（BSBM）	存在许多缺陷，选择性应用
2. Golden 分级系统（GGS）	简单并且有足够的数据说服力，推荐使用

八、疗效评价

疗效评价应包括卡氏评分，影像学改变，神经功能评分，晚期神经毒性反应。

脑转移瘤的治疗是姑息性的，即使能满意的控制脑转移瘤的生长，大部分患者在一年内由于全身病变进展或其他原因死亡，而作为高级神经中枢系统，很小的损伤也可能引起严重的后果，因此疗效评价应综合考虑病变缩小程度、患者一般状况、生活质量有无改善、晚期神经毒性反应等多个因素而定。

RTOG 采用的评价标准如下：完全缓解：影像学检查所有病变消失、停用激素后神经系统检查稳定；部分缓解：影像学检查所有病变缩小大于 50%、服用稳定剂量激素时神经系统检查改善或稳定；稳定：病变缩小小于 50%、神经系统检查改善或稳定；进展：任一病变增大、出现新病灶、病变稳定但神经功能检查恶化。

影像学改变与临床转归：SRT 疗后的 MRI 的表现临床观察有下列变化：① 缩小、强化减低直至消失，患者无症状；② 缩小、强化减低直至环形强化，逐步信号降低最终留有痕迹，但临床基本无症状；③ 先有缩小，信号低，后增大呈囊性变、病灶体积增大，但信号降低，临床症状改善，但时有水肿；④ 无论病灶是否控制都可能或早或晚出现不同程度的脑水肿症状，经对症治疗基本能缓解，部分难以缓解，最终死于脑水肿，颅压高；⑤ 有时 SRT 治疗靶区的肿瘤未控和 SRT 疗后改变难以鉴别，有条件可采用波谱和 PET 帮助断定，但较多情况下还需临床医生结合 SRT 的治疗剂量，一系列 MRI 片的改变以及患者临床表现综合做出判断。

影像学表现与预后：转移瘤的强化形式：Goodman 等[20]分析了治疗当天脑转移瘤的强化形式对预后的影响。强化的形式分为均匀强化，不均匀强化和环形强化三种。193 例患者的 518 个病灶可供分析。均匀强化 59%，不均匀强化 32%，环形强化 8%，三者 1 年局部无进展率分别为 90%，76% 和 57%，多因素分析 $P = 0.019$。作者认为环形强化病灶含有放射抗拒的有乏氧细胞构成的坏死区，导致局部病灶控制率低。

2014 年中国医学科学院肿瘤医院为评价肺癌脑转移 SRT 后 MRI 变化及 RECIST 的评估疗效，回顾性分析 SRT 的 31 例肺癌脑转移病例的 60 个病灶，评价疗效后 MRI 表现及 RECIST 记录的疗效。分析结果显示，近 20% 脑转移瘤在 SRT 后病灶性质单靠 MRI 较难判断，需结合患者症状及其影像学检查来判断疗效，本研究运用 RECIST 的有效率只有 40%，远低于结合病灶影像学及临床症状判断的 76.7% 疗效。RECIST 没有考虑到转移瘤疗后出现病灶增大包含放疗后病灶坏死和进展两种情况，因此该标准可能不适合脑转移瘤行 SRT 后疗效判断。由此可知，肺癌脑转移 SRT 后影像学表现多样，且 18% 病灶难以根据 MRI 变化判断性质；RECIST 标准低估了 SRT 近期疗效[21]。

九、影响疗效的预后因素

影响脑转移瘤的预后因素有很多。主要与原发肿瘤的病理类型、颅外疾病的控制情况、转移灶的数目、病人的一般情况等有关。

（一）原发肿瘤的部位及组织来源

Fife 等[22]回顾性地分析了悉尼黑色素瘤治疗组的情况，从 1952~2000 年，在 21 000 例患者中，1137 例出现脑转移。其中，从 1985~2000 年有 686 例脑转移患者，作者主要分析了这 686 例的治疗情况及预后因素。全组诊断脑转移后的中位生存期为 4.1 月。47 例单纯手术治疗，中位生存期 8.7 月；158 例手术加放疗，中位生存期 8.9 月，单纯放射治疗 236 例，中位生存期 3.4 月，支持治疗 210 例，中位生存期 2.1 月。Sampson 等[23]报道的 702 例黑色素脑转移病人的治疗结果，全组中位生存期为 3.65 月，94.5% 的患者因脑转移致死。生存期大于 3 年的患者大多为接受手术切除，且为单发脑转移，没有颅外其他脏器转移的患者。

（二）脑转移瘤数目和大小

Evans 等[24]分析了 49 例死于脑转移的乳腺癌患者的情况中，多发脑转移比单发脑转移预后差，中位生存期前者 2.28 月，后者 4.8 月，转移灶直径小于 4cm 者预后好。在立体定向放射治疗的研究中，肿瘤大小虽然与生存的关系不大[3]，但对局部控制有显著性影响，PTV<8cm³ 者局部控制好[3]。Hasegawa 等[2]报道的 122 例可供分析的立体定向放射治疗患者的预后因素分析中，肿瘤体积显著影响局部控制率，$P = 0.02$。随着靶向药物治疗和立体定向放射治疗技术的发展，脑转移瘤数目和大小在对脑转移瘤患者预后因素的影响有所降低。

（三）颅外肿瘤控制情况

几乎所有有关脑转移疗效的分析都证实颅外肿瘤的控制对预后有显著差异性影响。Auchter 等[25]的多中心回顾性分析研究中，SRS+WBRT 治疗的 122 例患者均为颅内单发转移灶，在可能影响预后的多因素分析中显示 KPS，中枢神经系统以外有无转移灶对预后的影响有显著性差异，P 值分别为<0.0001 和0.008。Jeremic 等[26]就脑转移瘤立体定向放射治疗时颅外肿瘤的控制是不是影响预后的独立因素这一问题进行过综述。总共发现 14 篇相关的英文文献，单因素分析时，只有 3 篇文章证明颅外病变进展是预后的影响因素。在 9 篇进行了多因素分析的文章中，有 8 篇证明颅外病变活动是预后的影响因素，因此作者认为颅外病变进展是影响生存的独立预后因素之一。

参 考 文 献

1. Noel G，Simon JM，Valery CA，et al. Radiosurgery for brain metastasis：impact of CTV on local control. Radiother Oncol，2003，68：15-21.

2. Hasegawa T，Kondziolka D，Flickinger JC，et al. Brain metastases treated with radiosurgery alone：an alternative to whole brain radiotherapy？Neurosurgery，2003，52：1318-1326.

3. Jyothirmayi R，Saran FH，Jalali R，et al. Stereotactic Radiotherapy for Solitary Brain Metastases. Clin Oncol（R Coll Radiol），2001，13：228-234.

4. O'Neil BP，Iturrian NJ，Link MJ，et al. A comparison of surgical resection and stereotactic radiosurgery in the treatment of solitary brain metastase. Int J Radiat Oncol Biol Phys，2003，55（5）：1169-1176.

5. Hoskin PJ，Brada M. Radiotherapy for Brain Metastases. Clin Oncol（R Coll Radiol），2001，13：91-94.

6. Yamamoto M，Ide M，Nishio S，et al. Gamma knife radiosurgery for numberous brain metastases：Is this a safe treatment？Int J Radiat Oncol Biol Phys，2002，53（5）：1279-1283.

7. Andrews DW，Scott CB，Sperduto PW，et al. Whole brain radiation therapy with or without stereotactic radiosurgery boost for patients with one to three brain metastases：phase Ⅲ results of the RTOG 9508 randomised trial. Lancet，2004，363：1665-1672.

8. Sneed PK，Suh JH，Goetsch SJ，et al. A multi-institutional review of radiosurgery alone vs. radiosurgery with whole brain radiotherapy as the initial management of brain metastases. Int J Radiat Oncol Biol Phys，2002，53（3）：518-526.

9. Chidel MA，Suh JH，Reddy CA，et al. Application of recursive partitioning analysis and evaluation of the use of whole brain radiation among patients treated with stereotactic radiosurgery for newly diagnosed brain metastases. Int J Radiat Oncol Biol Phys，2000，47（4）：993-999.

10. Xiujun Chen，Jianping Xiao，Xiangpan Li，et al. Fifty percent patients avoid whole brain radiotherapy：stereotactic radiotherapy for multiple brain metastases. A retrospective analysis of a single center. Clin Transl Oncol，2012，14：599-605.

11. Flannery TW，Suntharalingam M，Kwok Y，et al. Gamma knife stereotactic radiosurgery for synchronous versus metachronous solitary brain metastases from non-small cell lung cancer. Lung Cancer，2003，42：327-333.

12. Aoyama H，Shirato H，Tago M. Stereotactic radiosurgery plus whole-brain radiation therapy vs stereotactic radiosurgery alone for treatment of brain metastases：a randomized controlled trial. JAMA，2006，295（21）：2483-2491.

13. Chang EL，Wefel JS，Hess KR. Neurocognition in patients with brain metastases treated with radiosurgery or radiosurgery plus whole-brain irradiation：a randomised controlled trial. Lancet Oncol，2009，10（11）：1037-1044.

14. Li B，Yu J，Suntharalingam M. Comparison of three treatment options for single brain metastasis from lung cancer. Int J cancer，2000，20：90（1）：37-45.

15. Ma LH，Li G，Zhang HW，et al. Hypofractionated stereotactic radiotherapy with or without whole-brain radiotherapy for patients with newly diagnosed brain metastases from non-small cell lung cancer. J Neurosurg，2012，117：49-56.

16. Duan L，Zeng R，Yang KH. Whole brain radiotherapy combined with stereotactic radiotherapy versus stereotactic radiotherapy alone for brain metastases：a meta-analysis. Asian Pac J Cancer Pre，2014，15（2）：911-915.

17. Xiu-jun Chen，Jian-ping Xiao，Xiang-pan，et al. Risk factors of distant brain failure for patients with newly diagnosed brain metastases treated with stereotactic radiotherapy alone. Radiation Oncology，2011，6：175.

18. 姜雪松，肖建平，宋一昕，等. 大于 3cm 脑转移瘤分次立体定向放疗初探. 中华放射肿瘤学杂志，2009，3：176-180.

19. Xue-song Jiang, Jian-ping Xiao, Ye Zhang, et al. Hypofractionated stereotactic radiotherapy for brain metastases larger than three centimeters. Radiation Oncology, 2012, 7：36.

20. Goodman KA, Sneed PK, McDermott MW, et al. Relationship between pattern of enhancement and local control of brain metastases after radiosurgery. Int J Radiat Oncol Biol Phys, 2001, 50：139-146.

21. 李祥攀，肖建平，陈秀军，等. 肺癌脑转移立体定向放疗后 MRI 变化及对近期疗效评价影响. 中华放射肿瘤学杂志, 2014, 23（1）：40-42.

22. Fife KM, Colman MH, Stevens GN, et al. Determinants of outcome in melanoma patients with cerebral metastases. J Clin Oncol, 2004, 22：1293-1300.

23. Sampson JH, Carter JH, Jr., Friedman AH, et al. Demographics, prognosis, and therapy in 702 patients with brain metastases from malignant melanoma. J Neurosurg, 1998, 88：11-20.

24. Evans AJ, James JJ, Cornford EJ, et al. Brain metastases from breast cancer：identification of a high-risk group. Clin Oncol（R Coll Radiol）, 2004, 16：345-349.

25. Auchter RM, Lamond JP, Alexander E, et al. A multiinstitutional outcome and prognostic factor analysis of radiosurgery for resectable single brain metastasis. Int J Radiat Oncol Biol Phys, 1996, 35：27-35.

26. Jeremic B, Becker G, Plasswilm L, et al. Activity of extracranial metastases as a prognostic factor influencing survival after radiosurgery of brain metastases. J Cancer Res Clin Oncol, 2000, 126（8）：475-480.

第三章 体部立体定向放射放疗

肖建平

通过借鉴常规外照射以及颅内立体定向放射外科的经验，国内外学者采用基于调强放射治疗和图像引导放射治疗的大分割照射方案治疗肺、肝、脊柱、胰腺等颅外肿瘤。随着商业化的固定设备、呼吸控制设备以及图像引导设备的应用，体部立体定向放射治疗越来越普遍。美国 ASTRO 定义体部立体定向放射（stereotactic body radiation therapy，SBRT）为图像引导下以肿瘤根治性治疗为目的的高剂量照射，治疗次数不超过 5 次。近年来，有另一种名称，立体定向消融放射治疗（stereotactic ablative radiotherapy，SABR）。

SBRT 的生物学基础是建立在照射剂量和疗效非线性的关系上，相同总剂量的照射下，单次剂量大的肿瘤杀伤效应远高于单次剂量小的分割方案。传统认为 SBRT 的量效关系符合 L-Q 模型，然而对于 L-Q 模型不适合单次剂量超过 8~10Gy 的照射。虽然有大量的数学模型开始应用到 SBRT 的疗效估计上，到目前为止没有比 L-Q 模型更好的估算[1~4]。

SBRT 除了可以作为早期肺、肝、胰腺等恶性肿瘤的根治性治疗手段，随着全身治疗手段的进展以及先进影像技术如 PET-CT 和 MRI 等的应用，SBRT 近几年越来越多应用到转移性肿瘤的治疗。目前有关 SBRT 治疗转移肿瘤的理论假设有 5 种：经验性/现象级理论，复发模式理论[5]，寡转移理论[6]，肿瘤负荷理论[7]以及免疫增强理论[8]。现国内外共同认识的是寡转移理论，该理论由 Hellman 等 1995 年提出，就是说肿瘤患者在肿瘤局限和全身广泛转移中存在一种阶段，肿瘤处于转移状态，但转移比较局限，在寡转移阶段，积极治疗肿瘤可达到很好疗效。然而，最近比较流行的是免疫增强理论，SBRT 可以诱导肿瘤间质的抗原提呈能力加强，从而增加抗体介导的细胞毒性效应。这 5 种理论之间互有交叉，单凭一种理论难以解释所有现象，有待进一步的研究。临床上患者寡转移状态主要分为 3 种状态：①初始诊断时；②全身治疗后；③根治性局部区域治疗后失败。一般认为出现转移灶与原发诊断间隔时间长以及转移灶的倍增时间远快于原发灶这两种情况下，才为寡转移状态。目前，临床中报道的 SBRT 治疗转移性肿瘤的研究主要分为三类：不同肿瘤不同转移灶，相同肿瘤不同转移灶以及不同肿瘤相同转移灶。然而，不同肿瘤以及不同转移灶对预后有很明显的影响，因此对报道的研究需要仔细分析。

ASTRO 和美国放射学会（American College of Radiology，ACR）发表了有关 SBRT 工作指南和章程[9]，同时 AAPM TG101 进一步明确 SBRT 计划的设计和执行的规范[10]，具体临床应用中可以参考。因目前临床报道主要集中肺和肝，该章节主要讲解 SBRT 治疗肺、肝恶性肿瘤。

第一节 肺 转 移 瘤

SBRT 在早期非小细胞肺癌已广泛使用（详见肺癌的放疗），有大量的回顾性研究和前瞻性分析。其中部分回顾性研究包括原发和转移肺肿瘤，研究中两者治疗技术一样，治疗毒性两者接近。然而，肺转移病灶往往在发生于外周、形态比较规整，SBRT后的毒性相对更低。目前，肺转移瘤SBRT的大样本数据以及前瞻性研究比较少，详见表17-3-1。科罗拉多大学报道了一项肺转移瘤SBRT的I期研究，入组标准包括1~3个肺转移灶、累积肿瘤大小<7cm、足够的肺功能（FEV1大于1L），GTV四周外放5mm上下外放10mm形成PTV，起始剂量48Gy/3次，V_{15}限制在35%范围内，剂量限制性毒性包括急性3度肺或食管毒性或者任何急性4度毒性。研究剂量爬坡至60 Gy/3次，仍未观察到患者出现剂量限制性毒性[16]。随后的II期研究中，共入组38例63个病灶，大多数患者接受化疗，其中1/3患者接受2程以上化疗，治疗后3度毒性8%（3/28），无4度毒性，症状性肺炎1例（2.6%）。在可供局部控制分析的50个病灶，中位大体肿瘤4.2ml，中位随访15.4月，2年实际局部控制96%，中位生存96月[13]。

表 17-3-1　肺转移瘤 SBRT 治疗的研究总结

作　　者	例　　数	随访时间	剂量 Gy/次	局控率	总生存率
Ricardi[11]（2012）	61	20.4 月	26~45/1~4	89%（2 年）	66.5%（2 年）
Zhang[12]（2011）	71	24.7 月	30~60/2~12	75.4%（3 年）	40.8%（3 年）
Rusthove[13]（2009）	38	15.4 月	48~60/3	96%（2 年）	39%（3 年）
Norihisa[14]（2008）	34	27.0 月	48~60/4~5	90%（2 年）	84.3%（2 年）
Okunieff[15]（2006）	30	18.7 月	50~55/10	91%（3 年）	38%（3 年）

　　肺转移瘤SBRT后2年局部控制率70%~90%，可达到手术切除的疗效[17]。一般选择1~5个转移病灶、体积相对较小以及无症状的肺转移瘤患者，因为这些患者往往是寡转移状态，疾病进展缓慢[18]。近期有研究报道功能状态良好、既往未接受全身化疗、全身化疗后无进展以及1~3个转移灶的患者，SBRT后疗效好[18]。我院2011年报道71例肺转移患者，SBRT中位剂量48Gy/4次，中位大小2.1cm（0.9~7.9 cm），中位随访24.7月（2.9~114.4月），存活患者的中位随访时间86.8月（58.1~114.4月），1、3、5年局部控制和总生存率分别为：88.8%、75.4%、75.4%和78.9%、40.8%、25.2%。多因素分析提示无疾病时间超过1年和无肺外转移患者预后良好，未观察到3度或3度以上急性和晚期反应，仅1例患者随访CT上出现无症状的肋骨骨折[12]。不同原发灶肺转移患者SBRT治疗均能取得较好局部控制，特别对于恶性黑色素瘤和肾癌。然而，合并支气管阻塞、咯血、胸壁侵犯、肝包膜侵犯、骨破坏或血管压迫的患者并不是SBRT很好的适应证。

　　肺转移瘤SBRT剂量在单次最高达30Gy到3分次、5分次、8分次、10分次和20分次。外周的小转移灶由于远离支气管树、食管等重要危及器官，可予以单次较高剂量。大体积或者靠近危及器官的病灶一般予以多分次小剂量。目前，尚无随机研究比较肺转移患者SBRT剂量分割研究。单分次照射的报道中入组患者是1个转移灶[19,20]。单次剂量超过24Gy可获得较好疗效，26Gy以上很少见病灶进展。3分次分割方案，一般予以54Gy和60 Gy，对于小体积肿瘤也能改善预后[13,21]。对于10分次分割方案，50Gy可取得91%的局部控制[22]。

　　肺转移瘤SBRT治疗后的毒性一般轻微，3级或以上毒性小于5%，主要包括照射诱导的呼吸困难或肺炎、胸腔积液、肋骨骨折、胸壁/皮肤脱皮等，也有研究报道后脊椎压缩性骨折，肺转移SBRT需注意椎体的限量[23]。与原发肺恶性肿瘤相比，肺转移病灶一般多个，SBRT治疗后容易出现照射相关肺毒性。有研究报道，与常规照射后类似，正常肺组织照射剂量与照射相关肺毒性有关[24]，2度及以上照射相关肺毒性平均肺剂量15Gy，而2度以下照射相关肺毒性平均剂量仅8.5Gy。因此，设计肺转移瘤SBRT方案时，尽量降低正常肺组织剂量。

　　肺转移瘤SBRT后失败主要原因是出现新的转移病灶，约46%~77%[13,20]，中位进展时间4~11月，2年总生存率40%~66%[11,13,25]。为进一步提高疗效，有待SBRT联合其他治疗手段的研究。目前，肺转移 SBRT 的研究报道随访时间相对较短，仍需要长期随访研究进一步证实 SBRT 的疗效。

中国医学科学院肿瘤医院从 1996 年开始开展体部立体定向放射治疗，采用深圳 Create 公司 XST-SYS 立体定位计划系统。具体 SBRT 的步骤：①金属标记：定位前予以肺恶性肿瘤水平的椎旁竖脊肌放置 3~4 个金球作为标记，距离体表 2~3cm，金球间隔 1.5cm；②体位选择：患者采用仰卧、俯卧位，以肿瘤距离体表最短距离而定；③体位固定：患者位于定位框架中，并用专用体模固定；④ CT 定位：平静呼吸下 5mm 层间距 CT 扫描；⑤ 活动度确定：模拟机下透视，测定病灶呼吸活动度；⑥靶区确定：PTV 根据呼吸活动度，GTV 在头脚方向外放 0.5~1.2cm，左右前后方向外放 0.3~0.5cm；⑦处方剂量：剂量分割方案主要根据原发肿瘤病理、转移瘤部位、瘤周重要结构、准直器直径而定。剂量分割一般采用 12 Gy/次，4 次，总剂量 48 Gy，如原发肿瘤病理为腺样囊腺癌、肉瘤等对放疗较为抗拒的转移灶，则适当增加一次剂量，总剂量达 60 Gy，如转移灶紧邻心血管，则降低分次量，单次剂量 6~10 Gy，总剂量 50~60 Gy，不敏感肿瘤类型可适当增加总剂量；⑧计划设计：90%等剂量线包绕 PTV，一般采用 1 个中心，4~5 个弧（ARC），每野 ARC 旋转 70~100°，准直器 2~5cm；⑨计划确认：除观察病灶是否完整包含，剂量分布是否均匀外，还要注意周围正常组织或重要器官的受量是否在其正常耐受范围，应尽可能避免发生严重并发症；⑩计划实施：患者仰或俯卧于加速器治疗床上的 SBRT 定位框架中，专用体模固定，拍摄正侧位验证片，确定 4 个金球位置和定位框架上的标记点，经扫描仪输入计划系统，并计算确定重定位的靶中心位置。将治疗靶中心标记于患者皮肤和体模上，并经 CT 模拟机再确认，按计划治疗条件，行 SBRT 治疗。

随着调强技术、4DCT 以及呼吸控制技术的进展，2007 年开始采用基础 IMRT 的大分割放射治疗。具体步骤如下：①体位选择：患者采用仰卧位，腹带限制呼吸，体模固定；② 4DCT 定位：定位前患者进行呼吸训练，定位时平静呼吸，行 CT 增强扫描，层厚 3mm；③靶区确定：GTV 为大体肿瘤，ITV 为 4DCT 图像上 10 个呼吸时相 GTV 的总和，PTV 为 ITV 外放 5mm；④处方剂量：剂量分割方案一般予以 6 Gy/次，共 10 次，并根据原发肿瘤病理、转移瘤部位、转移瘤周围危及器官而定，正常组织限量按 RTOG 0236 标准；⑤计划设计并确认：90%等剂量线包绕 PTV，IMRT/VMAT/Tomo 计划，靶区适形度好，均匀性不考虑，正常器官在限量范围内；⑥计划实施：患者每次治疗均按定位时体位固定，腹带限制后，行 IGRT 扫描，结合骨配准和软组织配准，肿瘤中心和治疗中心无差异后开始治疗。如下举例见图 17-3-1 与图 17-3-2。

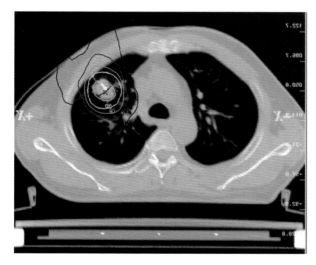

图 17-3-1　等剂量曲线图，患者非小细胞肺癌术后 2 年，右上肺转移 4 周期化疗后 SD，予以 SBRT，处方剂量 12Gy/次，共 5 次，2 周内完成

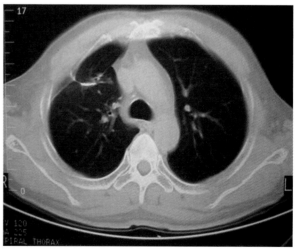

图 17-3-2　SBRT 后 3 月复查 CT

第二节　肝恶性肿瘤

原发性肝癌常常受肝功能的影响，无法耐受手术，其他的治疗手段如射频消融和肝动脉化疗栓塞等治疗手段均有不同程度的局限性，对于早期肝癌需要安全有效的局部治疗手段。表 17-3-2 中总结了 SBRT 的报道[26~31]。1991 年 Blomgren 等人第一次采用 SBRT 治疗肝恶性肿瘤。20 例患者（8 例肝细胞肝癌）的客观缓解率达到 70%，肿瘤稳定率 20%。Tse 等开展了 I 期临床研究，分次为 6 次，总剂量选择依据治疗的肝体积。采用这种策略，广泛肝细胞肝癌（>50% 血管侵犯）的 1 年生存率达 48%，治疗后 3 个月 29% 患者出现 3 度或 3 都以上毒性[30]。Price 等开展一项前瞻性研究，其中 Child-A 患者接受 36~48 Gy/4 次的放疗，Child-B 患者接受 26~42 Gy/3 次或者 40 Gy/5 次的放疗。1 年内无局部失败，1 年总生存 77%。3 例出现 3 度毒性，主要是 Child-B 患者[28]。

表 17-3-2　原发性肝癌 SBRT 治疗的前瞻性研究总结

作　者	例数	肿瘤大小	剂　量	总生存	局控（%）	毒　性
Bujold 2013[26]	102	7.2 cm (1.4~23.1)	36 Gy（24~54）/6f	7.0 月 55%（1 年）	87（1 年）	30 例（29%）Child 分级恶化
Kang2012[27]	47	2.9 cm (1.3~7.8)	57 Gy（42~60）/3f	68.7%（2 年）	94.6（2 年）	5 例（10.7%）≥3 级胃肠道毒性，6 例（12.8%）Child 分级恶化
Price2012[28]	26	≤6cm	42 Gy（24~48）/3~5f	77%（1 年）60%（2 年）	–	3 例（11.5%）3 级毒性
Cardenes 2010[29]	17	≤6 cm	Child-A：36~48 Gy/4f Child-B：26~42 Gy/3f，40 Gy/5f	75%（1 年）	100（1 年）	3 例（17.6%）3 级 RILD
Tse2008[30]	31	173 ml (9~1913)	36 Gy/6f	48%（1 年）	65（1 年）	9 例（29%）3 级毒性
Mendez 2006[31]	8	≤7.2cm	37.5 Gy/4f 25 Gy/5f 30 Gy/3f	75%（1 年）	–	1 例（12.5%）5 级 RILD（Child-B 患者）

一个回顾性分析报道了 60 例早期肝细胞肝癌的 SBRT 结果。Child-A 患者接受 30~48 Gy/3 次，Child-B 患者接受 24~48 Gy/5 次放疗。中位进展时间 47.8 个月，2 年生存 67%，无 3 度以及 3 度以上毒性[32]。另一个回顾研究采用 30~39 Gy/3 次治疗 42 例患者，1 年生存 93%，毒性非常低，仅 1 例患者出现 4 度肝损伤，治疗后 20 月死亡[33]。

由于 Child B 期 SBRT 后毒性相对较大。近期，Culleton 等报道一项前瞻性研究，SBRT 治疗 Child B/C 患者，共 29 例患者，中位剂量 30 Gy/6 次，中位生存 7.9 月，Child B 以及 AFP 小于等于 4491ng/ml 有生存获益，在 16 例可评价患者中，SBRT 治疗 3 月后 63% 出现 Child 功能下降[34]。

尽管肝转移目前首选局部治疗为手术，特别对于结直肠癌肝转移患者，术后 5 年生存率 30%~60%，中位生存达 40~53 月。然而，受手术技术、肿瘤生物学特征以及患者合并症等影响，仅 10%~20% 能接受手术。肝转移瘤 SBRT 的前瞻性研究总结详见表 3[35~39]。目前研究入组患者的原发灶主要是结直肠癌、乳腺癌和肺癌、病灶小于 6cm、病灶数少于 5 个、年龄没有限制、功能状态较好、肝外病变稳定以及肝功能良好。处方剂量 30~60Gy/3 次或者 14~30 Gy/1 次，1 年局控率 70%~100%，2 年局控率 60%~90%，2 年总生存率 30%~83%，中位生存 10~34 月。大部分研究中 3

度或以上毒性小于 10%，照射诱导肝病发生率小于 1%，但仍需注意肝功能的下降、胃肠溃疡或穿孔、皮下损伤或肋骨骨折等并发症。目前建议，KPS>70 或 ECOG 0-1、肝外疾病稳定、病灶小于等于 3cm、病灶离危及器官>8mm、Child A 以及正常肝体积>1000ml 是 SBRT 治疗的最佳适应证，处方剂量 48~60Gy/3 次（病灶小于等于 3cm）。而病灶>6cm、病灶距离危及器官<5mm、Child C 以及正常肝体积<700ml 的患者不建议行 SBRT。近期，天津肿瘤医院袁智勇等报道了 57 例共 80 个无法耐受手术的肝转移病灶射波刀治疗后的疗效，KPS 超过 70，98.25% 为 Child A，中位计划靶体积 27.62ml（2.5~125.66ml），处方剂量 42Gy（39~54 Gy）/3 次（3~7 次），中位 BED 100Gy（67.2~112.5Gy），全组患者中位生存 37.5 月，2 年局部控制 89.7%，未观察到 3 度或以上毒性反应[40]。

表 17-3-3 肝转移瘤 SBRT 治疗的前瞻性研究总结

作 者	研究	例数	病灶数	剂 量	局控率	生存率	毒 性
Herfarth 2004[35]	I~II	35	—	14~26 Gy/1 次	71%（1 年）	72%（1 年）	无明显毒性
Lee 2009[36]	I~II	68	143	27.7~60 Gy/6 次	71%（1 年）	中位 17.6 月	10%3/4 度急性毒性
Rusthoven 2009[37]	I~II	47	63	36~60 Gy/3 次	92%（2 年）	中位 20.5 月	<2%3/4 晚期毒性
Ambrosino 2009[38]	—	27	—	25~60 Gy/3 次	74%	—	无明显毒性
Scorsetti 2013[39]	II	61	76	75 Gy/3 次	94%（1 年）	83.5%（1 年）	1 例 3 度晚期胸壁痛

中国医学科学院肿瘤医院 2008 年 ASTRO 年会上报道了一组 39 例共 64 例肝恶性肿瘤患者既往治疗失败后 SBRT 治疗的数据，治疗病灶数 1~7 个，中位大小 2cm（1.0~4.3cm），中位剂量 40Gy（24~50 Gy）/3~6 次，中位随访 16 月（5~72.5 月），1、2 和 3 年局部控制分别为 96.4%、91.3% 和 91.3%，中位生存 16 月，1、2 和 3 年总生存率分别为 76.9%、51.0% 和 27.8%，未观察到 3、4 度治疗相关毒性反应。近期来自日本的 Yamashita 等报道了日本 7 家治疗中心 130 例肝恶性肿瘤 SBRT 治疗后的局控情况，中位 BED 原发性肝癌和转移性肝癌分别为 96.3Gy 和 105.6Gy，2 年局部控制率分别为 74.8% 和 64.2%，肿瘤剂量与局控无关，大于 3cm 的肿瘤局控差，研究中未观察到 3 度或以上急性和晚期并发症[41]。

我院从 1996 年开展肝恶性肿瘤的 SBRT 治疗，具体步骤同肺部 SBRT 治疗。肝肿瘤的 SBRT 中，由于肝肿瘤在 CT 扫描上显示欠佳，给肿瘤勾画以及图像引导带来很大的难度。多家中心采用了金属标记，PTV 是 GTV 考虑摆位误差和器官运动等因素后外放形成，一般 GTV 在横断面上外放 5mm，上下外放 5~10mm。治疗主要采用 IMRT/VMAT，器官运动控制采用 4DCT、腹部限制或治疗跟踪等办法。处方各家差异较大。由于肝脏是个平行器官，肝脏的限量一般限定在 3 分次的方案中，至少 700ml 剂量小于 15Gy，该剂量限定来自于肝部分切除术后能维持肝功能的最小体积，以及常规照射肝剂量限制的延伸。其他正常组织限量一般建议脊髓 D1ml<18Gy，双肾 V_{15}<35%，胃肠道 D3ml<21Gy，心脏 D1ml<30Gy，肋骨 D30ml<30Gy。

第三节 脊柱转移瘤

Hamilton 等最早报道脊柱转移瘤的 SBRT 治疗[42]，采用严格的固定装置，中位剂量 8~10Gy/

1 次，治疗 9 例既往接受常规放疗失败的脊柱转移瘤患者，脊髓剂量 0.5~3.2Gy，尽管随访时间较短，患者的症状缓解比较明显，并未观察到严重毒性反应。Ryu 等采用常规照射联合 SBRT 推量 6~8Gy，10 例患者明显的疼痛缓解[43]。随后的单分次 10~16Gy 的 SBRT 的研究中，49 例患者完全或部分疼痛缓解 85%，比较重要的是，SBRT 后很快能缓解疼痛，部分患者治疗后数小时内疼痛缓解[44]。来自 M. D. Anderson 癌症中心的 Chang 等开展了第一个脊椎转移瘤 SBRT 的 I 期剂量爬坡研究，共 63 例患者，治疗前以及随访采用 MRI，中位 GTV 大小 37.4ml，近一半患者接受 30Gy/5 次，另一半患者接受 27Gy/3 次，脊髓的限量最大 9~10Gy，中位随访近 2 年，未观察到脊髓和神经损伤，1 年肿瘤无进展生存率 84%，3 度毒性非常少见[45,46]。但作者注意到，在既往邻近照射部位以及靠近脊髓附近容易出现复发。

其他的研究中也报道了脊柱转移瘤 SBRT 后获得良好的局部控制以及较低的治疗毒性[47~51]。最大的一个研究，来自匹兹堡大学的 Gerszten 等报道 393 例共 500 个的脊柱转移 SBRT 治疗的研究，肿瘤体积平均 46ml（0.2~264ml），处方剂量 20Gy（12.5~25Gy），中位随访 21 个月，86%患者持续疼痛控制，88%的肿瘤得到了控制[49]。

纽约 MSKCC 报道了脊柱 SBRT 后脊柱骨折比较常见，特别在溶骨性骨转移超过 40%的椎体以及转移椎体在胸 10 以下[52]。而 M. D. Anderson 中心的报道中，超过 55 岁、既往骨折以及治疗前疼痛的患者容易出现骨折，建议对于高危患者 SBRT 前行预防性脊柱固定[53]。值得庆幸的是，所有研究中脊髓毒性均很低，然而无法得出脊髓的限制剂量。目前一般限定脊髓最大剂量小于 10~14Gy[54]。

除了肺、肝、骨转移的报道，也有少量报道 SBRT 治疗淋巴结转移以及肾上腺转移，各个报道相对例数较少，放疗分割方案也不一致，但均取得了 70%以上的局部控制，3 度以上毒性很少。

随着寡转移概念的普及，国外将小于等于 5 个转移灶定义为寡转移。Salama 等开展了 SBRT 治疗寡转移的剂量爬坡研究，61 例患者共 113 个转移灶，初始剂量 24Gy/3 次，逐渐增加至 48Gy/3 次，24Gy/3 次剂量组的局部控制 45.7%，48Gy/3 次剂量组的局部控制达到 100%。其中 2 例患者出现急性 3 度反应，6 例患者出现晚期 3 度反应[55]。Milano 等报道了最大样本的 II 期研究，采用 50Gy/5 次治疗 121 例小于等于 5 个转移病灶的患者，80%的剂量线包绕大体肿瘤，大部分转移病灶为肺、肝和淋巴结，2 年和 4 年局部控制分别为 77%和 74%[56,57]。增加随访后更新数据显示，对于乳腺癌患者，6 年总生存率、远转率和局部控制率分别为 47%、64%和 87%，非乳腺癌患者，6 年总生存率、远转率和局部控制率分别为 9%、87%和 65%[58]。目前，寡转移 SBRT 治疗可以取得 80%以上的局部控制，2~3 年约 20%的患者无进展生存，总体毒性小于 5%[59]。寡转移 SBRT 治疗的良好疗效主要与原发组织学类型（乳腺癌）、无病时间长（超过 12 月）、转移病灶部位（非肾上腺）、转移数目少（1~3 个）、转移病灶小以及 SBRT 剂量高（BED>100Gy）有关，但由于整体证据不足，仍有待进一步大样本前瞻性研究的证实[59]。芝加哥大学、NCCTG 正在开展研究非小细胞肺癌合并 1~5 个转移灶的患者接受以顺铂为主的化疗，同时随机放疗和不放疗组；另外 RTOG 和 SWOG 开展 SBRT 研究在乳腺癌寡转移患者的作用。

SBRT 正越来越多的应用到体部肿瘤的治疗中，且取得较好的疗效，毒性也相对较低，需进一步研究 SBRT 相关机制以及与其他治疗手段如全身化疗或靶向治疗免疫治疗的配合。

参 考 文 献

1. Guerrero M, Li X. Extending the linear-quadratic model for large fractiondoses pertinent to stereotactic radiotherapy. Phys Med Biol, 2004, 49: 4825-4835.

2. Curtis SB. Lethal and potentially lethal lesions induced by radiation—aunified repair model. Radiat Res, 1986, 106: 252-270.

3. Benedict SH, Lin PS, Zwicker RD, et al. The biological effectiveness ofintermittent irradiation as a function of overall treatment time: developmentof correction factors for LINAC-based stereotactic radiotherapy. Int JRadiatOncolBiolPhys, 1997, 37: 765-769.

4. Park C, Papiez L, Zhang S, et al. Universal survival curve and singlefraction equivalent dose: useful tools in understanding potency of ablativeradiotherapy. Int J RadiatOncolBiolPhys, 2008, 70: 847-852.

5. Rusthoven K, Hammerman SF, Kavanagh BD, et al. Is there a role forconsolidative stereotactic body radiation therapy following first-line systemictherapy for metastatic lung cancer? A patterns-of-failure analysis. ActaOncol, 2009, 48: 578-583.

6. Hellman S, Weichselbaum RR. Oligometastases. J ClinOncol, 1995, 13: 8-10.

7. Norton L, Simon R, Brereton HD, et al. Predicting the course ofGompertzian growth. Nature, 1976, 264 (5586): 542-545.

8. Zhang B, Bowerman NA, Salama JK, et al. Induced sensitization of tumorstroma leads to eradication of established cancer by T cells. J Exp Med, 2007, 204: 49-55.

9. Potters L, Kavanagh B, Galvin JM, et al. American Society for TherapeuticRadiology and Oncology (ASTRO) and American College of Radiology (ACR) practice guideline for the performance of stereotactic bodyradiation therapy. Int J RadiatOncolBiolPhys, 2010, 76 (2): 326-332.

10. Benedict SH, Yenice KM, Followill D, et al. Stereotactic body radiationtherapy: the report of AAPM Task Group 101. Med Phys2010; 37: 4078-4101.

11. Ricardi U, Filippi AR, Guarneri A, et al. Stereotactic body radiation therapy forlung metastases. Lung Cancer, 2012, 75: 77-81.

12. Zhang Y, Xiao JP, Zhang HZ, et al. Stereotactic body radiation therapy favorslong-term overall survival in patients with lung metastases: five-year experienceof a single-institution. Chin Med J, 2011, 124: 4132-4137.

13. Rusthoven KE, Kavanagh BD, Burri SH, et al. Multi-institutional phase Ⅰ/Ⅱ trial ofstereotactic body radiation therapy for lung metastases. J ClinOncol, 2009, 27: 1579-1584.

14. Norihisa Y, Nagata Y, Takayama K, et al. Stereotactic body radiotherapy for oligometastaticlung tumors. Int J RadiatOncolBiolPhys, 2008, 72: 398-403.

15. Okunieff P, Petersen AL, Philip A, et al. Stereotactic body radiation therapy (SBRT) for lung metastases. ActaOncol, 2006, 45: 808-817.

16. Schefter TE, Kavanagh BD, Raben D, et al. A phase Ⅰ/Ⅱ trial ofstereotactic body radiation therapy (SBRT) for lung metastases: initial report ofdose escalation and early toxicity. Int J RadiatOncolBiolPhys, 2006, 66 (4S): S120-S127.

17. Long-term results of lung metastasectomy: prognostic analyses based on 5206cases. The International Registry of Lung Metastases. JThoracCardiovascSurg, 1997, 113: 37-49.

18. Hasselle MD, Haraf DJ, Rusthoven KE, et al. Hypofractionated image-guidedradiation therapy for patients with limited volume metastatic non-small cell lungcancer. J ThoracOncol, 2012, 7: 376-381.

19. Hof H, Hoess A, Oetzel D, et al. Stereotactic single-dose radiotherapy of lungmetastases. StrahlentherOnkol, 2007, 183: 673-678.

20. Wulf J, Haedinger U, Oppitz U, et al. Stereotactic radiotherapy for primary lungcancer and pulmonary metastases: a non-invasive treatment approach in medicallyinoperable patients. Int J RadiatOncolBiolPhys, 2004, 60: 186-196.

21. McCammon R, Schefter TE, Gaspar LE, et al. Observation of a dose-control relationshipfor lung and liver tumors after stereotactic body radiation therapy. Int JRadiatOncolBiolPhys, 2009, 73: 112-118.

22. Corbin K, Ranck M, Hasselle M, et al. Feasibility and toxicity of hypofractionatedimage-guided radiotherapy for large volume limited metastatic disease. PractRadiatOncol, 2013, 3: 316-322.

23. Rodriguez-Ruiz ME, San Miguel I, Gil-Bazo I, et al. Pathological vertebral fractureafter stereotactic body radiation therapy for lung metastases. Case report andliterature review. RadiatOncol, 2012, 7: 50.

24. Yenice KM, Partouche J, Cunliffe A, et al. Analysis of radiation pneumonitis (RP) incidence in a phase I stereotactic body radiotherapy (SBRT) dose escalation studyfor multiple metastases. Int J RadiatOncolBiolPhys, 2010, 78: S25.

25. Siva S, MacManus M, Ball D. Stereotactic radiotherapy for pulmonary oligometastases: a systematic review. J

ThoracOncol, 2010, 5：1091-1099.

26. Bujold A, Massey CA, Kim JJ, et al. Sequential phase Ⅰ and Ⅱ trials of stereotactic body radiotherapy for locally advanced hepatocellular carcinoma. J ClinOncol, 2013, 31 (13)：1631-1639.

27. Kang JK, Kim MS, Cho CK, et al. Stereotactic body radiation therapy for inoperable hepatocellular carcinoma as a local salvage treatment after incomplete transarterial chemoembolization. Cancer, 2012, 118 (21)：5424-5431.

28. Price TR, Perkins SM, Sandrasegaran K, et al. Evaluation of response after stereotactic body radiotherapy for hepatocellular carcinoma. Cancer, 2012, 118 (12)：3191-3198.

29. Cardenes HR, Price TR, Pekins SM, et al. Phase I feasibility trial of stereotactic body radiation therapy for primary hepatocellular carcinoma. ClinTranslOncol, 2010, 12 (3)：218-225.

30. Tse RV, Hawkins M, Lockwood G, et al. Phase I study of individualized stereotactic body radiotherapy for hepatocellular carcinoma and intrahepatic cholangiocarcinoma. J ClinOncol, 2008, 26 (4)：657-664.

31. Mendez Romero A, Wunderink W, Hussain SM, et al. Stereotactic body radiation therapy for primary and metastatic liver tumors：a single institution phase i-ii study. ActaOncol, 2006, 45 (7)：831-837.

32. Andolino DL, Johnson CS, Maluccio M, et al. Stereotactic body radiotherapy for primary hepatocellular carcinoma. Int J RadiatOncolBiolPhys, 2011, 81 (4)：e447-e453.

33. Kwon JH, Bae SH, Kim JY, et al. Long-term effect of stereotactic body radiation therapy for primary hepatocellular carcinoma ineligible for local ablation therapy or surgical resection. Stereotactic radiotherapy for liver cancer. BMC Cancer, 2010, 10：475.

34. Culleton S, Jiang H, Haddad CR, et al. Outcomes following definitive stereotactic body radiotherapy for patients with Child-Pugh B or C hepatocellular carcinoma. RadiotherOncol, 2014, 111 (3)：412-417.

35. Herfarth KK, Debus J, Wannenmacher M. Stereotacticradiation therapy of liver metastases：Update of the initialphase-Ⅰ／Ⅱ trial. Front RadiatTherOncol, 2004, 38：100-105.

36. Lee MT, Kim JJ, Dinniwell R, et al. Phase I study ofindividualized stereotactic body radiotherapy of livermetastases. J ClinOncol, 2009, 27：1585-1591.

37. Rusthoven KE, Kavanagh BD, Cardenes H, et al. Multiinstitutionalphase Ⅰ／Ⅱ trial of stereotactic body radiationtherapy for liver metastases. J ClinOncol, 2009, 27：1572-1578.

38. Ambrosino G, Polistina F, Costantin G, et al. Imageguidedrobotic stereotactic radiosurgery for unresectable liver metastases：Preliminary results. Anticancer Res, 2009, 29：3381-3384.

39. Scorsetti M, Arcangeli S, Tozzi A, et al. Is stereotactic bodyradiation therapy an attractive option for unresectable livermetastases? A preliminary report from a phase 2 trial. Int JRadiatOncolBiolPhys, 2013, 86：336-342.

40. Yuan ZY, Meng MB, Liu CL, et al. Stereotactic body radiation therapy using the CyberKnife system for paitents with liver metastases. Onco Targets and Therapy, 2014, 7：915-923.

41. Yamashita H, Onishi H, Matsumoto Y, et al. Local effect of stereotactic body radiotherapy for primary and metastatic liver tumors in 130 Japanese patients. RadiatOncol, 2014, 9：112.

42. Hamilton AJ, Lulu BA, Fosmire H, et al. Preliminary clinical experiencewith linear accelerator-based spinal stereotactic radiosurgery. Neurosurgery, 1995, 36：311-319.

43. Hamilton AJ, Lulu BA, Fosmire H, et al. LINAC-based spinal stereotacticradiosurgery. StereotactFunctNeurosurg, 1996, 66：1-9.

44. Ryu S, Fang Yin F, Rock J, et al. Image-guided and intensity-modulatedradiosurgery for patients with spinal metastasis. Cancer, 2003, 97：2013-2018.

45. Ryu S, Rock J, Rosenblum M, et al. Patterns of failure after single-doseradiosurgery for spinal metastasis. J Neurosurg, 2004, 101 (Suppl 3)：402-405.

46. Chang EL, Shiu AS, Mendel E, et al. Phase Ⅰ／Ⅱ study of stereotactic bodyradiotherapy for spinal metastasis and its pattern of failure. J Neurosurg Spine, 2007, 7：151-160.

47. Nelson JW, Yoo DS, Sampson JH, et al. Stereotactic body radiotherapy forlesions of the spine and paraspinal regions. Int J RadiatOncolBiolPhys, 2009, 73：1369-1375.

48. DeSalles AA，Pedroso AG，Medin P，et al. Spinal lesions treated withNovalis shaped beam intensity-modulated radiosurgery and stereotacticradiotherapy. J Neurosurg，2004，101（S3）：435-440.

49. Gerszten PC，Burton SA，Ozhasoglu C，et al. Radiosurgery for spinalmetastases：clinical experience in 500 cases from a single institution. Spine，2007，32：193-199.

50. Gibbs IC，Kamnerdsupaphon P，Ryu MR，et al. Image-guided roboticradiosurgery for spinal metastases. RadiotherOncol，2007，82：185-190.

51. Yamada Y，Bilsky MH，Lovelock DM，et al. High-dose，single fractionimage-guided intensity-modulated radiotherapy for metastatic spinal lesions. IntJ RadiatOncolBiolPhys，2008，71：484-490.

52. Rose PS，Laufer I，Boland PJ，et al. Risk of fracture after single fractionimage-guided intensity-modulated radiation therapy to spinal metastases. J ClinOncol，2009，27：5075-5079.

53. Boehling NS，Grosshans DR，Allen PK. Vertebral compression fracturerisk after stereotactic body radiotherapy for spinal metastases. J NeurosurgSpine，2012，16：379-386.

54. Sahgal A，Ma L，Gibbs I，et al. Spinal cord tolerance for stereotactic bodyradiotherapy. Int J RadiatOncolBiolPhys，2010，77：548-553.

55. Salama JK，Hasselle MD，Chmura SJ，et al. Stereotactic bodyradiotherapy for multisite extracranialoligometastases：final reportof a dose escalation trial in patients with 1 to 5 sites of metastaticdisease. Cancer，2011，118：2962-2970.

56. Milano MT，Katz AW，Muhs AG，et al. A prospective pilot study ofcurative-intent stereotactic body radiation therapy in patients with5 or fewer oligometastatic lesions. Cancer，2008，112：650-658.

57. Milano MT，Katz AW，Schell MC，et al. Descriptiveanalysis of oligometastatic lesions treated with curative-intentstereotactic body radiotherapy. Int J RadiatOncolBiolPhys，2008，72：1516-1522.

58. Milano MT，Katz AW，Zhang H，et al. Oligometastases treated with stereotactic body radiotherapy：long-term follow-up of prospective study. Int J RadiatOncolBiolPhys，2012，83（3）：878-886.

59. Tree AC，Khoo VS，Eeles RA，et al. Stereotactic body radiotherapy for oligometastases. Lancet Oncol，2013，14：e28-37.

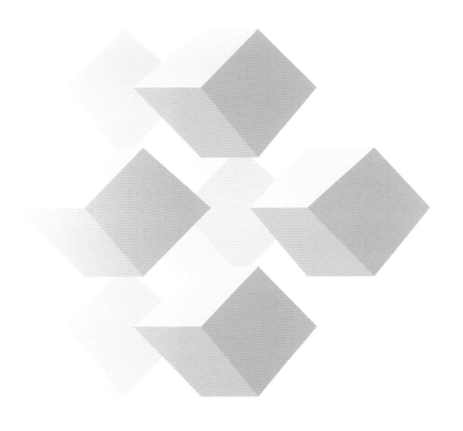

·第十八篇·
术中放射治疗

第一章 术中放射治疗的基本原理和历史进程

冯勤付

恶性肿瘤的术中放射治疗（intraoperative irradiation，IORT）是指在手术中，充分暴露瘤床、未能完全切除或未切除肿瘤及周围转移淋巴结，并把放射敏感的正常组织牵拉到照射野外，在直视下对以上区域行一次大剂量照射，以期最大限度杀灭肿瘤细胞，防止或减少正常组织损伤的一种治疗方法[1]。广义 IORT 按照照射的方式不同分为术中电子束放射治疗（IOERT）、术中高剂量率后装放疗（HDR-IORT）、低能量 X 线术中放疗（Low-KV IORT）和术中粒子植入。

一、术中放射治疗的历史与发展

1915 年 Finsterer[2]为一位进展期胃肠道肿瘤患者行空肠造口术的同时给予 X 线照射治疗，这是首例运用术中放疗技术在胃肠道肿瘤的治疗中。20 世纪 30 年代，随着 50~100kV 近距离 X 线设备的应用，术中放疗技术被进一步得到开展，20 世纪 50 年代使用高能量常电压技术。1959 年德国开始使用了 90~150kV 的 X 线照射治疗，也成为第一个将术前远距离放疗和单一术中放疗联合运用者。20 世纪 60 年代在日本兴起了高电压装置，在 70 年代在美国得到发展，80 年代[3]扩展到欧洲、亚洲。在近 30 年，随着高剂量率后装术中放疗、可移动式的高能电子线术放疗（IOERT）、低能 X 线放疗的出现和粒子植入的应用，术中放疗得到了快速的发展和广泛的临床运用。

二、术中放疗的优缺点

大量临床试验研究发现术中放疗可以提高肿瘤的局部控制率，并减少放疗后的并发症，其主要原因为：①术中放疗时手术视野已暴露，可直视肿瘤区域，减少了照射范围，能更精确地设计照射野；②限制放射剂量的正常组织能够最大限度地被推开或者被遮挡在照射野外；③基于前两个优点，能更充分的发挥电子束剂量的生物学效应。

然而，由于放射治疗是指数性杀死肿瘤干细胞，多次放疗的间隔时间可以使正常组织损伤得以再氧化、再增殖、再分布、再修复（4R 效应），适当的多次治疗可以把杀伤肿瘤细胞和保护正常组织同时达到最大化。术中放疗是一次性照射，生物学效应较分次外照射治疗较差；再者，正常组织的耐受剂量是术中放疗一次性照射剂量的主要限制因素[4~5]。因为当处方剂量接近耐受剂量时，剂量的微小改变也可引起放疗并发症发生率和肿瘤的控制率的明显变化；另外，术中放射治疗虽然可避免正常器官受到高能量的照射或全器官受到照射，但照射野内总有不同组织，从而会产生不同的放射生物学反应。即使不会产生严重器官损伤，但也会导致照射的组织损伤，而且难于准确预测和评估。

尽管术中放疗也存在一定的局限性，但只要严格掌握适应证、尽量避开重要器官、选择适当的 IORT 和 IORT 与 EBRT 的结合方式、处方剂量充分考虑照射野内器官和组织，就能充分发挥 IORT 的优点。

三、实行术中放疗患者的选择及评估

术中放疗适应证，从广义来说，对于不能切除的肿瘤和肿瘤切除后容易局部复发的部位均可以进行术中放射治疗，只是因治疗目的为综合术后放疗的一部分，还是单纯术中放射治疗。术中放射治疗的适应证[6]：①无手术禁忌并尝试完全切除肿瘤的前提下，而单纯手术仍无法达到可接受的局部控制；②次全切除或无法切除的肿瘤，为达到可接受局部控制率，而外放射治疗剂量（R1 切除需要 60~70Gy，R2 切除或未切除需要 70~90Gy）超过正常组织耐受剂量时；③在暴露肿瘤区域并尽可能避开或遮挡限制放射剂量的正常组织的情况下，IORT 联合 EBRT 理论上可达到理想的治疗效果时；④无远转或腹膜种植转移的证据（可切除的单器官转移的、有高效的系统性治疗方案的、远转缓慢进展的除外）；⑤如果术中发现有远处转移者，也可以作为术中放疗的选择，控制或抑制原发肿瘤发展，为全身治疗（化疗）提供机会和条件。

评估患者已明确患者是否能耐受术中放疗，包括详细了解患者既往病史、体格检查、常规检查（血常规、肝肾功能、胸片或 CT/MRI/PET-CT、肿瘤标志物）等。在治疗前还要评估包括局部原发肿瘤的范围、区分局部复发病变来自血源性或是外周播散。

四、IORT 的剂量和技术

决定 IORT 照射剂量比较复杂，除根据扩大根治术后、是否进行了 EBRT，以及治疗后病变区域边缘肿瘤细胞的残余数量和肿瘤是否已经切除外，还应考虑治疗的目的，是单纯术中放疗还是术中放疗结合术后放疗。另外，还要考虑照射区域内的正常组织多少和耐受性。当术前 EBRT 为 45~54Gy（单次剂量 1.8Gy，一周 5 次）时，IORT 通常为 10~15Gy。而在 R1 切除或 R2 切除时，术中放疗剂量应分别在 15~20Gy 和 20Gy 或稍高。对于未进行 EBRT 者，如果行单纯术中放疗，在完全切除者（根治性）放疗剂量应在 1500 或稍多；当 R1 切除时，IORT 剂量为 20Gy 或以上，但局部不宜高于 25Gy，因为是否更高剂量目前无证据；而 R2 切除时，多考虑术中放疗结合术后放疗，术中放疗 15Gy 左右，术后放疗 45~50Gy。由于不同组织的 α/β 值不同，在单次大剂量照射的 RBE 值（相对生物学效应）也不同，而且随剂量增加这种差别更明显。因而在 30Gy 或更高时，将存在对神经组织等慢性损伤组织的严重受损的高风险，即使避开了可见大神经。

关于术中放疗的范围（如肿瘤外或瘤床区外的大小），目前无明确结论，可参照外照射，设计累及野照射。当肿瘤未切除时，以肿瘤（GTV）和转移淋巴结（GTVnd）为中心，外扩 0.5~1cm 为射野外缘即可。当肿瘤完全切除时（进行瘤床区照射），应该以术后容易复发的部位为主，不宜包括哪些相对复发概率小的部位。精确的照射范围，不仅能提高肿瘤的控制，同时也可减少正常组织损伤。因此，为了取得更好治疗疗效，除考虑照射剂量外，术中放疗野大小、野内正常组织的体积。另外，更好的 IORT 与 EBRT 综合，对术中放疗的照射范围和剂量的确定也非常关键。

术中放射治疗对肿瘤局部控制率的提高和对组织造成的损伤，可通过各种参数来评估（表 18-1-1 和表 18-1-2）。IORT 技术方法学相关参数的描述（表 18-1-3）。

表 18-1-1　IORT 试验中对正常组织副作用评价有价值的信息

IORT 前对病人和病变的评价

　组织恶化的临床表现和影像学证据

　临床表现直接提示肿瘤浸润

　手术操作

　之前的治疗：放疗、化疗、同步放化疗

IORT 时对照射区域正常组织评价

　IORT 对组织的损伤

　在照射野内损伤组织的类型

　损伤组织的结构和大小

　评估照射剂量

IORT 后其他损伤参数

　局部感染、脓肿

　手术中远距离组织操作的相互干扰

　微观或宏观的血管形成

　补充治疗：EBRT、放化疗、化疗等

　肿瘤复发和毒性组织的浸润

表 18-1-2　IORT 临床实验中肿瘤控制过程

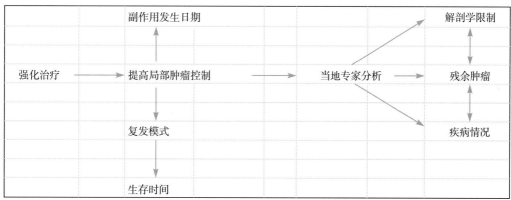

表 18-1-3　某机构 IORT 方法学报告相关参数的描述

材料

　放射源

　IORT 设备的大小、形状

　影像学证据

　检查相关知情同意书

　个人 IORT 过程的多学科协议描述

方法

　设备剂量测定性能

　剂量测定治疗计划

　剂量特殊化标准

　手术与放疗：病例讨论，技术合作，选择目标体积的一致性

续　表

麻醉与放疗：IORT 时对患者的运输和管理
随访协议：局部作用和病变结局的选择性分析
机构
医院的描述
临床肿瘤科合作特点
手术肿瘤科特点
IORT 的实施
放射方式
延长运送
可移动式 IORT 的设备

第二章 大剂量分次照射的生物学效应

冯勤付

当放射治疗采取分次照射时，间隔的时间可以使受损的正常组织得以再氧化、再增殖、再分布、再修复（4R 效应），因此正常组织在分次放疗中受益最大，尤其是慢反应组织，如：肺组织等。

一、正常组织的放射生物学

近几年，正常组织的耐受剂量有了初步的了解[7~8]（表 18-2-1），而且发现正常组织剂量反应曲线很陡峭，这意味着在耐受剂量水平附近的剂量微小变化就可使并发症发生概率发生大的改变[9]。例如：在评价导致 C3H 小鼠胃肠道死亡率（$LD_{50/6}$）的全身剂量时，剂量小于 11Gy 时没有小鼠死亡；而当剂量高于 14Gy 时，则所有小鼠均死亡；当剂量在 12.5±0.1Gy 时，一半小鼠可存活到实验终点。在无病变的小鼠中，耐受剂量要减少至少 30%。另外，有证据显示与其他治疗相比较，即使是小剂量 IORT 也能提高局部控制。因此，从保护正常组织减少并发症的发生，减少 IORT 的照射剂量是合理的。

表 18-2-1 狗的正常组织 IORT 耐受剂量

组　　织	剂量（Gy）	最大随诊时间（月）	终点反应
食管，全厚	>20	60	溃疡和缩窄
食管，部分厚	40	60	无后遗症
十二指肠侧壁	20	60	溃疡、纤维化和狭窄
胆管	>20	60	纤维化和狭窄
肺	20	60	纤维化
器官	>30	60	黏膜下纤维化
主动脉	30~50	60	纤维化
静脉窦	30~50	60	纤维化
心脏、心房	20	60	轻微纤维化（所有剂量水平）
膀胱	20	60	膀胱萎缩和阻塞
子宫	>30	60	萎缩和阻塞
肾脏	>30	60	完全强化纤维化
外周神经	>15	60	感觉运动神经损伤
脊髓	>20	18	脊髓出血和脊髓病理改变

只要放射治疗，不管单次剂量大小和总剂量如何，均对血管修复和生成有一定的破坏作用，尤其是对毛细血管的作用最大，一方面因为其天然脆性，另一方面是因为放疗的抗血管生成作用阻止了血管的再增殖。有犬类临床试验研究中发现：15~17Gy 剂量以下，并发症的发生率几乎为 0；而当剂量≥20Gy 时并发症普遍存在。但是无并发症并不代表无损伤发生。

在放疗中，除考虑照射剂量外，组织的照射体积对损伤的影响也非常重要，其体积反应曲线和剂量反应曲线相似。当照射剂量相同时，照射体积越小，毒性反应发生的概率越小，随剂量的增加就越明显，当超过耐受剂量时，则会随照射体积的增加而放疗毒性反应的大幅度增加。因此，也告诉我们在 IORT 的临床治疗中，不宜过大范围进行预防照射。

二、正常组织照射敏感性的调节

进行 IORT 的患者，不管是否肿瘤切除，都进行不同程度的手术治疗，部分有外放射治疗和化疗等病史，放化疗可以增加放射敏感性，特别是在正常组织。因此，在给予大剂量照射 IORT 时，增加的放射敏感性很重要。尽管综合分析单次放疗和分次放疗的效果时却发现之间的效果差异并不大，主要是因为分次照射的再分布、再增殖、再氧合、再修复的生物学效应缩小了差距。

三、肿瘤放射生物学

肿瘤对单次照射的反应取决于细胞的氧合程度和照射剂量。充分氧化的细胞对放射线敏感，而且随照射剂量的增加而成指数增加。因此，乏氧细胞造成治疗失败主要因素。在动物实验中，肿瘤的乏氧程度与肿瘤的大小程正相关，而在人类中，即使是微小的肿瘤也可能乏氧。另外，许多手术过程或者患者的一般状况都可能加重肿瘤细胞的乏氧，如手术中如血管的结扎、钳夹、麻醉等操作均可促进细胞的乏氧。因此，如果在术中放疗前开始氧疗可以提高患者自身的携氧能力，暂时加强肿瘤细胞的氧化程度。另外，化疗药物如硝基咪唑也可以联合 IORT 提高肿瘤细胞的氧化。由于正常组织的细胞往往是充分氧合，增加放射敏感性和放射毒性发生率可能性小。

在 IORT 中，由于较低的 IORT 剂量已达到照射野内肿瘤的控制，而正常组织的照射剂量反应曲线的陡峭，在肿瘤整体不能全部安全的运用大剂量照射，可考虑给肿瘤整体以安全的剂量。

四、与 IORT 有关的分子生物学指标

最新研究证实明确有基因缺陷的患者实际上放射敏感性更高。因为未被检测到的基因紊乱的杂合性，导致许多表面上看似正常的基因缺陷患者放射敏感性更高。随着最新分子技术的进展，检测修复 DNA 紊乱过程的设备终将实现。

目前对正常组织的 IORT 毒性可能也无法预测。Rubin[10] 等人发现形成放射性肺炎时机体内 TGFβ 生成会增多，这是一种放疗后的促纤维化形成因子和促炎症因子。有研究证实，TGFβ 和 TNF 与放疗后或化疗后形成的肺炎和肝细胞纤维化有关。因此将来可以设计医学仪器通过改变这些因子的慢性表达来预防一些 IORT 相关并发症的发生。

五、IORT 与新发肿瘤

众所周知，放射本身可以导致肿瘤形成。虽然没有人类实验报道，但在犬类试验中 IORT 照射野中的新发肿瘤是很普遍的，其中以骨及软组织恶性肿瘤最常见。一般而言，伴随着放射引起的其他并发症，照射晚期引起新发肿瘤的概率与照射的方式、照射的目标组织、照射范围和照射总剂量有关。美国国立卫生研究院的一个犬类实验[11]发现当 IORT 剂量大于 20Gy 时，远期新发肿瘤的发生率在 12%（1/8）。然而无法确定人类 IORT 诱导肿瘤形成的概率，因为接受 IORT 的患者往往已经是进展期肿瘤，并有高死亡率，导致随访时间短，无法监测到新发肿瘤的形成。另外，人类在 IORT 时的常

规剂量 10~20Gy 远远低于导致新发肿瘤形成所需剂量。

放射导致新发肿瘤形成的重要机制仍不清楚,但有些研究结果仍值得我们注意:①在放疗后引起新发肿瘤的患者身上发现放射诱导的正常 Rb 基因突变可促肿瘤增长,并延长抗血管生成效应;②在放疗后受损的血管内发现很多 p53 基因突变细胞,原本 p53 可促进已发生基因损伤细胞的凋亡,而因凋亡细胞的清除能力减弱,更加重了细胞的损伤;③研究发现 IORT 放射野内的正常组织缓慢提高了促纤维化的细胞因子水平,而这些细胞因子大多有抑制细胞凋亡的作用。

合适的放射剂量可以提高患者自身对新发肿瘤的天然免疫作用,其中最重要的是免疫监视,指免疫系统具有识别、杀伤并及时清除体内突变细胞,防止肿瘤发生的功能。

第三章 术中放射治疗的方法和技术

冯勤付

一、术中电子线放疗

20 世纪 70 年代晚期和 80 年代早期术中电子线放疗开始流行。这是一种放射源为高能电子线的技术，可分为传统的直线加速器、可移动式直线电子线加速器和最新的 Novac 7、LIAC 加速器。

（一）传统的直线加速器

西门子 ME 是一种电子线直线加速器，可产生 6，9，12，15 和 18MeV 剂量，在 1.7cm，2.6cm，3.7cm，4.5cm 和 5.0cm 的范围内剂量可达 90%，因机架活动的角度受限，无法满足 IORT 照射野的需求，阻碍其在 IORT 方面的发展。所以直线加速器常用在 EBRT 中，IORT 中很少见。

（二）Mobetron 加速器（可移动式）

Mobetron 加速器是三大可移动式直线电子线加速器的之一，流行于北美、南美、欧洲和亚洲。跟传统的医学直线加速器一样是等中心的，但 SAD 为 50cm；有光线阻挡器，可以拦截原始的光线；机架可以在两个方向旋转；可产生 4MeV，6MeV，9MeV，12MeV 的能量，在水中的 1.1cm，1.9cm，2.9cm，3.5cm[12]。采取的是软对接方式。有很多限光筒来遮挡正常组织。限光筒根据不同解剖部位、各类肿瘤特点及其发展规律设计不同形状、不同大小的限光筒，一般直径为直径 3~10cm，厚度 2mm，其端角为 0°、15°、30°。体腔筒的出口有平面和斜面。插入病人体腔内的部分，要有足够的长度，保证机头与患者手术区保持一定的距离。链接机头的限光筒底部应配有照明及反射镜，以便观察插入体腔内或颅内的位置是否准确。

（三）Novac 7 和 LIAC

Novac 7 和 LIAC 是另外两种可移动式直线电子线加速器，与传统的加速器相比，它们活动度大、轻便、可自动硬对接。电子线加速设备是由不同的 PMMA 组成的，平移和斜移都可达 45°。

Novac 7 是 20 世纪 90 年代后期在意大利开始用于临床的，可产生 3MeV，5MeV，7MeV，9MeV 或者 4MeV，6MeV，8MeV，10MeV 的能量束[13]，SSD 为 80cm。为了减少放射时的能量泄漏，不适和用散射片来提高能量束的范围。而 LIAC 是在 2003 年意大利生产并投入临床使用的。产生 4MeV，6MeV，8MeV，10MeV 的能量束，SSD 为 60cm，并提供一个 80μm 的散射薄片。

二、高剂量率术中后装放疗（HDR-IORT）

高剂量率远程后装技术的概念是在 1960 年提出的[14]，是在手术过程中将小但活动性高的与细电缆相连的放射源放于患者遮蔽的空间，治疗 15~60min，只用于肿瘤大部切除后。切除术后照射最大深度距皮肤仅 0.5cm。^{192}Ir 放射源是最重要的一种远程放射形态。

因放射源能量高，为了保护不合理运用放射源的普通人及保护工作人员和患者免受不必要的照射，该技术设计了很多的安全措施：当要使用放射源时，需要提供钥匙和密码；当不用放射源时，因保管在上锁的柜子里；当照射结束后，放射源可自动收回；当工作人员进入照射房间时，可按暂停键以停止放射；并在控制台、门附近的墙上、后装机自身等地方安装紧急键，这是一种独立的紧急控制按钮，使用后需按紧急重置键才可继续治疗。

肿瘤全切术后的常规单次 HDR-IORT 剂量为 10~20Gy。若切缘为阴性，剂量可降至 10~12.5Gy；若肿瘤复发或切缘阳性的患者，剂量可增加至 15~17.5Gy。HDR-IORT 的处方剂量一般在照射中心只能深达 0.5cm，即放射源可以持续累积的向放射野中心传递理想剂量，而对照射野周边产生很小的剂量损伤。再加上重要组织常用铅片来做遮挡，使损伤降至最低。铅片有各种形状和尺寸，大部分为 3mm 厚有高度可塑性的薄片。

运用 HDR-IORT 时的临床工作流程：①尽可能的全部切除肿瘤；②确定好照射区域、深度、剂量等细节；③用铅板遮挡照射区外的正常组织；④所有工作人员撤离照射手术间。

虽然 HDR-IORT 安全性较高，很少发生紧急事件，但工作人员仍应熟悉理解各自的职责和排演好各自的角色，做到发生危机事件时，整个撤退过程可快速、有序地进行，并在事后处理各位工作人员的放射量测量器。

三、低能量 X 线术中放疗

低能量 X 线术中放疗（Low-KV IORT），是紧凑设计的小型加速器，产生 50kV[15] 的低能 X 射线，灵动设计，可移动，对周围组织损伤较小[16]，可无须特殊辐射防护，虽然放射源产生低能量 X 线，但 50kV 的 X 线放射等效生物效应是兆伏级 X 线的 1.5~2 倍。15~5 分钟的治疗时间还可以保证正常组织的修复。

Low-KV IORT 的适应证：①提高肿瘤局部控制率（局部推量，后跟传统放疗）；②治疗复发肿瘤，尤其当病人不适合传统外照射治疗时；③对适宜的早期病人，一次术中照射取代持续数周的传统外照射治疗的情况。

Low-KV IORT 设备由以下部分组成：①X 射线源：可产生 50kV 的低能量 X 射线，针型射线源长度仅为 10cm，照射野是球形的，只需极简单的屏蔽防护；②控制台：控制 X 线放射源的输出，治疗参数由电脑上载到控制台中，当参数设定后，即可独立运行；③机械手系统：准确定位放射源与肿瘤组织，其长臂设计可保证在手术室中的灵活定位，6 个方向均可自由浮动，移动便捷；④质控工具：随机带有 X 线放射源和施用器的校准文件和可追踪的深度剂量数据。每次治疗前，都需要通过一套质控工具验证剂量率，年度质控及重新校准的流程保证剂量的长期准确性；⑤施用器。

四、各种术中放疗技术的比较

百分深度剂量特点是当同一剂量照射时，IOERT 虽然表面剂量低于 HDR-IORT，但剂量到达一定深度时（>0.5cm）却高 HDR-IORT。HDR-IORT 仅适合照射深度<0.5cm 的肿瘤[18]。低能量 X 线设备具有更高的表面剂量，在 0.5cm 深度时剂量衰减的更快。根据电子束术中放疗的深度剂量优点，它适合深度>1cm 的肿瘤（表 18-3-1）。

表 18-3-1　IOERT、HDR-IORT、低剂量率术中放疗的区别[17]

	IOERT	HDR-IORT	Low-KV IORT
实际治疗时间	2~4min	5~30min	30~45min
总时间	30~45min	45~120min	45~120min
治疗部位	放射源光束可到达的地方	所有距表面≤0.5~1.0cm深度的地方	所有距表面≤0.5~1.0cm深度的，并且是小目标体积的地方
表面剂量	低（75%~93%）	高（200%）	极高（300%）
在2cm深度时的剂量	高（70%~100%）	低（30%）	极低（20%）
从表面到深部的剂量测定同质性	变化≤10%	变化≥100%	变化≤150%

第四章 — IORT 在各部位肿瘤中的应用

冯勤付

随着近几年 IORT 的发展，越来越多的患者接受了术中放疗的技术，术中放疗的安全性得到了肯定。虽然从广义来说术中放疗适应于不能切除的肿瘤和肿瘤切除后容易局部复发的部位，可作为综合治疗的一部分或单纯术中放射治疗。但目前应用 IORT 较多的肿瘤有胰腺癌术后和不能手术者、软组织肉瘤、胃癌保脾根治术后、头颈部肿瘤放疗后复发、早期肝癌术后、早期乳腺癌保乳术后、直肠癌术后放化疗后复发和复发性妇科肿瘤等，而且治疗效果佳。下面就详细的进行 IORT 在各部位肿瘤中的应用。

一、中枢神经系统肿瘤

高分化的恶性神经胶质瘤（MGs）在成人脑肿瘤中最常见，大约占原发脑肿瘤的 30%~45%，其中85% 是多形性成胶质细胞瘤（GBM），手术后局部复发率较高，多需要术后放疗。由于近 10 年术中放疗的快速进展，使得 IORT 成为综合治疗中不可缺少的一部分。不仅提高了肿瘤的局部控制率，还减少了对正常组织的损伤。一个多中心研究[19]显示：当 IORT 10~25Gy 联合 EBRT 40~60Gy 时，中位生存期为6~26.4 个月，1 年生存率为 59%~97%，2 年生存率为 6.8%~61%。目前的临床数据较少，经验尚缺乏，无法对 IORT 在头颅部肿瘤中的作用给予详细确切的结论。另外，神经组织的 α/β 值和其他正常组织差别大，与肿瘤的差别更大，特别是在术中放疗这样的大分割时更明显。因此，在神经系统肿瘤的术中放疗时，除了重点考虑照射剂量外，如何尽可能减少照射范围和联合术后放疗，对减少损伤也非常重要。适应于相对局部复发率高，而且宜术中放疗结合术后放疗，特别是近切缘者。

二、头颈部肿瘤

最近，IORT 已逐渐成为新诊断的有局部转移高风险的头颈部肿瘤的统一治疗方法。主要是通过联合 IORT 的治疗方案，提高局部晚期头颈部肿瘤的局部控制率和生存率。Mayo 研究中心[20]报道了30 例鳞癌和 10 例非鳞癌的患者加入前瞻性非随机临床试验。大部分患者接受过术前 EBRT 和化疗的综合治疗，最常见的治疗部位是颅底和颈部。IORT 剂量为 12.5~22.5Gy。患者的 2 年生存率为 32%，无病生存率为 21%，局部控制率为 46%。对于鳞癌患者，IORT 时镜下残存与无残存患者的生存率无差异，但是肉眼残存患者的无病生存率降低，总生存率有降低的趋势。我们医院也开展了头颈部肿瘤放疗或放化疗后局部复发者，术后的术中放疗的临床研究。初步结果显示，在以淋巴结复发者，术后针对瘤床区为主的术中放疗 1500cGy，深度 0.7~1.0cm，无明显毒性，近期肿瘤控制好。而对于原发肿瘤复发后术中放射治疗，在近口咽的吻合切缘要注意。由于放疗后本身已经对术后修复产生延迟，如果再给予术中放疗，其发生的概率将增加，甚至发生瘘和感染。因此，在放疗后复发手术者，术中放疗的优势能最大限度的发挥。对于术后失败主要为局部复发者，也可以尝试术中放疗（单纯术中放疗或结合术后放疗），从而发挥术中放疗的优势（图18-4-1）。

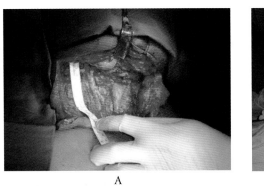
A

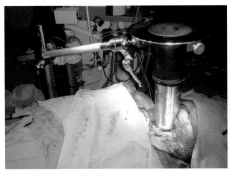
B

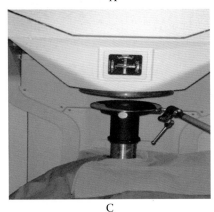
C

图18-4-1 头颈部肿瘤放疗后淋巴结转移复发或未控者，术后术中放疗照射范围

注：A. 外科医生按照常规完成肿瘤切除；B. 放疗医生确认需要照射位置和部位。

三、乳腺癌

乳腺癌是女性最易患的恶性肿瘤之一，其中早期（I～II期）占到约75%。保乳术联合辅助放疗与根治术有相同的局部控制率，而且可以提高生活质量，尤其对于早期的患者而言。随着保乳术的广泛使用，发现术后有高达90%的复发率是在原发病灶附近出现，这也提示我们治疗模式有改善的余地，如只进行局部放疗。由于IORT是在手术中直视下照射瘤床，因而在照射瘤床时，野外的正常组织受量少、手术放疗同步进行，从而美容效果好、疗程缩短、操作方便、安全；近几年已逐渐成为早期保乳术联合辅助疗法的补充治疗方法，并已经展现出很好的局部控制率。同时，一项随机对照实验[21]也证实乳腺癌患者实行EBRT±IORT方案，其毒副作用相同，肿瘤复发率相似。医科院肿瘤医院王昕等对14例早期乳腺癌患者保乳手术后做术中瘤床区放疗，术后全乳外放疗；结果发现无局部复发、远处转移及死亡病例，近期美容效果好。目前，多采用两种治疗模式：①早期乳腺癌保乳术后单纯术中放疗，仅给予切缘放疗20Gy，切缘范围为1.5cm左右，90%剂量深度为乳腺切缘至胸壁肌肉的深度。②术中放疗作为保乳术后外照射的boost照射时（局部补量），术中切缘照射剂量为8～10Gy，全乳外照射45～50Gy，适宜于保乳术后需要进行术后放疗的病人。早期乳腺癌保乳术后单纯术中放疗的绝对适应证为：年龄60岁或更高，肿瘤小于或等于2cm，切缘阴性的距离大于2mm，ER阳性，单个或单发病灶，预后好浸润导管癌等病理类型（Invasive Ductal），DCIS成分小于25%，无淋巴管浸润和淋巴结转移。早期乳腺癌保乳术后不适宜单纯术中放疗者为：年龄小于50岁，肿瘤大于3cm，切缘阳性者，浸润性小叶癌，多原发灶或多灶性病变，DCIS成分大于25%，广泛的淋巴管浸润和淋巴结转移阳性者。

四、胃癌

术中放疗与胃癌手术相结合是最早开展的，而且在中晚期胃癌取得了疗效的明显改善。目前的模式有手术+术中放疗、手术+术中放疗+术后放疗。Avizonis[22]等人对 27 位胃癌患者给予手术+12.5~16.5Gy 的 IORT+45Gy 的 EBRT 治疗方案。其中 70%的患者是 AJCC Ⅲ和Ⅳ期的（90%是 JSSS的Ⅲ和Ⅳ期），2 年总生存率是 47%，2 年的无病生存率是 27%，中位生存期是 19.3 个月，其中 JSSSⅢ期的患者 2 年总生存率是 48%。但不少研究也发现 IORT 可增加肿瘤的局部控制率，但对总生存率的影响却不大[23~25]。由于对胃癌术后的复发模式的了解，发现主要位于腹腔上动脉干上下，其次是胃左和脾门区，吻合口以及其他部位复发概率小，因而，术中放疗的照射野宜调整到只照射胃左、脾门和腹腔上动脉干周围。完全切除者，剂量 1500cGy。R1 或 R2 切除者，宜补充术后放疗，术中剂量1200cGy，术后这些区域给予 4500cGy。如果选择单纯术中放疗，可大野照射约 1500cGy 后，残留肿瘤局部再照射至总量 2500cGy 或以下。其照射深度在胃左和脾门为 90%剂量深度在 1cm 以内，腹腔上动脉干由于胰腺可照射的深度增加，90%的剂量深度依据术前 CT 达到椎体前方足够。可采用分野多野照射、野间挡铅避免遗漏和重叠，可更好的达到减少副作用而增加肿瘤的三维适形治疗的目的。

五、胰腺癌

由于胰腺癌的手术切除率只有 20%~30%，所以胰腺癌到目前为止，仍是治疗难，预后差（5 年生存率<5%）的恶性肿瘤。胰腺癌的 IORT，有止痛效果好，明显改善生活质量；有部分抑制肿瘤生长作用，延长生存期；毒副作用小；简捷易行。一个多中心研究发现[26]：胰腺癌 IORT 疼痛缓解率可高达90%。根治术联合 IORT 的 5 年生存率也可达到 30%[27]。中国医学科学院肿瘤医院翟医蕊等[28]对2008~2009 年行 52 例 IORT 的患者进行急性毒副反应的观察，发现其中包括 19 例胰腺癌患者，给予IORT 剂量 10~15Gy。出现腹痛 10 例、血液学变化 8 例、恶心呕吐 8 例、食欲下降 6 例、腹泻 1 例、便秘 1 例、消化道出血 1 例、肺栓塞 1 例，毒副反应均在可接受范围内。我们通过总结 2009~2014 年 167例胰腺癌术中电子线放疗或结合术后放疗的治疗结果，入组者均为术中不能切除或术前判断有可能不能切除者，中位术中放疗剂量为 15Gy（10~20Gy），总的中位生存时间 10.3 个月，2 年生存率为 22%。其中，有 82 例仅单纯术中放疗，中位生存时间 8.1 个月，18 个月的生存率为 29.2%；评价剂量小于 15Gy、15Gy 和大于 15Gy 时，中位生存期和 12 个月生存率分别为 6.2 个月和 10%、9.1 个月和 39.6%与 22.2 个月和 74.4%。提示在不增加空腔器官损伤的情况下，术中放疗剂量的增加，可出现疗效的提高。而在146 例计划性术中放疗加术后放疗或同步放化疗中，其中有 63 例因各种原因未行术后辅助治疗，结果显示在单纯术中放疗、联合放疗、同步放化疗、和化疗者中，中位生存期和 12 个月生存率分别为 6.5 个月和 27.2%、8.7 个月和 27.8%、11.6 个月和 47.8%与 11.5 个月和 45.7%，而 18 个月的生存率分别为22.1%、0、33.1%和 11.4%。同步放化疗的 2 级及以下和 3 级以上并发症分别为：胃肠道 96.2%和3.8%，腹痛 90.6%和 9.4%，骨髓抑制 83%和 17%，而单纯放疗者均为 2 级或以下[37]。尽管近几年来行胰腺癌术中放疗越来越多，但其经验仍是有限的。但从这个结果可以发现，术中放疗对不能切除胰腺癌是有效，能延长病人生存，随剂量的增加疗效有改善；而结合同步放化疗和术后化疗能取得更好的长期生存，同步放化疗的长期结果好于单纯化疗者。同步放化疗的毒性反应也相对较重，对于病人一般状况有一定的选择性。因此，在能耐受同步放化疗时，应进行同步放化疗。由于同步放化疗相对毒性反应较大，我们在治疗中要给予密切的注意。胰腺癌 IORT 剂量报道差异大，尚没有统一标准。以前经验常规给予 30Gy 以下是安全的剂量，但控制肿瘤受单次照射的影响，过高剂量也会导致正常损伤增加，特别多数与十二指肠关系比较密切。IORT 可致一过性淀粉酶升高，<25 Gy 不会引起明显的胰腺损伤，但可致内外分泌功能不足、纤维化和胰腺炎等。因此，根据病灶大小、根治或姑息情况来决定照射剂量。在肿瘤未切除时，控制原发和转移肿瘤是关键；而完全切除者，主要是容易复发和转移的部位，从而让病人从术中放疗中获得治疗益处（图 18-4-2，图 18-4-3）。

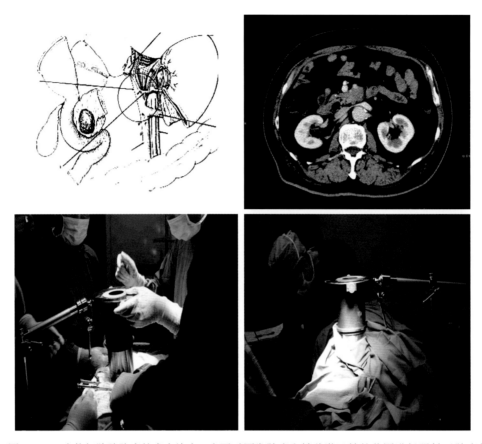

图 18-4-2　未能切除胰腺癌的术中放疗，主要对原发肿瘤和转移淋巴结的范围进行照射（肿瘤外约 0.5~1cm）

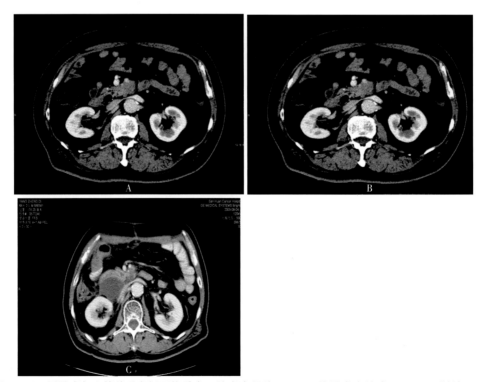

图 18-4-3　因肿瘤与血管关系密切不能手术，肿瘤直径约 3.5cm，给予术中放疗 DT20Gy，随诊 CT 中肿瘤明显缩小，四年仍存活

注：A. 最大径 3.4cm（2009. 5. 20）；B. 最大径 3.3cm（2009. 6. 23）；C. 最大径 1.8cm（2009. 8. 4）（肿瘤逐渐缩小）。

因此，在胰腺癌术中放疗中，我们建议：①当肿瘤已出现远处转移或年龄大而肿瘤小者（3cm 以下），而且照射区未包括十二指肠或胃组织等，对肿瘤和瘤床区可以给予较高剂量的单纯术中放疗，术中放疗剂量达 20~25Gy，术后恢复给予化疗；②当肿瘤较大者，宜给予术中放疗结合术后放疗或同步放化疗，术中放疗剂量在 1200~1500cGy，术后外照射放疗约 4500~5000cGy，或结合同步化疗；③术中放疗的照射范围为肿瘤外约 0.5~1cm，包括需要控制的原发肿瘤和区域淋巴结转移，以控制肿瘤而不明显增加并发症为目的；④对于完全切除者，照射范围不宜过大，主要为瘤床区和容易淋巴结转移区域，目的以减少肿瘤局部复发为目的，甚至可以用多个不重叠的小野进行照射。其深度在 1cm 以内，剂量达 DT1500cGy，或稍高即可；⑤各种吻合口不宜照射，以免增加吻合口瘘。而空腔器官不可避免时，剂量在 1500cGy 以内。

六、肝胆肿瘤

由于肝胆系统的解剖位置及手术技术的限制，肝胆肿瘤常无法行根治性手术，仅做部分切除的减瘤手术，这使得肝胆系统肿瘤的复发率高，预后较差。术中放疗可预防肝癌复发及改善预后，降低肝癌患者术后复发率，延长无瘤生存时间。中国医学医科院肿瘤医院许猜等[29]进行了一项 16 名肝癌根治术后的患者给予 IOERT 治疗的研究，初步结果显示 1 例照射野复发，2 例照射野外复发，1 年总生存率为 90%，有能改善局部控制和生存率的趋势。进行队列研究，发现加术中放疗没有发生 3~5 级的毒副反应，与同期未行术中放疗者相似。因此剂量为 15Gy 的肝 IOERT 耐受性好。目前，仍在对中央型肝癌（靠肝门血管者）进行肝癌术后的 IORT 的研究。初步发现对比同期结果，不仅无复发生存好转，总生存也有改善，结果在发表中。总之，肝癌术后可以进行术中放疗，行术中放疗时，注意尽量避免肝脏的过多照射，照射深度在 1cm 左右足够。肝癌术后的照射范围，对于肝癌靠肝脏表面方向的切缘，因手术切除彻底，复发概率小，可以不进行照射，只针对靠肝门区方向的切缘（图 18-4-4）。对于非手术区的胆管如果瘤床照射关系不大，要尽力避免照射，因有关动物实验证实，当胆管 IORT 剂量受量>20Gy 时，会造成胆道和胆肠吻合口纤维化。由于任何剂量都影响吻合口的愈合，当有较大胆管吻合时，不宜照射在野内，以免致胆道梗阻或吻合口瘘的风险。

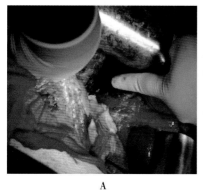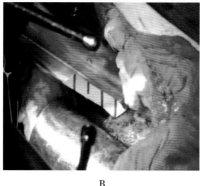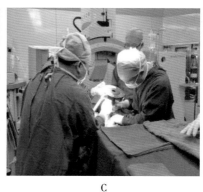

图 18-4-4　早期肝癌根治术后术中放疗

注：A：为照射范围；B：限光筒位置；C：为术中放疗的限光筒固定操作过程。

七、结直肠肿瘤

局部晚期直肠癌手术治疗的预后较差，局部复发率高达 30%~55%，复发者的中位生存期仅为 6~18 个月，5 年生存率仅为 5%~10%，并导致疼痛、消化道梗阻、瘘、性功能减弱、出血等症状，使得生活质量下降。而 IORT 与手术、EBRT 以及化疗的综合治疗有利于提高结直肠癌的局部控制率和生存期。

Mayo 研究中心[30] 从 1981~2007 年对 155 名原发局限进展期的直肠癌患者实行 IOERT，平均剂量为 12.5Gy，并给予 45~55Gy 的 EBRT 和以 5-FU 为基础的化疗方案。对 146 名患者进行了至少 12 个月的随访发现：中位生存期是 3.7 年，3 年和 5 年的总生存率分别是 61% 和 52%；2% 的患者发生了 IORT 照射野内的复发，19% 的患者在 EBRT 照射野内发生复发。

在复发的结直肠癌方面，IORT 联合其他治疗手段也有利于生存率的提高。最近的 Mayo 研究中心的 Suzuki[31] 等收集了 106 名次全切除术后复发的直肠癌患者，其中 42 名行 IORT+EBRT 的治疗，29 名仅接受 EBRT，结果发现两组的 3 年、5 年生存率分别是 42.5% 和 18%、19% 和 7%。因此，术中放疗在放化疗后复发的直肠癌可作为首选，可不增加明显毒性的情况下，达到改善治疗效果的目的。对于局部晚期或复发后未放疗者，可结合术后放疗或同步放化疗，术中放疗剂量在 10Gy 到 15Gy，或稍高，单纯术中或结合 45~50Gy 外照射。

八、软组织肿瘤

软组织肉瘤（soft tissue sarcoma，STS）是起源于间叶组织的一类恶性肿瘤，约占全部恶性肿瘤的 1%，其中发生于四肢者约占合部 STs 的 50%~60%。手术切除是 STS 主要的治疗手段，但容易出现切除不彻底和局部复发。术后放疗不仅能提高局部控制率，而且有助于保留 STS 患者的肢体。然而，术后放疗也导致一些并发症，如伤口愈合延迟、软组织严重纤维化、严重关节强直等。IOERT 是在手术中对切除肿瘤后的瘤床或不能切除的肿瘤、残存肿瘤和淋巴引流区给予 1 次大剂量照射。具有照射范围精确、正常组织损伤小等特点。医科院肿瘤医院冯勤付[32] 等人对 21 例软组织肉瘤（STS）的患者进行 IORT 发现：IOERT 治疗局部晚期和复发的四肢和关节附近 STS，急慢性反应较轻，肿瘤近期局部控制率满意，联合化疗还可减少远处转移。术中放疗治疗四肢和关节附近的 STS，严重急慢性毒性发生率明显降低，可能是由于术中放疗容易掌握照射的深度和所需的范围，并采用射野边缘用缝线标记，挡铅避免重叠和遗漏的多野照射技术从而减少正常组织的受照剂量（图 18-4-5）。对于重要组织（神经）进行挡铅保护

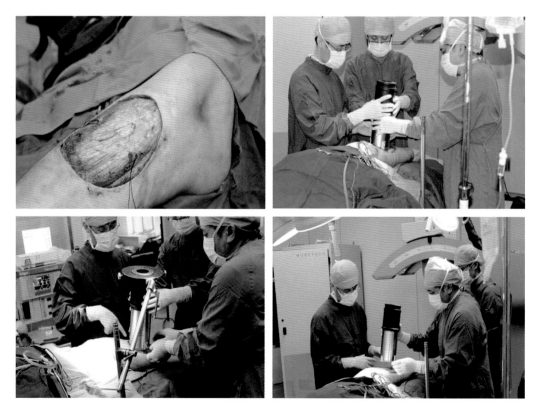

图 18-4-5　对于大的照射野，需多个野相拼，通过相互挡铅避免重叠和遗漏，从而完成手术面的照射

（图 18-5-6）。有研究表明，复发再程治疗 STS 的局部控制率比首治者的局部复发率高，局部控制率低。Eiber[33] 等报告 146 例复发再治和首治 STS 的治疗结果，5 年复发率分别为（19±3.4）% 和 [（12±1.2）%，$P=0.009$]。Calvo FA 等[34] 对西班牙多中心机构 1986～2012 年共 159 例患者进行研究，它们均为原发软组织肉瘤，没有远处转移，已行保肢根治术、IOERT（平均剂量为 12.5Gy）和 EBRT（平均剂量 45Gy）治疗。中位随访时间为 53 个月，5 年局部控制率为 82%。5 年 IOERT 野内控制率、DFS、OS 分别是 86%、62% 和 72%。Raeshell SS 等[35] 在 2001 年 2 月～2009 年 1 月间收集了 18 名患者，平均年龄 51 岁。其中包括 13 名原发肿瘤和 5 名复发肿瘤。18 人均接受了手术和 IOERT（平均剂量为 12.5Gy）。中位随访时间为 3.6 年。2 年和 5 年 OS 分别是 100% 和 72%。Felipe AC 等[36] 报道了 103 名局部复发的软组织肉瘤行行根治术和 IOERT（平均剂量为 12.5Gy）；另有 62% 的人接受 EBRT（平均剂量 50Gy）治疗。平均随访期 57 个月，5 年局部控制率为 60%，5 年 IOERT 野内控制率、DFS、OS 是 73%、43%、52%。

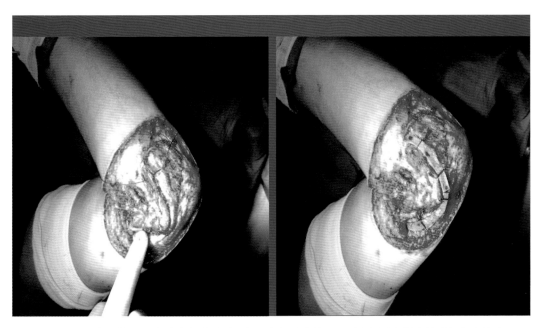

图 18-4-6　当尺神经没有被肿瘤受累时，先用小铅片遮挡，而后选择适当限光筒进行术中放疗
注：用挡铅的办法保护重要组织。

九、其他

局部复发的生殖系统和肾脏肿瘤采用包括 IORT 在内的综合治疗，近 30% 的病例获得长期缓解。应用 IORT 治疗儿童肿瘤可获得很好的局部控制率和生存率。肺部 Pancoast 瘤的治疗加入 IORT 获得更好的局部控制率。通过 IORT 与 EBRT 的各种结合，在膀胱、骨肿瘤等部位肿瘤的治疗方面也取得了疗效的提高。

参 考 文 献

1. 殷蔚伯，余子豪，徐国镇，等. 肿瘤放射治疗学. 第 4 版. 北京：中国协和医科大学出版社，2007.

2. Beck C. On external roentgen treatment of internal structures（eventration treatment）. NY Med J，1919，89：621-622.

3. Tepper J，Sindelar W. Summary on intraoperative radiation therapy. Cancer Treat Rep，1981，65：911-918.

4. Gunderson LL, Nelson H, Martenson JA, et al, Intraoperative electron and external beam irradiation with or without 5-fluorouracil and maximum surgical resection for previously unirradiated, locally recurrent colorecectal cancer, Dis Colon Rectum, 1996, 39：1379-1395.

5. Gunderson LL, Nelson H, Martenson JA, et al. Locally advanced primary colorectal cancer：intraoperative electron and external beam irradiation+/-5-FU, Int J Radiat Oncol Biol Phys, 1997, 37：601-614.

6. Leonard L. Gunderson, Christopher G. Willett, Felipe A. Calvo, et al. Intraoperative Irradiation Techniques and Results Second Edition, New York：Humama Press, 2011.

7. Emami B, Lyman J, Brown A et al, Tolerance of normal tissue to therapeutic irradiation, Int J Radiat Oncol Biol Phys, 1991, 21：109-122.

8. Thames HD, Withers HR, Peters LJ, et al. Changes in early and late radiation responses with altered dose fractionation：implications for dose-survival relationships, Int J Radiat Oncol Biol Phys, 1982, 8：219-226.

9. Tucker SS, Suit HD, Taylor JM. How well is the probability of tumor cure after fractionated irradiation described by Poisson statistics? Radiat Res, 1990, 124：273-282.

10. Rubin P, Finkelstein J, Shapiro D, et al, Molecular biology mechanisms in the radiation induction of pulmonary injury syndromes：interrelationship between the alveolar macrophage and the septal fibroblast, International journal of radiation oncology, biology, physics, 1992, 24（1）：93-101.

11. Barnes M, Duray P, DeLuca A, et al. Tumor induction following intraoperative radiotherapy：late results of the National Cancer Institute canine trials, Int. J. Radiat. Oncol. Biol. Phys, 1990, 19：651-660.

12. Michael D. Mills, Liliosa C. Fajardo, David L. Wilson, et al. Commissioning of a mobile electron accelerator for intraoperative radiotherapy, Journal of Applied Clinical Medical Physics, 2001, 2（3）：121-130.

13. International Atomic Energy Agency. IAEA Technical Reports Series No. 398. Absprbed dpse deter, omatopm om extermal beam radiotherapy：an International Code of Practice for dosimetry based on standards of absorbed dose to water. Vienna：IAEA, 2000.

14. Henschke UK. Afterloading applicator for radiation therapy of carcinoma of the uterus. Radiology, 1960, 74：834.

15. Adam Dickler, Olga Ivanov, Darius Francescatti, et al. Intraoperative radiation therapy in the treatment of early-stage breast cancer utilizing xoft axxent electronic brachytherapy, World Journal of Surgical Oncology, 2009, 7：1-6.

16. Jayant S Vaidya, Michael Baum, Jeffrey S Tobias et al, Targeted intraoperative radiotherapy（TARGIT）yields very low recurrence rates when given as a boost, International Journal of Radiation OncologyBiologyPhysics, 2007, 66（5）：1335-1338.

17. Tomas DS, Nauta RJ, Rodgers JE, et al, Intraoperative high-dose rate interstitial irradiation of hepatic metastases from colorectal carcinoma. Tesults of a phase I～II trial. Cancer. 1993, 71：1977-1981.

18. Nag S, Lukas P, Thomas DS, et al. Intraoperative high dose rate remote brachytherapy. In：Nag S, editor. Hige dose rate brachytherapy：a textbook. Armonk, NY：Futura Publishing Co, 1994, 427-445.

19. Matsutani M, Nakamura O, Nagashima T, et al. Intraoprative radiation therapy for malignant brain tumor：rationale, method, and treatment results of cerebral glioblastoma. Acta Neurochir（Wien）, 1994, 131：80-90.

20. Pinheiro AD, Foote RL, et al, Intraoperative radiotherapy for head and neck and skull base cancer. Head Neck, 2003, 25（3）：217-225.

21. ReisamerR, PeintingerF, SedlmayerF, et al. Intraoperative radiotherapy given as a boost after breast-conserving surgery in breast cancer patients. Eur J Cancer, 2002, 38（12）：1607-1610.

22. Vilija N. Avizonis, Jan Buzydlowski, Rachelle Lanciano, et al. Treatment of adenocarcinoma of the stomach with resection, intraoperative radiotherapy, and adjuvant external beam radiation：A phase II study from Radiation Therapy Oncology Group 85-04, Annals of Surgical Oncology, 1995, 2（4）：295-302.

23. Messick C et al. Early experience with intraoperative radiotherapy in patients with resected pancreatic adenocarcinoma. Am J Surg, 2008, 195（3）：308-311.

24. Jingu K, et al. Intraoperative radiotherapy for pancreatic cancer：30-year experience in a single institution in Japan. Int J Radiat Oncol Biol Phys, 2012, 83（4）：507-511.

25. Valentini V, et al. Intraoperative radiation therapy in resected pancreatic carcinoma：long-term analysis. Int J Radiat Oncol

Biol Phys, 2008, 70：1094-1099.

26. Gilly F, Romestaing P, G erard J, et al, Experience of three years with intra-operative radiation therapy using the Lyon intra-operative device, Int Surg, 1990, 75 (2)：84-88.

27. Shibamoto Y, Manabe T, Baba N, et al, High dose, external beam and intraoperative radiotherapy in the treatment of resectable and unresectable pancreatic cancer, Int J Radiat Oncol Biol Phys, 1990, 19 (3)：605-611.

28. 翟医蕊, 冯勤付, 李明辉. 腹部肿瘤术中电子线放疗安全性和急性副反应观察, 中华放射肿瘤学, 2010, 19 (5)：448-451.

29. 许猜, 冯勤付, 毕新宇, 等. HCC 术中放疗的安全性研究, 中华放射肿瘤学杂志, 2014, 23 (5)：1004-4221.

30. Kellie L Mathis, Heidi Nelson, John H Pemberton, et al, Unresectable Colorectal Cancer Can Be Cured With Multimodality Therapy, Annals of surgery, 2008, 248 (4)：592-598.

31. Suzuki K, Gunderson LL, Devine RM, et al, Intraoperative irradiation after palliative surgery for locally recurrent rectal cancer, Cancer, 1995, 75：939-952.

32. 范诚诚, 冯勤付, 翟医蕊等, 四肢和关节附近软组织肉瘤术中电子线放疗的并发症和近期疗效, 中华肿瘤杂志, 2012, 34 (4)：311-315.

33. Fritz C Eilber, Gerald Rosen, Scott D Nelson, et al, High-grade extremity soft tissue sarcomas：factors predictive of local recurrence and its effect on morbidity and mortality, Annals of Surgery, 2003, 237 (2)：218-226.

34. Calvo FA, Sole CV, Polo A, et al. Limb-sparing management with surgical resection, external-beam and intraoperative electron-beam radiation therapy boost for patients with primary soft tissue sarcoma of the extremity：A multicentric pooled analysis of long-term outcomes. Strahlenther Onkol, 2014, 90 (10)：891-898.

35. Raeshell SS, Allison MD, Omar HL, et al. Intraoperative electron radiation therapy as an important treatment modality in retroperitoneal sarcoma. J Surg Res, 2013, 185 (1)：245-249.

36. Felipe AC, Claudio VS, Mauricio Cambeiro, et al. Prognostic Value of External Beam Radiation Therapy in Patients Treated With Surgical Resection and Intraoperative Electron Beam Radiation Therapy for Locally Recurrent Soft Tissue Sarcoma：A Multicentric Long-Term Outcome Analysis. Int J Radiation Oncol Biol Phys, 2014, 88 (1)：143-150.

37. 郑苗丽, 宋永文, 冯勤付等, IORT 在不可切除局部晚期胰腺癌治疗中的作用, 中华放射肿瘤学杂志, 2017, 26 (4)：405-409.

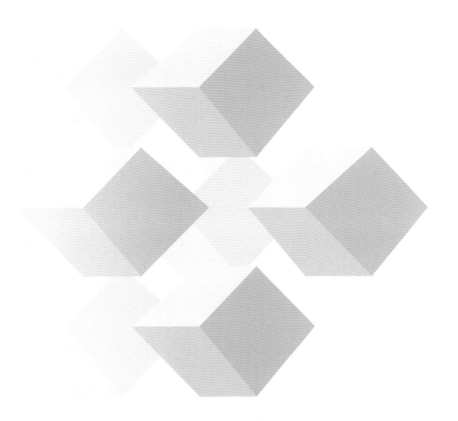

·附　录·

附录 I — 正常组织耐受剂量 (QANTAC)

器　官	体积划分	照射类型（除非特殊说明，均为部分器官照射）[†]	终　　点	剂量（Gy），或剂量/体积参数[†]	比例（%）	剂量/体积参数的备注
脑	全器官	三维适形放疗	症状性坏死	最大剂量<60Gy	<3	72Gy 和 90Gy 的数据，为生物等效剂量模型的外推
	全器官	三维适形放疗	症状性坏死	最大剂量=72	5	
	全器官	三维适形放疗	症状性坏死	最大剂量=90	10	
	全器官	立体定向消融（单次放疗）	症状性坏死	V_{12}<5~10cc	<20	V_{12}>5~10cc 以后风险剧增
脑干	全器官	全器官照射	永久颅神经病或坏死	最大剂量<54	<5	
	全器官	三维适形放疗	永久颅神经病或坏死	D1~10cc[‖]≤59	<5	
	全器官	三维适形放疗	永久颅神经病或坏死	最大剂量<64	<5	点剂量<1ml
	全器官	立体定向消融（单次放疗）	永久颅神经病或坏死	最大剂量<12.5	<5	用于听神经肿瘤的患者
视神经/视交叉	全器官	三维适形放疗	视神经病	最大剂量<55	<3	由于器官本身体积小，三维适形放疗也常是全脏器放疗[‡‡]
	全器官	三维适形放疗	视神经病	最大剂量55~60	3~7	
	全器官	三维适形放疗	视神经病	最大剂量>60	>7~20	
	全器官	立体定向消融（单次放疗）	视神经病	最大剂量<12	<10	
脊髓	部分脏器	三维适形放疗	脊髓病变	最大剂量=50	0.2	包括全部脊髓横截面
	部分脏器	三维适形放疗	脊髓病变	最大剂量=60	6	
	部分脏器	三维适形放疗	脊髓病变	最大剂量=69	50	
	部分脏器	立体定向消融（单次放疗）	脊髓病变	最大剂量=13	1	部分脊髓横截面照射
	部分脏器	立体定向消融（大分割）	脊髓病变	最大剂量=20	1	部分脊髓横截面照射，3分次
耳蜗	全器官	三维适形放疗	感音神经性听力丧失	平均剂量≤45	<30	耳蜗平均剂量，在4kHz 测试听力
	全器官	立体定向消融（单次放疗）	感音神经性听力丧失	处方剂量≤14	<25	有效听力

续 表

器 官	体积划分	照射类型（除非特殊说明，均为部分器官照射）[†]	终 点	剂量（Gy），或剂量/体积参数[†]	比例（%）	剂量/体积参数的备注
腮腺	双侧全腮腺	三维适形放疗	长期腮腺功能降到<25%放疗前水平	平均剂量<25	<20	针对双侧腮腺整体[¶]
	单侧全腮腺	三维适形放疗	长期腮腺功能降到<25%放疗前水平	平均剂量<20	<20	针对单侧腮腺，至少一侧腮腺被保护到接受剂量<20Gy[¶]
	双侧全腮腺	三维适形放疗	长期腮腺功能降到<25%放疗前水平	平均剂量<39	<50	针对双侧腮腺整体[¶][1]
咽	咽缩肌	全器官	症状性吞咽或呼吸困难	平均剂量<50	<20	基于相应文献中的B4节[2]
喉	全器官	三维适形放疗	声带功能障碍	最大剂量<66	<20	联合化疗，基于单个研究
	全器官	三维适形放疗	误吸	平均剂量<50	<30	联合化疗，基于单个研究
	全器官	三维适形放疗	水肿	平均剂量<44	<20	无化疗，基于非喉癌病人的单个研究[**][3]
	全器官	三维适形放疗	水肿	$V_{50}<27\%$	<20	
肺	全器官	三维适形放疗	症状性肺炎	$V_{20}\leqslant30\%$	<20	对双侧肺整体。渐进的剂量-效应关系
	全器官	三维适形放疗	症状性肺炎	平均剂量=7	5	除外目的性的全肺放疗
	全器官	三维适形放疗	症状性肺炎	平均剂量=13	10	
	全器官	三维适形放疗	症状性肺炎	平均剂量=20	20	
	全器官	三维适形放疗	症状性肺炎	平均剂量=24	30	
	全器官	三维适形放疗	症状性肺炎	平均剂量=27	40	
食管	全器官	三维适形放疗	≥3度的急性食管炎	平均剂量<34	5~20	基于RTOG及数个临床研究
	全器官	三维适形放疗	≥2度的急性食管炎	$V_{35}<50\%$	<30	尚有其他数种替代性的阈值剂量
	全器官	三维适形放疗	≥2度的急性食管炎	$V_{50}<40\%$	<30	表现出一种剂量/体积关系
	全器官	三维适形放疗	≥2度的急性食管炎	$V_{70}<20\%$	<30	
心脏	心包	三维适形放疗	心包炎	平均剂量<26	<15	基于单个研究
	心包	三维适形放疗	心包炎	$V_{30}<46\%$	<15	
	全器官	三维适形放疗	远期心脏相关死亡率	$V_{25}<10\%$	<1	基于模型预测的、过分估计的心脏安全性风险
肝脏	总肝体积-GTV	三维适形放疗或全器官照射	经典型放射性肝病[††]	平均剂量<30~32	<5	由于既往有肝病或肝细胞癌的患者对剂量的耐受性更低，除外这部分患者
	总肝体积-GTV	三维适形放疗	经典型放射性肝病	平均剂量<42	<50	

器　官	体积划分	照射类型（除非特殊说明，均为部分器官照射）[†]	终　点	剂量（Gy），或剂量/体积参数[†]	比例（%）	剂量/体积参数的备注
	总肝体积-GTV	三维适形放疗或全器官照射	经典型放射性肝病	平均剂量<28	<5	适用于 Child A 级，既往有肝病或肝细胞癌的患者，除外乙型病肝炎病毒再活化者
	总肝体积-GTV	三维适形放疗	经典型放射性肝病	平均剂量<36	<50	作为一个终点指标
	总肝体积-GTV	立体定向放疗（大分割）	经典型放射性肝病	平均剂量<13	<5	原发性肝癌，3 分次放疗
				<18	<5	原发性肝癌，6 分次放疗
	总肝体积-GTV	立体定向放疗（大分割）	经典型放射性肝病	平均剂量<15	<5	肝转移瘤，3 分次放疗
				<20	<5	肝转移瘤，6 分次放疗
	>700ml 正常肝体积	立体定向放疗（大分割）	经典型放射性肝病	最大剂量<15	<5	基于重要危及器官的限量，3~5 分次放疗
肾脏	双侧全肾脏[‡]	双侧全器官照射或三维适形放疗	有临床意义的肾功能不全	平均剂量<15~18	<5	
	双侧全肾脏[‡]	双侧全器官照射	有临床意义的肾功能不全	平均剂量<28	<50	
	双侧全肾脏[‡]	三维适形放疗	有临床意义的肾功能不全	$V_{12}<55\%$	<5	双肾整体考虑
				$V_{20}<32\%$		
				$V_{23}<30\%$		
				$V_{28}<20\%$		
胃	全器官	全器官	溃疡	D100<45[‖]	<7	
小肠	单独的小肠肠管	三维适形放疗	≥3 度的急性毒性[§]	$V_{15}<120cc$	<10	体积基于对单独小肠肠管的勾画，而不是所有潜在腹膜后腔隙
	腹膜后腔隙中的全部潜在空间	三维适形放疗	≥3 度的急性毒性[§]	$V_{45}<195cc$	<10	体积基于整个腹膜后腔的潜在空间
直肠	全器官	三维适形放疗	≥2 度的晚期直肠毒性	$V_{50}<50\%$	<15	前列腺癌治疗
			≥3 度的晚期直肠毒性		<10	
	全器官	三维适形放疗	≥2 度的晚期直肠毒性	$V_{60}<35\%$	<15	
			≥3 度的晚期直肠毒性		<10	
	全器官	三维适形放疗	≥2 度的晚期直肠毒性	$V_{65}<25\%$	<15	
			≥3 度的晚期直肠毒性		<10	
	全器官	三维适形放疗	≥2 度的晚期直肠毒性	$V_{70}<20\%$	<15	
			≥3 度的晚期直肠毒性		<10	
	全器官	三维适形放疗	≥2 度的晚期直肠毒性	$V_{75}<15\%$	<15	
			≥3 度的晚期直肠毒性		<10	

续 表

器 官	体积划分	照射类型（除非特殊说明，均为部分器官照射）†	终 点	剂量（Gy），或剂量/体积参数†	比例（%）	剂量/体积参数的备注
膀胱	全器官	三维适形放疗	≥3度的晚期 RTOG 毒性	最大剂量<65	<6	膀胱癌治疗。膀胱在放疗过程中体积、形状、位置的变化影响获取精确数据的能力前列腺癌治疗。基于当前 RTOG 0415 研究的推荐
	全器官	三维适形放疗	≥3度的晚期 RTOG 毒性	$V_{65} \leqslant 50\%$		
				$V_{70} \leqslant 35\%$		
				$V_{75} \leqslant 25\%$		
				$V_{80} \leqslant 15\%$		
阴茎球	全器官	三维适形放疗	严重勃起障碍	95%体积器官所受平均剂量<50	<35	
	全器官	三维适形放疗	严重勃起障碍	$D90^{\parallel}<50$	<35	
	全器官	三维适形放疗	严重勃起障碍	$D60\sim70<70$	<35	

缩写：RTOG＝Radiation Therapy Oncology Group.

*除非特殊说明，所有的数据由 QUANTEC 综述总结的文献估算出。这些数据运用时需谨慎。强烈建议临床医师根据相应的 QUANTEC 文章评估本表中的限量是否适用于具体案例。这些数据大部分并未反映现代调强放疗（IMRT）情形下的运用。

†除非特殊说明，均为常规分割（例如 1.8~2Gy 每天单分次）。Vx 代表器官接受≥xGy 剂量的体积。

‡非全身照射。

§联合化疗

‖Dx＝器官中接受最高剂量的 x%体积（或 x 毫升）里最低的剂量。

¶严重口干与其他因素包括颌下腺所受剂量有关。

**由 Sanguineti 教授估算得出[3]。

††经典的放射性肝病涉及非黄疸性的肝肿大和腹水，多在治疗结束后 2 周到 3 个月发生。经典的放射性肝病也涉及升高的碱性磷酸酶（高于正常上限或基线的 2 倍）。

‡‡关于视神经，患视神经病变、划归到 55~60Gy 剂量档的患者接受了 ≈59Gy 的剂量（请阅读视神经文献的细节）。除外因垂体瘤导致耐受可能下降的患者。

参 考 文 献

1. Deasy JO, Moiseenko V, Marks L, et al. Radiotherapy dose-volume effects on salivary gland function. *Int J Radiat Oncol Biol Phys*, 2010, 76（3 Suppl）：S58-63.

2. Rancati T, Schwarz M, Allen AM, et al. Radiation dose-volume effects in the larynx and pharynx. *Int J Radiat Oncol Biol Phys*, 2010, 76（3 Suppl）：S64-69.

3. Sanguineti G, Adapala P, Endres EJ, et al. Dosimetric predictors of laryngeal edema. *Int J Radiat Oncol Biol Phys*, 2007, 68（3）：741-749.

附录 II —— KPS 评分与 ECOG 分级

病人一般状况评分卡氏（KPS）标准

分 值	病 人 身 体 状 况
100	正常、无症状和体征
90	能进行正常活动、有轻微症状和体征
80	勉强可进行正常活动，有一定症状和体征
70	生活可自理，但不能维持正常活动或工作
60	有时需人扶助，但大多数时间可自理
50	常需人照顾
40	生活不能自理，需特别照顾
30	生活严重不能自理
20	病重，需住院积极支持治疗
10	病危，临近死亡
0	死亡

注：KPS：Karnofsky

ECOG 全身状况评估标准

级别	症 状
0	无症状，活动没有影响
1	有症状，但几乎完全可自由活动
2	有时卧床，但白天卧床时间不超过 50%
3	需要卧床，卧床时间白天超过 50%
4	卧床不起

器官组织	0	1	2	3	4
皮肤	无变化	滤泡样暗色红斑/脱发/干性脱皮/出汗减少	触痛性或鲜色红斑，片状湿性脱皮/中度水肿	皮肤皱褶以外部位的融合的湿性脱皮，凹陷性水肿	溃疡，出血，坏死
黏膜	无变化	充血/可有轻度疼痛，无需镇痛药	片状黏膜炎，或有炎性血清血液分泌物/或有中度疼痛，需镇痛药	融合的纤维性黏膜炎/可伴重度疼痛，需麻醉药	溃疡，出血，坏死
眼	无变化	轻度黏膜炎，有或无巩膜出血/泪液增多	轻度黏膜炎伴或不伴角膜炎，需激素和（或）抗生素治疗/干眼，需用人工泪液/虹膜炎，畏光	严重角膜炎伴角膜溃疡/视敏度或视野有客观性的减退/急性青光眼/全眼球炎	失明（同侧或对侧）
耳	无变化	轻度外耳炎伴红斑、瘙痒，继发干性脱皮，无需用药，听力图与疗前比无变化	中度外耳炎，需外用药物治疗/浆液性中耳炎/仅测试时出现听觉减退	重度外耳炎，伴溢液或湿性脱皮/有症状的听觉减退/耳鸣，与药物无关	耳聋
涎腺	无变化	轻度口干/涎液稍稠/可有味觉的轻度变化如金属味/这些变化不会引起进食行为的改变，如进食时需水量增加	轻度到完全口干/涎液变稠变黏/味觉发生明显改变	—	急性涎腺坏死
咽和食管	无变化	轻度吞咽困难或吞咽疼痛/需麻醉性镇痛药/需进流食	持续声嘶但能发声/牵涉性耳痛，咽喉痛，片状纤维性渗出或轻度喉水肿，无需麻醉剂/咳嗽，需镇咳药	讲话声音低微，咽喉痛或牵涉性耳痛，需麻醉剂/融合的纤维性渗出，明显的喉水肿	明显的呼吸困难，喘鸣或咯血，气管切开或需要插管
上消化道	无变化	厌食伴体重比疗前下降<=5%/恶心，无需止吐药/腹部不适，无需抗副交感神经药或镇痛药	厌食伴体重比疗前下降<=5%/恶心和（或）呕吐，需要止吐药/腹部不适，需止吐药	厌食伴体重比疗前下降≥5%或需鼻胃管或肠胃外支持。恶心和（或）呕吐需插管或肠胃外支持/腹痛，用药后仍较重/呕血或黑粪/腹部膨胀，（平片示肠管扩张）	肠梗阻，亚急性或急性梗阻，胃肠道出血需输血/腹痛需置管减压或肠扭转

器官组织	0	1	2	3	4
下消化道包括盆腔	无变化	大便次数增多或大便习惯改变，无需用药/直肠不适，无需镇痛治疗	腹泻，需用抗副交感神经药（如止吐宁）/黏液分泌增多，无需卫生垫/直肠或腹部疼痛，需镇痛药	腹泻，需肠胃外支持/重度黏液或血性分泌物增多，需卫生垫/腹部膨胀（平片示肠管扩张）	急性或亚急性肠梗阻，瘘或穿孔；胃肠道出血需输血；腹痛或里急后重需置管减压，或肠扭转
肺	无变化	轻度干咳或劳累时呼吸困难	持续咳嗽需麻醉性镇咳药/稍活动即呼吸困难，但休息时无呼吸困难	重度咳嗽，对麻醉性止咳药无效，或休息时呼吸困难/临床或影像有急性放射性肺炎的证据/间断吸氧或可能需皮质激素治疗	严重呼吸功能不全/持续吸氧或辅助通气治疗
生殖泌尿道	无变化	排尿频率或夜尿为疗前的2倍/排尿困难、尿急，无需用药	排尿困难或夜尿少于每小时1次，排尿困难、尿急、膀胱痉挛，需局部用麻醉剂（如非那吡啶）	尿频伴尿急和夜尿，每小时1次或更频/排尿困难，盆腔痛或膀胱痉挛，需定时、频繁地予麻醉剂/肉眼血尿伴或不伴血块	血尿需输血/急性膀胱梗阻，非继发于血块、溃疡或坏死
心脏	无变化	无症状但有客观的心电图变化证据；或心包异常，无其他心脏病的证据	有症状，伴心电图改变和影像学上充血性心力衰竭的表现，或心包疾病/无需特殊治疗	充血性心力衰竭，心绞痛，心包疾病，对治疗有效	充血性心力衰竭，心绞痛，心包疾病，心律失常，对非手术治疗无效
CNS	无变化	功能完全正常（如能工作），有轻微的神经体征，无需用药	出现神经体征，需家庭照顾/可能需护士帮助/包括类固醇的用药/可能需抗癫痫的药物	有神经体征，需住院治疗	严重的神经损害，包括瘫痪、昏迷或癫痫发作，即使用药仍每周>3次/需住院治疗
血液学WBC（×10⁹/L）	= >4.0	3.0~<4.0	2.0~<3.0	1.0~<2.0	<1.0
血小板（×10⁹/L）	>100	75~<100	50~<75	25~<50	<25或自发性出血
中性粒细胞（×10⁹/L）	= >1.9	1.5~<1.9	1.0~<1.5	0.5~<1.0	<0.5或败血症
血红蛋白（g/L）	>110	110~95	<95~75	<75~50	—
血沉（%）	= >32	28~<32	<28	需输浓红细胞	—

RTOG/EORTC 晚期放射损伤分级方案

器官组织	0	1级	2级	3级	4级	5级
皮肤	无	轻度萎缩，色素沉着，些许脱发	片状萎缩，中度毛细血管扩张，完全脱发	明显萎缩，显著的毛细血管扩张	溃疡	直接死于放射晚期反应
皮下组织	无	轻度硬化（纤维化）和皮下脂肪减少	中度纤维化，但无症状；轻度野挛缩；<10%线性减少	重度硬化和皮下组织减少；野挛缩>10%线性单位	坏死	

续 表

器官组织	0	1级	2级	3级	4级	5级
黏膜	无	轻度萎缩和干燥	中度萎缩和毛细血管扩张，无黏液	危害萎缩伴完全干燥，重度毛细血管扩张	溃疡	
涎腺	无	轻度口干，对刺激有反应	中度口干，对刺激反应差	完全口干，对刺激无反应	纤维化	
脊髓	无	轻度 L'Hermitte 综合征	重度 L'Hermitte 综合征	在或低于治疗脊髓水平有客观的神经体征	同侧，对侧象限性瘫痪	
脑	无	轻度头痛，轻度嗜睡	中度头痛，中度嗜睡	重度头痛，严重中枢神经功能失调（行动能力部分丧失或运动障碍）	癫痫发作或瘫痪，昏迷	
眼	无	无症状的白内障，轻微角膜溃疡或角膜炎	有症状的白内障，中度角膜溃疡，轻微视网膜病或青光眼	严重角膜炎，严重视网膜病或视网膜剥脱	全眼球炎，失明	
喉	无	声音嘶哑，轻度喉水肿	中度喉水肿，软骨炎	重度水肿，重度软骨炎	坏死	
肺	无	无症状或轻微症状（干咳）；轻微影像学表现	中度有症状的纤维化或肺炎（重度咳嗽）；低热，影像学片样改变	重度有症状的纤维化或肺炎；影像学致密性改变	严重呼吸功能不全/持续吸氧；辅助通气	
心脏	无	无症状或轻微症状；一过性 T 波倒置和 ST 改变；窦性心动过速＞110（静息时）	轻微劳累时心绞痛；轻度心包炎；心脏大小正常；持续不正常 T 波和 ST 改变，QRS 低	严重心绞痛；心包积液；缩窄性心包炎；中度心力衰竭；心脏扩大；心电图正常	心包填塞/严重心力衰竭/重度缩窄性心包炎	
食管	无	轻度纤维化；轻度吞咽固体食物困难；无吞咽疼痛	不能正常进固体食物；进半固体食物；可能有扩张指征	严重纤维化，只能进流食；可有吞咽疼痛；需扩张	坏死/穿孔，瘘	
小肠/大肠	无	轻度腹泻，轻度痉挛，大便轻度直肠分泌物增多或出血	中度腹泻和肠绞痛，大便＞5 次/日，多量直肠黏液或间断出血	梗阻或出血，需手术	坏死/穿孔，瘘	
肝	无	轻度无力；恶心，消化不良；轻度肝功能不正常	中度症状；肝功能检测有些不正常；血清白蛋白正常	肝功能不全；肝功能检测不正常；低白蛋白，水肿或腹水	坏死/肝昏迷或肝性脑病	
肾	无	一过性白蛋白尿；无高血压；轻度肾功能损害，尿素 25～35mg/dl，肌酐 1.5～2.0mg/dl，肌酐清除率＞75%	持续中度蛋白尿（2+）；中度高血压；无相关贫血；中度肾功能损害，尿素＞36～60mg/dl，肌酐清除率（50%～74%）	重度蛋白尿；重度高血压；持续贫血（Hb＜100g/L）；重度肾功能衰竭，素＞60mg/dl，肌酐＞4.0mg/dl，肌酐清除率＜50%	恶性高血压，尿毒症昏迷，尿素＞100%	
膀胱	无	轻度上皮萎缩；轻度毛细血管扩张（镜下血尿）	中度尿频；广泛毛细血管扩张，间断性肉眼血尿	重度尿频和排尿困难，重度广泛毛细血管扩张（常伴淤斑），频繁血尿，膀胱容量减少（＜150 ml）	坏死/膀胱挛缩（容量＜100ml），重度出血性膀胱炎	
骨	无	无症状，无生长停滞，骨密度降低	中度疼痛或触痛；生长停滞；不规则骨硬化	重度疼痛或触痛；骨生长完全停滞；致密骨硬化	坏死自发性骨折	
关节	无	轻度关节强直，轻度运动受限	中度关节强直，间断性或中度关节疼痛，中度运动受限	重度关节强直，疼痛伴严重运动受限	坏死/完全固定	

附录 Ⅳ — 不良事件通用术语标准 V4.03 (CTCAE)

血液和淋巴系统疾病

评　级 不良反应	1	2	3	4	5
贫血 (Hb)	<正常值下限~100g/L; <正常值下限~6.2 mmol/L; <正常值下限~100 g/L	<100~80g/L; <6.2~4.9 mmol/L; <100~80 g/L	<80 g/L; <4.9 mmol/L; <80g/L; 需要输血治疗	危及生命;需要紧急治疗	死亡
定义:100mL 血液中的血红蛋白总量降低为特征的疾病,贫血的症状和体征包括皮肤和黏膜苍白,呼吸短促,心悸,柔和的收缩期杂音,倦怠和易疲劳					
骨髓细胞减少	轻度细胞减少,或相应成熟阶段的细胞减少 ≤25%	中度细胞减少,或相应成熟阶段的细胞减少 25%~50%	重度细胞减少,或相应成熟阶段的细胞减少 50%~75%	再生障碍持续 2 周以上	死亡
定义:以骨髓造血功能降低为特征的疾病					
弥散性血管内凝血(DIC)	-	有实验室证据,无出血	有实验室证据,伴有出血	危及生命;需要紧急治疗	死亡
定义:系统性病理因素激活凝血机制后,发生弥漫性微血管内血栓形成,随后因血小板和凝血因子被大量消耗而引发出血综合征					
发热性中性粒细胞减少	-	-	中性粒细胞绝对值<1×10^9/L(1000/mm³)伴随单次体温 > 38.3℃(101℉)或者体温 ≥ 38℃(100.4℉)持续 1 小时以上	危及生命;需要紧急治疗	死亡
定义:中性粒细胞绝对数值不足 1×10^9/L(1000/mm³),伴随体温>38.3℃(101℉)或者温度持续≥38 ℃(100.4℉)超过 1 小时					
溶血	仅有实验室检查异常(如直接抗球蛋白试验 DAT;抗人球蛋白试验 Coombs';破碎红细胞;结合珠蛋白降低)	溶血的证据和血红蛋白降低≥2g	需要输血或药物治疗(如皮质激素)	危及生命;需要紧急治疗	死亡
定义:实验检查显示大量红细胞膜破裂的疾病					

续　表

不良反应	1	2	3	4	5
评级					
溶血性尿毒综合征	红细胞破坏的证据（裂体细胞），不伴有临床症状	—	实验室检查异常，伴有临床症状（例如：肾功能不全，淤点）	危及生命；（例如：中枢神经系统出血或血栓形成/栓塞或肾功能衰竭）	死亡

定义：以肾功能衰竭、溶血性贫血和重度血小板减少三联症为主要临床特征的血栓性微血管疾病

| 白细胞增多 | — | — | >100×10⁹/L (100,000/mm³) | 有白细胞积滞临床表现；需要紧急治疗 | 死亡 |

定义：实验检查结果显示全血白细胞数量增多

| 淋巴结痛 | 轻度疼痛 | 中度疼痛；影响工具性日常生活活动 | 重度疼痛；影响个人日常生活活动 | — | — |

定义：淋巴结原因导致患者明显不适

| 脾脏疾病 | 偶然实验室发现（例如：Howell-Jolly 小体）；轻度的血小板增多和白细胞增多 | 需要预防性使用抗生素 | — | 危及生命；需要紧急治疗 | 死亡 |

定义：脾脏功能异常

| 血栓性血小板减少性紫癜 | 红细胞破坏的证据（裂体细胞），不伴有临床症状 | — | 实验室检查异常并伴有临床症状（例如：肾功能不全，淤点） | 危及生命；（例如：中枢神经系统出血或血栓形成/栓塞或肾功能衰竭） | 死亡 |

定义：急性或亚急性发病，表现为微血管性溶血性贫血，血小板减少性紫癜，发热，肾功能异常和神经系统异常（癫痫，偏瘫，和视觉障碍）

| 血液和淋巴系统疾病-其他，特别说明 | 无症状或轻度症状；仅临床或实验室检查所见；无需处理 | 中等症状；轻微的，局部的或无创性治疗；影响年龄相适应的工具性日常生活活动 | 重度或具有明显的临床症状，但不立即危及生命；导致住院或延长住院时间；致残；影响个人日常生活活动 | 危及生命；需要紧急治疗 | 死亡 |

心血管系统疾病

不良反应	1	2	3	4	5
评级					
急性冠脉综合征	—	有症状的稳定型心绞痛，心肌酶正常，血流动力学稳定	有症状的不稳定型心绞痛或心肌梗死，心肌酶异常，血流动力学稳定	有症状的不稳定型心绞痛或心肌梗死，心肌酶异常，血流动力学异常	死亡

定义：是以冠状动脉粥样硬化斑块破裂或侵袭，继发完全或不完全闭塞性血栓形成为病理基础的一组临床综合征，包括急性ST段抬高性心肌梗死、急性非ST段抬高性心肌梗死和不稳定型心绞痛（UA）

| 主动脉瓣病变 | 无症状的瓣膜增厚，伴有或不伴有影像学上可见轻度瓣膜的关闭不全或狭窄 | 无症状的，影像学上可见的瓣膜中度关闭不全或狭窄 | 有症状的，影像学上瓣膜重度关闭不全或狭窄，症状可通过药物控制 | 危及生命的，需要紧急干预处理（瓣膜置换术或瓣膜成形术） | 死亡 |

定义：主动脉功能或结构病变所致的疾病

评级 不良反应	1	2	3	4	5
心搏骤停	心跳骤停间期，无需紧急的医学干预处理	—	—	危及生命的，需要紧急的医学干预处理	死亡
定义：因为心脏节律障碍而非心脏电生理活动异常所致疾病。通常情况，伴随有心跳的突然停止					
房颤	无症状，无需处理	无需紧急的医学干预	有症状的，不需完全的用药物控制或设备治疗（起搏器、射频消融术）	危及生命的，需要紧急的医学干预处理	死亡
心房扑动	无症状，无需治疗	无需紧急的医学干预治疗	有症状的，不需完全的用药物控制或设备治疗（起搏器、射频消融术）	危及生命的，需要紧急的医学干预处理	死亡
定义：一种快速异位心律失常，发生于心房内的，冲动频率较房性心动过速更快的心律失常，心电图表现为 p 波消失，出现大小、形态、间距基本相同的 F 波。心率 250~350 次/分					
完全的房室传导阻滞	—	无需紧急的医学干预治疗	有症状的，不需完全的用药物控制或设备治疗（起搏器、射频消融术）	危及生命的，需要紧急的医学干预处理	死亡
定义：心房的冲动完全不能通过房室结传到心室					
Ⅰ度房室传导阻滞	无症状的，无需治疗	无需紧急的医学处理治疗	—	—	—
定义：心房冲动通过房室结传至心室时间延长，超过 0.2s，PR 段时间超过 200ms					
心跳骤停	—	—	—	危及生命的，需要紧急的医学干预处理	死亡
定义：心跳突然停止所致的疾病					
心前区疼痛	轻度疼痛	中度疼痛，日常生活受限	休息时也疼痛，日常生活自我照顾受限	—	—
定义：因心肌缺血所致胸骨后的疼痛的一类疾病					
传导障碍	轻度症状，无需治疗	中度症状	重度症状，需治疗	危及生命的，需要急救	死亡
定义：心脏传导系统的异常所致的疾病					
缩窄型心包炎	—	—	有症状的心力衰竭，或者其他心功能异常，医学治疗有效	难治性的心力衰竭或其他不好控制的心脏症状	死亡
定义：由于心包的壁层及脏层的慢性炎症病变，引起心包增厚，粘连，甚至钙化，使心脏的舒张期充盈受限，从而降低心脏功能，造成全身血液循环障碍的疾病					
心力衰竭	无症状的，仅有实验室或者影像学上的异常（BNP）	中度体能活动时出现轻微症状	休息时或者轻微活动时出现重度症状，需要治疗	危及生命的，需要紧急医学干预处理（静脉补液，体外循环支持）	死亡
定义：心脏泵血功能不足以满足机体新陈代谢所需导致的疾病					
左心室收缩功能障碍	—	—	由于心脏射血分数所致，有症状，可通过治疗控制	心脏射血分数所致的难治性心力衰竭，需要通过心脏移植、体外支持等方式控制	死亡
定义：左心室射血功能障碍所导致的一类疾病，临床上表现为劳力性呼吸困难，端坐呼吸，肺水肿等症状和体征					

续　表

评　级					
不良反应	1	2	3	4	5
二尖瓣病变	无症状的瓣膜增厚，伴有或不伴有影像学上可见轻度瓣膜的关闭不全或狭窄	无症状的，影像学上可见的瓣膜中度关闭不全或狭窄	有症状的，影像学上瓣膜重度关闭不全或狭窄，症状可通过药物控制	危及生命的，需要紧急干预处理（瓣膜置换术或瓣膜成形术）	死亡

定义：二尖瓣功能或结构的病变所致的一类疾病

莫氏Ⅱ度房室传导阻滞	无症状，无需治疗	有症状，药物治疗可控制	有症状的，不能很好的用药物控制，或是需要体外支持	危及生命，需紧急医学干预治疗	死亡

定义：激动自心房传至心室过程中有部分传导中断，即有心室脱漏现象，可同时伴有房室传导延迟。其特征是一个心房激动突然不能下传，其前并无 P-R 间期延长

莫氏心律失常	无症状，无需治疗	有症状，药物治疗可控制	有症状的，不能很好的用药物控制，或是需要体外支持	危及生命，需紧急医学干预治疗	死亡

定义：激动自心房传至心室过程中有部分传导中断，即有心室脱漏现象，可同时伴有房室传导延迟。其特征是一个心房激动突然不能下传，其前并无 P-R 间期延长

心肌梗死	—	无症状的，心肌酶谱有轻度不正常，ECG 上无缺血性改变	重度症状，心肌酶异常，血流动力学，血流动力学正常，ECG 上有心肌梗死表现	危及生命的，血流动力学异常	死亡

定义：冠状动脉闭塞，血流中断，使部分心肌因严重的持久性缺血而发生局部坏死

心肌炎	无症状，有 BPN 或影像学上的异常	中度体力活动时出现轻度症状	休息或者轻微活动时出现重度症状，需要治疗	危及生命的，需要紧急医学干预处理（静脉补液，体外循环支持）	死亡

定义：心肌细胞炎症所致的一类疾病

心悸	轻微症状，无需治疗	需治疗	—	—	—

定义：患者自觉心跳快而强，并伴有心前区不适感

阵发性室上性心动过速	无症状，无需治疗	有症状，需药物治疗	有症状，需静脉输液治疗	危及生命的，不能完全被药物治疗控制，或需要行复律的	死亡

定义：指连续出现 3 次以上的房性早搏或房室交界性早搏所组成的异常性心律，其特征是心动过速突发突止，轻者感心慌胸闷，重者因血流动力学障碍而出现头昏，甚至意识丧失

心包积液	—	轻至中度无症状的心包积液	心包积液，有症状	危及生命的，需要紧急干预处理	死亡

定义：心包疾病或其他病因，多为炎症，导致心包内液体渗出或回流障碍引起的疾病

心包填塞	—	—	—	危及生命的，需要紧急干预处理	死亡

定义：短期内出现大量心包积液所引起的症状

心包炎	无症状的，ECG 或体检发现的心包炎	有症状的心包炎（心前区疼痛）	心包炎所致并发症（如心包缩窄）	危及生命的，需要紧急干预处理	死亡

定义：心包脏层的炎症所引起的疾病

不良反应	1	2	3	4	5
评 级					
肺动脉瓣病变	无症状的瓣膜增厚，伴有或不伴有影像学上可见轻度瓣膜的关闭不全或狭窄	无症状的，影像学上可见的瓣膜中度关闭不全或狭窄	有症状的，影像学上瓣膜重度关闭不全或狭窄，症状可通过药物控制	危及生命的，需要紧急干预处理（瓣膜置换术或瓣膜成形术）	死亡

定义：肺动脉瓣功能或结构病变所引起的一类疾病

| 限制性心肌病 | — | — | 有症状的心力衰竭或者其他心脏症状，对治疗有效 | 顽固性的心力衰竭或其他不易控制的心脏症状 | 死亡 |

定义：以心室壁僵硬增加、舒张功能降低、充盈受限而产生临床右心衰症状为特征的一类心肌病

| 病态窦房结综合征 | 无症状，无需治疗 | 无需紧急处理 | 严重的，需要药物治疗的 | 危及生命的，需要紧急处理 | 死亡 |

定义：由于窦房结或其周围组织（亦可包括心房、房室交接区等）的器质性病变，导致窦房结冲动形成障碍和冲动传出障碍而产生的心律失常，主要以窦性心动过缓、窦房传导阻滞、窦性停搏为主，也可出现心动过缓-心动过速综合征

| 右心室功能不全 | 无症状，仅有心肌酶或者心脏影像学上的异常 | 中度体力活动时有轻微症状 | 严重的症状，常伴随有血氧饱和度不足，右心室功能衰竭，需吸氧 | 危及生命的，需要紧急处理的， | 死亡 |

定义：右心室功能障碍或右心室室壁障碍所致射血分数降低导致的一类疾病

| 窦性心动过缓 | 无症状，无需治疗 | 有症状，可行药物治疗 | 严重的，需要药物治疗的 | 危及生命的，需要紧急处理 | 死亡 |

定义：每分钟心率小于 60 次，起源于窦房结

| 窦性心动过速 | 无症状，无需治疗 | 有症状，无需紧急医学治疗 | 有症状，需要紧急医学治疗 | — | — |

定义：每分钟心率大于 100 次，起源于窦房结

| 室上性心动过速 | 无症状，无需治疗 | 无需紧急医学治疗 | 药物治疗 | 危及生命，需要紧急医学处理治疗 | 死亡 |

定义：每分钟心率大于 100 次，起源于心室之上

| 三尖瓣病变 | 无症状的瓣膜增厚，伴有或不伴有影像学上可见轻度瓣膜的关闭不全或狭窄 | 无症状的，影像学上可见的瓣膜中度关闭不全或狭窄 | 有症状的，影像学上瓣膜重度关闭不全或狭窄，症状可通过药物控制 | 危及生命的，需要紧急干预处理（瓣膜置换术或瓣膜成形术） | 死亡 |

定义：三尖瓣功能或是结构病变所引起的疾病

| 室性心律失常 | 无症状，无需治疗 | 无需紧急医学治疗 | 药物治疗 | 危及生命，需要紧急医学处理治疗 | 死亡 |

定义：起源于心室的心律失常

| 心室颤动 | — | — | — | 危及生命的，需要紧急医学治疗，血流动力学障碍 | 死亡 |

定义：是指心室发生无序的激动，致使心室规律有序的激动和舒缩功能消失，其均为功能性的心脏停搏，是致死性心律失常

| 室性心动过速 | — | 无需紧急药物处理 | 药物治疗 | 危及生命的，需要紧急医学治疗，血流动力学障碍 | 死亡 |

定义：心率大于 100 次/分，起源于心室

续　表

评　级					
不良反应	1	2	3	4	5
预激综合征	无症状，无需治疗	无需紧急药物处理	有症状的，可通过药物治疗控制	危及生命，需要紧急医学处理治疗	死亡
定义：房室传导的异常现象，冲动经附加通道下传，提早兴奋心室的一部分或全部，引起部分心室肌提前激动，有预激现象者称为预激综合征					
其他心脏疾病	无症状或者轻微症状，无需治疗	中度症状，可通过轻度的干预措施治疗，不影响正常生活	严重的症状，但无需急救，可通过医疗手段延长生命，症状已经影响正常生活	危及生命的，需要急救	死亡

先天、家族和遗传性疾病

评　级					
不良反应	1	2	3	4	5
先天、家族和遗传性疾病-其他，特别说明	无症状或轻度表现；仅临床或诊断检查时所见；无需治疗	中度症状；需要轻微的、局部的或非侵入性的治疗；影响年龄相适应的工具性日常生活活动	重度症状或医学上显著但不会立即威胁生命；需要住院治疗或延长住院时间；致残；影响个人日常生活活动	危及生命；需要紧急治疗	死亡

耳与迷路疾病

评　级					
不良反应	1	2	3	4	5
耳痛	轻度疼痛	中度疼痛；影响工具性日常生活	剧烈疼痛；影响个人日常生活	—	—
定义：耳部出现明显的不适感					
外耳炎	外耳炎，伴有红斑或干性脱屑	外耳炎伴有湿性脱屑，水肿，耵聍增多或分泌物增加；鼓膜穿孔；需要行鼓膜造孔术	外耳炎伴有乳突炎；出现狭窄或骨髓炎；软组织或骨组织坏死	需要紧急手术治疗	死亡
定义：外耳和耳道出现炎症和红肿					
外耳痛	轻度疼痛	中度疼痛；影响工具性日常生活	剧烈疼痛；影响个人日常生活	—	—
定义：耳郭部位出现明显的不适感					
听力损伤	成人监控程序（1，2，3，4，6和8 kHz听力图）：至少一只耳朵在2个以上相邻频率的测定中下降15~25dB 无检测程序（成人）：主观上有减退，不存在听力丧失	成人监控程序（1，2，3，4，6和8 kHz听力图）：至少一只耳朵在2个以上相邻频率的测定中下降>25dB 无检测程序（成人）：听力损失但不需要助听器或无需治疗；影响日常生活工具性活动	成人监控程序（1，2，3，4，6和8 kHz听力图）：至少一只耳朵在3个以上相邻频率的测定中下降>25dB；需要治疗 无检测程序（成人）：听力损失需要助听器或治疗；影响个人日常生活	成人：双耳听力严重下降（在2 kHz或以上，绝对下降>80dB）；无用听力 儿童：耳蜗移植和语言训练	—

评　级					
不良反应	1	2	3	4	5
	儿童（1，2，3，4，6和 8 kHz 听力图）：至少一只耳朵在 8kHz 频率的测定中下降>20dB	儿童（1，2，3，4，6和 8 kHz 听力图）：至少单耳在 4 kHz 或以上，阈值改变在>20dB	儿童（1，2，3，4，6和 8 kHz 听力图）：需要助听器等治疗；至少一只耳朵在 3 kHz 或以上频率的测定中下降>20dB；需额外的语言训练		

定义：耳部结构受损，导致对声音的感知或理解出现部分或完全的丧失

中耳炎	浆液性中耳炎	浆液性中耳炎；需行治疗	乳突炎；外耳道软组织或骨组织坏死	危及生命；需要紧急治疗	死亡

定义：中耳出现炎症（对炎症刺激做出的生理性反应）和红肿

耳鸣	轻微；无需治疗	中度；影响工具性日常生活	严重；影响个人日常生活	—	—

定义：耳中出现噪声，如铃声，嗡嗡声，吼叫声或碎裂声

眩晕	轻微	中度；影响工具性日常生活	严重；影响个人日常生活	—	—

定义：感觉周围物体旋转（物体性眩晕）或感觉自己旋转（主观性眩晕）

前庭功能障碍	—	有症状：影响工具性日常生活	严重；影响个人日常生活	—	—

定义：以头晕，失平衡，恶心和视觉异常为特征的疾病

耳与迷路疾病-其他及特别说明	无症状或轻微症状；仅临床检查或诊断所见；无需治疗	中度症状；需要轻微的，局部的或非侵入性治疗；影响年龄相关的工具性日常生活	严重但不会立即危及生命；需要住院治疗或住院时间延长；致残；影响个人日常生活	危及生命；需要紧急治疗	死亡

内分泌系统疾病

评　级					
不良反应	1	2	3	4	5
肾上腺功能不全	无症状；仅临床检查或诊断所见；无需治疗	中度；需要治疗	严重；需住院治疗	危及生命；需要紧急治疗	死亡

定义：肾上腺皮质不能产生足够的皮质醇激素，有时也包括醛固酮激素产生不足；由肾上腺皮质功能异常（如 Addison 病和原发性肾上腺皮质功能不全等）所致

类库欣综合征	轻微症状；无需治疗	中度；需要治疗	严重，需要治疗或住院治疗	—	—

定义：出现与库欣综合征相类似的症状和体征：水牛背，皮肤条纹，肥胖，高血压，糖尿病和骨质疏松，通常由于使用外源性皮质激素所致

青春期性发育迟缓	—	女性 13 岁无乳房发育；男性 14、15 岁睾丸体积＜3ml 或未到坦纳 2 期	女性 14 岁无乳房发育；男性 16 岁睾丸体积未增加或未到坦纳 2 期；需要激素替代治疗	—	—

定义：性成熟发育极度迟缓

续　表

不良反应	1	2	3	4	5
评　级					
生长过速	—	超过父母平均身高或标准身高≥+2SD（标准差）	—	—	—
定义：生长发育超过年龄相称的预期					
甲状旁腺功能亢进	轻度；无需治疗	中度；需要治疗	—	—	—
定义：甲状旁腺产生过多的甲状旁腺激素所致疾病，可引起高钙血症（血钙水平异常增高）					
甲状腺功能亢进	无症状；仅临床检查或诊断所见；无需治疗	有症状；甲状腺激素抑制治疗；影响工具性日常生活	严重；影响个人日常生活；需要住院治疗	危及生命；需要紧急治疗	死亡
定义：体内甲状腺激素水平过高所致疾病；通常是甲状腺功能亢进或甲状腺激素使用过量所致					
甲状旁腺功能减退	无症状；仅临床检查或诊断所见；无需治疗	中度；需要治疗	重度；需要治疗或住院治疗	危及生命；需要紧急治疗	死亡
定义：甲状旁腺产生甲状旁腺激素减少所致的疾病					
甲状腺功能减退	无症状；仅临床检查或诊断所见；无需治疗	有症状；甲状腺素替代治疗；影响工具性日常生活	重度；影响个人日常生活；需要住院治疗	危及生命；需要紧急治疗	死亡
定义：甲状腺产生甲状腺激素减少所致的疾病					
早熟性青春期	青春期生理特征，无生化指标异常（女性<8岁，男性<9岁）	青春期生理特征，伴有生化指标异常（女性<8岁，男性<9岁）	—	—	
定义：第二性征过早发育：女性<8岁，男性<9岁开始出现性成熟					
男性化	轻度；无需治疗	中度；需要治疗	—	—	
定义：女性或青春期前的男性发生不相称的男性化					
内分泌系统-其他及特别说明	无症状或轻度症状；仅临床检查或诊断所见；无需治疗	中度；轻微的，局部的或非侵入性治疗；影响年龄相关的工具性日常生活	严重但不立即危及生命；需要住院治疗或住院时间延长；致残；影响个人日常生活	危及生命；需要紧急治疗	死亡

眼部疾病

不良反应	1	2	3	4	5
评　级					
视物模糊	不需治疗	有症状；影响工具性日常生活活动	影响个人日常生活活动	—	—
定义：视觉感知不清晰或模糊图像					
白内障	无症状；仅临床或诊断性观察可见；不需治疗	有症状；视敏度中度下降（20/40或更好）	有症状，明显视敏度下降（低于20/40，但优于20/200）；需要手术治疗（例如白内障手术）	患眼失明（20/200或更低）	—
定义：单眼或双眼的晶状体部分或完全不透明，导致视敏度下降，如未经治疗可致失明					

评 级					
不良反应	1	2	3	4	5
结膜炎	无症状，或轻微症状；不需治疗	有症状；需要局部治疗（如抗生素），影响工具性日常生活活动	影响个人日常生活活动	—	—
定义：眼结膜发炎红肿					
角膜溃疡	—	有症状；需要药物治疗（如外用药物）；影响工具性日常生活活动	影响个人日常生活活动；视力下降（低于20/40但优于20/200）	患眼穿孔或失明（20/200或更低）	—
定义：角膜表面上皮组织缺损的区域，与角膜和前房角的炎症细胞浸润有关					
干眼症	无症状；仅临床或诊断性观察可见；轻度症状可被润滑剂缓解	有症状；需要多种药物治疗；影响工具性日常生活活动	视力下降（低于20/40）；影响个人日常生活活动	—	—
定义：角膜与结膜干燥					
眼外肌麻痹	无症状；仅临床或诊断性观察可见	有症状；影响工具性日常生活活动	影响个人日常生活活动；致残	—	—
定义：眼外肌不完全性麻痹					
眼部疼痛	轻度疼痛	中度疼痛；影响工具性日常生活活动	剧烈疼痛；影响个人日常生活活动	—	—
定义：眼部明显的不适感					
眼睑功能障碍	无症状；仅临床或诊断性观察可见；不需治疗	有症状；需要非手术治疗；影响工具性日常生活活动	影响个人日常生活活动；需要手术治疗	—	—
定义：眼睑功能受损					
视觉闪光	有症状但不影响日常生活活动能力	影响工具性日常生活活动	影响个人日常生活活动	—	—
定义：突然或短暂出现的亮光					
飞蚊症	有症状但不影响日常生活活动能力	影响工具性日常生活活动	影响个人日常生活活动	—	—
定义：眼前可见斑点，这些斑点为晶状体或玻璃体中不透明细胞碎片的阴影					
青光眼	上升的眼内压需单一的外用药剂治疗；无视野缺损	上升的眼内压引起视野缺损；需多种药物或口服药物治疗；影响工具性日常生活活动	上升的眼内压引起明显的视野缺损（如包含上方和下方的视野缺损）；需要手术治疗；影响个人日常生活活动	患眼失明（20/200或更低）	—
定义：由于房水流出受堵，眼球内压升高					
角膜炎	—	有症状；需要药物治疗（如外用药物）；影响工具性日常生活活动	视力下降（低于20/40但优于20/200）；影响个人日常生活活动	患眼穿孔或失明（20/200或更低）	—
定义：眼角膜炎症					
夜盲症	有症状但不影响日常生活活动能力	影响工具性日常生活活动	影响个人日常生活活动	影响个人日常生活活动	
定义：暗光下无法看清					

续 表

不良反应	评 级				
	1	2	3	4	5
视神经障碍	无症状；仅临床或诊断性观察可见	影响患侧视力（20/40 或更好）	影响患侧视力（低于 20/40 但优于 20/200）	患眼失明（20/200 或更低）	—
定义：视神经（第二对脑神经）功能障碍					
视盘水肿	无症状；无视野缺损	有症状地视力下降；视野中央 20 度周围缺损	明显的视野缺损（低于 20/40 但优于 20/200）	患眼失明（20/200 或更低）	—
定义：视盘周围水肿					
畏光	有症状但不影响日常生活活动能力	影响工具性日常生活活动	影响个人日常生活活动	—	—
定义：眼睛畏光或避光的状态					
视网膜脱离	无症状	渗出伴视力下降（20/40 或更好）	裂孔性或渗出性脱离；需手术治疗；视力下降（低于 20/40 但优于 20/200）	患眼失明（20/200 或更低）	—
定义：视网膜内层与视网膜色素上皮层分离					
视网膜撕裂	—	需激光治疗或行固定术	需玻璃体视网膜外科手术修复；	患眼失明（20/200 或更低）	—
定义：视网膜和玻璃体分离以致视网膜出现小裂孔，症状包括闪光和飞蚊症					
视网膜血管障碍	—	需外用药物治疗	需玻璃体腔内注射药物治疗；需手术治疗	—	—
定义：视网膜病理性血管形成，对视力有负面影响					
视网膜病	无症状；仅临床或诊断性观察可见	有症状的中度视力下降（20/40 或更好）；影响工具性日常生活活动	有症状伴明显视力下降（低于 20/40）；致残；影响个人日常生活活动	患眼失明（20/200 或更低）	—
定义：视网膜出现异常					
巩膜病	无症状；仅临床或诊断性观察可见	有症状；影响工具性日常生活活动；中度视力下降（20/40 或更好）；	有症状，影响个人日常生活活动；明显视力下降（低于 20/40）	患眼失明（20/200 或更低）	—
定义：巩膜出现异常					
葡萄膜炎	无症状；仅临床或诊断性观察可见	前葡萄膜炎；需要药物治疗	后或平葡萄膜炎；	患眼失明（20/200 或更低）	—
定义：眼葡萄膜出现炎症					
玻璃体积血	无症状，仅临床或诊断性观察可见	有症状；影响工具性日常生活活动	影响个人日常生活活动；需玻璃体切除术治疗	患眼失明（20/200 或更低）	—
定义：玻璃体有血液溢出					
溢泪	不需治疗	需治疗	需手术治疗	—	—
定义：眼泪过量，可由于泪液过度生成或导泪管损伤					
眼部疾病-其他，特别说明	无症状或轻度症状；仅临床或诊断性观察可见；不需要治疗	中度；需要微小，局部或非侵入性治疗；影响年龄相适应的工具性日常生活活动能力	严重或医学上重要但没有立即危及视力；需住院治疗或延长住院治疗时间；致残；影响个人日常生活活动	危及视力；需要紧急治疗；患眼失明（20/200 或更低）	—

胃肠道系统疾病

评级					
不良反应	1	2	3	4	5
腹胀	无症状；临床诊断发现，仅需观察	有症状；影响工具性日常生活活动活动	严重不适；影响个人日常生活活动	—	

定义：以腹部彭隆为主要表现

腹痛	轻度疼痛	中度疼痛，影响工具性日常生活活动活动	重度疼痛；影响个人日常生活活动	—	—

定义：以腹部出现显著不适感为主要表现

肛漏	无症状；临床诊断发现，仅需观察	有症状；胃肠功能受到影响	胃肠功能明显改变，需要进行鼻饲，全肠外营养或住院治疗；择期手术治疗；	危及生命；需要紧急治疗	死亡

定义：肛管与肛周皮肤形成相通的异常通道

肛门出血	轻度出血；无需干预	中度出血；内科保守治疗或灼烧止血治疗	进行输血，介入治疗，内镜治疗或择期手术治疗	危及生命；需要紧急治疗	死亡

定义：肛门区出血

肛门黏膜炎	无症状或轻度症状；无需干预	有症状；需要内科治疗；影响工具性日常生活活动活动	严重；影响个人日常生活活动	危及生命；需要紧急治疗	死亡

定义：肛门黏膜出现炎症病变

十二指肠出血	轻度；无需治疗	中度症状；需要医学干预治疗或少量烧灼治疗	需要输血，放射，内镜或选择性手术干预治疗	危及生命；需要紧急治疗	死亡

定义：十二指肠出血性病变

十二指肠梗阻	无症状；仅有临床或诊断性观察结果；无需治疗	有症状；胃肠道功能改变	需要住院治疗；需要选择性手术干预治疗；致残	危及生命；需要紧急手术治疗	死亡

定义：胃内容物正常通过十二指肠受到阻碍

十二指肠穿孔	–	有症状；需要医学干预治疗	重度症状；需要选择性手术干预治疗	危及生命；需要紧急干预治疗	死亡

定义：十二指肠壁破裂性病变

十二指肠狭窄	无症状；仅有临床或诊断性观察结果；无需治疗	有症状；胃肠道功能改变	重度胃肠道功能改变；需要管饲或住院治疗；需要选择性手术干预治疗	危及生命；需要紧急手术治疗	死亡

定义：十二指肠管腔的缩窄性病变

十二指肠溃疡	无症状；仅有临床或诊断性观察结果；无需治疗	中度症状；需要医学干预治疗；影响工具性日常活动	重度胃肠道功能改变；需要全胃肠外营养；需要选择性手术或内镜干预治疗；影响个人日常生活活动；致残	危及生命；需要紧急手术治疗	死亡

定义：十二指肠黏膜表面局限性炎性和坏死糜烂性病变

续 表

评 级					
不良反应	1	2	3	4	5
消化不良	轻度症状；无需治疗	中度症状；需要医学干预治疗	重度症状；需要外科干预治疗	–	–
定义：消化不良引起胃部不适（通常胃部疼痛感），症状包括：灼烧感、胃胀气、胃灼热、恶心和呕吐					
吞咽困难	有症状，能够进食普食	有症状但进食/吞咽改变	进食/吞咽重度改变；需要管饲或全胃肠外营养或住院治疗	危及生命；需要紧急干预治疗	死亡
定义：吞咽困难的病变					
小肠结肠炎	无症状；仅有临床或诊断性观察结果；无需治疗	腹痛；黏液便或血便	重度或持续性腹痛；发热；肠梗阻；腹膜刺激征	危及生命；需要紧急干预治疗	死亡
定义：小肠和大肠炎症性病变					
肠膀胱瘘	无症状；仅有临床或诊断性观察结果；无需治疗	有症状；需要非侵入性治疗	严重，具有临床意义；需要医学干预治疗	危及生命；需要紧急干预治疗	死亡
定义：膀胱和肠道之间的异常通道					
食管瘘	无症状；仅有临床或诊断性观察结果；无需治疗	有症状；胃肠道功能改变	重度胃肠道功能改变；需要管饲，全胃肠外营养或住院治疗；需要选择性手术干预治疗	危及生命；需要紧急干预治疗	死亡
定义：食管和其他器官或解剖结构的异常通道					
食管出血	轻度；无需治疗	中度症状；需要医学干预治疗或少量烧灼治疗	需要输血，放射，内镜或选择性手术干预治疗	危及生命；需要紧急干预治疗	死亡
定义：食管出血性病变					
食管坏死	–	–	不能由胃肠道进食足量食物；需要放射，内镜或手术干预治疗	危及生命；需要紧急手术治疗	死亡
定义：食管壁发生坏死的病变					
食管梗阻	无症状；仅有临床或诊断性观察结果；无需治疗	有症状；胃肠道功能改变；影响工具性日常活动	需要住院治疗；需要选择性手术干预治疗；影响个人日常生活活动；致残	危及生命；需要紧急干预治疗	死亡
定义：食管内容物正常流动受到阻碍					
食管痛	轻度疼痛	中度疼痛；影响工具性日常活动	重度疼痛；影响个人日常生活活动	–	–
定义：食管区域的显著不适感					
食管穿孔	–	有症状；需要医学干预治疗	重度症状；需要选择性手术干预治疗	危及生命；需要紧急手术治疗	死亡
定义：食管壁破裂性病变					
食管狭窄	无症状；仅有临床或诊断性观察结果；无需治疗	有症状；胃肠道功能改变	重度胃肠道功能改变；管饲；需要住院治疗；需要选择性手术干预治疗	危及生命；需要紧急手术治疗	死亡
定义：食管腔的缩窄性病变					

评 级					
不良反应	1	2	3	4	5
食管溃疡	无症状；仅有临床或诊断性观察结果；无需治疗	有症状；胃肠道功能改变；影响工具性日常活动	重度胃肠道功能改变；需要全胃肠外营养；需要选择性手术或内镜干预治疗；影响个人日常生活；致残	危及生命；需要紧急手术治疗	死亡

定义：食管黏膜表面局限性炎性和坏死糜烂性病变

食管静脉曲张出血	-	自限性；无需治疗	需要输血，放射，内镜或选择性手术干预治疗	危及生命；需要紧急干预治疗	死亡

定义：食管静脉曲张出血性病变

食管炎	无症状；仅有临床或诊断性观察结果；无需治疗	有症状；进食/吞咽改变；需要口服营养补充	重度进食/吞咽改变；需要管饲，全胃肠外营养或住院治疗	危及生命；需要紧急手术治疗	死亡

定义：食管壁炎症性病变

大便失禁	偶尔需要使用衬垫	每天需要使用衬垫	重度症状；需要选择性手术干预治疗	-	-

定义：不能控制粪便由直肠排出

肠胃胀气	轻度症状；无需治疗	中度；持续性；有社会心理学后遗症	-	-	-

定义：消化道有过量气体

胃瘘	无症状；仅有临床或诊断性观察结果；无需治疗	有症状；胃肠道功能改变	重度胃肠道功能改变；肠道休息；需要管饲，全胃肠外营养或住院治疗；需要选择性手术干预治疗	危及生命；需要紧急手术治疗	死亡

定义：胃和其他器官或解剖结构的异常通道

胃出血	轻度；无需治疗	中度症状；需要医学干预治疗或少量烧灼治疗	需要输血，放射，内镜或选择性手术干预治疗	危及生命；需要紧急干预治疗	死亡

定义：胃壁出血性病变

胃坏死	-	-	不能由胃肠道进食足量食物；需要放射，内镜或手术干预治疗	危及生命；需要紧急手术治疗	死亡

定义：胃壁发生坏死的病变

胃穿孔	-	有症状；需要医学干预治疗	重度症状；需要选择性手术干预治疗	危及生命；需要紧急手术治疗	死亡

定义：胃壁破裂性病变

胃狭窄	无症状；仅有临床或诊断性观察结果；无需治疗	有症状；胃肠道功能改变	重度胃肠道功能改变；管饲；需要住院治疗；需要选择性手术干预治疗	危及生命；需要紧急手术治疗	死亡

定义：胃腔的缩窄性病变

续　表

评　级					
不良反应	1	2	3	4	5
胃溃疡	无症状；仅有临床或诊断性观察结果；无需治疗	有症状；胃肠道功能改变；需要医学干预治疗；影响工具性日常活动	重度胃肠道功能改变；需要全胃肠外营养；需要选择性手术或内镜干预治疗；影响个人日常生活；致残	危及生命；需要紧急手术治疗	死亡
定义：胃黏膜表面局限性炎性和坏死糜烂性病变					
胃炎	无症状；仅有临床或诊断性观察结果；无需治疗	有症状；胃肠道功能改变；需要医学干预治疗	重度进食或胃功能改变；需要全胃肠外营养或住院治疗	危及生命；需要紧急手术治疗	死亡
定义：胃的炎症性病变					
胃食管反流病	轻度症状；无需治疗	中度症状；需要医学干预治疗	重度症状；需要外科干预治疗	-	-
定义：胃或十二指肠内容物反流入远端食管。通常是由食管下括约肌收缩不全引起的慢性疾病，可能导致食管黏膜损伤。症状包括胃灼热和酸性消化不良					
胃肠道瘘	无症状；仅有临床或诊断性观察结果；无需治疗	有症状；胃肠道功能改变	重度胃肠道功能改变；需要管饲，全胃肠外营养或住院治疗	危及生命；需要紧急手术治疗	死亡
定义：胃肠道系统任何部分和其他器官或解剖结构的异常通道					
胃肠道痛	轻度疼痛	中度疼痛；影响工具性日常活动	重度疼痛；影响个人日常生活	-	-
定义：胃肠道区域显著不适感					
胃瘫	轻度恶心，早饱和腹胀，能够维持热量摄取和进食普食	中度症状；改变饮食和生活习惯后能够维持营养摄取；可能需要药物干预治疗	体重减轻；医学治疗无效，不能经口维持营养摄取	-	-
定义：胃壁肌肉的不完全瘫痪导致的胃内容物延迟排空至小肠					
牙龈痛	轻度疼痛	中度疼痛影响经口进食	重度疼痛；不能经口进食足量食物	-	-
定义：牙龈区域显著不适感					
痔出血	轻度；无需治疗	中度疼痛；需要医学干预治疗或少量烧灼治疗	需要输血，放射，内镜或选择性手术干预治疗	危及生命；需要紧急干预治疗	死亡
定义：痔的出血性病变					
痔	无症状，可临床观察，无需干预	有症状，需套扎或药物处理	症状严重，需放射学、内镜及择期手术处理	—	—
定义：因直肠及肛周静脉曲张引起的症状					
回肠瘘	无症状，可临床观察，无需干预	有症状，胃肠道功能受影响	症状严重影响胃肠道功能，需全胃肠外营养或住院处理，建议择期手术减症	危及生命，需紧急手术治疗	死亡
定义：因回肠与其他腹腔器官或解剖部位形成异常通道引起的症状					

评　级					
不良反应	1	2	3	4	5
回肠出血	症状轻微，无需干预	中度症状，需药物或轻微烧灼止血处理	需输血、放射学、内镜或择期手术等处理	危及生命，需紧急手术治疗	死亡
定义：因回肠管壁的出血引起的症状					
回肠梗阻	无症状，可临床观察，无需干预	有症状，胃肠道功能受影响，影响工具性日常活动	需住院处理，可考虑手术干预，影响日常活动，致残	危及生命，需紧急手术治疗	死亡
定义：因回肠内容物正常流向发生障碍引起的症状					
回肠穿孔	—	有症状，需药物干预	症状严重，需手术干预	危及生命，需紧急手术治疗	死亡
定义：以回肠管壁破裂继发的症状					
回肠狭窄	无症状，可临床观察，无需干预	有症状，胃肠道功能受影响	症状严重影响胃肠道功能，需管饲或住院处理，建议择期手术减症	危及生命，需紧急手术治疗	死亡
定义：以回肠管腔变窄引起的症状					
回肠溃疡	无症状，可临床观察，无需干预	有症状，胃肠道功能受影响	症状严重影响胃肠道功能，需全胃肠外营养	危及生命，需紧急手术治疗	死亡
定义：局部的回肠黏膜因炎症或坏死受侵蚀引起的症状					
肠梗阻	—	有症状，胃肠道功能受影响，需禁食	需住院处理，可考虑手术干预，影响日常活动，致残	危及生命，需紧急手术治疗	死亡
定义：因肠内容物正常流向发生障碍引起的症状					
腹腔出血	—	需药物干预或轻微烧灼止血处理	需输血、放射学、内镜或择期手术等处理	危及生命，需紧急手术治疗	死亡
定义：因腹腔内的出血引起的症状					
空肠瘘	无症状，可临床观察，无需干预	有症状，胃肠道功能受影响	症状严重影响胃肠道功能，需全胃肠外营养或住院处理，建议择期手术减症	危及生命，需紧急手术治疗	死亡
定义：因空肠与其他腹腔器官或解剖部位形成异常通道引起的症状					
空肠出血	症状轻微，无需干预	中度症状，需药物或轻微烧灼止血处理	需输血、放射学、内镜或择期手术等处理	危及生命，需紧急手术治疗	死亡
定义：因空肠壁的出血引起的症状					
空肠梗阻	无症状，可临床观察，无需干预	有症状，胃肠道功能受影响，影响工具性日常活动	需住院处理，可考虑手术干预，影响日常活动，致残	危及生命，需紧急手术治疗	死亡
定义：因空肠内容物正常流向发生障碍引起的症状					
空肠穿孔	—	有症状，需药物干预	症状严重，需手术干预	危及生命，需紧急手术治疗	死亡
定义：以空肠壁破裂继发的症状					

续 表

不良反应	1	2	3	4	5
空肠狭窄	无症状，可临床观察，无需干预	有症状，胃肠道功能受影响	症状严重影响胃肠道功能，需管饲或住院处理，建议择期手术减症	危及生命，需紧急手术治疗	死亡

定义：以空肠管腔变窄引起的症状

| 空肠溃疡 | 无症状，可临床观察，无需干预 | 有症状，胃肠道功能受影响 | 症状严重影响胃肠道功能，需全胃肠外营养，建议择期手术或内镜治疗，致残 | 危及生命，需紧急手术治疗 | 死亡 |

定义：因局部的空肠黏膜因炎症或坏死受侵蚀引起的症状

| 唇痛 | 轻度疼痛 | 中度疼痛，影响工具性日常活动 | 重度疼痛，影响日常活动 | — | — |

定义：表现为唇部出现的不适

| 下消化道出血 | 症状轻微，无需干预 | 中度症状，需药物或轻微烧灼止血处理 | 需输血、放射学、内镜或择期手术等处理 | 危及生命，需紧急手术治疗 | 死亡 |

定义：因下消化道（小肠、结直肠、肛门区）的出血引起的症状

| 吸收障碍 | — | 影响饮食，需口服药物处理 | 无法充分摄入营养，需全胃肠外营养 | 危及生命，需紧急干预措施 | 死亡 |

定义：因小肠无法充分吸收营养引起的症状，表现为腹部不适、腹胀及腹泻

| 口腔黏膜炎 | 无症状或症状轻微，无需干预 | 中度疼痛，不影响经口进食，需改变饮食结构 | 严重疼痛，影响经口进食 | 危及生命，需紧急干预措施 | 死亡 |

定义：因口腔黏膜炎症引起的症状

| 恶心 | 食欲下降，但正常进食 | 经口纳食明显下降，体重无明显下降，有脱水或营养不良 | 口服热量及液体量不足，需管饲、全胃肠外营养及住院处理 | — | — |

定义：以反胃/急需呕吐为特征的症状

| 胃梗阻 | 无症状，可临床观察，无需干预 | 有症状，胃肠道功能受影响，影响工具性日常活动 | 需住院处理，可考虑手术干预，影响日常活动，致残 | 危及生命，需紧急手术治疗 | 死亡 |

定义：因胃内容物正常流向发生障碍引起的症状

| 口腔瘘 | 无症状，可临床观察，无需干预 | 有症状，胃肠道功能受影响 | 症状严重影响胃肠道功能，需全胃肠外营养或住院处理，建议择期手术减症 | 危及生命，需紧急手术治疗 | 死亡 |

定义：因口腔与其他器官或解剖部位形成异常通道引起的症状

| 口腔感觉迟钝 | 轻度不适，不影响经口纳食 | 中度疼痛，影响经口纳食 | 致残性疼痛，需管饲或全胃肠外营养 | — | — |

定义：以唇、舌及全口腔的烧灼感和麻木刺痛感为表现的症状

| 口腔出血 | 症状轻微，无需干预 | 中度症状，需药物或轻微烧灼止血处理 | 需输血、放射学、内镜或择期手术等处理 | 危及生命，需紧急手术治疗 | 死亡 |

定义：因口腔的出血引起的症状

续　表

评　　级 不良反应	1	2	3	4	5
口腔痛	无症状，可临床观察，无需干预	有症状，影响吞咽及进食，需口服营养补充	严重影响进食。需管饲或全胃肠外营养，建议住院处理	危及生命，需紧急手术治疗	死亡

定义：以唇、舌及全口腔的烧灼感和麻木刺痛感为表现的症状

胰管狭窄	无症状，可临床观察，无需干预	有症状，胃肠道功能受影响	症状严重影响胃肠道功能，需管饲或住院处理，建议择期手术减症	危及生命，需紧急手术治疗	死亡

定义：因胰腺导管管腔变窄引起的症状

胰腺瘘	无症状，可临床观察，无需干预	有症状，胃肠道功能受影响	症状严重影响胃肠道功能，需全胃肠外营养或住院处理，建议择期手术减症	危及生命，需紧急手术治疗	死亡

定义：因胰腺与其他器官或解剖部位形成异常通道引起的症状

胰腺出血	症状轻微，无需干预	中度症状，需药物或轻微烧灼止血处理	需输血、放射学、内镜或择期手术等处理	危及生命，需紧急手术治疗	死亡

定义：因胰腺的出血引起的症状

胰腺坏死	—	—	需输血、放射学、内镜或择期手术等处理	危及生命，需紧急手术治疗	死亡

定义：因胰腺发生坏死引起的症状

胰腺炎	—	仅胰淀粉酶升高或影像学发现	重度疼痛，呕吐，需临床干预（镇痛、营养支持等）	危及生命，需紧急干预措施	死亡

定义：以胰腺炎症为特征的病变

牙周病	牙龈萎缩或牙龈炎，探查可见少量出血，轻度骨质疏松	中度牙龈萎缩或牙龈炎，探查可见多部位出血，中度骨质疏松	自发性出血，重度骨质疏松或牙缺失，上颌骨或下颌骨坏死	—	—

定义：以牙周围牙龈不适为特征的症状

腹膜坏死	—	—	需管饲或全胃肠外营养，需放射学、内镜或择期手术等处理	危及生命，需紧急手术治疗	死亡

定义：腹膜发生坏死为特征的病变

直肠炎	直肠不适，无需临床干预	有症状（直肠不适，血便/黏液便），需药物处理，影响工具性日常生活	症状严重，便急或便失禁，影响日常生活	危及生命，需紧急干预措施	死亡

定义：直肠部位发生炎症

直肠瘘	无症状，可临床观察，无需干预	有症状，胃肠道功能受影响	症状严重影响胃肠道功能，需全胃肠外营养或住院处理，建议择期手术减症	危及生命，需紧急干预措施	死亡

定义：因直肠与其他腹腔器官或解剖部位形成异常通道引起的症状

续 表

评　　级					
不良反应	1	2	3	4	5
直肠出血	症状轻微，无需干预	中度症状，需药物或轻微烧灼止血处理	需输血、放射学、内镜或择期手术等处理	危及生命，需紧急干预措施	死亡
定义：因直肠壁的出血引起的症状					
直肠黏膜炎	无症状或症状轻微，无需干预	有症状，需药物处理，影响工具性日常生活	症状严重，影响日常生活	危及生命，需紧急手术治疗	死亡
定义：因直肠黏膜炎症引起的症状					
直肠坏死	—	—	需管饲或全胃肠外营养，需放射学、内镜或择期手术等处理	危及生命，需紧急手术治疗	死亡
定义：以直肠发生坏死为特征的病变					
直肠梗阻	无症状，可临床观察，无需干预	有症状，胃肠道功能受影响，影响工具性日常活动	需住院处理，可考虑手术干预，影响日常活动，致残	危及生命，需紧急手术治疗	死亡
定义：因直肠内容物正常流向发生障碍引起的症状					
直肠痛	轻度疼痛	中度疼痛，影响工具性日常活动	剧烈疼痛，影响日常活动	—	—
定义：以直肠部位出现明显不适引起的症状					
直肠穿孔	—	有症状，需药物干预	症状严重，需手术干预	危及生命，需紧急手术治疗	死亡
定义：以直肠壁破裂继发的症状					
直肠狭窄	无症状，可临床观察，无需干预	有症状，胃肠道功能受影响	症状严重影响胃肠道功能，需管饲或住院处理，建议择期手术减症	危及生命，需紧急手术治疗	死亡
定义：以直肠管腔变窄引起的症状					
直肠溃疡	无症状，可临床观察，无需干预	有症状，胃肠道功能受影响（影响进食习惯、呕吐、腹泻）	症状严重影响胃肠道功能，需全胃肠外营养，建议择期手术或内镜治疗，致残	危及生命，需紧急手术治疗	死亡
定义：因局部的直肠黏膜因炎症或坏死受侵蚀引起的症状					
腹膜后出血	—	自限性出血，需临床干预	需输血、放射学、内镜或择期手术等处理	危及生命，需紧急干预措施	死亡
定义：以腹膜后区域出血为特征的症状					
涎腺导管炎	涎液稍黏稠；味觉轻微改变（如，金属味）	浓稠，拉丝状涎液；味觉显著改变；需改变饮食习惯；涎液分泌相关性症状；影响工具性日常生活活动	急性涎腺坏死；严重的涎液分泌相关性症状（如，浓稠黏液/分泌口分泌物或作呕）；需鼻饲或肠外营养；影响个人日常生活活动；致残	危及生命，急需治疗	死亡
定义：涎腺导管的炎症反应					

评级					
不良反应	1	2	3	4	5
涎腺瘘	无症状；只有临床体征或实验室检查异常；无需治疗	有症状；胃肠功能改变；需鼻饲营养	胃肠功能严重改变；需住院治疗；有指征行择期手术治疗	危及生命；需急诊手术治疗	死亡
定义：涎腺与其他器官或解剖结构的异常通道					
小肠黏膜炎	无症状或仅有轻微症状；无需治疗	有症状；需内科药物治疗；影响工具性日常生活活动	严重的疼痛；影响经口进食；需要鼻饲营养，肠外营养或住院治疗；影响个人日常生活活动	危及生命；急需治疗	死亡
定义：小肠黏膜的炎症反应					
小肠梗阻	无症状；只有临床体征或实验室检查异常；无需治疗	有症状；胃肠功能改变；影响工具性日常生活活动	需住院治疗；有指征行择期手术治疗；影响个人日常生活活动；致残	危及生命；需急诊手术治疗	死亡
定义：小肠内容物的正常流通受阻					
小肠穿孔	—	有症状；需内科药物治疗	严重的症状；有指征行择期手术治疗	危及生命；需急诊手术治疗	死亡
定义：小肠壁破裂					
小肠狭窄	无症状；只有临床体征或实验室检查异常；无需治疗	有症状；胃肠功能改变	有症状，胃肠功能严重改变；需要管饲营养，肠外营养或住院治疗；有指征行择期手术治疗	危及生命，需急诊手术治疗	死亡
定义：小肠肠腔的狭窄					
小肠溃疡	无症状；只有临床体征或实验室检查异常；无需治疗	有症状；胃肠功能改变；影响工具性日常生活活动	胃肠功能严重改变；需管饲营养；有指征行择期手术或内镜下治疗；影响个人日常生活活动；致残	危及生命，需急诊手术治疗	死亡
定义：小肠黏膜表面的局限性、炎性的坏死、糜烂病灶					
胃痛	轻微疼痛	中等程度疼痛；影响工具性日常生活活动	严重疼痛；影响个人日常生活活动	危及生命；需急诊手术治疗	死亡
定义：发生在胃部的显著不适感					
牙齿发育障碍	无症状；牙齿或牙釉质发育不良	可通过口腔手术修复的损害	无法通过口腔手术修复的损害；致残	—	—
定义：牙齿发育过程中的病理性进程					
牙齿变色	表面染色	—	—	—	—
定义：牙齿的色泽或色调改变					
牙痛	轻微疼痛	中等程度疼痛；影响工具性日常生活活动	严重疼痛；影响个人日常生活活动	—	—
定义：发生在牙齿的显著不适感					
盲肠炎	—	—	有症状（如，腹痛，发热，排便习惯改变伴梗阻）；腹膜刺激征	危及生命；需急诊手术治疗	死亡
定义：发生在盲肠的炎症反应					

续 表

不良反应	1	2	3	4	5
上消化道出血	轻微；无需治疗	中等症状；需药物治疗或很小的止血处理	需要输血，放射学，内窥镜或择期手术治疗	危及生命；继续治疗	死亡
定义：发生在上消化道（口腔，喉，食管和胃）的出血					
呕吐	24 小时内 1~2 次（每次间隔超过 5 分钟）	24 小时内 3~5 次（每次间隔超过 5 分钟）	24 小时内≥6 次（每次间隔超过 5 分钟）；需要管饲营养，肠外营养或住院治疗	危及生命；急需治疗	死亡
定义：胃内容物经口吐出的反射动作					
胃肠道疾病－其他，特别说明	无症状或症状轻微；只有临床体征或实验室检查异常；无需治疗	中度症状；需要细微的、局部的或者非侵入性的治疗；影响工具性日常生活活动	重度或临床症状明显，但不会立刻危及生命；需住院治疗或延长住院时间；致残；影响个人日常生活活动	危及生命；急需治疗	死亡

一般情况和用药部位的表现

不良反应	1	2	3	4	5
寒战	轻度冷觉；颤抖；牙震	中度全身性颤抖；需要使用麻醉品	重度或对麻醉品反应延时或无反应	—	—
定义：一种生理性反应状态，通常在发热出汗后出现的冷觉反应					
新生儿死亡	—	—	—	—	死亡
定义：新生儿出生后 28 天内发生的死亡					
死亡 NOS	—	—	—	—	死亡
定义：不能按 CTC AE5 级死亡归类的意外死亡					
面部水肿	局限性面部水肿	局部面部的中度水肿；影响工具性日常生活活动	严重水肿；影响个人日常生活活动	—	—
定义：因面部组织出现过多的液体聚集，产生肿胀					
肢体水肿	在体积或周长最大可视差异处比较，肢体间差异在 5%~10%；在严格检查时发现肿胀或解剖结构模糊	在体积或周长最大可视差异处比较，肢体间差异>10%~30%；明显的解剖结构模糊；皮肤皱褶消失；明显的解剖轮廓异常；影响工具性日常生活活动	在体积比较，肢体间差异>30%；显著的解剖轮廓异常；影响个人日常生活活动	—	—
定义：因上肢或下肢部位出现过多液体聚集，长生肿胀					
躯体浮肿	肿胀或严格检查时发现解剖结构模糊	明显的解剖结构模糊；皮肤皱褶消失；明显的身体解剖轮廓异常；影响工具性日常生活活动	显著的解剖轮廓异常；影响个人日常生活活动	—	—
定义：因身体躯干部位出现过多液体聚集，产生肿胀					

续　表

评　级					
不良反应	1	2	3	4	5
面部疼痛	轻度疼痛	中度疼痛；影响工具性日常生活活动	剧烈疼痛；影响个人日常生活活动	—	—
定义：面部出现的明显不适感					
疲劳	疲劳，休息后缓解	疲劳，休息后不能缓解；影响工具性日常生活活动	疲劳，休息后不能缓解；影响个人日常生活活动		
定义：全身出于无力状态，不能鼓起精神以充足的精力完成日常工作					
发热	38.0~39.0℃（100.4~100.2℉）	>39.0~40.0℃（102.3~104.0℉）	>40.0℃（>104.0℉）≤24 小时	>40.0℃（>104.0℉）超过 24 小时	死亡
定义：机体温度高于正常值上限					
流行性感冒样症状	轻度流感样症状	中度症状；影响工具性日常生活活动	严重症状；影响个人日常生活活动	—	—
定义：出现一系列类似流感患者的临床症状，症状包括：发热、寒战、全身酸痛、全身乏力、食欲缺乏和干咳					
步态障碍	轻度步态变化（例如：宽底式步态，跛行，蹒跚）	中度步态改变（例如：宽底式步态，跛行，蹒跚）；需要辅助装置；影响工具性日常生活活动	致残；影响个人日常生活活动	—	—
定义：行走困难					
低体温	—	35 ~ >32℃；95 ~ >89.6℉	32 ~ >28℃；89.6 ~>82.4℉	≤28℃；82.4℉；危及生命（例如：昏迷，低血压，肺水肿，酸血症，室颤）	死亡
定义：体温异常地下，当体温低于 35℃（95℉）时需要治疗					
输液相关反应	轻度的暂时性反应；无需中断输液；无需治疗	需要治疗或中断输液，但对症治疗（例如：抗组胺药，NSAIDS，麻醉药，静脉输液）后快速见效；预防给药≤24 小时	症状缓解拖延（例如：药物治疗和/或中断输液后不能快速见效）；症状改善后复发；需要入院治疗后遗症	危及生命；需要紧急治疗	死亡
定义：输入药物或生物学成分引起的不良反应					
输液部位渗漏	—	红斑，伴相关症状（例如：水肿、疼痛、硬结、静脉炎）	溃疡形成或坏死；严重的组织损伤；需要手术治疗	危及生命；需要紧急治疗	死亡
定义：药物或生物学成分从输液部位渗漏至周围组织。症状或体征包括：硬结，红斑，肿胀，烧灼感和输液部位显著不适					
注射部位反应	压痛，伴或不伴症状（例如：热感，红斑，瘙痒）	疼痛，脂肪代谢障碍，水肿；静脉炎	溃疡形成或坏死；严重的组织损伤；需要手术治疗	危及生命；需要紧急治疗	死亡
定义：注射部位的剧烈的不良反应（通常为免疫反应）					
易激惹	轻度，易安慰的	中度；影响工具性日常生活活动；需要特别关注	重度异常或过度反应；影响个人日常生活活动；无法安慰的	—	—
定义：对刺激或生理激发所产生的异常反应，可能在疼痛，惊恐，药物，情绪状态或医疗状况下出现					

续 表

评级 不良反应	1	2	3	4	5
局限性水肿	局限于特定区域，不会致残或致功能损伤	中度的局限性水肿，需要治疗；影响工具性日常生活活动	重度的局限性水肿，需要治疗；影响个人日常生活活动	—	—
定义：因特定的解剖部位出现过多液体聚集，引起肿胀					
全身乏力	不舒适感或健康状况不佳	不舒适感或健康状况不佳；影响工具性日常生活活动	—	—	—
定义：全身不舒适感或不自在感，身体将康状况不佳的状态					
多脏器衰竭	—	—	休克伴氮质血症，酸碱紊乱；显著的凝血功能障碍	危及生命（例如：依赖血管升压药少尿或无尿或缺血性结肠炎或乳酸酸中毒）	死亡
定义：肺，肝，肾以及凝血机制的进展性恶化					
颈部水肿	无症状的局部颈部水肿	中度颈部水肿；颈部经剖标志轻度模糊；影响工具性日常生活活动	广泛颈部水肿（例如：转动颈部困难）；影响个人日常生活活动	—	—
定义：因颈部出现过多液体聚集，长生肿胀					
非心源性胸痛	轻度疼痛	中度疼痛；影响工具性日常生活活动	剧烈疼痛；影响个人日常生活活动	—	—
定义：与心脏无关的胸部不适感					
疼痛	轻度疼痛	中度疼痛；影响工具性日常生活活动	剧烈疼痛；影响个人日常生活活动	—	—
定义：显著不适感，痛苦或剧痛					
猝死，非特指	—	—	—	—	死亡
定义：不能按 CTC AE5 级死亡归类的突发的意外死亡					
一般情况和用药部位的表现 - 其他，特别说明	无症状或轻度表现；仅临床或诊断检查时所见；无需治疗	中度症状；需要轻微的，局部的或非侵入性的治疗；影响年龄相适应的工具性日常生活活动	重度症状或医学上显著但不会立即威胁生命；需要住院治疗或延长住院时间；影响个人日常生活活动	危及生命；需要紧急治疗	死亡

肝胆疾病

评级 不良反应	1	2	3	4	5
胆管狭窄	无症状；仅临床检查或诊断所见；无需治疗	有症状；胃肠道功能改变；需要<24小时输液治疗	胃肠道功能重度改变；需要介入、内窥镜或择期手术治疗	危及生命；需要紧急手术治疗	死亡
定义：胆道管腔变窄					
胆管瘘	–	有症状，无需治疗	胃肠道功能重度改变；需要全肠外营养；内窥镜治疗；择期手术治疗	危及生命；需要紧急手术治疗	死亡
定义：胆管与其他脏器或解剖部位之间形成的病理性通道					

评　级					
不良反应	1	2	3	4	5
胆囊炎	-	有症状；需要医学干预治疗	严重症状；需要介入，内镜或择期手术治疗	危及生命；需要紧急手术治疗	死亡
定义：胆囊出现炎症为特征的疾病。发生可能与胆囊结石相关					
胆囊瘘	无症状，仅临床检查或诊断所见；无需治疗	有症状，无需治疗	有症状或胃肠道功能重度改变；需全肠外营养；介入、内镜或择期手术治疗	危及生命；需要紧急手术治疗	死亡
定义：胆囊与其他脏器或解剖部位之间形成的病理性通道					
胆囊坏死	-	-	-	危及生命；需要紧急放射学或手术治疗	死亡
定义：胆囊发生坏死为特征的疾病					
胆囊梗阻	无症状；仅临床检查或诊断所见；无需治疗	有症状；胃肠道功能改变；需要<24 小时的输液治疗	有症状，重度胃肠道功能改变；需要鼻饲，全肠外营养或住院治疗；非紧急手术治疗	危及生命；需要紧急手术治疗	死亡
定义：胆囊中内容物正常流向受阻的疾病					
胆囊痛	轻度疼痛	中度疼痛；影响工具性日常生活活动	重度疼痛；影响个人日常生活活动	-	-
定义：胆囊部位出现明显不适					
胆囊穿孔	-	-	-	危及生命；需要紧急治疗	死亡
定义：胆囊壁发生破裂为特征的疾患					
肝功能衰竭	-	-	扑翼样震颤；轻度肝性脑病；影响个人日常生活活动	中重度肝性脑病；昏迷；危及生命	死亡
定义：肝脏不能代谢体内化学物质。实验室检查显示：氨、胆红素、LDH 和碱性磷酸酶异常升高					
肝出血	轻症；无需治疗	有症状；需要治疗	需要输血	危及生命；需要紧急治疗	死亡
定义：肝脏出现出血					
肝坏死	-	-	-	危及生命；需要紧急放射学或手术治疗	死亡
定义：肝脏实质发生坏死过程					
肝脏痛	轻度疼痛	中度疼痛；影响工具性日常生活活动	重度疼痛；影响个人日常生活活动	-	-
定义：肝区出现显著不适感					
胆管穿孔	-	-	需要介入、内镜或择期手术治疗	危及生命；需要紧急手术治疗	死亡
定义：肝外和肝内胆管管壁破裂					
门静脉高压	-	门静脉血流减低	门静脉血流反流/逆行；引起血管曲张和（或）腹水	危及生命；需要紧急治疗	死亡
定义：门静脉系统血压增高					

续 表

		评 级			
不良反应	1	2	3	4	5
门静脉血栓形成	–	无需治疗	需要治疗	危及生命；需要紧急治疗	死亡

定义：门静脉出现血栓形成（血凝块）

不良反应	1	2	3	4	5
肝胆疾病-其他，特别说明	无症状或者轻度症状；仅临床或诊断所见；无需治疗	中度症状；需要较小的、局部的或无创治疗；影响年龄相应的工具性日常生活活动	重度症状，不会立即危及生命；需要住院治疗或延长住院时间；致残；影响个人日常生活活动	危及生命；需要紧急治疗	死亡

免疫系统疾病

		评 级			
不良反应	1	2	3	4	5
变态反应	一过性的潮红或皮疹，<38℃（<100.4℉）的药物热；无需治疗	需要治疗或中止输液，对于缓解症状的药物（例如，抗组胺药，NSAIDS，麻醉药，静脉液体）反应良好；有指征进行≤24小时的预防治疗	治疗时间延长［例如，应用缓解症状的药物和（或）中止输液后未迅速缓解］；初始症状缓解后复发；因后遗症（例如，肾功能损害，肺水肿）需住院治疗	危及生命；需要紧急治疗	死亡

定义：接触过敏原后机体局部或全身的不良反应

不良反应	1	2	3	4	5
过敏	—	—	症状性气管痉挛，伴或不伴荨麻疹；需要肠外治疗；过敏相关性水肿/血管水肿；低血压	危及生命；需要紧急治疗	—

定义：肥大细胞释放的组胺和组胺样物质导致的急性炎症反应，引起机体超敏反应。临床上表现为呼吸困难，头晕，血压下降，发绀和意识丧失，有时会导致死亡

不良反应	1	2	3	4	5
自身免疫反应	无症状；仅有血清学或其他证据的自身免疫反应，各脏器功能正常；无需治疗	有证据表明有涉及非主要脏器或功能的自身免疫反应（例如，甲状腺功能减退）	涉及主要脏器的自身免疫反应（例如，结肠炎，贫血，心肌炎，肾脏）	危及生命；需要紧急治疗	死亡

定义：一种可引起单个或多个器官功能丧失或组织破坏的疾病，由患者对自身组织成分的体液或细胞免疫反应所导致

不良反应	1	2	3	4	5
细胞因子释放综合征	反应轻微；无需中断输液；无需治疗	有指征治疗或中止输液，对于缓解症状的药物（例如，抗组胺药，NSAIDS，麻醉药，静脉液体）反应良好；有指征进行≤24小时的预防治疗	治疗时间延长［例如，应用缓解症状的药物和（或）中止输液后未迅速缓解］；初始症状缓解后复发；因后遗症（例如，肾功能损害，肺水肿）需住院治疗	危及生命；需正压通气或呼吸支持	死亡

定义：一种以恶心，头痛，心动过缓，低血压，皮疹和气短为特征的疾病；由细胞释放的细胞因子所导致

不良反应	1	2	3	4	5
血清病	无症状，只有临床体征或实验室检查异常，无需治疗	中等程度的关节痛；发热，皮疹，荨麻疹，需要抗组胺药物	严重的关节痛或关节炎；广泛的皮疹；需要激素或静脉输液	危及生命；需正压通气或呼吸支持	死亡

定义：动物血清中的异种蛋白质引起的迟发型超敏反应。常在接受异种抗原后6到21天发生。症状包括发热、关节痛，肌痛，斑疹，淋巴结肿大，胸部明显的不适感和呼吸困难

评　级 不良反应	1	2	3	4	5
免疫系统疾病-其他，特别说明	无症状或症状轻微；只有临床体征或实验室检查异常；无需治疗	中度程度的症状；需要细微的、局部的或者非侵入性的治疗；影响功能性日常活动	重度或临床症状明显，但不会立刻危及生命；需住院治疗或延长住院时间；致残；影响自理	危及生命；需要紧急治疗	死亡

感染和传染性疾病

评　级 不良反应	1	2	3	4	5
腹腔感染	—	—	需要静脉注射抗生素，抗真菌或抗病毒药物进行干预；需介入或手术干预	危及生命；需要紧急治疗	死亡

定义：一种以累及腹腔为特征的感染

评　级 不良反应	1	2	3	4	5
肛门直肠感染	感染局限于局部；需要局部治疗	需要口服药物治疗（例如：抗生素，抗真菌及抗病毒药物）	需要静脉注射抗生素，抗真菌或抗病毒药物进行干预；需介入、内镜或手术干预	危及生命；需要紧急治疗	死亡

定义：一种以累及肛区和直肠为特征的感染

评　级 不良反应	1	2	3	4	5
阑尾炎	—	—	需要静脉注射抗生素，抗真菌或抗病毒药物进行干预；需介入或手术干预	危及生命；需要紧急治疗	死亡

定义：一种以病原体所致阑尾发生急性炎症为特征的感染

评　级 不良反应	1	2	3	4	5
穿孔性阑尾炎	—	有症状；需内科治疗	出现严重症状；需择期手术治疗	危及生命；需要紧急治疗	死亡

定义：一种以病原体所致阑尾发生急性炎症为特征的感染，伴有坏疽改变并造成阑尾管壁穿孔。而穿孔造成阑尾腔内的炎症及细菌播散入进入腹腔

评　级 不良反应	1	2	3	4	5
感染性动脉炎	—	—	需要静脉注射抗生素，抗真菌或抗病毒药物进行干预；需介入或手术干预	危及生命；需要紧急治疗	死亡

定义：一种以累及动脉为特征的感染

评　级 不良反应	1	2	3	4	5
胆道感染	—	—	需要静脉注射抗生素，抗真菌或抗病毒药物进行干预；需介入或手术干预	危及生命；需要紧急治疗	死亡

定义：一种以累及胆道为特征的感染

评　级 不良反应	1	2	3	4	5
膀胱感染	—	需要口服药物治疗（例如：抗生素，抗真菌及抗病毒药物）	需要静脉注射抗生素，抗真菌或抗病毒药物进行干预；需介入、内镜或手术干预	危及生命；需要紧急治疗	死亡

定义：一种以累及膀胱为特征的感染

续 表

评级					
不良反应	1	2	3	4	5
骨感染	—	—	需要静脉注射抗生素，抗真菌或抗病毒药物进行干预；需介入或手术干预	危及生命；需要紧急治疗	死亡
定义：一种以累及骨为特征的感染					
乳腺感染	—	感染局限于局部，伴中等症状；需要口服药物治疗（例如：抗生素，抗真菌及抗病毒药物）	重度感染；腋窝淋巴结炎；需要静脉注射抗生素，抗真菌或抗病毒药物进行干预	危及生命；需要紧急治疗	死亡
定义：一种以累及乳腺为特征的感染					
支气管感染	—	出现中等症状；需要口服药物治疗（例如：抗生素，抗真菌及抗病毒药物）	需要静脉注射抗生素，抗真菌或抗病毒药物进行干预；需介入、内镜或手术干预	危及生命；需要紧急治疗	死亡
定义：一种以累及支气管为特征的感染					
导管相关感染	—	感染局限于局部；需局部治疗；需要口服药物治疗（例如：抗生素，抗真菌及抗病毒药物）	需要静脉注射抗生素，抗真菌或抗病毒药物进行干预；需介入或手术干预	危及生命；需要紧急治疗	死亡
定义：一种以继发于导管使用而出现的感染					
盲肠感染	—	—	需要静脉注射抗生素，抗真菌或抗病毒药物进行干预；需介入、内镜或手术干预	危及生命；需要紧急治疗	死亡
定义：一种以累及盲肠为特征的感染					
感染性宫颈炎	—	感染局限于局部；需局部治疗（例如：抗生素，抗真菌及抗病毒药物）	需要静脉注射抗生素，抗真菌或抗病毒药物进行干预；需介入或手术干预	危及生命；需要紧急治疗	死亡
定义：一种以累及子宫颈为特征的感染					
感染性结膜炎	—	感染局限于局部；需局部治疗（例如：抗生素，抗真菌及抗病毒药物）	需要静脉注射抗生素，抗真菌或抗病毒药物进行干预；需介入、内镜或手术干预	危及生命；需要紧急治疗	死亡
定义：一种以累及结膜为特征的感染。临床表现包括出现眼睛淡红色色或红色					
眼角膜感染	—	感染局限于局部；需局部治疗（例如：抗生素，抗真菌及抗病毒药物）	需要静脉注射抗生素，抗真菌或抗病毒药物进行干预；需介入或手术干预	危及生命；需要紧急治疗	死亡
定义：一种以累及眼角膜为特征的感染					

评　　级					
不良反应	1	2	3	4	5
脑神经感染	—	—	需要静脉注射抗生素，抗真菌或抗病毒药物进行干预；需介入、内镜或手术干预	危及生命；需要紧急治疗	死亡
定义：一种以累及脑神经为特征的感染					
医疗器械相关的感染	—	—	需要静脉注射抗生素，抗真菌或抗病毒药物进行干预；需介入或手术干预	危及生命；需要紧急治疗	死亡
定义：一种以与医疗器械使用相关为特征的感染					
十二指肠感染	—	出现中等症状；需要内科治疗（例如：口服抗生素）	需要静脉注射抗生素，抗真菌或抗病毒药物进行干预；需介入或手术干预	危及生命；需要紧急治疗	死亡
定义：一种以累及十二指肠为特征的感染					
感染性脑炎	—	感染局限于局部；需局部治疗（例如：抗生素，抗真菌及抗病毒药物）	需要静脉注射抗生素，抗真菌或抗病毒药物进行干预；精神状态重度改变；自限性癫痫发作；局灶性神经功能异常	危及生命；需要紧急治疗	死亡
定义：一种以累及脑组织为特征的感染					
感染性脑脊髓炎	—	—	需要静脉注射抗生素，抗真菌或抗病毒药物进行干预；需介入或手术干预	危及生命；需要紧急治疗	死亡
定义：一种以累及脑和脊髓为特征的感染					
感染性心内膜炎	—	—	需要静脉注射抗生素，抗真菌或抗病毒药物进行干预；需介入或手术干预	危及生命；需要紧急治疗	死亡
定义：一种以累及心内膜层为特征的感染					
眼内炎	—	需要局部治疗	需要系统性治疗或住院治疗	失明（20/200 或状况更差）	—
定义：一种以累及眼内部结构为特征的感染					
感染性脑炎	—	—	需要静脉给予抗生素、抗真菌药物或抗病毒药物指导干预；精神状态重度改变；自限性癫痫发作；局灶性神经功能失常	危及生命；需要紧急治疗	死亡
定义：脑组织发生感染					

续　表

不良反应	1	2	3	4	5
评　级					
感染性脑脊髓炎	—	—	需要静脉给予抗生素、抗真菌药物或抗病毒药物指导干预；需要放射学或手术指导干预	危及生命；需要紧急治疗	死亡
定义：脑和脊髓组织发生感染					
感染性心内膜炎	—	—	需要静脉给予抗生素、抗真菌药物或抗病毒药物指导干预；需要放射学或手术指导干预	危及生命；需要紧急治疗	死亡
定义：心内膜层发生感染					
眼内炎	—	需要局部治疗干预	需要系统干预或住院治疗	失明（20/200 甚至更差）	—
定义：眼球内部结构发生感染					
感染性小肠结肠炎	—	经过每 24 小时排未成形大便>3 次或病情持续>48 小时；中度腹痛	需要静脉给予抗生素、抗真菌药物或抗病毒药物指导干预；需要放射学、内镜或手术指导干预；大量水样腹泻伴低血容量征象；血性腹泻；发热；严重腹痛；需要住院治疗	危及生命；需要紧急治疗	死亡
定义：小肠、结肠发生感染					
食管炎	—	需要局部治疗干预（如：口服抗生素、抗真菌药物或抗病毒药物）	需要静脉给予抗生素、抗真菌药物或抗病毒药物指导干预；需要放射学或手术指导干预	危及生命；需要紧急治疗	死亡
定义：食管发生感染					
眼球感染	—	局限的；需要局部治疗干预（如：局部抗生素、抗真菌药物或抗病毒药物治疗）	需要静脉给予抗生素、抗真菌药物或抗病毒药物指导干预；需要放射学或手术指导干预	危及生命；需要紧急治疗；眼球摘除术	死亡
定义：眼部发生感染					
胆囊感染	—	—	需要静脉给予抗生素、抗真菌药物或抗病毒药物指导干预；需要放射学、内窥镜或手术指导干预	危及生命；需要紧急治疗	死亡
定义：胆囊发生感染					
牙龈感染	局部治疗干预（漱口）	中等症状；口服药物治疗（抗生素、抗真菌药物或抗病毒药物）	需要静脉给予抗生素、抗真菌药物或抗病毒药物指导干预；需要放射学或手术指导干预	危及生命；需要紧急治疗	死亡
定义：牙龈发生感染					

评 级 不良反应	1	2	3	4	5
肝炎	—	—	需要静脉给予抗生素、抗真菌药物或抗病毒药物指导干预；需要放射学或手术指导干预	危及生命；需要紧急治疗	死亡
定义：肝脏发生感染					
病毒性肝炎	无症状，无需治疗干预	—	有症状的肝功能损害；活检提示肝纤维化；肝硬化代偿期；慢性肝炎再生	肝功能失代偿期（如：腹水、凝血功能障碍、肝性脑病、肝性昏迷）	死亡
定义：发生于肝脏实质的病毒性感染					
感染性肌炎（骨骼肌发生感染）	—		需要静脉给予抗生素、抗真菌药物或抗病毒药物指导干预；需要放射学或手术指导干预	危及生命；需要紧急治疗	死亡
定义：骨骼肌发生感染					
关节感染	—	局限的；需要局部治疗干预；口服药物治疗（如：抗生素、抗真菌药物或抗病毒药物）；针吸活检术（单次或多次）	需要关节镜（如：引流）或关节切开术（如：开放性外科引流）	危及生命；需要紧急治疗	死亡
定义：关节发生感染					
肾脏感染	—	—	需要静脉给予抗生素、抗真菌药物或抗病毒药物指导干预；需要放射学、内镜或手术指导干预	危及生命；需要紧急治疗	死亡
定义：肾脏发生感染					
喉炎	—	中等症状；口服药物治疗（抗生素、抗真菌药物或抗病毒药物）	需要静脉给予抗生素、抗真菌药物或抗病毒药物指导干预；需要放射学或手术指导干预	危及生命；需要紧急治疗	死亡
定义：喉部发生炎症					
口唇感染	中等症状；口服药物治疗	口服药物治疗（抗生素、抗真菌药物或抗病毒药物）	需要静脉给予抗生素、抗真菌药物或抗病毒药物指导干预；需要放射学或手术指导干预	—	—
定义：口唇部发生感染					
肺感染	—	中等症状；口服药物治疗（抗生素、抗真菌药物或抗病毒药物）	需要静脉给予抗生素、抗真菌药物或抗病毒药物指导干预；需要放射学、内窥镜或手术指导干预	危及生命；需要紧急治疗	死亡
定义：肺组织发生感染					

续 表

不良反应	1	2	3	4	5
淋巴感染	—	局限的；需要局部治疗干预（如：局部抗生素、抗真菌药物或抗病毒药物治疗）	需要静脉给予抗生素、抗真菌药物或抗病毒药物指导干预；需要放射学或手术指导干预	危及生命；需要紧急治疗	死亡
定义：淋巴结发生感染					
纵隔感染	—	—	需要静脉给予抗生素、抗真菌药物或抗病毒药物指导干预；需要放射学或手术指导干预	危及生命；需要紧急治疗	死亡
定义：纵隔发生感染					
脑脊炎	—	—	需要静脉给予抗生素、抗真菌药物或抗病毒药物指导干预；需要放射学或手术指导干预；存在局灶性神经功能缺陷	危及生命；需要紧急治疗	死亡
定义：脑膜和（或）脊膜发生的急性炎症					
黏膜感染	局限性感染，需要局部治疗	需要口服药物治疗（如：抗生素，抗真菌或抗病毒药）	需静脉给予抗生素，抗真菌或抗病毒药物治疗；需要放射或手术干预治疗	危及生命；需要紧急治疗	死亡
定义：发生于组织黏膜表面的感染					
指甲感染	局限性感染，需要局部治疗	需要口服药物治疗（如：抗生素，抗真菌或抗病毒药）	需静脉给予抗生素，抗真菌或抗病毒药物治疗；需要放射或手术干预治疗	—	—
定义：发生于指甲的感染					
外耳炎	—	局限性感染，需局部治疗（如：局部应用：抗生素，抗真菌或抗病毒药）	需静脉给予抗生素，抗真菌或抗病毒药物治疗；需要放射或手术干预治疗	危及生命；需要紧急治疗	死亡
定义：发生于外耳和耳道的感染，诱因包括：耳朵进水（如游泳时耳朵感染）和耳道割伤；表现包括耳朵和耳道发胀、瘙痒、肿胀和显著不适					
中耳炎	—	局限性感染，需局部治疗（如：局部应用：抗生素，抗真菌或抗病毒药）	需静脉给予抗生素，抗真菌或抗病毒药物治疗；需要放射或手术干预治疗	危及生命；需要紧急治疗	死亡
定义：发生于中耳的感染					
卵巢感染	—	局限性感染，需局部治疗（如：局部应用：抗生素，抗真菌或抗病毒药）	需静脉给予抗生素，抗真菌或抗病毒药物治疗；需要放射或手术干预治疗	危及生命；需要紧急治疗	死亡
定义：发生于卵巢的感染					

续　表

评　级					
不良反应	1	2	3	4	5
胰腺感染	—	—	需静脉给予抗生素，抗真菌或抗病毒药物治疗；需要放射或手术干预治疗	危及生命；需要紧急治疗	死亡
定义：发生于胰腺的感染					
丘疹脓疱性皮疹	丘疹和（或）脓疱占体表面积<10%；伴或不伴瘙痒或压痛症状	丘疹和（或）脓疱占体表面积的 10%～30%；伴或不伴瘙痒或压痛症状；造成心理影响；影响工具性日常生活能力	丘疹和（或）脓疱占体表面积>30%；伴或不伴瘙痒或压痛症状；影响日常生活自理能力；需口服抗生素的局部重复感染	需静脉应用抗生素的广泛重复感染，丘疹和（或）脓疱占体表面积任何比例，伴或不伴瘙痒或压痛症状；危及生命	死亡
定义：特征为丘疹（小的、凸起的丘疹）和脓疱（小的充满脓液的水疱），通常出现于脸部、头皮、上胸部和背部，不像痤疮，这些皮疹没有白头或黑头，可有瘙痒或压痛症状					
甲沟炎	甲襞水肿或红斑，角质层破坏	需局部治疗；口服药物治疗（如：抗生素，抗真菌、抗病毒药）；甲襞水肿或红斑伴疼痛；指甲脱落或指甲板分离，影响工具性日常生活能力	需外科手术治疗或静脉输注抗生素治疗；影响日常生活自理能力	—	—
定义：发生于指甲周围软组织的感染					
盆腔感染	—	中度症状；口服药物治疗（如：抗生素，抗真菌、抗病毒药）	需静脉给予抗生素，抗真菌或抗病毒药物治疗；需要放射或手术干预治疗	危及生命；需要紧急治疗	死亡
定义：发生于盆腔的感染					
阴茎感染	—	局限性感染，需局部治疗（如：局部应用：抗生素，抗真菌或抗病毒药）	需静脉给予抗生素，抗真菌或抗病毒药物治疗；需要放射或手术干预治疗	危及生命；需要紧急治疗	死亡
定义：发生于盆腔的感染					
眶周感染	—	局限性感染，需局部治疗（如：局部应用：抗生素，抗真菌或抗病毒药）	需静脉给予抗生素，抗真菌或抗病毒药物治疗；需要放射或手术干预治疗	危及生命；需要紧急治疗	死亡
定义：发生于眶周的感染					
外周神经感染	—	局限性感染，需局部治疗（如：局部应用：抗生素，抗真菌或抗病毒药）	需静脉给予抗生素，抗真菌或抗病毒药物治疗；需要放射或手术干预治疗	危及生命；需要紧急治疗	死亡
定义：发生于外周神经的感染					

续　表

不良反应	评级				
	1	2	3	4	5
腹膜感染	—	—	需静脉给予抗生素，抗真菌或抗病毒药物治疗；需要放射、内镜或手术干预治疗	危及生命；需要紧急治疗	死亡
定义：发生于腹膜的感染					
咽炎	—	局限性感染，需局部治疗（如：局部应用：抗生素，抗真菌或抗病毒药）	需静脉给予抗生素，抗真菌或抗病毒药物治疗；需要放射或手术干预治疗	危及生命；需要紧急治疗	死亡
定义：发生于咽喉部的感染					
感染性静脉炎	—	局限性感染，需局部治疗（如：局部应用：抗生素，抗真菌或抗病毒药）	需静脉给予抗生素，抗真菌或抗病毒药物治疗；需要放射或手术干预治疗	危及生命；需要紧急治疗	死亡
定义：发生于静脉的感染。临床表现包括被感染静脉的红斑、显著不适、肿胀和硬化					
胸膜感染	—	局限性感染，需局部治疗（如：局部应用：抗生素，抗真菌或抗病毒药）	需静脉给予抗生素，抗真菌或抗病毒药物治疗；需要放射、内镜或手术干预治疗	危及生命；需要紧急治疗	死亡
定义：发生于胸膜的感染					
前列腺感染	—	中度症状；口服药物治疗（如：抗生素，抗真菌、抗病毒药）	需静脉给予抗生素，抗真菌或抗病毒药物治疗；需要放射、内镜或手术干预治疗	危及生命；需要紧急治疗	死亡
定义：发生于前列腺的感染					
脓疱性疹	—	局限性感染，需局部治疗（如：局部应用：抗生素，抗真菌或抗病毒药）	需静脉给予抗生素，抗真菌或抗病毒药物治疗；需要放射或手术干预治疗	—	—
定义：特征为局限性或凸起性的脓性皮肤病损					
感染性鼻炎	—	局限性感染，需局部治疗（如：局部应用：抗生素，抗真菌或抗病毒药）	—	—	—
定义：发生于鼻黏膜的感染					
皮肤感染	局限的，需要局部治疗	需要口服药物治疗（例如，抗生素、抗真菌、抗病毒药物）	需静脉输注抗生素、抗真菌、抗病毒药物；需要应用放射学或手术干预	危及生命，需要紧急治疗	死亡
小肠感染	—	中度症状，需要口服药物治疗（例如，抗生素、抗真菌、抗病毒药物）	需静脉输注抗生素、抗真菌、抗病毒药物；需要应用放射学或手术干预	危及生命，需要紧急治疗	死亡

评 级					
不良反应	1	2	3	4	5
软组织感染	—	局限的，需要局部治疗（例如局部应用抗生素、抗真菌、抗病毒药物）	需静脉输注抗生素、抗真菌、抗病毒药物；需要应用放射学或手术干预	危及生命，需要紧急治疗	死亡
脾感染	—	—	需静脉输注抗生素、抗真菌、抗病毒药物；需要应用放射学或手术干预	危及生命，需要紧急治疗	死亡
造口感染	局限的，需要局部治疗	需要口服药物治疗（例如，抗生素、抗真菌、抗病毒药物）	需静脉输注抗生素、抗真菌或抗病毒药物；需要放射学、内镜或手术干预	危及生命，需要紧急治疗	死亡
牙齿感染	—	局限的，需要局部治疗（例如局部应用抗生素、抗真菌、抗病毒药物）	需静脉输注抗生素、抗真菌、抗病毒药物；需要应用放射学或手术干预	危及生命，需要紧急治疗	死亡
气管炎	—	中度症状，需要口服药物治疗（例如，抗生素、抗真菌、抗病毒药物）	需静脉输注抗生素、抗真菌或抗病毒药物；需要放射学、内镜或手术干预	危及生命，需要紧急治疗	死亡
上呼吸道感染	—	中度症状，需要口服药物治疗（例如，抗生素、抗真菌、抗病毒药物）	需静脉输注抗生素、抗真菌或抗病毒药物；需要放射学、内镜或手术干预	危及生命，需要紧急治疗	死亡
尿道感染	—	局限的，需要局部治疗（例如局部应用抗生素、抗真菌、抗病毒药物）	需静脉输注抗生素、抗真菌或抗病毒药物；需要放射学、内镜或手术干预	危及生命，需要紧急治疗	死亡
尿路感染	—	局限的，需要局部治疗（例如局部应用抗生素、抗真菌、抗病毒药物）	需静脉输注抗生素、抗真菌、抗病毒药物；需要应用放射学或手术干预	危及生命，需要紧急治疗	死亡
子宫感染	—	中度症状，需要口服药物治疗（例如，抗生素、抗真菌、抗病毒药物）	需静脉输注抗生素、抗真菌、抗病毒药物；需要应用放射学或手术干预	危及生命，需要紧急治疗	死亡
阴道感染	—	局限的，需要局部治疗（例如局部应用抗生素、抗真菌、抗病毒药物）	需静脉输注抗生素、抗真菌、抗病毒药物；需要应用放射学或手术干预	危及生命，需要紧急治疗	死亡
外阴感染	局限的，需要局部治疗	需要口服药物治疗（例如，抗生素、抗真菌、抗病毒药物）	需静脉输注抗生素、抗真菌、抗病毒药物；需要应用放射学或手术干预	危及生命，需要紧急治疗	死亡

续　表

不良反应	评级				
	1	2	3	4	5
伤口感染	—	局限的，需要局部治疗（例如局部应用抗生素、抗真菌、抗病毒药物）	需静脉输注抗生素、抗真菌、抗病毒药物；需要应用放射学或手术干预	危及生命，需要紧急治疗	死亡
感染和传染性疾病－其他，特别说明	无症状或轻度症状；仅临床或诊断所见，不需要干预	中度；予最小、局部治疗或非侵入性治疗；影响年龄相适应的工具性日常生活活动	严重的或医学上明显但不立即威胁生命的；需住院治疗或延长目前住院时间的；致残；影响个人日常生活活动	危及生命，需要紧急治疗	死亡

创伤、中毒和操作并发症

不良反应	评级				
	1	2	3	4	5
脚踝骨折	轻度；无需手术治疗	影响工具性日常生活能力；需要手术治疗	影响个人日常生活活动；需要择期手术治疗	–	–
定义：以踝骨连续性中断为特点的踝关节损伤，症状包括局部明显不适、肿胀和移动困难					
主动脉损伤	–	–	症状严重；影响个人日常生活活动；致残；需要修补	危及生命；有终末器官损伤；需急诊手术	死亡
定义：发现主动脉的损伤					
动脉损伤	无症状，仅诊断所见；不需治疗	有症状（例如：跛行）；不需修补	症状严重；影响个人日常生活活动；致残；需要修补	危及生命；有终末器官损伤；需急诊手术	死亡
定义：发现动脉的损伤					
胆管吻合口瘘	无症状，仅诊断所见；不需治疗	有症状；需内科治疗	症状严重；需要放射、内镜或手术治疗	危及生命；需急诊手术	死亡
定义：胆管吻合口处破裂而造成胆汁外漏					
膀胱吻合口瘘	无症状，仅诊断所见；不需治疗	有症状；需内科治疗	症状严重；需要放射、内镜或手术治疗	危及生命；需急诊手术	死亡
定义：膀胱吻合口处破裂而造成尿液外漏					
挫伤	限于局部或一片独立区域	全身性的	–	–	–
定义：软组织或骨组织损伤造成血液渗入周围组织中					
烧伤	轻微症状；不需治疗	需药物治疗；小范围清创	中到大范围清创或重建	危及生命	死亡
定义：解剖部位因不良的热效应而造成完整性的损伤，可由于暴露在化学品、热源、电流、火焰和放射线中所造成，损伤程度与暴露时间和强度有关					
放射性皮炎	轻度红斑或干性脱皮	中到重度红斑；局限在皮肤褶皱处的湿性脱皮；中度水肿	皮肤皱褶以外的湿性脱皮；轻微擦伤引起的出血	危及生命；皮肤坏死或真皮层溃疡；损伤部位的自发性出血；需皮肤移植	死亡
定义：暴露在可引起生物学效应的电离辐射下所引起的皮肤炎症反应					

评　级					
不良反应	1	2	3	4	5
食管吻合口瘘	无症状，仅诊断所见；不需治疗	有症状；需内科治疗	症状严重；需要放射、内镜或手术治疗	危及生命；需急诊手术	死亡
定义：食管吻合口处破裂而造成内容物外漏，（两个解剖结构间的手术连接）					
跌倒	轻微且无损伤，不需治疗	有症状；需非侵入性治疗	需住院治疗	–	–
定义：突然跌倒所引起的损伤					
输卵管吻合口瘘	无症状，仅临床或诊断所见；不需治疗	有症状；需内科治疗	症状严重；需要放射、内镜或手术治疗	危及生命；需急诊手术	死亡
定义：输卵管吻合口处破裂					
输卵管穿孔	无症状，仅诊断所见；不需治疗	有症状，不需治疗	症状严重，需要择期手术治疗	危及生命；需急诊手术（例如：器官切除）	死亡
定义：输卵管壁破裂					
骨折	无症状，仅临床或诊断所见；不需治疗	有症状但无移位；需要固定	症状严重；有移位或开放性伤口伴骨暴露；致残；需手术治疗	危及生命；需急诊手术	死亡
定义：损伤导致的骨骼连续性的破坏					
胃吻合口瘘	无症状，仅诊断所见；不需治疗	有症状；需内科治疗	症状严重；需要放射、内镜或手术治疗	危及生命；需急诊手术	死亡
定义：胃吻合口处破裂而造成内容物外漏					
胃肠吻合口瘘	无症状，仅诊断所见；不需治疗	有症状；需内科治疗	症状严重；需要放射、内镜或手术治疗	危及生命；需急诊手术	死亡
胃肠造口坏死	–	表浅坏死；不需治疗	症状严重；需要住院治疗或择期手术治疗	危及生命；需急诊手术	死亡
定义：胃肠造口部位出现坏死					
髋骨骨折	–	有骨折线；轻度疼痛；影响工具性日常生活能力；需非手术治疗	剧烈疼痛；住院治疗或镇痛治疗（例如：牵引）；需手术治疗	危及生命；有症状相关的神经血管并发症	死亡
定义：损伤导致的股骨头、股骨颈、转子间或转子下区的骨骼连续性的破坏					
颈动脉损伤	–	–	症状严重；影响个人日常生活活动（例如：短暂性脑缺血）；需要修补	危及生命；需急诊手术	死亡
定义：颈动脉受损					
下腔静脉损伤	–	–	–	危及生命；需急诊手术	死亡
定义：下腔静脉受损					
颈静脉损伤	–	–	有影响个人日常生活活动的症状；致残；需要修补	危及生命；需急诊手术	死亡
上腔静脉损伤	无症状，仅诊断所见；不需治疗	有症状；需要修补	症状严重；影响个人日常生活活动；致残；需要修补	危及生命；有终末器官损伤；需急诊手术	死亡
定义：上腔静脉受损					

续 表

评级					
不良反应	1	2	3	4	5
肠道造口瘘	无症状，仅诊断所见；不需治疗	有症状；需内科治疗	症状严重；需要放射、内镜或手术治疗	危及生命；需急诊手术	死亡
定义：内容物从肠道造口漏出（位于体外的手术造口）					
肠道造口梗阻	–	自限性的；不需治疗	症状严重；需静脉输液、管饲或≥24小时肠外营养支持；需要择期手术治疗	危及生命；需急诊手术	死亡
定义：造口处肠道内容物正常流出受阻					
肠道造口出血	临床检查发现的少量出血；不需治疗	中度出血；需内科治疗	重度出血；需要输血；需要放射或内镜治疗	危及生命；需急诊手术	死亡
定义：肠道造口处的出血					
术中动脉损伤	需要初步修复受伤的结构/器官	需要部分切除受伤的结构/器官	需要完全切除或重建受伤的结构/器官	危及生命；需急诊手术	死亡
定义：手术过程中出现的动脉损伤					
术中乳房损伤	需要初步修复受伤的结构/器官	需要部分切除受伤的结构/器官	需要完全切除或重建受伤的结构/器官；致残	危及生命；需急诊手术	死亡
定义：手术过程中造成的乳房实质损伤					
术中心脏损伤	–	–	需要初步修复受伤的结构/器官	危及生命；需急诊手术	死亡
定义：手术过程中造成的心脏损伤					
术中耳损伤	需要初步修复受伤的结构/器官	需要部分切除受伤的结构/器官	需要完全切除或重建受伤的结构/器官；致残（例如：听力受损；平衡感受损）	危及生命；需急诊手术	死亡
定义：手术过程中造成的耳损伤					
术中内分泌腺损伤	需要初步修复受伤的结构/器官	需要部分切除受伤的结构/器官	需要完全切除或重建受伤的结构/器官；致残	危及生命；需急诊手术	死亡
定义：手术过程中造成的内分泌腺损伤					
术中胃肠道损伤	需要初步修复受伤的结构/器官	需要部分切除受伤的结构/器官	需要完全切除受伤的结构/器官；致残	危及生命；需急诊手术	死亡
定义：手术过程中造成的胃肠道损伤					
术中头颈部损伤	需要初步修复受伤的结构/器官	需要部分切除受伤的结构/器官	需要完全切除受伤的结构/器官；致残	危及生命；需急诊手术	死亡
定义：手术过程中造成的头颈部损伤					
肾脏吻合口瘘	无症状，仅诊断所见；无需治疗	有症状，需要内科治疗	症状严重；需要放射学、内镜下或择期手术治疗	危及生命，需要手术治疗	死亡
定义：肾脏吻合口（两个独立解剖结构间的手术连接）断裂，出现尿液外渗					
大肠吻合口瘘	无症状，仅诊断所见；无需治疗	有症状，需要内科治疗	症状严重；需要放射学、内镜下或择期手术治疗	危及生命，需要手术治疗	死亡
定义：大肠吻合口（两个独立的解剖结构间的手术连接）断裂，出现内容物漏出					

评 级					
不良反应	1	2	3	4	5
胰腺吻合口瘘	无症状，仅诊断所见；无需治疗	有症状，需要内科治疗	症状严重；需要放射学、内镜下或择期手术治疗	危及生命，需要手术治疗	死亡
定义：胰腺吻合口（两个独立的解剖结构间的手术连接）断裂，出现分泌液漏出					
咽吻合口瘘	无症状，仅诊断所见；无需治疗	有症状，需要内科治疗	症状严重；需要放射学、内镜下或择期手术治疗	危及生命，需要手术治疗	死亡
定义：咽吻合口（两个独立的解剖结构间的手术连接）断裂，出现内容物漏出					
术后出血	临床检查确认微量出血；无需治疗	中度出血；需放射学、内镜下或手术治疗	除了规定外，需要输血>=2 单位（儿童 10 ml/kg）浓缩红细胞；紧急的放射学、内镜下或手术治疗	危及生命，需要紧急治疗	死亡
定义：手术后出血					
胸部操作术后并发症	—	术后 24~72 小时拔管	术后>72 小时拔管，但在气管切开前	危及生命的气道问题；需要紧急治疗（例如：气管切开术或插管）	死亡
定义：胸部操作后的新发症状					
肠造瘘口脱垂	无症状，可复位	手工复位后复发；局部刺激或粪漏；难以适应造口工具；影响日常生活工具性活动	严重；需要择期手术治疗；影响个人日常生活活动	危及生命；需要紧急手术治疗	死亡
定义：肠造口（连通体表的外科手术开口）从腹壁表面突出					
人造尿道口脱垂	无症状；仅临床检查或诊断所见；无需治疗	局部的护理或维护；需要较小的修补治疗	功能不全的造口；择期手术治疗或较大的修补治疗	危及生命；需要紧急治疗	死亡
定义：人造尿道口发生移位					
放射治疗回忆反应（皮肤用药）	轻度的红斑或干燥性脱屑	中度到重度的红斑；片状湿性脱皮，多局限在皱纹和皱褶处；中度水肿	湿性脱屑不局限于皱纹和皱褶；存在由轻伤或表面摩擦引起的出血	危及生命；皮肤坏死或真皮层溃疡；受损部位自发性出血；需要皮肤移植	死亡
定义：放疗数周或数月后，药物特别是的化疗药物治疗引起的急性皮肤炎性反应。炎症反应局限于经放疗皮肤，停药后症状消失					
直肠吻合口瘘	无症状，仅诊断所见；无需治疗	有症状；需要内科治疗	严重；需要放射学、内镜下或择期手术治疗	危及生命；需要紧急手术治疗	死亡
定义：直肠吻合口（两个独立解剖结构的手术连接）破裂发生内容物漏出					
血清肿	无症状；仅临床检查或诊断所见；无需治疗	有症状；需要简单的针吸处理	有症状，需要择期放射学或手术治疗	—	—
定义：血清在组织中聚集，形成肿瘤组织样外形					
小肠吻合口瘘	无症状，仅诊断所见；无需治疗	有症状；需要内科治疗	严重；需要放射学、内镜下或择期手术治疗	危及生命；需要紧急手术治疗	死亡
定义：小肠吻合口（两个独立解剖结构的手术连接）破裂，发生内容物漏出					

续　表

不良反应	1	2	3	4	5
精索吻合口瘘	无症状，仅诊断所见；无需治疗	有症状；需要内科治疗	严重；需要放射学、内镜下或择期手术治疗	危及生命；需要紧急手术治疗	死亡

定义：精索吻合口（两个独立解剖结构的手术连接）破裂，发生漏出

| 脊柱骨折 | 轻微的背部疼痛；非处方止痛药治疗 | 中度背部疼痛；处方止痛药治疗；限制工具性日常生活活动 | 剧烈的背部疼痛；需要住院治疗或控制疼痛措施（例如：椎体成形术）；影响个人日常生活活动；致残 | 危及生命；出现神经血管损害症状 | 死亡 |

定义：外伤导致的脊椎骨的连续性中断

| 胃肠道造口狭窄 | — | 有症状；静脉输液＜24小时；手工扩张术治疗 | 胃肠道功能严重改变，需要管饲，全肠外营养或住院治疗；择期手术治疗 | 危及生命；需要紧急手术治疗 | 死亡 |

定义：胃肠道造口（连通体表的外科手术开口）出现狭窄

| 吻合口溃疡 | 无症状；仅临床表现或实验室检查所见；无需治疗 | 有症状；需要内科治疗 | 严重；需要择期手术治疗 | — | — |

定义：胃肠吻合术后，吻合口附近的空肠黏膜表面出现局限的炎性、糜烂性坏死性病变

| 气管出血 | 临床检查或实验室检查确认存在微量出血；无需治疗 | 中度出血；需要内科治疗 | 重度出血；需要输血；放射学或内镜下治疗 | 危及生命；需要紧急治疗 | 死亡 |

定义：气管出血

| 气管梗阻 | 部分的、无症状的梗阻（例如：检查，放射学或内镜检查发现） | 有症状（例如：呼吸道噪音），无呼吸性窘迫；需要内科治疗（如类固醇）；影响日常生活工具性活动 | 喘鸣；需要放射学或内镜下治疗（例如：支架，激光治疗）；影响个人日常生活活动 | 危及生命的气道损伤，需要紧急治疗（例如：气管切开术或插管） | 死亡 |

定义：气管管腔阻塞

| 气管切开部位出血 | 临床检查确认微量出血；无需治疗 | 中度出血；需要内科治疗 | 重度出血；需要输血；放射学，内镜下治疗 | 危及生命；需要紧急治疗 | 死亡 |

定义：气管造口部位出现出血

| 输尿管吻合口瘘 | 无症状，仅诊断所见；无需治疗 | 有症状；需要内科治疗 | 严重；需要放射学、内镜下或择期手术治疗 | 危及生命；需要紧急手术治疗 | 死亡 |

定义：输尿管吻合口（两个独立解剖结构的手术连接）破裂，内容物漏出

| 尿道吻合口瘘 | 无症状，仅诊断所见；无需治疗 | 有症状；需要内科治疗 | 严重；需要放射学、内镜下或择期手术治疗 | 危及生命；需要紧急手术治疗 | 死亡 |

定义：尿道吻合口（两个独立解剖结构的手术连接）破裂，内容物漏出

| 人工尿道口瘘 | 无症状，仅诊断所见；无需治疗 | 有症状；需要内科治疗 | 严重；需要放射学、内镜下或择期手术治疗 | 危及生命；需要紧急手术治疗 | 死亡 |

定义：内容物由人工尿道造口漏出

评级					
不良反应	1	2	3	4	5
人工尿道口阻塞	无症状，仅诊断所见，无需治疗	有症状；需要行扩张术或内镜下修复或放置支架	器官功能改变（例如：败血症或肾积水，或肾功能不全）；需要择期手术治疗	危及生命；器官衰竭；需要紧急手术治疗	死亡
定义：人工尿道口发生阻塞					
人工尿道口出血	临床检查确认微量出血；无需治疗	中度出血；需要内科治疗	重度出血；需要输血；需要放射学或内镜下治疗	危及生命；需要紧急治疗	死亡
定义：人工尿道部位出血					
人工尿道口狭窄	—	有症状，但无肾积水，无败血症或未出现肾功能不全；需要扩张术或内镜或放置支架治疗	有症状（例如：肾积水，或肾功能不全）；需要择期手术治疗	危及生命；需要紧急手术治疗	死亡
定义：人工尿道口出现狭窄					
子宫吻合口瘘	无症状，仅诊断所见，无需治疗	有症状；需要内科治疗	严重；需要放射学、内镜下或择期手术治疗	危及生命；需要紧急手术治疗	死亡
定义：子宫吻合口（两个独立解剖结构的手术连接）破裂，内容物漏出					
子宫穿孔	无症状，仅诊断所见，无需治疗	有症状，无需治疗	严重；需要择期手术治疗	危及生命；需要紧急治疗	死亡
定义：子宫壁出现破裂					
阴道吻合口瘘	无症状，仅诊断所见，无需治疗	有症状；需要内科治疗	严重；需要放射学、内镜下或择期手术治疗	危及生命；需要紧急手术治疗	死亡
定义：阴道吻合口（两个独立解剖结构的手术连接）破裂，内容物漏出					
输精管吻合口瘘	无症状，仅诊断所见，无需治疗	有症状；需要内科治疗	严重；需要放射学、内镜下或择期手术治疗	危及生命；需要紧急手术治疗	死亡
定义：输精管吻合口（两个独立解剖结构的手术连接）破裂，内容物漏出					
血管通路并发症	—	装置发生脱位，阻塞或错位；需要更换装置	深静脉或心脏内血栓形成；需要治疗（例如：抗凝，溶栓，过滤，侵入性治疗）	发生栓塞，包括肺栓塞或危及生命	死亡
定义：血管内出现新的异常					
静脉损伤	无症状，仅诊断所见，无需治疗	有症状（例如：跛行）；不需要修复或重构	严重；影响个人日常生活活动；需要修复或重构；致残	危及生命；存在终末器官损伤的证据；需要紧急手术治疗	死亡
定义：静脉出现损伤					
创口并发症	切口分离＜＝25%创伤，深度未超过浅表筋膜	切口分离＞25%创伤；需要局部护理	疝未出现绞窄；筋膜破裂/裂开；需要手术关闭或修复原发创口	疝出现绞窄证据；大规模重建皮瓣，皮肤移植，切除术或截肢	死亡
定义：已存在伤口发生新的合并症					

续　表

不良反应	1	2	3	4	5
创口裂开	切口分离<=25%创伤，深度为超过浅表筋膜	切口分离>25%创伤；需要局部护理；存在无/有症状的疝，但未发生绞窄	筋膜破裂/裂开；需要手术关闭或修复原发创口	危及生命；疝出现绞窄症状；筋膜断裂；大规模重建皮瓣，皮肤移植，切除术或截肢	死亡
定义：手术创口边缘出现分裂					
腕骨骨折	轻微；无需手术治疗	影响工具性日常生活活动；需要手术治疗	影响个人日常生活活动；需要择期手术治疗	—	—
定义：腕骨的连续性发生中断，腕关节挫伤					
创伤，中毒和操作并发症－其他，特别说明	无症状或轻微的症状；仅临床检查或诊断所见；无需治疗	中度症状；需要较小的，局部的或非侵入性治疗；影响年龄相适应的工具性日常生活活动	重度或医学上明显的症状，但不会立即危及生命；需要住院治疗或延长住院时间；致残；影响个人日常生活活动	危及生命；需要紧急治疗	死亡

医学检查

不良事件	1	2	3	4	5
活化部分凝血活酶时间延长	>1~1.5倍正常值上限	>1.5~2.5倍正常值上限	>2.5倍正常值上限；出血	—	—
定义：实验室检查显示，与对照组相比，部分促凝血酶原时间显著延长。部分凝血时间酶原时间（PTT）是凝血性疾病的一个指标，多种疾病均可引起PTT的延长，包括原发性疾病和治疗并发症					
谷内转氨酶（ALT）升高	>正常值上限但≤3.0倍正常值上限	>3.0~5.0倍正常值上限	>5.0~20.0倍正常值上限	>20.0倍正常值上限	—
定义：实验室检查显示，血液中谷丙转氨酶（ALT或SGPT）水平升高					
碱性磷酸酶（ALP）升高	>正常值上限但≤2.5倍正常值上限	>2.5~5.0倍正常值上限	>5.0~20.0倍正常值上限	>20.0倍正常值上限	—
定义：实验室检查显示，血液中碱性磷酸酶水平升高					
谷草转氨酶（AST）升高	>正常值上限但≤3.0倍正常值上限	>3.0~5.0倍正常值上限	>5.0~20.0倍正常值上限	>20.0倍正常值上限	—
定义：实验室检查显示，血天冬氨酸转移酶（AST或SGOT）水平升高					
血抗利尿激素异常	无症状；仅临床或辅助检查所见；无需治疗	有症状；需医疗干预	需住院治疗	—	—
定义：实验室检查显示，血液中抗利尿激素水平异常					
血胆红素升高	>正常值上限但≤1.5倍正常值上限	>1.5~3.0倍正常值上限	>3.0~10.0倍正常值上限	>10.0倍正常值上限	—
定义：实验室检查显示，血液中胆红素水平异常升高以及出现胆红素升高导致的黄疸					
血促肾上腺皮质激素降低	无症状；仅临床或辅助检查所见；无需治疗	有症状；需医疗干预	需住院治疗	—	—
定义：实验室检查显示，血液中促肾上腺皮质激素水平降低					

评　级					
不良事件	1	2	3	4	5
血促性腺激素异常	无症状；仅临床或检查所见；无需治疗	有症状；需医疗干预；工具性日常生活活动#受限	严重；个人生活不能自理	—	—
定义：实验室检查显示，血液中促性腺激素水平异常					
血泌乳素异常	无症状；仅临床检查或诊断所见；无需治疗	中度；工具性日常生活活动#受限	—	—	—
定义：实验室检查显示，血液中泌乳素水平异常					
一氧化碳弥散能力降低	<正常值下限 3~5 个单位；<基线数值 3~5 个单位（ml/sec/mmHg），需随访	<正常值下限 6~8 个单位；无症状，<基线数值 5~8 个单位（ml/sec/mmHg），需随访	无症状，降低>8 个单位；降低>5 个单位伴肺部症状（如：>2 级缺氧或呼吸困难）	—	—
定义：肺功能检测试验显示，肺吸收一氧化碳的容量降低					
肌钙蛋白Ⅰ（TnI）升高	>正常值上限但<试剂厂家定义的心肌梗死诊断参考值	—	≥试剂厂家定义的心肌梗死诊断参考值	—	—
定义：实验室检查显示，血液中心肌肌钙蛋白Ⅰ水平增高					
肌钙蛋白 T（TnT）升高	>正常值上限但<试剂厂家定义的心肌梗死诊断参考值	—	≥试剂厂家定义的心肌梗死诊断参考值	—	—
定义：实验室检查显示，血液中心肌肌钙蛋白 T 水平增高					
CD4 阳性淋巴细胞减少	<正常值下限 – 500/mm³；<正常值下限 – 0.5×10⁹/L	<500~200/mm³；<（0.5~0.2）×10⁹/L	<200~50/mm³；<0.2~0.05–10⁹/L	<50/mm³；<0.05×10⁹/L	—
定义：实验室检查显示，血液中 CD4 标志物阳性淋巴细胞计数降低					
高胆固醇血症	>正常值上限 – 300 mg/dL；>正常值上限–7.75 mmol/L	>300~400 mg/dL；>7.75~10.34 mmol/L	>400~500 g/dL；>10.34~12.92 mmol/L	>500 mg/dL；>12.92 mmol/L	—
定义：实验室检查显示，血液中血胆固醇水平高于正常水平					
肌酸磷酸激酶（CPK）升高	>正常值上限–2.5 倍正常值上限	>2.5 倍正常值上限–5 倍正常值上限	>5 倍正常值上限–10 倍正常值上限	>10 倍正常值上限	—
定义：实验室检查显示，血液中肌酸磷酸激酶水平升高					
肌酐升高	>1~1.5 倍基线数值；>正常值上限–1.5×正常值上限	>1.5~3.0 倍基线数值；>1.5~3.0 倍正常值上限	>3.0 基线数值；>3.0~6.0 倍正常值上限	>6.0 倍正常值上限	—
定义：实验室检查显示，生物样本中肌酐水平升高					
射血分数（EF）降低	—	静息射血分数（EF）50%~40%；低于基线值 10%~19%	静息射血分数（EF）39%~20%；低于基线值>20%	静息射血分数（EF）<20%	—
定义：心脏收缩时射出血量占心室收缩前心室内血液总量的百分比					

续　表

评级					
不良事件	1	2	3	4	5
心电图 QT 间期延长	QTc 450~480 ms	QTc 481~500 ms	至少在两次独立的心电图上均出现 QTc ≥ 501 ms	QTc ≥ 501ms 或从基线改变>60 ms，尖端扭转型或多形性室性心动过速或重度心律失常体征/症状	—
定义：QT 间期异常延长的心律失常					
纤维蛋白原减少	<1.0~0.75 倍正常值下限 或比基线降低<25%	<0.75~0.5 倍正常值下限 或比基线降低25%~<50%	<0.5~0.25 倍正常值下限 或比基线降低50%~<75%	<0.25 倍正常值下限 或比基线降低75% 或绝对值<0.5 g/L	—
定义：实验室检查显示，血液中纤维蛋白原水平降低					
用力呼气量降低	FEV1% = 99%~70%预测值	FEV1% = 60%~69%预测值	FEV1% = 50~59%预测值	FEV1%≤49%预测值	—
定义：检查显示，在一定时间内用力呼气肺活量分数相对降低。FEV1% =（FEV$_1$实测值占 FVC 预测值的百分比）					
谷氨酰转移酶增加	>正常值上限-2.5 倍正常值上限	>2.5~5.0 倍正常值上限	>5.0~20.0 倍正常值上限	>20.0 倍正常值上限	—
定义：实验室检查显示，血液中谷氨酰转移酶（GGT）水平增高，超过正常水平。注：GGT 催化 γ 谷氨酸多肽的 γ 氨基转移到另一个多肽、氨基酸或水					
生长激素异常	无症状；仅临床检查或诊断所见；无需治疗	有症状；需要医疗干预；影响工具性日常生活活动#	—	—	—
定义：实验室检查显示，血液中生长激素水平异常					
结合珠蛋白降低	<正常值下限	—	—	—	—
定义：实验室检查显示，血液中结合珠蛋白水平降低					
血红蛋白增多	与正常值上限相比，升高>0~20 g/L；若基线高于正常值上限，与基线相比，升高 > 0~20g/L	与正常值上限相比，升高>20~40 g/L；若基线高于正常值上限，与基线相比，升高 >20~40g/L	与正常值上限相比，升高>40 g/L；若基线高于正常值上限，与基线相比，升高>4gm/dl	—	—
定义：实验室检查显示，血液中血红蛋白浓度增多					
INR 增高	>1~1.5 倍正常值上限；>1~1.5 倍基线水平（抗凝时）	>1.5~2.5 倍正常值上限；>1.5~2.5 倍基线水平（抗凝时）	>2.5 倍正常值上限；>2.5 倍基线水平（抗凝时）	—	—
定义：实验室检查显示，血液中凝血酶原时间与对照样本的比值升高					

医学检查

评级					
不良事件	1	2	3	4	5
脂肪酶升高	>正常值上限-1.5 倍正常值上限	>1.5~2.0 倍正常值上限	>2.0~5.0 倍正常值上限	>5.0 倍正常值上限	—
定义：实验室检查显示，生物样本中脂肪酶水平升高					

评级 不良事件	1	2	3	4	5
淋巴细胞计数降低	<正常值下限-800/mm³ <正常值下限-0.8×10⁹/L	<800~500/mm³ <0.8~0.5×10⁹/L	<500~200/mm³ <0.5~0.2×10⁹/L	<200/mm³ <0.2×10⁹/L	—

定义：实验室检查显示，血液中淋巴细胞计数减少

淋巴细胞计数升高	—	4000~20000/mm （4~20）×10⁹/L	>20000/mm³ >20×10⁹/L	—	—

定义：实验室检查显示，血液、体液和骨髓中淋巴细胞计数升高

中性粒细胞减少	<正常值下限-1500/mm³ <正常值下限~1.5×10⁹/L	<1500~1000/mm³ <（1.5~1.0）×10⁹/L	<1000~500/mm³ <（1.0~0.5）×10⁹/L	<500/mm³ <0.5×10⁹/L	—

定义：实验室检查显示，血液中中性粒细胞数量减少

胰酶降低	<正常值下限，无症状	排便的频率、量、臭味增加；脂肪泻	吸收障碍后遗症	—	—

定义：实验室检查显示，生物样本中胰酶水平降低

血小板减少	<正常值下限-75000/mm³ <正常值下限-75.0×10⁹/L	<75000~50000/mm³ <（75.0~50.0）×10⁹/L	<50000~25000/mm³ <（50.0~25.0）×10⁹/L	<5000/mm³ <25.0×10⁹/L	—

定义：临床检测显示，血液中血小板计数减少

血清淀粉酶升高	>正常值上限-1.5倍正常值上限	>1.5~2.0倍正常值上限	>2.0~5.0倍正常值上限	>5.0倍正常值上限	—

定义：临床检查显示，血清淀粉酶水平升高

尿量减少	—	—	少尿症（8小时尿量<80 ml）	无尿（24小时内尿量<240 ml）	—

定义：与以往相比，排尿量减少

潮气量异常	90%~75%预测值	<75%~50%预测值；工具性日常生活活动#受限	<50%预测值；个人生活不能自理	—	—

定义：肺功能检测显示，与预测值相比，肺活量（最大吸气后，最大呼气所呼出气体量）出现异常

体重增加	较基线体重增重5-<10%	较基线体重增重10-<20%	较基线体重增重≥20%	—	—

定义：体重增加；对于儿童，指体重超过生长曲线基线

体重减轻	较基线体重减轻5<10%	较基线体重减轻≥10%但<20%；需营养支持	较基线体重减轻≥20%；需要鼻饲或全肠外营养	—	—

定义：体重降低；对于儿童，指体重低于生长曲线基线值

白细胞减少	<正常值下限-3000/mm³；<正常值下限-3.0×10⁹/L	<3000~2000/mm³；<（3.0~2.0）×10⁹/L	<2000~1000/mm³；<（2.0~1.0）×10⁹/L	<1000/mm³；<1.0×10⁹/L	—

定义：实验室检查显示，血液中白细胞数量降低

续　表

评级					
不良事件	1	2	3	4	5
其他检查	无症状或轻微；仅临床或辅助检查所见；无需治疗	中等症状；需局部的或非侵入性治疗；年龄相关的工具性日常生活活动#受限	重症或医学上症状明显，但不会立即危及生命；需要住院治疗或延长住院时间；致残；个人生活不能自理	危及生命；需急诊治疗	死亡

新陈代谢与营养不良

评级					
不良事件	1	2	3	4	5
酸中毒	pH<正常值，但≥7.3	—	pH<7.3	危及生命	死亡
定义：血液和其他组织中酸性异常升高（氢离子浓度升高）					
酒精不耐受	—	存在	症状严重；个人生活不能自理	危及生命需急诊治疗	死亡
定义：对酒精过度敏感，接触酒精后出现鼻充血、皮肤潮红、心律失常、恶心、呕吐、消化不良和头痛					
碱中毒	pH>正常值，但≤7.5	—	pH>7.5	危及生命	死亡
定义：血液和其他组织中碱性异常增高（氢离子浓度降低）					
食欲减退	食欲减退，但不伴有饮食习惯改变	进食改变，但不伴有体重降低或营养不良；需要口服营养液治疗	出现明显体重降低或营养不良（如：经口摄入热量不足）；需要经管道肠内或全肠外营养支持	危及生命需急诊治疗	死亡
定义：进食的欲望减退					
脱水	经口液体摄入增加；粘膜干燥；皮肤干瘪	需静脉输液<24小时	需静脉输液或住院治疗	危及生命需急诊治疗	死亡
定义：体内水分丢失过多，通常由严重腹泻、呕吐、出汗导致					
葡萄糖耐受不良	无症状；仅临床或辅助检查中发现；无需治疗	有症状；需要饮食调整或口服药物干预	症状严重；需胰岛素治疗	危及生命需急诊治疗	死亡
定义：机体出现葡萄糖代谢障碍					
高钙血症	校正血清钙浓度>正常值上限－11.5mg/dL或>正常值上限－2.9mmol/L；钙离子浓度>正常值上限－1.5mmol/L	校正血清钙浓度>11.5 ～ 12.5mg/dL或>2.9～3.1mmol/L；钙离子浓度>1.5～1.6mmol/L；有症状	校正血清钙浓度>12.5 ～ 13.5 mg/dL或>3.1~3.4mmol/L钙离子浓度>1.6～1.8mmol/L；需住院治疗	校正血清钙浓度>13.5 mg/dL或>3.4mmol/L；钙离子浓度>1.8mmol/L；危及生命	死亡
定义：实验室检查显示，血液中钙离子浓度（白蛋白校正后）高于正常值					
高血糖	空腹血糖>正常值上限－160 mg/dL；空腹血糖>正常值上限－8.9mmol/L	空腹血糖>160 ～ 250 mg/dL；空腹血糖>8.9～13.9mmol/L	空腹血糖>250 ～ 500mg/dL；空腹血糖>13.9~27.8mmol/L；需住院治疗	空腹血糖>500mg/dL；空腹血糖>27.8mmol/L；危及生命	死亡
定义：实验室检查显示，血糖浓度高于正常值，通常提示糖尿病或糖耐量异常					

续　表

评 级					
不良事件	1	2	3	4	5
高钾血症	＞正常值上限－5.5mmol/L	5.5~6.0mmol/l	6.0~7.0mmol/L；需住院治疗	＞7.0mmol/L；危及生命	死亡
定义：实验室检查显示，血液中钾离子浓度高于正常值；常与肾衰竭或利尿剂使用有关					
高镁血症	＞正常值上限－3.0mg/dL；＞正常值上限－1.23mmol/L	—	＞3.0~8.0mg/dL；＞1.23~3.30mmol/L	＞8.0mg/dL；＞3.30mmol/L；危及生命	死亡
定义：实验室检查显示，血液中镁离子浓度高于正常值					
高钠血症	＞正常值上限－150mmol/L	＞150-155mmol/L	＞155~160mmol/L；需住院治疗	＞160mmol/L；危及生命	死亡
定义：实验室检查显示，血液中钠离子浓度高于正常值					
高甘油三酯血症	150~300mg/dL；1.71-3.42mmol/L	＞300~500mg/dL；3.42~5.7mmol/L	＞500~1000mg/dL；＞5.7~11.4mmol/L	＞1000mg/dL；＞11.4mmol/L；危及生命	死亡
定义：实验室检查显示，血液中甘油三酯浓度高于正常值					
高尿酸血症	＞正常值上限－10mg/dL（0.59mmol/L）但无生理性异常	—	＞正常值上限－10mg/dL（0.59mmol/L）且伴有生理性异常；	＞10mg/dL；＞0.59mmol/L；危及生命	死亡
定义：实验室检查显示，血液中尿酸浓度高于正常值					
低白蛋白血症	＜正常值下限－3g/dL；＜正常值下限－30g/L	＜3~2g/dL；＜30~20g/L	＜2g/dL；＜20g/L	危及生命；需急诊治疗	死亡
定义：实验室检查显示，血液中白蛋白浓度低于正常值					

新陈代谢与营养不良

评 级					
不良事件	1	2	3	4	5
低钙血症	校正血钙＜正常下限－8.0mg/dL 校正血钙＜正常下限－2.0mmol/L 钙离子＜正常值下限－1.0mmol/L	校正血钙＜8.0~7.0mg/dL 校正血钙＜2.0~1.75mmol/L 钙离子＜1.0－0.9mmol/L；有症状	校正血钙＜7.0~6.0mg/dL 校正血钙＜1.75~1.5mmol/L 钙离子＜0.9~0.8mmol/L 需住院治疗	校正血钙＜6.0mg/dL 校正血钙＜1.5mmol/L 钙离子＜0.8mmol/L 危及生命	死亡
定义：实验室检查显示，血液中钙离子浓度（白蛋白校正后）低于正常值					
低血糖	＜正常值下限－55mg/dL；＜正常值下限－3.0mmol/L	＜55~40mg/dL；3.0~2.2mmol/L	＜40－30mg/dL；2.2~1.7mmol/L	＜30mg/dL；＜1.7mmol/L；危及生命；出现癫痫	死亡
定义：实验室检查显示，血液中葡萄糖浓度低于正常值					
低钾血症	＜正常值下限－3.0mmol/L	＜正常值下限－3.0mmol/L；有症状需治疗	＜3.0~2.5mmol/L；需住院治疗	＜2.5mmol/L；危及生命	死亡
定义：实验室检查显示，血液中钾离子浓度低于正常值					

续 表

评级					
不良事件	1	2	3	4	5
低镁血症	<正常值下限 - 1.2mg/dL；<正常值下限 - 0.5mmol/L	<1.2~0.9mg/dL；<0.5~0.4mmol/L	<0.9~0.7mg/dL；<0.4~0.3mmol/L	<0.7mg/dL；<0.3mmol/L；危及生命	死亡
定义：实验室检查显示，血液中镁离子浓度低于正常值					
低钠血症	<正常值下限 - 130mmol/L	—	<130-120mmol/L	<120mmol/L；危及生命	死亡
定义：实验室检查显示，血液中钠离子浓度低于正常值					
低磷血症	<正常值下限 - 2.5mg/dL；<正常值下限 - 0.8mmol/L	<2.5~2.0mg/dL；<0.8~0.6mmol/L	<2.0~1.0mg/dL；<0.6~0.3mmol/L	<1.0mg/dL；<0.3mmol/L；危及生命	死亡
定义：实验室检查显示，血液中磷酸盐浓度低于正常值					
铁超负荷	—	有症状；无需治疗	症状严重；需治疗	危及生命；需急诊治疗	死亡
定义：组织内的铁异常蓄积					
肥胖	—	BMI 25~29.9kg/m²	BMI 30~39.9kg/m²	BMI≥40kg/m²	死亡
定义：体内脂肪过多					
肿瘤溶解综合征	—	—	出现	危及生命；需急诊治疗	死亡
定义：自发或治疗相关的肿瘤细胞溶解所引起的代谢异常					
其他新陈代谢与营养不良	无症状或轻微；临床或检查中偶然发现；无需治疗	中度症状；需要一定程度局部或无创治疗；年龄相适应的工具性日常生活活动#受限	症状严重或临床指标明显异常；但不会立即危及生命；需要住院治疗或延迟出院；致残；个人生活不能自理	危及生命需急诊治疗	死亡

骨骼肌与结缔组织疾病

评级					
不良事件	1	2	3	4	5
腹部软组织坏死	—	需要局部伤口护理或无创治疗（如：伤口敷料或局部用药）	需要手术清创或其他有创治疗（如：组织重建，皮瓣移植）	危及生命；需紧急治疗	死亡
定义：指腹部软组织出现坏死					
关节痛	轻度疼痛	中度疼痛，影响日常工作	重度疼痛，个人生活不能自理	—	—
定义：关节部位明显的不适感					
关节炎	轻度疼痛，伴炎症、红斑、关节肿胀	中度疼痛，伴炎症、红斑、关节肿胀；工具性日常生活活动#受限	重度疼痛，伴炎症、红斑、关节肿胀；存在不可逆性的关节损伤；致残；个人生活不能自理	—	—
定义：关节部位出现炎症反应					
缺血性坏死	无症状；仅在检查时发现；无需治疗	有症状；工具性日常生活活动#受限	症状严重；个人生活不能自理；需择期手术	危及生命；需紧急治疗	死亡
定义：血液供应中断后骨组织出现坏死性改变。通常发生于长骨的骨骺端，坏死性改变可引起骨组织结构破坏					

续　表

评　级					
不良事件	1	2	3	4	5
背痛	轻度疼痛	中度疼痛；工具性日常生活活动#受限	重度疼痛；个人生活不能自理	—	—
定义：背部明显的不适感					
骨痛	轻度疼痛	中度疼痛；工具性日常生活活动#受限	重度疼痛；个人生活不能自理	—	—
定义：骨骼明显的不适感					
臀部痛	轻度疼痛	中度疼痛；工具性日常生活活动#受限	重度疼痛；个人生活不能自理	—	—
定义：臀部明显的不适感					
胸壁痛	轻度疼痛	中度疼痛；工具性日常生活活动#受限	重度疼痛；个人生活不能自理	—	—
定义：胸壁明显的不适感					
外生骨疣	无症状；仅在检查时发现；无需治疗	有症状；工具性日常生活活动#受限	症状严重；个人生活不能自理；需择期手术	—	—
定义：骨组织的非肿瘤性过度生长					
深部结缔组织纤维化	轻度硬化结节，能够水平滑动并且垂直捏起皮肤	中度硬化结节，能够水平滑动，不能垂直捏起皮肤；工具性日常生活活动#受限	重度硬化结节，不能够水平滑动或垂直捏起皮肤；影响关节或孔道部位的活动（如：口，肛门）；个人生活不能自理	全身硬性结节；呼吸或进食困难	死亡
定义：深部结缔组织出现纤维化					
胁腹痛	轻度疼痛	中度疼痛；工具性日常生活活动#受限	重度疼痛；个人生活不能自理	—	—
定义：在肋骨以下，臀部以上的身体侧方明显的不适感					
全身性肌无力	有症状；患者主观感觉肌无力，但体检未发现相关证据	有症状；体检存在肌无力证据；工具性日常生活活动#受限	个人生活不能自理；致残	—	—
定义：多个解剖部位的肌力减低					
生长抑制	一年内，较预期生长速度减少 10%~29%	一年内，较预期生长速度减少 30%~49%；或较基线生长速度减少 0~49%	一年内，较预期生长速度减少≥50%	—	—
定义：机体生长低于年龄预期值					
头部软组织坏死	—	需要局部伤口护理，无创治疗（如：伤口敷料或局部用药）	需要手术清创或其他侵入性的治疗（如：组织重建，皮瓣移植）	危及生命；需急诊治疗	死亡
定义：指头部软组织出现坏死过程					
关节积液	无症状；仅在检查时发现；无需治疗	有症状；工具性日常生活活动#受限	症状严重；个人生活不能自理；需择期手术	—	—
定义：通常由关节炎所致的关节内液体积聚					

骨骼肌与结缔组织疾病

评级					
不良事件	1	2	3	4	5
关节活动度减低	关节活动范围丧失≤25%；影响体育活动	关节活动范围丧失＞25%~50%；工具性日常生活活动#受限	关节活动范围丧失＞50%；个人生活不能自理；致残	—	—
定义：任何关节出现的活动性减低					
颈椎关节活动度减低	旋转或弯曲轻度受限，活动范围为60~70°	左右旋转或弯曲受限，活动范围为<60°	关节僵硬，脊柱多段融合，不能旋转	—	—
定义：颈椎关节活动性减低					
腰椎关节活动度减低	僵硬；弯腰拾起地面很轻的物体存在困难，但可以进行体育活动	腰椎活动度减低并伴有疼痛，拾起地面很轻的物体时需要帮助	腰椎弯曲度<50%；伴有僵硬症状或多节腰椎融合及活动度丧失（如，不能拾起地面很轻的物体）	—	—
定义：腰椎关节活动性减低					
脊柱后凸	无症状；仅在检查时发现；无需治疗	中度后凸；工具性日常生活活动#受限	重度后凸；个人生活不能自理；需择期手术	—	—
定义：胸段脊柱异常弯曲的状态					
脊柱前凸	无症状；仅在检查时发现；无需治疗	中度前凸；工具性日常生活活动#受限	重度前凸；个人生活不能自理；需择期手术	—	—
定义：腰段脊柱异常弯曲的状态					
左侧肌无力	有症状；患者主观感觉肌无力，但体检未发现相关证据	有症状；体检存在肌无力证据；工具性日常生活活动#受限	个人生活不能自理；致残	—	—
定义：机体左侧肌力减低					
下肢肌无力	有症状；患者主观感觉肌无力，但体检未发现相关证据	有症状；体检存在肌无力证据；工具性日常生活活动#受限	个人生活不能自理；致残	—	—
定义：下肢肌力减低					
右侧肌无力	有症状；患者主观感觉肌无力，但体检未发现相关证据	有症状；体检存在肌无力证据；工具性日常生活活动#受限	个人生活不能自理；致残	—	—
定义：机体右侧肌力减低					
躯体肌无力	有症状；患者主观感觉肌无力，但体检未发现相关证据	有症状；体检存在肌无力证据；工具性日常生活活动#受限	个人生活不能自理；致残	—	—
定义：躯干部位肌力减低					
上肢肌无力	有症状；患者主观感觉肌无力，但体检未发现相关证据	有症状；体检存在肌无力证据；工具性日常生活活动#受限	个人生活不能自理；致残	—	—
定义：上肢肌力减低					

续 表

评 级					
不良事件	1	2	3	4	5
骨骼肌系统畸形	外观和功能上的轻微发育不全	畸形、发育不全或者不对称可以通过义肢进行矫正或者可以被衣物遮掩	严重的畸形、发育不全或者不对称不能通过义肢进行矫正或者无法被衣物遮掩；致残	—	—
定义：骨骼肌系统畸形					
肌痛	轻微疼痛	中度疼痛：工具性日常生活活动#受限	重度疼痛；个人生活不能自理	—	—
定义：由一块或一组肌肉引起的明显不适感					
肌炎	轻微疼痛	疼痛伴虚弱无力；工具性日常生活活动#受限	疼痛伴严重的虚弱无力；个人生活不能自理	—	—
定义：累及骨骼肌的炎症性疾病					
颈痛	轻微疼痛	中度疼痛；工具性日常生活活动#受限	重度疼痛；个人生活不能自理	—	—
定义：颈部明显的不适感					
颈部软组织坏死	—	局部创口护理；需要无创治疗（如，敷料或局部用药）	外科清创术或其他侵入性治疗（如，组织重建、皮瓣或移植）	危及生命；需要紧急治疗	死亡
定义：颈部软组织的坏死过程					
下颌骨坏死	无症状；仅临床或诊断时可见；无需治疗	有症状；需要无创治疗（如，局部药物）；工具性日常生活活动#受限	严重的症状；个人生活不能自理；需要择期手术	危及生命；需要紧急治疗	死亡
定义：下颌骨组织的坏死过程					
骨质疏松症	影像学证明骨质疏松或骨密度 T 评分 −1 至 −2.5 分（骨质缺乏）；无身高下降；无需治疗	骨密度 T 评分 < −2.5；身高下降 < 2cm；需要抗骨质疏松治疗；工具性日常生活活动#受限	身高下降 ≥ 2cm；建议住院；个人生活不能自理	—	—
定义：骨质量下降，伴骨皮质变薄及骨松质骨小梁数目、大小下降（正常化学成分无改变），骨折发生率增加					
四肢痛	轻度疼痛	中度疼痛；工具性日常生活活动#受限	重度疼痛；个人生活不能自理	—	—
定义：上肢或下肢明显不适感					
骨盆软组织坏死	—	局部创口护理；需要无创治疗（如，敷料或局部用药）	外科清创术或其他侵入性治疗（如，组织重建、皮瓣或移植）	危及生命；需要急诊治疗	死亡
定义：骨盆软组织的坏死过程					
脊柱侧凸	< 20°；临床不可见	20~45°；可见的前屈工具性日常生活活动#受限	> 45°；前屈伴肩胛骨突出；需要手术治疗；个人生活不能自理；致残	—	—
定义：脊柱畸形、侧凸					

续　表

不良事件	1	2	3	4	5
评　级					
下肢软组织坏死	—	局部创口护理；需要治疗（如，敷料或局部用药）	外科清创术或其他侵入性治疗（如，组织重建、皮瓣或移植）	危及生命；需要急诊治疗	死亡
定义：下肢软组织的坏死过程					
上肢软组织坏死	—	有症状，但不影响日常生活；需局部伤口护理；需医疗干预	外科清创术或其他侵入性治疗（如，组织重建、皮瓣或移植）	危及生命；需要急诊治疗	死亡
定义：上肢软组织的坏死过程					
浅表软组织纤维化	轻度硬化，皮肤可被横向滑动和垂直捏起	中度硬化，皮肤可被滑动，不能被捏起；工具性日常生活活动#受限	重度硬化；皮肤无法被滑动和捏起；限制关节和解剖外口的活动（如，口、肛门）；个人日常生活活动个人生活不能自理	广泛硬化；进食、呼吸受限	死亡
定义：表浅软组织纤维化过程					
张口受限	张口幅度减小但不影响进食	张口受限，需要小口进食软食或半流食	张口受限，不能完全经口补充营养和水分	—	—
定义：由于咀嚼肌活动受限使口腔无法完全张开					

骨骼肌与结缔组织疾病

不良事件	1	2	3	4	5
评　级					
肢体不等长	轻度不等长<2cm	中度不等长 2～5cm；需要穿增高鞋；工具性日常生活活动#受限	重度不等长＞5cm；个人生活不能自理；致残；需要手术	—	—
定义：双下肢或双上肢不等长					
其他骨骼肌系统和结缔组织疾病	无症状或轻微症状；仅临床和诊断可见；无需治疗	中度；需要局部小的或非侵入性的治疗；年龄相应的工具性日常生活活动#受限	严重或有重要临床意义但不会立刻危及生命；需要住院或延长住院时间；致残；个人生活不能自理	危及生命；需要急诊治疗	死亡

良性、恶性肿瘤及不明新生物（包括囊肿和息肉）

不良事件	1	2	3	4	5
评　级					
肿瘤化疗引起的白血病	—	—	—	出现	死亡
定义：由化疗药物致突变效应引起的白血病					
骨髓增生异常综合征	—	—	—	危及生命的结果；需要急诊治疗	死亡
定义：骨髓不能产生正常血液细胞					

续　表

评　级					
不良事件	1	2	3	4	5
治疗相关的恶性肿瘤	—	—	不危及生命的恶性肿瘤	急性危及生命的恶性肿瘤，白血病急性暴发	死亡
定义：因既往接受的恶性肿瘤的治疗所导致的恶性肿瘤的发生					
癌痛	轻微疼痛	中度疼痛；影响工具性日常生活活动#	严重疼痛；个人生活不能自理	—	—
定义：由肿瘤导致的神经压迫，血管阻塞，炎症和骨折的原因引起的明显不适感					
良性肿瘤，恶性肿瘤和非特指的（包括囊肿和息肉），其他（需特殊说明）	无症状或轻微症状；仅在临床和辅助检查中发现；不需要干预	中度；微小或者非侵入的干预；年龄相关的工具性日常生活活动#受限	严重或临床症状显著但不是危及生命的；需住院的或住院时间延长；个人生活不能自理；致残	危及生命；需要急诊治疗	死亡

神经系统疾病

评　级					
不良事件	1	2	3	4	5
外展神经受损	无症状；仅在临床和辅助检查中发现；不需要干预	中度症状；工具性日常生活活动#受限	严重症状；个人生活不能自理	—	—
定义：由于外周神经（第6对脑神经）受累引起的疾病					
副神经受损	无症状；仅在临床和辅助检查中发现；不需要干预	中度症状；工具性日常生活活动#受限	严重症状；个人生活不能自理	—	—
定义：由于副神经（第11对脑神经）受累引起的疾病					
听神经受损	无症状；仅在临床和辅助检查中发现；不需要干预	中度症状；工具性日常生活活动#受限	严重症状；个人生活不能自理	—	—
定义：由于听神经（第8对脑神经）受累引起的疾病					
静坐不能	轻度的坐立不安或活动增多	中度的坐立不安或活动增加；影响工具性日常生活活动#	重度坐立不安或活动增加；个人生活不能自理	—	—
定义：静坐时感觉不舒服或无法保持静止，是某些精神类药物的副作用					
失忆	轻度；短暂的失忆	中度；短期的失忆；工具性日常生活活动#受限	重度：长期失忆，个人自理活动受限	—	—
定义：由系统性和广泛性记忆丧失为症状的疾病					
失音	—	—	无法发音，不能说话	—	—
定义：不能说话。可能由于声带受损或功能性的（精神性的）					
蛛网膜炎	轻度症状	中度症状；工具性日常生活活动#受限	严重症状；个人生活不能自理	危及生命；需急诊治疗	死亡
定义：蛛网膜炎症和蛛网膜下腔的炎症引起的疾病					

续　表

| 评　级 | | | | | |
不良事件	1	2	3	4	5
共济失调	无症状；仅在临床和辅助检查中发现；不需要干预	中度症状；工具性日常生活活动[#]受限	严重症状；个人生活不能自理；需机械辅助装置	—	—
定义：由于肌肉活动缺乏协调性导致自主活动障碍或不能进行自主活动					
臂丛神经受损	无症状；仅在临床和辅助检查中发现；不需要干预	中度症状；工具性日常生活活动[#]受限	严重症状；个人生活不能自理	—	—
定义：臂丛区域性的感觉异常，显著的不适和肌肉无力，手臂或手活动受限					
中枢神经坏死	无症状；仅在临床和辅助检查中发现；不需要干预	中度症状；需糖皮质激素治疗	严重症状；需医学治疗干预	危及生命；需要急诊治疗	死亡
定义：大脑或脊髓坏死引起的疾病					
脑脊液外漏	颅骨切开术后无症状；腰椎穿刺后短暂的头痛；需体位护理	颅骨切开术后中度症状；需要医学治疗；腰椎穿刺后持续的中度症状；需硬膜外充填血治疗	严重症状；需要医学治疗干预	危及生命；需要急诊治疗	死亡
定义：脑脊液外漏至周围组织引起的疾病					
认知障碍	轻度认知障碍，不影响工作/生活/学习；不需要特殊教育服务/装置	中度认知功能障碍；影响工作/生活/学习，但能独立生活；偶尔需要特殊服务/装置	严重认知障碍；明显影响工作/生活/学习	—	—
定义：认知功能的显著障碍					
注意力集中障碍	轻度不能集中注意力或集中力下降	中度注意力集中障碍或注意力力下降；影响工具性日常生活活动[#]	严重注意力集中障碍或注意力下降；个人生活不能自理	—	—
定义：注意力集中水平的减退					
意识减退	警觉水平降低	镇静状态；对刺激反应较慢；工具性日常生活活动[#]受限	难被唤醒	危及生命	死亡
定义：认知功能和反应能力下降					
眩晕	轻度站立不稳或运动感	中度站立不稳或运动感；工具性日常生活活动[#]受限	重度站立不稳或运动感；个人生活不能自理	—	—
定义：感觉头晕目眩，不平稳，眼花，旋转，摇摆					
构音障碍	轻度发音含糊不清	中度发音含糊不清	重度发音含糊不清	—	—
定义：由于发音肌肉协调不好，所以只能缓慢和含糊不清地说话					

神经系统疾病

| 评　级 | | | | | |
不良事件	1	2	3	4	5
感觉迟钝	轻度感觉变化	中度感觉变化；工具性日常生活活动[#]受限	严重感觉变化；个人生活不能自理	—	—
定义：由于感官知觉的失真，导致了异常或不愉悦的感觉					

评　　级					
不良事件	1	2	3	4	5
味觉障碍	味觉改变但不影响正常饮食	味觉改变且影响正常饮食（如：口服营养补充剂）；令人厌恶或不舒服的味觉；味觉丧失	—	—	—
定义：对食物味觉感知异常，它可能与嗅觉功能降低相关					
语言障碍	能接受信息或表达信息，不影响交流的能力	中度损伤接受信息或表达信息的能力；影响自主交流能力	重度损伤接受信息或表达信息的能力；影响读、写或交流的能力	—	—
定义：由于语言交流能力的下降引起的疾病，通常源于大脑受损					
脑水肿	—	—	—	危及生命；需要急诊治疗	—
定义：由于大脑内过多液体而导致的肿胀					
脑病	轻度症状	中度症状；工具性日常生活活动#受限	严重症状；个人生活不能自理	危及生命；需要急诊治疗	死亡
定义：大脑的病态变化					
锥体外束疾病	轻度不自主活动	中度不自主活动；工具性日常生活活动#受限	重度不自主活动或斜颈；个人生活不能自理	危及生命；需要急诊治疗	死亡
定义：以反常的，重复性的，不自主性肌肉活动，疯狂的语言，坐立不安为特征					
面部肌肉无力	无症状；仅临床或辅助检查所见；无需治疗	中度症状；工具性日常生活活动#受限	严重症状；个人生活不能自理	—	—
定义：面部肌肉的肌张力下降引起的疾病					
面神经功能障碍	无症状；仅临床或辅助检查所见；不需要干预	中度症状；工具性日常生活活动#受限	严重症状；个人生活不能自理	—	—
定义：面神经（第7对脑神经）受累引起的疾病					
舌咽神经功能障碍	无症状；仅临床或辅助检查所见；不需要干预	中度症状；工具性日常生活活动#受限	严重症状；个人生活不能自理	危及生命；需要急诊治疗	死亡
定义：舌咽神经（第9对脑神经）受累引起的疾病					
头痛	轻度头痛	中度头痛；工具性日常生活活动#受限	重度头痛；个人生活不能自理	—	—
定义：头部不同区域出现明显不适感，不限于神经分布区域					
脑积水	无症状；仅临床或辅助检查所见；无需治疗	中度症状；无需治疗	重度症状或神经功能受损；需要干预	危及生命；需要急诊治疗	死亡
定义：由于脑室中脑脊液异常增多引起的疾病					
嗜睡	轻度睡眠增加	中度睡眠增加	重度睡眠增加	—	—
定义：白天睡眠过多的疾病					
舌下神经障碍	无症状；仅临床或辅助检查所见；不需要干预	中度症状；工具性日常生活活动#受限	严重症状；个人生活不能自理	—	—
定义：由于舌下神经（第12对脑神经）受累引起的疾病					

续　表

评　级					
不良事件	1	2	3	4	5
颅内出血	无症状；仅临床或辅助检查所见；不需要干预	中度症状；需要医学干预	需要行脑室切开术；颅内压监控；脑室内溶栓治疗或手术治疗	危及生命；需要急诊治疗	死亡
定义：由于颅内出血引起的疾病					
脑血管缺血	无症状；仅临床或辅助检查所见；不需要干预	中度症状	—	—	—
定义：由于脑血管被血栓或栓塞堵塞而引起脑供血不足，从而导致神经损伤					
第 4 对脑神经受损	无症状；仅临床或辅助检查所见；不需要干预	中度症状；工具性日常生活活动#受限	严重症状；个人生活不能自理	—	—
定义：由于滑车神经（第4对脑神经）受累引起的疾病					
昏睡	轻度症状；警觉性或清醒程度降低	中度症状；工具性日常生活活动#受限	—	—	—
定义：以精神或身体无活力为特点的意识减弱					
脑白质病	无症状；T_2/FLAIR 上小灶高信号；侵及脑室旁白质或<1/3 的颅内易受侵区±蛛网膜下腔轻度扩大和（或）轻度脑室扩张	中度症状；T_2/FLAIR 上局灶高信号；侵及脑室旁白质并延伸至半卵圆中心，或 1/3～2/3 的颅内易受侵区±蛛网膜下腔中度扩大和（或）中度脑室扩张	重度症状；T_2/FLAIR 上广泛高信号；侵及脑室旁白质或>2/3 的颅内易受侵区±蛛网膜下腔中重度扩大和（或）中重度脑室扩张	危及生命；T_2/FLAIR 上广泛高信号；侵及脑室旁白质，侵犯大部分颅内易受侵区±蛛网膜下腔中重度扩大和（或）中重度脑室扩张	死亡
定义：弥漫性反应性星形细胞增多伴多区域非炎症性坏死的疾病					
记忆受损	轻度记忆受损	中度记忆受损；工具性日常生活活动#受限	重度记忆受损；个人生活不能自理	—	—
定义：记忆功能的减退					
假性脑脊膜炎	轻度症状	中度症状；工具性日常生活活动#受限	严重症状；个人生活不能自理	危及生命；需要急诊治疗	死亡
定义：由于脑膜刺激引起的颈强直，头痛，畏光等症状					
不自主运动	轻度症状	中度症状；工具性日常生活活动#受限	严重症状；个人生活不能自理	—	—
定义：不受控制或没有意义的运动					
脊髓炎	无临床症状；轻微症状（例如：巴宾斯基反射或 lhermitte 征）	中度虚弱或感觉缺失；工具性日常生活活动#受限	重度虚弱或感觉缺失；个人生活不能自理	危及生命；需要急诊治疗	死亡
定义：脊髓炎症引起的疾病。症状包括：虚弱、感觉异常、感觉缺失、明显的不适和失禁					
神经痛	轻度疼痛	中度疼痛；工具性日常生活活动#受限	严重症状；个人生活不能自理	—	—
定义：1 根神经或神经丛刺激性疼痛					
眼球震颤		中度疼痛；工具性日常生活活动#受限	严重症状；个人生活不能自理	—	—
定义：眼球不自主运动					

续　表

评级					
不良事件	1	2	3	4	5
动眼神经受损	无症状；仅临床或辅助检查所见；不需要干预	中度疼痛；工具性日常生活活动#受限	严重症状；个人生活不能自理	—	—
定义：动眼神经障碍（第 3 对脑神经）引起的疾病					
嗅神经受损		中度疼痛；工具性日常生活活动#受限	严重症状；个人生活不能自理	—	—
定义：嗅神经障碍（第 1 对脑神经）引起的疾病					
感觉异常	轻度症状	中度疼痛；工具性日常生活活动#受限	严重症状；个人生活不能自理	—	—
定义：感觉神经功能障碍导致无刺激物的异常皮肤感觉，如刺痛、麻木、受压、变冷、变暖					

神经系统疾病

评级					
不良事件	1	2	3	4	5
外周运动神经障碍	无症状；仅临床或辅助检查所见；不需要干预	中度疼痛；工具性日常生活活动#受限	重度症状；个人生活不能自理；需要辅助装置	危及生命；需要急诊治疗	死亡
定义：外周运动神经炎症或退化所引起					
外周感觉神经障碍	无症状；无深肌腱反射或感觉异常	中度疼痛；工具性日常生活活动#受限	严重症状；个人生活不能自理	危及生命；需要急诊治疗	死亡
定义：外周感觉神经炎症或退化所引起					
幻觉痛	轻度疼痛	中度疼痛；工具性日常生活活动#受限	严重症状；个人生活不能自理	—	—
定义：已切除肢体或脏器的部位或非身体部分出现明显的不适					
晕厥先兆		出现（接近晕厥）	—	—	—
定义：头晕眼花症状，有可能出现晕厥					
锥体束综合征	无症状；无深肌腱反射或感觉异常	中度疼痛；工具性日常生活活动#受限	严重症状；个人生活不能自理	危及生命；需要急诊治疗	死亡
定义：脊髓的皮质脊髓束（锥体束）功能障碍，症状包括下肢肌肉张力增加，反射亢进，巴宾斯基征阳性，精细运动协调减低					
脊神经根炎	轻微症状	中度症状；工具性日常生活活动#受限；需医疗干预	重度症状；个人生活不能自理	危及生命；需要急诊治疗	死亡
定义：神经根炎症引起，患者因脊髓对神经根压迫导致放射痛					
再发性喉神经麻痹	无症状；仅临床或辅助检查发现；无需干预	中度症状	重度症状；需医疗干预（如甲状软骨成形术、声带注射）	危及生命；需要急诊治疗	死亡
定义：由再发性喉神经麻痹引起					
可逆的后部脑白质病综合征	无症状；仅临床或辅助检查发现；无需干预	中度症状；影像学表现异常；工具性日常生活活动#受限	重度症状；影像学明显异常；个人生活不能自理	危及生命；需要急诊治疗	死亡
定义：影像学发现后部脑白质病变相关的头痛、精神状态改变、视觉障碍、癫痫，可能与高血压脑病、子痫、免疫抑制、细胞毒性医疗干预有关，为急性或亚急性可逆症状					

续　表

不良事件	1	2	3	4	5
评　级					
癫痫发作	短暂部分发作，无意识丧失	短暂全身发作	治疗后仍有多发性发作	危及生命；持久的反复发作	死亡
定义：大脑或脑干发出指令引起的突发、不自主的骨骼肌收缩					
上颌窦疼痛	轻度疼痛	中度疼痛；工具性日常生活活动#受限	重度症状；个人生活不能自理	—	—
定义：上颌窦引起的集中在面部，眼睛和上牙齿间的疼痛					
嗜睡症	轻度但多于平常的睡意或困倦	中度症状；工具性日常生活活动#受限	迟钝或恍惚	危及生命；需急诊治疗	死亡
定义：过多的睡意或困倦					
强直状态	肌肉张力轻度增高	中度增加肌肉张力和抵抗力	重度增加肌肉张力和抵抗力	危及生命；不能主动或被动活动	死亡
定义：不自主肌肉紧张的增加影响自主活动，导致行走、活动、语言的障碍					
脑卒中（中风）	无症状或轻度神经受损症状；只能在影像学上发现	中度神经功能受损	重度神经功能受损	危及生命；需急诊治疗	死亡
定义：颅内血管事件导致急性意识丧失					
晕厥	—	—	晕倒；摔倒	—	—
定义：脑供血不足引起的意识丧失					
短暂的脑缺血发作	轻度神经受损伴或不伴影像学证据	中度神经受损伴或不伴影像学证据	—	—	—
定义：一过性脑血管引起的脑功能障碍（<24小时），无持续性神经功能损害					
震颤	轻度症状	中度疼痛；工具性日常生活活动#受限	重度症状；个人生活不能自理	—	—
定义：全身或部分肢体不受控制的颤动					
三叉神经障碍	无症状；仅临床或辅助检查发现；无需干预	中度疼痛；工具性日常生活活动#受限	重度症状；个人生活不能自理	—	—
定义：三叉神经障碍（第5对脑神经）引起的疾病					
迷走神经障碍	无症状；仅临床或辅助检查发现；无需干预	中度疼痛；工具性日常生活活动#受限	重度症状；个人生活不能自理	危及生命；需急诊治疗	死亡
定义：迷走神经障碍（第10对脑神经）引起的疾病					
血管迷走神经反应	—	—	出现	危及生命；需急诊治疗	死亡
定义：过多的睡意或困倦					
其他神经系统疾病（需详细说明）	无症状或轻度症状；仅临床或辅助检查发现；无需干预	中度；微小、局部、非侵袭性的干预；年龄相关的工具性日常生活活动#受限	重度，但并未立即危及生命；需要住院或延长住院；致残；个人生活不能自理	危危及生命；需急诊治疗	死亡

妊娠、产褥期及围产期状况

评级					
不良事件	1	2	3	4	5
胎儿死亡	—	—	—	—	妊娠期间出现胎儿死亡
定义：胎儿在子宫内死亡，表现为无呼吸、心跳等存活迹象，或在分娩之后无随意肌的自主运动，无复苏的可能					
胎儿生长受限	—-	出生体重<相应孕龄第 10 百分位	出生体重<相应孕龄第 5 百分位	出生体重<相应孕龄第 1 百分位	
定义：以胎儿生长受到抑制为特征，导致胎儿不能达到该孕龄所应达到的体重					
早产	孕 34~37 周分娩活胎	孕 28~34 周分娩活胎	孕 24~28 周分娩活胎	孕 24 周以内分娩活胎	—
定义：在正常妊娠时期结束以前分娩并可存活，通常发生于孕 20~37 周					
意外怀孕	—	—	意外怀孕	—	—
定义：在受孕时间内的意外怀孕					
其他妊娠、产褥期及围产期状况（需详细说明）	无症状或仅轻微症状；仅临床或辅助检查所见；无需治疗	中度；工具性日常生活活动#受限；需局部或无创治疗；	严重或医学上有意义，但并不会立即危及生命；住院或延长住院；致残；个人生活不能自理	危及生命；需急诊治疗	死亡

精神疾病

评级					
不良事件	1	2	3	4	5
激越状态	轻度心境改变	中度心境改变	严重激越，但无需住院治疗	危及生命，需要急诊干预	死亡
定义：坐立不安伴紧张、易怒的状态					
性快感缺失	无法达到性高潮，但不影响伴侣关系	无法达到性高潮，影响伴侣关系	—	—	—
定义：不能达到性高潮					

精神疾病

评级					
不良事件	1	2	3	4	5
焦虑	轻度症状；无需治疗	中度症状；工具性日常生活活动#受限	严重症状；生活无法自理，但无需住院治疗	危及生命；需要住院治疗	死亡
定义：缺乏明确的刺激的情况下感到危险和恐惧，伴有坐立不安、紧张、心跳加快和呼吸困难等症状					
意识混浊	轻度定向障碍	中度定向障碍，工具性日常生活活动#受限	严重定向障碍，个人生活不能自理	危及生命；需要急诊治疗	死亡
定义：缺乏清晰、有条理的想法和行为					
性高潮延迟	性高潮延迟，不影响伴侣关系	性高潮延迟，影响伴侣关系	—	—	—
定义：以高潮延迟为特征的性功能障碍					

续　表

评　级					
不良事件	1	2	3	4	5
谵安	轻度急性精神混乱状态	中度急性精神混乱状态；工具性日常生活活动#受限	严重急性精神混乱状态个人生活不能自理，需住院治疗	危及自身或他人安全，可导致危及生命的后果，需住院治疗	死亡
定义：突然出现的意识混浊、错觉、动作改变、注意迟钝、激越和幻觉状态，通常可逆					
妄想	—	中度妄想症状	严重妄想症状，但无需住院治疗	危及自身或他人安全，可导致危及生命的后果，需住院治疗	死亡
定义：尽管有相反的证据及常识，仍保持与事实不符的个人信念					
抑郁	轻度抑郁症状	中度抑郁症状，工具性日常生活活动#受限	严重抑郁症状，生活无法自理，但无需住院治疗	危及自身或他人安全，可导致危及生命的后果，需住院治疗	死亡
欣快	轻度心境高涨	中度心境高涨	重度心境高涨（如：轻躁狂）		
定义：出现与事件、刺激不符的夸大的幸福感					
幻觉	轻度幻觉（如：知觉失真）	中度幻觉	严重幻觉，但无需住院治疗	危及自身或他人安全，可导致危及生命的后果，需住院治疗	死亡
定义：无外界刺激的情况下出现错误的感知					
失眠	轻度入睡困难、难醒或早醒	中度入睡困难、难醒或早醒	严重入睡困难、难醒或早醒	—	—
定义：入睡困难和（或）难醒					
性欲减退	性欲减退不影响伴侣关系	性欲减退影响伴侣关系	—	—	—
定义：性欲下降					
性欲增强	轻度性欲增强，不影响伴侣关系	中度性欲增强影响伴侣关系	严重性欲增强，引起危险行为	—	—
定义：性欲增加					
躁狂	轻度躁狂症状（如：心境高涨，思维奔逸，语速增快，睡眠需求减少）	中度躁狂症状（如：出现人际关系及工作困难；卫生状况不佳）	严重躁狂症状（如：轻躁狂；性行为及财务行为轻率），但无需住院治疗	危及自身或他人安全，可导致危及生命的后果，需住院治疗	死亡
定义：病态的兴奋，表现为精神、身体高度活跃，行为混乱及心境高涨					
人格改变	轻度人格改变	中度人格改变	重度人格改变，但无需住院治疗	危及自身或他人安全，可导致危及生命的后果，需住院治疗	死亡
定义：个人行为及思想的明显改变					
精神症状	轻度精神症状	中度精神症状（如：言语混乱；现实检验能力受损）	重度精神症状（如：偏执；行为、语言严重混乱），但无需住院治疗	危及自身或他人安全，可导致危及生命的后果，需住院治疗	死亡
定义：人格改变、功能受损及脱离现实；可能是精神分裂症、双相障碍或脑部肿瘤的表现					

续 表

评 级					
不良事件	1	2	3	4	5
躁动不安	轻度症状；无需治疗	中度症状；工具性日常生活活动#受限	严重症状；日常生活无法自理	—	—
定义：无法休息、放松、平静					
自杀观念	死亡想法增多，但无自杀意愿	有自杀意愿但没有具体的计划或打算	有具体的自杀计划但死亡的意愿不强烈，可无需住院	有具体的自杀计划及强烈的自杀意愿，需要住院	—
定义：有自杀的想法					
自杀倾向	—	—	有自杀倾向但无死亡意愿，可无需住院	有死亡意愿的自杀倾向，需住院治疗	死亡
定义：曾自戕来试图结束生命					
精神疾病 – 其他，特殊说明	无症状或轻度症状；仅临床或辅助检查可观察到；无需治疗	中度；需较小的、局部地、非侵入性干预；相应年龄的工具性日常生活活动#受限	严重或医学上明显，但无即刻的生命威胁；致残；日常个人生活不能自理	危及生命；需住院治疗或急诊干预	死亡

肾脏和泌尿系统疾病

评 级					
不良事件	1	2	3	4	5
急性肾损伤	肌酐水平增加 > 0.3mg/dl；或超过基线的 1.5-2.0 倍	肌酐超出基线 2~3 倍	肌酐超出基线 3 倍；或增加 >4.0mg/dl；需要住院治疗	危及生命；需要透析治疗	死亡
定义：一种以肾功能急性丧失为特征的疾病，传统上分为肾前性（肾脏低血流量），肾性（肾脏损伤）和肾后性（输尿管或膀胱流出阻塞）					
膀胱穿孔	—	腹膜外穿孔，需要留置导尿管	腹膜内穿孔，需要放射学，内镜或手术治疗	危及生命；器官衰竭，需要急诊手术干预	死亡
定义：膀胱壁破裂					
膀胱痉挛	不需要治疗	需要抗痉挛药治疗	需要住院	—	—
定义：膀胱壁突然和不自主性的收缩					
慢性肾脏疾病	肾小球滤过率或肌酐清除率 < 60ml/（min·1.73m^2），尿蛋白 2+；尿蛋白/肌酐定量>0.5	肾小球滤过率或者肌酐清除率 59~30ml/（min·1.73m^2）	肾小球滤过率或者肌酐清除率 29 – 15ml/（min·1.73m^2）	肾小球滤过率或者肌酐清除率 <5ml/（min·1.73m^2）；需要透析或肾脏移植	死亡
定义：肾功能渐进性的、通常是不可逆性减退，直至肾衰竭					
非感染性膀胱炎	显微镜可见的血尿，轻度增加尿频，尿急，排尿困难，夜尿，尿失禁	中度血尿；中度增加尿频，尿急，排尿困难，夜尿，尿失禁；需要导尿管和膀胱灌洗；工具性日常生活活动#受限	大量血尿；需要输血，需要静脉输注药物和住院；需要内镜，放射学或手术治疗	危及生命；需要急诊放射学或手术治疗	死亡
定义：非感染性的膀胱炎症					

续　表

评　级					
不良事件	1	2	3	4	5
血尿	无症状；仅临床或辅助检查所见；无需治疗	有症状；需要留置尿管或膀胱灌洗；工具性日常生活活动#受限	大量血尿；需要输血，需要静脉输注药物和住院；需要内镜，放射学或手术治疗；个人生活不能自理	危及生命；需要急诊；放射学或手术治疗	—
定义：实验室检查发现尿液中有血					
血红蛋白尿	无症状，仅临床检查或诊断所见；不需要治疗	—	—	—	—
定义：实验室检查发现尿液中有游离血红蛋白					
蛋白尿	蛋白尿 1+，24 小时尿蛋白<1.0g	成人：蛋白尿 2+，24 小时尿蛋白 1.0~3.4g；儿童：尿蛋白质/肌酐比值 0.5~1.9	成人：24 小时尿蛋白≥3.5g；儿童：尿蛋白质/肌酐比值>1.9	—	—
定义：实验室检查发现尿液中蛋白质含量过多，以白蛋白为主，也有球蛋白					

肾脏和泌尿系统疾病

评　级					
不良事件	1	2	3	4	5
肾结石	无症状或轻度症状；偶尔使用或不用非处方性镇痛药	有症状的；口服镇静药，经常使用非处方止痛剂或麻醉镇痛剂	需住院；静脉给药治疗（例如：止痛剂，止吐药）；需要择期内镜或放射学治疗	危及生命；需要急诊放射、内镜或手术治疗	死亡
定义：肾脏内形成结石					
肾绞痛	轻度疼痛；无需治疗	中度疼痛；工具性日常生活活动#受限；需要处方药物干预	需要住院；个人生活不能自理	—	—
定义：突发性的，剧烈的放射至腹股沟区域的疼痛，通常由肾结石引起					
肾出血	轻度症状，不需干预	需要使用止痛剂；需要监测血红细胞	需要输血，住院治疗；需要择期放射学，内镜或手术治疗	危及生命，需要急诊放射或手术治疗	死亡
定义：肾脏出血					
尿道瘘	—	非侵入性治疗；尿路或耻骨上联合放置导尿管	个人生活不能自理；需要放射，内镜或手术治疗；需要永久性尿道改流术	危及生命，需要急诊放射或手术治疗	死亡
定义：泌尿系统和其他脏器或解剖部位之间存在的异常通道					
尿频	出现	工具性日常生活活动#受限；需要医疗干预	—	—	—
定义：排尿间隔时间缩短					

续　表

评级					
不良事件	1	2	3	4	5
尿失禁	偶尔（比如：伴随咳嗽，打喷嚏等），不需要尿垫	无意识的；需要尿垫；工具性日常生活活动#受限	需要干预；需要手术治疗；个人生活不能自理	—	—
定义：尿液从膀胱排无意识的流出					
尿潴留	可以排尿；不需要留置尿管；尿液有残留	需留置尿管；需要医疗干预	需要择期手术或放射学治疗；肾功能严重受损	危及生命；器官衰竭；需要急诊手术治疗	死亡
定义：排尿功能障碍，引起膀胱内尿液积累过多					
尿路堵塞	无症状；仅临床或辅助检查所见	有症状，不伴有肾盂积水，败血症，肾功能损害；需要尿道扩张或留置尿管	有症状，器官功能改变（例如：肾盂积水，肾功能损害）；需放射学、内镜或手术治疗	危及生命；需要急诊治疗	死亡
定义：尿液正常流向受阻					
尿道疼痛	轻度疼痛	中度疼痛；工具性日常生活活动#受限	重度疼痛；个人生活不能自理	—	—
定义：尿道部位出现显著不适感					
尿急	出现症状	工具性日常生活活动#受限；需要医学干预	—	—	—
定义：突然而迫切的排尿感					
尿液变色	出现症状	—	—	—	—
定义：尿液颜色改变					
其他肾脏和泌尿系统疾病	无症状，仅临床观察或诊断所见；不需要干预	中度症状；需要局部的或非侵入干预；工具性日常生活活动#受限	重度或医学上明显但不会立即危及生命；需住院治疗或延长住院时间；致残；个人生活不能自理	危及生命；需要急诊治疗	死亡

生殖系统和乳腺疾病

评级					
不良事件	1	2	3	4	5
无精子症	—	—	精液中无精子	—	—
定义：实验室检查发现精液中无精子					
乳房萎缩	轻度不对称：轻度萎缩	中度不对称：中度萎缩	双侧不对称，差异＞1/3 乳房体积：重度萎缩	—	—
定义：乳房萎缩或发育不良					
乳房疼痛	轻度疼痛	中度疼痛；工具性日常生活活动#受限	重度疼痛；个人生活不能自理	—	—
定义：乳房部位出现显著的不适感					

1851

续　表

评级					
不良事件	1	2	3	4	5
痛经	轻度疼痛；无需治疗	中度疼痛；工具性日常生活活动#受限	重度疼痛；个人生活不能自理	—	—
定义：月经期间腹部绞痛					
性交困难	阴道性交时轻度不适或疼痛；用润滑剂或雌激素可完全缓解	中度不适或疼痛；用润滑剂或雌激素可部分缓解	重度不适或疼痛；用润滑剂或雌激素不能缓解	—	—
定义：性交疼痛或困难					
射精障碍	减少射精	不射精或逆行性射精		—	—
定义：射精困难，包括早泄、延迟的、逆行性射精和疼痛性射精					
勃起障碍	勃起功能减退（勃起频率或硬度）但不需要干预（如药物，器械，阴茎泵）	勃起功能减退（勃起频率/硬度），需要干预（如药物或阴茎泵等器械）	勃起功能减退（勃起频率/硬度），需要治疗但无效（如医疗干预或辅助器械阴茎泵）；需植入阴茎假体（既往无假体）	—	—
定义：性行为中，持续或间断出现不能勃起或勃起不持久					
输卵管堵塞	仅有诊断；无症状无需治疗	轻度症状；需要选择性干预	重度症状；需要选择性手术治疗	—	—
定义：输卵管内容物正常流向受阻					
输卵管狭窄	无症状或仅临床或辅助检查所见；无需治疗	有症状；无需治疗	重度症状；需要选择性手术治疗	危及生命；需要急诊手术治疗（如器官切除）	死亡
定义：输卵管正常管径狭窄					
女性生殖道漏	无症状；仅临床或辅助检查所见；无需治疗	有症状；无需治疗	重度症状；需要选择性手术治疗	危及生命；需要急诊治疗	死亡
定义：女性生殖器官与其他脏器之间存在异常通道					
男性女性化	轻度症状；无需治疗	中度症状；需要治疗	—	—	—
定义：由于外部因素，男性出现女性第二性征发育					
生殖器水肿	轻度肿胀或仔细检查可见解剖结构模糊不清	明显的解剖结构模糊不清；皮肤皱褶消失；与正常组织轮廓差异明显	淋巴渗漏；与正常组织轮廓差异显著；个人生活不能自理	—	—
定义：生殖器内水分过多引起肿胀					
男性乳房发育	无症状乳房增大	有症状（疼痛或社会心理影响）	重度症状；需要选择性手术治疗	—	—
定义：男子乳房发育过剩					
输卵管积血	影像学或腹腔镜检查有轻度出血；不需要干预	中度出血；需要药物干预	重度出血；需要输血；需要放射性或内镜治疗	危及生命；需要急诊手术治疗	死亡
定义：输卵管内有血液沉积					

生殖系统和乳腺疾病

不良事件	评级 1	2	3	4	5
月经失调	经期间隔时间不超过 1~3 个月	经期间隔超过 4~6 个月	持续停经超过 6 个月	—	—
定义：月经周期或持续时间不规律					
泌乳障碍	泌乳轻度改变，但不严重影响乳汁分泌	泌乳改变，严重影响乳汁分泌	—	—	—
定义：乳汁分泌困难，不仅局限于妊娠女性，男性也会出现					
月经过多	轻度症状；需要补铁剂	中度症状；需要药物干预（如激素）	重度症状；需要输血；需要手术（如子宫切除术）	危及生命；需要急诊治疗	死亡
定义：经期大量异常阴道出血					
乳头畸形	无症状；不对称伴轻度乳头萎缩和（或）乳头乳晕复合体增厚	有症状；不对称的乳头乳晕复合体中度萎缩和（或）乳头乳晕复合体增厚	—	—	—
定义：乳头变形引起的疾病					
精子减少症	精子数量>4800 万/ml，活动性>68%	数量在 1300~4800 万/ml，活动性在 32%~68%	数量<1300 万/ml，活动性<32%	—	—
定义：精液中精子数量减少					
卵巢出血	影像学或腹腔镜显示轻度出血；无需治疗	中度出血；需要药物治疗	重度出血；需要输血；需要放射性或内镜治疗	危及生命；需要急诊手术治疗	死亡
定义：卵巢出血					
卵巢破裂	无症状；仅临床或辅助检查所见；无需治疗	有症状；无需治疗	需要输血，需放射性、内镜或选择性手术治疗	危及生命；需要急诊治疗	死亡
定义：卵巢组织撕裂或破裂					
排卵疼痛	轻度疼痛	中度疼痛；工具性日常生活活动#受限	重度疼痛；个人生活不能自理	—	—
定义：月经周期之间，在排卵过程中出现一侧腹部显著不适感					
骨盆底肌无力	无症状；仅临床或辅助检查所见；不需要干预	有症状，不影响膀胱、肠道、阴道功能；工具性日常生活活动#受限	重度症状；个人生活不能自理	危及生命；需要急诊治疗	死亡
定义：骨盆底肌肉强度减退					
骨盆疼痛	轻度疼痛	中度疼痛；工具性日常生活活动#受限	重度疼痛；个人生活不能自理	—	—
定义：骨盆部位出现显著不适感					
阴茎疼痛	轻度疼痛	中度疼痛；工具性日常生活活动#受限	重度疼痛；个人生活不能自理	—	—
定义：阴茎部位出现显著不适感					

续 表

不良事件	1	2	3	4	5
		评　级			
会阴疼痛	轻度疼痛	中度疼痛；工具性日常生活活动#受限	重度疼痛；个人生活不能自理	—	—
定义：生殖器官和肛门之间区域出现显著不适感					
绝经过早	—	—	出现	—	—
定义：在40岁之前，出现卵巢功能衰竭，症状包括潮热、盗汗、情绪不稳定及性欲减退					
前列腺出血	影像学检查发现少量出血；无需治疗	中度出血；需要医疗干预	重度出血；需要输血；需要放射性或内镜治疗	危及生命；需要急诊手术治疗	死亡
定义：前列腺出血					
前列腺堵塞	仅诊断所见；无需治疗	轻度症状；可选择性干预	重度症状；需要选择性手术治疗	—	—
定义：继发于前列腺增生所导致的尿道受压，引起排尿困难（排尿费力、排尿速度减慢、膀胱排空不完全）					
前列腺疼痛	轻度疼痛	中度疼痛；工具性日常生活活动#受限	重度疼痛；个人生活不能自理	—	—
定义：前列腺部位出现显著不适感					
阴囊疼痛	轻度疼痛	中度疼痛；工具性日常生活活动#受限	重度疼痛；个人生活不能自理	—	—
定义：阴囊区域出现显著不适感					
精索出血	影像学检查发现轻度出血；无需治疗	中度出血；需要药物治疗	重度出血；需要输血；需放射性或内镜治疗	危及生命；需要急诊手术治疗	死亡
定义：精索出现出血					
精索堵塞	仅辅助检查发现；无需治疗	轻度症状；需要选择性干预	重度症状；需选择性手术治疗	—	—
定义：精索正常通道被堵住					
睾丸疾病	无症状；仅临床检查或诊断发现；无需治疗	有症状但不影响排尿和性功能；不需要干预；影响工具性日常生活活动#	重度症状；影响排尿和性功能；个人生活不能自理；需要治疗	危及生命；需要急诊治疗	死亡
定义：睾丸发生疾患					
睾丸出血	影像学发现的轻度出血；无需治疗	中度出血；需要医学干预	重度出血；需要输血；需要放射或内镜干预	危及生命，需要急诊手术治疗	死亡
定义：睾丸组织出血					
睾丸疼痛	轻度疼痛	中度疼痛；工具性日常生活活动#受限	重度疼痛；个人生活能力受限	—	—
定义：睾丸内出现明显不适					
子宫瘘	无症状；仅临床或辅助检查所见；无需治疗	有症状；无需治疗	严重症状；选择性手术干预	危及生命；需要急诊治疗	死亡
定义：子宫与其他器官或解剖部位之间存在异常通道					
子宫出血	影像学发现的轻度出血；无需治疗	中度出血；需要治疗	重度出血；需要输血；需要放射或内镜干预	危及生命；需要急诊手术治疗	死亡
定义：子宫出现出血					

评　级					
不良事件	1	2	3	4	5
子宫阻塞	仅辅助检查所见；无需治疗	轻度症状；选择性干预	严重症状；选择性手术治疗	—	—
定义：子宫出口发生堵塞					
子宫疼痛	轻度疼痛	中度疼痛；工具性日常生活活动#受限	重度疼痛；个人生活不能自理	—	—
定义：子宫内出现明显不适					
白带	轻度白带增多（高于病人基线）	中至重度白带增多；需要用护垫或棉条	—	—	—
定义：指阴道分泌物。子宫颈产生的黏液自然地从阴道排出，特别是在生育期间					
阴道干燥	轻度干燥，不影响性生活	中度干燥，影响性生活或频繁不适	严重干燥，导致性感不快或严重不适	—	—
定义：阴道内发痒和干燥不适					

生殖系统和乳腺疾病

评　级					
不良事件	1	2	3	4	5
阴道瘘	无症状；仅临床或辅助检查所见；无需治疗	有症状；无需治疗	严重症状；选择性手术干预	危及生命；需要急诊治疗	死亡
定义：阴道与其他器官或解剖部位之间存在异常通道					
阴道出血	临床检查或影像学发现的轻度出血；无需治疗	中度出血；需要治疗	重度出血；需要输血；需要放射或内镜干预	危及生命；需要急诊手术治疗	死亡
定义：阴道出现出血					
阴道炎	轻度不适或红肿痛	中度不适或红肿痛；工具性日常生活活动#受限	重度不适或红肿痛；个人生活不能自理；小面积黏膜溃疡	大面积黏膜溃疡；危及生命；需要急诊治疗	死亡
定义：阴道发生炎症，症状包括红肿、明显不适感和白带增多					
阴道阻塞	仅检查所见；无需治疗	轻度症状；选择性治疗	严重症状；选择性手术治疗	—	—
定义：阴道堵塞					
阴道阻塞	仅检查所见；无需治疗	轻度症状；选择性治疗	严重症状；选择性手术治疗	—	—
定义：阴道堵塞					
阴道疼痛	轻度疼痛	中度疼痛；工具性日常生活活动#受限	重度疼痛；个人生活不能自理	—	—
定义：阴道出现明显不适感					
阴道穿孔	无症状或仅检查所见；无需治疗	有症状；无需治疗	严重症状；选择性手术干预	危及生命；急诊治疗	死亡
定义：阴道壁破裂					

续 表

评　级					
不良事件	1	2	3	4	5
阴道狭窄	无症状；轻度阴道缩短或狭窄	阴道狭窄和（或）缩短，不影响查体	阴道狭窄和（或）缩短，影响使用塞子、性行为或查体	—	—
定义：阴道出现狭窄					
阴道痉挛	与阴道痉挛/紧缩有关的轻度不适或疼痛，不影响性功能和查体	与阴道痉挛/紧缩有关的中度不适或疼痛，可使性功能和查体中断	与阴道痉挛/紧缩有关的重度不适或疼痛，无法忍受阴道插入和查体	—	—
定义：以盆底肌肉不自觉痉挛为特征的疾病，导致在性交等阴道插入期间发生阴道壁的病理性紧缩					
其它生殖系统和乳腺疾病（需要特别说明）	无症状或仅轻微症状；仅临床或辅助检查所见；无需治疗	中度；少量、局部或无创干预措施；与年龄相适应的工具性日常生活活动#受限	严重或医学上有意义，但并不会立即危及生命；需要住院或延长住院；致残；个人生活不能自理	危及生命；需要急诊治疗	死亡

呼吸系统，胸腔和纵隔疾病

评　级					
不良事件	1	2	3	4	5
成人呼吸窘迫综合征（ARDS）	—	—	影像学存在相关表现，无需气管插管	危及生命的呼吸困难或血液循环障碍；需气管插管或急诊干预	死亡
定义：无肺部基础性疾病前提下出现的，进行性危及生命的呼吸困难，通常大的由重大创伤或外科手术所致					
过敏性鼻炎	轻度症状，无需治疗	中度症状，需治疗	—	—	—
定义：鼻黏膜由于外界过敏源引起 IgE 介导的过敏反应，从而引发的炎症。此类炎症通常还包括鼻窦炎，眼炎，中耳炎，咽炎。症状包括：打喷嚏，鼻塞，流涕，鼻痒					
呼吸暂停	—	—	出现，需治疗	危及生命的呼吸困难或血液循环障碍；需气管插管或急诊治疗	死亡
定义：呼吸中断					
吸入性肺炎	无症状；仅临床或辅助检查发现；无需治疗	需改变饮食习惯；进食或吞咽之后出现的咳嗽或窒息，需医疗干预（如，吸痰或吸氧）	呼吸困难和肺炎样症状（如，吸入性肺炎）；需住院；不能经口进食	危及生命的呼吸困难或血液循环障碍；需气管插管或急诊治疗	死亡
定义：由于吸入固体或液体至肺部所引起的疾病					
肺不张	无症状；仅临床或辅助检查发现；无需治疗	有症状（如，呼吸困难，咳嗽）；需医疗干预（如，胸部理疗，吸痰，支气管镜下吸痰）	需吸氧；需住院或选择性的手术干预（如，放置支架，激光）	危及生命的呼吸困难或血液循环障碍；需气管插管或急诊治疗	死亡
定义：部分或全部肺萎陷					

不良事件	评　级				
	1	2	3	4	5
气管瘘	无症状；仅临床或辅助检查发现；无需治疗	有症状；需胸腔置管引流或医疗干预；工具性日常生活活动#受限	重度症状；个人生活不能自理；需要内镜或手术治疗（如，放置支架或瘘口一期缝合）	危及生命；需要急诊廓成形术，慢性开放性引流或多部位胸廓切开手术	死亡

定义：支气管与其他器官或解剖部位之间的异常通道

| 支气管堵塞 | 无症状；仅临床或辅助检查发现；无需治疗 | 有症状（如，轻度喘息）；需内镜检查评估；影像学提示肺不张或肺叶塌陷；需要药物治疗（如激素，支气管扩张剂） | 呼吸短促伴喘鸣；需内镜治疗（如激光，放置支架） | 危及生命的呼吸困难或血液循环障碍；需气管插管或急诊治疗 | 死亡 |

定义：主要由支气管分泌物和渗出物所致的支气管堵塞

| 支气管狭窄 | 无症状；仅临床或辅助检查发现；无需治疗 | 有症状（如，干啰音或喘鸣），但无呼吸困难；需药物治疗（如激素，支气管扩张剂） | 呼吸短促伴喘鸣；需内镜治疗（如激光，放置支架） | 危及生命的呼吸困难或血液循环障碍；需气管插管或急诊治疗 | 死亡 |

定义：支气管狭窄引起

| 支气管胸膜瘘 | 无症状；仅临床或辅助检查发现；无需治疗 | 有症状；需胸腔置管引流或医疗干预；工具性日常生活活动#受限 | 重度症状；个人生活不能自理；需要内镜或手术治疗（如，放置支架或瘘口一期缝合） | 危及生命；需要急诊胸廓成形术，慢性开放性引流或多部位胸廓切开手术 | 死亡 |

定义：支气管与胸膜腔之间存在的异常通道

| 支气管肺出血 | 轻度症状，无需干预 | 中度症状；需要医疗干预 | 需采取输血、放射、内镜或手术等干预措施（如，出血部位的止血） | 危及生命的呼吸困难或血液循环障碍；需气管插管或急诊治疗 | 死亡 |

定义：支气管壁和（或）肺实质出血

| 支气管痉挛 | 轻度症状；无需治疗 | 中度症状；需要药物治疗；工具性日常生活活动#受限 | 个人生活不能自理；氧饱和度下降 | 危及生命的呼吸困难或血液循环障碍；需气管插管或急诊治疗 | 死亡 |

定义：支气管壁平滑肌突然收缩引起

| 乳糜胸 | 无症状；仅临床或辅助检查发现；无需治疗 | 有症状；需胸腔穿刺或置引流管 | 重度症状；需择期手术 | 危及生命的呼吸困难或血液循环障碍；需气管插管或急诊治疗 | 死亡 |

定义：由于胸腔内淋巴液异常积聚导致的乳白色胸腔积液

| 咳嗽 | 轻度症状；需非处方性的治疗 | 中度症状；需药物治疗；工具性日常生活活动#受限 | 重度症状；个人生活不能自理 | — | — |

定义：突然、反复、痉挛性的胸腔收缩，导致肺部气体剧烈释放，并伴有特征性的声音

呼吸系统，胸腔和纵隔疾病

评 级					
不良事件	1	2	3	4	5
呼吸困难	中度活动后的呼吸短促	轻度活动后的呼吸短促；工具性日常生活活动#受限	休息时的呼吸短促；个人生活不能自理	危及生命；需急诊治疗	死亡
定义：呼吸困难所引发的不适感					
鼻出血	轻度症状；无需干预	中度症状；需医疗干预（如，鼻腔填塞，烧灼，局部使用血管收缩剂）	需采取输血、放射、内镜或手术等干预措施（如，出血部位的止血）	危及生命；需急诊治疗	死亡
定义：鼻出血					
呃逆	轻度症状；无需治疗	中度症状，需医疗干预；工具性日常生活活动#受限	重度症状；影响睡眠，个人生活不能自理	—	—
定义：由于声门不自主重复开关而引起的声音。多与膈肌痉挛有关					
声嘶	轻度或间歇性的声音改变；可被完全理解；能够自愈	中度或持久的声音改变；需要偶尔重复叙述，但电话中可被理解；需要医学评估	重度声音改变，包括持久性的低语	—	—
定义：喉部发出的粗糙、刺耳的声音					
缺氧	—	运动后氧饱和度下降（脉氧<88%）；需要间歇性吸氧	休息时氧饱和度下降（脉氧 < 88%，PaO_2 ≤55mmHg）	危及生命；需急诊治疗	死亡
定义：机体内氧气水平减低					
喉水肿	无症状；仅在临床或辅助检查发现；无需治疗	有症状；需药物治疗（如，地塞米松，肾上腺素，抗组胺药物）	喘鸣；呼吸困难；需要住院治疗	危及生命的气道狭窄；需急诊治疗（如，气管切开或气管插管）	死亡
定义：喉部过多液体积聚而引起的水肿					
喉瘘	无症状；仅在临床或诊断观察时发现；无需治疗	有症状；需胸腔置管引流或医疗干预；工具性日常生活活动#受限	重度症状；个人生活不能自理；需要内镜或手术治疗（如，放置支架或瘘口一期缝合）	危及生命；需要急诊手术（如，胸廓成形术，慢性开放性引流或多部位胸廓切开手术）	死亡
定义：喉部与其他脏器或解剖部位之间形成的异常通道					
喉部出血	轻度咳嗽或咯血；喉镜可发现	中度症状；需治疗	需采取输血、放射、内镜或手术等治疗措施（如，出血部位的止血）	危及生命的气道阻塞；需急诊治疗（如，气管切开或气管插管）	死亡
定义：喉部出血					
喉部炎症	轻度疼痛；声音沙哑	中度疼痛；需镇痛药	重度疼痛；需要内镜治疗	—	—
定义：喉部出现炎症					
喉部黏膜炎	仅内镜下发现；轻度不适；可正常进食	中度不适；饮食习惯改变	重度疼痛；严重改变饮食或吞咽；需治疗	危及生命的气道狭窄；需要急诊治疗（如气管切开或气管插管）	死亡
定义：喉部黏膜发生炎症					

续　表

不良事件	1	2	3	4	5
评级					
喉部梗阻	无症状；仅在临床或辅助检查时发现；无需治疗	有症状（如，气道杂音），但无呼吸困难；需药物治疗（如，激素）；工具性日常生活活动#受限	个人生活不能自理；喘鸣；需要内镜治疗（如，置入支架，激光）	危及生命；需要急诊治疗	死亡

定义：喉部气道堵塞

喉部狭窄	无症状；仅在临床或诊断观察时发现；无需治疗	有症状（如，气道杂音），但无呼吸困难；需药物治疗（如，激素）	个人生活不能自理；喘鸣；需要内镜治疗（如，置入支架，激光）	危及生命；需要急诊治疗	死亡

定义：喉部气道狭窄

咽喉部感觉障碍	轻度症状；无焦虑；无需治疗	中度症状；轻度焦虑，但无呼吸困难；可行短期观察和（或）抗焦虑治疗；工具性日常生活活动#受限	重度症状；呼吸困难和吞咽困难；个人生活不能自理	危及生命	死亡

定义：咽喉部持久的不适感

喉痉挛	—	短暂发作；无需治疗	反复发作；需要无创治疗（如，呼吸指导，穴位按摩）	持久的或重度发作伴晕厥；需要急诊治疗（如：纤维喉镜检查，气管插管，注射肉毒素）	死亡

定义：声带肌肉阵发痉挛性收缩

纵隔出血	仅存在影像学表现；症状轻微；无需治疗	中度症状；需治疗	需采取输血、放射、内镜或择期手术等干预措施（如，出血部位的止血）	危及生命；需要急诊治疗	死亡

定义：纵隔部位出血

鼻塞	轻度症状；无需治疗	中度症状；需治疗	伴血性鼻分泌物或鼻出血	—	—

定义：由于黏膜肿胀导致的鼻腔堵塞

咽瘘	无症状；仅在临床或辅助检查时发现；无需治疗	有症状；需胸腔置管引流或治疗；工具性日常生活活动#受限	重度症状；个人生活不能自理；需要内镜或手术治疗（如，放置支架或瘘口一期缝合）	危及生命；需要急诊治疗	死亡

定义：咽部与其他器官或解剖部位之间形成的异常通道

咽部出血	轻度症状；无需治疗	中度症状；需治疗	需采取输血，放射，内镜或手术等干预措施（如，出血部位的止血）	危及生命的呼吸困难或血流动力学障碍；需气管插管或急诊治疗	死亡

定义：咽部出血

续 表

不良事件	评级 1	2	3	4	5
咽部黏膜炎	仅内镜下发现；轻度症状；可正常进食；轻度疼痛，无需镇痛药治疗	中度疼痛，需止痛药；进食改变；工具性日常生活活动#受限	重度疼痛；无法充分经口进食、饮水；个人生活不能自理	危及生命；需急诊治疗	死亡
定义：咽部黏膜炎症					
咽部坏死	—	—	不能通过胃肠道、鼻饲或肠外营养获得足够营养；需要放射性、内镜或手术治疗	危及生命；急需手术治疗	死亡
定义：咽部坏死过程					
咽部狭窄	无症状；仅临床或辅助检查中发现；无需治疗	有症状（例如，呼吸道杂音），但不引起呼吸窘迫；需要医学干预（例如，甾体类）；工具性日常生活活动#受限	个人生活不能自理；喘鸣音；需内镜治疗（例如，支架植入，激光）	危及生命；急需治疗（气管切开或气管插管）	死亡
定义：咽部气道狭窄					
咽喉疼痛	轻度疼痛	中度疼痛；工具性日常生活活动#受限	重度疼痛；个人生活不能自理	—	—
定义：咽喉部的明显不适感					
胸腔积液	无症状；仅临床或诊断中发现；无需治疗	有症状；需要治疗（例如，利尿剂或胸腔穿刺）	呼吸窘迫或缺氧症状；需要手术治疗，包括胸腔引流或胸膜固定术	危及生命的呼吸障碍或血流动力学障碍；需要插管或手术治疗	死亡
定义：胸腔液体增多，导致呼吸急促、咳嗽、明显的胸部不适的症状					

呼吸系统，胸腔和纵隔疾病

不良事件	评级 1	2	3	4	5
胸腔出血	无症状；胸腔穿刺发现少量出血	有症状或出现与气胸相关的症状；需要胸腔引流	出血量>1000ml；持续出血（150－200ml/h，持续2-4h）；需要持续输血；需要择期手术	危及生命的呼吸障碍或血流动力学障碍；需要插管或手术治疗	死亡
定义：胸腔出血					
胸膜炎性疼痛	轻度疼痛	中度疼痛；工具性日常生活活动#受限	重度疼痛；个人生活不能自理	—	—
定义：胸膜明显的不适感					
肺炎	无症状；仅临床或诊断中发现；无需治疗	有症状；需要治疗；工具性日常生活活动#受限	重度症状；个人生活不能自理；需要吸氧	危及生命的呼吸障碍；需急诊治疗（气管切开或插管）	死亡
定义：炎症局灶性或弥散性影响肺部软组织					
气胸	无症状；仅临床或诊断中发现；无需治疗	有症状；需要治疗（如放置无硬化剂导管）	硬化剂治疗和（或）手术治疗；需要住院治疗	危及生命；需急诊治疗	死亡
定义：胸腔内出现气体，导致肺塌陷					

评 级					
不良事件	1	2	3	4	5
后鼻孔滴漏感	轻度症状；无需治疗	中度症状；需要治疗	—	—	—
定义：鼻腔后部或喉咙分泌过多黏液，导致喉咙痛或咳嗽					
咳嗽咳痰	偶尔/少量咳嗽咳痰	中度咳嗽咳痰；工具性日常生活活动#受限	持续咳嗽咳痰；个人生活不能自理	—	—
定义：通过咳嗽咳出痰液					
肺部水肿	仅影像学发现；劳累性呼吸困难	中度用力性呼吸困难；需治疗；工具性日常生活活动#受限	重度呼吸困难或静息时呼吸困难；需要吸氧；个人生活不能自理	危及生命的呼吸障碍；需急诊治疗或辅助性通气	死亡
定义：肺组织液体过多导致血气交换紊乱，影响肺功能					
肺纤维化	轻度低氧血症；影像学显示纤维化<25%肺体积	中度低氧血症；存在肺动脉高压；影像学发现肺纤维化25-50%肺体积	重度低氧血症；存在右心衰；肺纤维化50-75%肺体积	危及生命（血流动力学或肺部并发症），辅助通气插管，纤维化>75%伴严重蜂窝肺	死亡
定义：肺被结缔组织替代，导致进行性呼吸困难、呼吸衰竭或右心衰					
肺部瘘管	无症状；临床检查或诊断发现；无需治疗	有症状；需要胸腔闭式引流或医学干预；工具性日常生活活动#受限	个人生活不能自理；需要内镜下植入支架或手术	危及生命；需急诊手术	死亡
定义：肺与其他器官或解剖部位之间异常通道					
肺动脉高压	轻微呼吸困难；临床或辅助检查发现	中度呼吸困难；咳嗽；需心导管评估和医学治疗	重度症状；低氧血症；右心衰；需要吸氧	危及生命；需急诊治疗（例如气管切开或插管）	死亡
定义：由肺或心脏疾病导致肺循环压力升高					
呼吸衰竭	—	—	—	危及生命；需急诊治疗（气管插管或辅助通气）	死亡
定义：肺部血氧交换障碍导致呼吸困难和组织内氧气含量降低，动脉血中二氧化碳增加					
维甲酸综合征	液体滞留；体重增加<3kg；需限制液体摄入或使用利尿剂	中度症状或体征；需要甾体类药物治疗	症状严重；需住院	危及生命；需要辅助通气	死亡
定义：由于使用全反式维甲酸，导致体重增加，呼吸困难，胸膜或心包积液，白细胞增多和（或）肾功能衰竭					
鼻窦疾病	无症状的黏膜结痂；血红色分泌物	有呼吸道狭窄或水肿的症状；工具性日常生活活动#受限	严重鼻道梗阻所致狭窄；个人生活不能自理	骨或软组织坏死；需急诊手术	死亡
定义：鼻窦受累的一种疾病					
睡眠呼吸暂停	打鼾和夜间睡眠觉醒而没有周期性呼吸暂停	中度呼吸暂停，氧饱和度降低；白天嗜睡；需医学评估；工具性日常生活活动#受限	氧饱和度降低；高血压相关；需医学干预；个人生活不能自理	心血管或神经精神综合征；需急诊手术	死亡
定义：睡眠中出现短时间的呼吸暂停					
打喷嚏	轻度症状；无需治疗	中度症状；需要治疗	—	—	—
定义：鼻腔内空气不由自主的喷出					

续　表

不良事件	评级 1	2	3	4	5
喉咙痛	轻度疼痛	中度疼痛；工具性日常生活活动#受限	重度疼痛；个人生活不能自理；吞咽受限	—	—

定义：喉部出现明显不适

不良事件	评级 1	2	3	4	5
喘鸣	—	—	个人生活不能自理；需治疗	危及生命；需要急诊治疗（例如，气管切开或插管）	死亡

定义：喉或上呼吸道阻塞导致高分贝的呼吸声音

不良事件	评级 1	2	3	4	5
气管瘘	无症状；临床检查或诊断发现；无需治疗	有症状；需要胸腔闭式引流术等治疗；工具性日常生活活动#受限	症状严重；个人生活不能自理；需内镜或手术治疗（支架或一期闭合）	危及生命。需急诊手术（胸廓成形术，缓慢开放性引流，开胸手术）	死亡

定义：气管与其他器官或解剖部位之间异常连通

不良事件	评级 1	2	3	4	5
气管黏膜炎	仅内镜发现；轻微咯血；疼痛或呼吸症状	中度症状；需治疗；工具性日常生活活动#受限	重度疼痛；出血或呼吸症状；个人生活不能自理	危及生命；需急诊治疗	死亡

定义：气管黏膜的炎症

不良事件	评级 1	2	3	4	5
气管狭窄	无症状；仅临床检查或诊断发现；无需治疗	有症状；无呼吸障碍；需治疗（例如，非甾体类）	喘鸣或呼吸疾病；个人生活不能自理；需内镜干预（例如，支架植入或激光）	危及生命的呼吸并发症；需急诊治疗（例如气管切开或插管）	死亡

定义：气管狭窄

不良事件	评级 1	2	3	4	5
声音改变	轻度/间断性改变	中度/持久性改变；能耐受	严重声音改变，包括低语；需反复重复或面对面交流方能理解	—	—

定义：说话速度或声音改变

不良事件	评级 1	2	3	4	5
哮鸣	可检测到气道噪声，伴轻微症状	中度症状；需治疗；工具性日常生活活动#受限	严重呼吸症状；个人生活不能自理；需要吸氧或住院	危及生命；需急诊治疗	死亡

定义：呼吸道狭窄或闭塞导致呼吸时肺部发出一种高调的，类似吹口哨的声音

不良事件	评级 1	2	3	4	5
呼吸道，胸腔和纵隔疾病	无症状或轻微症状；仅临床或辅助检查发现；无需治疗	中度症状；需要微小的、局部无创治疗；工具性日常生活活动#受限	严重或明显但不立即危及生命；需要住院或延长住院时间；致残；个人生活不能自理	危及生命；需急诊治疗	死亡

皮肤和皮下组织疾病

不良事件	评级 1	2	3	4	5
脱发	头发缺失<50%，远看不明显，仔细观察可发现；改变发型可减轻影响，无需使用假发	头发缺失>50%，症状明显；需要假发；伴有心理伤害	—	—	—

定义：机体毛发密度较相应年龄、部位的正常状态减少

评　级					
不良事件	1	2	3	4	5
体味	轻度异味，不需治疗，个人自我调节即可	明显异味，心理伤害，需治疗	—	—	—
定义：机体细菌生长所导致异常气味					
大疱性皮炎	无症状；大疱面积＜10%体表面积	大疱覆盖 10%～30%体表面积；疼痛；工具性日常生活活动#受限	大疱覆盖＞30%体表面积；个人生活不能自理	大疱覆盖＞30%，伴有液体和电解质异常；需ICU护理或烧伤科护理	死亡
定义：以充盈大疱为特点的皮肤炎症					
皮肤干燥	＜10%体表面积；无红斑和瘙痒	10%～30%体表面积；伴有红斑和瘙痒；工具性日常生活活动#受限	＞30%体表面积；伴有瘙痒；个人生活不能自理	—	—
定义：皮肤变薄，色泽灰暗，毛孔正常					
多形性红斑	皮损＜10%体表面积；不伴有皮肤触痛	皮损在 10%～30%体表面积；伴有皮肤触痛	皮损＞30%体表面积；伴有口腔和生殖器受侵	皮损＞30%体表面积；伴水电解质异常；需要ICU或烧伤科护理	死亡
定义：特征性皮损为靶形损害（中心区域苍白，周围区域呈红色环形皮损）					
红皮病		红斑面积＞90%体表面积；无其他症状；工具性日常生活活动#受限	红斑面积＞90%体表面积；伴其他症状（瘙痒和敏感）；个人生活不能自理	红斑面积＞90%体表面积；伴水电解质异常；需要 ICU 或烧伤科护理	死亡
定义：皮肤有红斑和脱落，炎症涉及＞90%体表面积					
脂肪萎缩	＜10%体表面积；无症状	面积 10%～30%体表面积；伴红斑和触痛；工具性日常生活活动#受限	＞30%体表面积；有红斑和触痛；个人生活不能自理	—	—
定义：脂肪组织的萎缩					
多毛症	女性在男性毛发分布区域的毛发长度、厚度、密度增加；需要定期刮除、脱色、脱毛	女性在男性毛发分布区域的毛发长度、厚度、密度增加；需要每日刮除或脱毛；伴心理伤害	—	—	—
定义：女性在相应的男性第二性征部位（受雄激素控制部位：胡须，胸部，腹部）毛发过度生长					
多汗症	局限于一个部位（手掌，脚底，腋窝）；需要个人干预	＞一个部位；需要治疗；伴心理伤害	涉及多个部位，不局限于手掌、足底和腋下；伴有电解质/血流动力学失衡	—	—
定义：汗水过多					
多毛症	毛发厚度、密度、长度增加；需定期刮除或脱毛；或还没意识到需要采取措施	在通常暴露部位的毛发厚度、密度、长度增加；需要频繁刮除、脱毛；伴有心理伤害	—	—	—
定义：相对于特定年龄和种族的正常状态，特定区域毛发长度和密度增加					
少汗症		有症状；工具性日常生活活动#受限	体温增加；个人生活不能自理	中暑	死亡
定义：出汗减少					

续　表

不良事件	评级				
	1	2	3	4	5
脂肥大	无症状；覆盖<10%体表面积	覆盖10%~30%体表面积；皮肤触痛；工具性日常生活活动#受限	覆盖>30%体表面积；伴有皮肤触痛，服用麻醉剂或非甾体类药物；个人生活不能自理	—	—
定义：多次注射胰岛素部位的皮下脂肪组织肥大					
指甲变色	无症状；仅检查发现，无需治疗	—	—	—	—
定义：甲板颜色改变					
指甲缺失	无症状，指甲从甲床分离或指甲缺失	有症状，指甲从甲床分离或指甲缺失；工具性日常生活活动#受限	—	—	—
定义：指甲部分缺失					
指甲隆起	无症状；仅检查发现，无需治疗	—	—	—	—
定义：指甲水平或垂直隆起					
皮肤疼痛	轻微疼痛	中度疼痛；工具性日常生活活动#受限	重度疼痛；个人生活不能自理	—	—
定义：皮肤显著不适感					
手足综合征	轻微皮肤改变或皮肤炎（红斑，水肿，角化过度，无痛）	皮肤改变（剥落，水泡，出血，肿胀，角化过度，伴疼痛）；工具性日常生活活动#受限	重度皮肤改变（剥落，水疱，出血，肿胀，角化过度，伴疼痛）；个人生活不能自理	—	—
定义：手掌和脚底出现变红，显著不适，肿胀，麻刺感					
眶周肿胀	柔软，没有凹陷	硬化或凹陷性水肿；需要治疗	水肿伴有视力模糊，眼内压增加，青光眼或视网膜出血，视神经炎；需利尿剂，手术	—	—
定义：眼眶周围由于液体过度积累引起肿胀					
光敏感性	无痛性红疹；覆盖<10%体表面积	触痛红疹；覆盖10%~30%体表面积	红疹>30%体表面积；伴有水疱，光敏感；需要口服激素治疗，需控制疼痛（麻醉剂和非甾体类）	危及生命；需要急诊治疗	死亡
定义：皮肤对光的敏感性增加					
瘙痒症	轻度或局限；需局部治疗	集中或广泛分布，间断性，皮肤改变（肿胀，丘疹，脱皮，苔藓样，渗出）；需要口服药物干预；工具性日常生活活动#受限	集中或广泛分布，连续的；个人生活不能自理；需要口服免疫抑制剂或可的松	—	—
定义：瘙痒的感觉					

续　表

评　　级					
不良事件	1	2	3	4	5
紫癜	<10%体表面积	10%～30%体表面积，创伤时出血	>30%体表面积，自发出血	—	—
定义：皮肤和黏膜出血，新损伤鲜红色，陈旧损伤暗红色，最终变为黄褐色皮损					
痤疮样皮疹	丘疹和脓疱<10%体表面积，伴有/不伴有瘙痒和触痛	丘疹和脓疱占10%～30%体表面积，伴有/不伴有瘙痒和触痛；有心理障碍；工具性日常生活活动#受限	丘疹和脓疱>30%体表面积，伴有/不伴有瘙痒和触痛；个人生活不能自理；与局部重复感染有关，口服抗生素	丘疹和脓疱覆盖任何体表面积，伴有/不伴有瘙痒和触痛；与广泛重复感染有关，需要输注抗生素；危及生命	死亡
定义：突然暴发丘疹和脓包，主要出现在面部，头皮，上胸部和背部					
斑丘疹	斑丘疹覆盖<10%体表面积，伴有/不伴有症状（瘙痒，发热，紧张感）	斑丘疹覆盖10%～30%体表面积，伴有/不伴有症状（瘙痒，发热，紧张感）；工具性日常生活活动#受限	斑丘疹覆盖>30%体表面积，伴有/不伴有症状；个人生活不能自理	—	—
定义：出现斑疹和丘疹，常见的皮损表现之一，常影响上半躯体，向心性发展，伴有瘙痒					

皮肤和皮下组织疾病

评　　级					
不良事件	1	2	3	4	5
头皮痛	轻微疼痛	中度疼痛；工具性日常生活活动#受限	重度疼痛；个人生活不能自理	—	—
定义：头顶和头部背皮肤明显不适					
皮肤萎缩	覆盖<10%体表面积；伴有毛细血管扩张和皮肤颜色改变	覆盖10%～30%体表面积；伴有附属器结构的丢失	覆盖>30%体表面积；伴有溃疡	—	—
定义：表皮和真皮的退化和变薄					
皮肤色素沉着	色素沉着<10%体表面积；无心理伤害	色素沉着>10%面积；伴心理伤害	—	—	—
定义：过多黑色素的沉积，导致皮肤变黑					
皮肤色素减少	色素减少<10%体表面积；无心理伤害	色素减少>10%面积；心理伤害	—	—	—
定义：皮肤色素的丢失					
皮肤硬化	轻度硬化，能够将皮肤平行推动或拎起	中度硬化，能够平行推动皮肤，不能拎起皮肤；工具性日常生活活动#受限	重度硬化，不能推动或拎起皮肤，关节移动或自然开口活动受限；个人生活不能自理	广泛性，显著损害呼吸和饮食功能	死亡
定义：皮肤部分区域变硬					

续 表

评级					
不良事件	1	2	3	4	5
皮肤溃疡	溃疡区域 <1cm，红斑不发白，皮肤完整，伴有发热和水肿	溃疡区域在 1-2cm，部分皮肤变薄，累及皮肤和皮下脂肪	溃疡区域 >2cm，全层皮肤丧失，皮下组织坏死，可能会扩展的深筋膜	广泛性损害，组织坏死，损害到肌肉，骨头，或支撑组织，伴有/不伴有全层皮肤丧失	死亡
定义：皮肤局限，炎症性的，糜烂坏死性病变					
史蒂文斯 - 约翰逊综合征	—	—	脱皮 <10% 体表面积，伴有红斑，紫癜，表皮脱落，黏膜脱落	脱皮范围 10%~30% 体表面积，伴有红斑，紫癜，表皮脱落，黏膜脱落	死亡
定义：<10% 整个皮肤从真皮分离，可能与皮肤和黏膜过敏有关					
毛细血管扩张	扩张区域 <10% 体表面积	扩张区域在 10%~30% 体表面积；伴心理伤害	—	—	—
定义：毛细血管肿胀导致皮肤和黏膜红肿					
中毒性表皮坏死松解症	—	—	—	脱皮 >30% 体表面积，伴有红斑，紫癜，表皮脱落，黏膜脱落	死亡
定义：>30% 的皮肤从真皮脱落，可能与皮肤和黏膜过敏有关					
荨麻疹	荨损害 <10% 体表面积；需要局部治疗	覆盖 10%~30% 体表面积；需要口服药物治疗	覆盖 >30% 体表面积；需要静脉注射药物治疗	—	—
定义：爆发的皮肤皮疹，痒，皮损中心区域灰白，边缘呈红色					
其他皮肤和皮下组织疾病（需特别说明）	无症状，轻微症状，检查发现；无需治疗	中度症状；需要局部/非侵入干预，年龄相适应的工具性日常生活活动#受限	重度症状；临床显著但不危急的症状；需住院或住院时间延长；个人生活不能自理	危及生命；需要急诊治疗	死亡

社会环境交往

评级					
不良事件	1	2	3	4	5
更年期	更年期发生在 46~53 岁	更年期发生在 40~45 岁	更年期发生 <40 岁	—	—
定义：月经期的永久性停止，通常定义为超过 45 岁妇女连续 12 个月的闭经					
其他	无症状或轻度症状；仅辅助检查发现；不需要干预	中度症状；轻微的，局限的或非侵入的干预；影响年龄相关的工具性日常生活活动#受限	严重症状；医学上显著的但并不急迫危及生命的症状；需要住院或延长住院时间；个人生活不能自理	危及生命；需要急诊治疗	死亡

内外科操作

评级					
不良事件	1	2	3	4	5
其他外科和内科操作（需要特别说明）	无症状或轻度症状；仅临床检查或诊断所见；不需要干预	中度；需要轻微的，局部的或非侵入的干预；工具性日常生活活动#受限	医学上显著的但不会立即危及生命；需要住院或延长住院时间；致残；个人生活不能自理	危及生命；需要急诊治疗	死亡

脉管疾病

不良事件	1	2	3	4	5
毛细血管渗漏综合征	—	有症状；需治疗	重度症状；需治疗	危及生命；需急诊治疗	死亡

定义：血管内液体渗漏到血管外，常见于中风，低血容量状态，缺血再灌注损害，毒血症，服药后或中毒后的广泛毛细血管渗漏状态，该情况了导致广泛水肿和多脏器功能衰竭

| 面部潮红 | 无症状；仅临床发现；不需治疗 | 中度症状；需治疗；工具性日常生活活动#能力受限 | 有症状；伴高血压和（或）心动过速；个人生活不能自理 | — | — |

定义：面部充血，潮红状态

| 血肿 | 轻度症状；不需治疗 | 需微创性抽吸术或引流术 | 需输血，放射性，内窥镜或选择性手术治疗 | 危及生命；需急诊治疗 | 死亡 |

定义：因血管壁破裂致使血液凝聚在某个器官或组织的某个区域

| 潮热 | 轻度症状；不需治疗 | 中度症状；影响工具性日常生活活动#能力 | 重度症状；个人生活不能自理 | — | — |

定义：短暂的身体发热，潮红，伴有不适和出汗

| 高血压 | 高血压前期（收缩压 120~139 mmHg 或舒张压 80~89 mmHg） | 高血压 1 级（收缩压 140~159 mmHg 或舒张压 90~99 mmHg）；需治疗；复发性或持续性（≥24 小时）；之前在正常范围内，发作时收缩压增加>20 mmHg 或增加至>140/90 mmHg；需单药治疗
儿科：复发性或持续性（≥24 小时）血压>正常值上限；需单药治疗 | 高血压 2 级（收缩压≥160 mmHg 或舒张压≥100 mmHg）；需医学干预；需不止一种治疗或较之前更强化的治疗儿科：与成人相同 | 危及生命（如：恶性高血压，一过性或持续性神经损伤，高血压危象）；需急诊治疗；儿科：与成人相同 | 死亡 |

定义：病理性血压升高，多次测量血压，血压>140/90mmHg

| 低血压 | 无症状；不需治疗 | 不需治疗 | 需治疗或住院治疗 | 危及生命；需急诊治疗 | 死亡 |

定义：在特定情况下，血压低于正常值下限

脉管疾病

不良事件	1	2	3	4	5
淋巴渗漏	—	有症状；需治疗	重度症状；需放射性，内窥镜或选择性手术治疗	危及生命；需急诊治疗	死亡

定义：淋巴液从淋巴管中渗漏出，到达周围组织或体腔

| 淋巴水肿 | 局限性增厚或晕厥，变色 | 显著的变色；皮肤质地皮革化；形成乳头状凸起；影响工具性日常生活活动#能力 | 重度症状；个人生活不能自理 | — | — |

定义：淋巴液过多，集中在组织内，导致组织水肿

续　表

不良事件	1	2	3	4	5
淋巴囊肿	无症状；只需临床诊断并观察；不需治疗	有症状；需治疗	重度症状；需放射性，内镜或选择性手术治疗	—	—
定义：包含淋巴液的囊性病变					
外周缺血	—	短期（＜24小时）缺血；不需外科治疗；不会造成永久性损伤	复发性或长期（≥24小时）；需侵入性手段干预	危及生命；有终末器官损伤征象；需紧急手术治疗	死亡
定义：四肢血液循环受损					
静脉炎		出现	—	—	—
定义：静脉血管壁发生炎症					
浅表血栓性静脉炎	—	出现	—	—	—
定义：四肢浅静脉发生的血栓和炎症					
上腔静脉综合征	无症状；偶尔发现上腔静脉血栓	有症状；需治疗（如：抗凝剂，放疗或化疗）	重度症状；需多种治疗（如：抗凝剂，化疗，放疗，支架植入）	危及生命；需急诊治疗（如：溶栓，血栓切除术，外科手术）	死亡
定义：上腔静脉内血流受阻，导致一系列包括头痛，面颈部和上肢苍白肿胀，咳嗽，端坐呼吸等症状					
血栓栓塞事件	静脉血栓形成（如：浅表性血栓形成）	静脉血栓形成（如：简单的深静脉血栓形成）；需治疗	血栓形成（如：简单的肺栓塞［静脉］，非栓塞性的心脏血管［动脉］血栓）；需治疗	危及生命（如：肺栓塞，脑血管事件，动脉供血不足）；血流动力学或神经功能障碍；需急诊治疗	死亡
定义：血管内血栓通过血流到达远端，堵塞血管					
血管炎	无症状；不需治疗	中度症状；需治疗	重度症状；需治疗（如：甾体类）	危及生命；外周或内脏缺血征象；需急诊治疗	死亡
定义：血管关闭发生炎症					
内脏动脉缺血	—	短期（＜24小时）缺血，需治疗，不会造成永久性损伤	长期（≥24小时）或复发性症状和（或）需治疗	危及生命；有终末器官损伤征象；需紧急手术治疗	死亡
定义：由于内脏动脉（如肠系膜动脉）狭窄或堵塞，导致血流减少，形成缺血状态					
其他血管病（需特别说明）	无症状或轻度症状；只需临床诊断并观察；不需治疗	中度症状；需轻微、局部或非侵入性手段干预；影响年龄相关的工具性日常生活活动#能力	重度症状或医学角度显著但不紧急地危及生命；需住院治疗或延长住院时间；致残；个人生活不能自理	危及生命；需急诊治疗	死亡

附注：#工具性日常生活活动：人们在社会生活中所需要的关键的较高级的技能，如做饭，驾车，购物，理财等

索 引

（按拼音顺序）